医疗健康信息集成规范

Integrating the Healthcare Enterprise（IHE）

ACC，HIMSS and RSNA　原著

梁铭会　俞汝龙　主译

北京大学医学出版社

图书在版编目（CIP）数据

医疗健康信息集成规范/ACC，HIMSS and RSNA 著；梁铭会，俞汝龙译. —北京：北京大学医学出版社，2008.8

书名原文：Integrating the Healthcare Enterprise

ISBN 978-7-81116-583-8

Ⅰ. 医…　Ⅱ. ①ACC…②梁…③俞…　Ⅲ. 医院—信息管理—规范　Ⅳ. R197.324-65

中国版本图书馆 CIP 数据核字（2008）第 083089 号

北京市版权局著作权合同登记号：图字：01-2008-3893

医疗健康信息集成规范

主　　译：梁铭会　俞汝龙
出版发行：北京大学医学出版社（电话：010-82802230）
地　　址：（100191）北京市海淀区学院路 38 号　北京大学医学部院内
网　　址：http：//www. pumpress. com. cn
E - mail：booksale@bjmu. edu. cn
印　　刷：莱芜市圣龙印务有限责任公司
经　　销：新华书店
责任编辑：江　宁　**责任校对**：杜　悦　**责任印制**：郭桂兰
开　　本：889mm×1194mm　1/16　**印张**：74　**字数**：2422 千字
版　　次：2008 年 8 月第 1 版　2008 年 8 月第 1 次印刷　印数：1—2000 册
书　　号：ISBN 978-7-81116-583-8
定　　价：300.00 元

翻译委员会名单

主　译　梁铭会　俞汝龙

副主译　仇玉敏　王力华　何雨生　钟国康

译　审　陈星荣　舒　婷

译　委　（按姓氏笔画排序）

丁　云　王力华　王秀民　王英凯　王冠一

仇玉敏　文传鸿　朱微微　刘丽红　刘道践

孙　超　严　华　卢玉环　李　涛　李金平

李振涛　何雨生　陈建河　陈星荣　宗井彬

张　林　张　嘉　张文燕　钟国康　靳　罡

俞汝龙　俞柏青　黄文智　盛桢智　梁铭会

舒　婷　鲍永坚　戴行锷

序　言

温家宝总理在 2007 年第十届全国人民代表大会第五次会议所作政府工作报告中明确指出，我们在今后的工作中要加快卫生事业改革发展，健全卫生服务网络。在这个社会改革的大环境下，卫生行业的信息化需求越来越紧迫。

当前，全国范围内信息化建设都在飞速发展，多种信息系统应运而生，这在很大程度上加快了医疗卫生机构的信息化进程，这些无疑是利国利民的好事情。但是，我们在实际工作中，发现了多种信息系统共存的诸多问题，其中首要问题是系统之间互不兼容，各自为营。我们的目标是建立一个功能强大的卫生服务网络。而所谓网络，一定是要点与点，线与线之间交集互联，融会贯通的。因此，解决系统的互操作性与集成性成为当务之急。

以 IHE 为代表的一系列信息规范、标准正是为了解决这些问题而被开发研究，并且其功能与效用得到了国际性的公认。卫生部医院管理研究所组织大量人力物力翻译出版 IHE 中文版，我相信，这一工作将给所有需求医疗卫生信息资料的专家、学者、科研人员，以及临床领域的工作人员带来极大的帮助。我希望，中国的医疗卫生信息化进程在 IHE 等规范、标准的推动下，进行得更加稳妥和迅速！同时，我也希望，经过大量的实践和研究，能够产生具有中国特色的拥有自主知识产权的创新的医疗卫生信息规范和标准，用来指导中国的医疗卫生信息化建设。

卫生部信息化工作领导小组办公室主任
卫生部统计信息中心主任
中国卫生信息学会副会长

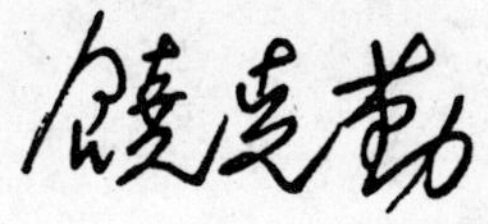

序　　言

医疗健康信息集成协会（Integrating the Healthcare Enterprise，IHE）是美国北美放射学会（Radiological Society of North America，RSNA）中的有识之士，于1997年发现并总结了当时美国众多PACS，PACS/RIS在医疗机构应用中的成败得失经验，并联合美国医疗健康信息与管理系统协会（Healthcare，Information Management System Society，HIMSS），于1999年成立的。他们给予现有的DICOM和HL7等信息互联标准，建立一套医疗健康信息集成规范（Integration Profile），促成了系统集成，从而构建一个和谐互动的一体化的数字影像环境。如果说DICOM和HL7解决了互联（Interconnection）的问题，IHE则解决的是互动可操作性（Interoperability）的问题。

我们华山医院的影像学科在院领导的支持下，于上个世纪80年代末就着手建立PACS/RIS系统，钱用了不少，但结果并不满意。21世纪我才悟出不搞IHE，PACS/RIS常常会功效有限，甚至失败，其结果可能比手工书写报告、人工预约登记和扩大片库还要多花钱，办错事。

目前世界各国都在积极采用IHE工作集成规范（目前共有19个），并取得许多成功的经验，在此基础上建立了自己国家或地区的IHE。在我国，在上海市卫生局信息中心和放射诊断质控中心的领导下，在卫生部医院管理研究所的大力支持下，经过一年多的酝酿，组建IHE China之愿终于在2007年8月18日实现。搭建这样一个平台，也就是为所用单位或个人致力于放射或影像医学，以至整个医学信息集成和管理的工作创建了一个更有效的经验交流、互通信息和统一认识的空间。

IHE是已经采用多年的集成规范，全用英文书写，目前已采用它们的东、西方国家基本不将它们译成其本国文字，专用名词全部采用英文。我国如果也这样做，似不符合国情和医疗机构的现状。卫生部医院管理研究所的领导们站得高、看得远，组织了有关专家将IHE译成了中文。他们的工作精神、敬业和勤业精神，我敬佩之至。

我诚挚地盼望IHE China能作为一方基石，托起中国医疗信息行业集成化的伟业；我也衷心地希望IHE中文版能为宣传IHE、培养IHE人才发挥更大的作用！

IHE China 第一届理事会理事长

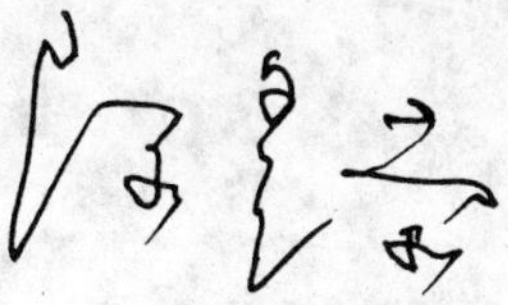

China-Preface to IHE

Vic-Chairman of HITSP International Committee
Jill Kaufman, PHD
IHE Expert
Sarah Knoop

The IHE Organization

IHE, Integrating the Healthcare Enterprise, is an international organization composed of healthcare and industry professionals whose aim is to improve the way computer systems in healthcare share information, and ultimately patient care, through the coordinated use of healthcare and IT standards. Each year since its inception in 1999, IHE produces a set of specifications, called *integration profiles*, which target a particular interoperability problem in a specific healthcare domain. These specifications are arranged in sets, called *technical frameworks*, which collectively target related interoperability problems in a healthcare domain; such as Laboratory, Radiology, Cardiology, IT Infrastructure and others.

IHE integration profiles define a common framework and process for harmonizing, implementing and testing multiple standards applied to a clinical use case. IHE profiles enable interoperability between hospitals/clinics and within hospitals/clinics. The profiles clarify the use of existing standards such as HL7 and DICOM, define constraints which limit the options availably when using these underlying standards, and reduce the effort and cost to integrate systems spanning a diverse set of healthcare IT vendors.

These technical frameworks are subjected to a yearly implementation and testing phase by real product systems. These IHE annual testing events are called connectathons. Connectathons are held annually in a region or country level around the world, such as in Europe, USA, Japan, Korea, China for the first time in 2007, and many other countries. After the connectathons' s test completion, the IHE frameworks are evaluated and clarified as necessary. IHE efforts have been focused around clinical care, but new integration profiles relating to clinical trials, clinical research, and public health are emerging and are closely coordinated with those already established for clinical care.

Examples of IHE Profiles

- **IHE XDS Integration Profile**——This profile is used to share clinical documents between hospitals (and clinics).
- **IHE XDS Integration Content Profiles**——These profiles dictate the expected format, clinical concepts and content as well as some degree of completeness of the clinical information contained in the exchanged document.
- **IHE Laboratory Profiles**——A series of profiles to manage information exchange across laboratory ordering, sample acquisition, and reporting information systems in order to support typical clinical laboratory scheduled workflow.

Value of IHE to China:

As China vendors utilize IHE profiles in their applications they will be able to develop products faster as well as enhance the application's capabilities to interoperate and integrate with other vendor healthcare applications. Using IHE profiles as implementation guides helps to eliminate ambiguities, reduce configuration and interfacing costs, and ensures a higher level of data interoperability and integrity. China hospitals purchasing applications which implement IHE profiles and have been certified at an IHE Connectathon event are assured that their application has already been tested with other products from both country and international healthcare vendors.

IHE 中文版序言

HITSP（医疗信息技术标准小组）国际委员会副主席　吉尔·考夫曼博士
IHE（医疗健康信息规范）资深专家　沙拉·努普

IHE 简介

IHE，“医疗健康信息集成协会”，是一个由医疗卫生行业专家组成的国际组织，旨在通过融合各类 HIT 标准，在实现信息共享、提高医疗水平方面发挥计算机系统的巨大作用。自 1999 年成立以来，IHE 制定出了系列的“集成规范”标准。这一系列的标准形成了多个 IHE“技术框架”，以解决行业各领域内部（如实验学、放射学、心血管病学、IT 基础架构等）具体的兼容性问题。

IHE 为协调、应用和测试各种临床标准规定了基本的框架和步骤，以实现医院（诊所）内部和之间的兼容性。IHE 明确了 HL7、DICOM 等标准的功能，定义了使用这些标准的选择限制性，缩减了整合各厂商不同系统产品的工作量与成本。

IHE 每年都会举行一次厂商产品的测试活动——“兼容测试大会”。全世界很多国家和地区都曾经承办过“兼容测试大会”，如欧洲、美国、日本、韩国、中国（2007 年第一次承办）等。会后，根据情况需要会对各技术框架进行评价和解释。IHE 植根于临床医疗领域，但是诸如临床试验、临床研究和公共卫生等新领域的集成规范也在酝酿兴起之中。

IHE 规范实例

- IHE XDS 集成规范——用于共享院际间（诊所）的临床文档。
- IHE XDS 内容集成规范——规定了所交换文件的格式、术语、内容以及临床信息的完整性。
- IHE 实验学规范——规范实验室申请、样本获取、信息上报系统之间的信息交换。

IHE 对于中国的意义

应用了 IHE 的中国 HIT 厂商，可以快速提高其产品的应用性和兼容性。IHE 还可以让各厂商消除产品的语义模糊性、缩减配置和接口成本，同时保证数据的高度兼容性和完整性。中国医院如果购买了符合 IHE 规范并通过了兼容测试的产品，就可以实现与国内外的各种 HIT 产品的兼容。

Preface to IHE TF Chinese Translation

Integrating the Healthcare Enterprise (IHE) was originally initiated by a group of visionary providers and vendors, under the sponsorship of the Radiology Society of North America (RSNA) and the Healthcare Information and Management Systems Society (HIMSS), to drive industry standards based interoperability of IT applications in radiology. Since almost one decade, IHE has expended its Integration Profile development to ten application domains covering IT infrastructure, laboratory, patient care coordination, quality, etc. Today, IHE has been widely recognized as one of the most successful standard groups in health IT, and grown to a truly international group sponsored globally by the RSNA, the HIMSS, and the American College of Cardiology (ACC). IHE Integration Profiles have become an enabling method in many health IT development projects, from the architecture of system integration inside of a health enterprise to the EHR blueprint in a regional or even national digital health information initiative. In the collaboration with its national bodies and their local sponsors, IHE has achieved huge success worldwide to drive health IT system interoperability by organizing education events, interoperability demonstrations and connect-a-thon tests.

IHE is driven jointly by the healthcare providers and IT vendors. With their forefront experience in the employment of health IT in the care delivery, the healthcare providers greatly helped IHE to identify right interoperability problems with the crucial impact in improvement of healthcare quality and efficacy. By developing Integration Profiles to solve these problems, IHE has been responding to the most demanding needs for business process streamline in health enterprise. In the course of solving these problems, IHE also has been broadened its application domains, from radiology to IT infrastructure, to cardiology, to patient care coordination and quality. On the other hand, the active involvement of health IT vendors in IHE ensures that the technical solutions can be quickly rendered into their products and applied in the practice of care delivery. The connection of the healthcare providers and IT vendors under the umbrella of IHE is a very important characteristic for its success.

IHE promotes the industry standards based solutions for health IT system interoperability by adopting a "standard harmonization" process, rather than creating new standards. Many standards have been developed in the field of health IT. However, existing health IT standards are often both too narrow and too broad for an effective interoperability of different systems in a scalable manner. On one hand, they are usually defined in some specific areas, e. g., imaging data interchange, patient administration, while real healthcare workflows often require an integration of disparate systems of different roles for collaboration. On the other hand, a standard may tend to specify minimum mandatory requirements to drive a wide, generic acceptance, but lacks specificity in a particular clinical workflow scenario to define sufficient constraints to ensure interoperability. In addition, multiple functionally overlapped standards may exist and a choice of the applied standard is often based on a local decision inside of a health enterprise. For a specifically modeled clinical workflow, IHE identifies all interoperability related elements, and carefully selects existing standards and defines constraints, to solve these problems in the workflow context.

IHE delivers the standard harmonization results in the form of Integration Profile. An Integration Profile is developed for a healthcare workflow scenario, consisting of one or more transactions. A transaction is specified by one or more existing industry standards profiled for a specific application context. For example, the IHE ITI PIX Integration Profile specifies a constrained use of HL7 ADT and Query messages for resolving the identifiers of the same patient across disparate domains. An IHE transaction solves an elementary interoperability problem between two or more actors, and can be reused in various Integration Profiles. IHE actors abstract the real-world systems with a specific functional role in health enterprise. Similarly to the transactions, the actors can be also reused in various Integration Profiles. It is this overlap of the actors and transactions among Integration Profiles to link individual healthcare workflow scenarios into a bigger picture, where a system interoperability solution can be achieved by using IHE Integration Profiles as building blocks.

IHE model of Actor, Transaction and Integration Profile provides a useful way to effectively describe an interoperability problem and define the solution. The IHE model has become a standard language for many health enterprises to describe their system interoperability requirement specifications. Increasingly, health enterprises reference IHE actors and Integration Profiles in their system purchase RFP. Vendors also welcome such a standard manner, which result in less ambiguous requirement specification. Real-world products can be easily mapped to the IHE actors to define their capabilities in the workflow context of IHE Integration Profile (s).

As an important part of the IHE strategy, IHE has been driving the deployment of IHE Integration Profiles in health enterprises through test, education and demonstration activities. IHE test method consists of a test tool suite and system connect-a-thon test. With the same set of tools, vendors verify their implementation of IHE Integration Profiles against the common specification globally. IHE connect-a-thon test takes place annually in many regions around the world, for real product systems to directly connect to each other to test the IHE Integration Profiles. Though it is not an official certification process, IHE connect-a-thon test has become a highly regarded platform of open, cross-vendor test.

Because of the complexity of the workflows in healthcare, a simple, generic information interchange standard can hardly guarantee system interoperability. Based on a well-defined, problem-oriented application interaction model, the standard harmonization process identifies existing standards and specifies additional constraints in the specific workflow contexts. Using this approach, IHE fills the gap between the existing standards and the health IT interoperability goal: It addresses interoperability issues in the form of industry standard based Integration Profiles in a (piece of) healthcare workflow.

With its proven success in North America, Europe, Japan, and other parts of the world, IHE approach, model, and Integration Profiles will surely make an important contribution to promote IT applications in the Chinese health delivery system by enabling industry standards based interoperability. In fact, an increasing number of Chinese hospitals have been adopting IHE Integration Profiles to integrate disparate IT systems, e.g., PACS, RIS and HIS. Some regional or municipal health IT initiatives are starting to base their technical architectures on IHE Integration Profiles as well.

Now, the Institute of Hospital Administration of the Ministry of Health has translated the IHE Technical Framework into Chinese. This certainly helps raise the awareness of the IHE approach and encourages the deployment of the IHE Integration Profiles. Hopefully, the IHE Technical Framework will be a useful resource for vendors and providers to realize system interoperability in Chinese health enterprises.

Yongjian Bao

GE Healthcare

IHE 技术框架中文版序言

医疗健康信息集成规范（IHE）最初由一些医疗机构和医疗卫生 IT 厂商在北美放射协会（RSNA）和医疗健康信息与管理系统协会（HIMSS）的赞助下共同发起，其目的是为推动放射影像 IT 应用系统之间基于工业标准的互操作性。近十年来，IHE 已经把集成规范开发工作扩展到了放射学以外的其他领域，包括 IT 基础设施、临床检验、患者照管协调、医疗质量等。如今，IHE 被广泛认为医疗 IT 领域中最成功的标准组织之一，成长为一个真正国际化组织，拥有全球赞助者如 RSNA、HIMSS、美国心脏病学会（ACC）。IHE 集成规范已经成为许多医疗 IT 开发项目中应用的关键方法，从医院内部的系统集成架构到区域性甚至国家级数字医疗信息计划中的 EHR 蓝图。通过与 IHE 国家委员会以及它们的当地赞助者的合作，IHE 组织教育培训活动、互操作性演示和互联互通测试，在全球范围促进医疗 IT 系统互操作性并取得了巨大成功。

IHE 是医疗机构和医疗卫生 IT 厂商的共同努力。医疗机构在使用医疗 IT 系统方面的第一手经验极大地帮助了 IHE 确定在改善医疗卫生服务质量和效率方面具有关键影响的互操作性问题。通过开发解决这些问题的集成规范，IHE 对医疗机构在业务流程整合中最急迫的需求作出回应。同时，在解决这些问题的过程中，IHE 也逐步把它的领域从放射学扩展到了 IT 基础设施、临床检验、患者照管协调、医疗质量。另一方面，IT 厂商的积极介入使 IHE 技术方案能很快地在医疗 IT 产品中实现，并应用到医疗实践中去。医疗服务机构和 IT 厂商在 IHE 旗帜下的携手合作是 IHE 成功的一个重要特征。

IHE 采用"标准协调"过程推动基于工业标准的医疗 IT 系统互操作性，而不是创建新的标准。在医疗 IT 领域，已经存在着许多工业标准。然而，对于不同系统之间有效的互操作性要求，现存的医疗 IT 标准往往存在"太宽太窄"的问题。一方面，这些标准通常为某个专门领域开发（例如影像数据交换、患者管理等），而实际医疗卫生的工作流程常常需要不同领域间异构系统的合作。另一方面，一个标准可能趋于定义最小范围的强制性要求，以达到广泛接受的目的。但这样一来，它会在具体的临床工作流程场景中缺乏专门性和足够的约束保证互操作性。另外，可能有多个工业标准的功能重合，选择使用哪个标准常常是医疗机构内部的决定。IHE 对一个具体的临床工作流程确定所有与互操作性相关的元素，并仔细选择适当的标准和定义进一步的约束，在相关的工作流程语境中解决这些问题。

IHE 以集成规范的形式发布标准协调的结果。集成规范专门为某个工作流程场景开发，由一个或多个事务组成。每个事务通过一个或多个经过选择的工业标准，在具体的应用场景中定义。例如，IHE 基础设施 PIX 集成规范就规定了 HL7 的 ADT 和查询消息的约束使用，来解决同一个病人在不同标识域之间的标识符映射问题。IHE 事务解决了两个或多个角色之间一个基本的互操作性问题，可以在不同的集成规范中重复使用。IHE 角色抽象了医疗卫生机构中实际系统的功能。与事务一样，角色也可以在不同的集成规范中重复使用。正是角色和事务在集成规范之间的这种重合将单个的临床工作流程场景在一幅更大的图像中联系起来，用 IHE 集成规范作为构件构造一个实际系统互操作性解决方案。

IHE 的角色、事务和集成规范模型提供了一个有用的方法，有效地描述互操作性问题并定义解决方案。许多医疗机构已经使用 IHE 作为标准语言描述互操作性问题和系统要求说明。越来越多的医疗机构开始在它们的系统采购招标书中引用 IHE 角色和集成规范。厂商也欢迎这种标准化方法，它使系统要求说明更为明确。实际产品可以很容易地映射到 IHE 角色，来描述它们在相应的集成规范工作流程语境中的功能。

作为 IHE 策略的一个重要部分，IHE 通过测试、教育培训和演示活动推动集成规范的实施。IHE 测试方法包括测试工具包和系统互联互通测试。由于使用相同的工具，全球厂商使用同样的规定校验它们产品的 IHE 集成规范实现结果。IHE 互联互通测试每年在全世界多个地点举行，不同厂商的实际产品系统可以直接相互连接、测试。尽管这不是正式的认证过程，IHE 互联互通测试已成为业界公认的公开的、跨厂商的测试。

由于医疗卫生服务中工作流程的复杂性，一个简单、普适的信息交换标准很难保证互操作性。基于一个完好定义的、面向问题的应用系统交互模型，标准协调过程在具体的工作流程语境中确定选择现有标准并规定进一步的约束。利用这种方法，IHE 填补了现有工业标准和互操作性目标之间的差距：在一个具体的工作流程语境（的一部分）中，用基于工业标准的集成规范处理互操作性问题。

IHE 已经在北美、欧洲、日本和世界其他地区取得了巨大成功，它也一定会对在中国医疗卫生系统中推动 IT 应用，实现基于工业标准的互操作性作出贡献。事实上，越来越多的中国医院已经开始接受 IHE 集成规范来集成不同的 IT 系统，例如 RIS、PACS 和 HIS。某些区域性或城市级的医疗卫生 IT 计划也开始在 IHE 集成规范的基础上定义它们的技术架构。

卫生部医院管理研究所把 IHE 的技术框架译成了中文。这肯定有助于读者对 IHE 方法的了解，提升 IHE 在中国医疗卫生 IT 业界的影响，并鼓励 IHE 集成规范的实施。希望 IHE 技术框架能成为医疗机构和 IT 厂商在中国医疗卫生体系中实现系统互操作性的重要资源。

鲍永坚

GE 医疗集团

译者前言

美国医疗健康信息与管理系统协会（HIMSS）和北美放射协会（RSNA）为了解决医疗健康信息共享的难题，于1998年携手开发医疗健康信息集成规范IHE（Integrating the Healthcare Enterprise）。从此以后，IHE以其强大的互操作性和集成性对医学信息行业信息化建设起着至关重要的作用。面对医学行业信息化浪潮席卷全球的大趋势，IHE凭借其无可比拟的优越性，将会被越来越多的医院、厂商、科研机构乃至政府机关采用，并且极大可能成为未来中国建设医院信息系统的通用规范。

中国医院信息系统建设初期，大都是按部门按功能开始建设信息管理系统，花费了大量的人力、物力和财力，建成了一个个信息孤岛，既不能与医院管理和临床工作紧密结合，又不能将已经收集的大量信息资源进行再次开发和综合利用。经过2003年“非典”事件的洗礼，人们开始认识到，必须对医院已经存在的众多信息系统进行整合，进行集成，进行改造，才能促使医院信息化建设回到正确的轨道。而IHE正是系统整合或集成的最好工具。

卫生部医院管理研究所为了方便广大中国读者研究和使用IHE，审时度势，发挥自身优势，组织几十位医学信息行业资深专家对IHE原版进行了全文翻译和校对。本书包括IT基础架构技术框架；放射学技术框架；实验学技术框架；心血管病学技术框架；医疗机构合作与患者诊疗信息共享技术框架等五部分。本书尽量忠实于原文，并附有专业名词中英文对照和缩写词汇编。

本书由卫生部统计信息中心饶克勤主任，以及陈星荣教授、Jill Kaufman博士、鲍永坚教授撰写了序言，谨致感谢。同时向所有从事IHE研究工作和为本书翻译出版做出贡献的同仁们表示诚挚的感谢。

希望本书能对中国医院信息行业的发展和完善起到一定的促进作用。经过各方面的积极努力，IHE China第一届理事会已经正式成立。我们希望该理事会能将热心于IHE在中国推广应用的同仁们团结起来，共同推进中国的医院信息化建设，更好地为患者服务，为建设和谐的小康社会贡献力量。

IHE集成规范仍在不断发展，我们的专业水平及翻译能力和经验非常有限，翻译不足之处在所难免，恳切希望各位同仁和朋友批评指正，多提宝贵意见。

来信请寄：北京市海淀区学院路38号　卫生部医院管理研究所，邮政编码100191。

E-mail：wumai9805@hotmail.com。

译　者

2007年9月于北京

凡 例

1. 为了方便读者更好地理解，有些地方译者保留了原文，主要分为以下几种情况：

 (1) IHE 各规范的英文名称、缩写。例如：

 获取显示所需信息 Retrieve Information for Display（RID）

 (2) 国外组织在第一次出现时的英文名称、缩写。例如：

 美国心脏病学会（ACC，American College of Cardiology）

 (3) 一些专有名词，一些译法有争议的词组。例如：

 本用例中，一台电脑上的多个程序可以同步地对使用同一 ID 的用户进行权限验证工作，以实现“单点登录”（single sign on SSO）多个系统。

2. 为了保持原文原意，有些地方译者没有翻译。主要分为以下几种情况：

 (1) 英文人名、地址、网址。例如：

Chris Carr	Joyce Sensmeier
Director of Informatics	Director of Professional Services
820 Jorie Boulevard	230 East Ohio St.，Suite 500
Oak Brook，IL 60523	Chicago，IL 60611
E-mail：ihe@rsna. org	E-mail：ihe@himss. org

 (2) 计算机语言。例如：

```
location        - hostport [ "/" hpath ]

hostport        - host [ ":" port ]
host            - hostname | hostnumber
hostname        - *[ domainlabel "." ] toplabel
domainlabel     - alphadigit | alphadigit *[ alphadigit | "-" ] alphadigit
toplabel        - alpha | alpha *[ alphadigit | "-" ] alphadigit
alphadigit      - alpha | digit
hostnumber      - digits "." digits "." digits "." digits
port            - digits

hpath           - hsegment *[ "/" hsegment ]
hsegment        - *[ uchar | ";" | ":" | "@" | "&" | "=" ]
lowalpha        - "a" | "b" | "c" | "d" | "e" | "f" | "g" | "h" |
                  "i" | "j" | "k" | "l" | "m" | "n" | "o" | "p" |
                  "q" | "r" | "s" | "t" | "u" | "v" | "w" | "x" |
                  "y" | "z"
hialpha         - "A" | "B" | "C" | "D" | "E" | "F" | "G" | "H" | "I" |
                  "J" | "K" | "L" | "M" | "N" | "O" | "P" | "Q" | "R" |
                  "S" | "T" | "U" | "V" | "W" | "X" | "Y" | "Z"

alpha           - lowalpha | hialpha
digit           - "0" | "1" | "2" | "3" | "4" | "5" | "6" | "7" |
                  "8" | "9"
safe            - "$" | "-" | "_" | "." | "+"
extra           - "!" | "*" | "'" | "(" | ")" | ","

hex             - digit | "A" | "B" | "C" | "D" | "E" | "F" |
                  "a" | "b" | "c" | "d" | "e" | "f"
escape          - "%" hex hex

unreserved      - alpha | digit | safe | extra
uchar           - unreserved | escape
```

（3）消息格式。例如：

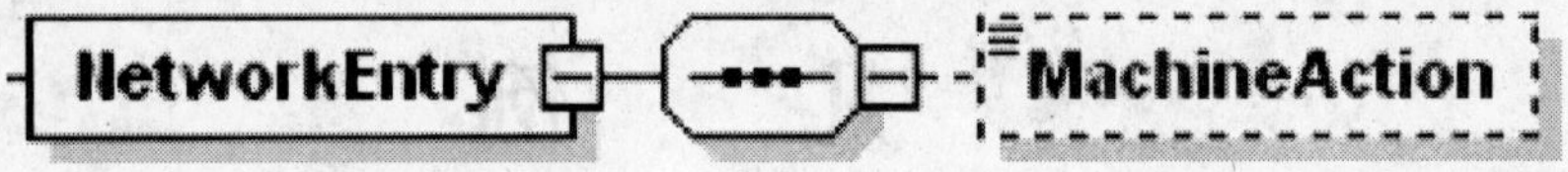

3. 由于中英文词汇不能完全对应的原因，对于同一个英文单词或词组出现在不同的学科卷章，译者根据各学科的特点或上下文语境对其有不同的译法。例如：

Procedure Step：检查项目/操作步骤

4. 为了更好地方便读者检索，文中多次出现的重要单词、词组和缩写词汇，译者将其统一汇编成附录。

总 目 录

Patient Identification Domain B

ACC，HIMSS and RSNA

医疗健康信息集成规范

第一部分

IT 基础架构技术框架

第 1 卷

集 成 规 范

第 2.0 版（正式版）

2005 年 8 月 15 日

目　　录

1 序　言

医疗健康信息集成规范（IHE）是为了促进用以支持现代医疗机构的信息系统的集成而创建的。它的基本目标是确保病人在被治疗和护理过程中医疗决策所需的全部信息是正确的，并能被医护专业人员获得。IHE启动既是一个过程，也是一个为了鼓励集成工作的论坛。它为已制定的消息标准的实施定义了一个技术框架，目的是为了实现特定的临床目标。它有一个严格的兼容测试以保证此技术框架的实施。它还组织培训，并在医学专业人员的大型会议上展示此框架的益处并鼓励企业和其他用户采用IHE。

IHE不会定义新的集成标准，IHE的存在是为了支持现有标准的使用，例如HL7、ASTM、DICOM、ISO、IETF、OASIS和其他合适的标准。在不同使用者需要对系统进行集成的时候，必要时IHE会进一步限制配置的选择性，以保证这些标准在特定的应用领域被恰当地使用。当需要对现有标准阐明或扩展时，IHE建议咨询相关标准的制定机构。

IHE拥有大量的主办者和支持机构，它们属于不同的医疗领域，来自不同的地区。在北美地区，主要的主办者包括美国心脏病学会（American College of Cardiology，ACC），医疗健康信息与管理系统协会（Healthcare Information and Management Systems Society，HIMSS）与北美放射协会（Radiological Society of North America，RSNA）。IHE加拿大分会也已经成立。IHE欧洲分会（IHE-EUR）由一个庞大的联合机构支持，包括欧洲放射协会（European Association of Radiology，EAR），欧洲放射学研讨会议（European Congress of Radiologists，ECR），放射和电子医学行业协调委员会（Coordination Committee of the Radiological and Electromedical Industries，COCIR），德国放射协会（Deutsche Röntgengesellschaft，DRG），欧洲PACS协会（EuroPACS），医院信息系统现代化小组（Groupement pour la Modernisation du Systeme d'Information Hospitalier，GMSIH），法国放射协会（Société Francaise de Radiologie，SFR），意大利医疗放射协会（Società Italiana di Radiologia Medica，SIRM），欧洲医疗记录学院（研究所）（EuroRec，European Institute for health Records）。在日本，IHE日本分会IHE-J是由三个组织主办的，它们是：日本经济产业省（Ministry of Economy，Trade，and Industry，METI），日本厚生劳动省（Ministry of Health，Labor，and Welfare），和这两个省管辖下的医疗信息系统开发中心（MEDIS-DC）。IHE日本分会的合作组织包括：日本放射行业协会（Japan Industries Association of Radiological Systems，JIRA），日本HIS行业协会（Japan Association of Healthcare Information Systems Industry，JAHIS），日本放射协会（Japan Radiological Society，JRS），日本放射技术协会（Japan Society of Radiological Technology，JSRT），日本医疗信息化协会（Japan Association of Medical Informatics，JAMI）。其他的医学专业机构也被邀请加入到跨学科和跨地域的IHE计划中。

1.1　技术框架概述

本文档为IHE的IT基础架构技术框架（ITI TF，IHE IT Infrastructure Technical Framework），它定义了如何应用现有标准，以达到提供恰当的医疗信息共享，优化患者诊疗的集成目标。经过一段时间公开性的检查与回顾，本文档每年进行一次扩展；并进行定期的维护，目的是标明和更正文档中的错误。当前的版本为第2.0正式版，说明了于2005年8月确定和实施的IHE程序。本文档的最新版本可以从以下网址获取：http：//www.ihe.net/Technical_Framework。

IHE的IT基础架构技术框架指定了医疗机构内的一组功能模块，称为"角色"（Actor），并指定了角色之间基于各种标准的协调和合作，称为"事务"（transaction）。本文档逐步深入地描述这些事务的实现。本卷（ITI TF-1，IT基础架构的第1卷）对IHE的功能提供了一个高层次的概述，描述了如何将"事务"组织在称作"集成规范"（Integration profile）的功能单元中。一个集成规范具备了解决特定IT基础架构需求的特别能力。

IT 基础架构的第 2 卷（ITI TF-2）对于 IT 基础架构集成规范中的事务所运用的技术进行了详细的描述。第 1 卷与第 2 卷是连贯一致的，并且可以与其他 IHE 领域中的集成规范联合使用。

IHE 中的其他领域也在自己特定的范围内产生了自己的技术框架，它们与 IT 基础架构技术框架一起，构成了 IHE 技术框架的整体。目前已有的 IHE 技术框架包括：

- IHE IT 基础架构技术框架（IHE IT Infrastructure Technical Framework）
- IHE 放射学技术框架（IHE Radiology Technical Framework）
- IHE 心血管病学技术框架（IHE Cardiology Technical Framework）
- IHE 实验学技术框架（IHE Laboratory Technical Framework）
- IHE 医疗机构合作与患者诊疗信息共享技术框架（IHE Patient Care Coordination Technical Framework）

在某些时候，一个技术框架需要参考其他技术框架中的内容。关于参考其他技术框架的相关规范，见本卷 1.6.3 节。

1.2 IT 基础架构技术框架第 1 卷概述

第一章的剩余部分进一步描述 IHE 技术框架的普通本质、目的和功能。

第二章介绍构成 IHE 技术框架的 IHE 集成规范的概念。

第三章及之后的章节对每个集成规范都进行了详细的描述，包括集成规范想要解决的 IT 基础架构问题及其所包含的 IHE 角色和事务。

本文档正文之后的附录，包括了角色与事务的概要清单，对集成规范相关的特殊问题的讨论，以及术语和缩写词汇表。

1.3 目标读者

本文档的主要读者为：

- 医疗机构的 IT 部门工作人员
- 参与 IHE 创始的厂商的技术人员
- 参与标准开发的专家
- 对医疗信息集成与工作流程感兴趣的人

1.4 与相关标准的关系

IHE 技术框架在分布着各种设备的医疗环境中，从相互作用的角度，标识出了医疗机构内不同的功能模块（称为 IHE 角色）。目前，IHE 基于 ASTM、DICOM、HL7、IETF、ISO、OASIS 和 W3C 等标准，定义了一系列相互协作的事务。随着 IHE 范围的扩展，根据需要，基于其他标准的 IHE 事务可能会被加入到 IHE 技术框架中。

某些情况下，IHE 建议选择某标准所支持的某些特定的可选项。但是，IHE 并不会引入与标准相抵触的技术选择。如果 IHE 发现了现有标准的错误，或者希望对现有标准进行扩展，IHE 的方针是将问题报告给相关的标准制定机构，使这些机构根据其自身的策略对标准进行完善。

因此，IHE 不是一个标准，而是一个实施框架。产品的必须遵循某个特定的标准。另外，如果某厂商的一个产品实现了 IHE 集成规范，它可以发布 IHE 集成声明来说明产品的集成能力。厂商对于集成声明中的内容承担全部责任。一个对 IHE“角色”概念比较熟悉的用户，通过比较不同产品的 IHE 集成声明，可以决定不同产品之间可实施何种程度的集成。至于 IHE 集成声明的格式，请参考附录 C。

1.5 与现实世界已有体系结构的关系

IHE 的角色和事务是抽象于真实的医院信息系统环境的，当一些事务传统地由特定的产品类别去完成时（如 HIS、临床数据存储库、放射学信息系统、临床信息系统或心血管病学信息系统等），IHE 技术框架有意地避免与这些产品类别的功能和角色建立联系。对每一个角色，IHE 技术框架仅仅定义了与集成信息系统有关的功能。因此 IHE 中角色的定义不应该是某个实施了 IHE 功能的产品的完整定义，IHE 技术框架本身也不能用来全面描述医疗信息系统的体系结构。

为了描述医疗信息系统环境中不同功能模块之间的相互作用，IHE 给出了“角色”和“事务”这两个概念作为描述相互作用的基础。如果一个产品实现了多个功能，只有此产品与外部其他模块的交互接口才是 IHE 所关注的。因此，IHE 并不关注这样的问题，即一个基于单独的、包含全部功能的信息系统和一个基于多个不同系统协作也获得相同结果的方法之间到底哪一种好一些。IHE 示范的重点是基于 IHE 集成框架的不同厂商的系统之间的集成。

1.6 约定

本文档采用了以下的约定来表达 IHE 技术框架中的概念，以及说明如何应用那些 IHE 技术框架所依赖的标准。

1.6.1 IHE 中角色、事务及所用图例、表格

每个集成规范都表现了一种真实世界中由一组“角色”通过事务相互作用的能力。“角色”可以是信息系统，或者信息系统中的组件，它产生、管理或操作各机构的业务相关信息。IHE 角色通过标准所定义的消息来传递必需的信息，进行相互作用。IHE 角色之间的相互作用称为 IHE“事务”。

在以后章节中描述“角色”和“事务”的图表，说明了在一个特定的规范中一个“角色”所必须支持的事务。

在图中，一个事务会用两种方式标识：事务名称和 ITI 技术框架第 2 卷所定义的事务编号。在图中，事务编号加上前缀（某技术框架的缩写），并用方括号括起来。

在某些情况下，一个规范（称为 A）会依赖于另外一个规范（称为 B）。就是说，规范 B 是规范 A 的前提条件，只有规范 B 成立，规范 A 才能正常使用。例如，“机构用户验证”规范依赖于“一致时间”规范。可以参考表 2-1 来了解规范之间的依赖关系，确定都有哪些规范是一个规范的前提条件。一个角色除实现此规范所要求的事务之外，还需要实现此规范所依赖的其他规范中所要求的全部事务。

1.6.2 流程图

集成规范中的流程图用相关角色之间的一系列事务来表示此规范的运行方式。流程图之后有文字说明。

这些流程图用于提供一个整体的概况，以便在一个机构的工作流程中观察事务的作用。某些事务和活动并没有在 IHE 中详细定义，它们在流程图中用*斜体*表示，以提供更多的内容，以便相关的 IHE 事务适应医疗信息系统更广泛的结构。

这些流程图所表示的并不是唯一可能的场景。一个角色常常可能会和其他角色组合使用。其他规范中的事务也可能出现在此规范的某个场景中。

在某些情况下，事务的发生顺序可能是灵活可变的。对于可能出现的变化，通常会有注释来加以说明。事务的箭头所指方向是事务中主要信息的流向，而不一定是事务的发起者。

1.6.3　技术框架的相互交叉引用

如果引用同一卷技术框架中的其他章节，可以直接使用章节号。如果引用的内容属于其他卷或者是其他领域的技术框架，要使用以下引用格式：

<领域标识符> TF-<卷号>：<章节号>

<领域标识符>是 IHE 领域的一个简单的标识符（ITI＝IT Infrastructure IT 基础架构，RAD＝Radiology 放射学）

<卷号>是某技术框架中的一卷的编号（例如：1，2，3），<章节号> 是一个章节的编号。

例如：ITI TF-1：3.1 是指 IT 基础架构技术框架的第 1 卷的 3.1 章节。RAD TF-3：4.33 是指放射学技术框架的第 3 卷的 4.33 章节。ITI TF-2：附录 B 是指 IT 基础架构技术框架的第 2 卷的附录 B。

引用技术框架中的事务则要采用如下格式：

[<领域标识符>—<事务编号>]

其中，<事务编号>是一个特定领域中的事务的编号。

例如，[ITI-1] 是指 IT 基础架构技术框架中编号为 1 的事务。

1.7　本年度所作修改的范围

IHE 的技术框架每年进行更新，以反映新的规范，或者对现有规范的更正，或者在现有规范中加入新的事务（参见 ITI TF-2）。

本文档是在 IT 基础架构技术框架 1.0 版的基础上扩展而成的。不仅包含 2003—2004 年期间所开发的集成规范，也包括在 2004—2005 年间所定义的新的集成规范。本文档将是 2006 年 HIMSS 年会中进行兼容测试和展示流程的基础。

IHE 的 IT 基础架构技术框架 1.0 版包含 5 个集成规范。2.0 版根据用户的使用反馈，在 1.0 版的基础上执行了“修改提案”（CP，Change Proposals），对已有规范中的内容进行了明确化或错误更正。

获取显示所需信息

Retrieve Information for Display（RID）——以只读方式来获取必要的患者信息的一种简单快捷的方法。它支持对已存储文档的读取，包括 CDA、PDF、JPEG 等流行的文档格式。另外，为了临床的需要，它还支持读取某些以病人为中心的关键信息，例如过敏信息、当前用药、报告汇总等。

机构用户验证

Enterprise User Authentication（EUA）——为每个用户分配唯一的用户名，此用户名可以登录进入机构的所有的设备和应用程序。这样，可以极大的方便医院内部的用户授权、验证和管理工作。在此基础上，可以通过支持单点登录（single sign-on）方式，为用户提供很大的方便。此规范是在 Kerberos（RFC 1510）标准和 HL7 的 CCOW 标准的基础上建立的。

患者 ID 交叉索引

Patient Identifier Cross-referencing（PIX）——在多个患者 ID 域之间，提供同一个的患者标识的相互索引。一旦多个系统建立了患者 ID 交叉索引，同一个患者即使在多个信息系统中有不同的 ID，也可同时从多个系统中获取其相关信息。

患者同步应用

Patient Synchronized Applications（PSA）——用户可以在一台电脑上，同时使用多个独立的应用程序浏览同一个患者的数据信息，减少了用户在多个程序中分别选择此患者的重复操作。如果几个应用程序使用不同的患者 ID 域，可以通过 PIX 集成规范来解决同一患者在不同程序间相互索引的问题。此集成规范是基于 CCOW 标准的，尤其是 CCOW 中关于“患者”主题的上下文管理部分的内容。

一致时间

Consistent Time（CT）——这是一套在多个系统和多台电脑之间保证时间一致的体系结构。IHE 中很多其他集成规范都要求多台电脑间保持时间的一致性。此集成规范提供的方法，使多台电脑间的中位时间差小于1秒。

IT 基础架构技术框架 2.0 版对 4 个新的集成规范进行了定稿，它们是在 2004—2005 年间进行开发和测试的。

患者基本信息查询

Patient Demographics Query（PDQ）——多个分布式应用程序可以使用某种特定的查询语法，向一个中心患者信息服务器查询患者信息，查询结果可以直接被应用程序所使用，包括患者的人口学基本信息，甚至可以包含就诊相关信息。

审计跟踪与节点验证

Audit Trail and Node Authentication（ATNA）——描述了一个基本安全节点所应具备的特征：

1. 描述了安全节点所处的安全环境，包括用户标识、授权与验证、访问控制等。以便安全评估者可以确定其是否满足所在环境的安全要求。

2. 定义了基本的审计要求。

3. 定义了关于节点之间使用 TLS 或类似方法进行通讯时的基本的安全要求。

4. 描述了在本节点和收集审核信息的存储节点直接传输"审核消息"的方式。

其他的框架可以在此规范基础上进行扩展。扩展通常是指定义额外的审核事件报告等。例如，在 IHE 放射学技术框架中所定义的放射学审计跟踪。

个人白页

Personnel White Pages（PWP）——访问企业内员工的基本信息。这些信息会被企业内的多个应用程序所使用，包括临床用程序和非临床用程序。

跨机构文档共享

Cross-Enterprise Document Sharing（XDS）——在属于同一个临床相关域内的多个医疗机构之间共享临床记录。此集成规范基于 ebXML Registry 标准、SOAP 协议、HTTP 协议和 SMTP 标准。此集成规范很详细地描述了如何配置 ebXML 注册处，来支持跨机构的文档共享。

1.8 安全相关问题

IHE 中的事务执行过程中经常要传递一些重要信息。为了遵守个人隐私相关的法律和规章（例如美国的 HIPAA 或其他国家地区的类似法规），这些重要信息必须被信息系统保护起来。IHE 中有如下几个关于安全与隐私的规范。

- 审计跟踪与节点验证（ATNA）集成规范明确了一种方法来保证此节点处于一个已经进行过安全验证的网络中。
- 审计跟踪与节点验证（ATNA）集成规范明确了审核用消息来记录报告和安全隐私相关的事件。
- 机构用户验证（EUA）集成规范明确了一种方法来验证用户操作程序的权限，并且在多个程序间共享关于授权用户的信息。
- 个人白页（PWP）集成规范提供了一种存储库，用于存储系统的用户标识数据。

除此之外的其他集成规范虽然没有特别对安全隐私方面提出要求，但实际上希望能和以上列出的几个安全隐私相关的集成规范在一起使用。

系统实施者可以遵守这些 IHE 集成规范，以满足他们的安全要求。一个机构必须执行特定的安全方针与工作流程，以满足机构的需要并符合相关法规的要求。

1.9 提出建议

HIMSS和RSNA欢迎对本文档和IHE规范提出意见，可以直接在IHE的讨论服务器上进行讨论，网址是http：//ihe. rsna. org/ihetf/。

也可以将评价直接邮寄至：

Chris Carr
Director of Informatics
820 Jorie Boulevard
Oak Brook，IL 60523
E-mail：ihe@rsna. org

Joyce Sensmeier
Director of Professional Services
230 East Ohio St.，Suite 500
Chicago，IL 60611
E-mail：ihe@himss. org

1.10 版权许可

1.11 IHE技术框架的开发与维护流程

IHE IT技术框架由IHE IT技术委员会进行连续的每年一次的扩展和维护。该技术框架的开发和维护过程遵循一系列原则来保证规范的稳定性，以便厂商和用户可以可靠地应用IHE技术框架来指定、开发和获得具备IHE集成能力的系统。

这些原则中的第一条是，对IHE技术框架所做的扩展、阐述和更正，都必须保证向后兼容性。就是说，如果某些旧系统实现了以前版本中定义的IHE角色和集成规范，在IHE技术框架进行修改后，新的版本的实现和旧系统可以进行正常的交互。

IHE的IT基础架构技术框架每年所进行的开发和重新发布的流程包括以下三步：

1. IHE“战略与计划”委员会指定一个新的功能。IT基础架构技术委员会针对此新功能，对目前技术框架的版本发布一个附件。并公开收集对此新功能的评价和建议。

2. IT基础架构技术委员会处理所收到的评价和建议，然后发布一份“试验实施”的更新版本。这份版本中既包含上一年度已经确定的内容，也包含新开发的附件。厂商们会根据此“试验实施”版本开发试验用软件，以便在每年的IT基础架构连接测试大会中进行测试。

3. IT基础架构技术委员会定期地对“试验实施”版本的技术框架的“修改提案”进行考虑判断，包括那些参加了连接测试大会的开发者所提出的“修改提案”。连接测试大会在60天内所收到的“修改提案”全部经过处理之后，IHE IT基础架构技术委员会将会发布此技术框架的定稿。

2 IT 基础架构集成规范

IHE 的 IT 基础架构（图 2-1），为医疗行业的厂商和用户讨论信息系统集成的需求与功能，提供了一套通用而准确的词汇和语言。集成规范指定了如何实施某个特定临床应用需求的相关标准。通过引用 IHE IT 基础架构技术框架中的详细准确的规格说明，用户可以声明需要哪些 IHE 功能，厂商也可以声明能提供哪些 IHE 功能。

IHE 集成规范是用角色（Actor）和事务（Transaction）来定义的。角色是某个信息系统或者某信息系统的一个组成部分，角色可以产生、管理或处理临床信息或者操作信息（参考本卷附录 A）。事务是指参加者之间的通过标准的消息来进行相互作用与通讯（参考本卷附录 B）。

一个产品，如果想要支持某个集成规范，就需要实现本规范中定义的角色与事务。某一个产品可以同时具备多个角色的功能，也可以同时支持多个不同的集成规范。

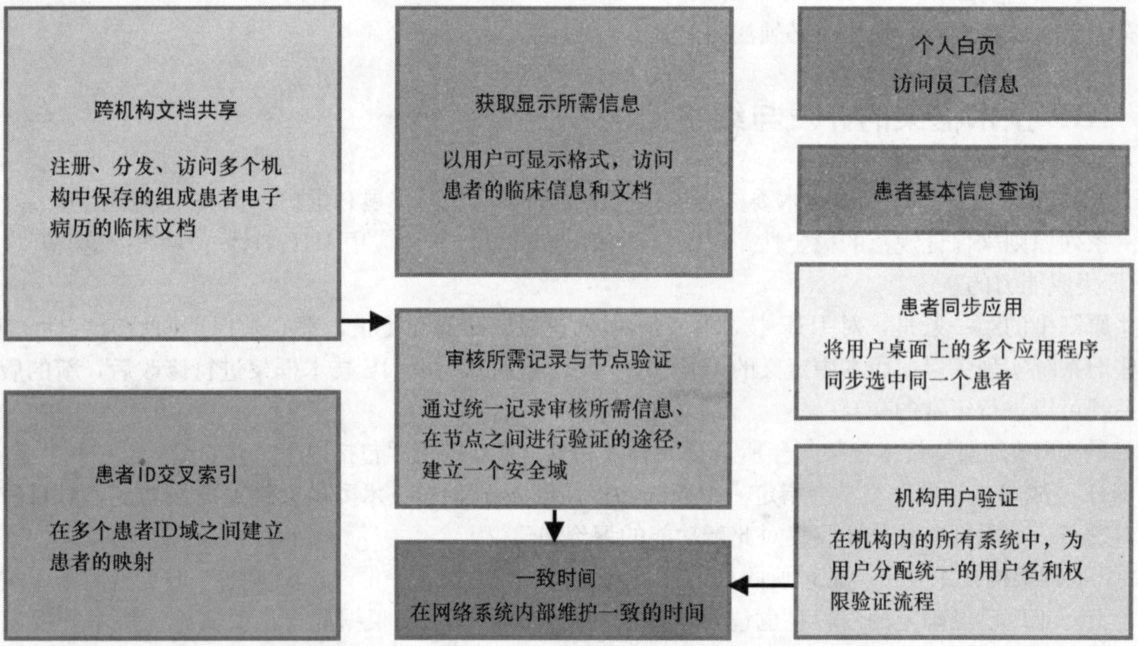

图 2-1 IT 基础架构集成规范之间的依赖关系图

2.1 集成规范间的依赖关系

某些集成规范之间是存在依赖关系的。例如，为了实现规范 A 中描述的功能，前提必须是已经实现了规范 B。就是说，规范 A 是依赖于规范 B 的。

图 2-1 是 IT 基础架构集成规范之间的依赖关系图。如果两个集成规范通过箭头线连接起来，则说明箭头线尾部的集成规范依赖于箭头所指的规范。表 2-1 以表格形式说明了规范之间的依赖关系。

某些依赖关系要求一个支持某规范的角色和若干个支持其他规范的角色共同协作配合。例如，EUA（机构用户验证）集成规范，要求相关的多个角色都要和支持 CT（一致时间）规范的“时间客户端”角色协作配合。这个依赖关系存在的原因，是因为 EUA 的角色在执行功能时必须保证时间上的一致性。

表 2-1　集成规范的相互依赖

集成规范	依赖于	依赖类型	目的
获取显示所需信息	无	无	—
机构用户验证	一致时间	每个执行 EUA 的角色都应该与时间客户端角色相结合	用来管理验证票据的期限
患者标识交叉索引	一致时间	每个执行 PIX 的角色都应该与时间客户端角色相结合	用来管理和解决多次信息更新中的冲突
患者同步应用	无	无	—
一致时间	无	无	—
患者基本信息查询	无	无	—
个人白页	无	无	—
审计跟踪与节点验证	一致时间	每个执行 ATNA 的角色都应该与时间客户端角色相结合	审核日志中的一致时间
跨机构文档共享	审计跟踪与节点验证	每个 XDS 角色都必须与安全节点角色相结合	用来管理输出的 PHI 审计跟踪、节点验证和传输加密

一个产品如果要支持某个集成规范，除了要实现此集成规范中所要求的事务之外，还必须实现此规范所依赖的其他规范中要求的事务。在某些情况下，一个集成规范的前提条件是：此规范的角色必须从给出的多个规范中选择某一个。

2.2　集成规范概述

本文档中，IHE 集成规范的定义是由以下部分构成的：

- 相关的 IHE 角色
- 各个角色之间相互作用的一组 IHE 事务

本集成规范中的各个角色所要求的事务以表格形式描述。如果一个角色支持多个集成规范，则此角色要支持这几个集成规范中所有的与此角色有关的事务。当一个集成规范依赖于另外一个集成规范时，被依赖的集成规范中所要求的事务并不列在此表格中。

注意，IHE 的集成规范不可作为符合标准的声明，IHE 也不是一个认证机构。用户应该要求厂商提供对于相关标准的符合声明，例如对于 HL7 和 DICOM 的符合声明。符合这些标准是厂商采用 IHE 集成规范的前提条件。

还需要注意的是，对于每一个成功的集成项目，除了 IHE 的所关注的问题，还有其他一些关键前提。例如，成功的集成系统还要求一个优秀的项目规划。包括分歧最小化，完整的失效/安全策略，对于效率有明确而一致的期望，定义良好的界面需求，明确的系统局限性，详细的费用目标，维护与支持计划，等等。

2.2.1　获取显示所需信息 Retrieve Information for Display（RID）

Retrieve Information for Display（RID）　提供一种简单快捷的方式来获取必要的患者信息。此规范支持对已存储文档的读取，包括 CDA、PDF、JPEG 等流行的文档格式。另外，为了临床的需要，此规范还支持读取某些以病人为中心的关键信息，例如过敏信息，当前用药，报告汇总等。对于用户面对电脑屏幕的工作或者应用程序而言，此集成规范是在工作流程方面的一个补充。将此规范和另外两个规范 EUA 和 PIX 共同协作，可以促进一个机构内部的组织之间相互作用。此规范使用了 HTTP 协议、Web Service 技术、IT 表示格式和 HL7 CDA 第一层标准。

2.2.2 机构用户验证 Enterprise User Authentication（EUA）

Enterprise User Authentication（EUA） 为每个用户分配唯一的用户名，此用户名可以登录进入机构的所有的设备和软件。这样，可以极大地方便医院内部的用户授权、验证和管理工作。在此基础上，可以通过支持单点登录（single sign-on）方式，为用户提供很大的方便。此规范是在 Kerberos（RFC 1510）标准和 HL7 的 CCOW 标准的基础上建立的。对于大多数应用程序和数据读写操作，以及用户的流水线工作流程，用户验证都是必须的步骤。以后的规范将会针对其他的安全问题，例如授权管理等。

2.2.3 患者 ID 交叉索引 Patient Identifier Cross-referencing（PIX）

Patient Identifier Cross-referencing（PIX） 在多个患者 ID 域之间，提供同一个患者标识的相互索引。一旦多个系统建立了交叉索引，同一个患者即使在多个信息系统中有不同的 ID，也可能同时从多个系统中获取其相关的信息。这样，医生就可以拥有患者更为完整的信息。

2.2.4 患者同步应用 Patient Synchronized Applications（PSA）

Patient Synchronized Applications（PSA） 用户可以在一台电脑上，同时在多个独立的应用程序上浏览同一个患者的数据信息，减少了用户在多个程序中分别选择此患者的重复操作。降低了由于阅读了错误的患者数据而导致的医疗事故，保护了患者的安全。如果几个应用程序使用不同的患者 ID 域，可以通过 PIX 集成规范来解决同一患者在不同程序中的相互索引的问题，为医生和 IT 员工提供一个无缝应用的环境。此集成规范是基于 CCOW 标准的，尤其是 CCOW 中关于“患者”主题的上下文管理部分的内容。

2.2.5 一致时间 Consistent Time（CT）

Consistent Time（CT） 这是一个在多个系统和多台电脑之间保证时间一致性的集成规范。IHE 中很多其他集成规范，如基础架构、安全和采集等集成规范，都要求多台电脑保持时间的一致性。此集成规范提供的方法，使多台电脑间的中位时间差小于 1 秒。通过配置选项可以提供更高的一致性。此集成规范指定使用 RFC 1305 定义的网络时间协议（NTP）。

2.2.6 患者基本信息查询 Patient Demographics Query（PDQ）

Patient Demographics Query（PDQ） 在一个机构内分布的多个应用程序可以使用某种特定的查询语法，向一个患者信息中心服务器查询患者信息，查询结果可以直接被应用程序所使用，包括患者的人口学基本信息，甚至可以包含就诊相关信息。

2.2.7 审计跟踪与节点验证 Audit Trail and Node Authentication（ATNA）

Audit Trail and Node Authentication（ATNA） 描述了一个基本安全节点所应具备的特征。

1. 描述了安全节点所处的安全环境，包括用户标识、授权与验证、访问控制等。以便安全评估者可以确定环境是否满足安全要求。
2. 定义了基本的审计要求。
3. 定义了关于节点之间使用 TLS 或类似方法进行通讯时的基本的安全要求。
4. 描述了在本节点和收集审核信息的存储节点直接传输“审核消息”的方式。

其他的框架可以在此规范基础上进行扩展。扩展通常是指定义额外的审核事件报告等。例如，在 IHE 放射学技术框架中所定义的放射学审计跟踪。

2.2.8 个人白页 Personnel White Pages（PWP）

Personnel White Pages（PWP） 访问机构内员工的基本信息。这些信息会被机构内的多个应用程序所使用，包括临床用程序和非临床用程序。个人白页信息可以用于增强临床工作流程（通过联系信息），增强程序界面（友好的用户姓名和头衔），和确定用户标识（电子证书）。个人白页目录将和机构用户验证（EUA）集成规范所提供的用户标识信息关联起来。

2.2.9 跨机构文档共享 Cross-Enterprise Document Sharing（XDS）

Cross-Enterprise Document Sharing（XDS） 在属于同一个临床相关域内的多个医疗机构之间共享为患者诊疗所产生的临床记录，以便多个医疗机构可以合作为患者提供医疗服务。通过联合的文档存储库与文档注册处，为相关领域内的患者建立了一个长期的医疗信息记录。此集成规范基于 ebXML Registry 标准、SOAP 协议、HTTP 协议和 SMTP 标准。此集成规范很详细地描述了如何配置 ebXML 注册处，来支持跨机构的文档共享。

2.3 产品实现

在实现 IHE 的角色和事务时，开发者有很多可选项。在以下三个方面都是可以作出选择的：

- 对于一个系统，需要决定要实现哪些“角色”（一个系统可以作为多个角色）。
- 对于每一个角色，需要决定支持哪些集成规范。
- 对于每一个角色和集成规范，需要选择要实现的可选项。

如果要支持一个集成规范，则所要求的事务必须实现（参考 ITI TF-2 中的事务描述）。

对于一个产品，厂商应该提供 IHE 符合声明，描述此产品中实现了哪些 IHE 角色，哪些 IHE 集成规范，以及哪些可选事务。在本卷的附录 C 中定义了此 IHE 符合声明的参考格式。

在通常情况下，一个产品可以仅仅实现一个角色，也可以是多个角色的混合。可以假设，当一个产品是两个以上的角色的混合体时，这多个角色之间的产品内部的交互通信，已经可以满足工作流程的要求。例如，在某产品中，上下文档管理器（Context Manager）使用 PIX 消费者的角色从 PIX 管理器中获得必要的患者 ID 映射信息。上下文管理器和 PIX 消费者之间的通信属于产品内部通信，其具体实现方式不属于 IHE 技术框架所关注的范围。

当一个产品实现多个角色的时候，多个角色发起或终止的事务都应该被此产品所支持。（例如，通过接口向外暴露 IHE 事务）。

以下几个例子描述了希望一个典型的系统能支持哪些角色。这仅仅是用于示例说明，而不是对系统的要求。

部门信息系统，例如 LIS 或 PACS，会支持信息源（Information Source）角色和 Kerberized 服务器角色。

临床数据存储库，会支持信息源（Information Source）角色和 Kerberized 服务器角色，还有 PIX 消费者角色。

上下文档管理服务器，会支持上下文管理角色，和 PIX 消费者角色。

3 获取显示所需信息

Retrieve Information for Display（RID） 提供一种简单快捷的只读方式来获取必要的患者信息。这些信息不属于用户当前正在使用的应用程序，但这些信息对于为患者提供更好的医疗服务是很重要的（例如，放射科工作人员使用放射科程序，浏览患者的检验报告）。此规范支持对已存储文档的读取，包括 CDA（第一层）、PDF、JPEG 等流行的文档格式。另外，为了临床的需要，此规范还支持读取某些以病人为中心的关键信息，例如过敏信息、当前用药、报告汇总等。此集成规范使用户可以获取更广泛的信息，而不仅仅是当前使用程序的数据，同时使工作流程更加的自动化、更加流畅。

根据此集成规范，信息源负责把特定医疗语义的信息转化成 IHE 指定的“表示”格式。数据的显示者处理收到的数据并以通用医疗语义显示到界面上。由于不同的服务器端会引入显示方面的不同限制与灵活性，不同的“表示”格式会有不同的特征，在客户端的显示会受到特定的限制（例如 CDA 第一层的样式表）。

信息源程序全权负责进行显示的接受信息及其临床准确性。

此集成规范使用了一些关于文档结构和内容的现有工业标准，以便信息源程序按照这些标准的格式来发送信息。例如，此集成规范采用 HL7 的 CDA（临床文档架构）标准，注：仅使用已经被标准化的 CDA 第一层。同时，此集成规范仅使用 CDA 的一个子集，这部分子集用于表示可显示的信息。

IHE IT 基础技术框架下一步的扩展，将会使用 CDA 的第二层，以及其他的工业标准。同时，还会结合已有的医学词汇表如 SNOMED、LOINC 等来构建临床文档模板。

对于如何进行访问权限控制，以及如何安全传输信息，此集成规范并没有提出特别的要求。这些问题应该通过实现与安全相关的集成规范来解决，例如机构用户验证（EUA）等（参考第 4 章）。附录 E 描述了与 EUA 以及 PIX 两个集成规范联合使用 RID 集成规范的流程。

3.1 角色/事务

图 3.1-1 描述了 RID 集成规范中直接包含的角色及角色之间的事务。其他由于参与 EUA 和 PIX 规范而和 RID 规范间接相关的角色没有出现在这个图中。

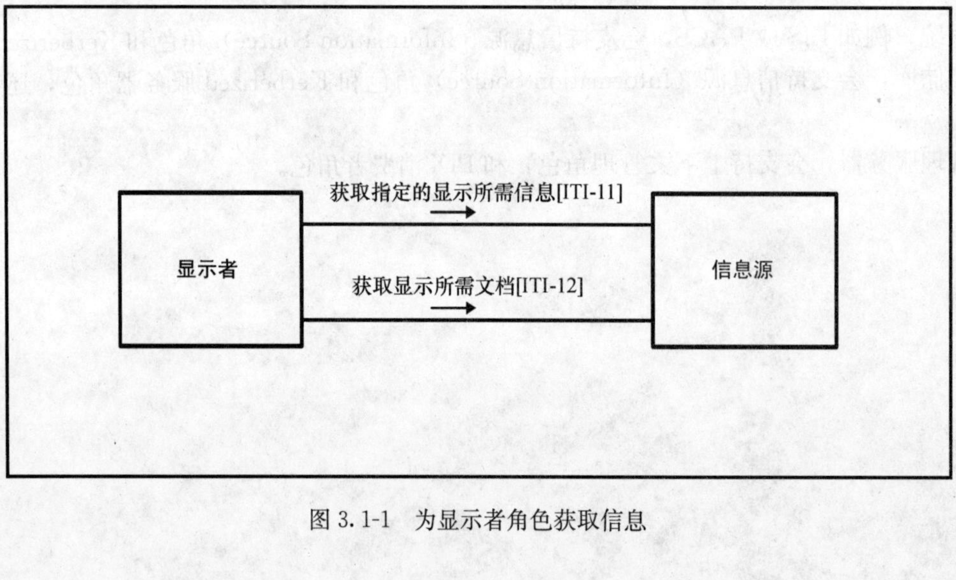

图 3.1-1 为显示者角色获取信息

表3.1-1列出了RID集成规范直接包含的每个角色之间的事务。一个产品如果要声明支持此集成规范，必须实现规范中指定为“必须”的事务（表格中用“R”标识）。此集成规范的事务可选项的完整清单可以在ITI TF-1的3.2节中找到。

表3.1-1 RID集成规范—角色和事务

角色	事务	可选项	在卷2中的位置
显示者	获取指定的显示所需信息［ITI-11］	R	ITI TF-2：3.11
	获取显示所需文档［ITI-12］	R	ITI TF-2：3.12
信息源	获取指定的显示所需信息［ITI-11］	R（见后）	ITI TF-2：3.11
	获取显示所需文档［ITI-12］	R（见后）	ITI TF-2：3.12

如果信息源角色选择了以下任一的可选项，则事务ITI-11必须被支持（详见3.2节）。

所有报告概要
实验室报告概要
放射科报告概要
心血管报告概要
外科报告概要
重症特护报告概要
急诊报告概要
分发报告概要
处方概要
过敏症和不良反应列表
药物列表

如果信息源角色选择了持久化文档的可选项，则事务ITI-12必须被支持（详见3.2节）。

显示者角色要获得文档的唯一ID，可以通过事务ITI-12或者其他途径。这个问题不属于RID规范所覆盖的范围。

3.2 RID集成规范中的可选项

表3.2-1列出了对于RID集成规范中每个角色都有哪些可选项。

表3.2-1 RID—角色和事务

角色	可选项	卷与节
显示者	无	—
信息源	持久化文档	ITI TF-2：3.12
	所有报告概要（注2）	ITI TF-2：3.11
	实验室报告概要（注2）	ITI TF-2：3.11
	放射科报告概要（注2）	ITI TF-2：3.11

续表

角色	可选项	卷与节
信息源	心血管报告概要（注 2）	ITI TF-2：3.11
	外科报告概要（注 2）	ITI TF-2：3.11
	重症特护报告概要（注 2）	ITI TF-2：3.11
	急诊报告概要（注 2）	ITI TF-2：3.11
	分发报告概要	ITI TF-2：3.11
	处方概要	ITI TF-2：3.11
	敏感症与不良反应列表	ITI TF-2：3.11
	药物列表（注 1）	ITI TF-2：3.11

注 1：药物清单包括目前已知的将会用于患者的药物。药物清单和处方汇总是不同的。因为后者可能包含一些将不会再被患者所使用的药物。

注 2：在以上所有的可选项中，"报告概要"这个可选项意味着，为了使用户可以选择一个条目，条目中必须包含足够的信息，除了患者普通信息，如姓名、年龄等，还有一些其他关键属性信息，如日期、特征等。一个条目可能指向一个已经存储的文档，或者某应用程序定义的 RID 概要。在这些通常的指导方针之外，RID 规范的其他显示内容，很可能是受特定的应用环境（例如上下文环境和客户期望）影响的。这样的概要信息很可能会在患者就医的过程中发生改变。

3.3 获取显示所需信息（RID）流程

本节描述了从某信息源获取可显示患者信息的过程以及此过程中的信息流。

以下是三个不同的用例。

- 用例 1　获取显示所需的特定信息。

本用例描述了显示者角色主动要求某些患者相关信息。如图 3.3-1 所示。

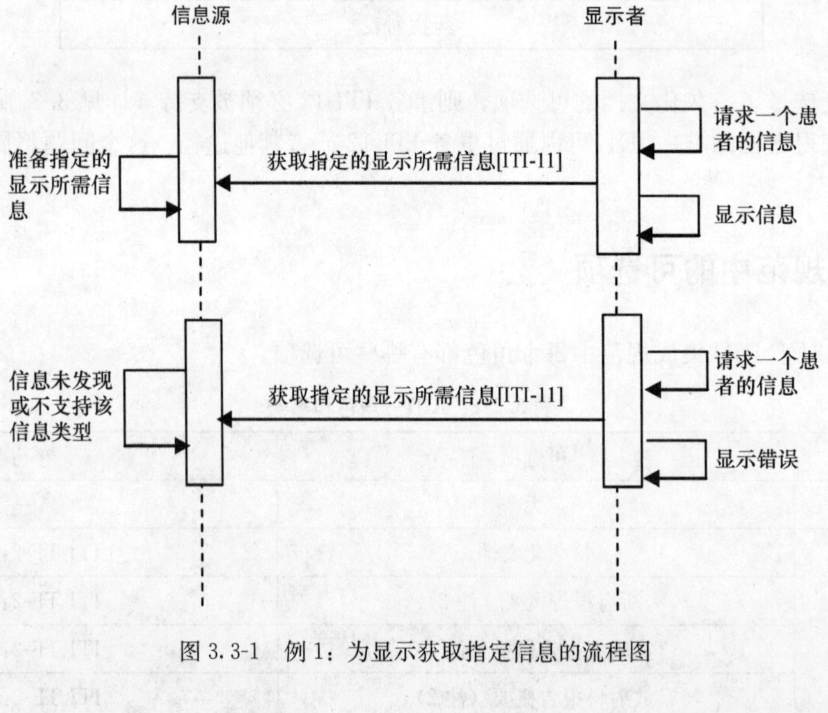

图 3.3-1　例 1：为显示获取指定信息的流程图

第一步，显示者角色向信息源角色发起了关于一个患者的某些特定信息的请求（例如，获取检验报告概要）。假设所传输的患者的 ID 对于此项任务是明确的。根据请求的类型，可以使用多种过滤器来过滤数据（例如，最后的N份报告，日期范围等）。第二步，信息源角色将与请求对应的结果数据以“展示格式”发回给显示者角色。关于如何组织结果数据的内容和格式，此集成规范赋予信息源角色足够的灵活性。第三步，显示者角色直接将结果数据显示出来。

如果信息源角色不支持请求的类型，或者无法查到关于此患者的记录，将发回一条错误消息。

● 用例2 获取文档。

此用例描述了显示者角色主动请求获取一份具有唯一ID的文档，例如报告、图像、心电图等。信息源角色使用某种规定的格式将结果返回给显示者角色。

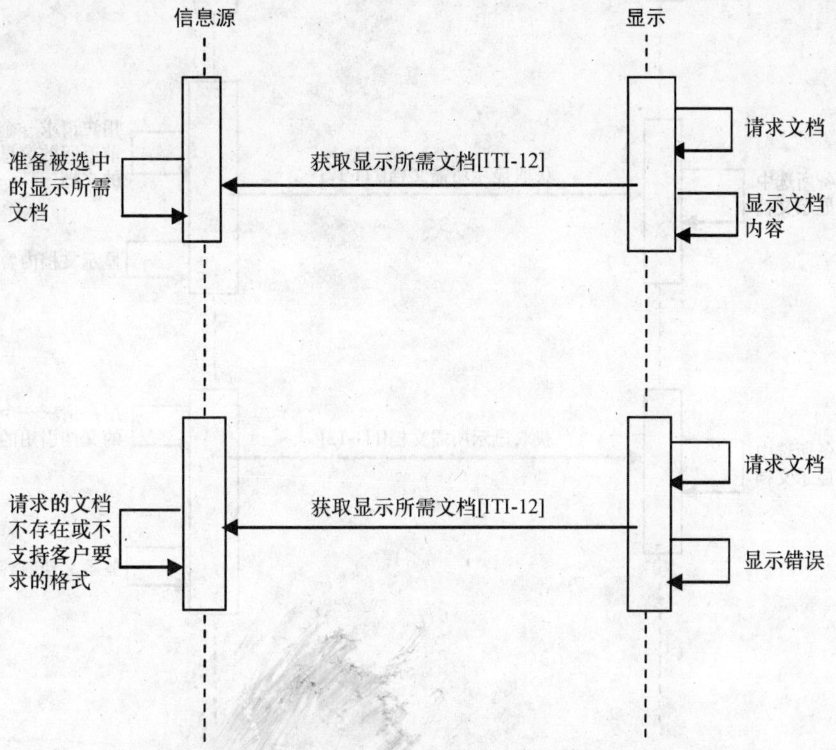

图3.3-2 例2：获取文档流程图

注：此集成规范并不适用于频繁改变的数据（如患者监视数据）

信息源角色负责控制文档内容的详细格式和临床信息完整性。显示者角色简单地将结果数据显示出来。

如果信息源角色无法找到所请求的文档，或者无法找到显示者角色可以接受的格式的文档，将发回一条错误消息。

用例1和用例2的主要区别是，用例1用于查询动态的数据，而用例2用于获取一个持久的对象。就是说，对于用例2，在不同的时间点查询同一个文档，会得到相同的数据结果。而对于用例1，虽然信息都是与某个特定的患者关联的，也有自己的特定类型（如检验报告概要、放射信息概要、过敏信息清单等），但结果数据通常是动态的。就是说，在不同的时间点查询同一患者的某个特定信息，很可能得到不同的结果。例如，在两次查询之间，一个患者的过敏信息已经被更新了。

● 用例3 获取特定信息以及若干文档。

此用例是以上两个用例集合的产物。它使以上两个用例中的事务：获取特定信息和获取文档，按约定顺序运行。它可以将已存储文档和所查到的特定信息联系起来，也可以获取一份文档所引用的其他文档。例如，用户查询一份最近出院患者的报告清单；当清单显示在用户面前后，用户从清单中选中某份手术报告文档，并将此报告从信息源获取并显示出来。

同一个显示者角色可以依次发起多个事务与多个不同的信息源角色发生交互。本集成规范假设，可以根据应用程序的运行环境、事务的类型、所查询的数据类型等，为显示者角色设置优先级。优先级高的可以优先从信息源获取数据。本规范将来可能会为类似的现场设置工作提供支持。

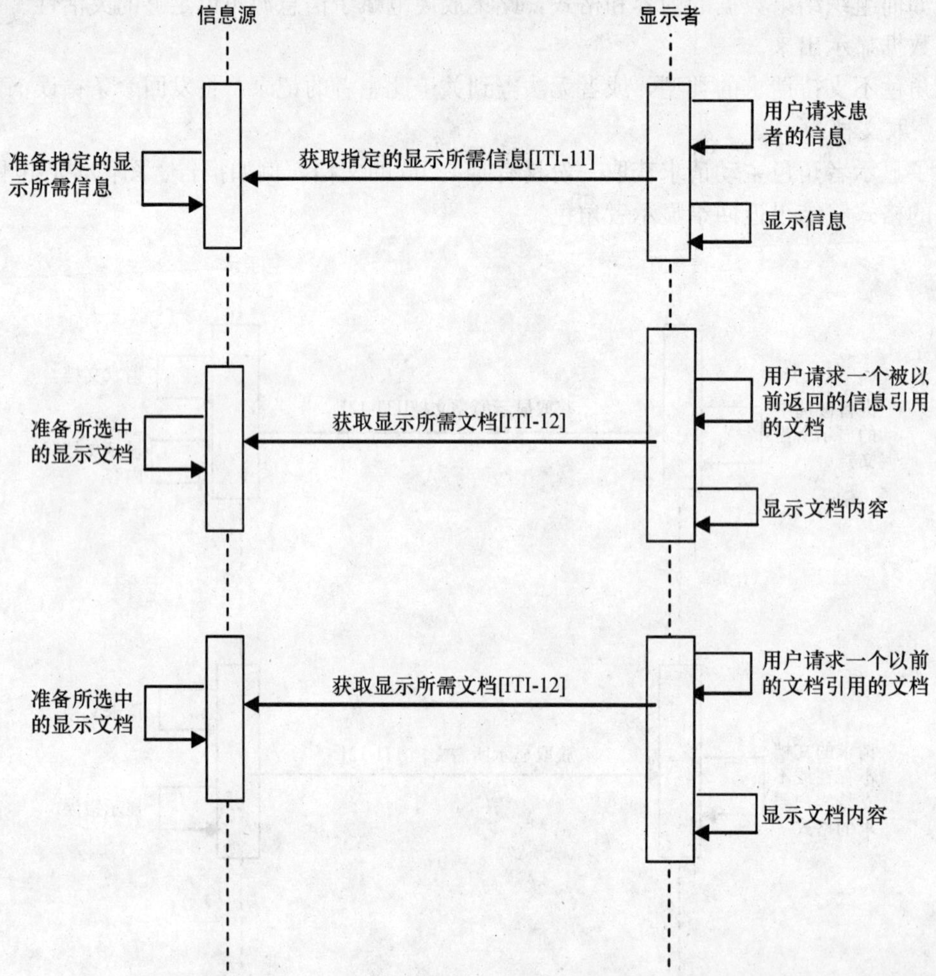

图 3.3-3　例 3：获取显示所需概要信息和获取多个文档的流程图

4 机构用户验证

Enterprise User Authentication（EUA） 机构用户验证集成规范为每个用户分配唯一的用户名，此用户名可以登录进入机构的所有设备和软件。这样可以极大地方便医院内部的用户授权、验证和管理工作。在此基础上，可以通过支持单点登录（single sign-on）方式，为用户提供很大的方便。此规范是在 Kerberos（RFC 1510）标准和 HL7 的 CCOW 标准的基础上建立的。对于大部分程序以及数据读写操作来说，用户权限验证都是必须的步骤。对于用户而言，这也是一个流程改进。EUA 集成规范通过限制 CCOW 中的“用户”主题的使用，使 CCOW 中的这部分内容更加有价值。目前，此集成规范没有对安全方面做出要求，例如审计跟踪、访问权限控制、权限验证管理、PKI 等。关于这些安全相关的问题，将会在以后逐步补充到此集成规范中。

此集成规范的应用环境要求是一个单独的机构，有整体而统一的安全政策，也处于一个普通的网络域中。虽然非安全域的问题（例如 Internet 访问）也被关注，但非安全域问题不属于此集成规范所覆盖的范围。同样，关于远程医疗和患者远程访问医疗数据的问题也不属于此集成规范的讨论范围。可以参考附件 G。

节点和电脑权限验证问题也不属于此集成规范，而是属于 IHE 的基础安全集成规范。

4.1 角色/事务

此集成规范中所使用的事务，很多都遵循 Kerberos 标准第 5 版（定义见 RFC 1510)。Kerberos 是一个从 1993 年以来都十分稳定的标准，在它的 10 多年历史中成功地经受住了各种考验。此标准在当前的大多数操作系统上都有相应的应用，并支持不同操作系统间的协作。例如，Sun Solaris，Linux，AIX，HPUX，IBM-z/OS，IBMOS400，Novell，MAC OS X，以及 Microsoft Windows 2000/XP 都有自己的 Kerberos 交互协作。除了上面列出的操作系统之外，还有很多其他厂商也支持 Kerberos。

除了本规范中所包含的描述，为了进一步了解 Kerberos 的详细信息，我们建议读者参考以下文档。

- RFC 1510—http：//www. ietf. org/rfc/rfc1510. txt
- 麻省理工的 Kerberos 主页—http：//web. mit. edu/kerberos/www/
- Kerberos 傻瓜指南—http：//www. isi. edu/～brian/security/kerberos. html
- Microsoft Kerberos 信息

http：//www. microsoft. com/TechNet/prodtechnol/windows2000serv/deploy/kerberos. asp

世界各地的用户都可以很容易的获得 Kerberos 操作。需要注意的是，Keberos 本身并不包括加密算法，因为加密算法的出口可能违反某些国家（例如美国）的法律。如果需要了解美国的出口法规，可以访问此网址：http：//www. bxa. doc. gov/Encryption

图 4. 1-1 描述了 EUA 规范中直接包含的角色及角色之间的事务。标明“其他 IHE 角色”的方块是指其他集成规范中的角色，它们有可能与本图中相邻的角色组合使用。其他由于权限验证等原因而和 EUA 规范间接相关的角色没有出现在这个图中。

表 4. 1-1 列出了 EUA 规范直接包含的每个角色之间的事务。一个产品如果要声明支持此集成规范，必须实现规范中指定为“必须”的事务（表格中用“R”标识)。可选的事务用“O”标识。此集成规范的事务可选项的完整清单可以在 ITI TF-1 的 4. 2 节中找到。

CCOW 可以使一个 EUA 已验证用户的身份信息共享变得更容易，但 CCOW 并不提供对用户进行验证的功能。为了使 CCOW 中的上下文档管理器和用户上下文档参与者可以实现 EUA 集成规范，客户端权限验证代理必须支持“用户验证”这个可选项。此设计保证了用户上下文档参与者的一致性和机构内通用的用户 ID，但并没有定义如何访问 Kerberos 的证明书。本规范将在以后解决此局限性。需要注意的是，当 PSA 和 EUA

两个集成规范联合使用时，客户端权限验证代理角色是一个关键的角色。请参考本文档 4.3.2 小节所提到的用例。如果一个产品同时实现了客户端权限验证代理和用户上下文档参与者两个角色，此产品应该支持设置功能，使系统管理员可以停用二者中某一个角色。

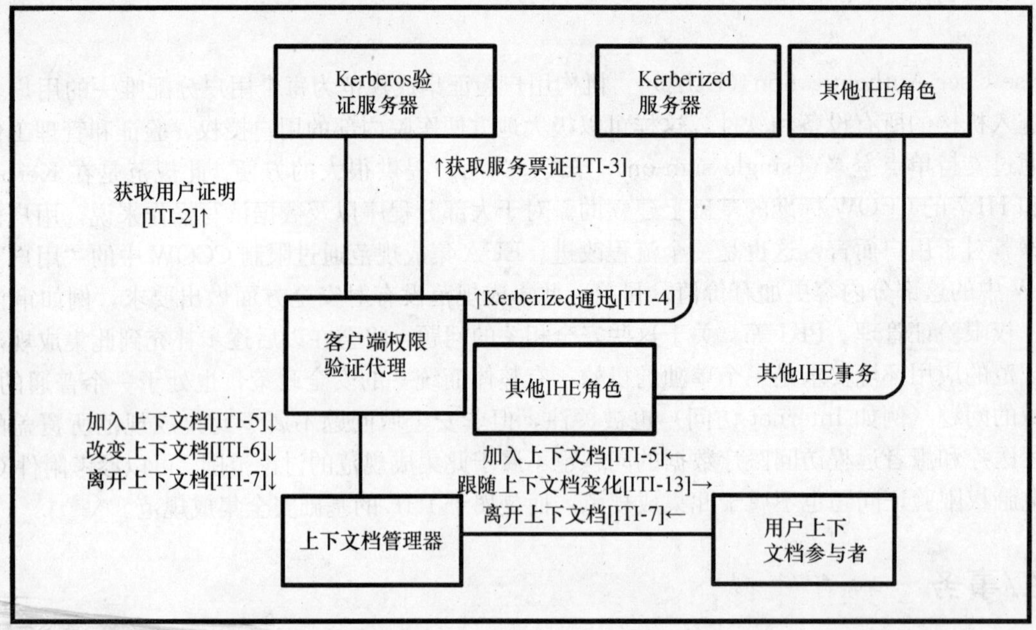

图 4.1-1　企业用户验证角色图

表 4.1-1　机构用户验证规范—角色和事务

角色	事务	可选项	在卷 2 中的章节
Kerberos 验证服务器	获取用户证明［ITI-2］	R	ITI TF-2：3.2
	获取服务票证［ITI-3］	R	ITI TF-2：3.3
客户端权限验证代理	获取用户证明［ITI-2］	R	ITI TF-2：3.2
	获取服务票证［ITI-3］	R	ITI TF-2：3.3
	Kerberized 通讯［ITI-4］	R	ITI TF-2：3.4
	加入上下文档［ITI-4］	O［注 1］	ITI TF-2：3.5
	跟随上下文档变化［ITI-4］	O［注 1］	ITI TF-2：3.6
	离开上下文档［ITI-7］	O［注 1］	ITI TF-2：3.7
Kerberized 服务器	Kerberized 通讯［ITI-4］	R	ITI TF-2：3.4
用户上下文档参与者	加入上下文档［ITI-4］	R	ITI TF-2：3.5
	跟随上下文档变化［ITI-4］	R	ITI TF-2：3.13
	离开上下文档［ITI-7］	R	ITI TF-2：3.7
上下文档管理器	加入上下文档［ITI-4］	R	ITI TF-2：3.5
	跟随上下文档变化［ITI-4］	R	ITI TF-2：3.13
	离开上下文档［ITI-7］	R	ITI TF-2：3.7
	改变上下文档［ITI-6］	R	ITI TF-2：3.6

注 1：如果支持用户上下文档权限验证，则此事务是“必须”的。

在单用户环境中，应该仅有一个客户端权限验证代理提供给某一个用户使用。在多用户环境中，每个用户只能拥有一个客户端权限验证代理。

4.2　EUA 集成规范中的可选项

表 4.2-1 列出了对于 EUA 集成规范中每个角色都有哪些可选项。应用时各个可选项之间的依赖关系在注释中说明。

表 4.2-1　机构用户验证—角色和可选项

角色	可选项	卷与节
Kerberos 验证服务器	未定义可选项	—
客户端权限验证代理	用户上下文档验证	ITI TF-2：3.6
Kerberized 服务器	未定义可选项	—
上下文档管理器	未定义可选项	—
用户上下文档参与者	未定义可选项	—

4.3　机构用户验证（EUA）规范的流程

4.3.1　基本的用户验证流程

应用 EUA 规范时，其事件序列图如下：

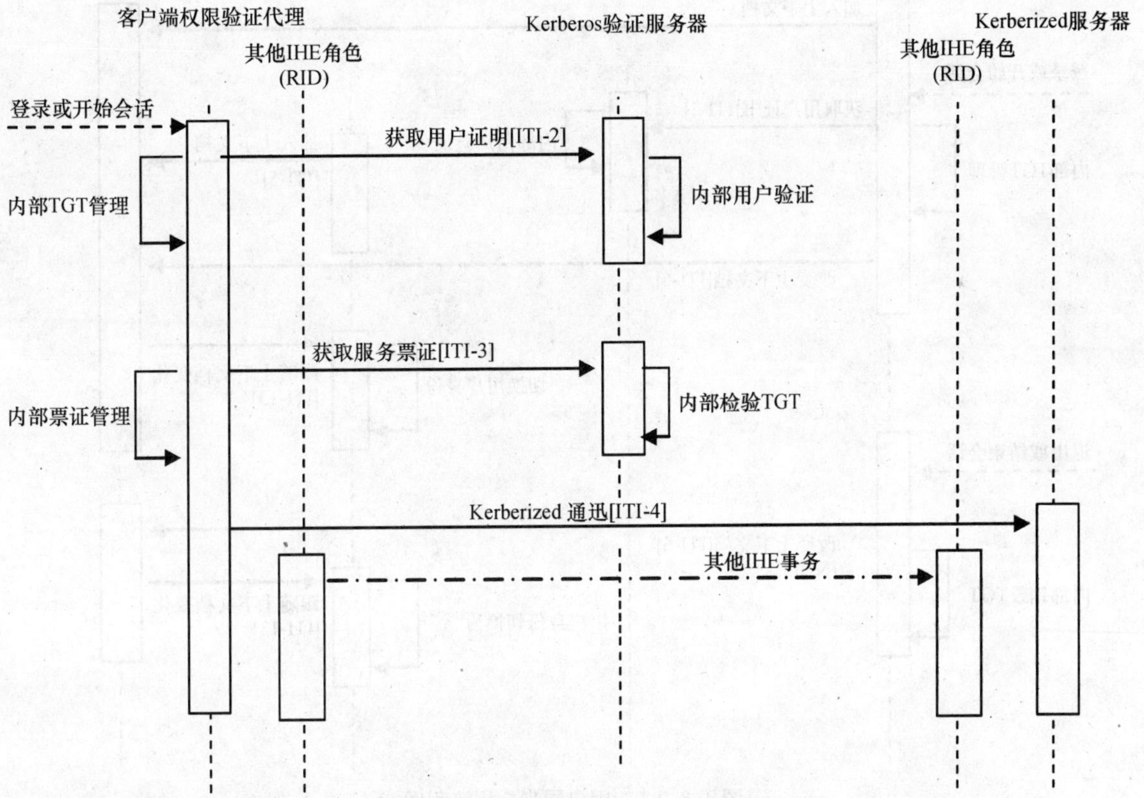

图 4.3.1-1　机构用户验证规范中的基本过程流程图

事件流程如下：

- 用户发起一个会话。用户输入的用户名/密码信息被转化为 Kerberos 的质询/响应（chanllenge/response）方式，以避免密码的网上传输。此信息作为获取用户证明的事务的一部分来使用，以得到一份“票证准录票单”（Ticket Granting Ticket，TGT）。

- TGT 被客户端权限验证代理存储和管理。TGT 用于确定此用户已经被验证。
- 如果要调用一个被 Kerberos 所管理的服务，客户端权限验证代理角色使用获取服务票证事务去得到此服务的票证。此服务票证就会在这个 Kerberos 所管理的通讯事务中被使用。

在其他的 IHE 事务中，可能会使用符合 HL7、DICOM 等协议的数据进行通讯。将这些数据协议与 Kerberos 结合起来使用，称为将数据“Kerberized”。对于不同协议的数据，Kerberized 的方式也是不同的。使用 Kerberized 后，其他 IHE 事务中的角色可以使用已验证用户的标识信息，以进行用户验证或访问审核用信息。

客户端权限验证代理角色也会维护一份证书（如 TGT 或服务票证）的内部缓存。就是说，如果证书仍然有效，它就继续使用它；当证书过期时，它会去获取一份新证书；当用户结束会话时，它就将证书从缓存中删除。客户端权限验证代理角色应该使 Keberos 证书在本地操作系统机制内是可用的，这意味着，如果本机内的其他 IHE 角色需要 Keberos 证书，建议首先通过本地的操作系统机制获取。不同的操作系统使用了不同的方式来实现本地证书管理功能。

4.3.2 用户同步的应用中的用户验证流程

本用例中，一台电脑上的多个程序可以同步地对使用同一 ID 的用户进行权限验证工作，以实现“单点登录”(single-sign-on) 多个系统。

在用户同步的应用中用户验证时，其事件序列图如下：

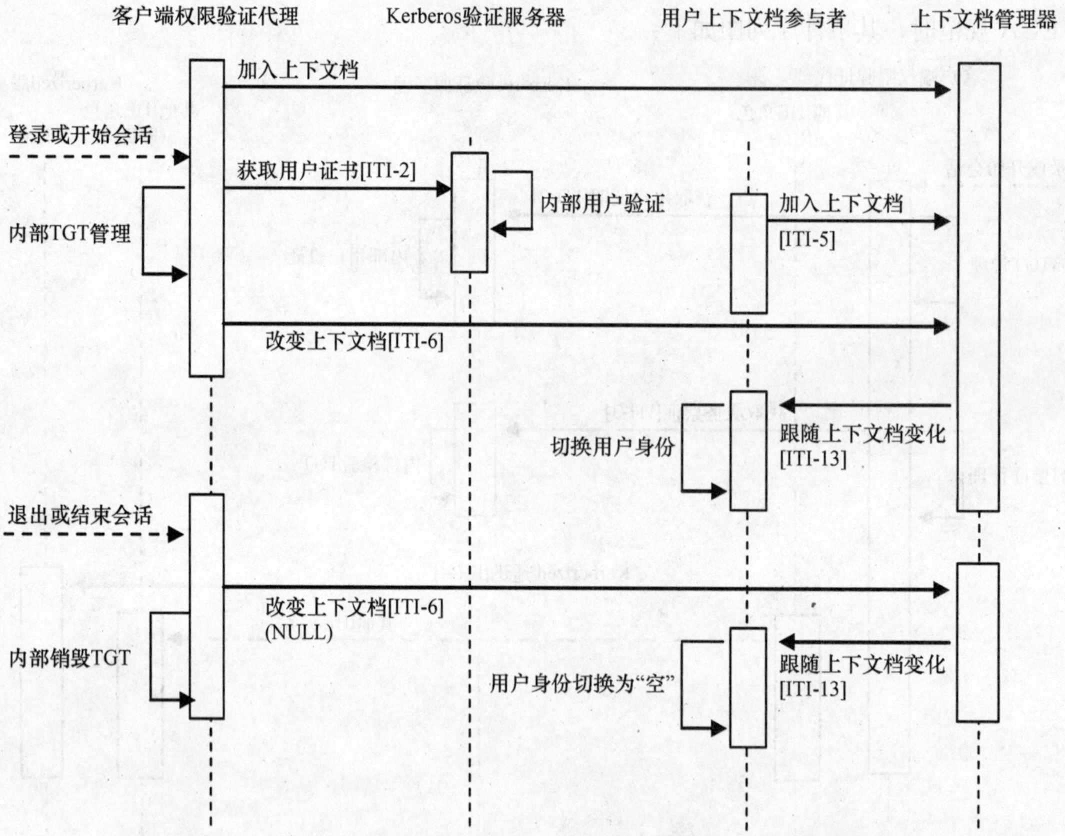

图 4.3.2-1 用户同步应用流程图

事件流程如下：

1. 通过运行客户端权限验证代理，用户发起一个登录过程。

2. 客户端权限验证代理通过向上下文档管理器角色发送一个加入上下文档环境的事务，来加入 CCOW 用户上下文档环境。此时，上下文档环境中没有用户 ID 信息。

3. 用户向客户端权限验证代理提供用户名/密码信息。用户输入的用户名/密码信息被转化为 Kerboros 的质询/响应（challenge/response）方式，以避免密码的网上传输。此信息作为获取用户证明事务的一部分来使用，以得到一份“票证准录票单”（Ticket Granting Ticket，TGT）。

4. TGT 被客户端权限验证代理存储和管理。TGT 用于确定此用户已经被验证。

5. 客户端权限验证代理向上下文档管理器角色发送一个“改变上下文档环境”事务，其中包含已验证的用户名称。

6. 目前，用户已经登录进入了用户上下文档参与者角色。

7. 当用户结束会话，客户端权限验证代理向上下文档管理器角色发送一个“改变上下文档环境”事务，其中包含已验证的用户名称。

8. 用户离开用户上下文档参与者角色。

4.3.3 多个应用程序的快速用户切换流程

在现实医疗环境中可能有这种情况，多个医生共同使用同一个工作站，可能每次使用一小段时间，但每个人每天都会多次使用此工作站。用户要求能迅速地访问此应用程序中所记录的患者信息。传统的方法是在“操作系统层次”或“网络层次”登录和退出程序，这需要消耗较长的时间，而且通常需要关闭应用程序。这意味着程序很可能要重新初始化，重新建立数据库连接，这些都会进一步延迟医生读取患者数据的时间。CCOW 标准及其中的“用户”主题，通过与“机构权限验证者”的组合使用，使用户可以在“应用程序层”就可以被验证，而且同一上下文环境中的其他程序都可以同时切换到相同的用户。

多个应用程序的快速用户切换的流程图如下：

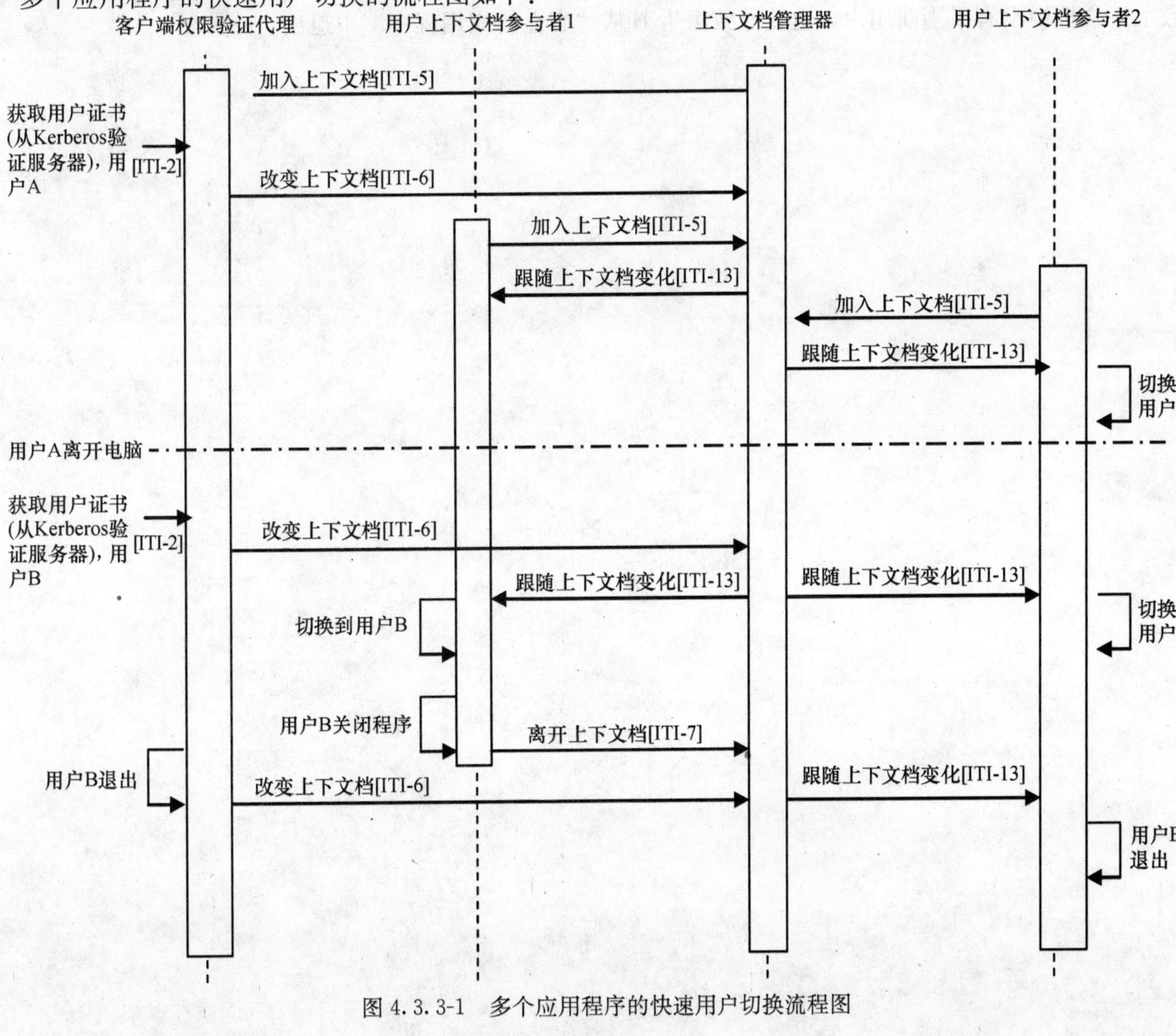

图 4.3.3-1 多个应用程序的快速用户切换流程图

流程如下所述：

1. 医生A登录一个程序，此程序包含客户端权限验证代理角色（详细过程参考图4.3.3-1）。此客户端权限验证代理角色加入上下文档环境会话，并发送一个上下文档改变信息，使医生A成为此上下文档环境的用户。

2. 医生A启动一个临床数据存储库应用程序，其中包含一个用户上下文档参与者角色，此处记录为“用户上下文档参与者1”。此角色加入上下文档环境会话，然后从上下文档管理器获得当前用户的信息。自动地将医生A作为用户登录如此应用程序。

3. 医生A启动一个心血管应用程序，其中包含一个用户上下文档参与者角色，此处记录为“用户上下文档参与者2”。此角色加入上下文档环境会话，然后从上下文档管理器获得当前用户的信息。自动地将医生A作为用户登录如此应用程序。

4. 医生A完成自己工作，离开电脑。

5. 医生B坐到电脑前面，通用客户端权限验证代理角色进行身份验证。这导致上下文档中的当前用户改变，从医生A变成了医生B。并不会产生由于操作系统重新退出登录导致的时间浪费。目前上下文档中的“临床数据存储库应用程序”和“心血管应用程序”得到当前用户已改变的通知，都自动执行医生A的登出工作和医生B的登录工作。

6. 医生B完成所做的工作。关闭“临床数据存储库应用程序”。此程序会在关闭前自动离开当前的上下文档。

7. 医生B使用“心血管应用程序”对患者的数据进行了观察，然后使用客户端权限验证代理注销用户。这导致上下文档中没有了当前用户，也就导致医生B从“心血管应用程序”中退出。

5 患者ID交叉索引

Patient Identifier Cross-referencing（PIX） 集成规范可用于各种规模的医疗机构，如综合医院、专科医院、私人诊所等。它的作用是在多个患者ID域之间，提供同一个患者的不同ID间的相互索引。实现方式如下：

- 患者标识信息源将患者ID信息传送到PIX管理器。
- 通过查询/响应方式或者更新通知的方式，实现了读取交叉索引患者ID列表的功能。

此集成规范并不定义某种特定的机构政策或交叉索引算法，仅仅指定角色之间的事务。通过将相关的行为封装为一个角色，此PIX集成规范提供了角色之间必要的交互工作的能力，同时也提供了足够的灵活性，使不同的机构可以根据自己的情况选择合适的交叉索引政策和算法。

根据以上所述，此规范涵盖的范围如下图。

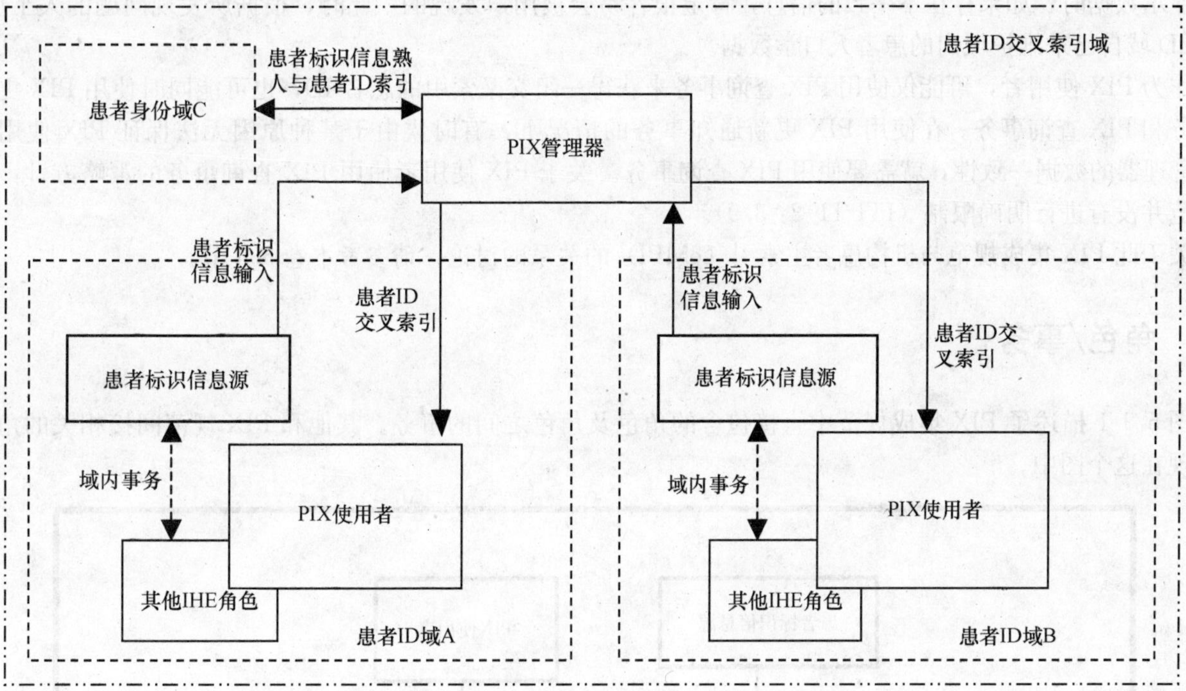

图5-1 患者ID交叉索引流程

此图中包含有两种ID域：一种是患者ID域，另一种是患者ID交叉索引域。

患者ID域的定义是：这是一个独立的系统或者一组内部互联的系统。它们使用同样的标识规划（指ID值以及分配ID值的流程）和同样的ID授权方式。一个患者ID域有以下特征：

- 关于如何定义和管理ID的政策，是由本域内的特定需求决定的。
- 管理权限的授予，是受本域内的相关政策控制的。
- 作为患者ID来源的一个单独的系统，为每个患者相关的实体分配一个唯一的ID，同时记录此实体的特性。
- 理想情况下，在一个患者ID域中，一个患者应该仅有一个独一无二的ID。但在现实世界中，一个患者标识信息源很可能为同一个患者分配多个ID，并把多个ID都发送给PIX管理器。（对于PIX管理器如何将同一患者的多个ID列表信息返回给查询者的方法描述，可参考ITI TF-2：3.9.4.2.2.6节。）

● 在一个患者 ID 交叉索引域中，每一个 ID 域都有自己唯一的标识符（被称为分配权限）。

● 同一个患者 ID 域中，其他的系统都对本域中的患者标识信息源系统有依赖关系。

一个患者交叉索引域中包含着多个患者 ID 域，这些患者 ID 域都是被 PIX 管理器角色所认识和管理的。PIX 管理器的职责是生成、维护和提供同一个患者的在多个患者 ID 域中的 ID 清单。

患者交叉索引域提出的以下假设条件，要求它所覆盖的每个独立的 ID 域都必须遵守：

● 如何在多个独立的 ID 域之间进行交叉索引，必须有一套统一的政策。

● 必须有一个明确的流程来管理这些政策。

● 必须有一个具备管理权限的实体（人，组织或软件）来控制这个流程，管理这些政策。

以上列出的三条假设条件，对于此 PIX 规范的成功实现是十分关键的。此集成规范对于单独的患者 ID 域提出的限制很少，而对 PIX 管理器中的患者 ID 交叉索引域的操作进行了很多限制。可是，如果独立的患者 ID 域无法遵守上面列出的三条假设，则此集成规范的实施很可能无法达到预期的效果。

PIX 管理器角色不负责提高患者标识信息的质量，而是由患者标识信息源角色负责为 PIX 管理器提供高质量的患者数据。举例来说，PIX 管理器并负责向外提供患者人口学信息。对于患者基本信息的质量保证、数据完整性、还有管理维护工作都留给单独的 ID 域（患者标识信息源）来完成。当用户从多个 ID 域中收到报告或者显示数据时，如果存在不一致的信息，肯定很容易会被用户发现的。此时，根据所发现问题的人工反馈，每个 ID 域自己来维护域内的患者人口学数据。

作为 PIX 使用者，可能仅使用 PIX 查询事务来获得一组交叉索引的患者 ID，也可能同时使用 PIX 更新通知事务和 PIX 查询事务。在使用 PIX 更新通知事务的情况下，有时候由于某种原因无法保证 PIX 使用者和 PIX 管理器的数据一致性，就需要使用 PIX 查询事务。关于 PIX 使用者使用 PIX 查询事务的策略方针，此集成规范并没有进行明确限制（ITI TF-2：3.9）。

关于此 PIX 集成规范与机构患者主索引（eMPI）的关系的讨论，请参考本卷 5.4 节。

5.1 角色/事务

图 5.1-1 描述了 PIX 集成规范中直接包含的角色及角色之间的事务。其他和 PIX 规范间接相关的角色没有出现在这个图中。

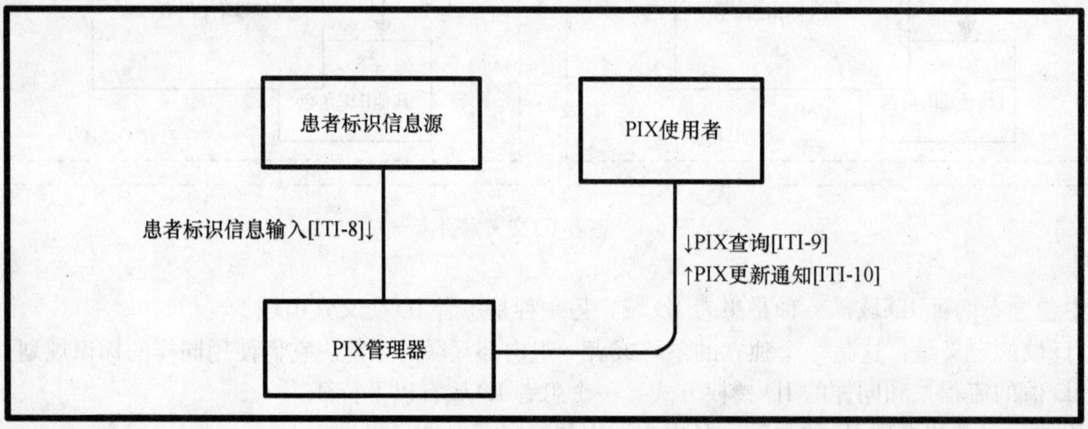

图 5.1-1 患者 ID 交叉索引角色图

表 5.1-1 列出了 PIX 规范直接包含的每个角色之间的事务。一个产品如果要声明支持此集成规范，必须实现规范中指定为“必须”的事务（表格中用“R”标识）。可选的事务用“O”标识。此集成规范的事务可选项的完整清单可以在 ITI TF-1 的 5.2 章节找到。

表 5.1-1　MPI 规范的 PIX 集成—角色和事务

角色	事务	可选项	卷 2 中的位置
患者标识信息源	患者标识信息输入 [ITI-8]	R	ITI TF-2：3.8
PIX 使用者	PIX 查询 [ITI-9]	R	ITI TF-2：3.9
	PIX 更新通知 [ITI-10]	O	ITI TF-2：3.10
PIX 管理器	患者标识信息输入 [ITI-8]	R	ITI TF-2：3.8
	PIX 查询 [ITI-9]	R	ITI TF-2：3.9
	PIX 更新通知 [ITI-10]	R	ITI TF-2：3.10

5.2　PIX 集成规范中的可选项

表 5.2-1 列出了对于 PIX 集成规范中每个角色都有哪些可选项。应用时各个可选项之间的依赖关系在注释中说明。

表 5.2-1　PIX 规范—角色和事务

角色	选项	卷与节
患者标识信息源	未定义可选项	—
PIX 管理器	未定义可选项	—
PIX 使用者	PIX 更新通知	ITI TF-2：3.10

5.3　患者 ID 交叉索引（PIX）规范流程

以下的几个小节描述了本集成规范所针对的用例。

5.3.1　用例：同一科室/机构内的多个 ID 域

在一个综合医院的重症监护病房（ICU），医生正在通过重症监护信息系统查看一个患者的情况报告图表，同时，此医生希望能看到此患者的血糖水平报告，此报告存储于医院的检验科信息系统中。每个患者都有一个病案号（Medical record number，MRN），这是由医院 ADT 系统为患者生成的，检验科系统也使用此病案号来标识患者。此时，就需要把重症监护系统中的内部患者 ID，映射到此患者的病案号。在以上的这个例子中，重症监护系统有自己内部的 ID，它和医院内的其他系统属于不同的 ID 域。

在以上的例子中，医院的 ADT 系统（作为一个患者标识信息源）应该通过患者标识信息输入事务向 PIX 管理器传送患者的 ID，这里是病案号。同样，重症看护系统也应该通过患者标识信息输入事务向 PIX 管理器传输在 ICU 系统内部生成的患者 ID，另外还需要把重症监护系统 ID 域的唯一标识传递给 PIX 管理器。

当 PIX 管理器接收到患者标识信息输入事务，它就会执行内部的逻辑操作，根据所收到的患者 ID 信息来判断是否能把某几条患者 ID 信息与同一个患者建立关联关系，就是在同一个患者的多条 ID 信息之间建立交叉索引关系。PIX 管理器执行交叉索引功能的流程（自动算法，或者是人工判断等），不属于 IHE 规范所讨论的范围（为了进一步了解交叉索引逻辑的范围，可以参考 ITI TF-2：3.9.4.2.2.6 节）。

重症看护系统希望获得内部 ID 为“MC-123”的患者的检验报告信息。重症看护系统向检验系统发出了一个获得检验报告的请求，请求信息中包含着患者的领域标识符“MC-123”和分配权限。检验系统收到这个请求后，判断出此患者的 ID 不属于检验系统所在的 ID 域（ADT 域）。于是，检验系统向 PIX 管理器发出查询，要求获得与重症看护系统 ID 域内的“MC-123”ID 患者对应的全部其他 ID。由于 PIX 管理器已经将“MC-123”与“ADT 域”中 ID（病案号）为“007”的患者建立了联系，PIX 管理器会把 ADT 域中的“007”患者号返回给检验系统。检验系统就可以将“007”号患者的检验报告发送给重症监护系统。此流程如图 5.3-1 所示。

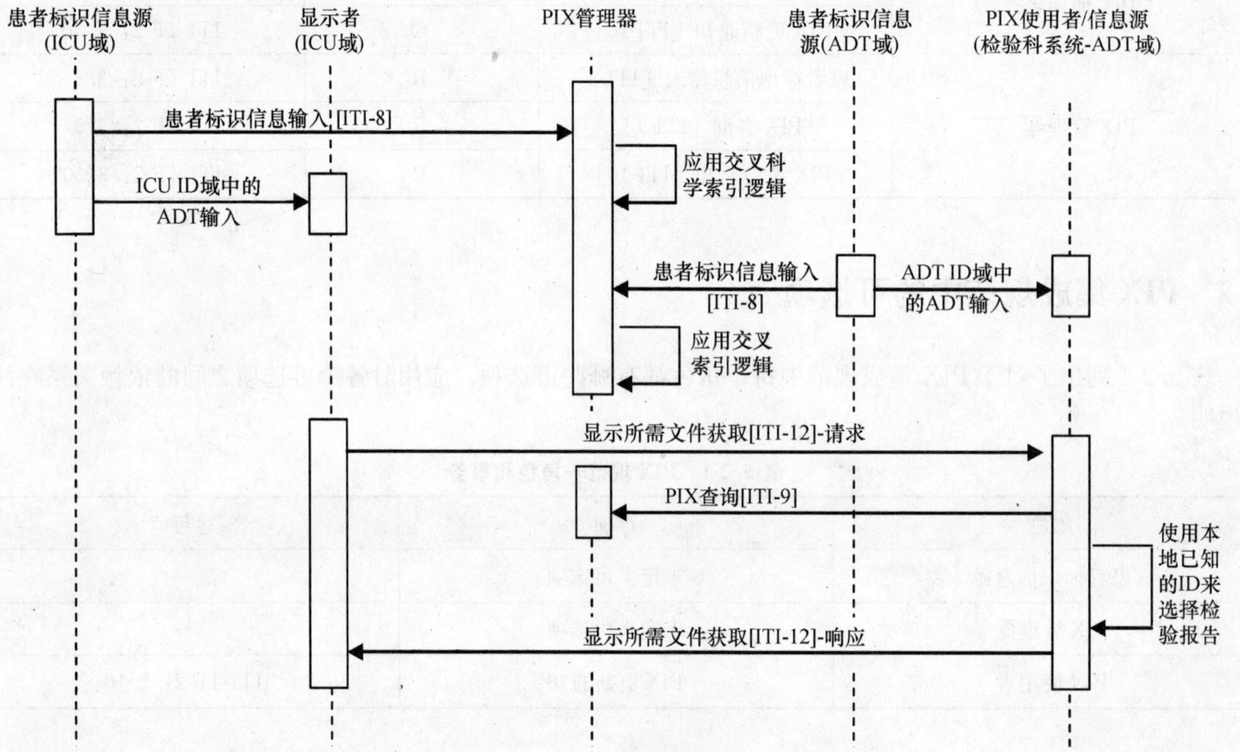

图 5.3-1 PIX 集成规范中单独部门的多 ID 域流程

注：获取显示所需文档事务中的请求与响应部分，并不属于 PIX 集成规范的覆盖范围。这里将其画出仅仅是为了说明流程。

5.3.2 用例：跨多个协作机构的多个 ID 域

假如一个医疗机构是由两个医院合并而成的，每个医院（A 和 B）都有独立的信息系统，运行着自己的患者登记流程。当一个患者在其中的一家医院（A）接受过治疗后，到另外一家医院（B）就诊，就需要访问已在医院 A 中保持的电子记录。以下用例就是说明这种情况的。

A 医院和 B 医院拥有一个共同的 PIX 管理器，它被用来维护两个医院系统的患者 ID 之间的连接。每个医院有自己的 HIS 来负责患者登记，但两个医院使用同一套心血管病学信息系统。此心血管病学系统已被配置为一个 PIX 使用者，可以在患者 ID 的交叉索引操作发生时，收到 PIX 管理器发出的通知。

一个患者在 A 医院进行了登记，并接受了诊断性心脏负荷试验。心血管信息系统向 PIX 管理器发出查询，希望获得此患者在其他 ID 域中的 ID 值，并查看是否能得到此患者以前的心血管情况报告。结果是没有查到此患者的其他 ID。一段时间以后，此患者又来到 B 医院，接受了第二次诊断性心脏负荷测试。B 医院的 HIS 系统对此患者进行了登记，并将 ID 信息发送到 PIX 管理器。PIX 管理器可以判断出，这次登记的 ID 和上次在 A 医院所登记的患者是同一个人，它为两个 ID 之间建立了交叉索引。由于心血管病学系统已经进行了配置，在 PIX 管理器发生了交叉索引动作的时候能得到通知。所以，PIX 管理器向心血管病学系统发出一条通知信息，告之两个医院信息系统中的两个 ID 指向同一个患者。心血管病学系统就可以将此患者在两个医院所做的测试组合在一起进行分析。在配置了“改变通知”功能后，当一个患者 ID 域中的患者 ID 发生改变时，多个患者 ID 域中都可以保持同步更新。

此用例的流程如图 5.3-2 所示。

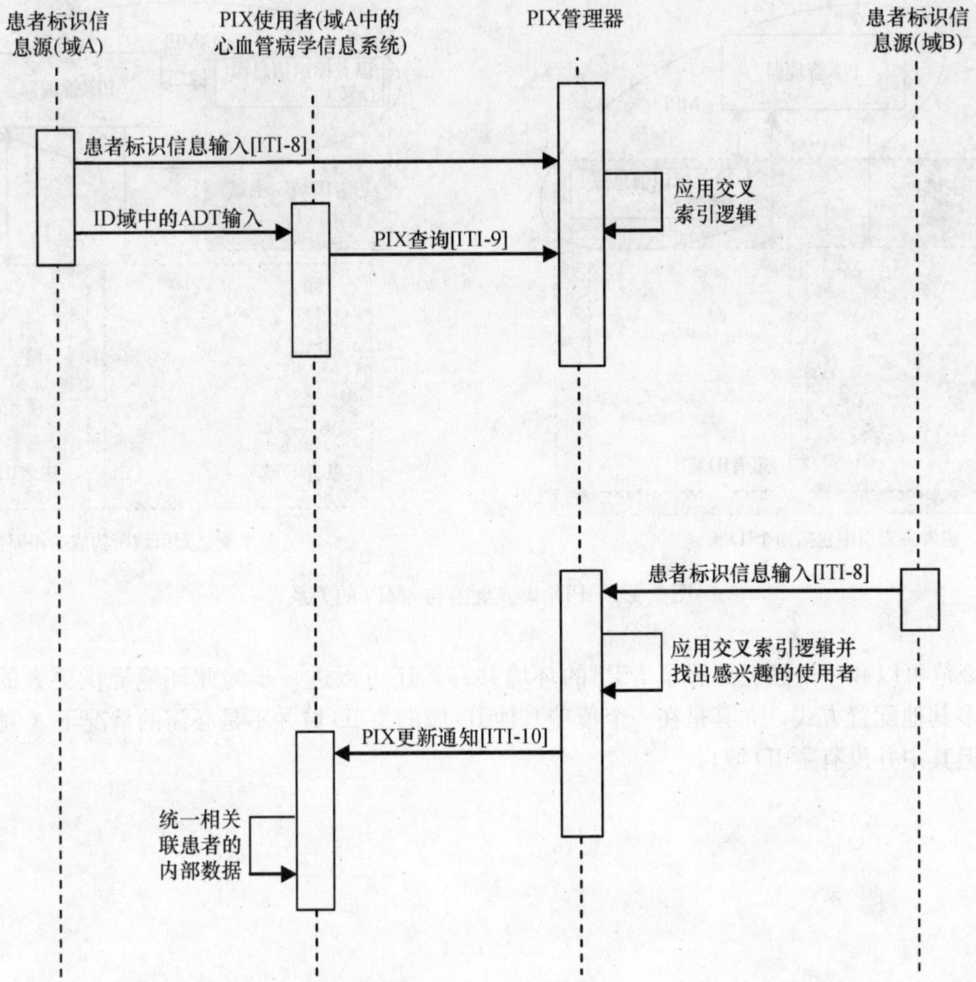

图 5.3-2 PIX 集成规范中协作机构的多 ID 域流程

注：第一次患者标识信息输入事务发生后，因为没有发生交叉索引，所以 PIX 管理器并没有发出更新通知。

5.4 PIX 集成规范与 eMPI 的关系

PIX 集成规范通过为同一患者的多个 ID 之间建立交叉索引的方式，来实现不同患者 ID 域间的集成。实际应用环境中，有些机构希望能建立患者主索引（MPI，master patient identifiers）或者机构级 MPI（eMPI）系统，本节对于 PIX 方式如何与这种环境相兼容进行了探讨。eMPI 系统可被视为 PIX 集成规范实施过程中的一个特例。

MPI 是一个十分宽泛的概念，但它通常是和患者主 ID 域的建立联系在一起的。这个主 ID 域相对其他的 ID 域，通常可以在更大的范围内适用，是一个“机构级别”的 ID 域。将多个患者 ID 域分级包含入一个“患者主 ID 域”中的方法，可以被看作是交叉索引的一个特殊用法，其中的各个 ID 域中的 ID 都和主 ID 域中的 ID 建立交叉索引关系。图 5.4-1 描述了两种可能采用的配置方式。

如图 5.4-1 所示，一个典型的 MPI 方式中的患者主 ID 域（域 C），可以被认为是 PIX 方式中的一个普通的患者 ID 域。是否将一个覆盖全机构范围的系统（如临床数据存储库）作为“主 ID 域”仅仅是一种配置选择。另外，有时候这种配置假设，域 A 中的系统不仅要管理域 A 中的 ID，还需要知道域 C 中的 ID。在 PIX 集成规范中，某个系统被设计部署为跨多个 ID 域进行工作，这是另外一种配置选择。以这种角度看，被称作“MPI”的实体（图中用椭圆圈起）实际上是患者标识信息源角色和 PIX 管理器角色的结合体。

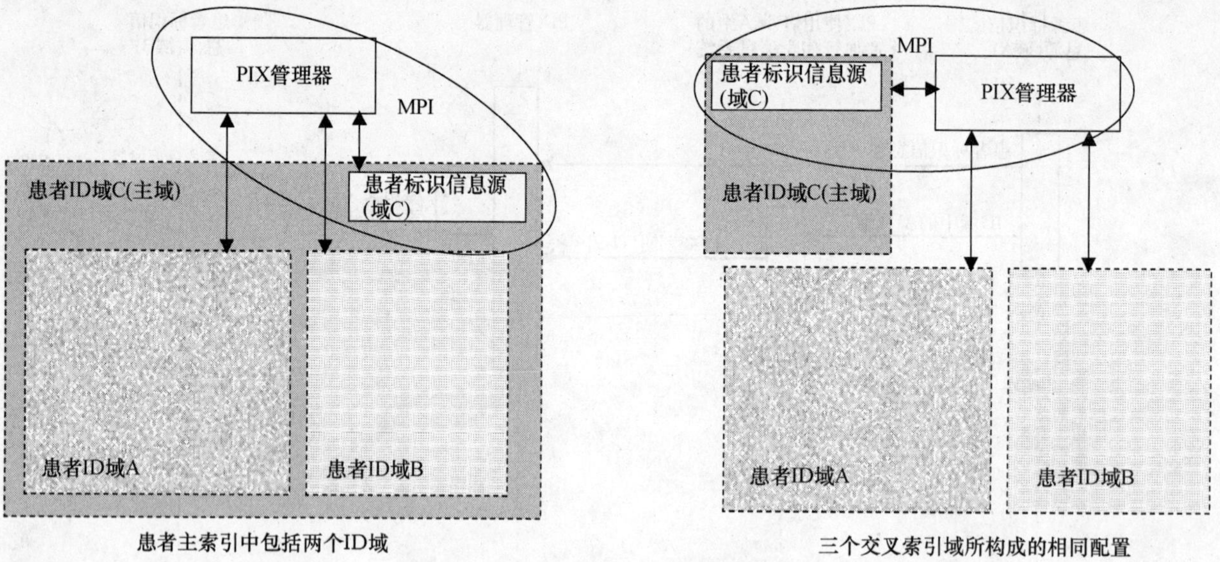

图 5.4-1 PIX 集成规范与 eMPI 的关系

PIX 集成规范可以和一个已经部署了 MPI 的环境共存，还可以进一步为此环境提供更大的扩展性。PIX 规范还支持很多其他配置方式，尤其是在一个覆盖其他 ID 域的主 ID 域并不是必需的情况下（例如，存在多个域的联合体，但其中并没有主 ID 域）。

6 患者同步应用

Patient Synchronized Applications（PSA） PSA 集成规范使用户可以在一台电脑的多个独立的应用程序进行界面级的协作——经过一次操作，就在多个程序中选中同一个患者。使用 PSA 集成规范，在任一程序界面上选中一个患者，其他程序的界面也都会切换到同一个患者上去。这就允许医生使用自己最熟悉的程序来选中患者，然后使用其他程序对此患者进行下一步的操作。

此集成规范是基于 HL7 组织的 CCOW 标准的，尤其是 CCOW 中关于“患者”主题的上下文档管理部分的内容。此集成规范的范围仅限于共享 CCOW 中“患者”主题。在 CCOW 标准的基础上，PSA 规范对患者 ID 进行更强的约束以保证多个程序的一致性，为多个程序使用统一的行为方式提供指导，以及通过支持“PIX 消费者”角色以保证多个程序间统一的交互方式，这些都使 CCOW 规范变得更有价值。

对于要求进行用户权限验证的程序，IHE 推荐厂商实现机构用户验证（EUA）集成规范，而不是使用其他的途径（例如 CCOW 验证存储库等）来进行用户权限验证。ITI TF-1 第 4 章描述了使用 EUA 集成规范和 CCOW 中的用户主题的内容。

6.1 角色/事务

图 6.1-1 描述了 PSA 规范中直接包含的角色及角色之间的事务。其他和 PSA 规范间接相关的角色没有出现在这个图中。

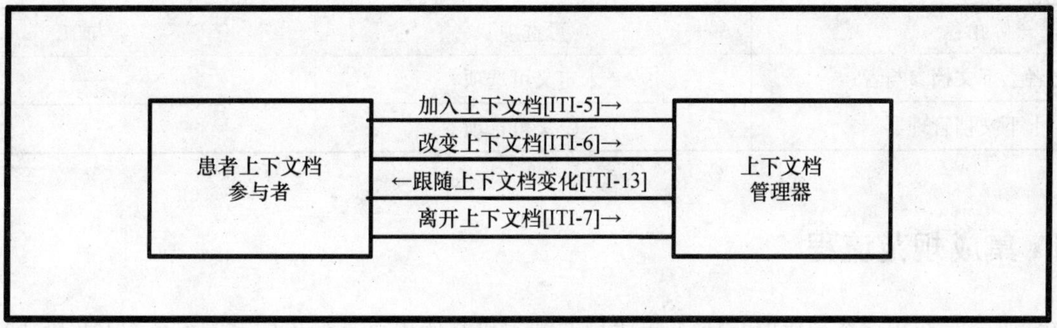

图 6.1-1 患者同步应用集成规范角色图

表 6.1-1 列出了 PSA 规范直接包含的每个角色之间的事务。一个产品如果要声明支持此集成规范，必须实现规范中指定为“必须”的事务（表格中用“R”标识）。

表 6.1-1 PSA 集成规范—角色和事务

角色	事务	可选项	节
患者上下文档参与者	加入上下文档［ITI-5］	R	ITI TF-2：3.5
	改变上下文档［ITI-6］	R	ITI TF-2：3.6
	离开上下文档［ITI-7］	R	ITI TF-2：3.7
	跟随上下文档变化［ITI-3］	R	ITI TF-2：3.13

续表

角色	事务	可选项	节
上下文档管理器	加入上下文档［ITI-5］	R	ITI TF-2：3.5
	改变上下文档［ITI-6］	R	ITI TF-2：3.6
	离开上下文档［ITI-7］	R	ITI TF-2：3.7
	跟随上下文档变化［ITI-3］	R	ITI TF-2：3.13

“患者上下文档参与者”角色应该支持ITI IF-2中所定义并在图6.1-1中标出的全部四个事务，同时应该对患者上下文档环境的所有改变作出响应。如果一个实现此角色的应用程序具备选择患者的功能，此角色就可以改变患者上下文档环境。

IHE的“上下文档管理器”角色可能会比CCOW规范中的“上下文档管理器”有更多的功能。它可能会包含大量的其他构件，例如上下文档管理注册程序和患者映射代理。

“上下文档管理器”角色可能与PIX集成规范中“PIX消费者”角色组合在一起进行工作。在这种情况下，“上下文档管理器”角色需要承担额外的责任，具体描述请参考ITI TF-2附录D。

6.2 PSA集成规范中的可选项

表6.2-1列出了对于PSA集成规范中每个角色都有哪些可选项。应用时各个可选项之间的依赖关系在注释中说明。

表6.2-1 PSA—角色和事务

角色	可选项	卷与节
患者上下文档参与者	未定义可选项	—
上下文档管理器	未定义可选项	—

6.3 PSA集成规范流程

当用户需要同时使用多个程序时，PSA集成规范就有机会体现自己的价值了。6.3.1小节描述了一个程序仅实现PSA规范时用例的流程。ITI TF-1的附录E描述了当PSA规范和EUA（机构用户验证）规范共同协作时的流程。

6.3.1 用例：简单患者切换

如果PSA规范没有与EUA规范组合协作时，在上下文档中仅有患者ID信息。本用例没有明确指定用户验证的方法，原因可能是应用程序不需要进行用户验证，或者应用程序通过其他途径完成了用户验证。本用例中，两个应该程序共用同一个患者ID域。流程如下：

医生启动临床数据存储库程序，此程序被称为“患者上下文档参与者”角色1。此数据存储库程序加入此电脑的一个上下文档会话中。

医生在此临床数据存储库程序中选中患者A。此程序将上下文档中的当前患者设为患者A。

医生启动心血管应用程序，此程序被称为“患者上下文档参与者”角色2。此心血管程序加入此电脑的上下文档会话中，从上下文档中得到当前的患者是A，并在程序界面上显示患者A的相关信息。

医生使用心血管程序选中患者B。此动作导致心血管程序（患者上下文档参与者角色2）发起一个“上下文档改变”事务。所有非主动性的程序执行“跟随上下文档变化”事务，这里就导致临床数据存储库（患者上下文档参与者角色 1）当前现象的患者也切换为患者 B。

医生关闭临床数据存储库程序。此程序在关闭前会退出所在的上下文档。

医生关闭心血管程序。此程序在关闭前会退出所在的上下文档。

该用例流程如图 6.3-1 所示。

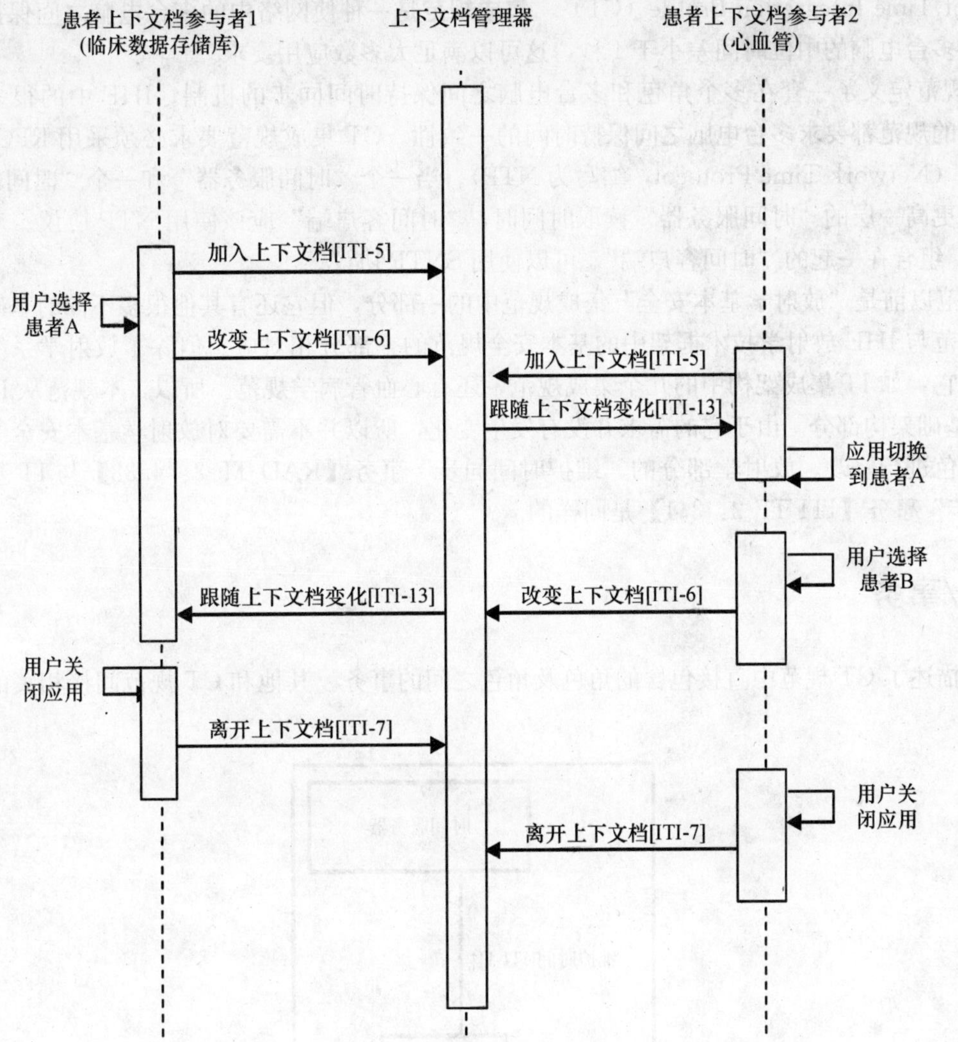

图 6.3-1 简单患者切换流程

7 一致时间

Consistent Time Integration Profile（CT） **集成规范**是一种使网络中的多台电脑之间保证时间一致的方法。本规范使多台电脑的中位时间差小于 1 秒，这可以满足大多数应用要求。

CT 集成规范定义了一套在多个角色和多台电脑之间保持时间同步的机制。IHE 中的很多基础架构、安全、采集相关的规范都要求多台电脑之间保持时间的一致性。CT 集成规范要求必须采用 RFC 1305 中定义的网络时间协议（Network Time Protocol，缩写为 NTP）。当一个“时间服务器”和一个“时间客户端”组合在一起，以便从更高一层的“时间服务器”读取时间时，“时间客户端”应该使用 NTP 协议。对于那些没有与“时间服务器”组合在一起的“时间客户端”，可以使用 SNTP 协议。

本 CT 规范以前是“放射学基本安全”集成规范中的一部分，但它还有其他很多不同的基础架构作用。

注：本规范与 IHE 放射学技术框架中的基本安全规范的一部分相对应。但除了放射学系统，还有很多其他系统都需要它，如 IT 集成架构中的几个集成规范，还有心血管病学规范。所以，本规范从 IHE 放射学部分被移到了 IT 基础架构部分。由于它的需求并没有发生变化，所以并不需要对放射学基本安全节点或时间服务器所涉及的角色进行修改。放射学部分的“维护时间同步”事务【RAD TF-3：4.33】与 IT 基础架构部分的“维护时间同步”事务【ITI TF-2：3.1】是同样的。

7.1 角色/事务

图 7.1-1 描述了 CT 规范中直接包含的角色及角色之间的事务。其他和 CT 规范间接相关的角色没有出现在这个图中。

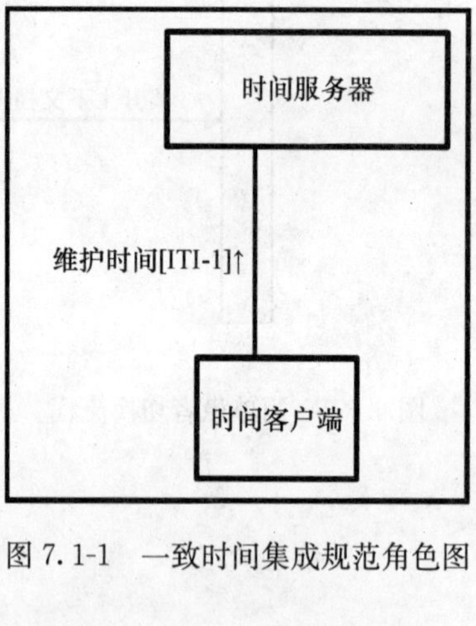

图 7.1-1　一致时间集成规范角色图

表 7.1-1 列出了 PSA 集成规范直接包含的每个角色之间的事务。一个产品如果要声明支持此集成规范，必须实现规范中指定为“必须”的事务（表格中用“R”标识）。

表 7.1-1　一致时间—角色和事务

角色	事务	可选项	在卷 2 中的位置
时间服务器	维护时间同步［ITI-1］	R	ITI TF-2：7.1
时间客户端	维护时间同步［ITI-1］	R	ITI TF-2：7.1

7.2 CT 集成规范中的可选项

表 7.2-1 列出了对于 CT 集成规范中每个角色都有哪些可选项。

表 7.2-1 一致时间—角色和可选项

角色	可选项	卷与节
时间服务器	安全的 NTP	ITI TF-2：3.1.4-1
时间客户端	SNTP，安全的 NTP	ITI TF-2：3.1.4-1

7.3 CT 集成规范流程

本小节描述了与一致时间集成规范相关的典型流程。如流程图 7.3-1 所示，“时间客户端 B”和“时间服务器 B”是组合在一起的。当一个时间客户端和时间服务器组合在一起时，它们使用内部的通讯方式来进行时间同步化。

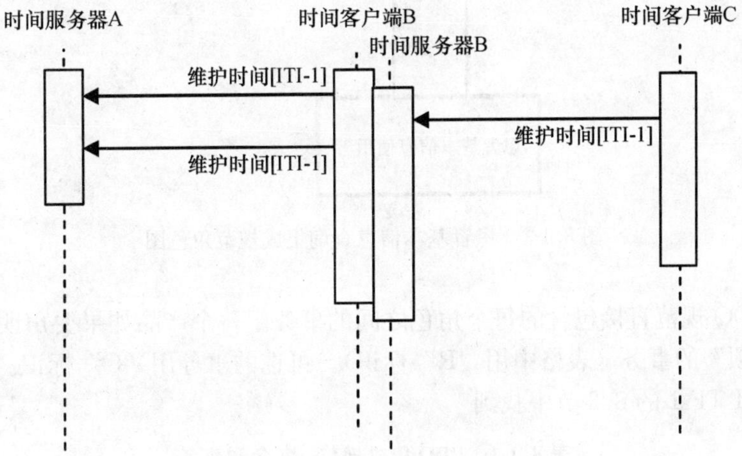

图 7.3-1 一致时间集成规范的基本流程

“时间客户端 B”通过“维护时间同步”事务与“时间服务器 A”进行时间同步。“时间服务器 B”通过内部方式与“时间客户端 B”进行时间同步。“时间客户端 C”通过“维护时间同步”事务与“时间服务器 B”进行时间同步。

NTP 协议是用于在这种级联的结构下提供网络时间服务来进行时间同步的。能达到的时间精度依赖于网络硬件的特性和网络拓扑结构，也依赖于电脑硬件和软件实现方式。“时间服务器”和“时间客户端”组合在一起来提供级联的时间同步，并可以降低网络数据流量。

8　患者基本信息查询

8.1　角色/事务

图 8.1-1 描述了患者基本信息查询（PDQ）规范中直接包含的角色及角色之间的事务。其他由于参与了 PIX 等规范而与 CT 规范间接相关的角色没有出现在此图中。

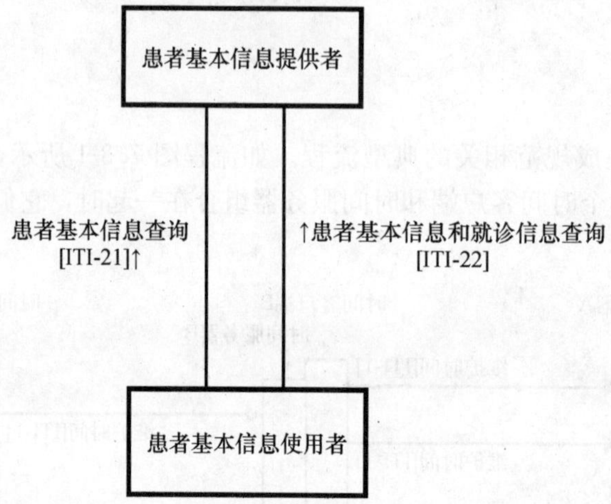

图 8.1-1　患者基本信息查询集成规范角色图

表 8.1-1 列出了 PDQ 规范直接包含的每个角色之间的事务。一个产品如果要声明支持此集成规范，必须实现规范中指定为“必须”的事务（表格中用“R”标识）。可选的事务用“O”标识。此集成规范的事务可选项的完整清单可以在 ITI TF-1 的 8.2 节中找到。

表 8.1-1　PDQ 集成规范—角色和事务

角色	事务	可选项	在卷 2 中的位置
患者基本信息使用者	患者基本信息查询	R	ITI TF-2：3.21
	患者基本信息与就诊信息查询	O	ITI TF-2：3.22
患者基本信息提供者	患者基本信息查询	R	ITI TF-2：3.21
	患者基本信息与就诊信息查询	O	ITI TF-2：3.22

8.2　PDQ 集成规范中的可选项

表 8.2-1 列出了对于 PDQ 集成规范中每个角色都有哪些可选项。应用时各个可选项之间的依赖关系在注释中说明。

表 8.2-1　患者基本信息查询—角色和事务

角色	可选项	卷与节
患者基本信息使用者	患者基本信息与就诊信息查询	ITI TF-2：3.22
患者基本信息提供者	患者基本信息与就诊信息查询	ITI TF-2：3.22

8.3 PDQ集成规范流程

患者基本信息提供者角色具备以下功能：

- 它从机构内部的其他信息系统（如ADT患者注册系统）获得患者信息注册与更新消息。其他信息系统可能属于同一个ID域，也可能属于多个不同的ID域。患者基本信息提供者与这些信息系统使用内部的通讯方式进行交互，不属于本集成规范的讨论范围。
- 它会对收到的信息查询做出响应。

患者基本信息提供者必须拥有患者的当前基本数据。但它使用何种方法来获得患者基本信息则不属于本规范的讨论范围。一种目前在使用的方法是，将患者基本信息提供者角色与其他IHE角色组合在一起，这个角色可以维护或接收到患者的基本数据，如医嘱执行者角色。

患者基本信息提供者收到患者基本信息使用者发出的患者基本信息查询（患者基本和就诊信息查询）事务，然后将根据患者ID查到的患者基本信息（就诊信息）发回给患者基本信息使用者。发回的信息中可以包含一个或多个ID域中的患者ID信息，可以参考ITI TF-2的附录M——“在多ID域的环境中实现PDQ规范”小节，其中对于相关架构问题进行了讨论。

用例1：床边录入患者信息

某患者被分配到某个床位。护士需要在床边设备上输入患者的ID号，来为此患者和此床位建立联系。但患者可能无法提供准确的ID信息。此床边设备就需要向患者基本信息提供者发起一个查询，来获得一个患者列表，以便进行选择。护士录入的查询条件中可能包含以下的一条或多条数据：

- 患者的完整姓名或姓名的一部分（可以从病历卡上看到，或者是患者告诉护士）
- 患者ID（此信息可能从患者的条码、床边表格等途径获得）
- 患者ID的录入或扫描
- 生日或年龄范围
- 床位ID

查询得到的患者列表会显示在护士面前的设备上，包括患者的病例号、完整姓名、年龄、性别、房间床位号、入院时间等信息。护士可以根据这些基本和就诊信息选中患者的记录，将它录入进床边设备程序中，建立患者和床位的联系。

用例2：在医生办公室进行患者身份信息录入

某患者第一次到某医生诊所就诊。护士需要为此患者进行注册，就是将患者的基本信息存储在业务管理信息系统中（practice management information system，缩写为PMIS）。医生诊所的系统和某医院的患者注册中心是通过网络互联的。护士以一些患者的基本数据为查询条件，向医院的患者注册中心发起一次查询。护士从查询返回的患者列表中，选择一条和患者匹配的记录条目，把其中包含的患者在此医院的ID等信息导入PMIS系统。（需要注意，此PMIS系统和医院的患者注册中心位于不同的患者ID域。）

此PMIS系统使用自己的患者ID与从医院的患者注册中心得到的患者ID相互配合使用，可以从医院的临床数据存储库中获取患者相关的信息。

用例3：多患者ID域的医疗机构中的患者基本信息查询

检验科的检验员向一个检验程序中录入一些患者的基本数据（如姓名等），向一个“患者基本数据提供者”角色进行查询，以便明确指定患者。由于此检验程序需要向医疗机构内的其他程序分发检验结果，“患者基本数据提供者”角色向检验程序发回的查询结果中需要包含此患者在多个ID域中的不同ID。

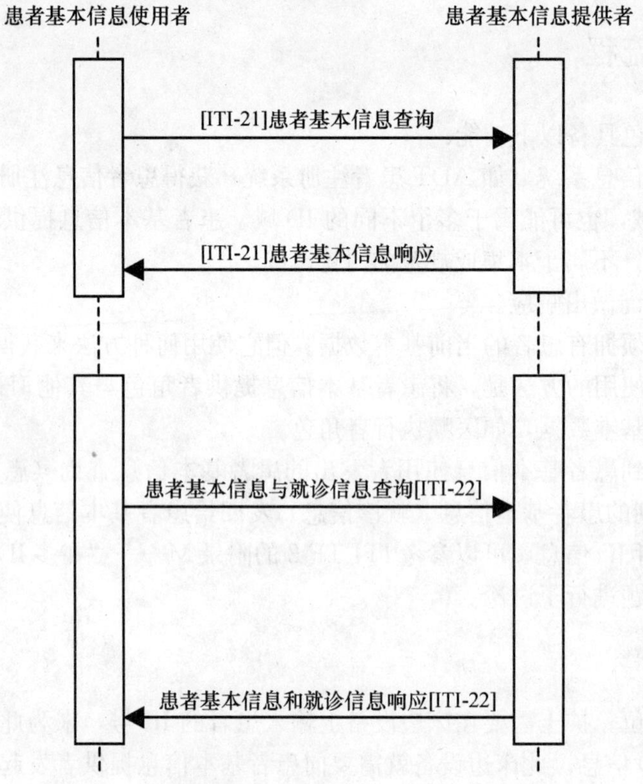

图 8.3-1 患者基本信息查询集成规范基本流程

8.3.1 PDQ 和其他 IHE 工作流集成规范联合使用

当其他 IHE 集成规范中的执行“患者信息统一化行为”的角色（如放射学部分中的 PIR）与患者基本信息提供者角色组合工作时，患者基本信息提供者可能使用被更新后的数据来响应查询。另外，PDQ 规范可能在一个与其他 IHE 规范整合后的工作流程中执行某些任务。

8.3.2 患者基本信息提供者返回数据的配置

如果患者基本信息提供者角色中维护的患者基本信息都是处于同一个 ID 域中的，它在响应信息时只提供此 ID 域中的相应患者数据。

如果患者基本信息提供者角色中维护着处于多个 ID 域中的患者基本信息，它需要根据所收到的 HL7 消息中字段所指定的患者 ID 域（“MSH-5-接收程序”和“MSH-6-接收设备”），发回不同的响应信息，消息中要包含此患者 ID 域中的患者数据。

9 审计跟踪与节点验证

Audit Trail and Node Authentication（ATNA） 集成规范建立了一套安全检测的方法。在机构的安全政策和执行流程的基础上，此方法可以保证患者信息私密性，数据完整性，以及用户责任可记录性。ATNA 集成规范的目标是：

● 用户责任可记录性（审计跟踪）

使机构内的系统安全负责人可完成以下工作：安全相关行为的审核，对于安全政策遵循的评估，对违反安全政策行为的探测，以及对受保护医疗数据（Protected Health Information，简称为 PHI）的违规操作行为的探测。受保护医疗数据（PHI）是患者相关的信息记录（例如注册信息、医嘱、检查/检验、报告、图像、描述性文档等），它可以被用户所访问，也可以在多个系统间传输。PHI 包含在安全域中的安全节点中所导入/导出的信息。

审计跟踪包含信息能够回答如下问题：

- 对于一些使用者：能够访问哪些患者的 PHI?
- 对于一些患者 PHI：哪些使用者能够访问它们?
- 报告什么使用者验证失败?
- 报告什么节点验证失败?

● 访问控制

ATNA 规范通过限制节点间的相互网络访问以及限制已验证用户对某节点的访问，来进行访问控制。具体来说，只有当两个安全节点处于同一个安全域中，才可以相互进行网络通讯。只有根据此节点的权限验证和访问控制方针所指定的已验证用户，才可以对此节点进行访问。

● 集中式审核所需数据库

ATNA 规范为了满足安全需求，提供中央数据存储库来记录审核数据。为了简化审核工作，以及减少篡改数据的机会，IHE 角色必须尽可能迅速地将审计跟踪传输到中央数据存储库中。如果一个节点当时没有联网，可以先把审核所需数据存储在本地，等网络连通后再将数据传输到中央数据存储库。

● PHI 数据完整性

可以记录追踪 PHI 数据的整个生命周期过程（创建，修改，删除，定位）和生命周期中的数据完整性。

ATNA 集成规范的关键特性如下：

● 用户验证。可以使用任何技术来实现用户验证功能。此规范没有对用户验证技术进行任何的描述和限制。

● 生成审计跟踪记录。此规范要求，所有与 PHI 使用相关的事件都必须被记录下来，并传输到中央数据存储库。这些记录数据会被监测以发现违规行为。

● 节点通讯时的节点验证。此规范要求，所有 PHI 相关数据只可以传输到被授权且经过验证的节点。由于通过节点本身的用户验证和访问控制功能，用户的责任可记录性得到了保证，所以在节点间通讯时用户证明不需要被传输。

ATNA 规范安全的前提假设

使用 ATNA 规范的前提假设如下：

● 安全域中的所有系统都要实现 ATNA 规范的安全节点角色。ATNA 规范定义了安全节点之间交互的事务，建立了安全域。此安全域内的所有事务都由系统安全负责人负责。

- 安全节点上的所有程序，无论它是否是 IHE 角色，都必须遵守 ATNA 的安全要求。ATNA 中的安全要求不仅针对 IHE 所指定的行为和 IHE 角色所执行的行为，也针对所有直接创建、访问、更新、删除 PHI 数据的 IT 操作。
- IHE 仅仅关注于 IHE 医疗应用程序范围内系统的安全要求。其他的安全需求，例如防御网络攻击、防病毒等，不属于 IHE 的关注范围。“审计跟踪”架构的主要目的是跟踪记录对 PHI 数据的访问，而不是跟踪记录所有 IHE 事务。
- IHE 没有限定是否对数据传输进行加密。大部分医院的网络通过物理结构和流程控制来提供适当的安全性。在这种网络环境下，由于数据传输进行加密而导致效率的损失通常被认为是不合理的。ATNA 规范要求安全节点间的通讯都必须使用 TLS 安全协商机制，以保证一个安全节点只可以和其他的已验证安全节点通讯。如果通讯双方节点都要求且支持加密通讯方式，则可以使用加密的协商机制。即使在网络不安全的环境下，也可以安装 IHE 安全节点。
- ATNA 集成规范仅要求本机用户验证。此规范允许每个安全节点使用自己选择的访问控制技术。对于 ATNA 规范中的用户验证功能，可以应用 EUA（机构用户验证）规范来实现，但不是非用该规范不可。
- ATNA 集成规范可以用于移动设备。但本规范并没有明确说明与移动设备相关的特殊问题。
- ATNA 集成规范中的所提供的工具有助于医疗机构实现对隐私和安全规章（如美国的 HIPAA 和欧洲、日本的一些规章）的遵守。但 ATNA 规范本身并不能保证医疗机构符合安全与隐私规章的要求。
- ATNA 假设前提是，一个企业内应具备物理访问控制、个人隐私控制和其他的机构安全注意事项，这是该企业遵守当地相关的安全与隐私规章的必要条件。

9.1 连接验证

ATNA 规范要求，两个节点之间的连接必须使用双向的基于证书的节点验证。DICOM、HL7 和 HTML 协议都定义了基于证书的验证架构。这种验证主要针对节点，而不是针对用户。禁止连接一个没有进行双向节点验证的节点，或者禁止访问此节点的 PHI 相关数据。

注：对于 IHE 没有指定的通讯协议，例如 SQL Server 访问等，如果要访问 PHI 数据，也必须通过双向验证。但本规范并没有指定如何对这些通讯协议进行双向验证。

通过严格的配置管理来保证网络的物理安全性，也可以满足安全需求。就是说，不被信任的电脑无法访问网络。对于一个系统，如果连接验证功能是可配置的，在一个物理安全的网络中可以不使用连接验证功能以提高性能。一个 IHE 安全节点角色可以被配置为既支持连接验证又支持物理安全网络。

9.2 审计跟踪

9.2.1 审核用消息

一个典型医疗机构的信息系统环境是这样的，系统的用户通常都是可信任的，也需要广泛的灵活性来对变化的状况做出快速响应。在这样的环境中，使用审核方法作为安全与隐私保证流程的一部分是适当的选择。审核方法可以记录究竟发生了什么事情。相关的用户也知道他们的行为都将被审核。这意味着，审计跟踪必须包含对整个工作流程中的每个事件的描述，而不仅仅包括那些 IHE 角色所对应的软件模块中所发生的事件。

在几个与访问控制和权限验证相关的集成规范中，审计跟踪是最基础的一个。无论系统选择何种访问控制和权限验证的方法，审计跟踪都是必需的。

IHE 指定的审核流程如图 9.2-1 所示。

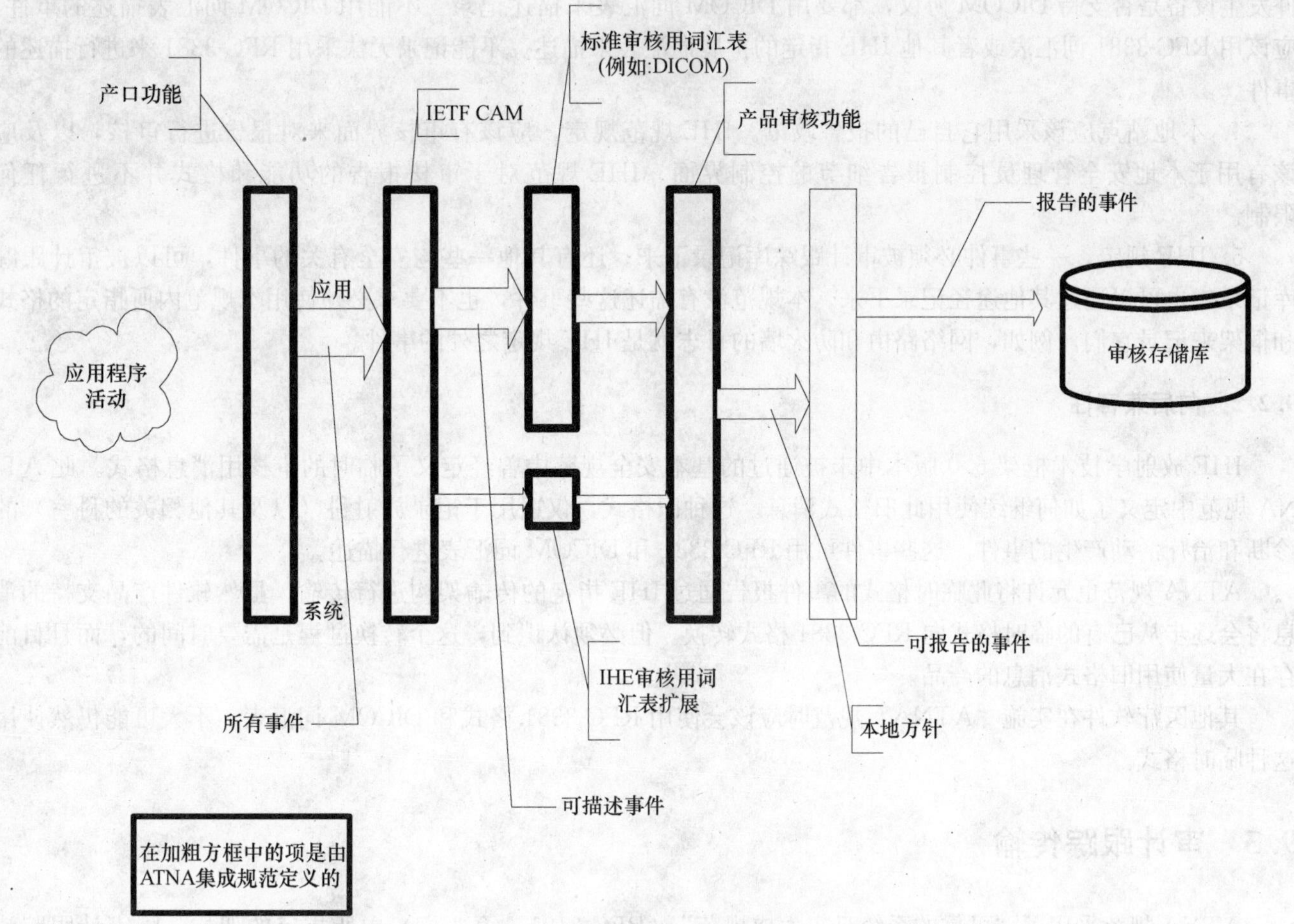

图 9.2-1　审核用消息的涉及的事件流程

1. 现实世界中发生了一些行为，其中包括一个产品对某些数据的处理。此产品支持某个 IHE 集成规范，它的一些模块对应于某几个 IHE 角色，同时还具备一些与 IHE 规范无关的功能。

2. 在此过程中有很多不同的事件发生，其中一部分事件是与 IHE 角色行为直接或间接相关的，也有一部分事件与任何的 IHE 规范都没有关联。这些事件可分为两种，第一种是特别详细的微小事件，例如键盘录入事件，第二种是较高层的事件，例如对诊断报告进行分析。这些事件中，只有很少一部分是与安全与隐私审核相关的。大部分事件或者是过于底层，或者是与审核无关。

3. 在“医疗应用程序中的安全审核与访问可记录消息的 XML 数据定义”文档中（RFC-3381），定义了用于记录与安全隐私审核相关的事件报告的 XML 文档结构。ASTM，HL7，DICOM 等标准组织，NEMA/COCIR/JIRA 的安全隐私委员会共同合作定义了此 XML 文档结构。IHE 建议使用 RFC-3381 中的格式，并建议只记录那些可利用 RFC-3381 进行描述的事件。

(1) DICOM 对一些审核用消息的词汇进行了标准化。DICOM 中的审核用消息的词汇表不仅对 RFC-3381 文档提供的基本词汇表进行了扩充，而且对 RFC-3381 中的一些可选项进行了限制。例如，增加了一个编码值，来标识一个字段是否包含 DICOM 研究用例 UID（DICOM 图像对象唯一 ID）。例如，对审核用消息中的字段进行限制，UserID 字段应该表示当前设备操作系统的用户 ID，而 AlternateID 表示企业内权限验证系统的用户 ID（如果它和操作系统用户 ID 不同的话）。

(2) 除了 DICOM 词汇表中已定义的事件外，此规范还定义了其他事件。这些事件是可以采用 RFC-3381 文档中的格式来描述，ATNA 规范对如何进行描述也有要求。

IHE 规定了使用 RFC-3381 来记录审核用报告的要求：如果一个事件可以用 DICOM 词汇表描述，无论事件发生设备是否支持 DICOM 协议，都要用 DICOM 词汇表来描述记录。不能用 DICOM 词汇表描述的事件，应该用 RFC-3381 词汇表或者其他 IHE 指定的扩展词汇表来描述。不能记录无法采用 RFC-3381 来进行描述的事件。

4. 本地站点应该采用它自己的报告政策。IHE 规范规定，应该有审核界面来对报告进行审核，以及应该有用于本地安全管理员控制报告细节的控制界面。IHE 规范对于审核报告的功能和格式并不进行任何限制。

5. IHE 规定，一些事件必须被审计跟踪库记录下来。还有其他一些与安全有关的事件，可以被审计跟踪库记录，也可以通过其他途径记录下来。本规范没有描述这些事件，也不要求必须使用本规范内所指定的格式和框架来记录它们。例如，网络路由和防火墙的日志就是 IHE 规定之外的事件。

9.2.2 向后兼容性

IHE 放射学技术框架 6.0 版本中未被通过的基本安全规范中曾经定义了临时的审核用消息格式。此 ATNA 规范中定义了如何继续使用此旧格式消息。这种旧格式，仅适用于记录放射科（以及其他相关的科室）的诊断和治疗活动产生的事件。这些事件可用 RFC-3381 和 DICOM 词汇表进行描述。

ATNA 规范也允许将此临时格式的事件报告通过 IHE 指定的传输架构进行传输。虽然软件产品支持的消息将会逐步从已有的临时格式向 RFC-3381 格式转换。但必须认识到，这个转换过程是需要时间的，而且目前存在大量使用旧格式消息的产品。

其他医疗软件在实施“ATNA”规范时应该会使用 RFC-3381 格式和 DICOM 词汇表，不大可能仍然使用这种临时格式。

9.3 审计跟踪传输

ATNA 规范采用了“可靠的系统日志生成规范”（RFC-3195，第 4 章）中所指定的架构，将审计跟踪消息传递到中心审计跟踪存储库中。使用 BSD 系统日志架构（RFC-3164）也是可以的，但是 BSD 系统日志有以下一些已知的局限：

- 消息发送者无法收到确认信息以确定消息接收者已经收到某一条消息
- 没有对审核记录消息进行加密的可选项
- 为消息发送节点和中心审核数据存储库进行授权的方式来进行权限验证，是不可能实现的
- 消息可能被截断或丢弃

“可靠的系统日志生成规范”（RFC-3195，第 4 章）弥补了以上所列的不足。

9.4 角色/事务

表 9.4-1 列出了 ATNA 集成规范直接包含的每个角色之间的事务。一个产品如果要声明支持此集成规范，必须实现规范中指定为“必须”的事务（表格中用“R”标识）。可选的事务用“O”标识。此集成规范的事务可选项的完整清单可以在 ITI TF-1 的 9.4 章节找到。

图 9.4-1 描述了规范中直接包含的角色及角色之间的事务。

如果一个项目中的 IHE 角色需要支持 ATNA 集成规范，此角色应该和安全节点角色组合在一起工作。在此项目中的所有的 IHE 角色和其他任何活动都必须支持 ATNA 规范。

必须提供某种方法，可以将所需的授权证书上传给此应用，例如，通过软盘拷贝或网络文件传输。

处理 PHI 数据的非 IHE 程序应该能探测和记录需审核的事件，并保护 PHI 数据不被非法访问。

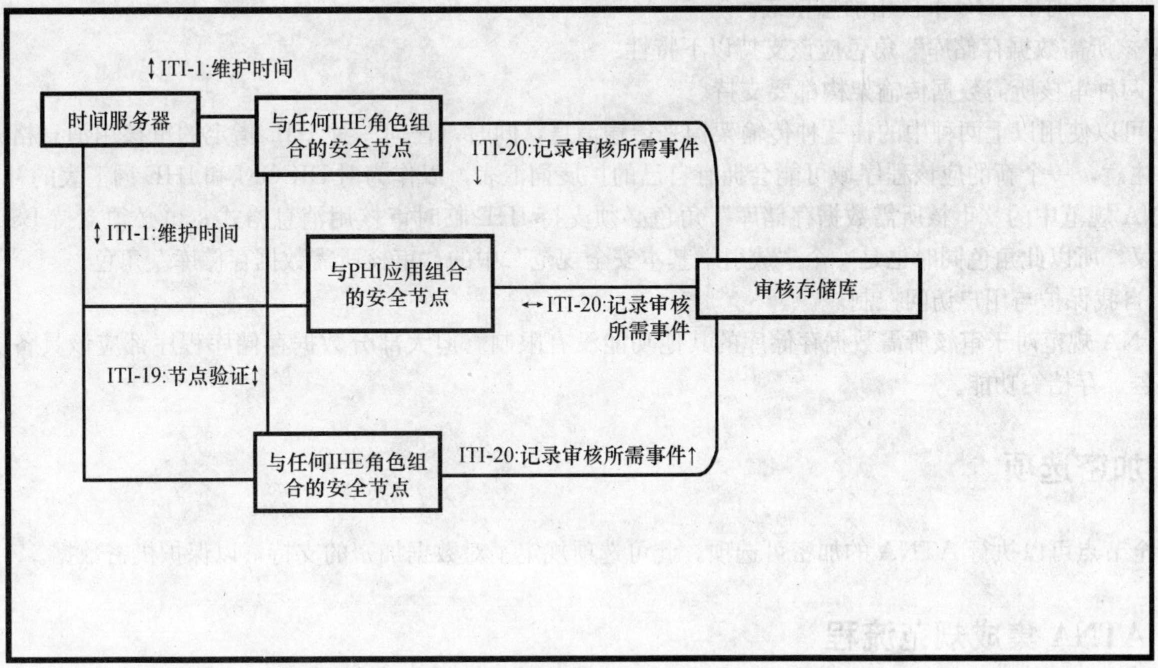

图 9.4-1　审核所需记录与节点验证图

表 9.4-1　审计跟踪与节点验证集成规范—角色和事务

角色	事务	选项	卷Ⅱ/Ⅲ节
＜任何 PHI 应用与安全节点角色结合＞	记录审核所需事件	R	IHE ITI-2：3.20
任何 IHE 角色与安全节点角色结合	记录审核所需事件	R	IHE ITI-2：3.20
审计跟踪存储库	记录审核所需事件	R	IHE ITI-2：3.20
安全节点	节点验证	R	IHE ITI-2：3.19
	维护时间同步	R	IHE ITI-2：3.7

表 9.4-2　ATNA 在其他技术框架域中的扩展

集成规范选项	卷与节
放射科审计跟踪选项	RAD TF-1：2.2.1；TF-2：5.1

安全节点角色应该包括以下部分：

1.“节点验证”事务。对于所有可能暴露秘密信息的网络连接都需要执行此事务。事务可以通过以下协议定义：

(1) DICOM，使用 TLS 协议传输（Transport Layer Security，TLS，传输层安全协议）。

(2) HL7，使用 TLS 协议传输。

(3) HTTP，使用 TLS 协议传输。

2. 所有的本地用户活动（登录，退出等）都受到保护，以确定只有被授权用户才可以进行操作。

3. 审核用信息传输架构，可以是以下二者之一：

(1)“可靠的系统日志生成规范”（RFC-3195，第 4 章）。

(2) BSD 系统日志（RFC-3164），这是系统日志架构的基线。

4. 可以对所指定的事件产生审核用消息。审核用消息的格式可以是以下二者之一：

(1) IETF 通用审核用消息格式，使用 DICOM 和 IHE 词汇表。

(2) 临时的 IHE 审核用消息格式。

"审核所需数据存储库"角色应该支持以下特性：

1. 两种审核所需数据传输架构都要支持。

2. 可以使用以上两种中的任一种传输架构来传输消息，同时，任何一种 IHE 指定的审核用消息格式都要支持。注意，一个新的应该程序域可能会拥有自己的扩展词汇表，以作为对 DICOM 和 IHE 词汇表的补充。因为 ATNA 规范中的"审核所需数据存储库"角色必须支持 IHE 临时审核用消息格式，也必须支持 BSD 系统日志协议，所以此角色同时也是一个"放射学基本安全规范"中的"审核所需数据存储库"角色。

3. 自我保护与用户访问控制。

ATNA 规范对于审核所需数据存储库的其他功能没有限制。但大部分数据存储库程序都应该具备屏幕显示、报告、存档等功能。

9.5 加密选项

安全节点可以执行 ATNA 的加密可选项。此可选项规定了对数据加密的支持，以保护机密数据。

9.6 ATNA 集成规范流程

ATNA 集成规范中的安全机制包括用户验证、节点验证和审计跟踪记录的产生。用户验证和节点验证定义了一系列事务，这些事务共同协作形成安全节点，以及在安全域中互联的安全节点（参考 ITI-III 附录 A）。

为了实现审计跟踪记录的生成，必须定义一组审核触发事件，并定义审核记录的内容。此规范指定了两种可接受的消息格式：

1. IHE 审核消息格式，这包括由 DICOM 审核消息和 IHE 的扩展。其中，IHE 对 RFC-3381 文档的扩展，用于描述 DICOM 标准范围之外的事件和信息。

2. 旧的 IHE 临时审核消息格式。这是在标准制定组织定义通用审核消息格式和词汇表的过程中所定义的一种过渡性的消息格式。

ASTM 机构定义了 E2147-01 标准，这是为医疗信息系统中使用的审核与公开日志标准；HL7 组织定义了审核用消息框架。基于 ASTM 和 HL7 所做的工作，IHE 定义了一组详细的审核触发事件，定义了一组通用消息（消息的内容是审计跟踪），另外还定义了每个事件与审核用消息的映射关系。审计跟踪的内容通过 XML Schema（XML 文档结构）的方式指定（参考 ITI 第二卷附录 F）。

以下的段落描述了三种典型的流程，分别是已授权用户、未授权用户、未授权节点如何对受保护医疗信息（PHI）进行访问。

9.6.1 正常节点流程

以下描述当网络中的一个已授权节点的已授权用户访问 PHI 数据时，IHE 的安全设施是如何工作的。

1. 自动执行多个节点间的时间同步事务。此事务可以在任意事件发生。为了保证在正确的时间点生成审计跟踪记录，必须保证各个节点的时间正确。

2. 一个用户登录一个程序，此程序为图像显示者和安全节点角色的组合体。用户输入有效的证书信息，并经过授权可以访问此节点的数据。

3. 节点产生审计跟踪记录。

4. 用户希望可以查询获取一些图像并进行观看。在图像事务进行前，必须在图像显示者/安全节点角色和图像管理器/图像归档者/安全节点角色直接进行权限验证的流程。

5. 节点权限验证后，此节点便开始图像的查询获取事务。

6. 此节点产生审计跟踪记录。

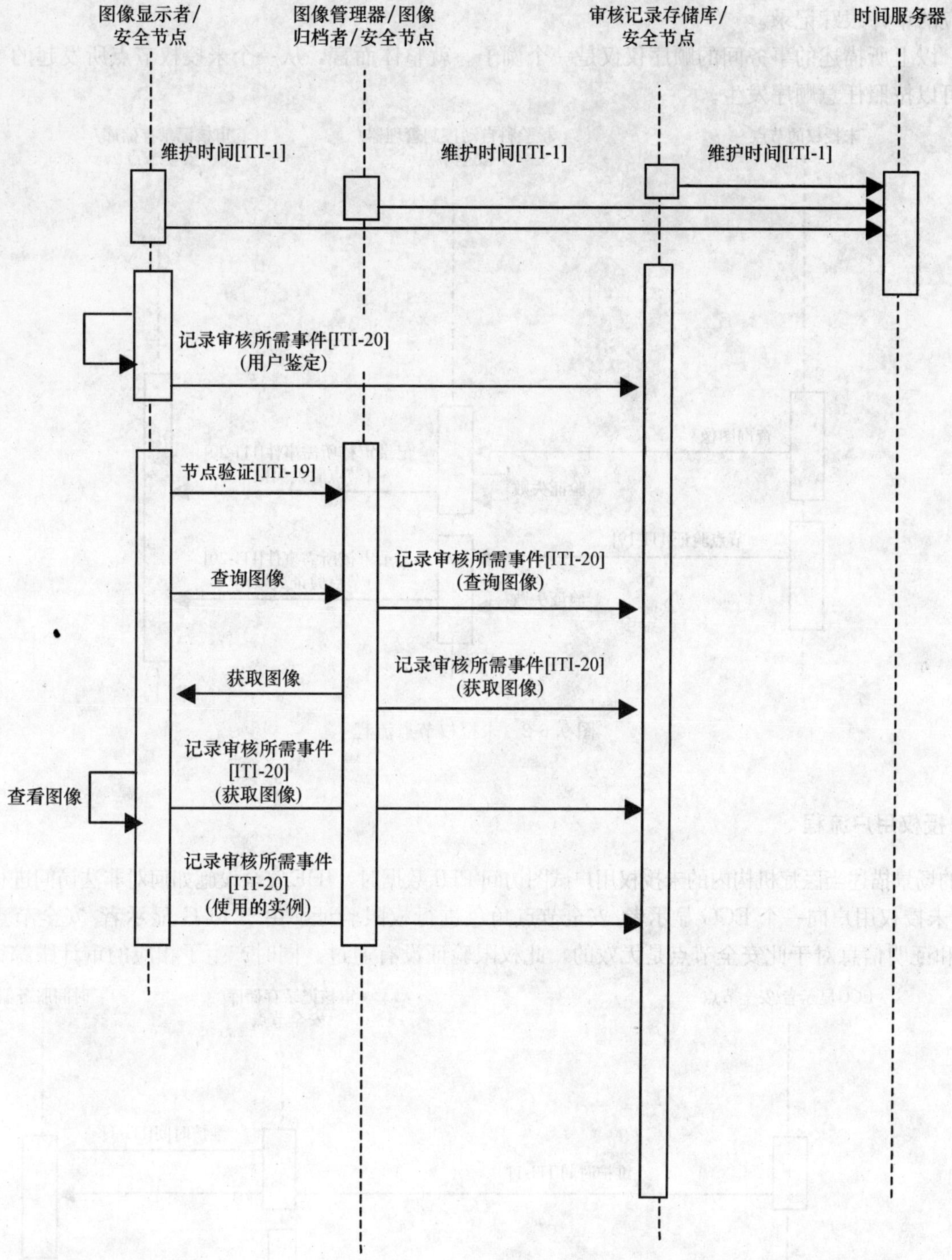

图 9.6-1 已授权节点流程

9.6.2 未授权节点流程

以下的场景描述当网络中的未授权节点试图访问 PHI 数据时，IHE 安全设施如何对非法访问进行阻止。

1. 某未授权节点试图从一个检验科自动化管理器/安全节点角色中查询数据。由于没有进行权限验证工作，这次查询失败了，并且产生了相应的审计跟踪记录。

2. 某未授权节点试图向一个检验科自动化管理器/安全节点角色进行权限验证工作。由于检验科自动化管理器/安全节点角色不会相信恶意节点（未授权节点）所提供的证明信息，所以这次权限验证无法通过，并且产生了相应的审计跟踪记录。

注意，以上所描述的事务间的顺序仅仅是一个例子。就整体而言，从一个未授权节点所发起的事务是难以预测的，可以按照任意顺序发生。

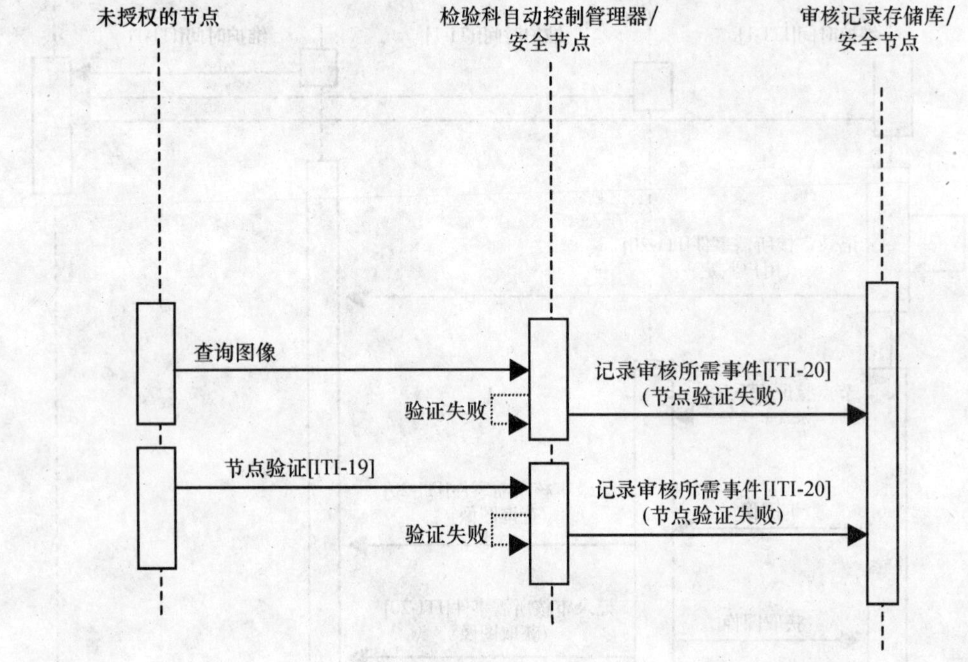

图 9.6-2 未授权节点流程

9.6.3 未授权用户流程

以下的场景描述当医疗机构内的未授权用户试图访问 PHI 数据时，IHE 安全设施如何对非法访问进行阻止。

1. 某未授权用户向一个 ECG 显示者/安全节点角色进行权限验证。由于 ECG 显示者/安全节点角色发现此用户名和证明信息对于此安全节点是无效的，此权限验证没有通过。同时产生了相应的审计跟踪记录。

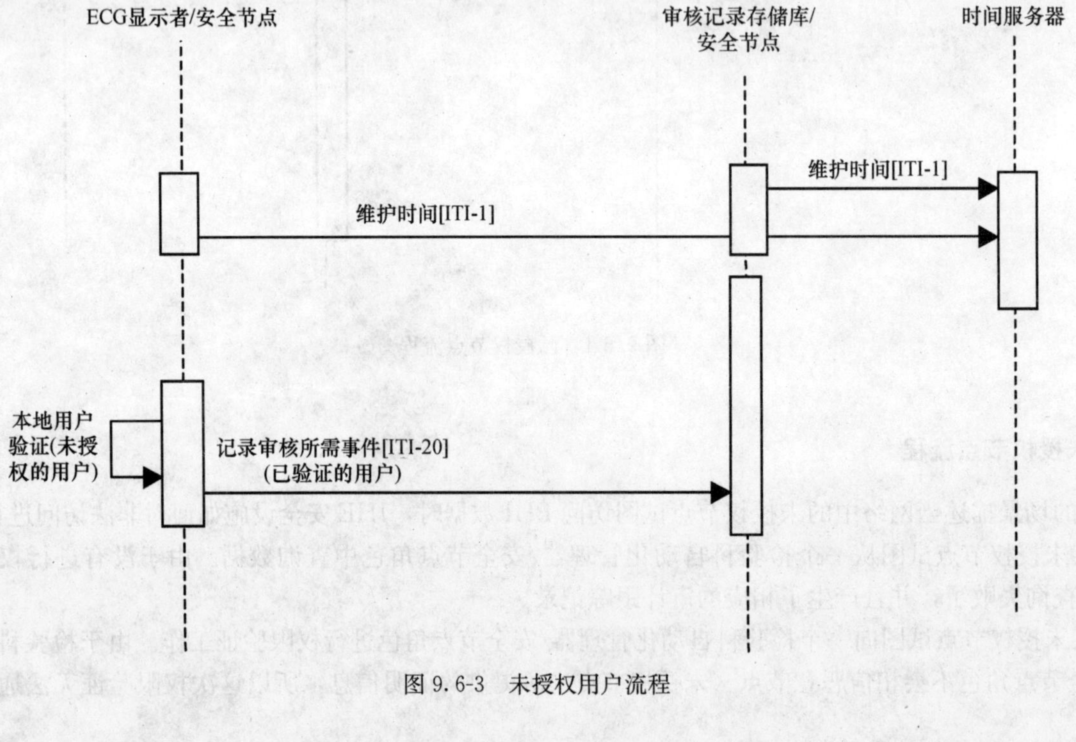

图 9.6-3 未授权用户流程

10 跨机构文档共享（XDS）

IHE 的跨机构文档共享集成规范使从医疗机构注册、分发和获取患者的电子病历变得更加容易。跨机构文档共享（XDS）的主要目的是为医疗机构之间的文档共享的管理提供一种基于标准的规范，这些医疗机构可以包括私人诊所和门诊部甚至是一个住院病人的紧急看护科室。

IHE 的跨机构文档共享集成规范假定这些机构属于一个或多个临床相关域。一个临床相关域是一组医疗机构，这组医疗机构已达成协议使用一组共同的策略方针和相同的基础架构。

相关域所含内容举例：

- 一个服务于本地区所有患者的地区性健康信息组织所支持的看护团体
- 全国性的 EHR
- 专门的或针对疾病的看护
  - ○心血管病医师或急性心血管病中心
  - ○肿瘤网络
  - ○糖尿病网络
- 机构联盟
  - ○由几家当地医院和医疗提供者组成的地方性联盟
- 政府发起的组织（如退伍军人部或国防部）
- 保险提供者支持的团体

在一个临床相关域中，必须制定明确的共同的策略方针和商业规则。包括如何识别患者、如何获得许可、如何实现访问控制以及临床信息的存储格式、内容、结构、组织和表示方法。这个集成规范并不定义明确的策略方针和商业规则，但它已经被设计成能够适应较广范围内不同的策略方针，来让基于标准的基础架构的配置变得容易起来，这个基础架构是用来共享患者临床文档的。这是通过联合文档存储库和文档注册来管理的，由它们在给定的临床相关域中生成一个患者信息的长期记录。以下列出的是拥有不同职责的不同实体：

- 文档存储库的职责是以明晰、安全、可靠和持久的方式来存储文档并对文档检索的请求作出响应。
- 文档注册的职责是存储文档信息来使与看护患者相关的感兴趣文档可以容易地被识别、选择和检索，而不用考虑这些文档的实际存储位置。

在跨机构文档共享中文档的概念并不限于文本信息。由于跨机构文档共享是与文档内容无关的，所以它可以支持任何类型的临床信息，不论它的内容是什么以及如何表示。这使得 IHE 集成规范的跨机构文档共享能够平等地处理包含简单文本、格式化文本（例如 HL7 的临床文档架构版本 1）、图像（例如 DICOM）或结构化的和词汇编码性的临床信息（例如：CDA Release 2、CCR、CEN ENV 13606、DICOM SR）的文档。为了确保在文档来源和文档使用者之间所必需的协同工作能力，临床相关域必须采用某种关于文档格式、结构和内容的策略方针。

跨机构文档共享集成规范并不是有意针对所有的跨机构 EHR 的通信需要。一些场景可能需要使用其他的 IHE 集成规范，比如患者 ID 的交叉索引、审计跟踪与节点验证、跨机构用户验证和检索信息显示等。另外一些场景可能需要部分支持，还有一些其他的场景可能需要未来的 IHE 集成规范来支持，这些未来的集成规范将会在获得必要的基础标准后由 IHE 来制定。尤其是：

1. 动态信息的管理，例如过敏症清单、药物清单、问题清单等不由 XDS 管理。然而，检索信息显示集成规范提供一些事务（例如：LIST-ALLERGIES，LIST-MEDS）可用于为这些性能提供一个基本的支持。提供一个补充的方式来管理数据更新和程序，以结构化访问动态临床信息的程序，可能在将来作为一个独立的集成规范。

2. XDS 不支持医嘱的发布和跟踪（例如：药方、影像检查单等）。当这些内容需要被记录在患者的健康记录中时，也可以采用XDS来存储和注册医嘱及相应结果。然而，XDS的工作流程并不提供用来跟踪医嘱进展的工具，因而并不打算用它来管理医嘱。在将来，处理跨机构医嘱工作流程的一种补充方法有望成为一个独立的集成规范。

3. 任何跨机构文档共享临床相关域的操作都需要选用一个适当的安全模式。我们希望有一系列的安全模式。虽然XDS集成规范既没有包含也不强制指定任何特殊的安全模式，但是我们希望XDS规范的执行者可以把IHE的审计跟踪与节点验证的角色与XDS角色组合使用，而且在这种跨机构环境中操作的XDS规范的执行者还需要访问控制功能。IHE集成规范关于XDS的特定问题的补充是可以获得的（例如：跨机构用户验证，文档电子签名等）。

4. 建立基于XDS的独立但持久的相关域要求这些机构之间进行联盟，作为患者会希望他们的记录可以跟随他们从一个地区到另一个地区或者从一个国家到另一个国家。IHE预见到这种需要，即从一个临床相关域向另一个临床相关域传递信息或者允许从一个临床相关域访问另一个临床相关域中所管理的文档。XDS在设计时已经融入了这一扩展的理念。作为XDS规范的补充，将来一个XDS域联盟集成规范可能会出现。

5. XDS不致力于管理的处理或者一个临床联结领域的架构，举个例子，网络地址的架构或者某种类型的临床信息被共享的精确度被临床联结领域建构的策略所约束。

10.1 角色/事务

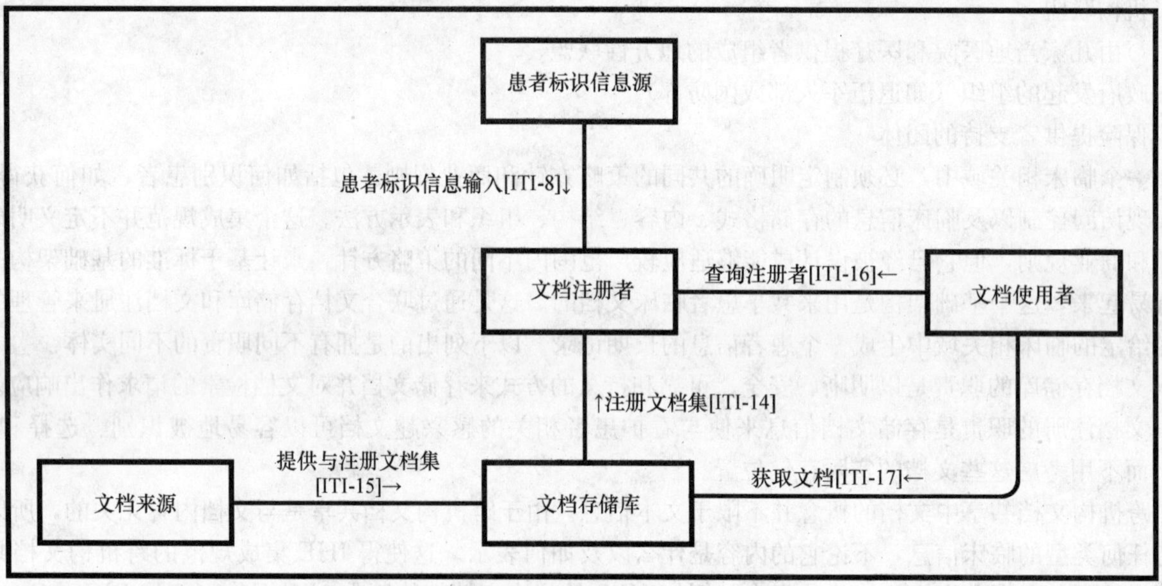

图10.1-1 跨机构文档共享角色图

表10.1-1 XDS—角色和事务

角色	事务	可选项	在卷2中的位置
文档使用者	查询注册	R	ITI TF-2：3.16
	检索文档	R	ITI TF-2：3.17
文档来源	提供与注册文档集	R（注1）	ITI TF-2：3.15
	脱机事务模式	O	ITI TF-1：10.4.7.1
	多文档提交	O	ITI TF-2：3.15.5
	文档生命周期管理	O	ITI TF-2：3.15.5
	文件夹管理	O	ITI TF-2：3.15.5

续表

角色	事务	可选项	在卷2中的位置
文档库	提供与注册文档集	R（注1）	ITI TF-2：3.15
	注册文档集	R（注2）	ITI TF-2：3.14
	检索文档	R	ITI TF-2：3.17
	脱机事务模式	O	ITI TF-10.4.7.1
文档注册	注册文档集	R（注2）	ITI TF-2：3.14
	查询注册	R	ITI TF-2：3.16
	患者标识信息输入	R	ITI TF-2：3.8
患者身份源	患者标识信息输入	R（注3）	ITI TF-2：3.8

注1：当文档来源与文档存储库角色组合在一起使用时，并不是必须要使用提供与注册文档集事务。

注2：当文档注册与文档存储库角色组合在一起使用时，注册文档集事务并不是必需的。但是，我们强烈建议能够支持这些事务以允许将来配置多个存储库。

注3：如患者标识信息输入事务过程中需要患者ID的分配权限，则患者标识信息源必须使用OID来标识分配权限。对于分配权限信息的技术细节请参看本技术架构第2卷中的事务8。

10.1.1　角色

10.1.1.1　文档来源

文档来源角色是文档的生产者和发布者。它负责发送文档给文档存储库角色。为了用文档注册角色对后续文档进行注册，它还向文档存储库角色提供元数据。

10.1.1.2　文档使用者

文档使用者角色按照某种条件向文档注册角色查询文档，并从一个或多个文档存储库角色中获取选择的文档。

10.1.1.3　文档注册

文档注册角色在文档入口维护关于每个已注册文档的元数据。这包括存储在知识库中的文档的链接。文档注册对从文档使用者角色中按指定的规则查询文档集作出响应。它还在文档注册时执行一些特殊的医疗技术政策。

10.1.1.4　文档存储库

文档存储库不但负责永久地储存这些文档，还负责用恰当的文档注册对这些文档进行注册。为了接下来文档使用者可以获取文档，它给文档分配一个URI。

10.1.1.5　患者标识信息源

患者标识信息源角色是每个患者的唯一身份标识符的提供者并维持一个身份特性集。患者标识信息源使得注册者角色在和其他角色的交互过程中患者标识符的验证变得更加容易。

10.1.2　事务

10.1.2.1　提供和注册文档集

文档来源角色发起提供和注册文档集事务。对提交的集合中的每一个文档，文档来源角色既把文档作为一个不透明的字节流来提供，又向文档存储库提供相应的文档元数据。文档存储库负责永久存储这些文档，并使用文档注册事务，将从文档来源角色获取的文档元数据在文档注册中对文档进行注册。

10.1.2.2 注册文档集

文档存储库角色发起注册文档集事务。这一事务允许文档存储库角色通过提供每个文档要注册的元数据来使用文档注册来注册一个或多个文档。这个文档元数据将被用来在注册者生成一个 XDS 文档条目。在允许文档注册前，文档注册角色要确保文档元数据是正确的。如果一个或多个文档确认元数据失败，此注册文档集事务就全部失败。

为支持复合文档，一个 XDS 文档可能是一个多部分文档。文档存储库必须把多部分文档集作为一个不透明实体来处理。根据 XDS 集成规范，文档存储库不必分析或处理它的多部分结构和每部分的内容。

10.1.2.3 查询注册

查询注册事务由文档使用者角色代表看护提供者（EHR-CR）向文档注册发起。文档注册角色按照提供者指定的查询条件搜索本地文档注册。它将返回一个包含符合指定条件的元数据的文档列表，其中的元数据包括在一个或多个文档存储库，其中还有每个相应文档的位置和标识符。

10.1.2.4 获取文档

文档使用者角色发起获取文档事务。文档存储库将返回文档使用者指定的文档。为支持复合文档，XDS 文档可以是一个多部分文档。既然这样，文档使用者必须采取适当的措施使得用户能够获取多部分文档的内容。

10.1.2.5 患者标识信息输入

患者标识信息输入事务用来传送患者标识符。它传递患者标识符和相关的人口学数据，这些标识符和人口学数据是在建立患者身份、或者关键人口数据被修改或合并时被获取的。在 XDS 集成规范中它的目的是把已经在相关域中注册的患者标识符传递到注册者。

10.1.3 XDS 文档内容支持

下表列出了在其他 IHE 集成规范中支持的文档内容，它们为在不同域中共享临床文档详细指明了具体的内容类型。这些规范建立在 XDS 规范基础之上，并可以为在它们指定的用例中共享跨机构文档定义附加的约束和语义。

表 10.1-2 IHE 集成规范和文档类型列表

IHE 技术架构域	集成架构名称	支持的文档内容
患者诊疗协作	跨机构共享医疗概要	HL7 CDA 格式的医疗概要
放射科	跨机构共享图像（XDS-I）	在简单文本或 PDF 格式中的放射诊断报告
		使用 DICOM SOP 实例集合，格式是 DICOM 关键兑现实例选择

10.2 集成规范可选项

表 10.2-1 列出了对于 XDS 集成规范中每个角色都有哪些可选项。注释中说明了选项间的依赖关系。

表 10.2-1 XDS—角色和选项

角色	可选项	卷与节
文档来源	脱机事务模式	ITI TF-1：10.4.7.1
	多文档提交	ITI TF-1：10.2.1
	文档生命周期管理	ITI TF-1：10.2.2
	文件夹管理	ITI TF-1：10.2.3
文档存储库	脱机事务模式	ITI TF-1：10.4.7.1
文档注册	未定义选项	—
文档使用者	查询注册事务（注1）	ITI TF-2：3.16
	获取文档事务（注1）	ITI TF-2：3.17
患者身份源	未定义选项	—

注1：对于XDS文档使用者角色，选择一项或者两项都可。

10.2.1 多文档提交选项

在这个选项中文档来源提供在单个提交请求中包括多个文档的能力。

10.2.2 文档生命周期管理选项

在这个选项中文档来源提供执行下列操作的能力：

- 提交一个文档作为另一个已存在于注册者或知识库中的文档的补遗
- 提交一个文档作为另一个已存在于注册者或知识库中的文档的转换

注：为了支持文档的替换、补遗、转换，可能需要把文档来源和文档使用者组合使用，以便查询注册（例如：获取现有文档条目的UUIDs）

10.2.3 文件夹管理选项

在这个选项中文档来源提供执行下列操作的能力：

- 生成一个文件夹
- 把一个或多个文档放入一个文件夹

注：为了支持在现有文件夹中增加文档，可能需要把文档来源和文档使用者组合使用，以实现查询注册（例如：获取现有文档入口的UUIDs）。

10.3 XDS集成规范流程

一个典型的患者在不同的诊疗科室接受一系列的会诊。在每个诊疗科室，作为结果的患者信息由多个诊疗提供者信息系统（EHR-CRs）生成和管理。经过一系列的诊疗活动会生成许多临床文档。EHR-LR提供共享这些文档的相关子集的方法，事实上这些方法是由不同的医疗提供者信息系统提供的，这些医疗提供者信息系统是同一临床相关域中的一部分。

10.3.1 举例：心脏病患者管理场景

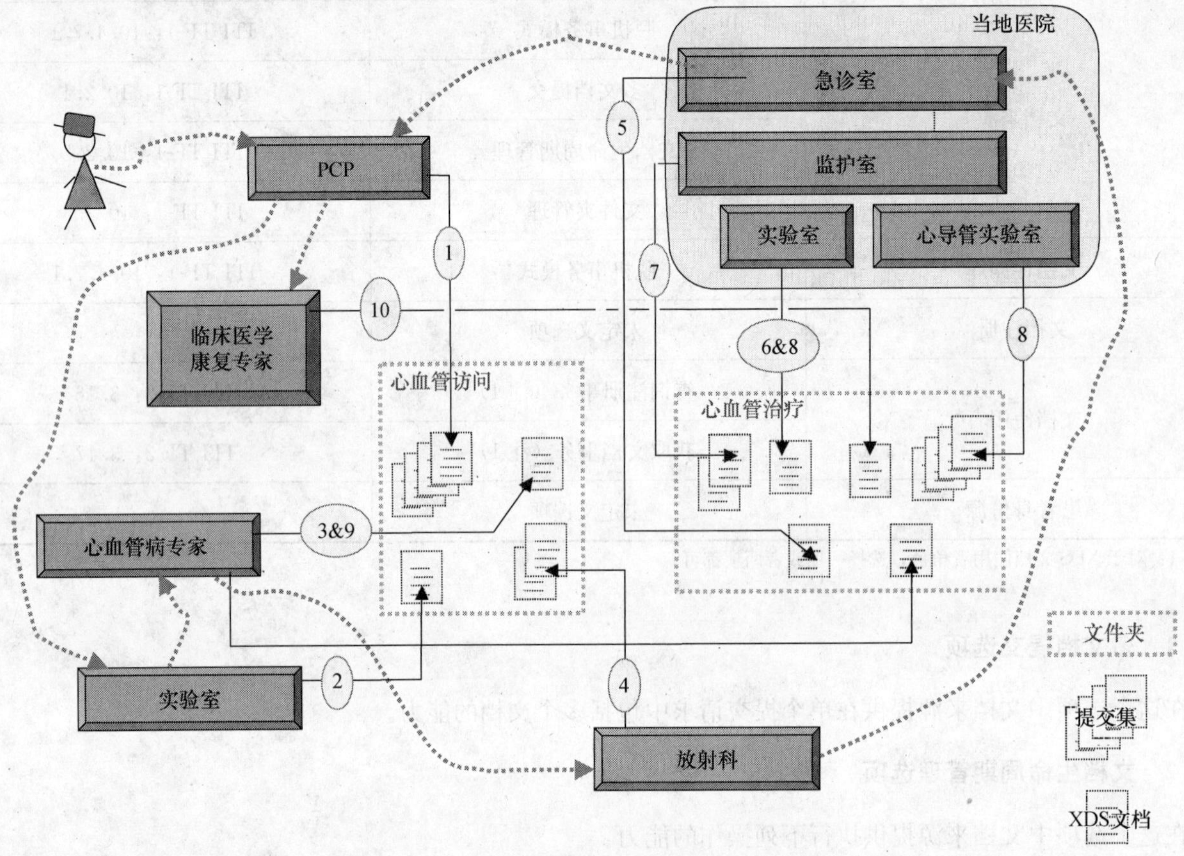

图 10.3-1 心血管病患者管理场景事务处理流程

这个场景贯穿了一个心脏病患者 3 个星期的诊疗过程。患者出现在她的初级社区医疗提供者处（PCP）时，其主诉为呼吸短促、恶心、疲倦和胸痛。这个医生与当地的一家医院存在合作关系，此医院最近已经建立了一个心脏病诊疗网络，允许初级医疗提供者、心脏病专家、实验室和两家医院共享临床文档以提高对患者的诊疗水平。这个心脏病网络是当地一个诊疗数据交换团体的一部分，这个心脏病网络已经建立并鼓励患者参加属于该患者的治疗计划。我们已经为患者提供了一个健康记录账号。

1. 在患者检查期间，PCP 记录主诉并决定患者应该去做心电图。他查询心脏病诊疗网络看看有没有以前的心电图报告（图 10.3-2 第一步），使用一个编码的文档类“报告”和一个由心脏病诊疗网络为心电图报告建立的编码“心血管病”的执行装置。在文档匹配中，他定位一个以前的心电图报告并获取该报告（图 10.3-2 第二步）。他比较这两份报告的结果并决定把该患者介绍给心脏病专家。他在心脏病诊疗网络中搜索该患者其他的报告（图 10.3-2 第三步），但发现没有其他的报告。使用流动的 EHR 系统，他为 PCP 办公室访问生成一个在患者健康记录账号上的提交请求，其中包括由三个新文档（访问记录、转诊信、新的心电图报告）和一个以前心电图报告的引用（图 10.3-2 第四步）组成的请求集。根据在心脏病网络相关域政策，他生成一个“心脏评估”文件夹来包含这四个文档，以便于与心脏病专家合作。然后由被非固定的 EHR 系统使用的知识库注册这些提交请求中的文档（图 10.3-2 第五步）。

PCP EHR 系统让文档使用者和文档来源角色来发起文档的查询、获取和提供与注册事务，如图 10.3-2 中所示。这些事务由由心脏病诊疗网络提供的文档存储库角色和文档注册角色来完成。

2. 患者预约了与心脏病专家的会面。会面前患者必须去实验室进行必要的检验测试。实验室产生一个包含测试结果的按“实验室测试”临床编码的提交集。实验室不知道“心血管评估”文件夹。

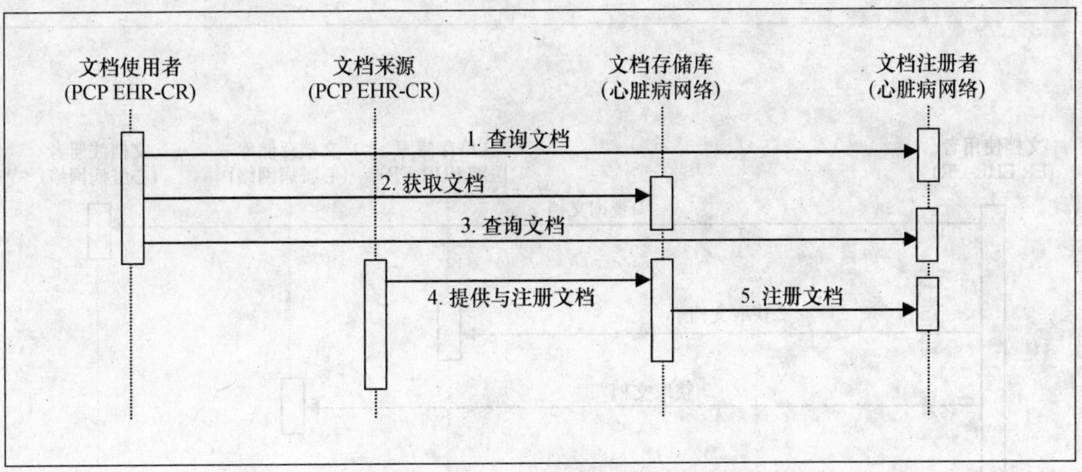

图 10.3-2　PGP 查询事务流程

3. 心脏病专家与患者会面。他在知识库中查询在“心脏评估”文件夹中的所有患者的记录（图 10.3-3 第一步）。来自 PCP 的访问记录是可获取的，他重新获取并回顾（图 10.3-3 第二至第五步）心电图和以前的心电图还有转诊信。他还查找最近的实验室报告与检验结果（图 10.3-3 第六步），并获取下来进行阅读（图 10.3-3 第七步）。心脏病专家为患者做超声检查，填写了就诊记录并下了同位素心脏负荷试验的医嘱。这个就诊记录和超声图像以及报告作为一个“心脏病专家办公室访问”提交集被记录下来并存放在“心脏评估”文件夹中（图 10.3-3 第八步）。

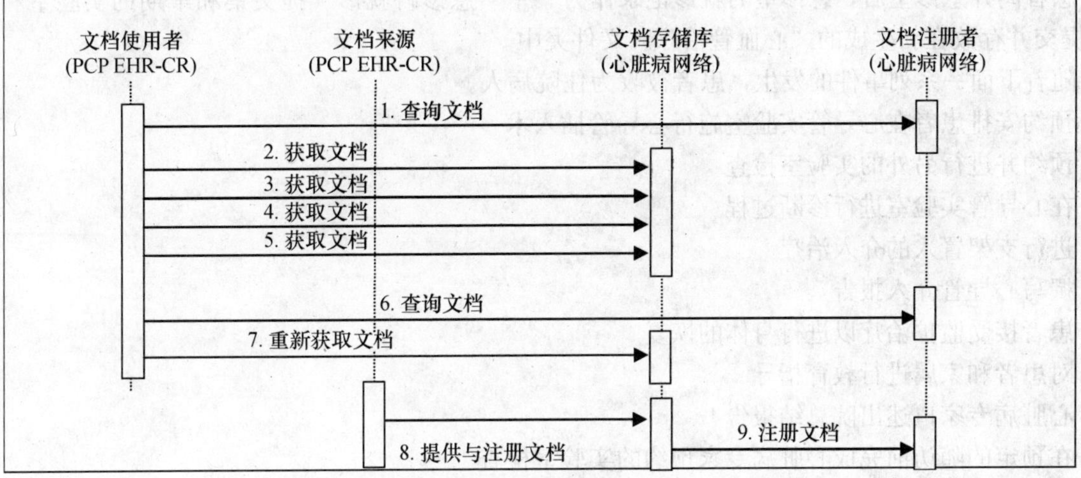

图 10.3-3　PGP 查询事务流程

4. 患者来到放射科进行同位素心脏负荷试验。试验结束后，放射专家填写报告。同位素心脏负荷试验报告被注册在一个“放射检查”提交集中，并与“心脏评估”文件夹关联起来。

5. 虽然她已经预定在两天内与她的心脏病专家见面，但她早上醒来时胸痛剧烈。在上班的路上，她决定去当地医院的急诊室（ER）就诊。急诊室医生使用医院的 EHR 系统查询心脏看护网络的注册者和存储库中关于该患者按时间顺序排列的文档（从后往前查询，图 10.3-4 第一步）。从最新的有关心血管病的文件夹中可获得的文档分别是来自 PCP 和心脏病专家的访问记录、最近和以前的心电图和实验室结果以及超声图像和报告、同位素心脏负荷试验图像和报告。急诊室医生获取和查阅相关的两个最重要的报告（图 10.3-4 第二、第三步）。急诊室医生下达了实验室检查和心电图的医嘱，并监控患者的病情。实验室检查和心电图作为心脏病诊疗网络的一个文档存储库角色放在医院的 EHR 中。如果心脏情况不好，就可能需要进行导管插入术、诊断和一些干预。急诊医生允许患者接受心脏病方面的服务并联系了心脏病专家。

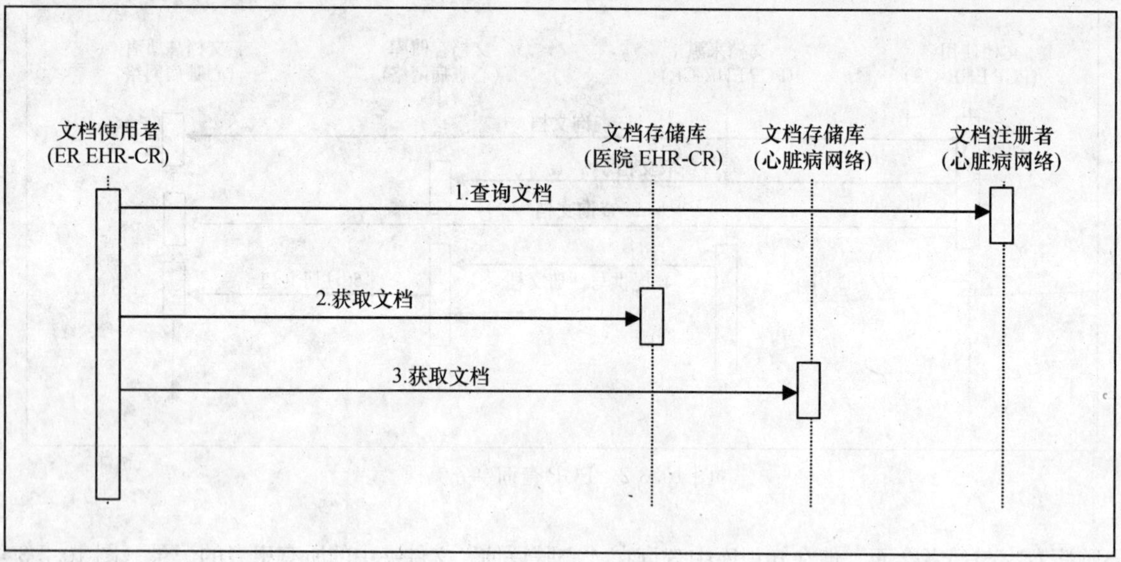

图 10.3-4 ER 查询事务流程

6. 心脏病专家在与急诊室的医生谈话的同时，他从家里就登陆心脏病诊疗网络。他查询这个患者从最后一次光顾他的办公室以后的所有相关文档。此时，他获取了还没有阅读的同位素心脏负荷试验报告和来自 ER 的实验室结果和心电图结果。两个医生共同确定了治疗计划，心脏病专家还安排了在医院与患者的会面。

7. 当患者离开急诊室后，急诊室的就诊记录作为一个“急诊科就诊”提交集和早期的实验室和心电图结果一起被提交并存放在新生成的“心血管治疗”文件夹中。

8. 伴随着下面一系列事件的发生，患者被收为住院病人。

- 预约安排患者在心导管实验室施行心导管插入术
- 预约并进行另外的实验室检查
- 在心导管实验室进行诊断过程
- 进行支架置入的介入治疗
- 撰写心导管介入报告
- 患者接受监护治疗以进行身体的恢复
- 对患者和家属进行教育指导
- 心脏病专家口述出院总结报告
- 在预定的随访前完成心脏病专家预约的实验室检查

入院评估、实验室检查结果、心导管介入报告和关键图像以及出院总结报告构成一个“心血管介入”提交集与心脏病诊疗网络注册者一起被注册在由急诊室创建的“心脏治疗”文件夹中。

9. 患者回到心脏病专家处接受后来的随访。作为结果的就诊记录、心脏恢复情况和概要报告作为“心血管诊所就诊”提交集放入“心脏治疗”文件夹。

10. 患者去参加心脏病专家安排的康复课程。患者痊愈并定期拜访 PCP 和心脏病专家。

10.4 普遍原则

10.4.1 EDR-CR 概念

EHR-CR 或诊疗提供记录是对信息系统或诊疗提供组织系统的抽象，它可能支持多种医疗机构：私人诊所、疗养院、门诊部、重症看护室等。下图描述了典型的一个患者在不同诊疗科室进行诊疗的一系列的情况。

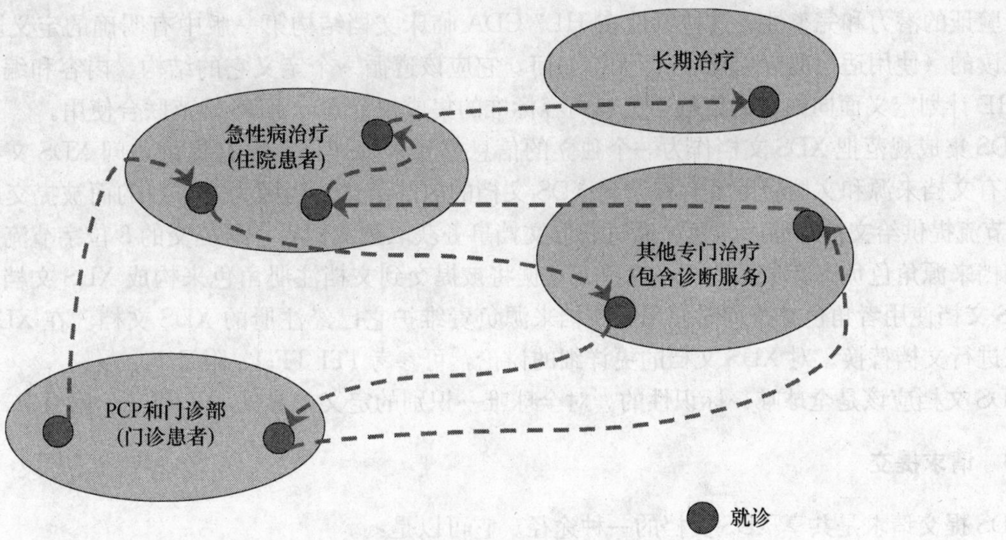

图 10.4.1-1　在诊疗提供机构中的一系列就诊活动

定义或约束所提供的诊疗类型超出了这个 IHE 集成规范的范围，定义或约束一个诊疗提供者内部的工作流程也超出了它的范围。EHR-CR 系统只依照下列原则作为文档来源或文档使用者角色参与跨机构临床文档共享：

1. EHR-CR 作为文档来源用任何被 XDS 相关域支持的文档格式提供文档（例如：CDA 第一版，使用某模板的 CDA 第二版 DICOM 符合 SOP 类，ASTM-CCR，CEN ENV 13606 等）。

2. 这个规范不要求作为文档来源和文档使用者的 EHR-CR 使用他们在 XDS 相关域中共享文档的形式来存储和管理他们的内部信息。

3. 通过文档存储库和文档来源组合使用，EHR-CR 可以为现有的存储提供一个统一的访问架构，而不必复制存储。

4. EHR-CRs 作为文档来源和文档使用者的责任是在必要时把他们的本地编码映射到相关域编码中。XDS 文档由 EHR-CR 共享，由 XDS 注册者跟踪，为在 XDS 相关域的 EHR-CR 中接受了诊疗的患者建立一个长期记录。

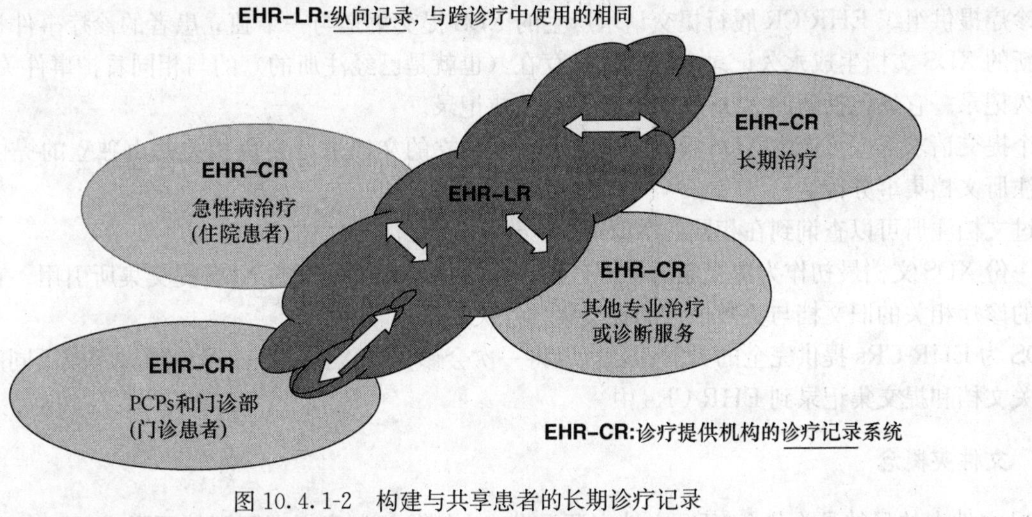

图 10.4.1-2　构建与共享患者的长期诊疗记录

这个共享临床记录在这个集成规范中被称为 EHR-LR。

10.4.2　XDS 文档概念

XDS 文档是可被提供给文档存储库角色，并被文档注册角色注册为文档条目的信息的最小单元。

XDS 文档是临床信息的合成物，它包括以信息交换为目的的观察结果和服务，有以下特性：持续性、事务性、验证的潜力和完整性。这些特性在 HL7 CDA 临床文档结构第一版中有明确的定义。XDS 文档是可以由人阅读的（使用适当的应用程序）。无论如何，它应该遵循一个定义它的结构、内容和编码的公开发布的标准。IHE 计划定义面向内容的依赖于已有内容标准的集成规范并与 XDS 规范联合使用。

XDS 集成规范把 XDS 文档作为一个独立的信息单元来管理，并没有提供访问 XDS 文档中部分内容的架构。只有文档来源和文档使用者有权访问 XDS 文档的内部信息。当因为共享目的而被提交后，XDS 文档作为 8 位字节流提供给文档存储库角色。通过获取文档事务获取到文档后，所提交的 8 位字节流是不能改变的。

文档来源角色负责产生元数据，这些元数据将被提交到文档注册角色来构成 XDS 文档条目，这个条目将被 XDS 文档使用者角色在查询时使用。文档来源负责维护它已经注册的 XDS 文档。在 XDS 文档被错误提交时应该进行文档替换。对 XDS 文档的更详细的讨论，可参考 ITI TF-1：附录 K。

XDS 文档应该是全球唯一标识性的。对全球唯一识别的定义，参见 ITI TF-2，附录 B。

10.4.3 请求提交

XDS 提交请求是共享 XDS 文档的一种途径。它可以是：

- 通过提供和注册文档集事务，从文档来源角色传送给文档存储库角色或
- 通过注册文档集事务，从文档存储库角色传送给文档注册角色

XDS 提交请求包含的信息元素会确保 XDS 文档的正确注册。这些信息元素是：

1. 新的 XDS 文档被提交后元数据被放在文档条目中，
2. 提交集包括所有新提交的 XDS 文档和文件夹列表和以前提交的 XDS 文档的列表（可选），
3. 在需要时可以生成文件夹，其中包含 XDS 文档列表（新提交文档或以前提交的文档），
4. 在需要时，在以前生成的文件夹中增加文档（新提交文档或以前提交的文档），以及
5. 被提交的新 XDS 文档的 8 位字节流数据。

在一个成功的提交请求之后，包括在提交请求中的新的 XDS 文档，提交集和文件夹在 XDS 临床相关域中就能得到共享。如果执行提交请求失败，这个提交集和其中包括的 XDS 文档和文件夹都不会被注册。

10.4.4 提交集概念

由诊疗提供组织 EHR-CR 履行提交请求产生的 XDS 提交集是与一个独立患者的诊疗事件相关联的。它在为一个新的 XDS 文档生成永久记录，也为已经存在（也就是已经注册的）的与相同看护事件关联的 XDS 文档生成永久记录。它还包括新的 XDS 文档文件夹的生成记录。

每个提交请求都应该产生 XDS 提交集。它与一个独立的文档来源角色相关并由独立的提供与注册文档集事务或注册文档集事务传送。

通过文档注册可以查询到在相同的 XDS 提交集中所有已注册文档。

同一份 XDS 文档最初作为提交集的一部分被注册，也可以被后来的 XDS 提交集所引用。它允许将与患者的以有的诊疗相关的旧文档与更多最近的提交集建立关联。

XDS 为 EHR-CRs 提供完全的灵活性，可以将一次会诊、一次住院、一段诊疗过程或不同的工作流程所产生的相关文档和提交集记录到 EHR-CRs 中。

10.4.5 文件夹概念

XDS 文件夹的目的是为几个 XDS 文档来源提供一个协作机制来根据不同的原因对 XDS 文档进行分组（例如：一个诊疗周期、一个问题、免疫等）并为文档使用者提供一种方法来查找放在同一文件夹中的所有文档条目。XDS 文件夹将应用以下原则：

1. 文件夹把一个单独患者诊疗相关的 XDS 文档分组，
2. 一个或多个文档来源角色可以向一个给定文件夹中提交文档，
3. 文件夹可以由一个文档来源生成，和/或由相关域预先确定，

4. 文件夹的内容由编码/含义列表限定，

5. 文档来源角色可以通过查询文档注册或通过在 XDS 范围之外的途径，发现已存在的文件夹（例如：跨机构工作流、电子处方或电子提名等），

6. 文件夹一旦生成，**文档注册**就永久的知道，

7. 在文件夹中放置先前已经存在的文档不作为提交集的一部分记录，

8. XDS 中的文件夹不可以嵌套，

9. 相同的文档可以出现在不只一个文件夹中，以及

10. 文件夹有全球唯一的 ID。

10.4.6　使用提交请求、提交集和文件夹的例子

下面的一系列图表示的是一个提交请求的例子，包括两个新文档、一个已存在文档的引用和两个文件夹的使用。第一张图描述了文档注册的初始状态，两个文档已经被提交到注册者中，其中一个与文件夹 A 相关联。第二张图描述了一个提交请求，增加了两个新文档，把其中一个放到一个已经存在的文件夹 A 中，另一个放到一个新文件夹 B 中。

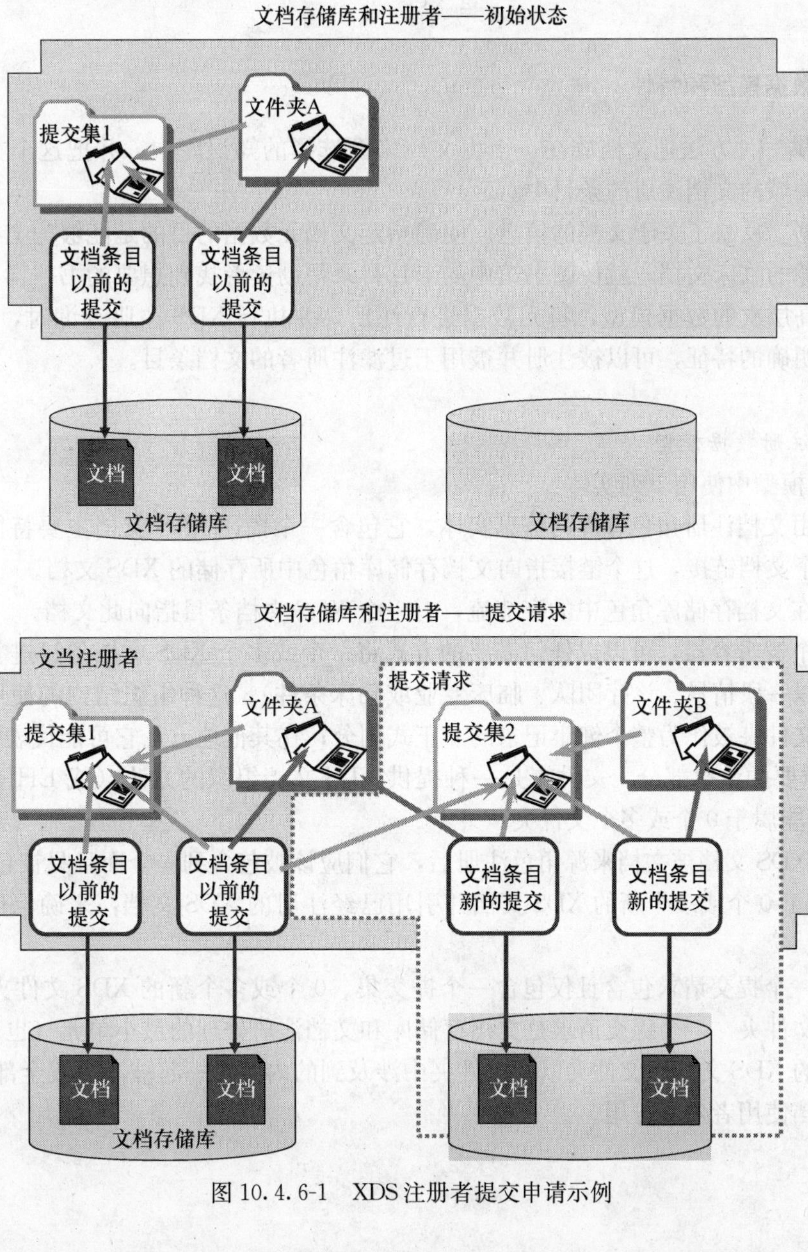

图 10.4.6-1　XDS 注册者提交申请示例

通过上面的例子，提交集的内容显示于下图中。与提交集关联的文档条目是提交集的逻辑部分。

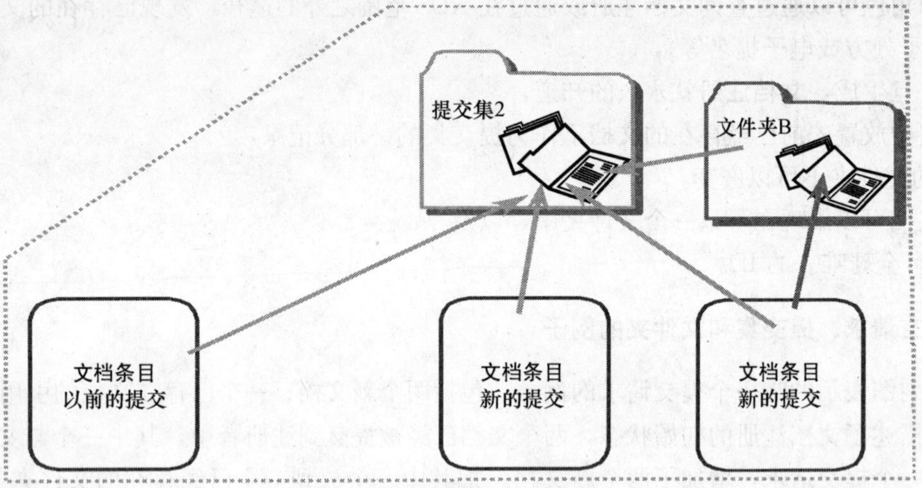

图 10.4.6-2 提交集的逻辑内容

10.4.7 XDS 注册者数据模型和特性

XDS 集成规范提供一种方法把文档放在一个由文档来源选择的知识库中，并把这个文档的信息（或元数据）放入用来管理相关域的文档注册的条目中。

专有名词“元数据”反映了关于文档的信息。明确指定文档元数据的目的是能够为文档使用者提供一个统一的架构来定位感兴趣的临床文档，就像图书馆中的卡片目录帮助读者找到想要的书一样。

本章节主要针对高层次的数据模型，将元数据进行注册，并执行 XDS 注册查询时，都要使用这种模型。此模型展示出了文档明确的特征，可以被注册并被用于过滤注册者的文档条目。

10.4.7.1 XDS 文档注册数据模型

在 XDS 文档数据模型中使用下列实体：

XDS 文档条目：由文档注册角色管理的信息实体，它包含一个描述 XDS 文档主要特征的元数据集，伴随这个数据集的还有一个文档链接，这个链接指向文档存储库角色中所存储的 XDS 文档。

XDS 文档：存储在文档存储库角色中的字节流，有一个 XDS 文档条目指向此文档。

XDS 文件夹：一个逻辑容器，可以以任何需要的方式将一个或多个 XDS 文档条目进行分组（例如：根据诊疗提供活动的源，以一段情景、诊疗团队、临床专业或临床条件）。这种组织结构的使用是灵活的：在一些文档中心或系统中，文件夹被作为整个健康记录的非正式划分；在其他地方，它可能代表了一个涉及到创办机构或团队的 EHR 的重要的法律部分。文件夹是一种提供 XDS 文档组织的方法（或 EHRCOM 中的合成物）。同一 XDS 文档条目可能属于 0 个或多个文件夹。

XDS 提交集：当 XDS 文档被文档来源角色注册后，它们应该被包含到一个而且只被包含到一个提交集中。一个 XDS 提交集聚合了 0 个或多个新的 XDS 文档并引用已经注册的 XDS 文档，来确保他们提交的永久记录的正确性。

XDS 提交请求：一个提交请求包含且仅包含一个提交集、0 个或多个新的 XDS 文件夹，以及指定把 XDS 文档放入新的或现有文件夹。一个提交请求是文档存储库和文档注册处理的最小单元（也就是说一个提交集中包括的和参考的所有的 XDS 文档和文件夹以及文件夹中涉及到的内容要一起被注册或全部不注册）。这将确保它们在同一时间对文档使用者角色可用。

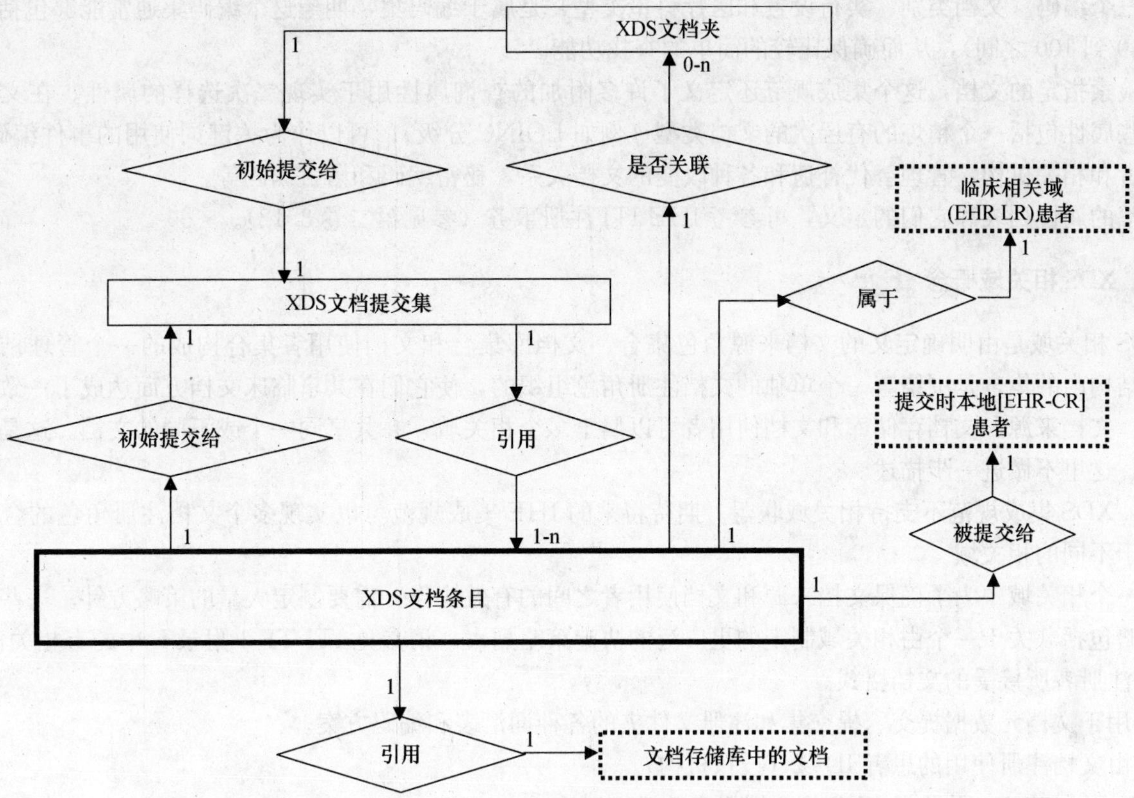

图 10.4.7-1 XDS 文档注册者数据模型

10.4.7.2 XDS 文档条目属性

上面的注册数据模型中文档条目的属性是从几个标准的文档头属性中选择的（参见附录 L，ITI TF-2），包括：

- ANSI/HL7 CDA R1-2000
- HL7 CDA Release 2（草案）文档头定义（2003 年 12 月委员会投票）
- 来自 EHR ENV 13606 的合成属性（草案）

XDS 定义了一个良好的关键属性集合，它支持最普遍的用例，可以通过这些关键属性来查找最相关的文档。其中包括：

患者 Id
服务启动和停止时间
文档生成时间
文档类别编码和显示名称
执行设置编码和显示名称
医疗机构类型编码和显示名称
有效状态（可用的，拒绝的）
文档唯一 Id

那三个编码（文档类别、实行设置和医疗科室类型）是属于编码集，期望这个编码集通常能够包括有限的数值（10 到 100 之间），从而确保比较的简单的查找功能。

为检索指定的文档，这个集成规范还定义了许多附加的查询属性用于实现二次选择的属性。在文档水平上，这些属性包括一个精炼的有层次的文档类型（例如 LOINC 分级），可以作为关键词使用的事件编码列表，文档作者和相关机构，管理替代补遗和各种改变的文档关系，秘密编码和语言编码等。

完整的属性列表和它们的定义，可参考 IHE ITI 注册事务（参见第二卷 3.12）。

10.4.8 XDS 相关域概念

XDS 相关域是由明确定义的文档来源角色集合、文档库集合和文档使用者集合构成的一个管理结构。这些管理结构内的集合是围绕着一个单独的文档注册角色组织的，使它们在共享临床文档方面达成了一致。

注：文档来源、文档存储库和文档使用者可以属于多个相关域，并共享同一个或不同的文档。这是一个执行策略，这里不做进一步描述。

注：XDS 集成规范不支持相关域联盟。期待将来的 IHE 集成规范可以实现多个文档注册角色的合作来同时服务于不同的相关域。

在一个相关域中为了确保文档来源和文档使用者之间的有效协作，需要制定大量的策略方针。一些关键的技术策略包括（关于一个由相关域制定的更广泛的协定策略列表，请参见 ITI TF-1 附录 L 中的有相关论述）：

1. 注册者所接受的文档格式。
2. 用于文档元数据提交、提交集和注册文件夹的各种词汇表和编码方案。
3. 由文档注册使用的患者 ID 域（授权机构）。

参见 ITI TF-1：附录 K XDS 相关域概念的详细讨论。

10.4.9 患者身份识别管理

因为 XDS 集成规范的中心焦点是“文档共享”，它强调每个文档都能可靠地与相应的患者关联（患者 ID）。

XDS 文档注册并不试图成为一个患者身份和人口统计学信息的权威。这个集成规范使用患者身份源角色作为相关域中患者标识符（主要的患者 ID）的权威来源。

注：这个集成规范可以容易地扩展，以支持没有定义患者主 ID 的场景（也就是说没有该相关域的患者身份源）。这样的选项，需要在 XDS 文档注册查询时使用联盟中的患者 ID，它可能作为这个集成规范将来的增补。

定义了下列原则：

1. 在相关域中由患者身份源角色管理的患者 ID 域是患者 ID 源（并合并操作），这个患者 ID 源被 XDS 文档注册使用来把文档链接到特定的患者。这个患者 ID 域被称作 XDS 相关域患者身份证明域（XAD-Pid Domain）。

2. 在 XDS 相关域的患者 ID 域中还没有注册 ID 的患者相关文档的提交请求，应该被 XDS 文档注册拒绝。

3. 文档使用者为了实现审核和潜在的确认目的，XDS 文档注册将包含某个患者的信息（例如源患者 ID、姓、教名、性别、生日）。由于这个集成规范并没有对可参考的完整性和信息更新做任何假设，所以这些字段[①]不能用来做查询匹配键。

4. 作为 XDS 文档来源和文档使用者可能属于不同患者 ID 域，这些系统需要将注册者的 XAD-Pid Domain 中的相应患者 ID 交叉索引他们系统的本地患者 ID。更恰当地说，这些系统可以选择使用 IHE 患者 ID 交叉索引集成规范（参见附录 E.3）来实现他们的目的。

5. XDS 文档注册负责根据 XDS 相关域的方针政策来验证文档元数据。如果文档元数据不符合这些方针政

① 它可能提交一个新的文档来代替以前提交的文档，通过在注册者中生成一个新的文档条目来校正在最初的提交请求中的被提交文档中的错误。然而此方法不是仅更新元数据，被替换的文档仅仅被废弃掉，并仍被初始元数据所指向。

策，文档注册应该拒绝提交请求。

下图描述了一个拥有患者ID域（称作XAD）和两个EHR-CRs的相关域的例子，在这个例子中在文档来源和文档使用者域的内部执行交叉索引。（分别是域C和域D2）

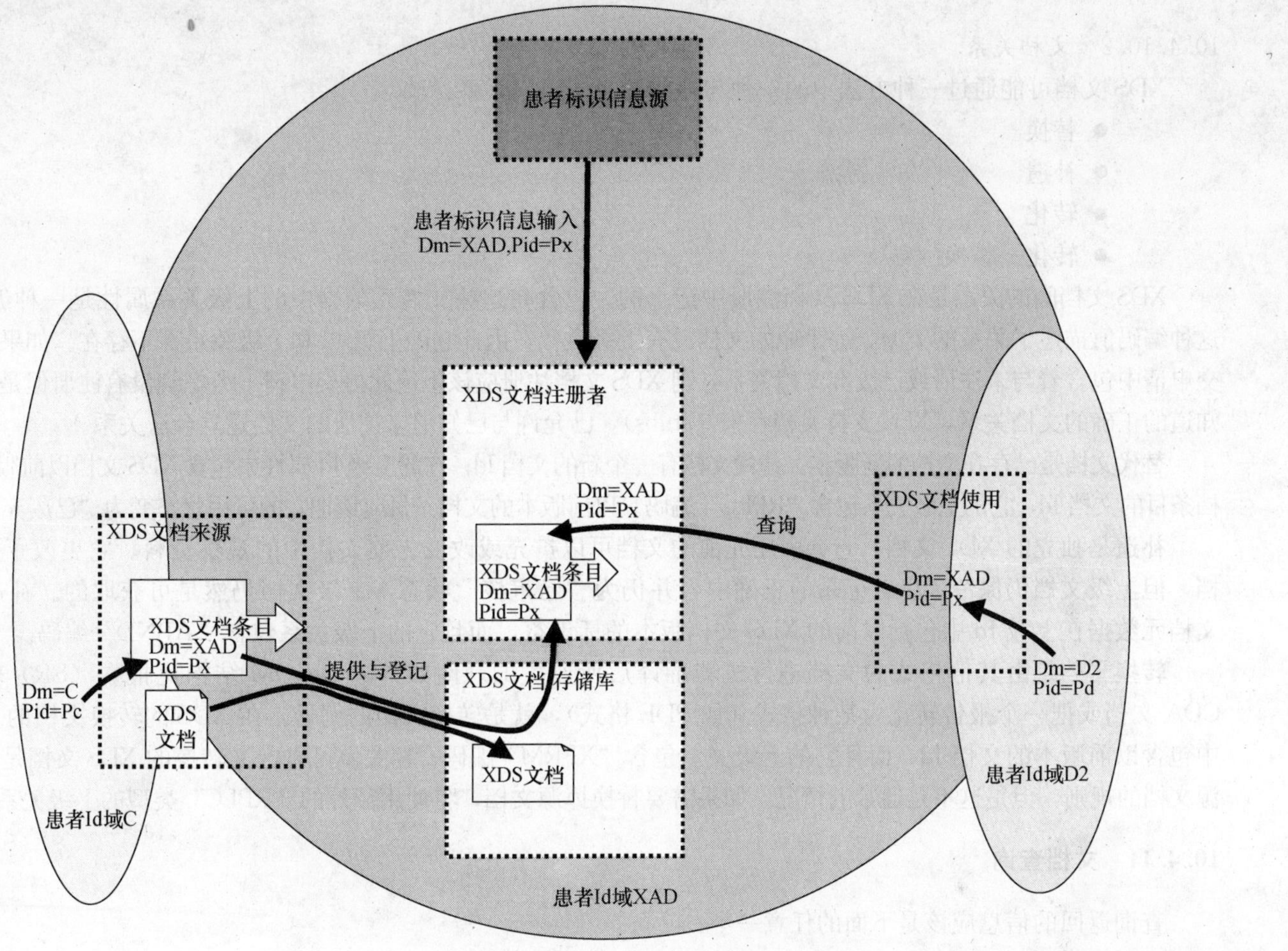

图 10.4.9-1 不同EHR-CR在相关域内部的患者ID交叉索引

10.4.10 文档生命周期

10.4.10.1 文档可用状态

每个在XDS文档注册中包含的XDS文档都将被指定一个下列的可用状态码：

已审核：对患者诊疗来说是可获得的（假定在可用的情况下它已经被验证）

已废弃的：陈旧的，但可能仍被查找和获取

当XDS文档存储库和XDS文档注册已经成功地处理一个提交请求后，XDS文档可用状态设置为"已审核"。

注：ebXML注册服务定义了一个"已提交"状态，在提供自动提交中短暂使用。这种特定状态并不一定必须具有外部可见性。

可能由于患者管理，初始文档来源需要把一个"已审核"XDS文档转化为"已废弃"状态。要求XDS知识库/注册者具备所有权，是安全方针政策的一部分，超出了XDS集成规范的范围。废弃一份文档的原因和责任是要作为XDS文档注册审计跟踪的一部分被追踪，这是一个必需的功能。

"已废弃"文档对文档使用者来说仍然是可查询到的。除了状态改变之外，"已废弃"文档条目元数据仍保持和它在"已审核"时相同。

一个"已审核"或"已废弃"XDS文档条目可以被删除。如果决定从XDS文档注册、XDS文档存储库和相应的文档条目完全移除一个文档，则此文档条目可以被删除。XDS 相关域应该建立文档删除的安全方针。此集成规范没有定义事务来支持这种操作。

参见 ITI TF-1：附录 K 对 XDS 文档生命周期的详细讨论。

10.4.10.2 文档关系

XDS 文档可能通过三种方法中的一种与先前的文档建立联系：

- 替换
- 补遗
- 转化
- 转化—替换

XDS 文档间的关系是在 XDS 文档注册中记录的。包含在这些文档元数据中的上级关系属性是一种编码值，这种编码值描述了关系的类型。一个原始文档没有上级文档，因此它的上级 Id 和上级关系都不存在。如果一个提交申请中包含着与未注册或已废弃文档关系，则 XDS 文档注册应该拒绝此提交申请。考虑到没有注册但是大家都知道的正确的文档关系，XDS 支持文档存根（stubs），已允许与已知但未注册的文档建立合法关系。

替代文档是已存在文档的新版本。替代文档有一个新的文档 Id；它的上级 Id 属性中包含 XDS 文档以前版本的文档条目的文档 Id，它的上级关系包含“RPLC”编码。以前版本的文档条目应该把它的可用状态变为“已废弃”。

补遗是独立的 XDS 文档，它会引用先前的文档可以扩充或改变先前文档中的观察资料。它更改了上级文档，但上级文档仍保留了患者记录的正确内容并仍为“已审核”状态，上级文档仍然是可获取的。补遗 XDS 文档元数据在上级 Id 中包括以前的 XDS 文档版本的标识符，而且它的上级关系包含“APND”编码。

转换文档是由其他格式的文档进行机器翻译后所产生的。例如，把 DICOM 结构化报告（SR）转化为 CDA 文档或把一个报告转化为某种格式（如 PDF 格式），就是转换文档的例子。在 XDS 的转换文档的上级 Id 中包含以前版本的文档 Id，而且它的上级关系包含“XFRM”编码。相关域可以定义转换的 XDS 文档是否代替源文档的规则，但是这不是通常的情况。如果需要替换掉源文档，将使用额外的“RPLC”类型的上级关系。

10.4.11 文档查询

查询返回的信息应该是下面的任意一个：

- 注册对象值列表（例如 XDS 文档条目）
- 注册对象的 UUIDs 列表。允许一个 XDS 文档使用者获取一个潜在的匹配条目的长列表并请求这些条目的一个子集。

10.4.12 传输模式

在文档来源和文档存储库都支持脱机模式的地方，XDS 集成规范为所有事务定义了在线传输模式，只为“提供和注册事务”有一个脱机模式的可选项。在“在线模式”下两个角色（电脑应用程序）之间的事务需要这两个角色同时处于“活动”状态（例如 http GET 命令）。在“脱机模式”下两个角色（电脑应用程序）之间的事务不需要他们同时处于“活动”状态（例如存储和转发电子邮件）。

1. 基于 http 的协议（带附件的 SOAP）将被用于在线操作。
2. SMTP 协议将被用于脱机操作。

10.5 执行策略

XDS 集成规范既要处理在一个 EHR-CR 中反映不同角色分组的三个主要执行策略的需求，又要处理 EHR-LR 的不同配置的需求。XDS 规范的执行策略的范围需要能满足适应各种工作流和配置的需求。这些执行策略可以共存于一些环境中。也可能存在其他的执行策略。

策略1：原始资料知识库。一个独立的信息系统，同时是文档来源和文档存储库角色，它负责创建文档，并在文档注册注册文档。

一个诊疗阶段的完成之后，一个EHR-CR将在所组合的（同一系统）文档存储库角色中注册一个文档提交集。然后它用文档注册角色注册这个文档集（新生成的文档和感兴趣的以前的文档）[2]。

在相关域中，任何其他的文档使用者角色都可以通过查询文档注册角色来查找患者在所有诊疗阶段的相关文档[3]。它可以从任何文档存储库角色中选择检索其中的一些文档[4]。

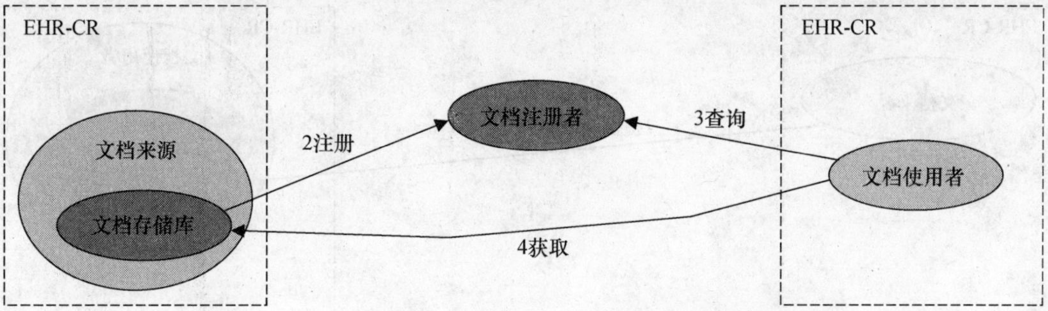

图10.5-1 文档存储库与文档来源是同一系统时的执行策略

策略2：第三方文档存储库。EHR-CR不希望自己扮演文档存储库角色，而希望第三方文档存储库角色的服务，HER-CR将所创建的文档委托给第三方文档存储库存储。首先HER-CR为这个文档存储库角色提供元数据和文档集[1]，文档存储库将提出文档集（新生成的文档和以前的感兴趣文档）的注册请求转发给文档注册角色[2]。

任何其他文档使用者角色都可以通过查询文档注册角色来查找所有患者相关的诊疗阶段的文档。它可以选择从任何文档存储库角色中获取所检索到的某些文档[4]。

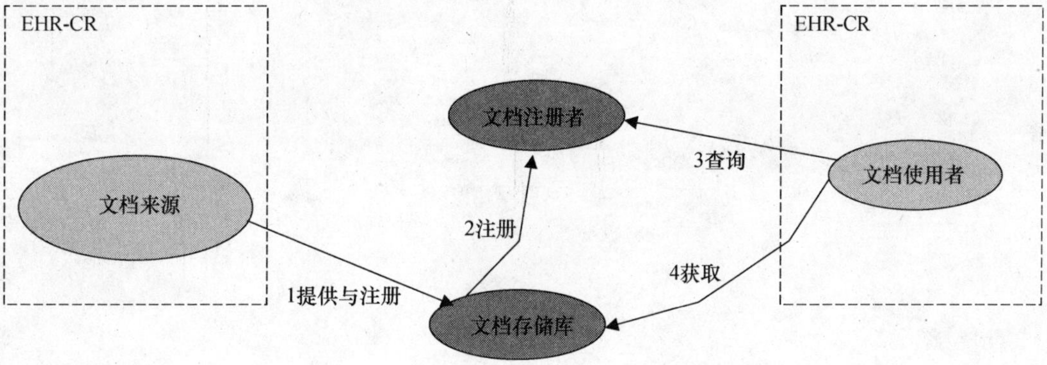

图10.5-2 第三方文档存储库时的执行策略

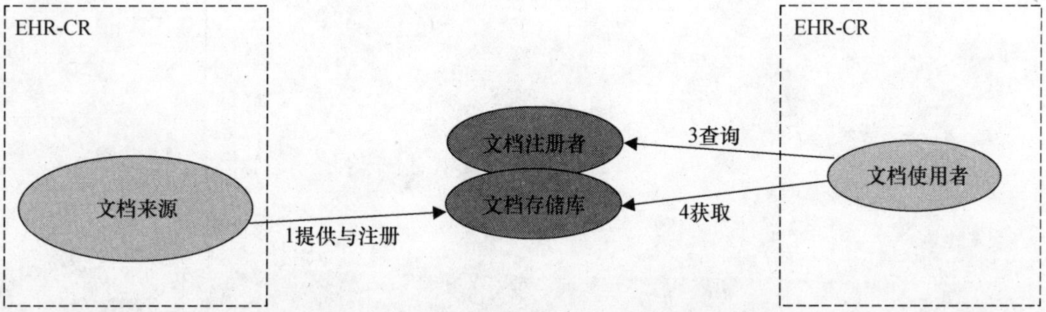

图10.5-3 第三方文档存储库和注册者时的执行策略

策略 3：直接交传患者信息。文档来源角色完成患者诊疗的一个阶段。它决定用文档存储库直接提供和注册文档集（新生成的文档和以前的感兴趣文档）[1]，这个文档存储库、文档注册、EHR-CR 文档使用者都已经组合在一起（成组的角色）。

在这种情况下，临床相关域的范围是十分有限的，因为它仅可以覆盖两个 EHR-CR。然而应用了同样的事务。注意：在这个执行策略中，其他事务尽管也被角色支持，但并不会被文档使用者使用，因为文档注册和文档存储库和文档使用者中组合在一起，使用内部方式进行通讯。

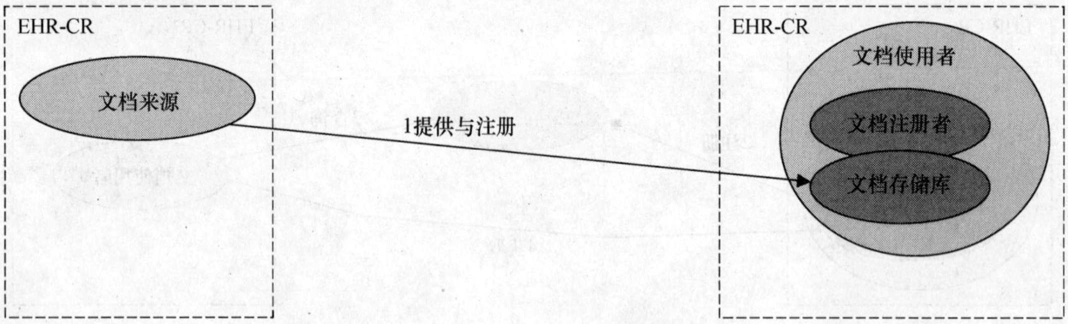

图 10.5-4　注册者、文档存储库和使用者中组合一起时的患者直接转诊

患者如果要访问 EHR-LR 数据，可以通过专门的实现了文档来源和文档使用者角色的 EHR-CR 系统来实现（即，一个 Portal）。

11　个人白页

Personnel White Pages（PWP）　集成规范支持访问医疗机构内的工作人员的基本分类信息。此信息对于医疗机构内的很多临床和非临床应用程序都很有适用价值。

个人白页可以用于：

1. 增强工作流
   i. 联系信息
   ii. 电话号码
   iii. 电子邮件地址
2. 增强用户界面
   i. 可显示的姓名
   ii. 头衔

PWP 规范指定了查找一个用户身份（用户/领域）的分类信息的方法，此用户身份是通过“机构用户验证”（EUA）集成规范提供的。PWP 规范假设系统已具备访问控制和审计跟踪的能力，但本规范内并没做出定义。PWP 规范的设计目标是用于医疗机构内部的。将此规范进行扩展到在多个医疗机构之间进行个人白页信息的共享是有可能的，但本规范对这种情况没有提供完整的解决方案。根据 IHE 的发展规划，将来 IHE 中会包括电子证书、加密、数字签名、治疗执照等，PWP 是这个发展规划的第一步。

本分类信息并不被要求支持那些不属于医疗工作的用例（例如人力资源管理），但也不禁止。一个设计良好的个人白页可以被医疗工作和非医疗工作的程序共同使用。PWP 规范不用于记录患者或其他非工作人员的信息，仅仅用于记录医疗机构内工作人员的信息。

11.1　角色/事务

图 11.1-1 描述了 PWP 规范中直接包含的角色及角色之间的事务。其他和由于参与了 EUA 等规范而与 PWP 规范间接相关的角色没有出现在此图中。

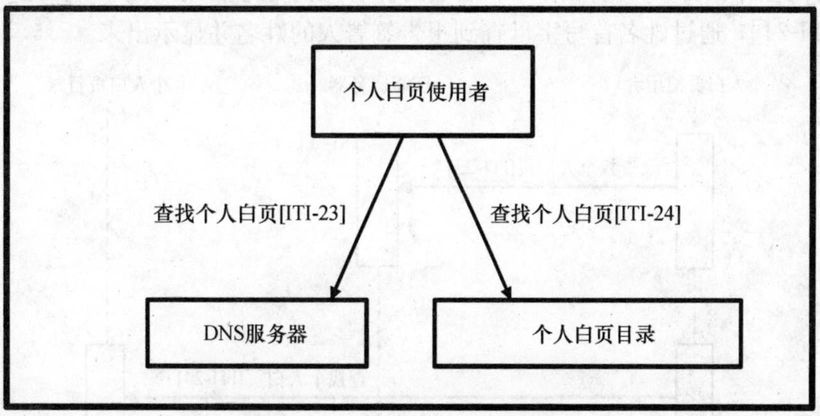

图 11.1-1　个人白页集成规范角色图

表 11.1-1 列出了 PWP 规范直接包含的每个角色之间的事务。一个产品如果要声明支持此集成规范，必须实现规范中指定为“必须”的事务（表格中用“R”标识）。可选的事务用“O”标识。此集成规范的事务可选项的完整清单可以在 ITI TF-1 的 11.2 章节找到。

表 11.1-1 PWP 集成规范—角色和事物

角色	事物	选项	卷 2 中的节
个人白页使用者	查找个人白页	O	ITI TF-2：3.23
	查询个人白页	R	ITI TF-2：3.24
DNS 服务器	查找个人白页	R	ITI TF-2：3.23
个人白页目录	查询个人白页	R	ITI TF-2：3.24

11.2 PWP 集成规范中的可选项

表 11.2-1 列出了对于 PWP 集成规范中每个角色都有哪些可选项。应用时各个可选项之间的依赖关系在注释中说明。

表 11.2-1 PWP 集成规范—角色与选项

角色	选项	卷与节
个人白页使用者	无选项	
DNS 服务器	无选项	
个人白页目录	无选项	

11.3 PWP 集成规范流程

PWP 集成规范用于以下的用例：

- 一个临床用户登录进入一个数据采集设备，此设备作为一个个人白页使用者角色。此设备上的程序使用白页查找事务［ITI-23］向 DNS 服务器找到个人白页分类目录。然后，此设备上的程序使用查询事务［ITI-24］，通过用户的账号查出用户的全名，欧洲人或亚洲人的姓名规则这里都可以支持。
- 用户采集临床数据。此设备上的程序使用查询事务［ITI-24］，查出用户的人口学数据，包括用户的所属机构。并把这些用户数据插入到所采集的数据记录中。
- 然后，用户需要将数据报告通过电子邮件发送给某同事。此设备上的程序使用查询事务［ITI-24］，查出目标同事的个人白页信息，并选中目标同事的电子邮件地址。
- 用户查看已有的临床报告，并得知报告中记录的签署人的姓名首写字母。用户进行一次个人白页分类信息查询［ITI-24］，通过姓名首写字母查到报告签署人的姓名并显示出来。

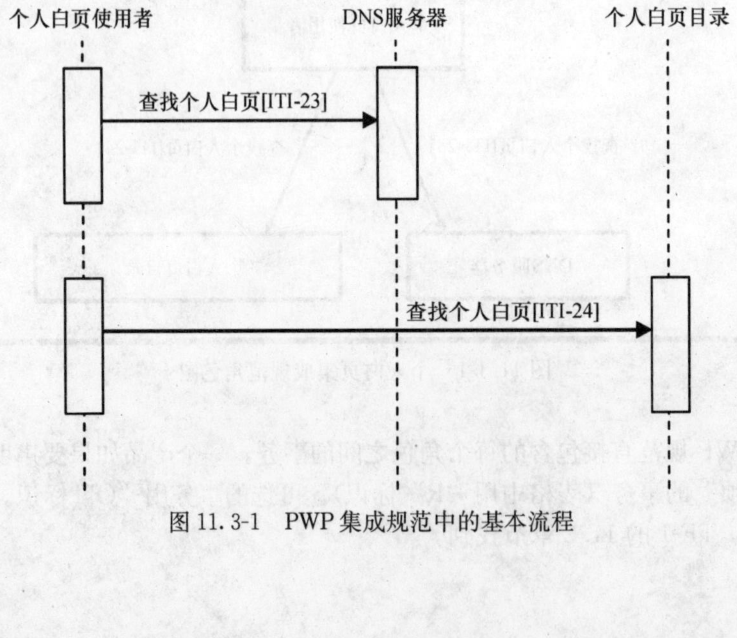

图 11.3-1 PWP 集成规范中的基本流程

附录 A：角色描述

IHE 角色是信息系统或者信息系统中的组件，它可以产生、管理或操作机构业务相关的信息。以下是 IHE IT 基础架构集成规范中所使用到的角色的定义。

审核库（Audit Repository）——此角色为审核用事件提供了一个数据存储存储库。关于一个审核数据存储库应该实现哪些分析与报告功能，IHE 没有进行限定。

客户端权限验证代理（Client Authentication Agent）——提供本地用户权限验证的管理功能。

上下文档管理器（Context Manager）——此角色在两个或更多上下文档参与者角色中（可以是患者上下文档参与者，也可以是用户上下文档参与者）起中间人的作用。它支持用户和患者信息的通过。

显示者（Display）——此角色可以从某个数据源获取特定的信息或文档，并将其显示出来。

文档来源（Document Source）——此角色是文档的制造者或发布者。它负责将文档发送至某个“文档数据存储库”角色。它也负责向“文档数据存储库”角色提供文档的元数据，以便随后“文档注册”角色对此文档进行注册工作。

文档使用者（Document Consumer）——此角色向一个“文档注册”角色查询符合某条件的文档，并从一个或多个“文档数据存储库”中获取选中的文档。

文档注册（Document Registry）——此角色为每份已注册文档建立条目，维护文档的元数据。文档条目中包括对存储文档的数据存储库的链接。“文档注册”角色会对“文档消费者”发出的查询做出回应。在文档注册的时候，“文档注册”角色要求执行某些特定医疗技术政策。

文档存储库（Document Repository）——此角色负责文档的持久化存储，也负责和合适的“文档注册”角色配合进行文档的注册。此角色会为文档分配一个 URI 地址，以方便“文档消费者”获取文档。

DNS 服务器（DNS Server）——此角色拥有权威的位置信息。

信息源（Information Source）——对于特定信息和文档的请求，此系统能作出响应，并将可在请求角色的界面上显示的信息发送回给请求角色。

Kerberos 验证服务器（Kerberos Authentication Server）——此角色提供对于企业内用户的集中式权限验证服务。

Kerberized 服务器（Kerberized Server）——在使用包含此角色的服务前，必须获取用户权限验证信息。

患者信息上下文档参与者（Patient Context Participant）——此角色参与了共享的上下文档，通过“上下文档管理器”角色的通讯，此角色可以设置患者上下文档，也可以对患者上下文档的改变作出响应。此角色应该对全部的患者上下文档改变都作出响应，同时，如果此角色所属的程序具有选择患者的功能，它就应该能改变患者上下文档。

患者基本信息使用者（Patient Demographics Consumer）——在对患者进行治疗和护理时，用户可以使用此角色获取患者的相关信息。

患者基本信息提供者（Patient Demographics Supplier）——此角色为患者信息的数据存储库，可以提供基于基本信息和就诊相关信息的查询服务。

PIX 使用者（Patient Identifier Cross-reference Consumer）——此角色使一个患者 ID 域中的系统可以获得某患者在另外一个患者 ID 域中的 ID 信息。这是通过应用 PIX 管理所提供的服务来实现的。

PIX 管理器（Patient Identifier Cross-reference Manager）——此角色为多个定义好的患者 ID 域服务。基于不同患者 ID 域中的“患者标识信息源”角色提供的信息，此角色管理着多个患者 ID 域间的患者 ID 交叉索引关系。

患者标识信息源（Patient Identity Source）——此角色为每个患者提供唯一的 ID，并且维护患者的标识特征信息。每个患者ID域都要求此角色为患者分配ID，并将患者标识相关的事件（如创建、更新、合并患者等）通知其他角色（如，PIX管理器、或者“注册”角色）。

个人白页使用者（Personnel White Pages Consumer）——此角色使用那些从个人白页目录中获得的信息。

个人白页目录（Personnel White Pages Directory）——此角色拥有机构内工作人员的权威的个人白页信息。

安全节点（Secure Node）——一个系统中存在此角色，意味着此系统中所有其他的角色和其他软件，都要遵守IHE关于用户验证、通讯验证和安全政策的规则。

时间客户端（Time Client）——此角色通过使用NTP协议，以及使用NTP或者SNTP算法，保持此角色与一个或多个“时间服务器”的时间同步。在与时间服务器同步的基础上，维持本电脑系统时间与UTC同步。（译者注：UTC，协调世界时，又称世界标准时间。）

时间服务器（Time Server）——此角色向时间客户端提供NTP时间服务。此角色可以直接与一个UTS主时钟（例如，人造卫星时间信号）保持同步，或者此角色可以与“时间客户端”角色组合在一起，与另外一个“时间服务器”保持时间同步。

用户上下文档参与者（User Context Participant）——接受用户上下文档改变的通知，并服从其应用。

附录B：事务描述

IHE 角色通过标准所定义的消息来传递必需的信息，进行交互。IHE 角色之间的交互称为 IHE 事务。以下是 IHE 所定义的事务的简要描述。

1. **维护时间同步**：使用 NTP 事务来保持时间同步。

2. **获取用户证明**：客户端验证代理向 Kerberos 验证服务器请求用户的证明。一旦用户经过验证，此 Kerberos 验证服务器发送回一个“票证准录票单”（TGT）来优化后续的活动。

3. **获取服务票证**：通过 Kerberos 协议，获取一个服务运行所需的票证。

4. **Kerberized 通讯**：此 Kerberized 通讯事务是本地客户端与远程服务器连接的一种状态。

5. **加入上下文档**：此事务使一个“上下文档参与者”角色可以定位一个“上下文档管理器”角色，并建立“上下文档参与者”与“上下文档管理器”之间的通讯。

6. **改变上下文档**：包括所有能发起和终止上下文档改变事务的消息：

- 上下文档参与者（发起者）触发一个上下文档改变的请求。
- 将调查结果发送给发起者，并将相关回复显示出来。
- 将上下文档改变的决定通知上下文档管理器。

7. **离开上下文档**：上下文档参与者角色通过此事务通知上下文档管理器，它将中断与上下文档管理器的通讯交互。

8. **患者标识信息输入**：通过此事务，“患者标识信息源角色”将所有与患者标识信息相关的事件（创建、更新、合并患者信息文档等）通知“PIX 管理器”角色。

9. **PIX 查询**：使用 PIX 管理器角色所提供的服务，PIX 消费者可以查出一个患者在其他患者 ID 域中的标识信息。

10. **PIX 更新通知**：如果 PIX 消费者所关心的患者 ID 域中的患者标识信息一旦发生改变，PIX 管理器要通过此事务通知 PIX 消费者。

11. **获取显示所需特定信息**：一个显示系统发起关于一个患者的指定信息的查询请求，并获得用显示信息格式返回的信息。

12. **获取显示所需文档**：一个显示系统发起一个对唯一标识的存储文档的请求，并获得文档的可显示内容。此文档是被某个信息源所管理维护的。

13. **跟随上下文档变化**：负责在上下文档环境发生变化时，将该消息发送到相应的参与者角色：

- 通过上下文档管理器对其他上下文档参与者进行调查，并通过“发起者”显示所有相关的答复。
- 上下文档管理器将上下文改变结果通知上下文档参与者。
- 使上下文档参与者能获取上下文数据。

14. **提供与注册文档集**：文档源角色发起提供与登记文档集事务。对于提交集中的每一个文档，文档源角色既向文档存储库以八位字节流的形式提供文档又向文档存储库提供相应的元数据。文档存储库负责永久存储这些文档并使用登记文档事务通过推进从文档源角色检索文档元数据来在文档登记处登记这些文档。

15. **注册文档集**：文档存储库角色发起登记文档集事务。这个事务允许文档存储库角色通过提供要登记的文档的元数据用文档登记处登记一个或多个文档。这个文档元数据将被用于在登记处中生成一个 XDS 文档入口。文档登记角色确保登记文档前文档元数据是正确的。如果一个或更多文档元数据确认失败，登记文档集事务就整个失败。

16. **查询注册**：查询登记处事务由文档消费者角色代表文档登记处的诊疗提供者（EHR-CR）来发起。文档登记处角色查找符合供应者指定查询规则的定位文档的登记处。它将返回一个文档入口列表，这个列表包含符合指定规则的元数据，其中包括在一个或多个文档存储库中每个相应文档的位置和标识符。

17. **获取文档**：文档消费者角色发起获取文档事务。文档存储库将返回由文档使用者指定的文档。

18. 暂时为空

19. **节点验证**：此事务在所有的网络通讯活动中都会发生。对受保护医疗信息（PHI）进行访问时，所有的DICOM、HL7和HTML连接都应该遵守IHE中关于双向验证和PHI访问授权的规范。IHE要求其他传输PHI数据的协议都必须进行双向验证和授权，但并不限制其他协议进行双向验证和授权的方法。

20. **记录审核事件**：从一个安全节点向审核数据存储库发送一条审核事件描述。

21. **患者基本信息查询**：根据用户所输入的查询条件（完整或部分的患者人口学数据），向一个患者人口学数据源进行查询，并返回符合条件的患者人口学数据。

22. **患者基本信息与就诊信息查询**：根据用户所输入的查询条件（完整或部分的患者人口学/就诊数据），向一个患者人口学数据源进行查询，并返回符合条件的患者人口学/就诊数据。

23. **查找个人白页**：本事务通过向DNS进行查询，寻找到LDAP目录。

24. **查询个人白页**：通过本事务，可对个人白页目录进行只读访问。

附录 C：IHE 集成声明

IHE 集成声明是厂商所编写和发布的文档，用来描述产品对 IHE 技术框架的遵守程度。一份集成声明标明了某产品在 IHE 角色和集成规范方面支持那些功能。

熟悉 IHE 集成规范概念的用户可以根据集成声明进行判断，此厂商宣称此产品和其他系统可以进行什么程度的集成，以及集成可以提供何种临床或流程便利。IHE 集成声明应该与某特定标准（例如，HL7，IETF，DICOM，W3C 等）的遵守声明一起使用。

IHE 提供了一个流程，以便厂商测试一个产品对于 IHE 角色和集成规范的实现程度。此 IHE 测试流程，被称作“兼容测试”的多方交互测试事件，为厂商提供了有价值的反馈，并提供了与执行一致的基线提示。此流程并不计划用于独立评估或保证产品对 IHE 的遵循。IHE 仅发布“兼容测试”的测试结果，并且使厂商的 IHE 集成声明更容易获取；对于某个厂商的 IHE 集成声明或其他关于产品的声明，IHE 与主办机构不会负责证明其正确性和有效性。

重要提示：厂商对于 IHE 集成声明的正确性和有效性承担全部责任。IHE 提供厂商的 IHE 集成声明，目的仅仅是方便用户寻找参与产品的综合能力信息。对于任何一份 IHE 集成声明或其他相关附件，IHE 与主办机构都没有进行评估和审核。IHE 与主办机构对任何机构的声明、和由于使用或依赖 IHE 集成声明而导致的损失，均不承担任何责任和义务。这些损失可能是直接的或间接的，偶然的或必然的，包括但不限于业务中断、收入损失等。

C.1 IHE 集成声明的结构与内容

一个 IHE 集成声明应该包括以下内容：

1. 厂商名称
2. 此 IHE 集成声明所针对的产品名称（商务活动中所使用的名称）。
3. 此 IHE 集成声明所针对的产品版本。
4. 此 IHE 集成声明的发布日期，修订版本（如果是修订版）。
5. 声明语句：“为了支持所列出的 IHE 集成规范、角色和可选项，本产品实现了 IHE 技术框架中所要求的全部事务。”
6. 此产品所支持的 IHE 集成规范清单；以及对于每个集成规范，此产品所实现的 IHE 角色。对于每个集成规范/角色，IHE 技术规范可能定义了的若干个可选项，也要标明此产品支持哪几个可选项。规范，角色和可选项都应该使用在 IHE 技术框架第一卷中所指定的名称。（注：厂商也可以标明每个集成规范所属的 IHE 技术框架的版本号。）

注：某产品实现了一个集成规范，意味着此产品实现了此集成规范中某个角色的所有必需事务，以及若干个所选择的可选项。

IHE 集成声明中还应该包括对以下信息的引用信息和/或网络链接：

7. 厂商的集成声明所发布的网络地址（或 URL 网络地址［网络统一资源定位符］）
8. 相关标准遵守声明的 URL 地址。此产品实现过 IHE 事务时，需要遵守相关的标准（HL7、DICOM 等），厂商需要提供相关标准的遵守声明。
9. IHE 发布网页地址www. himss. org/ihe，以便用户获取全面的 IHE 相关信息。

对于一个产品的与 IHE 实现能力不直接相关的方面，IHE 集成声明不用于为它们做宣传广告。

C.2 IHE 集成声明的格式

任何一份集成声明应该符合以下所示的格式。不同的厂商可以根据自己的产品文档规范，为集成声明添加封面和其他必须的附加信息。

<table>
<tr><th colspan="3">IHE 集成声明</th><th>日期</th><th>2003 年 10 月 12 日</th></tr>
<tr><th colspan="2">厂商</th><th>产品名称</th><th colspan="2">版本号</th></tr>
<tr><td colspan="2">Any Medical Systems Co.</td><td>IntegrateRecord</td><td colspan="2">V2.3</td></tr>
<tr><td colspan="5">为了支持所列出的 IHE 集成规范、角色和可选项，本产品实现了 IHE 技术框架中所要求的全部事务</td></tr>
<tr><th colspan="2">所实现的集成规范</th><th colspan="2">所实现的角色</th><th>所实现的可选项</th></tr>
<tr><td colspan="2">获取显示所需信息</td><td colspan="2">信息源</td><td>无</td></tr>
<tr><td colspan="2">机构用户验证</td><td colspan="2">Kerberized 服务器</td><td>无</td></tr>
<tr><td colspan="2">患者 ID 交叉索引</td><td colspan="2">PIX 使用者</td><td>PIX 更新通知</td></tr>
<tr><th colspan="2">厂商的 IHE 信息网址</th><td colspan="3">www.anymedicalsystemsco.com/ihe</td></tr>
<tr><th colspan="5">本实现中标准遵循声明的链接</th></tr>
<tr><td>HL7</td><td colspan="4">www. anymedicalsystemsco.com/hl7</td></tr>
<tr><th colspan="5">IHE 通用信息的链接</th></tr>
<tr><td colspan="2">北美：www.himss.org/ihe</td><td colspan="2">欧洲：www.ihe-europe.org</td><td>日本：www.jira-net.or.jp/ihe-j</td></tr>
</table>

附录 D：用户验证技术——密码、生物辨识、权标（表单标记）

验证技术的选择通常基于以下三个因素中的一个或多个：你了解什么，你是什么，你拥有什么。目前正在使用的有很多不同的验证技术，它们还没有被标准化。由于安全原因，我们也应该避免为验证工作限定某一项特定的技术。

Kerberos 协议最初定义的目标就是能使用任何类型的用户验证技术。目前 Kebores 协议已经可以支持很多不同的验证技术，包括权标或生物测量学等。某项验证技术的实现经常会包括一些私有模块。通常的私有模块是一对：一个模块位于用户工作站，另一个对应的模块位于验证服务器。一旦通过用户权限验证，随后的 Keboros 事务都认为已通过验证。

这些 Keboros 的扩展（特定的用户验证技术）目前还没有标准化。IHE 中关于如何使用 Keboros 的规范并没有限制使用这些扩展，同时也没有保证这些扩展可以正常工作。

“机构用户验证”规范中所指定的 Kerberos 系统同时使用“质询/响应”方式和“用户名称/密码”方式来验证用户。对用户密码的最低程度的支持是 IHE“机构用户验证”规范的标准化基线。Keboros 支持统一密码管理方针的实现，可以促进企业的密码管理。密码管理方针不属于 IHE 规范覆盖的范围。Keboros 并不禁止使用弱密码。机构内的安全管理组织负责确定和实现所用密码的强度。

附录 E：对交叉规范的考虑

E.1 RID、EUA、PIX 集成规范组合使用

当 RID（获取显示所需信息）规范单独使用的时候，假设信息源角色和显示者角色使用同一个患者 ID 域。而且，也没有明确指定信息源角色如何进行用户验证。对于如何解决这两个问题，此附录讨论了 RID 规范与其他 IHE 规范组合使用的方法。

如果 RID 规范与 PIX（患者 ID 交叉索引）规范组合使用，实现 RID 集成规范时应该考虑到，信息源角色可能需要将不同 ID 域中的患者 ID 映射到本身的 ID 域。将信息源角色与 PIX 使用者角色捆绑在一起，就可以实现两个集成规范的组合使用。如图 E-1 所示。

类似的，如果 RID 规范与 EUA（“机构用户验证”）集成规范组合使用，信息源角色也需要执行一些基于用户验证的访问控制功能。将显示者角色与客户端权限验证代理角色捆绑组合在一起，将信息源角色与 Kerberized 服务器角色捆绑组合在一起，就可以实现这两个规范的组合使用。也可以参见图 E-1.

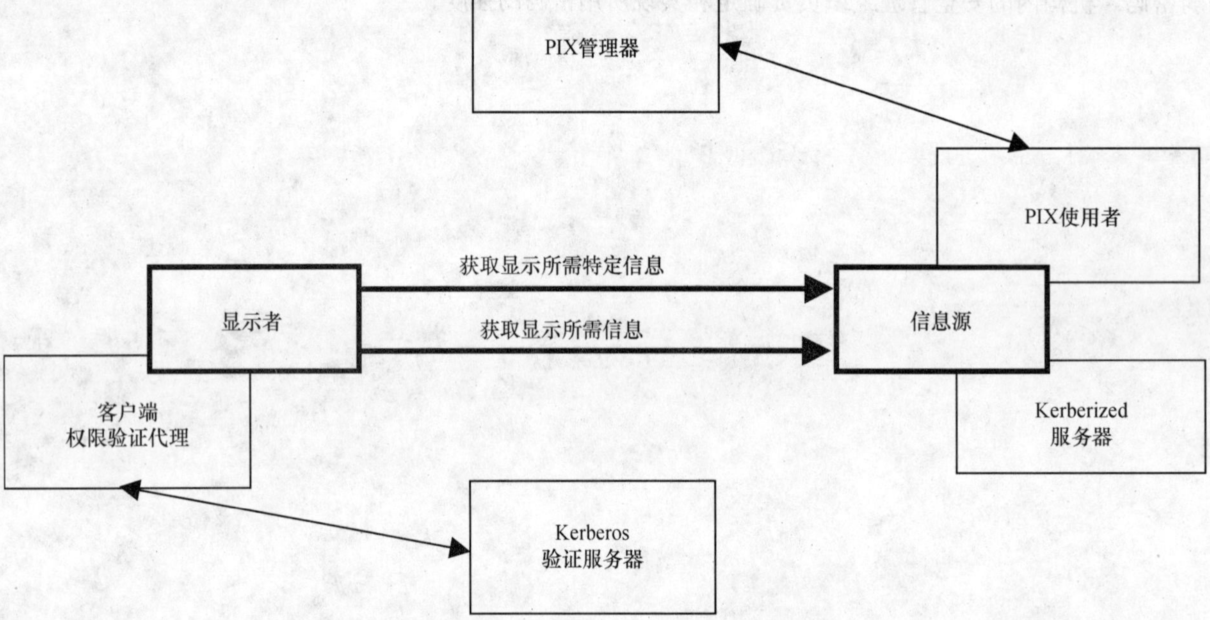

图 E.1-1　实现多个集成规范的角色的组合使用

E.2 XDS 与 RID 规范联合使用

RID 规范中的“获取显示所需文档”事务［ITI-12］与 XDS 规范中的“获取文档”事务是能共存的。所以，一个实现了 RID 规范的“获取显示用文档”事务的信息源，也可以同时实现 XDS 中的“获取文档”事务。在这种情况下，信息源必须是一个安全节点［参考 ATNA 规范］。

E.3 XDS与PIX规范联合使用

XDS事务所管理的所有患者ID（无论是属于XAD-Pid域，还是EHR-CR域），都应该包含此患者ID相应的域ID（ID分配权限的OID）。建议在文档中，也应该使用这种明确的患者标识信息。

由于XDS规范是文档内容无关的，XDS文档库无法验证文档中所包含的患者ID与文档注册所维护的患者ID是否一致。

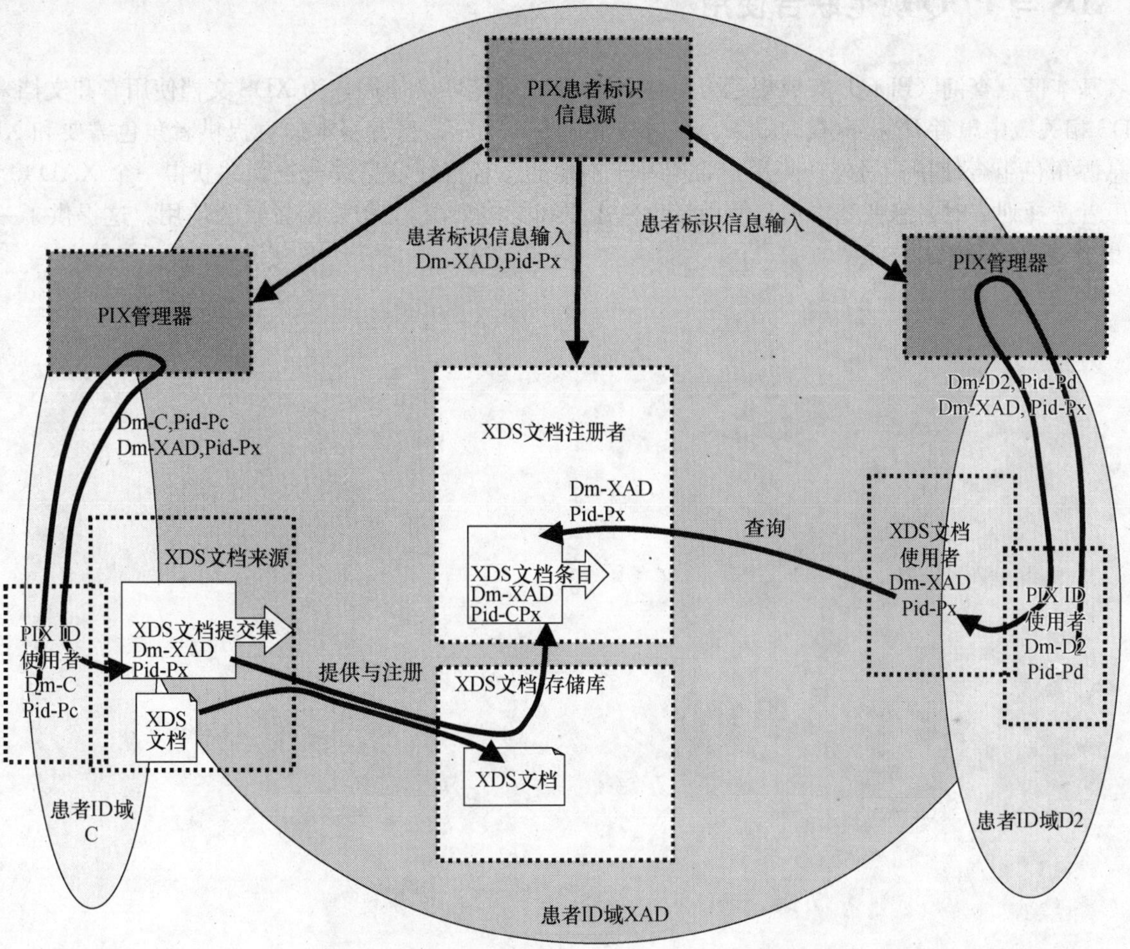

图E.3-1 使用IHE的PIX管理器进行患者ID交叉索引的XDS相关域

图E.3-1描述了一个相关域的例子，其中包含一个患者ID域（标识为XAD），两个EHR-CRs。文档源域（标识为C）和文档使用者域（标识为D2）通过PIX管理器进行患者ID的交叉索引。

如图所示，文档来源可以使用IHE PIX集成规范的方法，将文档来源中的患者ID交叉索引到XAD患者ID域中的患者ID。XAD的患者标识信息源可以通过“患者标识信息输入”事务向文档来源所使用的PIX管理器提供信息输入。PIX管理器可以存在于EHR-CRs内部，或者在XDS相关域内共享。

E.4 XDS与PWP规范联合使用

XDS集成规范中的XDS文档来源角色在执行XDS注册文档集［ITI-14］、提供与注册文档集［ITI-15］事务时，可以使用PWP规范的“查询个人白页”［ITI-24］事务来获取“作者”和“法律证明者姓名”两个字段的信息。

个人白页规范中的ITI-TF 2：3.24.4.1.2.3.1处定义了一个“cn”属性的“lang-x-ihe”，其中包含了以HL7的XCN（个人的扩展符合ID值和姓名）格式表示的个人信息。在PWP集成规范中，这些字段是可选的。医疗机构可以将这些信息储存在个人白页目录中，并使用ITI-24事务来支持XDS的事务。这不是一个强制要求的依赖关系，但可能是一个把文档来源角色和个人白页使用者角色组合使用的理由。

PWP集成规范仅提供个人信息。机构的信息必须通过其他的途径获得，例如，可以对LDAP目录进行扩展，以包含机构对象。

E.5 XDS与PDQ规范联合使用

患者基本信息查询（PDQ）集成规范可以与XDS集成规范联合使用，为XDS文档使用者和文档来源角色提供XDS相关域中患者ID检索查询服务。在这种情况下，首先，患者基本信息提供者角色需要和XDS患者标识信息源角色组合使用，另外，当用户希望基于本地的患者特征信息进行查询并获得一个XAD患者ID域中候选患者选择列表时，患者基本信息使用者角色需要和文档来源/文档使用者组合使用。这提供了一个比使用PIX集成规范更简单的方案。

附录 F：对标准开发组织的要求

以下列出的要求已经提交给了相应的标准开发组织，且处于开发过程中。这些对标准的扩展可能导致增加新的 IHE 集成规范，也可能合并到已有的集成规范中。

HL7

- 将 HL7 2. x 版的消息 Kerberos 化
- 支持 Kerberos 化的 CCOW 上下文档参与者

DICOM

- 增加支持 Kerberos 化 DICOM 消息的 SOP 类

附录 G：对安全的考虑

G.1 交叉规范的考虑

遵循 IHE 的系统通常需要处理私有的医疗数据。处理私有医疗数据是受到国家隐私法规管辖的，也可能受其他声明或合同要求的制约。已有的 IHE 基础架构规范并没有定义一套完整的安全架构来保护私有信息。"机构用户验证"集成规范提供了整体解决方案中的一个组成部分。

IHE 假设所有角色所在的节点都具备以下的特性：

- 每个节点都有安全方针，并有相应的流程来保证安全方针的实施。每个节点的安全方针是医疗机构整体安全方针的一部分。
- 任何节点以外的用户（人，或程序）要访问节点的数据，必须通过访问控制过程来进行用户验证。
- 所有要求的审计跟踪事件都必须被记录下来。

本 IT 基础架构中的集成规范假设环境如下：

- **物理安全环境**
  - 假设设备放置在被物理保护且动态监控的区域。出于对患者安全性、隐私和操作方面的考虑，通常诊断治疗设备的放置位置是物理保护区域。类似的是，HIS 系统和其他的文件存档系统通常也会被保护起来。PACS 工作站等设备有时候被放置在保护区域之外，但通常会有医院员工负责看守，限制无关人员使用。同时，也要通过物理安全手段，来限制对于设备的非法改动（位置、特性等）。
  - 假设与电脑相连的网络设备也是被物理保护的，以防止未授权的连接和未授权的修改。在大多数医院的治疗区中，网络设备位于天花板上、电缆线中、锁上的柜子里、或其他被保护地方。通常会有医院的员工负责看守网络设备，以防止未授权的行为发生。
  - 对于医院内的其他可能危险程度更高地方（如管理机关），要有本地化的程序和操作方式，以保证安全假设是成立的。
  - 医院外的远程地点是不被物理保护的，尤其是在家庭办公。需要通过其他手段来提供与物理保护相同的保护级别，例如可以使用 VPN 技术或者 HTTPS 加密技术。仅仅使用 VPN 技术或者加密方式并无法完全取代物理安全，但可以是整体保护系统的组成部分。
  - 既用于私人目的也用于工作目的的家庭电脑是很难被保护的。应该防止它被恶意软件修改，否则就不应该将它用于工作。
- **网络安全环境**
  - 作为网络的物理安全的补充，还需要阻止无人监督的系统对网络的访问。这通常是通过防火墙与 VPN 等方式来实现的。

  可能的"威胁"情况包括：
  - 意外与疏忽导致的误操作。
  - 某用户由于个人利益、恶意、报复、好奇心等原因滥用权力。假设滥用者对于所用的系统和软件仅有部分的访问权限，他们不是系统内部结构方面的专家。
  - 随机的无目的的滥用权力，例如来自互联网"黑客"的破坏。

也可能存在威胁性规范，以下这些"威胁"是没有被 IHE 所描述或者被保护的。

- 系统管理员、系统开发者或其他专家滥用权力。
- 军事活动或敌对政府的行为。
- 有组织的违法的侵入系统。

IHE 规范仅仅覆盖 IHE 医疗应用范围内的 IT 系统相关的安全需求。关于防备网络攻击、病毒传播等方面的安全需求，IHE 并不会覆盖。

IHE 并不要求使用加密方法，因为目前加密算法对于性能的影响很大。大部分医院的网络通过物理控制和流程控制的方法来提供恰当的安全性，对它们而言，因为加密而导致额外的性能损失是不合理的。IHE 规范允许将加密算法用作整体安全规划的一部分来使用。

G. 2 XDS 安全考虑

安全与隐私

使一个相关域中的所有医疗组织的安全与隐私方针政策保持协调一致，是一件很有挑战性的工作。在关于安全的步骤、目标、审核、记录存储等方面都需要达成一致。这可能会导致对企业内其他方针政策的改变，例如会改变人力资源工作流程。相关域的成员，对于同一相关域的其他成员所发布的数据，都具备完全的访问权限。这要求紧密的，持续的合作关系，以保证持续的维护方针政策、步骤以及行为。如果某法律发生了变化，则整个域内的相关方针政策都必须随之进行调整。域成员的变化也会影响方针政策。安全事件必须作为域的整体事务来管理，是一件长期的事务。

特殊问题很可能在以下方面出现：

- 授权访问与修改的方针。访问控制方针的细节很可能存在企业级的差异和冲突，这些差异和冲突必须被解决掉。相关域也对方针政策引入了新的需求。例如，雇用关系的改变（雇佣和解雇员工）必须迅速的以合适的方法通知相关域的其他成员。对于隐私数据限制的政策（例如离婚）改变也需要通知整个相关域，而不是仅仅通知企业内部。
- 审核用数据和访问记录的保存通常是企业内部十分敏感的活动。在相关域中的成员之间，此活动也需要保持适当程度的协调一致。
- 法律和法规的变化，不仅仅影响一个企业内部的方针政策。还会对相关域内的成员之间合作的和约、政策、流程等发生影响。
- 患者访问控制与患者标识信息管理。患者的电脑通常是不安全的。安全流程会拒绝患者对系统的访问。
- PHI（个人健康信息）的跨国界传输通常与法律法规问题相关。

关于在相关域的成员之间保持协调一致的问题，ITI 技术框架的第二卷附录 J 更加详细的列出了相关的威胁、目标，方针和灾区缓解等。

由于以下两个主要原因，XDS 集成规范没有对这些安全和隐私政策进行规定。首先，由于法规框架和医疗系统的种类不同，这些政策的解决方案会多种多样，很可能在很广泛的范围内变化，XDS 系统需要具有灵活性以应用各种解决方案。其次，对这个方面进行规定将会对于 XDS 角色的实现产生影响，但我们希望产生的影响可以尽量小。

附录 H：暂时为空

附录 I：暂时为空

附录 J：XDS 文档的内容与格式

XDS 集成规范特地将大量政策方针的选择权留给了各个 XDS 关系域，包括所共享的 XDS 文档内容的结构与格式，内容元数据到 XDS 文档登记处的映射，XDS 文档元数据编码，触发 XDS 提交请求的事件，以及关于 XDS 文件夹使用的促进共享的政策方针，等等。

必须要认识到，只有在跨机构文档共享方面获得足够丰富的经验以后，才能发现使用 XDS 集成规范的通用的甚至是最优的方案。所以，在现在条件还不成熟的时候，IHE 选择放弃对这些主题（相关的政策方针）作出评价。

IHE 还认识到，需要使用面向内容的集成规范来与 XDS 集成规范的协作。期望将来各个 IHE 领域（患者诊疗协作、心血管病学、实验学、放射学、IT 基础架构等）在使用 XDS 集成规范过程中，能在域中产生出面向文档内容的集成规范。这些不同的面向内容的集成规范可以依赖 XDS，但将进一步约束共享文档的格式或 XDS 特征的使用，例如文件夹和提交集等。

内容中立

XDS 是内容中立的。它既不指定也不禁止从 XDS 文档存储库获取的文档的格式、内容、结构或展示方式。因为 XDS 集成规范对关系域有一个即时值，它必须与从它的成员中提出和获取的文档相适应。因此，对内容的禁止将会导致对 XDS 集成规范使用的限制。同样地，临床相关域必须能选择采用新出现的文档标准，那些不断出现的新标准不能通过任何内容格式列表全部列举出来。

IHE 强烈建议如果可能的话，XDS 关系域文档尽可能遵守被广泛接受的标准。（例如：HL7 CDA，CEN ENV 13606，ASTM CCR，DICOM 复合对象。）

文档头和元数据

因为 XDS 是内容中立的，XDS 无法依靠提供给 XDS 文档登记处的元数据来确认包含在 XDS 文档内容中的元数据。因而 XDS 相关域应该在 IHE 已经定义的集成规范中选择内容，对于 IHE 还没有定义集成规范的领域，XDS 相关域应该谨慎地定义如何为 XDS 文档登记处中的属性赋予数据。

元数据和患者记录

虽然文档头中的元数据可能是 XDS 文档登记处元数据的复制品，但 XDS 文档登记处元数据还有一个特殊的角色，它是存储的法律医疗记录的一部分。文档头中的元数据会被存储文档的 XDS 文档存储库所管理，但它明确的不是临床记录的一部分。

而且，如果相关域十分需要的话，XDS 具备支持跟踪文档的创建者的能力，但 XDS 不为事务提供对 XDS 提交集内容的“签名”或法律验证（参见 IHE 文档数字签名内容架构—DSG）。XDS 文件夹的内容是通过提交集放在文件夹中的文档引用被跟踪的。

然而，由于登记处中文档元数据的存在，以及在生成 XDS 提交集或 XDS 文件夹过程中相关的医疗活动，可能使 XDS 文档登记处的内容成为患者合法病史档案的一部分。如何应对这些医疗活动相关的问题将由不同的相关域自己决定，并根据不同相关域内公认的常识、可接受的方式、和本地的法规来解决它们。

附录 K：XDS 概念细节

K.1 XDS 文档概念

XDS 文档是信息的最小单元，它可能提供给文档库角色并被注册为文档注册角色中的条目。

XDS 文档是临床信息的复合物，包括观察资料和以交换为目的的服务，有以下特征：持续性、事务性、验证的可能性和完整性。这些特性在 HL7 CDA 规范（临床文档结构）Release 1 中有定义。

XDS 文档可以由人和/或应用软件阅读。在任何情况下，它都应该遵守一个定义它结构、内容和编码的公开发布的标准。IHE 计划定义面向内容的依赖于已有内容标准的集成规范，和 XDS 规范联合使用。

此外：

1. 为共享提交后，XDS 文档应该用关联的 MIME 类型的八位字节流的形式提交到文档存储库角色。

2. 通过获取文档事务检索后，以八位字节流提交的 XDS 文档应该是不可变的。

注：XDS 文档可以是个 MIME 多部分文档（举例来说，HL7 CDA 做为多部分文档的第一部分，一个附件文件作为多部分文档的第二部分）。多部分的第一部分包含文档的初始部分，其他部分直接附属于初始部分。文档存储库把这个多部分数据集作为一个“不透明实体”来处理。文档存储库不需要分析或处理它的多部分结构和 XDS 集成规范上下文档中任何部分的内容。

注：XDS 文档可以选择使用两种专门的文档检索方法中的一种来检索。这些选项的性能并不在当前的 XDS 说明书中，但可能作为这个集成规范中候选内容添加到将来的选项。

3. XDS 文档应该与由文档来源定义的元数据相联合。这个元数据信息应该由 XDS 注册处角色放在 XDS 文档条目中，由 XDS 使用者角色用于查询目的。

4. XDS 集成规范把 XDS 文档作为一个独立的信息单元来管理，并没有提供访问 XDS 文档中部分内容的架构。只有文档来源或文档使用者有权使用 XDS 文档的内部信息。

5. XDS 文档是全球唯一标识的，所以没有两个不同内容的 XDS 文档使用相同的唯一 ID。这个 ID 在所有的临床相关域中是唯一的，这允许将不同域中 XDS 文档存储库的进行合并，如果需要的话，还可以允许在临床相关域间交换 XDS 文档。

6. XDS 文档注册角色应该为每个存储在文档存储库角色中的 XDS 文档维持一个独立的文档条目。XDS 文档的复本（有相同的唯一 ID）可以存储并注册。拥有相同唯一 ID 但不同内容的 XDS 文档注册会被拒绝。

7. 这个集成规范指定了在文档注册中的每个 XDS 文档需要的元数据。文档来源的责任是确保 XDS 文档元数据反映相关 XDS 文档的实际内容。文档存储库和文档注册都不核查这种一致性。

8. 文档来源对它已经注册的 XDS 文档有下列责任：

（1）它有权利把这些文档的状态由“已批准”转换为“已拒绝”或彻底删除这些文档。

（2）它有权利提交一个 XDS 文档，此文档替换掉它以前提交的一份文档，两文档之间为“上级关系”[1]。

临床相关域应该具备政策方针和程序，在需要时为患者访问系统的操作提供支持。例如，在某一地区，患者可以要求从 EHR-LR 中移除文档。注册者和文档存储库应具备执行支持这些本地操作的功能，虽然目前并没有定义相应的 IHE 事务。

---

① 例如：在 DICOM 中，在文档 ID 没有改变而文档内部的患者元数据已经被更新的情况，文档来源将提交一个更新后的 DICOM 文档替换现有文档的。

K.2 XDS 相关域概念

XDS 相关域是由一组指定的文档存储库和同意共享临床文档的文档使用者共同组成的。相关域定义了大量的特性：

1. 相关域并不提供诊疗服务。XDS 相关域中，只有作为文档来源和文档使用者的 EHR-CRs 提供诊疗服务。

2. 相关域由一个独立的文档注册角色管理。

注：对分布式注册者的支持将来会作为独立的集成规范出现。对于文档来源和文档使用者角色来说，仅知道一个单独的文档注册角色的掩盖了分布式注册者的复杂性。

3. 相关域包含任意多个文档存储库角色（默认的是分布式配置，同时也支持注册者/文档存储库组合使用的中心式配置）。

4. 相关域中包含参与文档共享的文档使用者和文档存储库角色的一个明确的列表。文档存储库或文档使用者角色的增加是一项管理任务，要求具备维护注册者和文档存储库权限的人来执行。

5. 在每个 EHR-CR 和相关域中的用户（医疗机构员工）之间建立信任链。

6. 文档存储库和文档使用者可以属于一个以上的相关域，并共享相同或不同的文档。这是一个执行策略，本文将不做进一步描述。

7. 相关域支持一个患者主 ID 域，由文档来源和使用者在与文档注册通讯时使用。当相关域中的文档来源和使用者属于不同的患者 ID 域时，文档来源和使用者必须将它们自己的患者 ID 交叉索引到注册者的 ID 域来进行注册。它们可以使用 IHE PIX 集成规范、患者基本信息查询集成规范、或其他的某种方式，在相关域中进行交叉索引（参见 ITI TF-2 附件 E 的第三和第五部分）。

8. 文档来源在提交文档时所使用的文档编码和医疗部门编码，必须从被相关域所批准的词汇值集中选择。

K.3 XDS 的其他原则

XDS 集成规范根据以下限制和原则设计：

1. 在文档的内容中可以包含对其他文档的引用，这部分内容被 XDS **文档注册**所管理。对于注册文档的 EHR-CR 来说，这些引用是可用的。如何访问这些 EHR-CR 内部的文档引用，超出了 XDS 集成规范的范围。

2. XDS 存储库不需要对文档内容执行任何处理或转换。文档处理和转换是文档源 EHR-CR 或使用者 EHR-CR 的责任。分析、多文档的合并、文档内容的展示，超出了 XDS 集成规范和规范中角色的范围。

3. 一个已注册文档中所包含的临床信息的管理职责是由文档源角色 EHR-CR 所保留的。EHR-LR 仅负责为在每个提交文档的 EHR-CR 提供共同的“共享空间”。在 EHR-LR 中替换或删除文档只能由相应的 EHR-CR 文档源发起。

4. 当已经在临床相关域的 XDS 注册者注册过的 XDS 文档被用相同的文档唯一 ID 重新提交后，由于 XDS 文档唯一 ID 已经存在于某文档条目中，这种“重复提交”会被文档存储库和/或注册者检测到。在文档 ID 相同但实际内容不同的情况下，这个包含重复提交的提交请求应该被拒绝（在提交时由文档存储库通过使用哈希表计算检测到）。

K.4 文档识别

为了减少一份 XDS 文档的唯一 ID 的数量，由文档来源分配的文档全球唯一 Id 和被文档存储库使用的 XDS 文档唯一 Id 是相同的。强烈建议在内部进行 IHE 事务操作时，限制使用 ebRS 所创建的文档条目 UUID 来引用文档条目，并鼓励使用支持外部操作的全球唯一文档 Id（例如在数据库内部指向文档来源角色的链接、文档间的链接）。

XDS 文档条目包括两个独立属性：XDS 文档唯一 Id 和 XDS 文档 URI。URI 是一种“自包含”网络方法，允许任何文档使用者执行获取文档事务（参见 ITI TF-2：3.17 节）。文档唯一 Id 是文档位置无关的 ID。如果一份文档在相关域中从一个 XDS 文档存储库转移到另一个文档存储库，它的 URI 会被改变，但文档唯一 Id 是不变的。

K.5　文档关系举例

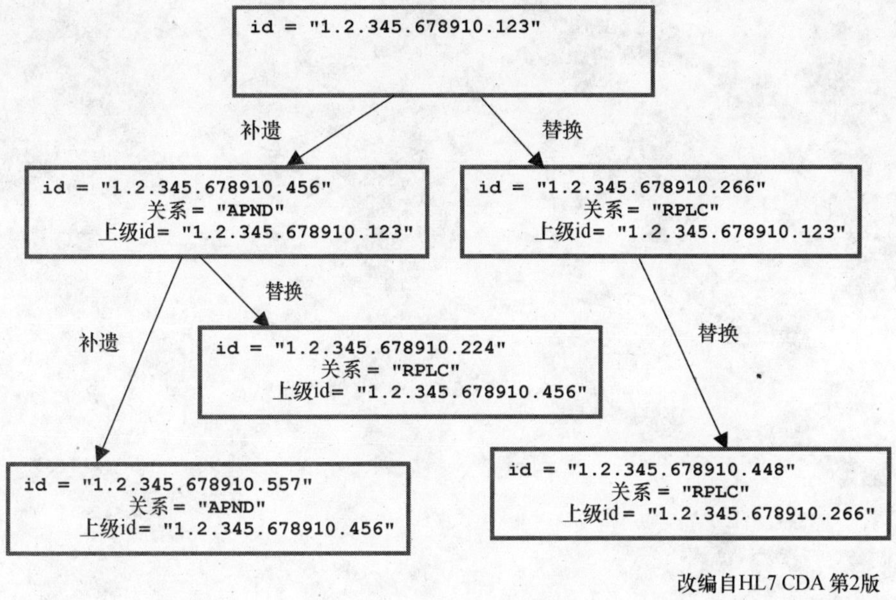

图 K-5　文档关系举例

上图表现了一些文档间的关系。典型的场景是一个简单的替换（例如：XDS 文档“1.2.345.678910.266”替换 XDS 文档“1.2.345.678910.123”）和一个简单的补遗（例如：XDS 文档“1.2.345.678910.456”添加到 XDS 文档“1.2.345.678910.123”）。更多可预期的复杂的场景包括：

1. 补遗的替换（例如：XDS 文档“1.2.345.678910.224”替换 XDS 文档“1.2.345.678910.456”，XDS 文档“1.2.345.678910.456”本身就是 XDS 文档“1.2.345.678910.123”的补遗）—预期的行为是把提交的替换作为补遗（例如：提交的 XDS 文档“1.2.345.678910.224”作为 XDS 文档“1.2.345.678910.123”的补遗）；

2. 补遗给一个被替换的文档（例如：XDS 文档“1.2.345.678910.456”添加到 XDS 文档“1.2.345.678910.123”，XDS 文档“1.2.345.678910.123”已经被 XDS 文档“1.2.345.678910.266”替换）—预期的行为是将补遗文档作为替换的补遗（例如：把 XDS 文档“1.2.345.678910.456”作为补遗提交给 XDS 文档“1.2.345.678910.266”）。

K.6　脱机事务模式

当作为文档来源的医生办公室系统只能用拨号上网时，文档来源角色允许在某些时间脱机工作。文档注册和文档存储库应该被设计成一直都在线的（例外情况参见注释）。

注：一个退化的相关域，仅由两个通过点对点电子邮件通讯的系统组成的，文档存储库可以是脱机的；一方系统是文档来源，另一方系统是由文档注册、文档存储库和文档使用者组合组成（参见 ITI TF-1：10；5 执

行策略 3)。

将通过 Internet E-mail 协议来支持发送给脱机系统的信息。E-mail 协议支持发送确认功能：

(1) 最终用户提供的收到信件证明，和

(2) 中间保存并转发信件的 SMTP 服务器提供的发送失败通知。

当使用 E-mail 协议时，由于信息通过 E-mail 消息传递，“确认”的异步本质要求一个事务中的发送和确认部分位于不同的消息中。

为了自动处理的目的，E-mail 正文中中应包含简单的提示（用英语/ ASCII 码），要使用固定的标题线、地址。用本地语言格式化的附件应包含使用说明。事务应包含在独立的附件中。

附录 L：XDS 相关领域的定义清单

XDS 相关领域的概念在 ITI TF-1：10 附录 K 中定义。为了配置 EHR-LR 文件的共享环境，该信息化附录总结了需要对此达成一致的主要政策。

L.1 XDS 相关域配置

许多系统为了实现 XDS 集成架构中定义的角色，需要被标识和配置以进行通讯。这包括定义地址信息和 ATNA 安全节点验证：

1. 标明支持文档注册角色的系统。
2. 标明支持文档存储库角色的系统。
3. 标明支持文档来源和/或文档使用者角色的系统。

L.2 患者身份标识

用适当的患者标识信息初始化文档注册：（参见 ITI TF-2：附录 H）

1. 为 XDS 相关域中患者 Id 域指定分配权限（OID）。
2. 为 EHR-CR 文档来源和/或文档使用者中的每个本地患者 Id 域指定授权机构机构（OID）。
3. 标明支持患者标识信息源的系统，并且如果某些系统既支持文档来源和/或文档使用者角色又支持 PIX 管理器，也要标明（需要支持患者标识信息输入事务）。

L.3 XDS 注册者相关词汇

用适当的词汇信息初始化文档注册：（参见 ITI TF-2：附录 H）

使用词汇表来选择和初始化 XDS 文档注册、文档来源和/或文档使用者。执行文档注册时必须使用词汇表中的词汇（ITI TF-2：3.14.4.1.2.9）。词汇表包含编码结构或者编码结构/代码值。

L.4 文档共享执行政策方针

1. 定义诊疗事件和相应的希望在 EHR-LR 中共享信息的预期水平。
2. 在选定支持的诊疗路径中定义 XDS 文件夹的使用原则（生成和更新）。

L.5 XDS 文档内容

为每个文档格式代码值，建立必要的协同工作协定（例如通过选择 IHE 文档内容规范）来确保文档使用者可以从 XDS 相关域的 XDS 文档存储库中发现（例如文档唯一 Id）并处理获取的 XDS 文档内容（例如 MIME 类型、模板定义、原型等）。

L. 6　文档更新和维护政策方针

相关域支持的 EHR-LR 中，文档来源对由它所提交共享的文档的准确性负责。这包括：

1. EHR-LR 中的文档替换。
2. EHR-LR 中可能删除文档的用例和方法。

L. 7　安全和隐私政策方针

1. 需要在相关域内的诊疗提供机构之间建立共同的政策方针和程序，尤其是关于安全事项的考虑（见 ITI TF-2：附录 K）。
2. 建立可执行的安全基础架构，包括证书交换。
3. 维持可执行的安全基础架构、配置管理、审核管理、定期检查等。

附录 M：跨机构文档共享与 IHE 发展计划

IHE 的跨机构文档共享集成规范是 IHE 集成规范家族的一部分，IHE 集成规范家族包括很多特定域的技术框架（医疗机构合作与患者诊疗信息共享、心血管病学、实验学、放射学、IT 基础架构等）。XDS 是跨机构协同工作能力的重要基础，这个跨机构协同工作能力可以由许多现有的 IHE 集成规范共同组成（参见 ITI TF-1：附录 E）。并且还需要开发大量新的 IHE 集成规范，目前正在等待相关基础标准的确定。

M. 1 XDS 文档内容集成规范

希望各种不同 IHE 域中（心血管病学、实验学、放射学、IT 基础架构等）可以产生新的共享文档内容的集成规范。这些不同种类的“面向内容的”集成规范将依赖 XDS 集成规范来管理通用的注册、查找和访问过程。

例如，目前 IHE 在医疗机构合作与患者信息共享领域正在做出努力，以提供转诊医疗总结和出院总结相关的规范。参见www. ihe. net.

M. 2 跨机构动态信息共享

动态信息（非面向文档的）的管理不是 XDS 集成规范的覆盖范围，例如过敏列表、用药列表、问题列表等。不过，以结构化的形式访问这些信息的方法和动态更新临床信息的方法，可能会成为一个新的集成规范。

M. 3 协同工作流管理

关于共享的诊疗协作流程中的很多问题，例如医嘱的下达和跟踪（药品处方、放射检查申请等），XDS 集成规范仅能提供部分的解决方案，仅可以建立患者的持久记录。

XDS 为电子处方和电子转诊提供关键的基础架构，它可以确保不同的医疗机构共享访问医嘱、处方、结果。对这些协同工作流的命令/控制部分的交互操作将来可能是一个新的集成规范。

M. 4 安全与隐私管理

任何跨机构文档共享临床相关域的操作都需要选用一个适当的安全模式。我们希望一个适当的安全模式范围出现。虽然 XDS 集成规范既没有包含也不强制指定任何特殊的安全模式，但是我们希望 XDS 规范的执行者可以把 IHE 的审计跟踪与节点验证的角色与 XDS 角色组合使用，而且在这种跨机构环境中操作的 XDS 规范的执行者还需要访问控制功能。IHE 集成规范中关于 XDS 的特定问题的补充是可以获得的（例如：跨机构用户验证，文档电子签名等）

M. 5 相关域联盟

XDS 是建立包含任何水平、地点、区域或国家的诊疗机构的联合相关域的有效方法。然而，由于患者会希望他们的记录可以跟随他们从一个地区迁移到另一个地区，或者从一个国家迁移到另一个国家。就需要建立基于 XDS 的独立但持久的相关域之间的联盟。IHE 预见到这种需要，即从一个临床相关域向另一个临床相关域传递信息或者允许从一个临床相关域访问另一个临床相关域中的所管理的文档。XDS 在设计时已经加入了这一扩展的理念。在将来一个新的 XDS 域联盟集成规范可能会出现，作为 XDS 规范的补充。

词汇表

角色（Actor）：用例图中的一个实体，它可以执行用例图的行为。行为可能是生成或使用消息。

ADT：入院、出院、转院。

CCOW：CCOW是一个技术中立的上下文管理架构规范（CMA），是HL7组织发布，且经过ANSI组织认证。此架构使多个应用程序使用时能够以有意义的方式自动地协作和同步。对于个人电脑上应用的医疗程序，CCOW架构建立了桌面应用程序之间的交互操作的基础。

上下文管理注册处（Context Management Registry）：由HL7的CCOW标准所定义的服务，使用HTTP技术来定位一个专为某特定桌面服务的上下文管理器对象。

上下文档会话（Context Session）：多个参与的应用程序的构成的集合，它们共享上下文环境中的一个或多个“主题”。

CDA：临床文档架构（HL7组织定义）。

CT：时间一致性集成规范。

临床相关域（Clinical Affinity Domain）：一个临床相关域是一组医疗机构，这组医疗机构已达成协议使用一组共同的策略方针和相同的文档库和注册者的基础架构。

目录（Directory）：包含居住者的姓名和住址，分类信息的名册；地址簿；或者是企业名录。

EHR-CR：为诊疗提供记录是对信息系统或诊疗提供组织系统的抽象，它可能支持多种医疗机构：私人诊所、疗养院、门诊部、重症看护室等。

EHR-LR：为在XDS相关域的EHR-CR中接受了诊疗的患者，由EHR-CR共享的、由XDS注册者跟踪的多份XDS文档，共同组成一个患者的长期记录。此长期记录称为HER-LR。

EMPI：医疗机构内患者主索引。

EUA：医疗机构用户验证集成规范。

预期行为（Expected Actions）：一个触发事件后应该发生的行为。

全球唯一ID（Globally Unique Identifier ID）：某实体（例如一份文档）的ID，通过ID生成算法能保证此ID在全球范围内的唯一性。

HIMSS：医疗健康信息与管理系统协会。

HIS：医院信息系统。

IETF：互联网工程任务组（译者注：IETF是一个由为互联网技术工程及发展做出贡献的专家自发参与和管理的国际民间机构）。

IHE：医疗健康信息集成规范。

InetOrgPerson：［RFC 2798］对象类是一个包含个人属性信息的通用对象类。对象中的属性是为了满足建立典型的互联网或局域网的目录服务的部署需求。InetOrgPerson对象类的设计目的是为了在基于LDAP v3［RFC 2251］和X. 500协议族所建立的目录服务中使用，但对于其他的环境也应该是有用的。

交互图（Interaction Diagram）：用数据流和事件顺序表示对象之间交互的图。

IT：信息技术。

JPEG：联合图像专家组（译者注：这是一个ISO/IEC的专家组，他们开发并维护计算机图像文件的一套压缩算法的标准）。

KDC：密钥分配中心（生成票证授权票证和服务票证的Kerberos服务期，参考RFC1510）。

LDAP：轻量级目录访问协议，此协议用于访问这种目录：它们支持X. 500模型，但不需要满足X. 500目录访问协议（DAP）所要求的资源。此协议专门用于那些对目录进行交互式读写操作的管理程序和浏览程序。

当此协议用于一个完全支持 X.500 协议的目录时，可以认为是 X.500 DAP 协议的一个补充。

本地验证（Local Authentication）：在 ATNA 集成规范中的名词“本地验证”的含义是指系统的管理者选择用户标识，验证和授权的方法，并不一定需要符合 IHE 规范。本地验证方法可以是本地的用户名密码系统，安全令牌系统，或者其他本地安全管理者所接受的方法。

MPI：患者主索引。

MRN：医疗保险记录号。

NEMA：美国电器制造商协会。

NTP：网络时间协议。这是一个标准的互联网协议，用于同步计算机的时钟。关于同步计算机时间的问题，可以访问网站http：//www.ntp.org，此网站提供了广泛的文档，包括入门级的与专业级的。

OID：对象 ID（参考 GUID：全球唯一 ID）。

PACS：图像存储与通讯系统。

患者（Patient）：在 ATNA 规范内使用时，RFC3381 定义了标识患者的方法。审核事件记录中的患者信息是审核记录产生当时的患者标识信息，并不在以后发生改变（例如患者信息协调时）。

患者 ID（Patient ID）：在 ATNA 规范内使用时，患者 ID 是一段文本，记录了在系统的患者 ID 域内部唯一的患者标识。患者 ID 域是分配给产生审核事件记录的系统的。审核事件记录中的患者信息是审核记录产生当时的患者标识信息，并不在以后发生改变（例如患者信息协调时）。

患者 ID 交叉索引域（Patient Identifier Cross-reference Domain）：由一组“患者 ID 交叉管理器”所了解和管理的患者 ID 域共同构成的。“患者 ID 交叉管理器”角色负责提供同一患者在不同患者 ID 域中的不同 ID 的清单。

患者 ID 域（Patient Identifier Domain）：一个单独的系统或者一系列相互连接的系统，它们共享同样的患者标识计划。这个计划包括：（1）同一个 ID 生成分配机构，（2）向患者分配 ID 的流程，（3）患者 ID 和相关特性的持久化记录，（4）长期的维护流程。患者标识的目的是减少错误。

患者映射代理（Patient Mapping Agent）：这是 CCOW 所定义的一个组件，用于多个患者 ID 域之间的患者 ID 的映射。

患者主题（Patient Subject）：这是 PSA 规范所定义的主题，支持在桌面电脑上运行的多个应用程序共享一个当前所选中的患者。

PDF：便携文档格式。

个人白页（Personnel White Pages）：医疗机构内的工作人员的基本分类信息。此信息对于医疗机构内的很多临床和非临床应用程序都是很有用的。个人白页信息可以用于增强临床工作流程（通过联系信息），增强程序界面（友好的用户姓名和头衔），和确认用户标识信息。

PIX：患者 ID 交叉索引集成规范。

PMA：CCOW 规范所定义的患者映射代理组件。

流程图（Process Flow Diagram）：通过图例说明在一个特定例子中，工作的流程和各个角色之间的交互。

PSA：患者同步应用集成规范。

RID：显示所需信息获取集成规范。

RIS：放射科信息系统。

角色行为（Role）：一个用例中某角色的行为。

RSNA：北美放射协会。

范围（Scope）：事务的简要描述。

安全域（Secure Domain）：安全域可以是一个网络、硬件系统、安全结点、或者是物理环境，此安全内定义并执行同样的一系列安全方针政策，以控制对域内可定位信息的访问。

安全节点（Secure Node）：一个遵守安全域的访问控制政策和管理的网络中可定位的系统。一个安全结点通常支持若干个 IHE 角色。

SNTP：简单网络时间协议。这是 NTP 协议的改写版，它降低了时间的准确性。SNTP 与 NTP 协议使用的字段是相同的，但是所使用的数据值和算法的准确性大幅度降低。所以 SNTP 可以在性能有限的系统中实现。

提交集（Submission Set）：由 EHR 提交请求，将一组 XDS 文档一起注册到文档库中。这些文档是与一个患者的诊疗事件相关联的。

SUID：一个 DICOM SOP 实体或一组 SOP 实体中的 Study 实体的唯一 ID（UID）。

票证准录票单（TGT）：这是核实用户已经通过验证的初始证明书。使用 TGT 可以避免对用户进行重复验证，TGT 也可以作为访问服务的令牌。

触发事件（Trigger Event）：这是一个表示收到一条消息或结束一个流程的事件，此事件将会导致另一个动作的发生。

UID：唯一 ID（参考全球唯一 ID，GUID）。

通用 ID（Universal ID）：长期的唯一 ID，这是 UID 的一种。每个 UID 都必须属于某个特定的枚举种类。通用 ID 必须遵守结构所规定的语法规则。

用例（Use Case）：一个系统中的角色与操作的图形化描述。

用户名（Username）：当登录进入一个多用户计算机系统，局域网，电子公告板，或在线服务系统时，要求用户录入的一组字符，作为用户的标识。这和用户密码是不同的。也被称作用户 ID，或 uid。

用户主题（User Subject）：PSA 集成规范中定义的主题，用与在多个桌面应用程序之间共享当前登录用户的身份信息。

UTC：协调世界时，又称世界标准时间。这是 GMT（格林威治时间）的替代。UTC 定义了一个国际认同和支持的参考时间。

XDS 文档（XDS Document）：XDS 文档是可被提供给文档库角色，并被文档注册者角色注册的一条信息的最小单元。XDS 文档的内容可以包括纯文本信息、格式化的文本（例如 CDA Release 1）、图像（例如 DICOM）、或者结构化且词汇编码的临床信息（例如 CDA Release 2，CCR），或者是以上所列内容的混合物。

XDS 文件夹（XDS Folder）：XDS 文件夹的目的是使 XDS 文档来源可以对提交的 XDS 文档进行分组。一个临床相关域中的医疗机构应该对于此问题达成一致意见：一个文件夹的组成部分以及和文件夹关联的词汇表。

第 2 卷

事　务

第 2.0 版（正式版）

2005 年 8 月 15 日

目　录

1 序　言

医疗健康信息集成规范（IHE）是为了促进用以支持现代医疗机构的信息系统的集成而创建的。它的基本目标是确保病人在被治疗和护理过程中医疗决策所需的全部信息是正确的，并能被医护专业人员获得。IHE计划既是一个过程，也是一个为了鼓励集成工作的论坛。它为已制定的消息标准的实施定义了一个技术框架，目的是实现特定的临床目标。它有一个严格的测试流程以保证此技术框架的实施。它还组织培训会，并在医学专业人员的大型会议上展示此框架的益处并鼓励企业和用户采用IHE。

IHE不会定义新的集成标准，IHE的存在是为了支持现有标准的使用，例如HL7、ASTM、DICOM、ISO、IETF、OASIS和其他合适的标准。在不同使用者需要对系统进行集成的时候，必要时IHE会进一步限制配置的选择性，以保证这些标准在特定的应用领域被恰当地使用。当需要对现有标准阐明或扩展时，IHE建议咨询相关标准的制定机构。

IHE拥有大量的主办者和支持机构，它们属于不同的医疗领域，来自不同的地区。在北美地区，主要的主办者包括美国心脏病学会（American College of Cardiology，ACC），医疗健康信息与管理系统协会（Healthcare Information and Management Systems Society，HIMSS）与北美放射协会（Radiological Society of North America，RSNA）。IHE加拿大分会也已经成立。IHE欧洲分会（IHE-EUR）由一个庞大的联合机构支持，包括欧洲放射协会（European Association of Radiology，EAR），欧洲放射学研讨会议（European Congress of Radiologists，ECR），放射和电子医学行业欧洲协调委员会（Coordination Committee of the Radiological and Electromedical Industries，COCIR），德国放射协会（Deutsche Röntgengesellschaft，DRG），欧洲PACS协会（EuroPACS），医院信息系统现代化小组（Groupement pour la Modernisation du Système d'Information Hospitalier，GMSIH），法国放射协会（Société Francaise de Radiologie，SFR），意大利医疗放射协会（Società Italiana di Radiologia Medica，SIRM），欧洲医疗记录学院（研究所）（EuroRec，European Institute for health Records）。IHE日本分会IHE-J是由三个组织主办的，它们是：日本经济产业省（Ministry of Economy，Trade，and Industry，METI），日本厚生劳动省（Ministry of Health，Labor，and Welfare），以及这两个省管辖下的医疗信息系统开发中心（MEDIS-DC）。IHE日本分会的合作组织包括：日本放射行业协会（Japan Industries Association of Radiological Systems，JIRA），日本HIS行业协会（Japan Association of Healthcare Information Systems Industry，JAHIS），日本放射协会（Japan Radiological Society，JRS），日本放射技术协会（Japan Society of Radiological Technology，JSRT），日本医疗信息化协会（Japan Association of Medical Informatics，JAMI）。其他的医学专业机构也被邀请加入到跨学科和跨地域的IHE计划中。

1.1 技术框架概述

本文档为IHE IT基础架构技术框架（IHE IT Infrastructure Technical Framework，ITI TF），它定义了如何应用现有标准，以达到提供恰当的医疗信息共享，优化患者诊疗的集成目标。经过一段时间公开性的检查与回顾，本文档每年进行一次扩展；并进行定期维护，目的是标明和更正文档中的错误。目前的版本为2.0正式版（Final Text），阐明了2005年8月确定和实施的IHE事务。本文档的最新版本可以通过Internet从以下网址获得：http://www.ihe.net/Technical_Framework。

IHE IT基础架构技术框架确定了医疗行业的一组功能组分的子集，称为IHE角色（Actor），并根据一组一致的、基于标准的事务（transaction）确定了它们的交互。它逐渐深入地描述了事务体。第1卷（ITI TF-1）在一个较高的层次上描述了IHE功能，指明事务被组织为功能单元，这些功能单元称为集成规范（Integration Profiles），同时突出其针对特定IT基础架构需求的能力。

IHE IT 基础架构技术框架第 2 卷（ITI TF-2）提供了在 IT 基础架构规范中使用的每个 IHE 事务的详细技术描述。这两卷是一致的，能同 IHE 其他领域的集成规范协同使用。

IHE 其他领域也在其相关领域产生技术框架，它们一起组成 IHE 技术框架。目前，已有以下 IHE 技术框架：

- IHE IT 基础架构技术框架（IHE IT Infrastructure Technical Framework）
- IHE 心血管病学技术框架（IHE Cardiology Technical Framework）
- IHE 实验学技术框架（IHE Laboratory Technical Framework）
- IHE 医疗机构合作与患者诊疗信息共享（IHE Patient Care Coordination Technical Framework）
- IHE 放射学技术框架（IHE Radiology Technical Framework）

在应用时，可参考其他几个技术框架。关于参考其他技术框架的约定，见本卷的 1.6.3 节。

1.2 IT 基础架构技术框架第 2 卷概述

第 1 章的其余部分进一步描述了技术框架的一般性质、目的和功能。

第 2 章介绍了本卷定义 IHE 事务所使用的约定。

第 3 章详细定义了事务、具体说明了每个角色的行为、所应用的标准、交换的信息、在某些情况下所有事务的实施选项。

本卷正文后的附录提供了与事务相关的详细技术描述。

1.3 目标读者

本文档的预期读者是：

- 医疗机构的 IT 部门工作人员
- 参与 IHE 创始的厂商的技术人员
- 参与标准开发的专家
- 对医疗信息系统集成技术和工作流程感兴趣的人

1.4 与相关标准的关系

从医疗行业中交互作用的角度，IHE 技术框架定义了分布式医疗环境的功能组分（称为 IHE 角色）。在目前的开发层次上，基于 ASTM、DICOM、HL7、IETF、ISO、OASIS 和 W3C 标准，IHE 定义了一组事务。随着 IHE 范围的扩展，将会根据需要加入基于其他标准的事务。

在某些情况下，IHE 推荐选择这些标准支持的特定选项；然而，IHE 不引入与这些标准矛盾的技术选择。如果发现现有标准有错误或对其进行扩展，IHE 的方针是将它们向合适的标准团体汇报，以实现其一致性和标准发展策略。

因此，IHE 是一个实现框架，而不是一个标准。产品的一致性声明仍需对特定标准做直接的参考。此外，在产品中实施 IHE 集成功能的厂商可发布 IHE 集成声明，来宣传他们的产品的功能。发布 IHE 集成声明的厂商对其声明的内容负全部责任。通过比较不同产品的 IHE 集成声明，对 IHE 角色和集成规范的概念比较熟悉的用户能够决定产品之间集成的水平。IHE 集成声明的格式见附录 C。

1.5 与现实世界已有体系结构的关系

在 IHE 技术框架中描述的 IHE 角色和事务是真实医疗信息系统环境的抽象。尽管一些事务传统地通过特定产品类别来执行（如 HIS、临床数据存储库、放射学信息系统、临床信息系统或心血管病学信息系统），IHE 技术框架有意避免功能或角色与这些产品类别关联。对于每个角色，IHE 技术框架只定义了与信息系统集成相关的那些功能。因此 IHE 对角色的定义不应该作为对任何实施此角色的产品的完全定义，框架自身也不应该被当作医疗信息系统体系结构的全面描述。

定义角色和事务的原因是为定义医疗信息系统环境的功能组分之间的交互提供基础。对于单个产品实现多个功能的情况，IHE 认为只有产品与环境的外部功能之间的接口有重要意义。因此，与一个基于多个系统共同达到集成目标的情况不同，IHE 不看重一个基于独立、完全的信息系统的综合环境的相对价值。IHE 着重说明基于 IHE 技术框架的多个厂商系统的集成。

1.6 提出建议

HIMSS 和 RSNA 欢迎对本文档和 IHE 规范的评价。请直接到讨论服务器：http：//froums. rsna. org/ihetf/，或发给：

Chris Carr
Director of Informatics
820 Jorie Boulevard
Oak Brook，IL 60523
E-mail：ihe@rsna. org

Joyce Sensmeier
Director of Professional Services
230 East Ohio St.，Suite 500
Chicago，IL 60611
E-mail：ihe@himss. org

1.7 版权许可

2 约 定

本文档采用了下述约定来表示框架概念，阐明如何应用 IHE IT 基础架构技术框架所基于的标准。

2.1 通用 IHE 事务模型

事务描述在第 3 章中提供。在每个事务描述中，角色、角色行为及角色之间的事务以用例来加以说明。通用 IHE 事务描述包括以下部分：

- **范围**：事务的简短描述。
- **用例角色描述**：角色及其行为的文字定义，用一个简单的图将其关联起来，例如：

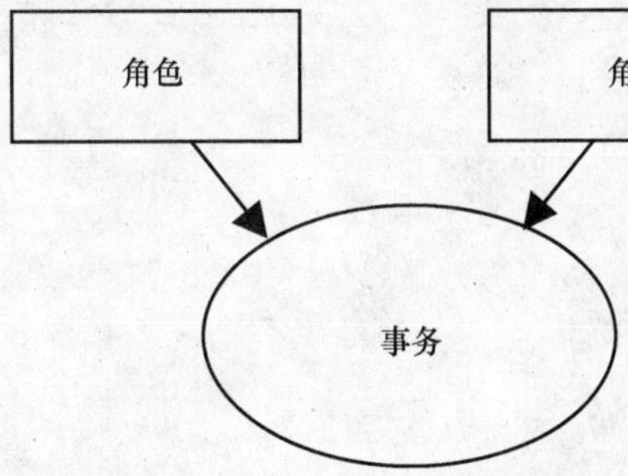

- **参考标准**：用于事务的标准（声明特定的部分、章或节）。
- **交互图**：支持事务的角色和消息的图形描述，角色内的相关处理以矩形表示，随时间向下，像这样：

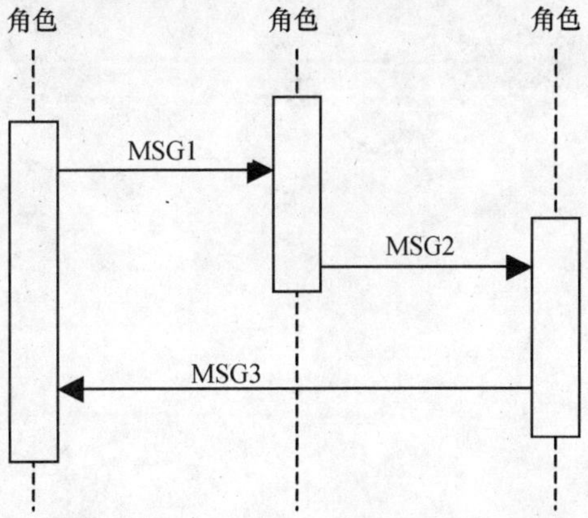

IHE IT 基础架构技术框架中使用的交互图是按照下书中的描述来建模的：Grady Booch，James Rumbaugh 和 Ivar Jacobson，《统一建模语言用户手册》（ISBN 0-201-57168-4）。为了简洁起见，简单的确认消息通常会在图中略去。可能需要一个或多个消息来实现一个事务。每个消息以一个箭头表示，起点是发起消息的角色。

- **消息定义**：事务中包含的每个消息的描述，触发消息的事件，其语义，及在接收方消息触发的行为。

2.2 HL7 规范约定

HL7 规范约定和网络实施指南见本卷附录 C。

2.3 编码实体和编码方案的使用

IHE不产生、维护或指定编码方案或其他控制术语资源（编码实体）。在应用中，优先选用 HL7 和 DICOM 标准所要求的编码方案。在这些资源未被标准明确指定的情况下，实施中可以使用满足许可/版权需求的任意资源（包括私有的或本地的）。

3　IHE 事务

本章详细定义了每个 IHE 事务，指明了所使用的标准、传送的信息及事务必需的或可选的条件。

3.1　维护时间同步

本节与 IHE IT 基础架构技术框架的事务 ITI-1 相对应。事务 ITI-1 被时间服务器和时间客户端角色所使用。

3.1.1　范围

本事务被用于同步多个系统的时间。

3.1.2　用例角色描述

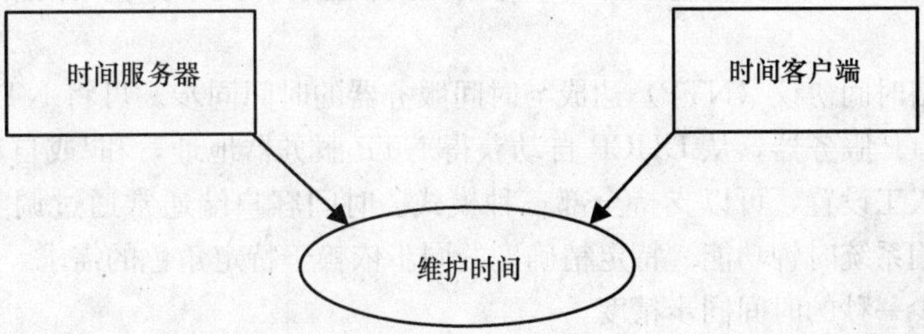

角色：时间服务器
行为描述：对 NTP 时间服务查询产生应答。
角色：时间客户端
行为描述：使用 NTP 或 SNTP 时间服务应答，来维护与时间服务器的同步，及维护本地系统时钟。

3.1.3　参考标准

NTP　网络时间协议（Network Time Protocol）版本 3. RFC 1305
SNTP　简单网络时间协议（Simple Network Time Protocol，SNTP）RFC 2030

3.1.4　交互图

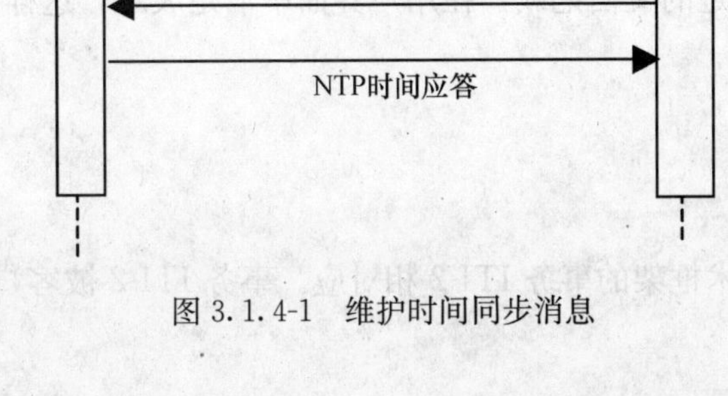

图 3.1.4-1　维护时间同步消息

3.1.4.1 维护时间同步

NTP事务在RFC 1305中有详细描述。在http：//www.ntp.org中也有关于此事务的大量文档和关于配置和设置的建议。我们没有把所有资料放在本框架中，而是强烈建议读者查阅此站点。最常见的模式是查询—应答模式，在下面描述。其他形式见RFC 1305和http：//www.ntp.org中的资料。

时间服务器应支持NTP（隐含意味着也支持SNTP客户端）。也可支持安全NTP（Secure NTP）。当与时间服务器同组时，或者当要求高精度的时候，时间客户端将使用NTP。当不同组的时间客户端要求一秒精度时，可以使用SNTP。时间客户端也可支持安全NTP。

表3.1.4-1 允许选择的协议

协议	时间服务器	时间客户端与时间服务器同组	时间客户端（1秒精度）	时间客户端（高精度）
SNTP	必须支持	禁止	允许	禁止
NTP	必须支持	必须支持	允许	允许
安全NTP	可选	可选	可选	可选

3.1.4.1.1 触发事件

在查询—应答模式下，时间客户端查询时间服务器，接收应答。此事务包括网络延迟时间估计。

3.1.4.1.2 消息语义

时间客户端使用网络时间协议（NTP）达成与时间服务器的时间同步。可将NTP客户端设定为在一特定IP地址处使用特定的NTP服务器，从DHCP自动获得NTP服务器地址，和/或自动探察NTP服务器地址。时间客户端应至少支持人工设置，可以支持全部三种模式。时间客户端通常通过调整系统时钟来维护时间同步，因此应用会持续使用系统时钟功能。特定精确度的同步依赖于特定角色的需求。

实施中必须支持至少一秒的时间同步精度。

简单网络时间协议（SNTP）RFC 2030能为时间客户端提供一秒精度。它使用与NTP相同精度的协议，但不包括NTP高精度统计估计算法所使用的测量数据。实施SNTP花费较低，因为它省略了要达到更高精度所需的测量和统计估计。统计估计的省略使SNTP不适用于与时间服务器同组的应用。在与时间服务器不同组及因其他原因不需要更好的同步的情况下，允许使用SNTP。

注：通常使用操作系统提供的组分来实施时间客户端角色。一些系统只提供SNTP，其他系统则提供选择SNTP或NTP客户端。

安全NTP的使用不是必需的。一般认为隐蔽入侵时间数据库导致其崩溃的风险非常低，而且在大多数环境中安全NTP的维护费用非常高。

3.1.4.1.3 预期行为

时间服务器和时间客户端将维持同步为UTC（universal time date，国际标准时间）。时间客户端利用来自一个或多个时间服务器的时间估计和网络延迟估计，来维持一个统计估计过程。这个统计估计过程产生一个时间估计，用于持续调整系统时钟。

注：本地报告时间、UTC和由电池供电的时钟之间的关系常常使人混淆。不同的硬件和操作系统有不同的配置需求。针对这些应该有清楚的文档记载，在用户界面中清楚表示，这样该领域的服务和操作人员就不会发生错误。

3.2 获取用户验证

本节与IHE IT基础架构技术框架的事务ITI-2相对应。事务ITI-2被客户端验证代理和Kerberos验证服务器角色所使用。

3.2.1 范围

本事务用于验证机构范围内的用户身份。质询—应答（challenge-response）方法核实用户知道正确的口令。一旦用户通过了验证，Kerberos验证服务器将发送一个票证授予票证（Ticket Granting Ticket，TGT）给客户端验证代理，以允许随后交互的最优化。TGT作为重复登录/口令类型活动的替代。

本事务等同于RFC 1510中的“验证服务（Authentication Service）”。

3.2.2 用例角色描述

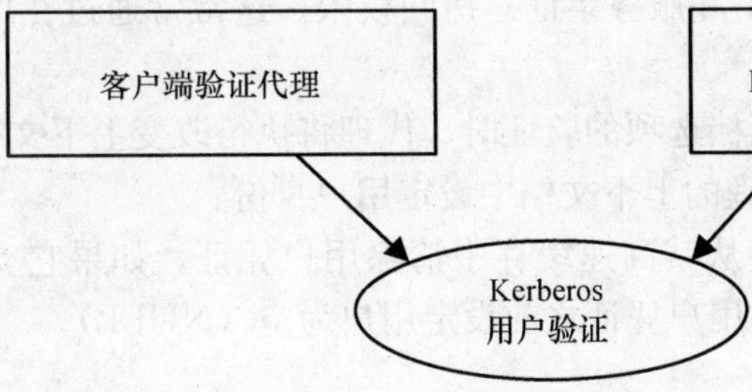

角色：客户端验证代理

行为描述：将验证信息传达给Kerberos验证服务器，接收TGT，执行内部TGT管理。

角色：Kerberos验证服务器。在RFC1510中称之为密钥分配中心（Key Distribution Center，KDC）。

行为描述：核实验证信息，产生一个TGT，把它发送给客户端验证代理。

3.2.3 参考标准

RFC 1510　　Kerberos网络验证服务（V5）

3.2.4 交互图

客户端验证代理将一个Kerberos验证服务请求（KRB _ AS _ REQ）传达给Kerberos验证服务器。这个消息确定了用户、票证授予服务的名称和验证数据。验证数据通常使用一个以用户长期密钥加密的时间戳。(关于例外情况见RFC 1510)

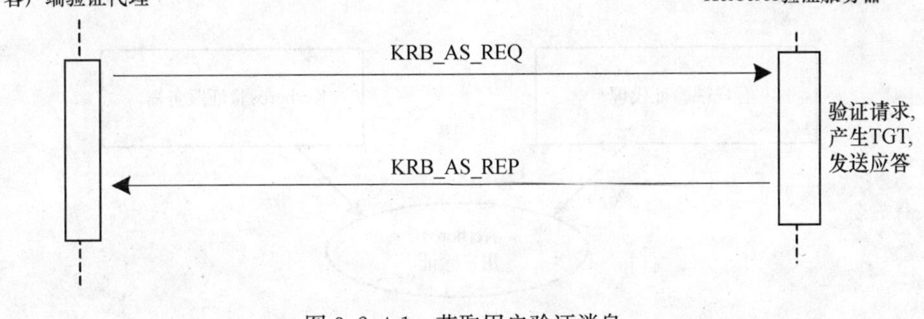

图3.2.4-1　获取用户验证消息

3.2.4.1　获取用户验证（请求/应答）

3.2.4.1.1　触发事件

Kerberos用户验证事务一般发生在：

1. 登录或新用户会话开始，和

2. 一个TGT即将过期之前。选择TGT超时设定以使此事务需求最小化，但它们可能在用户注销/会话完成之前过期。

当客户端验证代理支持用户上下文档选项的验证时，客户端验证代理应在开始用户验证之前解决上下文档管理器界面的所有问题。例如客户端验证代理需要确定，它将作为这个用户会话上下文档中唯一的用户验证者被上下文档管理器所接受。相似的问题可应用于 CCOW 的非 IHE 使用。

3.2.4.1.2 消息语义

客户端验证代理应支持在此事务中使用 RFC 1510 中定义的 Kerberos 用户名/口令系统。用户名和口令由 94 个可打印字符组成，在 ISO-646/ECMA-6（aka U. S. ASCII）的国际参考版本中定义。

3.2.4.1.3 预期行为

客户端验证代理将执行 TGT 管理，因此其后的活动能从一个凭证高速缓存中重用 TGT。客户端验证代理应确保用户只能有他或她自己的票证（TGT 和服务票证）访问权限。这常常通过在用户注销或会话完成时清除凭证高速缓存来实现。

当客户端验证代理支持对用户上下文档档选项的验证时，代理将执行改变上下文档事务（Change Context Transaction），在上下文档管理器角色所管理的上下文档中设定用户身份。

当用户会话结束时，客户端验证代理将从其高速缓存中清除用户凭证。如果它支持用户上下文档选项验证，代理将执行改变上下文档事务，在清除用户凭证之前设定用户为空（NULL）。

3.2.5 扩展验证的方法

本集成规范中所使用的 Kerberos 质询—应答系统可通过多种验证机制来核实用户。本规范中描述的机制是 Kerberos 用户名和口令系统。其他方法也有记载但不标准，例如智能卡和生物测定学方法。（有关其他验证机制的讨论见 ITI TF-1：附录 D）

3.3 获取服务票证

本节与 IHE IT 基础架构技术框架的事务 ITI-3 相对应。事务 ITI-3 被客户端验证代理和 Kerberos 验证服务器角色所使用。

3.3.1 范围

客户端验证代理使用此事务来获取服务票证，发送给 Kerberized 服务器以验证用户。

3.3.2 用例角色描述

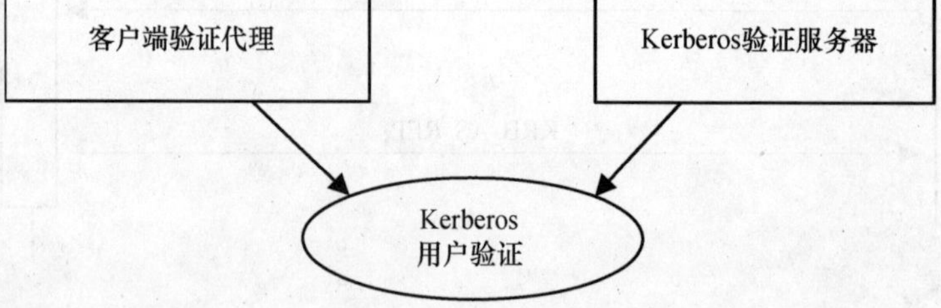

角色：客户端验证代理

行为描述：客户端将验证信息传达给 Kerberos 验证服务器，接收服务票证，并执行内部票证管理。

角色：Kerberos 验证服务器。在 RFC1510 中称为密钥分配中心（Key Distribution Center，KDC）。

行为描述：核实验证信息，产生一个票证，把它发送给客户端验证代理角色。

3.3.3 参考标准

RFC 1510　　Kerberos 网络验证服务（V5）

3.3.4 交互图

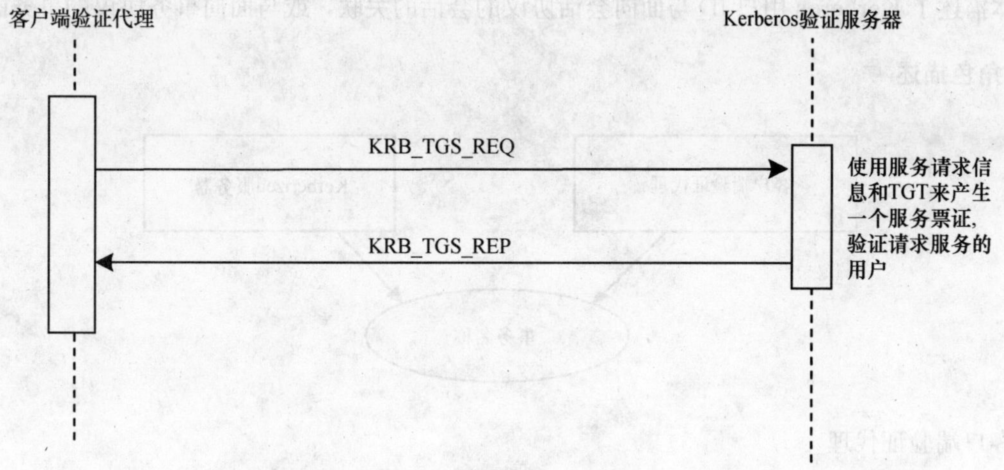

3.3.4.1 Kerberos 服务票证（Kerberos Service Ticket）

3.3.4.1.1 触发事件

与一个 Kerberized 服务器通讯之前，要请求一个服务票证。这个票证将作为 kerberized 通讯过程的一部分被提供给服务。

3.3.4.1.2 消息语义

客户端验证代理角色通过向 Kerberos 验证服务器发送一个 Kerberos 票证授予服务请求（KRB _ TGS _ REQ）来请求一个服务凭证。这个消息包括用户名、以用户登录会话密钥加密的验证者、在获取用户验证事务中获得的 TGT 和用户要求票证的服务名。

Kerberos 验证服务器接收 KRB _ TGS _ REQ 时，它用自己的密钥来解密 TGT，提取登录会话密钥。它使用登录会话密钥来解密验证者并对其评估。如果验证者通过了测试，则 Kerberos 验证服务器从 TGT 中提取授权数据，产生一个会话密钥，以供客户端与支持此服务的 kerberized 服务器角色共享。Kerberos 验证服务器以用户登录会话密钥来加密会话密钥的一个拷贝。它包含票证中的会话密钥的另一个拷贝，与授权数据一起，以服务的长期密钥加密此票证。然后在 Kerberos 票证授予服务应答（KRB _ TGS _ REP）中，Kerberos 验证服务器将此凭证发回给客户端。

Kerberos 消息没有特别的 IHE 扩展或修改。

3.3.4.1.3 预期行为

客户端验证代理收到应答后，使用登录会话密钥来解密使用此服务的会话密钥，并将密钥存储于凭证高速缓存中。然后它为服务提取票证，把它存储于自己的高速缓存中。

为了以后的使用，客户端将票证继续存储在凭证高速缓存中。

3.3.4.1.4 服务注册

根据 RFC 1510 协议规范，企业中支持的 Kerberized 通讯服务应在 Kerberos 验证服务器中注册。KDC 的服务注册在本规范范围之外。

3.4 Kerberized 通讯

本节与 IHE IT 基础架构技术框架的事务 ITI-4 相对应。事务 ITI-4 被客户端验证代理和 Kerberos 服务器角色所使用。

3.4.1 范围

本节具体描述了 Kerberos 用户 ID 与面向会话协议的会话的关联，或与面向事务协议的事务的关联。

3.4.2 用例角色描述

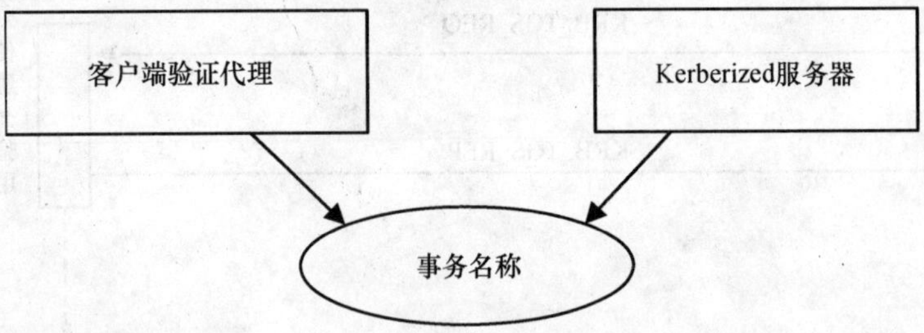

角色：客户端验证代理

行为描述：提供适当的票证，作为其他协议的连接或会话管理的一部分。

角色：Kerberized 服务器

行为描述：接受和核实票证，以执行用户身份相关服务，作为其他协议的连接或会话管理的一部分。

3.4.3 参考标准

RFC 1510　　Kerberos 网络验证服务（V5）

3.4.4 交互图

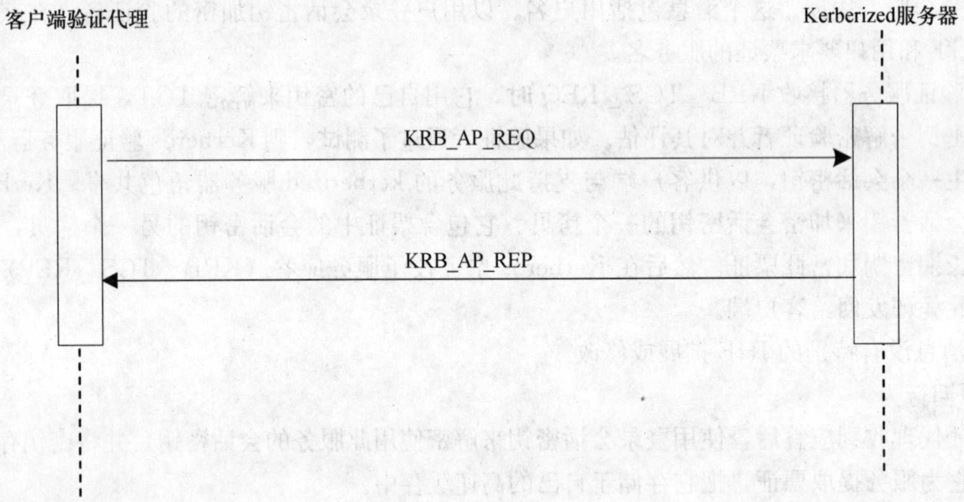

图 3.4-1　Kerberized 通讯

3.4.4.1　Kerberized 通讯

上面的顺序图描述了能在不同的协议启动顺序中被封装的信息流。在特定种类通讯协议的 Kerberizing 定义中，具体描述这种封装的定义。

3.4.4.1.1　触发事件

Kerberized 通讯发生于一个会话的开始，或者作为每个无会话事务的一部分。

3.4.4.1.2　消息语义

客户端验证代理角色通过向 Kerberized 服务器发送一个 Kerberos 应用请求（KRB _ AP _ REQ）来请求服务。

这个消息包含一个以会话密钥加密的验证者、在获取服务票证事务中得到的票证和一个指示客户端是否想要相互验证的标志。（这个标志的设置由 Kerberized 通讯规则所指定，或者是特定 Kerberized 协议的一个选项。）

Kerberized 服务器接收 KRB _ AP _ REQ，解密票证，提取授权数据和会话密钥。服务器使用会话密钥来解密验证者，然后评估内部时间戳。如果验证者通过了测试，对于支持相互验证的协议，服务器会在客户端请求中寻找相互验证标志。如果这个标志已设定，则服务器使用会话密钥来加密客户端验证角色所提供的时间，并在 Kerberos 应用应答（KRB _ AP _ REP）中返回结果。

在特定 Kerberized 协议中，定义了 KRB _ AP _ REQ 和 KRB _ AP _ REP 的实际编码和交换。

3.4.4.1.3 预期行为

当客户端验证角色收到 KRB _ AP _ REP 后，它以会话密钥来解密服务器的验证者，此密钥与服务器共享，并将服务返回的时间与客户端原始验证者的时间进行比较。如果时间匹配，客户端就知道此服务是真正的，连接将会继续。

如果不请求相互验证，其他 IHE 角色将继续他们的 IHE 事务。这些事务是已验证的用户所请求的事务。其他角色将使用此信息用于其他目的，例如确认用户权限或将用户行为记入审计追踪。

3.4.2.2 Kerberized HTTP

Kerberized HTTP 应使用 SPNEGO-HTTP

（见http：//www.ietf.org/internet-drafts/draft-brezak-spnego-http-04.txt）

注：在此规范发布时没有 Kerberized HTTP 正式标准。有三个相对记载完善的非标准的规范。此外，这个规范有商业和公开资源的实施，用于网站和应用服务器。因为许多医疗桌面都使用微软 IE 浏览器（Microsoft Internet Explorer，MSIE），所以决定使用由 MSIE 实施的 Kerberized HTTP 规范。

下图表示了一个典型的 Kerberized HTTP 消息序列：

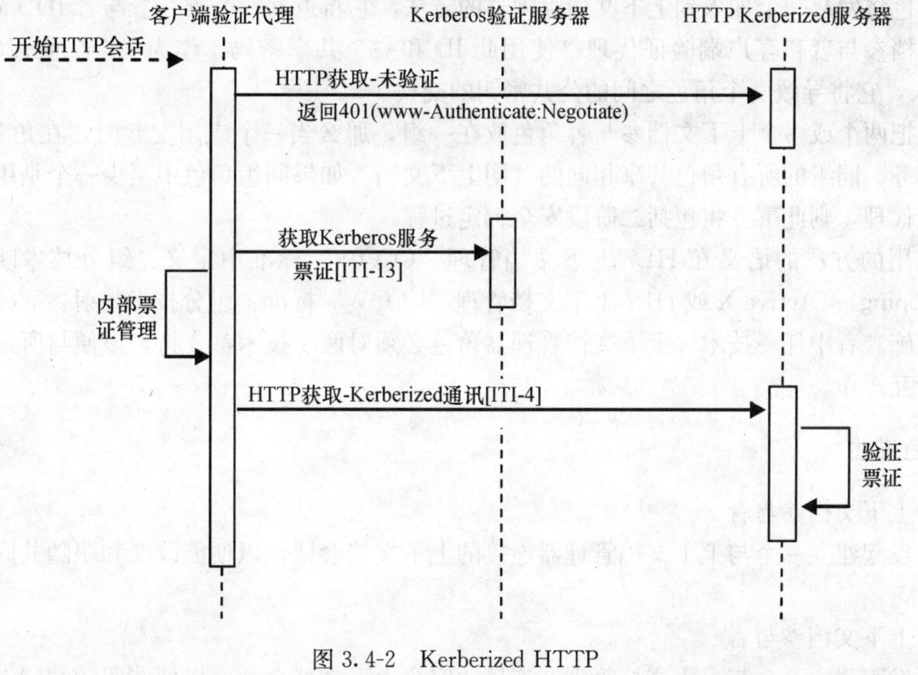

图 3.4-2 Kerberized HTTP

也有关于事务、配置和这些配置的故障检查的文档。我们没有把所有资料放在此框架中，而是强烈鼓励读者查阅这些参考资料。

（见http：//support.microsoft.com/default.aspx? scid＝kb；ben-us；326985）

3.4.4.2.1 触发事件

此事务发生于每个 HTTP 事务的开始。

注释：当使用微软 Internet Explorer 适当配置工作站时，这些事务是透明的。用户名、密码和域是对一个不适当配置组分的提示。

3.4.4.2.2 消息语义

IHE 规范认可 SPNEGO-HTTP 方法允许客户端返回 Kerberos 凭证或 NTLM 凭证。IHE 规范限定这些事务返回 Kerberized 凭证。

3.4.4.3 Kerberized DICOM

已提出进行 DICOM 的 Kerberization 化，正在开发过程中。目前还没有已制定好的标准。

3.4.4.4 Kerberized HL7

已提出进行 HL7 的 Kerberization 化，正在开发过程中。目前还没有已制定好的标准。

3.5 加入上下文档

本节与 IHE IT 基础架构技术框架的事务 ITI-5 相对应。事务 ITI-5 被患者上下文档参与者、用户上下文档参与者、客户端验证代理和上下文档管理器角色所使用。

3.5.1 范围

任何使用此事务的上下文档参与者角色（患者上下文档参与者、用户上下文档参与者和客户端验证代理）都可以定位并加入一个上下文档管理器会话，此会话针对发起性用户所交互的工作站。

通过 HL7 上下文档管理"CCOW"（HL7 Context Management "CCOW"）技术映射文档中定义的特定技术方法，一个上下文档参与者角色首先定位上下文档管理器角色的实例。一旦上下文档管理器索引已返回，上下文档参与者角色将发起一个加入到上下文档管理器的方法，它将返回一个唯一参与者 ID（identifier）。

用户上下文档参与者和客户端验证代理将使用此 ID 和一个共享密码，作为一个二阶段安全绑定（binding）过程的输入，它将导致两个角色之间的公共密钥的交换。

如果实施中把两个或多个上下文档参与者角色放在一组，那么当一个应用发起时，在角色同组的情况下，将仅执行一次事务。同组的所有角色共享相同的共同上下文档。如果同组角色中至少一个是用户上下文档参与者或客户端验证代理，则此事务将包括二阶段安全绑定过程。

此事务中使用的方法的语义在 HL7 上下文档管理"CCOW"标准中定义：组分技术映射（Component Technology Mapping）：Active X 或 HL7 上下文档管理"CCOW"标准：组分技术映射：Web。一个上下文档参与者角色可实施二者中任一技术。上下文档管理器角色必须对两个技术都支持，以便与所选择的加入技术实施的参与者进行互操作。

3.5.2 用例角色描述

角色：患者上下文档参与者

行为描述：发起建立一个与上下文档管理器连接的上下文档会话，以便能改变和跟随共同上下文档中的患者主体改变。

角色：用户上下文档参与者

行为描述：发起建立一个与上下文档管理器连接的安全上下文档会话，以便能跟随共同上下文档中的用户主体改变。

角色：客户端验证代理

行为描述：发起建立一个与上下文档管理器连接的安全上下文档会话，以便能执行共同上下文档中的用户主体改变。

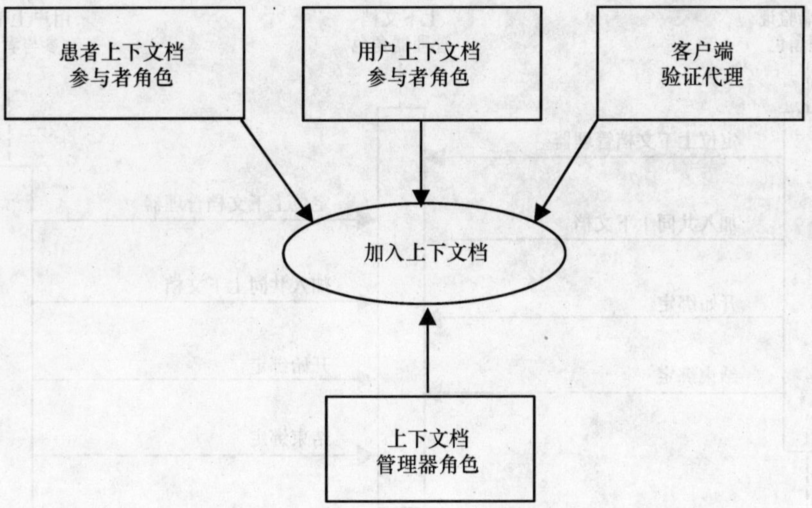

角色：上下文档管理器

行为描述：对来自上下文档参与者的加入上下文档会话的请求产生应答。

3.5.3 参考标准

HL7 上下文档管理“CCOW”标准，版本 1.4：

技术和主体无关体系结构

组分技术映射：ActiveX

组分技术映射：Web

3.5.4 交互图

加入上下文档事务包括一个不同消息集，依赖于上下文档参与者感兴趣的主体类型，可以是患者主体，用户主体，或是患者和用户主体。

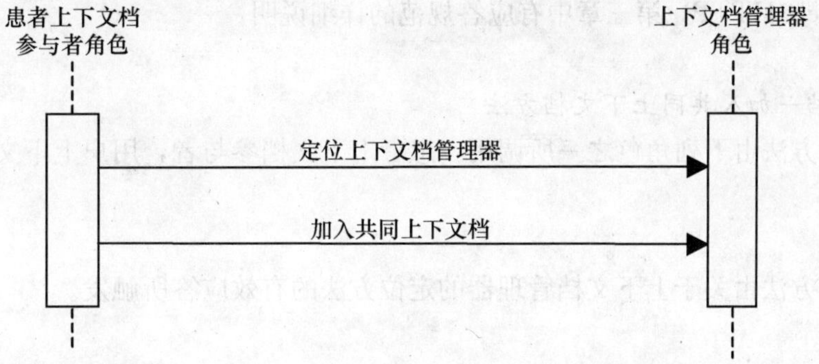

图 3.5-1 患者主体加入上下文档交互图

3.5.4.1 加入上下文档—定位方法

要在应用发起时加入共同上下文档，需要上下文档参与者定位上下文档管理器，上下文档管理器支持对用户工作站的上下文档管理。通过调用与 HL7 上下文档管理“CCOW”标准中的说明一致的定位方法来实现。

3.5.4.1.1 触发事件

定位方法由用户发起应用所触发，应用包括包括下列角色之一：患者上下文档参与者，用户上下文档参与者或客户端验证代理。

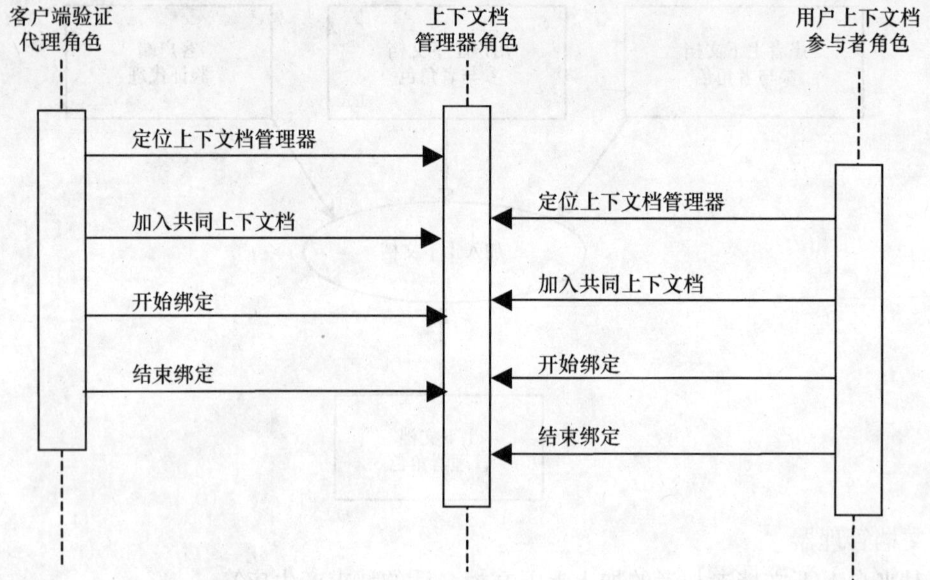

图 3.5-2 用户主体加入上下文档交互图

3.5.4.1.2 消息语义

在 Web/HTTP 实施中，定位（Locate）定义为一种上下文档管理登记（ContextManagementRegistry）界面的方法。IHE 上下文档管理器角色提供了此界面，使上下文档参与者能访问，从而实施 CCOW 定义的上下文档管理登记中，它用来定位适当的上下文档管理器实例。

在 ActiveX 实施中，上下文档参与者从操作系统登记中决定上下文档管理器实例的定位。

3.5.4.1.3 预期行为

定位方法调用特指 Web 技术映射。在这种情况下，上下文档管理器将返回上下文档管理器实例的有效 URL，或者返回 CCOW 定义的不能定位（UnableToLocate）异常。请参考 HL7 上下文档管理“CCOW”标准：组分技术映射：Web/HTTP，第三章中有应答规范的详细说明。

3.5.4.2 加入上下文档—加入共同上下文档方法

加入共同上下文档方法由下列角色之一所调用：患者上下文档参与者，用户上下文档参与者或客户端验证代理。

3.5.4.2.1 触发事件

加入共同上下文档方法由关于上下文档管理器的定位方法的有效应答所触发。

3.5.4.2.2 消息语义

加入共同上下文档定义为关于上下文档管理器界面的方法。它由上下文档参与者角色所调用，以完成建立安全的上下文档会话。上下文档参与者角色为此方法提供参数，在 CCOW 标准中有说明。

参考 HL7 上下文档管理“CCOW”标准：技术和主体无关体系结构文档，第 17.3.6.3 节，有此方法相关参数的详细描述。

3.5.4.2.3 预期行为

如果加入共同上下文档方法成功，则上下文档管理器将给调用角色一个唯一的上下文档参与者 ID，它将被一直使用，直到上下文档会话被上下文档参与者角色或上下文档管理器角色所终止。

如果此方法失败，将返回一个 CCOW 异常的描述。

在建立上下文档会话后，上下文档管理器角色将通过调用 CCOW 标准中说明的上下文档参与者界面的 PING 方法，来定期核实上下文档参与者角色的可用性。参考 HL7 上下文档管理“CCOW”标准：技术和主体无关体系结构文档，第 17.3.7.6 节有此方法相关参数的详细描述。

如果上下文档管理器角色需要终止一个已建立的上下文档会话（例如，在重启情况下），通过调用 CCOW 标准中说明的上下文档参与者界面的共同上下文档终止（CommonContextTerminated）方法，通知上下文档参与者这一行为。参考 HL7 上下文档管理“CCOW”标准：技术和主体无关体系结构文档，第 17.3.7.5 节，有此方法相关参数的详细描述。

对于只打算参与患者上下文档的角色来说，此方法的成功意味着加入上下文档事务的完成。

3.5.4.3　加入上下文档—发起绑定方法

发起绑定方法由意欲参与用户上下文档的以下角色之一所调用：用户上下文档参与者或客户端验证代理。

3.5.4.3.1　触发事件

发起绑定方法由加入上下文档方法的有效应答所触发。

3.5.4.3.2　消息语义

发起绑定定义为关于安全绑定接口的方法，允许上下文档参与者角色和上下文档管理器核实对方的身份，并为请求的上下文档参与者提供上下文档管理器的公共密钥。

调用此方法时，上下文档参与者提供应用 ID 和与共享密码结合的 ID 产生的摘要。共享密码在 CCOW 术语中称为应用口令代码（passcode）。口令代码是可配置的。

参考 HL7 上下文档管理“CCOW”标准：技术和主体无关体系结构文档，第 17.3.12.2 节，有与上下文档参与者发起的此方法相关参数的描述。

3.5.4.3.3　预期行为

执行发起绑定方法时，上下文档管理器核实请求上下文档参与者的身份，以包含公共密钥的消息作为应答。参考 HL7 上下文档管理“CCOW”标准：技术和主体无关体系结构文档，第 17.3.12.2 节，有关于应答信息的详细描述。

3.5.4.4　加入上下文档—结束绑定方法

结束绑定方法由以下角色之一调用：用户上下文档参与者或客户端验证代理。

3.5.4.4.1　触发事件

结束绑定方法由发起绑定方法的有效应答所触发。

3.5.4.4.2　消息语义

结束绑定定义为关于安全绑定界面的方法，允许上下文档参与者角色为上下文档管理器提供公共密钥。

调用此方法时，上下文档参与者提供公共密钥和有数字签名的私有密钥的摘要。

参考 HL7 上下文档管理“CCOW”标准：技术和主体无关体系结构文档，第 17.3.12.3 节，有此方法相关参数的详细描述，这些参数可被上下文档参与者角色所使用。

3.5.4.4.3　预期行为

执行结束绑定方法时，上下文档管理器核实请求的上下文档参与者的身份，并接受或拒绝它的公共密钥。参考 HL7 上下文档管理“CCOW”标准：技术和主体无关体系结构文档，第 17.3.12.3 节，有关于应答信息的详细描述。

对于意欲参与用户上下文档的角色来说，此方法的成功意味着加入上下文档事务的完成。

3.6　改变上下文档

本节与 IHE IT 基础架构技术框架的事务 ITI-6 相对应。事务 ITI-6 被上下文档参与者和上下文档管理器角色所使用。

3.6.1 范围

本事务允许一个支持上下文档参与者角色的应用改变一个或多个上下文档主体值，促使其他上下文档参与者角色基于新的上下文档值同步。

改变上下文档事务由 HL7 上下文档管理“CCOW”标准定义的多种方法组成。本事务有两个关键特性。第一，本事务由多个阶段所组成：发起改变阶段、调查其他参与者阶段和最终发布是否改变上下文档的决定的阶段。第二个特性是上下文档改变涉及一个特定主体。对于患者上下文档参与者角色来说，改变的主体是患者主体。对于客户端验证代理角色来说，改变的主体是用户主体。只实施患者上下文档参与者角色的应用将不会在上下文档中设置用户主体。

此方法的语义在 HL7 上下文档管理“CCOW”标准文档中定义：组分技术映射：ActiveX 或 HL7 上下文档管理“CCOW”标准：组分技术映射：Web，以及 HL7 上下文档管理“CCOW”标准：主体数据定义文档。上下文档参与者角色可选择实施它所希望实施的技术。上下文档管理器角色必须对两个技术都支持，以便适应参与者最终选择的任一技术实施。

在患者上下文档参与者角色使用来自不同患者 ID 域的 ID 的情况下，上下文档管理器角色将与患者 ID 交叉索引使用者角色和相应的 PIX 查询事务（在 ITI TF-2：3.9 中定义）组合在一起，以获取患者已知的所有 ID。IHE 上下文档管理器角色包含多个 CCOW 上下文档管理器功能。关于这两个角色组合的完整讨论见 ITI TF-2：附录 D。

CCOW 体系结构是实施已定义的界面及其具体方法的一套组分，在 HL7 上下文档管理“CCOW”标准：技术和主体无关体系结构文档中说明。这个结构与传统的 IHE 网络事务不同。如第 3.6.4 节交互图所描述，IHE 改变上下文档事务由 CCOW 定义的多个方法组成。

3.6.2 用例角色描述

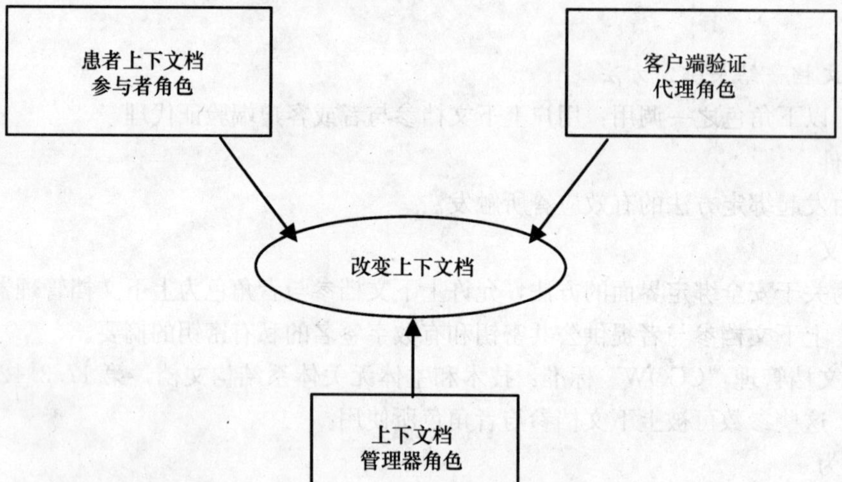

角色：客户端验证代理

行为描述：通过提供新的上下文档值，为用户主体发起上下文档改变。

角色：患者上下文档参与者

行为描述：通过提供新的上下文档值，为患者主体发起上下文档改变。收到上下文档调查结果之后，它将完成上下文档改变决定。那些包含此角色而无患者查找功能的的应用不使用此事务。

角色：上下文档管理器

行为描述：管理改变上下文档事务生命周期。

3.6.3 参考标准

HL7 上下文档管理“CCOW”标准，版本 1.4：

技术和主体无关体系结构

组分技术映射：ActiveX

组分技术映射：Web

主体数据定义

3.6.4 交互图

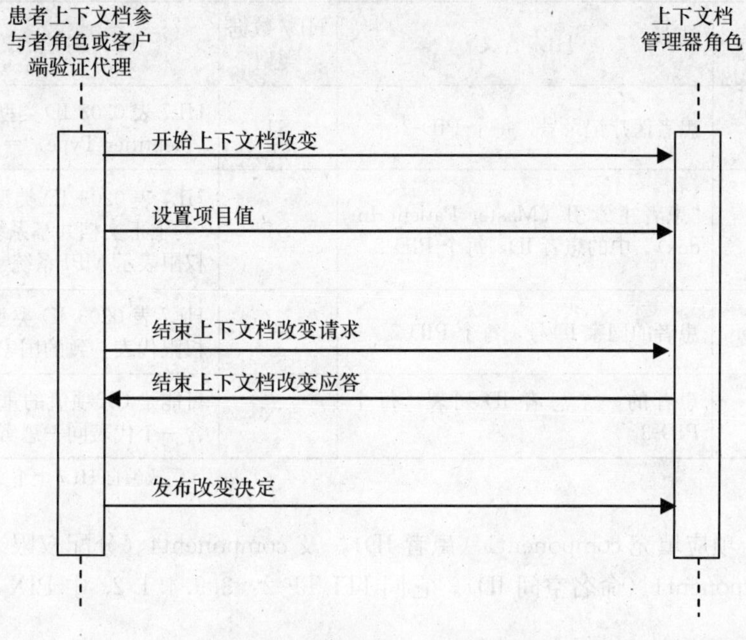

图 3.6-1 改变上下文档顺序图

3.6.4.1 上下文档改变—开始上下文档改变方法

3.6.4.1.1 触发事件

此方法由特定的用户示意行为所触发。对于患者上下文档参与者角色来说，触发此事务的用户示意行为是选择某个患者。对于客户端验证代理角色来说，触发此事务的用户示意行为是验证某个用户。

3.6.4.1.2 消息语义

患者上下文档参与者和/或客户端验证代理角色将发起一个上下文档管理器界面的开始上下文档改变方法。参考 HL7 上下文档管理“CCOW”标准：技术和主体无关体系结构文档，第 17.3.6.5 节，有此方法相关参数的更详细的描述。IHE 对开始上下文档改变方法的 CCOW 定义没有特别的限制或扩展。

3.6.4.1.3 预期行为

上下文档管理器角色返回待处理的上下文档票单。参考 HL7 上下文档管理“CCOW”标准：技术和主体无关体系结构文档，第 17.3.6.5 节，有关于上下文档管理器角色所发起的应答的更详细的描述。IHE 对开始上下文档改变方法的 CCOW 定义没有特别的限制或扩展。

3.6.4.2 改变上下文档—设定项目值方法

3.6.4.2.1 触发事件

SetItemValues 方法由上下文档票单的返回所触发，作为对开始上下文档改变方法的应答。

3.6.4.2.2 消息语义

3.6.4.2.2.1 患者上下文档参与者角色对 CCOW 患者主体的支持

患者上下文档参与者角色发起对上下文档数据（ContextData）界面到上下文档管理器角色的 SetItemValues 方法的调用。参考 HL7 上下文档管理“CCOW”标准：技术和主体无关体系结构文档，第 17.3.4.4 节，有此方法相关参数的更详细的描述，这些参数可被患者上下文档参与者角色使用。患者上下文档参与者角色支持围绕 CCOW 患者主体的同步。患者上下文档参与者角色执行改变上下文档事务时，将设定 Patient. Id. IdList. 1 患者 ID 项。表 3.6.4.2-1 患者 ID 项中，在 CCOW 标准中定义的其它患者 ID 项，在以后新版本的标准中将被废除。

表 3.6.4.2-1 患者主体 ID 项

患者主体 ID 项名称	HL7 含义	HL7 数据类型	HL7 对值的语义约束	情况敏感性
Patient. Id. MRN. Suffix	患者医疗记录号，每个 PID-2	ST	HL7 表 0203 ID 类型（Identifier Type）＝MR	否
Patient. Id. MPI	“患者主索引（Master Patient Index）”中的患者 ID，每个 PID-2	ST	HL7 表 0203 ID 类型＝PT，或 PI（与上下文档共享系统一致），分配权限表示 MPI 系统	否
Patient. Id. NationlIdNumber	患者的国家 ID 号，每个 PID-2	ST	HL7 表 0203 ID 类型＝PT，分配权限代表一致的国家分配	否
Patient. Id. IdList	患者的一个患者 ID 列表，每个 PID-3	CX	可能是 CX 项值的重复集，每项包含一个代表同一患者的 ID	否

改编自 HL7 上下文档管理“CCOW”标准 1.4 版

Patient. Id. IdList. 1 项应填充 component1（患者 ID），及 component4（分配权限）的 subcomponent 1 或者 CX 数据项的 subcomponent1（命名空间 ID）。它同 ITI TF-2：3.9.4.1.2. 中 PIX 查询事务中定义的患者 ID 的需求一致。

患者上下文档参与者角色应使用与上下文档数据界面相关的 SetItemValues，与 HL7 上下文档管理“CCOW”标准：技术和主体无关体系结构文档的第 17.3.4.4 节和 17.3.4.5 节中定义。

3.6.4.2.2.2 客户端验证代理角色对 CCOW 用户主体的支持

- 客户端验证代理角色支持围绕 CCOW 用户主体的同步。执行改变上下文档事务的客户端验证代理角色将设置 User. Id. Logon. Suffix 标识项，其中 Suffix 赋值为 Kerberos。这使得项目名被客户端验证代理角色 User. Id. Logon. Kerberos 所使用。User. Id. Kerberos 值应为 Username@realm。

客户端验证代理角色使用 SetItemValues 同 SecureContextData 界面相关联，在 HL7 上下文档管理“CCOW”标准：技术和主体无关体系结构文档第 17.3.13.3 节中定义。

3.6.4.2.3 预期行为

上下文档管理器角色返回一个对改变数据的应答。IHE 对 SetItemValues 方法的 CCOW 定义无限制或扩展。参考 HL7 上下文档管理“CCOW”标准：技术和主体无关体系结构文档，第 17.3.4.4 节，有关于上下文档管理器角色向患者上下文档参与角色的发起应答的更详细的描述。参考 HL7 上下文档管理“CCOW”标准：技术和主体无关体系结构文档，第 17.3.13.3 节，有关于上下文档管理器角色向客户端验证代理角色发起应答的更详细的描述。

3.6.4.3 上下文档改变—结束上下文档改变

3.6.4.3.1 触发事件

结束上下文档改变方法由 SetItem Values 方法的完成所触发。

3.6.4.3.2　消息语义

患者上下文档参与者和客户端验证代理角色向上下文档管理器角色发起一个上下文档管理器界面的结束上下文档改变方法。参考 HL7 上下文档管理“CCOW”标准：技术和主体无关体系结构文档，第 17.3.6.6 节，有此方法相关参数的描述。IHE 对结束上下文档改变方法的 CCOW 定义没有特别的限制或扩展。

3.6.4.3.3　预期行为

结束上下文档改变方法触发了上下文档改变挂起方法，在 ITI TF-2：3.13.4.1 中定义。上下文档管理器角色把上下文档调查的结果返回给发起性患者上下文档参与者或客户端验证代理角色。

如果患者上下文档参与者或客户端验证代理角色收到对调查结果的一致认可，将触发对发布改变决定方法的接受。

如果在调查结果中，患者上下文档参与者或客户端验证代理角色收到一个或多个条件接受应答，则包含角色的应用必须请求用户继续、延缓上下文档参与或取消待处理的上下文档改变事务。如果用户决定继续，将导致上下文档改变被接受。如果用户决定延缓上下文档参与，将取消改变事务，允许用户暂时使用应用，不影响现有的上下文档会话。如果用户决定取消，将取消待处理的上下文档改变事务。这里患者上下文档参与者或客户端验证代理角色以用户的应答来触发发布改变决定。

在参与的应用未对调查响应的事件中，在设置的时间段之后上下文档管理器角色将认为应用“忙”。如果参与的应用收到一个或多个忙的应答，它将只给出延缓或取消选项。这样避免了应用在用户不知道的情况下无意中与上下文档不同步。

参考 HL7 上下文档管理“CCOW”标准：技术和主体无关体系结构文档，第 17.3.6.6 节，有关于上下文档管理器角色发起的应答和患者上下文档参与者和/或客户端验证代理角色必需的行为的更详细的描述。IHE 对结束上下文档改变方法的 CCOW 定义无限制或扩展。

3.6.4.4　上下文档改变—发布改变决定

3.6.4.4.1　触发事件

发布改变决定方法由结束上下文档改变方法的返回所触发。

3.6.4.4.2　消息语义

通过上下文档管理器界面的发布改变决定方法，患者上下文档改变和客户端验证代理角色将给上下文档管理器角色发起接受或取消。参考 HL7 上下文档管理“CCOW”标准：技术和主体无关体系结构文档，第 17.3.6.8 节，有与此方法相关参数的更详细的描述。IHE 对发布改变决定方法的 CCOW 定义没有特别的限制或扩展。

3.6.4.4.3　预期行为

当发布改变决定方法被上下文档管理器角色接收时，将触发上下文档改变被接受或上下文档改变被取消方法，分别在 ITI TF-2：3.13.4.2 或 ITI TF-2：3.13.4.3 中定义。IHE 对发布改变决定方法的 CCOW 定义无限制或扩展。参考 HL7 上下文档管理“CCOW”标准：技术和主体无关体系结构文档，第 17.3.6.8 节，有关于上下文档管理器角色所发起的应答的描述。

3.7　离开上下文档

本节与 IHE IT 基础架构技术框架的事务 ITI-7 相对应。事务 ITI-7 被患者上下文档参与者、用户上下文档参与者、客户端验证代理和上下文档管理器角色所使用。

3.7.1　范围

本事务允许应用支持患者上下文档参与者、用户上下文档参与者或客户端验证代理角色终止其参与的上下文档管理会话。

上下文档参与者角色通知上下文档管理器角色它要离开共同上下文档。此方法的语义在 HL7 上下文档管理“CCOW”标准：组分技术映射：ActiveX 或 HL7 上下文档管理“CCOW”标准：组分技术映射：Web 中定义。上下文档参与者角色可选择它所希望实施的技术来实施。上下文档管理器角色必须对两个技术都支持，以便适应加入的参与者最终选择的任一技术实施。

3.7.2 用例角色描述

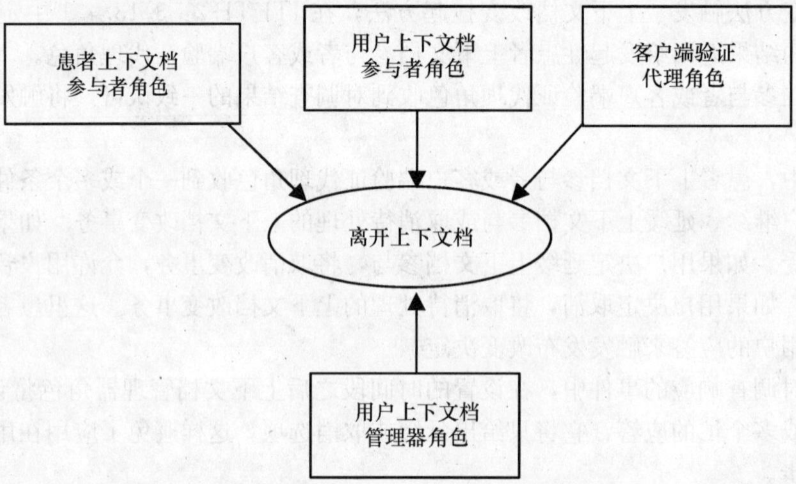

角色：患者上下文档参与者
行为描述：发起通知上下文档管理器，它将不再参与上下文档管理会话。
角色：用户上下文档参与者
行为描述：发起通知上下文档管理器，它将不再参与上下文档管理会话。
角色：客户端验证代理
行为描述：发起通知上下文档管理器，它将不再参与上下文档管理会话。
角色：上下文档管理器
行为描述：对上下文档参与者的离开，上下文档会话的请求产生应答。

3.7.3 参考标准

HL7 上下文档管理“CCOW”标准，版本 1.4：

技术和主体无关体系结构
组分技术映射：ActiveX
组分技术映射：Web

3.7.4 交互图

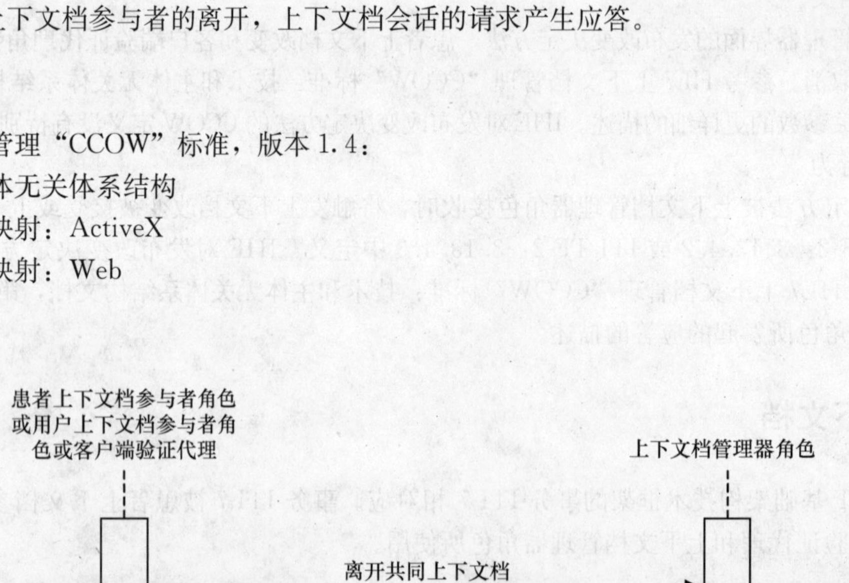

图 3.7-1 离开上下文档顺序图

3.7.4.1　离开上下文档—离开共同上下文档方法

3.7.4.1.1　触发事件

本事务由用户关闭一个应用所触发，该应用包含一个患者上下文档参与者角色、一个用户上下文档参与者角色或一个客户端验证代理角色。

3.7.4.1.2　消息语义

离开上下文档是一种关于上下文档管理器界面的方法。它由上下文档参与者角色所调用，宣告其离开安全上下文档会话。上下文档参与者角色为此方法提供参数，在CCOW标准中有定义。参考HL7上下文档管理"CCOW"标准：技术和主体无关体系结构文档，第17.3.6.4节，有与此方法相关参数的描述。

3.7.4.1.3　预期行为

上下文档管理器角色以接受通知作为应答。参考HL7上下文档管理"CCOW"标准：技术和主体无关体系结构文档，第17.3.6.4节，有上下文档管理器角色发起的应答的描述。

根据所接受的消息应答，上下文档参与者要对所有上下文档管理器界面进行处理。对于上下文档参与者，上下文档管理器将不再对上下文档改变事务做进一步的处理。

3.8　患者ID提供

本节与IHE IT基础架构技术框架的事务ITI-8相对应。事务ITI-8被患者ID源（Patient Identity Source）、患者ID交叉索引管理器（Patient Identifier Cross-reference Manager）和文档登记处（Document Registry）角色所使用。

3.8.1　范围

在患者ID被建立、修改或合并后，或者在患者基本信息关键字被修改后，本事务传送患者信息，包括确认的基本信息。

3.8.2　用例角色描述

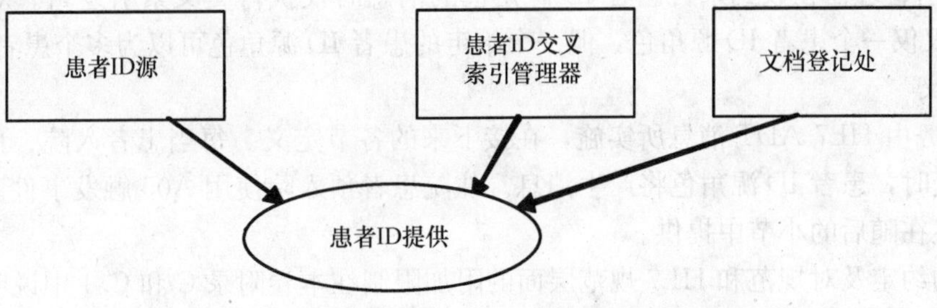

角色：患者ID源

行为描述：对于创建、更新、合并等患者ID相关事件，向患者ID交叉索引管理器和文档登记处提供通知。

角色：患者ID交叉索引管理器

行为描述：提供患者ID域的完善定义集。基于由患者ID源角色提供的每个患者ID域中的信息，它管理患者ID域之间的患者ID的交叉索引。

角色：文档登记处

行为描述：使用患者ID源提供的患者ID，来确保登记的XDS文档元数据与一已知患者相关联，并通过追踪ID改变操作（例如合并），来更新文档元数据中的患者ID。

3.8.3 参考标准

HL7 版本 2.3.1 第 2 章—控制，第 3 章—患者管理

出于以下原因，本事务选择 HL7 版本 2.3.1：

- 它提供了更广范围的能参与本事务相关规范的患者 ID 源角色。
- 它允许现有的 ADT 角色从 IHE 放射科内部作为患者 ID 源角色参与进来。

3.8.4 交互图

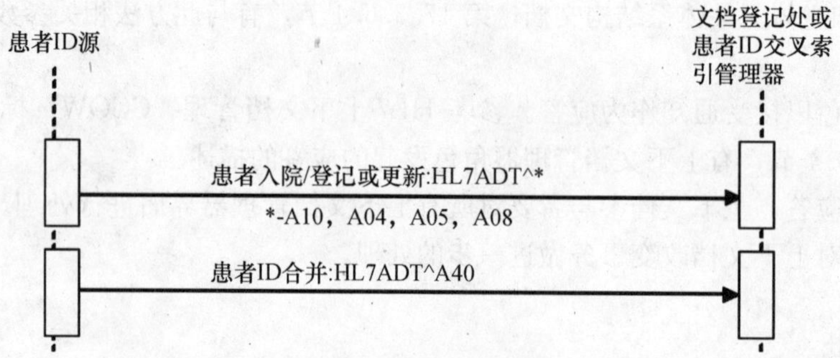

图 3.8-1 患者 ID 顺序图

3.8.4.1 患者 ID 管理—入院/登记或更新患者

3.8.4.1.1 触发事件

下列来自患者 ID 源角色的事件将触发入院/登记或更新消息之一：

- A01—住院患者入院到某科室
- A04—门诊患者在某科室就诊的登记
- A05—住院患者预入院（即，在真正入院之前进行患者信息登记）

患者基本信息改变（例如患者姓名、患者地址等改变）将触发下面的入院/登记或更新消息：

- A08—更新患者信息

患者 ID 交叉索引管理器在收到来自患者 ID 源角色的消息时仅执行交叉索引逻辑。对于一个给定的患者 ID 域，将有一个且仅仅一个患者 ID 源角色，但一个给定的患者 ID 源角色可以为多个患者 ID 域服务。

3.8.4.1.2 消息语义

患者 ID 提供事务由 HL7 ADT 消息所实施，在接下来的各节定义。每当患者入院、预入院、登记或患者的某些基本信息改变时，患者 ID 源角色将产生消息。住院患者预入院使用 A05 触发事件。下面列出的消息段是必需的，详细描述在随后的小节中提供。

注：本节使用的约定及对规范和 HL7 规范层面的附加限制在本卷附录 C 和 C.1 中说明。

必需段在下面列出。其他段是可选的。

表 3.8-1 ADT 患者管理消息

ADT	患者管理消息	在 HL7 v2.3.1 中的章
MSH	消息头	2
EVN	事件类型	3
PID	患者 ID	3
PV1	患者就诊信息	3

通过由ADT消息的接收者发给发送者的HL7 ACK消息来对每个消息应答。ACK消息的定义和讨论见附录C.1.3,"应答模式"。

本事务不要求患者ID源角色包括相应的HL7消息不要求的属性(在以下的各节描述)。需求的最小集能包含最大范围的患者ID源角色系统。

本事务对于患者ID交叉索引管理器和文档登记处角色提出了附加的需求,要求它们接受超出HL7要求之外的HL7属性集。(这些附加需求的详细描述见第3.8.4.1.3节)

3.8.4.1.2.1 MSH段

MSH段按附录C.1.2—"消息控制"中的定义构建。

字段MSH-9消息类型至少有两个组分。第一个组分值为ADT;第二个组分有适当值为A01、A04、A05或A08。第三个组分是可选的;如果第三个组分存在,其值为ADT _ A01。

3.8.4.1.2.2 EVN段

患者ID源角色不需要发送任何在HL7标准规定之外的EVN段的属性。关于此段的说明见附录C.1.4"通用段定义"中的表C.1-4。

3.8.4.1.2.3 PID段

患者ID源角色不需要发送任何在HL7标准规定之外的PID段的属性。

本消息使用字段PID-3患者ID列表,来传送在一个给定患者ID域内唯一标识此患者的患者ID。

患者ID源角色在PID-3字段的ID组分(第一个组分)(PID-3.1)中提供患者ID。如果患者ID源角色提供组分PID-3.4,分配权限,那么第一个子组分(命名空间ID)或第二个和第三个子组分(通用ID和通用ID类型)应被填充。如果这三个子组分全都被填充,那么第一个子组分将引用与第二个和第三个组分所引用的相同的实体。

3.8.4.1.2.4 PV1段

入院/登记或更新患者消息不需要包括任何在HL7标准规定之外的PV1段的属性。

3.8.4.1.3 预期行为—患者ID交叉索引管理器

患者ID交叉索引管理器应能接受表3.8-2中所述的PID段的属性。这是为了确保患者ID交叉索引管理器能够处理足够的确证信息,以执行交叉索引功能。

表3.8-2 IHE规范—PID段

序号	长度	数据类型	可选性	表格号#	项目号#	元素名称
1	4	SI	O		00104	SET ID-患者ID
2	20	CX	O		00105	患者ID
3	250	CX	R		00106	患者ID列表
4	20	CX	O		00107	患者备用ID
5	250	XPN	R		00108	患者姓名
6	250	XPN	R+		00109	母亲的姓
7	26	TS	R+		00110	出生日期/时间
8	1	IS	R+	0001	00111	性别
9	250	XPN	O		00112	患者别名
10	250	CE	O	0005	00113	种族
11	250	XAD	R2		00114	患者地址
12	4	IS	O	0289	00115	国家代码
13	250	XTN	R2		00116	电话号码—家

续表

序号	长度	数据类型	可选性	表格号#	项目号#	元素名称
14	250	XTN	R2		00117	电话号码—单位
15	250	CE	O	0296	00118	主要语言
16	250	CE	O	0002	00119	婚姻状况
17	250	CE	O	0006	00120	宗教信仰
18	250	CX	O		00121	患者账号
19	16	ST	R2		00122	患者社会保险号（SSN）
20	25	DLN	R2		00123	患者驾驶证号
21	250	CX	O		00124	母亲 ID
22	250	CE	O	0189	00125	民族
23	250	ST	O		00126	出生地
24	1	ID	O	0136	00127	多胞胎标识
25	2	NM	O		00128	出生次序
26	250	CE	O	0171	00129	公民身份
27	250	CE	O	0172	00130	退役状态
28	250	CE	O	0212	00739	国家
29	26	TS	O		00740	患者死亡日期和时间
30	1	ID	O	0136	00741	患者死亡标识

根据 HL7 标准 2.3.1 版改编

注：此表反映了患者 ID 交叉索引管理器（接收者）所需要处理的属性。在某些环境下，标为 R2 或 R+的属性可能不全被发送。

如果 PID-3.4（分配权限）组分在消息（在第 3.8.4.1.2.3 中描述）中没有包括，则患者 ID 交叉索引管理器应在存储 ID 信息和执行交叉索引行为之前先填充 PID-3.4。患者 ID 交叉索引管理器所填的信息是基于把每个患者 ID 源角色与正确的分配权限（命名空间 ID、UID 和 UID 类型）的 subcomponent 关联起来的配置。（关于患者 ID 交叉索引管理器的必需的配置参数列表见下面的 3.8.4.1.3）。

一个患者 ID 源角色可以为多个患者 ID 域服务，只要它明确提供了完全合格的分配权限。患者 ID 交叉索引管理器角色对于每个域只识别（通过配置）一个患者 ID 源角色。（关于患者 ID 交叉索引管理器的必需配置参数列表见下面的 3.8.4.1.3）。

交叉索引过程（算法、人的决定等）由患者 ID 交叉索引管理器角色所执行，但其说明已超出了 IHE 的范围。

一旦患者 ID 交叉索引管理器完成了交叉索引功能，它将使新的交叉索引 ID 能被 PIX 查询所利用，并发送通知给所有已用 PIX 更新通知（PIX Update Notification）事务配置的患者 ID 交叉索引使用者（对接收这样的通知感兴趣）（关于这一事务的详细描述见第 3.10 节）。

3.8.4.1.3.1 患者 ID 交叉索引管理器的必需配置

以下各项是需要在患者 ID 交叉索引管理器角色配置的参数。对于一个患者 ID 交叉索引管理器角色所管理的 ID 交叉索引域中的每个 ID 域来说，以下配置信息是必要的：

- ID 域自身的 ID。这个 ID 指定了在 ID 域/源的 PID-3 字段中，HL7 分配权限（包括命名空间 ID 和/或通用 ID 和通用 ID 类型子组分）的 3 个组分。

● 该域的患者ID源角色。它应为HL7 ADT消息中的MSH-3发送应用字段。(如果使用IHE放射学定义的基本安全规范，则备用标识方案可能包括患者ID源角色或节点验证的IP地址。)

● 在HL7 ADT消息（身份提供事务）中源角色为域（例如PID-3字段的第一个组分）提供患者ID的位置的详细信息。如果一个源角色管理多个患者ID域，那么在ID提供事务中源角色必须包括分配权限。

3.8.4.1.4 预期行为—文档登记处

文档登记处应能接受表3.8-3所述PID段的属性。患者ID提供事务不仅仅包含XDS文档登记处需要的操作。

表3.8-3 IHE规范—PID段

序号	长度	数据类型	可选性	表格号#	项目号#	元素名称
3	250	CX	R		00106	患者ID列表

根据HL7标准2.3.1版改编

注：本表仅反映了文档登记处（接收者）必须处理的属性。PID段的其他属性可以被忽略。

如果PID-3.4（分配权限）组分在消息中没有包括，或PID-3.4的子组分2和3（分配权限的通用ID和通用ID类型）在消息（在第3.8.4.1.2.3中描述）中没有填充，那么在把患者ID存储于文档登记处之前应先填充PID-3.4的子组分2和3。文档登记处所填的分配权限信息基于与每个患者ID源角色相关的配置，包括适当的分配权限的通用ID和通用ID类型。(文档登记处必需的配置参数列表见下面的3.8.4.1.4.1)。

一个患者ID源角色可以为多个患者ID域服务，因此一个消息里可以包括多个患者ID，只要它为每个患者ID明确指定了一个完全合格的分配权限。对于每个域，文档登记处角色仅仅识别（通过配置）一个患者ID源角色。(文档登记处必需的配置参数列表见下面的3.8.4.1.4.1)。

为了登记处内的文档共享，文档登记处只存储由相关域指定的患者ID域的患者ID。如果在接收到的消息中有此ID，则其他患者ID域的患者ID将被忽略。

3.8.4.1.4.1 文档登记处必需配置

下面各项是文档登记处角色应有的配置参数：

● 患者ID域自身的ID。这个ID由HL7分配权限（数据类型HD）的两个组分所指定：通用ID和通用ID类型。通用ID是一个OID（ISO对象标识），因此通用ID类型必须为“ISO”。

3.8.4.2 患者ID管理—患者ID合并（合并患者ID）

3.8.4.2.1 触发事件

当一个患者ID域的患者ID源角色发现两个患者的记录标识了同一患者，并且被合并时，患者ID源将触发以下消息：

● A40—合并患者内部ID（Internal ID）

一个A40消息意味着患者ID源角色在一个特定的患者ID域做了一次合并。也就是说，MRG-1（患者ID）已并入PID-3（患者ID）。

3.8.4.2.2 消息语义

患者ID提供事务是一个HL7 ADT消息。每当发现两个患者记录是关于同一个人时，此消息就由执行更新的系统（患者ID源角色）产生。

注：本节使用的约定及对规范和HL7规范层面的附加限制在本卷附录C和C.1中说明。

下表列出的HL7合并患者消息段是必需的，消息的详细描述见第3.8.4.2.2.1～3.8.4.2.2.6节。PV1段是可选的。

表 3.8-4 ADT A40 患者登记消息

ADT A40	患者管理消息	在 HL7 v2.3.1 中的章
MSH	消息头	2
EVN	事件类型	3
PID	患者 ID	3
MRG	合并信息	3
[PV1]	患者就诊信息	3

通过由 ADT 消息的接收者发给发送者的 HL7 ACK 消息来对每个消息应答。ACK 消息的定义和讨论见附录 C.1.3“应答模式”。

合并每一对患者记录时应发送一个合并消息。例如，如果患者 A、B 和 C 要合并为患者 B，应发两个 ADT^A40 消息。在第一个 ADT^A40 消息中，患者 B 在 PID 段中标识，患者 A 在 MRG 段中标识。在第二个 ADT^A40 消息中，患者 B 在 PID 段中标识，患者 C 在 MRG 段中标识。

修改任何患者基本信息时，对于现有患者 ID，将通过发送一个更新患者信息（Update Patient Infromation）(A08) 消息来完成。A40 消息是用来更新患者 ID 的唯一方法。

3.8.4.2.2.1 MSH 段

MSH 段应按附录 C.1.2“消息控制”中的定义来构建。

MSH-9 消息类型字段至少包含两个组分。第一个组分值为 ADT；第二个组分值为 A40。第三个组分是可选的；如果存在，其值为 ADT _ A39。

3.8.4.2.2.2 EVN 段

EVN 段内所有必需的和可选的字段列表见附录 C.1.4。

3.8.4.2.2.3 PID 段

PID 段按第 3.8.4.1.2.3 节中的定义来构建。

3.8.4.2.2.4 MRG 段

PID 和 PV1 段包含患者主要信息，包括患者 ID 和患者 ID 发行者（Issuer）。MRG 段标识了不再被索引的“旧的（old）”或次要的患者记录。HL7 不要求删除“旧的”记录；只要求“old” ID 在合并后的未来事务中不再被参考。

IHE 不要求患者 ID 源角色发送超出 HL7 标准规定的 MRG 段的任何属性。如果 MRG-1 的分配权限组分存在（MRG-1.4），它应该等同于 PID-3 的分配权限组分（PID-3.4）。

3.8.4.2.2.5 PV1 段

PV1 段按第 3.8.4.1.2.4 节中的定义来构建。

3.8.4.2.3 预期行为

患者 ID 交叉索引管理器能接受表 3.8-5 所述 MRG 段中的属性。

表 3.8-5 IHE 规范—MRG 段

序号	长度	数据类型	可选性	表格号#	项目号#	元素名称
1	250	CX	R		00211	患者前 ID 列表
2	250	CX	O		00212	患者前备用 ID
3	250	CX	O		00213	患者前账号
4	250	CX	R2		00214	患者前 ID
5	250	CX	O		01279	前就诊号
6	250	CX	O		01280	前备用就诊 ID
7	250	XPN	R2		01281	患者前姓名

根据 HL7 标准 2.3.1 版改编

此外，患者ID交叉索引管理器按照第3.8.4.1.3节所述执行预期行为。

当患者ID交叉索引管理器接收患者ID提供事务的ADT^A40消息类型时，通过用PID-3字段中的患者ID替换MRG-1字段中的所有患者ID索引，来交叉引用消息的PID-3和MRG-1字段提供的患者ID。ID索引被替换后，提供更新信息之前，通过PIX查询或PIX通知事务，患者ID交叉索引管理器将重新应用它内部的交叉索引逻辑/策略。

3.8.4.2.4 预期行为—文档登记处

文档登记处能接受表3.8-6中MRG段的属性。其他属性可以存在，但将会被文档登记处忽略。

表3.8-6 IHE规范—MRG段

序号	长度	数据类型	可选性	表格号#	项目号#	元素名称
1	250	CX	R		00211	患者前ID列表
2	250	CX	O		00212	患者前备用ID
3	250	CX	O		00213	患者前账号
4	250	CX	R2		00214	患者前ID
5	250	CX	O		01279	前就诊号
6	250	CX	O		01280	前备用就诊ID
7	250	XPN	R2		01281	患者前姓名

根据HL7标准2.3.1版改编

此外，文档登记处按第3.8.4.1.4节所述执行预期行为。

当文档登记处接收患者ID提供事务的ADT^A40消息类型时，在登记时将把MRG-1中的患者ID（次要患者ID）并入PID-3中的患者ID（主要患者ID）。在合并后，合并前次要患者ID的所有的文档提交集（Document Submission Sets）（包括之下的所有文档）将会指向患者主ID。以后在文档登记处提供的服务中，次要患者ID将不再被引用。

3.9 PIX查询

本节与IHE IT基础架构技术框架的事务ITI-9相对应。事务ITI-9被患者ID交叉索引使用者和患者ID交叉索引管理器角色所使用。

3.9.1 范围

本事务包括患者ID交叉索引使用者角色对患者ID列表的请求，此列表与使用者已知的患者ID对应。这一请求被患者ID交叉索引管理器所接收。患者ID交叉索引管理器立即处理此请求，以相应的患者ID列表（如果存在）的形式返回一个应答。

3.9.2 用例角色描述

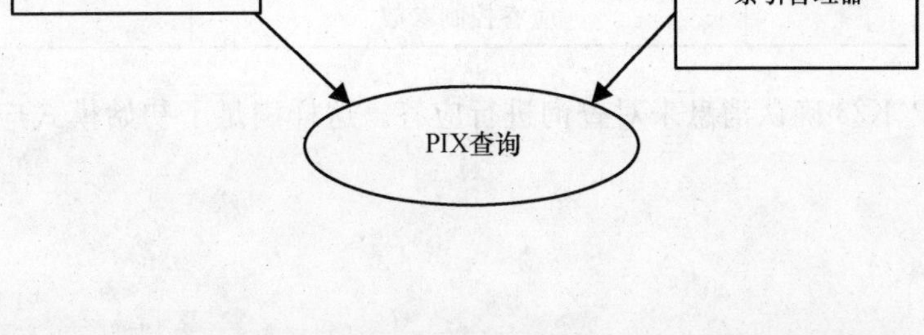

角色：患者 ID 交叉索引使用者

行为描述：查询患者 ID 交叉索引管理器，请求一个相应的患者 ID 列表（如果存在）。

角色：患者 ID 交叉索引管理器

行为描述：管理患者 ID 域之间的患者 ID 交叉索引。对于查询请求，它将返回一个相应的患者 ID 列表（如果存在）。

3.9.3 参考标准

HL7 版本 2.5，第 2 章—控制，第 3 章—患者管理，第 5 章—查询

出于以下原因，本事务选择 HL7 版本 2.5：

它被认为是包含事务 ITI-9 和 ITI-10 所需功能的最稳定的版本。

3.9.4 交互图

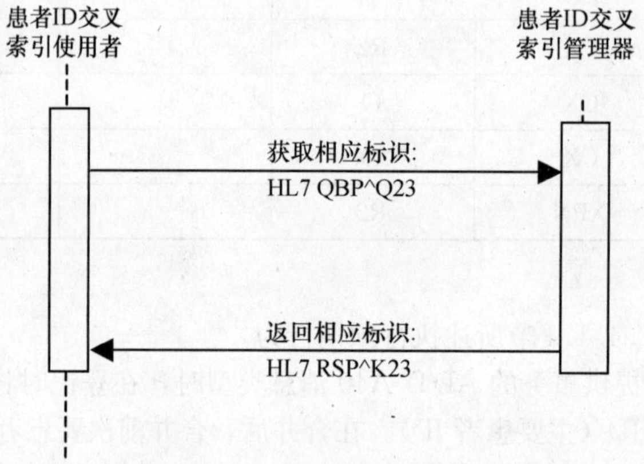

图 3.9-1 获取相应 ID 顺序图

3.9.4.1 获取相应 ID

3.9.4.1.1 触发事件

患者 ID 交叉索引使用者需要获取与一个患者相关信息域相关联的患者 ID 时，基于下面的 HL7 触发事件，将触发对相应的患者 ID 消息的请求：

- Q23—获取相应 ID

3.9.4.1.2 消息语义

请求相应患者 ID 事务由 HL7 QBP^Q23 消息所实施。当需要从其他患者 ID 域获取相应患者 ID 时，患者 ID 交叉索引使用者角色将产生查询消息。下表列出的消息段是必需的，在随后的小节中有详细的描述。

注：本节使用的约定及对规范和 HL7 规范层面的附加限制在本卷附录 C 和 C.1 中说明。

表 3.9-1 QBP 查询参数

QBP	查询参数	在 HL7 2.5 中的章
MSH	消息头	2
QPD	查询参数定义	5
RCP	应答控制参数	5

接收者通过发送 RSP^K23 确认消息来对查询进行应答。这样满足了初始模式应答的需求；不立即发送 ACK 消息。

3.9.4.1.2.1　MSH 段

MSH 段按附录 C.1.2“消息控制”中的定义构建。

MSH-9 消息类型字段至少有两个组分。第一个组分值为 QBP；第二个组分值为 Q23。第三个组分是可选的；如果存在，其值为 QBP _ Q21。

3.9.4.1.2.2　QPD 段

患者 ID 交叉索引使用者角色需要发送表 3.9-2 所述 QPD 段内的属性。

表 3.9-2　IHE 规范—QPD 段

序号	长度	数据类型	可选性	表格号＃	项目号＃	元素名称
1	250	CE	R	0471	01375	消息查询名
2	32	ST	R+		00696	查询标签
3	250 **	CX	R			个人 ID
4	250	CX	O			返回域

根据 HL7 标准 2.5 版改编

** 注：这个值假定 HL7 勘误表的完成，更正标准中的错误。

此消息使用 QPD-3 个人 ID 字段来传送一个患者 ID，此 ID 唯一标识一个给定患者 ID 域中的患者。

患者 ID 交叉索引使用者角色在 QPD-3 字段的 ID 组分（第一个组分）（QPD-3.1）中提供患者 ID。

患者 ID 交叉索引使用者角色应提供组分 QPD-3.4，分配权限，其中包括第一个子组分（命名空间 ID）或第二个和第三个子组分（通用 ID 和通用 ID 类型）。如果三个子组分全部填充，则第一个子组分应参考与第二个和第三个组分所参考的相同的实体。

如果请求系统希望选择要接收患者 ID 的域，需要通过用它要接收患者 ID 的域重复填充 QPD-4—返回域来实现。每个重复的 QPD-4 包含一个数据类型 CX 的实例，其中只有第四个组分（分配权限）被填充；其余的组分为空。应答的系统将为每个请求域返回患者 ID 值（如果此值已知）。

如果 QPD-4 为空，患者 ID 交叉索引管理器角色将返回所有域的患者 ID，每个域包含一个相应的患者 ID（服从本地发布限制）。

3.9.4.1.2.3　RCP 段

HL7 要求在所有 QBP 消息中都发送 RCP 段，但 IHE 不要求患者 ID 交叉索引使用者角色发送 HL7 标准中定义的 RCP 段中的任何属性。

3.9.4.1.2.3.1　填充 RCP-1—查询优先级

字段 RCP-1—查询优先级总是包含 I，意味着对查询的应答是以立即模式返回。

3.9.4.1.3　预期行为

患者 ID 交叉索引管理器能够接受表 3.9-2 所述 QPD 段中的属性。

患者 ID 交叉索引管理器角色必须能够接收所有有效的子组分组合，这些子组分组成了分配权限组分（即 QPD-3.4 的所有有效组合）。

患者 ID 交叉索引管理器角色应能接受多个并发的 PIX 查询请求（获取相应 ID 消息），及使用返回相应 ID 消息来正确应答。

3.9.4.2　返回相应 ID

3.9.4.2.1　触发事件

患者 ID 交叉索引管理器对获取患者 ID 消息的应答将触发以下消息：

- K23—返回相应患者 ID

3.9.4.2.2　消息语义

返回相应 ID 事务由 HL7 RSP^K23 消息所实施。患者 ID 交叉索引管理器角色产生此消息作为对先前收到的 QBP^Q23 查询消息的直接应答。此消息满足对 HL7 QBP^Q23 的消息应用层上初始模式应答。下表列出的没有中括号的消息段是必需的。下表列出的所有段的详细描述在随后的小节中提供。消息的其他段是可选的。

注：本节使用的约定及对规范和 HL7 规范层面的附加限制在本卷附录 C 和 C.1 中说明。

表 3.9-3 RSP 段模式应答

RSP	段模式应答	在 HL7 2.5 中的章
MSH	消息头	2
MSA	消息确认	2
[ERR]	错误	2
QAK	查询确认	5
QPD	查询参数定义	5
[PID]	患者 ID	3

3.9.4.2.2.1 MSH 段

MSH 段按附录 C.1.2“消息控制”中的定义构建。

MSH-9 消息类型字段至少有两个组分。第一个组分值为 RSP；第二个组分值为 K23。第三个组分是可选的；如果存在，其值为 RSP_K23。

3.9.4.2.2.2 MSA 段

患者 ID 交叉索引管理器角色不需要发送超出 HL7 标准规定之外的 MSA 段内的任何属性。MSA 段内所有必需的和可选的字段列表见附录 C.1.3。

3.9.4.2.2.3 QAK 段

患者 ID 交叉索引管理器角色将发送表 3.9-4 内定义的 QAK 段内的属性。关于填充 QAK-2（查询应答状态）的详细描述可参考第 3.9.4.2.2.6 节。

表 3.9-4 IHE 规范—QAK 段

序号	长度	数据类型	可选性	表格号#	项目号#	元素名称
1	32	ST	R		00696	查询标签
2	2	ID	R+	0208	00708	查询确认状态

根据 HL7 标准 2.5 版改编

3.9.4.2.2.4 QPD 段

患者 ID 交叉索引管理器角色在发送的 QBP^Q23 消息中回响 QPD 段值。

3.9.4.2.2.5 PID 段

患者 ID 交叉索引管理器角色只返回那些在 HL7 标准中要求的 PID 段内的必需的属性：PID-3—患者 ID 列表和 PID-5—患者姓名。

仅当患者 ID 交叉索引管理器角色识别出特定的患者 ID 域和患者 ID，而且至少在一个其他域中有一个特定患者的 ID 时，才返回 PID 段。关于患者 ID 交叉索引管理器角色怎样在不同情况下对查询请求产生应答的详细描述，见第 3.9.4.2.2.6 节“患者 ID 交叉索引管理器角色查询应答行为”。

患者 ID 交叉索引管理器角色使用字段 PID-3 患者 ID 列表来传送患者 ID，此 ID 唯一标识每个患者 ID 域内的患者，在此域中每个特定患者有一个患者 ID。PID-3 中返回的每个结果 ID 包括一个完全合格的分配权限组分（控件）。换句话说，返回的分配权限组分（控件）包括所有的子组分（控件）（命名空间 ID、通用 ID 和通用 ID 类型）。

为消除患者 ID 域之间姓名值不一致的问题，患者 ID 交叉索引管理器角色在第一个 PID-5—患者姓名字段中返回一个空（不存在）值，且在返回第二个 PID-5—患者姓名字段中，唯一填充的组分（控件）是组分（控件）7（姓名类型代码）。第 2 个 PID-5 的组分（控件）7 包含值 S（编码的假名以保证匿名）。第 2 个 PID-5 的所有其他组分（控件）应为空（不存在）。

3.9.4.2.2.6 患者 ID 交叉索引管理器角色查询应答行为

基于收到的患者特征来执行患者 ID 的匹配，这完全是患者 ID 交叉索引管理器角色的职责。患者 ID 交叉索引管理器角色为患者 ID 交叉索引使用者角色提供的信息是在交叉索引角色所管理的两个或多个域中的一个交叉索引 ID 列表。仅当管理交叉索引功能的策略和过程集已经完成时，才可获得交叉索引列表。互操作域采用的管理 ID 的策略完全是患者 ID 交叉索引管理器角色内部的，在本框架的范围之外。只有当患者 ID 交叉索引管理器角色中包含的医疗机构策略和过程得到一个肯定的匹配决定时，可能的匹配才会被传达。

患者 ID 交叉索引管理器角色将按下面 6 种情况所述对查询请求产生应答：

情况 1：患者 ID 交叉索引管理器角色识别特定患者 ID 域和患者 ID，它们由患者 ID 交叉索引使用者在 QPD-3 中发送，特定患者的相应 ID 至少在 QPD-4 中请求的一个域中存在（每个域一个 ID）。（如果在一个给定 ID 域中有多个 ID 被患者交叉索引管理器角色所识别，其行为见下面的情况 6。）

AA（应用被接受）在 MSA-1 中返回。

OK（找到数据，没有错误）在 QAK-2 中返回。

当一个单一 PID 段被返回时，一个 PID-3 患者 ID 列表在每个领域内被填写的循环开始，这样，患者标识符交叉索引管理器角色就会读取到一个被查询患者的已经存在的单一标识符，不包括 QPD-3 中返回的所查询患者 ID。

情况 2：患者 ID 交叉索引管理器角色识别 QPD-3 中发送的患者 ID 域和患者 ID，但在 QPD-4 发送的域中，不存在患者 ID。

AA（应用被接受）在 MSA-1 中返回。

NF（未找到数据，没有错误）在 QAK-2 中返回。

不返回 PID 段。

情况 3：患者 ID 交叉索引管理器角色识别 QPD-3 的第四个组分（控件）中发送的特定患者 ID 域，但未识别 QPD-3 的第一个组分（控件）中发送的患者 ID。

AE（应用错误）在 MSA-1 和 QAK-2 中返回。

返回一个 ERR 段，ERR-1-错误代码的组分（控件）和位置按下表取值。

COMP #	组分（控件）名	值
1	段 ID	QPD
2	顺序	1
3	字段位置	3
4	字段重复	1
5	组分（控件）号	1
6	子组分（控件）号	（空）

按 HL7 所规定，ERR-2.6—子组分（控件）号没有值，因为我们参考字段 QPD-4 的第四个组分的全部子组分。

ERR-3-HL7 错误代码以错误状态代码 **204**（未知关键 ID）填充。与 ERR-2 中的值一起，意味着患者 ID 交叉索引管理器角色未识别 QPD-3 的第一个组分中的值。

情况 4：患者 ID 交叉索引管理器角色不识别 QPD-3 中发送的 ID 的患者 ID 域。

AE（应用错误）在 MSA-1 和 QAK-2 中返回。

返回一个 ERR 段，ERR-2—错误位置的组分按下表取值。

COMP#	组分名	值
1	段 ID	QPD
2	顺序	1
3	字段位置	3
4	字段重复	1
5	组分号	4
6	子组分号	（空）

按 HL7 所规定，ERR-2.6—子组分号没有值，因为我们参考字段 QPD-4 的第四个组分的全部子—组分。

ERR-3-HL7 错误代码以错误状态代码 **204**（未知关键 ID）填充。与 ERR-2 中的值一起，意味着患者 ID 交叉索引管理器角色未识别 QPD-3 的第四个组分中的值。

情况 5：患者 ID 交叉索引管理器角色未识别所请求的 ID 的一个或多个患者 ID 域。

AE（应用错误）在 MSA-1 和 QAK-2 中返回。

对于每个未识别的域，返回一个 ERR 段，ERR-2-错误位置的组分按下表取值。

COMP#	组分名	值
1	段 ID	QPD
2	顺序	1
3	字段位置	4
4	字段重复	（见下面）
5	组分号	（空）
6	子组分号	（空）

按 HL7 所规定，ERR-2.5—组分号和 ERR-2.6—子组分号没有值，因为我们参考字段 QPD-4 的全部组分。

ERR-3-HL7 错误代码以错误状态代码 **204**（未知关键 ID）填充。与 ERR-2 中的值一起，意味着患者 ID 交叉索引管理器角色未识别 QPD-4—返回域出现的域，其序号以 ERR-2.4 中的一个整数返回。

情况 6：患者 ID 交叉索引管理器角色识别特定患者 ID 域和患者 ID，它们由患者 ID 交叉索引使用者在 QPD-3 中发送，特定患者的相应 ID 至少在 QPD-4 中请求的一个域中存在，至少一个请求域内有多个 ID。

AA（应用被接受）在 MSA-1 中返回。

OK（找到数据，没有错误）在 QAK-2 中返回。

当一个单一 PID 段被返回，一个所有标识符会被填写进 PID-3 患者标识符列表的循环将开始不包括QPD-3 中返回的所查询患者 ID。如果患者 ID 交叉索引管理器角色选择返回与同一域关联的多个 ID，它将把这些 ID 在 PID-3—患者 ID 列表中以连续的重复组返回。

3.9.4.2.3 预期行为

患者 ID 交叉索引使用者将使用患者 ID 交叉索引管理器提供的患者 ID 别名列表来执行请求列表的功能。

在返回的 ID 列表对于一个域包含多个 ID 的情况下，患者 ID 交叉索引使用者将使用给定域的**全部**多个 ID 或者忽略给定域的**全部**多个 ID。

允许患者 ID 交叉索引使用者角色能够对一个域的一个患者处理多个 ID（即那些能正确聚集不同 ID 关联的信息）。对于那些不能处理这种情况的患者 ID 交叉索引使用者角色，忽略不同 ID 的全部列表，以避免使用者呈现不完整的数据。

3.10　PIX 更新通知

本节与 IHE IT 基础架构技术框架的事务 ITI-10 相对应。事务 ITI-10 被患者 ID 交叉索引使用者和患者 ID 交叉索引管理器角色所使用。

3.10.1　范围

本事务包括患者 ID 交叉索引管理器角色，它提供患者 ID 交叉索引更新通知给患者 ID 交叉索引使用者，这些使用者已经登记了（通过对交叉索引管理器的配置）他们对接收此类通知的兴趣。本事务使用 HL7 的“更新个人信息”消息类来交流以患者为中心的信息。

3.10.2　用例角色描述

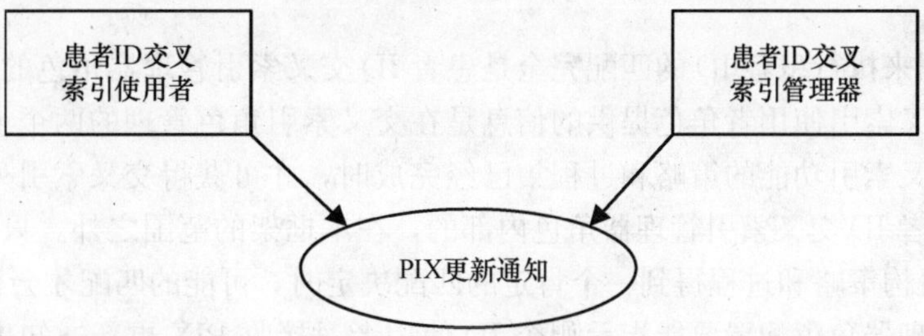

角色：患者 ID 交叉索引管理器

行为描述：它服务于一个完整定义的患者 ID 域集。患者 ID 交叉索引管理器通过向一个设定的感兴趣的患者 ID 交叉索引使用者列表发出通知、提供一个患者 ID“别名”列表，来管理患者 ID 域之间的患者 ID 的交叉索引。

角色：患者 ID 交叉索引使用者

行为描述：接收来自患者 ID 交叉索引管理器的改变患者 ID 别名的通知。患者 ID 交叉索引使用者角色通常使用此信息来维护不同患者 ID 域的患者的信息链接。

3.10.3　参考标准

HL7 版本 2.5，第 2 章—控制，第 3 章—患者管理

出于以下原因，本事务选择 HL7 版本 2.5：

它被认为是包含事务 ITI-9 和 ITI-10 所需功能的最稳定的版本。

3.10.4　交互图

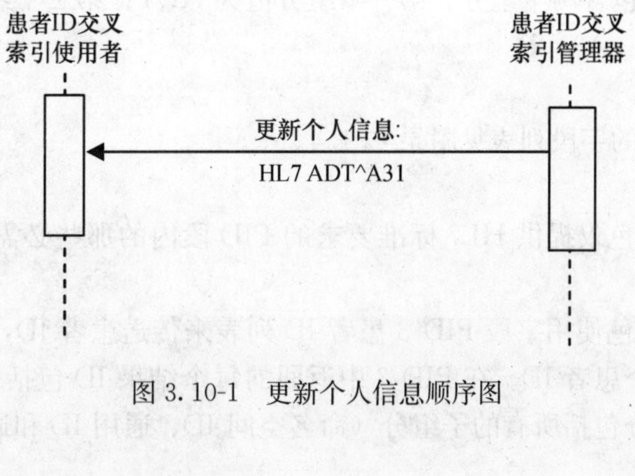

图 3.10-1　更新个人信息顺序图

3.10.4.1 更新个人信息

3.10.4.1.1 触发事件

对于患者ID交叉索引使用者感兴趣的患者ID域的任意患者ID，当交叉索引的患者ID集有改变时，患者ID交叉索引管理器将通知患者ID交叉索引使用者。患者ID交叉索引使用者感兴趣的域的配置由患者ID交叉索引管理器角色维护。

为了反映患者ID交叉索引使用者感兴趣的患者ID域的交叉索引患者ID结果集的所有改变，可能需要发起几个通知，来传达交叉索引患者ID集的一个更新。

下面的HL7触发事件被用来更新患者ID列表：

- A31—更新个人信息

3.10.4.1.2 消息语义

PIX更新通知事务由ADT^A31消息所实施。每当一个患者的ID列表信息被更新时，患者ID交叉索引管理器角色将发起此事务。

基于收到的患者特征来执行患者ID的匹配完全是患者ID交叉索引管理器角色的职责。患者ID交叉索引管理器角色为患者ID交叉索引使用者角色提供的信息是在交叉索引角色管理的两个或多个域中的一个交叉索引ID列表。仅当管理交叉索引功能的策略和过程集已经完成时，才可获得交叉索引列表。互操作域所采用的管理ID的策略完全是患者ID交叉索引管理器角色内部的，在本框架的范围之外。只有当患者ID交叉索引管理器角色中包含的医疗机构策略和过程得到一个肯定的匹配决定时，可能的匹配才会被传达。

患者ID交叉索引管理器角色配置要能指示哪个ID使用者对接收PIX更新通知事务感兴趣。这个配置信息包括对接收通知感兴趣的ID使用者系统的ID，及对其中每个系统的感兴趣域的患者ID域列表。

下表列出的消息段是必需的。其他段是可选的。

表3.10-1 ADT患者管理消息

ADT	患者管理消息	在HL7 2.5中的章
MSH	消息头	2
EVN	事件类型	3
PID	患者ID	3
PV1	患者就诊信息	3

通过ADT消息的接收者发送给发送者的HL7 ACK消息来对每个消息应答。ACK消息的定义和讨论见附录C.1.3“应答模式”。

3.10.4.1.2.1 MSH段

MSH段按附录C.1.2—“消息控制”中的定义构建。

MSH-9消息类型字段至少包含两个组分。第一个组分值为ADT；第二个组分值为A31。第三个组分是可选的；如果存在，其值为ADT_A31。

3.10.4.1.2.2 EVN段

EVN段内所有必需和可选的字段列表见附录C.1.4。

3.10.4.1.2.3 PID段

患者ID交叉索引管理器角色仅提供HL7标准要求的PID段内的那些必需的属性：PID-3—患者ID列表和PID-5—患者姓名。

患者ID交叉索引管理器角色使用字段PID-3患者ID列表来传送患者ID，此ID唯一标识每个患者ID域内的患者，每个特定患者有一个患者ID。在PID-3中返回的每个结果ID包括一个完全合格的分配权限组分。换句话说，返回的分配权限组分包括所有的子组分（命名空间ID、通用ID和通用ID类型）。

为消除患者 ID 域之间姓名值不一致的问题，患者 ID 交叉索引管理器角色在字段PID-5患者姓名中返回一个空格字符。

当一个单一 PID 段被返回，一个通告中所有标识符会被填写进 PID-3 患者标识符列表的循环将开始，如果患者 ID 交叉索引管理器角色选择发送与相同域关联的多个 ID，它将把这些 ID 在 PID-3—患者 ID 列表中以连续的重复组返回。

3.10.4.1.2.4　PV1 段

HL7 标准 2.5 版规定 PV1 段是必需的。必需字段 PV1-2—患者类别包含 **N**（不应用，not applicable），表示在一次就诊的上下文档之外患者信息的传送。其他字段为空。

表 3.10-2　IHE 规范—PV1 段

序号	长度	数据类型	可选性	表格号#	项目号#	元素名称
2	1	IS	R	0004	00132	患者类别

根据 HL7 标准 2.5 版改编

3.10.4.1.3　预期行为

当患者 ID 交叉索引使用者接收 ADT^A31 消息时，只要它接收了能导致患者交叉索引改变的更新 ID 信息，就会在所有感兴趣域中为受影响的患者更新其内部 ID 信息。

在返回的 ID 列表对一个域包含多个 ID 的情况下，患者 ID 交叉索引使用者将使用给定域的全部多个 ID 或者忽略给定域的全部多个 ID。

允许患者 ID 交叉索引使用者角色能够对一个域的一个患者处理多个 ID（即那些能正确聚集不同 ID 关联的信息）。对于那些不能处理这种情况的患者 ID 交叉索引使用者角色，忽略不同 ID 的全部列表，以避免使用者呈现不完全的数据。

3.11　获取显示所需特定信息

本节与 IHE IT 基础架构技术框架的事务 ITI-11 相对应。事务 ITI-11 被信息源和显示者角色所使用。

3.11.1　范围

本事务涉及用于显示目的的信息查询。当用户试图查找存储在一个不同系统中的与特定患者相关的信息时，此事务可能发生。要注意的是要提取的信息常常与一个适当标识的患者（患者 ID）有关，尽管属于一个特定类型（实验室摘要，或放射学摘要，过敏反应列表），其内容通常是动态的（也就是，提取不同时间点的同一类型的特定信息有可能得到不同内容的结果）；例如，过敏反应列表可能在两次请求之间有所更新。

为支持较广范围的显示功能，信息以适当格式化的 XHTML 形式提供。使用基本 XHTML（XHTML Basic）和 W3C HTML 兼容性指南（W3C HTML Compatibility Guidelines）来完成这样的格式化，见附录 C 的 W3C XHTML 1.0 建议。

3.11.2　用例角色描述

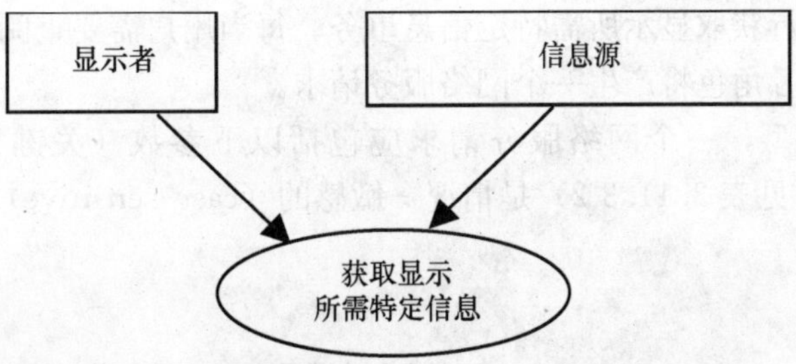

角色：显示者

行为描述：请求显示所需特定信息并显示的系统。

角色：信息源

行为描述：对显示者角色的请求产生应答、以显示—ready 格式提供特定信息的系统。

3.11.3 参考标准

- IETF RFC1738，统一资源定位器（URL，Uniform Resource Locators），1994 年 12 月，http：//www.faqs.org/rfcs/rfc1738.html

  IETF RFC2616 超文本传输协议 HTTP/1.1

  可扩展标记语言（XML，Extensible Markup Language）1.0（第二版）。W3C 2000 年 10 月 6 日推荐。http：//www.w3.org/TR/REC-xml

  网络服务描述语言（WSDL，Web Services Description Language）1.1。W3C 2001 年 3 月 15 日发布。http：//www.w3.org/TR/wsdl

  XHTML™ 1.0 可扩展超文本标记语言（第二版）。A Reformulation of HTML 4 in XML 1.0. W3C 2000 年 1 月 26 日推荐，2002 年 8 月修订。http：//www.w3.org/TR/xhtml1.

  XHTML™ Basic. W3C 2000 年 12 月 19 日推荐。http：//www.w3.org/TR/xhtmbasic

交互图

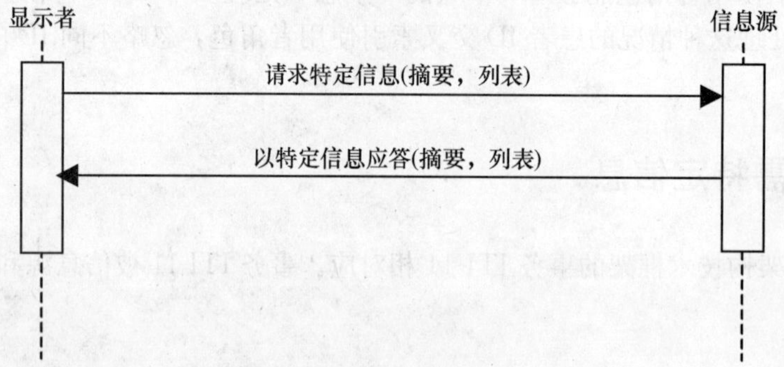

图 3.11-1 对特定信息的请求—概要顺序图

3.11.3.1 对特定信息的请求—概要

3.11.3.1.1 触发事件

以下事件将触发对特定信息的请求：

- 显示者角色用户需要查阅信息/报告摘要列表，此列表是患者临床历史信息的一部分（即实验室报告摘要、放射学检查报告摘要等），通过获取显示所需文档事务，目的是从列表中选择特定项，作为一个持久对象用于随后的获取。

3.11.3.1.2 消息语义

通过调用网络服务，来执行获取显示所需特定信息事务。每当用户需要查阅作为患者的部分临床记录存储于信息源角色的信息时，显示者角色将产生一个网络服务请求。

为指明需要返回信息的类型，一个网络服务请求应包括以下参数（关键字），以过滤信息子集（见表 3.11.3-1）。所有参数名和值（见表 3.11.3-2）是情况—敏感的（case-sensitive）。

表 3.11.3-1 网络服务请求关键字

参数名	可选性	描述	备注
请求类型（requestType）	R	requestType 指明要获取的信息类型。这个参数应该总有值。	可能值列表见表 3.11.3-2。
患者 ID（patientID）	R	这个属性标识了要查询的结果的主体。其值包括分配权限的 ID。	根据患者 ID 提供事务指明的需求（见第 3.8.4.1.2.3 节），患者 ID 值应格式化为 HL7 CX 数据类型（包括分配权限）。
日期时间下限（lowerDateTime）	O	被用来约束信息产生的最早日期/时间。	此值以 XML 基本日期时间格式编码。
日期时间上限（upperDateTime）	O	被用来约束信息产生的最近日期/时间。	此值以 XML 基本日期时间格式编码。
最近结果（mostRecentResults）	R	其数值表示应答中包括的最近结果的数目，即 1 表示提供最近的结果。	值为 0 表示将返回所有可利用的结果。

表 3.11.3-2 网络服务请求类型

请求类型值	描述
摘要（SUMMARY）	信息源已知的所有报告摘要
摘要—放射学（SUMMARY-RADIOLOGY）	放射报告摘要
摘要—心血管（SUMMARY-CARDIOLOGY）	心血管报告摘要
摘要—实验室（SUMMARY-LABORATORY）	实验室报告摘要
摘要—外科（SUMMARY-SURGERY）	手术记录摘要
摘要—急诊（SUMMARY-EMERGENCY）	重症特别护理记录摘要
摘要—出院（SUMMARY-DISCHARGE）	出院记录摘要
摘要—ICU（SUMMARY-ICU）	重症监护记录摘要
摘要—RX（SUMMARY-RX）	处方摘要

注：包含保留字符的参数值需要使用%<hex><hex>符号来编码。保留字符包括斜线（/，编码为%2f）和表示‘and’的符号（&，编码为%26）。

WSDL 网络服务的正式定义在附录 A 中提供。

对显示者角色和信息源角色所要求的唯一绑定（binding）是对 HTTP-GET 的绑定。在此绑定中样本消息按下面这样格式化：

http：//<location>/IHERetrieveSummaryInfor? requestType = SUMMARY&patientID = 99998410 ^^^%26www.mlhlife.com%26DNSlowerDatetime = 2003-01-01T00：00：00&upperDatetime = 2003-01-01-01T23：59：59&mostRestentResults=1

URL 的<location>部分在实施中配置，必须包含主机名，一个可选端口地址，还可以加上一个可选路径。如果有路径，不能包含“?”符号。URL 的其余部分，包括 IHERetrieveSummaryInfo 和下面的请求参数，由 WSDL 规定，不可以改变。

更明确地说，使用 RFC 1738 的定义，URL 的<location>部分必须与下面的 location 匹配。

```
location        = hostport [ "/" hpath ]

hostport        = host [ ":" port ]
host            = hostname | hostnumber
hostname        = *[ domainlabel "." ] toplabel
domainlabel     = alphadigit | alphadigit *[ alphadigit | "-" ] alphadigit
toplabel        = alpha | alpha *[ alphadigit | "-" ] alphadigit
alphadigit      = alpha | digit
hostnumber      = digits "." digits "." digits "." digits
port            = digits

hpath           = hsegment *[ "/" hsegment ]
hsegment        = *[ uchar | ";" | ":" | "@" | "&" | "=" ]
lowalpha        = "a" | "b" | "c" | "d" | "e" | "f" | "g" | "h" |
                  "i" | "j" | "k" | "l" | "m" | "n" | "o" | "p" |
                  "q" | "r" | "s" | "t" | "u" | "v" | "w" | "x" |
                  "y" | "z"
hialpha         = "A" | "B" | "C" | "D" | "E" | "F" | "G" | "H" | "I" |
                  "J" | "K" | "L" | "M" | "N" | "O" | "P" | "Q" | "R" |
                  "S" | "T" | "U" | "V" | "W" | "X" | "Y" | "Z"

alpha           = lowalpha | hialpha
digit           = "0" | "1" | "2" | "3" | "4" | "5" | "6" | "7" |
                  "8" | "9"
safe            = "$" | "-" | "_" | "." | "+"
extra           = "!" | "*" | "'" | "(" | ")" | ","

hex             = digit | "A" | "B" | "C" | "D" | "E" | "F" |
                  "a" | "b" | "c" | "d" | "e" | "f"
escape          = "%" hex hex

unreserved      = alpha | digit | safe | extra
uchar           = unreserved | escape
```

根据此规定，下面的 location 值是合法的：

<location>值	结果 URL
Myhost	http：//myhost/IHERetrieveSummaryInfo? …
myhost：8080	http：//myhost：8080/IHERetrieveSummaryInfo? …
myhost/MyAspPageThatLooksLikeItCouldBeAFolder. aspx	http：//myhost/MyAspPageThatLooksLikeItCouldBeAFolder. aspx/IHERetrieveSummaryInfo? …
myhost：8080/MyAspPageThatLooksLikeItCouldBeAFolder. aspx	http：//myhost：8080/MyAspPageThatLooksLikeItCouldBeAFolder. aspx/IHERetrieveSummaryInfo? …
myhost：8080/MyJspPage. jsp	http：//myhost/MyJspPage. jsp/IHERetrieveSummaryInfo? …
myhost：8080/MyJspPageThatLooksLikeItCouldBeAFolder. jsp	http：//myhost/MyJspPage. jsp/IHERetrieveSummaryInfo? …

下面的 location 值是不合法的：

<location>值	结果 URL
My+Computer	在主机名中‘+’不是一个合法字符
myhost：99999	99999 不是一个有效的端口
myhost/myPath. jsp？request=	‘?’在路径中不是有效的

此外，显示者角色应支持下面的 HTTP 请求字段：

表 3.11.3-3 HTTP 请求和应答字段

HTTP 字段	可选性	描述	值
接受语言	O	此字段限定了作为对请求的优先应答的自然语言集	符合 RFC2616 的任意有效值

信息源角色应支持下面的 HTTP 应答字段。

表 3.11.3-4 HTTP 应答字段

HTTP 字段	可选性	描述	值
失效	R	此字段给出应答被认为失效的日期/时间	应为 0。现在不建议使用，但它是表示不缓存的被广泛支持的方法
缓存—控制 (Cache-Control)	R	此字段指示应答不应缓存	应为不缓存（no-cache）

如果必要，显示者角色可以利用 HTTPS 协议执行对网络服务的请求。

- 信息源角色可以返回 HTTP 重定向应答（应答值为 301，302，303 或 307）作为对一个请求的应答。显示者角色预计会接收一个错应答或所请求的数据，或在别处查找数据的请求。显示者角色必须遵循重定向，但如果检测到循环，可能报告一个错误。

3.11.3.1.3 预期行为

接收对特定信息的请求后，信息源角色将解析此请求，如果没有错误，返回第 3.11.3.2 节所述特定信息的应答，及 HTTP 应答代码 200-OK。

为指明需要处理的信息类型，信息源角色应支持以下参数（关键字），以过滤信息子集（见表 3.11.3-5）。

表 3.11.3-5 网络服务请求关键字

参数名	可选性	描述	备注
请求类型	R	requestType 指明要获取的信息类型。这个参数应该总有值。	可能值列表见表 3.11.3-2。
患者 ID	R	这个属性标识了查询结果的主体。其值包括分配权限的 ID。	根据患者 ID 提供事务指明的需求（见第 3.8.4.1.2.3 节），患者 ID 值应格式化为 HL7 CX 数据类型（包括分配权限）。
日期时间下限	R	被用来约束信息产生的最早日期/时间。	此值以 XML 基本日期时间格式编码。
日期时间上限	R	被用来约束信息产生的最近日期/时间。	此值以 XML 基本日期时间格式编码。
最近结果	R	其数值表示应答中包括的最近结果的数目，即 1 表示提供最近的结果。	值为 0 表示将返回所有可利用的结果。

如果不支持指定的 requestType，信息源角色将返回 HTTP 应答—代码 404（未找到—not found），提示原因短语“不支持 requestType”。如果信息源角色不能格式化“接受（Accept）”字段中列出的任意内容类型的文档，它将返回 HTTP 应答代码—406—不接受（Not Acceptable）。

如果显示者角色指定的患者 ID 对于信息源角色是未知的，它将返回 HTTP 应答—代码 404（未找到—not found），提示原因短语“患者 ID 未找到（Patient ID not found）”。如果显示者角色提供了来自另一个域的患者 ID，而不是从信息源角色所属域，而且信息源角色与患者 ID 使用者角色同组，那么它可以在应答前尝试获得一个所提供的患者 ID 到其所属域的映射。

注：信息源角色可以返回其他 HTTP 应答代码，指示本规范范围之外的状态，例如，如果信息源角色与 Kerberized 服务器角色同组，可返回 401-验证失败（Authentication Failed）。

注：建议信息源角色以人可读的错误状态描述来补足返回的错误代码。

如果错误状态不能被自动恢复，至少，显示者角色应把错误向用户显示。

如果 lowerDateTime 和/或 upperDateTime 参数被指定，它们定义了返回信息应产生的时间范围的下限和/或上限边界。MostRecentResults 参数值应在这个指定的日期/时间范围内被解释。

3.11.3.2 特定信息应答—摘要

3.11.3.2.1 触发事件

此消息被信息源角色发送，作为对特定信息网络服务请求的应答。

3.11.3.2.2 消息语义

信息源角色应至少支持表 3.11.3-2 中指出的 requestType 参数值之一。

信息源角色应设定一个零终止以确保不缓存。使用 W3C HTML 建议的附录 C 中的 XHTML Basic 和 W3C HTML Compatibility Guidelines 来对消息格式化。

显示者角色可请求信息源角色提供任意特定信息，包括关于特别患者的不同类型的报告摘要。摘要的确切内容由信息源角色所决定，可由机构政策调整。例如，它可包含对一个持久对象的超链接，以便能被获取显示所需文档事务所获取。在提取文档摘要（requestType 为 SUMMARY [-xx]）的情况下，强烈建议对摘要的每个项目包括一个到相关文档的链接。如果链接存在，需要按第 3.12 节的要求将它格式化为网络服务请求。它也可以包含一个超链接，表示对特定显示所需信息的请求的调用，如此节所说明。

3.11.3.2.3 预期行为

显示者角色将为用户重建接收的应答。为了准确显示所提供的信息，它不假定文档内容可被超出 XHTML 标签之外的决定所解析。

当摘要应答包括到文档或其他特定信息的链接时，强烈建议信息源角色按第 3.11 和 3.12 节的要求将其格式化，以便获取来自其他信息源的信息。

3.11.3.3 对特定信息的请求—列表

3.11.3.3.1 触发事件

以下事件将触发一个对特定信息的请求：

- 显示者角色用户需要查阅存储在信息源系统的患者部分临床记录的一个特别信息子集（即实验室报告、放射学检查报告、用药列表等）。

3.11.3.3.2 消息语义

通过调用网络服务，来执行获取显示所需特定信息事务。每当用户需要查阅存储在信息源角色的患者临床记录的部分信息时，显示者角色就产生一个网络服务请求。

为指明返回的信息类型，网络服务请求应包括以下参数（关键字），以过滤信息子集（见表 3.11.3-6）。所有参数名和值（见表 3.11.3-7）是情况—敏感的。

表 3.11.3-6 网络服务请求关键字

参数名	可选性	描述	备注
请求类型	R	requestType 指明要获取的信息类型。这个参数应该总有值	可能值列表见表 3.11.3-7
患者 ID	R	这个属性标识了查询结果的主体。其值包括分配权限的 ID	根据患者 ID 提供事务指明的需求（见第 3.8.4.1.2.3 节），患者 ID 值应格式化为 HL7 CX 数据类型（包括分配权限）

表 3.11.3-7 网络服务请求类型

请求类型值	描述
过敏反应列表（LIST-ALLERGIES）	信息源已知的患者过敏反应和不良反应列表
用药列表（LIST-MEDS）	目前给予患者或患者所用的药品列表

WSDL 中网络服务的正式定义在附录 A 中提供。

对显示者角色和信息源角色所要求的唯一绑定是对 HTTP-GET 的绑定。在此绑定中样本消息按下面这样格式化：

http：//<location>/IHERetrieveListInfo？requestType=LISTMEDS&

patientID=99998410^^^%26www.mlhlife.com%26DNS

URL 的<location>部分在实施中配置，必须包含主机名，一个可选端口地址，还可以加上一个可选路径。如果有路径，不能包含“?”符号。URL 的其余部分，包括 IHERetrieveSummaryInfo 和下面的请求参数由 WSDL 规定，不可以改变。关于 location 的讨论见第 3.11.3.1.2 节消息语义。

此外，显示者角色支持下面的 HTTP 请求字段：

表 3.11.3-8 HTTP 请求和应答字段

HTTP 字段	可选性	描述	值
接受语言	O	此字段限定了作为对请求的优先应答的自然语言集	符合 RFC2616 的任意有效值

信息源角色应支持下面的 HTTP 应答字段。

表 3.11.3-9 HTTP 应答字段

HTTP 字段	可选性	描述	值
失效	R	此字段给出应答被认为失效的日期/时间	应为 0。现在不建议使用，但它是表示不缓存的广泛支持的方法
缓存—控制	R	此字段指示应答不应缓存	应为不缓存（no-cache）

如果必要，显示者角色可以利用 HTTPS 协议执行对网络服务的请求。

- 信息源角色可以返回 HTTP 重定向应答（应答值为 301，302，303 或 307）作为对一个请求的应答。显示者角色预计会接收一个错应答或所请求的数据，或在别处查找数据的请求。显示者角色必须遵循重定向，但如果检测到循环，可能报告一个错误。

3.11.3.3.3 预期行为

收到对特定信息的请求后，信息源角色将解析此请求，如果没有错误，返回第 3.11.3.2 节所述特定信息的应答，及 HTTP 应答代码 200-OK。

如果不支持指定的 requestType，信息源角色将返回 HTTP 应答—代码 404（未找到—not found），提示原因短语“不支持 requestType (requestType not supported)”。如果信息源角色不能格式化“接受 (Accept)”字段中列出的任意内容类型的文档，它将返回 HTTP 应答代码—406—不接受 (Not Acceptable)。

如果显示者角色指定的患者 ID 对于信息源角色是未知的，它将返回 HTTP 应答—代码 404（未找到—not found)，提示原因短语“患者 ID 未找到 (Patient ID not found)”。如果显示者角色提供了来自另一个域的患者 ID，而不是从信息源角色所属域，而且信息源角色与患者 ID 使用者角色同组，它可以在应答前尝试获得一个所提供的患者 ID 到其所属域的映射。

注：信息源角色可以返回其他 HTTP 应答代码，指示本规范范围之外的状态，例如，如果信息源角色与 Kerberized 服务器角色同组，可返回 401—验证失败 (Authentication Failed)。

注：建议信息源角色以人可读的错误状态描述来补足返回的错误代码。

如果错误状态不能被自动恢复，至少，显示者角色应把错误向用户显示。

3.11.3.4 特定信息应答—列表

3.11.3.4.1 触发事件

此消息被信息源角色发送，作为对特定信息的请求网络服务的应答。

3.11.3.4.2 消息语义

信息源角色至少应支持表 3.11.3-7 中指出的 requestType 参数值之一。

信息源角色应设定一个零终止以确保不缓存。使用 W3C HTML 建议附录 C 中的 XHTML Basic 和 W3C HTML Compatibility Guidelines 来对消息格式化。

显示者角色可请求信息源角色提供信息源目前记录的信息项列表（关于特别患者）。列表的确切内容由信息源角色决定。

在查询中信息源角色将不使用 lowerDateTime、upperDateTime 或 MostRecentResults 参数。如果被指定，信息源将忽略它们。

3.11.3.4.3 预期行为

显示者角色将为用户重建接收的应答。为了准确显示所提供的信息，它不假定文档内容可被超出 XHTML 标签之外的决定所解析。

3.12 获取显示所需文档

本节与 IHE IT 基础架构技术框架的事务 ITI-12 相对应。事务 ITI-12 被信息源和显示者角色所使用。

3.12.1 范围

本事务包括用于显示目的的文档（持久对象）的获取。唯一可标识持久对象意味着在不同时间点提取同一文档实例将提供与目前显示的内容相同的语义。即使此内容显示由不同格式、样式表等的使用所提供，文档信息内容是不变的。

3.12.2 用例角色描述

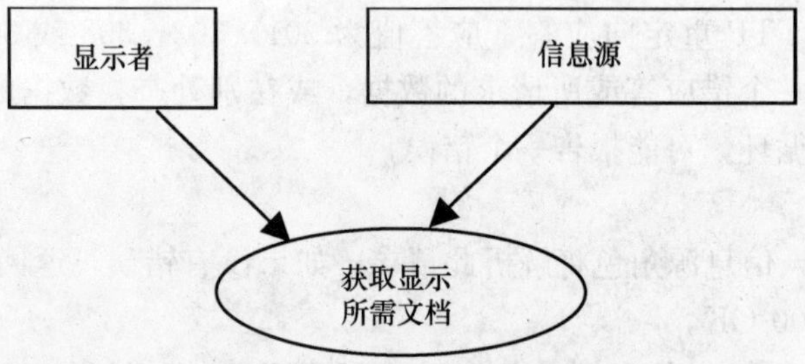

角色：显示者

行为描述：请求显示所需文档/对象并显示的系统。

角色：信息源

行为描述：系统以便于显示（presentation-ready）的格式提供特定信息，作为对显示者角色的请求的应答。

3.12.3 参考标准

IETF RFC2616 超文本传输协议 HTTP/1.1（IETF RFC2616 HyperText Transfer Protocol HTTP/1.1）

可扩展标记语言（Extensible Markup Language，XML）1.0（第二版）。W3C 2000 年 10 月 6 日推荐。http：//www.w3.org/TR/REC-xml.

网络服务描述语言（Web Services Description Language，WSDL）1.1. W3C 2001 年 3 月 15 日发布。http：//www.w3.org/TR/wsdl.

3.12.4 交互图

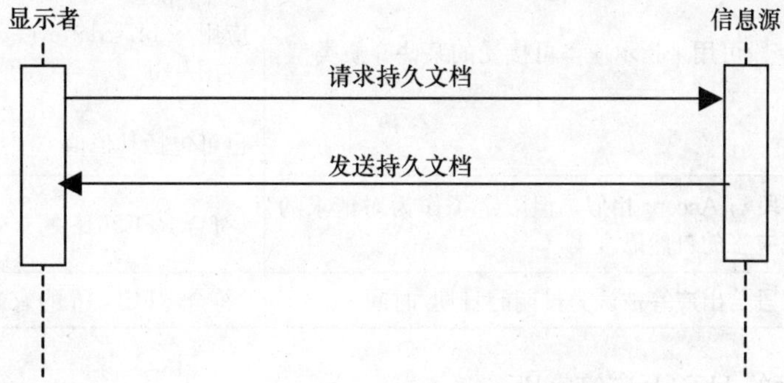

图 3.12-1 请求持久文档顺序图

3.12.4.1 请求持久文档

3.12.4.1.1 触发事件

当显示者角色用户需要查阅信息源角色所存储的特别文档时，触发对文档的请求。

3.12.4.1.2 消息语义

通过调用网络服务，来执行获取显示所需文档事务。每当用户需要查阅存储在信息源角色的患者临床记录的部分文档时，显示者角色将产生网络服务请求。

网络服务请求包括以下参数（关键字），以标识要返回的文档，其格式见表（3.12.4-1）。所有参数名和值是情况—敏感的（case-sensitive）。

表 3.12.4-1 查询关键字

参数名	可选性	描述	值
请求类型	R	此参数应有值，值为 DOCUMENT。	DOCUMENT
文档 ID	R	标识文档的 UID，两个角色已知此 UID。	此值为适当定义的对象 ID（OID），在第 2 卷的附录 B 中描述。
优先内容类型	R	此参数是必需的，以标识提供文档的优先格式（为 MIME 内容类型）。	显示者可以指定下列格式之一： 图象/jpeg 应用/x-hl7-cda-level-one＋xml（见备注） 应用/pdf（见下面备注）

注：关于 hl7-cda-level-one 和 PDF 的详细描述，例如版本信息，见 IANA registry。对于 PDF 1.3 以下的其他版本，创建 PDF 的应用可使用 MIME 类型。接收者应支持此版本和前版本编码的文档。

注：关于应用/x-hl7-cda-level-one＋xml 的详细描述见 HL7 CDA 框架 1.0 版。

WSDL 中网络服务的正式定义在附录 A 中提供。

对于显示者角色和信息源角色要求的唯一绑定是对 HTTP-GET 的绑定。在此绑定中样本消息按下面格式化：

http：//＜location＞/IHERetrieve Document? requestType＝DOCUMENT&DocumentUID＝1.2.3&preferredContentType＝application%2fpdf

URL 的＜location＞部分在实施中配置，必须包含主机名，一个可选端口地址，可以加上一个可选路径。如果路径存在，不能包含“?”符号。URL 的其余部分，包括 IHERetrieveSummaryInfo 和下面的请求参数由 WSDL 规定，不能改变。关于 location 的讨论见第 3.11.3.1.2 节消息语义。

此外，显示者角色支持下面的 HTTP 请求字段：

表 3.12.4-2 HTTP 请求和应答字段

HTTP 字段	可选性	描述	值
接受	O	本字段可用来指示应答可接受的某些介质类型	至少是下列值之一： 图象/jpeg 应用/x-hl7-cda-level-one＋xml 应用/pdf */* 也可包括其他值
接受语言	O	本字段与 Accept 相似，但限定了作为对请求的优先应答的自然语言集	符合 RFC2616 的有效值
过期	R	本字段给出应答被认为过期的日期/时间	符合 RFC2616 的有效值，或 0

信息源角色应支持下面的 HTTP 应答字段。

表 3.12.4-3 HTTP 应答字段

HTTP 字段	可选性	描述	值
过期	R	本字段给出应答被认为过期的日期/时间	符合 RFC2616 的有效值，或 0

显示者角色可提供在 HTTP Accept 字段中支持的内容类型列表。如果 HTTP Accept 字段为空，意味着任意内容类型均可被显示者角色接受。

优先内容类型（preferredContentType）参数指定了显示者角色所需的内容类型。请求的 preferredContentType 参数值应为表 3.12.4-1 中值之一，与 HTTP Accept 字段中的值不矛盾。

如果可能，信息源将提供 preferredContentType 中的信息，否则它将仅使用 Accept 字段指定的一个类型作为要返回的合适给定信息。

如果必要，显示者角色可以利用 HTTPS 协议执行对网络服务的请求。

- 信息源角色可以返回 HTTP 重定向应答（应答值为 301，302，303 或 307）作为对一个请求的应答。显示者角色预计会接收一个错应答或所请求的数据，或在别处查找数据的请求。显示者角色必须遵循重定向，但如果检测到循环，可能在报告一个错误。

3.12.4.1.3 预期行为

在收到对特定信息的请求后，信息源角色会解析此请求，返回第 3.11.3.2 节所述的被提取的文档，及 HTTP 应答代码 200-OK。

根据规范，如果 requestType 不是一个合法值，信息源角色将返回 HTTP 应答—代码—403（禁止，forbidden），提示原因短语—“请求类型不支持（requestType not supported）”。

如果信息源角色不能以“Accept”字段列出的任意内容类型格式化文档，它将返回 HTTP 应答代码—406—不接受（Not Acceptable）。

如果指定的 documentUID 对于信息源角色来说是未知的，它将返回 HTTP 应答—代码 404（未找到，not found），提示原因短语“文档 UID 未找到（Document UID not found)”。

如果 documentUID、preferredContentType 或 requestType 参数缺失，信息源角色将返回 HTTP 应答代码 400-错误请求（Bad Request）。

如果 documentUID 或 preferredContentType 参数格式错误，信息源角色将返回 HTTP 应答代码 400—错误请求（Bad Request）。

如果指定的 preferredContentType 与 HTTP Accept 字段的设定不一致，信息源角色将返回 HTTP 应答代码 400—错误请求（Bad Request）。

注：信息源角色可以返回其他 HTTP 应答代码，指示本规范范围之外的状态，例如，如果信息源角色与 Kerberized 服务器角色同组，可返回 401—验证失败（Authentication Failed)。

注：建议信息源角色以人可读的错误状态描述来补足返回的错误代码。

如果错误状态不能被自动恢复，至少，显示者角色应把错误向用户显示。

3.12.4.2　发送持久文档

3.12.4.2.1　触发事件

发送持久文档消息是从信息源角色向显示者角色以指定的格式传送所请求的文档。如果请求中的 documentUID 参数所标识的文档已被信息源角色成功定位，则此传送将发生。

3.12.4.2.2　消息语义

对显示者角色的请求的应答中，信息源角色将根据指定的 preferredContentType 来格式化文档，并在 HTTP 应答中返回。关于 preferredContentType 相关规则的讨论见第 3.12.4.1.2 节。

信息源角色应维护对象 ID 的全球唯一性。

信息源角色将设置一个过期时间，与清除持久文档实例的相关策略相符（不超过一个星期）。

3.12.4.2.3　预期行为

显示者角色将为用户重建收到的文档。

3.13　跟随上下文档

本节与 IHE IT 基础架构技术框架的事务 ITI-13 相对应。事务 ITI-13 被患者上下文档参与者、用户上下文档参与者和上下文档管理器角色所使用。

3.13.1　范围

本事务允许上下文档管理器角色命令其他上下文档参与者角色基于新的上下文档值来同步。

本事务由 HL7 上下文档管理“CCOW”标准定义的多种方法构成。它由多个阶段构成，包括调查参与者，指示他们上下文档是否改变的最后决定，及由上下文档参与者获取新的上下文档值。

每个上下文档参与者角色跟随一个特定主体。患者上下文档参与者角色跟随患者主体，不要求在上下文档中设定用户主体。用户上下文档参与者跟随用户主体。

所用方法的语义在 HL7 上下文档管理“CCOW”标准文档中定义：组分技术映射：ActiveX 或 HL7 上下文档管理“CCOW”标准：组分技术映射：Web，与 HL7 上下文档管理“CCOW”标准：主体数据定义文档。上下文档参与者角色可实施任一技术。上下文档管理器角色应该对两个技术都支持，以便与加入的实施所选技术的参与者互操作。

3.13.2 用例角色描述

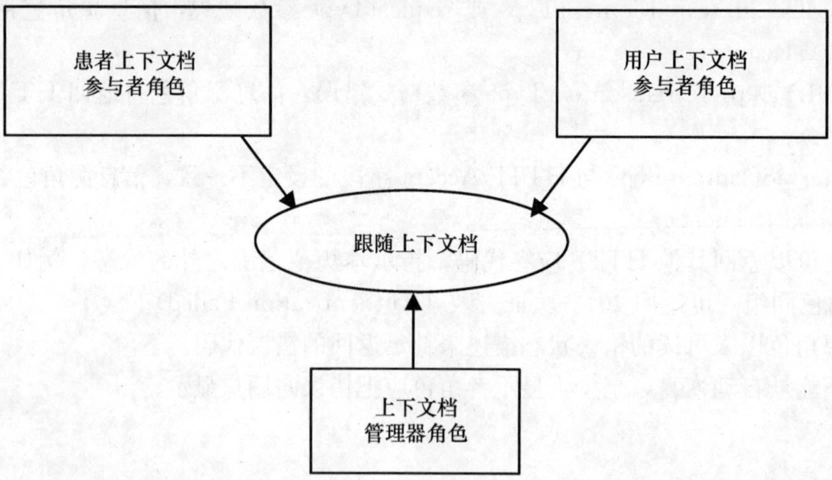

角色：患者上下文档参与者

行为描述：对上下文档调查产生应答。在它跟随的上下文档中的患者主体中同步显示为新值。

角色：用户上下文档参与者

行为描述：对上下文档调查产生应答。在它跟随的上下文档中的用户主体中同步显示为新值。

角色：上下文档管理器

行为描述：实施上下文档调查，通知上下文档参与者接受或取消改变，及提供上下文档值。

3.13.3 参考标准

HL7 上下文档管理“CCOW”标准，版本 1.4：

技术和主体无关体系结构

组分技术映射：ActiveX

组分技术映射：Web

主体数据定义

3.13.4 交互图

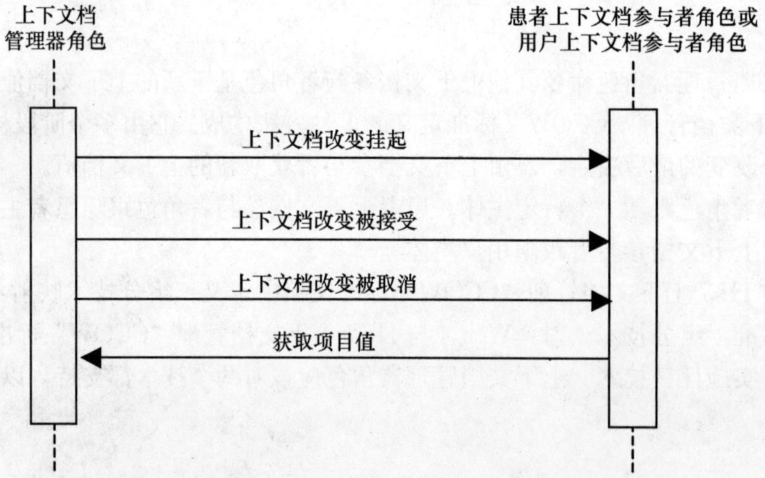

图 3.13-1 跟随上下文档—上下文档改变挂起方法顺序图

3.13.4.1 跟随上下文档—上下文档改变挂起方法

上下文档改变挂起方法由上下文档管理器角色所调用，以调查上下文档参与者角色对患者上下文档参与者或客户端验证代理角色所提出的改变的可接受度。

3.14.4.1.1 触发事件

当上下文档管理器接收结束上下文档改变方法的调用时，触发上下文档改变挂起方法。

3.13.4.1.2 消息语义

上下文档改变挂起是一种关于上下文档参与者界面的方法，允许上下文档管理器调查上下文档参与者，看它是否准备好跟随上下文档的改变。

在此方法的调用中，上下文档管理器将提供未经处理的上下文档票证（coupon）。

参考 HL7 上下文档管理“CCOW”标准：技术与主体无关体系结构文档，第 17.3.7.2 节，有此方法相关参数的描述。

3.13.4.1.3 预期行为

执行上下文档改变挂起方法时，患者上下文档参与者或用户上下文档参与者角色做出是否接受上下文档改变的决定（例如根据正在进行中的操作）。要做出这个决定，它可以调用获取项目值（GetItemValues）方法来查看提出的新上下文档值。

作为应答，上下文档参与者角色将以接受或条件接受所提出的改变为指示来应答。参考 HL7 上下文档管理“CCOW”标准：技术与主体无关体系结构文档，第 17.3.7.2 节，有应答形式的说明。

3.13.4.2 跟随上下文档—上下文档改变被接受方法

上下文档改变被接受方法被上下文档管理器角色所调用，以确认上下文档参与者改变的发起者接受了被提议的改变。

3.13.4.2.1 触发事件

当上下文档管理器接收发布改变决定（PublishChangeDecision）方法的调用，指示改变已被接受时，触发上下文档改变被接受方法。

3.13.4.2.2 消息语义

上下文档改变被接受是一种关于上下文档参与者界面的方法，允许上下文档管理器通知上下文档参与者上下文档值已经被改变。

在此方法的调用中，上下文档管理器提供新的上下文档票证。

参考 HL7 上下文档管理“CCOW”标准：技术与主体无关体系结构文档，第 17.3.7.2 节，有此方法相关参数的描述。

3.13.4.2.3 预期行为

执行上下文档改变被接受方法时，患者上下文档参与者或用户上下文档参与者角色接受新的上下文档，接下来能使用获取项目值（GetItemValues）方法获取新值。

它以成功确认或异常来应答。参考 HL7 上下文档管理“CCOW”标准：技术与主体无关体系结构文档，第 17.3.7.3 节，有此应答信息的说明。

3.13.4.3 跟随上下文档—上下文档改变被取消方法

上下文档改变被取消方法被上下文档管理器角色所调用，以通知上下文档参与者，上下文档改变的发起者取消了提议的改变。

3.13.4.3.1 触发事件

当上下文档管理器接收发布改变决定方法（PublishChangeDecision）的调用，指示改变已经被取消时，触发上下文档改变被取消方法。

3.13.4.3.2 消息语义

上下文档改变被取消是一种关于上下文档参与者界面的方法，允许上下文档管理器通知上下文档参与者未决的上下文档改变已经被取消。

在此方法的调用中，上下文档管理器提供挂起的上下文档票证。

参考 HL7 上下文档管理“CCOW”标准：技术与主体无关体系结构文档，第 17.3.7.4 节，有此方法相关参数的描述。

3.13.4.3.3 预期行为

执行上下文档改变被取消方法时，患者上下文档参与者或用户上下文档参与者角色保持当前上下文档，销毁已被取消的挂起的上下文档改变的信息。

它以成功确认或异常来应答。参考 HL7 上下文档管理“CCOW”标准：技术与主体无关体系结构文档，第 17.3.7.4 节，有应答信息的说明。

3.13.4.4 跟随上下文档—获取项目值方法

获取项目值方法被上下文档参与者角色所调用，以获取它跟随的上下文档值。

3.13.4.4.1 触发事件

在上下文档参与者角色接收上下文档票证，作为上下文档改变挂起、上下文档改变被接受或获取上下文档票证方法（GetContextCoupon）的结果之后，触发获取项目值方法。

3.13.4.4.2 消息语义

获取项目值是一种关于上下文档数据（ContextData）或安全上下文档数据（SecureContextData）界面的方法。如果当参与者角色加入上下文档时（即患者上下文档参与者仅跟随患者上下文档）上下文档不安全，那么此方法应在上下文档数据界面上被调用。否则，它应在安全上下文档数据界面上被调用。

通过不指定项目名称列表而调用此方法，上下文档参与者获取上下文档中目前设定的所有项目值。也可首先在相同的界面上调用获取项目名（GetItemNames）方法（如 CCOW 标准中所述），通过获取项目值方法，使用项目列表从上下文档中选择性地获取项目值。患者上下文档参与者需要搜索 Patient. Id. IdList. ＜n＞值结果列表，直到找到已知的患者域。患者上下文档参与者可选择与 PIX 患者 ID 交叉索引使用者同组，来处理在结果 IdList 中没有找到已知患者域的情况。

参考 HL7 上下文档管理“CCOW”标准：技术与主体无关体系结构文档，对于患者上下文档参与者角色，第 17.3.4.5 节；及对于用户上下文档参与者，第 17.3.13.2 节，有此方法相关参数的描述。

3.13.4.4.3 预期行为

上下文档管理器将返回所请求的项目值或一个异常。参考 HL7 上下文档管理“CCOW”标准：技术与主体无关体系结构文档，对于患者上下文档参与者角色，第 17.3.4.5 节；及对于用户上下文档参与者，第 17.3.13.2 节，有上下文档管理器角色所发起的应答的描述。

3.14 登记文档集

本节与 IHE IT 基础架构技术框架的事务 ITI-14 相对应。事务 ITI-14 被文档存储库（Document Repository）角色用来与文档登记处（Document Registry）登记一组文档（文档集）。

3.14.1 范围

登记文档集事务把一个提交请求从文档存储库角色传送到文档登记处角色。

一个登记文档集事务传送包含：

描述 0 或多个文档的元数据（metadata）。

XDS 提交集（XDS Submission Set）定义，以及到新文档的链接及对现有文档的索引。

XDS 文件夹（XDS Folder）定义，及到新的或现有文档的链接。

3.14.2　用例角色描述

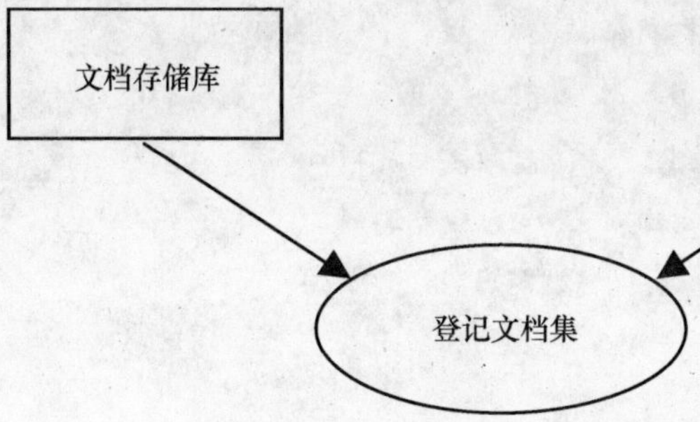

角色：文档存储库

行为描述：一个文档存储系统，提交文档元数据给文档登记处。

角色：文档登记处

行为描述：一个文档索引系统，接收和存储文档元数据。

3.14.3　参考标准

ebRIM OASIS/ebXML 登记信息模型 2.0 版（ebRIM OASIS/ebXML Registry Information Model v2.0）

ebRS OASIS/ebXML 登记服务规范 2.0 版（ebRS OASIS/ebXML Registry Services Specifications v2.0）

HTTP 超文本传输协议（HyperText Transfer Protocol）HTTP/1.1（IETF RFC2616）

CDA HL7 临床文档体系结构（Clinical Document Architecture）（ANSI/HL7 CDA R1-2000）

HL7 V2　HL7 2.5 版

3.14.4　交互图

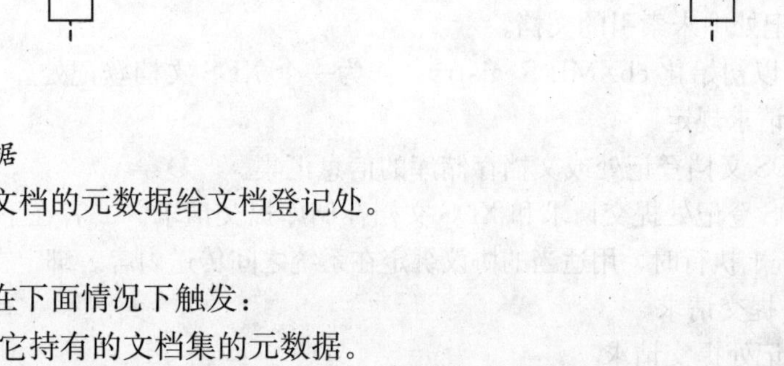

3.14.4.1　登记文档元数据

文档存储库发送一组文档的元数据给文档登记处。

3.14.4.1.1　触发事件

登记文档元数据消息在下面情况下触发：

1. 文档存储库要登记它持有的文档集的元数据。

2. 文档存储库接收一个提供和登记文档集（Provide and Register Document Set）事务（ITI-15）。

3.14.4.1.2　消息语义

以下部分指定了 XDS 概念到 ebRS 和 ebRIM 语义的映射：

XDS 文档

XDS 提交请求
XDS 提交集
XDS 文件夹
文档关系

支持以上部分的元数据定义讨论如下：

XDS 文档
XDS 提交请求
XDS 提交集
XDS 文件夹

此外，讨论以下主题：

协议需求
XDS 登记适配器功能
通用元数据问题
安全需求
序列化需求

3.14.4.1.2.1 类图

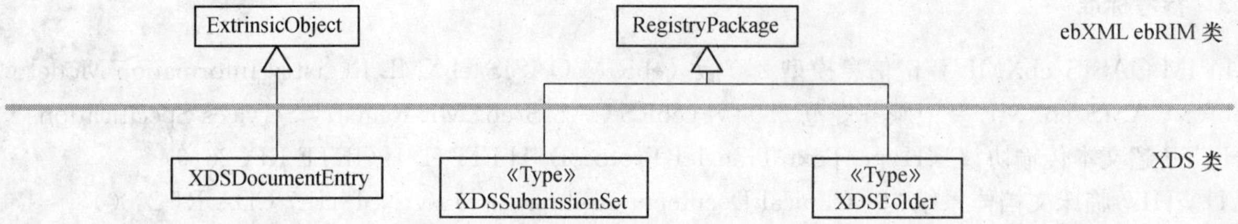

图 3.14-1 登记文档元数据的 ebXML 类图

XDSDocumentEntry 类由 ebXML ExtrinsicObject 类导出。XDSSubmissionSet 和 XDSFolder 类由 ebXML[①] RegistryPackage类导出。由于 ebXML Registry 标准不允许对 RegistryPackage 类细分子类，这两个类作为 ebXML RegistryPackages 实施。类型信息（提交集 vs. 文件夹）作为一个 ebXML 类编码；而 XDS 规范创建了两个对象类型，XDSSubmissionSet 和 XDSFolder。

3.14.4.1.2.2 文档规定

一个新的登记处对象类型声明为 ebXML ExtrinsicObject 的一个子类。其名称为 XDSDocumentEntry。在 XDS 登记处中，此类型对象用来表示 XDS 存储库中的文档。

登记处中的一个 XDSDocumentEntry 对象包含对一个文档存储库的一个文档的一个索引。

注：文档库可持有登记处中未索引的文档。

附录 H 定义了元数据以初始化 ebXML Registry，作为一个 XDS 文档登记处。

3.14.4.1.2.3 XDS 提交请求规定

提交请求是传送给 XDS 文档登记处或文档存储库的信息汇集。

有两类提交请求：XDS 登记处提交请求和 XDS 文档存储库提交请求。二者在下面描述。

当角色不在同一个系统上执行时，用适当的协议绑定在系统之间传送内容。绑定在第 3.14.4.1.2.11 节描述。

接下来描述两种 XDS 提交请求。

3.14.4.1.2.3.1 XDS 登记处提交请求

XDS 登记处提交请求是在一个 ebXML 提交对象请求（ebXML SubmitObjectsRequest）中汇集在文档存

① ebXML Registry 术语例如 RegistryPackage 以 ebXML 前缀表示，以便区别 ebXML Registry 术语和 XDS 术语。除非另外指出，XDS 中对“ebXML”的索引参考 ebXML Registry 规范，而不是其他 ebXML 规范。使用短术语以便阅读

储库和文档登记处之间传送的元数据。这个请求包括：

- 要在登记处中存储的元数据集，包括：
  - 新文档的元数据
  - 要创建的文件夹
  - 要添加到文件夹的文档
- 一个 XDS 提交集，在元数据中包含，组织元数据。

此请求是登记文档集事务的一部分。

3.14.4.1.2.3.2 XDS 文档存储库提交请求

XDS 文档存储库提交请求使用一个 ebXML 提交对象请求（ebXML SubmitObjectsRequest）汇集文档源和文档存储库之间传送的元数据和文档。这个请求包括：

- 元数据
- 0 或多个文档；每个文档以元数据中的一个 XDSDocumentEntry 对象来表示。提交可以把元数据添加到登记处中而不把文档添加到文档存储库中。

此请求是提供和登记文档集事务 ITI-15 的提供和登记文档集消息的信息有效负载。

除非另外声明，此后所述的 XDS 提交集需求应用于两种 XDS 提交请求。

3.14.4.1.2.3.3 XDS 提交请求原子数需求

XDS 提交请求是原子级的操作。提交请求的结果要更新：

- 登记处或者
- 登记处和文档存储库

所有请求的改变被成功应用或最后不做改变。更为详细的说明如下：

1. 原子数由 XDS 登记处适配器管理。（关于登记处适配器的详细描述见第 3.14.4.1.2.12 节，指出 ebXML Registry 规范不保证提交对象请求（SubmitObjectsRequest）是原子级的）。XDS 规定了要实施哪个原子数及哪里需要的机制。

2. 首次在 ebXML Registry 中创建对象时，所有对象状态（Status）属性设为“已提交（Submitted）”。ebXML 认可对象请求（ApproveObjectsRequest）将会在 XDS 登记处适配器内发起，以改变状态属性为“已认可（Approved）”。这完成了事务。

3. 以下对象类型的状态设为“已认可（Approved）”，被认为是可公开获得的：
   - XDSSubmissionSet（ebXML RegistryPackage）
   - XDSFolder（ebXML RegistryPackage）
   - XDSDocumentEntry（ebXML ExtrinsicObject 的子类）

如果在文档存储库中存储文档时发生错误，那么作为文档存储库提交请求（Repository Submission Request）的一部分而存储的所有文档将会被删除。

如果在登记处中存储元数据时发生错误，那么将会执行以下行为：

- 作为登记处提交请求（Registry Submission Request）的一部分而存储的所有元数据将会从登记处中删除。
- 作为文档存储库提交请求的一部分而存储的所有文档将会被删除。仅应用于登记处提交请求是文档存储库提交请求的结果情况下。

登记处查询事务的登记处查询不查找 XDS Submission Set、XDSFolder 或 XDSDocumentEntry 对象，直到创建它们的以上原子级操作成功完成且状态属性设为“已认可（Approved）”之后。

3.14.4.1.2.3.4 提交请求的其他属性

一个提交请求可包含超出 XDS Submission Set、XDSFolder 和 XDSDocumentEntry 对象之外的元数据。它们是：

- 把 XDSDocumentEntry 对象链接到 XDSFolder 对象的 ebXML 关联。对于请求中有 XDSDocumentEntry 对象还是 XDSFolder 对象没有限制。这样的关联是 ebXML 机制，为了包括 ebXML RegistryPackage 中的对象（XDSFolder 的基础）。
- 把现有（登记处中已经包含的）XDSDocumentEntry 对象链接到提交请求中包含的 XDSSubmissionSet RegistryPackage 的关联。此选项在下一节中讨论。

3.14.4.1.2.3.5　属性大小

所有属性值遵循 ebRIM 规范版本 2.1 的规定大小，在规范的第 7.2 节数据类型（Data Types）中详细描述。更为具体地，所有范围设置（Slots）遵循 ebRIM 规范版本 2.1，在规范的第 7.6.1 节数据类型中详细描述。ebRIM 规范版本 2.0 在此方面过于限制。如果不采用较新的尺寸大小限制，许多典型的患者记录值不能编码。

3.14.4.1.2.4　提交集规定

提交集存在的两个原因：

1. 为了支持向登记处的原子集提交
2. 为了在登记处中永久记录
   - 提交的存在和状态
   - 提交中包括的 XDS Folders 和 XDSDocumentEntry 对象

XDS SubmissionSet 是一个 ebXML RegistryPackage，分类为 XDSSubmissionSet 来捆绑 XDSDocumentEntry 对象。

提交集有一组属性，在第 3.14.4.1.2.8 提交集元数据中描述。

在一个提交集中，文档可能以两种方式被包含：以值包含和以索引包含。

以值包含（Inclusion by value）：一个新文档被提交到登记处。提交集包含带有关联属性的 XDSDocumentEntry 对象。

以索引包含（Inclusion by reference）：登记处中现有文档能被一个提交集索引。这些文档因为其到提交集其余部分的临床相关性而被包含。

链接文档元数据到提交集（Linking document metadata to submission set）：一个 XDSSubmissionSet 以一个 ebXML RegistryPackage 表示。依照 ebXML Registry 标准，通过 ebXML 关联，文档元数据（XDSDocumentEntry 对象）应被链接到 RegistryPackage。

对于以索引包含的文档，提交请求包括用来链接文档的关联（Association）对象。对于以值包含的文档，提交请求包括 XDSDocumentEntry 对象和用来链接文档的关联对象。

提交集关联标记（Submission Set Association labeling）：定义了两种类型的关联标记：原始（以值提交），或索引（以索引提交）。允许查找先提交任意文档的提交集。在提交错误的情况下也支持适当的回滚。对于以值包含的文档元数据，提交回滚将删除文档元数据和关联。对于以索引包含的文档元数据，提交回滚将不删除文档元数据但仍删除关联。（提交前已删除关联的文档将保留。）以下关联标记是必须的。

表 3.14.4-1　提交集关联标记（Submission Set Association Labeling）

包含类型	回滚	关联标记
以值包含	是	Slot：名称＝提交集状态 值＝原始
以索引包含	否	Slot：名称＝提交集状态 值＝索引

提交集和患者（Submission Sets and patients）：提交集在不同患者的混合文档方面有限制。提交集中所有以值包含的文档的患者 Id（PatientId）属性应设为相同值。此限制不应用于以索引包含的文档。

文档元数据重复（Document metadata duplication）：发生元数据重复有几种情况。

- 文档重复登记—文档及其元数据作为文档存储库提交请求的一部分被提交到文档存储库。文档已存在于一个或多个文档存储库中，已在登记处表示。以一个新的（以前没用过的）XDSDocumentEntry 的 UUID 和关联的辅助对象来提交。登记处将接受这样的文档重复登记。
- 重复文档 id 被提交到文档存储库—有关联元数据的文档是文档存储库提交请求的一部分。有相同 XDS-DocumentEntry. uniqueID 的文档在文档存储库中已存在，但 XDSDocumentEntry. hash 不相同。这是一个错误，提交请求将被文档存储库拒绝。

注：有两种检测此错误的方法。第一种，如果文档存储库逻辑能验证 hash 且有要比较的文档 id 记录，则在文档存储库中能检测。否则，请求被提交到登记处，由登记处来检测错误（见下面）。然后文档存储库处理从登记处返回的错误。

- 重复文档 ID 被提交到登记处—表示一个文档的元数据（XDSDocumentEntry）是登记处提交请求的一部分。在登记处中存在相同唯一 ID（uniqueID）的 XDSDocumentEntry 对象，但 hash 不相同。这是一个错误，提交请求将被 XDS 登记处适配器拒绝。

3.14.4.1.2.5 文件夹规定

一个 XDS 文件夹是一个 ebXML RegistryPackage 类细化为 XDSFolder。此文件夹被用来捆绑（bundle）XDSDocumentEntry 对象。文件夹不应在其他文件夹内嵌套。XDSDocumentEntry 对象包含的 patiendId 属性与文件夹自身的 patiendId 属性相匹配。这将被登记处角色所强制。

注：文件夹嵌套可被认为是本事务未来的扩展。

3.14.4.1.2.6 文档关系和关联

3.14.4.1.2.6.1 文档与 HL7 的关系

文档之间的关系可以用 XDS 建立。XDS 采用了 HL7 CDA 中定义的文档关系语义。支持的关系在下表 3.14.4.1-2 中列出。每个关系后的语义在 HL7 CDA 第 2 版、委员会第 2 次投票中有记录。

为创建登记处中的文档关系，提交：

一个新文档（XDSDocumentEntry）

一个把新文档链接到现有文档的关联。

关联类型定义了文档关系。新文档和关联必须在相同的提交集中提交。现有文档必须是登记处中已经认可（Approved）的对象。现有文档的 ID（登记处 UUI，registry UUID）必须通过登记处查询来得到。

文档关系使用的关联类型由 XDS 和 XDS Registry 定义，必须以其定义初始化。细节描述见附录 H。

表 3.14.4-2 文档关系

关系	定义
APND（追加，append）	现有文档是原始文档的追加
RPLC（替换，replace）	现有文档是原始文档的替换
XFRM（转换，transform）	现有文档是原始文档的转换
XRFM _ RPLC（以替换转换，transform with replace）	现有文档既是原始文档的转换又是替换

改编自 HL7 CDA 第 2 版、委员会第 2 次投票

文档关系参考表 3.14.4-2 列出的关系。第 3.15.5.1 节记载了对于文档源来说这些操作中哪些是必须的，哪些是可选的。

通过提交一个提交集，文档源角色创建了一个文档关系。提交集中包含：

XDSDocumentEntry—定义了被提交的新文档

- uniqueId 属性必须是唯一的。
- UUID 必须是唯一的或是符号（登记处分配）

关联（Association）—链接了原始 XDSDocumentEntry（已在登记处中）与被提交的新 XDSDocumentEntry。

- 关联对象的目标对象（targetObject）属性引用了登记处中的现有文档。
- 关联对象的源对象（sourceObject）属性引用了提交集中包含的 XDSDocumentEntry。
- 关联类型（Association Type）是表 3.14.4-2 中的关系之一。

关联的 targetObject 属性是表示登记处中的现有文档的登记处 UUID，这个 UUID 必须通过登记处查询得到。

通过以下规则（基于 CDA R2），现有文档将所废弃：

- APND 和 XFRM 关系离开原始文档，其状态不变（已确认）。
- RPLC 和 XFRM _ RPLC 关系把原始文档的状态改为“已废弃”（Deprecated）。

登记处适配器管理文档的废弃。其详细描述见第 3.14.4.1.2.12XDS 登记处适配器。

表 3.14.4-3 列出了与 XDSDocumentEntry 对象关联的所有元数据。XDSDocumentEntry. parentDocumentId 属性是到新关联的 targetObject 属性的一个索引。XDSDocumentEntry. parentDocumentIdRelationship 属性是到关联类型（Association Type）的一个索引。这代表了两种不同的命名约定：HL7 CDA 和 ebXML Registry。

文档关系元数据可与提交集中的其他元数据共存。

新文档（与原始文档通过 RPLC，APND，XFRM，或 XFRM _ RPLC 关联）被分配自己的唯一 ID 属性，该 ID 与原始文档不相关。

关于文档关系的使用和含义的进一步的细节见 ITI 卷 1：10.4.11.1。

3.14.4.1.2.6.2　关联类型签名

AssociationType 类型为“signs”的 ebXML 关联被用来链接代表数字签名（Digital Signature）的 XDS-DocumentEntry 和代表被签名文档的 XDSDocumentEntry。在 XDS 中如何表示数字签名的详细资料在关于数字签名的文档内容规范（Document Content Profile On Digital Signatures）中可以找到。构建此关联时，属性为：

源对象（sourceObject）：索引代表数字签名的 XDSDocumentEntry

目标对象（targetObject）：索引代表被签名文档的 XDSDocumentEntry

关联类型（associationType）：签名

关于此关联使用的其他需求可能出现在关于数字签名的文档内容规范中。

3.14.4.1.2.7　文档定义元数据

下表中几个数据类型被用来描述文档元数据。这些数据类型由其他标准导出，在登记处按下表所述进行编码。

对于 HL7 标准导出的数据类型，XDS 要求用缺省的 HL7 分隔符表示 HL7 V2 数据类型结构：

字段分隔符	|
组分分隔符	^
子组分分隔符	&
重复分隔符	~

表 3.14.4-3　数据类型

XDS 数据类型	源标准	编码规定
CX	HL7 V2 标识（Identifier）	这是一个 ID。HL7 标识类型 CX 由几个组分构成，但此规定限定使用两个组分：ID 号（ID Number）和分配权限（Assigning Authority，AA）。分配权限标识了"域"，在此域上 ID 号代表唯一实体。此外，AA 使用通用 ID 和通用 ID 类型表示。在 XDS 规范中，ISO 对象 ID（见下面的 OID）必须用作通用 ID。因此，通用 ID 类型也总是 ISO。必需的格式如下： **IDNumber^^^&OIDofAA&ISO** 一个明确的例子： 543797436^^^&1.2.840.113619.6.197&ISO 注意'&'字符必须在 XML 内容中适当编码。其正确表示见下面的例子。
DTM	HL7 V2 日期时间	这是一个日期/时间值，尽可能精确表示。登记处中所有日期时间值使用通用一致时间［UTC］存储。 "UTC"意味着源和使用者将转换时间从/到本地时间。 这些值的格式按下面的规范表示定义： YYYY［MM［DD［hh［mm［ss］］］］］ 以下是合法的日期时间值，精度逐步增加，表示日期时间是 2005 年 1 月 2 日早上 3 点 04 分 05 秒 2005 200501 20050102 2005010203 200501020304 20050102030405
OID	ISO 对象标识 （ISO Object Identifier）	一个 ISO 对象标识。长度限制为 64 个字符，由［0-9］字符集组成。必须以整数起始，跟随 0 或多个附加整数值，以句点分隔。整数前面没有数字 0，除非值为 0。 1.3.6.1.4.1.21367.2005.3.7 在下面的属性表中，当指明 OID 格式时，将遵循 ITI TF-2：附录 B 中关于文档 UID 定义的分配和格式规则。
Field	HL7 V2 消息段 （HL7 V2 Message Segment）	指定为字段 ID，跟着一个管道（|），然后是数据值，以 HL7 标准中定义的相应 HL7 V2 数据类型表示。注意如果一个 HL7 数据类型被用来导出 XDS 数据类型（如此表表示），那么导出的 XDS 数据类型将被用来表示值。 一个字段患者 ID 列表的例子（PID 段的第三个字段）如下： PID-3 | DTP-1^^^&1.3.6.1.4.1.21367.2005.3.7&ISO
URI	统一资源标识 （Uniform Resource Identifer）	见 RFC 2616 http：//www.ihe.net/
UUID	通用唯一标识 （Universally Unique Identifier）	一个 DCE 通用唯一标识，在登记处属性中使用 UUID 的 URN 语法表示： urn：uuid：9e0110f8-4748-4f1e-b0a8-cecae32209c7
XCN	HL7 V2 扩展个人姓名 （Extended Person Name）	它包括 ID 号和个人姓名，以 HL7 数据类型 XCN 的前 6 个组分指定： ID（Identifier） 姓（Last Name） 名（First Name） 中间名（Second and Further Given Names） 后缀（Suffix） 前缀（Prefix） 使用此数据类型，带有 ID 号的个人姓名的例子如下： 11375^Welby^Marcus^J^Jr. MD^Dr.
XON	HL7 V2 组织名称 （HL7 V2 Organization Name）	这是组织名称，在 HL7 数据类型 XON 的第一个组分（XON.1）中指定：Organization Name。 使用此数据类型的组织名称的例子如下： Fairview Hospital

根据下表，源/查询列指出哪些属性是必须的，及它们是否可被用于查询中。

表 3.14.4-4 源/查询列代码

代码	含义
R	必需的
R2	如果知道，则为必需的
O	可选的
P	查询中不支持
Cp	由文档存储库计算/分配，在登记处事务中是必需的
Cg	由登记处计算/分配

通过扩展 ebXML Registry 对象类型分类机制（ObjectType Classification Scheme）①，XDSDocumentEntry 对象类型在 ebXML Registry 中创建。

下面的元数据元素被用来描述一个 XDS 文档。它们由登记文档集（Register Document Set）事务中的文档存储库角色所提供，如果与文档源角色同组则直接提供，否则由提供和登记文档集事务（Provide and Register Document Set）转发。

XDSDocumentEntry. URL 由文档存储库角色提供。其值与文档存储库如何存储文档有关。

下表的每个属性是一个关于 XDSDocumentEntry 对象的属性。当被其他对象（例如 XDSDocumentEntry. patientId）引用时，属性名称以 XDSDocumentEntry 对象类型前缀定义。

表 3.14.4-5 文档元数据属性定义

XDSD 文档录入属性	定义	源/查询	数据类型
创建机构	表示一个特定医疗机构，其中人和/或机器创建了此文档。一个特殊情况是家庭医疗（homecare）。 <rim:Slot name="authorInstitution"> <rim:ValueList> <rim:Value>Fairview Hospital</rim:Value> </rim:ValueList> </rim:Slot>	R2/R	XON
创建者	表示在 authorInstitution 内创建文档的人和/或机器。文档创建者可以是患者本身。这个属性可以是多值的。 <rim:Slot name="authorPerson"> <rim:ValueList> <rim:Value>^Welby^Marcus^^^Dr^MD</rim:Value> </rim:ValueList> </rim:Slot>	R2/2	XCN
创建行为描述	此代码表示文档被创建时，与患者相关的作者行为描述的代码。 <rim:Slot name="authorRole"> <rim:ValueList> <rim:Value>***theAuthorRole***</rim:Value> </rim:ValueList> </rim:Slot>	R2/O	
创建专业	表示医疗机构内的一个特定专业，在此专业内人和/或机器创建了此文档。 <rim:Slot name="authorSpecialty"> <rim:ValueList> <rim:Value>***theAuthorSpecialty***</rim:Value> </rim:ValueList> </rim:Slot>	R2/O	

① ebRIM 中特定需求，用户可扩展的对象类型，在版本 2.0 之后引入。

续表

XDSD 文档录入属性	定义	源/查询	数据类型
可获得状态	一个 XDS 文档有两个可获得状态之一： 已认可（Approved） 可用于患者诊疗 已废弃（Deprecated） 已废除 作为新的 XDS 文档提交的一部分，这个属性总被设置为“Approved”。在可能的患者监督的文档源的主要责任之下，可以改为“Deprecated”。 尽管 XDS 支持删除文档的功能，没有“文档条目已删除”（the Document Entry is removed）这样的状态（如果允许删除，仅保留一个审计记录）。 将来这个列表可能会扩展。 下面的例子表示状态属性，然而，这个属性仅在查询时返回，在登记处或文档存储库事务中不设定。 <ExtrinsicObject id="urn:uuid:fbeacdb7-5421-4474-9267-985007cd8855" objectType= "urn:uuid:7edca82f-054d-47f2-a032-9b2a5b5186c1" **status="Approved"** mimeType="application/octet-stream" > …	Cg/R	
类代码	此代码指定了文档的特别类型（例如处方，出院记录（Discharge Summary），报告）。建议 XDS 相关域从提供粗糙粒度（大约 10 到 100 个条目）的代码机制中提取这些值。 <rim:Classification classificationScheme= "urn:uuid:41a5887f-8865-4c09-adf7-e362475b143a" classifiedObject="theDocument" nodeRepresentation="***classCode***" > <rim:Name> <rim:LocalizedString value="***classCodeDisplayName***"/> </rim:Name> <rim:Slot name="codingScheme"> <rim:ValueList> <rim:Value>Affinity Domain Specific Value</rim:Value> </rim:ValueList> </rim:Slot> </rim:Classification>	R/R	XDS 特定相关域（XDS Affinity Domain specific）
类代码显示名称	要显示的名称，将类代码的含义传达给人。 例子见 classCode。	R/P	XDS 特定相关域
机密性代码	此代码指明了 XDS 文档的机密性水平。这些代码针对一个相关域。高敏感性文档相关的执行问题超出了 XDS 范围（见安全性部分）。这些问题在以后可能会说明。confidentialityCode 是法律汇编机制的一部分，其值的设定由文档登记处执行。 <rim:Classification classificationScheme= "urn:uuid:f4f85eac-e6cb-4883-b524-f2705394840f" classifiedObject="theDocument" nodeRepresentation="***confidentialityCode***" > <rim:Name> <rim:LocalizedString value="displayName"/> </rim:Name> <rim:Slot name="codingScheme"> <rim:ValueList> <rim:Value>Affinity Domain Specific Value</rim:Value> </rim:ValueList> </rim:Slot> </rim:Classification>	R/P	XDS 特定相关域

续表

XDSD 文档录入属性	定义	源/查询	数据类型
创建时间	表示作者在文档源中创建文档的时间。 <rim:Slot name="creationTime"> <rim:ValueList> <rim:Value>20041225212010</rim:Value> </rim:ValueList> </rim:Slot>	R/R	DTM

条目 UUID	全球唯一标识（可由源、文档库或登记处分配）主要是用作文档登记处管理标识。它不是 XDS 文档的一个外部索引（例如在与其他文档链接中）。唯一 ID（uniqueId）目的是使这样的链接在 XDS 特定相关域的范围之外保持有效。
	在下面的例子中，entryUUID 是 a6e06ca8-0c75-4064-9e5c-88b9045a96f6
	<rim:ExtrinsicObject mimeType="application/pdf"
	    id="***urn:uuid:a6e06ca8-0c75-4064-9e5c-88b9045a96f6***"
	    objectType=
	        "urn:uuid:7edca82f-054d-47f2-a032-9b2a5b5186c1"
	>…
		Cg/P	UUID

事件代码列表	此代码列表表示主要的临床行为，例如结肠镜检查或阑尾切除术，被记录于文档。在某些情况下，这个事件是类型代码（typeCode）所固有的，例如“病史和体检报告（History and Physical Report）”中记录的检查应该是一个“病史和体检（History and Physical）”行为。
	一个事件能进一步说明类型代码中固有的行为，例如简单的“检查报告（Procedure Report）”，检查是一个“结肠镜检查”。如果包括一个或多个事件代码（eventCodes），它们应与 classCode、practiceSettingCode 或 typeCode 的值不矛盾，因为矛盾会产生不明确的情况。
	提供代码的短列表，作为特定类型的查询的“关键字”。
	<rim:Classification
	    classificationScheme=
	        "urn:uuid:2c6b8cb7-8b2a-4051-b291-b1ae6a575ef4"
	    classifiedObject="theDocument"
	    nodeRepresentation="***eventCode***"
	>
	    <rim:Name>
	        <rim:LocalizedString
	value="***eventCodeDisplayName***"/>
	    </rim:Name>
	    <rim:Slot name="codingScheme">
	        <rim:ValueList>
	            <rim:Value>Affinity Domain Specific
	Value</rim:Value>
	        </rim:ValueList>
	    </rim:Slot>
	</rim:Classification>
		O/R	XDS 特定相关域

事件代码显示名称列表	要显示的名称列表，向读者传达 eventCode 的含义。 例子见 eventCodeList。	O①/P	XDS 特定相关域
格式代码	指定了文档格式的唯一代码。连同 typeCode，它应提供足够的信息，以允许任意潜在的 XDS 文档使用者了解它能否处理此文档。formatCode 是十分明确的，以确保通过识别文档编码、结构和模板来处理/显示（例如对于一个 CDA 文档，事实是它遵循一个 CDA schema，可能有一个模板和特定内容样式表的选择）。	R/O	XDS 特定相关域

① 如果事件代码有值，则是必需的。

续表

<table>
<tr><th>XDSD 文档录入属性</th><th>定义</th><th>源/查询</th><th>数据类型</th></tr>
<tr><td></td><td><rim:Classification
classificationScheme=
"urn:uuid:a09d5840-386c-46f2-b5ad-9c3699a4309d"
classifiedObject="theDocument"
nodeRepresentation="formatCode"
>
<rim:Name>
<rim:LocalizedString value="name"/>
</rim:Name>
<rim:Slot name="codingScheme">
<rim:ValueList>
<rim:Value>Affinity Domain Specific
Value</rim:Value>
</rim:ValueList>
</rim:Slot>
</rim:Classification></td><td></td><td></td></tr>
<tr><td>hash</td><td>XDS 文档自身的 hash 键。此值由文档存储库所计算、被文档登记处用来检测 XDS 文档不适当的重复提交。
<rim:Slot name="hash">
<rim:ValueList>
<rim:Value>
da39a3ee5e6b4b0d3255bfef95601890afd80709
</rim:Value>
</rim:ValueList>
</rim:Slot></td><td>Cp/P</td><td>SHA1 hash</td></tr>
<tr><td>医疗机构类型代码</td><td>此代码表示所记录的行为发生期间临床就诊（encounter）的组织设置类型。在某些情况下，就诊设置是类型代码（typeCode）所固有的，例如“糖尿病临床病程记录（Diabetes Clinic Progress Note）”。healthcareFacilityTypeCode 与 typeCode 等同于或进一步特化 typeCode 固有值；例如，typeCode 简单地为“临床病程记录（Clinic Progress Note）”，而 healthcareFacilityTypeCode 为“私人临床（private clinic）”。其值与 typeCode 固有值不矛盾，因为矛盾会产生不明确的情况。
<rim:Classification
classificationScheme=
"urn:uuid:f33fb8ac-18af-42cc-ae0e-ed0b0bdb91e1"
classifiedObject="theDocument"
nodeRepresentation="healthcareFacilityTypeCode"
>
<rim:Name>
<rim:LocalizedString
value="healthcareFacilityTypeCodeDisplayName"/>
</rim:Name>
<rim:Slot name="codingScheme">
<rim:ValueList>
<rim:Value>Affinity Domain Specific
Value</rim:Value>
</rim:ValueList>
</rim:Slot>
</rim:Classification></td><td>R/P</td><td>XDS 特定相关域</td></tr>
<tr><td>医疗机构类型代码显示名称</td><td>要显示的名称，将 healthcareFacilityTypeCode 的含义传达给人。
示例见 healthcareFacilityTypeCode。</td><td>R/P</td><td>XDS 特定相关域</td></tr>
</table>

续表

XDSD 文档录入属性	定义	源/查询	数据类型
语言代码	指定了文档中字符数据的人类语言。其属性值为 IETF（互联网工程任务组，Internet Engineering Task Force）RFC 3066 中描述的语言标识。 根据 XDS 特定相关域策略，此值被登记处限定。 <rim:Slot name="languageCode"> <rim:ValueList> <rim:Value>en-us</rim:Value> </rim:ValueList> </rim:Slot>	R/P	
合法验证者	表示一个参与者，它已合法验证或证明了 authorInstitution 内的文档。合法验证意味着文档已被合法验证者人工或电子签名。如果不可应用，则此属性可以为空。 <rim:Slot name="legalAuthenticator"> <rim:ValueList> <rim:Value>^Welby^Marcus^^^Dr^MD</rim:Value> </rim:ValueList> </rim:Slot>	O/O	XCN
Mime 类型	文档存储库中的文档的 MIME 类型。 <rim:ExtrinsicObject mimeType="***application/pdf***" id="theDocument" objectType= "urn:uuid:7edca82f-054d-47f2-a032-9b2a5b5186c1" > …	R/P	
原始文档 ID	原始文档条目（parentDocument entry）的 ID，代表文档替换、追加、转换或签名关系的来源。 可标识文档登记处未知的文档。 <rim:ObjectRef id="***urn:uuid:a6e06ca8-0c75-4064-9e5c-88b9045a96f6***" /> <rim:Association associationType="***parentDocumentRelationShip***" sourceObject="theDocument" targetObject="***urn:uuid:a6e06ca8-0c75-4064-9e5c-88b9045a96f6***" /> 如果原始文档在登记处中，那么它作为到它的关联的代码，否则创建一个存根（stub）文档对象，用它的 entryUUID 作为目标对象（targetObject）属性的值。文档存根表示不在登记处但需要被其他对象指向的文档。以来自 parentDocumentRelationship 的一个类型对此关联编码。 一个文档可能由通过 RPLC、APND 或 XFRM 关联类型有唯一关系。对文档的签名关系的数量没有限制。	R/P	ebRIM 关联
原始文档关系	文档与 parentDocument 的关系类型（例如替换，追加，转换或签名）。 示例见 parentDocumentID。	R/P	使用以下值之一： APND RPLC XFRM 签名
患者 Id	patientId 表示文档源选择的医疗记录 ID 的主体。此 ID 应来自分配权限域，支持文档登记处操作的相关域。它包含两个部分： 机构域 ID（Authority Domain Id）（由登记处执行） 上述域中的一个 Id patientId 的值对于一个提交集的所有新文档是相同的。	R/R	CX

续表

XDSD 文档录入属性	定义	源/查询	数据类型
	<rim:ExternalIdentifier identificationScheme= "urn:uuid:58a6f841-87b3-4a3e-92fd-a8ffeff98427" value="*6578946^^^&1.3.6.1.4.1.21367.2005.3.7&ISO*" > <rim:Name> <rim:LocalizedString value = "XDSDocumentEntry.patientId"/> </rim:Name> </rim:ExternalIdentifier>		
实施设置代码	此代码指定了导致文档执行的行为所在的临床专业（例如家庭医学（Family Practice），实验学，放射学）。建议 XDS 相关域从提供粗糙粒度（大约 10 到 100 个条目）的代码机制中提取这些值。 <rim:Classification classificationScheme= "urn:uuid:cccf5598-8b07-4b77-a05e-ae952c785ead" classifiedObject="theDocument" nodeRepresentation="***practiceSettingCode***" > <rim:Name> <rim:LocalizedString value="***practiceSettingCodeDisplayName***" /> </rim:Name> <rim:Slot name="codingScheme"> <rim:ValueList> <rim:Value>Affinity Domain Specific Value</rim:Value> </rim:ValueList> </rim:Slot> </rim:Classification>	R/R	XDS 特定相关域
实施设置代码显示名称	要显示的名称，将 practiceSettingCode 的含义传达给人。 示例见 practiceSettingCode。	R/P	XDS 特定相关域
服务起始时间	表示被记录的服务发生的起始时间（临床上很重要，但当文档被创建或被认可时不是必要的）。在服务于一个就诊期间被发送的情况下，可能与就诊时间相同。此时间表示为（日期/时间/UTC）。 注：如果需要，在文档内会记录其它时间，例如文档的创建或认可时间。 <rim:Slot name="serviceStartTime"> <rim:ValueList> <rim:Value>20041225212010</rim:Value> </rim:ValueList> </rim:Slot>	R2/R	HL7 V2 DTM
服务终止时间	表示被记录的服务发生的终止时间（临床上很重要，但当文档被创建或认可时不是必要的）。在服务于一个就诊期间被发送的情况下，可能与就诊时间相同。此时间表示为（日期/时间/UTC）。如果服务发生在一个时间点，此属性可能包含与服务起始时间（serviceStartTime）相同的值。 <rim:Slot name="serviceStopTime"> <rim:ValueList> <rim:Value>20041225232010</rim:Value> </rim:ValueList> </rim:Slot>	R2/R	HL7 V2 DTM

续表

XDSD 文档录入属性	定义	源/查询	数据类型
大小	在登记和提供文档集事务中提供、存储于 XDS 文档存储库的字节流的字节大小。此值被文档存储库计算，在登记文档集事务中包括。 <rim:Slot name="size"> <rim:ValueList> <rim:Value>3654</rim:Value> </rim:ValueList> </rim:Slot>	Cp/P	整数
源患者 ID	sourcePatientId 表示在文档源的本地患者 ID 域中医疗记录 ID（例如患者 ID）的主体。它包含两个部分： 机构域 Id 上述域中的一个 Id（例如患者 Id） sourcePatientId 不是为了在文档登记时被更新（正如不替换先前文档时，文档内容和元数据本身不会更新）。由于 sourcePatientId 可能已经被源角色所合并，它可能不再在文档源（EHR-CR）内使用。它仅用作审记/核对机制，偶尔为文档使用者角色所使用。 <rim:Slot name="sourcePatientId"> <rim:ValueList> <rim:Value>j98789^^^id.domain</rim:Value> </rim:ValueList> </rim:Slot>	R/P	CX
源患者信息	此属性包含医疗记录文档所属的患者的基本信息，在文档源在提交时会得到此信息。 信息一般包括：患者姓和名、性别和出生日期。临床相关域策略可能需要更为明确的信息和格式。 患者信息不是为了在文档登记时被更新（正如不替换先前文档时，文档内容和元数据本身不会更新）。由于 sourcePatientInfo 可能已经被源角色所更新，它可能不再在文档源（EHR-CR）内使用。它仅用作审记/核对机制，偶尔为文档使用者角色所使用。 <rim:Slot name="sourcePatientInfo"> <rim:ValueList> <rim:Value>PID-3|DTP-1^^^&1.3.6.1.4.1.21367.2005.3.7&IS O</rim:Value> <rim:Value>PID-5|DICTAPHONE^ONE^^^</rim:Value> <rim:Value>PID-7|19650120</rim:Value> <rim:Value>PID-8|M</rim:Value> <rim:Value>PID-11|100 Main St^^BURLINGTON^MA^01803^USA</rim:Value> </rim:ValueList> </rim:Slot> PID-3 是必需的，必须包括源患者 ID。 PID-5 是必需的，必须包括患者姓名。 PID-8 是必需的，必须把患者性别编码为： M—男　F—女 O—其他　U—未知 如果 PID-7 已知，则它是必需的，必须包括患者出生日期。 如果 PID-11 已知，则它是必需的，必须包括患者地址。 PID-2、PID-4、PID-12 和 PID-19 不应被使用。 其他 PID 段是可选的。	R[1]/P	

① 特定段是必需的，见定义.

续表

XDSD 文档录入属性	定义	源/查询	数据类型
标题	表示文档标题。临床文档通常没有标题，而是通过类代码（classCode）的显示名称（例如“会诊”或“进展记录”）来表示。当为临床医生重建这些显示名称时，或文档有唯一标题时，将使用 title component。最大长度，128 字节，UTF-8。 <rim:ExtrinsicObject id="theDocument" objectType= "urn:uuid:7edca82f-054d-47f2-a032-9b2a5b5186c1" mimeType="application/pdf" > <rim:Name> <rim:LocalizedString value="title"/> </rim:Name> … </rim:ExtrinsicObject>	O/P	
类型代码	此代码指定了文档的准确类型（例如肺部病史和体检记录，出院记录，超声报告）。建议 XDS 相关域从提供精细粒度的代码机制中提取这些值）。 <rim:Classification classificationScheme= "urn:uuid:41a5887f-8865-4c09-adf7-e362475b143a" classifiedObject="theDocument" nodeRepresentation="***typeCode***" > <rim:Name> <rim:LocalizedString value="***typeCodeDisplayName***" /> </rim:Name> <rim:Slot name="codingScheme"> <rim:ValueList> <rim:Value>Affinity Domain Specific Value</rim:Value> </rim:ValueList> </rim:Slot> </rim:Classification>	R/R	XDS 特定相关域
类型代码显示名称	要显示的名称，将 typeCode 的含义传达给人。 示例见 typeCode。	R/P	XDS 特定相关域
唯一 ID	文档创建者为此文档分配的全球唯一标识。此唯一标识可能在其他 XDS 文档体中使用，来引用此文档。唯一 ID 的长度不应超过 128 个字节。此 Id 的结构和格式应与格式属性相应的规范一致。（例如对于 DICOM 标准文档为 64 字符数值 UID，对于 HL7 CDA 格式为 CDA 文档 id 扩展编续和 oid^extension 形式的根（root），其中 OID 最大为 64 位，此 ID 最大为 16 UTF-8 字符。 uniqueId 目的是与以下类型的使用相对应： 从其他文档内引用此 XDS 文档的方法。XDS 登记处或文档存储库都不知道这个引用，但文档源和使用者知道。 当从 XDS 文档存储库中使用 URI component 提取一个 XDS 文档时，此方法确保所选的 XDS 文档是正确的文档。 <rim:ExternalIdentifier identificationScheme= "urn:uuid:2e82c1f6-a085-4c72-9da3-8640a32e42ab" value="***1.3.6.1.4.1.21367.2005.3.7^11379***" > <rim:Name> <rim:LocalizedString value="XDSDocumentEntry.uniqueId"/> </rim:Name> </rim:ExternalIdentifier>	R/R	见第 3.14.4.1.2.7.2 节

续表

XDSD 文档录入属性	定义	源/查询	数据类型
URI	XDS 文档的 URI，用于提取文档。 XDS 不限制此 URI 超出 RFC 2616 的格式。然而，IHE 获取显示所需信息集成规范（Retrieve Information for Display Integration Profile）定义的格式可在文档存储库与 RID 信息源角色同组的情况下使用。（见 ITI TF-1：附录 E. 5） 仅在以完全 Cp/P URI 产生文档时才使用 RID 链接。 <rim:Slot name="URI"> <rim:ValueList> <rim:Value>http://www.ihe.net</rim:Value> </rim:ValueList> </rim:Slot>	Cp/P	URI

3.14.4.1.2.7.1 XDSDocumentEntry. formatCode

通常，文档存储库持有表示文档的一个 8 位字节流。登记处元数据描述了文档的格式。它以 XDSDocumentEntry. formatCode 编码。此代码标识了互操作必要的文档格式参数。处理此 formatCode 的规则是必要的，但 XDS 不强制。将来，可能会创建指定这些规则的 IHE 内容特定集成规范。

注：尽管只使用数量很少的文档标准，但可以定义大量代码值，以指向结构化特定文档内容的特定模板和原型。

3.14.4.1.2.7.2 XDSDocumentEntry. uniqueId

格式规范和属性编码依赖于定义 XDS 文档内容的文档标准（例如，对于 HL7 CDA 有可选扩展 ID 的 OID，某些情况下 UUID，对于 DICOM 复合对象的 SOP 实例 UID。格式为：OID^Extension）。此属性大小不能超过 128 个字节。它被用作对于 XDS 文档的不透明的全球唯一 ID。文档使用者、登记处、文档存储库不应试图解释其内容。

3.14.4.1.2.8 提交集元数据

下面的元数据元素被用来描述一个 XDS 提交集。它们应由提供和登记文档集事务中的文档源角色提供。它们由登记文档集事务的文档存储库角色提供，如果它们与文档源角色同组则直接提供，否则将由提供和登记文档集事务转发。

下表列出的每个属性是关于定义提交集的 RegistryPackage 对象的一个属性。当被其他对象引用时，属性名以一个 XDS 提交集对象类型为前缀定义，例如 XDSSubmissionSet. sourceId。

在下面的属性表中，当指定一个 OID 格式时，它将遵循 ITI TF-2：附录 B 中对文档 UID 定义的分配和格式规则。

表 3.14.4-6 提交集元数据属性定义

XDS 提交集属性	定义	源/查询	数据类型
创建机构	表示一个特定医疗机构，在此机构中的人和/或机器创建了提交集。 <rim:Slot name="authorInstitution"> <rim:ValueList> <rim:Value>Fairview Hospital</rim:Value> </rim:ValueList> </rim:Slot>	R2/R	XON
创建者	表示创建提交集的人和/或机器。文档创建者可以是患者本身。 <rim:Slot name="authorPerson"> <rim:ValueList> <rim:Value>^Welby^Marcus^^^Dr^MD</rim:Value> </rim:ValueList> </rim:Slot>	O/R	XCN

续表

XDS提交集属性	定义	源/查询	数据类型
创建角色描述	表示文档创建时与患者相关的作者行为描述的代码。 <rim:Slot name="authorRole"> <rim:ValueList> <rim:Value>***theAuthorRole***</rim:Value> </rim:ValueList> </rim:Slot>	R2/O	
创建专业	表示医疗机构内的一个特定专业，在此专业内人和/或机器创建了此文档。 <rim:Slot name="authorSpeciality"> <rim:ValueList> <rim:Value>***theAuthorSpeciality***</rim:Value> </rim:ValueList> </rim:Slot>	R2/O	
注释	与提交集有关的注释。是自由文本，有相关域特定用法。 <rim:Description> <rim:LocalizedString value = "***comments***"/> </rim:Description>	R2/R	Use specific to XDS Affinity Domain 使用特定相关域
内容类型代码	此代码指定了导致把这些XDS文档放在XDS提交集中的临床活动类型。 这些值为相关域定义的词汇所提取。 <rim:Classification classificationScheme= "urn:uuid:aa543740-bdda-424e-8c96-df4873be8500" classifiedObject="submissionSet" nodeRepresentation="***contentTypeCode***" > <rim:Name> <rim:LocalizedString value="***contentTypeCodeDisplayName***" /> </rim:Name> <rim:Slot name="codingScheme"> <rim:ValueList> <rim:Value>Affinity Domain Specific Value</rim:Value> </rim:ValueList> </rim:Slot> </rim:Classification>	R/R	XDS Affinity Domain specific XDS特定相关域
内容类型代码显示名称	要显示的名称，将contentTypeCode的含义传达给人。 示例见contentTypeCode。	R/P	XDS特定相关域
患者Id	患者Id表示医疗主体（其纵向记录被维护）的医疗记录ID，被文档源选择。把患者A的现有文档添加到患者B的文件夹被认为是对患者B的纵向记录的更新。在这种情况下，提交集患者Id将会是患者B的患者Id。 此ID来自分配权限域，机构域支持文档登记处操作的相关域。它包含两个部分： 机构域Id（由登记处执行） 上述域中的Id 患者Id值对于一个提交集的所有新文档是相同的。 <rim:ExternalIdentifier identificationScheme= "urn:uuid:58a6f841-87b3-4a3e-92fd-a8ffeff98427" value="***6578946^^^&1.3.6.1.4.1.21367.2005.3.7&IS O***" > <rim:Name> <rim:LocalizedString value = "patientId"/> </rim:Name> </rim:ExternalIdentifier>	R/R	CX

续表

XDS 提交集属性	定义	源/查询	数据类型
源 Id	提供提交集的文档源实例的全球唯一标识。这些 ID 的分配权限被 XDS 相关域指定。当一个“调度程序（broker)”参与从客户端系统组中发送提交集时，它应对每个系统的提交使用一个不同的源 ID，以允许跟踪（tracking)。 <rim:ExternalIdentifier identificationScheme= "urn:uuid:554ac39e-e3fe-47fe-b233-965d2a147832" value="8449607624^^^***&1.3.6.1.4.1.21367.2005.3.7&ISO***" > <rim:Name> <rim:LocalizedString value = "XDSSubmissionSet.sourceId"/> </rim:Name> </rim:ExternalIdentifier>	R/R	CX
提交时间	指当文档源提交集被创建和发起、登记到文档登记处时在文档源的时间。它由文档源提供（在有重大延迟的电子邮件（email）的情况下） <rim:Slot name="submissionTime"> <rim:ValueList> <rim:Value>20041225212010</rim:Value> </rim:ValueList> </rim:Slot>	R/R	DTM
唯一 Id	提交集实例的全球唯一标识，由文档源以 OID 格式分配。 <rim:ExternalIdentifier identificationScheme= "urn:uuid:4b052cba-b03b-4233-8b27-e8d5e3f8d3e4" value="***1.3.6.1.4.1.21367.2005.3.7.3670984664***"> <rim:Name> <rim:LocalizedString value = "XDSSubmissionSet.uniqueId"/> </rim:Name> </rim:ExternalIdentifier>	R/R	OID 见附录 B

3.14.4.1.2.9 文件夹元数据

下面的元数据元素被用来描述一个 XDS 文件夹。它们由提供和登记文档集事务的文档源角色所提供。如果此事务用于提供和登记文档集事务上下文档之外，那么它们由登记文档集事务的文档存储库角色所提供。

下表列出的每个属性是关于定义文件夹的 RegistryPackage 对象的一个属性。当被其他对象引用时，属性名称以一个 XDSFolder 对象类型为前缀定义，例如 XDSFolder. patientId。

在下面的属性表中，当指定一个 OID 格式时，它将遵循 ITI TF-2：附录 B 中文档 UID 定义的分配和格式规则。

表 3.14.4-7　文件夹元数据属性定义

XDS 文件夹属性	定义	查询	数据类型
代码列表	此代码列表指定了导致将 XDS 提交集放在 XDS 文件夹中的临床活动类型。这些值为临床相关域定义的词汇或编码机制所提取。 当一个新的提交请求将 XDS 文档（新提交或以前提交的）与一个 XDS 文件夹关联时，codeList 中包括的代码被追加到此文件夹的现有代码列表（如果有）中，除非这个代码在登记处对相同 XDS 文件夹管理的列表中已经存在。 当一个 XDS 文档被放在一个文件夹中时，只能给这个文件夹分配一个代码。	R/R	多值 XDS 特定相关域

续表

XDS 文件夹属性	定义	查询	数据类型
	<rim:Classification classificationScheme= 'urn:uuid:1ba97051-7806-41a8-a48b-8fce7af683c5' classifiedObject='Foloder' nodeRepresentation='***codeList***' > <rim:Name> <rim:LocalizedString value='***codeListCodeDisplayName***' /> </rim:Name> <rim:Slot name='codingScheme'> <rim:ValueList> <rim:Value>Affinity Domain Specific Value</rim:Value> </rim:ValueList> </rim:Slot> </rim:Classification>		
代码显示名称列表	codeList 中存在的每个代码含义的人可读描述列表。 当一个 XDS 文档被放在这样一个文件夹中时，只能给这个文件夹分配一个代码。 示例见代码列表。	R/P	多值
注释	文件夹相关联的注释。自由文本格式，有相关域特定用法。 <rim:Description> <rim:LocalizedString value = "***comments***"/> </rim:Description>	R2/R	XDS 特定相关域
最近更新时间	XDS 文档被登记和放在 XDS 文件夹时文档登记处的时间。 <rim:Slot name="submissionTime"> <rim:ValueList> <rim:Value>20041225212010</rim:Value> </rim:ValueList> </rim:Slot>	Cg/R	DTM
患者 ID	患者 Id 表示文档源定义的医疗记录 ID 的主体。此 ID 来自支持文档登记处操作的相关域的分配权限域。它包含两个部分： 分配权限域 Id（由登记处执行） 上述域的一个 Id 患者 Id 的值对于一个文件夹的所有新文档是相同的。 <rim:ExternalIdentifier identificationScheme= "urn:uuid:58a6f841-87b3-4a3e-92fd-a8ffeff98427" value="***6578946^^^&1.3.6.1.4.1.21367.2005.3.7&IS O***" > <rim:Name> <rim:LocalizedString value = "patientId"/> </rim:Name> </rim:ExternalIdentifier>	R/R	CX
唯一 ID	XDS 文件夹的全球唯一标识，在此文件夹中放置一个或多个 XDS 文档。在 XDS 文件夹以 OID 格式创建时，由文档源所分配。 <rim:ExternalIdentifier identificationScheme= "urn:uuid:4b052cba-b03b-4233-8b27-e8d5e3f8d3e4" value="***1.3.6.1.4.1.21367.2005.3.7.3670984664***"/>	R/R	OID 见附录 B

3.14.4.1.2.10 属性的登记处适配器强制性

表 3.14.4-8 文档元数据属性强制性

XDS 文档条目	属性登记处强制性
可获得状态	不强制
创建机构	不强制
创建者	不强制
创建角色描述	不强制
作者专业	不强制
类代码	编码机制和代码值
类代码显示名称	必须匹配类型代码
机密性代码	编码机制和代码值
创建时间	不强制
条目 UUID	不强制
事件代码列表	编码机制和代码值
事件代码显示名称列表	必须匹配事件代码表
格式代码	编码机制和代码值
混列码	不强制
医疗机构类型代码	编码机制和代码值
医疗机构类型代码显示名称	必须匹配健康护理类型代码
合法验证	不强制
语言代码	由相关域 mime 类型代码值可选地执行
原始文档关系	三值之一
原始文档 ID	现有 UUID
患者 ID	机构域 ID 患者 ID（从患者 ID 提供得知）
实施设置代码	编码机制和代码值
实施设置代码显示名称	必须匹配实际设置代码
服务起始时间	不强制
服务终止时间	核实服务起始时间<=服务终止时间
大小	不强制
源患者 ID	不强制
源患者信息	不强制
标题	不强制
类型代码	不强制
类型代码显示名称	必须匹配 typeCode
唯一 ID	在登记处没有相同的唯一 ID（分配给 XDSDocumentEntry，XDS 提交集，或 XDS 文件夹）
URI	不强制

表 3.14.4-9 提交集设置元数据属性强制性

XDS 提交集属性	登记处强制性
创建机构	不强制
创建人	不强制
创建专业	不强制
注释	不强制
内容类型代码	编码机制和代码值
内容类型代码演示名称	必须匹配 contentTypeCode
患者 Id	机构域 ID 患者 ID（从患者 ID 提供得知）
源 Id	编码机制和代码值
提交时间	不强制
唯一 Id	在登记处没有相同唯一 ID（分配给 XDS 文档录入，XDS 提交集，或 XDS 文件夹）

表 3.14.4-10 文件夹元数据属性强制性

XDS 文件夹属性	登记处强制性
代码表	编码机制和代码值
代码表演示名称	必须匹配代码表
注释	不强制
最后更新时间	不强制
患者 Id	对于文件夹的所有新文档，患者 Id 值应是相同的
唯一 Id	在登记处没有相同的唯一 Id（分配给 XDS 文档录入，XDS 提交集，或 XDS 文件夹）

3.14.4.1.2.11 协议需求

当文档存储库和文档登记处的角色被分别执行时，有附件的 SOAP 会被用作二者之间的协议。此协议在 ITI TF-2：3.15.4.1.2.3.1（在线协议绑定）中说明。

3.14.4.1.2.12 XDS 登记处适配器

XDS 登记处适配器是一组功能，在 ebXML Registry 标准中不提供，但被 XDS 指定用来支持到医疗环境的集成。此适配器有如下职责：

验证患者 ID—患者 ID（XDSDocumentEntry. patientId 属性）是一个已知的患者 ID，被患者 ID 源角色管理的 XDS 相关域的患者 ID 域登记。

验证提交的元数据—适配器应登记元数据明细。

验证编码值—适配器会核实编码字段（ebXML 外部分类）包含有效的 XDS 指定值，或在相关域约束代码值处核实它们（见第 3.14.4.1.2.10 节）。

确保提交集是原子级的—适配器把一个原子级的操作提交给登记处，见第 3.14.4.1.2.3.3 节提交请求原子数需求。

- 如果登记处提交成功，则适配器将标记所有文档条目、文件夹和提交集对象为“已认可（Approved)”。ebRIM规范提供了用于此目的的认可对象请求（ApproveObjectsRequest）。
- 如果登记处提交失败，则适配器将从登记处删除作为提交集的一部分的所有对象。ebRIM规范提供了用于此目的的删除对象请求（RemoveObjectsRequest）。

支持文档替换—当提交请求包括一个“RPLC”或“XFRM _ RPLC”关联，指示文档要被替换，则下面的说明成立：

- 关联的源对象（sourceObject）属性包含一个外部对象（ExtrinsicObject）的id（UUID或符号id)，表示提交集内包括的XDSDocumentEntry。
- 关联的目标对象（targetObject）属性包含一个已在登记处中的外部对象的UUID（XDSDocument-Entry)。

当“RPLC”或“XFRM _ RPLC”关联被登记处适配器检测时，它将：

- 通过内在对象属性在登记处中存在核实关联的目标对象属性指向。如果此对象不在登记处中，则发出一个错误。
- 向登记处提交提交请求（Submission Request）。
- 如果提交成功，标记替换文档为“已认可（Approved)”，被替换的文档为“已废弃（Deprecated)”。ebRIM请求认可对象请求（ApproveObjectsRequest）和废除对象请求（DeprecateObjectsRequest）可被用来实现此标记。

验证文件夹内的患者ID—适配器应核实一个文件夹中的所有文档是针对同一个患者的。特别地，核实文件夹的patientId属性与文件夹内每个文档的patientId属性相匹配。

验证MIME类型—适配器验证接收的所有文档的mimeType文档属性在此相关域的“已认可（Approved)”列表中。

维护文件夹属性“最近更新时间（lastUpdateTime)”—每当一个新文档被添加到XDS文件夹时，XDS文件夹属性lastUpdateTime就被适配器更新。

验证被添加到文件夹中的文档的患者ID——一个XDSDocumentEntry对象的patientId属性应匹配持有它的任意文件夹上的patientId属性。

验证编码—适配器应制定对文档的分类数目。代码列表允许为多个。代码必须为单一的。

3.14.4.1.2.13 通用元数据问题

本节说明了ebXML Registry问题：混淆的、未充分记载的或不同版本的登记处规范之间的矛盾。

3.14.4.1.2.13.1 关联类型命名

XDS要求关联名称被指定为文本名称，不是UUID。这与ebRIM版本2.0和2.1一致。XDS要求使用下面的标准关联：

HasMember—把RegistryPackage对象链接到其内容

ExternallyLinks—把一个外链接对象（ExternalLink object）绑定到一个外部对象（ExtrinsicObject）。

此外，XDS定义了一个关联类型的集合，在第3.14.4.1.2.6节文档关系和关联中定义。

3.14.4.1.2.13.2 给文档分配代码

XDSDocumentEntry、XDS提交集和XDS文件夹（表3.14.4-3，3.14.4-4和3.14.4-5）的许多属性是编码属性，定义为ebRIM Classifications。描述一个编码值需要三个细节：

1. 代码值
2. 代码的显示名称（原始代码不是用户友好的（human-friendly））
3. 代码来自的编码机制的名称

这三个值联合起来定义一个编码元素（coded element）。

如ebXML Registry元数据中描述，一个编码属性看起来像下面这样：

```
<!--++++++++++++++++++++++++++++++++++++++++++++++++++++
 --
 --        XdsDocumentEntry.classCode
 --
++++++++++++++++++++++++++++++++++++++++++++++++++++++ -->
<rim:Classification
   classificationScheme=
     "urn:uuid:41a5887f-8865-4c09-adf7-e362475b143a"
   classifiedObject="theDocument"
   nodeRepresentation="My Class Code">

   <!-- ++++++++++++++++++++++++++++++++++++++++++++++++
     XdsDocumentEntry.classCodeDisplayName
   +++++++++++++++++++++++++++++++++++++++++++++++++++ -->
   <rim:Name>
      <rim:LocalizedString value="Display Name for My Class Code"/>
   </rim:Name>

   <!-- +++++++++++++++++++++++++++++++++++++++++++++++++
     Coding scheme for classCode
   +++++++++++++++++++++++++++++++++++++++++++++++++++ -->
   <rim:Slot name="codingScheme">
      <rim:ValueList>

         <rim:Value>Name of the Coding Scheme (LOINC for
example)</rim:Value>
      </rim:ValueList>
   </rim:Slot>
</rim:Classification>
```

一个代码被构建为一个分类（Classification）对象。此分类的相关部分是：

Classification—此元素包绕着定义。

classificationScheme attribute—此 UUID 引用一个已在登记处的 Classification Scheme 对象。此 Classification Scheme 对象和它的 UUID 被 XDS 预定义、作为此代码的定义“类型”。

classifiedObject attribute—它引用元数据中被分类的对象。可被指定为一个 UUID 或上面例子所示的一个符号名称。

nodeRepresentation attribute—这是代码值。

Name element—这是代码的显示名称。

codingScheme Slot (Value sub-element)—这是编码机制的名称。

相关域定义了每个编码机制的本地配置。特别地，它定义了：

Name of the coding scheme—必须在 codingScheme Slot 中使用。

Values for the code—其中之一必须在 nodeRepresentation 属性中使用。

Name for each code—必须在 Name 元素中使用，必须与代码值相匹配。

某些代码类型允许多个值。EventCodeList 是一个例子。这些代码的名称中包含字符“list”。这些代码是 XML 编码的、等同于以上例子，有一个例外。完整的 Classification 元素可重复，以表示增加的值。

登记处适配器功能职责在于针对相关域的配置来验证代码。

注：属性 XDSDocumentEntry. languageCode 不按以上所述编码。细节描述见表 3. 14. 4-3。

3. 14. 4. 1. 2. 14　顺序需求

文档存储库角色将：

在它与登记处角色发起登记文档元数据事务之前，通过获取文档事务，使一个新文档可被用于提取。

这是必要的，因为：

1. 对登记文档元数据事务进行应答之前，文档登记处角色可选择验证元数据中包含的 URI。
2. 在登记文档元数据应答被文档存储库角色接收之前，文档使用者角色可获取文档。

3.14.4.1.2.15 安全需求

本规范要求所有角色与安全节点角色同组，按 IHE 审计跟踪和节点验证集成规范中的定义。XDS 相关域中 ATNA 规范的使用不要求一个集中的相关域审计文档存储库角色。

ATNA 与 XDS 一起使用不要求相关域的每个成员有现场审计和安全机制。见 ITI TF-1：附录 G 和 ITI-TF-2：附录 K。

涉及的个人角色通常是不同安全域的成员，如图 3.14-2 中所示。不同安全域之间的数据传送需要与同一安全域内的数据传送不同的保护。为下面二种情况之一：

- 对于在线传送，加密，有双方的 TLS 鉴别。或
- 对于离线传送，加密，使用 S/MIME 安全编码和发送者的数字签名。

如果不是必要的，在一个安全域内的传送可选择忽略加密，因此建议在线传送安全机制是可配置的。凭证(Certificate) 管理和交换定义为相关域业务关系的一部分，现在没有此方面的 IHE 集成规范，见 ITI TF-1：附录 L。

每个事务将导致描述事务的审计记录。每个安全域有其自己的审计服务器，为域内的角色获取记录。对相关域内其他机构的审计记录的访问由相关域的业务关系条款所管理和控制。没有自动的 IHE 事务针对这样的访问。

应通过标准 XDS 活动产生（参考 IHE ATNA 集成规范）的审计记录是：

- 对于登记文档集以及提供和登记文档集事务：
  - 源角色产生“输出”事件，描述 PHI 从源到登记处角色的输出。每个事务应有一个报告。
  - 登记处角色产生“输入”事件，描述 PHI 从源到登记处角色的输入。每个事务应有一个报告。
- 对于查询文档事务：
  - 登记处角色产生一个描述查询的“查询”事件，如果查询导致一个包含 PHI 的应答，则产生一个“输出”事件。
- 对于获取文档事务：
  - 文档存储库角色产生一个“输出”事件。可以是对于每个获取文档事务有一个事件，或对于同一个患者有多个事务启发式地联合（heuristically combined）。启发式联合在 IHE 中没有规定。它的目的是减少审计记录量。当主动参与者和患者相同时，允许联合，时间差异可认为是不重要的。
  - 文档使用者角色产生一个“输入”事件。可以是每个事务有一个事件，或使用启发式联合事务、把多个事务作为一个事件来报告。当主动参与者和患者相同时允许联合，时间差异可认为是不重要的。

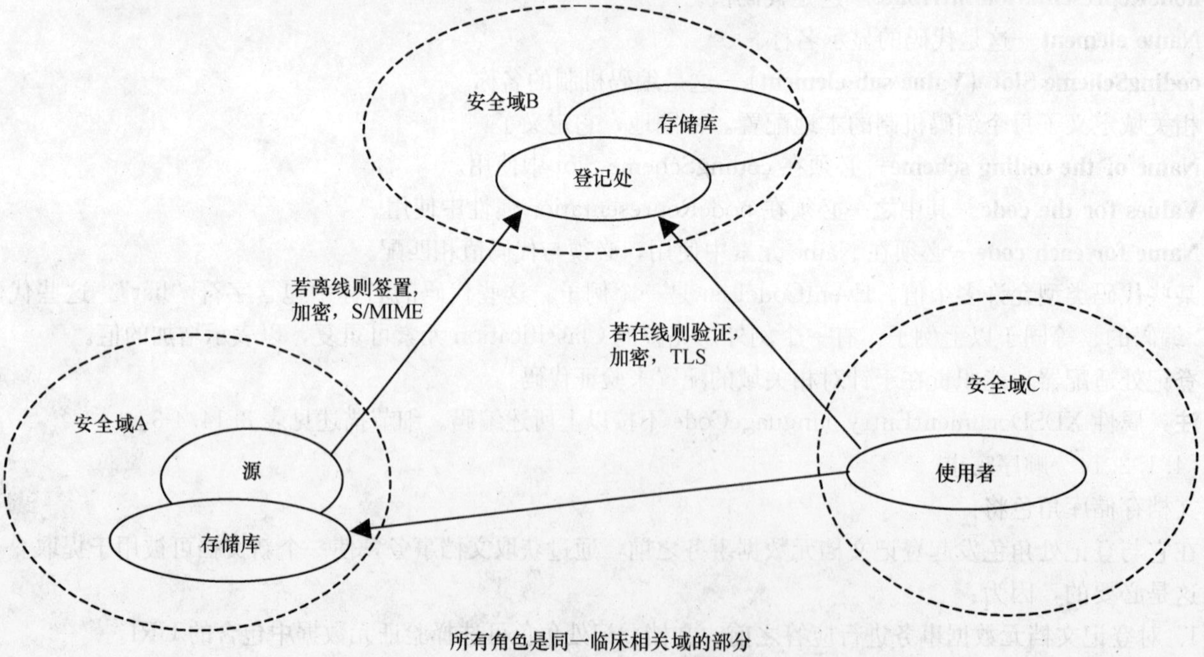

图 3.14-2 安全域关系示例

3.14.4.1.3 预期行为

收到登记文档元数据消息后，文档登记处在登记处适配器的帮助下完成下面行为：

接受所有有效的提交对象请求（SubmitObjectsRequests）。

执行验证。

以包含的元数据更新登记处。

返回一个登记处确认消息（RegistryResponse message），给出操作状态。

如果登记处拒绝元数据，则以下行为将发生：

返回一个错误。

错误状态包括一个错误消息。

请求回滚。

3.14.4.2 登记文档元数据应答

3.14.4.2.1 触发事件

文档登记处完成了对登记文档元数据请求的处理，有以下应答：

登记文档元数据应答

此消息对应于 ebXML 请求确认消息（RequestResponse message）。

3.14.4.2.2 消息语义

ebXML 请求确认消息携带了被请求的操作的状态，如果被请求的操作失败，则包含一个错误消息。失败的状态和可能的错误消息在 ebRS 标准中指定。

3.14.4.2.3 预期行为

文档存储库现在得知事务成功/失败，将会继续。通过查询事务，作为事务结果被添加到登记处的元数据现在可以被利用。

3.15 提供和登记文档集

本节与 IHE 技术框架的事务 ITI-15 相对应。提供和登记文档集事务被文档源用来提供一组文档给文档存储库，及请求文档存储库存储这些文档，然后在文档登记处登记它们。

提供和登记文档集事务仅描述了文档源和文档存储库角色之间的交互。文档存储库和文档登记处之间的交互在登记文档集事务中单独描述（ITI-14）。

本事务与 ebRS 服务标准（Registry Services standard，ebRS）合作。ebRS 标准涵盖了与一个服务的交互，包括一个登记处与完整的文档存储库。从文档源的角度看，XDS 文档登记处和文档存储库角色的不同特性被隐藏。对于 ebRS 中可找到的提交登记处/文档存储库内容，本事务与登记处服务明确相符。

通过单独指定登记处和文档存储库角色，XDS 提供附加的灵活性：对多个文档存储库有一个登记处索引内容。尽管是外部链接（ExternalLink）类型，登记处标准的 ebRIM 部分支持此可能性。

文档和元数据转到文档存储库角色，然后元数据被发送给登记处角色。基于以下几个原因它们沿此方向传送：

- 允许 ebXML Registry 指定协议的最佳复用。
- 文档源只需要知道文档存储库的 ID。文档库知道登记处的 ID。如果提供和登记文档集事务被送到登记处，则文档的路径决定会更复杂些。
- 结果协议比较简单。
- 简化了文档源和文档存储库同组的普遍情况。

3.15.1 范围

提供和登记文档集事务将一个文档存储库提交请求（Repository Submission Request）（见 ITI TF-2：

3.14.4.1.2.3.2）从文档源传送到文档登记处。

一个提供和登记文档集事务包括：

描述零或多个新文档的元数据

提交集定义，以及到新文档的链接和到现有文档的引用

零或多个 XDS 文件夹定义，以及到新的或现有文档的链接

零或多个文档

3.15.2 用例角色描述

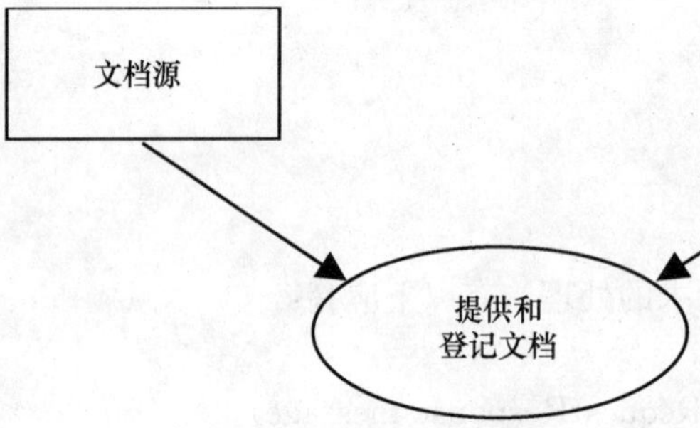

角色：文档源

行为描述：向文档存储库提交文档和关联的元数据的一个系统。此角色的详细需求在第 3.15.5.1 中讨论。

角色：文档存储库

行为描述：一个文档存储系统，接收文档和关联的元数据，以及：

存储文档

以文档存储库信息增强所提交的元数据，使文档以后能被获取

发送增强的元数据给文档登记处。

3.15.3 参考标准

ebMS OASIS/ebXML 消息服务规范 2.0 版

ebRIM OASIS/ebXML Registry 信息模型 2.0 版

ebRS OASIS/ebXML Registry 服务规范 2.0 版

HTTP 超文本传输协议 HTTP/1.1（IETF RFC 2616）

MIME（Multipurpose Internet Message Extensions）多用途互连网邮件扩展协议（RFC 2045 到 RFC 2049）

SMTP（Simple Mail Transfer Protocol）简单邮件传输协议（RFC 2821）

multipart/related MIME 多部分/相关内容—类型（RFC 2387）

3.15.4 交互图

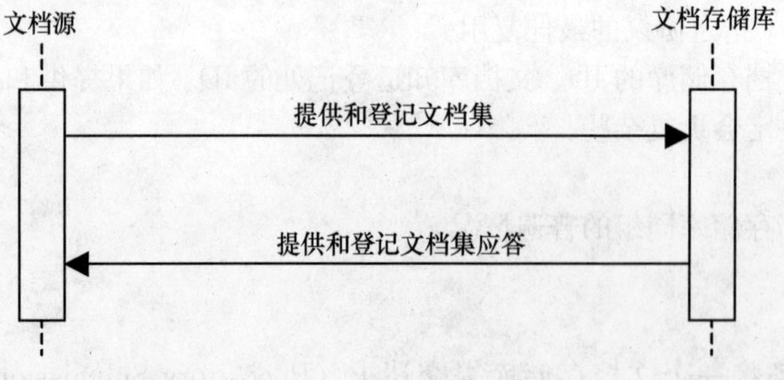

3.15.4.1 提供和登记文档集消息

一个文档源发送文档和关联的元数据给一个文档存储库，此库有关联的文档登记处。此消息与有关联文档的 ebRS 提交对象请求（SubmitObjectsRequest）相对应。

3.15.4.1.1 触发事件

基于人的决定或自动操作的特定规则的应用，文档源想要提交

- 一组（一个或多个）文档给文档存储库
- 关联的元数据给文档存储库

3.15.4.1.2 消息语义

消息语义按以下几点讨论：

1. 元数据
2. 安全需求
3. 协议选择（在线协议绑定和离线协议绑定）

3.15.4.1.2.1 元数据

登记文档集消息包括元数据属性（在第 3.14.4.1.2.7 节定义），通过使用登记文档集事务（ITI-14），此属性被文档存储库发送到文档登记处。

文档源提供所有必要的登记处对象属性，除了 XDSDocumentEntry 的 URI 属性，它必须由文档存储库指定。

因此，在发起对登记处的登记文档集事务之前，文档存储库必须把这个属性添加到元数据中。

3.15.4.1.2.2 安全性需求

相关安全性需求在登记文档集事务中讨论（见 ITI TF-1：3.14.4.1.2.14）。

3.15.4.1.2.3 协议选择

文档源和文档存储库之间有两种类型的网络关系：

在线（On-line）—文档源构建一个直接连接（例如 socket）到文档存储库。

离线（Off-line）—文档源通过 SMTP 连接到文档存储库。

3.15.4.1.2.3.1 在线协议绑定

3.15.4.1.2.3.1.1 通用结构和头

这是一个 MIME 多部分/相关消息。SOAP 请求负载内的第一个附件有登记处元数据，元数据在一个包含提交对象请求的 XML 文件中。

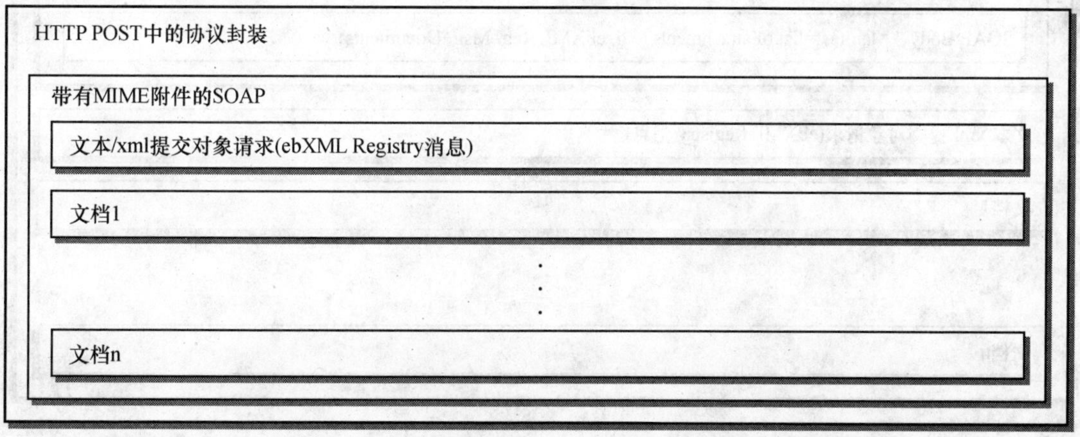

图 3.15-1 构成在线提供和登记文档集事务的主消息的通用图

3.15.4.1.2.3.1.2 关联的文档

下一个附件将包含作为 MIME 部分而被提供和登记的文档。有一个或多个部分包含表示文档的字节流[①]。

多部分包传送每个部分的 MIME-类型。元数据部分的类型为文本/xml。去往文档存储库的包含文档的部分可以有任意 MIME 类型，单一部分或多部分。包含文档的每个部分以一个文档 ID 与之关联，文档 ID 在此消息范围内是唯一的。消息的一个部分内包含的登记处元数据使用这些文档 ID，把元数据片绑定到文档。

依照 ebRIM，登记处元数据将是有效的，包含一个或多个 ebXML 外部对象（ExtrinsicObjects）的定义。ExtrinsicObject 是一个登记处对象，表示登记处内的一个文档存储库文档。每个 ExtrinsicObject 包含一个 id 属性。此 id 的格式遵循 ebXML Registry 定义。它是一个有效的 UUID 或符号名称。

此 id 属性的值被用于链接一个 ExtrinsicObject（XDSDocumentEntry）到一个多部分的单一部分，该部分包含到消息的附件。多部分的相关部分头有一个内容—Id（Content-Id）头，其值为被尖括号包绕的 id 属性，如下面的例子。

元数据包括：

<ExtrinsicObject id=" myDocument" ...

它链接到下面的 MIME 多部分：

------Boundary

Content-Type：text/xml

Content-Id：<myDocument>

This sentence is the value of the document.

------Boundary

3.15.4.1.2.3.2 离线协议绑定

3.15.4.1.2.3.2.1 通用结构和头

如图 3.15-2 所示，离线事务基于 ebXML 消息服务绑定，在 ebXML Registry 服务（ebRS）中定义，同步消息和应答在 ebXML 消息服务（ebMS）中定义。ebXML 的重用使实施者能把提供和登记文档集事务集成到一个支持多个综合服务的服务器中，包括某些使用 ebXML 支持的合作—协议规范（Collaboration-Protocol Profiles，CPP）和合作—协议合约（Collaboration-Protocol Agreement，CPA）的服务器。

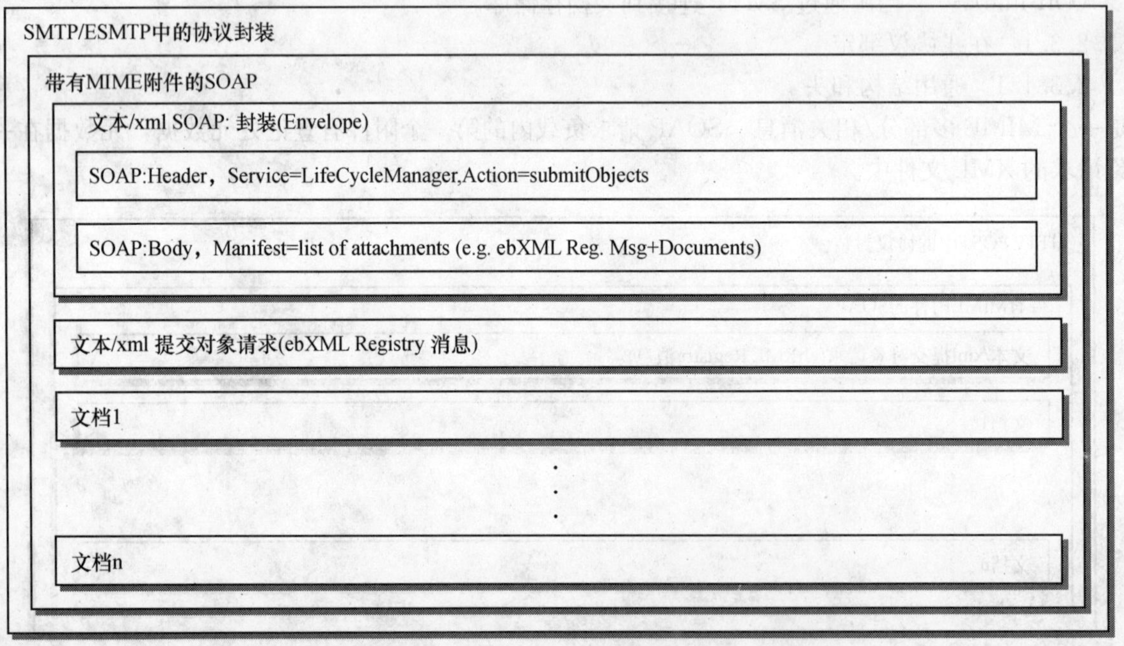

图 3.15-2 构成离线提供和登记文档集事务的主消息的通用图

① 本节所述与使用哪个协议绑定来包装这个多部分消息无关。协议选择在本规范其他处有记载。

由于IHE旨在规定即插即用机制，离线协议绑定完全定义于当前文档。此规范不强制在作为“ebRS Registry”的文档存储库和作为“ebRS Registry客户端”的文档源之间使用CPA。这个协议合约方面超出XDS规范的范围。文档源仅需知道文档存储库电子邮件地址，以便提供和登记一个文档集。

此消息是一个电子邮件消息（如果一个消息太大，则ebXML消息服务能拆分成几个消息）包含以下字段：

- **From**：发送者（文档源）的电子邮件地址。
- **Reply-to，可选的**：说明文档源是否想把确认消息发送到其他电子邮件地址。
- **To**：接受者（文档存储库）的电子邮件地址。在文档存储库能把一个文档集登记到多个文档登记处的情况下，它将对每个文档存储库—登记处有一个不同的电子邮件地址。
- **Date**：提供和登记文档集事务的日期和时间。
- **Subject**：**XDS/1.0/PnR/**（其后可以跟随一个XDS“子规范（subprofile）”名。它不应包含任何患者相关信息）。
- **MIME-Version**：**1.0**。
- **SOAPAction**：**“ebXML”**。

这是一个MIME多部分/相关消息。第一个附件为文本/xml SOAP：包络（Envelope）部分，包含ebMS头。ebMS头的字符集是UTF-8。

ebMS头在ebMS标准中描述。它包含以下ebRS标签值：

- 消息头，在/SOAP：Envelope/SOAP：Envelope/SOAP：Header/eb：MessageHeader/，如下表所示。

表3.15.4-1 ebXML消息头

位置（对于属性是“@”）	描述
eb：From/eb：PartyId	消息发送者的Id（其电子邮件地址，前面加上**“发送到：”**）
eb：From/eb：Role	表示发送者所任角色的字符串，由ebXML消息规范格式化为一个URI： http：//www.ihe.net/roles/iti/xds/DocumentSource
eb：To/eb：PartyId	消息接收者的Id（其电子邮件地址，前面加上**“发送到：”**）
eb：To/eb：Role	表示接收者所任角色的字符串，由ebXML消息规范格式化为一个URI： http：//www.ihe.net/roles/iti/xds/DocumentSource
eb：CPAId	发送者和接收者之间的合作协议合约的Id。它应包含业务伙伴认可的CPA文本索引，如果它存在（例如描述伙伴关系合约的XML文件的URI）。如果没有CPA，此元素应为eb：From/eb：PartyId和eb：To/eb：PartyId的连接，以连字号（-）分隔。
eb：ConversationId	在缺少本地业务伙伴合约时，此元素应为基于发送ebXML消息所产生的CCYYMMDD-HHMMSS-mmmmm。当产生应答时，eb：ConversationId从原始消息中提取。
eb：Service	生命周期管理器（LifeCycleManager）
eb：Action	提交对象
eb：MessageData/eb：MessageId	发送者产生的唯一消息ID：可以是消息元素的连接，以产生一个全球唯一标识；或者，如果此元素是全球唯一的，则为单一消息元素。
eb：MessageData/eb：TimeStamp	消息头创建的UTC时间，格式为XML Schema日期时间。例如：2004-12-25T23：50：50
eb：DuplicateElimination	如果存在，重复消息应被删除。
eb：Discription	提交集描述（等同于XDSSubmissionSet.comments属性）。
eb：AckRequested	在ebMS中是可选的，在此为必需的，表示文档存储库对消息产生应答。此元素有以下属性：SOAP：mustUnderstand="1" eb：version="2.0" eb：signed="false"

● 文档的索引列表，在 SOAP：Envelope/SOAP：Body/eb：Manifest/eb：Reference 中，如下表中表示。

表 3.15.4-2 ebXML 消息索引

位置（“@”对于属性）	描述
@eb：id	每个文档的 ID，是 XDS 文档的 OID。然而，第一个索引是对 SubmitObjectsRequest XML 文件，id 集为 SubmitObjectsRequest。
@xlink：href	ebMS 消息负载中文档的相关 URI，cid：后跟随 OID。仅用于新提交的 XDS 文档。
@xlink：任务	仅对第一个索引出现，设定为 http：//www.ihe.net/roles/iti/xds/SubmitObjectsRequest
eb：机制	仅对第一个索引出现，，有如下属性： eb：location＝http：//www.ihe.net/schemas/iti/xds/SubmitObjectsRequest eb：version＝1.0
eb：描述	设定为 XDSDocumentEntry.title。然而，对于第一个引用，应设定为在本地语言中 SubmitObjectsRequest 的含义（即 lang＝“en-US”，“提供和登记文档集元数据”）

SOAP 请求负载中的附件有登记处元数据，在 SubmitObjectsRequest 中包含 XML 文件。

3.15.4.1.2.3.2.2 关联的文档

参见在线绑定节（ITI TF-2：3.15.4.1.2.3.1.1）中的小节“关联的文档”。任何有索引 xlink：href 并包含一个内容 id 的 URI（URI 机制“cid”）的文档会在负载中包括。

3.15.4.1.3 预期行为

文档存储库将接收此消息。消息内的每个文档作为一个有关联 MIME 类型的八位字节流被存入文档存储库。如果检测到失败，将导致返回一个错误结果给文档源，从而终止此事务。

文档存储库将修改收到的登记处元数据，添加：

- 必须创建一个 URI 标识（xdsDocumentEntry.URI），可被文档使用者用来索引文档。
- 一个 hash 值（xdsDocumentEntry.hash）
- 一个 size（xdsDocumentEntry.size）

包含修改过的元数据的登记文档集事务将被发给 XDS 文档登记处。

文档存储库会确保任意文档获取事务的接收，包括标识 XDS 文档的 URI，此文档会把提交的八位字节流不加改变地提供给文档使用者（高保真文档存储库）。

3.15.4.2 提供和登记文档集应答

当提供和登记文档集的处理完成时，文档存储库发送一个提供和登记文档集应答。此消息等同于 ebRS 中说明的登记处确认消息。它会在与请求相同的协议中被传送。

3.15.4.2.1 触发事件

以下事件可触发此消息：

文档成功地存入文档存储库，并且元数据成功地存入登记处（登记处部分作为登记文档集事务的一部分实施）。

文档成功地存入文档存储库，但在元数据存入登记处时发生错误。

文档未成功存入文档存储库。

3.15.4.2.2 消息语义

返回一个包含状态的 ebRS 登记处确认消息，如果必要将返回一个错误消息。

文档存储库和登记处附加的相关语义在登记文档集事务中描述。

3.15.4.2.3　预期行为

文档源现在得知事务成功/失败，将会继续。作为事务的结果被添加到登记处的元数据现在可以通过查询事务利用。添加到文档存储库中的文档现在可用于获取。

3.15.5　角色需求

本节概括了此事务相关的一个或多个角色的权能。关于怎样执行这些操作的细节在本事务中其他部分记载，也可能在其他事务中记载。

3.15.5.1　文档源

文档源角色能实施以下操作：

1. 提交一个文档
2. 提交一个文档，作为登记处/文档存储库中已有的另一个文档的替代

文档源角色的实施可支持下面的一个或多个 XDS 选项：

1. **多个文档提交选项**。在此选项中，文档源提供了在一个提交请求中包括多个文档的功能。
2. **文档生命周期管理**。在此选项中，文档源提供了执行以下操作的功能：
   - 提交一个文档，作为登记处/文档存储库中已有的另一文档的追加（addendum）。
   - 提交一个文档，作为登记处/文档存储库中已有的另一文档的转换（transformation）。

注：为支持文档替换/追加/转换，与文档使用者同组可能是必要的，以便查询登记处（例如对现有文档条目的 UUID）

3. **文件夹管理选项**。在此选项中，文档源提供了执行以下操作的功能：
   - 创建一个文件夹
   - 添加一个或多个文档到文件夹中

注释：为支持对文档的替换/追加/转换，与文档使用者同组可能是必要的，以便查询登记处（例如对现有文档条目的 UUID）

这些操作在第 3.14.4.1.2.3.4 节提交请求的其他属性中讨论。

3.15.5.2　文档存储库

文档存储库可验证以下元数据元素，这些元素作为提供和登记事务的一部分被接收。

XDSDocumentEntry. uniqueId—如果在文档存储库内不唯一，则提交可能被拒绝。

XDSDocumentEntry. sourceId—文档存储库可选择仅接受来自指定源的提交，并使用此字段执行过滤。

3.16　查询登记处

本节与 IHE 技术框架的事务 ITI-16 相对应。事务 ITI-16 被文档使用者用来查询文档登记处中被索引的文档的信息。

注：这是一个非常普遍的查询机制，允许非常广泛的使用。将来对 XDS 的扩展可能引入限制或指定封装查询（canned queries）的使用。需要关于限制此查询机制的建议。

3.16.1　范围

查询登记处事务支持广泛类型的查询。示例包括以下：

基于一定时间间隔，按患者（Id）查询，按文档类型查询，按实施设置查询，按创建者查询

按文档源查询

基于一定时间间隔，对 XDS 文件夹更新的查询

对一个文件夹或提交集中所有文档的查询

按提交时间查询

可作为查询目标的 XDS 登记处条目属性列表在第 3.14.4 节中定义。本事务将记载 XDS 文档登记处查询的基本语法和语义。

所有查询返回：

- 一个或多个登记处对象的元数据，或
- 一个或多个登记处对象的对象索引（登记处 UUID）

3.16.2 用例角色描述

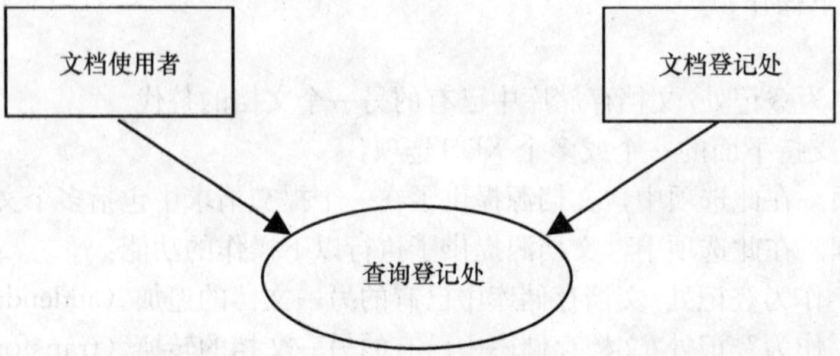

角色：文档使用者

行为描述：产生查询登记处消息，发送给文档登记处。

角色：文档登记处

行为描述：接收查询登记处消息，执行对登记处元数据的查询，选择匹配数据并返回给文档使用者。

3.16.3 参考标准

ebRS　OASIS/ebXML Registry 服务规范 版本 2.0（OASIS/ebXML Registry Services Specifications v2.0）

SQL　ISO/IHE 9075 数据库语言 SQL（ISO/IEC 9075 Database Language SQL）

3.16.4 交互图

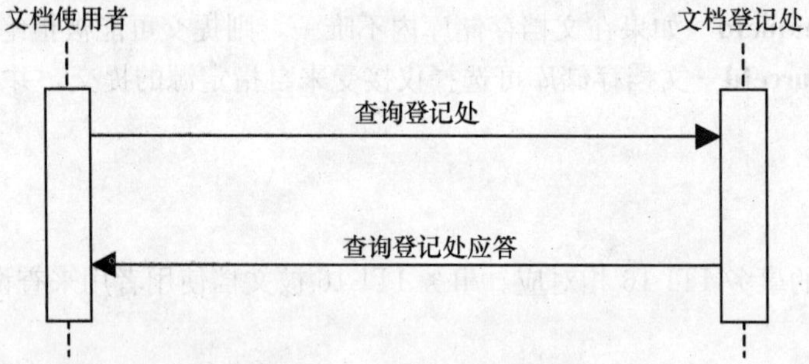

3.16.4.1 查询登记处

这是文档使用者对登记处的查询请求。

3.16.4.1.1 触发事件

当文档使用者想要获取文档元数据时，此消息被触发。

3.16.4.1.2 消息语义

XDS 指定使用 SQL 作为对登记处的查询语言。对于一个特别查询请求（AdHocQueryRequest）（HTTP-

SOAP）有两个重要参数：

- 返回类型（returnType）
- SQL 查询文本（SQL query text）

3.16.4.1.2.1 参数 returnType

XDS 支持参数 returnType 的以下值：

- ObjectRef-对象 UUID 列表（索引）
- LeafClass-XML 元素列表，表示返回对象的子类

3.16.4.1.2.2 SQL 查询文本

提交给 XDS 文档登记处的 SQL 查询遵循 ebRS Registry 服务规范（ebRS Registry Services specification），它将信息模型元素（ebRIM）映射到一个 SQL 视图的集合。

下一节说明了几个有用的查询细节。这不是一个完全列表。可使用针对登记处信息模型（ebRIM＋XDS 规范）的任意的有效 SQL 查询。登记处使用的特定 SQL 子集在 ebRS 附录 D 中详细说明。

3.16.4.1.2.3 安全性需求

相关安全性需求在登记文档集事务中讨论（见 ITI TF-1：3.14.4.1.2.14）

3.16.4.1.3 预期行为

登记处返回一个查询登记处确认消息。

3.16.4.1.4 最小查询目录

本节所述的查询形成一个文档使用者查找 XDS 中文档所需查询的最小集。

文档使用者的职责是将下面列出的任意最小查询的 SQL 包装为一个查询事务。

登记处角色的所有实施应支持在本节记载的所有查询，包括标记为可选的部分。文档使用者角色应能够依靠这些查询而被 XDS 登记处角色支持。XDS 登记处角色可拒绝不在此查询目录里的查询。例如，XDS 登记处角色可拒绝使用 SQL 关键字‘LIKE’的查询，除了在接下来的查询中指出的情况。

每个查询记录为一个伪—函数，表示简单名称和参数列表。许多参数以“|*”终止，表示此参数是可选的。每个参数都有编号。展示 SQL 的表以这些编号标记，因此每个 SQL 行可与定义查询的伪函数的一个参数关联。

名称以“Find（查找）”起始的查询是广泛的基于关键字的搜索，目标集中于一个患者 ID。以“Get（获取）”起始的查询是较简单的检索—类型的搜索。

查询参数

每个查询以一个带参数的函数表示。参数有编号，每个查询定义表中的 Parm（参数）列指明表的特定行支持哪个参数。此外，每个查询参数被一个或多个详细参数支持。例如，查询参数 fromDateTime（起始日期时间）被详细参数＄timeSlot（时间窗）、＄lowerTime（时间下限）和＄uppertime（时间上限）支持，其中＄timeSlot 表示被检测的窗名（有 3 个），＄lowerTime 和＄uppertime 给出感兴趣的时间范围。如果使用象 fromDateTime 这样的查询参数，那么它的所有详细参数必须都填充。如果不使用这个查询参数，那么带有表示此查询号的 Parm 的所有行将从查询中删除。

所有日期时间（DateTime）值格式化为 YYMMDDHHMMSS。所有时间比较是：

LowerDateTime＜＝DateTime＜UpperDateTime（日期时间下限＜＝日期时间＜日期时间上限）

一些参数标记为‘值列表（value list）’格式。值列表有如下格式：

（‘值 1’，‘值 2’）

包围列表项的单引号是必须的。列表格式、圆括号和逗号分隔是必需的。

所有值（常量）在单引号内，例如一个 DateTime 值‘200412252359’。

当使用 LIKE 从句时，通配符是‘％’。

3.16.4.1.4.1 查找文档（FindDocuments）

FindDocuments（（1）patientId，（2）classCode |*，（3）dateTimeRange |*，

（4）practiceSettingCode |*，（5）healthcareFacilityTypeCode |*，

（6）eventCodeList |*，（7）status）

给定患者 ID，给定一群匹配参数，查找登记处中的文档（XDSDocumententry）对象。

查询参数	详细参数
(1) 患者 ID	$ patientId—包括域的患者 ID
(2) 类型代码	$ classCodes—类代码的值列表

(3) 日期时间范围	$ dateTimeAtt—日期时间属性的窗名
	$ dateTimeFrom—日期时间下限
	$ dateTimeTo—日期时间上限

(4) 实际设置代码	$ psCode—实施设置代码值列表
(5) 健康护理机构类型代码	$ hcCodes—医疗机构类型代码值列表
(6) 事件代码表	$ evCodes—事件代码值列表
(7) 状况	$ status—值列表—选择 （'Approved'） 或 （'Approved'，'Deprecated'） 或 （'Deprecated'）

- 返回文档的一个 XDSDocumentEntry 元数据序列。
- 日期/时间基于服务起始时间（serviceStartTime）或服务终止时间（serviceStopTime）或创建时间（creationTime）。
- 查询目标可以是已认可（Approved）的文档或已废弃（Deprecated）的文档，或二者皆是。

参数	SQL	可选性	注释
	SELECT doc. id FROM ExtrinsicObject doc, ExternalIdentifier patId		返回外部对象（ExtrinsicObjects）
2	,Classification clCode	是	仅当使用 classCode 时是必需的
3	,Slot dateTime	是	当选择 dateTime 属性时，是必需的
5	,Classification psc	是	当使用 XDSDocumentEntry. practiceSettingCode 时，是必需的
6	,Classification hftc	是	当使用 XDSDocumentEntry. healthcareFacilityTypeCodes 时，是必需的
7	,Classification ecl	是	当使用 XDSDocumentEntry. eventCodeList 时，是必需的
	WHERE		
	doc. objectType='urn：uuid：7edca82f- 054d-47f2-a032-9b2a5b5186c1'		仅选择 XDSDocumentEntry 对象
1	AND (doc. id=patId. registryobject AND patId. identificationScheme='urn：uuid： 58a6f841-87b3-4a3e-92fda8ffeff98427' AND patId. value= $ patientId)		选择 patientID

续表

参数	SQL	可选性	注释
2	AND (clCode. classifiedobject=doc. id AND clCode. classificationScheme= 'urn：uuid：41a5887f-8865-4c09-adf7-e362475b143a' AND clCode. nodeRepresentation IN $classCodes)	是	选择 classCode
3	AND (dateTime. parent=doc. id AND dateTime. name=$dateTimeAtt AND dateTime. value>=$dateTimeFrom AND dateTime. value &lt；$dateTimeTo)	是	选择 dateTimeRange
4	AND (psc. classifiedObject=doc. id AND psc. classificationScheme= 'urn：uuid：cccf5598-8b07-4b77-a05eae952c785ead' AND psc. nodeRepresentation IN $psCodes)	是	选择 practiceSettingCodes
5	AND (hftc. classifiedObject=doc. id AND hftc. classificationScheme= 'urn：uuid：f33fb8ac-18af-42cc-ae0eed0b0bdb91e1' AND hftc. nodeRepresentation IN $hcftCodes)	是	选择 healthcareFacilityTypeCodes
6	AND (ecl. classifiedObject=doc. id AND ecl. classificationScheme= 'urn：uuid：2c6b8cb7-8b2a-4051-b291-b1ae6a575ef4' AND ecl. nodeRepresentation IN $evCodes)	是	选择 eventCodeList
7	AND doc. status IN $status		选择文档状态（status）

3.16.4.1.4.2 查找提交集

FindSubmissionSets（(1) patientId，(2) sourceId |*，

(3) dateTimeRange |*，(4) authorPerson |*，(5) contentTypeCode |*）

给定患者 ID，给定一群匹配参数，在登记处中查找提交集（XDSSubmissionSet 对象）。

查询参数	详细参数
(1) 患者 ID	$patientId—包括域的患者 ID
(2) 源 Id	$sourceIds—源 Id 值列表
(3) 日期时间范围	$dateTimeAtt—日期时间属性的窗名
	$dateTimeFrom—日期时间下限
	$dateTimeTo—日期时间上限
(4) 创建者	$authorPattern-authorPerson 的 LIKE 模式
(5) 内容类型代码	$contentTypeCodes—内容类型代码的值列表

- 此查询仅返回 XDSSubmissionSet 元数据。使用 GetSubmissionSetContents（）来深入。

参数	SQL	可选性	注释
	SELECT ss. id FROM RegistryPackage ss， ExternalIdentifier patId， Classification c		返回 SubmissionSets
2	，ExternalIdentifier sid	是	源 Id
3	，Slot dateTime	是	日期时间范围
4	，Slot ap	是	创建者
5	，Classification ctc	是	内容类型代码
	WHERE		
	c. classifiedObject＝ss. id AND c. classificationNode＝ ′urn：uuid：a54d6aa5-d40d-43f9-88c5-b4633d873bdd′		仅选择 XDSSubmissionSet 对象
	AND ss. status＝′Approved′		仅选择已认可的 XDSSubmissionSet
1	AND（ ss. id＝patId. registryobject AND patId. identificationScheme＝ ′urn：uuid：6b5aea1a-874d-4603-a4bc-96a0a7b38446′ AND patId. value＝ $ patientId）		选择 patientID
2	AND（ sid. registryobject＝ss. id AND sid. identificationScheme＝ ′urn：uuid：554ac39e-e3fe-47fe-b233-965d2a147832′ AND sid. value IN $ sourceIds）	是	选择 sourceId
3	AND （dateTime. parent＝ss. id AND dateTime. name＝ $ dateTimeAtt AND dateTime. value>＝ $ dateTimeFrom AND dateTime. value &lt； $ dateTimeTo）	是	选择 dateTimeRange
4	AND（ ap. parent＝ss. id AND ap. name＝′authorPerson′ AND ap. value LIKE $ authorPattern）	是	选择 authorPerson
5	AND（ ctc. classifiedObject＝ss. id AND ctc. classificationScheme＝ ′urn：uuid：aa543740-bdda-424e-8c96-df4873be8500′ AND ctc. nodeRepresentation IN $ contentTypeCodes）	是	选择 contentTypeCode

3.16.4.1.3 查找文件夹（FindFolders）

FindFolders（（1）patientId，（2）updatedSince |*，（3）codeList |*）

给定患者 ID，给定一群匹配参数，查找登记处中的文件夹（XDSFolder 对象）。

查询参数	详细参数
（1）患者 ID	$patientId—包括域的患者 ID
（2）更新开始	$lastUpdateTime—日期时间值
（3）代码表	$codes—代码列表值列表

- 此查询仅返回 XDSFolder 对象。

参数	SQL	可选性	注释
	SELECT fol. id FROM RegistryPackage fol, ExternalIdentifier patId, Classification c		返回 Folders
2	,Slot lut	是	最后更新时间
3	,Classification cl	是	代码表
	WHERE		
	(c. classifiedObject=fol. id AND c. classificationNode= 'urn：uuid：d9d542f3-6cc4-48b6-8870-ea235fbc94c2')		仅选择 XDSFolder 对象
	AND fol. status= 'Approved'		仅选择已认可的文件夹
1	AND (patId. registryobject=fol. id AND patId. identificationScheme= 'urn：uuid：f64ffdf0-4b97-4e06-b79fa52b38ec2f8a' AND patId. value= $patientId)		选择患者 ID
2	AND (lut. parent=fol. id AND lut. name='lastUpdateTime' AND lut. value>= $lastUpdateTime)	是	选择 lastUpdateTime
3	AND (cl. classifiedObject=fol. id AND cl. classificationScheme= 'urn：uuid：1ba97051-7806-41a8-a48b-8fce7af683c5' AND cl. nodeRepresentation IN $codes)	是	选择 codeList

3.16.4.1.4.4 获取全部（GetAll）

GetAll（（1）patientId，（2）status）

获取与指定患者 ID 关联的全部 XDSSubmissionSet、XDSDocumentEntry 和 XDSFolder 实例。

查询参数	详细参数
(1) 患者 ID	$patientId-包括域的患者 ID
(2) 状况	$status-值列表—选择 (‘Approved’) 或 (‘Approved’，‘Deprecated’) 或 (‘Deprecated’)

- 查询目标可以是已认可（Approved）的文档或已废弃（Deprecated）的文档，或二者皆是。
- 包括关联对象。

参数	SQL	可选性	注释
	SELECT roAndAss. id FROM RegistryObject ro， ExtrinsicObject doc，RegistryPackage ss，RegistryPackage fol，Association ass		返回 RegistryObjects（submisson sets，folders，docs，associations）
	WHERE		
	doc. id IN (SELECT doc. id FROM ExtrinsicObject doc，ExternalIdentifier patId WHERE doc. objectType='urn：uuid：7edca82f- 054d-47f2-a032-9b2a5b5186c1'AND patId. registryObject=doc. id AND patId. identificationScheme= 'urn：uuid：58a6f841-87b3-4a3e-92fd- Select documents on patientId a8ffeff98427'AND patId. value= $ patientId)		选择有关患者 Id（patientId）的文档
	AND ss. id IN (SELECT ss. id FROM RegistryPackage ss，Classification ssCl， ExternalIdentifier patId WHERE ssCL. classifiedObject=ss. id AND ssCL. classificationScheme= 'urn：uuid：a54d6aa5-d40d-43f9-88c5- b4633d873bdd'AND patId. registryObject=ss. id AND patId. identificationScheme= 'urn：uuid：6b5aea1a-874d-4603-a4bc- 96a0a7b38446'AND patId. value= $ patientId)		选择有关 patientId 的提交集

续表

参数	SQL	可选性	注释
	AND fol. id IN (SELECT fol. id FROM RegistryPackage fol, Classification folCl, ExternalIdentifier patId WHERE folCL. classifiedObject=fol. id AND folCL. classificationScheme= 'urn: uuid: d9d542f3-6cc4-48b6-8870-ea235fbc94c2' AND patId. registryObject=fol. id AND patId. identificationScheme= 'urn: uuid: f64ffdf0-4b97-4e06-b79fa52b38ec2f8a' AND patId. value= $ patientId)		选择有关 patientId 的文件夹
	AND ro. id IN (ss. id, fol. id, doc. id)		搜集提交集、文件夹和文档
	AND ro. status IN $ status		状态（status）是合适的
	AND ass. id IN (SELECT ass. id FROM Association ass WHERE ass. sourceObject IN (ro. id) AND ass. targetObject IN (ro. id))		搜集链接以上文档、提交集和文件夹的关联
	AND roAndAss in (ro. id, ass. id)		结合提交集、文件夹、文档和关联

3.16.4.1.4.5　获取文档（GetDocument）

GetDocument（（1）XDSDocument. UUID \|*，（2）XDSDocument. uniqueId \|*）

给定文档的 UUID 或唯一 Id，此查询返回特定文档。

查询参数	详细参数
(1) UUID	$ uuid—文档的 UUID
(2) 唯一 Id	$ uniqueId—文档的唯一 Id

- 参数 1 或 2 必须被指定。

参数	SQL	可选性	注释
	SELECT doc. id FROM ExtrinsicObject doc		
	WHERE		
	doc. id IN (		
1	$ uuid	是	按 UUID 选择
2	SELECT doc. id FROM ExtrinsicObject doc, ExternalIdentifier uniqId WHERE uniId. registryobject=doc. id AND uniId. identificationScheme= 'urn: uuid: 2e82c1f6-a085-4c72-9da3-8640a32e42ab' AND uniId. value= $ uniqueId	是	按 uniqueId 选择
	)		

3.16.4.1.4.6 获取提交集内容（GetSubmissionSetContents）

GetSubmissionSetContents（（1）XDSSubmissionSet. UUID，
（2）XDSSubmissionSet. uniqueId）

此查询返回指定的提交集、包含的所有文档和文件夹，以及把这些元素联系起来的关联。

查询参数	详细参数
(1) UUID	$ uuid—提交集的 UUID
(2) 唯一 Id	$ uniqueId—提交集的唯一 Id

● 参数 1 或 2 必须被指定。

参数	SQL	可选性	注释
	SELECT roAndAss. id FROM RegistryObject ro， ExtrinsicObject doc，RegistryPackage ss，RegistryPackage fol，Association ass		返回登记处对象（提交集，文件夹，文档，关联）
	WHERE		
	ss. id IN		选择提交集
1	$ uuid	是	
2	SELECT ss. id FROM RegistryPackage ss，ExternalIdentifier uniqId WHERE uniqId. registryObject=ss. id AND uniqId. identificationScheme= 'urn：uuid：96fdda7c-d067-4183-912ebf5ee74998a8' AND uniqId. value= $ uniqueId	是	
	）AND doc. id IN（ SELECT doc. id FROM ExtrinsicObject doc，Association a WHERE a. associationType='HasMember'AND a. sourceObject=ss. id AND a. targetObject=doc. id AND doc. objectType='urn：uuid：7edca82f-054d-47f2-a032-9b2a5b5186c1' ）		选择文档
	AND fol. id IN（ SELECT fol. id FROM RegistryPackage fol，Classification folCl， Association a WHERE a. associationType='HasMember'AND a. sourceObject=ss. id AND a. targetObject=fol. id AND folCL. classifiedObject=fol. id AND folCL. classificationScheme= 'urn：uuid：d9d542f3-6cc4-48b6-8870-ea235fbc94c2' ）AND		选择文件夹

续表

参数	SQL	可选性	注释
	ro. id IN（ss. id，fol. id，doc. id） AND		搜集提交集、文件夹和文档
	ass. id IN (SELECT ass. id FROM Association ass WHERE ass. sourceObject IN（ro. id）AND ass. targetObject IN（ro. id） ）AND		搜集链接以上文档、提交集和文件夹的关联
	roAndAss in（ro. id，ass. id）		结合提交集、文件夹、文档和关联

3.16.4.1.4.7　获取文件夹内容

GetFolderContents（（1）XDSFolder. UUID，（2）XDSFolder. uniqueId）

此查询返回一个 XDS 文件夹，与之关联的 XDS 提交集，和目前与此文件夹关联的文档的集合。

查询参数	详细参数
（1）UUID	$ uuid—文件夹的 UUID
（2）唯一 Id	$ uniqueId—文件夹的唯一 Id

- 此查询仅获取已认可的文档的元数据。

参数	SQL	可选性	注释
	SELECT ro. id FROM RegistryObject ro， RegistryPackage fol，RegistryPackage ss，ExtrinsicObject docEnt WHERE		
1	fol. id= $ uuid	是	仅在按 UUID 选择时使用
2	fol. id IN（SELECT fol. id FROM RegistryPackage fol， ExternalIdentifier uniId WHERE AND fol. id=uniId. registryObject AND uniId. identificationScheme= 'urn：uuid：75df8f67-9973-4fbe-a900- df66cefecc5a' AND uniId. value= $ uniqueId）	是	仅在按 uniqueid 选择时使用
	AND ss. id IN（SELECT ss. id FROM RegistryPackage ss，Association ass，ExternalIdentifier uniqId WHERE ss. id=ass. sourceObject AND ass. associationtype='HasMember' AND ass. targetObject=fol. id AND uniqId. registryObject=ss. id AND uniqId. identificationScheme= 'urn：uuid：96fdda7c-d067-4183-912ebf5ee74998a8'）		选择 XDS 提交集

续表

参数	SQL	可选性	注释
	AND docEnt. id IN（SELECT docEnt. id FROM ExtrinsicObject docEnt， Association ass，ExternalIdentifier uniqId WHERE fol. id=ass. sourceObject AND ass. associationtype='HasMember' AND ass. targetObject=docEnt. id AND uniqId. registryObject= docEnt. id AND uniqId. identificationScheme= 'urn：uuid：2e82c1f6-a085-4c72-9da3- 8640a32e42ab'）		选择 XDS 文件夹中的 XDS 文档
	AND ro. id IN（fol. id，ss. id， docEnt. id）		搜集文件夹、提交集和文档
	AND ro. status='Approved'Approved		仅为已认可的对象

3.16.4.1.4.8 获取文档的文件夹

GetFoldersForDocument（（1）XDSDocument. UUID \|*，（2）XDSDocument. uniqueId \|*）

对每个与一特定文档关联的文件夹，返回一个 XDSFolder 元数据列表。

查询参数	详细参数
（1）UUID	$ uuid—文档的 UUID
（2）唯一 Id	$ uniqueId—文档的唯一 Id

- 此查询可按 UUID 或 uniqueid 来识别文档。

参数	SQL	可选性	注释
	SELECT fol. id FROM RegistryPackage fol， Association ass，Classification class，ExtrinsicObject doc		
	WHERE		
1	doc. id= $ uuid	是	仅在按 UUID 选择时使用
2	doc. id IN （SELECT doc. id FROM ExtrinsicObject doc， ExternalIdentifier uniId WHERE uniId. registryobject=doc. id AND uniId. identificationscheme= 'urn：uuid：2e82c1f6-a085-4c72-9da3- 8640a32e42ab' AND uniId. value= $ uniqueId） AND（	是	仅在按 uniqueid 选择时使用

续表

参数	SQL	可选性	注释
	ass. associationtype='HasMember' AND ass. sourceobject=fol. id AND ass. targetObject=doc. id)		从文档到 RegistryPackage 的链接
	AND (class. classifiedObject=fol. id AND class. classificationnode= 'urn：uuid：d9d542f3-6cc4-48b6-8870-ea235fbc94c2')		核实 RegistryPackage 是 XDSFolder
	AND fol. status='Approved'		

3.16.4.1.4.9　获取附录（GetAddendums）

GetAddendums（（1）documentUUID，（2）documentUniqueId）

查询参数	详细参数
（1）UUID	$uuid—文档的 UUID
（2）唯一 Id	$uniqueId—文档的唯一 Id

- 给定一个文档的 UUID 或 uniqueId，返回此文档的所有附录。

参数	SQL	可选性	注释
	SELECT add. id FROM ExtrinsicObject add, ExtrinsicObject doc，Association a		
	WHERE		
1	doc. id= $uuid	是	按 UUID 选择文档
2	doc. id IN (SELECT ExtrinsicObject doc, ExternalIdentifier uniqId WHERE uniId. registryobject=doc. id AND uniId. identificationScheme= 'urn：uuid：2e82c1f6-a085-4c72-9da3-8640a32e42ab' AND uniId. value= $uniqueId)	是	按 uniqueId 选择文档
	AND (a. associationType='APND' AND a. sourceObject=add. id AND a. targetObject=doc. id)		

3.16.4.1.4.10　获取历史记录（GetHistory）

GetHistory（（1）documentUUID，（2）documentUniqueId

给定一个文档 UUID 或 uniqueId，返回通过 RPLC 关联（如果存在）链接到此文档的文档。

查询参数	详细参数
（1）UUID	$uuid—文档的 UUID
（2）唯一 Id	$uniqueId—文档的唯一 Id

查询中识别的文档不需要为已认可的文档。

参数	SQL	可选性	注释
	SELECT rplc. id FROM ExtrinsicObject rplc， ExtrinsicObject doc，Association a		
	WHERE		
1	doc. id= $ uuid	是	按 UUID 选择文档
2	doc. id IN（ SELECT ExtrinsicObject doc， ExternalIdentifier uniqId WHERE uniId. registryobject=doc. id AND uniId. identificationScheme= 'urn：uuid：2e82c1f6-a085-4c72-9da3-8640a32e42ab' AND uniId. value= $ uniqueId)	是	按 uniqueId 选择文档
	AND（ a. associationType='RPLC' AND a. targetObject=rplc. id AND a. sourceObject=doc. id)		

3.16.4.1.4.11　获取转换（GetTransformations）

GetTransformations（（1）documentUUID，（2）documentUniqueId）

给定一个文档 UUID 或 uniqueId，返回此文档的所有转换。

查询参数	详细参数
（1）UUID	$ uuid—文档的 UUID
（2）唯一 Id	$ uniqueId—文档的唯一 Id

参数	SQL	可选性	注释
	SELECT xfrm. id FROM ExtrinsicObject xfrm， ExtrinsicObject doc，Association a		
	WHERE		
1	doc. id= $ uuid	是	按 UUID 选择
2	doc. id IN（ SELECT ExtrinsicObject doc， ExternalIdentifier uniqId WHERE uniId. registryobject=doc. id AND uniId. identificationScheme= 'urn：uuid：2e82c1f6-a085-4c72-9da3-8640a32e42ab' AND uniId. value= $ uniqueId)	是	按 uniqueId 选择
	AND（ a. associationType='XFRM' AND a. sourceObject=xfrm. id AND a. targetObject=doc. id)		

3.16.4.2 查询登记处应答

这是对查询登记处消息的应答。

3.16.4.2.1 触发事件

一个查询登记处消息发起的查询完成时触发此消息。

3.16.4.2.2 消息语义

查询登记处应答（AdhocQueryResponse）以下面三种形式之一返回：

1. ObjectRefs 列表
2. 通过查询找到的描述对象的登记处元数据
3. 错误消息

3.16.4.2.3 预期行为

文档使用者可处理返回的登记处数据，如果需要的元数据已返回，则基于元数据来提取文档，否则处理返回的错误。

3.17 获取文档

本节与 IHE 技术框架的事务 ITI-17 相对应。文档使用者和文档库角色使用事务 ITI-17。

3.17.1 范围

本事务被文档使用者用来从文档库中提取一个文档。通过查询登记处事务，文档使用者已从文档登记处获得了 URI 信息。

3.17.2 用例角色描述

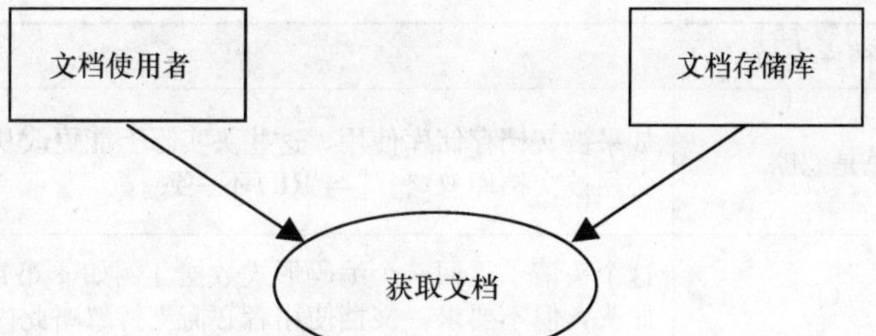

角色：文档使用者

行为描述：获得文档。

角色：文档存储库

行为描述：提供文档。

3.17.3 参考标准

HTTP	超文本传输协议 HTTP/1.1（RFC 2616）
MIME	多目的互连网消息扩展（RFC 2045 到 RFC 2049）
SMTP	简单邮件传输协议（RFC 2821）
multipart/related	MIME 多部分/相关内容—类型（RFC 2387）

3.17.4 交互图

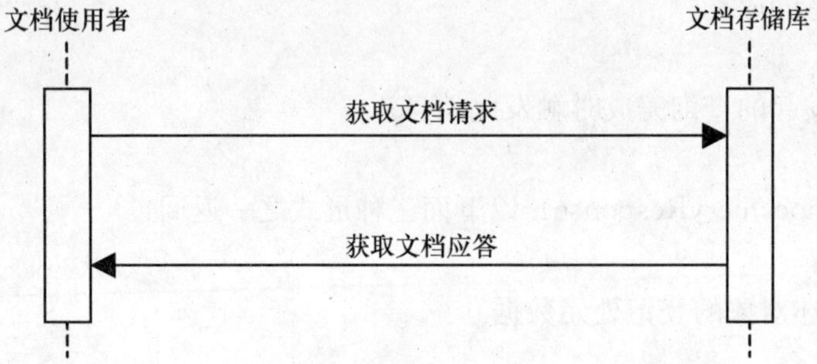

3.17.4.1 获取文档请求

3.17.4.1.1 触发事件

文档使用者通过查询登记处事务获得文档 URI。

3.17.4.1.2 消息语义

URI 指定了用来获取文档的协议和协议参数。文档存储库支持下面的 URI 中的协议参数：

- HTTP

URI 处理细节在 HTTP 标准中详细说明（RFC 2616）。

文档存储库应完全实现对 HTTP 标准所需的任意协议参数的支持。

3.17.4.1.2.1 请求头

HTTP 协议指定了多种能影响服务器返回结果的请求头。文档使用者可使用 HTTP 协议①许可的任意请求头。然而，XDS 文档存储库不要求应答或支持那些不被协议要求的请求头，可能需要在某些情况下忽略某些头。详细描述见下表。

请求头	文档库支持	注释
Accept Accept-Charset Accept-Language	总是忽略	如果被文档存储库使用，这些头实际上能更改从文档存储库返回的内容，因此必须被文档库忽略。[与 RID 不一致]。
Accept-Encoding	O	这个头请求返回一个编码形式数据［例如 gzip 或压缩］。文档存储库可以支持此头，但不要求。文档使用者必需支持忽略此内容头的应答。
Authorization	O	此头可在 EUA 与 XDS 使用的环境下被发送。更多细节描述见 EUA 规范。
If-Modified-Since	O	一旦存储后，文档存储库不再改变文档，它们可自由忽略此头或在合适时应答。

3.17.4.1.2.2 安全性需求

相关安全性需求在登记文档集事务中讨论（见 ITI TF-1：3.14.4.1.2.14）。

3.17.4.1.3 预期行为

一个获取文档应答将在返回中产生。在 HTTP 标准中有详细描述。

---

① 编注：以允许通用网络浏览器不受限制地使用。

3.17.4.2　获取文档应答

3.17.4.2.1　触发事件

此消息被获取文档请求触发。

3.17.4.2.2　消息语义

XDS 文档存储库要求返回以下值：

应答代码	何时返回	支持
200—OK	如果请求有效且数据可获得。	R
304—未修改	如果请求是一个有效条件 GET［见 HTTP 规范］，且文档在请求修改日期之后未被修改。	O
400—错误请求	如果请求无效。	R
401—需要的授权	如果请求要求验证，且验证头不存在或无效。与 EUA 联合使用。	O
403—禁止	如果访问因故被拒绝而不是验证失败［例如由于请求来自一个无访问文档权限的节点］。	R
404—未找到	如果请求在语法上是有效的，但文档不能被定位或不存在［见 RID］。	R
410—离开	如果请求是有效的，且文档曾经存在但不再可获得［例如文档可能已在患者请求时被删除］。	O
5XX—服务器错误	服务器可能返回以数字 5 起始的错误代码，表示服务器错误。	O

3.17.4.2.2.1　应答头

HTTP 协议规定了多种应答头，提供有关应答的多种信息。这些 header 的使用在下表中描述：

<table>
<tr><th>应答头</th><th>文档存储库支持</th><th>注释</th></tr>
<tr><td>过期</td><td>R</td><td>符合 RFC2626 的任意有效值，或 0［c. f. RID 卷］</td></tr>
<tr><td>内容—编码</td><td>O</td><td>如果文档使用者请求应答的编码，且文档存储库能实现此请求，那么它必须在这个 header 中返回适当的值。</td></tr>
<tr><td>内容—类型</td><td>R</td><td rowspan="2">languageCode 和 size 属性相对应。Content-Type 在应答[①]中是必需的。其他两项是可选的，如果存在，则必须与提供给登记处的值相同。</td></tr>
<tr><td>内容—语言
内容—长度</td><td>O</td></tr>
<tr><td>最近—修改</td><td>R</td><td>这个 header 应与文档首次存储在文档存储库中的日期［如果已知］相符，或与文档的创建日期［XDSDocumentEntry. creationTime］相符。</td></tr>
<tr><td>WWW—验证</td><td>O</td><td>如果 XDS 文档存储库请求验证，且请求不包含有效凭证，则此 header 必须在 401 应答中返回。</td></tr>
</table>

① 这允许基于浏览器的文档使用者基于目前的数据类型激活合适的阅读者，不要求在请求前预先知道信息。

3.17.4.2.2.2 安全性需求

相关安全性需求在登记文档集事务中讨论（见 TIT TF-1：3.14.4.1.2.14）。

3.17.4.2.3 预期行为

文档使用者现在有要处理的文档的内容。

3.18 暂时为空（ITI-18）

3.19 验证节点

本节与 IHE ITI 技术框架的事务 19 相对应。事务 19 被安全节点角色所使用。

3.19.1 范围

在验证节点事务中，本地安全节点（Local Secure Node）对远程安全节点出示其身份，并且验证远程节点的身份。在相互验证之后，其他安全事务可通过两个节点之间的这个安全管道发生。

此外，安全节点验证了请求访问节点的用户的身份。此用户验证是一个不涉及与远程节点的通讯的本地操作。

3.19.2 用例角色描述

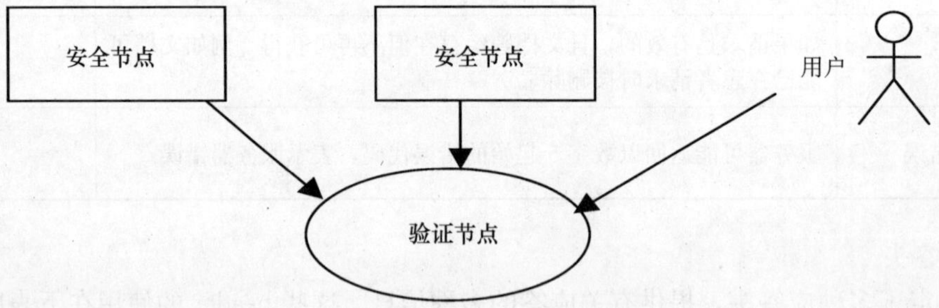

角色：安全节点

行为描述：在网络上的两个节点之间建立一个协议特定信任关系。建立一个用户的身份（identity），及授权对节点处患者数据和应用的访问。

角色描述：用户

行为：想要访问节点处可获得的数据和应用的人。

3.19.3 参考标准

DICOM 2003 PS 3.15：

安全规范。附件 B1：基本 TLS 安全传输连接规范（The Basic TLS Secure Transport Connection profile）。

IETF：传输层安全性（TLS，Transport Layer Security）1.0（RFC 2246）

ITU-T：推荐 X.509（03/00）。“信息技术—开放系统互连—目录：公共密钥和属性凭证框架”

3.19.4 交互图

注：此图不包含验证节点和本地用户验证的顺序。

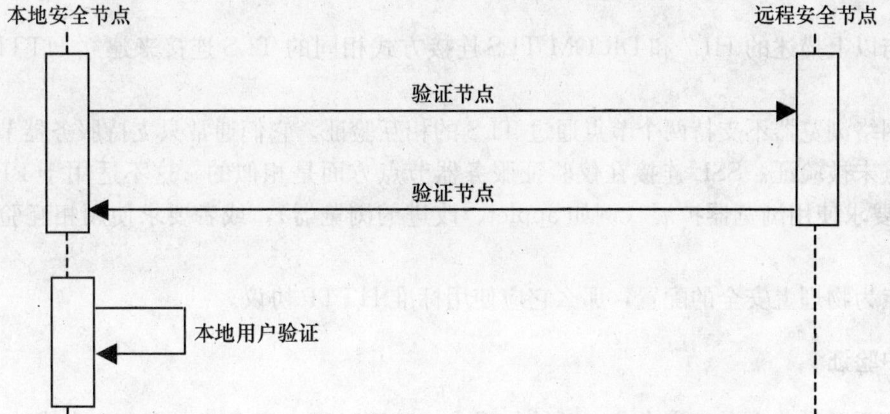

3.19.5 触发事件

当请求本地安全节点与远程安全节点之间的信息交换时，本地安全节点开始与远程安全节点的验证过程。第一个事务为验证节点事务，IHE 角色执行的所有其他 PHI 事务为安全事务。当一个安全连接被建立时，需要此验证过程。

基本安全节点（Basic Secure Node）对每个 DICOM、HTTP 或 HL7 连接总是应用验证节点过程。

3.19.6 消息语义

3.19.6.1 DICOM 和 HL7 连接

本地安全节点使用 TLS 协议建立与远程安全节点的信任关系。TLS 协议的配置设置依赖于用于连接的消息标准。HL7 和 DICOM 事务必须遵循本节规范。所有安全节点应可配置为用于物理上安全的网络或用于物理上不安全的网络。

当配置为用于物理上安全的网络时，使用标准 DICOM 和 HL7 连接机制。

当配置为用于物理上不安全的网络时，使用 TLS 协议实施，支持以下密码集：

TLS _ RSA _ WITH _ NULL _ SHA

如果执行 ATNA 加密选项，也应支持以下密码集：

TLS _ RSA _ WITH _ AES _ 128 _ CBC _ SHA。

当安全节点配置为用于物理上不安全的网络时，推荐使用 DICOM 规定的“公认端口 2762（well-known port 2762)”。当安全节点配置为用于一个物理上安全的网络时，使用不同的端口号，优先标准端口 104。HL7 不指定端口号，但配置为用于一个物理上安全的网络时使用的端口号不同于配置为用于物理上不安全的网络的端口号。

验证节点事务涉及表示可信的节点身份的凭证的交换。凭证使用 X.509 标准。

在安全策略中，医疗机构应为凭证定义最大过期时间。IHE 技术框架建议最大过期时间为 2 年。

安全节点应提供所请求的凭证的安装途径，例如通过可移动的介质或网络交换。实施必须支持已授权的节点列表的配置（见 ITI TF-2：附录 A)。只有来自列表上的已授权的节点的连接才被接受，且连接仅对列表上的节点尝试。

如果安全节点为物理上安全的配置，则它应使用非-TLS DICOM 端口和协议。

3.19.6.2 HTTP 连接

3.19.6.2.1 预期行为

一个可信的关联将在两个节点之间建立。这个关联被用于两个节点里的 IHE 角色之间所有进一步的安全事务。

应使用一个与以上描述的 HL7 和 DICOM TLS 连接方式相同的 TLS 连接来建立 HTTP 连接，但端口号应该是可配置的。

注：大部分网络浏览器不支持两个节点通过 TLS 的相互验证。它们通常只支持服务器节点通过 TLS 的验证，而客户端节点未被验证。SSL 连接在仅验证服务器节点方面是相似的。这不适用于 PHI 传输中的使用。安全 HTTP 通讯要求使用浏览器扩展（例如 applet、改进的浏览器），或者要求使用相互验证 TLS 连接的应用软件。

如果安全节点为物理上安全的配置，那么它应使用标准 HTTP 协议。

3.19.7 本地用户验证

当一个用户想要登录节点时，安全节点开始与用户的验证过程。安全节点不允许未成功完成本地用户验证的操作者访问 PHI。本地用户验证不是 IHE 指定的网络事务，尽管它可能使用支持用户验证的网络系统。

这是安全节点的功能的一个本地调用。基于如下方法，用户的身份将被安全节点角色建立：

- 有口令的用户名
- 生物测定学
- 智能卡
- 磁卡

用户应使用他或她自己唯一的个人 ID 登录。在安全域中 ID 必须是唯一的。一个用户可以有多个 ID。安全节点是可配置的，以维护安全节点的已授权用户列表。

用户的唯一个人 ID 的分配规则是医疗机构安全策略的一部分。这些规则的开发在 IHE 技术框架之外。以下例子列出了一些与用户 ID 有关的特别情况，可能在实际应用中发生。

3.19.7.1 例：团队方法

当操作者是一个执行某个检查的团队的一部分时，团队中涉及创建和访问数据的其他成员应被人工标识和记录在日志（可以是纸张或电子的）中，它假定所有成员都已访问了数据，尽管它们没有（在大多数情况下未能）实际登录到设备部分上。

在一些检查期间，一个操作者接替另一个已被系统验证的操作者可能是必要的。建议第一个操作者注销，然后系统验证新操作者。

3.19.7.2 例：访问被锁定的检查室，没有用户登录 modality

可能有这样的情况：采集 modality 没有用户登录特性，且对设备的访问是通过控制对检查室的访问来控制的。在这些情况下将使用一个针对特定设备的用户 ID，对检查室的访问应记录在检查日志中（可以是纸张或电子的）。

3.19.7.3 例：机构用户验证

医疗机构可使用医疗机构用户验证规范（EUA）来执行本地用户验证。依据每个节点内部使用 EUA 的可用性，此实施可与对安全域的其他非 EUA 访问混合。

3.20 记录审计事件

本节与 IHE ITI 技术框架的事务 20 相对应。事务 20 被所有支持审计跟踪和节点验证（Audit Trail and Node Authentication）集成规范的 IHE 角色所使用，来与审计记录存储库角色（Audit Record Repository actors）通讯。

3.20.1 范围

在记录审计事件事务中，IHE 角色在审计记录存储库（Audit Record Repository）的审计日志（Audit Log）中创建了一个条目。

3.20.2 用例角色描述

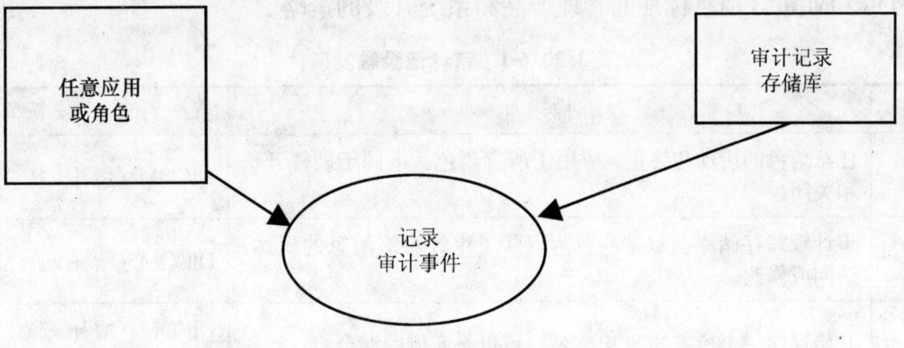

角色：与安全节点角色同组的任意角色或应用

行为描述：创建一个审计记录，传送此记录给审计记录存储库。

角色：审计记录存储库

行为描述：接收来自审计记录创建者的审计记录，出于审计目的而将其存储。

3.20.3 参考标准

IETF：BSD 系统日志协议（RFC 3164）；
系统日志的可靠传送（RFC 3195）；
对医疗应用的安全审计和访问可说明性消息 XML 数据定义（RFC 3881）。

DICOM：增补 95。

ASTM：用于医疗信息系统的 E2147-01 审计和公开日志的标准规范。

W3C：推荐：可扩展标记语言（XML）1.0。

3.20.4 交互图

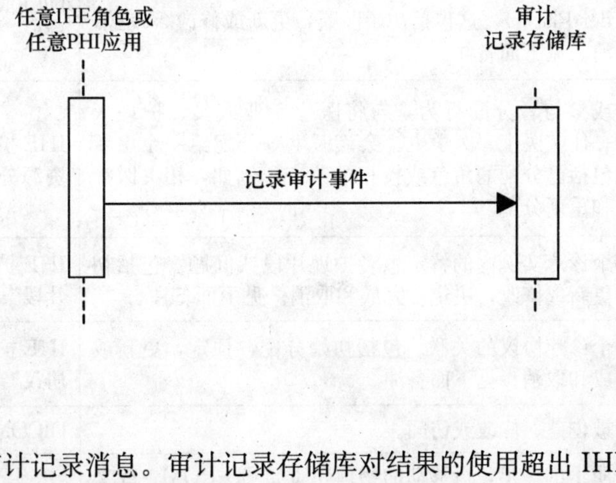

3.20.5 记录审计事件

审计记录存储库将接受审计记录消息。审计记录存储库对结果的使用超出 IHE 技术框架的范围。

3.20.6 触发事件和消息语义

审计日志是用户对数据所执行的行为的一个记录。行为是查询、浏览、追加、删除和更改。当一个 IHE 事务相关事件发生或当一个非事务事件发生时，IHE 角色会创建一个审计记录。

IHE 规定，依靠审计 IHE 跟踪，表 3.20.6-1 中定义的事件是可报告的。也可能发现，依靠 IHE 临时审计消息格式（IHE Provisional Audit Message Format），放射设备的事件子集是可报告的。建议只把它作为一个有 IHE 扩展的 DICOM 审计消息标准的管理产品和系统升级的策略。

表 3.20.6-1 审计记录触发事件

触发事件	描述	源词汇
角色—启动—终止	任意角色的启动和终止。应用于所有角色。不同于硬件开机和关闭。	DICOM（增补 95）"应用活动"
审计—日志—使用	审计跟踪存储库已被某些行为（除了审计跟踪消息的到达）访问或修改。	DICOM（增补 95）"审计日志使用"
开始—存储—实例	开始存储一个检查的 SOP 实例。可以是实例的混合。	DICOM（增补 95）"开始传送 DICOM 实例"
医疗—服务—事件	在一个实例或诊疗片段（episode）中的医疗服务安排和执行。这包括预定、初始化、更新或修改，执行或完成行为，及取消。见下面的备注。	IHE 扩展（第 3.20.7.3 节）"医疗服务供应事件"
实例—已删除	从一个特定检查中删除 SOP 实例。一个事件包括对特别检查删除的所有实例。	DICOM（增补 95）"DICOM 实例删除"
实例—已存储	一个特别检查的实例已被存储于系统中。一个事件包括针对特别检查所存储的所有实例。	DICOM（增补 95）"DICOM 实例传送"
用药	一个实例或诊疗片段内的用药医嘱和管理。这包括初始医嘱，分配，发药和取消。见下面的备注。	IHE 扩展（第 3.20.7.3 节）"用药事件"
移动—机器—事件	移动机器加入或离开安全域。	DICOM（增补 95）"网络条目（Network Entry）"
节点—验证—失败	在 TLS 协商期间，一个安全节点验证失败发生，例如无效凭证。	DICOM（增补 95）"安全性警告"
医嘱—记录—事件	医嘱记录被创建、访问、修改或删除。参与的角色：医嘱申请者（Order Placer）。这包括初始医嘱，更新或修改，发药，完成和取消。见下面备注。	DICOM（增补 95）"医嘱记录 IHE 扩展"
患者—诊疗—分配	人员配备或参与者分配行为，与将医疗专业人员、护理人员、医师、住院医生、医学生、会诊医生等分配给一个患者有关。也包括已分配的角色或授权的改变，例如，相关医疗状态改变和重新分配。	IHE 扩展（第 3.20.7.3 节）"患者诊疗资源分配"
患者—诊疗—片段	发生于一个诊疗实例内的特定患者护理片段或问题。包括初始分配，更新或修改，决定，完成和取消。见下面备注。	IHE 扩展（第 3.20.7.3 节）"患者诊疗片段"
患者—诊疗—协议	患者与一个诊疗协议的关联。包括初始分配，预定，更新或修改，完成和取消。见下面备注。	IHE 扩展（第 3.20.7.3 节）"患者诊疗协议"
患者—记录—事件	患者记录被创建、修改或访问。	DICOM（增补 95）"患者记录"
PHI—输出	PHI 在介质上的输出，可移动的物理介质如 CD-ROM，或文档的电子转移如电子邮件。所有打印 PHI 的活动，纸张或胶片，本地或远程。	DICOM（增补 95）"输出"

续表

触发事件	描述	源词汇
PHI—输入	PHI在介质上的输入，可移动的物理介质如CD-ROM，或文档的电子转移如电子邮件。	DICOM（增补95）“输入”
检查—记录—事件	检查记录被创建、修改、访问或删除。	DICOM（增补95）“检查记录”
查询信息	已被接收的查询，一个IHE事务的一部分或其他产品功能的一部分。例如： 1. Modality工作列表查询 2. 实例或图象可获得性查询	DICOM（增补95）“查询”
安全管理	管理行为创建、修改、删除、查询和显示以下各项： 1. 数据集、数据组或类的安全属性，以及它们的原子级数据元素或属性。 2. 用于患者管理、临床处理、业务对象和方法登记、程序创建和维护等应用功能的安全属性和可审计的事件。 3. 与不同组织种类对应的安全域，例如整个实体的、组织的、部门等。 4. 对功能或数据的安全分类或组，例如患者管理、护理、临床等。 5. 与功能和数据关联的访问许可，例如创建、读取、更新、删除和执行特定的功能单元或对象访问或操作方法。 6. 与不同任务分组种类对应的安全角色，例如安全管理、登记台、护士、医师、临床专家等。也包括权限与角色的关联，对于基于角色的访问控制。 7. 用户账户。包括分配或改变口令或其他验证数据。也包括角色与用户的关联，针对基于用户的访问控制；或权限与用户的关联，针对基于用户的访问控制。 8. 未授权的用户尝试使用安全管理功能。 9. 审计启用和禁止。 10. 用户验证，验证失败，验证撤回或停止。 11. 配置和其他改变，例如软件升级，影响处理被保护的信息的软件。硬件改变也在此事件中报告。 安全管理事件应始终被审计。	DICOM（增补95）“安全警告”
检查—对象—事件	检查被创建、修改、访问或删除。报告关于对现有检查和新产生的检查增加新实例。	DICOM（增补95）“DICOM实例访问”
检查—被使用	来自一个特定检查的SOP被创建、修改或访问。一个事件包含用于特别检查的所有实例。	DICOM（增补95）“DICOM实例访问”

注释：IHE扩展减少了许多IETF事件的范围，以去除某些短语，例如“核对临床禁忌症（checking for clinical contra-indications）”。这是为了强调应被报告的事件是那些与访问、使用、创建和PHI发布有关的事件。审计日志不是为了作为一个通用监测系统来跟踪记录所有种类的医疗活动。结果是许多临床上重要的事件不会被单独报告。

3.20.6.1 审计记录传输

此规范定义了审计消息的两种传输机制：

1. 利用RFC-3195中定义的可靠系统日志协议（Reliable Syslog protocol），以“cooked”模式传输。
2. 利用RFC-3164中定义的BSD系统日志协议传输。

对于消息接收，审计存储库应支持这两种传输机制。IHE角色可选择使用两个传输机制之一，除非它们也遵循其他规范，进一步限制其使用。IHE建议使用可靠系统日志，因为它处理发送确认、消息丢失预防和消息截断预防等问题。

可靠系统日志协议规定了本地高速缓存和存储的使用。消息一直在本地保存，直到确认它们已被成功存储在接收者处。在发送之后可在本地机器和本地操作方便时删除它们。

3.20.6.2 审计记录格式

IHE定义了几个审计记录格式，将来的规范可能定义更多的消息格式。一个IHE角色可利用一个或多个审计记录格式。所有审计记录格式使用XML编码，由XML schema定义。

目前审计记录schema如下：

1. IHE审计跟踪格式（IHE Audit Trail format）。这是一个基于IETF、HL7和DICOM组织开发和发布的标准的schema，以满足ASTM中规定的医疗审计需求。

2. IHE临时审计记录格式（IHE Provisional Audit Record format），在下面定义。它以前被定义为IHE放射学技术框架的一部分。IHE临时审计记录格式的使用已废弃，意味着不再做扩展，且新应用应该使用新的IHE审计跟踪格式。

3.20.6.3 审计消息传输

IHE角色将创建审计记录，并把它尽快传送给审计记录存储库。当由于某种原因审计记录存储库不可利用时，IHE角色会把审计记录存储在一个本地缓冲器中，直到审计记录存储库又可利用。IHE角色的本地审计记录已被传送给审计记录存储库后，此记录可删除。

注：可靠系统日志协议明确支持对偶发连接和移动设备的管理。

3.20.6.3.1 可靠系统日志

RFC-3195中定义的可靠系统日志“cooked”模式被用于传输审计消息。用于此消息的schema应作为“cooked”连接建立的一部分。

3.20.6.3.2 BSD系统日志

BSD系统日志适合某些情况，它在IHE放射技术框架中定义，被广泛用于传统协议。XML消息允许在以下几方面违反BSD限制：

- 系统日志端口号是可配置的，BSD端口号（514）是默认值。
- 消息长度限定为32768字节。要注意底层传输可能不接受长度超过1024的消息。这样的消息可能被截断。审计存储库必须对消息的任意截断有所准备。IHE临时shema使用简写的名称以缩小消息的大小，但某些消息可能会超过1024字节。当这些消息被截断时结果XML将为不正确的，将需要由审计存储库来修正，以接通消息的截断部分。
- XML可包含使用UTF-8编码规则编码的Unicode（统一字符编码标准）字符。UTF-8避免使用系统日志协议强制的控制字符，但对于对UTF-8无准备的系统来说它可能像是杂乱数据。审计存储库必须接受UTF-8编码，并不加损坏地存储，例如保留全部8位。

3.20.7 审计消息格式

3.20.7.1 RFC-3881格式

基于IHE、HL7、DICOM、ASTM E31和联合NEMA/COCIA/JIRA安全和保密委员会的联合工作，定义了一个通用XMLschema。IHE IT基础架构技术框架建议使用此schema，用于所有IHE角色创建的审计记录。可在下面地址找到此schema：

http：//www.xml.org/xml/schema/7f0d86bd/healthcare-securityaudit.xsd

DICOM标准，增补95审计跟踪消息对DICOM设备上下文档中可能发生的事件的schema元素的使用提供了词汇表和进一步的规定。IHE已对此进行了评估，确定它是可以更广泛应用的，并且为了更全面的医疗用途对它进行了扩展。

为了参考，schema元素在下图显示。从左向右读图：右边的元素是左边相邻元素的一部分。

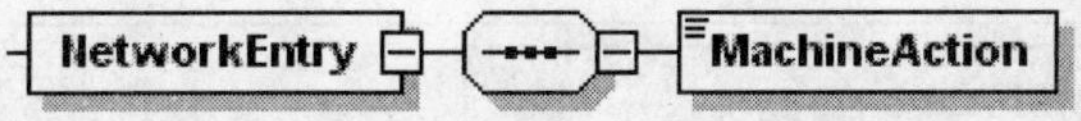

必需的单个元素。一个网络条目（NetworkEntry）元素由一个机器行为（MachineAction）元素组成。

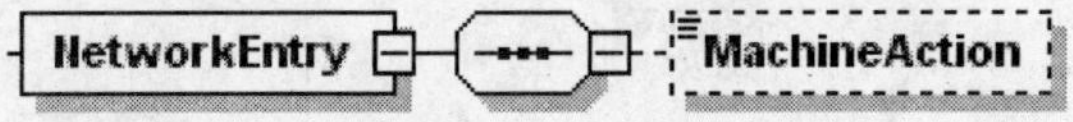

可选的单个元素。一个 NetworkEntry 元素由零或一个 MachineAction 元素组成。

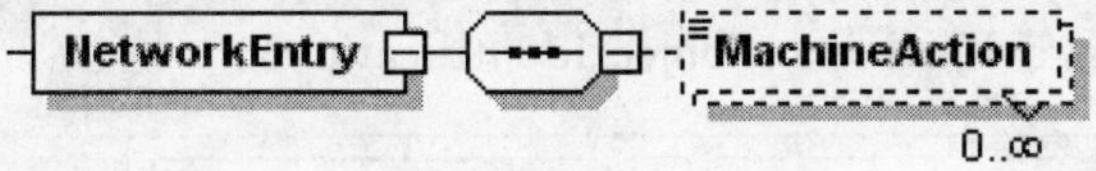

可选的多个元素。一个 NetworkEntry 元素由零或任意数量的 MachineAction 元素组成。

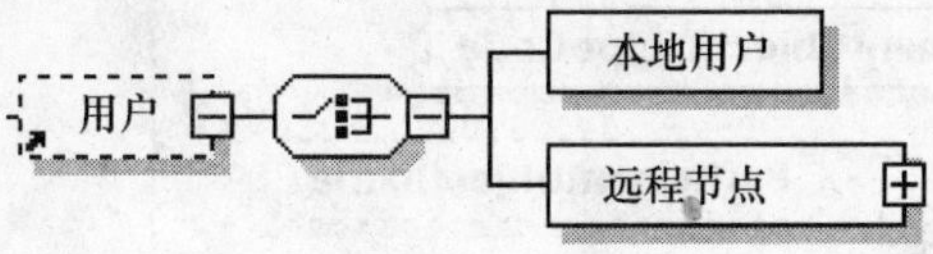

从几个元素中选择一个。一个用户由一个本地用户（LocalUser）元素或一个远程节点（RemoteNode）元素组成。

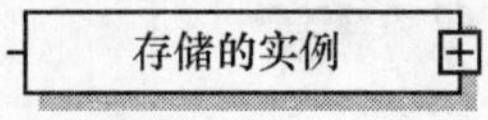

复合元素：一个元素框中的“+”意味着元素由进一步的元素组成。如果这些扩展元素没有在文档中的此点发生，则预计在文档中的下面跟随。

- 元素审计消息（element AuditMessage）

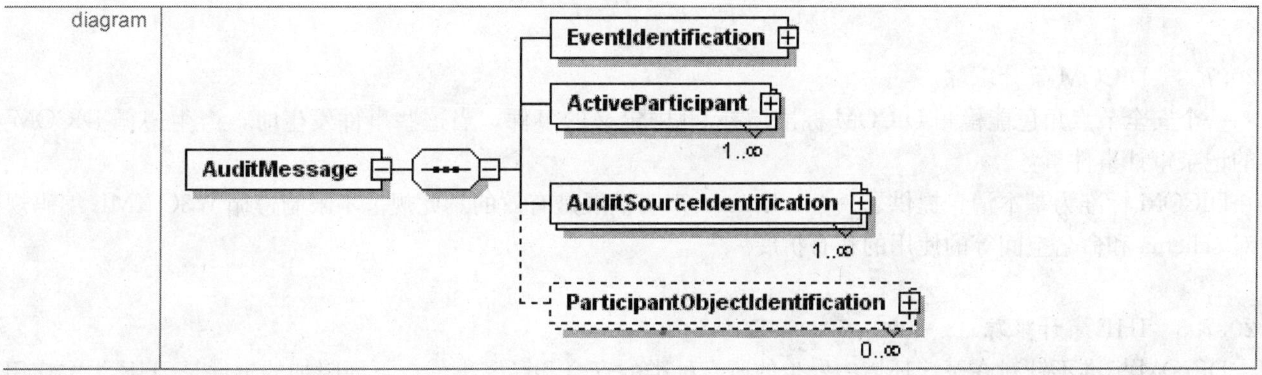

- 元素审计消息/事件识别（element AuditMessage/EventIdentification）

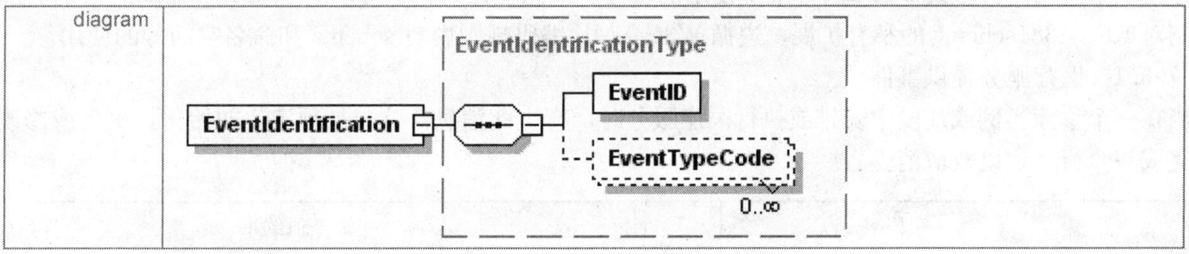

- 元素审计消息/激活参与者（element AuditMessage/ActiveParticipant）

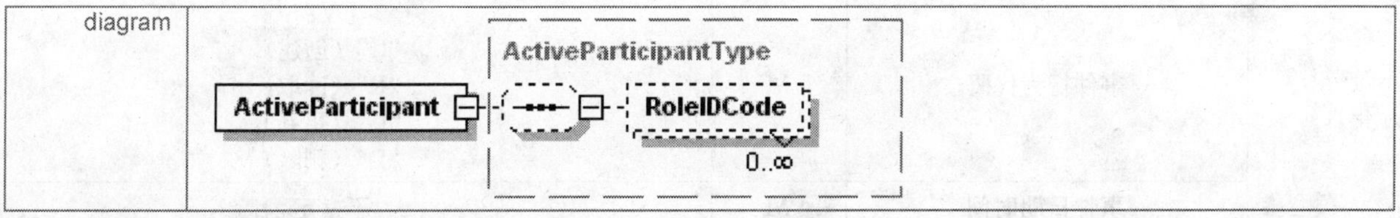

- 元素审计消息/审计源识别（element AuditMessage/AuditSourceIdentification）

diagram

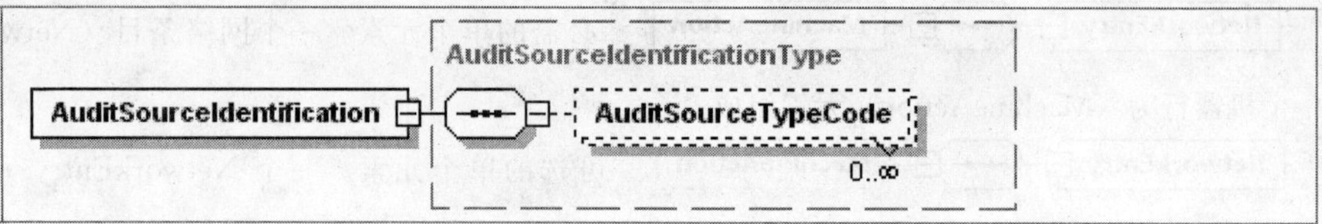

● 元素审计消息/参与者对象识别（element AuditMessage/ParticipantObjectIdentification）

diagram

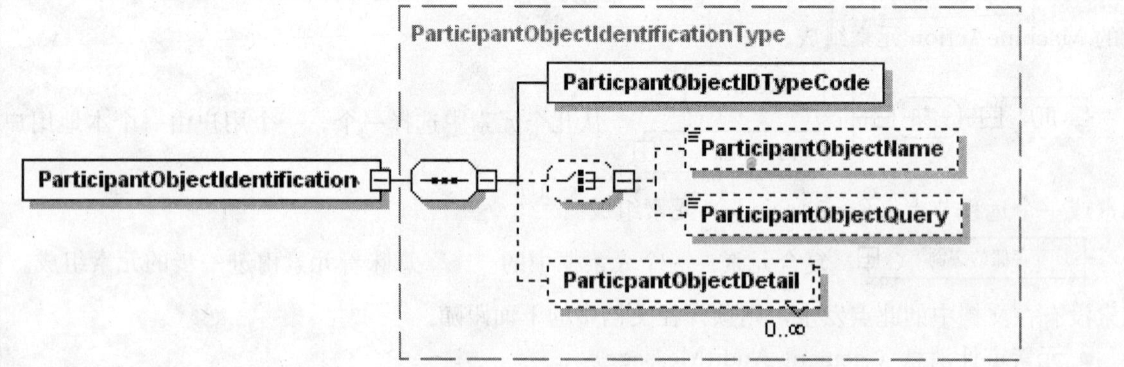

3.20.7.2 DICOM 审计跟踪

一个安全节点角色能检测 DICOM 标准增补 95 中定义的事件，当这些事件发生时，产生遵循 DICOM 标准的记录审计事件事务。

DICOM 标准为基本消息提供了一个 schema，声明扩展是有效的。此规范不限制遵循 W3C XML 编码规则中对 schema 和命名空间等的使用的私有扩展。

3.20.7.3 IHE 审计跟踪

DICOM 标准不针对在医疗环境中发生的所有种类的安全和私密事件。下面附加的事件是 IHE 为医疗用途而定义的。当 DICOM 标准事件不应用时，安全节点将使用这些事件。

这些表中使用的符号是 DICOM 标准中使用的符号。消息应编码为基于 RFC-3881schema 的实例。此规范不限制对 RFC-3881schema 的私有扩展，遵循 W3C XML 编码规则中对 schema 和命名空间等的使用。

3.20.7.3.1 医疗服务提供事件

当在一个诊疗实例或片段中安排或执行医疗服务时，产生此消息。这包括预定，初始化，更新或修改，执行或完成一个行为，以及取消。

	字段名	可选性	值约束
事件	事件 ID	M	EV（IHE0001，IHE，“医疗服务提供事件（Health Services Provision Event）”
	事件行为代码	M	EV： “C”（创建） “R”（读取） “U”（更新） “D”（删除）
	事件日期时间	**M**	**不指定**
	事件结果指示	**M**	**不指定**
	事件类型代码	**U**	**不指定**

续表

	字段名	可选性	值约束
用户（1…n）	用户 ID	M	操作数据的人员或过程的 ID。包括所有已知的 ID
	用户名	**U**	**不指定**
	用户是请求者	**U**	**不指定**
	角色 ID 代码	**U**	**不指定**
患者（1）	参与者对象类型代码	M	EV1（个人）
	参与者对象类型代码角色	M	EV1（患者）
	参与者对象 ID 类型代码	M	EV2（患者 ID）
	参与者对象 ID	M	患者 ID
	参与者对象名称	U	患者姓名
	参与者对象细节	U	事件描述

在事件应用于多个患者的情况下，对每个患者有一个单独的审计消息。

3.20.7.3.2　用药事件

当在一个诊疗实例或片段内有用药医嘱或给药时，产生此消息。包括初始医嘱，分配，发药和取消。

	字段名	可选性	值约束
事件	事件 ID	M	EV（IHE0002，IHE，“药品事件（Medication Event）”
	事件行为代码	M	EV： “C”（创建） “R”（读取） “U”（更新） “D”（删除）
	事件日期时间	**M**	**不指定**
	事件结果指示	**M**	**不指定**
	事件类型代码	**U**	**不指定**
用户（1…n）	用户 ID	M	操作数据的人员或过程的 ID。包括所有已知的 ID。
	用户名	**U**	**不指定**
	用户是请求者	**U**	**不指定**
	角色 ID 代码	**U**	**不指定**
患者（1）	参与者对象类型代码	M	EV1（个人）
	参与者对象类型代码角色	M	EV1（患者）
	参与者对象 ID 类型代码	M	EV2（患者 ID）
	参与者对象 ID	M	患者 ID
	参与者对象名称	U	患者姓名
	参与者对象细节	U	事件描述

在事件应用于多个患者的情况下，对每个患者有一个单独的审计消息。

3.20.7.3.3 患者诊疗资源分配事件

当有人员配备或参与者分配行为，例如将医疗专家、护理人员、主治医生、住院医生、医学生、会诊医生等分配给一个患者时，产生此消息。也在作为已分配的角色或授权改变的结果时产生，例如有关医疗状态改变和重新分配。

	字段名	可选性	值约束
事件	事件 ID	M	EV（IHE0003，IHE，“患者诊疗资源分配事件（Patient Care Resource Assignment Event）”
	事件行为代码	M	EV： “C”（创建） “R”（读取） “U”（更新） “D”（删除）
	事件日期时间	**M**	**不指定**
	事件结果指示	**M**	**不指定**
	事件类型代码	**U**	**不指定**
用户（1…n）	用户 ID	M	操作数据的人员或过程的 ID。包括所有已知的 ID。
	用户名	**U**	**不指定**
	用户是请求者	**U**	**不指定**
	角色 ID 代码	**U**	**不指定**
患者（1）	参与者对象类型代码	M	EV1（个人）
	参与者对象类型代码角色	M	EV1（患者）
	参与者对象 ID 类型代码	M	EV2（患者 ID）
	参与者对象 ID	M	患者 ID
	参与者对象名称	U	患者姓名
	参与者对象细节	U	事件描述

在事件应用于多个患者的情况下，对每个患者有一个单独的审计消息。

3.20.7.3.4 患者诊疗片段事件

当有特定患者诊疗片段或问题发生于一个诊疗实例时，产生此消息。包括初始分配，更新或修改，决定，完成和取消。

	字段名	可选性	值约束
事件	事件 ID	M	EV（IHE0004，IHE，“患者诊疗片段事件（Patient Care Episode Event）”
	事件行为代码	M	EV： “C”（创建） “R”（读取） “U”（更新） “D”（删除）
	事件日期时间	**M**	**不指定**
	事件结果指示	**M**	**不指定**
	事件类型代码	**U**	**不指定**

续表

	字段名	可选性	值约束
用户（1…n）	用户 ID	M	操作数据的人员或过程的 ID。包括所有已知的 ID。
	用户名	**U**	**不指定**
	用户是请求者	**U**	**不指定**
	角色 ID 代码	**U**	**不指定**
患者（1）	参与者对象类型代码	M	EV1（个人）
	参与者对象类型代码角色	M	EV1（患者）
	参与者对象 ID 类型代码	M	EV2（患者 ID）
	参与者对象 ID	M	患者 ID
	参与者对象名称	U	患者姓名
	参与者对象细节	U	事件描述

在事件应用于多个患者的情况下，对每个患者有一个单独的审计消息。

3.20.7.3.5　患者诊疗协议事件

当一个患者与一个诊疗协议关联时，产生此消息。包括初始分配，预定，更新或修改，完成和取消。

	字段名	可选性	值约束
事件	事件 ID	M	EV（IHE0005，IHE，“患者诊疗协议事件（Patient Care Protocol Event）”
	事件行为代码	M	EV： “C”（创建） “R”（读取） “U”（更新） “D”（删除）
	事件日期时间	**M**	**不指定**
	事件结果指示	**M**	**不指定**
	事件类型代码	**U**	**不指定**
用户（1…n）	用户 ID	M	操作数据的人员或过程的 ID。包括所有已知的 ID。
	用户名	**U**	**不指定**
	用户是请求者	**U**	**不指定**
	角色 ID 代码	**U**	**不指定**
患者（1）	参与者对象类型代码	M	EV1（个人）
	参与者对象类型代码角色	M	EV1（患者）
	参与者对象 ID 类型代码	M	EV2（患者 ID）
	参与者对象 ID	M	患者 ID
	参与者对象名称	U	患者姓名
	参与者对象细节	U	事件描述

在事件应用于多个患者的情况下，对每个患者有一个单独的审计消息。

3.20.7.4 其他事件报告

能够报告与DICOM事件或IHE扩展事件不符的事件。它们应遵循RFC-3881。

3.20.7.5 IHE扩展控制术语

此规范定义了以下控制术语，用于IHE扩展。

上下文档 ID ccc1

审计事件 ID

类型：可扩展　　版本：2004xxxx

编码机制指定者	编码机制版本	代码值	代码含义
IHE		IHE0001	医疗服务提供事件
IHE		IHE0002	用药事件
IHE		IHE0003	患者诊疗资源分配
IHE		IHE0004	患者诊疗片段
IHE		IHE0005	患者诊疗协议

IHE代码定义（编码机制指定者“IHE”编码机制版本“2004”）

编码值	编码含义	定义	注释
IHE0001	医疗服务提供事件	一个诊疗实例或片段内医疗服务的安排和执行。包括预定，初始化，更新或修改，执行或完成行为以及取消。	
IHE0002	用药事件	一个诊疗实例或片段内的用药医嘱或给药。包括初始医嘱，分配，发药和取消。	
IHE0003	患者诊疗资源分配	将医疗专业人员、护理人员、主治医生、住院医生、医学生、会诊医生等分配给一个患者相关的人员配备或参与分配行为。也包括已分配的角色或授权的改变，例如，与医疗状态改变和重新分配相关。	
IHE0004	患者诊疗片段	发生于一个诊疗实例内的特定患者诊疗片段或问题。包括初始分配，更新或修改，决定，完成和取消。	
IHE0005	患者诊疗协议	患者与一个诊疗协议的关联。包括初始分配，预定，更新或修改，完成和取消。	

3.20.7.6 IHE临时审计消息格式

临时XML Schema是为IHE放射学领域中已废除的基本安全集成规范中的IHE角色所产生的审计记录内容而定义。ATNA规范包括schema作为审计消息的备用格式。它没有IHE审计跟踪格式那样灵活，不再是IHE推荐使用的格式。优先格式是上面描述的有扩展的IHE审计跟踪格式。

然而，IHE临时审计消息格式适合许多诊断设备设置，它能被转换为一个等价的IHE审计跟踪格式。它也在许多地方安装和使用。因此IHE临时审计消息格式是IHE IT规范的一部分。鼓励将这一格式转变为IHE审计跟踪格式，以减少审计存储库由于处理这个备用格式而导致的负荷。

已定义了一个临时XML Schema，针对放射学技术框架的基本安全集成规范内的IHE角色所产生的审计记录的内容。这些审计记录被用来产生一个受保护的医疗信息相关活动的审计记录日志。

IHE临时审计消息Schema在ITI TF-2：附录F中描述。

3.21　患者基本信息查询

本节与IHE技术框架的事务ITI-21相对应。事务ITI-21被患者基本信息使用者（Patient Demographics Consumer）和患者基本信息提供者（Patient Demographics Supplier）角色所使用。

3.21.1　范围

本事务包括患者基本信息使用者角色对患者信息的请求，该患者的基本信息与查询消息中提供的数据相匹配。请求被患者基本信息提供者角色接收。患者基本信息提供者角色立即处理此请求，以匹配患者的基本信息的形式返回一个应答。

3.21.2　用例角色描述

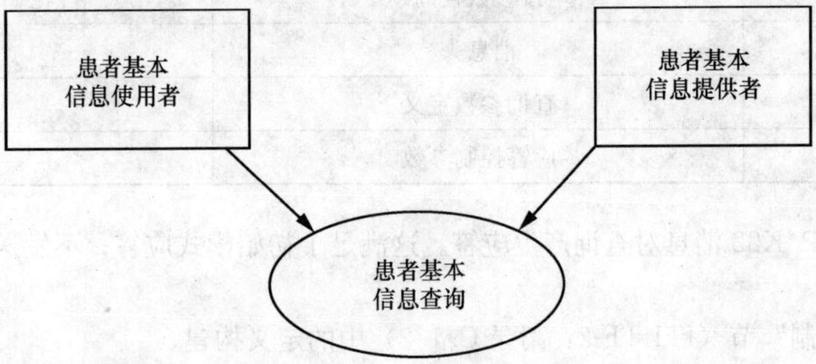

角色：患者基本信息使用者

行为描述：请求来自患者基本信息提供者的一个患者列表，与基本信息准则最小集（例如，ID或部分姓名）相匹配。以从患者基本信息提供者收到的基本信息填充其属性。

角色：患者基本信息提供者

行为描述：返回与患者基本信息使用者所提供的基本信息准则相匹配的所有患者基本信息。

3.21.3　参考标准

HL7：版本2.5，第2章—控制
　　　版本2.5，第3章—患者管理
　　　版本2.5，第5章—查询

3.21.4　交互图

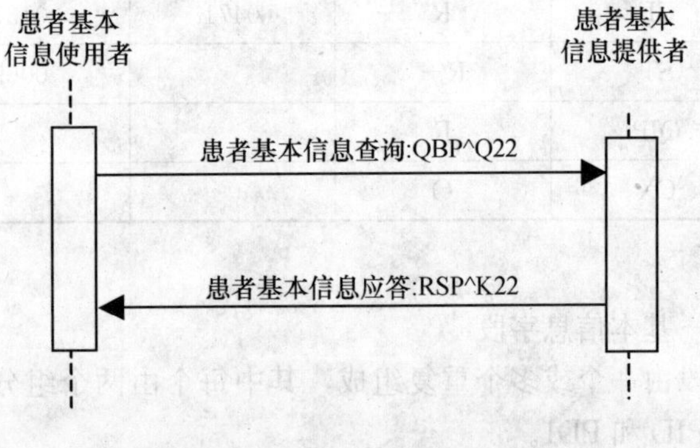

3.21.4.1 患者基本信息查询

3.21.4.1.1 触发事件

基于患者的基本信息，患者基本信息使用者需要选择与已知数据最小集匹配的患者时，将基于以下 HL7 触发事件触发患者基本信息查询：

Q22—查找候选者（Find Candidates）

3.21.4.1.2 消息语义

患者基本信息查询由 HL7 QBP^Q22 消息所实施。当需要从患者列表中选择信息与基本信息最小集匹配的患者时，患者基本信息使用者角色将产生查询消息。下面列出的消息段是必需的，其详细描述在下面的小节中提供。

表 3.21-1 按参数的 QBP 查询

QBP	按参数查询	在 HL7 2.5 中的章
MSH	消息头	2
QPD	查询参数定义	5
RCP	应答控制参数	5

接收者通过发送 RSP^K22 消息对查询产生应答。这满足了初始模式应答；不发送中间的 ACK 消息。

3.21.4.1.2.1 MSH 段

MSH 段按“消息控制”节（ITI TF-2：附录 C.1.2）中的定义构建。

患者基本信息查询目标总是单个患者基本信息源（在本事务中称为“患者信息源”）。当有多个患者信息源可获得时，字段 MSH-5—接收应用指定了此查询所定位的患者信息源。患者基本信息提供者在 ACK 消息和 RSP^K22 应答的 MSH-3—发送应用中返回此值。注意，在一个多域环境中，MSH-5 标识的患者信息源可以与 QPD-8—返回域中列出的任意患者 ID 域关联或不关联。

一个包含患者基本信息提供者支持的所有接收应用的列表会被发布，供患者基本信息使用者从中选择。每个查询针对与一个且仅一个患者 ID 域关联的患者基本信息进行处理。

字段 MSH-9—消息类型至少有两个组分。第一个组分值为 QBP；第二个组分值为 Q22。第三个组分是可选的；如果存在，其值为 QBP _ Q21。

3.21.4.1.2.2 QPD 段

患者基本信息使用者角色在 QPD 段内发送表 3.21-2 所述的属性。

表 3.21-2 IHE 规范—QPD 段

序号	长度	数据类型	可选性	表格号#	项目号#	元素名称
1	250	CE	R	0471	01375	消息查询名称
2	32	ST	R+		00696	查询标签
3		QIP	R			基本信息字段
4		CX	O			返回域

根据 HL7 标准 2.5 版改编

3.21.4.1.2.2.1 填充 QPD-3—基本信息字段

字段 QPD-3—基本信息字段由一个或多个重复组成，其中每个由两个组分组成，包含要查询的一个不同参数名称和值。可接受的段是 PID 和 PD1。

每个参数的第一个组分（component）包含一个 HL7 元素名称，以下面的格式

@<seg>.<field no>.<component no>.<subcomponent no>

依照查询参数中使用的元素的通用 HL7 用法填充以上格式，如下：

<seg>表示 HL7 标准的一个 3 个字符的段 ID。

<field no>是段内的一个字段号，如所选段的属性表的 SEQ 列中所示。

<component no>，对于数据类型包含多个组分的字段来说，应包含取值的组分的序号。对于数据类型不包含多个组分的字段来说，<component no>不取值且它前面的句点不出现。

<subcomponent no>，对于数据类型包含多个子组分的组分来说，应包含取值的子组分的序号。对于数据类型不包含多个子组分的组分来说，<subcomponent no>不取值且它前面的句点不出现。

每个参数的第二个子组分包含要匹配的值。如果要在提供者已知的一个算法边界内约束匹配的性质，算法和约束值可通过 QPD-7 在字段 QPD-4 中指定。

至少，患者基本信息使用者可指定，且患者基本信息提供者应支持下表中的字段。

表 3.21-3 PDQ 事务—必须支持的 QPD-3 字段

字段（FLD）	元素名称
PID.3	患者 ID 列表
PID.5	患者姓名
PID.7	出生日期/时间
PID.8	性别
PID.11	患者地址
PID.18	患者账号

QPD-3 中的参数表示的一个例子：

@PID.5.1^SMITH～@PID.8^F

请求姓（PID-5—患者姓名的第一个组分）与值 SMITH 相符且性别（PID-8—性别）与值‘female’相符的所有患者。

3.21.4.1.2.2.2 填充 QPD-8—返回域

如 HL7 标准第 3 章查找候选者（Q22）查询的讨论中所述，字段 QPD-8 限定了在 PID-3 中返回的 ID 的域集：

在一个多域环境中，QPD-8 可被用来标识患者基本信息使用者感兴趣的一个或多个域，使用者希望从中获取一个 PID-3—患者 ID 值。注意 MSH-5 所指定的患者信息源可与 QPD-8—返回域中列出的任意患者 ID 域关联或不关联。

在单一域环境中，QPD-8 可被患者基本信息提供者忽略。提供者总是返回与 MSH-5—接收应用所指定的患者信息源关联的患者 ID 域的 ID。

在字段 QPD-8 内，只有组分 4（分配权限）有值。

患者基本信息提供者能提供或不提供 QPD-8 中指定的域的附加 ID。关于如何处理 QPD-8 的讨论在“多域环境中使用患者数据查询（PDQ）”节（ITI TF-2：附录 M）中体系架构的讨论中包括。

3.21.4.1.2.3 RCP 段

患者基本信息使用者角色在 RCP 段内发送表 3.21-4 所述的属性。未列出的字段是可选的，可被忽略。

表 3.21-4 IHE 规范—RCP 段

序号	长度	数据类型	可选性	表格号#	项目号#	元素名称
1	1	ID	R	0091	00027	查询优先级
2	10	CQ	O	0126	00031	请求所限制的数量

根据 HL7 标准 2.5 版改编

3.21.4.1.2.3.1 填充 RCP-1—查询优先级

字段 RCP-1—查询优先级总是包含 I，表示对查询的应答是以立即（Immediate）模式返回。

3.21.4.1.2.3.2 填充 RCP-2—请求所限制的数量

使用 HL7 延续协议（HL7 Continuation Protocol），患者基本信息使用者角色可请求对查询的应答以指定数量的患者记录的增量发送。（在 HL7 查询的上下文档中，一个患者记录定义为每个患者的 PID 段和伴随它的所有段。）如果查询导致成百上千条匹配或“命中”记录，则可能需要请求一个增量应答。

患者基本信息提供者角色应支持 HL7 延续协议。

字段 RCP-2 数据类型为 CQ，包含两个组分。第一个组分包含增量数值，第二个组分包含增量种类，总是“RD”，以表示增量应答指定为以记录为单位。

例如，50RD 请求每次 50 条记录。

关于延续协议实施的更多信息，参见患者基本信息查询确认消息的“增量应答处理”节（ITI TF-2：3.21.4.1.3.3）和“预期行为”节（ITI TF-2：3.21.4.2.3）。

3.21.4.1.3 预期行为

3.21.4.1.3.1 立即应答

患者基本信息提供者立即返回一个 RSP^K22 确认消息，如下面的 3.21.4.2 节“患者基本信息应答”中所述。RSP^K22 确认消息结合了“应答模式”节（ITI TF-2：C.1.3）中所述的初始模式应用应答。提供者使用 RSP^K22 的 MSH-3—发送应用，返回它从患者基本信息使用者处接收的 QBP^Q22 消息的字段 MSH-5—接收应用中的值。

3.21.4.1.3.2 查询参数处理

患者基本信息提供者角色能接受、搜索和应答表 3.21-2 所述的 QPD 段中的属性。

患者基本信息提供者角色必须能接收所有有效的子组分组合，这些子组分组成了分配权限组分（即 QPD-3.8 的所有有效组合）。

语音问题、备用拼写、上标和下标情况、通配符、强调符等的处理，如果认为合适，应被患者基本信息提供者支持，而不是被患者基本信息使用者支持。提供者至少应返回与使用者发送的查询参数精确匹配的所有记录；IHE 对于匹配需求不做进一步的规定。

3.21.4.1.3.3 增量应答处理

患者基本信息提供者角色能接受和处理表 3.21-5 所列出的 RCP 段属性。特别地，患者基本信息提供者角色以立即模式应答（RCP-1—查询优先级的指定值为 I）。

而且，患者基本信息提供者角色能解释 RCP-2—请求所限制的数量，根据 HL7 延续协议，返回部分记录列表的连续应答，如下面的第 3.21.4.2 节和 HL7 标准中所述。

3.21.4.2 患者基本信息应答

3.21.4.2.1 触发事件

患者基本信息提供者对查找侯选者消息的确认消息如下：

K22—查找侯选者应答（Find Candidates response）

3.21.4.2.2 消息语义

患者基本信息应答由 RSP^K22 消息所实施。患者基本信息提供者角色产生此消息，作为对先前接收的 QBP^Q22 消息的直接应答。此消息满足对 HL7 QBP^Q22 消息的应用层初始模式应答。

下表列出的没有闭合方括号的消息段是必需的。下表所列所有段的详细描述在随后的小节中提供。消息的其他段是可选的。

表 3.21-5　RSP段模式应答

RSP	段模式应答	HL7 2.5 中的章
MSH	消息头	2
MSA	消息确认	2
[｛ERR｝]	错误	2
QAK	查询确认	5
QPD	查询参数定义	5
[｛PID	患者 ID	3
[PD1]		
[QRI]｝]	查询应答实例	5
[DSC]	延续指针	2

3.21.4.2.2.1　MSH段

MSH段按“消息控制”节（ITI TF-2：附录C.1.2）中的定义构建。

字段MSH-3—发送应用指定了处理查询的患者信息源。患者基本信息提供者使用RSP^K22消息的字段MSH-3—发送应用，返回它从患者基本信息使用者处接收的QBP^Q22消息的字段MSH-5—接收应用中的值。

字段MSH-9—消息类型至少有两个组分。第一个组分值为RSP；第二个组分值为K22。第三个组分是可选的；如果存在，其值为RSP _ K22。

3.21.4.2.2.2　MSA段

不要求患者基本信息提供者角色发送超出HL7标准规定之外的MSA段的任何属性。MSA段内所有必需的和可选的字段列表见“应答模式”节（ITI TF-2：C.1.3）。

3.21.4.2.2.3　QAK段

患者基本信息提供者角色发送表3.21-6所定义的QAK段内的属性。关于填充QAK-2（查询应答状态）的细节，请参考“患者基本信息提供者角色查询应答行为”节（ITI TF-2：3.21.4.2.2.8）。

表 3.21-6　PDQ事务—QAK段

序号	长度	数据类型	可选性	表格号#	项目号#	元素名称
1	32	ST	R		00696	查询标签
2	2	ID	R+	0208	00708	查询应答状态

根据自HL7标准2.5版改编

3.21.4.2.2.4　QPD段

患者基本信息提供者角色会发回在QBP^Q22消息中发送的QPD段值。

3.21.4.2.2.5　PID段

对找到的每个匹配患者记录，患者基本信息提供者角色返回一个PID段组（即，一个PID段加上以表3.21-5所示的消息语法与之关联的任意段）。提供者返回表3.21-7所示的PID段内属性。此外，患者基本信息提供者角色在PV1段内返回能提供值的所有其他属性。

表 3.21-7 PDQ 事务—PID 段

序号	长度	数据类型	可选性	表格号#	项目号#	元素名称
3	250	CX	R		00106	患者 ID 列表
5	250	XPN	R		00108	患者姓名
7	26	TS	R2		00110	出生日期/时间
8	1	IS	R2	0001	00111	性别
11	250	XAD	R2		00114	患者地址
18	250	CX	R2		00121	患者账号

根据 HL7 标准 2.5 版改编

患者基本信息提供者可能提供或不能提供 QPD-8 中指定的域的附加标识。假如一个特别域被识别，那么在此域中不能提供 ID 不是一个错误。

仅当患者基本信息提供者角色能把 QPD-3 中的搜索信息与 MSH-5—接收应用关联的患者信息源的一个或多个患者记录关联起来时，返回 PID 段及其关联的 PD1 和 QRI 段。关于在不同情况下患者基本信息提供者角色对查询请求如何应答的详细描述，参见“患者基本信息提供者角色查询应答行为”节（ITI TF-2：3.21.4.2.2.8）。

3.21.4.2.2.6 QRI 段

对于每个患者，患者基本信息提供者角色返回一个 PID 段时，可选地返回 QRI（查询应答实例，Query Response Instance）段，但不要求必须这么做。更多信息请参考 HL7 标准，版本 2.5，第 5 章 5.5.5 节。

3.21.4.2.2.7 DSC 段

如果记录数在 RCP-2—请求所限制的数量中指定，当它找到的匹配记录数超出 RCP-2 中指定的记录数时，患者基本信息提供者角色会返回记录数的一个增量应答。

只要患者基本信息提供者角色在增量应答返回的记录之外返回记录，提供者会返回一个 DSC 段。DSC 段的单个字段包含一个唯一文字数字值（延续指针），患者基本信息使用者可在 RSP^K22 消息应答的 MSH 段中返回此值，以请求下一个应答增量。提供者返回增量的次数与使用者请求增量的次数相同（有要返回的增量），当使用者返回一个不要求附加增量的应答时（或当不再有要返回的增量时）终止。

3.21.4.2.2.8 患者基本信息提供者角色查询应答行为

基于收到的查询参数值，患者基本信息提供者将执行患者数据的匹配。患者基本信息提供者角色提供给患者基本信息使用者角色的信息是一个可能匹配患者的列表，来自与使用者在查询消息的 MSH-5—接收应用中发送的值相关联的患者信息源。

如果域在 QPD-8—返回域中被指定并被患者基本信息提供者识别，对于每个患者，应答也将包含指定域中找到的所有患者 ID 值。

使用的匹配算法机制是患者基本信息提供者角色内部的机制，在此框架范围之外。

患者基本信息提供者角色按下面 3 种情况所述对查询请求产生应答：

情况 1：患者基本信息提供者角色至少找到（在与 MSH-5—接收应用关联的患者信息源中）一个与 QPD-3—基本信息字段中发送的准则相匹配的患者记录。在 QPD-8—返回域中，没有请求患者 ID 域。

AA（应用被接受）在 MSA-1 中返回。

OK（找到数据，没有错误）在 QAK-2 中返回。

对于找到的每个患者记录，从患者信息源返回一个 PID 段组（即一个 PID 段加上表 3.21-5 所示的消息语法中与它关联的任意段）。如果患者基本信息提供者角色返回多个患者的数据，它会在连续出现的 PID 段组中返回这些数据。

在每个 PID 段内，字段 PID-3—患者 ID 列表包含来自与 MSH-5—接收机构所标识的患者数据源关联的患者 ID 域的一个或多个 ID。

如果在 RCP-2—请求所限制的数量中指定了一个记录增量，且要发送的记录数量超过了此增量，则提供者仅返回增量数目的记录，其后跟随一个 DSC 段，包含一个唯一取值的延续指针。

情况 2：患者基本信息提供者至少找到（在与 MSH-5—接收应用关联的患者信息源中）一个与 QPD-3—基本信息字段中发送的准则相匹配的患者记录。在 QPD-8—返回域中请求一个或多个患者 ID 域。提供者识别所有被请求的域。

AA（应用被接受）在 MSA-1 中返回。

OK（找到数据，没有错误）在 QAK-2 中返回。

对于找到的每个匹配患者记录，返回一个 PID 段组（即一个 PID 段加上在表 3.21-5 所示消息语法中与它关联的任意段）。如果患者基本信息提供者角色返回多个患者的数据，它会在连续出现的 PID 段组中返回这些数据。

在每个 PID 段内，字段PID-3—患者 ID 列表包含QPD-8中请求的所有患者 ID 域的 ID，以连续形式出现，并用重复分隔符划分。在每个 PID-3 中，组分 4 包含了一个患者 ID 域的分配权限值，组分 1 包含了此域的患者 ID 值（或者当此域中不存在 ID 时，组分 1 为空）。

如果在 RCP-2—请求所限制的数量中指定了一个记录增量，且要发送的记录数量超过了此增量，则提供者仅返回增量数目的记录，其后跟随一个 DSC 段，包含一个唯一取值的延续指针。

情况 3：患者基本信息提供者角色未识别 QPD-8—返回域中的一个或多个域。

AE（应用错误）在 MSA-1 和 QAK-2 中返回。

对每个未被识别的域，返回一个 ERR 段，ERR-2—错误位置（ERR-2-Error Location）组分的取值如下：

COMP #	组分名称	值
1	段 ID	QPD
2	顺序	1
3	字段位置	8
4	字段重复	（见下面）
5	组分号	（空）
6	子组分号	（空）

ERR-2.4—字段重复标识了 QPD-8 包含的未被识别域的出现次序。如 HL7 中所述，ERR-2.5-Component 号和 ERR-2.6-Subcomponent 号不取值，因为在这里我们指的是完全的字段 QPD-8。

以错误状态代码 204（未知关键字标识）填充 ERR-3-HL7 错误代码。结合 ERR-2 中的值，这表示患者基本信息提供者角色未识别 QPD-8—返回域的域。

3.21.4.2.3 预期行为

患者基本信息使用者将使用患者基本信息提供者提供的基本信息来执行它请求信息的功能，例如为用户提供一个选择列表。

使用者将返回 HL7 标准中描述的一个初始模式应答，填充 MSH-14—延续指针如下。

如果提供者在 DSC-1—延续指针中返回了一个值，表示还要发送比一个增量更多的匹配患者，并且如果使用者希望接收下一个增量，则使用者应以在 DSC-1 中收到的值填充 MSH-14。提供者将发送匹配记录的下一个增量，如果仍有更多记录要发送，将再次填充 DSC-1（以一个新的唯一值）。

如果提供者在 DSC-1—延续指针中没有返回一个值，或者如果提供者在 DSC-1 中返回了一个值但使用者不希望接收下一个增量，则使用者会在 MSH-14 中返回一个空值。

3.22 患者基本信息和就诊信息查询

本节与 IHE 技术框架的事务 ITI-22 相对应。事务 ITI-22 被患者基本信息使用者和患者基本信息提供者角色所使用。

3.22.1 范围

本事务包括患者基本信息使用者角色对患者信息的请求，其基本信息和就诊信息数据与查询消息中提供的数据相匹配。此请求被患者基本信息提供者角色接收。患者基本信息提供者角色立即处理此请求，以匹配患者的基本信息和就诊信息的形式返回一个应答。

3.22.2 用例角色描述

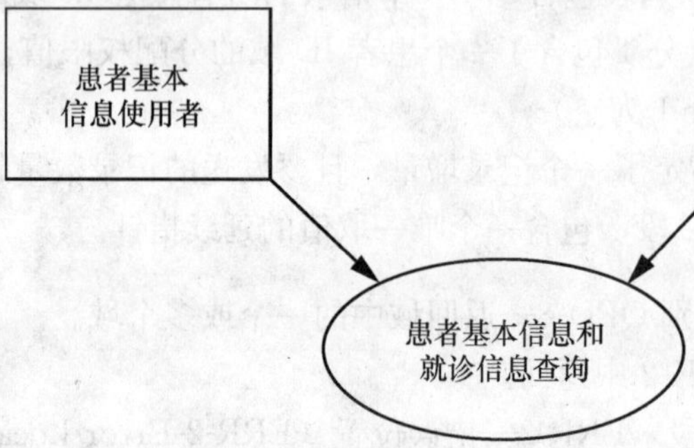

角色：患者基本信息使用者

行为描述：请求来自患者基本信息提供者的与基本信息（例如 ID 或部分姓名）和就诊信息准则的最小集相匹配的患者列表。以从患者基本信息提供者接收的基本信息和就诊信息填充其属性。

角色：患者基本信息提供者

行为描述：返回与患者基本信息使用者提供的基本信息和就诊信息准则相匹配的所有患者基本信息和就诊信息。

3.22.3 参考标准

HL7：版本 2.5，第 2 章—控制
版本 2.5，第 3 章—患者管理
版本 2.5，第 5 章—查询

3.22.4 交互图

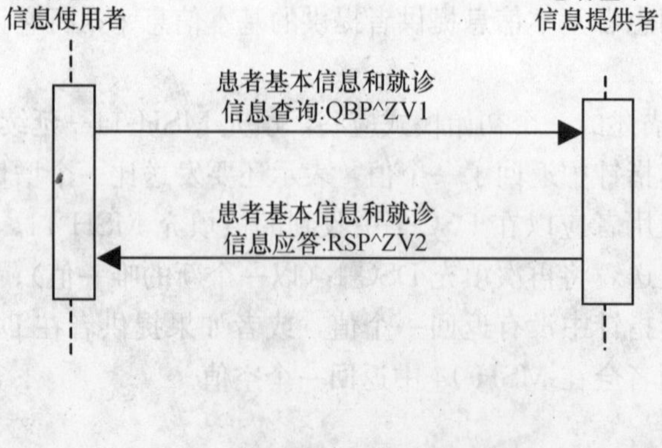

3.22.4.1 患者基本信息和就诊信息查询

3.22.4.1.1 触发事件

基于患者的基本信息和就诊信息，患者基本信息使用者需要选择与已知数据的最小集相匹配的患者时，将基于以下 HL7 触发事件触发患者基本信息和就诊信息查询：

ZV1—从就诊信息查找候选者（Find Candidates from Visit Information）

3.22.4.1.2 消息语义

患者基本信息和就诊信息查询事务由 HL7 QBP^ZV1 消息所实施。当需要从患者列表中选择与基本信息和就诊信息数据的最小集匹配的患者时，患者基本信息使用者角色将产生查询消息。下面列出的消息段是必需的，其详细描述在随后的小节中提供。

表 3.22-1 按参数的 QBP 查询

QBP	按参数查询	在 HL7 2.5 中的章
MSH	消息头	2
QPD	查询参数定义	5
RCP	应答控制参数	5

接收者通过发送 RSP^ZV2 消息对查询产生应答。这满足了初始模式应答；不发送中间的 ACK 消息。

3.22.4.1.2.1 MSH 段

MSH 段按“消息控制”节（ITI TF-2：附录 C.1.2）中的定义构建。

患者基本信息和就诊信息查询目标总是单一的患者基本信息源（在本事务中称为“患者信息源”）。当有多个患者信息源可获得时，字段 MSH-5—接收应用指定了此查询所定位的患者信息源。患者基本信息提供者在 ACK 消息和 RSP^ZV2 应答的 MSH-3—发送应用中返回此值。注意，在一个多域环境中，MSH-5 标识的患者信息源可以与 QPD-8—返回域列出的任意患者 ID 域关联或不关联。

将会发布一个包含患者基本信息提供者支持的所有接收应用的列表，供患者基本信息使用者从中选择。每个查询针对与一个且仅一个患者 ID 域关联的患者基本信息进行处理。

字段 MSH-9—消息类型至少有两个组分。第一个组分值为 QBP；第二个组分值为 ZV1。第三个组分是可选的；如果存在，其值为 QBP _ Q21。

3.22.4.1.2.2 QPD 段

患者基本信息使用者角色在 QPD 段内发送表 3.22-2 所述的属性。

表 3.22-2 PDQ 事务—QPD 段

序号	长度	数据类型	可选性	表格号#	项目号#	元素名称
1	250	CE	R	0471	01375	消息查询名
2	32	ST	R+		00696	查询标签
3		QIP	R			基本信息和就诊信息字段
8		CX	O			返回域

根据 HL7 标准 2.5 版改编

3.22.4.1.2.2.1 QPD-3—基本信息和就诊信息相关字段中的参数

字段 QPD-3—基本信息和就诊信息相关字段由一个或多个重复组成，每个由两个组分组成，包含不同的查询参数名称和值。可接受的段是 PID、PD1、PV1 和 PV2。

每个参数的第一个组分包含一个 HL7 元素名称，以下面的格式

@<seg>.<field no>.<component no>.<subcomponent no>

依照查询参数中使用的元素的通用 HL7 用法填充以上格式，如下：

<seg>表示 HL7 标准的一个 3 个字符的段 ID。

<field no>是段内的一个字段号，如所选段的属性表的 SEQ 列所示。

<component no>，对于数据类型包含多个组分的字段来说，应包含取值的组分的序号。对于数据类型不包含多个组分的字段来说，<component no>不取值且它前面的句点不出现。

<subcomponent no>，对于数据类型包含多个子组分的组分来说，应包含取值的 subcomponent 的序号。对于数据类型不包含多个子组分的组分来说，<subcomponent no>不取值且它前面的句点不出现。

每个参数的第二个子组分包含要匹配的值。如果要在提供者已知的一个算法边界内约束匹配的性质，算法和约束值可通过 QPD-7 在字段 QPD-4 中指定。

至少，患者基本信息使用者可指定，且患者基本信息提供者应支持下表中的字段。对其他子段的支持是可选的。

表 3.22-3 PDQ 事务—必须支持的 QPD-3 字段

字段（FLD）	元素名称
PID. 3	患者 ID 列表
PID. 5	患者姓名
PID. 7	出生日期/时间
PID. 8	性别
PID. 11	患者地址
PID. 18	患者账号

此外，建议患者基本信息提供者支持下表中的字段。某些字段可能与特别的诊疗环境不相关（例如，住院患者，门诊患者（daypatient），因此将不被那些诊疗环境中的域支持）。

表 3-22.4 PDQ 事务—建议支持的 QPD-3 字段

字段	元素名称
PV1. 2	患者类别
PV1. 3	分配的患者位置
PV1. 7	主治医生
PV1. 8	转诊医生
PV1. 9	会诊医生
PV1. 10	医院服务
PV1. 17	入院医生
PV1. 19	就诊号

QPD-3 中的参数表示的例子：

@PID. 5. 1^SMITH～@PID. 8^F

请求姓（PID-5—患者姓名的第一个组分）与值 SMITH 相符且性别（PID-8—性别）与值‘female’相符的所有患者。

@PV1. 3. 2^389～@PV1. 3. 3^2

请求房间号（PV1-3—分配的患者位置的第二个组分）与值 389 相符且床位号（PV1-3—分配的患者位置

的第三个组分）与值2相符的所有患者。

3.22.4.1.2.2.2 填充QPD-8—返回域

如患者基本信息查询（事务ITI-21）中所述，字段QPD-8限定了PID-3中返回的ID的域集：

在一个多域环境中，QPD-8可被用来标识患者基本信息使用者感兴趣的一个或多个域，使用者希望从中获取一个PID-3—患者ID值。注意MSH-5所指定的患者信息源可与QPD-8—返回域中列出的任意患者ID域关联或不关联。

在单一域环境中，QPD-8可被患者基本信息提供者忽略。提供者总是返回与MSH-5—接收应用所指定的患者信息源关联的患者ID域的ID。

在字段QPD-8内，只有组分4（分配权限）有值。

患者基本信息提供者能提供或不提供QPD-8中指定的域的附加ID。关于如何处理QPD-8的讨论在“多域环境中使用患者数据查询（PDQ）”节（ITI TF-2：附录M）中体系架构的讨论中包括。

3.22.4.1.2.3 RCP段

患者基本信息使用者角色在RCP段内发送表3.22-5所述的属性。未列出的字段是可选的。

表3.22-5 IHE规范—RCP段

序号	长度	数据类型	可选性	表格号#	项目号#	元素名称
1	1	ID	R	0091	00027	查询优先级
2	10	CQ	O	0126	00031	请求所限制的数量

根据HL7标准2.5版改编

3.22.4.1.2.3.1 填充RCP-1—查询优先级

字段RCP-1—查询优先级总是包含I，表示对查询的应答是以立即（Immediate）模式返回。

3.22.4.1.2.3.2 填充RCP-2—请求所限制的数量

使用HL7延续协议，患者基本信息使用者角色可请求对查询的应答以指定数量的患者记录的增量发送。（在HL7查询的上下文档中，一个患者记录定义为每个患者的PID段和伴随它的所有段。）如果查询导致成百上千条匹配或“命中”记录，则可能需要请求一个增量应答。

患者基本信息提供者角色应支持HL7延续协议。

字段RCP-2的数据类型为CQ，包含两个组分。第一个组分包含增量数值，第二个组分包含增量种类，总是“RD”，以表示增量应答指定为以记录为单位。

例如，50^RD请求每次50条记录。

关于延续协议实施的更多信息参见患者基本信息查询确认消息的“增量应答处理”节（ITI TF-2：3.22.4.1.3.3）和“预期行为”节（ITI TF-2：3.22.4.2.3）。

3.22.4.1.3 预期行为

3.22.4.1.3.1 立即应答

患者基本信息提供者立即返回一个RSP^ZV2确认消息，在下面的3.22.4.2节“患者基本信息应答”中说明。RSP^ZV2确认消息结合了“应答模式”节（ITI TF-2：C.1.3）中所述的初始模式应用应答。提供者使用RSP^ZV2消息的字段MSH-3—发送应用，返回它从患者基本信息使用者处接收的QBP^ZV1消息的字段MSH-5—接收应用中的值。

3.22.4.1.3.2 查询参数处理

患者基本信息提供者角色能接受、搜索和应答表3.22-2所述的QPD段中的属性。

患者基本信息提供者角色必须能接收所有有效的子组分组合，这些子组分组成了分配权限组分（即所有有效的QPD-3.8的组合）。

语音问题、备用拼写、上标和下标情况、通配符、强调符等的处理，如果认为合适，应被患者基本信息提供者支持，而不是被患者基本信息使用者支持。提供者至少返回与使用者发送的查询参数精确匹配的所有记录；IHE 对于匹配需求不做进一步的规定。

3.22.4.1.3.3 增量应答处理

患者基本信息提供者角色能接受和处理表 3.22-5 所列出的 RCP 段属性。特别地，患者基本信息提供者角色以立即模式应答（RCP-1—查询优先级的指定值为 I）。

而且，患者基本信息提供者角色能解释 RCP-2—请求所限制的数量，根据 HL7 延续协议，返回部分记录列表的连续应答，如下面的第 3.22.4.2 节和 HL7 标准中所述。

3.22.4.2 患者基本信息和就诊信息应答

3.22.4.2.1 触发事件

患者基本信息提供者对以就诊信息查找候选者消息的应答是下面的消息：

ZV2—以就诊信息查找候选者应答（ZV2-Find Candidates with Visit Information response）

3.22.4.2.2 消息语义

患者基本信息和就诊信息应答事务由 RSP^ZV2 消息所实施。患者基本信息提供者角色产生此消息，作为对先前收到的 QBP^ZV1 的直接应答。此消息满足对 HL7 QBP^ZV1 消息的应用层初始模式应答。

表 3.22-6 中列出的没有闭合方括号的消息段是必需的。下表所列所有段的详细描述在下面的小节中提供。消息的其他段是可选的。

表 3.22-6 RSP 段模式应答

RSP	段模式应答	HL7 2.5 中的章
MSH	消息头	2
MSA	消息确认	2
[{ERR}]	错误	2
QAK	查询确认	5
QPD	查询参数定义	5
[{PID	患者 ID	3
[PD1]	附加的患者基本信息	3
PV1	患者就诊信息	
[PV2]	患者就诊信息—附加信息	
[QRI]}]	查询应答实例	5
[DSC]	延续指针	2

3.22.4.2.2.1 MSH 段

MSH 段按“消息控制”节（ITI TF-2：附录 C.1.2）中的定义构建。

字段 MSH-3—发送应用指定了处理查询的患者信息源。患者基本信息提供者使用 RSP^ZV2 消息的字段 MSH-3—发送应用，返回它从患者基本信息使用者处接收的 QBP^ZV1 消息的字段 MSH-5—接收应用中的值。

字段 MSH-9—消息类型至少有两个组分。第一个组分值为 RSP；第二个组分值为 ZV2。第三个组分是可选的；如果存在，其值为 RSP_ZV2。

3.22.4.2.2.2 MSA 段

不要求患者基本信息提供者角色发送超出 HL7 标准规定之外的 MSA 段的任何属性。MSA 段内所有必需的和可选的字段列表见“应答模式”节（ITI TF-2：C.1.3）。

3.22.4.2.2.3　QAK 段

患者基本信息提供者角色发送表 3.22-7 所定义的 QAK 段属性。关于填充 QAK-2（查询应答状态）的细节，请参考“患者基本信息提供者角色查询应答行为”节（ITI TF-2：3.22.4.2.2.11）。

表 3.22-7　IHE 规范—QAK 段

序号	长度	数据类型	可选性	表格号＃	项目号＃	元素名称
1	32	ST	R		00696	查询标签
2	2	ID	R+	0208	00708	查询应答状态

根据 HL7 标准 2.5 版改编

3.22.4.2.2.4　QPD 段

患者基本信息提供者角色会发回在 QBP^ZV1 消息中发送的 QPD 段值。

3.22.4.2.2.5　PID 段

对找到的每个匹配患者记录，患者基本信息提供者角色返回一个 PID 段组（即，一个 PID 段加上以表 3.22-6 的消息语法与之关联的任意段）。提供者返回表 3.22-8 所示的 PID 段内属性。此外，患者基本信息提供者角色在 PID 段内返回能提供值的所有其他属性。

表 3.22-8　PDQ 事务—PID 段

序号	长度	数据类型	可选性	表格号＃	项目号＃	元素名称
3	250	CX	R		00106	患者 ID 列表
5	250	XPN	R		00108	患者姓名
7	26	TS	R2		00110	出生日期/时间
8	1	IS	R2	0001	00111	性别
11	250	XAD	R2		00114	患者地址
18	250	CX	R2		00121	患者账号

根据 HL7 标准 2.5 版改编

患者基本信息提供者可能提供或不能提供来自 QPD-8 中指定的域的附加 ID。假如一个特别域被识别，那么在此域中不能提供 ID 不是一个错误。

仅当患者基本信息提供者角色能把 QPD-3 中的搜索信息与 MSH-5—接收应用关联的患者信息源的一个或更多患者记录关联起来时，返回 PID 段及关联的 PD1、PV1、PV2 和 QRI 段。关于在不同情况下患者基本信息提供者角色对查询请求如何应答的详细描述，参见“患者基本信息提供者角色查询应答行为”节（ITI TF-2：3.22.4.2.2.11）。

3.22.4.2.2.6　PD1 段

对于每个患者，患者基本信息提供者角色返回一个 PID 段时，可选地返回 PD1（患者附加基本信息，Patient Additional Demographics）段，但不要求必须这么做。

3.22.4.2.2.7　PV1 段

对于每个患者，患者基本信息提供者角色返回一个 PID 段时，也会返回一个 PV1 段，其属性按表 3.22-9 所述填充。此外，患者基本信息提供者角色应返回 PV1 段内所有能提供值的其他属性。

表 3.22-9 PDQ 事务—PV1 段

序号	长度	数据类型	可选性	表格号#	项目号#	元素名称
2	1	IS	R	0004	00132	患者类别
3	80	PL	R2		00133	分配的患者位置
7	250	XCN	R2	0010	00137	主治医生
8	250	XCN	R2	0010	00138	转诊医生
9	250	XCN	R2	0010	00139	会诊医生
10	3	IS	R2	0069	00140	医院服务
17	250	XCN	R2	0010	00147	入院医生
19	250	CX	R2		00149	就诊号

根据 HL7 标准 2.5 版改编

3.22.4.2.2.8 PV2 段

对于每个患者，患者基本信息提供者角色返回一个 PID 段时，可选地返回 PV2（患者就诊—附加信息，Patient Visit-Additional Information））段，但不要求必须这么做。

3.22.4.2.2.9 QRI 段

对于每个患者，患者基本信息提供者角色返回一个 PID 段时，可选地返回 QRI（查询应答实例，Query Response Instance）段，但不要求必须这么做。关于它的更多信息，请参考 HL7 标准，版本 2.5，第 5 章 5.5.5 节。

3.22.4.2.2.10 DSC 段

如果记录数在 RCP-2—请求所限制的数量中指定，当它找到的匹配记录数超出 RCP-2 中指定的记录数时，患者基本信息提供者角色会返回记录数的一个增量应答。

只要患者基本信息提供者角色在增量应答中返回记录之外返回记录，提供者会返回一个 DSC 段。DSC 段的单个字段包含一个唯一文字数字值（延续指针），患者基本信息使用者可在 RSP^ZV2 消息应答的 MSH 段中返回此值，以请求下一个应答增量。提供者返回增量的次数与使用者请求增量的次数相同（有要返回的增量），当使用者返回一个不要求附加增量的应答时（或当不再有要返回的增量时）终止。

3.22.4.2.2.11 患者基本信息提供者角色查询应答行为

基于收到的查询参数值，患者基本信息提供者执行患者数据的匹配。患者基本信息提供者角色提供给患者基本信息使用者角色的信息是一个可能匹配患者的列表，来自与使用者在查询消息的 MSH-5—接收应用中发送的值相关联的患者信息源。

如果域在 QPD-8—返回域中被指定并被患者基本信息提供者识别，对于每个患者，应答也将包含指定域中找到的所有患者 ID 值。

使用的匹配算法机制对于患者基本信息提供者角色是内部的，在此框架范围之外。

患者基本信息提供者角色按下面 3 种情况所述对查询请求产生应答：

情况 1：患者基本信息提供者角色至少找到（在与 MSH-5—接收应用关联的患者信息源中）一个与 QPD-3—基本信息字段中发送的准则相匹配的患者记录。在 QPD-8—返回域中，没有请求患者 ID 域。

AA（应用被接受）在 MSA-1 中返回。

OK（找到数据，没有错误）在 QAK-2 中返回。

对于找到的每个患者记录，从患者信息源返回一个 PID-PV1 段组（即一个 PID 段和一个 PV1 段，加上表 3.22-6 所示的消息语法中与它关联的任意段）。如果患者基本信息提供者角色返回多个患者的数据，它会在连续出现的 PID-PV1 段组中返回这些数据。

在每个PID段内，字段PID-3—患者ID列表包含来自与MSH-5—接收机构所标识的患者数据源关联的患者ID域的一个或多个ID。

如果在RCP-2—请求所限制的数量中指定了一个记录增量，且要发送的记录数量超过了此增量，则提供者仅返回增量数目的记录，其后跟随一个DSC段，包含一个唯一取值的延续指针。

情况2：患者基本信息提供者至少找到（在与MSH-5—接收应用关联的患者信息源中）一个与QPD-3—基本信息字段中发送的准则相匹配的患者记录。在QPD-8—返回域中请求一个或多个患者ID域；提供者识别所有被请求的域。

AA（应用被接受）在MSA-1中返回。

OK（找到数据，没有错误）在QAK-2中返回。

对于找到的每个患者记录，从患者信息源返回一个PID-PV1段组（即一个PID段和一个PV1段，加上在表3.22-6所示消息语法中与它关联的任意段）。如果患者基本信息提供者角色返回多个患者的数据，它会在连续出现的PID段组中返回这些数据。

在每个PID段内，字段PID-3—患者ID列表包含QPD-8中请求的所有患者ID域的ID，以连续形式出现，并用重复分隔符划分。在每个PID-3中，组分4包含了一个患者ID域的分配权限值，组分1包含了此域的患者ID（Patient ID）值（或者当此域的ID不存在时，组分1为空）。

如果在RCP-2—请求所限制的数量中指定了一个记录增量，且要发送的记录数量超过了此增量，则提供者仅返回增量数目的记录，其后跟随一个DSC段，包含一个唯一取值的延续指针。

情况3：患者基本信息提供者角色未识别QPD-8—返回域中的一个或多个域。

AE（应用错误）在MSA-1和QAK-2中返回。

对每个未被识别的域，返回一个ERR段，ERR-2—错误位置（ERR-2-Error Location）组分的取值如下：

COMP#	组分名称	值
1	段ID	QPD
2	顺序	1
3	字段位置	8
4	字段重复	（见下面）
5	组分号	（空）
6	子组分号	（空）

ERR-2.4—字段重复标识了QPD-8包含的未被识别域的出现次序。如HL7中所述，ERR-2.5—组分号和ERR-2.6—子组分号不取值，因为在这里我们指的是完全的字段QPD-8。

以错误状态代码204（未知关键字ID）填充ERR-3-HL7错误代码。结合ERR-2中的值，这表示患者基本信息提供者角色未识别QPD-8—返回域的域。

3.22.4.2.3 预期行为

患者基本信息使用者将使用患者基本信息提供者提供的基本信息来执行它请求信息的功能，例如为用户提供一个选择列表。

使用者将返回一个HL7标准中描述的初始模式应答，填充MSH-14—延续指针如下。

如果提供者在DSC-1—延续指针中返回一个值，表示还要发送比一个增量更多的的匹配患者，并且如果使用者希望接收下一个增量，则使用者应以在DSC-1中收到的值填充MSH-14。提供者将发送下一个增量的匹配记录，如果仍有更多记录要发送，将再次填充DSC-1（以一个新的唯一值）。

如果提供者在DSC-1—延续指针中没有返回一个值，或者如果提供者在DSC-1中返回了一个值但使用者不希望接收下一个增量，则使用者会在MSH-14中返回一个空值。

3.23 查找人员白页

本节与 IHE 技术框架的事务 ITI-23 相对应。事务 ITI-23 被人员白页使用者和 DNS 服务器角色所使用。

3.23.1 范围

本事务用于定位人员白页目录。

3.23.2 用例角色描述

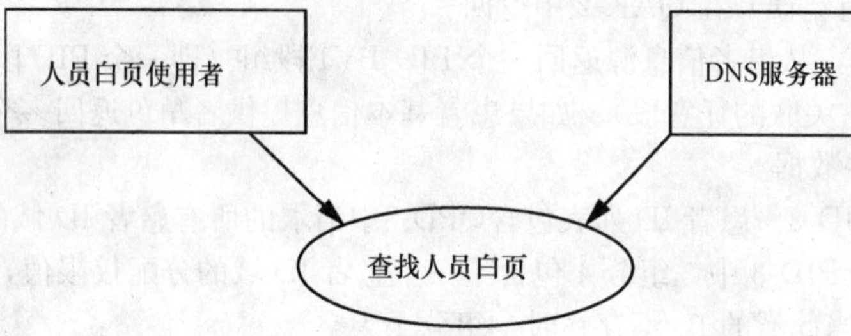

角色：人员白页使用者

行为描述：请求人员白页目录的定位信息。

角色：DNS 服务器

行为描述：提供关于人员白页目录的定位信息。

3.23.3 参考标准

IETF：RFC-2181 DNS 规范说明

RFC-2219 网络服务 DNS 别名的使用

RFC-2782 指定服务位置的一个 DNS RR（DNS SRV）

DICOM：DICOM 增补 67—配置管理，2004 年 1 月 14 日。

注：标准化的 RFC's 常常被后来发布的 RFC's 更新。原始的老 RFC 不包括对新 RFC 的修改的引用。此规范列出了在发布时有效的可应用的 RFC's。也应该应用对 RFC's 以后的更新和说明。

3.23.4 交互图

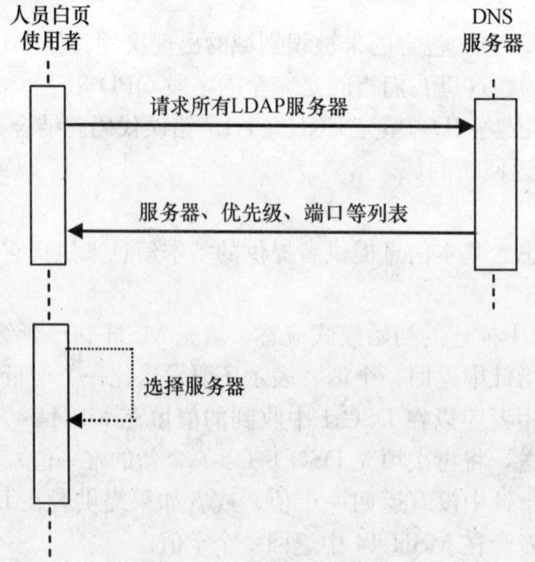

3.23.4.1 请求所有LDAP服务器

RFC-2782 DNS RR被用来指定服务的位置（DNS SRV）。它规定了一个请求提供网络服务的机器的名称和基本描述的机制。DNS客户端请求所有登记为提供特别服务名称的机器的描述。在这种情况下，所请求的服务名称将为"_ldap._tcp"。对于一个请求，DNS服务器可以以多个名称来应答。

3.23.4.1.1 触发事件

在对人员白页目录的任意访问之前，本事务被人员白页使用者所使用。

3.23.4.1.2 消息语义

人员白页使用者请求一个可获得的所有LDAP服务器的列表。人员白页使用者使用DNS所提供的优先级、容量和位置信息，作为服务器选择过程的一部分。（RFC-2782建议对这些参数适当使用）。

注：多个LDAP服务器提供对一个通用的LDAP数据库的访问，这是一个被普遍支持的配置。这允许LDAP服务器被定位于适合最佳执行和容错。DNS服务器应答信息提供了对选择最合适的服务器的指导。

也有提供不同数据库的多个LDAP服务器。在这种情况下客户端必须检查几个服务器，已查找支持人员白页目录的那个服务器（见ITI TF-2：3.24.4.1.2.2）。

如果DNS服务器不提供LDAP服务器定位，客户端可以有对LDAP服务器的人工的默认选择机制。

3.23.4.1.3 预期行为

依照RFC-2782，DNS服务器返回所有已知的LDAP服务器。

3.24 查询人员白页

本节与IHE技术框架的事务ITI-24相对应。事务ITI-24被人员白页使用者和人员白页目录角色所使用。

3.24.1 范围

本事务用于从人员白页目录中获取信息。

RFC-2251—"轻量级目录访问协议（v3）"（Lightweight Directory Access Protocol（v3））规定了数据库查询机制，相当于LDAP schema。LDAP客户端能以LDAP查询语言构建查询，LDAP服务器以查询的结果对一个请求作出应答。

3.24.2 用例角色描述

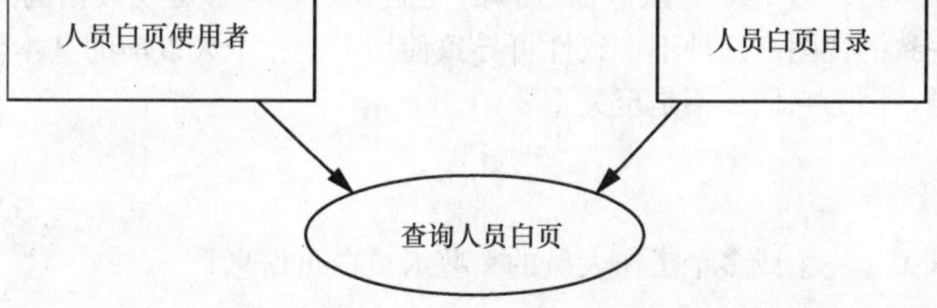

角色：人员白页使用者

行为描述：请求关于工作人员的信息。

角色：人员白页目录

行为描述：提供关于一个或多个工作人员的信息。

3.24.3 参考标准

IETF：RFC-2181 DNS规范说明

RFC 1766 语言识别的标签

RFC 2251—轻量级目录访问协议（v3）

RFC 2252—轻量级目录访问协议（v3）：属性语法定义

RFC 2253—轻量级目录访问协议（v3）：特异姓名的 UTF-8 字符串表示

RFC 2256-X. 500（96）用户 schema 与 LDAPv3 使用的摘要

RFC 2798-inetOrgPerson LDAP 对象类的定义

RFC 2829 LDAP 验证方法

RFC 2830 LDAPv3：传输层安全性扩展

ISO：ISO/TS 17090 医疗标识管理的目录标准

CRU：项目 de schémas d'annuaires et de schémas de registres de resources numériques interopérables pour les 管理文档技术—v1，2002 年 11 月

ASTM：E. 123：国内和国际电话号码符号表示法

HL7：HL7 版本 2.5，第 2 章—控制

3.24.4 交互图

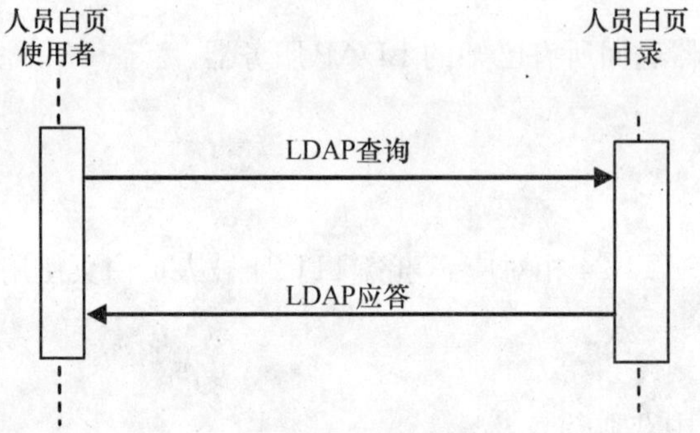

3.24.5 LDAP 查询/应答

人员白页使用者可使用 LDAP 做多种查询和级联查询。人员白页使用者和人员白页目录应支持这里描述的数据模型。

普遍支持的配置类型有多个 LDAP 服务器，提供对一个通用 LDAP 数据库的访问。这允许 LDAP 服务器被定位于适合最佳执行和容错。对 LDAP 服务器选择的复制规则影响了可视数据的一致性。LDAP 允许在更新和复制期间数据库不一致的视图。这种不一致性可导致使用者接收个人以前的基本信息或联系信息。这对于我们的用例应该不是问题，因为它们都不是至关重要的。

3.24.5.1 触发事件

人员白页使用者请求关于一个或多个工作人员的一些人员白页信息。

3.24.5.2 消息语义

本事务使用标准 LDAP v3 查询/应答机制。

3.24.5.2.1 用户验证

对于医疗人员来说，使用本事务来获取的一些属性可能是敏感的。加强这些保护是人员白页目录的职责。为了保护记录和/或属性，可以要求人员白页使用者提供用户凭证。

匿名验证在人员白页目录上实施，它对于人员白页使用者来说是可选的。按 LDAP v3 第 4.2 节绑定操作（Bind Operation）的描述实施匿名验证。

简单验证（Simple Authentication）在人员白页目录上实施，它对于人员白页使用者来说是可选的。按LDAP v3第4.2节绑定操作的描述实施简单验证。在不安全的网络上使用时，用户名和口令以明文传输，不推荐这种验证类型。SSL-简单验证（SSL-Simple Authentication）是一个更好的选择。

SSL—简单验证在人员白页目录上实施，它对于人员白页使用者来说是可选的。SSL-简单验证不以任何标准化的文本定义，但被一致实施，且常常被称为“ldaps”。根据PWP目录凭证，PWP使用者使用SSL连接到端口636。然后按照LDAP v3第4.2节绑定操作中的定义，继续简单验证的LDAP v3会话。

PWP规定了对人员基本信息的读取操作。双向TLS验证的使用，如ATNA规范中的定义，不是必要的，因为此规范不提供对受保护的医疗信息（PHI，Protected Health Information）的访问。SSL包括验证和查询过程的使用，在此规范中充分描述。

3.24.5.2.2　基本DN发现

人员白页表示“LDAP”目录内的一个分支。LDAP中的分支由一个“Base DN”定义。通过以一个空（即“”）Base DN和对象类＝“DN”做一个LDAP查询，能找到LDAP目录提供的Base DNs列表。人员白页目录包含一个个人对象，cn＝“IHE-ITI-PWP”。人员白页使用者可通过此cn对象的LDAP目录包含的Base DNs列表进行搜索。以这种方法识别的人员白页目录包含person/ inetOrgPerson对象，此对象符合遵循查询人员白页目录事务。

注：可使用对于IHE-ITI-PWP搜索产生一个结果的第一个LDAP服务器。不需要进一步搜索。

3.24.5.2.3　查询编码

需要注意LDAP事务利用UTF-8编码，除非另外注明。这里所说的schema是X.500 Schema中对LDAP和inetOrgPerson的普遍使用的schema。不建议此shcema之外的扩展。必须保留基本schema以确保互操作性。Schema扩展不会引入与此规范中规定的属性含义重复的属性。

这些属性是多值的，除非明确定义为单值。目前没有普遍实施的方法来区别一个多值属性中任意实例的目的。IHE建议第一个条目包含优先值，当必须选择单一值时应用使用第一个条目。

下表说明了RFC 2256中定义的Person（组织人和居住人）（OrganizationalPerson and ResidentialPerson）的属性和RFC 2798中定义的inetOrgPerson属性。前三列包含来自参考标准的定义。表中第四列是IHE推荐的使用，进一步的讨论在第五列中。

IHE REQ列关键字：

R—人员白页目录应包含这些属性的有效值。这些值对于医疗工作流是很关键的。

R2—如果值可获得，则人员白页目录应包含这些属性的有效值。这些属性是十分有用的，提供者应该以定义的方法利用它。人员白页使用者应预计这些属性中的信息是有效的，但对空值有支持性（robust）。

O—人员白页目录可包含这些可选属性的值。IHE已确定了十分有用的目的或定义了一种互操作的方法来使用这些值。IHE可能在将来的规范中给这些属性值建立规范。

D—尽管这些属性在inetOrgPerson/Person中定义，但不赞成使用它们。这是由于这些属性已被废弃、极少实施或不可查询。

属性名	源	● 定义 ● 标准定义可选性 ● 描述	IHE可选性	IHE注释
Aliased Object Name	RFC 2256	● 对象别名 ● 可选的 ● 如果包含此属性的条目是一个别名，则aliased Object Name属性被目录服务使用。	O	
Audio	RFC 2798	● 音频 ● 可选的 ● 未明确定义	D	音频格式定义已被废除

续表

属性名	源	● 定义 ● 标准定义可选性 ● 描述	IHE 可选性	IHE 注释
businessCategory	RFC 2798	● 业务种类 ● 可选的 ● 描述一个组织执行的业务种类。	D	未明确定义
CarLicense	RFC 2798	● 车辆驾驶执照或汽车牌照 ● 可选的 ● 用来记录个人相关驾驶执照或汽车牌照值。 ●（例如 6ABC246）	O	
Cn	RFC 2256	● 通用名 ● 必需的 ● 这是 X.500 commonName 属性，包含一个对象的一个名称。如果用户是人，典型值为此人全名。 ●（例如 Barbara Jensen）	R	见 3.24.4.1.2.3.1 语言标签和 HL7 名称数据类型（XPN）的使用
departmentNumber	RFC 2798	● 部门号 ● 可选的 ● 标识了组织内的一个部门。可以为数值的或字母数值的。 ●（例如放射学，Radiology）	O	
Description	RFC 2798	● 描述 ● 可选的 ● 此属性包含对象的人可读描述。	D	
destinationIndicator	RFC 2256	● 目标指示器 ● 可选的 ● 此属性用于电报服务	D	最初定义为电报地址的一部分
displayName	RFC 2798	● 显示名称 ● 可选的 ● 单一的 ● 当显示一个人的姓名时，尤其是在一个一行概括列表中，它能标识一个要使用的姓名。因为其他属性类型如‘cn’是多值的，需要一个附加属性类型。显示名称是为此目的而定义的。 ●（例如 Babs Jensen）	R	
employeeNumber	RFC 2798	● 职员号 ● 可选的 ● 单一的 ● 分配给一个人的数值或字母数值标识，一般基于雇佣次序或与一个组织的关联。 ●（例如 42）	O	
employeeType	RFC 2798	● 职员类型 ● 可选的 ● 用来标识雇主与职员的关系。使用的典型值为“承包人”，“职员”，“内部人员”，“临时人员”，“外部人员”和“未知”，可以使用任意值。 ●（例如外部人员，Exernal）	O	

续表

属性名	源	● 定义 ● 标准定义可选性 ● 描述	IHE 可选性	IHE 注释
facsimileTelephoneNumber	RFC 2256	● 传真（FAX）号 ● 可选的 ● 此属性值为一个传真终端的电话号码（也可能包括其参数）。 ●（例如＋1 408 555 1992）	R2	见 3.24.4.1.2.3.3 电话号码
GivenName	RFC 2798	● 名字 ● 可选的 ● GivenName 属性用来存放一个人的姓名的一部分，不包括姓和中间名。 ●（例如 Barbara）	R2	
homePhone	RFC 2798	● 住址电话 ● 可选的 ●（例如＋1 408 555 1862）	O	
homePostalAddress	RFC 2798	● 住址邮政地址 ● 可选的 ● 此属性包含一个家庭地址，被邮政服务用来执行对此对象的服务。	O	
Initials	RFC 2798	● 姓名首字母 ● 可选的 ● Initials 属性包含一个人姓名的某些或所有首字母，但不包含姓。 ●（例如 BJJ）	R2	
internationaliSDNNumber	RFC 2798	● 国际 ISDN 号 ● 可选的	D	
jpegPhoto	RFC 2798	● JPEG 照片 ● 可选的 ● 用来存放一个人的一个或多个图像，使用 JPEG 文件交换格式。	O	
L	RFC 2256	● 位置名（Locality Name） ● 可选的 ● 这是 X. 500 localityName 属性，包含一个位置名，例如一个城市、郡县或其他地理区域。	O	
labeledURI	RFC 2798	● URI ● 可选的 （例如http：//www. ihe. net IHE 主页）	O	
Mail	RFC 2798	● 电子邮件地址 ● 可选的 ● 用户的 E-mail 地址，遵循 RFC 822 格式。 ●（例如 bjensen@siroe. com）	R2	
manager	RFC 2798	● 管理员 ● 可选的 ● 管理员的特异名称	O	在医疗中一个人的管理员不明确。管理员属性不包括决定指示的管理员类型的足够信息。

续表

属性名	源	● 定义 ● 标准定义可选性 ● 描述	IHE 可选性	IHE 注释
Mobile	RFC 2798	● 移动/蜂巢式无线电话号码 ● 可选的 ● 此属性值是一个遵循 ITU 建议 E.123 的电话号码。 ● (例如+1 408 555 1941)	R2	此属性应只包含业务使用的移动电话号码。 见 3.24.4.1.2.3.3 电话号码
O	RFC 2798	● 组织 ● 可选的 ● 最高层组织名称，例如一个公司名，ou 属性条目属于它。 ● (例如 Saint-ihe-hospital.local)	R2	
objectClass	RFC 2256	● 对象类 ● 必需的 ● objectClass 属性值描述了一个条目表示的对象的种类。objectClass 属性出现在每个条目中，至少有两个值。一个值是“top”或“alias”。 ● (例如 top，person，organizationalPerson，inetOrgPerson)	R	
ou	RFC 2256	● 组织单位名 ● 可选的 ● 这是 X.500 organizationalUnitName 属性，包含一个组织单位的名称。 ● (例如放射线学者)	R2	
pager	RFC 2798	● 寻呼机号码 ● 可选的 ● 此属性值为一个遵循 ITU 建议 E.123 的电话号码。	R2	此属性应只包含业务使用的移动电话号码。 见 3.24.1.2.3.3 电话号码
photo	RFC 2798	● 照片 ● 可选的 ● 照片属性值以 G3 fax 格式编码，以 ASN.1 外包。	D	此格式太烦琐。见 jpegPhoto。
physicalDeliveryOffice-Name	RFC 2256	● 邮局名称 ● 可选的 ● 此属性包含一个名称，被邮政服务用来标识一个邮局。	R2	
postalAddress	RFC 2256	● 邮政地址 ● 可选的 ● 此属性包含一个地址，被邮政服务用来执行对对象的服务。	R2	
postalCode	RFC 2256	● 邮政编码 ● 可选的 ● 此属性包含一个代码，被邮政服务用来标识一个邮政服务区域，例如一个 US ZIP 代码。	R2	

续表

属性名	源	● 定义 ● 标准定义可选性 ● 描述	IHE 可选性	IHE 注释
postOfficeBox	RFC 2256	● 邮局信箱 ● 可选的 ● 此属性包含一个数字，当一个客户准备遵循邮政服务的原则在一个信箱里接收邮件时，被邮政服务使用。	R2	
preferredDeliveryMethod	RFC 2798	● 发送方法 ● 可选的 ● 单一的 ● 编码值（发送值） ●（例如任意，物理的，电话）	O	
preferredLanguage	RFC 2798	● 优先语言 ● 可选的 ● 单一的 ● 一个人优先写或说的语言。此属性类型值必须符合在［RFC2068］中定义的接受—语言（Accept-Language）头字段的定义。有一个例外：顺序“接受—语言”“:”应被省略。 ● 以下例子表示此人优先选择法语，优先英式英语 80%，大众英语 70%。（例如 fr, en-gb; q=0.8, en; q=0.7）	R2	
registeredAddress	RFC 2256	● 登记的地址 ● 可选的 ● 在接收者需要接受递送时，适于接收发出的文件的一个邮政地址。	O	
roomNumber	RFC 2798	● 房间号 ● 可选的	O	
secretary	RFC 2798	● 秘书 ● 可选的 ● 秘书的特异姓名	O	
seeAlso	RFC 2798	● 参考 ● 可选的 ● 其他感兴趣的对象的特异名称	D	
sn	RFC 2256	● 姓 ● 必需的 ● 这是 X. 500 surname 属性，包含一个人的家族姓氏 ●（例如 Jensen）	R	
st	RFC 2256	● 州或省 ● 可选的 ● 这是 X. 500 stateOrProvinceName 属性，包含一个州或省的全名	R2	

续表

属性名	源	● 定义 ● 标准定义可选性 ● 描述	IHE 可选性	IHE 注释
street	RFC 2256	● 街道地址 ● 可选的 ● 这是 X. 500 steetAddress 属性，包含条目相应的对象的实际地址，例如包裹发送地址	R2	
telephoneNumber	RFC 2256	● 电话号码 ● 可选的 ● 此属性值是一个遵循 ITU 建议 E. 123 的电话号码	R2	见 3. 24. 4. 1. 2. 3. 3 电话号码
teletexTerminalIdentifier	RFC 2798	● 电传终端标识 ● 可选的	D	
telexNumber	RFC 2798	● 电传号码 ● 可选的	D	
title	RFC 2256	● 头衔 ● 可选的 ● 此属性包含一个人在他们的组织上下文档中的头衔，例如“副总统”。这个“personalTitle”属性用于一个人与工作职能无关的头衔 ●（例如管理员，产品开发人员）	R2	
uid	RFC 2798	● 用户 ID ● 必需的 ● 用于系统登录的用户 ID。 ●（例如 bjensen)	R	见 3. 24. 4. 1. 2. 3. 2uid 的使用
userCertificate	RFC 2798	● 用户 ID 凭证（User Identity Certificate) ● 可选的 ● 此属性以二进制形式存储和请求，即“userCertificate；binary”	D	PKCS 格式包括私有密钥，不应被公开获得。
userPassword	RFC 2256	● 用户口令 ● 可选的 ● 口令以一个八位字节字符串语法存储，不加密。当底层传输服务不能保证机密性并且可能导致口令泄露给未授权的用户时，强烈不鼓励明文口令传输。	D	通常不容易取得
userPKCS12	RFC 2798	● 用户 PKCS#12 ● 可选的 ● PKCS#12［PKCS12］提供了个人 ID 信息交换的一个格式。当此信息存储于一个目录服务中时，应使用 userPKCS12 属性。此属性以二进制形式存储和请求，即“user PKCS12；binary”。属性值是 PFX PDUs，存储为二进制数据。	D	PKCS12 格式包括私有密钥，不会被公开获得。

续表

属性名	源	● 定义 ● 标准定义可选性 ● 描述	IHE 可选性	IHE 注释
UserSMIMECertificate	RFC 2798	● 用户 S/MIME 凭证 ● 可选的 ● 一个 PKCS＃7［RFC2315］SignedData，签名的内容被 userSMIMECertificate 值的使用者忽略。建议此值有一个“内容类型（contentType）”数据，‘内容’字段为空。此属性值包含一个人的全部凭证系列和 smimeCapalitities 字段［RFC2633］，至少描述它们的 SMIME 算法功能。此属性值以二进制形式存储和请求，即‘userSMIMECertificate；binary’。如果可获得，对于 S/MIME 应用来说此属性优先于 userCertificate 属性。	O	
x121Address	RFC 2256	● X.121 地址 ● 可选的	D	
X500uniqueIdentifier	RFC 2798	● 唯一 ID ● 必需的 ● 当一个可辨别的名称被复用时，x500uniqueIdentifier 属性被用来辨别对象。这是一个不同于“uid”和“uniqueIdentifier”类型的属性类型。	R	

3.24.5.2.3.1　语言标签和 HL7 姓名数据类型（XCN）的使用

根据上下文档和语言，所用的许多人的姓名有不同变化。通过使用 RFC 1766 中记载的语言标签，在 LDAP 中很容易支持这种情况。此语言标签能被应用于任意属性，但对于姓名最为有用。

HL7 对于编码姓名（HL7 XCN）有明确定义的格式，标有“lang-x-ihe”语言标签的 LDAP‘name’属性应使用 HL7 XCN 数据类型进行编码。UTF-8 被用于 ASCII 之外的任意字符。

语言标签的使用示例：

```
objectclass: Top
objectclass: person
objectclass: organizationalPerson
objectclass: inetOrgPerson
dn: cn=Wang XiaoDong, ou=Radiologists, o=Saint-ihe-hospital.local
cn: Wang XiaoDong
cn: XiaoDong, Wang, Florida Department of Health:123456789
cn;lang-cn: 王 小東
cn;lang-x-ihe: Wang^XiaoDong^^^^^^A~王^小東^^^^^^
sn: Wang
givenname: XiaoDong
givenname;lang-cn: 小東
sn;lang-cn: 王
ou: People
uid: XiaoDong
title: Sample HL7 person
mail: Wang.XiaoDong@foo.bar.com
telephonenumber: 555-555-5678
```

3.24.5.2.3.2 uid使用

uid属性是一个多值属性，目的是用作用户ID（User ID）。可能uid的这些值之一是机构用户ID。实施PWP规范的机构会对uid属性实现以下值：

1. 如果一个机构既实施IHE ITI EUA，又实施PWP规范，uid属性之一应包含IHE ITI EUA用户ID，格式为＜user＞@＜realm＞。

2. 如果一个机构实施了一个UPIN，uid属性之一会包含UPIN值，格式为＜UPID＞@UPIN。其中UPIN是分配权限分配的通用医师ID号（Universal Physician Identification Number）。(例如USA的CMS)。

3.24.5.2.3.3 电话号码

使用E.123符号表示法，电话号码在PWP目录中表示。E.123是一个国内和国际电话号码的符号表示法。Recommendation E.123定义了一个书写电话号码、E-mail地址和网络地址的标准方法。它建议以下格式(当对于本地呼叫来说区位码是可选拨时)。

电话号码：

国内表示（042）123 4567

国际表示 ＋31 42 123 4567

E.123也建议使用连字号（-)、空格（ ）或句点（.）在视觉上分隔号码组。圆括号表示有时候不拨的数字。斜线（/）表示备用号码。如果你想让人们知道如何在一个特定的国家拨叫一个电话号码，那么此信息是很重要的。

国内和国际符号表示法的使用将是一个本地PWP目录策略。PWP使用者预计会接收两种表示。

3.24.5.2.4 预期行为

给定了LDAP查询规则、本地访问控制策略和目录中的现有信息，人员白页目录会对指示的查询提供适当的应答。

注：对于任意属性是有效的查询，查询结果可能是快速的，也可能花费很长时间来完成。基于体系结构和配置，每个人员白页目录将被不同程度地优化。我们预计下面的属性将会是查询关键字，而不是其他属性：(cn，displayname，objectclass，sn，uid，givenName，initials，mail，o，ou，and employeeNumber)。

目录应支持匿名、简单和SSL-Simple验证。

附录 A：获取显示所需特定信息和获取显示所需文档事务的网络服务定义

下面是在事务 ITI-11 和 ITI-12 中使用的网络服务的 WSDL 定义的一个例子。代码作为例子提供，不是为了代替卷 2 的事务 ITI-11 和 ITI-12 的正式说明。摘要请求类型（summaryRequestType）、列表请求类型(listRequestType)和内容类型（contentType）的定义与信息源角色的功能相对应。

```
<?xml version="1.0" encoding="utf8"?>

<definitions xmlns:http="http://schemas.xmlsoap.org/wsdl/http/"
    xmlns:s="http://www.w3.org/2001/XMLSchema"
    xmlns:s0="http://rsna.org/ihe/IHERetrieveForDisplay"
    xmlns:tm="http://microsoft.com/wsdl/mime/textMatching/"
    xmlns:mime="http://schemas.xmlsoap.org/wsdl/mime/"
    targetNamespace="http://rsna.org/ihe/IHERetrieveForDisplay"
    xmlns="http://schemas.xmlsoap.org/wsdl/">

  <!-- Defines the types available for the parameters -->
  <!-- May also include the return type defintiions -->
  <types>
    <s:schema elementFormDefault="qualified"
targetNamespace="http://rsna.org/ihe/IHERetrieveForDisplay">
      <!-- Add any items that control the returned values list or type here -->
      <!-- Add or remove items in the actual supplied WSDL to show the available types. -->
      <s:simpleType name="summaryRequestType">
        <s:restriction base="s:string">
          <s:enumeration value="SUMMARY" />
          <s:enumeration value="SUMMARY-RADIOLOGY" />
          <s:enumeration value="SUMMARY-CARDIOLOGY" />
          <s:enumeration value="SUMMARY-LABORATORY" />
          <s:enumeration value="SUMMARY-SURGERY" />
          <s:enumeration value="SUMMARY-EMERGENCY" />
          <s:enumeration value="SUMMARY-DISCHARGE" />
          <s:enumeration value="SUMMARY-ICU" />
        </s:restriction>
      </s:simpleType>

      <s:simpleType name="listRequestType">
        <s:restriction base="s:string">
          <s:enumeration value="LIST-ALLERGIES" />
          <s:enumeration value="LIST-MEDS" />
        </s:restriction>
      </s:simpleType>

      <!-- Please list all content types available, and remove those not available. -->
      <s:simpleType name="contentType">
        <s:restriction base="s:string">
          <s:enumeration value="text/html" />
        </s:restriction>
      </s:simpleType>

      <!-- Indicates that this item is a returned rows restriction -->
      <s:simpleType name="ReturnedResultCount" type="s:positiveInteger" />


      <!-- Please use the string "Search" as a prefix for all search criteria, and list below-->
      <!-- Indicates that this item is a search string -->
      <s:simpleType name="SearchString" type="s:string" />


    </s:schema>
  </types>

  <message name="RetrieveSummaryInfoHttpGetIn">
    <!-- Add other parameters here if they are available, using types defined above. -->
    <part name="requestType" type="summaryRequestType" />
```

```
    <part name="patientID" type="SearchString" />
    <part name="lowerDateTime" type="s:dateTime" />
    <part name="upperDateTime" type="s:dateTime" />
    <part name="mostRecentResults" type="ReturnedResultCount" />
  </message>
  <message name="RetrieveSummaryInfoHttpGetOut">
    <!-- If a complex type is defined for the return value, then it is suggested that -->
    <!-- it be used here instead of s0:string.  If a complex type is allowed as one -->
    <!-- of the options, but an arbitrarily formatted string is also allowed, then create -->
    <!-- a union type here that allows either option. -->
    <part name="Body" element="s0:string" />
  </message>

  <message name="RetrieveListInfoHttpGetIn">
    <!-- Add other parameters here if they are available, using types defined above. -->
    <part name="requestType" type="listRequestType" />
    <part name="patientID" type="SearchString" />
  </message>

  <message name="RetrieveListInfoHttpGetOut">
    <!-- If a complex type is defined for the return value, then it is suggested that -->
    <!-- it be used here instead of s0:string.  If a complex type is allowed as one -->
    <!-- of the options, but an arbitrarily formatted string is also allowed, then create -->
    <!-- a union type here that allows either option. -->
    <part name="Body" element="s0:string" />
  </message>
  <message name="RetrieveDocumentHttpGetIn">
    <!-- Add other parameters here if they are available, using types defined above. -->

    <!-- It is recommended that one of the sub-types of SearchUID is chosen here -->
    <!-- Especially if SearchStudyUID is allowed, then the display client can know that -->
    <!-- it is permissable to use a dicom uid here -->
    <part name="documentUID" type="SearchString" />
    <part name="contentType" type="contentType" />
  </message>

  <message name="RetrieveDocumentHttpGetOut">
    <!-- If a complex type is defined for the return value, then it is suggested that -->
    <!-- it be used here instead of s:string.  If a complex type is allowed as one -->
    <!-- of the options, but an arbitrarily formatted string is also allowed, then create -->
    <!-- a union type here that allows either option. -->
    <part name="Body" element="s:string" />
  </message>

  <portType name="IHERetrieveForDisplayHttpGet">
    <operation name="RetrieveSummaryInfo">
      <input message="s0:RetrieveSummaryInfoHttpGetIn" />
      <output message="s0:RetrieveSummaryInfoHttpGetOut" />
    </operation>
        <operation name="RetrieveListInfo">
      <input message="s0:RetrieveListInfoHttpGetIn" />

        <output message="s0:RetrieveListInfoHttpGetOut" />
      </operation>
      <operation name="RetrieveDocument">
        <input message="s0:RetrieveDocumentHttpGetIn" />
        <output message="s0:RetrieveDocumentHttpGetOut" />
      </operation>
    </portType>

    <binding name="IHERetrieveForDisplayHttpGet" type="s0:IHERetrieveForDisplayHttpGet">
      <http:binding verb="GET" />
      <operation name="RetrieveSummaryInfo">
        <http:operation location="/IHERetrieveSummaryInfo" />
        <input>
          <http:urlEncoded />
        </input>

      <output>
        <mime:content type="text/html" />
      </output>
    </operation>

    <operation name="RetrieveListInfo">
      <http:operation location="/IHERetrieveListInfo" />
```

```
    <input>
      <http:urlEncoded />
    </input>
      <output>
        <mime:content type="text/html" />
      </output>
    </operation>

    <operation name="RetrieveDocument">
      <http:operation location="/IHERetrieveDocument" />
      <input>
        <http:urlEncoded />
      </input>

      <!-- The type of the output should be restricted on a per-server basis to the types -->
      <!-- actually provided. -->
      <output>
        <mime:content type="text/html" />
        <mime:content type="application/x-hl7-cda-level-one+xml" />
        <mime:content type="application/pdf" />
        <mime:content type="image/jpeg" />
      </output>
    </operation>
  </binding>

  <!-- Bind the actual service here -->
  <service name="IHERetrieveForDisplay">
    <port name="IHERetrieveForDisplayHttpGet" binding="s0:IHERetrieveForDisplayHttpGet">
      <http:address location="http://localhost/" />
    </port>
</service>
<?xml version="1.0" encoding="utf8"?>

<definitions xmlns:http="http://schemas.xmlsoap.org/wsdl/http/"
    xmlns:s="http://www.w3.org/2001/XMLSchema"
    xmlns:s0="http://rsna.org/ihe/IHERetrieveForDisplay"
    xmlns:tm="http://microsoft.com/wsdl/mime/textMatching/"
    xmlns:mime="http://schemas.xmlsoap.org/wsdl/mime/"
    targetNamespace="http://rsna.org/ihe/IHERetrieveForDisplay"
    xmlns="http://schemas.xmlsoap.org/wsdl/">

  <!-- Defines the types available for the parameters -->
  <!-- May also include the return type defintiions -->
  <types>
    <s:schema elementFormDefault="qualified"
targetNamespace="http://rsna.org/ihe/IHERetrieveForDisplay">
      <!-- Add any items that control the returned values list or type here -->
      <!-- Add or remove items in the actual supplied WSDL to show the available types. -->
      <s:simpleType name="summaryRequestType">
        <s:restriction base="s:string">
          <s:enumeration value="SUMMARY" />
          <s:enumeration value="SUMMARY-RADIOLOGY" />
          <s:enumeration value="SUMMARY-CARDIOLOGY" />
          <s:enumeration value="SUMMARY-LABORATORY" />
          <s:enumeration value="SUMMARY-SURGERY" />
          <s:enumeration value="SUMMARY-EMERGENCY" />
          <s:enumeration value="SUMMARY-DISCHARGE" />
          <s:enumeration value="SUMMARY-ICU" />
          <s:enumeration value="SUMMARY-RX" />
        </s:restriction>
      </s:simpleType>

      <s:simpleType name="listRequestType">
        <s:restriction base="s:string">
          <s:enumeration value="LIST-ALLERGIES" />
          <s:enumeration value="LIST-MEDS" />
        </s:restriction>
      </s:simpleType>

      <!-- Please list all content types available, and remove those not available. -->
      <s:simpleType name="contentType">
        <s:restriction base="s:string">
          <s:enumeration value="text/html" />
        </s:restriction>
      </s:simpleType>
```

```
    <!-- Indicates that this item is a returned rows restriction -->
    <s:simpleType name="ReturnedResultCount" type="s:positiveInteger" />

    <!-- Please use the string "Search" as a prefix for all search criteria, and list below -->
    <!-- Indicates that this item is a search string -->
    <s:simpleType name="SearchString" type="s:string" />

  </s:schema>
</types>

<message name="RetrieveSummaryInfoHttpGetIn">
  <!-- Add other parameters here if they are available, using types defined above. -->
  <part name="requestType" type="summaryRequestType" />
  <part name="patientID" type="SearchString" />
  <part name="lowerDateTime" type="s:dateTime" />
  <part name="upperDateTime" type="s:dateTime" />
  <part name="mostRecentResults" type="ReturnedResultCount" />
</message>

<message name="RetrieveSummaryInfoHttpGetOut">
  <!-- If a complex type is defined for the return value, then it is suggested that -->
  <!-- it be used here instead of s0:string. If a complex type is allowed as one -->
  <!-- of the options, but an arbitrarily formatted string is also allowed, then create -->
  <!-- a union type here that allows either option. -->
  <part name="Body" element="s0:string" />
</message>

<message name="RetrieveListInfoHttpGetIn">
  <!-- Add other parameters here if they are available, using types defined above. -->
  <part name="requestType" type="listRequestType" />
  <part name="patientID" type="SearchString" />
</message>

<message name="RetrieveListInfoHttpGetOut">
  <!-- If a complex type is defined for the return value, then it is suggested that -->
  <!-- it be used here instead of s0:string. If a complex type is allowed as one -->
  <!-- of the options, but an arbitrarily formatted string is also allowed, then create -->
  <!-- a union type here that allows either option. -->
  <part name="Body" element="s0:string" />
</message>
<message name="RetrieveDocumentHttpGetIn">
  <!-- Add other parameters here if they are available, using types defined above. -->

  <!-- It is recommended that one of the sub-types of SearchUID is chosen here -->
  <!-- Especially if SearchStudyUID is allowed, then the display client can know that -->
  <!-- it is permissable to use a dicom uid here -->
  <part name="documentUID" type="SearchString" />
  <part name="contentType" type="contentType" />
</message>

<message name="RetrieveDocumentHttpGetOut">
  <!-- If a complex type is defined for the return value, then it is suggested that -->
  <!-- it be used here instead of s:string. If a complex type is allowed as one -->
  <!-- of the options, but an arbitrarily formatted string is also allowed, then create -->
  <!-- a union type here that allows either option. -->
  <part name="Body" element="s:string" />
</message>

<portType name="IHERetrieveForDisplayHttpGet">
  <operation name="RetrieveSummaryInfo">
    <input message="s0:RetrieveSummaryInfoHttpGetIn" />
    <output message="s0:RetrieveSummaryInfoHttpGetOut" />
  </operation>
    <operation name="RetrieveListInfo">
    <input message="s0:RetrieveListInfoHttpGetIn" />
    <output message="s0:RetrieveListInfoHttpGetOut" />
  </operation>
  <operation name="RetrieveDocument">
    <input message="s0:RetrieveDocumentHttpGetIn" />
    <output message="s0:RetrieveDocumentHttpGetOut" />
  </operation>
</portType>

<binding name="IHERetrieveForDisplayHttpGet" type="s0:IHERetrieveForDisplayHttpGet">
  <http:binding verb="GET" />
```

```
<operation name="RetrieveSummaryInfo">
  <http:operation location="/IHERetrieveSummaryInfo" />
  <input>
    <http:urlEncoded />
  </input>


    <output>
      <mime:content type="text/html" />
    </output>
  </operation>

  <operation name="RetrieveDocument">
    <http:operation location="/IHERetrieveDocument" />
    <input>
      <http:urlEncoded />
    </input>

    <!-- The type of the output should be restricted on a per-server basis to the types -->
    <!-- actually provided. -->
    <output>
      <mime:content type="text/html" />
      <mime:content type="application/x-hl7-cda-level-one+xml" />
      <mime:content type="application/pdf" />
      <mime:content type="image/jpeg" />
    </output>
  </operation>
</binding>

<!-- Bind the actual service here -->
<service name="IHERetrieveForDisplay">
  <port name="IHERetrieveForDisplayHttpGet" binding="s0:IHERetrieveForDisplayHttpGet">
    <http:address location="http://localhost/" />
  </port>
</service>
```

附录 B：文档唯一 ID 定义

获取持久文档事务中的获取显示所需信息集成规范依赖于持久对象的全球唯一标识。当一个特定文档实例可被获取时，信息源角色的职责是为此文档实例分配一个全球唯一标识，这样可允许显示者角色在不同时间点获取相同的文档实例，并为它所呈现的内容获得相同的语义。

此附录描述了如何创建文档的唯一 ID。一个唯一 ID 可以被信息源角色或信息源角色连接的任意其他系统所创建。此附录中指定的需求是从 ISO 8824 中的 OID、HL7 V3 和 CDA 以及 DICOM 中的 UID 的通用应用和定义所导出的。它们保证了 ID 在多个国家、地点、厂商和设备之间的唯一性。

B.1　文档 UID 的需求

UID 标识机制基于 ISO 8824 标准中定义的 OSI 对象标识（数值形式）。

在本事务上下文档中使用的所有唯一 ID 的值应按 ISO 9834-3 中的定义登记，以确保全球唯一性。这些需求导致下面的唯一 Id 的结构。

B.2　文档 UID 的结构

每个文档 UID 由两个部分组成，一个<org root>和一个<suffix>，被一个“句点”分隔，像这样：UID=<org root>.<suffix>

UID 的<org root>部分唯一标识了一个组织，（例如制造商、研究组织、医院等），由 ISO 8824 定义的许多数值组分（component）组成。UID 的<suffix>部分也由许多数值组分组成，在<org root>的范围内是唯一的。这意味着通过提供登记策略，<org root>中标识的组织担负着保证<suffix>唯一性的责任。这些策略会保证组织产生的所有 UID 的<suffix>的唯一性。与组织内 UID 通用的<org root>不同，<suffix>对标识不同对象的不同 UID 采用不同的唯一值。<org root>仅用于唯一性而不用于其他目的。

尽管一个特定实施可能对它产生的 UID 选择一些特别结构，它决不会假定一个 UID 带有任何语义。一个 UID 不应被“解析”以发现特别值或组分。组分定义（对于 suffix）是针对特定实施的，可以改变，只要保持唯一性。解析 UID（包括提取 root）可能危害互操作的能力，因为实施在不断发展。

B.3　文档 UID 编码规则

UID 编码规则定义为以下几点：

- UID 的每个组分是一个数值，由一位或多位数字构成。每个组分的第一个数字不为 0，除非这个组分是一个一位数字。

注：登记机构可分配以无意义的 0 打头的组分。编码时打头的 0 应被忽略（例如“00029”应被编码为“29”）。

- 每个组分数值使用 ISO 646：1990 的国际参考版本基本 G0 集（the Basic G0 Set of the International Reference Version of ISO 646：1990）的字符 0 到 9 来编码。这个特别编码与这些字符在 UNICODE 中的 UTF-8 编码相同。
- 组分被字符“.”分隔（2EH）。
- UIDs 总共不应超过 64 个字符，包括每个组分的数字及组分之间的分隔符。

B.4　如何获取一个 UID 登记 root?

定义 UID 的组织负责严格地登记它们的 UID（至少获取一个登记<Org root>），按 OSI 对象标识（ISO 9834-3）的定义。定义 UID 的组织应负责确保它的唯一性。IHE 将不登记 UID 或发布登记组织存根。要获取一个免费或合理费用的组织存根有许多途径。

一个经常被 DICOM 团体使用的有用的资源列出了许多获取登记的 UID Root 的方法，在世界各地都仅收取很少的费用甚至免费。

http：//www.dclunie.com/medical-image-faq/html/part8.html#UIDRegistration

文档 UID 的后缀（suffix）的定义方式不受任何 IHE 集成规范的约束。IHE 只要求定义组织保证其唯一性。

B.5　一个文档 UID 的例子

这个例子表示了一个特定组织在定义其 suffix 时作出的特别选择，以保证唯一性。讨论了一个变量。

"1.2.840.xxxxx.4076078054086.11059664469.235212"

(root)　　　(suffix)

在这个例子中，root 是：

1　　标识了 ISO

2　　标识了 ANSI 成员体（ANSI Member Body）

840　　一个特定成员团体的国家代码（对于 ANSI 来说为 U.S.）

xxxxx　标识了一个特定组织。（ANSI 提供）

在这个例子中，suffix 的其余 component 与一个特定文档实例的 ID 有关：

4076078054086　802.3 MAC 地址（004 076 078 054 086）

11059664469　时间系统被导入（2033 年 7 月 31 日 10：14：29）

235212　单调增的顺序号

在这个例子中，组织选择了这些组分来保证唯一性。其他组织可选择一个完全不同的组分序列来唯一标识其文档。

由于允许灵活地创建文档 UID，实施不应依赖于任意假定的 UID 结构，不应试图解析 UID 以提取其某些组分的语义。

附录 C：HL7 规范约定

本文档中包括的 HL7 表已根据 HL7 2.5 标准修改。这样的修改被称为规范。表中特定列的含义参考 HL7 2.5 标准。

本文档中的规范表影响正在进行的 HL7 规范定义。为了在一个一般层次上维护这个规范，引入下面的区别：

- 消息规范不指出消息内段的序号。
- 对于由多个组分组成的字段，不指出每个组分的大小（size）。
- 当一个包含列举值的表被一个段概述表内索引时，列举值表不总是出现。
- 不指出一个重复字段能重复的次数。
- 当它们依赖于实施事务的系统的功能特性且不影响数据一致性时，不定义要求包含条件字段的条件。

下面的术语涉及 OPT 列，概述为：

R　必需的

R2　这是一个 IHE 扩展。如果发送应用有此字段的数据，则必须填充此字段。如果值未知，则可以不发送此字段。

R+　这是一个 IHE 扩展。是 IHE 必需的字段，在 HL7 标准中是可选的。

O　可选的

C　条件的

IHE 要求仅当被 IHE IT 基础架构技术框架定义时，Z 段出现在 HL7 事务中。

按照 HL7 标准，如果一个字段的值不出现，接收者将不改变数据库中的相应数据。不过，如果发送者包括了明确的 NULL 值（即两个双引号“”），它会引起接收者数据库中此字段任意值的删除。

表 C-1 为一个虚构的 HL7 段提供了一个示例规范。真实段的表是从 HL7 2.5 标准复制而来，仅对 OPT（可选性）列做了修改。

表 C-1 示例 HL7 规范

序号	长度	数据类型	可选性	表格号＃	项目号＃	元素名称
1	1	ST	R		xx001	元素 1
2	4	ST	O		xx002	元素 2
3	180	HD	R2		xx003	元素 3
4	180	HD	C		xx004	元素 4
5	180	HD	O		xx005	元素 5
6	180	HD	R+		xx006	元素 6

C.1　HL7 实施注释（HL7 Implementation Notes）

网络指南

HL7 2.5 标准没有定义网络通讯协议。从 HL7 2.2 开始，底层协议的定义移至实施指南，但不是 HL7 的必需要求。IHE 框架建议：

1. 应用应使用 HL7 实施指南—附录 C 中定义的最小底层协议（Minimal Lower Layer Protocol）。

2. 一个想要发送消息（发起事务）的应用将发起一个网络连接，以启动事务。接收者应用将以一个应答或对查询的响应来应答，但不会在此网络连接上发起新的事务。

消息控制

按照 HL7 标准，每个消息以 MSH（消息头）段开始。表 C. 1-1 指出了此消息中所有的必需字段。此表依照 HL7 标准解释，除非在附录 C 中另外注释。

表 C. 1-1 IHE 规范—MSH 段

序号	长度	数据类型	可选性	表格号#	项目号#	元素名称
1	1	ST	R		00001	字段分隔符
2	4	ST	R		00002	编码字符
3	180	HD	R+		00003	发送应用
4	180	HD	R+		00004	发送部门
5	180	HD	R+		00005	接收应用
6	180	HD	R+		00006	接收部门
7	26	TS	R		00007	消息日期/时间
8	40	ST	O		00008	安全性
9	13	CM	R	0076/0003	00009	消息类型
10	20	ST	R		00010	消息控制 ID
11	3	PT	R		00011	处理 ID
12	60	VID	R	0104	00012	版本 ID
13	15	NM	O		00013	顺序号
14	180	ST	O		00014	延续指针
15	2	ID	O	0155	00015	接受应答类型
16	2	ID	O	0155	00016	应用应答类型
17	3	ID	O	0399	00017	国家代码
18	16	ID	C	0211	00692	字符集
19	250	CE	O		00693	消息主要语言
20	20	ID	O	0356	01317	备用字符集处理机制
21	10	ID	O	0449	01598	一致性声明 ID#

根据 HL7 标准 2.5 版和 2.3.1 版改编

#注释：此元素仅应用于 HL7 版本 2.5，并且仅应用于那些基于 HL7 V2.5 的事务。

IHE IT 基础架构技术框架要求应用支持 HL7 对于字段 MSH-1—字段分隔符和 MSH-2—编码规则的推荐值。

如果消息使用的字符集不是 ISO IR-6，也就是 ASCII，字段 MSH-18—字符集才会取值。

支持顺序号协议的实施（并使用字段 MSH-13—顺序号）应配置为允许执行无此协议的事务。

应答模式

接收 HL7 消息的应用应遵循 HL7 初始模式（Original Mode）应答和响应需求（相对于增强应答模式—Enhanced Acknowledgment Mode）。

通过从一个 HL7 消息接收者发给发送者的 HL7 ACK 或适当的 HL7 查询/响应消息，IHE IT 基础架构技术框架为每个 HL7 消息提供应答。对查询的响应的段需求可在事务的相关节找到。下表列出的 ACK 消息段是必需的，其详细描述在表 C.1-2、C.1-3 和相应注释中提供。ERR 段是可选的，如果 MSA-1—应答代码字段标识了一个错误状态，则可包括 ERR 段。

ACK	确认消息	在 HL7 2.3.1/2.5 中的章
MSH	消息头	2
MSA	消息确认	2
[ERR]	错误注释	2

表 C.1-2 IHE 规范—MSA 段

序号	长度	数据类型	可选性	表格号#	项目号#	元素名称
1	2	ID	R	0008	00018	应答代码
2	20	ST	R		00010	消息控制 ID
3	80	ST	O		00020	文本消息
4	15	NM	O		00021	预计顺序号
5	1	ID	O	0102	00022	延迟应答类型
6	250	CE	O	0357	00023	错误状态

根据 HL7 标准 2.5 版和 2.3.1 版改编

字段 MSA-2—消息控制 ID 包含消息 ID，来自收到的消息的 MSH-10—消息控制 ID，应答针对此消息发送。

表 C.1-3 IHE 规范—ERR 段

序号	长度	数据类型	可选性	表格号#	项目号#	元素名称
1	80	ID	R		00024	错误代码和位置

根据 HL7 标准 2.5 版和 2.3.1 版改编

通用段定义

下表指定了 EVN 段的内容，对本卷定义的几个基于 HL7 的事务消息通用。

表 C.1-4 IHE 规范—EVN 段

序号	长度	数据类型	可选性	表格号#	项目号#	元素名称
1	3	ID	O	0003	00099	事件类型代码
2	26	TS	R		00100	记录的日期/时间
3	26	TS	O		00101	计划事件的日期/时间
4	3	IS	O	0062	00102	事件原因代码
5	60	XCN	O	0188	00103	操作者 ID
6	26	TS	R2		01278	发生的事件
7	180	HD	O		01534	事件部门#

根据 HL7 标准 2.5 版和 2.3.1 版改编

#注释：此元素仅应用于 HL7 版本 2.5，并且仅应用于那些基于 HL7 V2.5 的事务。

字段 EVN-1—事件类型代码是可选的；如果存在，其值与字段 MSH-9—消息类型的第二个组分相同。

附录 D：PIX 和 PSA 的跨规范交互

当一个患者同步应用（Patient Synchronized Application）集成规范中的上下文档管理器角色与患者 ID 交叉索引集成规范中的一个患者 ID 交叉索引使用者同组时，患者 ID 必须能以一致的方式被两个角色获得。本附录提供了必要的映射规则。

患者 ID 交叉索引（PIX，Patient Identifier Cross-Referencing）集成规范定义了一个患者 ID 域的患者 ID 对其他患者 ID 域中的别名的一般目的的映射。此映射的目的是在所有需要跨患者 ID 域之间事务中的患者标识的 IHE 系统之间使用。PIX 集成规范依赖于 HL7 V2 事务。

患者同步应用集成规范依赖于 HL7 CCOW，CCOW 面对一个相似的需求，在其体系架构中定义了一个患者映射 API。对 CCOW 患者映射代理（CCOW Patient Mapping Agent）API 的 HTTP 技术映射支持其在一个网络界面上的操作，这样产生了对 HL7 V2 消息的一个替代。

由于 IHE 努力避免在其集成规范中包含性质相反但功能上等同的变量，它决定对患者 ID 交叉索引集成规范使用 HL7 V2 ADT 消息。因此，患者同步（基于 CCOW）集成规范和患者 ID 交叉索引集成规范的结合使用要求 IHE 上下文档管理器角色使用 PIX 集成规范的服务。为此，患者 ID 交叉索引使用者角色与患者 ID 交叉索引管理器角色之间的通讯可作为 CCOW 患者映射代理的一个替代操作。在下面的图 D-1 中，它以围绕患者 ID 交叉索引管理器和患者 ID 交叉索引使用者角色的虚线椭圆形表示。结果，在患者 ID 交叉索引使用者角色的支持下，一个上下文档管理器方案很可能会捆绑一个实施 PIX 查询的 PMA 代理应用。

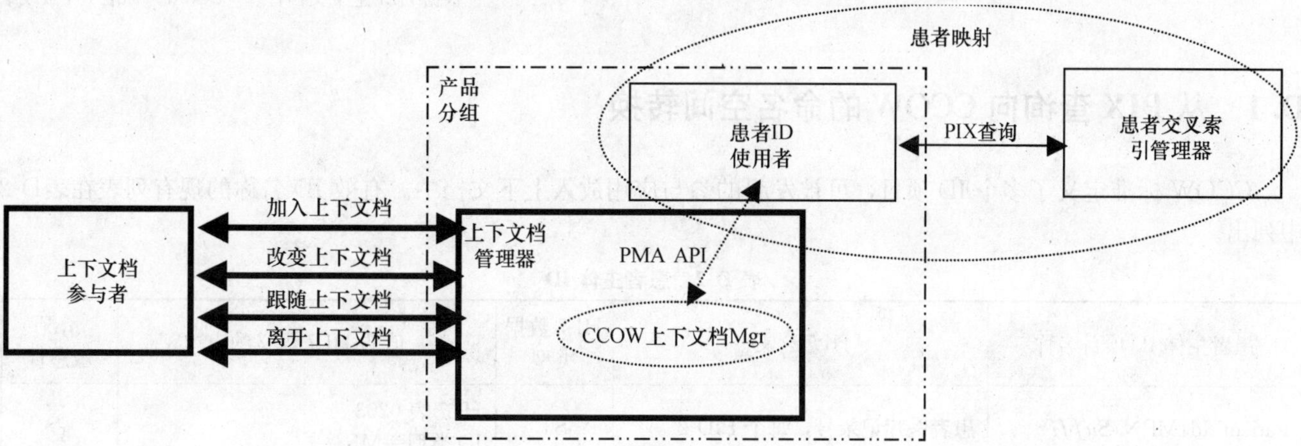

图 D-1　角色分组图

此附录提供了 CCOW 患者映射代理 API 方法到 PIX 集成规范中定义的 PIX 查询事务（HL7 V2 QBP^Q23/RSP^K23）的映射的定义。

表D-1指出了网络技术中实施的患者映射方法参数的定义。大多数变量与患者映射代理方法的标准操作相关，除了施加某些约束的项目名称（ItemNames）和项目值（ItemValues）之外不施加映射质询。第一个约束来自查询和应答的患者 ID 域到一个 CCOW 定义的姓名/值对的转换。第二个约束来自 CCOW 参与者应用能在上下文档中设置多个能检测的 ID，当这些 ID 表示多个患者时。通过进一步限制 IHE 上下文档参与者如何实施方法，IHE 已采取步骤来减轻这些问题。每个约束在下面的节中说明。

表 D-1 上下文档改变挂起

HTTP 请求消息		
变量名称	数据类型	注释
接口	字符串	“上下文档代理”
方法	字符串	“上下文档改变挂起”
代理票证	长整型	“－1”
上下文档管理器	字符串	请求患者 id 交叉索引的上下文档管理器的 URL
项目名称	字符串 []	一个或多个项目名称（例如 Patient. Id. IdList）
项目值	字符串 []	对应于项目名称 ID 的域的患者 ID
上下文档票证	长整型	待处理的上下文档改变事务的上下文档票证值
管理员签名	字符串	不是必需的
HTTP 确认消息		
代理票证	长整型	“－1”
项目名称	字符串 []	患者主体的有效项目名称见下表
项目值	字符串 []	项目值的任意约束见下表
上下文档票证	长整型	返回请求中提供的值
代理签名	字符串	不是必需的
决定	字符串	“有效”或“无效”
原因	字符串	如果映射无效，原因的文字说明

根据 HL7 上下文档管理“CCOW”标准 1.4 版改编

D.1 从 PIX 查询向 CCOW 的命名空间转换

CCOW 标准定义了多个 ID 项目，可被发起的参与应用放入上下文档中。有效 ID 名称的现有列表在表D-2 中列出。

表 D-2 患者主体 ID

患者主体 ID 项目名称	HL7 含义	HL7 数据类型	值的 HL7 语义约束	情况敏感性
Patient. Id. MRN. *Suffix*	患者医疗记录号，每个 PID-2	ST	HL7 表 0203 ID 类型＝MR	否
Patient. Id. MPI	“患者主索引”中的患者 ID，每个 PID-2	ST	HL7 表 0203 ID 类型＝PT 或 PI（上下文档共享系统一致意见），分配权限表示 MPI 系统	否
Patient. Id. NationalIdNumber	患者国家 ID 号，每个 PID-2	ST	HL7 表 0203 ID 类型＝PT，分配权限表示对国家机构的一致意见	否
Patient. Id. IdList	一个患者的患者 ID 列表，每个 PID-3	CX	可以是 CX 项目值的重复集（HL7 上下文档管理“CCOW”标准的 1.7 节：主体数据定义文档），每个包含一个指示同一患者的 ID	否

根据 HL7 上下文档管理“CCOW”标准 1.4 版改编

IHE在ITI TF-2的上下文档改变事务中规定上下文档参与者角色使用Patient. Id. IdList项。目的是消除转换，因为Patient. Id. IdList值直接映射到PIX查询事务QPD-3。

按HL7 CCOW标准的要求，在ID项中使用Patient. Id. MRN. Suffix的应用将需要移至Patient. Id. IdList项中。

D.2 多ID处理

允许CCOW参与者应用填充可使用的多个患者ID。这意味着当一个用户在这些应用之一中选择一个患者时，以所选患者的多个ID填充上下文档。当CCOW患者映射代理（PMA）接受多个患者ID作为输入时，如果作为事务的一部分提供的多个ID标识了多个患者时，PMA有责任使患者映射无效，导致上下文档改变事务取消。

IHE PIX查询事务中定义的QPD段指定了一个单一ID，唯一标识了一个给定患者ID域的一个患者。在填充了多个ID的情况下，上下文档管理器可能必须处理对初始PIX查询事务的应答，以估计是否包括上下文档中的其他ID。如果如此，则不需要做进一步的处理。否则，将需要发起一个追加的PIX查询和结果处理。如果返回一个非空结果，表明ID唯一标识了给定域的另一患者，则上下文档管理器将假定决定字段中为“无效（invalid）”，且原因字段中为“多个患者ID”。

为了缓解这个状态，IHE规定，当一个患者ID交叉索引集成规范被上下文档管理器使用时，支持患者同步应用规范的所有上下文档参与者为每个患者仅设置一个ID。这意味着管理多个患者ID的那些应用的上下文档参与者将需要能配置在改变上下文档事务中传送给哪个ID项目。

附录 E：CX 数据类型在 PID-3—患者 ID 列表中的用法

Health Level Seven Standard（HL7）用数据类型 CX 来表示各种 ID，包括 PID 段的第三个字段中的患者 ID。在这里我们讨论在 IHE IT 基础架构中，在定义的消息的 PID-3—患者 ID 列表字段中将如何填充 CX 数据类型。

填充 PID-3—患者 ID 列表的元素需求有微小的变化，依赖于是什么角色发起了发送 PID 段的事务。如果患者 ID 交叉索引管理器是 PID 段的来源，其要求（特别是与填充分配权限子组分有关）比相反情况下的要求更为严格。

PID-3—患者 ID 列表允许 CX 数据类型多次出现。数据类型 CX 包含 8 个组分，如下表所示。这个结构允许对系统所知的每个 ID 的值和上下文档的表示。

表 E-1　HL7 数据类型 CX 的组分

组分	长度	数据类型	可选性	表	名称
1	15	ST	R		ID
2		ST	O		校验数字
3		ID	O	0061	标识所用校验数字机制的代码
4	227	HD	R		分配权限
5		ID	O	0203	ID 类型代码
6		HD	O		分配权限
7		DT	O		生效日期
8		DT	O		终止日期

根据 HL7 标准 2.5 版改编

每个 PID-3—患者 ID 列表至少在组分 1 中包含一个 ID 值，以及在组分 4 中包含一个分配权限。分配权限为 ID 明确地提供上下文档。通常在组分 5 中也提供一个 ID 类型代码，但这不是 IHE 的必需要求。其他组分是可选的，不在此讨论；关于更多信息，实施者可参考 HL7 版本 2.5。

数据类型 CX 的组分 1-ID 的数据类型是 ST。此数据类型允许最多 15 个字符[①]的自由文本值。

数据类型 CX 的组分 4—分配权限的数据类型是 HD。此数据类型包含 3 个组分，当在组分层实施时，成为组分 4 的子组分。对组分 4 的子组分的要求随角色变化。

E.1　患者 ID 交叉索引管理器角色需求

患者 ID 交叉索引管理器角色将访问患者 ID 的分配权限的所有内部和外部 ID 信息。

为了便于互操作，要求患者 ID 交叉索引管理器角色填充分配权限组分的**所有**子组分。这些子组分的用法在下面的例子中解释。

此需求应用于事务 ITI-9（PIX 查询）的应答部分和事务 ITI-10（PIX 更新通知）。

---

① 如 HL7 版本 2.5 中的实施。在版本 2.5 之前，HL7 不指定组分的长度。尽管 IHE-ITI 中的规范基于 HL7 版本 2.3.1 和 2.4，它们使用版本 2.5 提供的组分长度约束，以支持向前的兼容性。

表 E-2 PIX 管理器角色对 HL7 数据类型 CX 的使用

组分	子组分	长度	数据类型	可选性	表	名称	条件
1		15	ST	R		ID	
2			ST	O		校验数字	
3			ID	O	0061	标识所用校验数字 shceme 的代码	
4		227	HD	R		分配权限	子组分 1 必须指向与子组分 2 和 3 相同的实体。
4	1	20	IS	R	0363	命名空间 ID	
4	2	199	ST	R		通用 ID	
4	3	6	ID	R	0301	通用 ID 类型	
5			ID	O	0203	ID 类型代码	
6			HD	O		分配部门	如果三个子组分全都填充，它们必须指向同一实体。
6	1		IS	O	0300	命名空间 ID	
6	2		ST	C		通用 ID	当且仅当子组分 3 填充时，填充此项。
6	3		ID	C	0301	通用 ID 类型	当且仅当子组分 2 填充时，填充此项。
7			DT	O		生效日期	
8			DT	O		终止日期	

IHE 规定患者 ID 交叉索引管理器角色必须填充组分 4 的全部 3 个子组分。应用以下规则：

组分 4 的子组分 1，**命名空间 ID**，数据类型为 IS。HL7 规定当患者 ID 字段有值时，此子组分中的值为取自用户定义表 0363 中的一个代码，**分配权限**。HL7 版本 2.5 提供了在各种不同的本地权限下分配权限的建议值，例如对于美国社会安全管理处为 **USSSA**。实施地点可为此表增加值，但为了互操作性，必须确保增加的值（和含义）对于所有通讯系统是一致的。

组分 4 的子组分 2，**通用 ID**，数据类型为 ST。此子组分包含一个来自已知的外部域或指定的内部域的值。域在子组分 3 中指定。

子组分 3，**通用 ID 类型**，数据类型为 ID。这个子组分包含一个取自 HL7 表 0301 的代码，**通用 ID 类型**。表 0301 包含各种已知的外部 ID 域的值，例如 **DNS**（Internet 带点的名称—Internet dotted name）和 **ISO**（国际标准组织对象标识—International Standards Organization Object Identifier，或 OID），及值 **L**、**M** 和 **N**，以允许内部 ID 域的使用。

子组分 1 必须指向与子组分 2 和 3 相同的实体。

E.2 其他角色需求

PID 段也可在其他 IHE 角色产生的消息中出现，包括患者 ID 交叉索引使用者和信息源角色。这些角色也必须填充分配权限。

然而，IHE 规定它们不需要全部填充分配权限的三个子组分。它们必须填充命名空间 ID（一个来自用户定义表的条目）或通用 ID 和通用 ID 类型（允许使用外部定义的标识机制）。

这个需求应用于事务 8（患者 ID 提供）、事务 ITI-9（PIX 查询）的查询部分以及其他填充 PID-3—患者 ID 列表的事务（除了 ITI-9 的应答部分和 ITI-10）。

表 E-3 其他 IHE 角色对 HL7 数据类型 CX 的使用

组分	子组分	长度	数据类型	可选性	表	名称	条件
1		15	ST	R		ID	
2			ST	O		校验数字	
3			ID	O	0061	标识所用的校验数字机制的代码	
4		227	HC	R		分配权限	如果三个子组分全都填充，它们必须指向同一实体。
4	1	20	IS	R	0363	命名空间 ID	如果子组分 2 和 3 未填充，则此项必须填充。
4	2	199	ST	R		通用 ID	如果子组分 1 未填充，则此项必须填充。 当且仅当子组分 3 填充时，填充此项。
4	3	6	ID	R	0301	通用 ID 类型	如果子组分 1 未填充，则此项必须填充。 当且仅当子组分 2 填充时，填充此项。
5			ID	O	0203	标识类型代码	
6			HD	O		分配部门	如果三个子组分全都填充，它们必须指向同一实体。
6	1		IS	O	0300	命名空间 ID	
6	2		ST	C		通用 ID	当且仅当子组分 3 填充时，填充此项。
6	3		ID	C	0301	通用 ID 类型	当且仅当子组分 2 填充时，填充此项。
7			DT	O		生效日期	
8			DT	O		终止日期	

组分 4 的子组分按上面对患者 ID 交叉索引管理器角色给出的方法来定义。如果三个子组分全都定义，子组分 1 必须指向与子组分 2 和 3 相同的实体。

E.3 使用示例

首都医学中心（Metropolitan Medical Center）治疗患者 Jane Smith，他有 3 个已知的标识。（对于这个例子，假定使用 HL7 V2 缺省分隔符：| 为字段分隔符，^为组分分隔符，～为重复分隔符，& 为子组分分隔符。）

E.3.1 源系统发送的数据

源系统提供数据给患者 ID 交叉索引管理器。这些数据在患者 ID 提供事务［ITI-8］或在对 PIX 查询的应答中发送。

- 患者 Smith 的社保号（Social Security number）是 999-99-4452。这个号码由美国社会安全管理处（U. S. Social Security Administration）分配。

  在登记时 ADT 系统发送社保号，在 PID-3—患者 ID 列表中的具体值像下面这样：

  999-99-4452^^^USSSA

  请注意只有分配权限的子组分 1 在此被赋值，而子组分 2 和 3 为空。
- 患者 Smith 的医疗记录号是 **9990-99497**。这个号码由首都医学中心分配，没有外部标识。首都医学中心将命名空间 ID **99MMC** 并入它分配的医疗记录号。

  在登记时 ADT 系统发送医疗记录号，在 PID-3—患者 ID 列表中的具体值像下面这样：

  999099497^^^99MMC

  请再次注意只有分配权限的子组分 1 在此被赋值。
- 患者 Smith 的医疗保险号是 **99998410**。这个号码由 MLH Life & Casualty Company 分配，它在互联网上的域名是 **www. mlhlifecasualty. com.** ①

  记账系统发送医疗保险号，在 PID-3—患者 ID 列表中的具体值像下面这样：

  99998410^^^&www. mlhlife. com&DNS

  请注意只有分配权限的子组分 2 和 3 在此被赋值。也要注意组分 4 中第三个子组分值 DNS 表示一个互联网域名。

E. 3. 2 患者 ID 交叉索引管理器中发送的数据

通过合并 HL7 版本 2.5 和对于首都医学中心的值 **99MMC** 及对于 MLH Life & Casualty② 的值 **99MLHLIFE**，患者 ID 交叉索引管理器实施 HL7 表 0363——分配权限。也包括对于社会安全管理处一个已知的 ISO 对象标识，**1. 2. mm. nnnnn. 555. 6666**③。

为了发送 PID-3—患者 ID 列表中的 ID，患者 ID 交叉索引管理器按下面构建和连接。

- 在第一个具体值中，社保号在第一个组分中发送，已知的内部和外部 SSN 分配权限值在第四个组分中发送。注意在组分 4 的第三个子组分中的值 **ISO** 表示一个 ISO 对象标识。

  999-99-4452^^^USSSA&1. 2. mm. nnnnn. 555. 6666&ISO
- 在第二个具体值中，医疗保险号在第一个组分中发送，已知的内部和外部保险号分配权限值在第四个组分中发送。

  99998410^^^99MLHLIFE&www. mlhlife. com&DNS
- 在第三个具体值中，医疗记录号在第一个组分中发送，已知的内部和外部 MRN 分配权限值在第四个组分中发送。注意 MRN 分配权限没有已知的外部值，因此 HIS 重复内部值作为一个外部值，且用组分 4 中第三个子组分中的值 **L** 表示一个本地分配值。

  999099497^^^99MMC&99MMC&L

在 PIX 更新通知事务［ITI-10］中发送所有值时，患者 ID 交叉索引管理器用重复分隔符连接这三个 PID-3—患者 ID 列表值。

|999994452^^^USSSA&1. 2. mm. nnnnn. 555. 6666&ISO~99998410^^^99A
BCLIFE&www. abclife. com&DNS~999099497^^^99MMC&99MMC&|

---

① 实施者应考虑 Internet 域标识（完全合格的域名（FQDNs）或 IPv4 或 IPv6 地址）易于改变的可能性，如同任意域标识一样。

② 这些代码前面的 99 在 HL7 中不强制使用，但反映了 HL7 版本 2.5 的第 7 章对于特定本地编码系统值指导的实际应用。

③ 这个 OID 是虚构的。这里应替换为 SSA 实际的 OID。

附录 F：暂时为空

附录 G：从放射基本安全到 ATNA 的转换

G.1 消息转换

通过不同的方法，IHE 临时消息能转换为同等的审计跟踪消息。一个方法是使用 XSLT。下面的 XSLT 是一个转换示例。它还没有经过全部真实世界消息的检验或核实，也不包括大量错误处理，但它的确把适当形式的 IHE 临时审计跟踪消息（Provisional audit trail messages）转换为 RFC-3881 格式。仅为教育目的提供。

```
<?xml version="1.0" encoding="UTF-8"?>
<xsl:stylesheet version="1.0" xmlns:xsl="http://www.w3.org/1999/XSL/Transform"
xmlns:xsi="http://www.w3.org/2001/XMLSchema-instance" xmlns:msxsl="urn:schemas-microsoft-
com:xslt" xmlns:js="javascript:code">
	<xsl:output method="xml" encoding="UTF-8"/>
	<msxsl:script language="JScript" implements-prefix="js"><![CDATA[
function encode64(i) // base 64 encoding
{
	var k = "ABCDEFGHIJKLMNOPQRSTUVWXYZabcdefghijklmnopqrstuvwxyz0123456789+/=";
	var o = "";
	var c1, c2, c3, e1, e2, e3, e4 = "";
	var l = 0;
	do
	{
		c1 = i.charCodeAt(l++);
		c2 = i.charCodeAt(l++);
		c3 = i.charCodeAt(l++);
		e1 = c1 >> 2;
		e2 = ((c1 & 3) << 4) | (c2 >> 4);
		e3 = ((c2 & 15) << 2) | (c3 >> 6);
		e4 = c3 & 63;
		if (isNaN(c2))
			e3 = e4 = 64;
		else if (isNaN(c3))
			e4 = 64;
		o = o + k.charAt(e1) + k.charAt(e2) + k.charAt(e3) + k.charAt(e4);
		c1 = c2 = c3 = e1 = e2 = e3 = e4 = "";
	}
	while (l < i.length);
	return o;
}
]]></msxsl:script>
	<xsl:template match="/IHEYr4">
		<AuditMessage>
			<xsl:attribute
name="xsi:noNamespaceSchemaLocation">http://www.xml.org/xml/schema/7f0d86bd/healthcare-security-
audit.xsd</xsl:attribute>
			<EventIdentification>
				<xsl:attribute name="EventDateTime"><xsl:value-of
select="TimeStamp"/></xsl:attribute>
				<xsl:apply-templates mode="EventIdentification"/>
			</EventIdentification>
			<xsl:apply-templates mode="ActiveParticipant"/>
			<xsl:apply-templates mode="AuditSourceIdentification"/>
			<xsl:apply-templates mode="ParticipantObjectIdentification"/>

	</AuditMessage>
</xsl:template>
<!-- ============================================= -->
<!-- EventIdentification                           -->
<!-- ============================================= -->
<xsl:template mode="EventIdentification" match="ActorConfig">
	<xsl:attribute name="EventActionCode"><xsl:value-of select="'E'"/></xsl:attribute>
	<xsl:attribute name="EventOutcomeIndicator"><xsl:value-of
```

```
select="0"/></xsl:attribute>
            <EventID>
                    <xsl:attribute name="code"><xsl:value-of
select="'ActorConfig'"/></xsl:attribute>
            </EventID>
            <xsl:apply-templates mode="EventTypeCode"/>
        </xsl:template>
        <xsl:template mode="EventIdentification" match="ActorStartStop">
            <xsl:attribute name="EventActionCode"><xsl:value-of select="'E'"/></xsl:attribute>
            <xsl:attribute name="EventOutcomeIndicator"><xsl:value-of
select="0"/></xsl:attribute>
            <EventID>
                    <xsl:attribute name="code"><xsl:value-of
select="'ActorStartStop'"/></xsl:attribute>
            </EventID>
            <xsl:apply-templates mode="EventTypeCode"/>
        </xsl:template>
        <xsl:template mode="EventIdentification" match="AuditLogUsed">
            <xsl:attribute name="EventActionCode"><xsl:value-of select="'R'"/></xsl:attribute>
            <xsl:attribute name="EventOutcomeIndicator"><xsl:value-of
select="0"/></xsl:attribute>
            <EventID>
                    <xsl:attribute name="code"><xsl:value-of
select="'AuditLogUsed'"/></xsl:attribute>
            </EventID>
            <xsl:apply-templates mode="EventTypeCode"/>
        </xsl:template>
        <xsl:template mode="EventIdentification" match="BeginStoringInstances">
            <xsl:apply-templates mode="EventIdentification"
select="InstanceActionDescription"/>
            <xsl:attribute name="EventOutcomeIndicator"><xsl:value-of
select="0"/></xsl:attribute>
            <EventID>
                    <xsl:attribute name="code"><xsl:value-of
select="'BeginStoringInstances'"/></xsl:attribute>
            </EventID>
            <xsl:apply-templates mode="EventTypeCode"/>
        </xsl:template>
        <xsl:template mode="EventIdentification" match="DICOMInstancesDeleted">
            <xsl:apply-templates mode="EventIdentification" select="ObjectAction"/>
            <xsl:attribute name="EventOutcomeIndicator"><xsl:value-of
select="0"/></xsl:attribute>
            <EventID>
                    <xsl:attribute name="code"><xsl:value-of
select="'DICOMInstancesDeleted'"/></xsl:attribute>
            </EventID>
            <xsl:apply-templates mode="EventTypeCode"/>
        </xsl:template>
        <xsl:template mode="EventIdentification" match="DICOMInstancesUsed">
            <xsl:apply-templates mode="EventIdentification" select="ObjectAction"/>
            <xsl:attribute name="EventOutcomeIndicator"><xsl:value-of
select="0"/></xsl:attribute>
            <EventID>
                    <xsl:attribute name="code"><xsl:value-of
select="'DICOMInstancesUsed'"/></xsl:attribute>
            </EventID>
            <xsl:apply-templates mode="EventTypeCode"/>
        </xsl:template>
        <xsl:template mode="EventIdentification" match="DicomQuery">
            <xsl:attribute name="EventActionCode"><xsl:value-of select="'E'"/></xsl:attribute>
            <xsl:attribute name="EventOutcomeIndicator"><xsl:value-of
select="0"/></xsl:attribute>
            <EventID>
                    <xsl:attribute name="code"><xsl:value-of
select="'DICOMQuery'"/></xsl:attribute>
            </EventID>
        </xsl:template>
        <xsl:template mode="EventIdentification" match="Export">
            <xsl:attribute name="EventActionCode"><xsl:value-of select="'R'"/></xsl:attribute>
            <xsl:attribute name="EventOutcomeIndicator"><xsl:value-of
select="0"/></xsl:attribute>
            <EventID>
```

```
                <xsl:attribute name="code"><xsl:value-of
select="'Export'"/></xsl:attribute>
            </EventID>
        </xsl:template>
        <xsl:template mode="EventIdentification" match="Import">
            <xsl:attribute name="EventActionCode"><xsl:value-of select="'C'"/></xsl:attribute>
            <xsl:attribute name="EventOutcomeIndicator"><xsl:value-of
select="0"/></xsl:attribute>
            <EventID>
                <xsl:attribute name="code"><xsl:value-of
select="'Import'"/></xsl:attribute>
            </EventID>
        </xsl:template>
        <xsl:template mode="EventIdentification" match="InstanceActionDescription">
            <xsl:apply-templates mode="EventIdentification" select="ObjectAction"/>
        </xsl:template>
        <xsl:template mode="EventIdentification" match="InstancesSent">
            <xsl:apply-templates mode="EventIdentification"
select="InstanceActionDescription"/>
            <xsl:attribute name="EventOutcomeIndicator"><xsl:value-of
select="0"/></xsl:attribute>
            <EventID>
                <xsl:attribute name="code"><xsl:value-of
select="'InstancesSent'"/></xsl:attribute>
            </EventID>
            <xsl:apply-templates mode="EventTypeCode"/>
        </xsl:template>
        <xsl:template mode="EventIdentification" match="InstancesStored">
            <xsl:apply-templates mode="EventIdentification"
select="InstanceActionDescription"/>
            <xsl:attribute name="EventOutcomeIndicator"><xsl:value-of
select="0"/></xsl:attribute>
            <EventID>
                <xsl:attribute name="code"><xsl:value-of
select="'InstancesStored'"/></xsl:attribute>
            </EventID>
            <xsl:apply-templates mode="EventTypeCode"/>
        </xsl:template>
        <xsl:template mode="EventIdentification" match="NetworkEntry">
            <xsl:attribute name="EventActionCode"><xsl:value-of select="'E'"/></xsl:attribute>
            <xsl:attribute name="EventOutcomeIndicator"><xsl:value-of
select="0"/></xsl:attribute>
            <EventID>
                <xsl:attribute name="code"><xsl:value-of
select="'NetworkEntry'"/></xsl:attribute>
            </EventID>
            <xsl:apply-templates mode="EventTypeCode"/>
        </xsl:template>
        <xsl:template mode="EventIdentification" match="ObjectAction">
            <xsl:attribute name="EventActionCode"><xsl:choose><xsl:when test=". =
'Create'"><xsl:value-of select="'C'"/></xsl:when><xsl:when test=". = 'Access'"><xsl:value-of
select="'R'"/></xsl:when><xsl:when test=". = 'Modify'"><xsl:value-of
select="'U'"/></xsl:when><xsl:when test=". = 'Delete'"><xsl:value-of
select="'D'"/></xsl:when><xsl:otherwise><xsl:value-of
select="'E'"/></xsl:otherwise></xsl:choose></xsl:attribute>
        </xsl:template>
        <xsl:template mode="EventIdentification" match="OrderRecord">
            <xsl:apply-templates mode="EventIdentification" select="ObjectAction"/>
            <xsl:attribute name="EventOutcomeIndicator"><xsl:value-of
select="0"/></xsl:attribute>
            <EventID>
                <xsl:attribute name="code"><xsl:value-of
select="'OrderRecord'"/></xsl:attribute>
            </EventID>
        </xsl:template>
        <xsl:template mode="EventIdentification" match="PatientRecord">
            <xsl:apply-templates mode="EventIdentification" select="ObjectAction"/>
            <xsl:attribute name="EventOutcomeIndicator"><xsl:value-of
select="0"/></xsl:attribute>
            <EventID>
                <xsl:attribute name="code"><xsl:value-of
select="'PatientRecord'"/></xsl:attribute>
            </EventID>
```

```
        </xsl:template>
        <xsl:template mode="EventIdentification" match="ProcedureRecord">
                <xsl:apply-templates mode="EventIdentification" select="ObjectAction"/>
                <xsl:attribute name="EventOutcomeIndicator"><xsl:value-of
select="0"/></xsl:attribute>
                <EventID>
                        <xsl:attribute name="code"><xsl:value-of
select="'ProcerdureRecord'"/></xsl:attribute>
                </EventID>
        </xsl:template>
        <xsl:template mode="EventIdentification" match="SecurityAlert">
                <xsl:attribute name="EventActionCode"><xsl:value-of select="'E'"/></xsl:attribute>
                <xsl:attribute name="EventOutcomeIndicator"><xsl:value-of
select="0"/></xsl:attribute>
                <EventID>
                        <xsl:attribute name="code"><xsl:value-of
select="'SecurityAlert'"/></xsl:attribute>
                </EventID>
                <xsl:apply-templates mode="EventTypeCode"/>
        </xsl:template>
        <xsl:template mode="EventIdentification" match="StudyDeleted">
                <xsl:apply-templates mode="EventIdentification" select="ObjectAction"/>
                <xsl:attribute name="EventOutcomeIndicator"><xsl:value-of
select="0"/></xsl:attribute>
                <EventID>
                        <xsl:attribute name="code"><xsl:value-of
select="'StudyDeleted'"/></xsl:attribute>
                </EventID>
                <xsl:apply-templates mode="EventTypeCode"/>
        </xsl:template>
        <xsl:template mode="EventIdentification" match="UserAuthenticated">
                <xsl:attribute name="EventActionCode"><xsl:value-of select="'E'"/></xsl:attribute>
                <xsl:attribute name="EventOutcomeIndicator"><xsl:value-of
select="0"/></xsl:attribute>
                <EventID>
                        <xsl:attribute name="code"><xsl:value-of
select="'UserAuthenticated'"/></xsl:attribute>
                </EventID>
                <xsl:apply-templates mode="EventTypeCode"/>
        </xsl:template>
        <xsl:template mode="EventIdentification" match="*"/>
        <!-- ============================================ -->
        <!-- EventIdentification / EventTypeCode         -->
        <!-- ============================================ -->
        <xsl:template mode="EventTypeCode" match="Action">
                <EventTypeCode>
                        <xsl:attribute name="code"><xsl:value-of select="."/></xsl:attribute>
                </EventTypeCode>
        </xsl:template>
        <xsl:template mode="EventTypeCode" match="AlertType">
                <EventTypeCode>
                        <xsl:attribute name="code"><xsl:value-of select="."/></xsl:attribute>
                </EventTypeCode>
        </xsl:template>
        <xsl:template mode="EventTypeCode" match="ApplicationAction">
                <EventTypeCode>
                        <xsl:attribute name="code"><xsl:value-of select="."/></xsl:attribute>
                </EventTypeCode>
        </xsl:template>
        <xsl:template mode="EventTypeCode" match="ConfigType">
                <EventTypeCode>
                        <xsl:attribute name="code"><xsl:value-of select="."/></xsl:attribute>
                </EventTypeCode>
        </xsl:template>
        <xsl:template mode="EventTypeCode" match="MachineAction">
                <EventTypeCode>
                        <xsl:attribute name="code"><xsl:value-of select="."/></xsl:attribute>
                </EventTypeCode>
        </xsl:template>
        <xsl:template mode="EventTypeCode" match="*"/>
        <!-- ============================================ -->
        <!-- Active Participant                          -->
```

```
      <!-- ========================================== -->
      <xsl:template mode="ActiveParticipant" match="ActorConfig">
            <xsl:apply-templates mode="ActiveParticipant"/>
      </xsl:template>
      <xsl:template mode="ActiveParticipant" match="ActorName">
            <ActiveParticipant>
                  <xsl:attribute name="UserID"><xsl:value-of select="."/></xsl:attribute>
                  <xsl:attribute name="UserIsRequestor"><xsl:value-of
select="false()"/></xsl:attribute>
            </ActiveParticipant>
      </xsl:template>
      <xsl:template mode="ActiveParticipant" match="ActorStartStop">
            <xsl:apply-templates mode="ActiveParticipant"/>
      </xsl:template>
      <xsl:template mode="ActiveParticipant" match="AET">
            <xsl:attribute name="AlternativeUserID"><xsl:value-of select="."/></xsl:attribute>
      </xsl:template>
      <xsl:template mode="ActiveParticipant" match="AuditLogUsed">
            <xsl:apply-templates mode="ActiveParticipant"/>
      </xsl:template>
      <xsl:template mode="ActiveParticipant" match="BeginStoringInstances">
            <xsl:apply-templates mode="ActiveParticipant"/>
      </xsl:template>
      <xsl:template mode="ActiveParticipant" match="Destination">
            <xsl:apply-templates mode="ActiveParticipant"/>
      </xsl:template>
      <xsl:template mode="ActiveParticipant" match="DICOMInstancesDeleted">
            <xsl:apply-templates mode="ActiveParticipant"/>
      </xsl:template>
      <xsl:template mode="ActiveParticipant" match="DICOMInstancesUsed">
            <xsl:apply-templates mode="ActiveParticipant"/>
      </xsl:template>
      <xsl:template mode="ActiveParticipant" match="DicomQuery">
            <xsl:apply-templates mode="ActiveParticipant"/>
      </xsl:template>
      <xsl:template mode="ActiveParticipant" match="Export">
            <xsl:apply-templates mode="ActiveParticipant"/>
      </xsl:template>
      <xsl:template mode="ActiveParticipant" match="Hname">
            <xsl:attribute name="UserName"><xsl:value-of select="."/></xsl:attribute>
      </xsl:template>
      <xsl:template mode="ActiveParticipant" match="Import">
            <xsl:apply-templates mode="ActiveParticipant"/>
      </xsl:template>
      <xsl:template mode="ActiveParticipant" match="InstanceActionDescription">
            <xsl:apply-templates mode="ActiveParticipant"/>
      </xsl:template>
      <xsl:template mode="ActiveParticipant" match="InstancesSent">
            <xsl:apply-templates mode="ActiveParticipant"/>
      </xsl:template>
      <xsl:template mode="ActiveParticipant" match="InstancesStored">
            <ActiveParticipant>
                  <xsl:apply-templates mode="ActiveParticipant" select="RemoteNode"/>
                  <xsl:attribute name="UserIsRequestor"><xsl:value-of
select="true()"/></xsl:attribute>
            </ActiveParticipant>
      </xsl:template>
      <xsl:template mode="ActiveParticipant" match="IP">
            <xsl:attribute name="UserID"><xsl:value-of select="'node'"/></xsl:attribute>
            <xsl:attribute name="NetworkAccessPointID"><xsl:value-of
select="."/></xsl:attribute>
            <xsl:attribute name="NetworkAccessPointTypeCode"><xsl:value-of
select="2"/></xsl:attribute>
      </xsl:template>
      <xsl:template mode="ActiveParticipant" match="LocalPrinter">
            <ActiveParticipant>
                  <xsl:attribute name="UserID"><xsl:value-of select="."/></xsl:attribute>
                  <xsl:attribute name="UserIsRequestor"><xsl:value-of
select="false()"/></xsl:attribute>
                  <RoleIDCode>
                        <xsl:attribute name="code"><xsl:value-of
select="'Printer'"/></xsl:attribute>
```

```
                </RoleIDCode>
            </ActiveParticipant>
        </xsl:template>
        <xsl:template mode="ActiveParticipant" match="LocalUser">
            <xsl:attribute name="UserID"><xsl:value-of select="."/></xsl:attribute>
        </xsl:template>
        <xsl:template mode="ActiveParticipant" match="LocalUsername">
            <ActiveParticipant>
                <xsl:attribute name="UserID"><xsl:value-of select="."/></xsl:attribute>
                <xsl:attribute name="UserIsRequestor"><xsl:value-of
select="true()"/></xsl:attribute>
            </ActiveParticipant>
        </xsl:template>
        <xsl:template mode="ActiveParticipant" match="MediaID">
            <ActiveParticipant>
                <xsl:attribute name="UserID"><xsl:value-of select="."/></xsl:attribute>
                <xsl:attribute name="UserIsRequestor"><xsl:value-of
select="false()"/></xsl:attribute>
                <xsl:apply-templates mode="ActiveParticipantRoleIDCode"
select="../MediaType"/>
            </ActiveParticipant>
        </xsl:template>
        <xsl:template mode="ActiveParticipant" match="NetworkEntry">
            <ActiveParticipant>
                <xsl:attribute name="UserID"><xsl:value-of
select="../Host"/></xsl:attribute>
                <xsl:attribute name="UserIsRequestor"><xsl:value-of
select="false()"/></xsl:attribute>
            </ActiveParticipant>
        </xsl:template>
        <xsl:template mode="ActiveParticipant" match="Node">
            <ActiveParticipant>
                <xsl:apply-templates mode="ActiveParticipant"/>
                <xsl:attribute name="UserIsRequestor"><xsl:value-of
select="false()"/></xsl:attribute>
            </ActiveParticipant>
        </xsl:template>
        <xsl:template mode="ActiveParticipant" match="OrderRecord">
            <xsl:apply-templates mode="ActiveParticipant"/>
        </xsl:template>
        <xsl:template mode="ActiveParticipant" match="PatientRecord">
            <xsl:apply-templates mode="ActiveParticipant"/>
        </xsl:template>
        <xsl:template mode="ActiveParticipant" match="ProcedureRecord">
            <xsl:apply-templates mode="ActiveParticipant"/>
        </xsl:template>
        <xsl:template mode="ActiveParticipant" match="RemoteNode">
            <xsl:apply-templates mode="ActiveParticipant"/>
        </xsl:template>
        <xsl:template mode="ActiveParticipant" match="Requestor">
            <ActiveParticipant>
                <xsl:apply-templates mode="ActiveParticipant"/>
                <xsl:attribute name="UserIsRequestor"><xsl:value-of
select="true()"/></xsl:attribute>
            </ActiveParticipant>
        </xsl:template>
        <xsl:template mode="ActiveParticipant" match="RNode">
            <ActiveParticipant>
                <xsl:apply-templates mode="ActiveParticipant"/>
                <xsl:attribute name="UserIsRequestor"><xsl:value-of
select="false()"/></xsl:attribute>
            </ActiveParticipant>
        </xsl:template>
        <xsl:template mode="ActiveParticipant" match="SecurityAlert">
            <xsl:apply-templates mode="ActiveParticipant"/>
            <ActiveParticipant>
                <xsl:attribute name="UserID"><xsl:value-of
select="../Host"/></xsl:attribute>
                <xsl:attribute name="UserIsRequestor"><xsl:value-of
select="false()"/></xsl:attribute>
            </ActiveParticipant>
        </xsl:template>
```

```
    <xsl:template mode="ActiveParticipant" match="StudyDeleted">
        <xsl:apply-templates mode="ActiveParticipant"/>
    </xsl:template>
    <xsl:template mode="ActiveParticipant" match="User">
        <ActiveParticipant>
            <xsl:apply-templates mode="ActiveParticipant"/>
            <xsl:attribute name="UserIsRequestor"><xsl:value-of
select="true()"/></xsl:attribute>
        </ActiveParticipant>
    </xsl:template>
    <xsl:template mode="ActiveParticipant" match="UserAuthenticated">
        <xsl:apply-templates mode="ActiveParticipant"/>
    </xsl:template>
    <xsl:template mode="ActiveParticipant" match="*"/>
    <!-- ========================================== -->
    <!-- Active Participant / RoleIDCode            -->
    <!-- ========================================== -->
    <xsl:template mode="ActiveParticipantRoleIDCode" match="MediaType">
        <RoleIDCode>
            <xsl:attribute name="code"><xsl:value-of select="."/></xsl:attribute>
        </RoleIDCode>
    </xsl:template>
    <xsl:template mode="ActiveParticipantRoleIDCode" match="*"/>
    <!-- ========================================== -->
    <!-- AuditSourceIdentification                  -->
    <!-- ========================================== -->
    <xsl:template mode="AuditSourceIdentification" match="Host">
        <AuditSourceIdentification>
            <xsl:attribute name="AuditSourceID"><xsl:value-of
select="."/></xsl:attribute>
        </AuditSourceIdentification>
    </xsl:template>
    <xsl:template mode="AuditSourceIdentification" match="*"/>
    <!-- ========================================== -->
    <!-- ParticipantObjectIdentification            -->
    <!-- ========================================== -->
    <xsl:template mode="ParticipantObjectIdentification" match="BeginStoringInstances">
        <xsl:apply-templates mode="ParticipantObjectIdentification"/>
    </xsl:template>
    <xsl:template mode="ParticipantObjectIdentification" match="DICOMInstancesDeleted">
        <xsl:apply-templates mode="ParticipantObjectIdentification"/>
    </xsl:template>
    <xsl:template mode="ParticipantObjectIdentification" match="DICOMInstancesUsed">
        <xsl:apply-templates mode="ParticipantObjectIdentification"/>
    </xsl:template>
    <xsl:template mode="ParticipantObjectIdentification" match="DicomQuery">
        <ParticipantObjectIdentification>
            <xsl:attribute name="ParticipantObjectTypeCode"><xsl:value-of
select="2"/></xsl:attribute>
            <xsl:attribute name="ParticipantObjectTypeCodeRole"><xsl:value-of
select="3"/></xsl:attribute>
            <xsl:attribute name="ParticipantObjectID"><xsl:value-of
select="CUID"/></xsl:attribute>
            <ParticipantObjectIDTypeCode>
                <xsl:attribute name="code"><xsl:value-of
select="'2'"/></xsl:attribute>
            </ParticipantObjectIDTypeCode>
            <xsl:apply-templates mode="ParticipantObjectQuery" select="Keys"/>
            <xsl:apply-templates mode="ParticipantObjectDetail" select="SyntaxUID"/>
        </ParticipantObjectIdentification>
    </xsl:template>
    <xsl:template mode="ParticipantObjectIdentification" match="Export">
        <xsl:apply-templates mode="ParticipantObjectIdentification"/>
    </xsl:template>
    <xsl:template mode="ParticipantObjectIdentification" match="Import">
        <xsl:apply-templates mode="ParticipantObjectIdentification"/>
    </xsl:template>
    <xsl:template mode="ParticipantObjectIdentification" match="InstanceActionDescription">
        <xsl:apply-templates mode="ParticipantObjectIdentification"/>
    </xsl:template>
    <xsl:template mode="ParticipantObjectIdentification" match="InstancesSent">
        <xsl:apply-templates mode="ParticipantObjectIdentification"/>
```

```
        </xsl:template>
        <xsl:template mode="ParticipantObjectIdentification" match="InstancesStored">
                <xsl:apply-templates mode="ParticipantObjectIdentification"/>
        </xsl:template>
        <xsl:template mode="ParticipantObjectIdentification" match="OrderRecord">
                <xsl:apply-templates mode="ParticipantObjectIdentification"/>
        </xsl:template>
        <xsl:template mode="ParticipantObjectIdentification" match="Patient">
                <ParticipantObjectIdentification>
                        <xsl:apply-templates mode="ParticipantObjectIdentification"
select="PatientID"/>
                        <xsl:attribute name="ParticipantObjectTypeCode"><xsl:value-of
select="1"/></xsl:attribute>
                        <xsl:attribute name="ParticipantObjectTypeCodeRole"><xsl:value-of
select="1"/></xsl:attribute>
                        <ParticipantObjectIDTypeCode>
                                <xsl:attribute name="code"><xsl:value-of
select="'2'"/></xsl:attribute>
                        </ParticipantObjectIDTypeCode>
                        <xsl:apply-templates mode="ParticipantObjectIdentification"
select="PatientName"/>
                        <xsl:apply-templates mode="ParticipantObjectDetail" select="../SUID"/>
                </ParticipantObjectIdentification>
                <xsl:apply-templates mode="ParticipantObjectIdentification" select="SUID"/>
        </xsl:template>
        <xsl:template mode="ParticipantObjectIdentification" match="PatientID">
                <xsl:attribute name="ParticipantObjectID"><xsl:value-of
select="."/></xsl:attribute>
        </xsl:template>
        <xsl:template mode="ParticipantObjectIdentification" match="PatientName">
                <ParticipantObjectName>
                        <xsl:value-of select="."/>
                </ParticipantObjectName>
        </xsl:template>
        <xsl:template mode="ParticipantObjectIdentification" match="PatientRecord">
                <xsl:apply-templates mode="ParticipantObjectIdentification"/>
        </xsl:template>
        <xsl:template mode="ParticipantObjectIdentification" match="ProcedureRecord">
                <xsl:apply-templates mode="ParticipantObjectIdentification"/>
        </xsl:template>
        <xsl:template mode="ParticipantObjectIdentification" match="SecurityAlert">
                <ParticipantObjectIdentification>
                        <xsl:attribute name="ParticipantObjectID"><xsl:value-of
select="../Host"/></xsl:attribute>
                        <xsl:attribute name="ParticipantObjectTypeCode"><xsl:value-of
select="2"/></xsl:attribute>
                        <xsl:attribute name="ParticipantObjectTypeCodeRole"><xsl:value-of
select="13"/></xsl:attribute>
                        <ParticipantObjectIDTypeCode>
                                <xsl:attribute name="code"><xsl:value-of
select="12"/></xsl:attribute>
                        </ParticipantObjectIDTypeCode>
                        <xsl:apply-templates mode="ParticipantObjectDetail" select="Description"/>
                </ParticipantObjectIdentification>
        </xsl:template>
        <xsl:template mode="ParticipantObjectIdentification" match="StudyDeleted">
                <xsl:apply-templates mode="ParticipantObjectIdentification"/>
        </xsl:template>
        <xsl:template mode="ParticipantObjectIdentification" match="SUID">
                <ParticipantObjectIdentification>
                        <xsl:attribute name="ParticipantObjectID"><xsl:value-of
select="."/></xsl:attribute>
                        <xsl:attribute name="ParticipantObjectTypeCode"><xsl:value-of
select="2"/></xsl:attribute>
                        <xsl:attribute name="ParticipantObjectTypeCodeRole"><xsl:value-of
select="3"/></xsl:attribute>
                        <ParticipantObjectIDTypeCode>
                                <xsl:attribute name="code"><xsl:value-of
select="'9'"/></xsl:attribute>
                        </ParticipantObjectIDTypeCode>
                        <xsl:apply-templates mode="ParticipantObjectDetail"
select="../AccessionNumber"/>
```

```
                    <xsl:apply-templates mode="ParticipantObjectDetail" select="../CUID"/>
                    <xsl:apply-templates mode="ParticipantObjectDetail"
select="../FillerOrderNumber"/>
                    <xsl:apply-templates mode="ParticipantObjectDetail"
select="../NumberOfInstances"/>
                    <xsl:apply-templates mode="ParticipantObjectDetail" select="../MPPSUID"/>
                    <xsl:apply-templates mode="ParticipantObjectDetail"
select="../PlacerOrderNumber"/>
            </ParticipantObjectIdentification>
        </xsl:template>
        <xsl:template mode="ParticipantObjectIdentification" match="*"/>
        <!-- ========================================================== -->
        <!-- ParticipantObjectIdentification / ParticipantObjectDetail -->
        <!-- ========================================================== -->
        <xsl:template mode="ParticipantObjectDetail" match="AccessionNumber">
            <ParticipantObjectDetail>
                    <xsl:attribute name="type"><xsl:value-of
select="'AccessionNumber'"/></xsl:attribute>
                    <xsl:attribute name="value"><xsl:value-of
select="js:encode64(string(.))"/></xsl:attribute>
            </ParticipantObjectDetail>
        </xsl:template>
        <xsl:template mode="ParticipantObjectDetail" match="CUID">
            <ParticipantObjectDetail>
                    <xsl:attribute name="type"><xsl:value-of
select="'ContainsSOPClass'"/></xsl:attribute>
                    <xsl:attribute name="value"><xsl:value-of
select="js:encode64(string(.))"/></xsl:attribute>
            </ParticipantObjectDetail>
        </xsl:template>
        <xsl:template mode="ParticipantObjectDetail" match="Description">
            <ParticipantObjectDetail>
                    <xsl:attribute name="type"><xsl:value-of
select="'Description'"/></xsl:attribute>
                    <xsl:attribute name="value"><xsl:value-of
select="js:encode64(string(.))"/></xsl:attribute>
            </ParticipantObjectDetail>
        </xsl:template>
        <xsl:template mode="ParticipantObjectDetail" match="FillerOrderNumber">
            <ParticipantObjectDetail>
                    <xsl:attribute name="type"><xsl:value-of
select="'FillerOrderNumber'"/></xsl:attribute>
                    <xsl:attribute name="value"><xsl:value-of
select="js:encode64(string(.))"/></xsl:attribute>
            </ParticipantObjectDetail>
        </xsl:template>
        <xsl:template mode="ParticipantObjectDetail" match="MPPSUID">
            <ParticipantObjectDetail>
                    <xsl:attribute name="type"><xsl:value-of
select="'ContainsMPPS'"/></xsl:attribute>
                    <xsl:attribute name="value"><xsl:value-of
select="js:encode64(string(.))"/></xsl:attribute>
            </ParticipantObjectDetail>
        </xsl:template>
        <xsl:template mode="ParticipantObjectDetail" match="NumberOfInstances">
            <ParticipantObjectDetail>
                    <xsl:attribute name="type"><xsl:value-of
select="'NumberOfInstances'"/></xsl:attribute>
                    <xsl:attribute name="value"><xsl:value-of
select="js:encode64(string(.))"/></xsl:attribute>
            </ParticipantObjectDetail>
        </xsl:template>
        <xsl:template mode="ParticipantObjectDetail" match="PlacerOrderNumber">
            <ParticipantObjectDetail>
                    <xsl:attribute name="type"><xsl:value-of
select="'PlacerOrderNumber'"/></xsl:attribute>
                    <xsl:attribute name="value"><xsl:value-of
select="js:encode64(string(.))"/></xsl:attribute>
            </ParticipantObjectDetail>
        </xsl:template>
        <xsl:template mode="ParticipantObjectDetail" match="SUID">
            <ParticipantObjectDetail>
```

```
                        <xsl:attribute name="type"><xsl:value-of
select="'ContainsSOPInstances'"/></xsl:attribute>
                        <xsl:attribute name="value"><xsl:value-of
select="js:encode64(string(.))"/></xsl:attribute>
                </ParticipantObjectDetail>
        </xsl:template>
        <xsl:template mode="ParticipantObjectDetail" match="SyntaxUID">
                <ParticipantObjectDetail>
                        <xsl:attribute name="type"><xsl:value-of
select="'TransferSyntax'"/></xsl:attribute>
                        <xsl:attribute name="value"><xsl:value-of
select="js:encode64(string(.))"/></xsl:attribute>
                </ParticipantObjectDetail>
        </xsl:template>
        <xsl:template mode="ParticipantObjectDetail" match="*"/>
        <!-- ============================================================ -->
        <!-- ParticipantObjectIdentification / ParticipantObjectQuery  -->
        <!-- ============================================================ -->
        <xsl:template mode="ParticipantObjectQuery" match="Keys">
                <ParticipantObjectQuery>
                        <xsl:value-of select="."/>
                </ParticipantObjectQuery>
        </xsl:template>
        <xsl:template mode="ParticipantObjectQuery" match="*"/>
        <!-- ============================================= -->
        <!-- Discard everything else                       -->
        <!-- ============================================= -->
        <xsl:template match="*"/>
</xsl:stylesheet>
```

附录 H：必需的登记初始化和 Schema

H.1　初始化

一个标准 ebXML Registry 必须以关键字分类机制（key Classification Schemes）和对象类型来初始化，以支持 XDS。可以用 ebXML Registry 提交对象请求（ebXML Registry SubmitObjectsRequest）执行此初始化。它包括：

- 外部 ID 的定义所基于的分类机制。
- 对象类型分类机制（ObjectType ClassificationScheme）的追加，引入一个锚定这些追加的通用 XDS 分类节点（XDS ClassificationNode）。可用的新 ClassificationNode 是：XDSDocumentEntry、XDSDocumentEntryStub、XDSFolder。XDSSubmissionSet. XDSDocumentEntry 和 XDSDocumentEntryStub 被用作在外部对象中创建 XDS 特定对象类型的新对象类型。XDSFolder 和 XDSSubmissionSet 被用来分类 RegistryPackage 对象，把它们标记为 XDS Folder 或 XDS SubmissionSets。
- 支持属性编码的外部分类机制。

此初始化包括对这些定义的 UUID 分配。这些预分配的 UUID 将在实施 XDS 时使用。

H.2　Schema

为 XDS 定义了一个 XML Schema。

H.3　地址

这些资源可在 IHE 网站得到：
http：//www. ihe. net
选择资源标签（一个标签列在此页上端）
选择集成规范—增补信息
定位到 XDS 节

附录 I：相关域必需的初始化

此初始化支持登记处适配器（Registry Adaptor）的操作。以下信息必须由相关域管理器提供并载入登记处适配器。

支持第 3.14.4.1.2.11 节中的登记处适配器特定功能。信息如何载入登记处适配器或如何实施登记处适配器不在此规范中定义。

1. 被登记处索引的文档的可接受 mime 类型列表。

2. XDS 相关域的 PIX 域名（分配权限）。加到提交给登记处元数据中的患者 ID 必须来自这个 PIX 分配权限。

3. 登记处中通过 ebXML 外部分类表示的所有编码属性的可接受的值。包括 classCode，eventCode，confidentialityCode，healthCareFacilityTypeCode，XDS 文档的 formatCode，XDSSubmissionSet. code 和 XDSFolder. codeList.

附录 J：提交和查询结果示例

提交、查询和查询结果示例可在 IHE 网站中找到：

http：//www. ihe. net

选择资源标签（一个标签列在此页上端）

选择实施工具

定位到 XDS 节

附录 K：XDS 安全环境

此附录对 XDS 卷 1 规范（ITI TF-1：附录 H）中提供的摘要进行了扩展。

XDS 操作假定已经建立了一个适当安全和保密的环境。几乎所有相关威胁将被 XDS 事务之外的合约、策略和技术所管理。极少数影响 XDS 事务的威胁将被一般安全机制所管理，这些一般安全机制不是唯一针对 XDS 的。必须说明的威胁和安全对象在下面的第 1 和 2 节描述。其中仅有少数有 XDS 应用特有的问题。

第 3 节在合约和策略方面讨论了这些少数威胁和对象，建立合约和策略是为了创建一个合适的 XDS 环境。建立这些合约经常涉及业务合约讨论，它们是建立 XDS 相关组的一部分。这些合约是非常必要的，因为文档交换隐含着同意授权维护这些文档的安全以及提供必要的审计和记录保留工具的职责。

K. 1　安全环境

K. 1. 1　威胁

对总的 XDS 系统的特定威胁在下面列出。使用 ISO 17799 定义的公共标准命名法（Common Criteria nomenclature）来标识这些威胁。它们中的大多数能通过不唯一针对 XDS 及不要求任何特别 XDS 考虑的策略、程序和技术所缓解。许多缓解策略要求 XDS 相关组内的团体对关于它们如何一起工作有一致约定。

T. ADMIN _ ERROR　不适当的管理可能导致特定安全特征的失败。

T. ADMIN _ ROGUE　已授权的管理员的目的可能是恶意的，会导致 TSF 数据受危害。

T. AUDIT _ CORRUPT　通过耗尽审计存储容量，一个恶意过程或用户可能引起审计记录丢失或被修改，或阻止未来的记录被记录，以此掩盖一个攻击者的行为。

T. CONFIG _ CORRUPT　一个恶意过程或用户可能引起配置数据或其他可信数据丢失或被修改。

T. DISASTER　由于灾难（例如火灾、地震），系统或网络可能发生故障。

T. DOS　通过一个服务攻击的资源耗尽拒绝，一个恶意过程或用户可能堵塞其他系统资源。

T. EAVESDROP　一个恶意过程或用户可能拦截包内或外传输的数据。一些 XDS 环境不关心窃听泄露（eavesdrop exposure）。它们可以使用外部保护机制，例如物理网络安全或 VPNs 来反窃听。

T. HARDWARE　硬件可能发生故障。

T. IMPROPER _ INSTALLATION XDS　组分可能以一种破坏安全的方式被发送、安装或配置。

T. INSECURE _ START　重启可能导致操作系统状态不安全。

T. INTRUSION　恶意软件（例如病毒）可能被引入系统。

T. MASQUERADE　网络内一个机器的一个恶意过程或用户可能伪装成同一网络内另一个机器的实体。

T. OBJECTS _ NOT _ CLEAN　系统可能未充分删除不同用户使用的对象的数据，因此将信息释放给一个未授权的用户。这也包括在服务和维修期间与 PHI 交换硬盘。

T. POOR _ DESIGN　在 TOE 组分的需求规范、设计或开发时可能发生无意或有意的错误。

T. POOR _ IMPLEMENTATION　在实施 XDS 环境的设计过程中可能发生无意或有意的错误。

T. POOR _ TEST　由于未能说明 XDS 操作内的所有功能和交互是正确的，因而可能产生不正确的系统行为。

T. REPLAY　通过重放验证（或其他）信息，一个恶意过程或用户可能获取访问。

T. SPOOFING　一个敌对实体可能把自己伪装成 XDS 相关组的一部分，并与已授权的用户通讯，已授权的用户错误地认为它们在与已通过权限验证的成员通讯。

T. SYSACC　一个恶意过程或用户可能获取对管理员账号或其他可信人员账号的未授权的访问。

T. UNATTENDED _ SESSION 一个恶意过程或用户可能未经过授权而获取对无人管理的会话的访问。

T. UNAUTH _ ACCESS 可能会发生一个用户对数据未授权的访问。这包括通过用户与设备直接交互的访问、通过网络事务的访问和通过可移动的电子和打印介质的访问。

T. UNAUTH _ MODIFICATION 可能会发生对 XDS 属性和资源未授权的修改或使用。

T. UNDETECTED _ ACTIONS 可能发生 XDS 组分检测和记录未授权的行为失败。

T. UNIDENTIFIED _ ACTIONS 可能发生管理员对未授权的行为的识别和行动失败。

T. UNKNOWN _ STATE 由于 XDS 组分的失败，XDS 环境的安全可能是未知的。

T. USER _ CORRUPT 用户数据可能丢失或被其他用户篡改。

K. 1. 2 安全和保密策略

众多安全和保密规范已通过法律和法规建立。这是对创建个人机构策略的解释或扩展。这个装置将被安装在作为各种法律法规的主体的多种机构中。XDS 环境将为这些机构策略通用方面提供支持。XDS 安全机制必须提供执行的策略声明是：

P. ACCOUNT 系统用户对其在系统内的行为负责。

P. AUTHORIZATION 系统必须依照 TSPP 限制每个用户的能力范围。（见 P. PATIENT _ CARE）

P. AUTHORIZED _ USERS 只有那些已获得访问系统内信息授权的用户可以访问此系统。（见 P. PATIENT _ CARE）

P. CRYPTOGRAPHY 系统使用标准支持的密码技术（方法和实施），用于密钥管理（如密钥创建、访问、分发、销毁、处理和存储）和密码服务（如加密、解密、签名、散列函数确定、密钥交换和随机数字产生服务）。

P. DECLARATIVE _ SECURITY 系统允许管理员定义安全相关规则。示例包括定义访问控制策略和关键字过期限制。

P. I _ AND _ A 在访问受控制的资源（除了公共对象）之前，所有用户必须被标识和验证。

P. OBJECTAUTHORIZATION XDS 组分必须执行关于如何为受保护的对象建立授权的策略。这个策略决定了如何执行访问控制和其他策略。（通常认为它是 P. Authorization 的一部分，但在 XDS 上下文档中，把它当成一个单独的策略更有意义。）

P. PATIENT _ CARE 安全和保密措施不应妨碍患者的诊疗。特别是，当有必要提供患者诊疗时，应该有紧急通道机制以跨越安全检查。

P. SYSTEM _ INTEGRITY 系统必须有能力定期确认它的正确操作，并且在管理员、备份和存储操作员及服务人员的帮助下，它必须能从检测到的任意错误中恢复。

P. TRACE 执行安全和保密策略的主要方法是使用审计。XDS 组分必须有能力审查个人的行为。XDS 环境必须提供充分的审计信息给外部审计和监测系统，以允许其他系统对个人行为的审查。

P. TRUSTED _ RECOVERY 提供过程和/或机制，以确保在一个系统故障或其他不连接后、不获取保护折衷时能够恢复。

P. VULNERABILITY _ SEARCH XDS 环境必须经过对那些明显弱点之外的弱点的分析。

K. 1. 3 安全使用假定

XDS 环境的使用假定：

A. PHYSICAL 假定在域内为 IT 资产值和所存储、处理和传输的信息提供适当的物理安全。

A. AUDIT _ REVIEW 假定如果能实时接受来自 XDS 组分的审计信息，将有审计存储库和审阅服务。

A. OPERATION 假定网络、防火墙等被使用和维护，以满足适当的网络安全水平。

A. PERSONNEL 假定组织能确保 IT 用户和其他工作人员诚实/可信。

A. PKI 假定将有一个机构提供节点和用户验证所需的签署的凭证。密钥管理可能人工或自动完成，依赖于适当技术的可获得性。

K.2 安全性对象

本节定义了 XDS 环境的安全性对象。这些对象适合应对所有识别的威胁，包括所有识别的组织安全策略和假定。使用公共标准命名法。XDS Component 安全对象以名称前加“O.”来标识，环境对象以名称前加“OE.”来标识。

K.2.1 XDS 组分安全对象

O. ACCESS XDS 组分将确保只有已授权的用户才能对它和它所控制的其他资源进行访问。（见 O. EMERGENCY _ BYPASS）

O. ACCESS _ HISTORY XDS 组分将显示与以前尝试建立一个会话相关的信息（对已授权的用户）。

O. ADMIN _ ROLE XDS 组分将提供单独的管理员角色，以隔离管理行为。包括一个总管理员角色、一个备份和恢复操作员角色、一个密码管理员角色和一个服务人员角色。可定义另外的角色。这些角色统一被称为管理员。

O. ADMIN _ TRAINED XDS 组分将为已授权的管理员提供必要的安全管理和操作信息。

O. AUDIT _ GENERATION XDS 组分将提供检测和创建与用户有关的安全和保密事件的记录的功能。XDS 组分会把此信息可靠地传送给中心审计存储库，并提供事件的可靠的本地存储，直到中心审计存储库已确认接收。（见 OE. AUDIT _ REVIEW）

O. AUDIT _ PROTECTION 每个 XDS 组分会提供对控制范围内的审计信息的保护功能。

O. AUDIT _ REVIEW 如果一个外部中心审计存储库不是环境的一部分，组分将被配置为提供分析和选择性地查阅审计信息的有限功能。（见 OE. AUDIT _ REVIEW）

O. CONFIG _ MGMT 对组分和它的开发证据的所有改变将被追踪记录和控制。

O. DECLARATIVE _ SECURITY 组分将允许已授权的管理员定义安全功能和访问控制。

O. DISASTER _ RECOVERY 组分应允许已授权的管理员执行电子数据的备份和恢复，及设备操作的快速配置和再配置。此外，TOE 应支持管理程序，来恢复灾难后的操作，灾难可能是部分医院操作的实际毁坏，替代的临时系统将就位。

O. DISCRETIONARY _ ACCESS 基于用户和用户的角色行为的标识，组分将控制对资源的访问。（见 O. EMERGENCY _ BYPASS）

O. DISCRETIONARY _ USER _ CONTROL 组分将允许已授权的用户指定哪些用户和用户组可能要访问哪些资源。（见 O. EMERGENCY _ BYPASS）

O. EMERGENCY _ BYPASS XDS 组分应允许在一个呈报的医疗急诊期间访问任意的安全数据。

O. ENCRYPTED _ CHANNEL 基于环境策略，加密可能被用于提供受保护的数据在公共网络上传送的保密性。

O. INSTALL XDS 组分将有适当的安装指导，以安装手册和培训的形式给予，从而建立和维护组分安全性。

O. INTRUSION _ DETECTION XDS 组分将确保恶意软件（例如病毒）的入侵能被检测。

O. MANAGE XDS 组分将提供所有必要的功能和工具，以支持已授权的管理员管理 TOE 安全。

O. PROTECT XDS 组分将提供保护用户数据和资源的方法。

O. RECOVERY 将提供程序和/或机制，以确保在没有保护折衷时获得恢复，比如从系统故障或连接失败中恢复。

O. REMOTE _ SERVICE XDS 组分将提供远程服务的方法，而不牺牲安全性或保密性策略。

O. RESIDUAL _ INFORMATION XDS 组分将确保当一个受保护的资源被重新分配时资源里的所有信息

不被释放。在服务和维修期间永久介质（如硬盘）上的信息将是安全的。

O. RESOURCE _ SHARING 用户将不妨碍其他用户访问资源。

O. SELF _ PROTECTION 每个 XDS 组分将在自己的执行中维护一个域，保护自身和它的资源免于外部干扰、篡改或未批准的泄露。

O. TRAINED _ USERS XDS 环境为已授权的用户提供安全操作的必要的指导。

O. TRUSTED _ PATH TOE 将提供一个方法来确保用户不与那些伪装成 TOE 的实体通讯。这包括实体验证。（见 O. USER _ AUTHENTICATION.）

O. TRUSTED _ SYSTEM _ OPERATION XDS 组分将以维护安全的方式运行。

O. USER _ AUTHENTICATION XDS 组分将核实交互的用户的声明的身份。（见 O. ENTITY _ AUTHENTICATION.）

O. USER _ IDENTIFICATION XDS 组分将唯一标识交互的用户。

K. 2. 2 环境安全对象

OE. PHYSICAL 对于 XDS 环境所保护的 IT 资产值和存储、处理和传送的信息值，将在域内提供物理安全。

OE. AUDIT _ REVIEW 可能提供一个审计存储库和审阅服务，能实时地接受来自 XDS 环境的审计信息。这个部门将提供审查和分析功能。（见 O. AUDIT _ GENERATION，O. AUDIT _ REVIEW）

OE. OPERATION 网络、防火墙等被使用和维护，以满足适当的网络安全水平。

OE. PERSONNEL 确保 IT 用户和其他工作人员诚实/可信。

OE. PKI 有一个部门提供节点和用户验证所需签署的凭证。

K. 3 功能环境

XDS 能被建模为有四个不同的组织，每个组织有不同的功能职责，组织之间有被委托的职责关系。在一些配置中，一个组织对两个或多个职能负责，这使委托比较容易。本节讨论了必须解决的主要范围。

这四个职能是：

创建者（Creator）—这个职能组织已创建了 PHI，并对患者和其他人负有法律上的责任，提供医疗服务，保护数据。

文档库（Repository）—这个职能组织负责为阅读者提供对持久文档的访问。创建者已委托文档库负责对 PHI 子集提供充分保护。这个子集被称为文档。

登记处（Registry）—这个职能组织负责为阅读者提供查询服务。创建者已委托登记处负责对 PHI 子集提供充分保护。这个子集被称为元数据。

阅读者（Reader）—这个职能组织提供医疗服务，利用元数据和文档中包含的数据。

委托有三个层次的难度。

“轻微的（Trivial）”委托是对于实施威胁缓解不是必需的职责委托。在这种情况下，组织是否有相同的策略或缓解并不重要。例如，如果登记处提供了对威胁充分的缓解，它不需要关心阅读者的威胁相关策略。

“容易的（Easy）”委托是在两个组织有同等的策略情况下的委托。在这种情况下，发现这些策略是相同的且评估缓解策略是可接受的过程有一个最初的困难阶段。这导致简单的二值选择，认可还是不认可一个允许数据交换的业务关系。下面描述为“困难的”策略类除外，策略细节可能不同，但目标是十分一致的，即得到一个简单的业务决定。

对于“容易的”委托，IHE 事务必须对威胁提供充分的缓解，因此简单地基于对合作者策略和缓解的审查，可以得到交换数据的业务决定。这意味着一些 IHE 事务将会附加额外的安全需求。例如，可能需要加密以避免窃听的威胁。这些需求不是唯一针对 XDS 的，能够使用标准安全特征，例如 TLS 和 VPN 工具。这些需求可能完全不同于一个机构内平常的实际应用，因为环境不相同。

“困难的（Hard）”委托是两个组织有不同的策略或不一致/不兼容的缓解策略。当组织通常不一致赞同策略目标的细节以及策略经常改变的情况下，可能发生“困难的”委托：

P. Authorization—已授权的访问策略和已授权的修改策略常常是不同的，且常常可以改变。这些改变通常发生在一个细节水平，例如对一个特别患者信息的访问权限可能改变。这意味着有一个一致认同的机制来拖延改变，或接受不执行策略改变，或对数据交换有限制，以避免对易于改变的数据委托职责。

P. Account and P. trace—对责任和可追溯性的策略常常不同。这些策略不易于改变，但当这些策略不同时，常常难以协调委托。对于支持多个不同创建者组织的文档存储库和登记处职能来说，这是一个最为困难的问题。

P. ObjectAuthorization—关于创建和修改访问权限的策略通常是不同的。

此外，任意策略和威胁缓解可能被创建者、登记处或文档存储库决定为不可接受的。在仅有真实世界的四个参与者的简单情况下，这仅意味着没有业务关系。在较复杂的领域，登记处或文档存储库与许多创建者和阅读者有许多关系时，这引入了一个严重的问题。登记处和文档存储库必须限制它同创建者和阅读者的小的集合的关系，互相接受所有其他组织的所有策略和缓解，或者必须有一个缓解策略，因此创建者能限制登记处和文档存储库仅对那些有可被创建者接受的策略和缓解的阅读者进行委托。

委托差异包括以下内容：

限定数据交换仅针对差异不显著的数据。例如，高敏感度的数据如精神病治疗记录可能不可以共享，而相对不重要的数据如过敏信息可以共享。

提供一个撤回（revocation）机制，以处理策略改变，因此能阻止未来的委托。要撤回过去的委托常常是不现实的，因为 PHI 已经被泄露。但撤回机制能阻止进一步的委托发生。这个撤回机制必须是 P. Authorization 和 P. ObjectAuthorization 策略的一部分，为了此缓解生效必须能被相互接受。

可信的第三方调查和审计有时能处理 P. Account 和 P. Trace 的差异协调。

一个“被认可的委托”列表标识了可接受的和不可接受的创建者/阅读者对，当阅读者的策略与创建者的策略不兼容时，它能缓解文档存储库和登记处的问题。这要求创建者接受被认可的委托策略及文档存储库和登记处的实施，但它减少了创建者、文档存储库、登记处和阅读者之间策略结合的呈线性增长的激增的复杂度。

“被认可的委托”可进一步标识了个人的身份，但当所有组织都有容易支持个人职责委托的策略时，这仅是一个可行的途径。

通常要求个人遵循组织策略，且一般来说组织使用角色而不是个人来建立策略。特别的情况“拒绝对某人（X）的访问”是一个通常可行的例外。这可以是一个处理涉及兴趣冲突的情况的可行方法。这种访问拒绝可以应用于所交换的 PHI 的一个特别子集，（如拒绝对一个前配偶的访问）。

这些缓解不直接改变 XDS 事务的技术需求。它们是能够影响如何配置特别角色的策略决定。XDS 角色的实施应该明白，这种特定位置的配置管理和策略控制是常规需求。

附录 L：文档条目属性和文档头的关系

被文档源放在 XDS 文档登记处的 XDS 文档条目属性可以从文档内容中的头数据导出。尽管 XDS 集成规范不强制一个严格的关系，本附录举例说明了 XDS 文档条目属性到一些标准文档格式的头字段的映射。这个关系不隐含着值被映射或直接复制，因为可能需要 EHR-CR 和 EHR-LR 的协议之间的转换（例如词汇映射）。

表 L-1　XDS 文档属性与文档头字段的关系

属性	CDA R1-2000	CDA R2 草案 2004 年 8 月	EHRCOM
patientId	levelone ＞clinical _ document _ header ＞＞patient ＞＞＞id 映射到 XDS 相关域患者 id 域	ClinicalDocument ＞recordTarget ＞＞patientRole ＞＞＞id 映射到 XDS 相关域患者 id 域	类别： EHR _ EXTRACT 属性： subject _ of _ care［1］：II 映射到 XDS 相关域患者 id 域
ServiceStart Time	levelone ＞clinical _ document _ heade r＞＞patient _ encounter ＞＞＞encounter _ tmr	ClinicalDocument ＞documentationOf ＞＞event ＞＞＞effectiveTime low＝	类别： CLINICAL _ SESSION 属性： session _ time［1］： IVL＜TS＞
ServiceStop Time	levelone ＞clinical _ document _ header ＞＞patient _ encounter ＞＞＞encounter _ tmr	ClinicalDocument ＞documentationOf ＞＞event ＞＞＞effectiveTime high＝	
classCode	推断自 levelone ＞clinical _ document _ header ＞＞document _ type _ cd RT＝ EX＝	推断自 ClinicalDocument ＞code codeSystem＝ code＝	类别： COMPOSITION 属性： 待添加
ClassCodeDisp layName	推断自 levelone ＞clinical _ document _ header ＞＞document _ type _ cd DN＝	推断自 ClinicalDocument ＞code codeSystem＝ code＝	
practiceSetting Code	levelone ＞clinical _ document _ header ＞＞patient _ encounter ＞＞＞practice _ setting _ cd V＝ S＝	推断自 ClinicalDocument ＞code codeSystem＝ code＝	（需要从 CEN TC 251 输入）
practiceSetting Code DisplayName	levelone ＞clinical _ document _ header ＞＞patient _ encounter ＞＞＞practice _ setting _ cd DN＝	推断自 ClinicalDocument ＞code codeSystem＝ code＝	

续表

属性	CDA R1-2000	CDA R2 草案 2004 年 8 月	EHRCOM
HealthcareFacility TypeCode	推断自 levelone >clinical_document_header >>patient_encounter >>>practice_setting_cd V= S=	推断自 ClinicalDocument >code codeSystem= code=	类别： CLINICAL_SESSION 属性： healthcare_facility [0..1]：II
healthcareFacility TypeCodeDisplay Name	推断自 levelone >clinical_document_header >>patient_encounter >>>practice_setting_cd DN=	推断自 ClinicalDocument >code codeSystem= code=	
availabilityStatus	N/A （由登记处产生和维护）	N/A （由登记处产生和维护）	N/A （由登记处产生和维护）
uniqueId	levelone >clinical_document_header >>id	ClinicalDocument >id	类别： RECORD_COMPONENT 属性：rc_id [1]：II
typeCode	levelone >clinical_document_header >>document_type_cd RT= EX=	ClinicalDocument >code codeSystem= code=	类别： RECORD_COMPONENT 属性： meaning [0..1]：CV
typeCodeDisplay Name	levelone >clinical_document_header >>document_type_cd DN=	ClinicalDocument >code displayName=	
formatCode		ClinicalDocument >typeId	类别： EHR_EXTRACT 属性：rm_id [1]： String
eventCode	推断自 levelone >clinical_document_header >>document_type_cd RT= EX=	推断自 ClinicalDocument >code codeSystem= code=	（需要从 CEN TC 251 输入）
eventCodeDisplay Name	推断自 levelone >clinical_document_header >>document_type_cd RT= EX=	推断自 ClinicalDocument >code codeSystem= code=	（需要从 CEN TC 251 输入）
title	推断自 levelone >clinical_document_header >>document_type_cd DN=	ClinicalDocument >title	类别： RECORD_COMPONENT 属性：name [1]： TEXT

续表

属性	CDA R1-2000	CDA R2 草案 2004 年 8 月	EHRCOM
authorInstitution	levelone >clinical _ document _ header >>originating _ organization >>>organization	ClinicalDocument >author >>assignedAuthor >>>representedOrganization >>>>name	类别： CLINICAL _ SESSION 属性： healthcare _ facility [0..1]：II
authorPerson	levelone >clinical _ document _ header >>originator >>>person	ClinicalDocument >author >>assignedAuthor >>>assignedAuthorChoice >>>>person	类别： COMPOSITION 属性： composer [0..1]：II
legalAuthenticator	levelone >clinical _ document _ header >>legal _ authenticator >>>person	ClinicalDocument >legalAuthenticator >>assignedEntity >>>person	类别： FUNCTIONAL _ ROLE （关联自类 ATTESTATION） 属性： performer [1]：II
URI	N/A	N/A	N/A
parentDocument Relationship	Relationship levelone >clinical _ document _ header >>document _ relationship >>>document _ relationship . type _ cd	ClinicalDocument >relatedDocument typeCode=	在替换时 类别： AUDIT _ INFO 属性： revision _ status 在追加或转换时 类别 LINK 属性 nature：CV
parentDocument Id	levelone >clinical _ document _ header >>document _ relationship >>>related _ document >>>>id	ClinicalDocument >relatedDocument >>parentDocument >>>id	在替换时 属性： previous _ version [0..1]：II 此属性唯一标识了 RECORD _ COMPONENT， 现有的 RECORD _ COMPONENT 是一个修订版本（在以前的第一个版本中是空值）。 在追加或转换时 类 LINK 属性：target [1]：II
confidentialityCode	levelone >clinical _ document _ header >>confidentiality _ cd RT= EX=	ClinicalDocument >confidentialityCode	类别： RECORD _ COMPONENT 属性： sensitivity [1]： CS _ SENSITIVITY
languageCode	xml：lang attribute	ClinicalDocument >relatedDocument typeCode=	这个属性适合 CEN 的所有文本数据类型，因此我们不定义一个一般语言来管理全部的文档。可能有理由假定名称属性使用的自然语言被认为是对这个属性值的合理的指导。

续表

属性	CDA R1-2000	CDA R2 草案 2004 年 8 月	EHRCOM
patientId AssignBySource	levelone >clinical _ document _ header >>patient >>>person >>>>id	ClinicalDocument >recordTarget >>patientRole >>>id	类别： EHR _ EXTRACT 属性： subject _ of _ care [1]：II
patientInfo AssignBySource	levelone >clinical _ document _ header >>patient >>>person >>>>person _ name	ClinicalDocument >recordTarget >>patientRole >>>patientPatient >>>>name	
size	N/A 提交的文档的总长度。	N/A 提交的文档的总长度。	N/A 提交的文档的总长度。
hash	N/A 提交的文档的 hash 表。	N/A 提交的文档的 hash 表。	N/A 提交的文档的 hash 表。
entryUUID	N/A 由登记处产生。	N/A 由登记处产生。	N/A 由登记处产生。

附录 M：在多域环境中使用患者基本信息查询

M.1 HL7 QBP^Q22 一致性模型（HL7 QBP^Q22 Conformance Model）

HL7 查找候选者查询（Find Candidates Query）QBP^Q22 定义了在客户端应用和 MPI 系统之间的患者基本信息查询（HL7 V2.5，第 3～64 页）。这意味着服务器维护患者基本信息的一个主记录，但可以得知来自其他域的许多患者 ID。

在 QBP^Q22 一致性声明中，QPD-8（返回域）定义为“PID-3 中返回 **ID** 的域的集合”（HL7 V2.5，第 3～66页，第二个表）。需要注意此字段**不**引用“某些域中的基本信息”，但关于“某些域中产生的 ID”，并且明确指定了这些 ID 在 PID-3（患者 ID 列表）中返回。

在下面的 HL7 2.5 一致性声明的例子中，在查询应答中包括三个患者记录；按查询的请求，返回的每个患者记录的 PID-3 中包括**两个** ID（域 METRO HOSPITAL 和 SOUTH LAB）。然而，在 PID 段的其余部分返回**一个**基本信息集。这个例子不说明或假定返回多个基本信息集的机制。

这样看来，QBP^Q22 不是为了提供对多个不同患者登记处系统（域）中维护的患者基本信息发起查询的方法。

M.2 IHE PDQ 体系结构

在 PDQ 集成规范中，提供者被定性为一个患者**基本信息**提供者。这个提供者不是（也不要求是）一个 MPI 系统。它可以持有仅来自一个患者 ID 域的信息，也可以持有来自多个 ID 域的信息。

例如，如果应用后一种情况，患者基本信息提供者与一个接受来自不同域中多个患者登记处系统的 ADT 输入的角色同组。同等地，患者基本信息提供者角色（或同组的某些其他角色）可管理患者基本信息源的集合，但预计不会交叉索引它们（如一个 PIX 角色或一个 MPI 系统）。一个包含多域概念的概念模型在下图中表示：

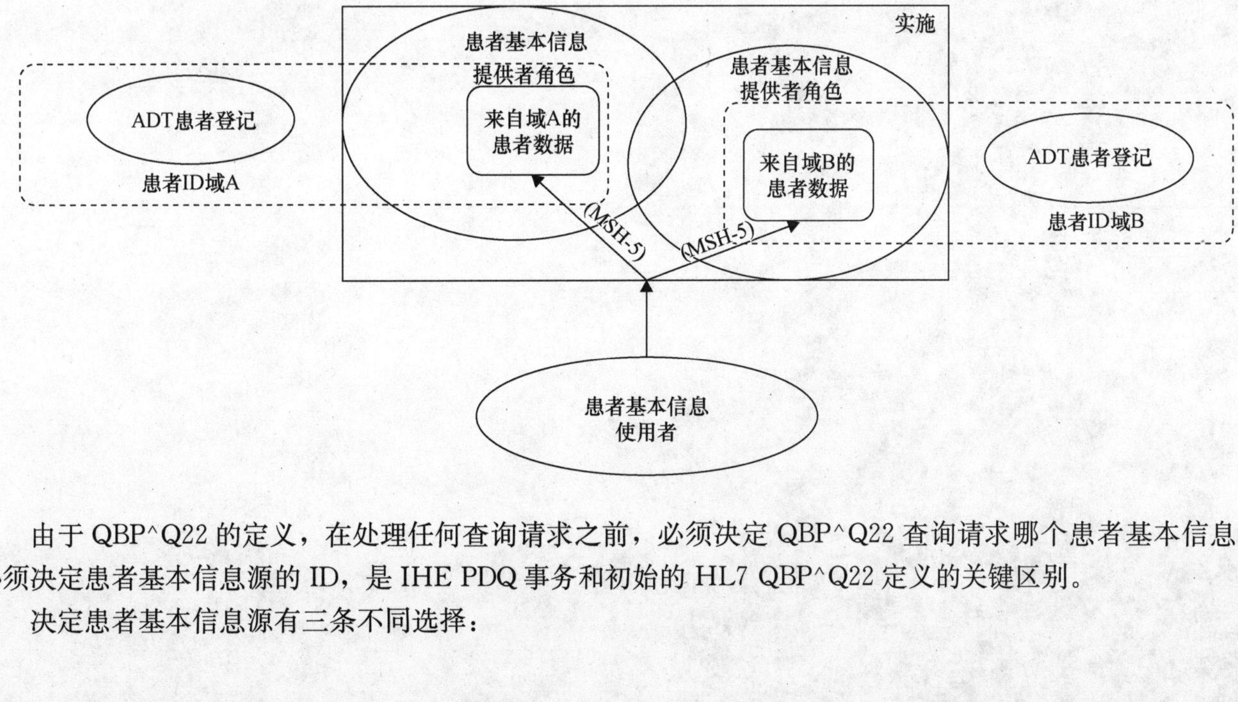

由于 QBP^Q22 的定义，在处理任何查询请求之前，必须决定 QBP^Q22 查询请求哪个患者基本信息源。必须决定患者基本信息源的 ID，是 IHE PDQ 事务和初始的 HL7 QBP^Q22 定义的关键区别。

决定患者基本信息源有三条不同选择：

1. 提供者对它管理的每个患者基本信息源通知不同的应用实体。通过在 **MSH-5—接收应用**中对一个特别应用实体提出查询，使用者明确选择请求的一个患者基本信息源。

2. 要求使用者以请求的相应源（患者 ID 域）所管理的域名填充 QPD-3（查询参数）中的 PID-3.4。

3. 使用者在 QPD-8（返回域）中包括所请求的相应患者信息源的域名。

在 PDQ 规范的这三个备选中选择时，IHE-ITI 考虑了约束现有 HL7 QBP^Q22 定义的需要，而维护 HL7 标准查询的完整性并同时对 IHE PDQ 规范建模，以适当地满足真实世界的目的。基于这些考虑，选择 1 是最佳选择，尽管选择 2 也是可接受的。选择 3 是不可接受的，因为它违反了 HL7 标准中声明的对 QPD-8 的定义。

M.3 在多域体系中实施 PDQ

在一个多域环境中使用 PDQ 有三条可能途径：

1. PDQ 患者基本信息提供者角色与一个 PIX 患者 ID 交叉索引管理器角色同组。这允许使用 QPD-8 来请求其他域中的**患者 ID**，在基本信息查询应答中返回给 PDQ 患者基本信息使用者。

2. PDQ 患者基本信息提供者角色与一个 PIX 患者 ID 交叉索引使用者角色同组。这允许使用 QPD-8 来请求其他域中的**患者 ID**，在基本信息查询应答中返回给 PDQ 患者基本信息使用者。

3. PDQ 患者基本信息使用者角色与一个 PIX 患者 ID 交叉索引使用者角色同组。这要求患者基本信息使用者使用单独的查询请求，以获得来自感兴趣的域的患者基本信息（PDQ 查询）和患者 ID（PIX 查询）。

如果途径 1 或 2 可行，则不推荐途径 3。要请求患者基本信息使用者发起一个单独的 PIX 查询会增加复杂性，在实际实施体系结构中可能不会被允许。

当实施途径 1 或 2 时，QPD-8 可被患者基本信息使用者用来请求来自域的患者 ID，该域不是所请求的基本信息源所管理的域，在 HL7 QBP^Q22 一致性声明中有准确的定义。如果实施允许使用 QBP-8，则应该解释返回的患者基本信息来自与 **MSH-5—接收应用**关联的患者基本信息源。

在途径 2 中，注意 PDQ 患者基本信息提供者与 PIX 患者 ID 交叉索引使用者同组。这个组合的角色将使用一个 PIX 查询，以满足附加的患者 ID 的客户端的请求，并在 PID-3 中返回。

词汇表

见 IHE 第一部分“IT 基础架构技术框架”，第 1 卷：附录。

Patient Identification Domain B

ACC，HIMSS and RSNA

医疗健康信息集成规范

第二部分

IHE 放射学技术框架

IHE 放射学用户使用手册

2005 年版

2005 年 6 月 20 日

目　录

概　述

Integrating the Healthcare Enterprise（IHE）是由美国心脏病学会（ACC）、医疗健康信息与管理系统协会（HIMSS）和北美放射协会（RSNA）以及厂商发起，目的在于改善医疗健康信息系统的通讯和提高为病人服务的方法。IHE 定义的集成规范是应用已有的信息标准来集成信息系统，用于提高信息系统的协同工作的能力和高效的工作流程。IHE 为信息系统达到电子健康档案时代所要求的集成水平提供了实现的可能。

什么是 IHE 的集成规范？

每一个 IHE 集成规范表述的是系统集成的临床需求和相关的解决方案，它所定义的功能部分称之为 IHE 执行角色（Actors），通过基于 DICOM 和 HL7 特定具体详细的事务处理（Transactions），由各自相关的执行角色来完成。

怎样获得 IHE 集成规范？

所需的 IHE 的功能是根据所购买或升级的信息系统，诸如 PACS、RIS、影像设备和工作站的需求，在技术标书中简单陈述的就是所需的 IHE 执行角色和集成规范。

IHE 集成规范需要哪些费用？

在一些情况下，IHE 集成规范不需要费用，因为它们已经集成在产品的功能中。而在其他情况下，厂商将 IHE 集成规范集成在新系统中或在已有系统的升级时提供，需要另外收费。尽管如此，IHE 集成规范在大多数系统的总费用中只是很小的一部分。

应用 IHE 集成规范可以解决哪些实际问题？

集成规范能有效地管理已集成的信息系统，并支持高效的医疗服务。既可以是具体站点特定的接口，费用昂贵和在系统运行中要求对这些特定接口进行维护。也可以通过 IHE 的集成在初始和未来的计划和实施时节省费用，并且能更多地提供有价值的功能。IHE 集成规范在普遍公认的标准的基础上，为如何集成各个系统提供了清楚的定义。

IHE 提供了哪些其他益处？

IHE 在医疗服务中应用先进的信息技术改善医疗质量和提高服务效率，保证医疗健康信息的完整性，提高了病人信息的安全性，节省在解决数据问题，诸如丢失数据和错配的检查病例等方面所花费的时间。使医务工作者有更高的工作效率。IHE 为医务工作者提供完整的病人信息，使医学诊断更全面可靠。

下一步所做的工作？

学习放射学和医院其他部门的集成规范和考虑如何使其适合医院的需求。阅读 IHE 放射学用户手册，学习怎样在技术标书中要求这些功能和怎样在配置中实现这些功能。这些资源和进一步的信息可以从 www.ihe.net 网站中获取。

本书参与者

主编：Kevin O'Donnell
作者：

Ellie Avraham，Large PACS Planning
Frederick Barton，Large PACS Planning
Christoph Dickmann，PACS Installation
Sanjay Jain，RIS Planning
Tory Legget，RIS Planning
Cindy Levy，Confirming That It's Working
Cor Loef，Modality Installation，Integration Strategy
Paul Nagy，RFPs，Confirming That It's Working
Kevin O'Donnell，Modality Planning，Appendices
John Pagennini，Metrics Appendix
Tony Palmer，RIS Installation
Paul Seifert，PACS Installation
Niki Wirsz，Small PACS Planning

怎样使用本手册

IHE 放射学计划委员会和技术委员会联合来自已经应用 IHE 功能的医疗机构的医学专家们编写了本手册，本 IHE 放射学应用手册论述了如何在系统中获得和实现 IHE 的功能。

IHE 使医疗健康信息系统错综复杂和费时的工作变得更加方便、快速和可靠。本手册论述了怎样应用 IHE 来改善特定的医疗健康信息系统集成功能的方法。每一章介绍了一种典型的情况。购买和配置新的影像设备、购买和配置 PACS 系统和升级 RIS 系统。每一章中简单概述了可应用于任何系统的选购和配置计划，包括系统集成中 IHE 定义的事务处理。

每一章包括了针对负责选择和购买新系统以及对其进行安装和配置的技术人员所提的建议。一系列附录为每一章提供了合理应用的建议和信息，以及通过 IHE 的事务处理连接系统的其他配置计划。

每一章/节包括以下部分：

章节 X.1.1 和 X.1.2 通过将医疗机构的目标和需求联系到每一个集成规范提供的便利，来选择 IHE 集成规范。

章节 X.1.3 将所需要的集成规范（某些被推荐集成规范所包括的案例文本）写入技术标书（RFP）中。

章节 X.1.4 和 X.1.5 对相关产品的鉴别和评测。

章节 X.2.1IHE 集成规范工作流程的变化所带来的最大利益。

章节 X.2.2 安装测试来确认 IHE 功能。

章节 X.2.3 考虑安装和设置 IHE 适应系统的问题。

章节 X.2.4 为使集成利益最大化，确定和解决现有系统“传统遗留”的潜在问题。

本手册提供了怎样通过 IHE 倡导的放射学系统，采用高效的信息交换应用工具，采用基于标准的事务处理来适合临床需要的指导。本手册描述的只是对部分临床应用的效率和适用性的。虽然只是基础部分，但这是选择、购买、配置和升级 IHE 系统所需要的完整系列的资源。

注：本手册是 IHE 放射学用户手册的第一版，下一版本将会扩充和增强所述内容。最新的版本可以从 www.ihe.net 网站中得到。本手册目的在于适合医疗机构的需要。欢迎提出意见和建议。或将意见和建议通过电子邮件发送到ihe@rsna.org 或其提交到在线的http：//forums.rsna.org。

词汇表

角色（Actor）［IHE］：负责某些信息和工作的系统或应用软件，例如，检查提交执行角色。一个执行角色与其他执行角色之间的通讯支持一系列特殊的 IHE 事务处理。每一个厂商产品可能包括一个或多个执行角色。

入、出、转院（ADT）信息［HL7］：提供发送新的或更新的人口统计学和病人就诊信息。通常信息已进入病人管理系统和通过护理、辅助和收费系统，既可以来自可以主动提供更新的系统，也可以是对导向记录查询的响应。[①]

中间转换器（Broker）：在不能遵从指定规范的系统之间，采用设备和应用接口的方式解决传统遗留的问题。系统发送和/或接收的信息改为发送到中间转换器，是要求的规范和系统可以识别信息之间的转换。

兼容测试［IHE］：参与 IHE 的厂商在每年一度的指导环境中与其他厂商进行连通测试，验证 IHE 功能的执行情况。

Digital Imaging and Communication in Medicine（DICOM）：为医学影像设备和其他系统之间进行数字信息交换所制定的标准。

DICOM Service：See Service Class.

领域（Domain）［IHE］：IHE 工作组表达的一个特定的临床范围，如，放射学、心脏病学、实验室或 IT 部门。每一个领域公布一个技术框架（TF）。

常规检查信息（General order message ORM）［HL7］：这个信息的功能是发出一个有关检查的信息传输，包括新的检查安排，取消一个已安排的检查，中止，继续等。ORM 信息也可以由检查提交者、检查安排者或有权限的第三方发出。[②]

Health Level 7（HL7）：支持临床病人服务和管理，传输和医疗服务评价的数据交换、管理、集成所制定的标准。

Integrating the Healthcare Enterprise（IHE）：由医疗机构和厂商专家倡导，在医疗机构中改善计算机系统分享信息的方法。

集成规范（Integration Profile）［IHE］：准确地描述怎样应用标准来实现一个特定的临床集成需求。每一个集成规范包括详细的临床应用情况、临床信息和相关工作流以及一系列反映需求的执行角色和事务处理。集成规范参考了 IHE 技术框架形式下所有详细地集成规范的定义，并能在技术标书（RFPs）和产品种类上方便地使用。

集成声明（Integration Statement）［IHE］：在一个特定产品中，厂商用来描述 IHE 集成规范、执行角色和选项功能所制作和发布的文件。

接口引擎（Interface engine）：See Broker.

丢失病例（Lost study）：一个已删除或不能查找（一般是由人口统计学或跟踪信息的错误和不匹配引起的错误索引）。

模式（Profile）［IHE］：见集成规范。

登录系统（Registration System）：用于正常工作流程下患者登录的系统；通常所有者/信息来源是患者的人口统计学信息。

服务类（Service Class）［DICOM］：一种功能，诸如存储或打印，由 DICOM 定义和由设备来执行，即可

---

① 此注释源于 HL7 版本 2.3.1

② 此注释源于 HL7 版本 2.3.1

以提供和应用的服务。

服务类提供者（SCP）[DICOM]：提供一个 DICOM 服务的系统或应用（一般是提供服务的服务器）。

服务类使用者（SCU）[DICOM]：使用一个 DICOM 服务的系统或应用（一般是使用服务的客户端）。

附录（Supplement）[IHE]：技术框架的附加部分。在公共的评论、讨论、审核执行和测试之后，一般将合并到技术框架中。

技术框架（TF）[IHE]：定义集成规范、问题和应用情况的表达，以及与执行角色和事务处理有关的文件。为每一个事务处理提供详细的执行指导。（首先主要是用于厂商的应用指南）。

事务处理（Transaction）[IHE]：在执行角色之间的信息交换。对每一个事务处理而言，技术框架描述了怎样应用已有的标准（例如 HL7、DICOM 或 W3C）来交换信息。

工作列表（Worklist）：工作项目的列表，例如图像获取、操作。一般是关于任务的可获取的电子文档和相关内容，例如患者的姓名和识别（ID）号、编号和有关输入的数据。可或不可提交一个特定的安排或部分设备。

附加的缩写

AE Title＝应用实体标题 Application-Entity Title
CPI＝图像的一致性表达 Consistent Presentation of Images
DCS＝DICOM 一致性声明 Conformance Statement
GSPS＝灰阶表达状态 Grayscale Presentation State
HIS＝医院信息系统 hospital information system
MPPS＝影像设备执行检查步骤 Modality Performed Procedure Step
MWL＝影像设备工作列表 Modality Worklist
PACS＝图像存储和通讯系统 picture archiving and communication system
PGP＝成组操作表达 Presentation of Grouped Procedures
PIR＝患者信息调整 Patient Information Reconciliation
PPS＝执行检查步骤 Performed Procedure Step
RFI＝查询信息 request for Information
RFP＝查询建议 request for proposals
RIS＝放射学信息管理系统 radiology information system
SWF＝预定工作流程 Scheduled Workflow

1　影像设备的购置

在医院和临床诊所购买和应用影像设备时，根据系统（RIS，PACS，工作站）和功能（DICOM 影像设备工作列表［MWL］，软拷贝回放）已实施的情况，IHE 集成能力在影像设备应用中可以提供许多功能和便利。

1.1　计划和购买过程

本章节适合负责购买决策的管理人员阅读。本章节论述的是在指定对待购的影像设备系统的功能要求时，应予以考虑整个医疗机构的目标；怎样选择适当的 IHE 集成规范实现这些目标；如何在技术标书（RFP）中清晰地阐述有关 IHE 方面的要求以及如何了解厂商的反馈。

1.1.1　医疗机构的目标和集成规范

在影像设备的购置过程中，全面了解医疗机构的目标来定义需求是重要的第一步。每一个 IHE 集成规范都已作了设计来适合特定的一系列医疗机构的目标。下面列举了医疗机构可以通过采购影像设备系统来实现的医疗机构目标以及为了实现这些目标，每一个相关的 IHE 集成规范在其中所起的作用。

减少差错和提高医疗服务质量

预定工作流程（SWF）集成规范在影像设备方面的作用：

1. 在影像设备控制台上通过从 RIS 的影像设备工作列表下载病人和检查的信息，消除手工数据录入的错误。

2. RIS 同步最新的准确的信息到影像设备工作列表，消除无效的数据。

3. 通过工作列表从影像设备操作显示上得到有关病人过敏和怀孕情况的细节来防止发生意外情况。

4. 在医疗服务中通过发送图像和完成情况的电子告示以及减少大量的手工操作来减少病人的等待时间。

5. 在下述的工作量章节中所描述的防止丢失或有“损坏”[①] 的检查信息。

6. 从 RIS 中采用准确，详细的患者基本信息和操作类型，在影像设备存储的资料中减少丢失或早期无关的信息，并予以正确的定位和读取。

图像的一致性表达（CPI）集成规范在影像设备方面的作用：

通过影像设备控制台上配属的表达状态，定义不常有的影像几何学病人体位，防止有关病人体位的混乱。

成组操作表达（GPG）集成规范在影像设备方面的作用：

通过将数组操作的获取简化为单一操作的获取，减少病人的不便。

关键图像标注（KIN）集成规范在影像设备方面的作用：

在图像获取过程中允许重要的观察报告，例如，病人的状态或活动，由技师为放射科医生做一个类似于“数字即时贴”的记录。

证据文本集成规范在影像设备方面的作用：

1. 为放射科医生提供附加的临床情况，包括相关的测量。

2. 通过电子存储影像设备测量来防止测量值的丢失，例如，胎儿的长度，血管的狭窄或喷出率，采用的图像是人机易读格式。

相关协议设置选项在影像设备方面的作用：

在工作列表入口采用基于操作码的原始协议设置，减少无关或错误的协议应用。

---

① 在患者记录、医嘱和影像之间出现关键性基本信息或追踪信息匹配错误时，会发生错误的诊断。

非预定工作流程集成规范管理选项以外 PPS 在影像设备方面的作用：

影像设备数字信号发送到 RIS 和 PACS，减少来自选择错误工作列表录入产生的不正确的病人检查。

提高工作能力

预定工作流程集成规范在影像设备方面的作用：

1. 通过应用工作列表录入病人的基本信息和检查信息，节省人工数据录入的时间。

2. 影像设备下载病人基本信息来防止检查安排下的病人信息的拼写错误和电子确认 PACS 图像的接受反馈避免意外的删除。防止用于检索或重做丢失检查浪费的时间。

3. 影像设备自动确认 PACS 的图像接受，节省手工确认图像发送到 PACS 的时间。

4. 影像设备发送到 RIS 检查的过程和完成的特定的报告，允许更快地开始和最后的阅读，减少读取/报告过程的滞后。

5. 影像设备从 RIS 中获取检查的工作列表，防止提交纸质检查产生的未执行操作的检查。

6. PACS 更新来自 RIS 发送到影像设备检查的病人基本信息，消除手工更新急诊检查的病人基本信息所浪费的时间。

相关协议设置选项在影像设备方面的作用：

影像设备初始设置是由工作列表录入提供的基于操作码的协议参数，减少协议设置时间。

非预定工作流程集成规范管理选项以外 PPS 在影像设备方面的作用：

影像设备提供给 RIS 详细的原因（例如，设备问题、病人状况、病人死亡），改善了已取消检查的重新安排。

图像的一致性表达集成规范在影像设备方面的作用：

由技师做图像处理和存储表达状态，减少放射科医生用于图像处理的时间。

成组操作表达在影像设备方面的作用：

1. 为单个病人的多次检查通过成组操作一次获取，减少检查获取时间。

2. 通过提供表达状态的多窗显示的应用直接指向相应图像用于解剖断面的匹配比较，减少放射科医生所花的时间。

证据文本集成规范在影像设备方面的作用：

影像设备提供报告系统的测量数字化，减少口述、抄写和校对时间。

提高收费处理效率

预定工作流程集成规范在影像设备方面的作用：

1. 影像设备应用直接操作执行来更新 RIS，收取没有进入 RIS 的附加操作执行的费用。

2. 影像设备报告操作直接完成和在检查和报告不一致的情况下予以标记，便于进行协调更新，预防在检查和诊断报告不匹配的情况下的拒付。

3. 通过影像设备通知 RIS 有关取消操作和取消原因的信息，在操作已经取消的情况下，减少文书工作所花的时间。

费用置入集成规范在影像设备方面的作用：

影像设备将每一次操作中准确的胶片和其他消耗品的账单的详细资料发送到 RIS。

成组操作的表达集成规范在影像设备方面的作用：

影像设备将一组多次操作中的每一次编码和诊断报告分开，防止收费的遗漏。

非预定工作流程集成规范管理选项以外 PPS 在影像设备方面的作用：

影像设备为 RIS 提供详细的不完整编码，减少用于未完成检查账单处理所化的时间。

减少病人的放射剂量

预定工作流程集成规范在影像设备方面的作用：

1. 通过避免检查的丢失所致的重拍，防止放射剂量的增加。

2. 通过提高循环时间防止因检查的迟缓所致的重拍，防止放射剂量的增加。

成组操作的表达集成规范在影像设备方面的作用：

病人的多次检查通过完成一个单次的合并扫描来降低放射剂量。

预定工作流程集成规范相关协议设置选项在影像设备方面的作用：

1. 影像设备基于操作编码的初始协议参数设置的工作列表录入代替手工设置，防止由于误操作产生重复检查所致的放射剂量增加。

2. 影像设备基于操作编码初始协议参数设置提供的工作列表录入，防止在儿童检查时采用成人设置所致的放射剂量增加。

减少操作成本

预定工作流程，图像一致性表达和成组操作表达集成规范在影像设备方面的作用：

以上模式表达的高效率和工作能力的提高，防止产生额外的费用。

PDI 集成规范在影像设备方面的作用：

影像设备创建易携带的图像 CD 发送给其他用户，在外科、咨询医生或提交到其他医疗机构时，减少不必要的胶片。

改善图像质量

图像一致性表达集成规范在影像设备方面的作用：

1. 技师在影像设备上选择适当的显示设置和在 PACS 存储表达状态，减少低效率的显示设置。

2. 在影像设备显示工作站做适当的校正，减少低效率的显示设置。

关键图像标注集成规范在影像设备方面的作用：

1. 技师在影像设备上为放射科医生创建数字“即时贴”，报告有关病人移动或造影剂泄漏以及其他图像获取中的问题。

2. 放射科医生可以应用同样的工具与技师保持联系，标记技术操作不当和其他图像获取中的问题。

减少实施成本的费用/时间

所有 IHE 集成规范在影像设备方面的作用：

1. IHE 技术框架通过众多厂商的支持和测试的高效接口，提供一个详细的说明，降低用户接口规格的时间和费用。

2. 众多 IHE 集成规范已经得到了许多厂商产品的支持，减少用户接口应用的时间和费用。

3. 系统测试的许多应用变化已在 IHE Connectathon 中确定，减少了接口遵从测试的时间和费用。

4. 系统的许多连接已经直接通过 IHE Connectathon 的共同测试，减少了系统之间测试的时间和费用。

5. 通过维护单个接口（IHE）代替多个用户接口，减少用户接口维护的时间和费用。

通过单个设备的购买来达到所有医疗机构的目标是不现实的。为了获得 IHE 集成规范所需要的所有益处，系统与影像设备之间的交互在集成规范中起着重要的作用。通常，部分益处可以从集成规范的单个执行角色的应用来获得，例如获取影像设备，在这种系统交互的情况下，只具有部分集成规范的功能而非全部。附录 A 提供了一个系列需求和计划单独购置如长期计划类的全面论述。

为了达到医疗机构的目标和确定投资回报，必须很好地定义一系列执行方法。详见附录 I。

1.1.2 选择 IHE 集成规范和执行角色

系统的专业集成需要选择购置所需要的 IHE 集成规范和 IHE 执行角色。一些集成规范包括的选项所提供的附加功能也必须在选择之列。下面列举了与购置的影像设备和功能有关的集成规范：

预定工作流程集成规范是获取过程中 IHE 集成规范的基础。是建立在信息的无缝工作流的基础上，在一个典型的影像环境中通过指定的事务处理，保持病人信息从登录通过检查、预定、图像获取、存储和显示的一致性，保证高效的病人服务。该集成规范是被重点推荐的。

图像一致性表达集成规范允许技师在影像设备上作初始的表达设置，代替原来要求放射科医生的操作，减少诊断所需的时间。

成组操作表达集成规范能在影像设备上执行成组操作（如胸部、腹部和盆腔），不会造成诊断报告和收费系列的混乱。

PDI 集成规范能在影像设备上创建遵从 DICOM 标准的图像 CD。

ED 集成规范能在影像设备获得的图像作测量（如 ejection fraction，胎儿长度）并存储在 PACS 中。

预定工作流程集成规范辅助协议设置选项能自动调整影像设备基于工作列表录入的初始协议。

在预定工作流程集成规范附加管理选项能使影像设备提供详细的有关检查中断或已确定的反馈到 RIS。

获取影像设备执行角色在影像设备系统中起着重要的作用。附加的 IHE 执行角色在影像设备中可以执行的包括：*打印Composer* 发送打印请求到 DICOM 打印机，介质创建器创建图像 CD，图像显示从 PACS 中读取和显示图像和证据创建器将测量值存于 PACS 中。每个集成规范和执行角色提供的益处已在前几章初步论述。有关进一步的信息详见附录 B。

1.1.3 将集成需求提交到技术标书中

系统需要有一个在技术标书中支持 IHE 集成规范（或选项）的声明，以及在每一个集成规范中 IHE 执行角色在系统中所起的重要作用。以下是一个功能齐全影像设备特定的集成规范和执行角色的声明例子：

1. “影像设备系统支持 IHE **预定工作流程**集成规范如**获取影像设备**和**图像显示**执行角色。”
2. “影像设备系统支持 IHE 预定工作流程中的**辅助协议设置选项**和**附加管理选项**，如**获取影像设备**执行角色。”
3. “影像设备系统支持 IHE **图像的一致性表达**集成规范，如**获取影像设备**和**打印 Composer** 执行角色。”
4. “影像设备系统支持 IHE **成组操作表达**集成规范，如**获取影像设备**执行角色。”
5. “影像设备系统支持 IHE **PDI** 集成规范，如**介质创建**执行角色。”
6. “影像设备系统支持 IHE **证据文件**集成规范，如**获取影像设备**执行角色。”

更多的编写技术标书的方法论述详见附录 C。

1.1.4 标识适当产品

可以将技术标书直接发送给所有可能的厂商，也可以首先通过参考公共资料来了解能提供具有 IHE 集成能力的产品的厂商。关于公共资料来源详见附录 D。

1.1.5 阅读厂商的集成声明

厂商可以提供 IHE 集成声明文件对技术标书做出响应。许多产品的 IHE 集成声明也可以查询 www.ihe.net/Resources/ihe_integration_statements.cfm。

集成声明是特定厂商特定产品提供的有关 IHE 模式、执行角色和选项的直接声明。有关集成声明的内容详见附录 E。

1.2 配置和实施过程

以下章节适用于实施团队阅读。这些章节论述的是在应用具备 IHE 功能的影像设备系统时所包括的临床和 IT 重要事项，也包括影像设备和系统连接时需要处理的不支持 IHE 模式的“传统遗留”问题。

1.2.1 考虑工作流程的改变

IHE 集成规范是为应用数字化影像在一个平滑的临床工作流程所设计。例如，消除在影像设备上录入病人的信息，在 PACS 上查找丢失的胶片文件夹或保证不匹配检查病例中的信息一致。也支持图像的即刻显示。为了充分获取 IHE 带来的这些益处，需要用正确的方式完成几个任务。

1.2.1.1 预定工作流程和病人信息调整集成规范

预定工作流程和病人信息调整集成规范保证了病人的基本信息、检查和操作信息的正确性和一致性。它们支持图像用适时的方式读取。影像设备应用影像设备工作列表的操作从 RIS 中查询有关病人基本信息和预定操作信息。病人的姓名不能在影像设备上改动。RIS 是主要的信息源并能管理姓名的更新。为了保证最及时和正确的病人信息，在开始一个新的检查前，查询工作列表中的病人或检查信息可以改变。影像设备操作将对每一个检查正确的病人选择进行审核。

在没有预定（如急诊病人），对病人姓名和标识（ID）号不了解的情况下。在对这些病人进行检查时，需要从影像设备中选择预先确定列表中的临时病人，姓名和 ID 号以及录入。在这种没有预定的情况下，AN，图像检查的关键识别是允许空白。之后，当了解了正确的病人 ID、姓名和编号时，RIS 和 PACS 将应用正确的数据更新图像信息。

1.2.1.2 图像的一致性表达集成规范

图像的一致性表达集成规范保证在整个医疗机构中图像显示的一致性，包括软拷贝和硬拷贝图像。技师应用图像处理功能创建一个适当的显示（也可能是数个），包括对图像的对比和亮度设置，翻转、放大、遮盖、旋转和标注的应用。对表达状态应用易于理解的识别方式描述，便于放射科医生的选择，例如，要求最终可见的显示在 PACS 工作站。

放射科医生需要了解这些除图像之外的表达状态对象的存在和含意。他们可以选择存储图像自身的更改显示，如为了进一步参考所用的表达状态。

IT 工作人员应该经常根据灰阶显示功能标准（DICOM PS 3.14）校正显示器和打印机，保持所有显示器和打印机应用表达的一致性。

1.2.2 确认 IHE 在工作中发挥的作用

以下章节提供了一个怎样根据每个 IHE 集成规范对影像设备执行操作更有效的指导。每一节提供了与影像设备有关的各个集成规范的测试部分。通常有多于一个方式的描述来确认数据和事务处理，详见附录 H。

1.2.2.1 预定工作流程集成规范

对影像设备而言，通过影像设备工作列表将病人的基本信息、检查和操作信息发送到影像设备和影像设备保存已创建的图像是重要的。审核重要的信息是能够在影像设备上读取。必须在检查完成后通过 PACS 核对与检查相关的信息来确认正确的信息，以及与 RIS 的工作列表作匹配的确认。以下是测试的高级列表，即需要应用预定工作流程集成规范运行在一个新的影像设备上的例子：

(1) 通过 HIS/RIS 预定一个操作和读取影像设备应用工作列表信息中的工作列表功能，可以通过在 www.ihe.net/Technical_Framework/index.cfm 网站的 IHE 技术框架查找这个事务处理。

确认情况：校验影像设备上的病人的基本信息和操作信息和通过RIS预定的信息匹配。RIS预定操作与在影像设备上工作列表所做的操作做一比较。所用的影像设备工作列表（如病人姓名、病人ID号、AN、影像设备、请求操作ID、协议名以及协议编码）的详细信息详见IHE技术框架第2卷表4.5-3。

(2) 在影像设备上运行预定操作和在操作期间读取RIS的操作信息/状态的更新。(MPPS在进行中)。

确认情况：在RIS或PACS上校验基于影像设备完成操作更新后的操作状态。许多影像设备不提供即刻的操作状态。有关基于完成更新后的详细信息详见IHE技术框架第2卷附录A。有关影像设备怎样执行操作的使用情况详见IHE技术框架第2卷4.6节。

(3) 在影像设备上完成预定操作和在RIS（MPPS完成）上读取操作信息完成情况。同样，在影像设备上完成一个非预定操作时，病人的基本信息和操作信息需要从条形码或手工录入，在放射科医生读取已产生的图像后在预定操作上添加一个新的操作和在影像设备完成操作之前放弃操作。

确认情况：在RIS或PACS上校验基于影像设备完成操作更新后的操作状态。有关基于完成更新后的详细信息详见IHE技术框架第2卷附录A。有关影像设备怎样执行操作的使用情况详见IHE技术框架第2卷4.6节。基于设定校验的特别重要的一些参数是AN，请求操作ID和预定操作和执行操作信息的比较。

(4) 从影像设备存储图像到图像存档系统（可以是自动，也可以是手工的图像存储）。(影像设备图像存储)。

确认情况：校验影像设备创建的图像已存储在PACS系统中。

(5) 在影像设备上删除图像前图像已得到存档。(存储确认)。

确认情况：校验影像设备不能删除图像是由于图像还没有真正地永久存储在PACS系统中。

(6) 在图像已得到存档后，图像可在影像设备上删除。(存储确认)。

确认情况：校验影像设备不能删除图像是由于图像还没有真正地永久存储在PACS系统中。

对每一个部分而言，详细的校验设置需要应用适当的数据设置来发展。例如，当影像设备从RIS读取影像设备工作列表时，以下项目的类型必须得到说明：

(1) 影像设备可以执行哪些类型的影像设备工作列表？

查询相关范围的浏览校验（如，影像设备当天的所有预定操作）。

(2) 影像设备可以显示哪些信息以及作为结果的图像设置存储了哪些信息？

浏览所有的影像设备工作列表的读取校验和确定这些列表是可以显示在影像设备上。校验能读取影像设备工作列表范围内的每一次反馈并显示在影像设备上（病人的姓名、ID、AN等）。浏览读取所有的结果信息校验，即影像设备工作列表和作为结果的DICOM图像。

1.2.2.2 有助于预定工作流程集成规范协议设置的选项

一些影像设备具有支持基于协议序列编码的操作设计的功能，将影像设备工作列表信息从RIS发送到影像设备并将操作完成的信息反馈到RIS。这些协议序列是用以驱动在程序内的所有步骤。例如，用在MRI称之为“脑T1横断面加权脂肪抑制序列”的协议序列。该协议序列可以给出一组数值和每一个影像设备可以给予设置通过执行一个适当的设计协议来响应这个值。

因为医疗机构可以支持这些选项，经过校验的影像设备也可以支持这些选项。这些是可以通过在预定工作流程中和影像设备中增加附加的校验来完成。

(1) 通过RIS预定一个操作编码协议和在影像设备上通过影像设备工作列表功能读取信息。

确认情况：影像设备的协议编码与RIS的预定作匹配校验。有关影像设备工作列表的协议编码序列的详细信息见IHE技术框架第2卷表4.5-3。影像设备应用协议编码控制已执行的操作校验，关于有助于协议选项的附加信息详见IHE技术框架第2卷中的4.6.4.1.2.4.2节。

(2) 通过RIS应用指定的协议编码运行预定操作。

确认情况：影像设备应用协议编码控制已执行的操作校验。关于有助于协议选项的附加信息详见IHE技术框架第2卷中的4.6.4.1.2.4.2节。

(3) 应用已改变的协议编码选择运行预定操作。

确认情况：影像设备应用 RIS 已更新的操作执行校验。关于有助于协议选项的附加信息详见 IHE 技术框架第 2 卷中的 4.6.4.1.2.4.2 节。

详细的校验设置将应用数据设置进行。典型的操作设置应该在指定的影像设备上的校验。

1.2.2.3 预定工作流程集成规范的非管理选项的 PPS

一些影像设备具有支持在检查开始操作需要退出时有适当原因编码的功能。为了使医疗机构能支持这些选项，必须对影像设备进行校验。有关详细的要求详见 IHE 技术框架第 2 卷中的 4.7.4.1.2.2 节。这样可以通过对预定工作流程和成设备增加附加的校验来完成。

(1) 通过 RIS 预定一个请求操作和通过影像设备的工作列表功能读取信息。

(2) 运行预定操作。获取一组图像和发送到 PACS。

(3) 退出操作和安排中止原因编码。

(4) 对应用中止原因编码创建的 PPS 的核对，即参考发送到 PACS 的获取图像。

确认情况：对基于影像设备操作完成后在 RIS 或 PACS 上更新的操作状态的校验。关于非管理编码的细节详见 IHE 技术框架第 2 卷中的 4.7.1 节。

详细的校验设置将应用数据设置进行。典型的操作设置应该在指定的影像设备上的校验。

1.2.2.4 图像的一致性表达集成规范

图像高效和准确的读取可以通过图像的一致性表达集成规范来改进。影像设备在与图像的一致性表达集成规范有关的建立表达状态中起着重要的作用。以下是需要运行在一个应用图像的一致性表达集成规范的影像设备的高级列表的例子：

(1) 结合图像的一致性表达集成规范，校准所有的工作站和打印机（参考厂商的文件）。

(2) 在影像设备上创建图像的窗宽窗位，放大和旋转等（既可以是直接通过图像获取处理也可以是已获取图像的后处理）并将其存储在 PACS。(影像设备表达状态存储)

(3) 从 PACS 中读取图像和将其显示在其他的工作站（读取图像）。

确认情况：对已显示图像与原始后处理图像的同一性的校验。可以存储的显示属性的完整列表详见 DICOM 2003 年版 PS 3.4. GSPS 存储。

(4) 从影像设备到打印机的打印处理后的图像（应用表达 LUT 的打印请求）。

确认情况：图像与原始后处理图像的同一性的校验。表达 LUT SOP Class 的打印属性的所有列表详见 DICOM 2003 年版 PS 3.4。

对这些部分的具体而言，详细的校验设置将应用数据设置进行。这些数据需要包括已处理的典型图像和图像处理和转换应用的列表（校验影像设备是正确设置应用 GSPS 所创建的适当属性）。

1.2.3 考虑安装过程中的问题

IHE 的安装不是“即插即用”的——系统不能自行检测和设置。在影像设备的应用方面，可能需要以下的操作：

1.2.3.1 预定工作流程和病人信息调整集成规范

(1) 在影像设备的 DICOM 影像设备工作列表上设置 AE 头、IP 地址和端口。这些信息需要与 RIS 厂商共享，RIS 可以设置提供影像设备工作列表。

(2) 在影像设备的 DICOM 影像设备执行操作步骤（MPPS）上设置 AE 头、IP 地址和端口。这些信息需要与 RIS 厂商共享（如果是由 MPPS 管理器设置），这样可以从影像设备发送 MPPS 信息到 RIS。此外，如果 RIS 具有 MPPS 管理器的功能，则将接受 MPPS 信息并将其发送到 PACS，RIS 需要影像设备的 MPPS 设置信息。

(3) 在影像设备的DICOM存储和存储确认上设置AE头、IP地址和端口。这些信息需要与PACS厂商共享，便于PACS提供存储服务的设置。

(4) 在影像设备的DICOM打印服务上设置AE头、IP地址和端口。这些信息需要与打印机厂商共享，便于打印机可以提供打印胶片服务设置。此外在打印的设置特性必须支持特定的打印机，诸如介质类型、最小和最大密度、胶片方位、胶片尺寸ID、放大类型、清洁、配置信息和极性。

在不同的系统中使创建和保持各种编码的同步运行。制定的编码需要应用在系统的多个部分。例如，一系列的协议编码对应大量的数据设置，如操作编码。这些编码是特意与手工保持一致，如果不能保持一致，接受器不能接受数据，同样也不能了解这些编码值。

1.2.3.2 图像的一致性表达集成规范

需要根据灰阶显示功能标准GDFS（DICOM PS3.14）定期校正显示器和打印机。指定的惯例需要创建表达状态。

1.2.4 确定和解决“传统遗留”问题

IHE集成规范是建立在假定所有的系统都支持这些模式的基础上，如果一些系统不支持所选择的模式而支持模式应用的标准，IHE集成规范的一些功能仍能实现。如果是一个不完善的系统，必须考虑如何短期内在不完善的环境中工作以及尽快地计划替代或升级这些系统。

1.2.4.1 影像设备与非IHE PACS的连接

影像设备和PACS的协同工作可以使HIS或RIS提供的最新或更新的病人基本信息，检查和操作信息得以保存和更新。已获取图像的情况也可以很快地得到提供。这些功能的所有和部分可以在基于非IHE的PACS上实现。以下是如何将影像设备集成到非IHE PACS的一些指导意见。

从PACS厂商处要求目前已安装产品版本的DICOM一致性声明。详见附录F。

1.2.4.1.1 预定工作流程集成规范

在预定工作流程集成规范中，影像设备希望PACS能支持数项DICOM服务，在特定的方式下（指技术框架）应用特定的属性和对信息的响应。这些DICOM服务是：

(1) SCP的DICOM存储

(2) SCP的DICOM存储确认

(3) SCP的DICOM MPPS

(4) SCP的DICOM查询/读取

如果PACS有这些服务，下一步是通过影像设备作用于PACS的确认DICOM图像提供的DICOM属性（和任何其他的DICOM对象）。由IHE来确认整个获取工作流程中信息的一致性的关键识别属性概要的定义是：

(1) 病人的姓名（0010，0010）

(2) 病人的ID号（0010，0020）

(3) 检查要求的唯一识别符（0020，000D）

(4) 存取号（0008，0050）

(5) 被请求操作ID号（0040，1001）

(6) 预定操作步骤ID号（0040，0009）

关于关键属性的完全映射详见放射学技术框架，第2卷，附录A。如果PACS的这些关键属性不能应用，可以要求厂商提供选项或升级支持这些关键属性。

PACS支持MPPS对“封闭的获取环”是有益的，MPPS可以自动地完成操作状态的追踪和收费。虽然缺少MPPS会影响工作流程，但缺少这些服务不会影响系统之间数据的连接。PACS没有DICOM MPPS，就不能接受来自影像设备（或 RIS）的检查状态。在这种情况下，影响工作流程的“封闭的获取环”，追踪操作状态，执行快速和准确的收费等问题可以由以下方法解决：① PACS 可以有一个“反馈模式”，允许应用存储和存储确认或其他方法以及从影像设备或 RIS 的触发启动来推测检查状态。② 应用 RIS 客户端在线或近线 PACS，显示获取工作的追踪工作状态。

PACS 支持 DICOM 存储确认可以在 PACS 确认接收了图像后，自动地从影像设备上删除图像。PACS 如果没有 DICOM 存储确认，将不能确定 PACS 的接收情况和这些图像信息的所有权。为了解决这些问题：① 每一个检查的所有图像在影像设备系统删除前手工确认已被 PACS 所接收并确认永久、长期的存储。② 在影像设备上保存所有图像的副本直到诊断报告产生和图像得到归档。

如果 PACS 不支持 DICOM 存储，IHE 的集成不可能实现，因为 DICOM 存储是最基本的功能。必须考虑升级或替换 PACS。

1.2.4.1.2 图像的一致性表达集成规范

在图像的一致性表达集成规范中，影像设备希望 PACS 能支持数项 DICOM 服务，在特定的方式下（指技术框架）应用特定的属性和对信息的响应。这些 DICOM 服务是：

(1) SCP 的 DICOM 存储（应用 GSPSs）

(2) SCP 的 DICOM 查询/读取（应用 GSPSs）

(3) SCP 的 DICOM 存储确认

如果 PACS 不支持这些服务，厂商必须给予一个选项和升级来提供这些服务。

图像的一致性表达集成规范的基本功能之一是创建、存储和应用 DICOM GSPS 对象来传递所有灰阶处理操作和所有空间和图形转换显示和打印与最终所见的显示有关的图像。如果 PACS 不能接收和处理 GSPS 对象，将不能在 PACAS 工作站上显示这些最终所见的图像，也不能将这些最终所见的图像打印在胶片上。为了解决这些问题：① PACS 必须能存储和查询/读取 GSPS 对象。考虑在第三方的工作站增加支持图像的一致性表达来显示和打印设计管理。② 影像设备有支持图像的一致性表达选项，如打印设计管理，应用与图像的一致性表达功能一致的打印服务器作图像打印。③ 影像设备可以有图像创建图形遮盖的反馈和技师在影像设备发送每一个特定的灰阶设置产生的图像副本。但这样将有大量的图像需要发送到 PACS 和对影响这些图像的进一步处理。

有关这些问题的论述和不支持 DICOM 存储确认的 PACS“工作范围”，查阅上述预定工作流程的存储确认章节。

1.2.4.2 影像设备与非 IHE RIS 的连接

从 RIS 厂商处获得目前已安装系统的 DICOM 一致性声明，详见附录 F。

1.2.4.2.1 预定工作流程集成规范

在预定工作流程集成规范中，影像设备希望 RIS 能支持数项 DICOM 服务，在特定的方式下（指技术框架）应用特定的属性和对信息的响应。这些 DICOM 服务是：

(1) SCP 的影像设备工作列表（MWL）

(2) SCP 的影像设备执行操作步骤（MPPS）

RIS 应用 DICOM 影像设备工作列表发送病人的基本信息和检查信息到影像设备。审核一致性声明了解那些支持工作列表查询和反馈信息的属性类型，除 DICOM 标准要求以外的特别的 IHE 所要求的特定属性：

(1) 作为匹配关键的被请求操作 ID（0040，1001）

(2) 作为匹配关键的编号（0008，0050）

(3) 编码含义（0080，0104）如作为反馈关键的预定操作编码序列（0040，0008）

(4) 被请求的操作编码序列（0032，1064）

如果不支持这些属性，工作流程的正常进行由于影像设备操作不能检索到所要求的工作列表的有效录入而受到影响。

RIS缺少DICOM工作列表功能，影像设备为了获得病人的基本信息和检查信息可以在一些工作中，① 应用条形码（读取最基本的识别信息）② 在影像设备上通过阅读RIS终端或硬拷贝手工录入数据。影像设备需要的重要信息包括病人的基本信息，RIS分配的AN，以及RIS分配的检查要求的唯一标识符（保证在整个医疗机构中信息的一致性）。

对封闭的获取工作流程环而言，影像设备对相关的系统发送DICOM执行操作步骤（MPPS）来追踪获取状态（获取过程，完成和放弃），通报单个获取组检查的发生情况和提供检查所需收费的附加数据。这是影像设备的一个附加功能，可以与厂商协调应用并在稍后阶段执行在登录系统。这些服务也根据医疗机构是否打算需要在整个工作流程中一体化/自动地收费处理或继续应用未集成的收费操作。

IHE要求影像设备发送MPPS信息到RIS或PACS。如果RIS不支持DICOM MPPS，RIS将不能接收更新的检查状态。为了解决这种封闭的获取环，追踪操作状态和完成快速和准确地收费方面产生的问题，可以发送MPPS信息到一个接口引擎，然后发送一个基于HL7的更新信息到RIS并转送MPPS到PACS。RIS终端可以集成影像设备工作台手工录入的检查更新信息。

2 升级 RIS 系统

某放射科正在计划升级或替换现有的 RIS 系统。原因在于科室的检查量不断增加而收入却未增加。这涉及整个检查以及在诊断报告和发放诊断结果的过程中出现的检查丢失等一系列的问题。

在放射科所处的医疗机构中，已具有提供病人基本信息和检查管理的系统。放射科的 PACS 系统存储来自不同影像设备的检查影像。在科室内已有大量具备 DICOM 功能的影像设备。在 RIS 系统升级完成之后，还会增加一些新的影像设备。

RIS 系统的基本功能是：接收检查提交、检查安排、生成诊断报告以及对执行并做出了诊断报告的检查收费。RIS 系统将发送诊断报告的拷贝至医院的诊断报告库。

2.1 计划和购买过程

本章节适合负责购买决策的管理人员阅读。在本章节中，列举了在指定对待购的 RIS 系统的功能要求时，应予以考虑的整个医疗机构的目标；怎样选择适当的 IHE 集成规范实现这些目标；如何在技术标书中清晰地阐述有关 IHE 方面的要求以及如何了解厂商的反馈。

2.1.1 实现医疗机构的目标

在任何设备的购置过程中，全面了解医疗机构的目标来定义需求是重要的第一步。每一个 IHE 集成规范都已作了设计来适合特定的一系列医疗机构的目标。下面列举了医疗机构通过采购 RIS 系统来实现的医疗机构目标以及为了实现这些目标，每一个相关的 IHE 集成规范在其中所起的作用。

减少差错和提高医疗服务质量

预定工作流程集成规范在 RIS 中的作用：

(1) RIS 从 HIS 或登录系统中接受病人基本信息，并将这些信息提供给 PACS 系统及影像设备，可以降低由于标识数据不一致所造成的数据丢失的发生率。

(2) RIS 通过从登录系统处接收、更新病人基本信息，从检查提交系统中提交检查的详细信息，防止由于手工录入信息所造成的错误。

(3) RIS 利用影像设备工作列表功能将病人基本信息和检查信息发送给影像设备，避免手工录入信息所造成的错误。

(4) RIS 为影像设备提供详细的实时更新的工作列表，包括最新的操作和它们的变更情况，防止执行不正确或已取消的检查。

(5) RIS 在影像设备工作列表中提供关于病人过敏或妊娠情况的详细信息，避免由于缺失这些信息可能引起的并发症。

(6) RIS 提高检查过程的效率（在下文“提高工作量”部分中详述），减少病人的等待时间。

病人信息调整集成规范在 RIS 中的作用：

RIS 从登录系统接收到更新病人信息的请求后（例如，由于发现了录入错误、重新标识了无名病人、合并病人的医疗记录到其婚后所用新的姓名名下等），会随即更新工作列表及发送该更新到其他的集成的系统，如 PACS 和诊断报告管理系统。防止出现错误标识的病人和错误的病人信息。

提高工作能力

预定工作流程和病人信息调整集成规范在 RIS 中的作用：

(1) RIS从登录系统中接收数字信息并将其提供给影像设备，消除工作人员在手工录入病人基本信息上花费的时间。

(2) RIS从检查提交系统中接收电子申请单将检查信息提供给影像设备，减少工作人员在等待、查找纸质申请单上花费的时间。

(3) RIS支持自动处理大多数发生在 HIS、RIS、PACS和影像设备之间的信息更正的请求，减少工作人员在集成环境下定位、修正错误花费的时间。

(4) RIS从影像设备处接收到某未预约的检查已被执行的信息之后，自动回填相关信息并通知检查提交系统。消除工作人员采用手工调整信息上花费的时间。

增加收入/改善收费工作

预定工作流程和病人信息调整集成规范在 RIS 中的作用：

(1) RIS利用工作列表为影像设备提供实时更新的详细检查信息，这样，在检查已被预约但又旋即被取消或修改的情况下，防止收入的损失。

(2) RIS通过从影像设备处接收实时的 PPS 信息获知检查完成情况，减少收费滞后现象。

(3) RIS从影像设备处接收到准确的取消或更改检查的详细信息，减少错误收费的发生。

费用置入集成规范在 RIS 中的作用：

RIS从所有相关系统处实时获取收费状况，准确和快速地完成收费并将结果集中发送给收费系统。减少收费滞后现象。

成组操作表达集成规范在 RIS 中的作用：

RIS从影像设备处既可以接收单次扫描成组获取的完成信息和也可以获取每一个成组检查的每一个编号。减少多个部位分散检查的情况。

降低操作的成本

预定工作流程，病人信息调整，费用置入和成组操作表达集成规范在 RIS 中的作用：

如上所述，工作效率和工作能力的提高以及和收费流程上的改进，防止了额外的人力资源的浪费。

减少实施成本的费用/时间

IHE 所有集成规范在 RIS 中的作用：

(1) 在 IHE 技术框架中详细定义了被众多厂商支持并测试过的高效接口的规范，消除了定制集成接口规范的时间和成本。

(2) 由于许多 IHE 集成规范已经得到众多厂商的广泛支持，这就可以预防额外定制集成接口的时间和成本。

(3) 在厂商参加 IHE Connectathon 联合测试的过程中，许多由于产品实现上的差异所带来的问题已经解决，因此降低了系统集成接口顺应性测试的时间和成本。

(4) 由于许多厂商的产品已经通过 IHE Connectathon 的集成测试，降低了系统间集成的时间和成本。

(5) 由于仅需维护单一的 IHE 接口而不是众多的定制的接口，因此降低了定制接口的维护时间和成本。

并不是总能在每次设备采购中都体现所有的组织目标。要想从 IHE 集成规范规范中充分受益，这就需要与 RIS 系统交互的各个系统定义的 IHE 集成规范起重要的作用。通常情况下，在单个的执行角色，如 RIS 系统中应用集成规范可以部分受益，在这种情况下与其交互的系统也只能实现部分 IHE 集成规范中描述的功能，在附录 A 中提供了根据需求和计划按序的分次购买和使其成为长期购买计划的一部分的讨论。

为了追踪实现医疗机构目标的进展情况以及测定投资回报率，需要精心定义一系列绩效衡量指标——详见附录I。

2.1.2 选择IHE集成规范和执行角色

系统的专业集成需要选择购置所需要的IHE集成规范和IHE执行角色。一些集成规范包括的选项所提供的附加功能也必须在选择之列。下面列举了与购置的RIS和每一个影像设备功能有关的集成规范：

IHE预定工作流程和病人信息调整集成规范是在医疗机构中RIS与其他系统集成的基础。集成规范是建立在信息的无缝工作流的基础上，在一个典型的影像环境中通过指定的事务处理，保持病人信息从登录通过检查、预定、图像获取、存储和显示的一致性，保证高效的病人服务。因此，这些集成规范的应用是被重点推荐的。

费用置入集成规范从科室各个系统中收集准确的收费信息并且将这些信息迅速发送到中心收费系统中去。

成组操作表达集成规范在影像设备上执行多个检查一次操作完成时，提供高效的工作流程以及准确的检查跟踪功能。

预定工作流程集成规范中的辅助协议设置选项在影像设备工作列表中发送初始的协议设置至影像设备。

IHE预定工作流程集成规范中的非管理选项允许显示来自影像设备关于检查中止或修改原因的详细反馈信息。

部门系统安排科室系统预约者/医嘱执行者角色在RIS系统中起着重要的作用。此外，RIS系统可以应用的IHE执行角色还包括：提供对诊断报告作永久保存的诊断报告库（Report Repository）、创建诊断报告以及支持针对不同报告步骤地工作列表的诊断报告系统（Report Creator）、查询及查看报告的诊断报告阅读系统（Report Reader）。每个集成规范和执行角色提供的益处已在前几章中作了初步论述，有关进一步的信息详见附录B。

2.1.3 将集成需求加入到技术标书中

在技术标书中加入系统要求支持的IHE集成规范（和选项）的需求，以及集成规范中IHE执行角色在系统中所起的重要作用。

以下是一个功能齐全的RIS系统特定的IHE集成规范和执行角色的简单介绍：

1. "RIS系统支持预定工作流程和病人信息调整集成规范中的执行角色，如科室系统预约者/医嘱执行者角色。"

2. "RIS系统支持IHE预定工作流程集成规范中的辅助协议设置选项和非管理选项中的执行角色，如科室系统预约者/医嘱执行者角色。"

3. "RIS系统支持IHE费用置入集成规范中的执行角色，如科室系统预约者/医嘱执行者角色。"

关于技术标书的进一步讨论详见附录C。

2.1.4 确定适当的产品

可以将技术标书直接发送给所有可能的厂商，也可以首先通过参考公共资料来了解能提供具有IHE集成能力的产品的厂商。关于公共资料来源详见附录D。

2.1.5 阅读厂商的集成声明

厂商可以提供IHE集成声明文件对技术标书作出响应。许多产品的IHE集成声明也可以查询www.ihe.net/Resources/ihe_integration_statements.cfm。

集成声明是特定厂商特定产品提供的有关IHE模式、执行角色和选项的直接声明。有关集成声明的内容详见附录E。

2.2 配置与实施过程

以下章节适用于实施团队阅读。这些章节论述的是在应用具备IHE功能的RIS系统时所包括的临床和IT

重要事项，也包括RIS和系统连接时需要处理的不支持IHE模式的“传统遗留”问题。

2.2.1　考虑工作流程的改变

IHE集成规范是为应用数字化影像在一个平滑的临床工作流程所设计。例如，消除在影像设备上录入病人的信息，在PACS上查找丢失的胶片文件夹或保证不匹配检查病例中的信息一致。也支持图像的即刻显示。为了充分获取IHE带来的这些益处，需要用正确的方式完成几个任务。

2.2.1.1　预定工作流程和病人信息调整集成规范

预定工作流程集成规范（SWF）在整个医疗机构中保证病人基本信息、检查和操作信息的准确性和一致性。这些信息必须统一地从同一系统中录入（HIS、RIS等），便于这些系统可以统一维护并正确地发布这些信息到其他需要这些信息的系统中去。临床和IT工作人员需要认识这些特定信息元素的拥有者。拥有者发布这些信息，而接受者追踪这些信息。具有典型特征的是：

(1) HIS是病人标识信息的拥有者。在急症情况下，HIS还需要调整病人的信息并在RIS中更新。病人的信息尽可能通过HIS登录。位于HIS之下的各个系统的IHE工作流程中会从HIS处按需得到信息更新。如果在RIS中登录病人，则没有IHE工作流程可以支持反向来更新HIS。

(2) RIS是其他安排信息中检查号和病例唯一标识符的拥有者。即使在未知的情况下也不要在影像设备上录入检查号。

作为识别信息拥有者的一部分，临床和IT人员需要进一步了解这些信息是如何被关联的。例如，IHE支持一个检查号对应多个检查操作。这类关联的设置可以解决当前工作流程效率低下的问题。

2.2.2　确认IHE在工作中发挥的作用

以下章节提供了一个怎样根据每一个IHE集成规范对RIS系统执行操作更有效的指导。每一节提供了与RIS有关的各个集成规范的测试部分。通常有多于一个方式的描述来确认数据和事务处理，详见附录H。

2.2.2.1　预定工作流程集成规范

RIS准确地接收来自HIS的病人基本信息和检查信息至关重要。这些病人基本信息，检查和操作信息也必须正确地发送到影像设备和PACS，以保证检查可以被正确地执行并生成诊断报告。同样，由影像设备和PACS反馈到RIS的状态信息，诸如那些已完成操作和可用的如图像等的适当状态信息提供给医疗机构也非常重要。

需要对RIS集成接口在整个数据流中的数个点作审核确认。如，对特定的病人操作信息已经由HIS安排发送到RIS的审核确认；对特定的病人操作信息已经由HIS和RIS发送到影像设备完成操作的审核确认；对来自影像设备的检查状态及更新信息的审核确认；以及对PACS中影像信息的应用作审核确认。

下面列出的是应用预定工作流程集成规范运行在新RIS系统中的高层次测试的例子。它们的部分或全部可能和特定的医疗机构有关。这些测试情况基于IHE技术框架第1卷4.4节中所述的使用案例。每一种都列出了如何确认该测试情况的方法。需要注意的是在许多情况下，将有多个方式的描述来确认数据和事务处理。

病人登录和检查安排可以通过多种方式执行，包括：

(1) 在HIS中登录病人及检查提交。通过RIS检查安排（病人登录，检查提交管理，检查安排管理）。

确认情况：确认录入的重要病人基本信息、相关信息（PV-1）等是在病人登录时，并能正确地显示在RIS中。关于来自HIS以HL7信息传送的各种信息（如病人的姓名、ID号、地址、种类、检查医生、过敏类型等），详见IHE技术框架第2卷4.1.4节。然后，确认录入的重要的检查信息正确地显示在RIS中。验证在RIS中正确的检查安排和预定。关于来自HIS以HL7信息传送的各种信息（如order number，order date/time，universal service ID，ordering provider等），见IHE技术框架第2卷4.2.4节。

(2) 在HIS中登录病人，通过RIS检查提交和检查安排（病人登录，检查提交管理，检查安排管理）。

确认情况：确认录入的重要病人基本信息、相关信息（PV-1）等是在病人登录时，并能正确地显示在RIS病人管理用户界面中。关于来自HIS以HL7信息传送的各种信息（如病人的姓名、ID号、地址、种类、检查医生、过敏类型等），详见IHE技术框架第2卷4.1.4节。然后，确认在RIS中录入的重要检查信息能在HIS系统的病人管理用户界面正确的显示。关于来自HIS以HL7信息传送的各种信息（如order number，order date/time，universal service ID，ordering provider等），见IHE技术框架第2卷4.2.4节。

(3) 在HIS中登录病人，在检查提交之前，通过HIS更新病人信息。

确认情况：确认录入的重要病人基本信息，相关信息（PV-1）等是在RIS系统病人管理用户界面中正确地显示更新后的病人数据。关于来自HIS以HL7信息传送的各种信息（如病人的姓名、ID号、地址、种类、检查医生、过敏类型等），详见IHE技术框架第2卷4.1.4节。

(4) 基于在HIS或RIS中已提交的检查，在RIS中预定相应的操作（操作预定）。

确认情况：确认已登录病人的操作信息发送至PACS。在PACS中显示通过应用预定操作用户界面的预定病人的检查信息（也可以是一些并发的预定操作来保证操作完成时用于诊断报告所需的信息，包括读取早期的影像检查和报告）。关于来自RIS以HL7信息传送的各种信息（如patient name、ID、universal service ID等），见IHE技术框架第2卷4.4.4.1.2节。

(5) 在某些情况下，提交的检查会在检查被执行之前改变，在这种情况下操作信息需要在RIS中更新（操作更新）。

确认情况：确认在PACS的预定操作用户界面上显示的检查信息中，该病人的操作信息已经被更改。关于来自RIS以HL7信息传送的各种信息（如操作退出、操作改变、操作中止）详见IHE技术框架第2卷4.13.1.2节。

操作也可以被安排到影像设备上，各种执行操作的系统需要和RIS系统交互，如它们需要读取预定操作和提供预定操作的更新。系统对A representative number的测试，保证所要求的检查和操作信息已经发送。

(6) 影像设备读取来自RIS的预定操作列表（影像设备工作列表的提供）。

确认情况：确认在影像设备工作列表中，预定操作中的病人的基本信息，检查和操作信息都能正确地显示在影像设备上。关于来自RIS以DICOM格式传送的各种特定信息（如病人姓名，ID号，被请求操作，AN等）详见IHE技术框架第2卷表4.5-3。

(7) 影像设备的执行操作，状态更新的信息提供给RIS（MPPS进行情况，MPPS完成情况）。

确认情况：确认影像设备执行的操作与RIS中的预定操作一致。以下关于在操作中断情况下影像设备发送特定信息的操作执行情况详见IHE技术框架第2卷表4.7-1。关于辅助协议设置选项详见IHE技术框架第2卷4.6.4.1.2.4节。

操作执行情况列表：影像设备/工作站执行单个预定的操作，影像设备/工作站放弃操作，影像设备/工作站组合两个不同的预定的检查（如果支持影像设备成组检查选项），影像设备执行的操作和所预定的不同，影像设备执行了未预定的操作（详情见下文PIR部分），影像设备执行了应用协议编码预定的操作（如果支持辅助协议选项）。

(8) 在诊断报告过程中工作站用来创建附加的影像（例如，一个CAD工作站）也可以要求通知RIS的执行操作。(在检查进程中创建操作步骤，创建操作步骤完成）。

确认情况：确认证据创建执行的操作和RIS中的操作相一致。执行操作的结果是：在检查获取执行阶段，RIS会向医疗机构内其他系统（包括PACS）提供状态更新信息。

(9) RIS系统不仅保留操作状态信息，也包括与操作有关的影像状态信息。PACS报告系统既可以根据操作状态，也可以根据与操作有关的影像的可用性，来安排完成诊断报告工作。

确认情况：确认在影像设备开始获取影像直到诊断报告期间的操作状态。当在PACS上影像可调用时，确认反馈到RIS中的操作状态已更新。

在系统各处进行测试时，应该使用合适的数据集合。RIS是放射科的中心，所以所用的数据集需要有一定的扩展性。这些数据包括：

(1) 从HIS发送至RIS的HL7记录的发展。

① 这些记录包括从HIS发送到RIS生成病人基本信息和病人检查的所有HL7信息，例如，入出转信息(ADT)中的A01病人的主述(Patient admission)、A04病人的登录(patient registration)、A05预陈述(preadmission)；通用检查信息(ORMs)。关于测试的特定事务处理详见IHE技术框架(IHE TF)。

② 这些记录包括发送到影像设备(通过工作列表)、PACS(通过DICOM影像)范围内的所有信息。病人基本信息和检查信息中重要的字段有：病人姓名、ID号、性别、请求操作ID号、添加的检查号以及已执行操作的ID号等。

(2) 从RIS发送至HIS的HL7记录(可能包括部分在执行测试过程中产生的数据)的发展。

① 这些记录包括从RIS发送到HIS生成病人基本信息和病人检查的所有HL7信息。

② 这些记录包括发送到影像设备(通过工作列表)、PACS(通过DICOM影像)范围内的所有信息。病人基本信息和检查信息中重要的字段有：病人姓名、ID号、AN、请求操作ID号、预定地点、影像设备、预定操作编码以及预定协议描述等。全部字段列表详见IHE技术框架第2卷表4.5-3。

(3) 放射科内使用的RIS中的各种编码和对应的发展。HL7到DICOM的对应需要发生在系统设置部分，如所需的影像设备工作列表功能。如果支持辅助协议设置选项(Assisted Protocol Setting Option)，在RIS和影像设备之间还需要做协议编码(protocol code)的对应设置工作。

2.2.2.2 病人信息调整集成规范

RIS系统的一个重要功能是在医疗机构中确保证病人基本信息和检查信息的一致性。在病人的就诊期间可能需要更新这些信息。更新的信息需要发送至放射科的各个系统。下面列出了发生在预定工作流程部分，与病人信息调整集成规范有关的高层次测试。

(1) 在预定操作之前更新病人信息(病人信息的更新)

确认情况：确认重要的病人基本信息、病史信息(PV-1)等，与RIS系统中通过病人管理用户界面显示的更新后的病人信息相一致。关于来自HIS的HL7数据发送的详细信息(如病人姓名、ID号、地址、分类、就诊医生、过敏类型等)详见IHE技术框架第2卷4.1.4节。

(2) 在预定操作之后更新病人信息(病人信息的更新)

确认情况：和上例相同。此外，要保证这些更新在PACS中的显示。

(3) 在影像获取时病人ID号的调整(病人信息的更新)

确认情况：和前例相同。此外，要保证这些改变在PACS中的显示。然后，在观看影像和书写诊断报告期间，确认操作创建的影像显示的是更新后的病人基本信息。

(4) 在预定操作前检查的更换(操作更新)

确认情况：确认在RIS中已登录病人的操作信息已被更新。通过RIS系统检查管理用户界面显示该病人的检查信息。关于来自HIS以HL7数据发送的详细信息(如检查号(order number)、通用(universal) ID号等)详见IHE技术框架第2卷4.2.4节。

(5) 在预定操作后检查的更换(操作更新)

确认情况：确认正确的未被确认的病人检查操作在前，病人的登录在后。这需要确认在RIS中登录病人的操作信息已被更新。通过RIS系统检查管理用户界面可以来查看预定病人的检查信息详见IHE技术框架第2卷4.2.4节。然后，确认在PACS中已登录病人的操作信息已经更新。通过PACS的预定操作用户界面显示已登录病人的检查信息。关于来自RIS以HL7数据发送的详细信息(如操作退出、操作改变、操作中断等)详见IHE技术框架第2卷4.13.1.2节。

(6) 以下是针对未被确认病人的登录和检查执行的情况：

① 未被确认病人在HIS中登录和检查提交，通过RIS检查安排和预定操作。(病人登录，检查提交管理，检查安排管理)。

② 未被确认病人在HIS中登录，在RIS检查提交。(病人登录，检查提交管理，检查安排管理)。

③ 未被确认病人在 HIS 中登录，在检查提交之前，已经在影像设备上完成了检查。（病人登录）。

④ 未被确认病人在 HIS 中登录或检查提交之前，已经在影像设备上完成了检查。

确认情况：确认在 HIS 中更新了病人信息之后，这些信息在 RIS 和 PACS 中也得以更新。未被确认的病人和更改后的病人应为同一人。关于来自 HIS 以 HL7 数据发送的详细信息（A40 病人合并）详见 IHE 技术框架第 2 卷 4.12.4.4 节。除此附加的 HL7 数据类型之外，本模式的测试数据的展开类同于预定工作流程集成规范。

2.2.3 考虑安装过程中的问题

IHE 的安装不是即插即用的，系统不能自行检测和设置。对 RIS 而言，可能需要以下的操作：

2.2.3.1 预定工作流程和病人信息调整集成规范

(1) 为 DICOM 影像设备工作列表配置 AE Title、IP 地址以及端口号，这些信息需要与各个影像设备厂商共享。这样可以有正确的配置来查询 RIS 的影像设备工作列表。

(2) 在影像设备的 DICOM 影像设备执行检查步骤（MPPS）上设置 AE 头、IP 地址和端口号。这些信息需要与 PACS 厂商共享（如果 PACS 设置了 MPPS 管理系统），这样 PACS 可以将影像设备的 MPPS 信息发送到 RIS。此外，如果 RIS 具有 MPPS 管理系统的功能，则将从影像设备接收的 MPPS 信息并将其发送到其他系统。因此，所有的影像设备都需要了解 RIS 的 MPPS 设置信息。

(3) 在设置 HL7 接口时，需要在 ADT 和检查接口设置 IP 地址和端口号。两者可能相同，也可能不同。这些信息应该与 HIS 系统共享，以便了解发送到 HL7 的信息。RIS 需要了解 HIS 或其他临床系统的 IP 地址及端口号，便于发送操作更新信息。此外，对于 HL7 操作信息，还需要从 PACS 厂商处得到为 HL7 检查的 IP 地址和端口号，这可以将 RIS 的检查和病人基本信息发送到 PACS。

花时间创建和保持不同编码在不同的系统之间使其保持同步至关重要。需要在系统的多个部分设置编码，可能是简单的，如性别代码，也可能是大得多的数据集合，如提供者的编码。通常，需要手工来保持这些编码的同步，如果编码不能同步，接收方不能接收数据，也不能了解编码的内容。

2.2.4 确定和解决“传统遗留”问题

IHE 集成规范是建立在假定所有的系统都支持这些模式的基础上，如果一些系统不支持所选择的模式而支持模式应用的标准，IHE 集成规范的一些功能仍能实现。如果是一个不完善的系统，必须考虑如何短期内在不完善的环境中工作以及尽快地计划替代或升级这些系统。

2.2.4.1 RIS 与非 IHE PACS 的连接

当 HIS 或 RIS 提供了新的或已更新的病人信息时，RIS 和 PACS 之间的交互可以使病人的基本信息、检查和操作信息得以保存在 PACS 中（以及在病人信息调整集成规范情况下更新信息）。提供的影像状态确保了影像尽快地使用。即使是非 IHE 的 PACS，也可以提供这些功能的一部分或全部。下面阐述的是如何集成 RIS 和非 IHE 的 PACS 的一些指导。

从 PACS 供应商处获取现在的 DICOM 一致性声明和 HL7 接口规范详见附件 F 和 G。

2.2.4.1.1 预定工作流程集成规范

在预定工作流程集成规范中，RIS 需要 PACS 使用特定的属性和通过指定的方式对信息作出响应（参见技术框架），支持数个 DICOM 及 HL7 服务。关键的 DICOM 和 HL7 服务有：DICOM MPPS SCP 服务、DICOM查询/读取 SCP 服务、DICOM Instance Availability Notification SCP 服务以及 HL7 ORM 服务。

PACS 系统应该能接收来自影像设备的 DICOM MPPS 状态更新信息。这些更新信息包括检查开始、检查结束以及和检查相关的各种信息（Study Instance Unique Identifier and AN）。当 PACS 不支持 DICOM MPPS 时，新的 RIS 系统应该设置 PPS 管理系统便以接受状态更新信息。

当检查已被预定时，PACS系统将从RIS处收到"检查已预定"的HL7信息（参见放射学技术框架第2卷4.4节）。其中包括病人基本信息、预定的操作步骤以及RIS创建的Accession Number、Study Instance Unique Identifie。这些信息可以使PACS给已接收的影像赋予正确的病人基本信息和检查信息，以及正确地预提取相关的早期影像。在PACS不具备接收HL7"检查已预定"信息的功能的情况下，当影像设备存储的图像无法和检查匹配时，PACS操作员需要手工输入病人基本信息以及与检查相关的特定信息，例如：Accession Number。PACS系统在接收目前图像的同时预提取早期影像，而不会等待接收HL7信息。可以使用Broker/接口引擎来接收HL7信息并将这些检查信息转换成PACS可以支持的信息格式。显然，由于这些信息的非标准化情况，集成的工作将变得费时而且费用昂贵。

2.2.4.1.2 病人信息调整集成规范

在病人信息调整集成规范中，RIS需要PACS使用特定的属性和通过指定的方式对信息作出响应（参见技术框架），支持数个HL7服务。关键的HL7服务有：HL7更新ORMs和HL7病人更新数据（ADTs）。当病人的基本信息或操作信息改变或两个病人需要合并时，PACS系统应能接收来自RIS的HL7的病人更新信息（参见放射技术框架第2卷4.12节）和HL7的操作/检查更新信息（参见放射技术框架第2卷4.13节）。PACS应用从RIS处接收的HL7病人更新信息和操作/检查更新信息来维护当前PACS中的病人和相关信息。这在未识别（外伤）和标识错误的病人的情况下特别重要。

当PACS不具备接收相应的HL7 ADT或ORM信息的能力时，它保持病人和相关信息的一致性能力可能会受到限制。在这种情况下，当影像设备存储的图像无法和检查匹配时，PACS操作员需要手工输入病人基本信息以及与检查相关的特定信息（如：AN）等来保证信息的一致性。可以使用Broker/接口引擎来接收HL7信息并将这些检查信息转换成PACS可以支持的信息格式。

2.2.4.2 RIS和非IHE影像设备的连接

RIS和影像设备之间的交互，可以将病人的基本信息、检查和操作信息从HIS/RIS发送到影像设备。影像设备提供的操作状态可以保证产生的影像能尽快应用。某些非IHE的影像设备可能具备这些功能的全部或部分。下面列举了一些如何集成RIS和非IHE影像设备的指导。

从已安装的影像设备厂商处获取最新的DICOM一致性声明。详见附录F。

2.2.4.2.1 预定工作流程集成规范

在预定工作流程集成规范中，RIS需要影像设备使用特定的属性和通过指定的方式对信息作出响应（参见技术框架），支持数个DICOM服务。关键的DICOM服务有：DICOM影像设备工作列表SCU服务、DICOM MPPS SCU服务。影像设备利用DICOM影像设备工作列表从RIS处获取病人的基本信息和检查信息。IHE还要求影像设备的显示属性。检查下列IHE要求的扩展属性都能在影像设备工作列表中显示：预定操作步骤开始日期/时间，影像设备，预定操作步骤的描述，请求操作的描述，请求操作的ID号，AN，检查提交临床医生的姓名，病人姓名、ID号、出生日期、性别。

影像设备发送DICOM MPPS信息给RIS系统，这可使其跟踪影像获取状态（进行中、已完成）来完成整个影像获取过程的封闭环，以及提供附加的信息完成收费工作。

以上功能可在稍后期阶段实施和与影像设备及登录系统的厂商协商实现。如果影像设备不支持上述DICOM服务的一或数项，参见如下RIS和非DICOM影像设备连接的章节。

2.2.4.3 RIS和非DICOM影像设备的连接

由于在购买影像设备时，没有从厂商处要求影像设备基于标准的一致性声明，因此，影像设备不支持DICOM影像设备工作列表服务和/或DICOM MPPS服务。可以从影像设备厂商处了解是否具有查询/获取病人基本信息、检查信息的功能。如果影像设备不具备DICOM影像设备工作列表功能时，有关查询/获取病人基本、检查信息的方式有：

(1) 采用条形码（一种读取最基本识别信息的手段）；

(2) 采用影像设备拥有的接口网关（可能会带来一些额外的费用和维护成本）；

(3) 从 RIS 终端或纸质申请单后读出信息，在影像设备上手工录入数据。

对影像设备而言，关键的信息包括：病人的基本信息，来自 RIS 的 AN，如可能的话还包括来自 RIS 的 Study Instance 唯一标识符（保证在整个医疗机构中信息的一致性）。

当影像设备不具备 DICOM MPPS 功能时，可以采用的报告检查状态的方式有：

(1) 用“中间转换”系统或 PACS 选项代表影像设备发送 MPPS 信息；

(2) PACS 可以有一个“反馈模式”，即通过基于存储和存储确认或其他内容的 DICOM 服务以及来自影像设备或 RIS 的触发信息来推测检查状态；

(3) 在每个影像设备处放置一个 RIS 终端，用手工录入方式更新检查状态。

2.2.4.4 RIS 和非 IHE HIS 的连接

RIS 和 HIS 之间的交互，可以将病人的基本信息和检查信息发送到 RIS 系统和放射科其他地方。非 IHE 的 HIS 系统可能具有这些功能的全部或部分。下面列举了一些如何集成 RIS 和非 IHE HIS 的指导。

从 HIS 系统厂商处获取最新的 HL7 接口说明书。详见附录 G。

2.2.4.4.1 预约工作流程和病人信息调整集成规范

在预定工作流程集成规范中，RIS 系统需要 HIS 使用特定属性和通过指定方式对信息作出响应（参见技术框架），支持数个 HL7 信息类型。关键的 HL7 信息类型有：

(1) HL7 病人登录信息，至少包括下列 ADT 信息（取决于设备功能）

① A01，住院病人就诊登录

② A04，门诊病人就诊登录；A08，更新病人信息；和

③ A40，病人合并；和

(2) HL7 操作检查信息，至少包括

① 新的检查信息；和

② 退出检查信息

这些基本的 HL7 信息提供了将病人的基本信息和就诊信息从 HIS 发送到 RIS 的基本功能。这些 HL7 信息也支持病人基本信息更新和具有病人合并的功能。有关完整的 IHE 定义的 HL7 信息详见放射学技术框架第 2 卷，4.1～4.4 节和 4.12 节。

操作检查信息可使 HIS 创建检查，发送检查信息到 RIS 用于预定。没有这些基本的 HL7 功能的支持，在整个医疗机构中病人和/或检查的识别信息将不能保持一致。例如，如果 HIS 没有通过 HL7 信息将病人更新或合并信息通知 RIS，RIS 可能会直接执行病人的更新或合并的操作，造成 HIS 和 RIS 之间信息的不统一。

通常，在 HIS 和 RIS 之间有一个接口引擎来传输这些信息。包括在 RIS 和 HIS 之间共享的 HL7 信息作较少的调整，或者当 HIS 不支持 HL7 时，接口引擎可以将相应的信息转换成 HL7 的格式，反之亦然。IHE 还要求 HIS 提供双向的接口以接收检查更新信息。如果不是双向接口，会出现以下问题：

(1) 如果检查提交发生在 RIS，则需要从 HIS 中重新录入检查；

(2) HIS 不能保持最新的病人和检查信息，将影响临床和收费工作；

(3) 当检查提交在 RIS 时，HL7 的握手信息（一般的检查响应信息）可以使 RIS 从 HIS 处得到检查号。如果 HIS 不支持 HL7，可以从 HIS 厂商处了解接口的详细文件。将这些接口文件提供给 RIS 厂商或接口分析专家，关于如何处理这些 HL7 双向转换的信息详见附录 G。

3　安装高度集成的 PACS

对安装一个大型集成 PACS 的放射科而言，在几个部门中增加检查规模，提高检查数量，并且与 HIS 系统和电子安排登录系统有最佳的集成是关键的问题。这种新 PACS 将图像的数字化存档、诊断解释和报告服务于医院的所有科室。

多数影像设备将检查病例存储于 PACS 中。个别较早期的部分 DICOM 或非 DICOM 功能的影像设备需要额外的工作。在外科，提交检查医生和教学方面的阅读应用软拷贝读取工作站结合少量胶片。也可以应用口述和录音完成诊断报告，但必须计划升级到一个电子报告系统。

PACS 服务的图像源可以是软拷贝也可以是硬拷贝。最终的长期存储可以从胶片转换为数字化。放射科也可以为其他医疗机构提供放射学诊断服务，例如，阅读从其他的医疗机构发送到医院 PACS 的图像来完成进一步的评估或特殊的诊断。诊断的结果（图像和报告）可以通过电子、胶片或 CD 的方式发布到提交的医疗机构。

3.1　计划和购买方法

本章节适合负责购买决策的管理人员阅读。本章节论述的是在指定对待购的 PACS 系统的功能要求时，应予以考虑的整个医疗机构的目标；怎样选择适当的 IHE 集成规范实现这些目标；如何在技术标书中清晰地阐述有关 IHE 方面的要求以及如何理解厂商的回应。

3.1.1　了解医疗机构的目标

在临床实际应用中应用 IHE 的好处已在多于 20 个医疗机构的成功案例中得到阐述，相关的详情可以访问 www.ihe.net/resources/success_stories/index.html.

在设备的购置过程中，全面了解医疗机构的目标来定义需求是重要的第一步。每一个 IHE 集成规范都已作了设计来适合特定的一系列医疗机构的目标。下面列举了医疗机构通过采购 PACS 系统来实现的医疗机构目标以及为了实现这些目标，每一个相关的 IHE 集成规范在其中所起的作用。

减少差错和提高医疗服务质量

预定工作流程集成规范在 PACS 中的作用：

(1) PACS 显示来自 RIS 的检查信息（包括病人的基本和安排信息）和对来自影像设备已接收的相应图像的核对来防止病人识别的错误。

(2) PACS 应用 MPPS 和存储确认，确认影像设备已将图像的检查列表发送到 PACS，消除丢失病例而产生的错误诊断。

(3) PACS 可以对 RIS 的图像查询作出响应，减少图像应用的滞后现象。

(4) 从 PACS 中获得实用性的告示选项（SWF)。

(5) PACS 的通报报告和图像信息可以为其他相关系统所应用时，减少了诊断报告的滞后。

(6) 检查完成时，由于 PACS 通报给读取系统，放射科医生在所有图像可读之前就可以作最初的阅读，消除了检查的诊断错误。

病人信息调整集成规范在 PACS 中的作用：

(1) PACS 显示的 RIS 信息中应用更新的病人基本信息，减少病人基本信息的错误（来自急诊检查的识别，纠正登录的错误或合并病人记录）。

(2) PACS显示的RIS信息中对操作检查信息的更新，减少操作细节的错误（由于预定安排或操作的改变）。

(3) PACS追踪病人初始和修正的基本和检查信息，并且很快地与PACS所有记录保持同步，消除了由于存储的不同姓名所致的丢失数据而产生的诊断错误。

(4) 一旦病人确定之后，PACS快速地应用病人的医疗纪录协调所有存储的图像和报告，消除外伤护理的滞后。

PDI集成规范在PACS中的作用：

(1) PACS可以将图像和报告信息以及病人的临床资料集成后刻录到光盘上，防止从其他地点丢失的数据。

(2) 在数据输入来自其他医疗机构的CD时，由于PACS在输入时协调这些信息的局部评价，因此防止了病人标识的错配。

(3) PACS应用直接读取CD拷贝的方式为病人提供个人健康信息，促进了病人的peace of mind。

图像一致性表达集成规范在PACS中的作用：

(1) PACS应用GSDF曲线的校正显示，减少了由于低对比产生的诊断错误。

(2) PACS应用GSPS存储适当的显示设置来显示图像，降低了由图像的不正确显示（不正确的窗宽窗位、旋转、遮盖等）引起的诊断错误。

(3) PACS在图像的显示方面，在不同的显示系统应用同样的方法防止了诊断差错。

读取放射学信息集成规范多源选项在PACS中的作用：

提供来自其他存储（如心脏PACS、长期存储等）中附加临床相关信息的显示，完善图像资料。

关键图像标注集成规范在PACS中的作用：

PACS允许关键图像的标记和标注，可以为临床医生、外科医生等提供一个病人的基本信息查询、读取和显示，方便临床对感兴趣区的观察。

证据文件集成规范在PACS中的作用：

PACS存储和提供包括临床测量，CAD结果和超声结构化报告等证据文件，完善临床的信息。

简单图像和数字报告集成规范在PACS中的作用：

PACS存储和提供集成临床文本，测量和图像的诊断报告，完善临床的信息。

提高工作效率

预定工作流程集成规范在PACS中的作用：

(1) 在图像获取时，PACS在检查安排时显示来自RIS的预定信息和读取早期的检查信息，减少了等待提取早期检查的时间。

(2) 影像设备确认来自PACS应用图像存储确认的反馈，防止所作检查的丢失。

(3) 应用存储确认，消除技师用手工确认来完成存储所浪费的时间。

(4) PACS显示获取图像的进行和完成信息，放射科医生可以与获取状况保持同步，减少了读取图像所产生的滞后现象。

预定工作流程集成规范Instance Availability Notification选项在PACS中的作用：

(1) 当用于后处理的图像可用时就立刻触发PACS后处理管理，减少了后处理的滞后现象。

(2) 当用于诊断报告的图像可用时PACS告知报告系统，减少了诊断报告的滞后现象。

病人信息调整集成规范在PACS中的作用：

(1) PACS显示来自RIS更新的病人基本信息和预定操作信息，杜绝手工录入病人基本信息。

(2) PACS处理这些更新是基于自动地接受这些信息，减少用手工调整PACS的不正确的病人和操作信息。

读取放射学信息集成规范多源选项在PACS中的作用：

PACS提供来自多源系统DICOM信息的统一显示，消除多源系统（放射学和心血管病学PACS，医疗机构的存储）病人相关信息的手工检索。

图像一致性表达集成规范在 PACS 中的作用：

(1) PACS 应用表达状态创建在影像设备上来表达图像，减少了放射科医生用于调整显示设置的时间。

(2) 应用 DICOM 灰阶标准显示功能曲线校正显示设备，消除放射科医生用于调整显示器的时间。

成组操作表达集成规范在 PACS 中的作用：

(1) PACS 显示的是技师预先选择后的相关图像，消除放射科医生用在检索成组获取相关部分影像的时间。

(2) PACS 显示的各个部位采用了由影像设备创建的适当的显示设置，消除放射科医生用在成组获取不同部位（如头部、胸部的 CT）的调整显示设置时间。

(3) PACS 提供了在每一个检查通过分类表达状态（实际分割）读取图像，消除了技师采用手工分割图像的时间。

证据文件集成规范在 PACS 中的作用：

PACS 诊断工作站允许读取非图像数据，如 CAD 结果、影像设备测量和超声结构化报告，减少了放射科医生访问多个工作站的时间。

可携带的病人信息集成规范在 PACS 中的作用：

PACS 支持在 CD 上输入和调整检查信息，防止从其他地方扫描早期检查的胶片。

关键图像标注集成规范在 PACS 中的作用：

PACS 通过放射科医生应用关键图像标注提供最直接访问有标记的图像，减少外科医生检索感兴趣图像所浪费的时间（或类似的提交临床医生所用的时间）。

改善数据的访问

可携带的病人信息集成规范在 PACS 中的作用：

(1) PACS 可以在 CD 上输入和调整其他医疗机构和临床的病人和诊断信息，增强对其他医疗机构医疗健康信息的读取。

(2) 在缺乏高速网络连接时，PACS 用 CD 发送病人和诊断信息，增强临床数据使用者的访问（提交临床医生、二次诊断的放射科医生、神经外科、整形外科、其他医疗机构、临床等）。

(3) PACS 在 CD 上对病人的图像执行标准的发布，增强病人信息的可携带性（有关 HIPAA 问题）。

可携带的病人信息 Web 选项在 PACS 中的作用：

PACS 包括了在同一张 CD 上共有的 DICOM 图像和报告的 Web 显示版（JPEG，HTML），改善来自简单 Web 浏览的访问（为病人，提交临床医生等）。

读取放射科信息集成规范在 PACS 中的作用：

PACS 支持在显示工作站对 DICOM 图像和数据的查询/读取，改善在整个医院的访问。

读取放射科信息集成规范多源选项在 PACS 中的作用：

在物理分割的系统上，工作站可以合并查询结果和读取数据（如超迷你 PACS、心脏病学 PACS、放射学 PACS），改善对多个 PACS 的数据读取。

关键图像标注集成规范在 PACS 中的作用：

PACS 采用查询标记机制，允许关键图像从大容量的检查中即刻分离出来，提高读取更重要图像的能力。

保持和改善图像的质量

图像一致性表达集成规范在 PACS 中的作用：

(1) 无论在显示器上或打印的胶片上，PACS 应用表达状态来统一应用相同的窗宽窗位、对比、翻转、放大、用户注解等，防止不一致的图像显示。

(2) PACS 的显示是经过标准的 DICOM 灰阶标准显示功能的校正，防止错误和不一致的图像显示。

降低运行费用

预定工作流程，图像的一致性表达和成组操作表达集成规范在 PACS 中的作用：

通过以上集成规范的描述，防止额外的主要费用。

可携带的病人信息集成规范在 PACS 中的作用：

影像设备创建的 PDI 的图像 CD 发送给其他医疗机构，提交的临床医生或外科等用户，减少了不必要的胶片。

预定工作流程集成规范在 PACS 中的作用：

PACS 显示图像采用软拷贝读取代替胶片，最大限度地减少了胶片的打印、管理和存储费用。

减少病人的照射剂量

预定工作流程集成规范在 PACS 中的作用：

通过降低丢失检查，减少由于丢失检查而产生的重复获取。

图像一致性表达集成规范在 PACS 中的作用：

PACS 应用 DICOM 校准和存储表达状态提供给所有的用户相同的高质量显示，减少了由于用户认为的低质量图像而重复的获取。

PACS 的成组操作表达集成规范：

PACS 应用表达状态来读取相关的次级图像，允许影像设备完成单个的成组获取，防止多次的扫描的设置。

减少实施成本的费用/时间

所有 IHE 集成规范在 PACS 中的作用：

(1) IHE 技术框架提供了通过众多厂商的支持和测试的高效接口的详细说明，降低常规接口规格的时间和费用。

(2) 许多 IHE 集成规范已经支持多个厂商的产品，降低常规接口规格的时间和费用。

(3) 许多执行变化已经摒除在系统的 IHE 通讯兼容测试之外，减少了接口遵从测试的时间和费用。

(4) 系统的众多连接已经共同经过了 IHE 通讯兼容测试的直接测试，减少了系统之间测试的时间和费用。

(5) 支持单个的 IHE 接口替代多个常规接口，减少了常规接口维护的时间和费用。

购买单一的设备来达到所有医疗机构的目标是不现实的。为了从 IHE 集成规范中完全受益，IHE 集成规范在系统与 PACS 之间的交互中起着重要作用。通常，部分受益可以从执行集成规范的单个执行角色的应用来获得，如在 PACS 环境中相互通讯系统的部分，但并非是集成规范中所有的功能。附录 A 提供了一个系列需求和计划单个购买如长期计划类的全面论述。为了达到医疗机构目标和确定的投资回报，必须很好地定义一系列的执行方法，详见附录 I。

3.1.2 选择 IHE 集成规范和执行角色

系统的专业集成需要选择购置所需要的 IHE 集成规范和 IHE 执行角色。一些集成规范包括的选项所提供的附加功能也必须在选择之列。与 PACS 购买有关的集成规范和在 PACS 中所提供的功能如下：

预定工作流程和病人信息调整集成规范是集成 PACS 系统的基础。这些集成规范建立了一个无缝的信息流，在典型的影像工作和某些特殊情况下通过特定的事务处理支持有效的病人服务，保持病人信息的从登录到检查提交，检查安排，预定，图像获取，存储以及显示的一致性。大型的医院已经开始应用这些集成规范和执行附加的基于特定需要和优先的 IHE 集成规范。

IHE 图像一致性表达集成规范中的图像质量和一致性以及在诊断阅读过程中的重要性也是重点推荐的。

(1) **IHE 读取放射科信息集成规范**可以将图像和诊断报告发送到其他部门（如整形外科、神经外科）。

(2) **IHE 成组操作表达集成规范**能有效地管理和显示成组操作。

(3) **IHE PDI 集成规范**可以在 CD 上创建重要的图像信息。

(4) **IHE 放射学选项(审核追踪和节点鉴定集成规范)**创建了安全和有关隐私审核追踪。

(5) **IHE 关键图像标注集成规范**应用于与文本有关的存储，读取和/或显示图像的标记。

(6) **IHE ED 集成规范**在 PACS 中存储和/或显示测量值和 CAD 结果。

(7) **IHE 核医学影像集成规范**存储和/或提供正确的临床核医学影像和结果拍摄的显示。

(8) **IHE 简单图像和数字报告集成规范**存储和管理 DICOM 诊断报告。

图像管理和归档执行角色在 PACS 系统中起着重要的作用。**图像显示执行角色**和 **PPS 管理执行角色**在多数 PACS 中也起着重要的作用。

另外，PACS 可以应用的执行角色包括：

(1) **证据创建执行角色**产生再处理图像或附加测量或 CAD 结果。

(2) **媒体创建执行角色**应用图像数据创建 CD。

(3) **媒体输入执行角色**将来自 CD 的输入影像进入 PACS。

(4) **打印设计执行角色**发送打印请求到 DICOM 打印机(图像发送到"非数字"用户)。

(5) **报告创建执行角色**创建和输出包括图像和其他证据的诊断报告。

(6) **报告管理执行角色**管理诊断报告和报告过程。

(7) **报告库执行角色**用来归档和分发诊断报告。

(8) **报告阅读执行角色**读取和显示诊断报告。

(9) **安全节点执行角色**发生数据访问审核记录。

(10) **审核记录库执行角色**为数据读取审核记录从一个中央存档接收和读取。

每个集成规范和执行角色完成的这些受益已如前所述。进一步的信息详见附录 B。

3.1.3 将集成需求提交到技术标书中

需要在技术标书中提供系统所支持 IHE 的集成规范(或选项)和 IHE 执行角色在系统中所起的重要作用的声明。

以下是一个功能齐全的影像设备特定的集成规范和执行角色的声明例子：

(1) PACS 在以下的集成规范中支持**图像管理系统/图像存档执行角色**：预定工作流程，病人信息调整，图像一致性表达，成组操作表达，读取放射科信息，关键图像标注，证据文本，核医学影像和审核追踪和节点鉴定放射学选项。

(2) PACS 在以下的集成规范中支持**证据创建执行角色**和**图像显示执行角色**：预定工作流程，图像的一致性表达，读取放射科信息，关键图像标注，证据文本，和核医学图像集成规范。

(3) PACS 在 IHE **PDI 集成规范**中支持便携媒体创建，便携媒体输入，打印设计，图像显示和报告阅读执行角色。

(4) PACS 在 IHE **简单图像和数字报告集成规范**中支持报告管理，报告库，报告阅读和报告创建执行角色。

技术标书方法的进一步讨论详见附录 C。

3.1.4 标示适当的产品

可以将技术标书直接发送给所有可能的厂商，也可以通过参考公共资料来了解能提供具有 IHE 集成能力的产品的厂商。关于公共资料的资源详见附录 D。

3.1.5 阅读厂商的集成声明

厂商可以提供 IHE 集成声明文件对技术标书作出响应。许多产品的 IHE 集成声明也可以查询

www. ihe. net/Resources/ihe _ integration _ statements. cfm。

集成声明是特定厂商特定产品提供的有关 IHE 模式、执行角色和选项的直接声明。有关集成声明的内容详见附录 E。

3.2 设置和执行方法

以下章节适用于实施团队阅读。这些章节论述的是在应用具备 IHE 功能的 PACS 系统时所包括的临床和 IT 重要事项，也包括影像设备和系统连接时需要处理的不支持 IHE 模式的“传统遗留”问题。

3.2.1 考虑工作流程的改变

IHE 集成规范是为应用数字化影像在一个平滑的临床工作流程所设计。例如，消除在影像设备上录入病人的信息，在 PACS 上查找丢失的胶片文件夹或保证不匹配检查病例中的信息一致。也支持图像的即刻显示。为了充分获取 IHE 带来的这些益处，需要用正确的方式完成几个任务。

3.2.1.1 预定工作流程和病人信息调整集成规范

预定工作流程和病人信息调整集成规范的应用确保了病人基本信息、检查和操作信息的正确以及信息在整个医疗机构的一致性。此外，内部系统的升级提供了一个更及时的方式读取临床信息。放射科医生将能应用病人的基本信息、检查和操作信息，如 HIS 和 RIS 系统的升级将融合到 PACS 中。放射科医生可以为特定的检查提供最新的图像状况。

3.2.1.2 图像的一致性表达集成规范

无论采用显示器或打印的胶片，图像的一致性表达集成规范确保了图像在整个医院显示的一致性。放射科医生不仅需要了解显示的图像，还需要了解这些图像表达状态的意义。可以使放射科医生能更好地了解和选择这些常用的表达状态识别类型（例如，最终在 PACS 工作站需要的显示）。同样，放射科医生也可以应用这些已作了定义的描述来创建任何附加的表达状态。

IT 工程师将依照灰阶显示功能标准（DICOM PS 3.14）定期校正显示器和打印机，保持所有显示器和胶片打印机使用的一致性表达。

3.2.2 确认 IHE 在工作中发挥的作用

以下章节提供了一个怎样根据每个 IHE 集成规范对 PACS 内部执行操作更有效的指导。每一节提供了与影像设备有关的各个集成规范的测试部分。通常有多于一个方式的描述来确认数据和事务处理，但方法只有一个。有关测试策略的介绍详见附录 H。

3.2.2.1 预定工作流程集成规范

对 PACS 而言，DICOM 图像和与 DICOM 对象有关的执行操作以及随后的工作站所显示图像的永久保存是至关重要的。此外，工作站对所需图像的查询和用于后处理和诊断报告阶段的读取也非常重要。

以下是测试的高级列表，即需要应用预定工作流程集成规范运行在一个新型 PACS 上的例子：

(1) 完善每一个相应影像设备的预定操作，如在影像设备上的预定应用图像有效的确认（MPPS 完成，图像的有效性）。同样，① 在影像设备上执行一个非预定操作，病人的基本信息和操作信息的录入（可能是来自条形码或手工）；② 在放射科医生读取已产生的图像后，添加一个新的操作给预定操作；以及③ 在操作完成之前放弃该操作。

(2) 将来自影像设备的图像存储到 PACS 系统中（图像既可以是自动存储也可以是手工存储）（影像设备图像存储）。

确认情况：确认影像设备创建的图像存储在PACS系统中。确认在RIS或PACS的操作情况已更新是基于影像设备操作的完成。确认可用的图像数和以获取的图像数的匹配。

(3) 删除影像设备中的图像前，先确认图像已存储在PACS中（存储确认）。

确认情况：确认在所需图像尚无存储在PACS中，不能删除影像设备的图像。

(4) 在确认图像已存储在PACS后删除影像设备中的图像（存储确认）。

确认情况：确认所需图像已永久存储在PACS中，删除影像设备的图像。

(5) 对医疗机构中的所有类型影像设备，显示图像是来自PACS（查询图像，读取图像）。

确认情况：所需图像的读取来自PACS并适当地显示。然后核实RIS上的病人基本信息，检查和操作信息与这些图像的匹配。

(6) 创建后处理图像和将其存储在PACS中（创建图像的存储）。

确认情况：确认图像可以从PACS中读取和适当的显示。

对每一个部分而言，检验的详细设置需要与适当的数据设置共同进行。这些数据需要包括图像的进行是从影像设备发送到PACS，为每一台影像设备创建的预定操作，便于影像设备创建的DICOM图像包括所有正确的病人基本信息、操作信息，以及在工作站每一个后处理操作所创建的DICOM图像。

3.2.2.2 病人信息调整集成规范

为了确保诊断报告的正确性，如果HIS或RIS的信息发生了改变，病人基本信息的更新是重要的。此外，检查属性必须保留，以确保报告的有效性（以及并发的报告显示）。

(1) 图像获取时病人识别的调整（病人更新）。

确认情况：确认已创建的图像在显示和诊断报告时操作反映新的病人基本信息。

(2) 以下情况处理未识别病人的登录和检查执行：

① 未识别病人在HIS登录，在HIS检查提交。通过RIS的检查安排和预定操作。（病人登录，检查提交管理，检查安排管理）

② 未识别病人在HIS登录，在RIS检查提交。（病人登录，检查提交管理，检查安排管理）

③ 未识别病人在HIS登录，但影像设备完成检查在检查提交之前。（病人登录）

④ 影像设备的操作完成在HIS的病人登录或检查提交之前。

确认情况：病人的基本信息更新后，与来自PACS的已读取图像显示的真实的病人基本信息匹配的确认。

对每一个部分而言，检验的详细设置需要与适当的数据设置共同进行。这些数据需要包括发送到HIS和RIS之间形成的HL7记录。这些记录包括所有的HL7数据来更新病人的基本信息和相关信息，即从HIS发送到RIS（或vice versa）。详见IHE技术框架已测试的特定事务处理。

3.2.2.3 图像的一致性表达集成规范

通过应用图像的一致性表达集成规范可以提高效率和精确性。PACS结合图像的一致性表达集成规范在保持表达状态上起着重要的作用。以下是一些需要运行在新的PACS图像的一致性表达集成规范上的高层次测试的例子：

(1) 应用图像的一致性表达集成规范校正所有的工作站和打印机（见厂商的文件）。

(2) 在工作站上创建一个已作了窗宽窗位调整、放大和旋转的后处理图像，并将其存储到PACS。（创建表达状态的存储）

(3) 从PACS中读取后处理图像显示在其他工作站上。（读取图像）

确认情况：显示图像与原始后处理图像的同一性校验。详见DICOM 2003年版PS 3.4：GSPS存储显示属性的完整列表是可以保存的。

(4) 打印来自PACS的已处理图像（应用表达Look-UP Table的打印请求）。

确认情况：胶片图像与原始后处理图像的同一性校验。详见DICOM 2003年版PS 3.4：表达LUT SOP

类打印属性的完整列表。

对每一个部分而言，检验的详细设置需要与适当的数据设置共同进行。这些数据包括已处理的典型图像。

3.2.3 考虑安装过程中的问题

IHE的安装不是“即插即用”的——系统并不会自动设置。对PACS而言，需要考虑配置和安装项目的列表。

3.2.3.1 预定工作流程和病人信息调整集成规范

(1) 采用AE Title，集成规范地址（address），影像设备DICOM MPPS端口（MPPS管理器的设置）设置PACS，PACS可以迅速将MPPS信息从影像设备发送到RIS。此外，RIS接受MPPS的信息后，将这些信息发送给PACS。

(2) 采用AE Title，集成规范地址（address），所有影像设备和工作站DICOM存储服务设置PACS。

(3) 采用AE Title，集成规范地址（address），PACS的DICOM打印服务部分设置PACS。

这需要打印机厂商的参与，通过胶片服务打印机上的设置来提供打印。此外，打印机设置的设计还必须支持特定的打印，如多媒体打印、最大和最小密度、胶片定位、胶片大小的ID、放大类型、清洁、配置信息和polarity。

这里有一个重要的时间统计，即在不同的系统之间的同步上创建和遵守不同的编码。系统的许多部分需要建立编码，一组简单的协议编码来对应多组的数据，如操作编码。这些编码具有与手工保持同步的特点。如果不同步，接收器将不能接受数据和不能识别这些编码值。

在应用病人信息调整集成规范的情况下，需要安排暂时的ID的应用。这些包括了“病人的ID号的问题”，即确保在DICOM和HL7之间病人ID号的一致性。

3.2.3.2 图像的一致性表达集成规范

显示器和打印机需要根据灰阶显示功能标准（DICOM PS 3.14）作定期校准。在创建了表达状态后需要指定的常规。

3.2.4 确定和解决“传统遗留”的问题

IHE集成规范是建立在假定所有的系统都支持这些模式的基础上，如果一些系统不支持所选择的模式而支持模式应用的标准，IHE集成规范的一些功能仍能实现。如果是一个不完善的系统，必须考虑如何短期内在不完善的环境中工作以及尽快地计划替代或升级这些系统。

3.2.4.1 PACS与非IHE影像设备的连接

当新的或更新的信息通过HIS或RIS系统发送后，影像设备和PACS的交互能使病人的基本信息、检查和操作信息得以保存（和在PIR情况下的更新）。此外，图像情况可以通过图像的快速确认来获得。这些功能的所有或部分可以在非IHE的影像设备上实现。当决定怎样作PACS与非IHE影像设备的集成时，一些建议值得考虑。对每一个已安装的产品，要求影像设备厂商提供最新的DICOM一致性声明。详见附录F.

3.2.4.1.1 预定工作流程集成规范

在预定工作流程集成规范中，PACS希望影像设备支持数个DICOM服务，在特定的方法下（指技术框架）对数据应用特定的属性和响应。DICOM服务中的DICOM存储作为SCU，DICOM MPPS作为SCU，DICOM MWL作为SCU，DICOM存储确认作为SCU。

如果影像设备具备所有的这些服务，确认DICOM属性是由影像设备存储到PACS中的DICOM图像提供（和任何其他DICOM对象）。

关键属性的概要定义是通过以下IHE通过获取工作流程信息的一致性来确认的（对关键属性的完全映射，

详见 IHE 放射学技术框架，第 2 卷，附录 A)：

(1) 病人姓名 (0010，0010)

(2) 病人 ID 号 (0010，0020)

(3) 存取号 (0008，0050)

(4) 被请求操作 ID 号 (0040，1001)

(5) 预定操作步骤 ID 号 (0040，0009)

如果影像设备缺少以上所列出的服务的一项或数项，厂商可以有选项和升级来提供这些服务。影像设备支持 MPPS 在自动操作状况追踪和账单形成“紧密的获取环”。尽管没有 MPPS 的服务会影响工作流程，但缺少这些服务，系统之间的数据一致性不会受到影响。如果影像设备没有 DICOM MPPS，PACS（和 RIS）不能通报检查状态。在这种情况下，产生了“紧密的获取环”方面的降低工作流程的问题。追踪操作状况和实现快速和准确的账单可以通过以下方法完成：

①“Broker”系统或 PACS 选项的应用来取代影像设备发送 MPPS。这种系统也常常提供影像设备的工作列表功能。

② PACS 有“反馈模式”，该模式是根据存储和存储确认或其他事件或来自影像设备和 RIS 的触发所推测的相关检查状况。

③ 也可以采用一个 RIS 终端或影像设备追踪工作状况。例如，采用手工“停止”获取任务。

影像设备支持 DICOM 存储确认就可以从影像设备自动地发送图像到 PACS，一旦 PACS 接收后会发送存储确认给影像设备。如果影像设备没有 DICOM 存储确认，PACS 的图像接收情况和图像数据的所有权就不能得到确认。这种情况的解决方法是用手工确认每一个检查的所有图像已经由 PACS 接收和在影像设备删除这些图像之前得到永久、长期的存储确认。在影像设备上保持所有图像的拷贝，直至诊断报告完成和图像的存档。

如果影像设备没有 DICOM 影像设备工作列表，将不能自动地获得 RIS 预定的准确的病人基本信息、检查和操作信息。虽然这些发生在影像设备和 RIS 之间的交互已在 IHE 中定义，但这关系到影像设备与 PACS 的集成性质。这种情况的解决方法是：

①“Broker”系统或 PACS 选项的应用来取代影像设备查询和读取影像设备工作列表。

② PACS 系统可以有选项从 RIS 中接收准确的病人基本和操作信息，并在影像设备接收这些信息更新图像。这样 PACS 就必须有明确的病人信息调整集成规范的支持和接收病人基本和检查信息是来自 RIS。

如果影像设备不支持 DICOM 存储，可以采用临时的接口盒提供 DICOM 存储。但 DICOM 存储是一个最基本的设置，非 DICOM 存储现象仅在早期的系统中还存在。非 DICOM 影像设备的集成操作策略如下。

3.2.4.1.2 图像的一致性表达集成规范

在 IHE 图像的一致性表达集成规范中，PACS 需要影像设备通过特定的情况（见技术框架）应用数据特定的特征和响应来支持特定的 DICOM 服务。这个重要的 DICOM 服务是：

作为 SCU 的 DICOM 存储（用于 GSPS）

图像的一致性表达集成规范的基础之一是创建、存储和 DICOM GSPS 对象的应用来传达一个灰阶处理操作和所有的空间和图形转换必须的表达与图像有关的“最终可见的”显示。如果影像设备不能创建和存储 GSPS 对象，在影像设备的控制台上将不能显示“最终可见的”的图像。

为了解决由此产生的问题，PACS 的用户或 PACS 工作站可以创建和存储 GSPS 对象来反映在 PACS 工作站完成的灰阶处理操作和空间以及图形转换。(如果 PACS 和 PACS 工作站为了图像的一致性表达集成规范要求支持诸如证据的创建)。这些所要求的是需要表达的参数（例如，窗宽窗位、旋转和图像的反向）与 PACS 用户的沟通或质量保证工作站通过手工/程序机制，如手写的标记或电话调用。

3.2.4.2 PACS 与非 DICOM 影像设备的连接

以上已叙述了 PACS 与非 IHE 影像设备的集成，应用 DICOM 传送和存储影像设备产生的图像到 PACS

的能力来完成集成是最基本的标准，因为所有具有 IHE 功能的 PACS 系统都希望通过 DICOM 来接收图像。众所周知，早期非 DICOM 的影像设备仍然在医疗环境中存在。为了解决一到数个影像设备不支持 DICOM 存储的情况，以下方法之一可以解决这些情况直到这些早期的影像设备被替代为止。

(1) 影像设备厂商可以在影像设备上用软件升级或选项来增添 DICOM 存储的能力。此外，通过影像设备厂商的升级/选项使其具有 DICOM 工作列表、存储确认和/或 MPPS。

(2)“Brokers”或 PACS 选项将众多所有的格式转换成 DICOM 和将其存储到 PACS 中。这样的 Brokers 也可以要求影像设备支持工作列表和存储确认以及提供 MPPS。

(3) 在一些情况下，早期的影像设备甚至不提供数字图像。在这种情况下，设备具有的获取的原始视频和将其转换成数字 DICOM 数据以及传输/存储到 PACS 中。

3.2.4.3　PACS 与非 IHE RIS 的连接

PACS 与 RIS 的交互可以使病人的基本信息、检查和操作信息保存和更新（在病人信息调整集成规范的情况下），在新病人或更新信息时是通过 HIS 或 RIS 提供的。图像的快速获取确保了图像状况的提供。这些能力的某些和所有的应用是基于非 IHE RIS 的能力。以下是在决定 PACS 与非 IHE RIS 如何集成时的一些指导。

要求从 RIS 厂商处获取最新的 DICOM 一致性声明和 HL7“接口规范”。详见附录 F 和附录 G。

注意这些应用情况考虑的是一个 PACS 与单独 RIS 系统之间的集成。一个集成 PACS-RIS 的产品处理的是 PACS 和 RIS 内部的通讯，但与其他 PACS 系统的任何通讯还需要通过接口的读取。

3.2.4.3.1　预定工作流程和病人信息调整集成规范

在预定工作流程集成规范，PACS 需要影像设备支持数个 DICOM 和 HL7 服务，在特定的方法下（指技术框架）应用特定的属性和数据的响应。重要的 DICOM 和 HL7 服务是：

(1) 作为 SCU 的 DICOM MPPS

(2) 作为 SCP 的 DICOM Instance Availability Notification

(3) 作为 SCU 的 DICOM 查询和读取，HL7 检查信息

(4) HL7 入院/出院/转院（ADT）信息

RIS 具有上述服务，保证 RIS 可以接收重要的 DICOM MPPS 信息。IHE 确保整个获取工作流程信息一致性的关键识别属性定义是：

(1) 病人姓名（0010，0010）

(2) 病人 ID 号（0010，0020）

(3) 存取号（0008，0050）

(4) 被请求操作 ID 号（0040，1001）

(5) 预定操作步骤 ID 号（0040，0009）

(6) PPS ID 号（0040，0253）

所有关键属性的映射，详见 IHE 放射学技术框架，第 2 卷，附录 A。

此外，RIS 可以提供以下在 HL7 ORM 发送到 PACS 的关键病人，检查和操作识别属性：

(1) 病人姓名（病人的基本信息—5）

(2) 病人 ID 号—2

(3) 病人的基本信息—3

(4) 安排检查数（ORC-3）

所有关键属性的映射，详见 IHE 放射学技术框架，第 2 卷，附录 B。

在 RIS 和影像设备（或 PACS）之间支持 MPPS 能自动地追踪操作状态和账单，这样有助于完善“紧密的获取环”。

如果 RIS 不支持 DICOM MPPS，RIS 将不能接受来影像设备的检查状态，也不能将这些检查状态发送到 PACS。在这种情况下，产生了“紧密的获取环”方面的降低工作流程的问题，追踪操作状态和完成快速和正

确的收费可以通过以下的方法之一来完成：

①“Broker”系统或PACS选项可以通过代表影像设备的HL7发送MPPS相同的信息到RIS。

② 工作状态追踪也可以通过应用RIS终端或近影像设备来实现，例如通过手工直接从RIS上“中止”获取工作。

在RIS上缺乏DICOM MPPS的功能时，新PACS可以设置PPS管理，便于接收的这些状态可以更新。

RIS可以在部门的工作流程管理方面起着重要的作用，同样重要的是RIS对所有图像所用操作的了解，以便以后的工作流程步骤，如诊断报告和附加的图像后处理。了解RIS支持DICOM Instance Availability Notification服务或DICOM查询服务是有益的。如果RIS既不支持作为SCU的DICOM查询服务，也不支持作为SCP的DICOM Instance Availability Notification服务，RIS将不会有一个自动的方式来检测所有图像的所用操作。为了解决这些问题，可以应用PACS终端查询所有可用图像的检测，接口装置可以完成代表RIS的DICOM查询，以及接口转换器可以接收、发送和处理DICOM能自动通告的Instance Availability Notification信息（如将DICOM信息转换成可以识别和处理的RIS信息）。

PACS应用HL7检查（操作预定）信息，并接收来自RIS流畅的图像读取工作流程能预提取相应的早期检查。如果RIS不能发送HL7的ORM，PACS的预提取功能会受到限制。为了解决这些问题，Broker/接口引擎可以用来转换所有检查/操作预定信息从RIS提供给基于HL7的ORM，或RIS厂商的软件升级或选项加到HL7的功能中，包括HL7 ORM的传送。

PACS应用HL7的ADT信息，并接收来自RIS的保持PACS的DICOM对象中最新的病人和相关信息。这在正确地处理急诊（外伤）未识别病人和丢失识别的病人特别重要。

如果RIS不发送HL7信息，PACS保持病人和相关信息一致性的能力将受到限制。为了解决这些问题，Broker/接口引擎可以用来转换所有病人和相关信息从RIS提供给基于HL7的ADT信息，或RIS厂商的软件升级或选项加到HL7的功能中，包括HL7 ADT信息的传送。

3.2.4.4 PACS与非IHE工作站的连接

工作站与PACS之间的交互能显示和处理图像以及实现其他的功能，并使其存储在PACS中。工作站可以将源于影像设备获取的原始图像再创建新图像并将其存储在PACS中。工作站也可以将有关已完成的各种简单的显示参数和图像处理信息存储PACS中。这些功能的全部和部分可以应用在基于非IHE功能的工作站上。在考虑决定怎样将PACS与非IHE工作站集成的一些建议如下：

从工作站厂商处为每一个已安装产品索取一份最新的DICOM一致性声明，详见附录F。

3.2.4.4.1 预定工作流程集成规范（SWF）

在预定工作流程集成规范，PACS希望工作站支持数个DICOM服务，在特定的方法下（指技术框架）应用特定的属性和数据的响应。重要的DICOM服务是：

(1) 作为SCU的DICOM查询/读取

(2) 作为SCU（在工作站可以创建源图像）的DICOM存储

(3) 作为SCU（在工作站可以创建源图像）的DICOM存储确认

预定工作流程集成规范中的工作站要求能查询图像和从PACS中读取图像，目的在于图像的显示和实施非预定的后处理。如果工作站不支持DICOM的查询和读取，显示和后处理存储在PACS的图像是非常困难的。在这种情况下，需要找出替代的方法识别图像和将其发送到工作站用于显示和/或后处理。可以采用以下的方法来完成：

① 工作站具有接收和发送DICOM图像的能力，应用集成的PACS工作站识别图像。将其发送到早期的工作站用于进一步的显示和处理。

② PACS可以应用一部分工作站可以阅读的媒体将图像转换到工作站中（如，PACS创建一张工作站可阅读的DICOM格式的CD）。

③ 工作站厂商提供具有DICOM查询和读取功能的软件升级和选项。

工作站可以后处理图像和创建能存储于 PACS 的衍生图像以及在 PACS 中图像具有所有权，应用 DICOM 的存储和存储确认服务作为预定工作流程集成规范的一部分。工作站支持 DICOM 存储确认能自动地将图像从工作站移动到 PACS，PACS 并予以接收确认。如果工作站没有 DICOM 存储确认，将不能确认 PACS 的接收和图像数据的所有权。为了解决这些问题，手工确认每个检查的所有图像已经被 PACS 所接收和在工作站删除这些图像之前确认这些图像已经永久、长期的存储，并且保存工作站所有衍生图像的拷贝直到这些图像的归档。

工作站不支持 DICOM 存储，可以临时地采用 Broker/接口引擎为这些衍生图像提供 DICOM 存储。但 DICOM 存储实际上是仅用于完成后处理或创建衍生图像的很少一部分。这种情况在早期的系统中也不多见。

3.2.4.4.2　图像的一致性表达集成规范

在图像的一致性表达集成规范，PACS 希望工作站支持数个 DICOM 服务，在特定的方法下（指技术框架）应用特定的属性和数据的响应。重要的 DICOM 服务是作为 SCU 的 DICOM 查询/读取（除图像以外的特定的 GSPS 对象的查询和读取），和作为 SCU 的 DICOM 存储（工作站需要保留的特定图像显示状态的 GSPS 对象）。

图像的一致性表达集成规范的基础之一是创建、存储和 DICOM GSPS 对象的应用，表达所有灰阶处理操作和空间和图形转换，用以反映相关图像“最终可见的”显示。工作站的图像的一致性表达集成规范可以在接收诊断和显示相关图像时应用任何 GSPS 对象。如果工作站在显示图像时不能应用 GSPS 对象，将不可能实现显示的图像一致性。如果早期工作站能应用 GSPS 对象显示图像，但不支持 DICOM 的查询/读取，这样将比在“最终显示”方式显示图像更困难。工作站在图像显示时需要找出一个替代的方法来识别和得到 GSPS 对象，可以通过以下的方式来完成：

① 工作站可以接收和发送 DICOM GSPS 对象。对感兴趣图像通过应用集成的 PACS 工作站识别 GSPS 对象。然后将他们发送到早期的工作站用于下一步的显示和处理。

② PACS 用一张工作站可以读取的媒体（如 PACS 创建的在工作站能读取的 DICOM 格式的 CD）转换 GSPS 对象到工作站。工作站厂商可以有一个 DICOM 查询/读取功能的软件升级和选项。

附录 A：发展集成战略

集成并不是单一设备的购买过程，而是涉及科室或者是医院的所有系统高效、智能化地处理整个工作流程和信息。发展一个完整的科室或医院级集成战略是十分重要的。预想完全集成以后是什么样子、如何运作，然后考虑从现状达到目的的步骤。这会有助于在整个方案中确定最新购置所需支持的集成接口和功能。

信息技术是高效率工作流程的一个至关重要的组成部分。实施这样一个过程往往需要购买新的设备或者升级现有的设备。IHE 提供了一个有用的单词表以便描述采购集成部分的规格。

在整个医疗机构中全部配备和使用全新设备来实施一个完整的集成系统相对来说要容易一些，但这种情况较为少见。通常是已经存在一套完整的或近乎完整的部分集成的信息系统，一个注重实效的逐步发展和集成的战略更容易管理和投资。

无论哪种情况，计划方法是一样的：关注集成操作工作流程方法。首先，从理解基本操作流程开始，然后包括“辅助”和特殊情况。其次，确定那些流程所涉及的系统和事务处理。最后，对于每个涉及流程的现有系统，确定该产品是否能升级来执行所要求的事务处理。对于现有的产品升级或新产品的购买，要在采购说明里包括要实现的 IHE 必需的事务处理的要求。

有两种方式来说明必需的事务处理：有比较复杂的方式和简单易行的方式。比较复杂的方式是理解每一个事务处理在 IHE 技术框架的定义，然后确定被要求的事务处理是否符合当前阶段目标的产品，是否满足采购规格或者是可以升级并实现那些事务处理。简单易行的方法是系统地使用 IHE 集成规范和集成规范里描述的详细使用案例及方案，它提供了一个平稳的发展轨道保证了更高效的互用性。

除非一次购买齐全部的设备，单个的购置不能达到所有的目标，但是能够立即看到明显增加的效益，将来当其他组成部分也被添加和集成时，集成特性能带来额外的好处。对于一个阶梯式的放射科集成战略的例子(证明收益增加的可能性)，要考虑如下方面：

设想在一开始，放射科的情况是有一些设备连接到一台打印机，而且他们没有 RIS 来控制科室的工作流。IHE 在这样的环境带来的是追求 IHE 的是想象力、计划和策略。

第一个简单和实际的步骤可能是引入一些后处理工作站，比如对获取的图像做一些质量控制。IHE 为这一步提供了一个模式——图像的一致性表达集成规范，这是为了保证在工作站上观看图像可以与胶片上观看图像有同样的效果。

第二个步骤可能是构建一个 RIS 系统，并通过 DICOM 设备工作列表把影像设备连接到 RIS。IHE 为这一步提供了一个模式——预定工作流程集成规范，它能够更好的自动传输病人 ID 号和病人基本信息，此外，在科室准备构建 PACS 时，准确描述 RIS 和影像设备的工作为下一个步骤做准备。

第三个步骤就是构建 PACS。在这一阶段，IHE 技术框架带来的所有益处，可以由下列相关集成规范来完成：完整的预定工作流程，病人的信息调整，成组操作表达和读取放射学信息集成规范。关于这些 IHE 集成规范的益处请参考这本手册中的相应章节。

在构建 PACS 后，科室可用一些时间为下一步做准备：为了提高工作效率创建和使用工作流程中的工作，例如，测量和计算机辅助诊断系统，并利用关键图像标注来标记重要的图像。在这一阶段，IHE 有如下这些可用的集成规范：后处理流程，关键图像标注和证据文件集成规范。关于这些 IHE 集成规范的益处请参考这本手册中的相应章节。

为了完善放射科病人的图像处理流程，必须提供诊断报告和收费功能。工作流程会延伸到包括诊断报告任务和收费操作准备的过程。为实现这些功能，IHE 有如下这些可用的集成规范：简单图像和数字报告及费用置入集成规范。

简言之，应用 IHE 来完成医疗机构的集成，可有望减少医院集成费用，约占医院 IT 预算的 20%～25%。

因此，会有更多的资金用于医疗服务专用资金。这个减少是由于在产品里按照 IHE 规范使用标准协议。这些产品定期在大部分医疗商参加的测试会议上进行测试（Connectathons）。由于产品的市场动力是基于开放和成熟的标准，因此降低产品的价格也是可以期待的。

IHE 提供了一个已经检验的和注重实效的指导方向来集成分布在医院内 IT 系统。这个指导方向包括新的临床领域，如心血管病学和实验学，及在一个区域医疗健康信息网中病人电子病历和临床治疗的基础结构。

用户化和反复校验的方式推动的标准化处理保证了 IHE 规范地解决了现实世界的集成问题。IHE 指导方针被分为多个一年反复校验期，每个反复校验期提供一个独立的集成解决方案。

在 IHE 被越来越多的医疗 IT 厂商认可之后，遵从 IHE 产品的实用性也从多个厂商处得到保证。因此，医院可以从各种适用的产品中选择建立最好类型的基于 IHE 的系统并降低它对单个厂商的依赖性。在 IHE 产品中对信息的详细描述，多厂商兼容测试（Connectathons）对 IHE 执行情况的确认，“ISs”出版物对 IHE 产品功能的详细描述使得不同厂商之间协同工作的能力得到增强。

这个战略在实际运用中取得成功，很多 IHE 成功案例可以在网站www.ihe.net/Resources/user_success_stories.cfm上了解。你不会是第一个踏上集成之路的人——有很多其他人是你的先驱者。沿着这条道路，你能设立一个基线并了解你与目标的距离（见附录 I 有关评定的讨论）。

A.1 在应用传统系统的 IT 环境中的集成处理

IHE 系统间的交互意味着系统应用精确定义的接口来完成数据交换。此外，如何组合交换数据和如何处理接收数据的基本系统行为也被定义。这样降低了安装和配置的难度，实现了已定义性质的基本数据的通讯。

在不遵从集成机制的传统系统中，现有接口的特殊适配器有助于建立不复杂而作为潜在充分过渡方式的数据交换。因此，采用普通的传统集成方法来连接非 IHE 功能设备和 IHE 功能仪器，是满足医院集成需要可行的一步。

综上所述，在“非 IHE”集成的情况下，通信系统至少需要提供一个基于最主要标准的接口，主要是标准 DICOM，HL7 2.x 版本的接口。因为需要应用的已定义信息变化有限，因此，可以使实现集成较为容易。

“非 DICOM”，非 HL7 的集成情况是基于两个通信系统间的所有者的接口，这会使实现集成复杂化。在这种情况下，可以采用接口适配器。

接口的调试和转换会很冗长乏味但却是有价值的工作。检查相关的接口，包括数据结构，内容的含义和配置选项或者系统每一环节的变化都为通信做准备。如果发送和接收系统间信息类型，结构或内容不匹配（如：不同的信息版本，不同的数据构成，使用不同的代码），接收系统不能接受或理解发送来的信息。信息转换机制可以解决这个通信和集成问题。会根据目的、系统涉及范围和医院或设备的差异，采用不同的接口适配方法：

(1) 接口一一对应（“人工接口”）：适配器是为特殊案例开发而且仅适用于两系统之间的通信。这种不能重复使用的解决方案仅限于在医院的局部范围内被推荐用于某个外围设备系统的特定应用——如：实现用于研究的数据收集。

(2) 适用于某种系统类型的特殊适配器（“中间转换器”，“接口转换器”）：这种集成系统位于两个特定的系统类型之间（如：HIS-RIS，RIS-PACS）和转换某些系列信息，并有大量的预先设置的信息转换。它们能使特定情况的传统集成更简单，通常是在一个部门级的范围——如：一个 RIS-PACS 转换器可以把 RIS 的 HL7 数据转换成能提供给设备的 DICOM 影像设备工作列表服务。这种方式可以在影像科室或有特定的影像要求时完成专用信息的转换。

(3) 全面的，多用途的，高性能的信息适配系统（“接口引擎”）：这种系统有高度的可配置的信息转换机制，经常与不同的信息传递功能相连接——如：路由，广播。它能连接许多系统类型并通常能为医疗机构提供一个核心服务。例如，RIS 可以通过接口引擎得到传统实验室系统的实验室数据。如果在医疗机构中采用这样的中央接口引擎，在影像部门可以利用这样的接口引擎替代独立安装的接口软件来完成影像的集成。

如果以上接口适配方法在性价比上仍不能令人满意，可以选择一个或两个通讯系统的较新版的软件来解决手边的集成问题和另外的与其他系统的集成问题。

附录B：理解IHE集成规范

这是一些了解集成规范的附加信息的资料，可根据所感兴趣的深度而定。

B.1 集成规范的概要和指南

IHE和IHE集成规范的概要与指南的介绍和文档可以在www. ihe. net网站上查询。

集成规范文件对每一个集成规范提供了一个基本的描述和图解，详见（www. ihe. net/pdf/iheyr3 _ integration _ Prfiles. pdf）。

来自SCAR 2003研讨会的“IHE提供什么”的介绍中对基本的集成规范作了一个简要的图解概述（www. ihe. net/presentations/ihe scar _ 2003. html）。

最初7个放射学集成规范的文字概述参见：radiographics. rsnajnls. org/cgi/content/full/21/5/1343。

2004 IHE研讨会为每个集成规范提供了更为详细的介绍，详见（www. ihe. net/participation/workshops/workshop _ 2004/index. html）。

每个集成规范的最详细的介绍内容在IHE技术框架的第1卷，它对每一个集成规范都分章节进行介绍，简要问题的解决，解决方案涉及的执行角色和用来交互的事务处理。特别是，2.1节对最新集成规范做了一个概述，2.2节描述了当前的执行角色，表2.2-1介绍了集成规范的每一个执行角色，并在第3章和之前的文件中详细介绍每个集成规范。如果你希望更深入的了解IHE技术框架文件，请阅读IHE技术框架下的有关章节。

B.2 用户成功案例

有关其他的资料信息是用户成功案例集，可在如下网站上查阅：www. ihe. net/resources/success _ stories/index. html。这些成功案例是由已经成功应用IHE集成规范的医疗机构提供。每一个文档都是一个网页的摘要，介绍这些医疗机构，包括应用的集成规范和特定产品的经验。

B.3 阅读IHE技术框架

完整的IHE技术框架文件可以从以下网站上下载www. ihe. net/Technology _ framework/index. cfm。每个IHE领域都发表了不同的技术框架；然而，它们是可以完全兼容和交互的。事实上，这些领域常应用其他领域的事务处理和集成规范，并且这些产品也常应用多个领域的集成规范。已发布的技术框架包括放射学、IT基础构造、实验学和心血管病学等领域。在不久后可能还会扩展到其他领域。

当试行的新的集成规范发布时，会以补充文件的形式在网站上发表。一旦一个集成规范已经过测试和鉴定是稳定的，并对最终成文完全正确，那么这个补充集成规范文档将被合并到适当TF文件的下一版本。每个领域的TF以相同的方式初步划分为：技术框架中的第1卷有一个章节来介绍每个集成规范。它阐述了集成规范要解决的问题和应用执行角色（在解决方案中会有不同的角色扮演）和事务处理（如何完成执行角色所要求的通信和操作）作出初步的解决方案。技术框架中的第2卷详细说明了每一个事物处理是如何执行的。该卷对相关标准的使用有一个非常详尽的描述。它实质上是厂商工程师的指导。医疗机构的技术人员需要了解详细的IHE操作，也可以从中发现它的有用之处。在某些领域，由于事务处理数量很大，因此，会增加包括附加的事务处理的第3卷。必要时技术框架的第4卷会包括根据不同国家地区特殊的需要所做的变更。这些涉及到国家的范围。由于IHE的目标是要适应全球的需要，第4卷通常比较简单。

附录 C：把集成功能写入 RFI/RFP

集成规范为医疗机构和医疗设备厂商之间提供准确快捷的沟通。医疗机构会对集成规范有一个的特定需求，IHE 可以提供数百页文档描述厂商所必须要做的事情，目的是为了表明与医疗机构需求的一致性。涉及的 IHE 集成规范必须具有简单和准确两方面的优势。当使用 IHE 集成规范来明确需求时，可以在 RFI/RFP 中，参考 IHE 放射学技术框架和链接到：www. ihe. net/Technical _ Framework/index. cfm。使用简化的 IHE 保留的技术框架详细资料，是为了将这些功能应用在厂商的产品中。厂商必须对特定的需求在解决方案实施之前或作为对 RFI/RFP 的响应提供 IHE 集成声明。

RFI 和 RFP

RFI 要求厂商阐述他们的技术和将怎么解决问题。

RFP 是一个对医疗机构计划工作的提议，包括项目时间表、预算和需求声明。这个附录描述了一个 RFI。要使这个 RFI 加入到 RFP，必须将时间表和预算添加到 RFI 中。

对集成厂商分类的方法

集成是评估和鉴定相互竞争各系统的关键。对每一个集成部分而言，医疗机构需要确定他们的“LIMits”：希望拥有，打算拥有，必须拥有。对每一个 IHE 集成规范而言，明确它能解决的集成问题，对系统实现成功地应用，这些集成的内部赋值等级至关重要：用 1 表示希望拥有，3 表示打算拥有，5 表示必须拥有。

在完成以上的内部工作之后，然后决定是否需要与厂商共享集成功能的优先级。对每一个集成规范作一个简短的描述，即需要通过集成达到什么目的和询问厂商的解决方案可以解决哪些问题。对厂商的回答按如下打分：

不能完成集成打 0 分；

通过私有方法进行集成打 1 分；

通过 DICOM/HL7 但没有依照 IHE 规范进行集成打 3 分；

使用 IHE 但并非所有的选项都是所需要的打 4 分；

完全通过 IHE 方式来进行集成的打 5 分。

以 PACS 为例，对集成功能所作的评估如下：

集成规范	问题	内部鉴定	厂商能力	等级 *
预定工作流程	检查进入预定和获取过程的集成，在影像设备上提供工作列表并将操作状态信息反馈到 RIS 或 PACS 上。	5	4	20
病人信息调整	对病人基本信息的更新，RIS、PACS 和 HIS 数据库自动保持同步。	5	3	15
病人同步应用软件	用户计算机对多个已知应用软件共享病人的文本信息并对同一病人保持同步。	3	0	0
总计				**35**

把所有相关的厂商能力归类并统计来衡量厂商提供的集成能否满足需求。

厂商 RFI 记分卡实例

以下是一个记分卡的实例。它没有包含 IHE 放射领域的所有集成规范但包括一些 IHE IT 基础构造领域的集成规范。可以创建一个属于自己的记分卡来反映所感兴趣的集成规范。

集成规范	问题	内部鉴定	厂商能力	等级*
预定工作流程	检查进入预定和获取过程的集成，在影像设备上提供工作列表并将操作状态信息反馈到 RIS 或 PACS 上。			
患者信息调整	自动同步 RIS、PACS 和 HIS 数据库的病人信息更新。			
图像一致性表达	保存窗位，遮幅，图像缩放，翻转和注释信息。由放射科医师的完成和随图像发送到临床医师处。			
成组操作表达	一个病人多个检查由一次获取完成，并智能发送正确的检查追踪信息给终端用户完成收费。			
患者同步应用软件	用户计算机对多个已知应用软件共享病人的文本信息并对同一病人保持同步			
关键图像标注	标记关键图像和附加文本的结果发送到临床医生处，也可以用于教学和质量管理。			
机构用户验证	系统应用共享“一次登录”口令。用户不需要记住很多口令，方便使用且减少维护费用。			
便携式图像数据	创建在其他场所也简单易读的光盘一改善数据可用性，同时降低维护经费。			
患者 ID 交叉索引	当系统必须与不同的系统领域进行通信时，使用中央 ID 交叉引用系统来连接多个病人主索引领域。			
审计跟踪与节点验证	创建一个遵从 HIPPA 的审核追踪，为了安全验证系统之间的通讯。			

RFP 语言

必须拥有和打算拥有，在 RFP 中使用“shall”术语，以下是这个术语的例子：

“The PACS system shall support the SWF Integration Profile and the PIR Profile as the Image Manager/Image Archive Actor.”

“The PACS system shall support the SWF Integration Profile and the Evidence Creator Actor and the Image Display Actor .”

“The PACS system shall support the IHE Portable Data for Imaging Intrgration Profile as a Portable Media Creator Actor.”

“The PACS system shall support the Instance Availability Notification Option of the IHE Scheduled Workflow as the Image Manager/Image Archive Actor.”

对于希望拥有，尤其是对比较新的集成规范，厂商可能还不能采用 shall 语言，因为他们不能马上提供功能性的产品。可以决定如何在合同谈判中包括有约束力的部分便于未来规划。如果要求不在合同中体现，厂商在交付使用时，不可能实现所希望得到的功能。

附录 D：确定合适的产品

以下是了解有关 IHE 厂商和产品的几个方法：

D.1 IHE 通讯兼容测试（Connectathon）结果

IHE 通讯兼容测试结果指出哪些厂商开发和成功测试哪些集成规范。IHE 通讯兼容测试是在厂商自愿的基础上参加的每年一次的测试活动。测试活动允许厂商在有组织和受到监督的环境中，对自己产品和其他厂商产品的 IHE 集成兼容性进行测试。结果显示的是厂商在指定集成规范和执行角色的测试中的应用情况。

结果不列出特定的产品或版本。厂商参加 Connectathon 表明产品支持 IHE 并不是必需的。该测试不应该被看作厂商和产品的证明；而公布的结果可以被看作一个有益的检验测试。当厂商在通讯兼容测试环境下成功地测试了一个指定的集成规范时，可直接声明他们的产品已经实现了上述集成规范。对特定产品的特定版本对遵从 IHE 的要求，可以参考厂商发布的 IHE 集成声明，有关集成声明的论述详见下一节。

IHE 通讯兼容测试每年在北美、欧洲和亚洲举行。可在 www.ihe.net/和 www.ihe-europe.org/con_result 上查看通讯兼容测试结果。结果通常是将各个厂商排成一排，用点显示厂商哪个集成规范的哪个执行角色在通讯兼容测试上被测试成功。是否成功是由通讯兼容测试项目管理人员决定的，他们是由主办的专业学会（如：HIMSS、RSNA、ACC）雇请的独立的技术专家。测试成功一般意味着一个厂商的产品至少与另外三个厂商的产品一起完成了成功的测试。

D.2 IHE 集成声明

IHE 集成声明是厂商在特定产品中支持特定 IHE 集成规范的声明。很多厂商会把集成声明张贴到他们的网站上。它们被连接到一个单独的索引页面：www.ihe.net/Resources/ihe_integration_statements.cfm。想在这一页面有一个连接到他们集成声明的厂商可以按照要求提交申请。

集成声明是厂商对用户的一个声明。在发表集成声明之前，厂商没有被要求在通讯兼容测试上测试正在讨论的系统。集成声明内容的详细说明见附录 E。

附录E：阅读集成声明

IHE集成声明是关于产品支持那些IHE集成规范和系统在集成规范里执行了哪些IHE执行角色的一个简单概述（常常只有一页）。厂商在他们的网站上发表集成声明或作为对技术标书的回应。这里有一个实例：

<table>
<tr><td colspan="4">IHE集成声明</td></tr>
<tr><td>厂商</td><td>产品名称</td><td>版本</td><td>日期</td></tr>
<tr><td>集成医疗系统</td><td>Mega CT</td><td>V 3.2</td><td>2002年10月17日</td></tr>
<tr><td colspan="4">这个产品能执行IHE TF要求的所有事务处理，支持以下IHE集成规范、执行角色和选项：</td></tr>
<tr><td>实施的集成规范</td><td>应用的执行角色</td><td colspan="2">执行的选项</td></tr>
<tr><td>预定工作流程</td><td>采集设备</td><td colspan="2">基于病人的工作列表搜索，采集辅助协议设定</td></tr>
<tr><td>便携式图像信息</td><td>媒体创建者</td><td colspan="2">没有被定义的选项</td></tr>
<tr><td colspan="4">厂商的IHE信息网址：www.integratedmedicalsystems.com/ihe</td></tr>
<tr><td colspan="4">与实施相关的标准遵从声明的链接</td></tr>
<tr><td>HL7</td><td colspan="3">N/A</td></tr>
<tr><td>DICOM</td><td colspan="3">www.integratedmedicalsystems.com/dicom/MegaCT-DCS.pdf</td></tr>
<tr><td colspan="4">常规IHE信息的链接</td></tr>
<tr><td>北美：www.ihe.net</td><td>欧洲：www.ihe-europe.org</td><td colspan="2">日本：www.jira-net.or.jp/ihe-j</td></tr>
</table>

集成声明在IHE放射学技术框架第1卷的附录D中有更加详细的论述。

声明的第一部分指出，声明适用于一家名叫集成医疗系统的厂商提供的Mega CT系统的3.2版本，发表于2002年10月17日。

声明的中间部分指出，CT系统支持IHE预定工作流程集成规范里获取影像设备的执行角色，并支持预定工作流程内部的两个选项（即基于病人的工作列表查询和采集辅助协议设定）。它同时也支持IHE便携式图像信息集成规范中的媒体创建执行角色。

附录 F：获得和阅读 DICOM 一致性声明

厂商会应每个客户要求对每个产品提供 DICOM 一致性声明（DCS）。通常情况下，这些文件可以在厂商的网站上下载。否则可以要求销售人员去技术部门获取 DICOM 一致性声明。DICOM 一致性声明提供了厂商的产品 DICOM 兼容性的详细描述。

因为 DICOM 把很多细节规定留给厂商自己掌握，而且很多内容是可选的，厂商必须在 DICOM 一致性声明里详细的阐述自己产品的情况。近来 DICOM 更新了文档，规定了需要包括在 DICOM 一致性声明中的内容和它的格式。有关进一步的细节，详见dicom. nema. org 网站中 DICOM 标准的第二部分。

DICOM 一致性声明描述了：

厂商可以实现哪种服务，例如：DICOM 存储或 DICOM 影像设备工作列表管理。

厂商是否支持实现的服务，如客户端（SCU）的服务或者服务器端（SCP）的服务，或两者都可能提供。

对某个关键服务支持什么对象（例如，CT 的存储对象，MR 增强或跟踪实验室程序报告）。

通常，通过寻找标题页和表格目录可以找到关键细节，比如了解产品支持特定服务的 SCU 或 SCP。通常，查找“SOP Class Unique Identifier”短语将找到产品支持什么对象的答案。

虽然 IHE 集成声明对一些 DICOM 一致性声明问题提供了更简单的途径，但是集成声明不能代替 DICOM 一致性声明。此外，当处理与非 IHE 系统的传统集成时，DICOM 一致性声明将有独特的用处。DICOM 一致性声明文件内容的详细分析已经超越本附录的范围。

附录 G：获取和阅读 HL7 的接口规范

虽然厂商 HL7 的一致性声明不能广泛的分发或者像 DICOM 一致性声明严格规定格式，但常可以让厂商提供 HL7 接口规范，这样可以细化系统产生和接受的信息类型，那些信息里面的字段，发送或预期信息时间和怎样填充字段。一般情况下，基于 HL7 的系统是完全具有变通性的，HL7 接口可以根据用户需要进行匹配。根据复杂需求，可以邀请专业人士对这些接口种类作评估分析和定制 HL7 用户接口。

如果厂商要求医疗机构提供用户接口要求的一些详细情况，医疗机构可以给厂商提供一个 IHE TF，告诉厂商希望有哪些集成规范和执行角色实现在系统中。虽然这不表明所有的功能都能置入系统中，但至少为部分的功能提供了详细的说明。

附录 H：验收测试工作

医院必须将验收测试工作作为实施阶段的重要部分。需要设计一个验收计划，包括已实施的验收测试，通过和失败的详细情况和一些进度表。一般而言，项目计划中所包括的验收测试须经过厂商和用户的认可。一旦系统集成被认可之后就可以计划验收测试。最好的验收测试运作是在所有的硬件系统安装完毕和网络完全连接之后。也可在部分完成的系统上运行验收测试，但需要一些附加的分析和测试设置。验收计划的执行需要技术人员（顾问或内部的开发人员）来实现。注意本手册只着重于验收测试的互用性部分而不是由其他独立系统提供的所有特性。同样，这里的测试重点是功能性测试，而不是性能类，如速度等的测试。

一旦所有安装的 IHE 集成规范、执行角色和事务处理确定之后，可以为每一个参与的系统写一个验收测试列表。使用 IHE 技术框架的第 1 卷，通过参照每个相关集成规范的执行角色/事务处理图表设计一个高层次的事务处理测试列表。使用 IHE 技术框架（和项目规范、HL7 的规范和 DICOM 一致性声明一起）的第 2 和第 3 卷（以及适用于不同国家的变更的第 4 卷），设计验收测试数据集的细节和运行测试的期望结果。

一旦所有的测试规范被集中在一起，就可以执行这个测试计划了。测试计划包括如下内容：

完成测试需要哪些系统？

运行的是什么测试列表？

完成测试需要哪些数据？

测试操作怎样验证？（比如：需要哪些测试工具？）

每个测试的期望结果是什么？

每个组成部分都是重要的，需要专门安排时间来研究。

系列测试系统：系列测试系统需要包括相互连接的所有系统。在一些情况下，需要安装一个分离的测试环境来保证当前工作环境不会被影响。在其他情况下，可能使用当前工作环境，但是用于测试系统的时间和数据要经过完全仔细的考虑。

开发测试：测试的策略取决于正在被集成的系统。同样的，对结果的确认取决于正被配置的系统的性能和医疗机构的工作流程。请注意如果医疗机构中有非 IHE 系统，就需要做额外的评估来确定期望结果是什么样的，因为他们可能会偏离完全 IHE 环境的工作情况。

在这本手册的每个章节的验收测试部分都列出了测试细节。另外，许多在技术框架第 1 卷里面的集成规范文件包括使用案例，由 IHE 注明了细节的变更，可能包括在测试里面。例如，未预定的获取，简单的单一步骤的预定获取，附加的获取和“成组情况”的获取。

测试数据：特定的测试数据将根据被测试的使用情况以及与运行地点有关的数据。数据必须反映真实情况和包括病人基本信息、检查和操作的完整信息。在有些情况下，必须反映“已有结果”，如 DICOM 图像和诊断报告。对数个厂商的多个影像设备应用的特定数据字段需要进行具有交互功能的完整测试。

对一个指定地点而言，并非所有的 IHE 应用情况都和实施有关。如一个地点始终是执行自己的操作，每一个请求操作只有单一的操作步骤。在这种情况下，IHE 功能与多预定操作步骤无关。

测试工具：可以采用工具和多个系统确认测试结果。如 HL7 工具，DICOM 工具，使用影像设备显示结果影像，或选择 PACS 系统来检验 DICOM 图像内读取的所有影像设备工作列表信息。下面是可以用于检验结果的工具种类：

HL7 分析器：分析 HL7 信息字段，用更易懂的方式反映各个组成部分。

DICOM 验证器：检查 DICOM 图像头部的内容和 DICOM 标准是否一致。（免费软件见www. dclunie. com）

DICOM 探测器：监视 TCP/IP 网络的通讯，确定和 DICOM 有关的通讯，提供一个方式组合并保存 DICOM 通信的内容以便检查。（免费软件见www. dclunie. com）。

MESA 工具：作为 IHE 测试过程的一部分，HIMSS 和 RSNA 委派 Mallinckrodt 放射学院和华盛顿大学的电子放射实验室开发一套软件工具。它们提供通讯伙伴、测试数据和测试计划让厂商在实施 IHE TF 时完成基本测试。这些测试被限制在一定的范围内，但对测试计划的开展是有益的。（详见 www. erl. wustl. edu/mesa/index. html）

在一些情况下，用多种工具系列去验证不同的系统可能比较有利。厂商也可以对系统测试提供工具。需要注意的是 IHE 没有提倡采用特定厂商的工具。

附录 I：调研工作

对任何需要改善和有效管理的工作流程而言，应用相关的调研工作是非常重要的。工作流程和其他放射学的工作流程并无不同。选择相关调研，收集测量和对结果反馈作出响应可以使已知管理和特别干预之间有所不同。需要考虑哪些调研是有用的工作方法，它可以反映目前的目标和先要完成以及必须完成的工作。

认真地选择、测量和追踪调研证实了“做难于说”。IHE 关注的一个焦点是推动纸质工作流程向电子化工作流程的转化，自动地收集众多相关数据要比中断和转移实际工作的人工收集测量值更富有成效（海森堡理论）。

当考虑一个系统集成方案时，应该尽快地开始集中调研。方案改变时调研是非常有用的。好的调研有助于在当前的工作中创建一个基础测量方式，使项目有改善的余地，估计计划步骤和技术的变化带来的影响，追踪由于变化和返回平衡而引起的可能产生的中断，以及确认/修正工作所受的影响，最终获得项目成功。

另外，调研在医疗保健领域有着巨大的作用。因为它能面对来自改善服务，减少费用以及有效地应用新技术的压力。重点鼓励收集调研的地点能共享成果。尤其在 RSNA，对执行 IHE 前后的比较研究发布有浓厚的兴趣。

I.1　怎样测量

选择怎样的测量和优化是一个重要的工作。人和系统将适应优化选择的目标，有时选择错误的策略会导致不必要的损失。虽然不是所有的临床利益都能归功于一个典型的测量值，但许多调研是设立目标和估量达到目标进度的有价值的方式。一些测量值可以考虑作为一个起点。挑选可以反映优先权和工作的调研方法。有关更多的理论信息参照本章节稍后涉及的资源。

部门操作调研：每个科室每年的患者，每个设备每天的患者，每年的操作，每个操作的步骤，每年胶片的费用，每年胶片处理和安置的费用，每年胶片存储和操作的费用，报告周转时间，每年重复的检查，每年的“调解事件”，每次调解事件所用的时间和手工录入患者基本信息的错误率。

患者就诊调研：患者从到达到离开的周转时间和患者在放射科等候的时间。

项目实施调研：详细描述系统和接口所用的时间，集成测试所用的时间和在定制接口上所用的时间和费用。

一种调研实施的方式是在流程中记录某些重要事件/过程关键点中每个检查的时间。

住院患者的检查：书写申请单，检查预定（可选项），提取早前检查胶片（可选项），操作协议选择（可选项），得到患者认可（可选项），分派传输，患者到达检查科室，患者在操作室内，检查开始，检查结束，患者离开操作室以及回到病房。

门诊患者的检查：检查预定（可选项），患者到达，书写申请单，提取早前检查胶片（可选项），操作协议选择（可选项），得到患者认可（可选项），患者到达检查科室，患者在操作室内，检查开始，检查结束，患者离开检查室以及分流患者。

图像处理：检查发送到 PACS 系统，当前检查和早期检查作比较，当前检查的诊断，当前检查放入活动文件中，把检查移到不常用文件和删除检查。

报告：访问初步报告，口述报告，转录报告，编辑报告，签署报告，分发报告和报告归档。

退还：收集成的患者基本信息。

应用初始时间标记，许多和时间相关的调研是可以被计算的。特定时间点取决于医院的工作流程。检查时间的标记在一些医院可能有所不同，在检查之间也可能有所不同。所以有时需要一些弹性。

许多其他信息资源和想法存在于放射学的调研。可以考虑的一些资源来自 RSNA 的文件和出版物，包括了放射学和 X 线摄影术，放射学的计算机应用界（SCAR）和他们的出版物——数字影像杂志；美国健康保健放射管理机构（AHRA）和他们的出版物——放射学管理；放射学商业管理协会（RBMA）和他们的出版物——放射学生产力测量方法；欧洲放射学会（ECR）和他们的出版物——欧洲放射学；欧洲 PACS 协会（EuroPACS）和放射学管理（MIR）。

其他资源是你的同伴：询问他们的目标和测量什么。寻找最高级别的医院，考虑一年一度 HIMSS Davies 奖（优秀的医疗保健 IT 企业）的得主。

I.2　测量结果示例

本部分讨论的是测量在某些地点所记录的被认为有用的数值。这是一些可用信息的重要样本。更多的可以依照以上所列的资源找到。对放射学所实施的调研表明，许多地点已经集中到诊断报告发出时间为止。不同的调研从不同的点开始计时：可以从检查安排完开始，可以从患者做检查的到达时间开始，也可以从图像可以查看的时刻开始。对选择的调研有个清晰的定义是把他们与其他参考点作个比较和应用是关键。

住院患者和门诊患者组合[1]报告 周转时间[2]百分数比一医院

周转时间	百分比	人数	周转时间	百分比	人数
普放			核医学		
⩽6 小时	30%	71	⩽6 小时	25%	55
7～12 小时	21%	51	7～12 小时	24%	54
13～18 小时	8%	18	13～18 小时	9%	19
19～24 小时	27%	64	19～24 小时	27%	60
25～30 小时	3%	6	25～30 小时	2%	4
31～36 小时	6%	15	31～36 小时	6%	14
＞36 小时	6%	13	＞36 小时	6%	15
CT			特殊治疗		
⩽6 小时	27%	63	⩽6 小时	27%	54
7～12 小时	22%	52	7～12 小时	19%	37
13～18 小时	10%	23	13～18 小时	6%	11
19～24 小时	25%	60	19～24 小时	29%	57
25～30 小时	4%	9	25～30 小时	4%	8
31～36 小时	6%	14	31～36 小时	7%	13
＞36 小时	7%	16	＞36 小时	10%	20
磁共振			所有放射检查		
⩽6 小时	21%	37	⩽6 小时	25%	81
7～12 小时	17%	31	7～12 小时	22%	72
13～18 小时	8%	15	13～18 小时	9%	30
19～24 小时	33%	60	19～24 小时	26%	83
25～30 小时	5%	10	25～30 小时	3%	11

续表

周转时间	百分比	人数	周转时间	百分比	人数
31～36 小时	5%	10	31～36 小时	7%	23
>36 小时	11%	21	>36 小时	7%	24
超声波					
≤6 小时	29%	69	[1]组合的数据由被调查者提供。		
7～12 小时	22%	54	[2]每个检查种类±2 SD 范围外的数据可以被排除。		
13～18 小时	9%	22			
19～24 小时	26%	63			
25～30 小时	4%	9			
31～36 小时	5%	13			
>36 小时	5%	12			

由美国健康保健放射管理机构（AHRA）的表 9 许可再版。摘自《放射学周转时间报告》（美国健康保健放射管理机构出版，AHRA 外科 1995 年，作者：Hanwell LL，Conway JM.）

在一家多于 450 张床位的医院所做的调研发现平均报告周转时间（从检查到最终的诊断报告）是 26 个小时。他们确定的目标是平均值低于 18 个小时。

RDI 市场服务通过有 RIS 和无 RIS 工作点的比较所做的研究发现：

每月操作数	有 RIS 5760 例	无 RIS 1690 例
报告周转时间	24 个小时	30 个小时
录音周转时间	11 个小时	14 个小时

一个对磁共振点工作量的研究发现 182 个点（代表 197 个 MR 系统）评估已完成的年检查量为 2,045,954 名患者，患者检查失败平均值约为每年 3,010±188（标准差）（范围，每年 626～6,000 名患者检查）。（www.invivoresearch.com/arti_clin_seda.html）

摘自 Bruce Reiner MD 的和 Eliot Siegle MD 的报告“彻底改造放射学报告，2：适应的时代”中提及：“一个新近的研究报告指出 CT 检查的平均周转时间是单独的初步报告 3.7 天，最终报告 5.5 天。这些数字清楚的表明传统报告的低效率和滞后现象以及由此导致的参考临床医生的不满。”[1]

一个调研点反映的数值成功地显示出一个放射检查从安排到提供报告的平均周转时间由 10 天缩短到 2 天。（www.cisco.com/en/US/strategy/healthcare/hospital_sentara.html）

通过将所有影像预约时间改变为 30 分钟和延长工作时间的一个检查点发现，这样能够提高影像诊断的工作能力、工作量和收入。利用在午餐和休息的时间做检查，检查量每个月增加了 140 次 CT 扫描。总的来说，CT 项目增加了近 75%门诊患者的检查，增加的年收入超过了 150 万美元。

（www.ahraonline.org/AHRAArticles/AHRAArticles.dll/Show?ID=414）

许多医院已证明这些周转类型的工作效率得到了很大的提高。在一家医院，从执行检查到诊断报告之间的时间平均约为 20 分钟（从 8～24 小时降下来），诊断报告到录音之间（可以用 PACS 或 HIS 系统立即阅读报告）的时间从 1～2 天降低为 2 小时（通过电话数字语音系统可以马上获得）。[2] 其他减少周转时间的报告也同样令人振奋。

---

① Mehta A，Dreyer K，Boland G，et al. Does PACS improve report turnaround time? Journal of Digital Imaging 2000；13：105-107.

② Mattern CW，King BF Jr，Hangiandreou NJ，et al. Electronic imaging impact on image and report turnaround times. Mayo Medical Center，Rochester，MN 55905.

第 1 卷

集 成 规 范

第 6.0 版（正式版）

2005 年 5 月 20 日

目　录

1 序　言

医疗健康信息集成规范（IHE）是为了促进支持现代医疗机构信息系统的集成而创建的。它的基本目标是确保患者在医疗服务过程中，医疗决策所需的全部信息是正确的，并能为医疗专业人员所用。IHE 的创建既是一个鼓励集成工作的过程，也是一个专业的论坛。它为现有的信息标准的应用定义了一个技术框架，以达到特定的临床目标。其中包括了为实施此框架所采用的严格的测试，以及组织教育论坛和在医疗专业的大型会议上展示 IHE 技术框架的优势，鼓励企业和用户的应用。

IHE 创建的集成方法并非是定义新的集成标准，而是为了支持现有标准的应用，如 DICOM 和 HL7，以及其他潜在的相关领域的适用标准。在集成方式上，必要时定义对选项的设置。在对现有标准必须进行说明和扩充时，IHE 给有关的标准团体提出建议。

IHE 由不同的医疗专业领域和地理区域的众多的发起人和支持组织所创建。在北美的主要发起人是医疗健康信息与管理系统协会（HIMSS）和北美放射协会（RSNA）。美国心脏病学会（ACC）和实验学医疗合作组织（Laboratory Healthcare Partnership，LHCP）是当前在它们各自的领域支持和探索 IHE 的创建。IHE 欧洲（IHE-EUR）由一个大型联合组织组成，包括欧洲放射协会（European Association of Radiology，EAR）和欧洲放射学研讨会议（European Congress of Radiologists，ECR）、放射和电子医学行业协调委员会（Coordination Committee of the Radiological and Electromedical Industries，COCIR），德国放射协会（Röntgengesellschaft，DRG），欧洲 PACS 协会（EuroPACS Association），医院信息系统现代化小组（Groupement pour la Modernisation du Système d'Information Hospitalier，GMSIH），法国放射协会（Société Francaise de Radiologie，SFR）和意大利医疗放射协会（Società Italiana di Radiologia Medica，SIRM）。在日本，IHE 日本分会 IHE-J 由日本经济产业省（Ministry of Economy，Trade，and Industry，METI），日本厚生劳动省（Ministry of Health，Labor，and Welfare）和医疗健康信息系统开发中心（MEDIS-DC）创建，共同参与的组织还包括日本放射行业协会（the Japan Industries Association of Radiological Systems，JIRA），日本 HIS 行业协会（Japan Association of Healthcare Information Systems Industry，JAHIS），日本放射协会（Japan Radiological Society，JRS），日本放射技术协会（Japan Society of Radiological Technology，JSRT）和日本医疗信息协会（the Japan Association of Medical Informatics，JAMI）。其他国家和地区的医疗专业组织也被邀请加入到 IHE 的发展中来。

1.1　技术框架概述

本 IHE 技术框架文件定义了现有标准的特定应用，以期达到促进医疗健康信息的共享和支持优化医疗服务的集成目的。IHE 技术框架文件的新内容在一段公示期和通过认证和勘误表校正的定期修正后，每年进行一次扩充。当前的版本为 6.0 版，已定义了特定的 IHE 事务并在 2005 年 4 月执行。文件的最新版本通过 www.ihe.net/tf/网站上发布。

IHE 技术框架定义了一系列的医疗机构的功能组件，称为 IHE 角色，并定义了在角色之间一系列的信息交互和协调、基于标准的事务。IHE 技术框架对事务的主体作了非常详细的阐述。本卷对 IHE 功能提供了一个高层次的剖析，介绍如何将事务融入到称之为集成规范（integration profile）的功能部分中，集成规范具有解决特定临床需求的功能。后面的第 2 卷和第 3 卷，提供了每一个 IHE 事务详细的技术描述。在 IHE 的其他领域也提出了它们各自的技术框架，并形成了共同的 IHE 技术框架格式，以下是目前已在应用的 IHE 技术框架：

- IHE IT 基础架构技术框架
- IHE 放射学技术框架

在实际应用时，可以参考其他技术框架的应用。为方便参考其他框架，详见本卷 1.6.4 节。

1.2 第1卷概述

第1章进一步描述了技术框架普遍的本质、目的和功能。

第2章介绍了组成技术框架的IHE集成规范的概念。

本卷第3章和后面的章节提供了每一个集成规范的详细文档，包括需要表达的临床问题和相关的IHE角色和事务。

文档主体后面的附录部分提供了有关集成规范特定问题的讨论、术语表以及使用的缩写。

1.3 目标读者

本文档的主要读者为：

- 参与IHE创建厂商的技术人员
- 医疗机构的IT部门工作人员
- 标准开发的专家
- 对医疗健康信息系统集成技术感兴趣的任何人

1.4 与相关标准的关系

仅从医疗机构的信息交互角度观察，IHE技术框架定义了分布在医疗环境中的各个功能部分（诸如IHE的角色）。在当前的发展层面中，它定义了基于HL7和DICOM标准一系列的事务。在IHE的发展过程中，基于其他标准的事务也将根据需要加入进来。

在某些情况下，IHE推荐通过这些标准来支持特定选项的选择；但IHE并不介绍技术选择，以免和这些标准的遵从性产生矛盾。如果发现现有的标准或标准的扩展中出现错误，IHE的原则是将它们报告标准的主管机构，由主管机构决定它们是否符合标准的发展策略。

因此，IHE是一个执行框架（implementation framework），而不是一个标准。将IHE作为一个标准是不恰当的。产品的一致性声明（Conformance claim）必须提到直接引用的特定标准。另外，已经实现IHE集成能力的厂商应该使用一个IHE集成说明（Integration Statement），去描述它们的产品符合IHE技术框架的详细说明。

IHE集成说明的目的是厂商将已设计的具有IHE功能的产品用以与用户的沟通。厂商对于集成声明中的内容承担全部责任。熟悉IHE角色和集成规范概念的用户，通过比较不同项目中的IHE集成声明，应该能决定是否和怎样扩展产品之间所支持的通讯。IHE集成声明的格式，详见附录D。IHE鼓励项目组确保项目的实施与IHE技术框架保持一致，同时在IHE框架下满足标准的全部需求，允许系统之间的交互。虽然有些低层次集成的实施项目是遵从这些标准的，但并非完全符合IHE技术框架。

1.5 与现实世界已有体系结构的关系

IHE技术框架中描述的IHE角色和事务是源于现实世界的医疗健康信息系统环境。当某些事务是通过特定的产品分类（如HIS，电子病历，RIS，PACS，临床信息系统或影像设备）来执行时，IHE技术框架倾向于避免与这种产品分类的功能或角色之间的联系。对每一个角色而言，IHE技术框架只定义了与集成信息系统有关的功能。因此，IHE角色的定义既不应作为对任何可实施产品的完全定义，框架自身也不能用来全面描述医疗健康信息系统的体系结构。

定义角色和事务的目的是，提供一个在医疗健康信息系统环境中功能部分之间信息交互的基本定义。在这种状况下，一个单一的产品执行多个功能，IHE认为仅在环境中的产品和外部功能之间的接口是有意义的。

因此，IHE 不去比较集成环境的优缺点，不管是基于单一的、包含所有功能的信息系统，还是基于协同完成相同功能的多个系统。但是，为了使 IHE 技术框架更吸引人，IHE 的示范重点是基于 IHE 技术框架的多个厂商系统的集成。

1.6 约定

本文档采用下面的约定来表达 IHE 技术框架中的概念，并指定 IHE 技术框架中基本的标准将如何被采用。

1.6.1 角色、事务的图和表

每一个集成规范是由一系列角色通过事务的交互作用，所实现的实际医疗环境中的功能。角色是医疗机构在产生、管理或信息分类工作中的信息系统或信息系统的一部分。事务是角色之间的信息交互，所传递的信息是通过所需的基于标准的消息。

第 3～14 节列出了角色和事务图表，表中简要地说明了相关集成规范中必须支持的每一个角色和事务。

在这些图表中使用的约定是，箭头指出了事务的起点到终点的方向。

在某些情况下，一个规范为了体现集成功能的正确和优势，必须依赖于某个前提规范（pre-requisite profile）。例如，成组操作表示（Presentation of Grouped Procedure）将预定工作流程（Scheduled Workflow）和图像一致性表示（Consistent Presentation of Image）作为应用的前提规范。从表 2-1 中可以发现相关规范的这些依赖关系，并且列出了哪些规范是所需的前提规范。一个角色除了执行所要求的事务之外，还必须执行前提规范中所需的事务。在某种情况下，前提是指任一给定规范中选择的角色必须满足前提条件。例如，后处理依赖于支持它的内容规范中的众多角色。

1.6.2 流程图

对集成规范的描述还包括集成规范功能流程图的图解，如在相关角色之间事务的顺序。

这些流程图的目的是提供一个详图，以便了解在整个工作流程中相关内容的事务所起的作用。为了适合医疗健康信息系统扩展需要，所提供附加的有关 IHE 事务，由于在 IHE 未作详细定义，因此这些事务和行为在流程图中用*斜体*表示。

这些流程图所表达的并非仅一种场景。一个角色经常会和其他角色组合使用。一个规范中的事务也可能出现在另一个规范中的场景中。

在某些情况下，事务的顺序可以是灵活的。在这种情况下通常标注出可能的变化。

在这些图表中使用的约定是，箭头指出了事务的起点到终点的方向。

1.6.3 标准化与技术框架的信息内容

技术框架阐述的大多数必需或所选择的集成规范、角色和事务的特征都是标准化的。为了更好地了解这些信息和非标准化的文本，在技术框架中也存在说明部分。

根据 IETF RFC 2119，某些词汇指出了技术框架的特定内容是否是标准的：可以是必需的（如“必须”，“需要的”，“应该”）或者是可选的（如“可以”，“被推荐的”）。信息的内容不包括这些关键词汇。

1.6.4 技术框架提供的引用

在同一个技术框架卷中，当涉及某一章节时，章节号就是他自己使用的。当涉及的是其他卷或其他领域的技术框架时，将使用下面的格式：

＜领域＞TF-＜卷号＞：＜章节号＞，这里＜领域＞是 IHE 领域的一个简称（ITI=IT 基础，RAD=放射学）＜卷号＞是技术框架所给卷的编号（如 1，2，3）

<章节号>是一个章节的编号。

例如：ITI TF-1：3.1指的是IHE IT基础技术框架第1卷3.1节，RAD TF-3：4.33指的是IHE放射学技术框架第3卷4.33节。

当涉及特定的事务（事务编号）时，使用下面的格式：

<领域>—<事务编号>

例如，RAD-4指的是放射学技术框架中的第4个事务（操作预约，Procedure Scheduled）。

1.7 2004—2005（第6年）增加的内容

本文档涉及放射学领域第6年的IHE计划。它将是关于RSNA 2005和HIMSS 2006年会测试和展览活动的基础。当前的IHE技术框架对前一版本增加了如下的重要内容：

1. **便携式医学影像信息集成规范**（Portable Data for Imaging Integration Profile）特定的角色和事务，允许包括已操作的图像和诊断报告的介质，可将诊断图像在医疗机构、患者、医生之间相互交换。

2. 科室预约通知（Departmental Appointment Notification），作为预定工作流程集成规范中的一个选项。它依赖于一个新的预约通知事务，使科室预约系统/操作安排系统（Department System Scheduler/Order Filler）将涉及一或多个预约操作项目的日期和时间，反馈给操作提交系统的角色。

3. 预定工作流程集成规范中的“PPS引用信息的可及性（Availability of PPS-Referenced Instances）”选项，使图像管理系统/图像归档系统得到所有信息（证据对象）可及性告知，这些引用是来自图像采集过程中的MPPS结果。此通知被发送到科室预约系统/操作安排系统和其他相关的工作流程管理角色（如后处理管理系统，诊断报告管理系统）。在第6年IHE放射学领域中，在图像采集后该通知被限于一个证据对象完成的应用：图像管理系统/图像归档系统通知科室预约系统/操作安排系统和选择性地通知后处理管理系统或诊断报告管理系统。此事务不包括其他应用状态（如图像预提取），非应用状态（如存储之间的信息迁移）或诊断报告的状态。

4. 在第1卷第16节增加了一个新的内容规范：核医学图像规范。

5. 在第1卷中增加了信息的附录E：核医学。

6. 在RAD TF-2：4.8.4.1.1.1中，增加了建立操作UID和序列UID的说明。

7. 在RAD TF-2：4.8.4.1.3和4.18.4.1.3中，增加了对第2级存储到影像设备和创建图像存储事务预期行为的需求说明。

8. 在RAD TF-2：4.18.4.1.2.4中，增加了对结果屏存储/导出作为一个选项的要求。

9. 在RAD TF-2：4.16.4.2.2.4中，增加了对结果屏显示读取图像语义的要求。

10. 在RAD TF-2：4.14.4.1.2中增加了查询图像事务所要求的序列描述和在RAD TF-2：4.16.4.2.3中增加了读取图像事务所要求的序列描述。

11. 更新以下现有的事务，目的在于提供支持核医学图像的存储和基本显示的功能：影像设备图像存储，创建图像存储和读取图像。

(1) 在RAD TF-2：4.8.4.1.2.2，4.8.4.1.3.1和4.18.4.1.2.2，4.18.4.1.2.3中，增加了影像设备和创建图像存储事务来满足核医学图像存储的要求。

(2) 在RAD TF-2：4.8.4.1.3.1和4.18.4.1.3.1中，增加了影像设备和创建图像存储事务来满足核医学IOD的要求。

(3) 在RAD TF-2：4.16.4.2.2.3和4.16.4.2.3.1，增加了对读取图像中的语义和预期行为来满足核医学图像显示的要求。

1.8 提出建议

HIMSS和RSNA欢迎对此文档和IHE提出建议。可以直接到http：//ihe.rsna.org/ihetf/的论坛或联系：

Steve Drew/Chris Carr
IHE Secretary
820 Jorie Boulevard
Oak Brook，IL 60523
电子邮件：ihe@rsna. org

1.9 版权许可

HL7 组织已授权 IHE 转载 HL7 标准中的表。本文档中的 HL7 表由 HL7 组织授权，版权所有。

美国电器制造商协会（The National Electrical Manufacturers Association，NEMA）授权 IHE 合并 DICOM 标准部分。

IHE 授权许可 HL7 组织及其会员组织使用本文档的部分或全部内容。

1.10 IHE 放射学技术框架的发展和维护过程

技术框架的继续扩展和维护由 IHE 技术委员会完成。该技术框架的发展和维护过程遵循一系列原则来保证规范的稳定性，以便厂商和用户可以放心地应用 IHE 技术框架来指定、开发和获得具备 IHE 集成能力的系统。

发展和维护过程是针对扩展、阐明和修正的需要，同时维护框架的向后兼容定义，作为对所有以前已定义的集成规范和它的角色应用要求一致性的支持。

为保证 IHE 技术框架的稳定性，根据一到两个受控路径一般是每年一度的更新（图 1.10-1）：

1. 新发展—对现有技术框架的扩展每年一次，开发的新功能由 IHE 计划委员会确认。技术委员会对其进行必要的分析和设计工作，并产生新的技术框架文档。

通常，新的功能以附录的形式发布。附录的范围是将下列增补的内容加入到技术框架：

(1) 一个新的集成规范，通常包括对新的角色和事务的介绍。

(2) 现有集成规范中新的角色：既可以是技术框架以前定义过的角色，也可以是新的还未定义过的角色。在集成规范中新的角色确认的事务职责已确认或定义，并可以被指定为必需或可选的。为避免引起已应用集成规范的系统兼容性问题，在集成规范中，不会为现有的角色增加新的必需的事务。

(3) 现有集成规范中的新选项：通常在集成规范中为现有的角色增加可选的事务，或在现有的事务中增加可选的特性。

(4) 主要概念的改变：不会改变现有集成规范的规则，但可以间接改变或增加到未来的角色或事务中。

发布过程由几个阶段组成，并且在每一个文档里明确地指出。首先，文档由**公开讨论**（Public Comment）（用“PC”表示）的形式发布。在公开讨论期间（一般为 30 天），文档和评论可提交到 IHE 网站。在 PC 讨论期之后，技术委员会将对讨论进行审阅。

基于来自收到的讨论所产生的更新，增补的更新文档由**试运行**（Trial Implementation）（用“TI”表示）的形式发布。在对新功能的充分测试（如兼容测试活动的测试和试行版本得到确认后，在文档被认为是足够地稳定时，新的文档将由**正式版**（Final Text）（用“FT”表示）的形式发布。

在每年一次的扩展后期将最终文档的增补与技术框架的当前版本合并，并产生一个技术框架的新版本，并递增版本号。

2. 现有技术框架内容的维护

尽管技术委员会尽了最大的努力，但技术框架公布的当前版本或试运行文档还可能包含不正确、不完整或不清楚的文字。这样的问题由变更建议处理：

- 修正（Corrections）：技术问题引起的信息不能交互问题是固定的，因此没有必要对稳定的集成规范的功能性加以改变。

● 说明（Clarifications）：解释和消除那些容易引起误解或不明确的文档，而没有必要作任何技术改变。

修正和说明的发布过程是相同的，并且既反映了试运行的变更也反映了技术框架当前版本的变更。

提交变更建议：源自用户、厂商或技术委员会成员提交的，诸如试运行测试、正式版集成规范或在兼容测试活动（Connect-a-thon）的问题。变更建议文档应该明确地说明：

(1) 技术框架要求作部分改变，

(2) 问题描述，

(3) 解释为什么变更被认为是必须的，

(4) 问题的解决方案或方法。

技术委员会定期地考虑变更建议，以作出接受与否的决定。

拒绝变更建议：技术委员会发布解释，说明为什么不需要变更。

接受变更建议：指派一个技术委员会成员，作为一个工作项目对所需的变更作进一步调研，并对变更作足够的说明或修正。结果文档在核准前，将提交技术委员会重新审阅。

核准后并认为可实施时，**最终的变更建议**由技术委员会发布。它将在每年度的扩展阶段被合并到下一个版本的技术框架中。直接提交变更建议到正式版变更建议或正式版附录（Final Text Supplement）是不可能的。

技术框架的当前版本被认为是主要参考文档。每年度的正式版附录和正式版变更建议补充到此文档中。过去的正式版文档仍会保留，以方便提供技术框架以前的版本或试运行附录版本简要的区别。

在每年度的发展和维护期间，推荐使用的实施技术框架文档如下：

(1) 产品实施

基于试运行版的产品实施被认为是随后正式版的一个评估，并且对产品根据需要进行更新。此外，厂商将了解正式版的变更建议，并及时对其相关产品作相应的修正。

(2) 兼容测试活动（Connect-a-thon）的实施

在相应的IHE领域，兼容测试活动上的测试是基于技术框架的当前版本，以及所有相关的试运行附录部分和正式版的变更建议。

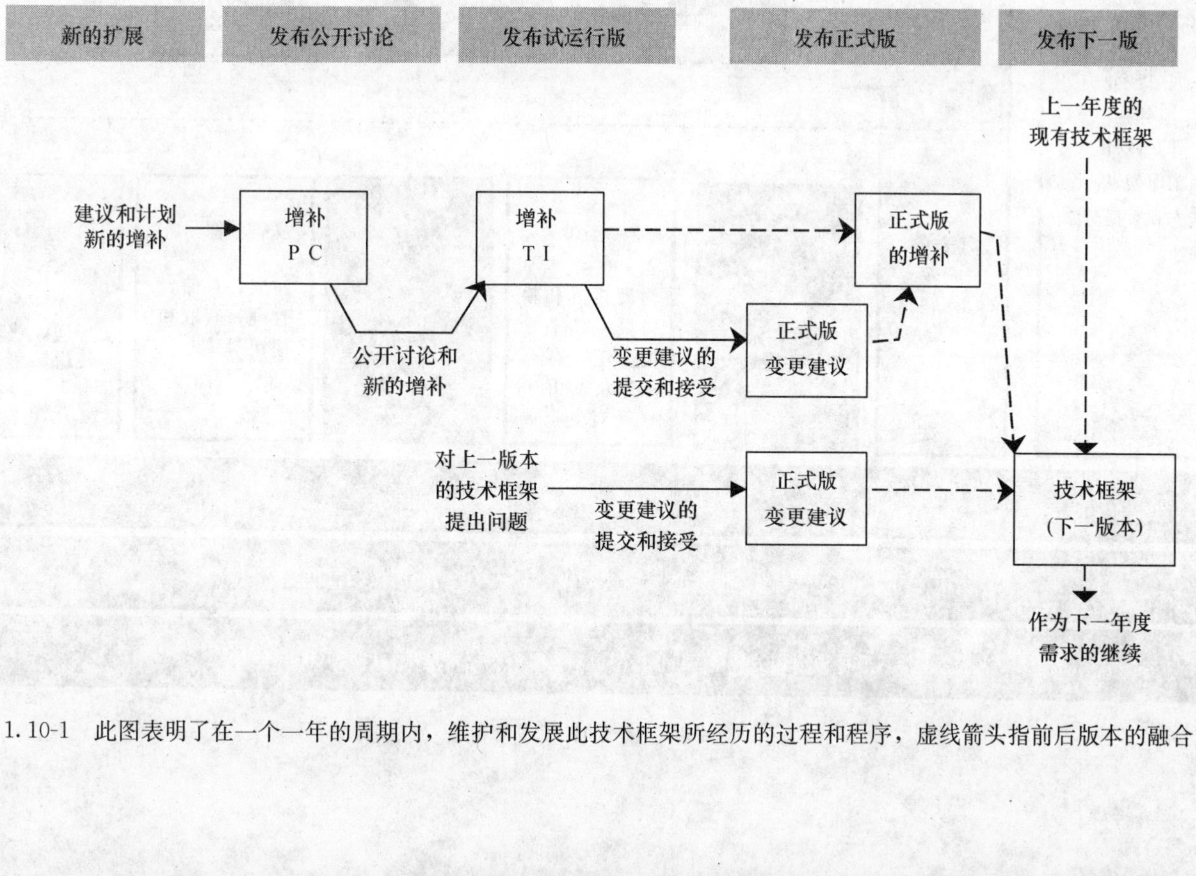

图1.10-1 此图表明了在一个一年的周期内，维护和发展此技术框架所经历的过程和程序，虚线箭头指前后版本的融合。

2 集成规范

IHE 集成规范在图 2-1 中描述的是医疗专业人员和厂商为系统集成在通讯需求中使用的一种通用语言。集成规范描述了现实世界的场景或集成系统特定的一系列功能。为了支持这些功能，集成规范应用了一系列特定的角色和每个角色特定的事务。

集成规范为用户和厂商参考 IHE 技术框架中的功能部分提供了一个很好的方法。比起简单地请求或允许全面的 IHE 支持，集成规范可以使用户和厂商更加明了那些被多次重述的 IHE 技术框架定义的 IHE 角色和事务的细节。

集成规范分为三类：内容规范（Content Profiles）针对特定内容对象类的管理；工作流程规范（Workflow Profiles）针对已创建内容的工作步骤的管理；基础架构规范（Infrastructure Profiles）针对科室的问题。图 2-1 显示了最新 IHE 集成规范的所有类型。

内容规范描述了创建、存储、管理、读取和常规使用的内容对象的某个类型。最新的内容规范包括：图像一致性表示，关键图像标识，核医学图像，证据文档及简单图像和数字报告。此外，图像内容处理的描述在预

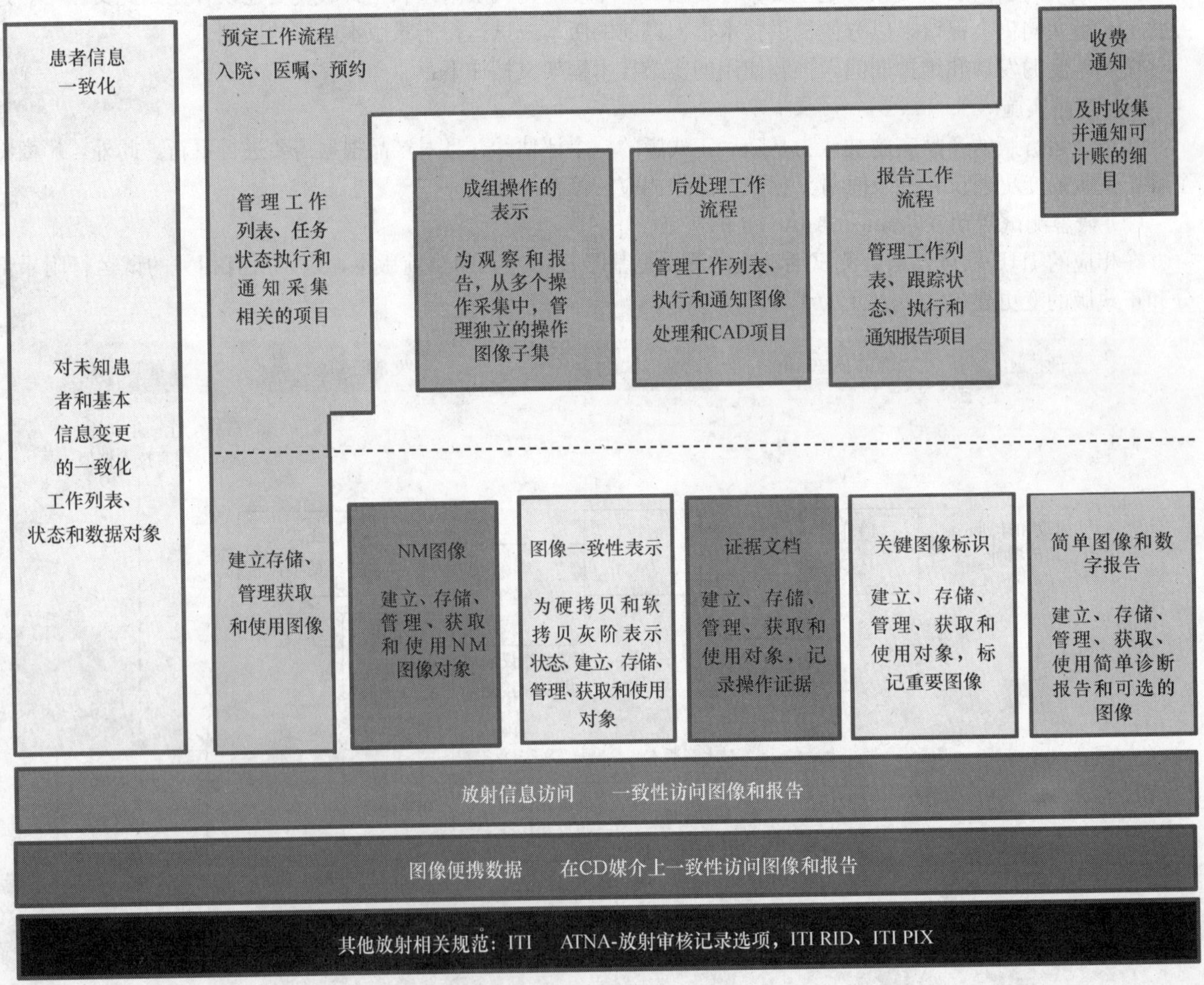

图 2-1 IHE 集成规范

定工作流程规范中。内容规范是“不确定工作流程（workflow neutral)”的，规范针对的是如何创建、存储、查询和读取对象，但是不针对工作流程管理过程。

工作流程规范阐述工作流程的管理，主要包括了提供工作列表、诊断报告/监视进程和工作列表项（workitem）的完成。在这些相关内容中，一个或多个内容对象通常根据它们的内容规范来创建。最新的工作流程规范包括：预定工作流程（图像采集），后处理工作流程和诊断报告工作流程。成组操作表示是预定工作流程的扩展部分，收费处理是所有工作流程规范的扩展。

基础架构规范针对常规的科室问题，如基础安全和读取放射信息。

集成规范中的依赖关系

通常，IHE集成规范不能独立地操作。一个有效输入到一个集成规范的对象可以是另一个集成规范实施的结果。

图2-1（上图）提供集成规范之间依赖关系的图形视图（graphical view)。图中的箭头①从依赖的规范指向它所依赖的规范。此外，虚线箭头指出依赖的规范要求的**一个或多个**规范。

表2-1以表格形式定义了集成规范之间所需的依赖关系。

在一些情况下，为了发挥功能，规范严格地依赖于一个或多个规范。例如，成组操作表达规范为了发挥作用，直接依赖于预定工作流程规范和图像一致性表达规范的特征。

在另一些情况下，一个规范依赖于同类规范中的另一个是为了提高效率。例如，收费处理规范至少依赖于工作流程规范（预定工作流程，后处理工作流程和/或诊断报告工作流程）中的一个来体现它的有效工作。同样，单个的工作流程规范必须至少与一个相关的内容规范一起实施，否则很难体现规范的功能。当然，支持的内容规范越多，工作流程管理的输入和输出形式也越多。当不同的规范联合应用时，规范之间有效协同的工作才更有效率。但这些不在下表中描述。

表2-1　集成规范依赖关系

集成规范	依赖性	依赖类型	说明
图像一致性表示	无	无	—
关键图像标识	无	无	—
NM图像	无	无	—
证据文档	无	无	—
简单图像和数字报告	无	无	—
放射信息访问	一个或多个：{预定工作流程，图像一致性表示，证据文档，关键图像标识，简单图像和数字报告}	需要内容输出	作为内容规范，支持预定工作流程事务相关的图像
预定工作流程	无	无	—
成组操作表示	预定工作流程	要求工作流程	—
	图像一致性表示	要求内容输出	—
后处理工作流程	预定工作流程	要求工作流程管理	—
	一个或多个：{预定工作流程，证据文档，NM图像}	要求内容输入	作为内容规范，支持预定工作流程事务相关的图像
	一个或多个：{预定工作流程，一致性图像表示，证据文档，关键图像标识}	要求，如果任何输出产生	作为内容规范，支持预定工作流程事务相关的图像

① 译者注：此处可能原文有误。

续表

集成规范	依赖性	依赖类型	说明
报告工作流程	预定工作流程	要求工作流程管理	—
	一个或多个｛预定工作流程，证据文档，NM 图像｝	要求内容输入	作为内容规范，支持预定工作流程事务相关的图像
	简单图像和数字报告	要求内容输入/输出	—
收费通知	一个或多个：｛预定工作流程，后处理工作流程，报告工作流程｝	要求为收费触发器输入	—
患者信息一致化	预定工作流程	要求工作流程/内容管理	患者信息一致化是此规范的扩展，要求工作列表项和/或内容被更新
便携式图像数据	无	无	—

在集成规范第 3 节到第 14 节中，阐述了厂商产品是通过应用适当的角色—事务来支持集成规范的。一个产品可应用多个角色和多个集成规范。

在加入到这些所需规范中的前提规范中，一个角色必须应用所要求的所有事务。在一些情况下，根据前提规范的需要，可以选择给定规范中的任一角色。例如，后处理依赖任何一个所支持的内容规范。

角色（见 2.2 节）是医疗机构在产生、管理或信息分类工作中的信息系统或信息系统的一部分。

事务（见 2.3 节）是角色之间的信息交互，所传递的信息是通过所需的基于标准的消息。

2.1 集成规范概述

在此文档中，每一个 IHE 集成规范的定义是由：

- 有关的 IHE 角色
- 每一个 IHE 角色所需的一组特定的 IHE 事务

支持集成规范的每一个角色所需的事务是以表的形式来表达的。支持多个集成规范的角色需要得到每一个集成规范所需事务的支持。当一个集成规范依赖于另一个集成规范时，依赖的集成规范所需的所有事务已经包括在图表中。

如上所述，有一类处理基本数据内容的规范。内容的大多数类型属于证据对象类。一般表示图像、表达状态、关键图像标识和证据文档。证据对象的产生一般是放射科系统执行操作步骤的一个结果。这些对象被放射医师使用在创建放射学诊断报告的进程中，并用于放射科的内部管理。证据文档描述的是那些基本管理和放射学内部使用的原始信息，但不排除发送到放射学以外。而在放射科发送和能广泛分发的简单图像和数字报告规范所描述的诊断报告中，表达的则是已解释的信息。

注意，IHE 集成规范没有对标准的一致性声明，并且 IHE 不是一个不变的主体。用户应该不断地要求厂商提供相关标准的一致性说明，如 DICOM 和 HL7。标准的遵从是厂商应用 IHE 集成规范的先决条件。

还需注意的是，那些 IHE 未阐述而任何成功集成计划的关键条件是，成功的集成系统还需要一个项目计划，包括对分歧最小化、故障保险策略、特定和共有标准执行预期、定义良好的用户接口需求、明确系统局限性，详细的财务目标、维护与支持计划等的阐述。

2.1.1 预定工作流程（SWF）

预定工作流程集成规范创建的是基础科室影像数据采集、影像操作预定的连续和完整的环境。规范指定了众多的事务来保证患者和操作信息的一致性，同时也定义了预约和图像采集的操作步骤。这个规范也确定了与特定执行操作步骤相关的图像和其他证据对象已经存储（归档），并可用于延伸的工作流程步骤，如诊断报告。

它还可以提供处理完成和诊断报告步骤的集中协调，并可将预约情况通知操作提交系统。

2.1.2 患者信息一致化（PIR）

患者信息一致化集成规范是预定工作流程集成规范的扩展，提供患者记录中那些识别错误和不能确认病人（如外伤病例）的图像、诊断报告和其他证据对象的匹配方法。在外伤病例的例子中，集成规范允许以后对患者记录及图像的协调，这些记录及图像是在确定患者身份之前被采集的（可以是没有预先登记的或者是正常登记的）。因此，在患者正式登记和操作信息被录入到ADT、操作提交系统和操作安排系统时，图像、诊断报告和其他证据对象可以立即或稍后获取和诊断，这些信息将和采集的图像调整匹配，极大地简化了意外情况的处理。

2.1.3 图像一致性表示（CPI）

图像一致性表示集成规范指定了众多的事务，以保证灰阶图像和它们的表示状态信息（包括用户说明（user annotations）、遮板（shutters）、翻转（flip）/旋转（rotate）、显示区域（display area）和缩放（zoom））的表示一致性。它也定义了一个标准的对比曲线（contrast curve），灰阶标准显示功能（Grayscale Standard Display Function）来对应不同类型的显示和对硬拷贝输出设备的校准。因此它支持硬拷贝、软拷贝和混合环境。

2.1.4 成组操作表示（PGP）

成组操作表示集成规范（PGP）描述的是与操作相关的问题：观察通过单次的影像采集完成不同影像序列的操作请求（如，胸部、腹部和骨盆CT）的影像结果。规范为技师在不同操作的成组操作（一般是为了提高工作效率和患者的舒适度）方面提供了一种高效的工作流程机制。在单次的影像采集完成后，结合预定工作流程事务的和图像的一致性表达规范的应用，可以分别显示并对所需操作作出诊断。

2.1.5 访问放射学信息（ARI）

访问放射学信息集成规范指定了众多的查询事务，提供对放射学信息的访问，包括采集或创建时所用的DICOM格式的图像和相关的报告。这种访问对放射科和其他科室如病理科、外科和肿瘤科都是有用的。

2.1.6 关键图像标识（KIN）

关键图像标识集成规范指定的事务允许用户在操作中标记一个或多个图像，作为附加于它们的重要标识，并与操作一起被管理。这个标识包括一个标题用于标记图像和用户注释字段。医生可以对各种目的的图像附加关键图像标识：转诊医生访问、教学文件选择、与其他科室会诊、和图像质量问题等。

2.1.7 简单图像和数字报告（SINR）

简单图像和数字报告集成规范促进数字化口述（digital dictation）、语音识别和专用诊断报告包的推广应用，通过将单独的报告功能分成不同的角色，以便创建、管理、存储和观察。在这些不同的功能之间，规范定义的事务进行诊断报告的交换，使厂商在一个实际系统中具有这些功能的一个或多个。

2.1.8 基础安全（SEC）—已废除

此规范已经被ITI—审计跟踪与节点验证（放射学审计增补）（ITI-Audit Trail and Node Authenticaton (Radiology Audit Trail Supplement)）的放射审计选项所取代。详见第10节此选项和基础安全规范的向后兼容描述。

基础安全集成规范建立基础安全措施，可以作为一个医疗机构中全面安全原则和过程的一部分，帮助保护患者信息的私密性。它也为医疗机构提供了一种跨系统信息交换统一审核活动的安全机制。

2.1.9 收费通知（CHG）

收费通知集成规范定义的是：从科室预约系统/操作安排系统角色到收费系统角色关于操作费用的信息交换，也是ADT/患者登记和收费系统角色之间关于患者基本信息、账号、保险和保证人的信息通讯。收费通知事务包含所有请求操作数据并产生一个收费要求。通常，这些接口包含固定字段格式或HL7格式的数据。包括在IHE技术框架中的这个事务的目标是，将标准化的收费通知发送到收费系统，从而在临床系统和收费系统之间减少系统接口的安装时间。此外，收费通知事务降低了账单系统对了解放射学专业知识的要求。这样收费系统接受了更完整、及时和准确的数据。

2.1.10 后处理工作流程（PWF）

后处理工作流程集成规范针对预约、分发和跟踪典型后处理工作流程步骤状态的需要，如计算机辅助检测或图像处理。可以产生和查询这些工作的工作列表，也可以选择工作列表项，并且结果是从系统的执行工作状态反馈到系统管理工作状态。

2.1.11 报告工作流程（RWF）

报告工作流程针对预约、分发和跟踪报告工作流程工作状态的需要，如诊断、转录和确认。可以产生和查询这些工作的工作列表，也可以选择工作列表项，并且结果是从系统的执行工作状态反馈到系统管理工作状态。

2.1.12 证据文档（ED）

证据文档规范定义了在发送操作步骤到输出设备（诸如影像设备系统和工作站）过程中，对观察、测量、结果和其他操作细节记录、存档系统的存储和管理、显示和诊断报告系统读取和显示的交互方式。规范允许非图像信息，如测量、CAD结果、操作日志等可输入到书写诊断报告的过程中。证据文档既可以作为报告医生附加的证据使用，也可以在诊断报告中作为证据文档的选项。

2.1.13 便携式图像数据（PDI）

便携式图像数据集成规范指定的角色和事务，允许用户将与图像相关的信息发布到用于交换的介质中。此规范的目的是通过接受角色，提供证据对象和诊断报告导入、显示或打印的可靠交换。此规范描述了单一的物理传输方式可支持多个使用场景。所选择的CD格式是为了支持上述描述的应用情况。

2.1.14 核医学图像（NM）

核医学图像集成规范定义了影像设备怎样采集和工作站应该怎样存储核医学图像，以及怎样读取和使用显示的图像。规范定义了图像显示所希望提供的基本显示功能，和如何从结果屏上显示静态、动态图像，如由核医学心血管处理软件包（NM Cardiac Processing Packages）创建的图像，应该使用DICOM对象存储，可以在通用的图像显示系统上显示。

2.2 角色描述

角色是医疗机构在产生、管理或与日常工作相关信息的信息系统或信息系统的一部分。以下是由IHE定义的角色，并在本文档中引用。

众所周知，一些术语为角色名称使用的修饰语是不连贯的（如，证据创建系统，图像显示系统）。在这一点上，为避免引起角色命名的混淆，扩展的角色是在现有角色基础上的延伸，以期得到统一的角色的命名。因此角色的名称仍保持以下的定义。

影像采集设备—为患者采集和创建医学图像的系统，如 CT 扫描仪（Computed Tomography scanner）或核医学照相机（Nuclear Medicine camera）。影像设备也可以建立其他证据对象，如为图像观察一致性而建立的灰阶软拷贝表示状态或证据文档中的测量。

ADT 患者登记—负责增加和/或更新患者基本信息和操作信息的系统。此外，它也为操作提交系统和科室系统登记新的患者。

审核记录存储库—从多个系统中接收和收集审计记录的系统单元。

收费处理器—接收收费的通知，并作为财务系统的组件，此角色更多的定义超出了当前 IHE 范围。

科室预约系统/操作安排系统——一个基于科室的信息系统（如放射学或实验室），提供有关操作管理的功能，这些操作是从外部系统或通过科室系统的用户接口收到的。在定义工作流程的操作行为上，使收费通知的操作得以实现。实际上，产生收费通知的行为/事件是由角色定义的。

显示者—角色的主要描述可以查阅 ITI TF-1：附录 A。应用在放射学技术框架中的所需功能，增加了在交换介质中显示“基于 Web 显示”的诊断和治疗图像信息的功能。

医疗机构报告存储库—从报告管理系统接收结构化报告导出事务并存储的系统。

证据创建系统—创建附加证据对象的系统，如图像、表示状态、关键图像标识、和/或证据文档，并将它们传输到图像归档系统。它为以前传输到图像管理系统的数据提供存储确认（storage commitment），也可以从后处理管理系统获取工作列表中的后处理步骤，并提供这个步骤完成的消息，允许医疗机构追踪后处理的工作状态。

外部报告存储库访问—执行临床报告包括外部图像科室产生的信息读取的系统，并表现为 DICOM 结构化报告对象。

图像归档系统—提供证据对象的长期存储，如图像、表示状态、关键图像标识和证据文档的系统。

图像显示系统—系统的一部分，通过网络查询/读取或以阅读交换介质的方式来访问图像证据对象（图像、表示状态、关键图像标识、证据文档），并允许用户查看这些对象。

图像管理系统—提供涉及安全存储和证据对象管理功能的系统，它为科室预约系统提供实用信息。

患者主索引（MPI）—确保医疗机构范围内患者唯一标识符的系统。注意，在当前的 IHE 技术框架范围是不支持的。

操作提交系统——个医院或医疗机构的内部系统，在各临床科室产生操作申请，并将这些操作申请提交到相应的科室。

执行操作步骤管理—将影像采集设备或证据创建系统生成的影像设备执行操作步骤信息反馈到科室预约/操作安排系统、图像管理和报告管理系统。

便携式介质创建者—该角色将介质的内容聚集在一起并将其写到物理介质上。

便携式介质导入者—该角色阅读介质上的 DICOM 信息，允许用户选择 DICOM 实例，使关键的患者和操作属性保持一致，并予以存储。该角色与介质导入者组合可处理实例。

后处理管理器—提供相关的后处理工作列表管理功能的系统，具有包括预约后处理工作列表项（预定操作步骤），为后处理工作列表客户端提供工作列表项，并从后处理工作列表客户端更新收到的预约和执行操作步骤状态的能力。

打印排版器—对打印服务器产生 DICOM 打印请求的系统。打印请求包括在表示查询表（Presentation LUTs）形式中的表示状态信息，也可以阅读包含在交换介质中的 DICOM 信息。

打印服务器—接受和处理 DICOM 打印请求的系统，在硬拷贝介质上，作为 DICOM 打印 SCP 和执行图像表现出来，系统必须根据 DICOM 灰阶标准显示功能支持像素表现。

报告创建者—生成并传输设计的（可选的、正式的）诊断报告，以 DICOM 结构化报告对象的形式表示。它也可以从报告管理器中获取工作列表中的诊断报告步骤，并提供步骤完成的通知，允许医疗机构追踪一个等候报告的状态。

报告管理器—在报告处理过程中，提供对 DICOM 结构化报告对象的管理和短期存储，然后分发文本或结构化报告给报告存储库的系统，它也可以管理工作列表和报告状态。

报告阅读者—系统的一部分，可以通过网络查询/读取或从交换介质阅读报告，用户可查看 DICOM 结构化报告对象的诊断报告。

报告存储库——种提供诊断报告的长期存储和读取 DICOM 结构化报告对象的系统。

安全节点—确认用户和其他节点身份，决定此用户能否访问系统，以及是否允许与其他节点信息交换的系统单元。保证正确的时间和发送审计记录给审计记录存储库。

时间服务器—在医疗机构中，掌握、维护和发布正确时间的系统单元。

下面的表显示的是在集成规范中使用的角色。

表 2. 2-1 集成规范角色

集成规范角色	SWF	PIR	PWF	RWF	CHG	CPI	PGP	KIN	ED	NM	SINR	PDI	ARI
影像采集设备	X	X			X	X	X	X	X	X			
ADT 患者登记	X	X			X								
审计记录仓存储库													
收费处理器					X								
显示者（ITI）												X	
DSS/OF	X	X	X	X	X		X						
机构报告存储库											X		
证据创建者	X		X		X	X		X	X	X			
外部报告访问											X		X
图像归档	X	X	X	X		X	X	X	X	X			X
图像显示	X		X			X		X	X	X		X	X
图像管理器	X	X	X	X		X	X	X	X	X			X
医嘱申请者	X	X											
便携式介质创建者												X	
便携式介质导入者												X	
后处理管理器			X		X								
PPS 管理器	X	X		X	X		X						
打印排版器						X						X	
打印服务器						X							
报告创建者				X					X		X		
报告管理器		X		X	X						X		
报告阅读者				X							X	X	X
报告存储库		X									X		X
安全节点													
时间服务器													

2.3 事务描述

事务是角色之间的信息交互，所传递的信息是通过所需的基于标准的消息。以下是由 IHE 定义的事务，并在本文档中引用。

1. **患者登记**—ADT 系统登记和/或确认患者，并将信息发送给其他信息系统。

2. **操作提交管理**—操作提交系统通知操作安排系统一个操作的发起和取消。当一个新操作发起时，提交/安排操作管理事务将会用“-New”表示，当一个现有的操作被取消时，用“-Cancel”表示。

3. **操作安排管理**—操作安排系统通知操作提交系统一个操作的发起、取消或状态改变。当一个新操作发起时，提交/安排操作管理事务将会用“-New”表示，当一个现有的操作被取消时，用“-Cancel”表示。

4. **操作预约**—科室预约系统/操作安排系统发送预约信息到图像管理器和报告管理器。

5. **查询影像设备工作列表**—在影像采集设备中基于一个查询的录入，产生一个影像设备工作列表和列出满足查询的所有项。带有已选基本信息的预约操作步骤的列表反馈到影像采集设备。

6. **影像设备操作步骤进行中**—影像采集设备通知执行操作步骤管理器开始一个新的操作步骤，PPS 管理器通知科室系统、图像管理器和报告管理器。

7. **影像设备操作步骤已完成**—影像采集设备通知执行操作步骤管理器操作步骤已完成，PPS 管理器通知科室系统、图像管理器和报告管理器。

8. **影像设备图像存储**—影像采集设备发送已采集或已产生的图像到图像归档系统。

9. **影像设备表示状态存储**—要求影像采集设备采集或产生的图像，图像归档存储为灰阶软拷贝表示状态(Grayscale Softcopy Presentation State，GSPS)。

10. **存储确认**—请求者（影像采集设备或证据创建者）要求图像管理器确认指定的 DICOM 对象（图像、GSPS 对象、关键图像标识、证据文档或相关组合）已存储在图像归档系统中，然后允许发送者删除那些图像管理器已存储的对象。

11. **图像可用性查询**—科室预约系统/操作安排系统和报告管理器询问图像管理器，某个图像或图像序列是否可用。

12. **患者信息更新**—ADT 患者登记系统通知操作提交系统和科室预约系统/操作安排系统某个患者的新信息。科室预约系统/操作安排系统可以进一步通知图像管理器和报告管理器。

13. **操作更新**—科室预约系统/操作安排系统发送更新的操作或操作信息到图像管理器和报告管理器。

14. **查询图像**—图像显示系统从图像归档系统通过录入列表中的患者、操作、序列或病例的信息，查询图像。

15. **查询表示状态**—图像显示系统从图像归档系统，通过录入列表中的患者、操作、序列或病例的信息，查询图像的灰阶软拷贝表示状态（GSPS）。

16. **获取图像**—图像显示系统从图像归档系统要求和获取某个图像或图像系列。

17. **获取表示状态**—图像显示系统要求和获取某个图像或图像系列的灰阶软拷贝表示状态（GSPS）信息。

18. **创建者图像存储**—证据创建者发送新的图像到图像归档系统。

19. **创建者表示状态存储**—证据创建者请求图像归档系统存储创建的灰阶软拷贝表示状态对象。

20. **创建者操作步骤进行中**—证据创建者通知执行操作步骤管理器，新的操作步骤开始，并且 PPS 管理器通知科室系统和图像管理器。

21. **创建者操作步骤完成**—证据创建者通知执行操作步骤管理器一个操作步骤已完成，并且 PPS 管理器通知科室系统和图像管理器。

22. **未分配**

23. **带有表示 LUT 的打印请求**—打印排版器发送一个打印请求，到指定表示 LUT 信息的打印服务器。

24. **报告提交**—报告创建者发送一个初步或正式的诊断报告给报告管理器。

25. **报告发出**—报告管理器发送一个初步或正式的诊断报告到报告存储库。

26. **查询报告**—报告阅读者提供一组标准，通过报告存储库或外部报告存储库访问已知的患者、操作、操作序列或病例的查询，从列表中选择诊断报告。

27. **获取报告**—报告阅读者从报告存储库或外部报告存储库访问中请求并获取一个诊断报告。

28. **结构化报告导出**—报告管理器通过 DICOM SR 映射，组成 HL7 结果事务，并且将它传输到医疗机构报告存储库存储。

29. **图像关键标识存储**—影像采集设备或证据创建者发送一个关键图像标识到图像归档系统。

30. **查询关键图像标识**—图像显示系统通过对患者、操作、序列或病例的录入列表从图像归档系统中，查询关键图像标识。

31. **获取图像关键标识**—图像显示系统从图像归档系统中请求并获取关键图像标识。

32. **验证节点［已废除］**—这个事务已经被作为 ITI 审计和节点验证规范（ITI TF-II 3.19）一部分的验证节点替代。

33. **维护时间［已废除］**—这个事务已经被作为 ITI 时间一致性规范（ITI TF-II 3.1）的维护时间替代。

34. **记录审核事件［已废除］**—这个事务已经被作为 ITI 审计和节点验证规范（ITI TF-II 3.20）的记录审计事件替代。当记录审计事件 ITI-20 事务扩展此废除事务时，它仍旧是向后兼容的。

35. **收费通知**—科室系统预约者/医嘱执行者发送可能的操作和材料费用描述。

36. **账号管理**—ADT 患者登记角色通知收费处理器有关患者账号的创建、修改和终止。

37. **查询后处理工作列表**—基于工作列表客户端（证据创建者）的查询，工作列表管理器（后处理管理器）产生工作列表，包括满足此查询的后处理或计算机辅助检测（CAD）工作列表项。工作列表项以通用目的预约操作步骤（General Purpose Scheduled Procedure Steps）列表的形式返回。

38. **工作列表项声明**—工作列表客户端（证据创建者，报告创建者）通知工作列表提供者（后处理管理器，报告管理器）所要求的工作列表项。

39. **工作列表项 PPS 进行中**—工作列表客户端（证据创建者，报告创建者）通知工作列表提供者（后处理管理器，报告管理器），它已经开始工作（即创建一个通用目的执行操作步骤）。

40. **工作列表项 PPS 已完成**—工作列表客户端（证据创建者，报告创建者）通知工作列表提供者（后处理管理器，报告管理器），通用目的执行操作步骤的完成。

41. **工作列表项完成**—工作列表客户端（证据创建者，报告创建者）通知工作列表提供者（后处理管理器，报告管理器），它已经完成工作列表项（即完成一个通用目的执行操作步骤）。

42. **执行工作状态更新**—工作列表提供者通知其他有关的角色，正在进行的状态和执行工作的完成。

43. **证据文档存储**—证据文档的源角色（影像采集设备或证据创建者）发送已记录、已测量或源自诊断的证据，以 DICOM 结构报告的形式给图像归档系统。

44. **查询证据文档**—证据文档的用户（图像显示系统，报告创建者或报告阅读者）从图像归档系统查询证据文档列表。

45. **获取证据文档**—证据文档的用户（图像显示，报告创建者或报告阅读者）从图像归档系统请求并获取一个证据文档。

46. **查询报告工作列表**—基于报告创建者工作列表客户端的查询，报告管理器产生工作列表，包括报告满足查询报告的任务工作列表项。工作列表项以通用目的预约操作步骤列表的形式被返回。

47. **通过介质分发图像信息**—源角色（便携式介质创建者）写图像数据、其他证据对象和报告到一种交换介质。介质被物理地传输到另一个角色（便携式介质导入者、图像显示者、报告阅读者、显示者或打印排版器），然后它们导入、显示或打印证据对象和报告，介质也可以提供给患者或门诊医生基于 Web 的浏览。

48. **预约通知**—科室预约系统/操作安排系统发送给操作提交角色有关一个或多个预约操作步骤的日期和时间。

49. **实体可用性通知**—图像管理器/图像归档通知相关的工作流程角色（如科室预约系统/操作安排系统，

后处理管理器和报告管理器）有关在指定存储位置中病例的可用性状态。

下面的表显示的是在集成规范中使用的事务。

表 2.3-1 集成规范事务

集成规范事务	SWF	PIR	PWF	RWF	CHG	CPI	PGP	KIN	ED	NM	SINR	PDI	ARI
患者登记［RAD-1］	X				X								
申请者医嘱管理［RAD-2］	X												
执行者医嘱管理［RAD-3］	X												
操作预约［RAD-4］	X			X									
查询影像设备工作列表［RAD-5］	X	X										X	
影像设备操作项目进行中［RAD-6］	X	X					X						
影像设备操作项目完成［RAD-7］	X	X		X	X		X						
影像设备图像存储［RAD-8］	X	X				X				X			
影像设备表示状态存储［RAD-9］						X	X						
图像存储确认［RAD-10］	X	X				X		X	X	X			
图像可用性查询［RAD-11］	X	X	X	X									
患者更新［RAD-12］	X	X		X									
操作更新［RAD-13］	X	X		X									
查询图像［RAD-14］	X		X			X		X		X			X
查询表示状态［RAD-15］						X							X
获取图像［RAD-16］	X	X	X	X		X		X		X			X
获取表示状态［RAD-17］						X							X
创建者图像存储［RAD-18］	X		X			X				X			
创建者表示状态存储［RAD-19］						X							
创建者操作项目进行中［RAD-20］	X				X								
创建者操作项目完成［RAD-21］	X				X								
带有表示 LUT 的打印请求［RAD-23］						X							
报告提交［RAD-24］											X	X	
报告发出［RAD-25］											X	X	
查询报告［RAD-26］		X									X	X	X
获取报告［RAD-27］		X									X	X	X

续表

集成规范事务	SWF	PIR	PWF	RWF	CHG	CPI	PGP	KIN	ED	NM	SINR	PDI	ARI
结构化报告导出［RAD-28］											X	X	
关键图像标识存储［RAD-29］								X					
查询关键图像标识［RAD-30］								X					X
获取关键图像标识［RAD-31］								X					X
验证节点［RAD-32］													
维护时间［RAD-33］													
记录审计事件［RAD-34］													
收费通知［RAD-35］					X								
账号管理［RAD-36］					X								
查询后处理工作列表［RAD-37］			X										
工作列表项声明［RAD-38］			X	X									
工作列表项 PPS 进行中［RAD-39］			X	X									
工作列表项 PPS 完成［RAD-40］			X	X									
工作列表项完成［RAD-41］			X	X									
执行工作状态更新［RAD-42］	X		X	X	X								
证据文档存储［RAD-43］									X				
查询证据文档［RAD-44］									X				X
获取证据文档［RAD-45］									X				X
查询报告工作列表［RAD-46］		X		X									
介质分发图像信息［RAD-47］												X	
预约通知［RAD-48］	X												
实体可用性通知［RAD-49］	X												

2.4 产品（项目）实施

开发者在对产品（项目）的实施中，为应用 IHE 角色和事务可以有众多的选择，其结果包含了可选的四个层次：

（1）对一个系统，选择哪些角色组合。（每个系统可有多个角色。）

(2) 对每一个角色，选择它将参与哪些集成规范。

(3) 对每一个角色—规范，选择应用哪些可选的事务，所需的事务必须用于所支持的规范。(参考 3～14 节的集成规范表)

(4) 最后，对每一个事务，选择支持哪些可选的特征。(参考 TF 卷 II 和卷 III 的事务描述)

实施将提供一个声明，描述在给定的产品中，IHE 角色、IHE 集成规范、可选的事务及可选的特征将被组合在一起。这样的声明的推荐形式在附录 D 中定义。

通常，一个产品的实施可以联合任何单一的角色或角色的合并。可是，下面指出的情况，一个角色的应用需要加入一个或更多角色的：

(1) 图像归档系统应该和图像管理器组合，以及图像管理器必须和图像归档系统组合在一起。

(2) 图像管理器参与了预定工作流程或报告工作流程集成规范，应该和执行操作步骤管理器组合应用。通过配置，可以使成组的执行操作步骤管理器失效。

(3) 科室系统预约者/操作安排者参与了预定工作流程和报告工作流程，应该和执行操作步骤管理器组合应用，成组的执行操作步骤管理器通过配置应该可以成为无效。

(4) 打印排版器应该和图像管理器、影像采集设备、图像显示或证据创建者组合应用。

(5) 证据创建者参与了后处理工作流程，应该和图像显示组合应用。

(6) 任何角色都可参与的基础安全规范应该和安全节点角色组合应用。

(7) 后处理管理器既可以和图像管理器，也可以和科室系统预约者组合在一起。

(8) 便携式介质导入者为了完成所支持证据对象和/或诊断报告的导入，至少应该和下面的角色之一组合应用：

① 证据创建者（证据文档）

② 影像采集设备（图像、关键图像标识、证据文档）

③ 图像管理器/图像归档（图像、表示状态、关键图像标识、证据文档）

④ 报告创建者（诊断报告）

⑤ 报告管理器（诊断报告）

⑥ 报告存储库（诊断报告）

当多个角色在单一的项目实施中组合时，所有事务的发生或终止是根据每一个必须支持的角色（即 IHE 事务应该通过一个外部产品接口被提供)。除以上定义的需组合应用外，这个规则是任何事务的定义都是在两个角色之间。

例如，在执行操作步骤管理者和图像管理器之间，当它们被组合在一个系统时，不需要支持操作步骤进行中/完成事务。另一方面，报告提交事务必须有报告创建者和报告管理器组合应用的支持。

当两个或更多角色被组合在一起时，假设角色之间的内部通讯充分允许必要的信息流动，以支持它们的功能；例如，图像管理器提供必需的信息更新给图像归档系统，以支持它的查询/获取功能。这种内部通讯的严格机制超出了 IHE 技术框架。

下面的例子描述了典型的系统希望能够支持的角色。

这些提供的例子不一定是必须的，但有助于促进理解。

(1) 一个影像设备系统，例如 MRI 扫描和控制台或者超声波系统可以典型地包括一个影像采集设备角色和一个打印排版者角色。

(2) 一个图像工作站，例如后处理工作站或增强审阅工作站，典型地可以包括图像显示角色、证据创建者角色和打印排版者角色。

(3) 一个 HIS 登记和操作录入系统，典型地可以包括 ADT 患者登记角色和操作提交角色。

(4) 一个科室 RIS 系统，典型地可以包括科室系统预约者角色、操作安排角色、执行操作步骤管理器角色，报告管理器角色和报告阅读者角色。

(5) 一个产生回声测量的超声系统，可能会包括影像采集设备角色，它支持预定工作流程规范和证据文档规范。

当一个角色的应用支持多个集成规范时，角色被要求支持逻辑交叉—行为/事务（logical cross-behaviors/transactions)。例如，如果证据创建者支持后处理工作流程和证据文档规范，当创建证据文档时，角色必须产生 PPS 消息。如果图像显示支持简单图像和数字报告及图像一致性表示规范，当显示相关的图像时，角色必须通过简单图像和数字报告，产生任何 GSPS 参考的应用。

3 预定工作流程

预定工作流程集成规范建立在科室图像数据的连续性和完整性的基础上。它指定了一系列事务来保证患者和操作信息的一致性，同时提供预约和图像获取操作项目。规范也确定图像和与指定的执行操作步骤有关的部分证据对象是否已被存储（存档），以及能否用于随后的工作流程，诸如诊断报告工作流程。规范也提供对处理和诊断报告项目完成后的集中协调，并向临床操作提交者反馈相关信息。

3.1 角色/事务

图 3.1-1 表示本规范包含的角色，以及角色之间的事务。

注意：因为图 3.1-1 是简化的，因此不是所有的表 3.1-1 列出的“可选的”事务都显示在图中。

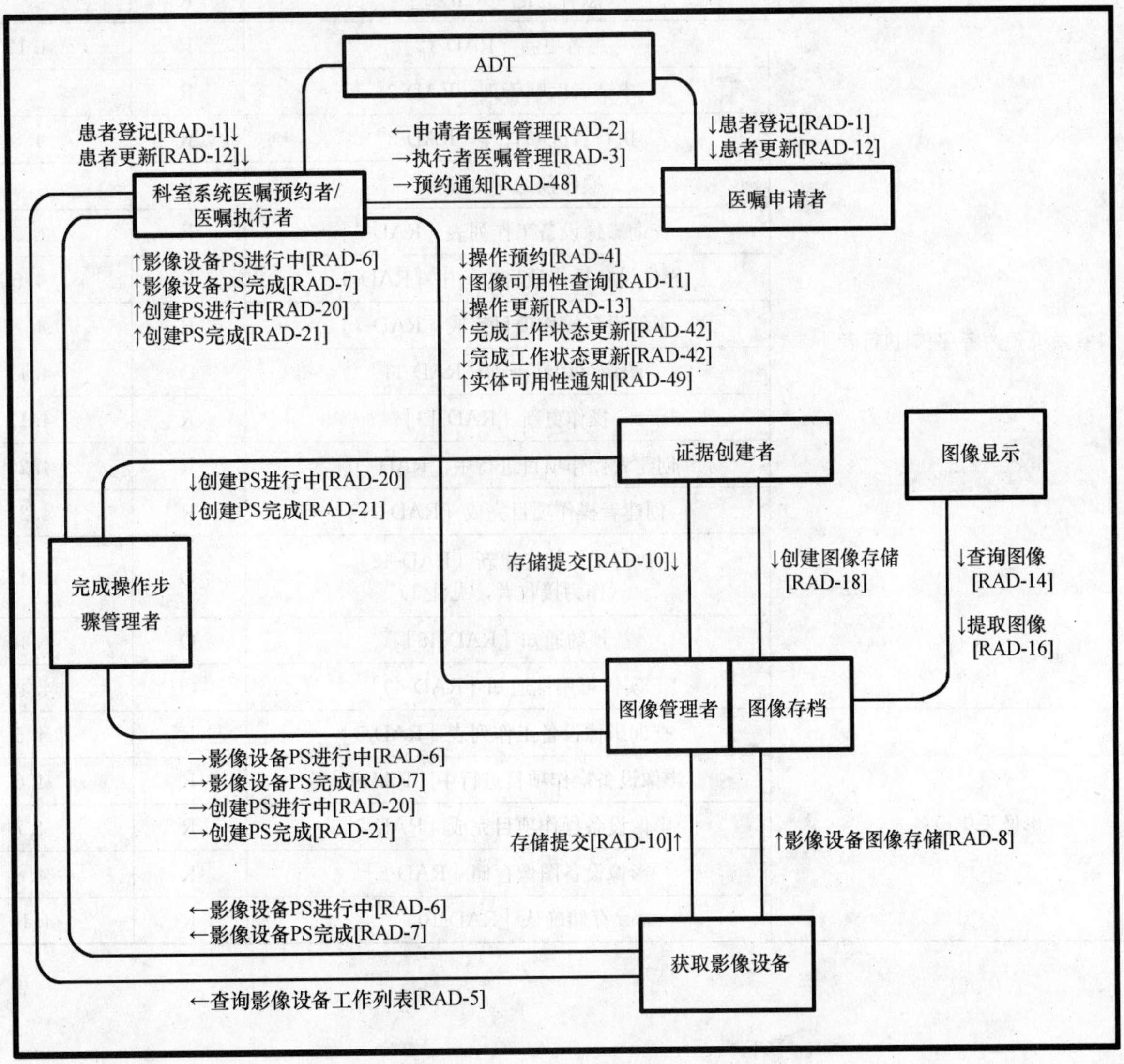

图 3.1-1　日常工作流程图

图 3.1-1 列出了在预定工作流程集成规范中，每一个角色直接相关的事务。为了声明支持此集成规范，要求必须应用的事务（标记为“R”)。而标记为”O”的是可选的事务。集成规范定义了选项的所有列表，应用的选择支持已列在第 1 卷 3.2 节。

表 3.1-1 预定工作流程—角色和事务

角色	事务	选项	第 2/3 卷的章节
ADT 患者登记	患者登记［RAD-1］	R	4.1
	患者更新［RAD-12］	R	4.12
医嘱申请者	患者登记［RAD-1］	R	4.1
	患者更新［RAD-12］	R	4.12
	申请者医嘱管理［RAD-2］	R	4.2
	执行者医嘱管理［RAD-3］	R	4.3
	预约通知［RAD-48］	O	4.48
科室系统预约者/医嘱执行者	患者登记［RAD-1］	R	4.1
	患者更新［RAD-12］	R	4.12
	申请者医嘱管理［RAD-2］	R	4.2
	执行者医嘱管理［RAD-3］	R	4.3
	操作预约［RAD-4］	R	4.4
	查询影像设备工作列表［RAD-5］	R	4.5
	影像设备操作项目进行中［RAD-6］	R	4.6
	影像设备操作项目完成［RAD-7］	R	4.7
	图像可用性查询［RAD-11］	O	4.11
	操作更新［RAD-13］	R	4.13
	创建者操作项目进行中［RAD-20］	R	4.20
	创建者操作项目完成［RAD-21］	R	4.21
	执行工作状态更新［RAD-42］（作为接收者，见注 1）	O	4.42
	预约通知［RAD-48］	O	4.48
	实体可用性通知［RAD-49］	O	4.49
影像采集设备	查询影像设备工作列表［RAD-5］	R	4.5
	影像设备操作项目进行中［RAD-6］	R	4.6
	影像设备操作项目完成［RAD-7］	R	4.7
	影像设备图像存储［RAD-8］	R	4.8
	存储确认［RAD-10］	R	4.10

续表

角色	事务	选项	第2/3卷的章节
图像管理器/图像归档	操作预约［RAD-4］	R	4.4
	影像设备操作项目进行中［RAD-6］	R	4.6
	影像设备操作项目完成［RAD-7］	R	4.7
	影像设备图像存储［RAD-8］	R	4.8
	存储确认［RAD-10］	R	4.10
	图像可用性查询［RAD-11］	R	4.11
	操作更新［RAD-13］	R	4.13
	查询图像［RAD-14］	R	4.14
	获取图像［RAD-16］	R	4.16
	创建者图像存储［RAD-18］	R	4.18
	创建者操作项目进行中［RAD-20］	R	4.20
	创建者操作项目完成［RAD-21］	R	4.21
	执行工作状态更新［RAD-42］（作为接收者，见注1）	O	4.42
	实体可用性通知［RAD-49］	O	4.49
执行操作项目管理器	影像设备操作项目进行中［RAD-6］	R	4.6
	影像设备操作项目完成［RAD-7］	R	4.7
	创建者操作项目进行中［RAD-20］	R	4.20
	创建者操作项目完成［RAD-21］	R	4.21
图像显示	查询图像［RAD-14］	R	4.14
	获取图像［RAD-16］	R	4.16
证据创建者	创建者图像存储［RAD-18］	R	4.18
	创建者操作项目进行中［RAD-20］	O	4.20
	创建者操作项目完成［RAD-21］	O	4.21
	存储确认［RAD-10］	R	4.10

注1：为了监视由其他系统管理的流程中的工作状态（见RAD TF-3：4.42），科室系统预约者或图像管理器可选择作为执行工作状态更新事务的接收者。

有关本规范作为其他规范的前提规范可参考表2-1。

3.2 预定工作流程集成规范选项

集成规范中可选择的选项以及规范应用的角色一起列在表3.2-1中。选项之间相应的依赖关系在注释中指定。

表 3.2-1 预定工作流程—角色和选项

角色	选项	卷和节
ADT 患者登记	没有选项定义	—
医嘱申请者	科室预约通知	III 4.48
科室系统预约者/医嘱执行者	图像可用性	II 4.11
	科室预约通知	III 4.48
	PPS 异常管理	II 4.7
	执行工作状态更新—接收	II 4.42
	引用的 PPS 实体可用性	III 4.49
影像采集设备	基于工作列表查询的患者（注 1）	II 4.5
	大范围的工作列表查询（注 1）	II 4.5
	辅助采集方案设置	II 4.6
	PPS 异常管理	II 4.7
	影像设备成组情况（注 2）	II 4.6
	计账和材料管理	II 4.7
图像管理器/图像归档	引用的 PPS 实例可用性	III 4.49
	PPS 异常管理	II 4.7
	执行工作状态更新—接收	II 4.42
图像显示	没有选项定义	—
执行操作项目管理器	没有选项定义	—
证据创建者	创建者执行操作项目	II 4.20 II 4.21

注 1：至少这两个选项中的一个是必需的，两个都可以被支持。

注 2：当影像设备声明支持影像设备成组情况选项时，它要求支持所有三个成组的情况的描述详见第 2 卷 4.6.4.1.2.3.4 节。

证据创建者、影像采集设备和图像管理器/图像归档很可能会支持各种 DICOM SOP 类。希望了解此类选项的文档可参考 IHE 集成说明（详见附录 D）。

3.3 预定工作的处理流程

本节描述了患者就诊的过程和信息流，在 IHE 技术框架中是作为“正常”情况定义的。它包含了事务 RAD-1 到 RAD-12 和事务 RAD-23，反映的是一个典型的患者就诊从登记/入院到操作操作的执行情况。关于科室系统预约者/操作安排者和图像管理器之间信息交换的介绍详见附录 C。

为支持预定工作流程规范，一个角色声明支持其他内容规范（图像一致性表示，关键图像标识或证据文档），在同样的方式下，被支持的图像要求支持相关的存储、查询和获取事务以及管理这些对象的创建。下面的图表主要显示了图像的管理。

3.3.1 管理和操作执行流程

本例涵盖了门诊和住院患者的检查操作。对当前医疗机构而言，患者可以是新的或已知的。以下的操作顺序描述了患者影像学检查执行操作的典型流程。

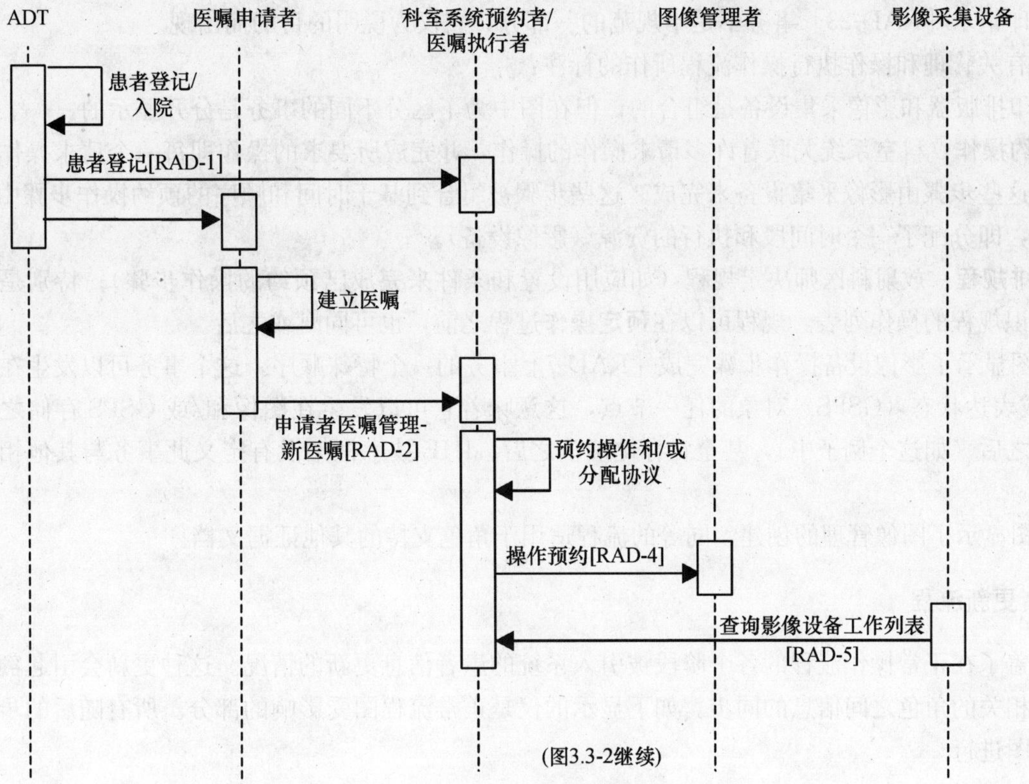

图 3.3-1　管理的流程

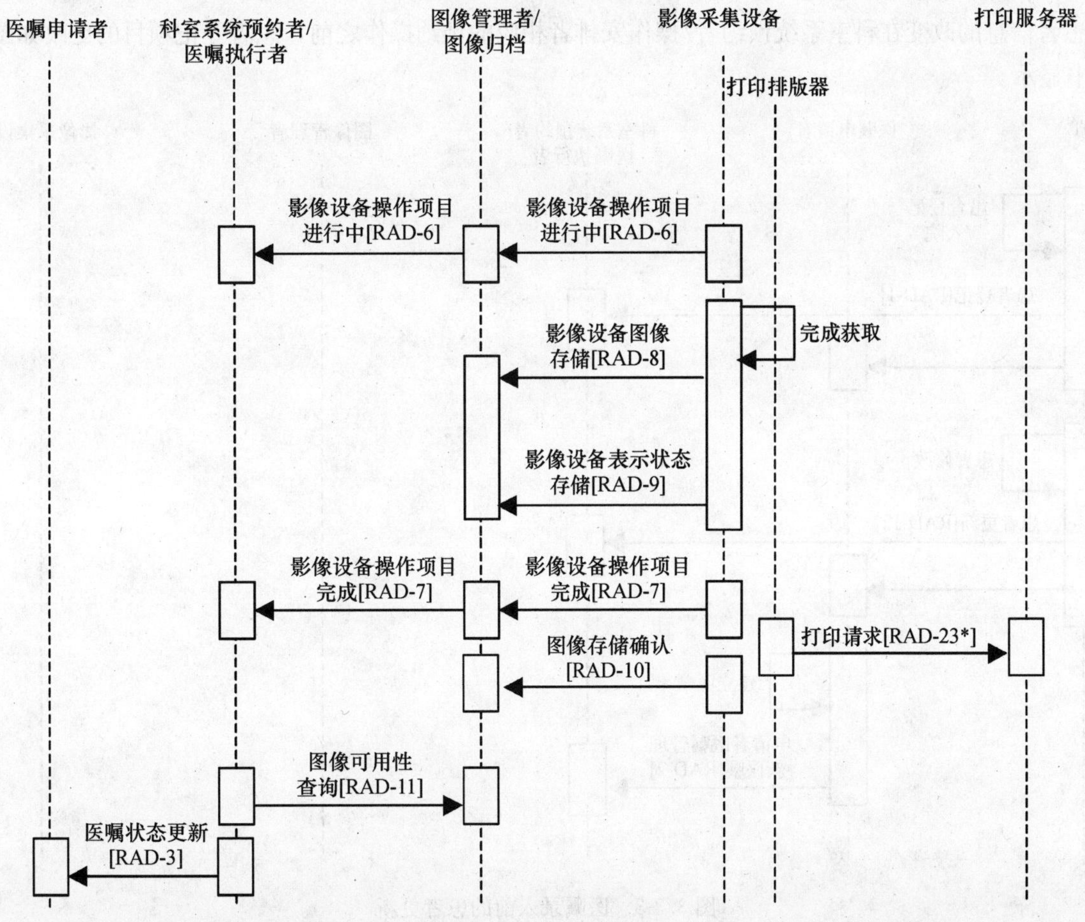

图 3.3-2　操作执行流程

注：打印请求［RAD-23］事务不是本规范的一部分，它仅为说明的目的而出现。

以下就有关管理和操作执行操作流程所作的标注：

(1) 打印排版器和影像采集设备是组合的，但在图中为了区分不同的事务是分开显示的。

(2) **预约操作**：科室系统关联着许多请求操作的操作，并完成所要求的操作即每一个请求操作操作规定了许多步骤，这些步骤由影像采集设备来完成。这些步骤被组合到基于时间和顺序的预约操作步骤中，日常操作步骤被预约，即分配了一个时间段和执行的资源（影像设备）。

(3) **安排规程**：放射科医师决定规程（如应用设置和条件来完成已预约的操作步骤）；特别是为每一个项目的编码标识规程的操作列表。规程可以在**预定操作**过程之前，也可同时或之后。

(4) 上图显示了影像设备操作步骤完成［RAD-7］事务的一个特殊顺序。这个事务可以发生在如下一个图像创建和/或表达状态（GSPS）对象的任一节点，这意味着它可以发生在图像和/或 GSPS 存储之前、存储之后、或打印之后（如这个例子中），甚至在存储确认之后。IHE 技术框架没有定义此事务与其他相关事务的时间顺序。

(5) 上图显示了图像管理的创建，同等的流程适用于角色支持的其他证据文档。

3.3.2 患者更新流程

本例涵盖了在正常操作流程的各个阶段被引入系统的患者信息更新的情况。这种更新会引起额外事务的发生来确保在相关的角色之间信息的同步。如下显示的仅是正常流程图受影响的部分。所有随后的步骤过程将根据正常流程图进行。

3.3.2.1 操作预约前患者信息更新

如果患者信息的改变在科室系统预约者/操作安排者相应的预约操作之前，患者登记项目的更改如图 3.3-3 和图 3.3-4 中显示。

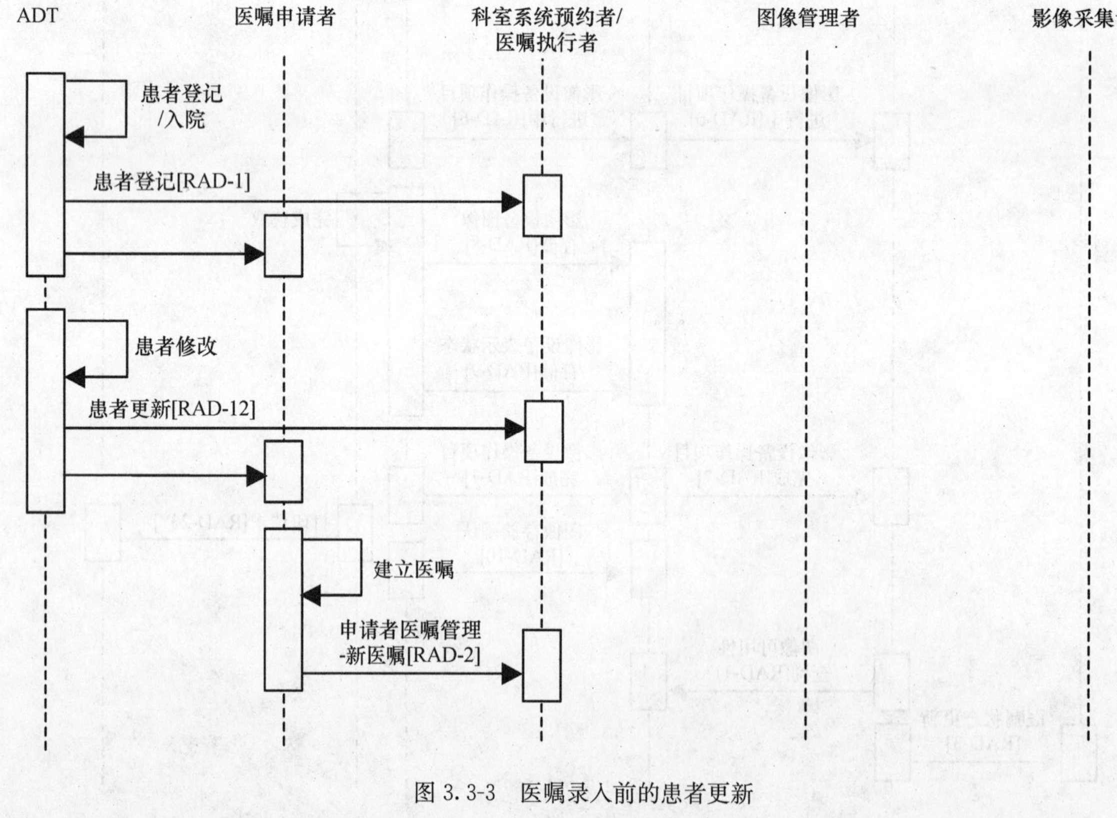

图 3.3-3 医嘱录入前的患者更新

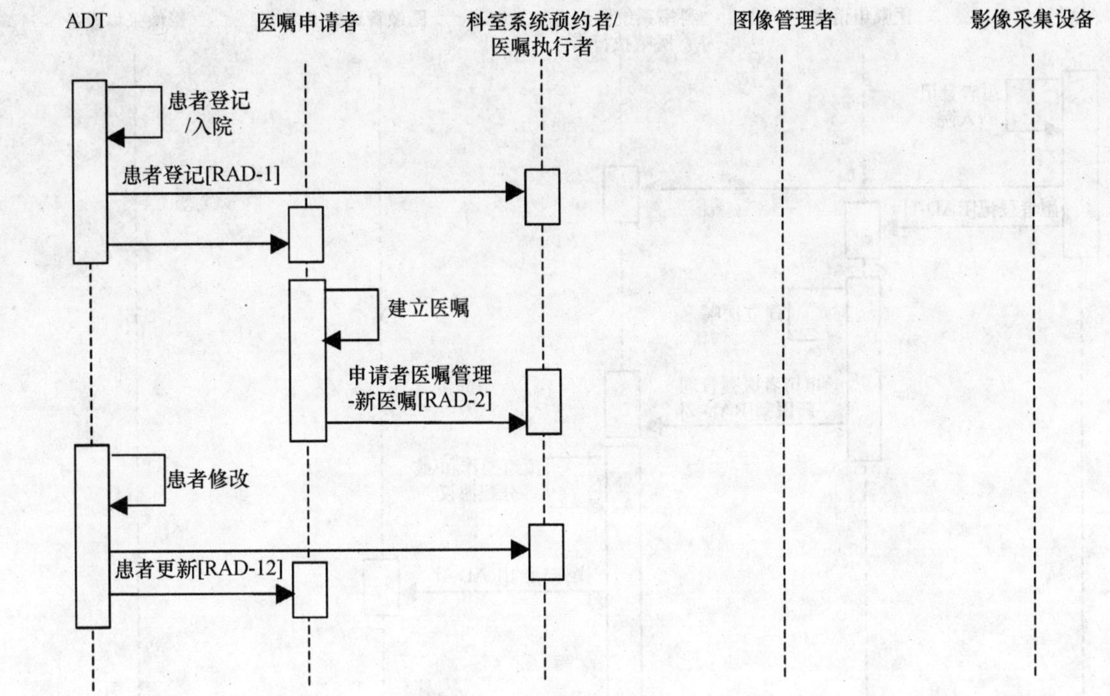

图 3.3-4 医嘱录入后的患者更新

患者信息修改（Modify Patient）过程包括改变住院患者基本信息，合并两个患者的记录，和从一个患者记录到另一个患者的记录的信息移动。

3.3.2.2 操作预约后患者信息更新

如果患者信息的改变在操作安排者预约操作之后，患者信息更新事务则如下改变：

注意，在患者信息一致化规范（PIR）中，当患者信息更新发生时，图像管理器也将被通知，并且会有额外的职责。

3.3.3 操作改变的流程

本例涵盖了操作提交者或科室系统预约者/操作安排者改变操作信息，或取消/中止一个操作的情形。当一个操作信息必须改变时，IHE技术框架需利用角色取消操作，并使用新信息产生一个新操作。图 3.3-6 和图 3.3-7 描述了操作取消/重新申请操作的流程，并分别由操作提交者和科室系统预约者/操作安排者发起的例子。注意应考虑在图 3.3-1 和图 3.3-2 所描述的流程部分之间所执行的事务，以确保有关角色之间信息的同步。

科室系统预约者/操作安排者可以取消一个来自操作提交者发送的操作，并安排新的操作来替代，如图 3.3-7 的显示。

科室系统预约者/操作安排者也可以产生一个新操作的方式，来处理未经确认的患者情况，有关论述详见 4.2 节。这种情形的处理流程符合图 3.3-7 中的操作顺序，不应用如前所述的操作取消事务。

注：IHE技术框架不支持在影像采集设备已经产生了影像设备操作步骤进行中的消息后，对影像设备发出操作中止的通知，也就是即使操作中止，但操作步骤仍将完成。

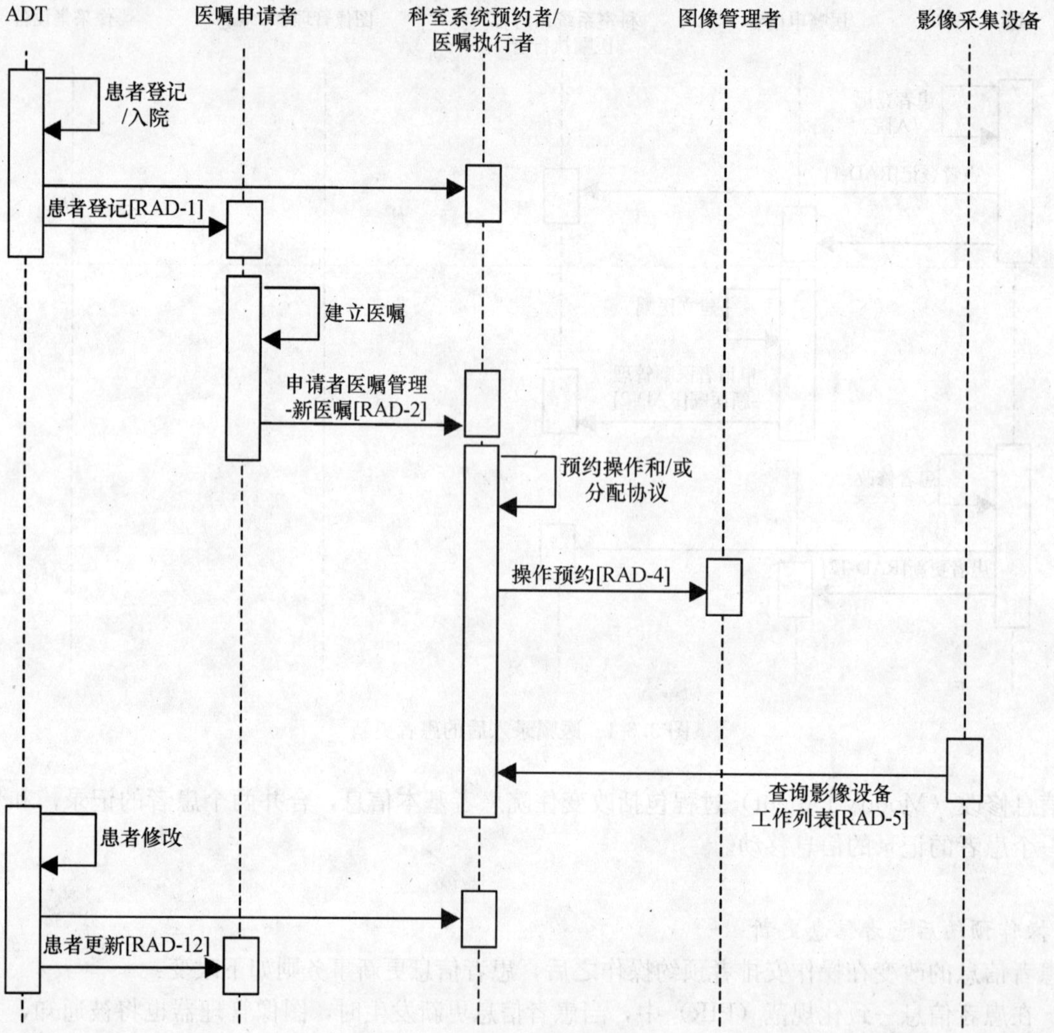

图 3.3-5　操作预约后的患者更新

3.3.4　异常管理工作流程

本例针对影像设备管理错误的需要，包含的异常类型如下：

(1) 从影像设备工作列表中选择了错误的预约操作步骤。

(2) 需要处理已执行的一个操作步骤并非是预约操作步骤的结果。

这些是异常情况的一部分，预定工作流程集成规范表述了应用 IHE 角色所需功能，并在本节中首次描述。其他异常情况在本节分别列出，和这些异常管理工作流程被 PPS 异常管理（EXECEPTION MANAGEMENT）选项或预定工作流程集成规范中的其他选项支持。下面的有限项列出了异常情况，即角色列出了对每项的支持。

在预定工作流程的过程中，这样的异常可以发生在不同的时间：

1. 在影像设备操作步骤进行中事务发出之前，技师/放射医师在科室系统预约者改变操作，然后预定工作流程集成规范提供定义了的影像设备工作列表（详见 3.3.3 节中的操作改变流程），这将确保影像设备使用最新的工作列表信息。这种情况不要求 PPS 异常管理选项（EXCEPTION MANAGEMENT OPTION）。影像采

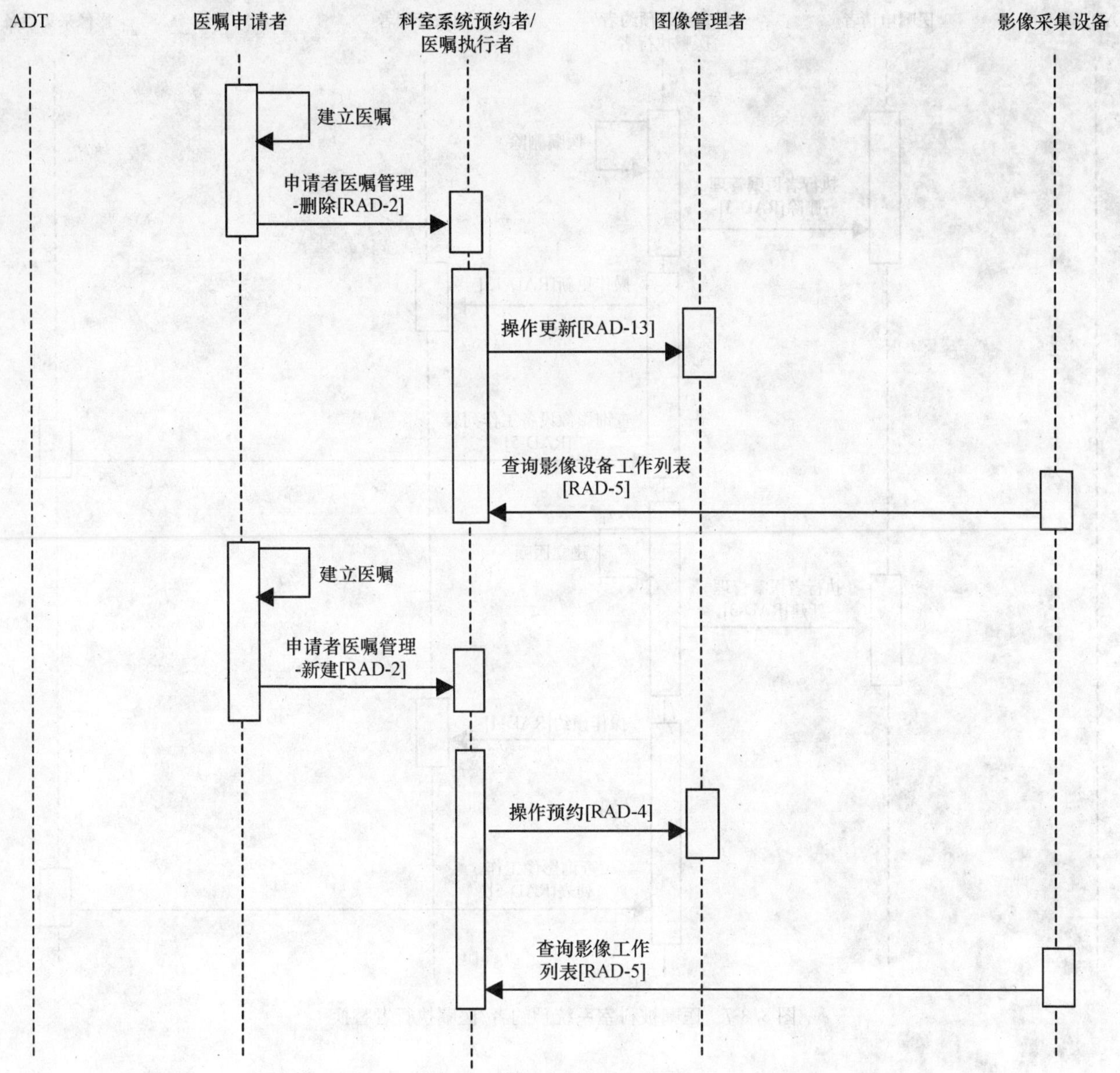

图3.3-6　医嘱被医嘱申请者替换

集设备将能处理由该操作改变产生的新工作列表信息；影像设备在何时或如何响应科室系统预约者在框架中未作定义。

2. 在影像设备操作步骤进行中事务发出之后，但在影像设备操作步骤完成事务发出之前，技师/放射科医师可以终止PPS。在这种情况下，已经被采集的任何图像是中止PPS的一部分和这些图像将存储确认。这种情况被预定工作流程集成规范中的放弃情况（Abandoned case）支持（详见第2卷4.6.4.1.2.3.5节）。有关这种情况和PPS异常管理选项的讨论详见本节的结尾。

3. 在影像设备操作步骤完成事务发出之后，技师/放射科医师可能注意或已经知道做了一个错误的工作列表录入选择。无论出现在请求操作被读取之前或之后，影像设备不负责必要的修正。而由图像管理器和科室预约者角色来完成这样的修正（详见第2卷4.7.4.1.3.1节）。图像管理器和操作安排者也可以提供修正的能力

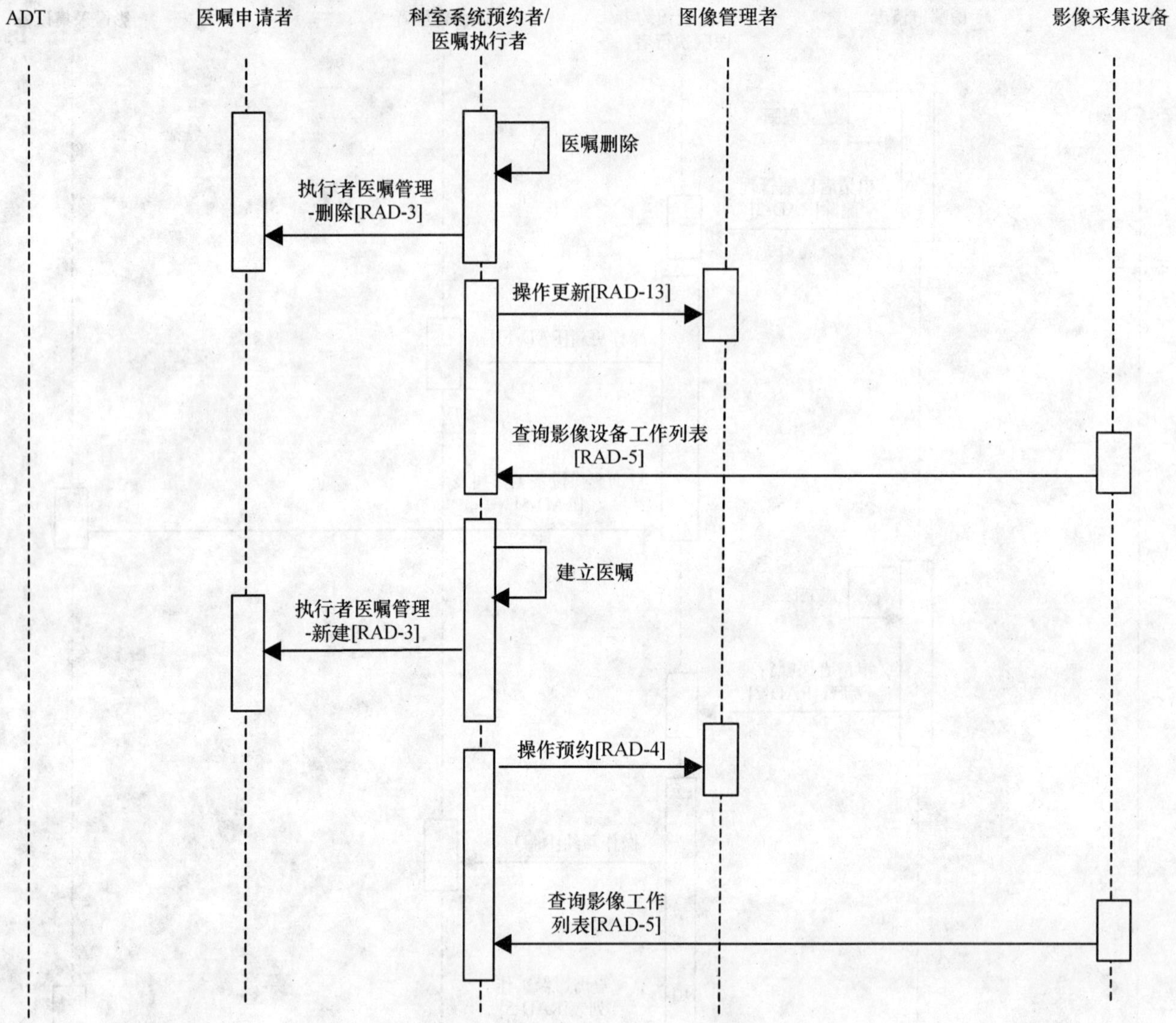

图 3.3-7 医嘱被科室系统预约者/医嘱执行者替换

来恢复错误的操作。在图像管理器/图像存档和科室系统预约者/操作安排者之间，IHE 不提供自动地完成这种修正的机制。

以下是影像采集设备的选项和通过科室系统预约者/操作安排者预约的涉及影像设备不同操作协议应用的情况。

1. 在影像设备操作步骤进行中事务发出**之后**，但在影像设备操作步骤完成事务发出之前，技师/放射科医师可以通过请求操作和预约操作步骤的选择，来修改“进行中”的执行操作步骤。在预定工作流程集成规范中，影像采集设备角色是通过反馈一个零长度的操作代码序列通知 PPS 管理器（其次是图像管理器和科室系统预约者）。此外，如果影像采集设备支持辅助采集方案设置（ASSISTED ACQUISITION PROTOCOL SETTING）选项，它可能返回一个不同于预约协议代码序列（Scheduled Protocol Code Sequence）的执行协议代码序列（Performed Protocol Code Sequence）。（详见图 3.3-8）。

2. 在影像设备操作步骤进行中事务发出**之前**，技师/放射科医师为了不在科室系统预约者/操作安排者改变操作进程，可以通过预定工作流程集成规范定义的，执行一个或数个不同于影像设备工作列表录入预约的操作步骤。这样可以在影像采集设备上通过AAPS选项更方便地操作。

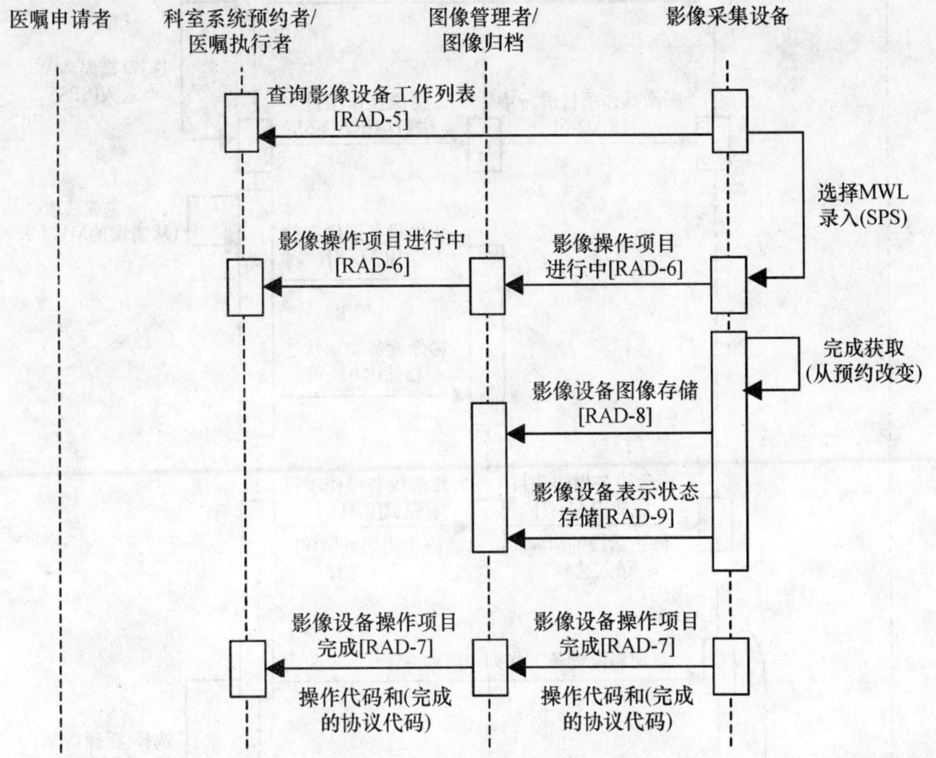

图 3.3-8　异常管理工作流程（从预约的影像设备改变）

本节的最后一种情况，描述了在预定工作流程集成规范中，如何利用PPS异常管理选项，该功能是影像采集设备、科室系统预约者和图像管理器角色的选项。

在影像设备操作步骤进行中事务发出之后，技师/放射科医师可能认识到选择了错误的SPS（错误的患者或同一个患者中错误的请求操作/操作）。在这种情况下，一些已采集的图像或其他证据对象可能已存储到图像管理器/图像归档系统（无论有无存储确认）。预定工作流程集成规范应用PPS异常管理选项，影像采集设备角色将这个错误通知PPS管理器（其次为图像管理器和科室系统预约者/操作安排者），以便系统产生相应的行动（详见第2卷4.7.4.1.3.1节和图3.3-9）。

影像设备如何处理和/或纠正图像或其他证据对象，IHE未作定义。当有临床意义时，如果有益于支持已纠正图像或其他证据对象的存储，则必须应用新的影像设备操作步骤进行中/完成及图像存储确认事务来完成这样的操作。

在这种情况下，预定工作流程集成规范中的PPS异常管理选项提供了进一步的功能。影像设备角色通报PPS管理器（其次为图像管理器和科室系统预约者）中止的原因，以便这些系统可以作出相应的处理。（详见图3.3-10）。

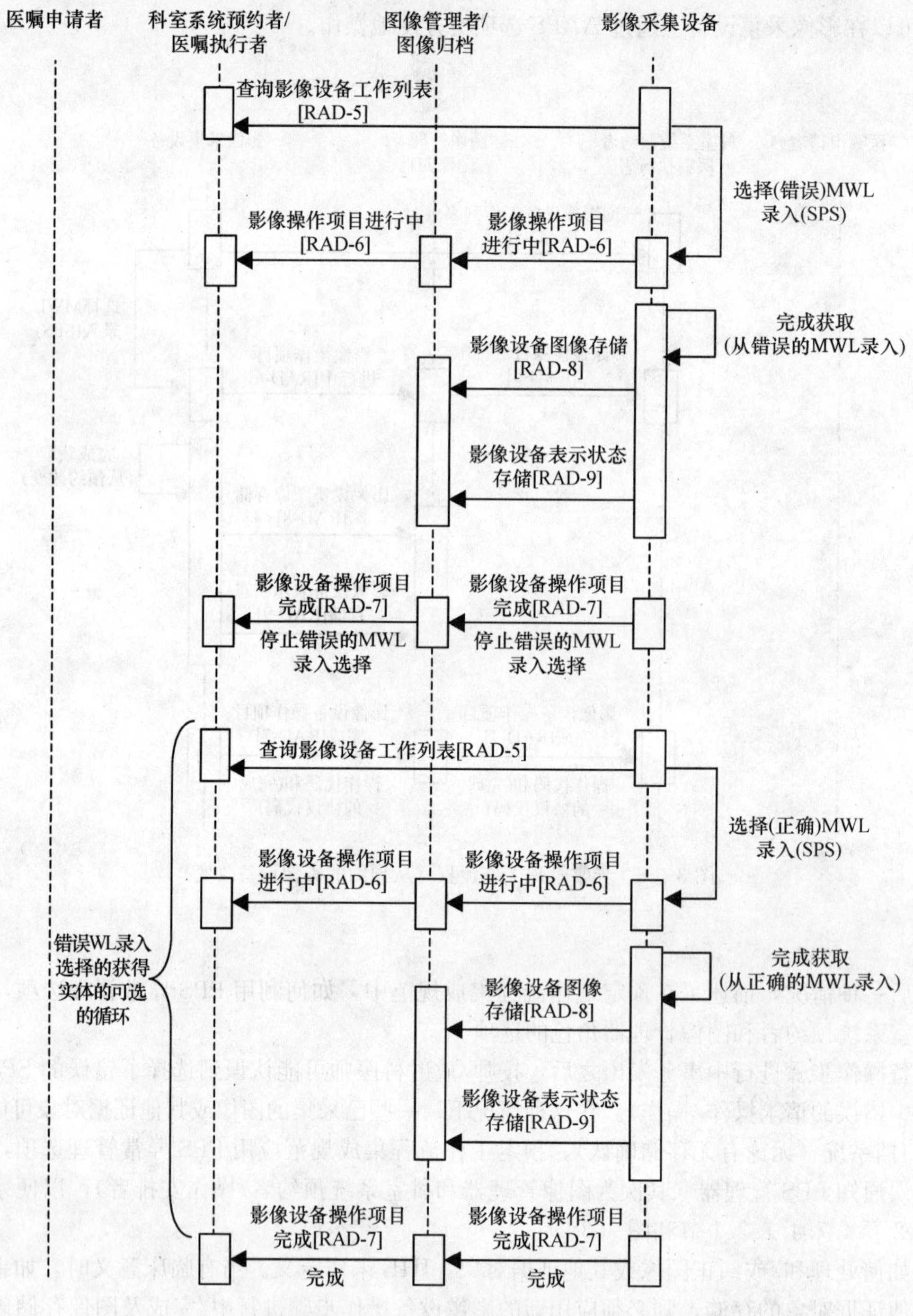

图 3.3-9 异常管理工作流程（错误的工作列表录入选择）

3.3.5 间接的后处理

这种情况表达的是作为预定工作流程的一个间接部分，来完成图像后处理任务。

通常，后处理任务的预约和管理是在后处理工作流程集成规范（详见第 1 卷第 12 节中此规范的进一步描述）中应用后处理工作列表来表达的。可是，在某些站点，后处理任务在采集系统执行或相邻的工作站通过采

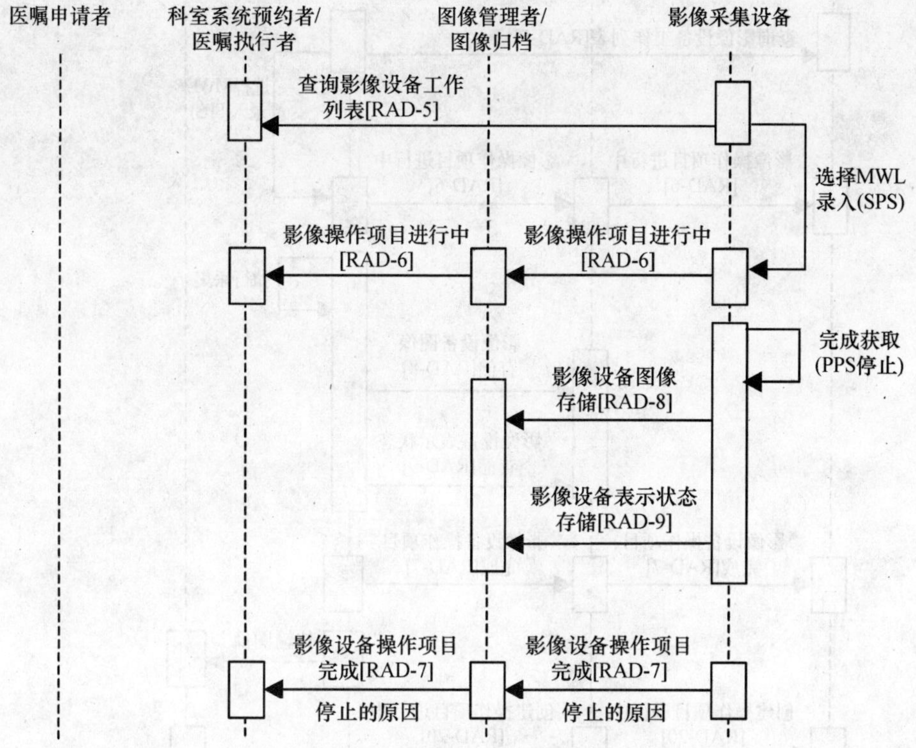

图 3.3-10 异常管理工作流程（某种原因停止）

集工作列表信息间接执行。在这种情况下，后处理的管理是由技师简单地执行如下的采集。

技师可能被告知，完成的图像采集是为了某些指定的后处理，或采集工作列表中提供的不同协议代码是为了指定的后处理。无论那一种情况，后处理证据创建者均不使用工作列表。

在这种“间接后处理工作流程”情况下，证据创建者可以从影像采集设备角色（通过对一些非 IHE 定义机制的接或推）或与图像显示角色的组合（系统查询/读取能力），得到后处理中必要的源图像和其他证据对象。

基于在图像中包括的信息，证据创建者可根据以下应用情况显示的 IHE 事务，发送状态信息并存储它的结果。

下面的步骤顺序描述了证据创建者采用非 IHE 的方法从影像采集设备接受图像的典型的处理流程。

注：影像设备表示状态存储［RAD-9］和创建者表示状态存储［RAD-19］事务不是本规范的一部分，它们仅为了说明而显示。

以下是如上描述的预定工作流程中有关后处理流程的说明：

(1) 后处理图像从影像采集设备传输到证据创建者，所用方法已超出了 IHE 技术框架的范围。

(2) **执行后处理**：证据创建者使用从影像采集设备收到的源图像和/或其他证据对象，以执行后处理任务，并且产生新系列的图像和/或其他证据文档。它使用源图像的信息应用到最新创建的对象中和创建者执行操作步骤的信息。

下面的步骤顺序描述了证据创建者与图像显示组合时的典型处理流程。

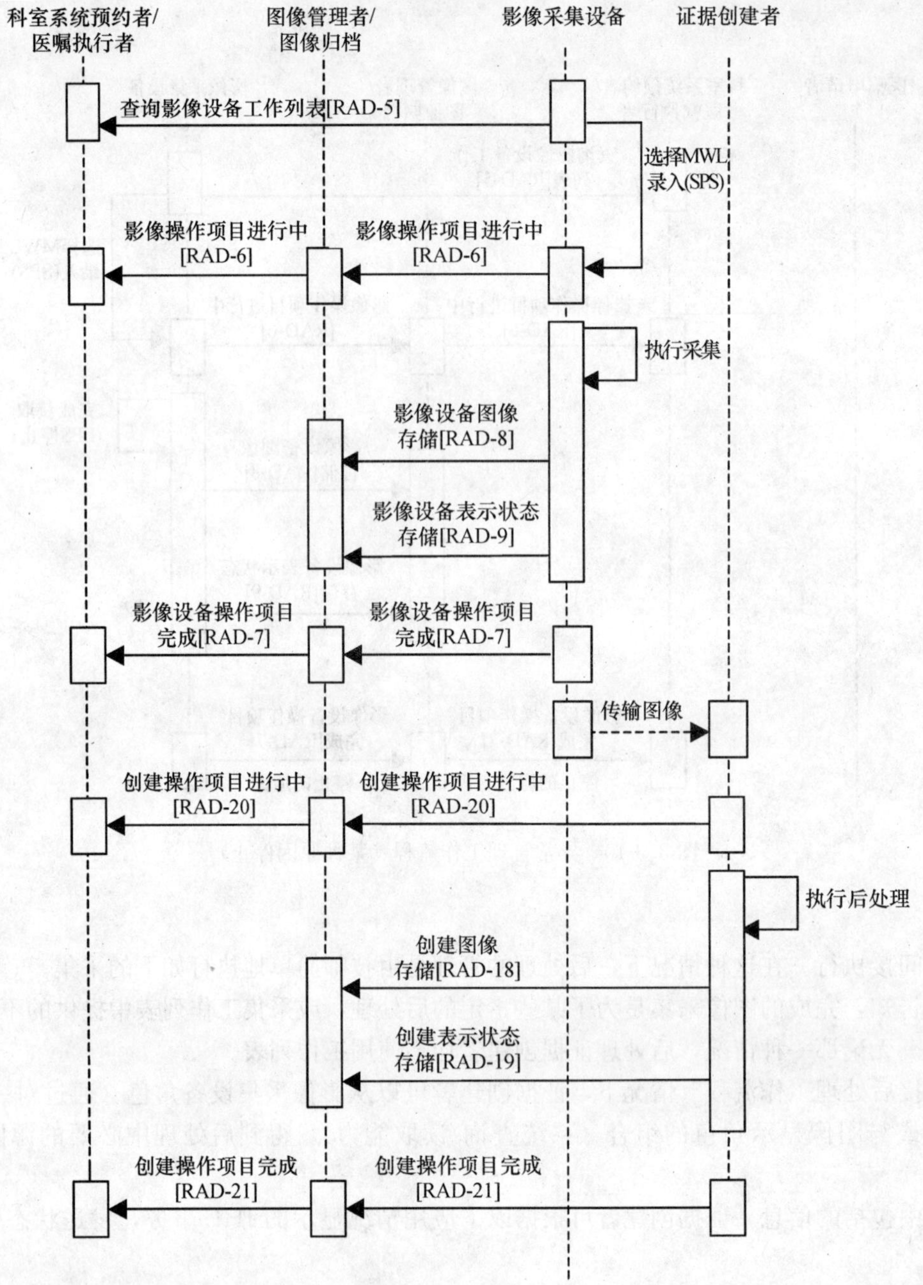

图 3.3-11 预定工作流程后处理

注：影像设备表示状态存储［RAD-9］和创建者表示状态存储［RAD-19］事务不是本规范的一部分，它们仅为了说明而显示。

以下是在独立工作站中有关后处理流程的说明：

(1) 证据创建者与图像显示组合，用于后处理的图像从图像归档系统中获取，图像归档系统中的图像源自影像采集设备。

(2) **执行后处理**：证据创建者使用从影像采集设备收到的源图像和/或其他证据对象，以执行后处理任务，并且产生新的图像序列和/或其他证据文档。它使用从源图像的信息应用到最新创建的对象中和创建者执行操作步骤的信息。

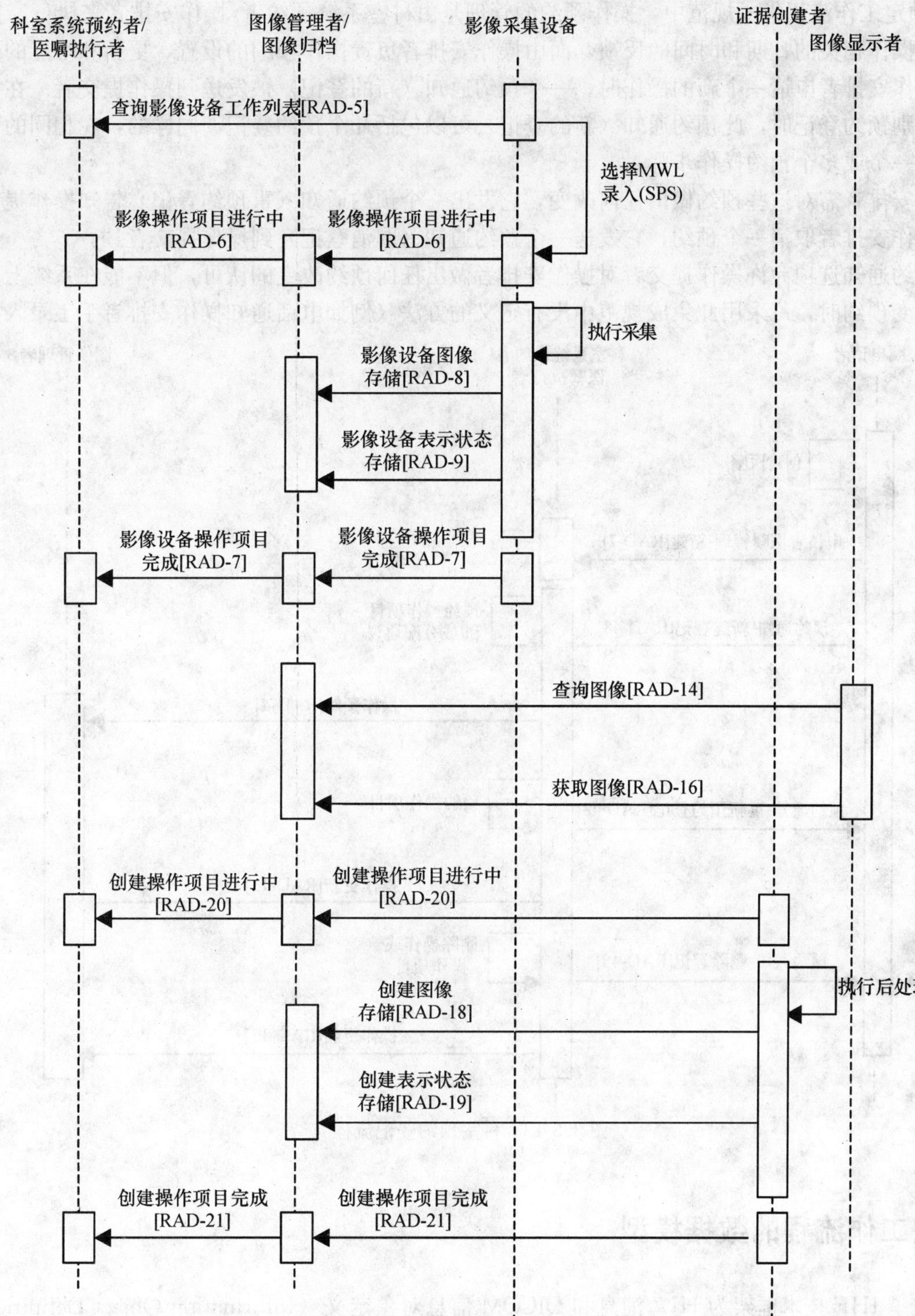

图 3.3-12　预定工作流程后处理（在证据创建者执行）

3.3.6 科室预约登记

这种情况描述的是由操作提交者和操作安排者角色应用的科室预约通知选项。

操作安排者支持的这个选项是可以设置的，因此在连接一个不支持科室预约通知选项的操作提交者时，预约通知事务是不能发送的。

在 IHE 预定工作流程集成规范中，操作预约的管理是由科室系统预约者/操作安排者来执行。操作提交者可得到一个与操作相关的日期和时间的反馈，而由操作安排者负责操作预约的设置、更新和可能的取消。当操作提交者或操作安排者申请一个新的操作时，一个预约通知（新的登记）被发送到操作提交者。在某些预约操作步骤需要分别预约登记时，此预约通知（新的登记）可以包括几个预约登记。同样的，在相同的预约登记期间，可以预约一个或多个预约操作步骤。

如果操作安排者需对这些预约做出任何改变，它发出一个预约通知（重预约登记）告知操作提交者改变的情况。如果操作安排者取消一个预约，它发送一个预约通知（取消登记）到操作提交者。

此科室预约通知选项允许操作提交者对操作安排者做出任何预约改变的认可，但不能在系统上要求改变预约。对需要改变预约时，可采用此集成规范中没有定义的方法（例如电话通知操作安排者手工录入操作）。

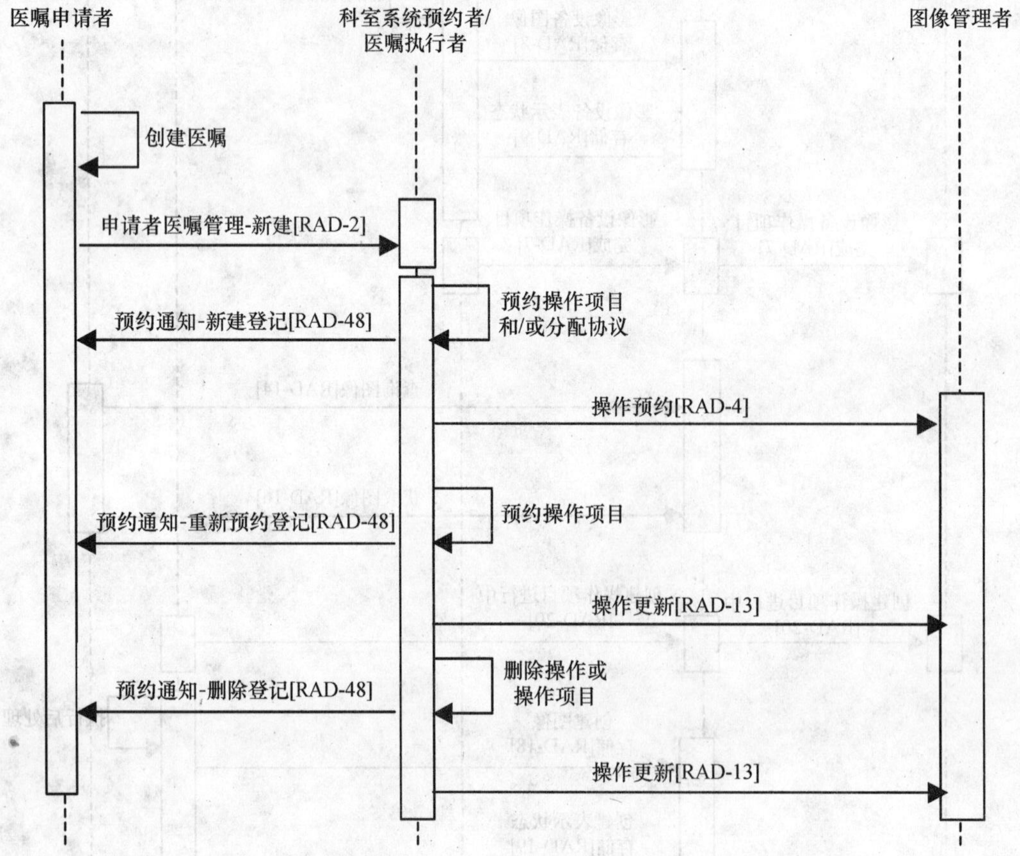

图 3.3-13 科室预约登记流程

3.4 预定工作流程的数据模型

本节定义了 IHE 技术框架为 HL7 消息和 DICOM 信息对象定义（Information Object Definitions，IODs）采用的集成数据模型。实体关系（ER）图描述了 HL7 2.3.1 中相应的子集和稍有扩展的现实世界中的DICOM 模型的说明在 3.4.1 节，并在附录 B 中详细描述。

3.4.1 现实世界的模型

图 3.4-1 描述了在预定工作流程规范中的现实世界模型。此模型提供了一个 DICOM 和 HL7 模型高层次集成的概述。此集成模型在以下方面不同于现实世界的 DICOM 模型（参考 DICOM 2003 PS 3.3）：

(1) 服务事件（Service Episode）、操作计划（Procedure Plan）和操作类型（Procedure Type）实体已经被排除，并且它们超出了 IHE 技术框架范围。

(2) 就诊（Visit）和图像服务请求（Imaging Service Request）之间的关系已经被排除，并且它们超出了IHE技术框架范围。

(3) HL7提交操作和安排操作实体已嵌入患者实体和图像服务请求实体之间的DICOM层次（hierarchy）中。在一个操作提交者和一个操作安排者之间的通讯范围中，IHE要求这些实体有一对一关系。换言之，一个提交操作应该对应一个且仅有一个安排操作。可是，当提交操作被发送到多个安排操作时，更常用的关系是一对多，换言之，在这种环境中，一个提交操作可以导致多于一个的安排操作。

(4) DICOM图像服务请求实体与HL7提交操作实体是同等的。在这个关系中，IHE提供了序列号(Accession Number)—DICOM属性（0008，0050）使用的说明，进一步的讨论详见附录A。

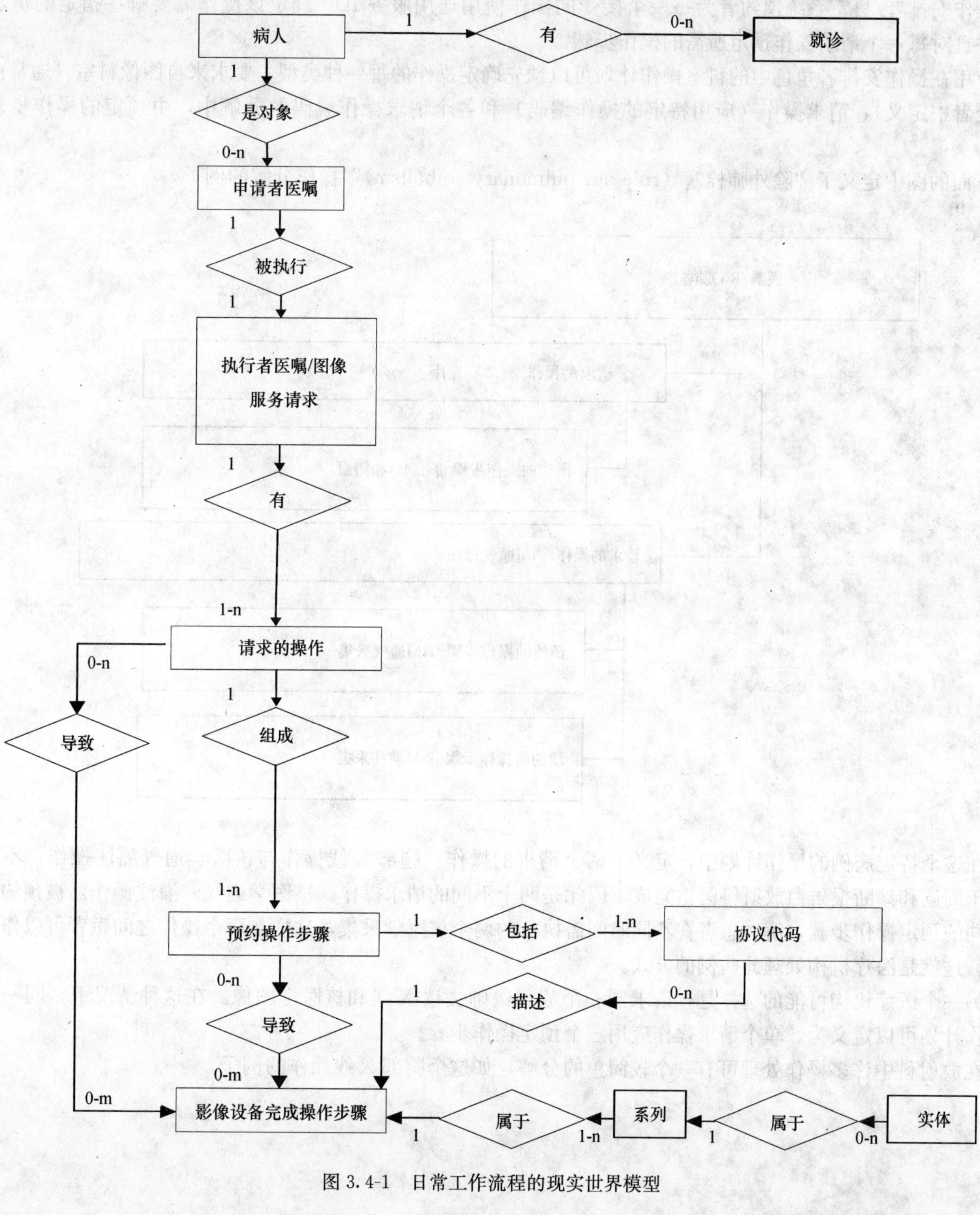

图3.4-1 日常工作流程的现实世界模型

3.4.2 实际工作中的预定工作流程概念

预定工作流程的 IHE“现实世界”模型描述了上面提到的三个控制主层次，它们可以被用来为特定工作流程状况定制一个较宽的范围。

(1) **操作**：要求一个图像服务的请求。

(2) **请求操作**：由一个诊断报告及相关的常规、记账行为产生的工作单元。

(3) **预约和执行操作步骤**：在工作流程中的最小工作单元，被预约（想做的工作）和/或执行（完成的工作）。

操作安排者/科室系统预约者为每一个接受的操作使用通用服务 ID，确定该操作需要哪些指定的请求操作，并且对每一个请求操作预定所需的操作步骤。

应用在操作安排者角色中的科室操作计划可以预先确定操作的每一种类型，要求来自图像科室（通常由操作提交者中定义），请求操作（应用特定的操作编码）和各个请求操作编码的分解中，由预定的操作步骤来分解。

下面的图中定义了“除外肺栓塞（rule out pulmonary embolism）”操作分解的例子。

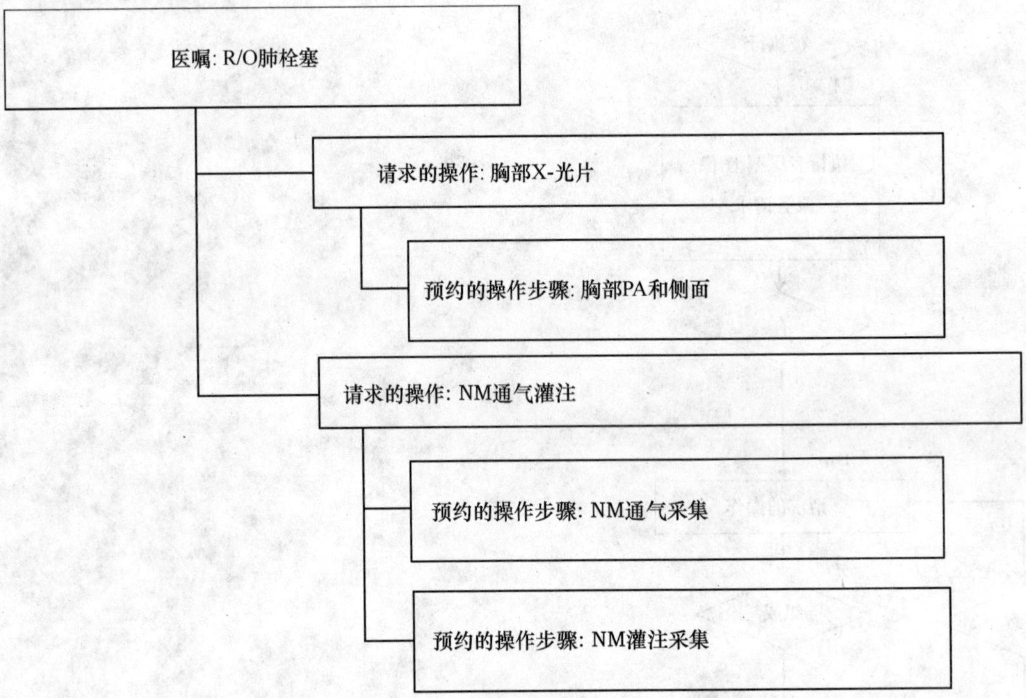

在这个特定病例的操作计划中，定义了两个请求的操作。胸部 X 线操作与核医学通气灌注操作，不同之处在于阅读和诊断报告由放射科医生完成，因此是两个不同的请求操作。核医学通气—灌注操作已被预约为两个不同的预定操作步骤，解决患者在不同时间需执行的两个核医学采集，这样在两个操作之间患者可以作准备工作，这就是医疗机构处理此病例的方式。

另一个医疗机构可能的选择是，请求同一个放射医师去读 X 线和核医学图像。在这种情况下，同一操作的操作计划可以定义为，单个请求操作应用三个预定操作步骤。

在放射科中许多操作处理可有一个较简单的分解，如这个胸部 X 线操作的例子。

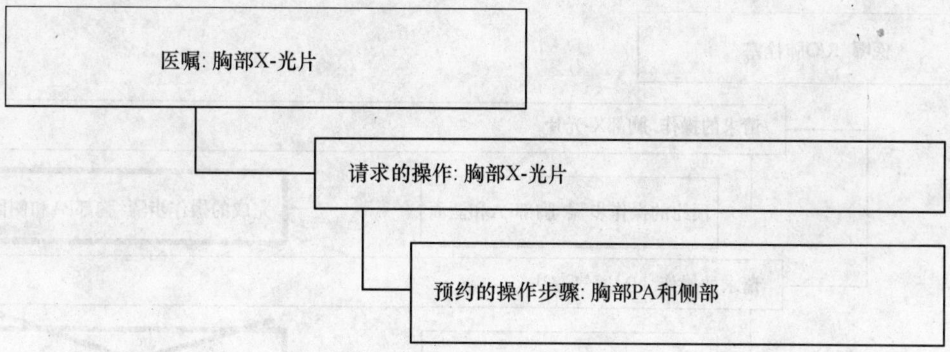

应该注意，在 IHE 预定工作流程中定义了三个层次的操作分解，有益于从简单到复杂的各种类型的操作可以用相同的工作流程概念处理，这样提供了一个通用的方法，可以容易地为每一个图像科室定义个性化的操作计划。

在 IHE 预定工作流程中，序列号标识了操作。当一个操作需要多个操作时，请求操作 ID 区分请求操作。IHE 为这两个术语设置了一个公共含义，有助于临床医生应用不同厂商产品（RIS，PACS 和影像设备）时，提供一致和明确的访问。

3.4.2.1　跟踪执行操作步骤

IHE 预定工作流程不仅描述了操作可分解成请求操作和预定步骤，而且可以跟踪实际已执行的操作步骤。已执行的操作步骤也可以与预约操作步骤不符。如果实际采集与预定不同，这就需要在影像设备上提供适当的调整。

用以上采用的肺栓塞的案例，就可以按如下操作计划中的定义进行操作分解。

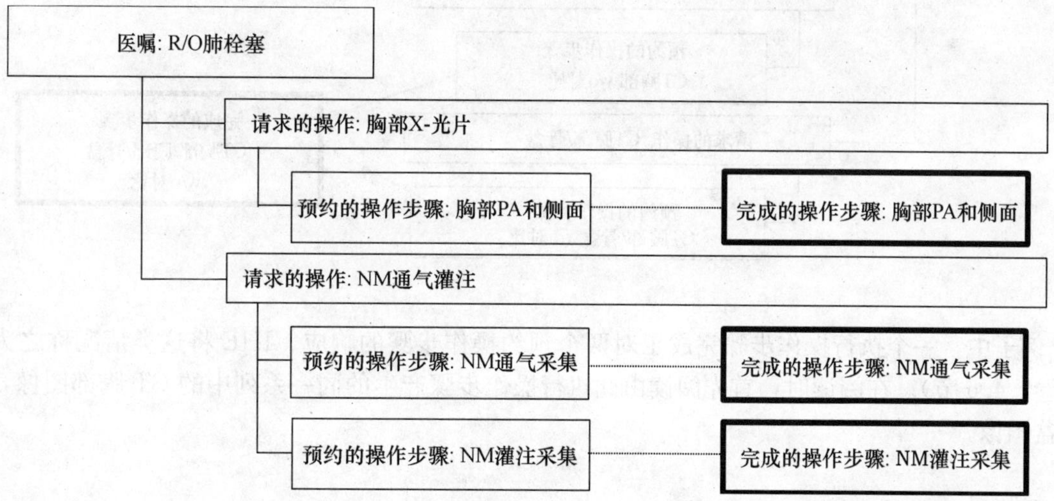

胸部 X 线操作请求操作包括执行与胸部后前位和侧位有关的图像序列的操作，核医学通气灌注包含通气序列和灌注的图像序列。从这个例子中可以看出请求的操作如何形成“折叠（folder）”文件夹，这样放射科医师找出来自预定操作步骤生成的图像并阅读之。

如上采用的肺栓塞的案例，完成胸部 X 线操作后，可以不必完成核医学灌注通气操作。

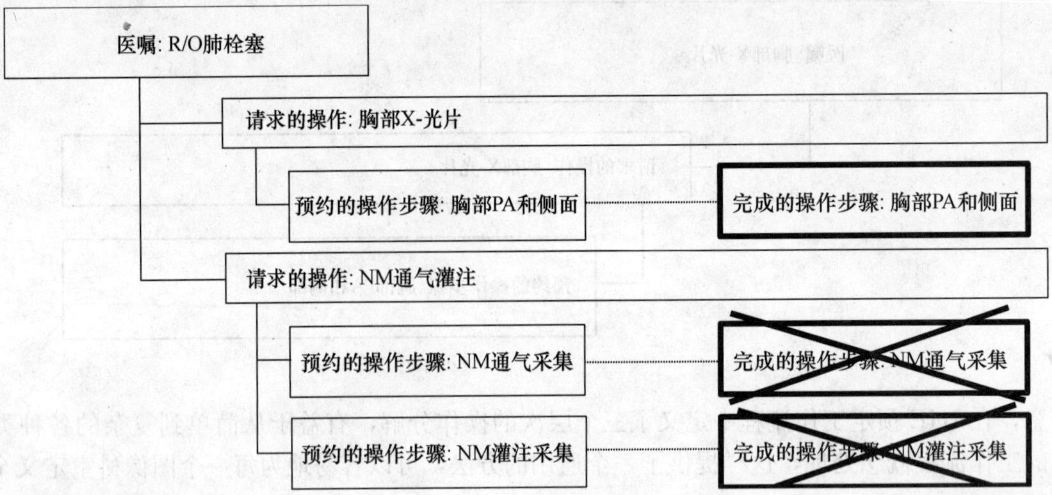

在这种情况下，核医学预定操作步骤将被取消。只有包括胸部后前位和侧位图像的胸部 X 线操作请求操作。

为进一步阐述 IHE 预定工作流程的功能，以胸部/腹部/骨盆操作为例，放射科为了更好地发挥放射科医生的亚专业优势，将此操作分解为胸部请求操作和腹部/骨盆请求操作。一些医院也可以根据不同的收费标准产生各自的诊断报告。

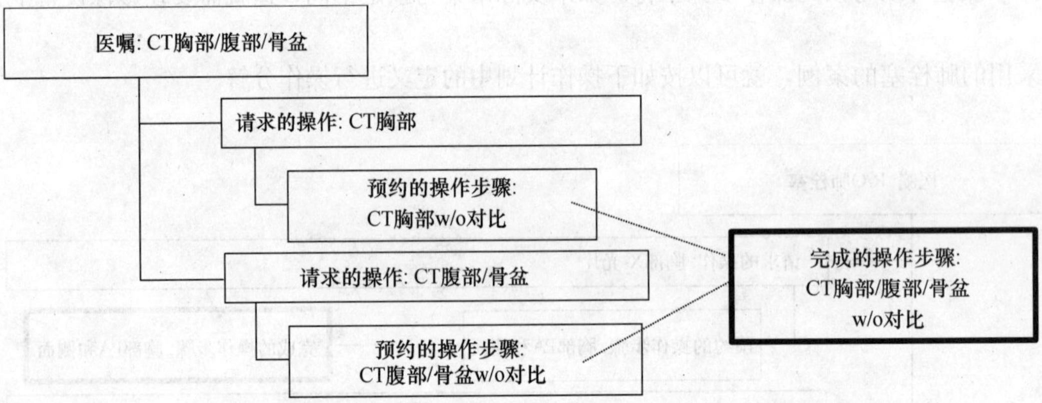

在这个例子中，一个执行操作步骤完成了对两个预约操作步骤的响应。IHE 将这类情况称之为成组情况（详见第 2 卷，4.6 节）。在阅读时，首先阅读由此执行操作步骤产生的同一系列中的 CT 胸部图像，次之再阅读腹部/骨盆图像。

3.4.2.2 包括后处理任务的扩展预定工作流程概念

工作流程概念（如 3.4.2.1 节所描述）可以被扩展为包括其他预约操作步骤，如那些用于描述后处理的任务。某些预约操作步骤可以与图像后处理相关。这些预约操作步骤将会引发后处理执行操作步骤。以下阐述的是一个脑磁共振功能分析后处理的例子。

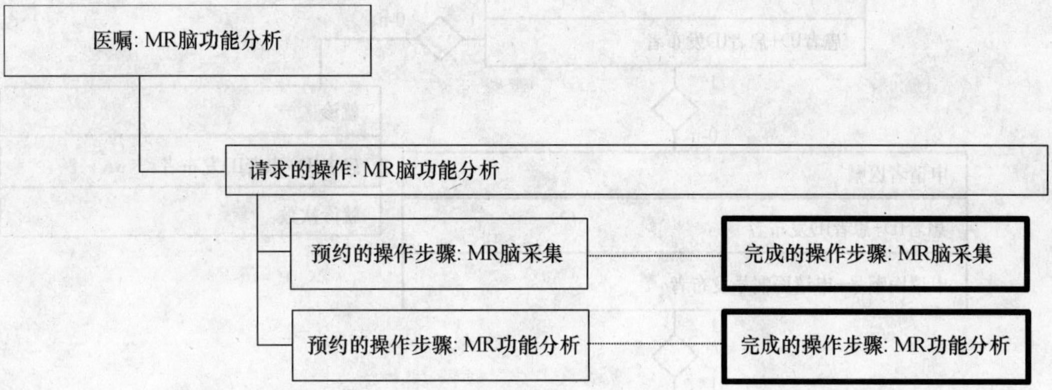

在以上的例子中，为请求操作而定义了两个不同的预定操作步骤。这反映了放射科的实际工作情况，功能分析的后处理并非由MR技师完成，而是由放射科医师通过单独的预约在独立的工作站上完成的。其他科室可以选择技师在MR采集之后立即执行的后处理（既可以在MR设备本身也可以在一个协同定位的工作站）。在这种情况下，已请求操作将包括既有采集又有后处理任务的单一的预约操作操作。

本节不提供IHE预定工作流程规范所支持的所有工作流程事例的详尽描述，也不描述其他IHE集成规范中的工作流程，如成组操作表示、后处理工作流程和报告工作流程。

3.4.3 预定工作流程信息模型

本节中，预定工作流程模型表现为一个实体关系（ER）图。预定工作流程模型基于DICOM和HL7标准。定义了与实体相关联的主键和每个实体的唯一键，并且指定了实体的集。

图3.4-2描述的是常规应用中指定的实体关系的例子。

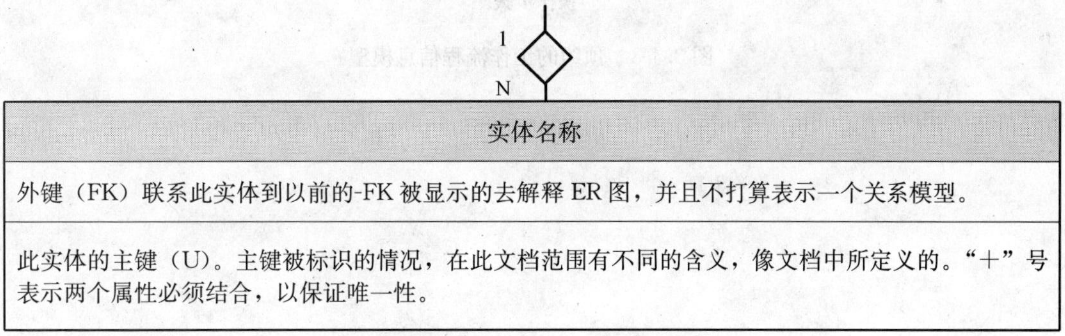

图3.4-2 实体关系图的例子

图3.4-3和图3.4-4是IHE信息模型的概述，第2卷附录B中确定的特定HL7元素和DICOM属性之间的映射。

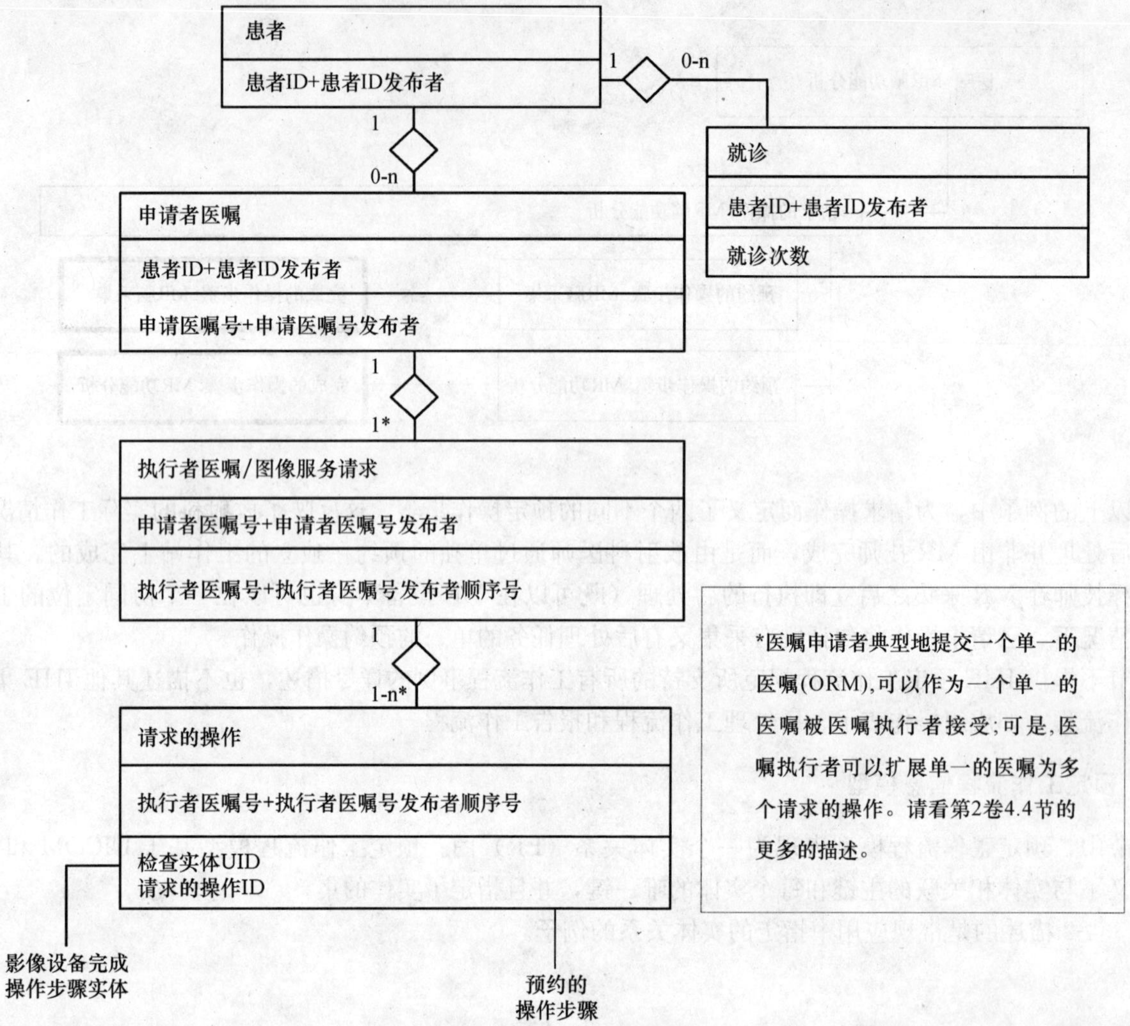

图 3.4-3　预约的工作流程信息模型

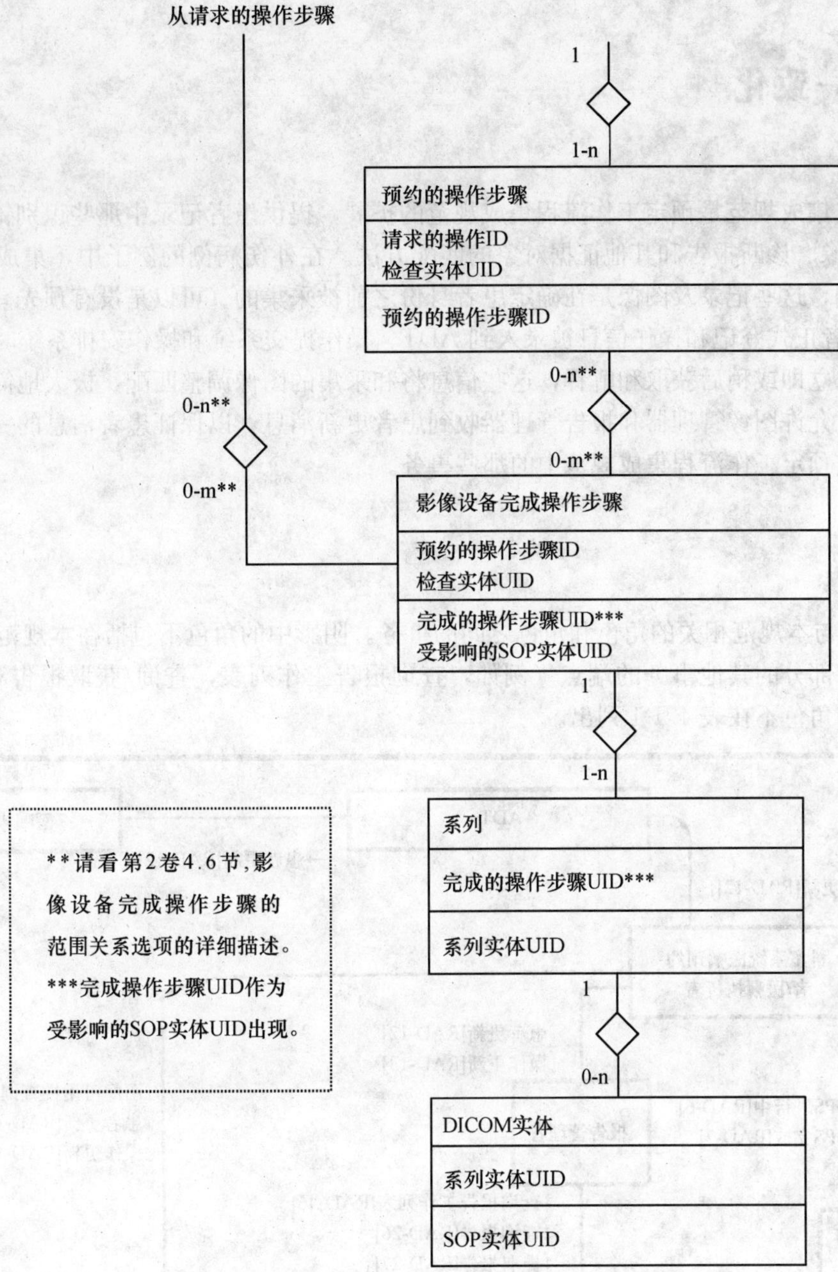

图 3.4-4 预约工作流程信息模型，继续

4　患者信息一致化

患者信息一致化集成规范是预定工作流程集成规范的扩展，提供患者记录中那些识别错误和不能确认患者（如外伤病例）的图像、诊断报告和其他证据对象的匹配方法。在外伤病例的例子中，集成规范允许以后对患者记录及图像的协调，这些记录及图像是在确定患者身份之前被采集的（可以是没有预先登记的或者是正常登记的）。因此，在患者正式登记和操作信息被录入到 ADT、操作提交系统和操作安排系统时，图像、诊断报告和其他证据对象可以立即或稍后获取和解释，这些信息将和采集的图像调整匹配，极大地简化了意外情况的处理。另外，集成规范允许图像管理器和报告管理器收到患者更新消息，以保证患者信息的一致性。图像管理器和报告管理器不接收预定工作流程集成规范中的那些事务。

4.1　角色/事务

图 4.1-1 描述了与本规范相关的角色和角色之间的事务。阴影中的角色不包括在本规范中，但是包括图中显示的作为规范的一部分的其他事务的端点（例如，查询报告工作列表，查询/获取报告和查询/获取图像）。作为结果，阴影中的角色不在表 4.1-1 列出。

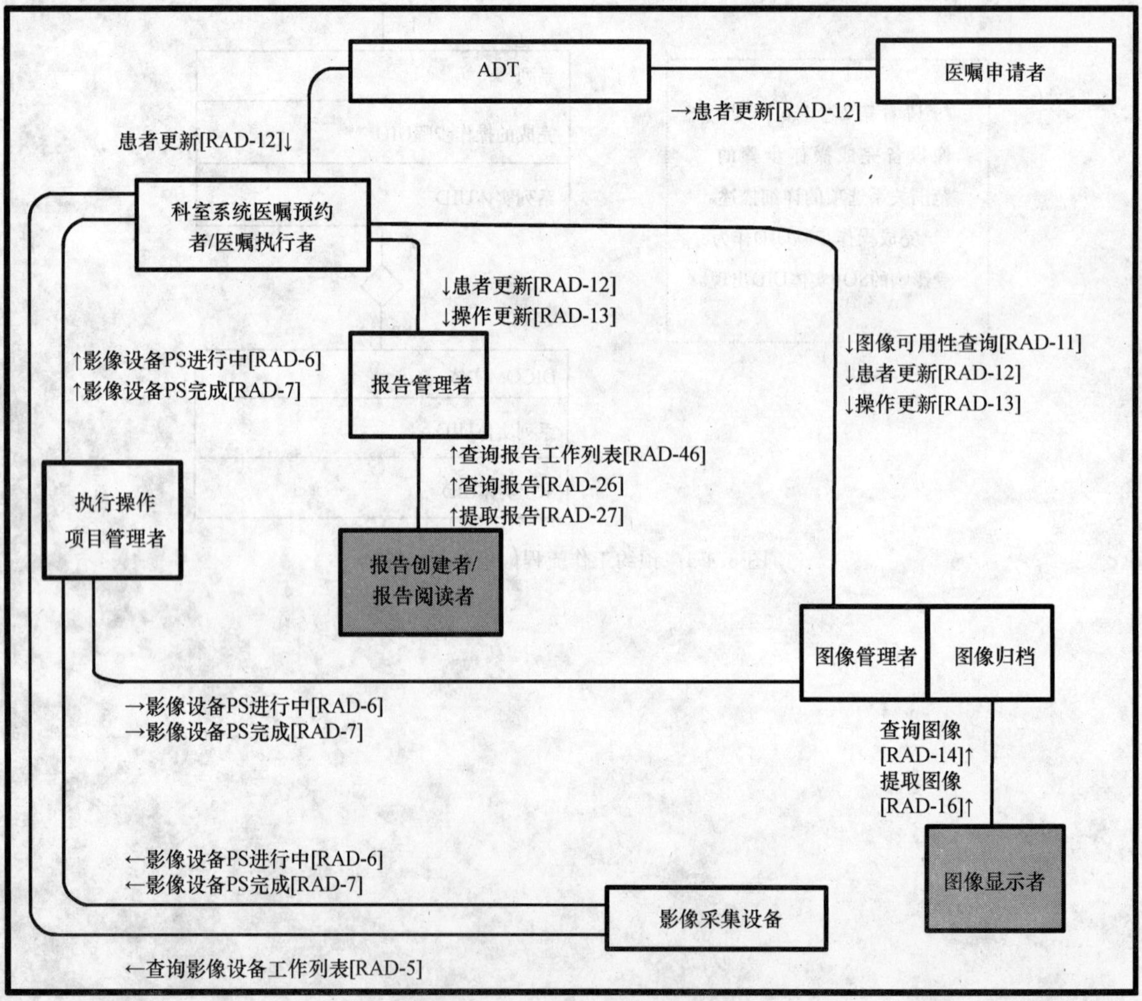

图 4.1-1　患者信息协调图

表4.1-1列出了患者信息一致化集成规范中每一个角色直接相关的事务。为了声明支持此集成规范，必须执行规范中指定为“必须”的事务（标记为“R”）。事务标记为“O”是可选项。本集成规范可选项的事务的所有列表在第1卷4.2节。

表4.1-1 患者信息一致化—角色和事务

角色	事务	选项	第2/3卷的章节
ADT患者登记	患者更新［RAD-12］	R	4.12
医嘱申请者	患者更新［RAD-12］	R	4.12
科室系统预约者/医嘱执行者	患者更新［RAD-12］	R	4.12
	操作更新［RAD-13］	R	4.13
	查询影像设备工作列表［RAD-5］	R	4.5
	影像设备操作步骤进行中［RAD-6］	R	4.6
	影像操作步骤完成［RAD-7］	R	4.7
	图像可用性查询［RAD-11］	O	4.11
影像采集设备	查询影像设备工作列表［RAD-5］	R	4.5
	影像设备操作步骤进行中［RAD-6］	R	4.6
	影像操作步骤完成［RAD-7］	R	4.7
图像管理器/图像归档	患者信息更新［RAD-12］	R	4.12
	操作更新［RAD-13］	R	4.13
	影像设备操作步骤进行中［RAD-6］	R	4.6
	影像操作步骤完成［RAD-7］	R	4.7
	查询图像［RAD-14］	R	4.16
	获取图像［RAD-16］	R	4.16
	图像可用性查询［RAD-11］	R	4.11
执行操作项目管理器	影像设备操作步骤进行中［RAD-6］	R	4.6
	影像操作步骤完成［RAD-7］	R	4.7
报告管理器（可选的与报告存储库组合）	患者信息更新［RAD-12］	R	4.12
	操作更新［RAD-13］	R	4.13
	查询报告［RAD-26］	R	4.26
	获取报告［RAD-27］	R	4.27
	查询报告工作列表［RAD-46］	R	4.46

表2-1上涉及的其他规范可以是本规范的前提规范。

注意：这是一个增强规范。角色必须为它们支持的所有其他规范实施协调。

进入表中的角色涉及到另一个集成规范（如预定工作流程），在引用集成规范中的角色所需的事务必须实施。引用集成规范的一些事务（如科室系统预约者的职责在患者更新事务中）的扩展详见第 2 卷和第 3 卷。

为支持患者信息一致化（协调）规范，支持其他内容规范（图像一致性表示，关键图像标识，简单图像和数字报告或证据文档）的角色需要支持相关证据对象的一致化（协调）。下图中显示了常用的图像管理/一致化（协调）。

报告管理器必须更新现有的基于患者信息更新的工作列表项，但是因为报告内容没有修改，报告工作流程的其余部分是不受影响的。换言之，因为此更新，没有附加的报告工作列表项被预约或取消。报告的状态也不受影响，如患者信息已被更新，已确认的报告仍是确认的。此规范不要求将患者更新的信息通知其他角色。

在 DICOM 结构化报告案例中，患者信息可能包括在内容序列（content sequence）中，在诊断报告标题（头）中的患者信息的更新可能导致与报告内容不一致的标题（头）信息。根据在 DICOM PS 3.4，Annex O 中描述的 DICOM SR SOP 类行为，患者信息更新不能创建一个新的结构化报告 SOP 实体。

4.2 患者信息一致化集成规范选项

本集成规范可以选择的选项和规范应用的角色一起列在表 4.2-1 中。

表 4.2-1 患者信息一致化—角色和选项

角色	选项	卷和节
ADT 患者登记	没有定义选项	—
医嘱申请者	没有定义选项	—
科室系统预约者/医嘱执行者	没有定义选项	—
影像采集设备	没有定义选项	—
图像管理器/图像归档	没有定义选项	—
MPPS 管理器	没有定义选项	—
报告管理器	没有定义选项	—

4.3 没有标识的患者图像采集和一致化

本节描述了有关处理没有标识患者操作的一般工作流程。事务涵盖了患者登记［RAD-1］，医嘱申请管理［RAD-2］，操作预约［RAD-4］，提供 MWL［RAD-5］，影像设备操作步骤进行中［RAD-6］，影像操作步骤完成/中止［RAD-7］，患者更新［RAD-12］和操作更新［RAD-13］。

没有标识的患者情况包含了外伤情况或急诊室患者，当患者的状况要求操作时要立即进行。在患者适当的登记、医嘱申请和/或预约之前，操作被执行（由于既可能是信息也可能是时间的缺失，或背离了正常工作流程）。在这种情况下，必须在稍后的时间内在 ADT、医嘱申请者、科室系统预约者/医嘱执行者、图像管理器和报告管理器使患者/操作信息一致化，并适当地更新。这里有几个在这种情况下信息流的例子。这些例子在应用案例中描述（详见 4.4.1～4.4.5 节的描述）：

- 情况 1：没有标识的患者在 ADT 登记，由医嘱申请者发送操作。
- 情况 2：没有标识的者在 ADT 登记，由科室系统预约者/医嘱执行者发送操作。

- 情况3：没有标识的患者在ADT登记，但在医嘱申请前，在影像设备上完成了采集。

在情况1、2和3中，ADT可以利用内部的患者主索引（Master Patient Index，MPI），内置在ADT单元内的ADT和MPI的信息交换，在患者信息一致化的过程中，可以分解患者信息到修正的患者ID号。未来的IHE技术框架中，可以使用MPI定义患者信息一致化。

IHE技术框架也支持在没有和未得到ADT应用的情况下，患者的登记或临时登记，例如：

- 急诊室患者已被确认，但由于时间或系统的可用性限制，在操作登录和预约发生前，操作必须被执行。
- 患者ID号是正确的，由于通讯失败而不能发送给所有角色，或者在医嘱申请/预约时使用了错误的患者记录。
- 患者ID号是正确的，但在影像设备中失配。
- 由于操作时间的原因，患者不能在ADT登记。患者在医嘱执行者（图像科室）处，医嘱申请和执行在影像部门。

确认以下的特殊应用情况（详见4.4.4节和4.4.5节）：

- 情况4：在科室系统预约者/医嘱执行者对未标识的患者分配临时科室ID号和预约。
- 情况5：图像采集完成的是未经科室系统预约者/医嘱执行者预约的操作。

情况4和情况5要求在科室内的患者信息一致化。如果在多个科室（如放射科和实验室）对未标识患者执行操作的情况，这将要求多个位置的患者信息一致化。针对这个问题，未来的IHE技术框架可能会使用MPI（Master Patient Index）来定义患者信息一致化事务。

IHE技术框架还认可以下利用某些设备来处理未标识患者的四个步骤：

1. 患者到达影像科室，在这里分配一个临时科室患者ID号和/或姓名。

2. 操作录入是由科室系统预约者/医嘱执行者应用患者的ID号和/或姓名，然后在影像采集设备上执行操作。

3. 科室系统预约者/医嘱执行者发送一个新的操作事务到医嘱申请者。此科室患者ID号由图像管理器，科室系统预约者/医嘱执行者和操作提交者共享。但ADT并不知道科室的患者ID号。

4. 决定患者标识后，ADT使用正确患者ID登记/入院患者，并发送一个消息给医嘱申请者和科室系统预约者/医嘱执行者。每一个系统在本地将新的记录与科室已标识病人ID号的现有记录合并。因为此情况要求在整个医疗机构的多个科室实现信息一致化，IHE并不推荐此工作流程。

4.3.1 图像获取过程中的患者信息一致化

本节描述了患者信息一致化过程中，处理正在采集图像的操作的相关工作流程。事务涵盖了患者登记[RAD-1]，申请者医嘱管理[RAD-2]，操作预定[RAD-4]，提供的MWL[RAD-5]，影像设备操作步骤进行中[RAD-6]，影像操作步骤完成/中止[RAD-7]，患者更新[RAD-12]，操作更新[RAD-13]，查询图像[RAD-14]，查询表示状态[RAD-15]，获取图像[RAD-16]和获取表示状态[RAD-17]。

当一个患者信息更新发生时，除了在ADT、操作提交者和科室系统预约者/医嘱执行者之间交换信息外，患者更新信息也发送到图像管理器。甚至患者更新发生后，影像设备传来的图像可以继续使用原始患者信息，因此，正在进行的患者更新必须包括来自影像设备采集的图像。这是图像管理器在图像、灰阶软拷贝表示状态和其他证据对象从图像归档中被获取时，确保患者信息被更新的职责，这个例子在案例6中被描述（详见4.4.6节）。

4.4 应用案例

本节描述未标识患者的应用案例。为简化的目的，如下的事务从相应的图中省略：

- 影像设备操作步骤进行中[RAD-6]
- 影像设备影像存储[RAD-8]

- 影像设备影像表示状态存储［RAD-9］
- 存储确认［RAD-10］

这些可能在图中的某个时间发生，但是它们的内容不影响每一个应用案例。

4.4.1 案例 1：未标识的患者在 ADT 登记并在操作处提交操作

在医疗机构中，ADT 是患者信息一致化的一个点。流程要求任何未标识的患者被分配一个永久的患者 ID 和一个临时姓名（如“John Doe”）。随后所有的事务遵循正常的流程（见 3.1 节），包括操作录入和操作预约。当真实的患者标识已知时，ADT 负责与本身的记录保持一致，同时通知医嘱申请者和科室系统预约者/医嘱执行者作相应的改变。ADT 发送一个患者更新消息到医嘱申请者和科室系统预约者/医嘱执行者。科室系统预约者/医嘱执行者发送患者更新消息到图像管理器和报告管理器。

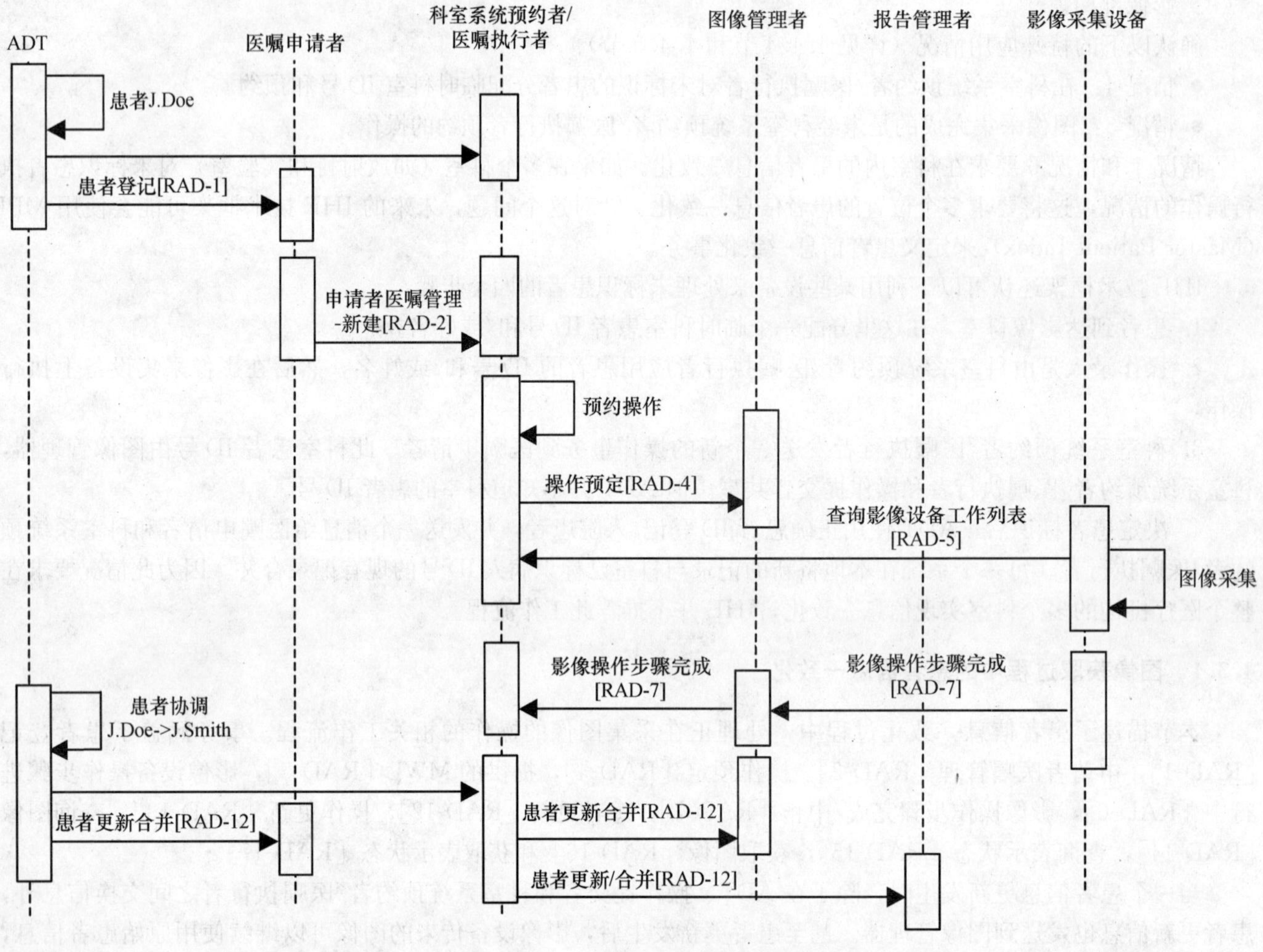

图 4.4-1 没有标识的患者—案例 1

重要的事务：

- 为统一患者信息，ADT 可以登记一个新患者和将临时和正确的患者信息合并，然后发送患者登记［RAD-1］和患者更新［RAD-12］（合并，Merge）事务。
- 如果分配一个永久患者 ID，则 ADT 可能只发送具有正确信息的患者更新［RAD-12］事务。

注意：执行操作步骤管理器未在流程图中显示，并且假设与图像管理器组合。在图像管理器和科室系统预约者/医嘱执行者之间相关事务的 PPS 流程中，它可根据科室系统预约者/医嘱执行者的组合而作相应的改变。

4.4.2　案例 2：未标识的患者在 ADT 登记并在科室系统预约者/医嘱执行者安排

这种情况是基于案例 1 的，但这种状况下医嘱执行由科室系统预约者/医嘱执行者完成，并发送到医嘱申请者。操作正常预约并应用影像设备工作列表采集图像。当患者信息需要一致化时，ADT 发送患者更新消息到医嘱申请者和科室系统预约者/医嘱执行者。科室系统预约者/医嘱执行者发送患者的更新消息到图像管理器和报告管理器。

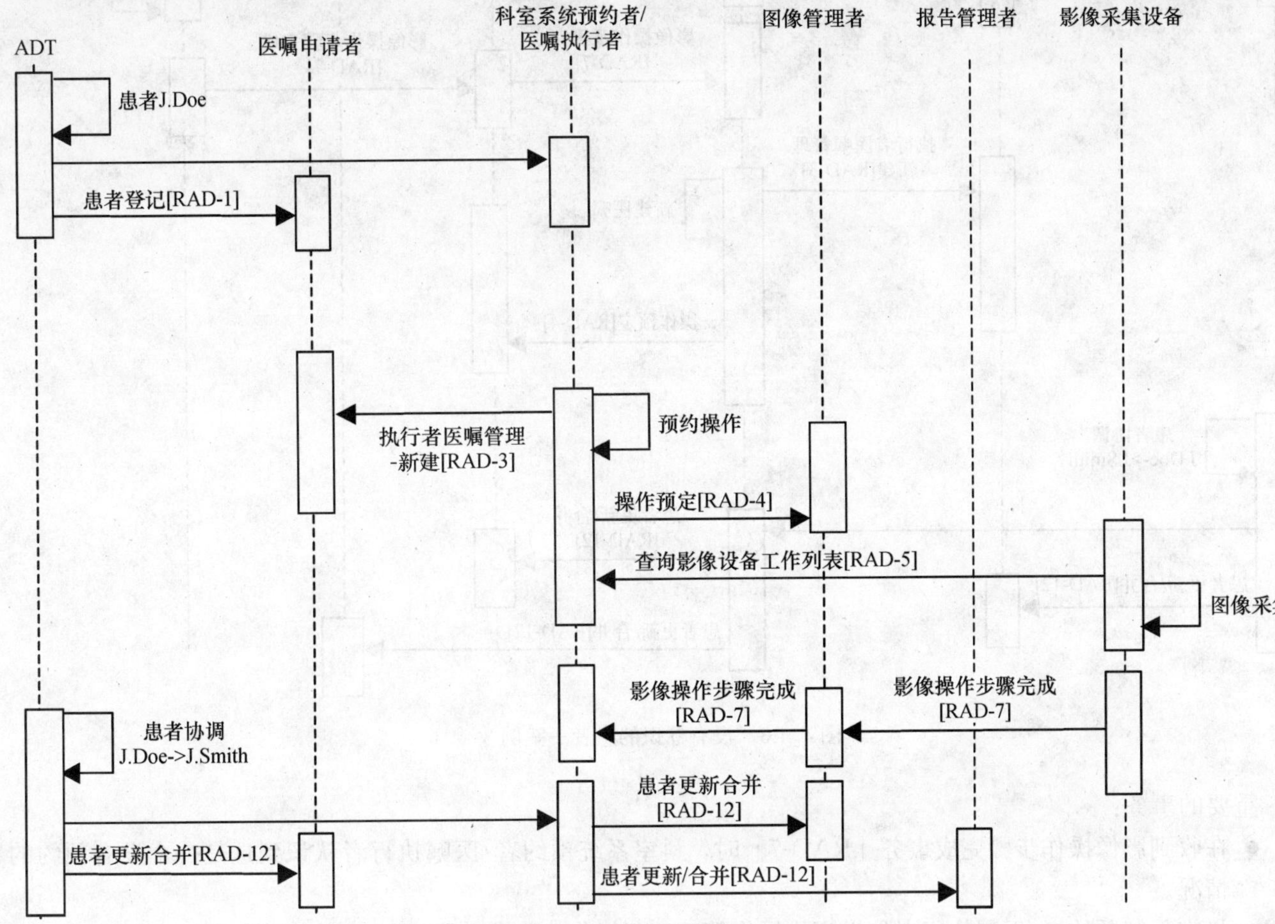

图 4.4-2　没有标识的患者—案例 2

重要的事务：

- 为一致化患者信息，ADT 可以登记一个新患者和将临时患者和正确患者的信息合并，并发送到登记和合并事务。
- 如果分配一个永久患者 ID 号，则 ADT 可能只发送患者更新事务及相关信息。
- 安排操作管理（新操作）事务［RAD-3］从科室系统预约者/医嘱执行者发送到医嘱申请者。

4.4.3　案例 3：未标识的患者在 ADT 登记，但在操作提交前影像设备采集已完成

如案例 1 和案例 2，应用 ADT 产生一个永久患者 ID 号。但在影像采集设备执行操作之前，没有操作录入或预约，永久患者 ID 号和临时姓名被手工地录入到影像采集设备（典型地，来自一张卡），并从影像采集设备发送到科室系统预约者/医嘱执行者和图像管理器。随后，科室系统预约者/医嘱执行者产生并提交一个操作到操作提交者。当患者信息一致化时，ADT 发送患者更新消息到操作提交者和科室系统预约/医嘱执行者。科室系统预约者/医嘱执行者发送患者更新消息到图像管理器和报告管理器。

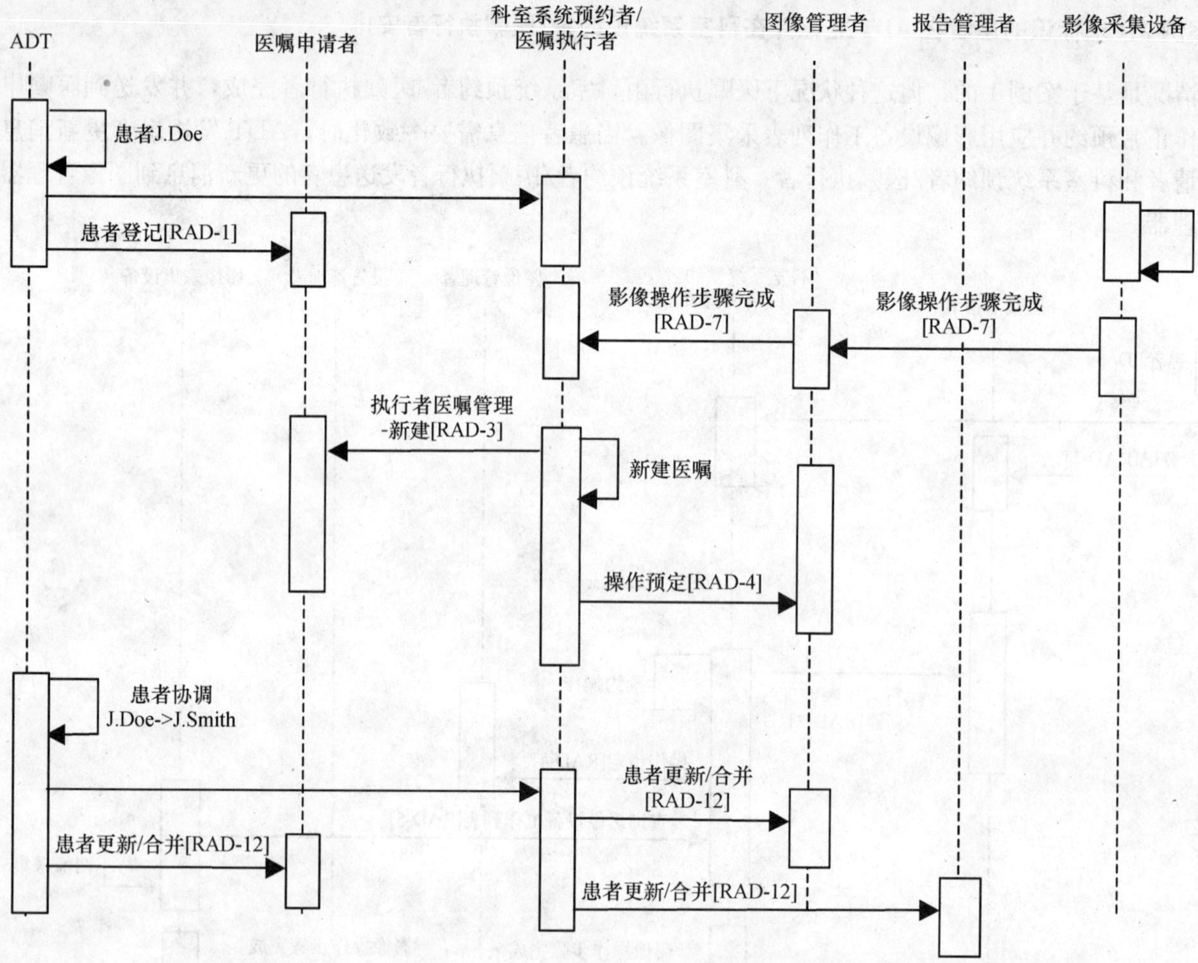

图 4.4-3 没有标识的患者—案例 3

重要的事务：

- 在收到影像操作步骤完成事务［RAD-7］时，科室系统预约者/医嘱执行者认识到这是一个没有预约的情况。
- 科室系统预约者/医嘱执行者发送安排操作管理（新操作）事务［RAD-3］到医嘱申请者。
- 使用来自操作步骤完成事务和提交操作的信息，科室系统预约者/医嘱执行者创建一个新的请求操作记录，并发送一个操作预约事务到图像管理器。
- 为一致化患者信息，ADT 可以登记一个新患者，并将临时患者和正确患者的信息合并，并发送到登记和合并事务。
- 如果分配一个永久患者 ID 号，则 ADT 可能只发送患者更新事务及相关信息。
- 科室系统预约者/医嘱执行者发送一个患者更新事务到图像管理器。

4.4.4 案例 4：为未标识的患者分配临时科室 ID 号和在科室系统预约者/医嘱执行者预约

在这种情况下，没有有效的患者 ID 号可用于科室系统预约者/医嘱执行者。它分配一个临时患者 ID 和临时姓名，并预约请求的操作。

注：科室系统预约者/医嘱执行者必须确保分配的临时患者 ID 号在它的范围内是唯一的。

临时患者 ID 号传送到图像管理器。当患者信息变为已知时，ADT 发送新的患者信息到医嘱申请者和科室系统预约者/医嘱执行者。科室系统预约者/医嘱执行者用与之关联的临时患者 ID 号一致化收到的患者信息，将永久患者记录和它本身的临时记录合并，并发送患者更新事务到图像管理器和报告管理器。同时，科室系统预约者/医嘱执行者使用永久患者 ID 产生并提交一个操作到操作提交者。

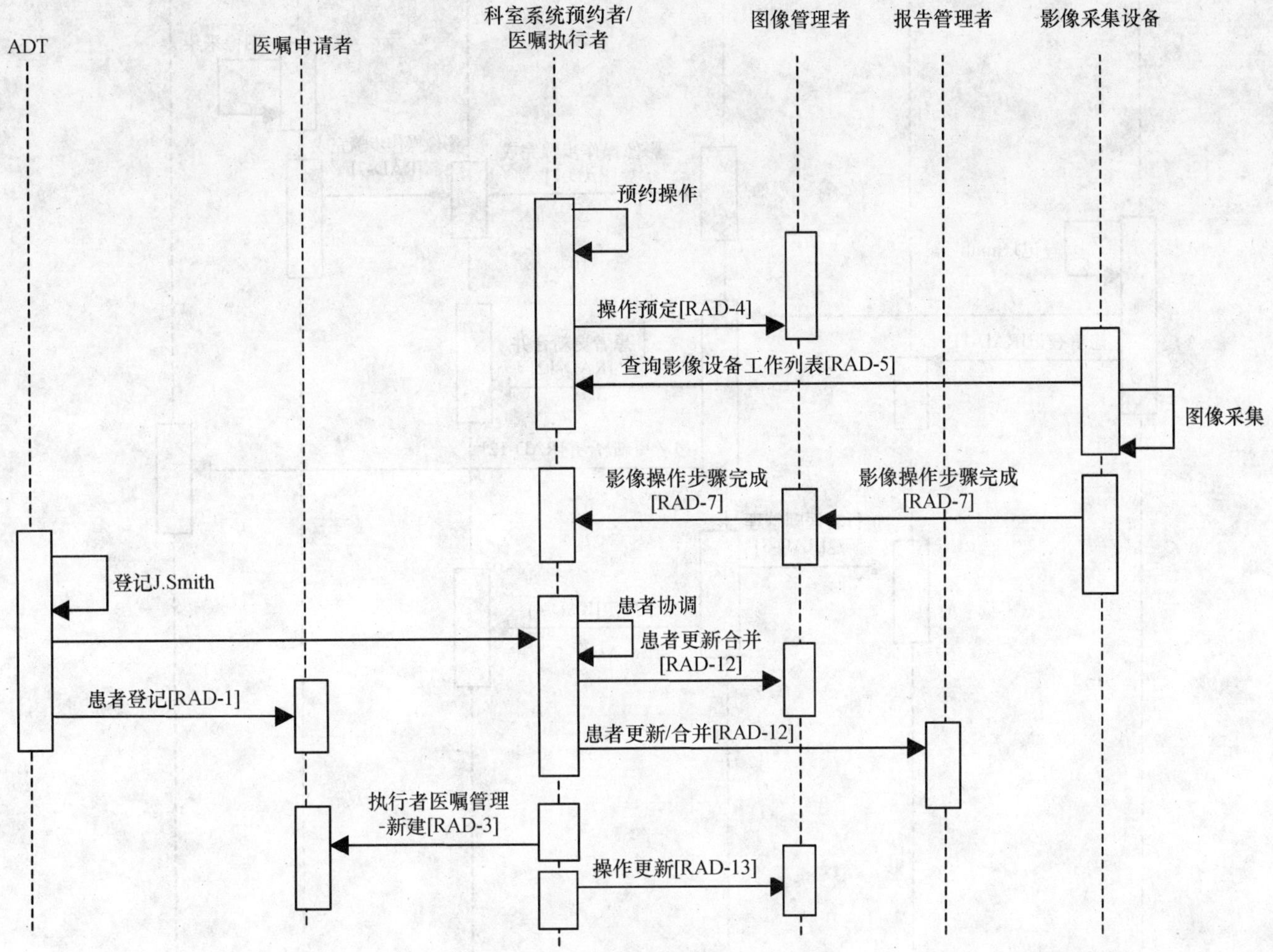

图 4.4-4 没有标识的患者—案例 4

重要的事务：

- 在科室系统预约者/医嘱执行者内部使用 ADT 的患者登记来统一患者信息。
- 科室系统预约者/医嘱执行者发送一个患者更新［RAD-12］事务到图像管理器。
- 科室系统预约者/医嘱执行者发送安排操作管理（新操作）事务［RAD-3］医嘱申请者。

4.4.5 案例 5：图像采集完成是未经科室系统预约者/医嘱执行者的预约

在这种情况下，没有有效的患者 ID 可用于科室系统预约者/医嘱执行者，并且在操作执行之前，没有进行预约。一个临时 ID 和姓名被技师录入到影像设备，并传送到科室系统预约者/医嘱执行者和图像管理器。患者 ID 和姓名由技师根据内部定义的规则选择；例如，从预定义集（pool）中选择一对“患者 ID—患者姓名”。选择临时患者 ID 的规则应该保证在科室系统预约者/医嘱执行者范围内是唯一的。

收到影像设备操作步骤完成消息之后，科室系统预约者/医嘱执行者和图像管理器认可基于消息内容（缺少或空的参考病例序列，详见 Rad TF-2，附录 A）的未预约情况。当患者信息变为已知时，ADT 发送新的患者信息到医嘱申请者和科室系统预约者/医嘱执行者。科室系统预约者/医嘱执行者完成永久患者记录和临时患者记录的合并，并发送一个患者更新到图像管理器和报告管理器。同时，科室系统预约者/医嘱执行者使用有效患者 ID 产生和提交一个操作到医嘱申请者。

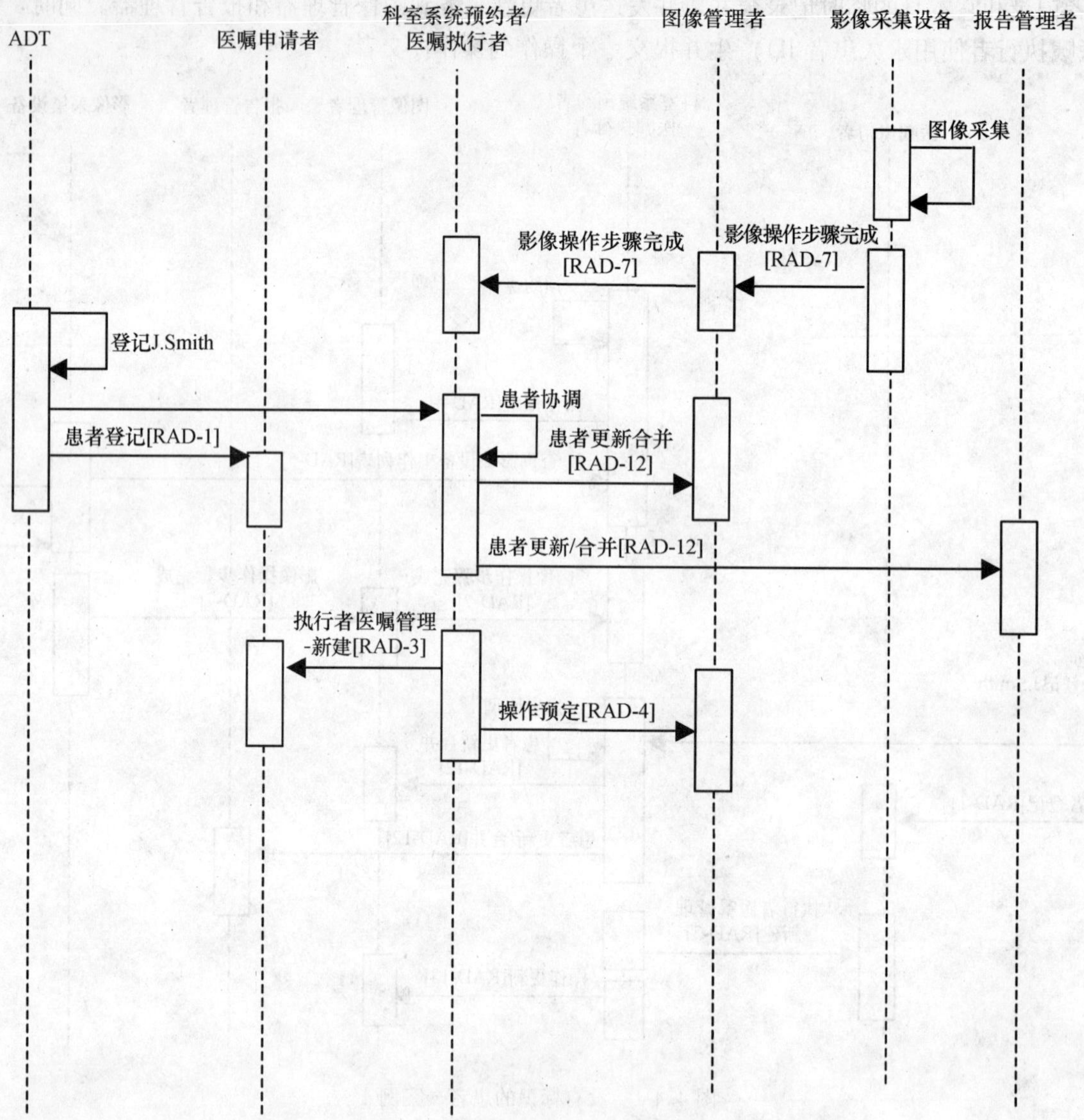

图 4.4-5 没有标识的患者—案例 5

重要的事务：

- 在收到操作步骤完成事务，科室系统预约者/医嘱执行者认可这种未预约的情况。
- 在科室系统预约者/医嘱执行者内部使用 ADT 的患者登记一致化患者信息。
- 科室系统预约者/医嘱执行者发送患者更新（合并）事务到图像管理器和报告管理器。
- 科室系统预约者/医嘱执行者发送安排操作管理（新操作）事务［RAD-3］到医嘱申请者。
- 使用执行操作完成事务和提交操作的信息，科室系统预约者/医嘱执行者创建一个新的请求操作记录，并发送操作预约［RAD-4］事务到图像管理器和报告管理器。

4.4.6 案例 6：在图像采集期间的患者信息一致化

更新可以在初始的患者登记和医嘱申请之后。在更新之前，影像设备已从科室系统预约者得到请求的信息，并延续初始患者登记和操作信息发送图像。图像管理器则必须从图像归档获取项中继续更新患者信息。

重要的事务：

- 在患者信息更新发生后，影像设备仍可以使用初始患者信息发送信息。
- 在患者更新事务完成后，图像管理器必须继续保持患者信息一致性。

仅部分事务被显示，其他事务根据规范的要求而执行。

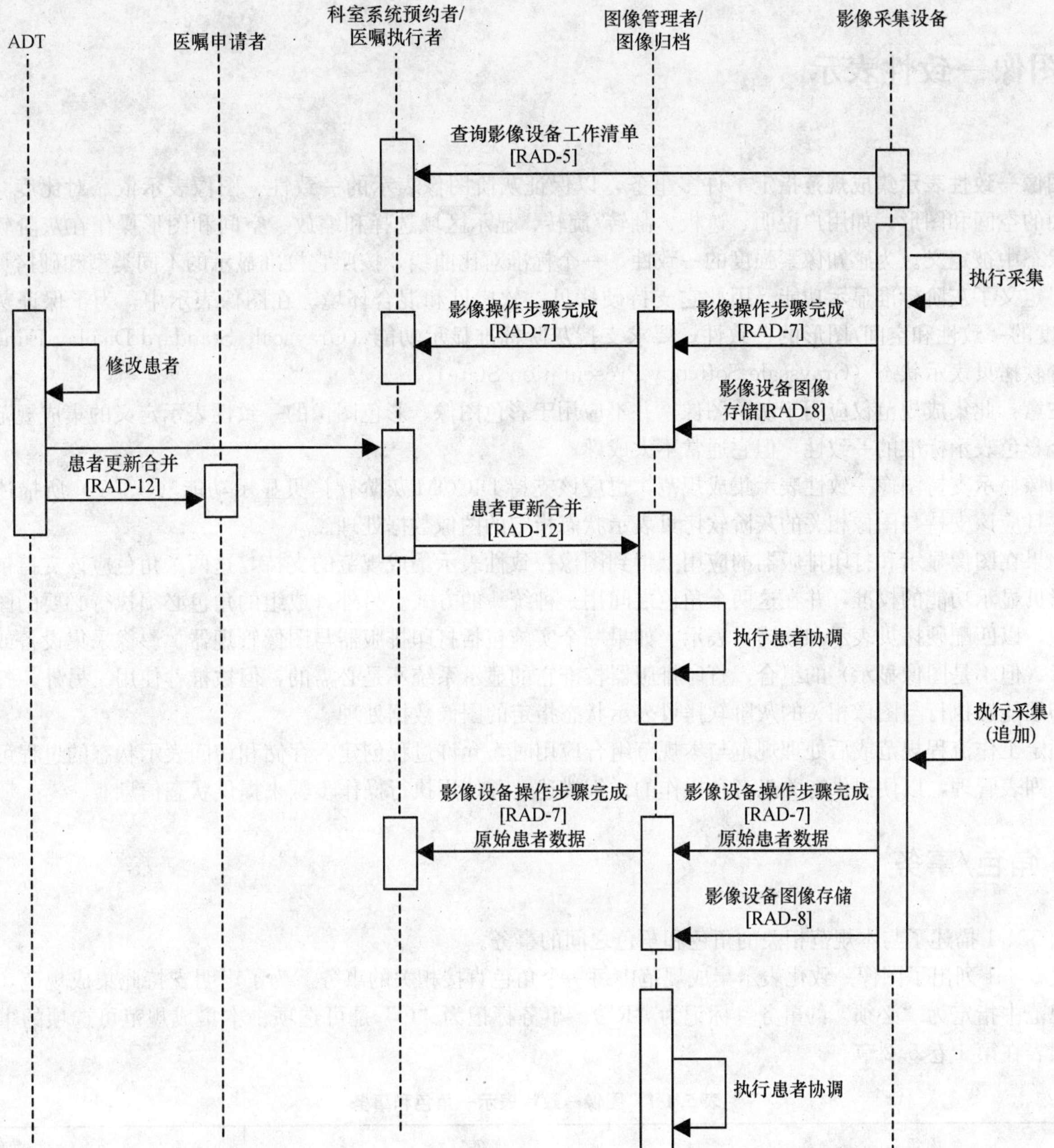

图 4.4-6　在图像采集期间的患者信息协调

5　图像一致性表示

图像一致性表示集成规范指定了许多事务，以保证灰阶图像表示的一致性。图像表示依靠对比度/亮度，及应用的空间和图形，如用户说明、遮板、翻转/旋转、显示区域选择和缩放。空间和图形操作在灰阶软拷贝表示状态中被定义。为感知像素强度的一致性，一个标准对比曲线，按照它校准显示的不同类型和硬拷贝输出设备，定义了灰阶标准显示功能。因此它支持硬拷贝、软拷贝和混合环境。在图像表示中，为了保证灰阶对比/亮度的一致性和空间/图形的一致性，要求支持灰阶标准显示功能（Grayscale Standard Display Function）和灰阶软拷贝表示状态（Grayscale Softcopy Presentation State）。

注意：此集成规范仅应用于灰阶图像，并不应用于彩色图像。彩色图像的一致性表示定义的集成规范，要求一个彩色表示标准的一致性，但它通常不太成熟。

图像显示支持图像一致性表示集成规范，也应该支持 DICOM 灰阶软拷贝显示功能（GSDF）所描述的校准，并且应该支持与图像相关的灰阶软拷贝表示状态指定的图像数据处理。

如果在图像显示和打印排版器的应用上得到图像一致性表示集成规范的支持，这两个角色应该支持依据灰阶软拷贝显示功能的校准，并在这两个角色之间用一种统一的方式。另外，成组的角色必须执行必要的图像数据处理，以匹配硬拷贝表示和软拷贝表示。如果一个实施包括打印排版器与图像管理器、影像采集设备或证据创建者（但不是图像显示）的组合，打印排版器校准它的显示系统不是必需的，但被推荐使用。另外，打印排版器必须能够执行与图像相关的灰阶软拷贝表示状态指定的图像数据处理。

预定工作流程规范或后处理规范与本规范组合应用时，允许过程创建、存储和访问表示状态的过程可以应用工作列表管理，以便提供有关患者和操作的详细描述；并使用执行操作步骤来提供状态信息。

5.1　角色/事务

图 5.1-1 描述了与本规范相关的角色和角色之间的事务。

表 5.1-1 列出了图像一致化表示集成规范中每一个角色直接相关的事务。为了声明支持此集成规范，必须执行规范中指定为“必须”的事务（标记为“R”）。事务标记为“O”是可选项。本集成规范可选项的事务的所有列表在第 1 卷 5.2 节。

表 5.1-1　图像一致性表示—角色和事务

角色	事务	选项	第 2/3 卷的章节
影像采集设备	影像设备图像存储［RAD-8］	R	4.8
	存储确认［RAD-10］	R	4.10
	影像设备表示状态存储［RAD-9］	R	4.9
图像管理器/图像归档	影像设备图像存储［RAD-8］	R	4.8
	存储确认［RAD-10］	R	4.10
	查询图像［RAD-14］	R	4.14
	获取图像［RAD-16］	R	4.16
	创建者图像存储［RAD-18］	R	4.18
	影像设备表示状态存储［RAD-9］	R	4.9
	查询表示状态［RAD-15］	R	4.15
	获取表示状态［RAD-17］	R	4.17
	创建者表示状态存储［RAD-19］	R	4.19

续表

角色	事务	选项	第2/3卷的章节
图像显示	查询图像［RAD-14］	R	4.14
	获取图像［RAD-16］	R	4.16
	查询表示状态［RAD-15］	R	4.15
	获取表示状态［RAD-17］	R	4.17
证据创建者	创建者图像存储［RAD-18］	O	4.18
	创建者表示状态存储［RAD-19］	R	4.19
	存储确认［RAD-10］	R	4.10
	查询图像［RAD-14］	O	4.14
	获取图像［RAD-16］	O	4.16
打印排版器	带有显示LUT的打印请求［RAD-23］	R	4.23
打印服务器	带有显示LUT的打印请求［RAD-23］	R	4.23

表2-1上涉及的其他规范可以是本规范的前提规范。

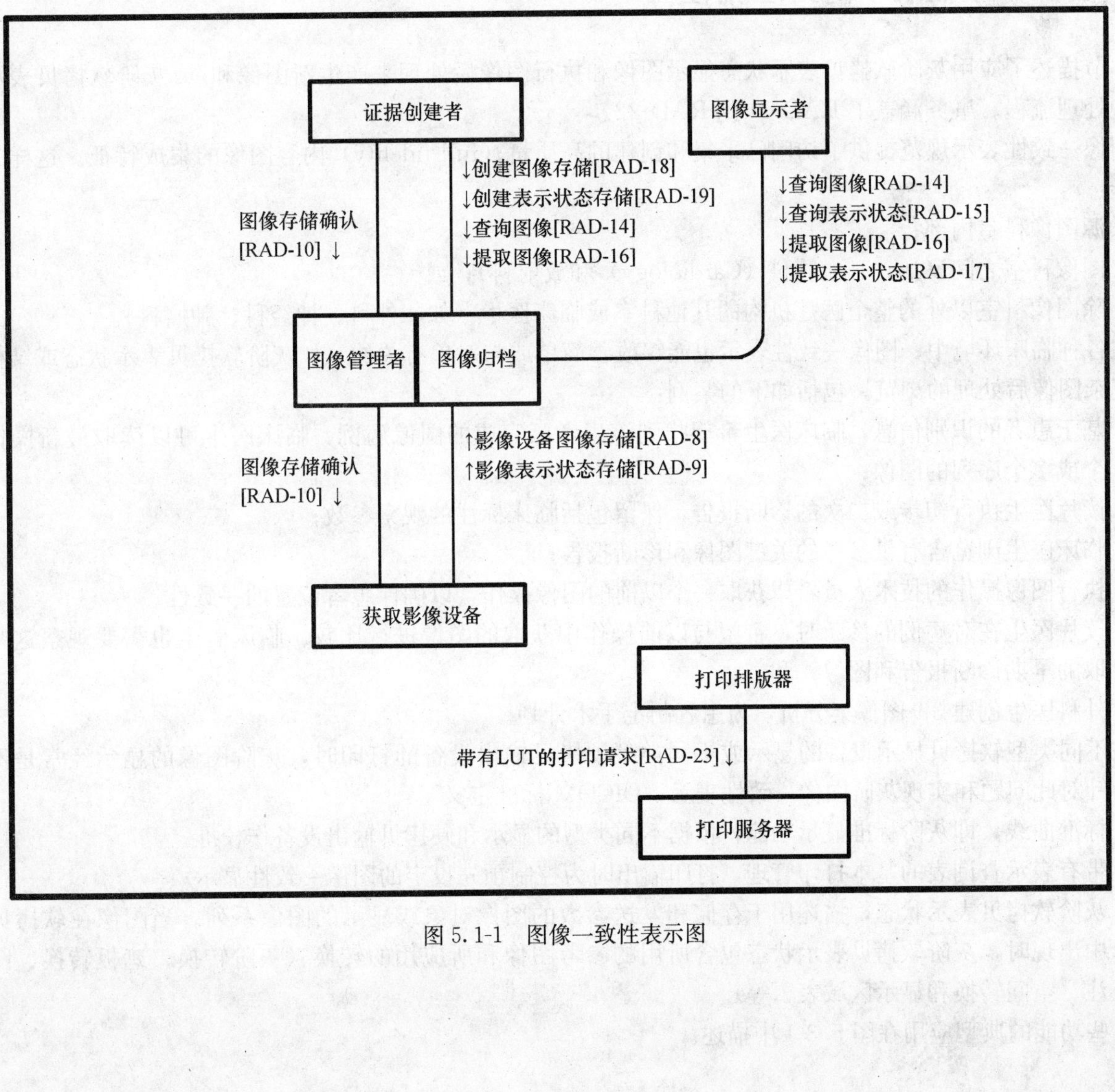

图5.1-1　图像一致性表示图

5.2 图像一致性表示集成规范选项

本集成规范可以选择的选项和规范应用的角色一起列在表 5.2-1 中。应用时各个可选项之间的依赖关系在注释中说明。

表 5.2-1 图像的一致性显示—角色和选项

角色	选项	卷和节
影像采集设备	没有定义选项	—
图像管理器/图像归档	没有定义选项	—
图像显示	没有定义选项	—
证据创建者	没有定义选项	—
打印排版器	没有定义选项	—
打印服务器	没有定义选项	—

5.3 图像一致性表示的处理流程

本节描述了应用灰阶软拷贝表示状态显示图像和执行图像后处理来产生新图像和/或灰阶软拷贝表示状态的典型处理流程。事务涵盖了 RAD-14 到 RAD-22。

图像一致性表示规范提供了访问已采集和创建的高质量（full-fidelity）内容图像的集成特征。这样的访问可用于：

- 源图像科室内部；
- 图像科室之间（如，心血管科（Cardiology）和放射科）；或
- 除图像科室以外的整个医疗机构的其他科室或临床医生（如，外科、神经科、肿瘤科）。

在各种临床环境中，图像一致性表示也能够改善简单或与对象有关的（如灰阶软拷贝表示状态或结构化报告）复杂图像后处理的浏览。包括如下的案例：

- 基于患者的识别信息，临床医生希望找到该患者已完成的图像病例。临床医生可以读取最新操作的一个或多个序列的图像；
- 读片医生执行初步或二次的诊断报告，保留包括临床标注的观察参数；
- 临床医生浏览含有供参考的关键图像和诊断报告；
- 执行图像操作的技术人员希望获取一个以前的图像操作，以确保患者位置的一致性；
- 读片医生在对病例的诊断时，希望与以前操作中获取的图像进行比较。临床医生也需要观察这些已提取的早期诊断报告和图像；和
- 外科医生创建 3D 图像集分析，为患者制定手术计划。

在不同类型软拷贝显示设备的显示或不同类型硬拷贝输出设备的打印时，灰阶图像的显示经常是不一致的。为针对此问题和实现灰阶图像一致性表示，DICOM 标准定义了：

- 标准曲线，即灰阶标准显示功能，依据不同类型的显示和硬拷贝输出设备作校准；
- 带有表示查询表的基本打印管理，打印输出时为控制预先设定的图像一致性显示；
- 灰阶软拷贝表示状态，描述用于存储和发送参数的图像对象或显示的图像系列。当图像在软拷贝显示中出现时，灰阶软拷贝表示状态包含所用的参考图像和所应用的转换（灰阶转换、遮板转换、图像标注、空间转换和显示区域表示等）。

这些功能的典型应用在图 5.3-1 中描述。

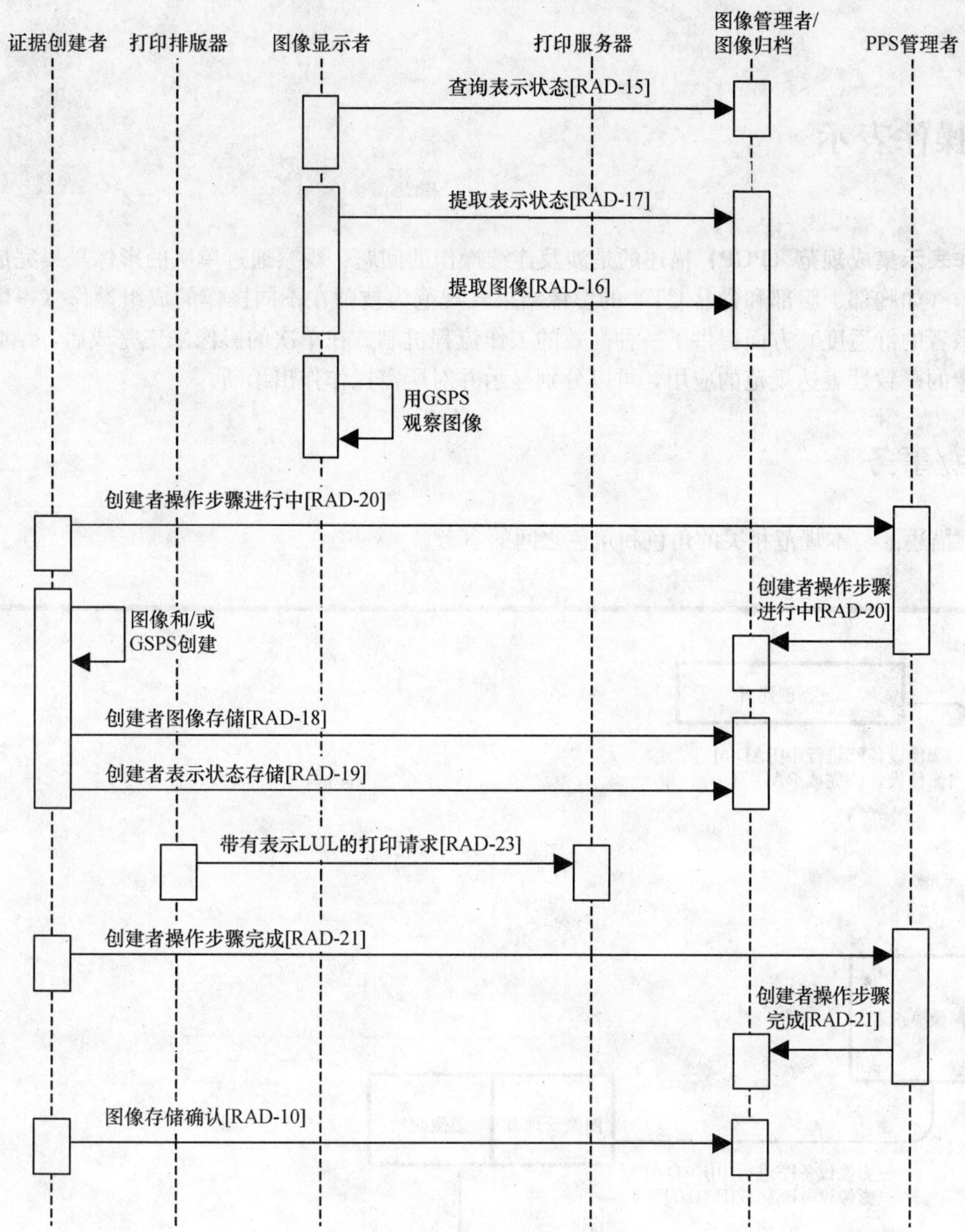

图 5.3-1　图像一致性表示流程

如下是需重视的有关图像一致性表示规范处理流程的例子：

- 证据创建者角色是与图像显示角色组合，但是在上图中为了区别事务是分开显示的；
- 在这个例子中，打印排版器可以与证据创建者组合，但为了满足访问图像的要求，也可以与的其他角色组合；
- 上图包括操作步骤事务不是本规范的一部分，但已在相关的工作流程规范中定义。图中显示了操作步骤完成事务的某个特定序列，这个事务可以发生在图像和/或表示状态（GSPS）创建后的任何时间。这意味案例可能发生在图像和/或 GSPS 存储前、存储后、打印后，甚至可以在图像存储确认后。IHE 技术框架没有指定与此事务相关的其他事务的时间安排。

6　成组操作表示

成组操作表示集成规范（PGP）描述的是涉及连续操作的问题：观察通过单次的影像采集完成不同影像序列的请求操作（如胸部、腹部和骨盆 CT）的影像结果。规范为技师在不同操作的成组操作（一般是为了提高工作效率和患者的舒适度）方面提供了一种高效的工作流程机制。在单次的影像采集完成后，结合预定工作流程事务和图像的一致性表达规范的应用，可以分别显示并对所需操作作出诊断。

6.1　角色/事务

图 6.1-1 描述了与本规范相关的角色和角色之间的事务。

图 6.1-1　成组操作表示图

表 6.1-1 列出了成组操作集成规范中每一个角色直接相关的事务。为了声明支持此集成规范，必须执行规范中指定为“必须”的事务（标记为“R”）。事务标记为“O”是可选项。本集成规范可选项的事务的所有列表在第 1 卷 6.2 节。

表 6.1-1 成组操作表示—角色和事务

角色	事务	选项	第2/3卷的章节
科室系统预约者/医嘱执行者	影像操作步骤进行中［RAD-6］（注1）	R	4.6
	影像操作步骤完成［RAD-7］	R	4.7
影像采集设备	影像操作项目进行中［RAD-6］（注1）	R	4.6
	影像操作步骤完成［RAD-7］	R	4.7
	影像表示状态存储［RAD-9］	R	4.9
图像管理器/图像归档	影像操作步骤进行中［RAD-6］（注1）	R	4.6
	影像操作步骤完成［RAD-7］	R	4.7
	影像表示状态存储［RAD-9］	R	4.9
执行操作项目管理器	影像操作步骤进行中［RAD-6］（注1）	R	4.6
	影像操作步骤完成［RAD-7］	R	4.7

表2-1上涉及的其他规范可以是本规范的前提规范。

注1：在本规范中，该事务有一个由此角色所要求的扩展。此扩展的详细定义在第2卷4.6.4.1.2.3.6节。

注：由IHE PGP集成规范提出的集成功能的使用（可用于影像设备操作步骤进行中/完成，和影像设备表示状态存储），要求图像显示与其他工作流程所用的角色集成。这样的角色可以是图像管理器/存档或科室系统预约者/医嘱执行者。一个独立的图像显示不能直接受益于PGP集成规范功能。可是，如果独立的图像显示支持图像一致性表示集成规范，它将从影像采集设备执行的PGP集成规范所产生的表示状态中受益。

6.2 成组操作表示集成规范选项

本集成规范可以选择的选项和规范应用的角色一起列在表6.2-1中。

表 6.2-1 成组操作表示—角色和选项

角色	选项	卷和节
影像采集设备	没有定义选项	—
科室系统预约者/医嘱执行者	没有定义选项	—
图像管理器/图像归档	没有定义选项	—
执行操作步骤管理器	没有定义选项	—

6.3 成组操作表示的处理流程

成组操作表示（PGP）提供一个通过单一的执行操作步骤采集实现多个请求操作，促进图像和诊断报告显示的高效机制。事务涵盖在RAD-5到RAD-10的内容中。

如下的应用案例定义了PGP事务流程：

- 当技师在众多预约操作步骤中对应不同的请求操作而组合应用时，可以用单一的执行操作步骤来完成图像采集，这些成组操作表示可以对结合使用的灰阶软拷贝表示状态和关联的执行操作步骤提供方便，如下所定义的。
- 这也可用于在影像采集设备上成组操作读取图像中的证据创建者，以及已定义的与一个或多个请求操作相关的特殊表示状态。
- 对每一个请求操作，技师为了定义可用于与请求操作相关的图像序列相应的显示参数，可以创建一个或多个灰阶软拷贝表示状态，这些灰阶软拷贝表示状态与一个特定的请求操作的执行操作步骤相关联。

以下是说明PGP流程的例子：

- 在这个说明中，胸部、腹部和骨盆成组的请求操作将产生一个与螺旋CT机采集图像相关的一个PPS。

然后技师选择采集图像的胸部序列，为胸部图像选择适当的窗宽/窗位，并产生一个 GSPS 记录胸部表示状态。涉及此胸部显示的操作步骤完成事务被发送到图像管理器和科室系统预约/操作安排者处。

同样对腹部和骨盆操作也如此，这样产生四个 PPS，其中一个 PPS 为三个成组操作的图像，另外三个 PPS 与各自的表示状态有关与。最后，图像和 GSPS 存储在图像归档并完成存储确认。

● 读片医生可以使用技师创建的 GSPS（与 PPS 事务中指定的请求操作有关），改善对从 CT 腹部图像分离的 CT 胸部图像的显示和诊断。这也可以方便地查阅以前的相关图像序列来促进诊断。

如下的步骤描述了有关成组操作表示的典型流程：

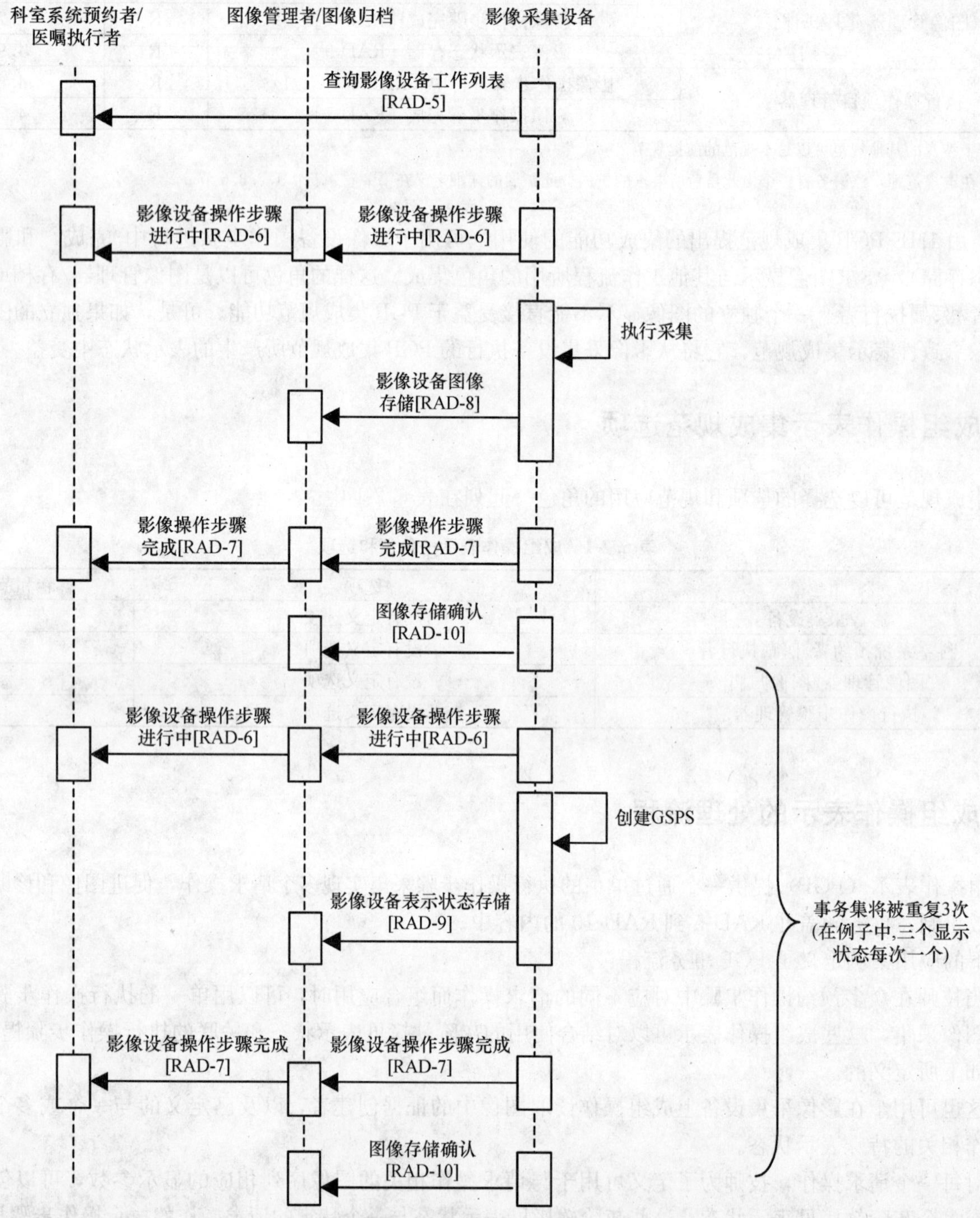

图 6.3-1　成组操作表示流程

7　放射信息访问

放射信息访问（ARI）集成规范指定了众多的查询事务，提供对放射信息的访问，包括采集或创建时所用的 DICOM 格式的图像和相关报告。这种访问对放射科和其他科室，如病理科、外科和肿瘤科都是有用的。非放射信息（如实验室报告）如果它可表示为 DICOM 格式，也可以被访问。

7.1　角色/事务

图 7.1-1 描述了与本规范相关的角色和角色之间的事务。斜体字的事务代表“通用”类的查询/获取事务。指定的事务依赖于图像显示和图像管理器/图像归档角色所支持的特定内容规范。

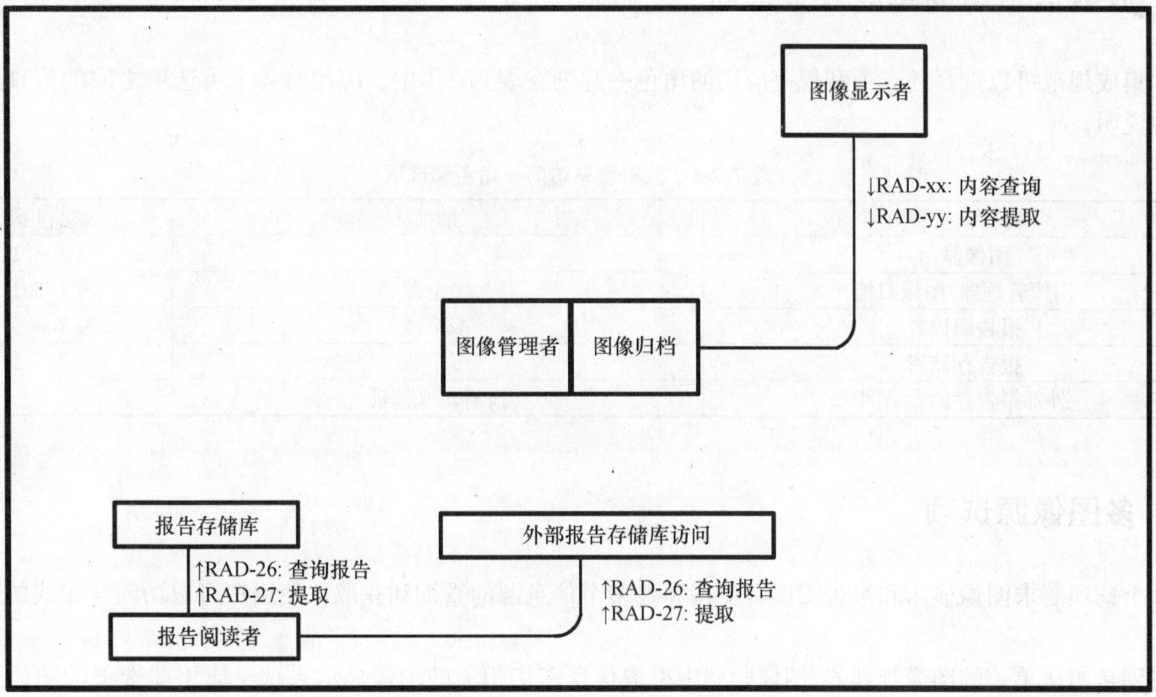

图 7.1-1　放射信息访问图

表 7.1-1 列出了放射信息访问集成规范中每一个角色直接相关的事务。为了声明支持此集成规范，必须执行规范中指定为“必须”的事务（标记为“R”）。事务标记为“O”是可选项。本集成规范可选项的事务所有列表在第 1 卷 7.2 节。

表 7.1-1 放射信息访问—角色和事务

角色	事务	选项	第 2/3 卷的章节
报告阅读者	查询报告［RAD-26］	R	4.26
	获取报告［RAD-27］	R	4.27
报告存储库	查询报告［RAD-26］	R	4.26
	获取报告［RAD-27］	R	4.27
外部报告存储库访问	查询报告［RAD-26］	R	4.26
图像显示	要求该事务依赖于内容规范的支持		
图像管理器/图像归档	要求该事务依赖于内容规范的支持		

表 2-1 上涉及的其他规范可以是本规范的前提规范。

为了图像显示和图像管理器/归档系统角色能支持所依赖的每一个内容规范，该类角色要求支持查询/获取事务，并且必须支持至少一个内容规范。应用于本规范的查询/获取事务的详细列表，见本卷的表 2.3-1。

7.2 放射信息访问集成规范选项

本集成规范可以选择的选项和规范应用的角色一起列在表 7.2-1 中。应用时各个可选项之间的依赖关系在注释中说明。

表 7.2-1 放射信息访问—角色和选项

角色	选项	卷和节
图像显示	多个源	I 7.3.1
图像管理器/图像归档	多个源	I 7.3.1
报告阅读者	多个源	I 7.3.1
报告存储库	多个源	I 7.3.1
外部报告存储库访问	没有定义选项	—

7.3 多图像源选项

这个选项要求图像显示和报告阅读者支持源自多个信息源的查询和获取，使用户可以访问分布式的放射学信息。

特别是与从单一的图像管理器/图像归档中提取信息密切相关的图像显示系统。应用此选项的图像显示系统支持一个用户要求从多个图像源（如超声 miniPACS、心血管 PACS 和放射科 PACS）中查看统一的信息。

查询多图像源也为图像显示提供了一个机会，访问在“遗留（legacy）”归档系统中存储的对象，它可能已经被替换，或者将它们的信息合并到一个新的图像管理器/图像归档中。

7.3.1 对多图像源选项的要求

为了声明对此规范选项的支持，图像显示应该能够从多个图像管理器/图像归档中查询和获取。

为了声明对此规范选项的支持，报告阅读者应该能够从多个报告存储库中查询和获取。

没有要求多个查询或获取能否同时发生或连续发生。

图像显示和报告阅读者应该具有访问多个图像管理器/图像归档和报告存储库（分别地）的设定功能。

为了确保从图像管理器和报告管理器收集的信息尽可能的正确，它们也应该支持患者信息一致化集成规范。因为在不同的 ADT（患者标识符）域得到的角色，可能导致不可预测的查询结果，此选项假设所有的角色是同一 ADT 域的一部分（即可以这样假设，所给的患者标识符唯一地指定某一个患者）。

图像显示或报告阅读者支持本规范的选项是可以设定为，最初的查询仅是本地的信息源；但应该还可以通过某个用户的请求查询多个图像源。

当图像显示和报告阅读者组合时，某个用户请求应该能够为图像（存储在图像管理器/图像存档中的任何文件）和报告触发多个图像源的查询。

如果信息源的通讯失败，图像显示或报告阅读者应该提供它收到的其他信息源的信息。另外，图像显示和报告阅读者应该通知用户，他们正在观察的可能是不完全的结果。

当图像显示或报告阅读者对多个图像源执行一个操作层面或序列层面的查询，并发现引用的操作/序列在多个地方时，操作/序列在系统之间既可以复制，也可以分开。当用户请求获取一个操作/序列时，图像显示和报告阅读者应该比较信息，决定如果信息实际上是被复制的或分开的，并且为用户显示的结果是统一的表达。结果的统一表达可以被显示和更新，既可以作为已接收的响应，也可以是来自最后响应信息源时接收的最终响应。

参与的图像显示或报告阅读者应该应用复制实体的管理方式，以避免重复的获取。

8 关键图像标识

关键图像标识（KIN）集成规范指定的事务允许用户在操作中标记一个或多个图像，作为附加于它们的重要标识，并与操作一起被管理。这个标识包括一个用于标记图像的标题说明和一个可选的用户注释字段。医生可以对各种目的的图像附加关键图像标识：转诊医生访问、教学文件选择、与其他科室会诊和图像质量问题等。

当关键图像标识满足证据文档的定义时，它应该被标识，在本规范中将历史原因的情况作为特例而予以分别处理。有关通用证据文档处理的详细描述请参考证据文档规范（本卷第 14 章）。

8.1 角色/事务

图 8.1-1 描述了与本规范相关的角色和角色之间的事务。

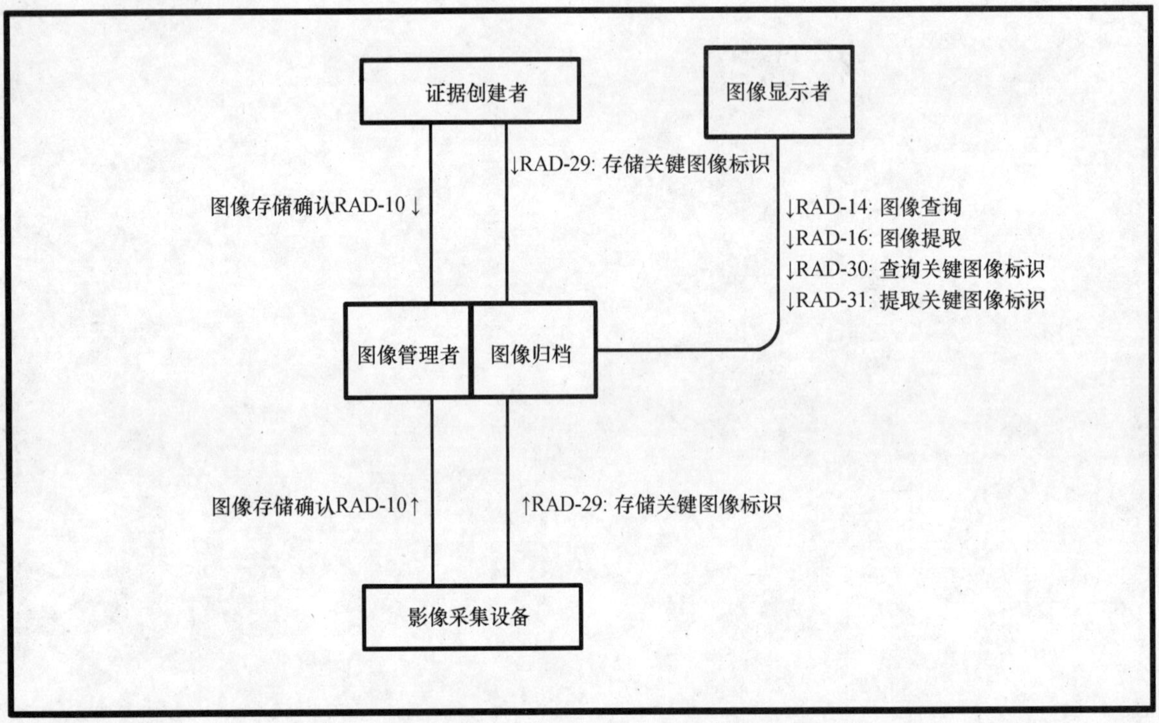

图 8.1-1　关键图像标识图

表 8.1-1 列出了关键图像标识集成规范中每一个角色直接相关的事务。为了声明支持此集成规范，必须执行规范中指定为“必须”的事务（标记为“R”）。事务标记为“O”是可选项。本集成规范可选项的事务所有列表在第 1 卷 8.2 节。

表 8.1-1　关键图像标识集成规范—角色和事务

角色	事务	选项	第 2/3 卷的章节
影像采集设备	图像存储确认［RAD-10］	R	4.10
	关键图像标识存储［RAD-29］	R	4.29
证据创建者	图像存储确认［RAD-10］	R	4.10
	关键图像标识存储［RAD-29］	R	4.29
图像管理器/图像存档 图像存档	图像存储确［RAD-10］	R	4.10
	查询图像［RAD-14］	R	4.14
	获取图像［RAD-16］	R	4.16
	关键图像标识存储［RAD-29］	R	4.29
	查询关键图像标识［RAD-30］	R	4.30
	获取关键图像标识［RAD-31］	R	4.31
图像显示	查询图像［RAD-14］	R	4.14
	获取图像［RAD-16］	R	4.16
	查询关键图像标识［RAD-30］	R	4.30
	获取关键图像标识［RAD-31］	R	4.31

表 2-1 上涉及的其他规范可以是本规范的前提规范。

8.2　关键图像标识集成规范选项

本集成规范可以选择的选项和规范应用的角色一起列在表 8.2-1 中。应用时各个可选项之间的依赖关系在注释中说明。

表 8.2-1　关键图像标识—角色和选项

角色	选项	卷和节
影像采集设备	没有定义选项	—
证据创建者	没有定义选项	—
图像管理器/图像归档	没有定义选项	—
图像显示	没有定义选项	—

8.3　关键图像标识规范

关键图像标识集成规范指定的事务允许用户在操作中标记一个或多个图像，作为附加于它们的重要标识，并与操作一起被管理。这个标识包括一个用于标记图像的标题说明和一个可选的用户注释字段。医生可以对各种目的的图像附加关键图像标识：转诊医生访问、教学文件选择、与其他科室会诊和图像质量问题等。用以描述为什么图像需要标识的主题列表由 DICOM 和包含在 DICOM PS3.16 的 CID 7010（关键对象选择文档主题，Key Object Selection Document Title）定义。

在同一病例中单一的关键图像标识可以参考几个图像。多个关键图像标识可以参考同一个图像。

当关键图像标识涉及一个图像时，也可以包括一个参考图像特定的表示状态，这样确保了关键图像标识涵盖了图像表示状态的重要信息（在图像一致性表示集成规范中定义的窗宽/窗位、翻转、缩放、旋转、图形和文字说明）。这些信息可以由图像显示的应用来支持关键图像标识和图像一致性表示集成规范。

关键图像标识的内容规范在图 8.3-1 中显示，并且必须使用 DICOM 关键对象选择文档（Key Object Selection Document）SOP 类的定义。一个病例已标记的图像是参照了属于同一病例的关键对象选择文档。

IHE 没有要求证据创建者角色产生关键图像标识来支持病例以外的引用图像的能力。但如果选择这样做，则要求在每个 DICOM 标准中包含同一文档顺序。

IHE 要求图像显示角色接收关键图像标识，以显示关键对象选择文档引用的图像属于同一个被标记操作的事实。指定的用于显示的方法已超出了 IHE 的范围。虽然要求图像显示接收关键图像标识，但对 DICOM 标准而言，不要求接受关键对象选择文档及操作以外的引用，可以选择支持从属于关键图像标识以外的其他操作获取和显示图像。

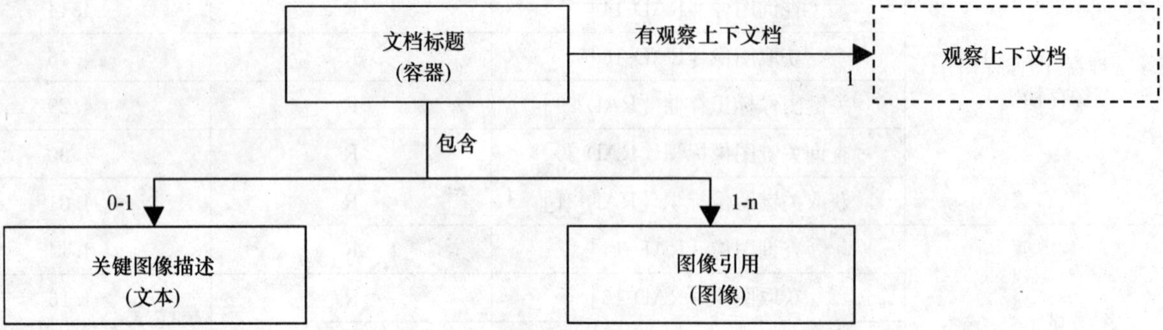

图 8.3-1 关键图像标识模式

9 简单图像和数字报告

简单图像和数字报告（SINR）集成规范促进数字化口述（digital dictation）、语音识别和专用诊断报告包的推广应用，通过将单独的报告功能分成不同的角色，以便创建、管理、存储和观察。在这些不同的功能之间，规范定义的事务进行诊断报告的交换，使厂商在一个实际系统中具有这些功能的一个或多个。

这种受众多影像科室欢迎的诊断报告的一个简单结构是：一个主题、一个观察相关内容、和一或多个节段，每个节有一个标题、观察相关内容、文字、参考图像和可选的编码测量（coded measurements）。一些元素也可以编码。以便计算机的检索。这样的报告可以被输入到正式的诊断报告，从而避免信息的重复录入。

9.1 角色/事务

图 9.1-1 描述了与本规范相关的角色和角色之间的事务。

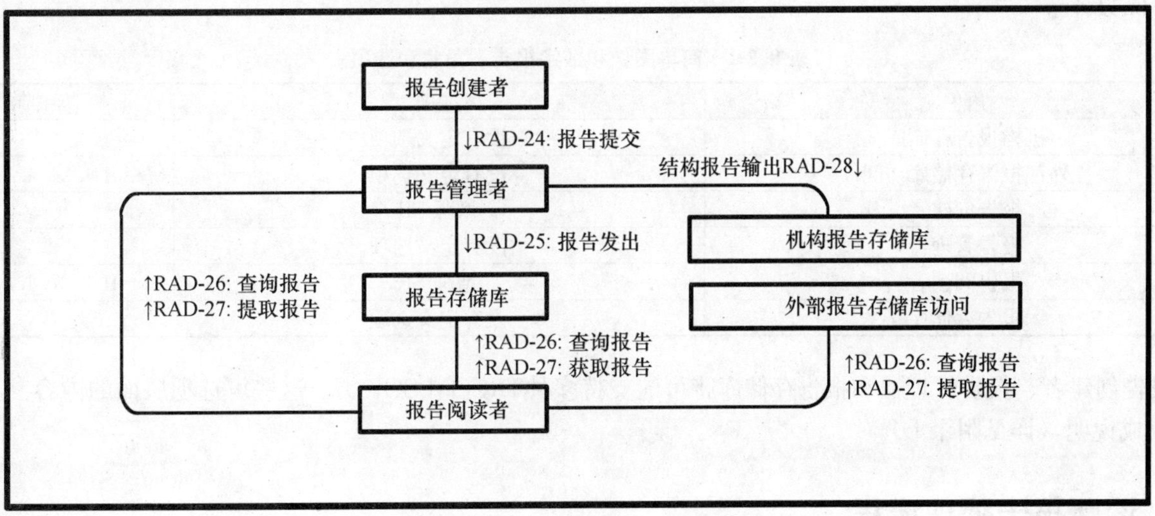

图 9.1-1 简单图像和数字报告图

表 9.1-1 列出了简单图像和数字报告集成规范中每一个角色直接相关的事务。为了声明支持此集成规范，必须执行规范中指定为“必须”的事务（标记为“R”）。事务标记为“O”是可选项。本集成规范可选项的事务所有列表在第 1 卷 9.2 节。

表 9.1-1 简单图像和数字报告—角色和事务

角色	事务	选项	第 2/3 卷的章节
报告创建者	报告提交［RAD-24］	R	4.24
报告管理器	报告提交［RAD-24］	R	4.24
	报告发出［RAD-25］	R	4.25
	查询报告［RAD-26］	R	4.26
	获取报告［RAD-27］	R	4.27
	结构报告输出［RAD-28］	O	4.28

续表

角色	事务	选项	第 2/3 卷的章节
报告阅读者	查询报告［RAD-26］	R	4.26
	获取报告［RAD-27］	R	4.27
报告存储库	报告发出［RAD-25］	R	4.25
	查询报告［RAD-26］	R	4.26
	获取报告［RAD-27］	R	4.27
外部报告存储库访问	查询报告［RAD-26］	R	4.26
	获取报告［RAD-27］	R	4.27
外部报告存储库	结构报告输出［RAD-28］	R	4.28

表 2-1 上涉及的其他规范可以是本规范的前提规范。

9.2　简单和数字化报告集成规范选项

本集成规范可以选择的选项和规范应用的角色一起列在表 9.2-1 中。应用时各个可选项之间的依赖关系在注释中说明。

表 9.2-1　简单图像和数字报告—角色和选项

角色	选项	卷和节
机构报告存储库	没有定义选项	—
外部报告存储库访问	没有定义选项	II 4.24.4.1.2
报告创建者	增强 SR	—
报告管理器	没有定义选项	—
报告阅读者	增强 SR	II 4.27.4.2.2
报告存储库	没有定义选项	

报告创建者、报告管理器和报告存储库将可能支持多种 DICOM SOP 类。这些可选项层面的内容参考详见 IHE 集成说明（详见附录 D）。

9.3　诊断报告处理流程

本节描述了典型的与诊断报告相关的处理流程。事务涵盖了 RAD-24 到 RAD-27。

在诊断报告的最初阶段，读片医生通过产生的一个 DICOM 结构化报告对象草稿诊断记录，并提交到报告管理器。

一旦报告被送到报告管理器，报告创建者放弃诊断报告发送报告管理器的控制。

有时某些其他文档也可作为“报告”，可以使用 DICOM SR 编码（例如，操作报告、CAD 结果和超声心动监测报告（echocardiography measurement reports）），但这些文档并不遵循本规范中所描述的同一种确认和分发处理，这些文档用于不同的目的并在证据文档规范中作进一步的阐述。

诊断报告是由报告管理器处理和修改，这包括增加和改变报告数据，也包括确认初步报告。在所有这些情况中，报告管理器对报告内容的任何改变，都导致创建一个新的 DICOM 结构报告对象。在任何时间，对外部的访问要求，报告管理器都可以传输报告到报告存储库，但是一个最小化的正式报告必须送到报告存储库。报告创建者可以通过提交一个新的 SR SOP 实体有效地修正报告。

报告存储库提供 DICOM 结构化报告的永久存储，它也允许报告阅读者在整个医疗机构中查询和获取诊断报告。报告阅读者提供一个用户接口，用以观察从报告存储库获取的或外部报告存储库访问获取的 DICOM 结构化报告。

对外部报告存储库的访问是获得其他科室报告的一个途径，如从实验室和病理科这些图像科室中得到诊断报告。DICOM 结构化报告是由报告阅读者从外部报告存储库的访问中查询和获取的。

医疗机构报告存储库接收 HL7 格式的诊断报告。简单图像报告和简单图像及数字报告最低的功能要求是由模板 TID 2000 定义的。只要诊断报告符合 SOP 类，创建者可以提出更加复杂的要求。在技术框架中引用的模板包括在 DICOM 第 16 部分。

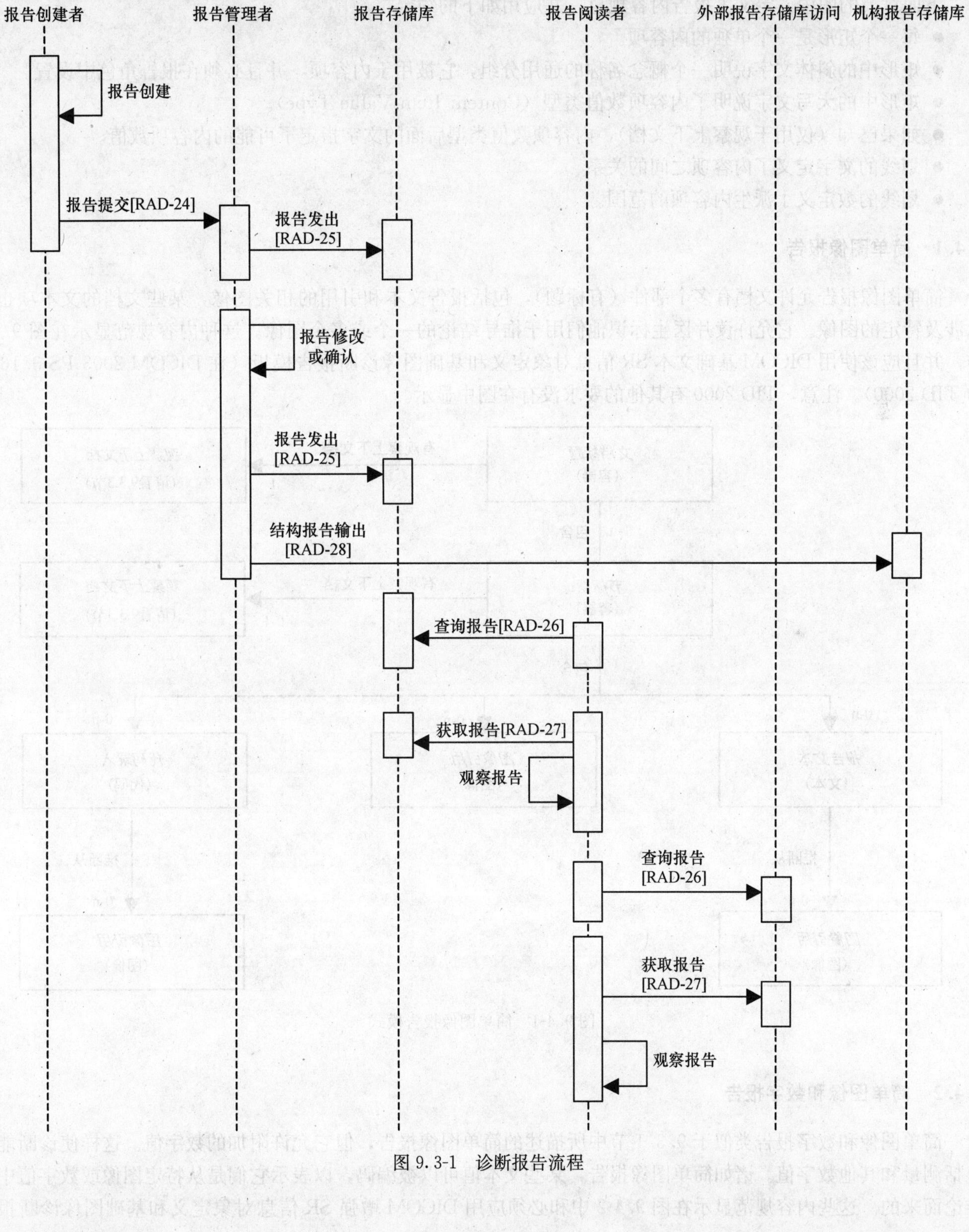

图 9.3-1　诊断报告流程

9.4 诊断报告应用案例

DICOM 结构报告提供对任意结构化诊断报告数据编码的功能。IHE 技术框架规定，报告角色必须支持几种应用案例和它们指定的内容规范，在如下章节中详细描述。

下面章节的图中，定义了报告内容规范，并应用如下的约定：

- 每一个矩形是一个单独的内容项。
- 矩形中的斜体文字说明一个概念名称的通用分组，它被用于内容项，并且必须在报告角色中设置。
- 矩形中的**大写**文字说明了内容项数值类型（Content Item Value Type）。
- 如果已知（仅用于观察上下文档），内容项数值类型后面的文字指定了可能的内容项数值。
- 划线的文字定义了内容项之间的关系。
- 划线的数定义了派生内容项的范围。

9.4.1 简单图像报告

简单图像报告允许文档有多个部件（有标题），包括报告文本和引用的相关图像，某些文档的文本项也可以涉及特定的图像。它允许读片医生标识他们用于推导结论的一个或多个图像。这种内容规范显示在图 9.4-1 中，并且应该使用 DICOM 基础文本 SR 信息对象定义和基础图像诊断报告模板（在 DICOM 2003 PS 3.16 中的 TID 2000）。注意，TID 2000 有其他的要求没有在图中显示。

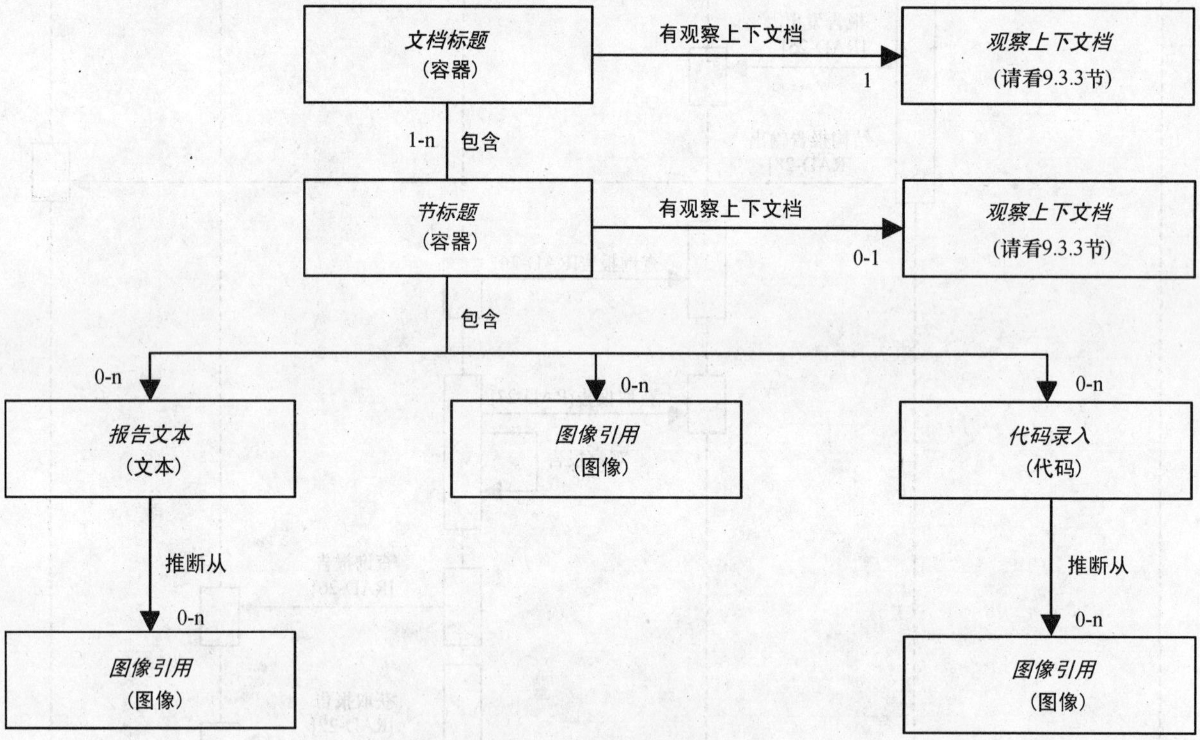

图 9.4-1 简单图像报告模式

9.4.2 简单图像和数字报告

简单图像和数字报告类似于 9.3.1 节中所描述的简单图像报告，但它允许附加的数字值。这样使诊断能够包括测量和其他数字值。诸如简单图像报告，某些文本值可以被编码，以表示它们是从特定图像或数字值中所推论而来的。这些内容规范显示在图 9.4-2 中和必须应用 DICOM 增强 SR 信息对象定义和基础图像诊断报告模板（在 DICOM 2003 PS3.16 中的 TID 2000）。注意，TID 2000 有其他的要求没有在图中显示。

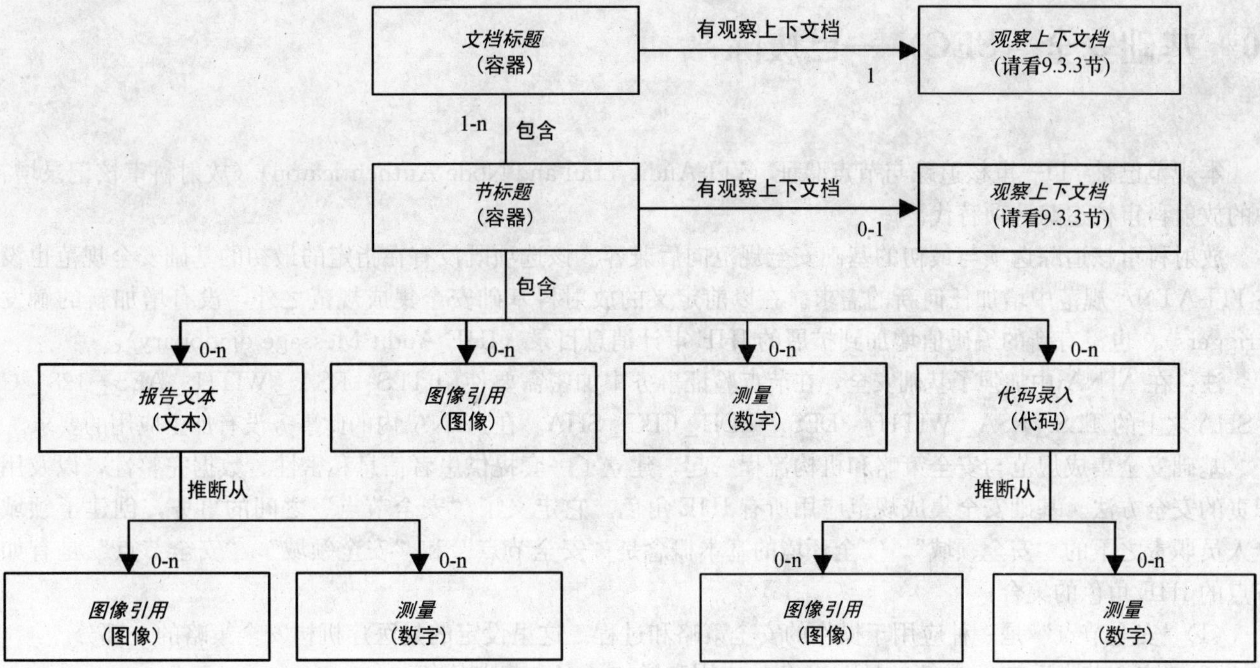

图 9.4-2 简单图像和数字报告模式

9.4.3 观察上下文档

对简单图像报告及简单图像和数字报告的观察上下文档的编码应该遵循相应的标准化模板 TID 1001 的定义，模板包含在 DICOM 2003 PS3.16：DICOM 内容映射资源（Content Mapping Resource，DCMR）。

观察上下文档内容项可以从根内容项延续下来，并可以在部件的层面上被后面的观察上下文档取代。因此，在整个诊断报告过程中观察上下文档可以有改变。这种功能允许在一个报告中包括，例如，对母亲和婴儿的观察，多个观察者的观察，或来自多个病例的观察。

10 基础安全（SEC）—已废除

本规范已被ITI—审核追踪与节点验证（ITI-Audit Trail and Node Authenticaton）（放射科审核记录增补）中的放射科审核追踪选项替代。

放射科审核追踪选项与最初的基础安全规范向后兼容。该选项既没有在指定的最初的基础安全规范也没有在ITI-ATNA规范中增加任何新的需求。在以前定义的放射科基础安全集成规范之外，没有增加新的触发器（triggers），也没有新的编码值增加到扩展的IHE审计消息目录（IHE Audit Message dictionary）。

注：在ATNA中加强了基础安全，在节点验证事务中加密需要使用TLS_RSA_WITH_AES_128_CBC_SHA之上的TLS_RSA_WITH_3DES_EDE_CBC_SHA。在ATNA内的此事务没有加密应用的要求。

基础安全集成规范与安全策略和机构流程一起，建立了一套提供患者信息私密性、数据完整性，以及用户职责的安全方法。基础安全集成规范应用所有IHE角色。它定义了“安全节点”之间的事务，创建了领域安全人员职责之下的“安全领域”。安全环境的基本概念是“安全节点”和“安全领域”，“安全节点”是有如下特点的IHE角色的集合：

（1）“安全节点”是一种应用于操作的安全策略和过程。这里设定的是医疗机构安全策略的一部分。

（2）“安全节点”有一或多个IHE角色的应用和增加了安全节点角色。

（3）任何外部的用户（人或应用程序）到“安全节点”边界，需提交一个访问控制操作，外部用户/应用将在访问控制过程中验证（IHE没有用于访问控制的方法类型规则）。

（4）所有请求的审计追踪事件将被记录，并且立即传输到中心审计记录存储库。

根据基础安全集成规范，“安全节点”的集合建立了一个“安全领域”。在交换任何信息之前，在安全领域中的所有“安全节点”执行一个强大的验证，特别是IHE的事务。

基础安全集成规范的目标是：

（1）用户的职责

允许医疗机构内的安全人员审核行为活动，检测医疗机构中违反安全的行为活动，以便检测对受保护医疗数据（PHI）不正确的创建、访问、修改和删除。PHI是重要的信息记录（登记、操作、病例/操作、报告和较小数据量的图像/表示状态），而不是系统之间的信息流程（IHE事务）。“安全领域”包括从每个安全节点导入/导出的信息。审核追踪机制的主要目标是跟踪PHI的数据访问。虽然审核追踪机制应用了直接影响PHI的所有事务，但目的并非是跟踪IHE事务。

审核追踪所包含的信息可以回答这些问题：

- 对一些用户而言：哪些患者的PHI是可以访问的
- 对一些患者的PHI而言：哪些用户可以访问它
- 已报告验证失败的是哪些用户
- 已报告的验证失败是哪些节点

（2）访问控制

在“安全领域”中（定义为一组交叉连接的安全节点），对“已授权的用户”限制访问所有的“安全节点”。

（3）集中式审核记录存储库

提供了集中的审核记录存储库，作为最简单的方式来实现安全需求。要求所有IHE角色的审核记录立即传输到审核记录存储库，减少篡改数据的机会和使科室的审核工作更简便。

（4）PHI数据完整性

允许追踪PHI信息的整个生命周期过程（创建、修改、删除、定位）。

基础安全集成规范有如下主要特征：

（1）用户的验证

（2）节点的验证

（3）审核记录的产生

以下为最基本的设定：

（1）基础安全集成规范仅提供了本地用户验证，规范允许每一个安全节点使用任何所选择的访问控制技术去验证用户，规范没有针对远程节点访问的用户验证。

（2）移动设备可以参与基础安全集成规范，但是有关实际的特殊问题是，移动设备有时是安全领域的一部分，有时在外部，本规范中没有明确表达。

（3）基础安全规范提供了一些工具，有助于使医疗机构积极适应私密性和安全性规章（美国的HIPAA和欧洲、日本的一些规章等），但是规范本身不能保证医疗机构适应这些规章。

（4）基础安全集成规范的运行环境设定在一个有公共网络范围和单一的医疗机构中，由一个单一的安全策略来管理。而特别需要引起重视的不安全领域，如互联网访问则不包括在本规范的范围中。在应用方面，诸如远程医疗和对患者远程医疗数据的访问也不在本规范的范围。有关设定安全环境的完整描述，详见附录F。

已知的技术限制

基础安全集成规范采用了系统日志（Syslog）机制，将日志审核记录消息传递到中心审核记录存储库。这种选择提供了在系统中应用安全的机制，提高系统安全的功能，日志机制遵从的是IT行业的最新标准。但关于这种选择仍有几个已知的不足：

（1）发送者无法得到接收者已接收到审核记录消息的确认信息。

（2）没有对审核记录消息进行加密的可选项。

（3）发送节点和中心审核存储库不能采用授权的方式来实现安全验证。

带有BEEP的可靠系统日志规范弥补了这些不足。可是，因为带有BEEP的可靠系统日志目前还不完善，对标准的选择不是一个可行的选项。IHE技术委员会为了解决这些不足，决定在IHE技术框架中，为审计记录消息选择安全的标准，要求这些标准是可用的、稳定的和被行业支持的。在应用可靠的系统日志时，IHE技术委员会期望除基于BSD的系统日志外，所要求的通讯协议的合并替代，融入到当前已经定义的集成规范中。

10.1　角色/事务

图10.1-1描述了与本规范相关的角色和角色之间的事务。

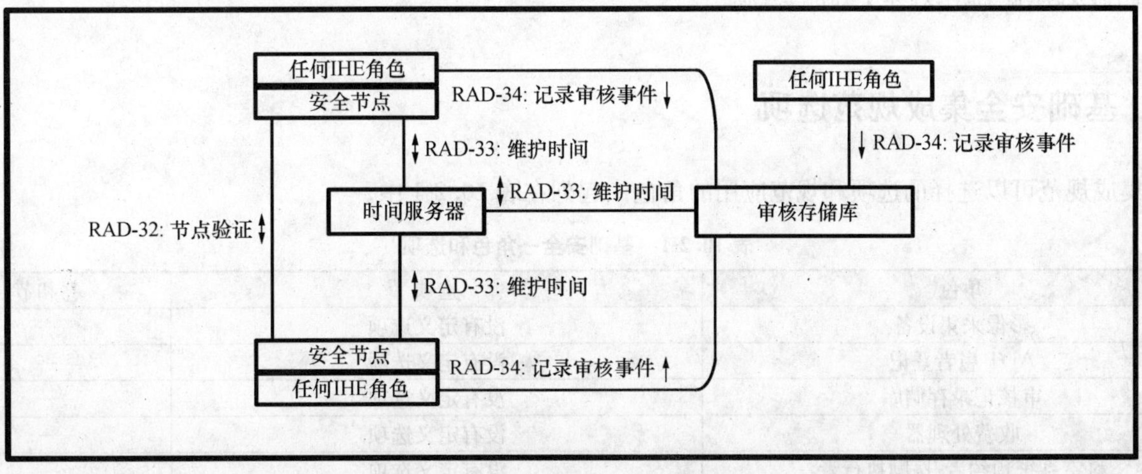

图10.1-1　基础安全图

表 10.1-1 列出了基础安全集成规范中每一个角色直接相关的事务。为了声明支持此集成规范，必须执行规范中指定为“必须”的事务（标记为“R”）。事务标记为“O”是可选项。本集成规范可选项的事务所有列表在第 1 卷 10.2 节。

在选择执行角色来支持本集成规范时，该角色必须和“安全节点”角色组合应用，在应用中要求所有 IHE 角色和其他任何活动都必须支持基础安全集成规范。

例外的情况是没有要求安全节点角色和审计记录存储库角色，或安全节点角色与时间服务器组合应用。

在实际应用中，必须提供的方法是上传所要求的授权，如通过软盘或通过网络的文件传输。

对该角色而言，必须至少支持一个其他的 IHE 集成规范。

表 10.1-1 基础安全集成规范—角色和事务

角色	事务	选项	第 2/3 卷的章节
影像采集设备	审核记录事件	R	4.34
ADT 患者登记	审核记录事件	R	4.34
审核记录存储库	审核记录事件	R	4.34
收费处理器	审核记录事件	R	4.34
科室系统预约者/医嘱执行者	审核记录事件	R	4.34
机构报告存储库	审核记录事件	R	4.34
证据创建者	审核记录事件	R	4.34
外部报告存储库访问	审核记录事件	R	4.34
图像显示	审核记录事件	R	4.34
图像管理器/图像归档	审核记录事件	R	4.34
医嘱申请者	审核记录事件	R	4.34
执行操作步骤管理器	审核记录事件	R	4.34
后处理管理器	审核记录事件	R	4.34
打印排版器	审核记录事件	R	4.34
打印服务器	审核记录事件	R	4.34
报告创建者	审核记录事件	R	4.34
报告管理器	审核记录事件	R	4.34
报告阅读者	审核记录事件	R	4.34
报告存储库	审核记录事件	R	4.34
安全节点	节点验证	R	4.32
	维护时间	R	4.33
时间服务器	维护时间	R	4.33

表 2-1 上涉及的其他规范可以是本规范的前提规范。

10.2 基础安全集成规范选项

本集成规范可以选择的选项和规范应用的角色一起列在表 10.2-1 中。

表 10.2-1 基础安全—角色和选项

角色	选项	卷和节
影像采集设备	没有定义选项	—
ADT 患者登记	没有定义选项	—
审核记录存储库	没有定义选项	—
收费处理器	没有定义选项	—
科室系统预约者/医嘱执行者	没有定义选项	—

续表

角色	选项	卷与节
机构报告存储库	没有定义选项	—
证据创建者	没有定义选项	—
外部报告存储库访问	没有定义选项	—
图像归档	没有定义选项	—
图像显示	没有定义选项	—
图像管理器	没有定义选项	—
医嘱申请者	没有定义选项	—
后处理管理器	没有定义选项	—
PPS 管理器	没有定义选项	—
打印排版器	没有定义选项	—
打印服务器	没有定义选项	—
报告创建者	没有定义选项	—
报告管理器	没有定义选项	—
报告阅读者	没有定义选项	—
报告存储库	没有定义选项	—
安全节点	没有定义选项	—
时间服务器	没有定义选项	—

10.3 基础安全处理流程

基础安全集成规范中的安全机制包括用户验证、节点验证和审核记录的生成。节点验证和用户验证定义了众多的事务，这些事务创建了安全节点的概念，以及在安全领域中互连安全节点的集成（详见第 III 卷附录 A）。

审核记录的生成要求一组审核触发事件，并定义审核记录的内容。在当前的医疗环境中，没有现有标准明确指出如何产生审计记录消息。基于 ASTM 完成的工作（PS 115-99：在医疗健康信息系统中使用的审核和公开日志的临时标准规范）和 HL7（审核消息框架），IHE 定义了一组详细的审核触发事件，一组有审核记录内容的通用审核消息，和每一个事件到通用审核消息的映射。审核记录触发事件在表 10.3-1 中列出（也在 RAD TF-3：4.34 的表 4.34-2 中）。它们由 IHE 事务（如查询图像事务）定义的两个触发事件和由其他安全—或私密—相关事件（如患者记录事件）产生的触发组成，。通过 XML 格式指定审核记录的内容（详见第 III 卷：附录 B)。

表 10.3-1 审核记录触发事件

触发事件	描述
由非 IHE 行为产生的事件	
角色—开始—停止	任何角色的开始和结束。应用于所有角色。不同于硬件的电源关闭和关机。
角色—配置	角色产生与安全相关的配置改变。应用于所有角色。安全相关配置行为改变验证的用户，或验证节点的安装证书列表。
PHI—导出	介质中 PHI 的任何导出，既可以是移动的物理介质，如 CD-ROM，也可以是文件的电子传输，如 E-mail。应用于所有角色。
PHI—打印	任何打印 PHI 的行为，纸的或胶片的，本地的或远程的。
PHI—导入	介质中 PHI 的任何导入，既可以是移动的物理介质，如 CD-ROM，也可以是文件的电子传输，如 E-mail。应用于所有角色。
患者—记录—事件	患者记录的建立、修改或访问。涉及的角色：ADT 患者登记、医嘱申请者。
医嘱—记录—事件	医嘱记录的建立、访问、修改或删除。涉及的角色：医嘱申请者。
操作—记录—事件	操作记录的建立、修改、访问或删除。涉及的角色：科室系统预约者/医嘱执行者。
开始—存储—实体	开始存储一个操作的 SOP 实体。这是一个混合的实体。涉及角色：影像采集设备、图像管理器/图像归档、证据创建者。

续表

触发事件	描述
实体—存储	一个特殊操作的实体被存储于系统中。一个事件包含了某个操作所有的存储实体。
实体—使用	一个指定操作的 SOP 实体被建立、修改或访问。一个事件覆盖了某个操作所有使用的实体。
实体—删除	一个指定操作的 SOP 实体被删除。一个事件覆盖了某个操作所有删除的实体。
开始—存储—报告	为存储发送报告
报告—对象—事件	建立、修改或访问报告
操作—对象—事件	操作被建立、修改或访问。新的实体附加于已存在的操作上的报告，也可以是新的操作。
操作—删除—事件	操作，或操作中的实体被删除。
节点—验证—失败	在 TLS 协商期间，发生安全节点验证失败，如非法的证书。
用户—验证	本地用户验证过程检测到一个失败。
审核—日志—使用	审核记录存储库被不同于到达的审核记录消息的一些事件访问或修改。
移动—仪器—事件	移动仪器加入或离开安全领域。
由 IHE 定义的事务产生的事件	
查询影像设备工作列表	收到影像设备工作列表查询。涉及的角色：科室系统预约者/操作安排者。
图像可用性查询	收到图像可用性查询。
查询图像	收到图像查询。
获取图像	图像传输从一个节点到另一个节点。这是安全节点产生的报告。
获取图像	系统接收到操作的图像，响应发送图像的请求。这是接收的节点产生的报告。
查询表示状态	收到表示状态查询。
获取表示状态	表示状态被传输，从一个节点到另一个节点。这是安全节点产生的报告。
获取表示状态	系统接收到操作的表示状态，响应发送图像的请求。这是接收的节点产生的报告。
查询关键图像标识	收到关键图像标识查询。
获取关键图像标识	关键图像标识被传输，从一个节点到另一个节点。这是安全节点产生的报告。
获取关键图像标识	关键图像标识被传输，从一个节点到另一个节点。这是接收的节点产生的报告。
查询报告	为出报告查询报告存储库。
获取报告	报告被传输，从一个节点到另一个节点。这是安全节点产生的报告。
获取报告	报告被传输，从一个节点到另一个节点。这是接收的节点产生的报告。
结构报告输出	报告被发送到一个外部存储库。
报告提交	报告被发送到一个报告管理器。
报告发出	报告被发送到一个报告存储库。
带有表示 LUT 的打印请求	指定表示 LUT 的打印时间被发送。

如下的章节中描述了授权用户、未授权用户和未授权节点试图得到受保护医疗健康信息（PHI）访问的三个典型的流程。

10.3.1 正常节点处理流程

以下的场景描述了当网络中的一个已授权节点的已授权用户访问 PHI 数据时，IHE 的安全设施是如何工作的。

1. 一个用户登录到图像显示/安全节点角色。

   用户进入已正确授权和验证来访问节点。

2. 时间同步的发生是单独的。此事务可以发生在任意时间，为了保证在正确的时间点生成审核记录，必须保证时间的正确。

3. 节点产生审计记录。
4. 用户需要查询/获取和观察一些图像。
   在图像事务发生前，必须在图像显示/安全节点角色之间和图像管理器/图像归档/安全节点角色之间发生一个验证的处理。
5. 节点验证后，该节点触发了查询/获取事务。
6. 节点产生审核记录。

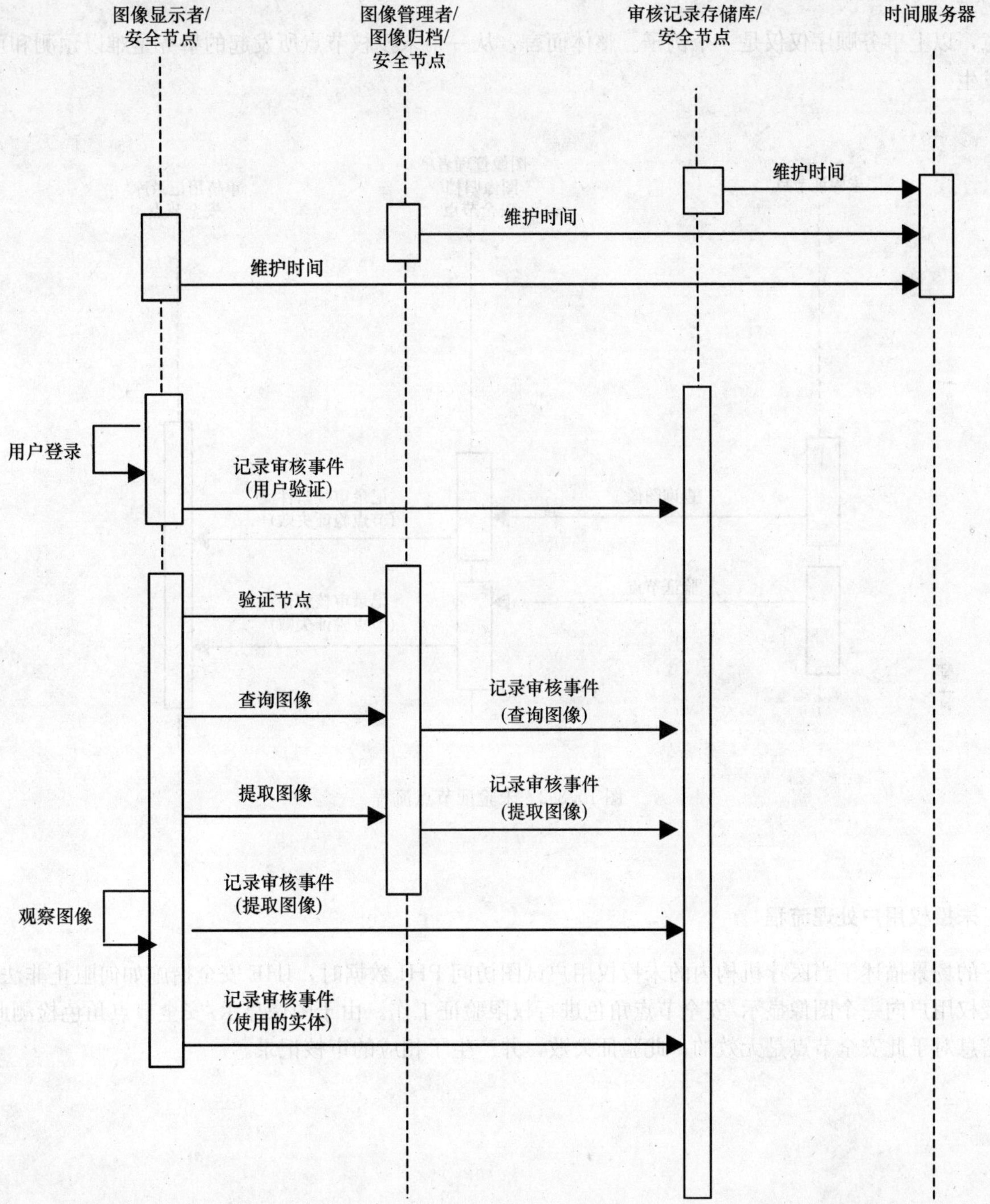

图 10.3-1 验证的节点流程

10.3.2 未授权节点处理流程

以下场景描述了当网络中的未授权节点试图访问 PHI 数据时，IHE 安全措施如何阻止非法访问。

1. 未授权节点试图从一个图像管理器/图像归档/安全节点角色中查询图像。由于没有进行权限验证，查询失败，并且产生了相应的审核记录。

2. 一个未授权节点试图向一个图像管理器/图像归档/安全节点角色进行权限验证工作。由于图像管理器/图像归档/安全节点角色不认可恶意节点（未授权结点）所提供的证明信息，因此验证失败，并且产生了相应的审核记录。

注意，以上事务顺序仅仅是一个例子。整体而言，从一个未授权节点所发起的事务是难以预测和可以按任意顺序发生。

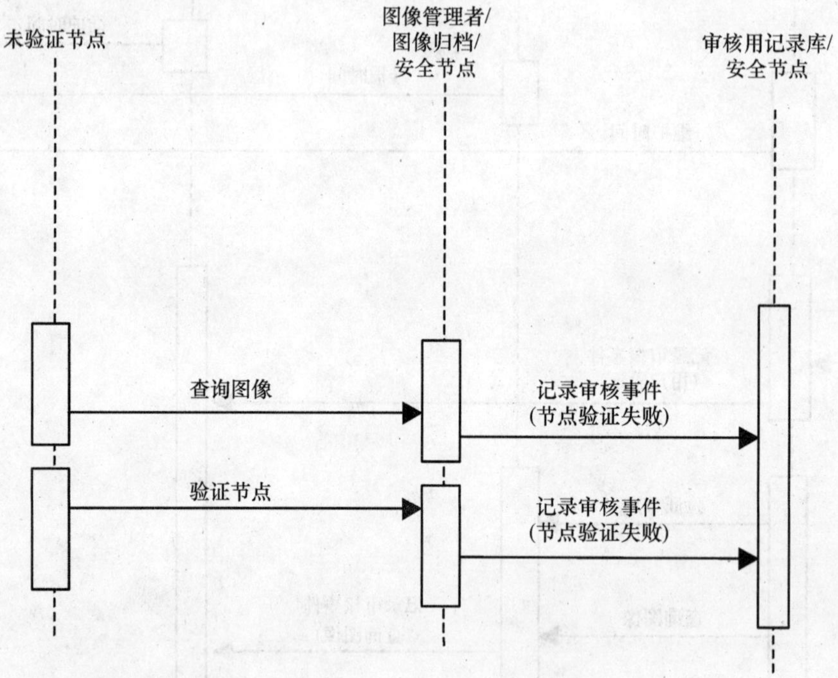

图 10.3-2 未验证节点流程

10.3.3 未授权用户处理流程

以下的场景描述了当医疗机构内的未授权用户试图访问 PHI 数据时，IHE 安全措施如何阻止非法访问：

未授权用户向一个图像显示/安全节点角色进行权限验证工作。由于图像显示/安全节点角色检测此用户名和证明信息对于此安全节点是无效的，此验证失败，并产生了相应的审核记录。

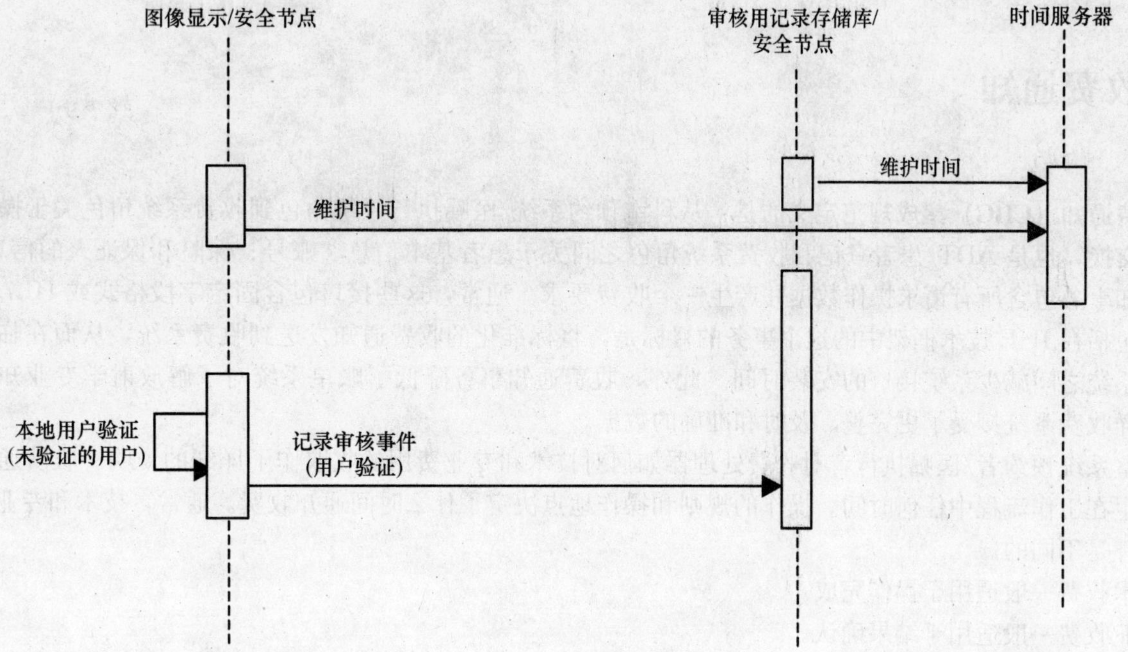

图 10.3-3 未验证用户流程

11 收费通知

收费通知（CHG）集成规范定义的是：从科室预约系统/医嘱执行系统角色到收费系统角色关于操作费用的信息交换，也是ADT/患者登记和收费系统角色之间关于患者基本信息、账号、保险和保证人的信息通讯。收费通知事务包含所有请求操作数据并产生一个收费要求。通常，这些接口包含固定字段格式或HL7格式的数据。包括在IHE技术框架中的这个事务的目标是，将标准化的收费通知发送到收费系统，从而在临床系统和收费系统之间减少系统接口的安装时间。此外，收费通知事务降低了账单系统对了解放射学专业知识的要求。这样收费系统接受了更完整、及时和准确的数据。

科室系统预约者/医嘱执行者对收费处理器如何对技术和专业费用的收取作了详细的说明。收费通知事务可以发生在工作流程中任何时间。操作的规则和操作地点决定了什么时间通知收费。通常，技术和专业费用收取的事件是不同的。

技术收费一般适用于操作完成。

专业收费一般适用于结果确认。

可以触发收费的事件是操作的操作提交、操作预约、操作完成、结果口述、结果转录和结果确认。

11.1 角色/事务

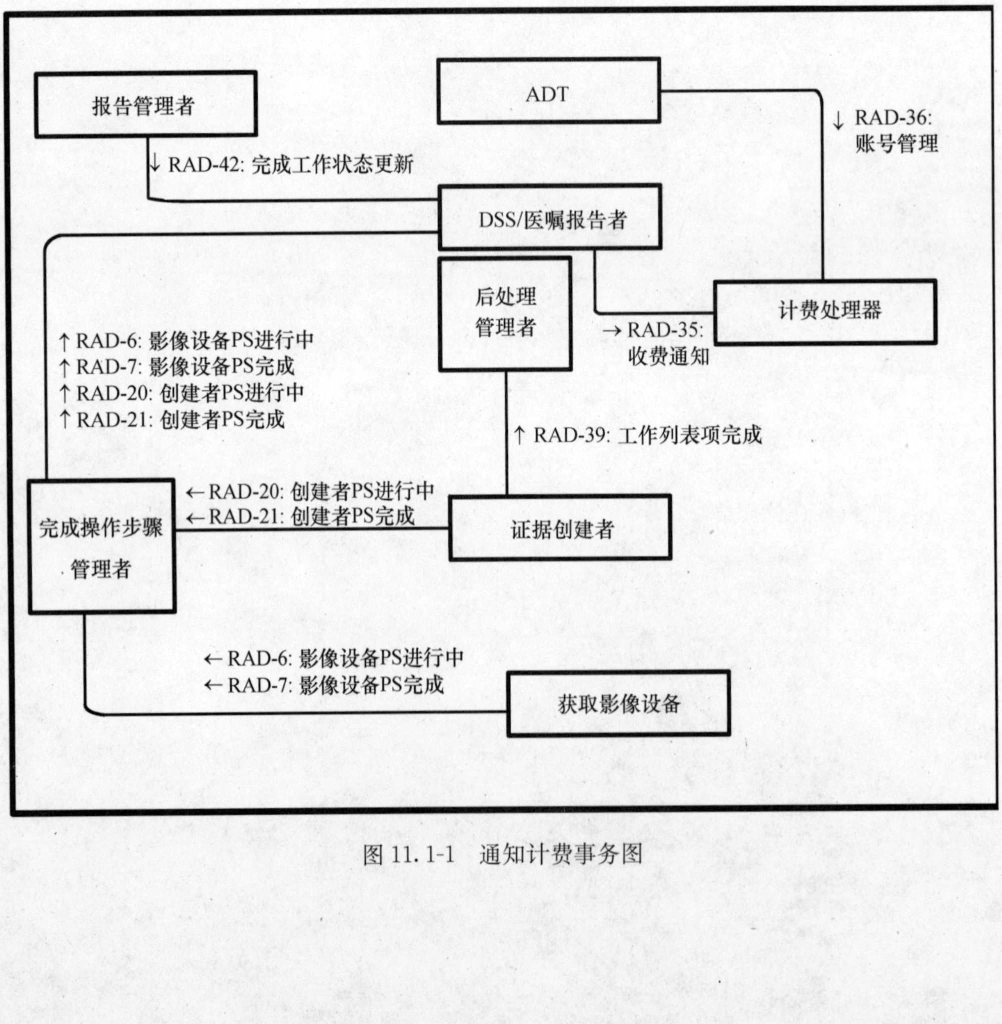

图 11.1-1　通知计费事务图

表 11.1-1 列出了收费通知集成规范中每一个角色直接相关的事务。为了声明支持此集成规范，必须执行规范中指定为“必须”的事务（标记为“R”）。事务标记为“O”是可选项。本集成规范可选项的事务所有列表在第 1 卷 11.2 节。

表 11.1-1　收费通知—角色和事务

角色	事务	选项	第 2/3 卷的章节
ADT 患者登记	账号管理［RAD-36］	R	4.36
科室系统预约者/医嘱执行者/执行操作项目管理	收费通知［RAD-35］	R	4.35
	影像设备操作步骤进行中［RAD-6］	R	4.6
	影像设备操作步骤完成［RAD-7］（注 2）	R	4.7
	创建者 PS 进行中［RAD-20］	R	4.20
	创建者 PS 完成［RAD-21］	R	4.21
	完成工作状态更新［RAD-42］	R	4.42
影像采集设备	影像设备操作步骤进行中［RAD-6］（注 1）	R	4.6
	影像设备操作步骤完成［RAD-7］（注 2）	R	4.7
报告管理器	完成工作状态更新［RAD-42］	R	4.42
证据创建者	创建者 PS 进行中［RAD-20］	R	4.20
	创建者 PS 完成［RAD-21］	R	4.21
后处理管理器（注 3）	工作列表项完成［RAD-39］	R	4.39
收费处理器	收费通知［RAD-35］	R	4.35
	账号管理［RAD-36］	R	4.36

表 2-1 上涉及的其他规范可以是本规范的前提规范。

注 1：本规范中该角色所要求的这个事务有一个扩展。此扩展的详细定义在第 2 卷 4.6.4.1.2.4.2 节。

注 2：本规范中该角色所要求的这个事务有一个扩展。此扩展的详细定义在第 2 卷 4.7.4.1.2.3 节和 4.7.4.1.3.2 节。

注 3：如果后处理工作流程集成规范是被支持的前提规范之一，则在本规范中仅是后处理管理器参与其中。在这种情况下，后处理管理器必须与科室系统预约者/操作安排者组合应用。

11.2　收费通知集成规范选项

本集成规范可以选择的选项和规范应用的角色一起列在表 11.2-1 中。应用时各个可选项之间的依赖关系在注释中说明。

表 11.2-1　收费通知—角色和选项

角色	选项	卷和节
ADT 患者登记	没有定义选项	—
科室系统预约者/医嘱执行者	没有定义选项	—
影像采集设备	PPS 异常管理	II 4.7
	影像设备成组情况	II 4.6
执行操作步骤管理器	没有定义选项	—
证据创建者	没有定义选项	—
报告管理器	没有定义选项	—
收费处理器	没有定义选项	—

11.3 收费通知处理流程

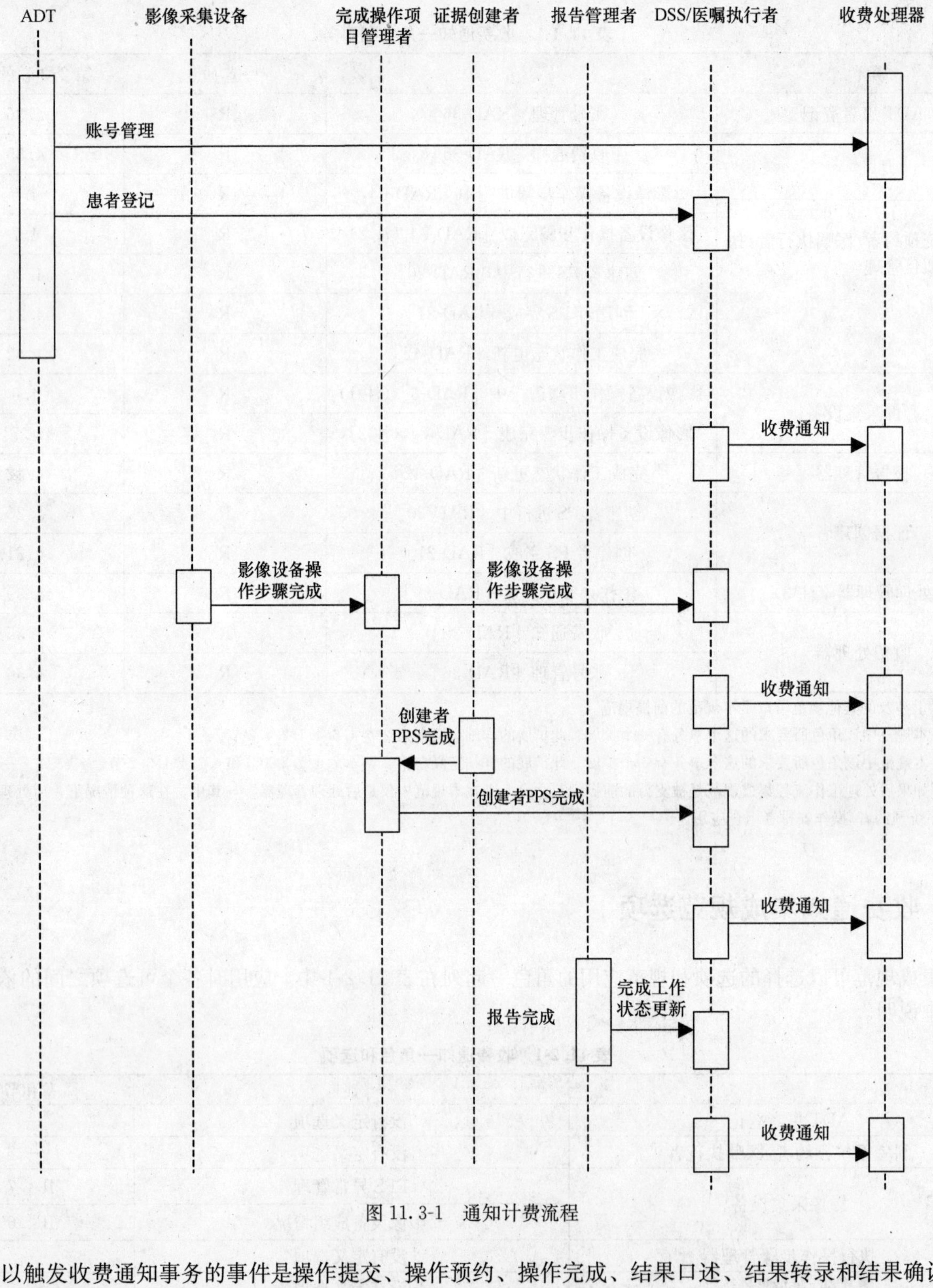

图 11.3-1 通知计费流程

可以触发收费通知事务的事件是操作提交、操作预约、操作完成、结果口述、结果转录和结果确认。

11.3.1 应用案例

本节描述了与收费通知功能相关的潜在的应用案例。这是科室系统预约者/医嘱执行者的职责，以确保收费信息发送到收费处理器。科室系统预约者/医嘱执行者往收费处理器发送其所需要的数据。

收费处理器必须接受收费通知事务信息，收费处理器的诊断和随后的账单处理超出了本规范的范围。如下列出了典型的应用案例：

(1) 当影像设备完成操作时，科室系统预约者/医嘱执行者产生技术计费，并发出通知。

(2) 在报告确认时，科室系统预约者/医嘱执行者产生专业计费，并发出通知。

(3) 在结果确认时，收费站点既可以完成技术计费也可以完成专业计费。

(4) 收费站点有一个含有技术和专业成分的单一计费。

11.3.2　技术账单

技术计费是基于操作和通常包括所应用的常规材料。这些一或数笔的费用是包括在收费通知事务中。当科室系统预约者/医嘱执行者收到操作已完成的确认时，收费通知事务消息可以立即发送。另外，站点可以将操作期间使用的材料作为技术计费的信息发送给收费处理器。

注意可以从已存储图像的图像管理器来确认收费站点的方法。这是由该收费站点制定的商业规则来决定的。

11.3.3　专业账单

专业计费基于读片医生提供的操作结果。这些一或数笔的费用包括在收费通知事务中。科室系统预约者/医嘱执行者收到报告管理器的确认，证实报告已经完成并确认后，专业账单收费通知事务可以在任何时候发送。这可以由报告管理器和科室系统预约者组合完成。

注意：IHE 指定了一个非国家的特定操作代码格式。

收费通知事务定义了如下的信息源：

(1) 患者操作信息

- 预约和请求操作
- 预约和预定的操作步骤

(2) 影像设备执行操作步骤

- 状态信息—完成/中止
- 协议代码
- 消耗材料

(3) 可选的，科室系统预约者/医嘱执行者附加的手工输入或处理

11.4　收费通知的数据模型

IHE 技术框架采用的数据模型是将 HL7 消息用于收费通知规范，该数据模型是基于 HL7 2.3.1 的子集，有关的阐述详见 11.3.1 节。

11.4.1　现实世界的模型

图 11.4-1 描述了收费通知规范范围中现实世界的模型，此模型符合 HL7 标准建议的方法，特别地：

(1) 与患者相关的财务数据是累计的，如账目类。患者在同一时间可以有多个激活的（开放的）账目。

(2) 一个账目可以包括多次就诊的财务数据，但一次就诊不能跨越多个账目。

(3) 可以有多个记账的操作执行，并且多个收费通知作为一次就诊的结果。可以有为多个操作的一次收费通知，和一个操作的收费有多个收费通知，如技术和专业计费。

(4) 要求的操作可以是记账的操作，一个已要求的操作可以对应多个记账操作。

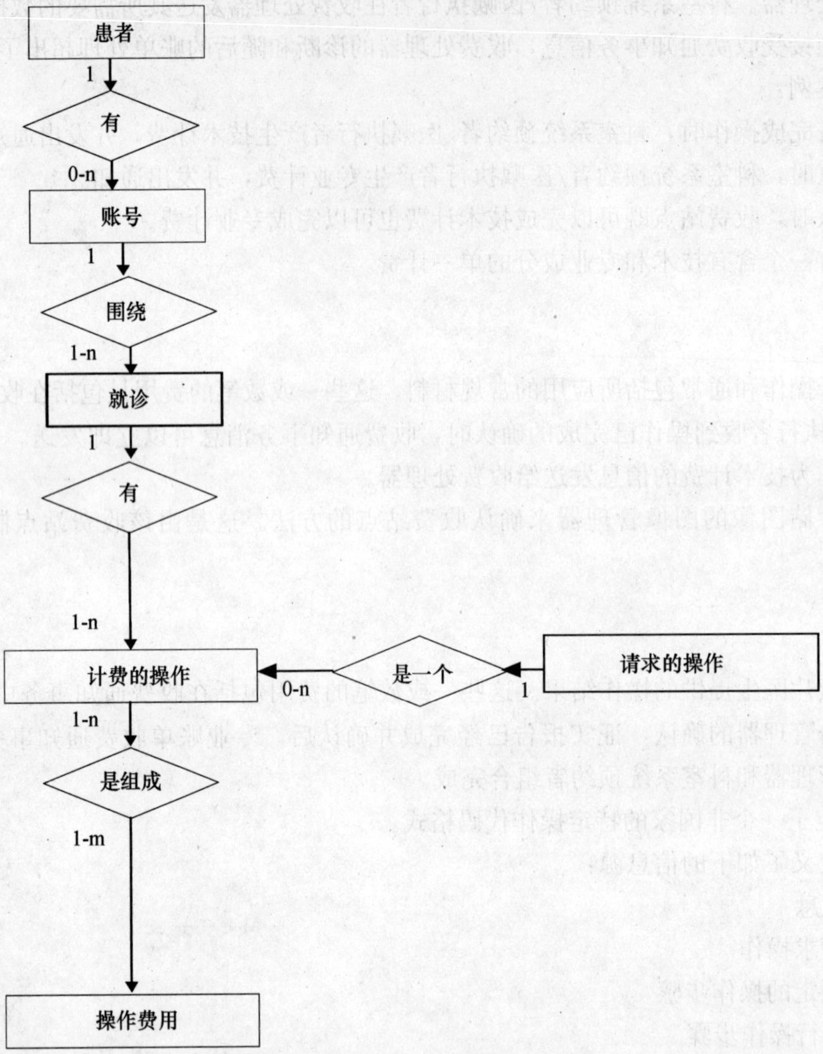

图 11.4-1 通知计费的现实世界模型

12　后处理工作流程

后处理工作流程（PWF）集成规范针对预约、跟踪典型后处理工作流程步骤状态的需要，如计算机辅助检测或图像处理。可以产生和查询这些工作的工作列表，也可以选择工作列表项，并且结果是从系统的执行工作状态反馈到系统管理工作状态。典型的工作列表项将包括对象的创建，如图像和证据文档。创建的图像和证据文档包含维护操作信息连续性的必要参考。

后处理工作流程集成规范是预定工作流程集成规范的延续。

12.1　角色/事务

图 12.1-1 显示了与后处理工作流程集成规范直接相关的角色以及角色之间相关的事务，斜体字的事务代表查询/获取事务的“通用”集，指定的事务要求依赖于图像显示和图像管理器/图像归档角色所支持的特定内容规范。

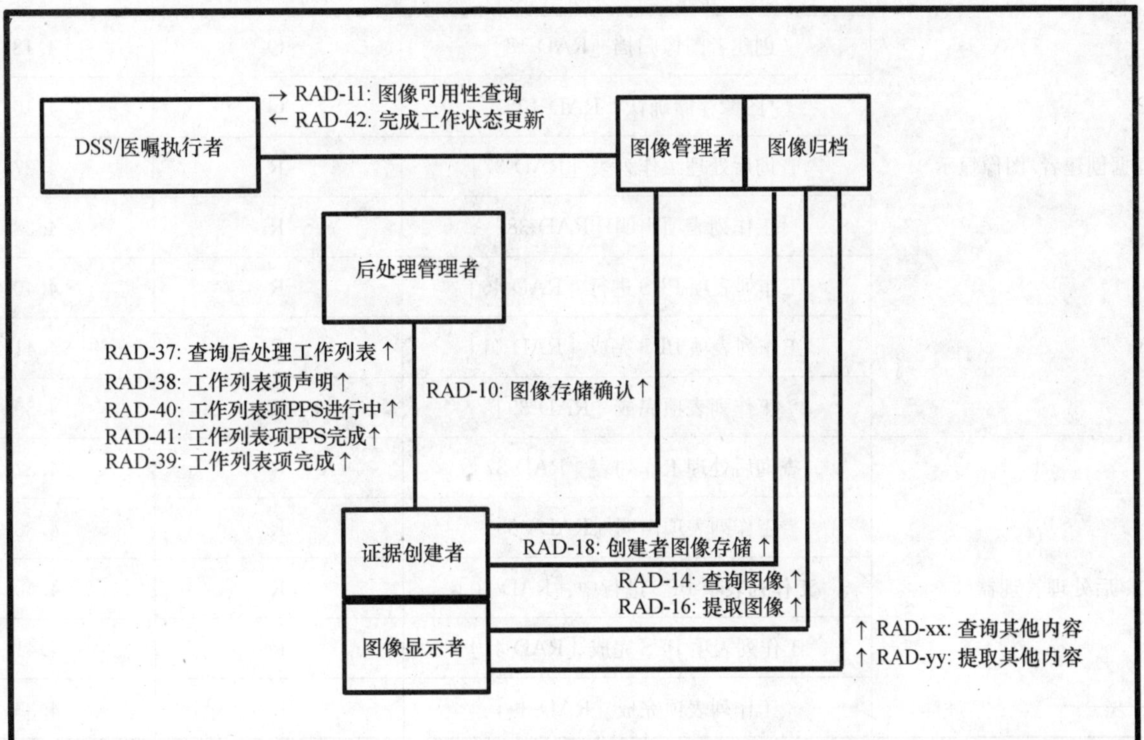

图 12.1-1　后处理工作流程角色图

表 12.1-1 列出了后处理集成规范中每一个角色直接相关的事务。为了声明支持此集成规范，必须执行规范中指定为“必须”的事务（标记为“R”）。事务标记为“O”是可选项。本集成规范可选项的事务所有列表在第 1 卷 12.2 节。

表 12.1-1 后处理集成规范—角色和事务

角色	事务	选项	第 2/3 卷的章节
科室系统预约者/医嘱执行者	图像可用性查询［RAD-11］	R	4.11
	完成工作状态更新（发送）［RAD-42］	R	4.42
图像管理器/图像归档	图像可用性查询［RAD-11］	R	4.11
	查询图像［RAD-14］	O	4.14
	获取图像［RAD-16］	O	4.16
	创建者图像归档［RAD-18］	O	4.18
	图像存储确认［RAD-10］	O	4.10
	完成工作状态更新（发送）［RAD-42］	R	4.42
证据创建者/图像显示	查询图像［RAD-14］	O	4.14
	获取图像［RAD-16］	O	4.16
	创建者图像归档［RAD-18］	O	4.18
	图像存储确认［RAD-10］	O	4.10
	查询后处理工作列表［RAD-37］	R	4.37
	工作列表项声明［RAD-38］	R	4.38
	工作列表项 PPS 进行［RAD-40］	R	4.40
	工作列表项 PPS 完成［RAD-41］	R	4.41
	工作列表项完成［RAD-39］	R	4.39
后处理管理器	查询后处理工作列表［RAD-37］	R	4.37
	工作列表项声明［RAD-38］	R	4.38
	工作列表项 PPS 进行中［RAD-40］	R	4.40
	工作列表项 PPS 完成［RAD-41］	R	4.41
	工作列表项完成［RAD-39］	R	4.39

表 2-1 上涉及的其他规范可以是本规范的前提规范。

表 12.1-1 描述了证据创建者和图像显示对图像对象执行后处理的情况，并列出了有关存储、查询、获取和存储确认的事务。

证据创建者、图像显示和图像管理器角色也可以支持图像一致性表示或关键图像标识规范。在这种情况下，证据创建者期望创建 GSPS 和关键图像标识对象，作为它的预约工作列表项的一部分。图像显示和图像管理器角色将期望如相关规范中描述的那样能存储、提交、查询、获取和显示这些对象。下面场景显示的流程图没有包括 GSPS 或关键图像标识相关的事务，这些事务在相同点的有序安排，作为相应事务所对应的图像对象。

12.2　后处理工作流程集成规范选项

本集成规范可以选择的选项和规范应用的角色一起列在表 12.2-1 中。

表 12.2-1　后处理集成规范—角色和选项

角色	选项	卷与节
科室系统预约者/医嘱执行者	没有定义选项	—
图像管理器/图像归档	没有定义选项	—
图像显示	没有定义选项	—
证据创建者/图像显示	没有定义选项	—
后处理管理器	没有定义选项	—

12.3　实施问题

12.3.1　角色组合说明

本规范被设计为如下的实施场景：

场景 1：

在系统 A 中，后处理管理器与图像管理器组合，系统 B 中的科室系统预约者需要状态信息。在这种情况下：

系统 A 作为后处理管理器和图像管理器角色，声明支持后处理工作流程规范。

系统 B 作为科室系统预约者角色，声明支持预定工作流程，并且实施可选的已执行工作状态更新事务。

场景 2：

在系统 A 中，后处理管理器与科室系统预约者组合，系统 B 中的图像管理器不关心状态信息。在这种情况下：

系统 A 作为后处理管理器和科室系统预约者角色，声明支持后处理工作流程规范。

系统 B 作为图像管理器角色，声明支持预定工作流程规范。

场景 3：

在系统 A 中，后处理管理器与科室系统预约者组合，系统 B 中的图像管理器需要状态信息。在这种情况下：

系统 A 作为后处理管理器和科室系统预约者角色，声明支持后处理工作流程规范。

系统 B 作为图像管理器角色，声明支持预定工作流程规范，并且实施可选的已完成工作状态更新事务。

场景 4：

在系统 A 中，后处理管理器与科室系统预约者组合，系统 B 中，另一个后处理管理器与图像管理器组合。在这种情况下：

系统 A 作为后处理管理器和科室系统预约者角色，声明支持后处理工作流程规范。

系统 B 作为后处理管理器和图像管理器角色，声明支持后处理工作流程规范。

这个启动站点决定如何协调控制后处理工作流程。这里有两种方法：

任何系统应该能够通过设置，使后处理管理器禁止这个功能。

在第一个方法中，站点选择两个系统之一，在后处理工作流程中成为后处理管理器，通过其他的配置，禁止它的工作流程管理功能。

在第二种方法中，站点可以配置为一个后处理管理器，以对一个操作代码集开始后处理工作列表，并且对操作代码的补充集，配置第二个后处理管理器，并开始后处理工作列表。确定操作代码集是不重叠的，并且相互补充是站点的配置职责。

12.3.2 输入可用性

在与图像管理器组合的情况下，后处理管理器将有一些内部逻辑，以决定图像完全可用时，后处理工作流程将开始。在一些情况中，对执行后处理工作而言，它并非是必须的。通常这些决定是基于请求操作的操作代码。

在与科室系统预约者组合的情况下，后处理管理器使用图像可用性事务去了解在图像归档中查询图像的可用性。需要后处理工作列表项的图像序列可能或可能不包括所有的实体，通过与请求操作相关的前一个 MPPS 或/和 GP-PPS 消息，后处理管理器已被通知。基于收到的信息和它的内部逻辑，后处理管理器决定后处理工作列表项的输入由哪些数据组成。

通常，当已请求的图像可用时，后处理管理器在后处理工作列表中创建一个工作列表项。它可以对 PARTIAL 应用一个空的或不完全的输入信息次序（Input Information Sequence）和输入可用性标志（Input Availability Flag）设置之前创建工作列表项，直到在图像存档中的图像可用。

后处理管理器和后处理客户端（证据创建者）必须以一种稳定的方式，应用 PARTIAL 图像的有效性精心处理工作列表项。

后处理客户端可以选择没有出现 PARTIAL 状态的工作列表项，让用户选择直到它们的状态后来改变为 COMPLETE。如果后处理客户端选择让用户在那些项上挑选并开始工作，则后处理客户端有责任监视后处理工作列表，并且在它可用时，确定用户/应用收到全部的数据。

类似的，后处理管理器可以选择将 PARTIAL 状态的工作列表项从所提供的工作列表中省略，直到状态是 COMPLETE。如果后处理管理器决定在工作列表中提供 PARTIAL 工作列表项，则它可以认为核对的图像可用，并且提供更新的后处理工作列表，以回答从后处理客户端发出的，并且对其提出的工作列表项的查询。

12.3.3 预约工作流程与后处理工作流程中的证据创建者

支持后处理工作流程规范的证据创建者应该使用本规范定义的机制，即通用目的执行操作步骤，所有的后处理工作都包括在未预定的工作内。

仅支持预定工作流程规范的证据创建者，可以继续使用影像设备执行操作步骤事务来完成通讯的工作，就像在预定工作流程规范中所描述的那样。

12.4 后处理流程

如下是一些可能的后处理应用案例。

12.4.1 计算机辅助检测用例

一个影像设备操作（如乳腺 DR 操作或肺部 CT 操作）的影像已采集，并且图像的 CAD 处理也已完成。图像和 CAD 处理结果将由读片医生在审阅工作站一起用于诊断。

在这种情况下，指定的角色是影像采集设备（数字乳腺 X 线操作或 CT 采集系统）、证据创建者/图像显示（CAD 处理系统）、科室系统预约者、图像管理器/图像归档、后处理管理器和图像显示（审阅工作站）。

后处理管理器既可以和科室系统预约者组合，也可以和图像管理器组合，并且有责任为证据创建者提供结果。使用 DICOM 标准的服务是图像存储（数字乳腺 X 光机或 CT）、查询/获取、通用目的工作列表和结构化报告存储（如乳腺 X 光机 CAD 或胸部 CAD）。

在图像归档系统已接收到 MPPS 完成信息和采集图像可以应用时，后处理管理器在工作列表上追加一个

CAD工作列表项。CAD处理系统将查询工作列表，要求工作列表项和基于包含的参考，从图像管理器获取的图像，并且执行预约的CAD操作，报告状态返回后处理管理器（包括所涉及结果对象的创建）。通用证据文档（CAD处理结果）存储为DICOM结构的报告（如乳腺X光机CAD或胸部CAD）。

证据文档包括涉及的分析图像（典型的乳腺X线操作，双侧乳腺的侧位和轴位），采用一个简单的算法，包括算法标识，无论成功与否，病灶的检测都由算法完成。例如，乳腺X线片或肺部病例的CAD处理可以包括病灶位置的标识，如在图像中可疑的密度变化（团块）和微小钙化灶。

虽然在这种情况下，证据创建者事实上并未创建图像，仅是一个证据文档对象（例如CAD对象），但图像在处理过程中已得到了增强（如图像的筛选），处理后的图像也将存储在图像管理器。最后，后处理管理器通知GP-SPS更新，预定步骤完成。

在观察/报告系统，通过图像显示角色可以获取图像和证据文档，读片医生可以在观察/报告系统审阅，并产生正确的诊断报告。用这种方式，本规范完善了简单图像和数字报告规范。

12.4.2 3D重建应用案例

一个影像设备操作（如一个标准的CT腰椎操作）被采集和重建，然后结果发送到一个3D后处理应用程序，程序应用了多平面重建（MPR）创建了腰椎的冠状面图像。在影像设备或观察工作站，原始创建的横断面图像和新的冠状面图像被一起用来诊断。

在这种情况中，指定的角色是影像采集设备（如CT系统）、图像显示/证据创建者（3D工作站）、科室系统预约者、图像管理器/图像归档、后处理管理器和图像显示（审阅工作站）。

后处理管理器和科室系统预约者或图像管理器组合，并且有责任对证据创建者提供结果。使用DICOM标准的服务是图像存储（CT），查询/获取和通用目的工作列表。

在已接收到MPPS完成信息和采集图像已存于图像存档系统时，后处理管理器将增加一个后处理工作列表项（GP-SPS）到工作列表。3D—处理系统将查询工作列表，提出工作列表项和基于从图像管理器包含的参考，从图像管理者获取的图像，并且执行预定MPR操作，报告状态返回给后处理管理器（包括所涉及结果对象的创建）。MPR结果图像作为DICOM图像（CT）存储。最后，后处理管理器通知GP-SPS更新，预定操作完成。

在观察/报告系统通过图像显示角色读取这些图像。

12.4.3 后处理流程图

如下的场景说明了已采集的图像所执行的一个图像处理工作，并且在已处理图像上执行随后的CAD步骤的情况。事务简要地描述了这两个场景：

- 后处理管理器与科室系统预约者组合
- 后处理管理器与图像管理器组合

在工作列表项声明事务之后，最迟是当第一个GP-PPS进行中已收到时，已执行的工作状态更新（已开始）消息在某一时刻必须被发送。工作列表项声明之后，这个场景在右边显示。同样，在一些场景中也可能出现，处理工作站先于声明的工作列表项，或者甚至可能在得到工作列表之前间接地调用相关的病例/图像。

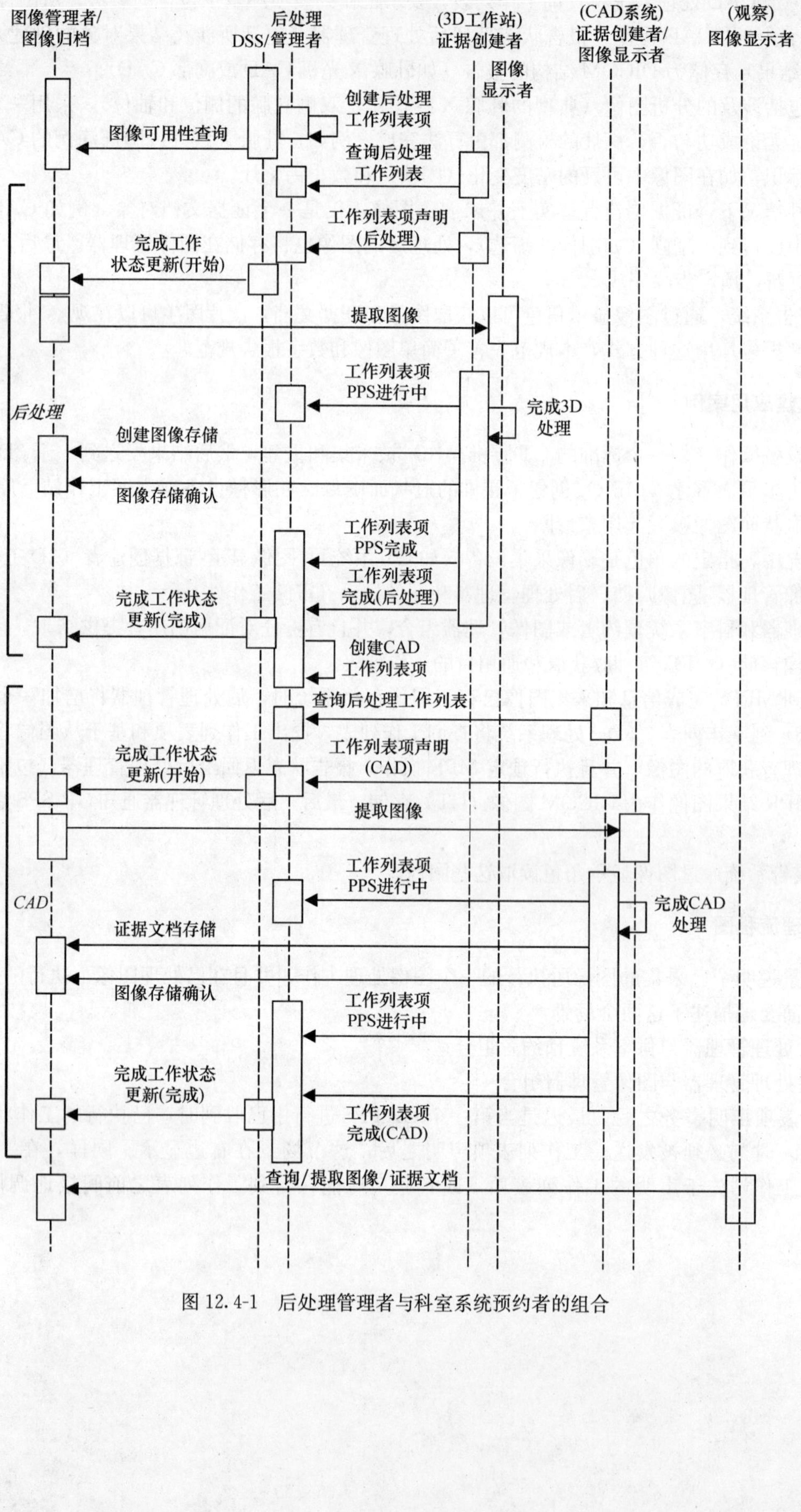

图 12.4-1 后处理管理者与科室系统预约者的组合

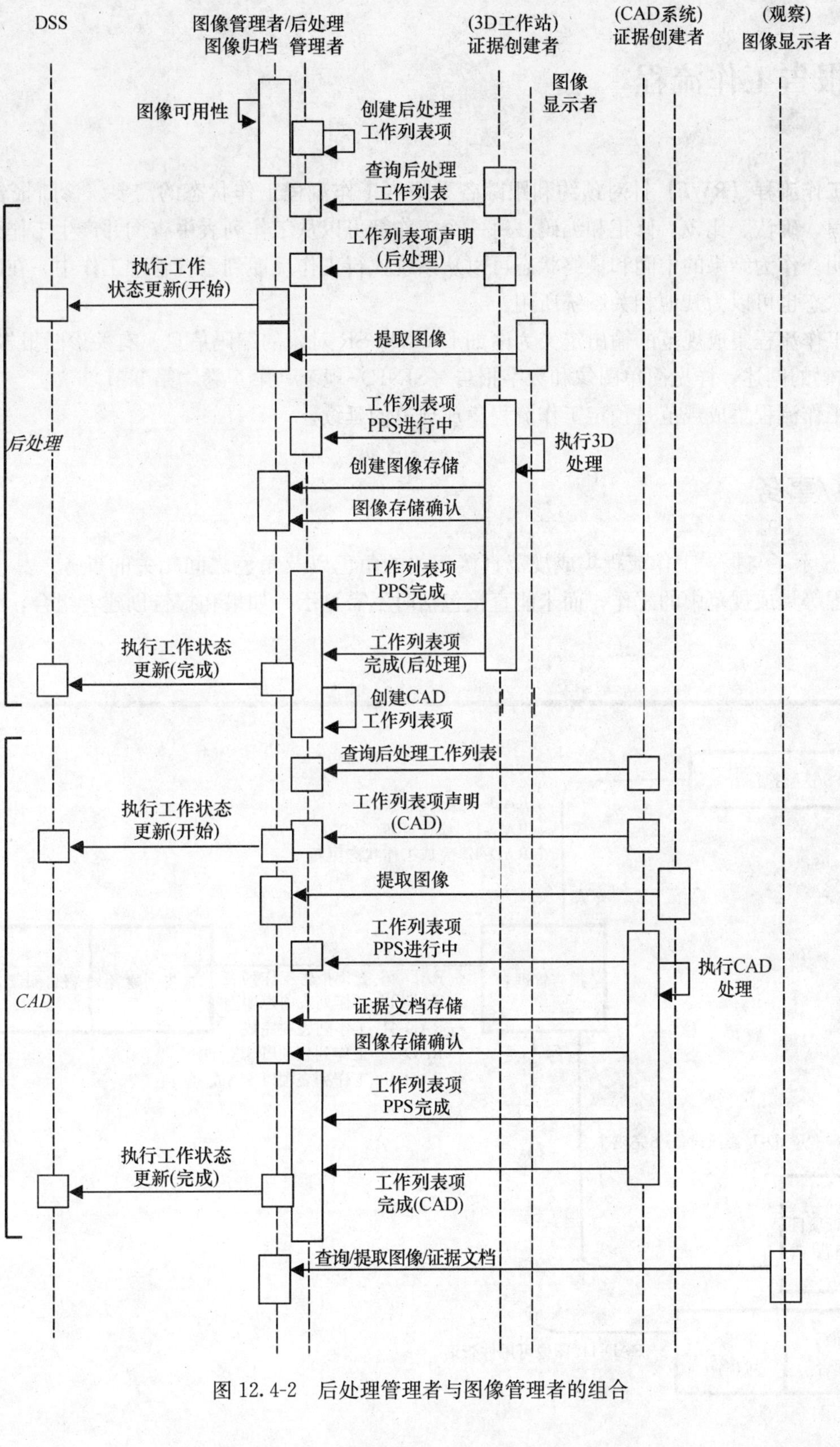

图 12.4-2 后处理管理者与图像管理者的组合

13 诊断报告工作流程

诊断报告工作流程（RWF）针对预约和跟踪各种报告工作流程工作状态的需要。诊断报告工作包括了诊断、口述、抄写、确认、比较、修正和编码。每一个工作都可以从工作列表中查询并产生工作列表项。工作列表项可以被声明。作为结果的中间和最终状态可以从系统执行工作反馈到系统管理工作中。在医疗机构中，系统管理的工作状态也可以为其他相关系统所用。

诊断报告工作流程集成规范的输出定义为诸如 DICOM SR 对象的编码信息。有关诊断报告的创建、存储、查询/获取和编码的阐述，详见简单图像和数字报告（SINR）规范（第 1 卷，第 9 节）。

诊断报告工作流程集成规范是预定工作流程集成规范的延续。

13.1 角色/事务

图 13.1-1 显示了与报告工作流程集成规范直接相关的角色以及角色之间相关的事务，其他角色因为参与了预定工作流程等集成规范中的工作，而未能直接包括时不需显示，如果和报告创建者组合，图像显示可能参与在本规范中。

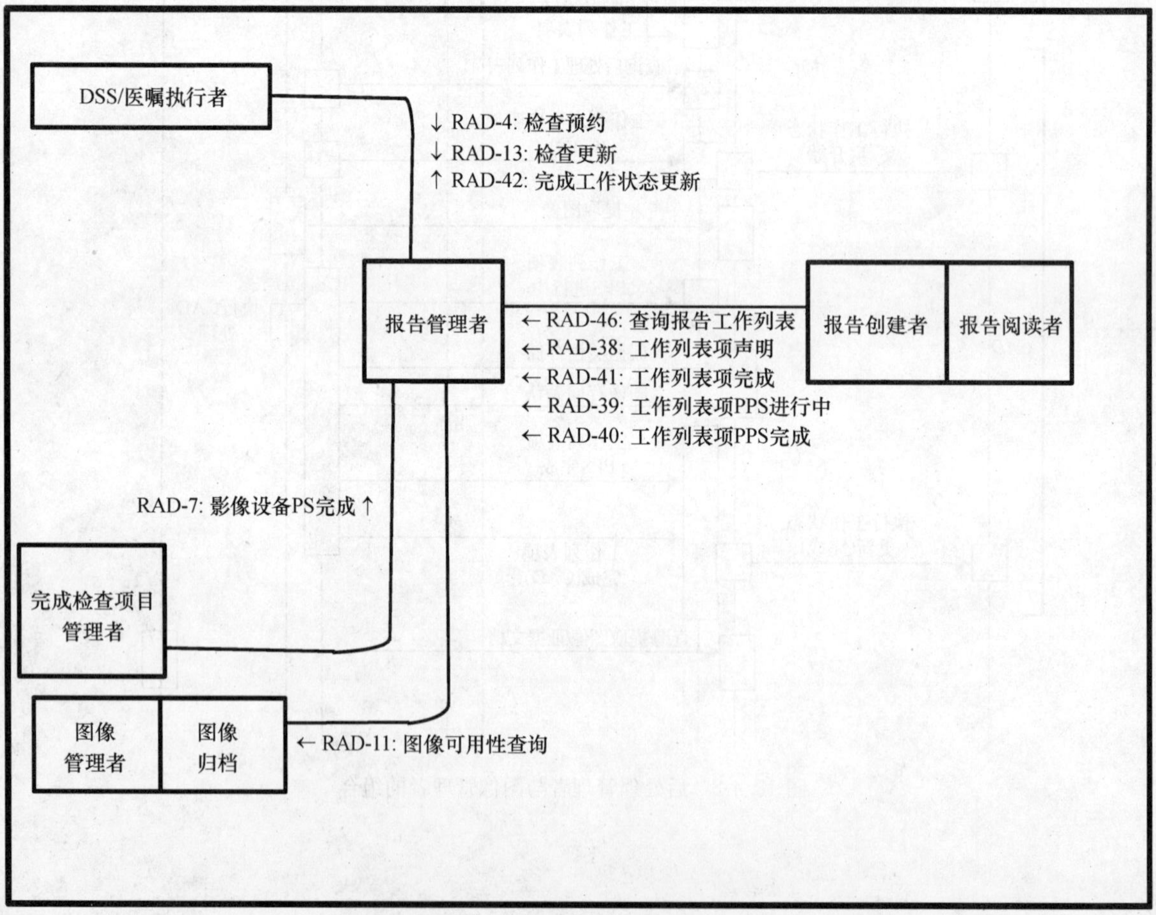

图 13.1-1　报告工作流程角色图

表 13.1-1 列出了诊断报告工作流程集成规范中每一个角色直接相关的事务。为了声明支持此集成规范，必须执行规范中指定为“必须”的事务（标记为“R”）。事务标记为“O”是可选项。本集成规范可选项的事务所有列表在第 1 卷 13.2 节。

表 13.1-1　诊断报告工作流程集成规范—角色和事务

角色	事务	选项	章节
科室系统预约者/医嘱执行者	操作预约［RAD-4］	R	4.4
	操作更新［RAD-13］	R	4.13
	执行工作状态更新［RAD-42］	R	4.42
图像管理器/图像归档	图像可用性查询［RAD-11］	R	4.11
	查询图像［RAD-14］	R	4.14
	获取图像［RAD-16］	R	4.16
报告创建者（报告阅读者）	查询报告工作列表［RAD-46］	R	4.46
	工作列表项声明［RAD-38］	R	4.38
	工作列表项 PPS 进行中［RAD-39］	R	4.39
	工作列表项 PPS 完成［RAD-40］	R	4.40
	工作列表项完成［RAD-41］	R	4.41
报告管理器	操作预约［RAD-4］	R	4.4
	图像可用性查询［RAD-11］	R	4.11
	操作更新 RAD-13］	R	4.13
	查询报告工作列表［RAD-46］	R	4.46
	工作列表项声明［RAD-38］	R	4.38
	工作列表项 PPS 进行中［RAD-39］	R	4.39
	工作列表项 PPS 完成［RAD-40］	R	4.40
	工作列表项完成［RAD-41］	R	4.41
	完成工作状态更新［RAD-42］	R	4.42
	影像设备执行操作步骤完成［RAD-7］	R	4.7
执行操作步骤管理器	影像设备执行操作步骤完成［RAD-7］	R	4.7

表 2-1 上涉及的其他规范可以是本规范的前提规范。

13.1.1 角色组合说明

任何系统应用报告管理器都必须有一些内部的逻辑，以确定在诊断报告工作流程开始时，存储在图像管理器中的图像可足够应用。在一些情况中，它可以不是产生报告所必须的。通常，这些决定是基于请求操作的操作代码。本规范最新设计了以下组合的场景：

场景 1：

在系统 A 中，报告管理器与图像管理器组合，系统 B 中的科室系统预约者需要状态信息。在这种情况下：

系统 A 作为报告管理器和图像管理器角色，声明支持诊断报告工作流程规范。

系统 B 作为科室系统预约者角色，声明支持预定工作流程，并且应用可选的已执行工作状态更新事务。

场景 2：

在系统 A 中，报告管理器与科室系统预约者组合，系统 B 中的图像管理器需要状态信息。在这种情况下：

系统 A 作为报告管理器和科室系统预约者角色，声明支持诊断报告工作流程规范。

系统 B 作为图像管理器角色，声明支持预定工作流程规范。

场景 3：

在系统 A 中，报告管理器既不与科室系统预约者组合应用，也不与图像管理器组合应用。系统 B 中的科室系统预约者需要状态信息。系统 C 中的图像管理器可能需要或不需要状态信息。在这种情况下：

系统 A 作为报告管理器角色，声明支持诊断报告工作流程规范。

系统 B 作为科室系统预约者角色，声明支持预定工作流程规范，并且应用已执行工作状态更新事务。

系统 C 作为图像管理器角色，声明支持预定工作流程规范，并且如果需要，可选择应用已执行工作状态更新事务。

13.1.2 输入可用性

为了了解在图像归档中用于查询的图像时，报告管理器应用图像可用性查询事务。与报告工作流程相关的图像序列可能包括或不包括所有的实体，报告管理器被告知有关通过与请求操作相关的前一个 MPPS 或/和 GP-PPS 的消息。基于已接收的信息和它的内部逻辑，报告管理器决定报告工作列表项的输入由哪些数据组成。

通常，当请求的图像可用时，报告管理器将在报告工作列表中创建一个工作列表项，虽然它可以在创建工作列表项之前，用一个不完全的输入信息次序（Input Information Sequence）和输入可用性标志（Input Availability Flag）设置为 PARTIAL。报告管理器和报告创建者必须能以一种稳定的方式，用以处理带有 PARTIAL图像可用性的工作列表项。报告创建者可以让用户选择不显示带有 PARTIAL 状态的工作列表项，直到它们的状态随后改变为 COMPLETE。如果报告创建者允许用户在带有部分可用于输入的那些项上选择并开始工作，则报告创建者有责任监视报告工作列表，并且在它可用时，确保用户收到全部的数据。

同样，报告管理器可以选择从所提供的工作列表中放弃带有 PARTIAL 状态的工作列表项，直到状态是 COMPLETE。如果报告管理器在工作列表中提供带有部分可用性输入数据的工作列表项，则在稍后的图像可用性审核中，更新工作列表中已要求的工作列表项。

13.2 报告工作流程集成规范选项

本集成规范可以选择的选项和规范应用的角色一起列在表 13.2-1 中。应用时各个可选项之间的依赖关系在注释中说明。

表 13.2-1 诊断报告工作流程集成规范—角色和选项

角色	选项	卷和节
图像管理器/图像存档	没有定义选项	—
报告创建者	没有定义选项	—
报告管理器	没有定义选项	—
报告阅读者	没有定义选项	—

13.3 诊断报告工作

报告创建的过程由多个步骤组成。以下是已确定的单独的工作：

- 诊断—医生读取和审核已采集的图像，并且产生初步诊断报告或口述报告。
- 诊断和口述—医生产生一个口述的观察音频文件，它将构成诊断报告的内容。
- 转录—录入员读取医生的口述报告，并且生成转录的文本报告。
- 确认—医生读取转录或初步诊断报告，确认文本报告的正确性，并产生确认的报告。
- 审阅—医生读取诊断报告，审核内容，并说明同意或不同意。
- 比较—医生读取两个确认的报告，审核内容，并且产生一个不同的报告或确认它们的类似性。
- 编码—编码者读取一个初步或确认的报告，并且分配代码。

注意：虽然确认可以触发一个签名，但是确认不等同于签名。签名是有作为诊断报告附件的规定，因此签名不是诊断报告工作流程规范的一部分。

在报告创建过程中，角色如报告创建者是通过查询相关的工作列表，执行相关的工作列表项。

根据系统包含报告创建者角色和用户许可的功能，可能立刻执行几个步骤。例如，一个语音识别的工作站可以支持诊断、口述和转录，并且高级别医生可以有权立即确认结果报告。在其他的情况或实施中，它必须执行单独的步骤。任务的类型和次序在一个站点到另一个站点可以是变化的。一个连续的过程构成了诊断/口述、转录和确认任务是常见的，但是在每个医疗机构中可能有所不同。

确定哪些任务需要预约和什么时间预约，它们的逻辑关系是报告管理器的职责，但在IHE中未作定义。典型地，这个逻辑将涉及前提任务的完成，和/或需要输入对象的可用性。在PPS事务中，从报告创建者、图像管理器和其他角色中，在图像管理器中图像可用性事务，和存储在报告管理器的报告，需要大量可用的信息。

对用户而言，有关工作列表项所列出逻辑表达是报告创建者的职责，并且仅在IHE的查询诊断报告事务被部分定义。

典型地，这将涉及过滤基于预约工作列表项代码的可用的工作列表项（发现某种类型的任务）、预约的执行者（发现对某个人的操作）、预约位置名称（发现对某个工作站的操作）、患者姓名（发现对某个患者的操作）、序列号（发现对某个操作的操作）、或操作步骤状态（发现在某种状态的操作）。

众多常用的工作列表项代码已列在第3卷4.46节—查询报告工作列表中。系统可以允许站点配置附加的代码，以反映它们本地工作流程的实际情况，可以被报告创建者用于过滤工作列表项。当报告创建者完成任务时，它向报告管理器报告执行的工作列表项代码。当报告创建者执行附加的任务时，它同样能够使报告管理器修改工作流程，这一点特别重要。在通用目的执行操作步骤结果模块中，允许报告创建者标识和推荐随后的工作列表项代码，进一步提供稳定性和灵活性，用一个适当的方式，给予报告管理器附加的输入来联系其应用所选择随后的工作流程步骤。

如下图中（图13.3-1，第1、2部分）给出了从最初的诊断/口述任务的预约，到确认报告正式发布的完整报告工作流程的例子。在开始这些之前，图像和证据文档将被存储于图像管理器，并且包含涉及这些对象的PPS事务发送到报告管理器。

在这个例子中，报告管理器既未与DSS，也未与图像管理器组合在一起工作，DSS所起的是执行操作步骤管理器的作用。

注意：在以下图中，有一些附加的有关众多查询报告工作列表和工作列表项PPS进行中/完成事务的符号。这些注释显示了与预定或完成的工作列表项代码相关联的那些事务。有关一个完全的代码集，参考第3卷4.46节表4.46-4。

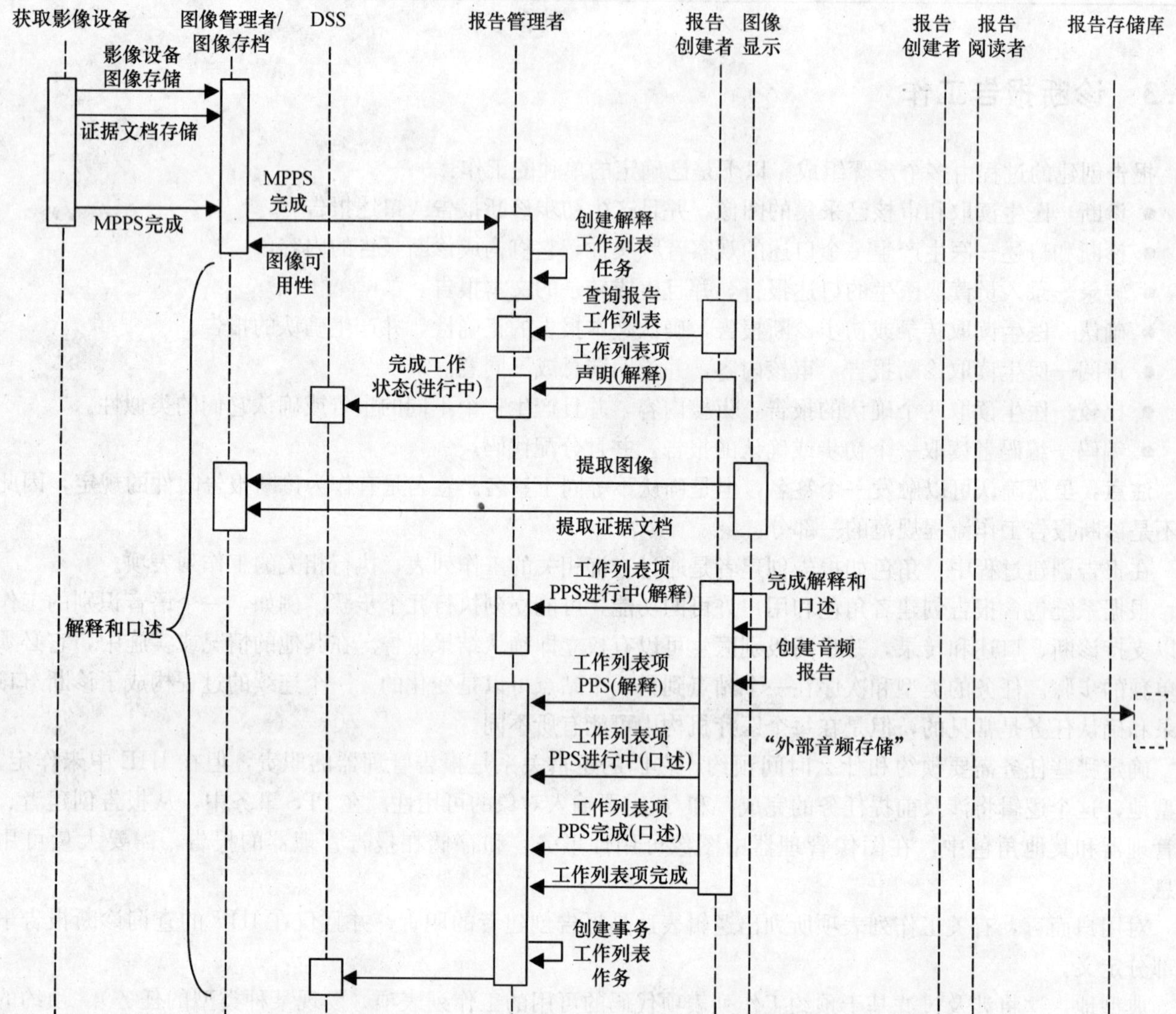

图 13.3-1（第一部分）： 报告工作流程全部顺序

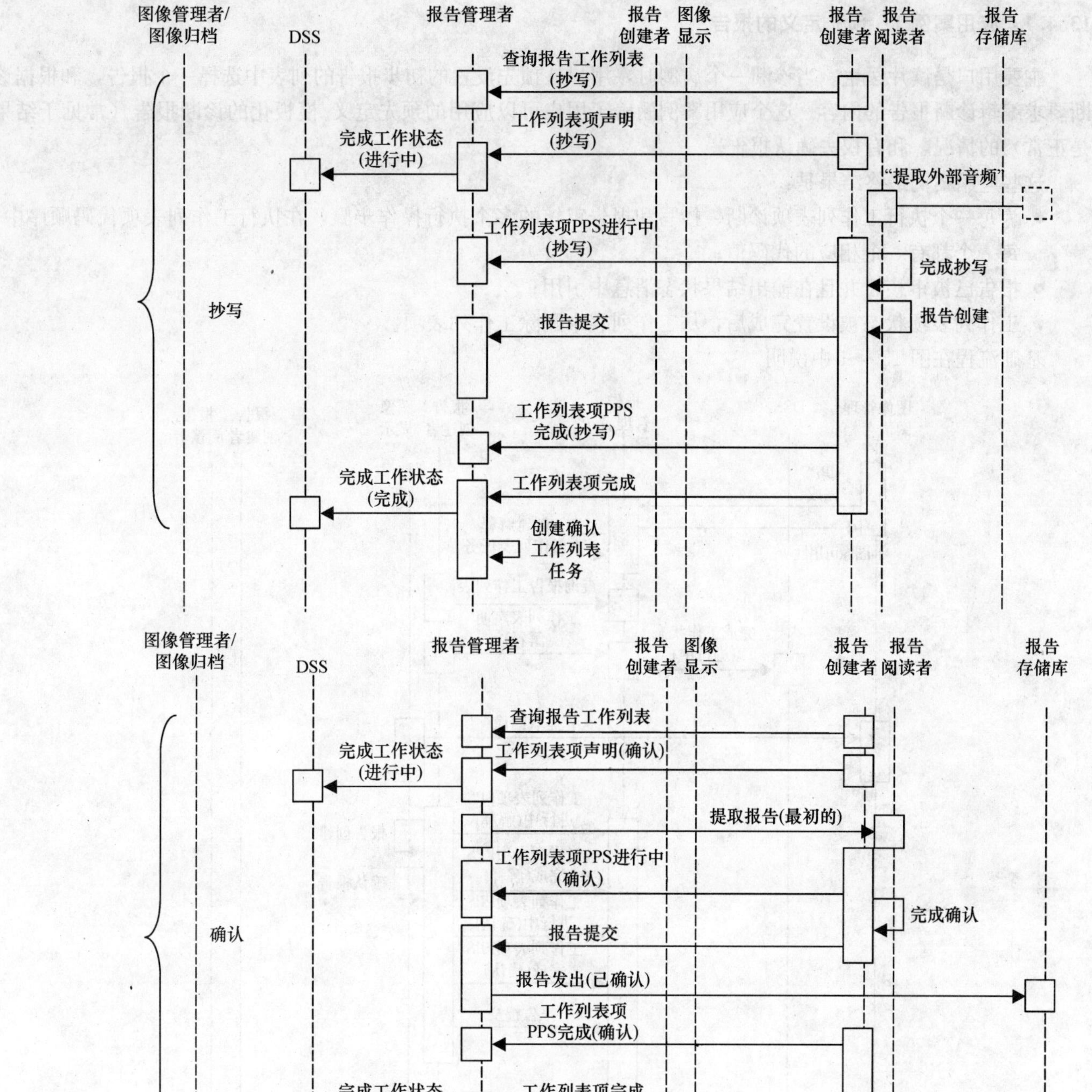

图 13.3-1（第二部分）：　　报告工作流程全部顺序

13.4　诊断报告应用案例

本节描述了诊断报告创建应用案例。每个应用案例结合一个或多个报告任务。这些应用案例未包括所有诊断报告应用案例。

13.4.1 应用案例1：预先定义的报告

主要用户是读片医生。当诊断一个病例时，用户从预先设置的初步报告的列表中选择一个报告，和根据诊断要求编辑诊断报告的内容。这个应用案例涵盖了用户可以应用的预先定义/模板化的诊断报告（常见于结果是正常）的情况，和有权去确认报告。

这些应用案例最终结果是：

- 为每一个执行工作列表项诊断、抄写和报告审核的多个执行操作步骤，在执行工作列表项代码顺序中，每一个都有一个相应的代码值；
- 报告已被审核，并且在输出结果状态消息中引用；
- 工作列表项状态被设置完成后，从工作列表中删除工作列表项。

基础流程在图13.4-1中说明。

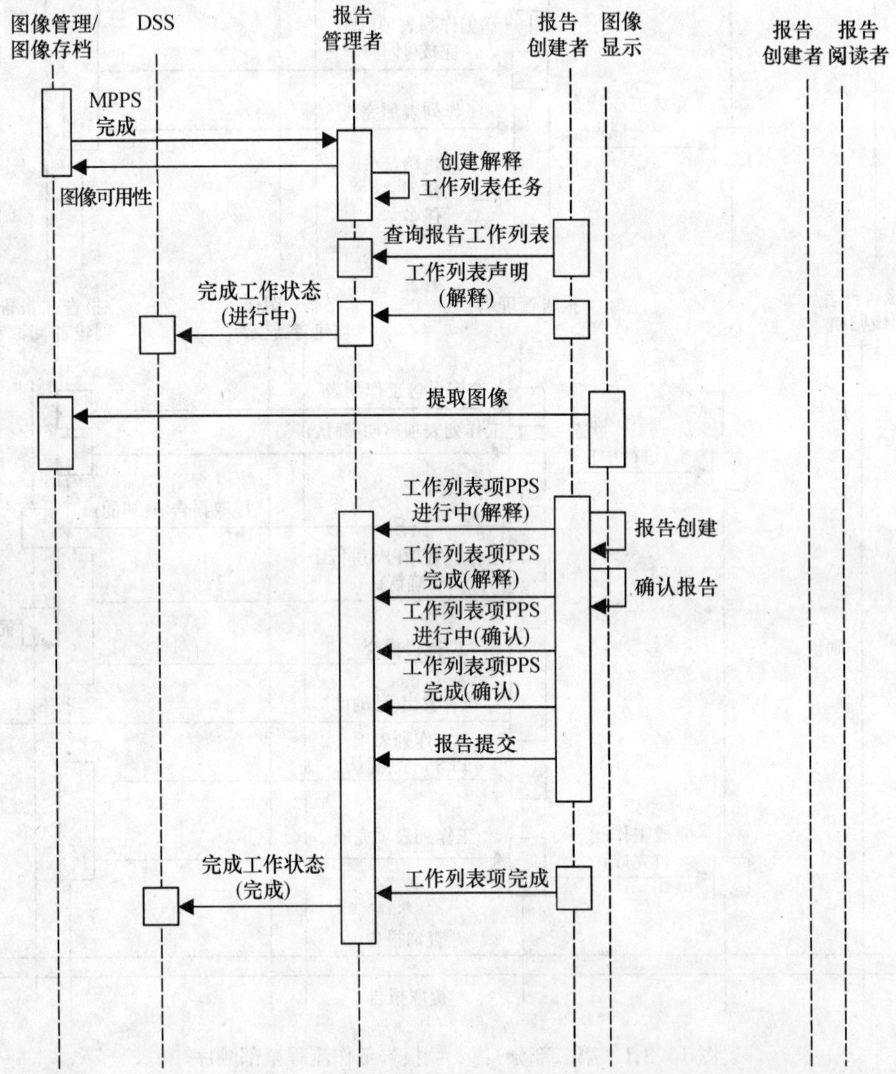

图13.4-1 应用案例1：预先定义的报告

13.4.2 应用案例2：工作列表项延迟

主要用户可以是读片医生、录入者或审核医生。本应用案例是发生在用户开始在工作列表项工作和决定不完成它时。

本应用案例的工作列表项状态的结尾是已设置为预定，和工作列表项仍保留在工作列表中。

基本的流程在图13.4-2中说明（有点的线表示为可选的事务）。事务工作列表项PPS进行中和工作列表项PPS完成是可选的，因为在发送这些事务之前，一些实施可以让用户跳过。

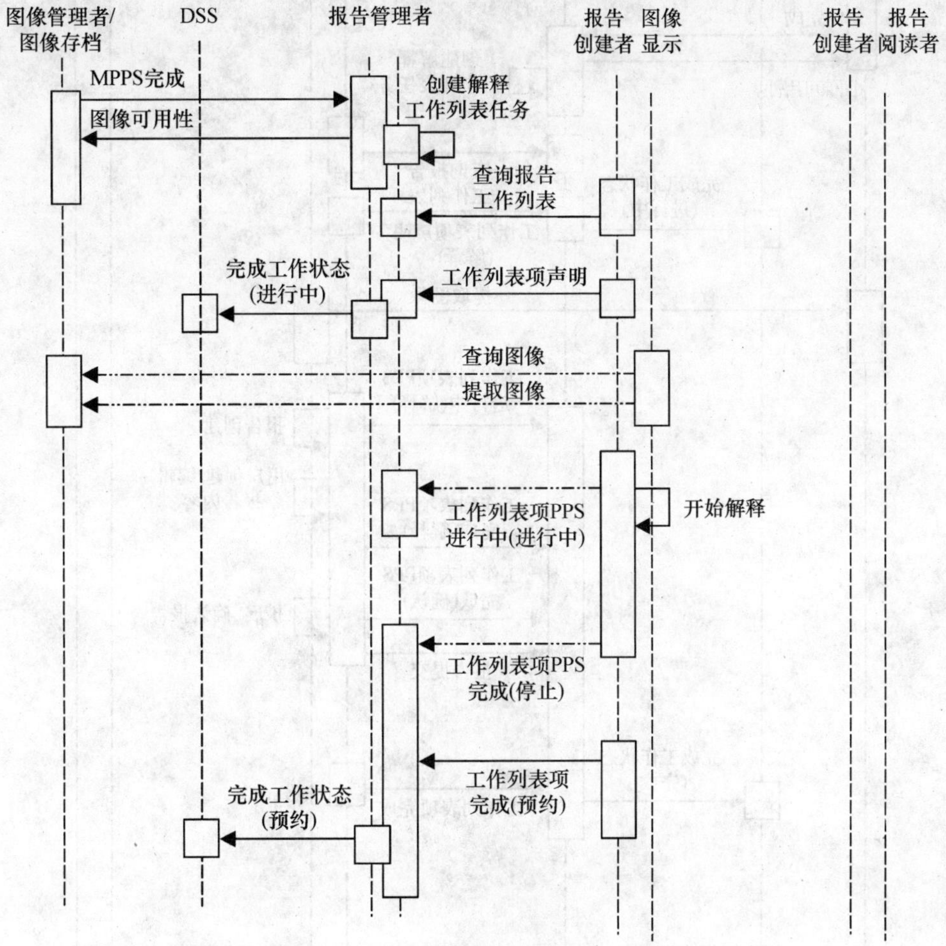

图13.4-2 应用案例2：工作列表项延迟

13.4.3 应用案例3：直接诊断报告的创建

主要用户是读片医生。本应用案例是发生在用户创建报告内容时。用户可以定义一个模板或选择预先定义的模板去完善内容。本应用案例与“预先定义报告”应用案例（13.4.1）的主要不同是，在本应用案例中，用户希望执行更多报告内容的“用户化/定制”。（即与预先定义报告的“罐装报告”形成对比）。

在本应用案例的结尾，工作列表项状态被设置为完成，工作列表项从工作列表中删除，报告被产生，输出结果状态消息引用生成的报告，建议后面的工作列表项被设置为报告审核，并且多个执行工作列表项代码顺序包括诊断和转录。

基本的流程在图13.4-3中说明。

当用户有审核权限时，应用案例有一个扩展。在这种情况中，生成的报告是已审核的，多个执行工作列表项代码依次包括诊断、转录和报告审核。

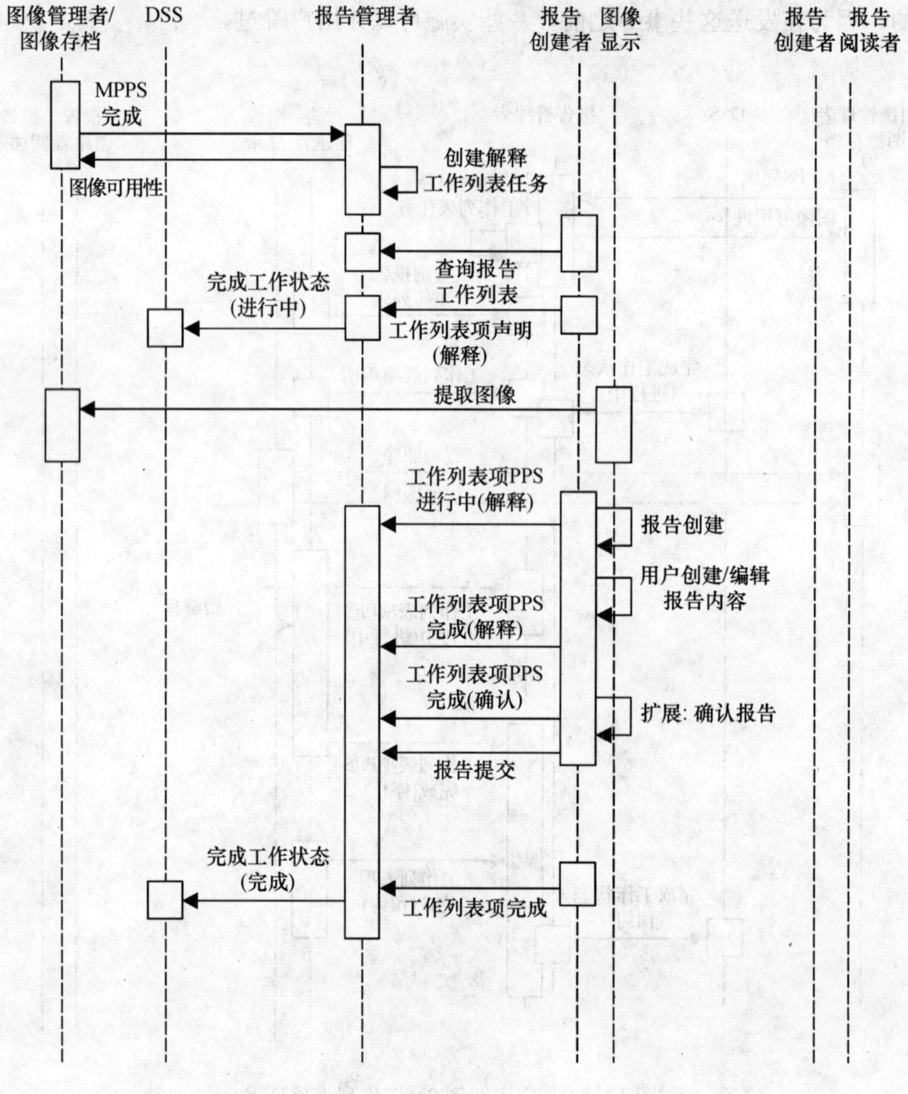

图 13.4-3　应用案例 3：直接诊断报告的创建

13.4.4　应用案例 4：诊断与口述

主要用户为读片医生，本应用案例发生在用户口述诊断时。

这种应用案例最终的结果是：

- 对每一个执行工作列表项的诊断和口述，在执行工作列表项代码顺序中多个已执行的操作步骤都有一个相应的代码值；
- 一个输出结果状态消息，引用生成的音频文件，并建议它的转录作为后面的工作列表项；
- 工作列表项状态被设置完成后，从工作列表中删除工作列表项。

基本的流程在图 13.4-4 中说明（有点的线表示可选的事务）。

注意：在此图中显示所定义的“外部音频存储”事务，已经超出了 IHE 技术框架的范围。

此应用案例有两个变化。第一个变化是，当声音识别系统可用于报告创建者时。在这种情况下，报告被产生，输出结果导致生成的报告，建议后面的工作列表项被设置为报告审核，并且两个执行操作步骤被创建，每一个都分别有一个诊断或转录的执行工作列表项代码顺序值。第二个变化是发生在声音识别系统用于报告创建者时，并且用户有审核权限，在这种情况下，生成的报告被审核，并且三个执行操作步骤被建立，每一个分别有一个诊断、转录或报告审核的执行工作列表项代码顺序值。

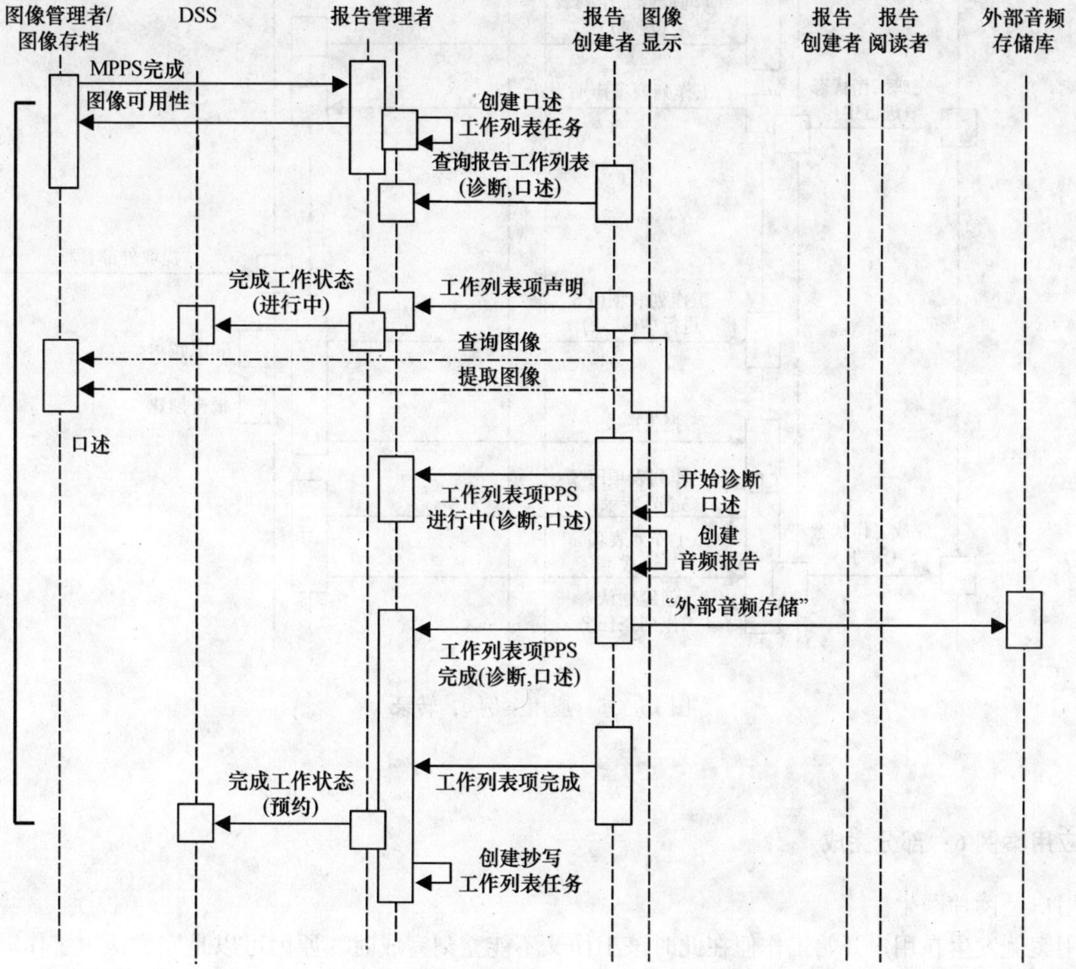

图 13.4-4 应用案例 4：诊断与口述

13.4.5 应用案例 5：转录

主要用户是录入者。本应用案例发生在音频文件开始可用时，录入员将音频内容转录成已转录的报告。

此用例最终的结果是：

- 在执行工作列表项代码顺序中，对转录的执行操作步骤都有一个相应的代码值；
- 一个输出结果状态消息，引用生成的报告和在随后的工作列表项中提出报告的审核；
- 工作列表项状态设置完成后，从工作列表中删除工作列表项。

基本的流程在图 13.4-5 中说明。注意：在图中显示定义的“获取外部音频”事务，已经超出了 IHE 技术框架的范围。

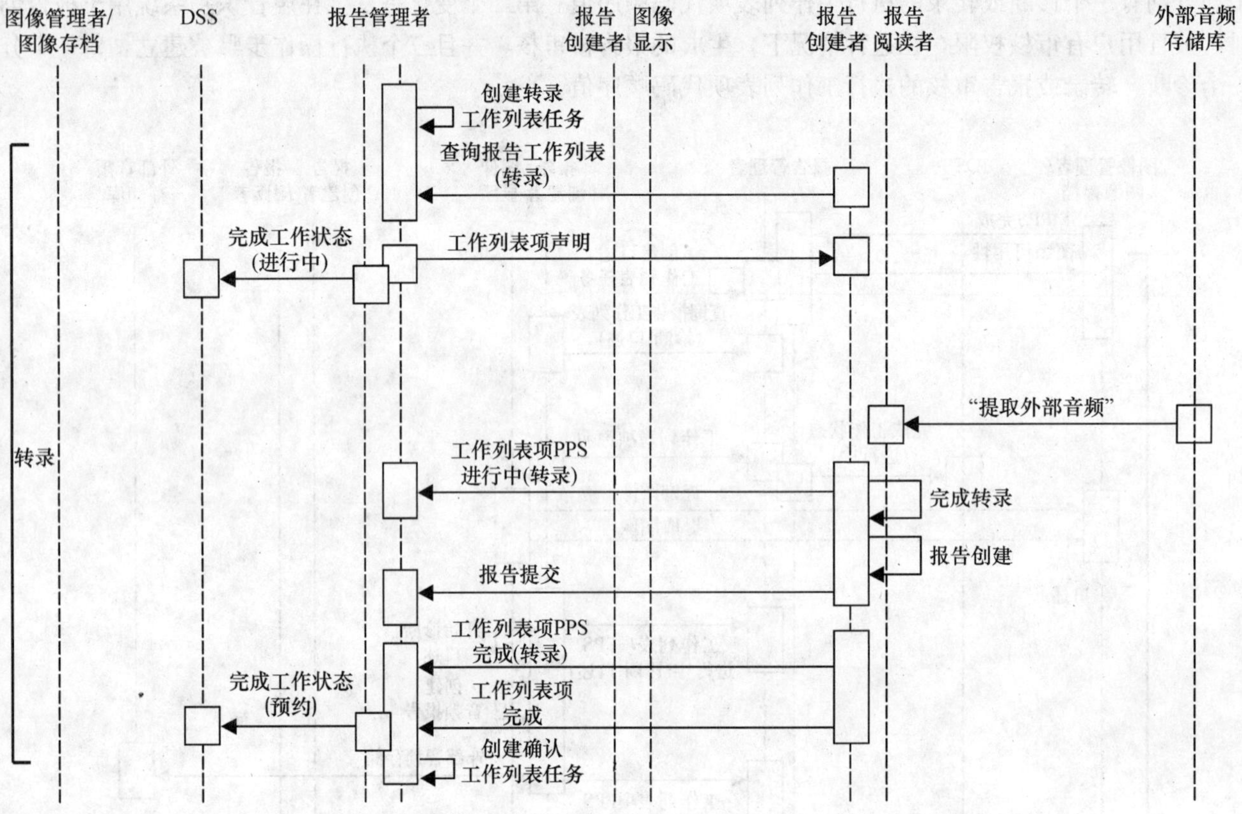

图 13.4-5 应用案例 5：转录

13.4.6 应用案例 6：部分完成

主要用户是读片医生。

本应用案例发生在用户开始工作但在此时该工作又不能立刻完成时。原因可以是完成该项工作需要更多的输入，如附加的图像采集、后处理（3D）或实际的图像质量很差需要新的采集。当需要再次诊断时，可以要求一个新的预约和新的工作列表项。此应用案例的结束是工作列表项状态设置为中止，和从工作列表中删除工作列表项。

报告创建者可以决定，发送部分结果到报告管理器（通过工作列表项 PPS 事务）是否有用。

基本流程在图 13.4-6 说明（有点的线表示可选的事务）。报告管理器最好了解有关中止的原因。但这对 DICOM GP PPS 事务来说，实际上是不可能的。有关这种可能性将在以后阐述。

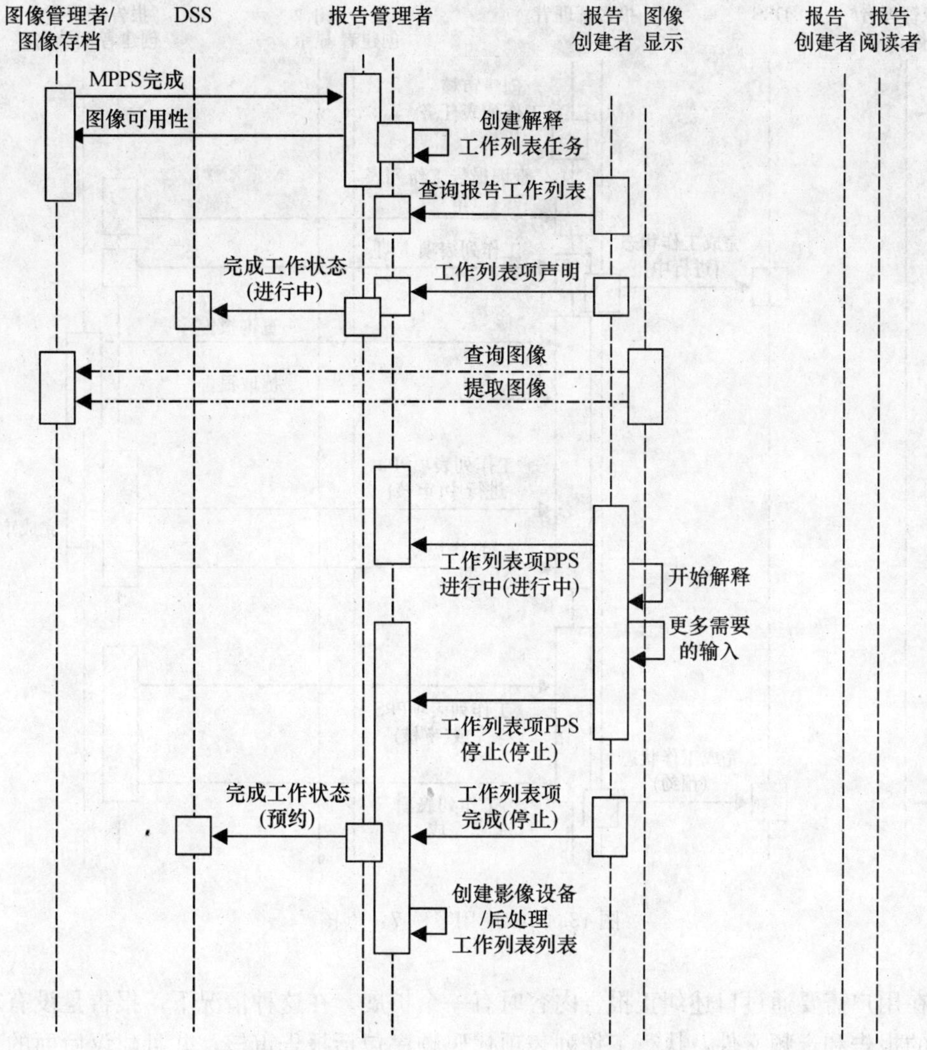

图 13.4-6 应用案例 6：部分完成

13.4.7 应用案例 7：审核

主要用户是审核医生。

本应用案例发生在一个未审核的报告需要审核时。审核是对报告内容正确性的确认。它不是一个法定的签字。对 DICOM SR 实体，审核结果的设置标志值为"VERIFIED"。

此应用案例的最终结果是：

- 对报告审核的一个执行操作步骤而言，在执行工作列表项代码顺序中有一个相应的代码值；
- 参考已审核的报告，输出结果状态消息；
- 工作列表项状态完成后，从工作列表中删除工作列表项。

基本的流程在图 13.4-7 中说明。

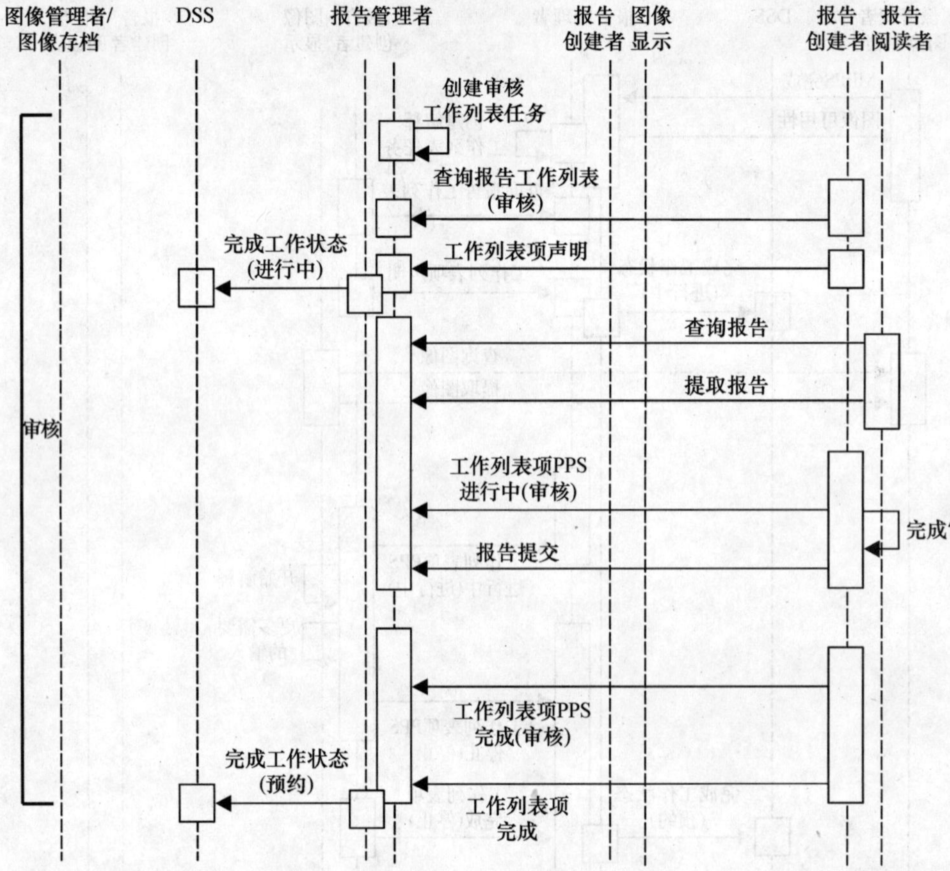

图 13.4-7 应用案例 7：审核

本应用案例在用户需要通过口述纠正报告内容时有一个扩展。在这种情况下，报告是没有审核的，输出结果参考了未审核的报告和音频文件，执行工作列表项代码顺序包括报告审核，并且建议后面的工作列表项设置为转录。

13.4.8 应用案例 8：二次阅读

主要用户是读片医生。

本应用案例发生在同一个请求的操作需要两个报告对象时。报告管理器产生两个报告工作列表项，每个工作列表项根据应用案例 1 到 7 分别处理，一旦产生两个已审核的报告，他们根据类似的应用案例进行比较。

13.4.9 应用案例 9：比较

主要用户是读片医生。

本应用案例发生在同一请求操作的两个已审核报告要求比较时。

在此应用案例的结尾，用户发现报告是似是而非时。在这种有争议的情况下，产生一个不符报告（discrepancy report）。

基本的流程在图 13.4-8 中说明。该流程设定，比较后的诊断报告提交到诊断报告管理系统。

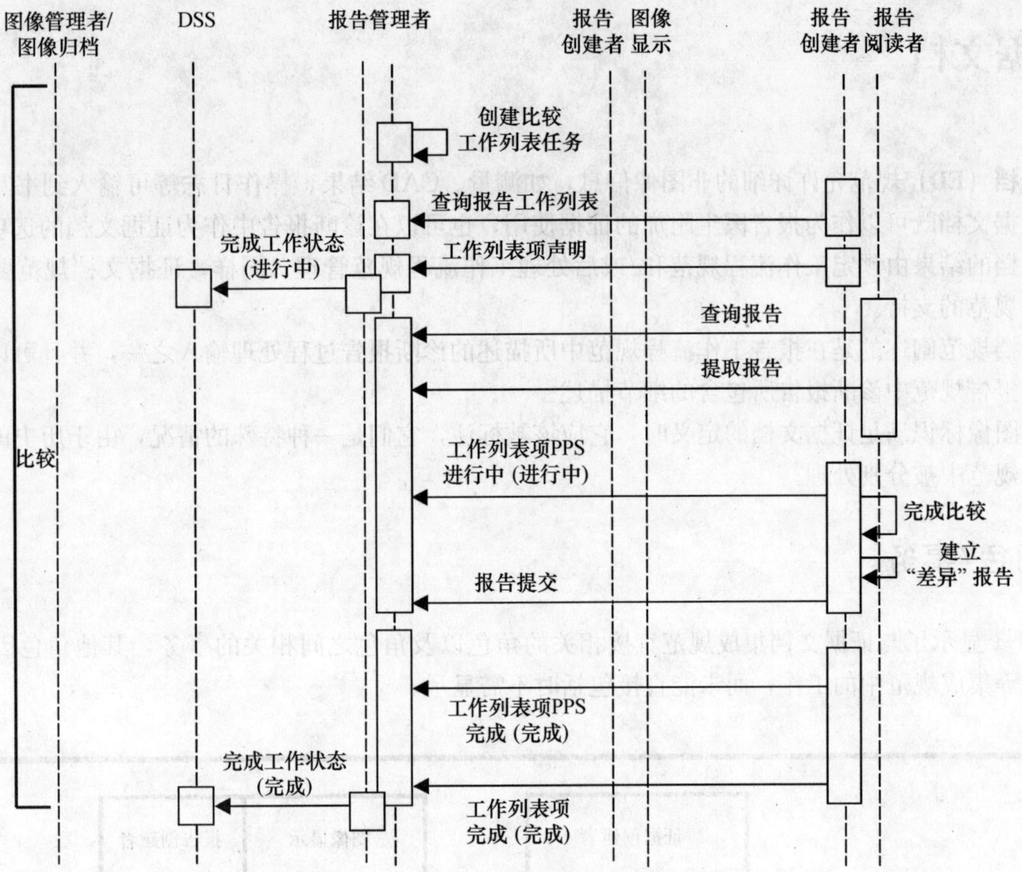

图 13.4-8 应用案例 9：比较

13.4.10 应用案例 10：重新审阅

主要用户是读片医生。本应用案例发生在用户需要重新审阅其他医生已审核的报告内容时。例如，这可能会发生在一个医生休假后返回工作时，他必须审阅同事用他的名义完成的工作。在这种情况下，报告管理器将安排既可以是基于用户和管理人员的请求，也可以自动地基于科室的规章，并且用户可以标记为“返回(back)”的工作列表项。

另一个场景是在一个“教育设置”中，“学生”得到一系列高级别医生完成的报告，以学习的目的审阅它。

13.4.11 应用案例 11：附加的阅读

主要用户是读片医生。这种情况经常发生在读片过程中，为保证质量所做的工作。

在这种情况中，报告管理器对同一请求的操作产生两个报告工作列表项，并特意按先后顺序完成。第一个已审核报告用来输入到第二个报告工作列表项，每一个工作列表项根据应用案例1到7分别进行处理。

在此应用案例的结尾，用户执行“附加的阅读”，对原始报告的内容，既可以同意也可以不同意。在同意的情况下，一个附加的“审核观察者顺序（Verifying Observer Sequence）”被加入到原始报告对象。在不同意的情况下，生产一个不符报告。

14 证据文档

证据文档（ED）规范允许详细的非图像信息，如测量、CAD结果、操作日志等可输入到书写诊断报告的过程中。证据文档既可以作为报告医生附加的证据使用，也可以在诊断报告中作为证据文档的选项。

证据文档的结果由预定工作流程规范和/或后处理工作流程规范管理。同样，证据文档规范要求一个或数个其他集成规范的支持。

证据文档规范阐述的是在报告工作流程规范中所描述的诊断报告过程处理输入之一，并且可以提供在简单图像和数字报告规范中诊断报告所包含的细节描述。

当关键图像标识满足证据文档的定义时，它应该被标注，它们是一种特殊的情况，由于历史的原因，在关键图像标识规范中被分别处理。

14.1 角色/事务

图 14.1-1 显示了与证据文档集成规范直接相关的角色以及角色之间相关的事务，其他角色因为参与了预定工作流程等集成规范中的工作，而未能直接包括时不需显示。

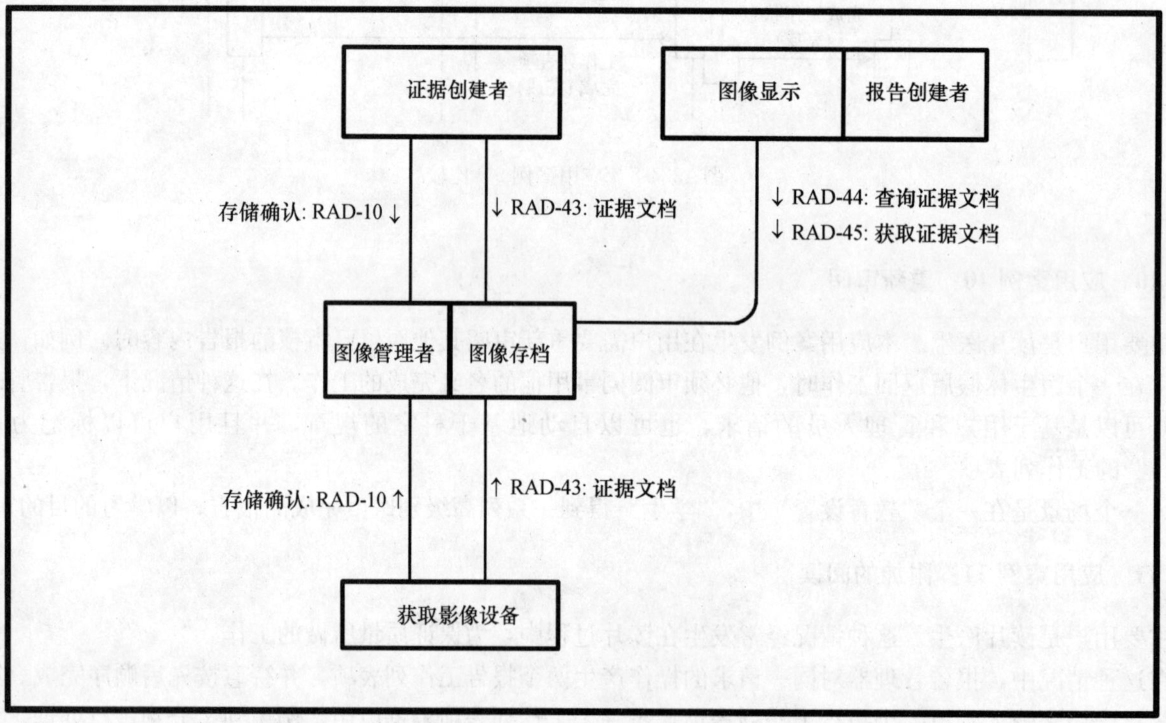

图 14.1-1 证据文档角色图

表 14.1-1 列出了证据文档集成规范中每一个角色直接相关的事务。为了声明支持此集成规范，必须执行规范中指定为“必须”的事务（标记为“R”）。事务标记为“O”是可选项。本集成规范可选项的事务所有列表在第 1 卷 14.2 节。

表 14.1-1 证据文档集成规范—角色/事务

角色	事务	选项	章节
证据创建者	存储确认［RAD-10］	R	4.10
	证据文档存储［RAD-43］	R	4.43
影像采集设备	存储确认［RAD-10］	R	4.10
	证据文档存储［RAD-43］	R	4.43
图像管理器/图像归档	存储确认［RAD-10］	R	4.10
	证据文档存储［RAD-43］	R	4.43
	查询证据文档［RAD-44］	R	4.44
	获取证据文档［RAD-45］	R	4.45
图像显示	查询证据文档［RAD-44］	R	4.44
	获取证据文档［RAD-45］	R	4.45

表2-1上涉及的其他规范可以是本规范的前提规范。

如果报告创建者希望参与本规范，它不能直接支持任何事务，但为了能够查询/获取证据文档，可以要求其与图像显示组合应用，并且报告创建者希望能够传输已获取文档的一部分内容到报告创建者所创建的报告中。

14.2 证据文档集成规范选项

本集成规范可以选择的选项和规范应用的角色一起列在表14.2-1中。应用时各个可选项之间的依赖关系在注释中说明。

表 14.2-1 证据文档角色和选项

角色	选项	卷和节
证据创建者	没有定义选项	—
影像采集设备	没有定义选项	—
图像管理器/图像归档	没有定义选项	—
图像显示/（报告创建者）	没有定义选项	—

证据创建者、影像采集设备和图像管理器/图像归档将可能支持各种DICOM SOP类。角色支持的每一个DICOM SOP类应该在产品的DICOM一致性说明中被列出。IHE集成说明（见附录D）应该引用DICOM一致性说明，但是不能重复DICOM SOP类列表，它们被认为包含在证据文档中。

DICOM SOP类的例子，可以包括的证据文档已列在RAD TF-3：4.43的表4.43-1和表4.43-2中。

14.3 证据文档处理流程

证据文档属于证据对象家族，证据文档同样包括图像、表示状态和关键图像标识。在临床科室中，这些对象的产生是作为系统中执行操作步骤的结果。

在预定工作流程规范中，证据文件创建的开始和完成的过程是由证据创建者使用创建者操作步骤进行中/完成事务，或在影像采集设备上使用影像设备操作步骤进行中/完成事务，和在后处理工作流程中通过证据创建者使用工作列表项操作步骤进行中/完成事务。

同其他证据对象一样，证据文档通常由系统操作者创建，并由读片医生应用在创建诊断报告的过程中，既可以通过审阅或诊断证据文档内容，也可以将其所选部分复制到报告中。证据文档描述的是在图像科室内部管理和使用的非诊断信息，但不排除发送到图像科室以外的部门。与之形成对照的是，在简单图像和数字报告规范中，描述的诊断报告表现为已诊断的信息，它主要由图像科室输出，并可用于广泛分发。

由于在预定工作流程规范中证据创建者报告的状态方式（采用创建者操作步骤事务到执行操作步骤管理器）和在后处理工作流程规范中的证据创建者报告状态的方式（采用工作列表项 PPS 事务到后处理工作流程管理器）之间是有所不同的，如下显示的是处理流程的两个例子。

在图 14.3-1（管理工作流程）中可以看到，在预定工作流程规范中，典型的工作流程的预约部分是工作流程最早开始的部分。

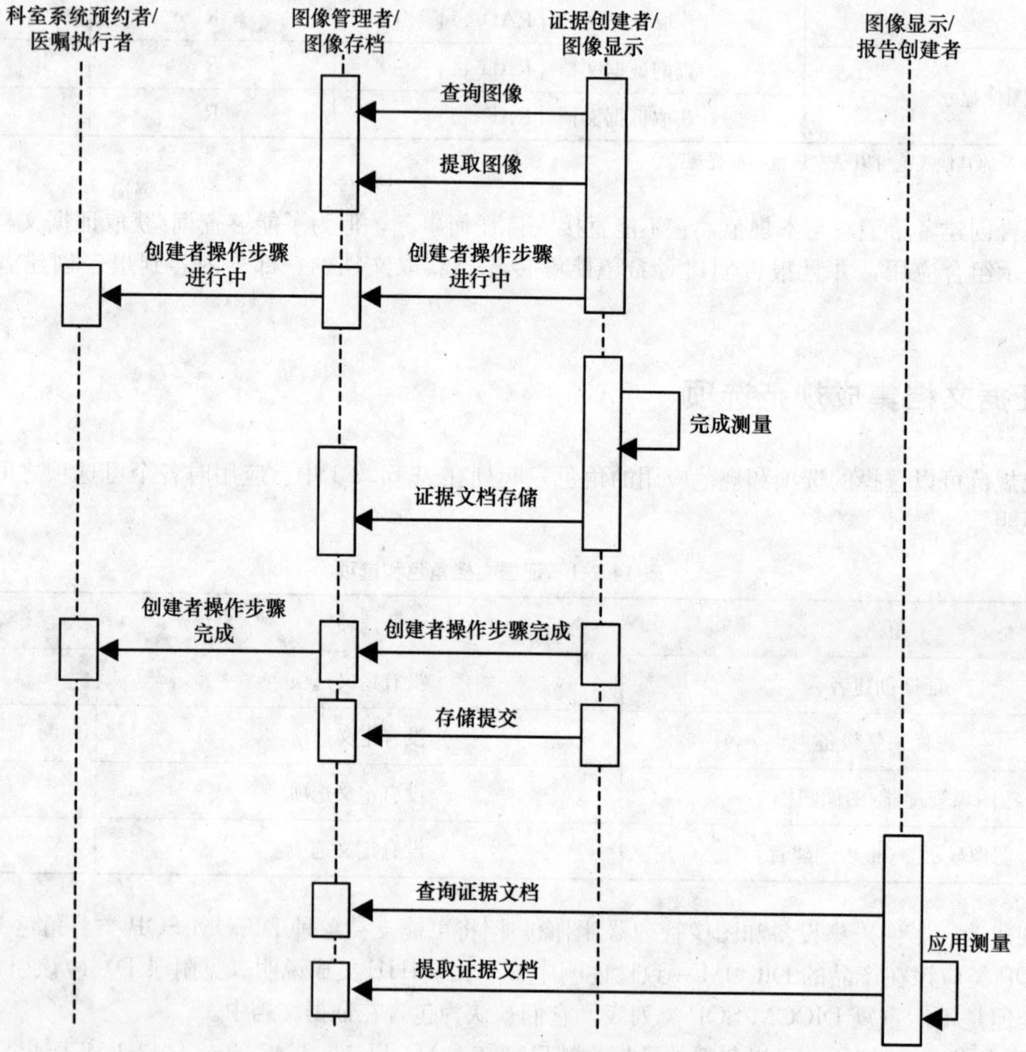

图 14.3-1 预定工作流程中的证据文档管理

注意：在上图中的操作步骤事务和查询/获取图像事务不是证据文档规范中的一部分。

在图 14.3-2（后处理管理器与科室系统预约者的组合）中可以看到，在后处理工作流程规范中，典型的工作流程的预约部分是工作流程最早开始的部分。

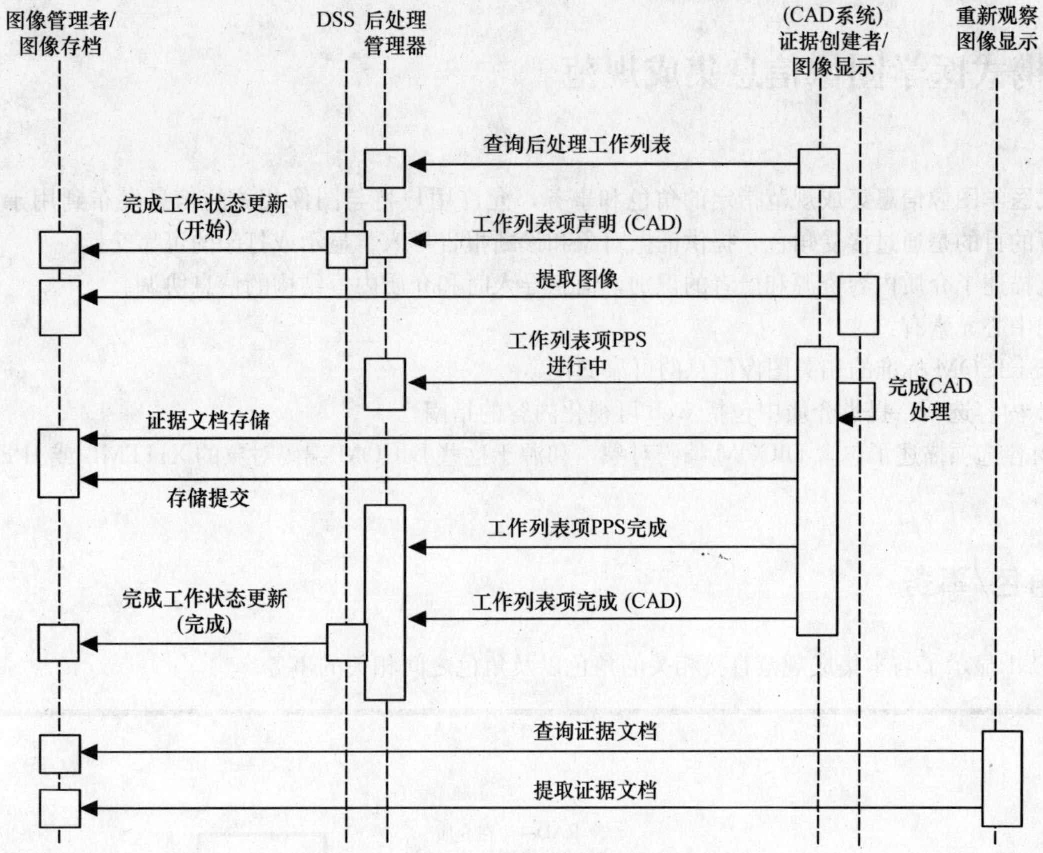

图 14.3-2 后处理工作流程中的证据文档管理

注意：上图中的工作列表和工作列表项不是证据文档规范的一部分。

15　便携式医学图像信息集成规范

便携式医学图像信息集成规范指定的角色和事务，允许用户将与图像相关的信息发布到用于交换的介质中。此规范的目的是通过接受角色，提供证据对象和诊断报告导入、显示或打印的可靠交换。

本规范描述了介质内容资源和患者的识别，信息导入时和介质内容结构的信息协调。

规范的中心元素有：

- 基于 DICOM 标准的相关图像信息的可靠交换
- Web 内容选项，提供介质中包括 web 可视化内容的指南

Web 内容选项描述了包含 DICOM 编码对象，和源于这些 DICOM 编码对象的 XHTML 或 JPEG 对象的介质的情况。

15.1　角色/事务

图 15.1-1 显示了与本集成规范直接相关的角色以及角色之间相关的事务。

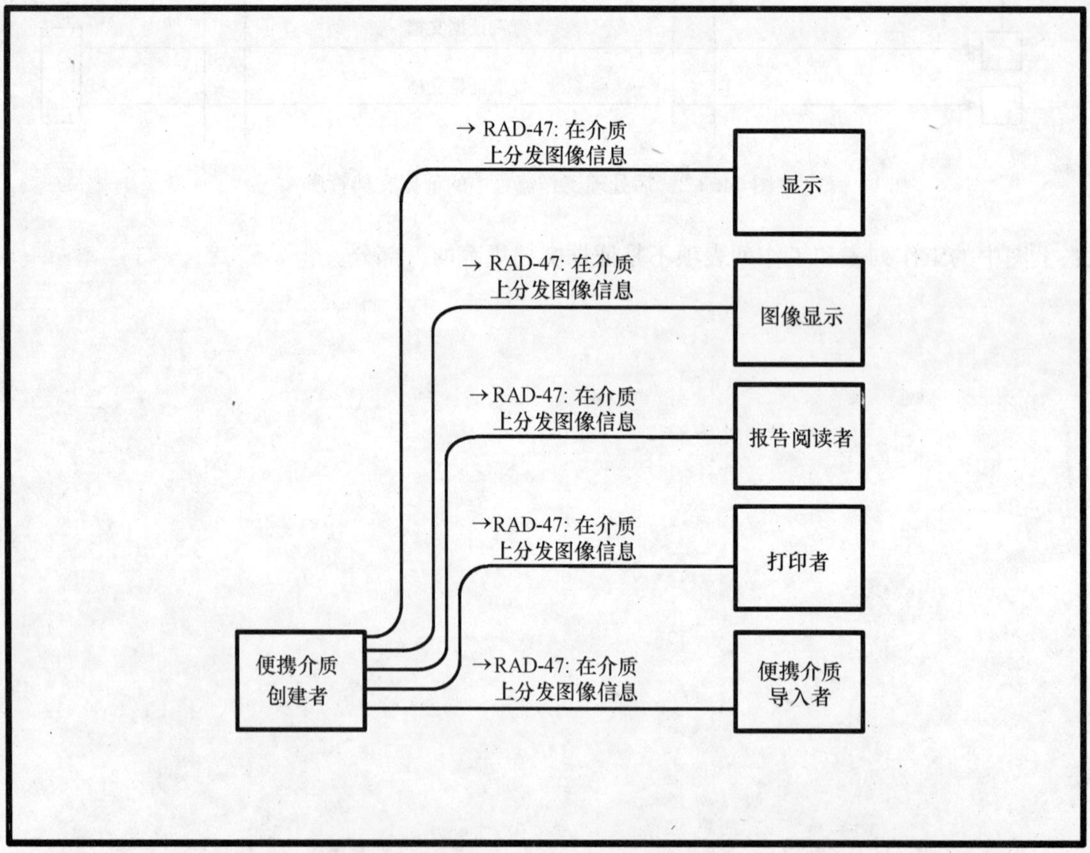

图 15.1-1　图像便携数据图

表 15.1-1 列出了 PDI 集成规范中每一个角色直接相关的事务。为了声明支持此集成规范，必须执行规范中指定为“必须”的事务（标记为“R”）。事务标记为“O”是可选项。本集成规范可选项的事务所有列表在第 1 卷 15.2 节。注意许多角色中的一个必须与便携式介质导入者组合应用的描述详见 RAD TF-1：2.4。

表 15.1-1　便携式医学图像信息集成规范—角色和事务

角色	事务	选项	第2/3卷的章节
便携式介质创建者	在介质上分发图像信息［RAD-47］	R	第3卷4.47节
便携式介质导入者	在介质上分发图像信息［RAD-47］	R	第3卷4.47节
图像显示	在介质上分发图像信息［RAD-47］	R	第3卷4.47节
报告阅读者	在介质上分发图像信息［RAD-47］	R	第3卷4.47节
打印排版器	在介质上分发图像信息［RAD-47］	R	第3卷4.47节
显示（ITI TF）	在介质上分发图像信息［RAD-47］	R	第3卷4.47节

15.2　便携式医学图像信息集成规范选项

本集成规范可以选择的选项和规范应用的角色一起列在表15.2-1中。应用时各个可选项之间的依赖关系在注释中说明。

表 15.2-1　便携式医学图像信息—角色和选项

角色	选项	卷和节
便携式介质创建者	Web内容	第1卷15.4.2节 第2卷4.47.4.1.2节
便携式介质导入者	没有定义选项	—
图像显示	没有定义选项	—
报告阅读者	没有定义选项	—
打印排版器	没有定义选项	—
显示（ITI TF）	没有定义选项	—

15.3　便携式医学图像信息处理流程

本节描述了有关使用交换介质的典型处理流程，涵盖的事务是47—在介质上分发图像信息。

处理流程可划分成如下步骤：

(1) 源角色（便携式介质创建者）：在一片交换介质中写入一组影像数据及其相关的诊断报告。假定便携式介质创建Creator）能够组合其他IHECreator获取数据，或从其他外部源获取数据。

(2) 介质被物理地传输到目的地，在目的地，介质包含的图像相关信息将被使用。

(3) 便携式介质导入者读取介质中的DICOM对象（图像、表示状态、关键图像标识、证据文档和诊断报告），并导入至本地信息存储库。便携式介质导入者按需要修正数据（如修改记录中的患者ID为本地患者ID）。如果介质中一些DICOM对象可显示，但不能导入，便携式介质导入者角色通知操作者注意这些受影响的操作和序列，并了解它们未被导入应用所支持。

(4) 图像显示、报告阅读者、显示或打印排版器读取介质内容，使用者根据需要进行显示和处理。如果某些内容不能读取，必须明确通知使用者。

数据的潜在使用场景在如下的应用案例中描述。

15.3.1　应用案例

本规范并非是提供一个关于存档的解决方案。

应用案例1—患者/临床医生阅读：诊断和治疗图像数据，如刻录在介质上的图像和诊断报告，具有服务于多个应用案例的功能。患者或临床医生既可以通过同一介质中驻留的浏览程序，也可以使用Web浏览器读取数据。这些数据作为诊断或治疗过程的基础和仅提供信息的数据，并不一定是必须的。为安全性和私密性的原因，给患者的介质中不应包含其他患者的数据。有关附加的安全性考虑，请参考15.5节。

应用案例2—医疗机构交换：一个或多个患者的数据，如图像、诊断报告或完整的病例刻录在介质中，用于诊断或治疗处理。介质数据可以被导入到不同的站点，通常有“二次阅读导入”或“参考导入”两种。

- 二次阅读导入：介质数据被导入到图像管理器/归档，以便阅读/重新阅读。为了避免数据冲突，关键患者/操作属性可能需要与本地存在的数据进行一致化。图像和相关的表示状态可能被发送到打印排版器，进行打印。
- 参考导入：介质数据被导入到图像管理器/归档，和/或报告存储库，成为患者历史数据的一部分。它可以作为“先前相关的”数据，为未来的阅读使用。为了避免数据冲突，关键患者/操作属性可能需要与本地存在的数据保持一致。

应用案例3—手术室阅读：在没有可靠网络连接的环境中，介质数据可用于诊断或治疗的过程。数据量可能很大，内容可以包含图像数据、后处理结果和诊断报告。在手术室，外科医生应用介质信息，并使用可以包括操作或处理图像的增强观察的功能，阅读它的内容。

15.3.2 处理流程描述

应用案例可有三种与介质相关行为的说明：

- 介质导出
- 介质显示
- 介质导入

(1) **介质导出（所有应用案例）**：

便携式介质创建者集合介质内容（DICOM和Web可视化内容），并将它写到物理介质。

在介质创建期间，下面的行为将按顺序完成：

- DICOM数据（FSC行为）的导出；
- 可选地，Web可视化数据导出，包括从DICOM数据得出，容易存取的信息数据（Web内容选项）；
- 可选地，包括附加的内容（如：在介质上的DICOM浏览器或浏览软件组件用于读取DICOM数据）。

(2) **介质显示**

① **Web（应用案例1）**（没有DICOM浏览设备或软件的临床医生，其他用户和患者）：

任何Web显示介质内容都可接收并由显示角色显示，显示角色通常存在于可用的资源中（即Web浏览器）。注意，便携式介质创建者不能依赖于在所有介质上出现的Web显示内容，因为它仅包括了介质创建应用的Web内容选项。

② **DICOM（应用案例1和3）**（使用DICOM浏览设备或软件的用户）：

使用阅读环境中已驻留的专用或介质自身已有的应用软件，显示介质内容的DICOM部分。应用所支持的相应内容规范中定义的图像显示和/或报告阅读者角色可以处理各种DICOM对象。打印排版器角色从介质发送图像到打印服务器，进行打印。

(3) **介质导入（应用案例2）**：

“介质导入”行为由便携式介质导入者和处理专门介质内容的DICOM部分完成。便携式介质导入者角色与一个或多个内容角色（证据创建者、报告创建者等）组合，依据介质内容的类型进行导入。组合的角色通过便携式介质导入者读取介质数据提供存储功能。

便携式介质导入者角色通过DICOMDIR文件读取所有引用的DICOM实体，并使用户选择一个患者数据集用于导入。

便携式介质导入者获得本地数据，在导入机构/企业中，已知此数据是正确的，并且使患者的“关键属性”

和操作信息（当需要时）一致化。关于“关键属性”的列表和将执行的相关一致化行动，请参考 RAD TF-3：4.47.4.1.3。

注：例如，便携式介质导入者可以与证据创建者组合，将诊断和治疗图像内容存储到图像管理器/图像归档，或与报告创建者组合，将诊断报告存储到报告存储库。便携式介质导入者可以作为随后应用的“先前相关的”数据，为未来的阅读使用。与影像采集设备角色组合在一起，也可用于将来的“阅读/重新阅读”。在便携式介质导入者与打印排版器角色组合的情况下，导入内容（图像和表示状态）可以被发送到打印服务器，进行打印。

图 15.3-1 显示了涵盖以前章节所描述的应用案例中事件流程的例子。

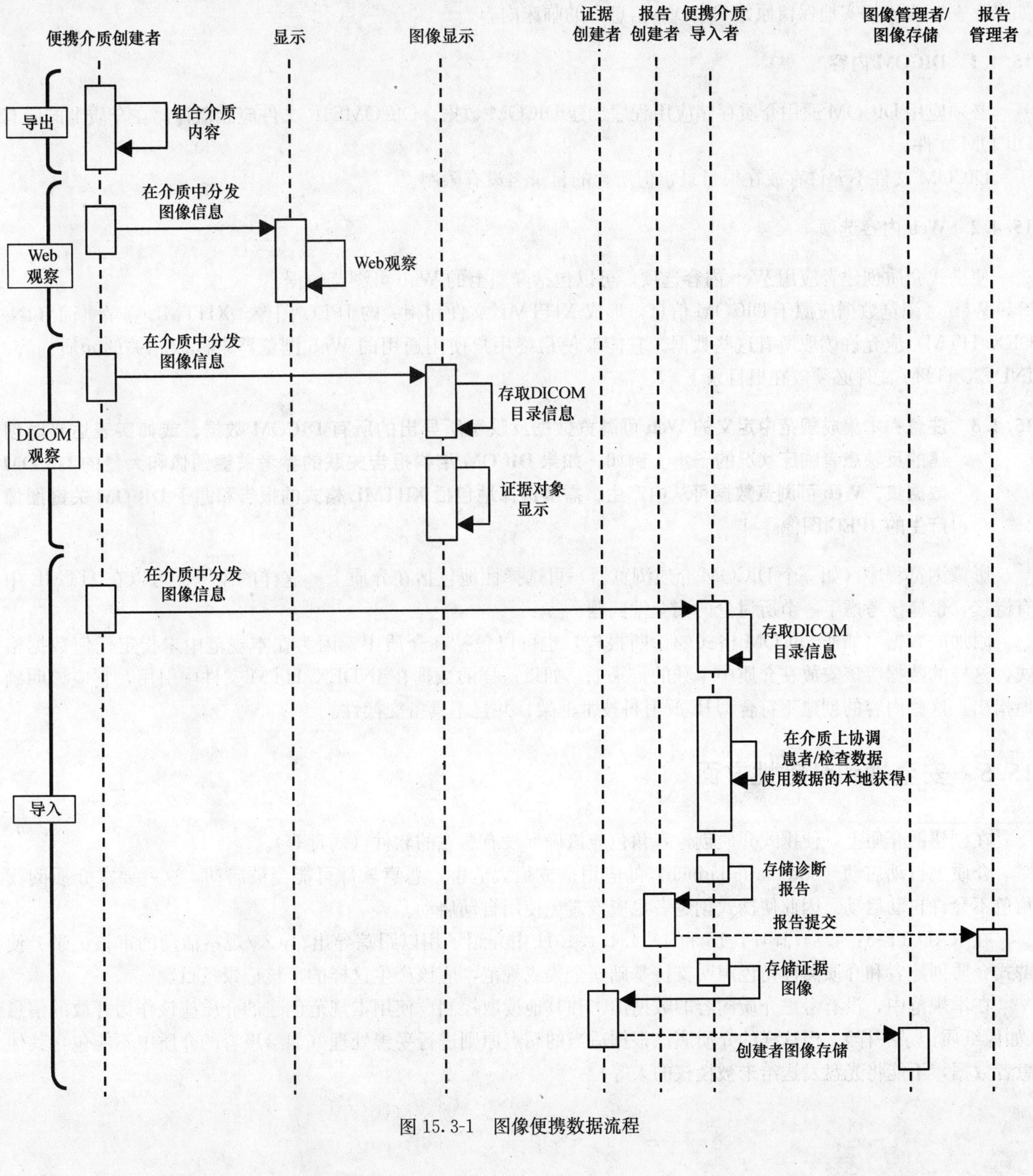

图 15.3-1 图像便携数据流程

15.4 介质内容

介质内容要求为了改善图像数据的可靠传输，包括诊断报告，并允许在普通用途计算机上显示图像和诊断报告。

读取介质内容可以通过介质上的两个“入门点（entry points）”：DICOM 图像信息的 DICOMDIR 文件和可选的 Web 浏览内容的 INDEX. HTM 文件。

要求创建的介质包含 DICOM 数据和可选的包括源于 DICOM 的 Web 可浏览数据。这些 Web 可浏览数据，如果存在，应该如实地保留原始 DICOM 信息中的临床内容。

15.4.1 DICOM 内容

必须应用 DICOM 通用介质存储应用程序创建 DICOM 数据。DICOMDIR 文件应涵盖存储在介质上的所有 DICOM 文件。

DICOM 文件不允许存放在根目录，但所含的目录名没有限制。

15.4.2 Web 内容选项

便携式介质创建者应用 Web 内容选项，可以包括介质上的 Web 可浏览数据。

Web 可浏览数据应源于 DICOM 信息，形成 XHTML 文件和相关的 JPEG 图像。XHTML 登录页面（INDEX. HTM）应允许读取所有这些数据。它能够使最终用户使用通用的 Web 浏览器来读取相关的介质内容。INDEX. HTM 文件必须放在根目录下。

15.4.3 注意：本集成规范中定义的 Web 可浏览数据反映了所导出的所有 DICOM 数据，或如实表达当时创建的反映患者临床状况的子集。例如，如果 DICOM 结构报告关联的参考关键图像和大量的 DICOM 数据集，Web 可浏览数据可从中产生，需要选择地包括 XHTML 格式的报告和源于 DICOM 关键图像产生的 JPEG 图像。

影像浏览程序（如一个 DICOM 介质浏览器）可选择性地包括在介质上。这样的浏览器可以在 HTML 中有链接，也应该考虑下一节所讨论的安全性问题。

附加的数据（如非 DICOM 格式的诊断报告）也可以包括在介质中，因为在本规范中未指定任何数据格式，这样的数据应该安放在介质中单独的目录上。如果这样的数据在 INDEX. HTM 文件中引用，它应该明确地指出，这些内容的创建不符合 IHE 放射科技术框架，并且不具备交换性。

15.5 安全性和私密性方面

在创建的介质上，便携式介质创建者角色应该确保没有恶意的软件（病毒等）。

介质上自动启动（automatic launch）的应用造成很大危害，恶意软件可能会被启动，这就要求介质阅读角色不允许自动启动。因此便携式创建者也应该避免使用自动启动。

在 RAD TF-3：4.34.1.1.1.15 和 4.34.1.1.1. H 中介绍了用以跟踪导出/导入/观察活动的审核记录。便携式介质创建者和介质阅读角色声明支持基础安全集成规范，应该产生这样的审核记录条目。

在本规范中，没有考虑介质内容的数据加密和其他读取控制。使用本规范创建的介质应该作为开放的信息（如像纸质记录一样）。但这样的介质应该根据适当的站点原则进行妥善处理（如给患者的介质中不能包含其他患者数据，不能将光盘发送给未被授权的人等）。

16 核医学图像集成规范

核医学图像集成规范定义了影像设备怎样采集和工作站应该怎样存储核医学图像，以及怎样读取和使用显示的图像。规范定义了图像显示所希望提供的基本显示功能（如满足临床医生的应用），而未描述增强的审阅特性。

规范对如何从屏幕上显示静态、动态图像也作了定义，如由核医学心血管处理软件包（NM Cardiac Processing Packages）创建的图像，应该使用DICOM对象存储，可以在通用的图像显示系统上显示。

核医学图像规范可以与其他工作流程规范，如预定工作流程、后处理工作流程和报告工作流程规范组合应用，使其功能得到强化，描述了已创建的核医学图像对象的状态如何预约、管理和报告。

16.1 角色/事务

图16.1-1显示了与核医学图像集成规范直接相关的角色以及角色之间相关的事务。间接地包含在它们参与的预定工作流程和后处理工作流程等规范的其他角色，未在图中显示。

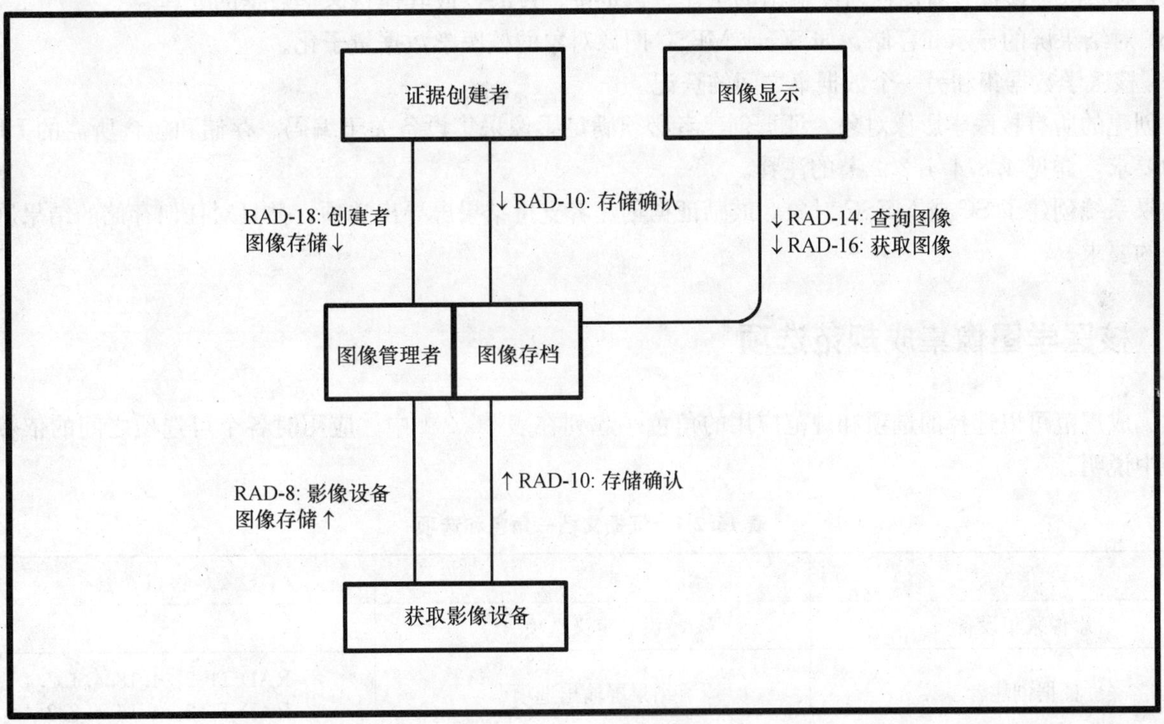

图16.1-1 NM图像角色图

表16.1-1列出了核医学图像集成规范中每一个角色直接相关的事务。为了声明支持此集成规范，必须执行规范中指定为“必须”的事务（标记为“R”）。事务标记为“O”是可选项。本集成规范可选项的事务所有列表在第1卷16.2节。

表 16.1-1 核医学图像集成规范—角色和事务

角色	事务	选项	第2卷的章节
影像采集设备	影像设备图像存储［RAD-8］	R	4.8
	存储确认［RAD-10］	R	4.10
证据创建者	创建者图像存储［RAD-18］	R	4.18
	存储确认［RAD-10］	R	4.10
图像管理器/归档	影像设备图像存储［RAD-8］	R	4.8
	创建者图像存储［RAD-18］	R	4.18
	存储确认［RAD-10］	R	4.10
	查询图像［RAD-14］	R	4.14
	获取图像［RAD-16］	R	4.16
图像显示	查询图像［RAD-14］	R	4.14
	获取图像［RAD-16］	R	4.16

为了在核医学中作为一个证据创建者的参与，系统必须创建从原始核医学影像设备图像数据派生出来的数据，这种派生出的数据的例子包括：

(a) 对核医学影像设备图像对象输出的重建、再定位、过滤，或其他核医学数据的处理。

(b) 对结果屏的显示和存储，如 SC 或 MFSC 图像对象的核医学数据量子化。

(c) 核医学数据集和另一个数据集之间的登记。

对创建的所有核医学影像对象，证据创建者必须满足影像采集设备关于编码、存储和包含所需的 DICOM 标记的要求，详见 4.8.4.1.2.2 节的注释。

如果系统创建了 SC 或 MFSC 对象，鼓励证据创建者支持结果屏导出选项，并且对任何存储的结果屏遵循此选项的要求。

16.2 核医学图像集成规范选项

本集成规范可以选择的选项和规范应用的角色一起列在表 16.2-1 中。应用时各个可选项之间的依赖关系在注释中说明。

表 16.2-1 证据文档—角色和选项

角色	选项	卷和节
影像采集设备	没有定义选项	—
证据创建者	结果屏输出选项	RAD TF-2：4.18.4.1.2.4 RAD TF-2：4.16.4.2.2.4
图像归档/管理器	没有定义选项	—
图像显示	审阅选项	RAD TF-2：4.16.4.2.2.2.5

核医学图像规范主要提供可靠的和完整的存储，读取核医学数据，临床医生对核医学图像的适当地审阅具有充分的显示功能。心脏科医生对心脏核医学操作充分的二次审阅（无需再处理功能），以及普通放射科医师对与核医学图像有关的其他影像采集设备图像的审阅。

复审选项对原始的（非心脏的）核医学诊断是附加的功能。

结果屏导出选项附加功能在常用的显示DICOM格式中是用于存储结果屏（可以是静态的或可包含动态的成分）。

支持结果屏导出的影像采集设备角色应该声明有适当的选项，如证据创建者。

在本规范中未描述心脏病和非心脏病数据的处理功能，这些功能必须在专用的核医学工作站实现。

16.3 核医学图像处理流程

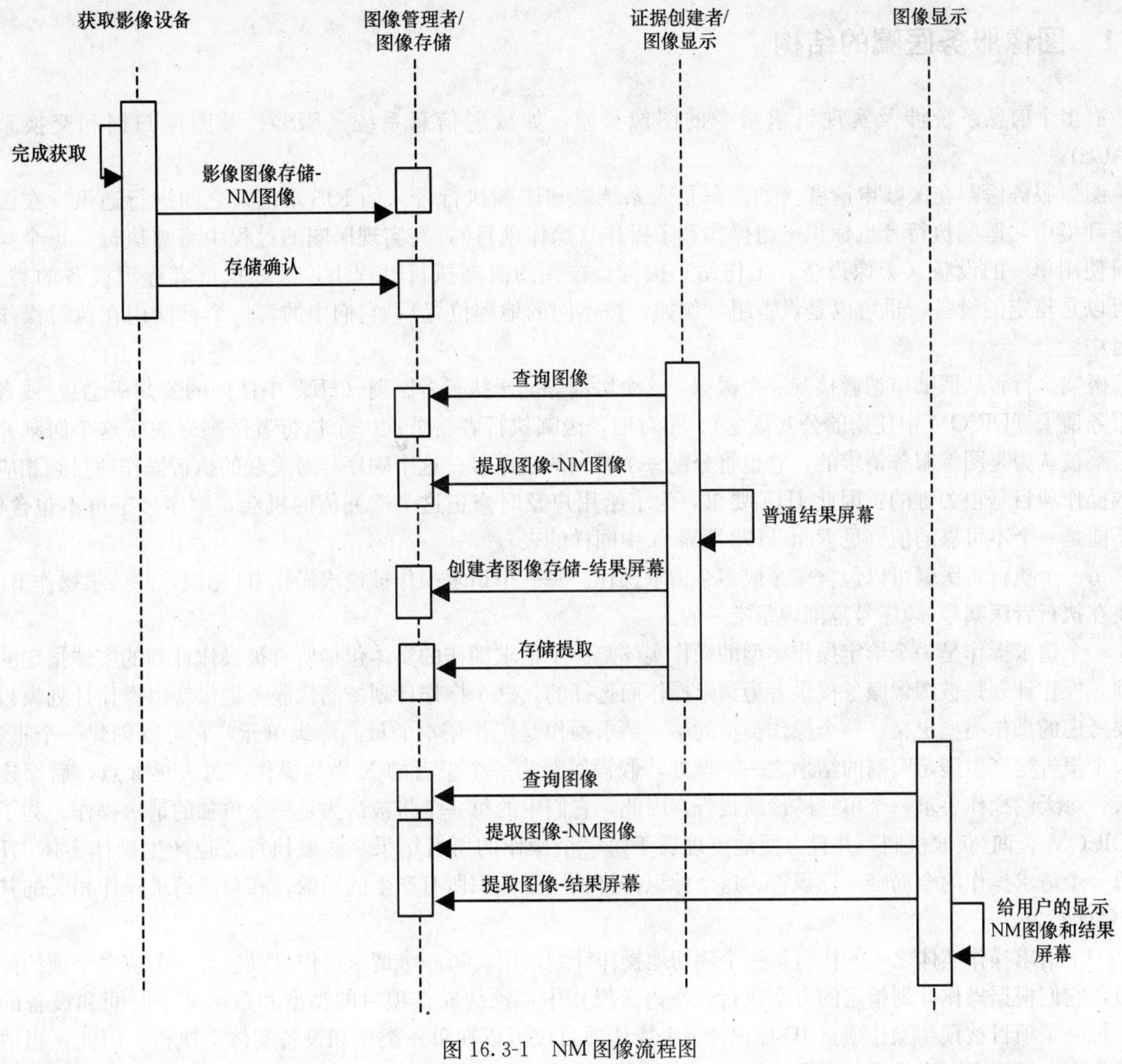

图16.3-1 NM图像流程图

创建、存储和应用核医学图像内容的处理可以用许多相同的方式管理，如应用于预定工作流程和后处理工作流程规范的其他图像内容。核医学工作流程的案例和涉及的两种工作流程中的应用指南，可以参照附录E：核医学。

附录 A：存取号和请求操作 ID 号的说明

此附录的目的是在 IHE 采用的现实世界模型中，阐明实体之间的关系，及实体标识符的角色，如顺序号和请求操作 ID，用来维护那些实体之间的数据一致性。

A.1 图像服务医嘱的结构

有多个信息系统涉及实现请求指令的图像科室，如放射信息系统（RIS）、及图像归档和交换系统(PACS)。

图像服务医嘱在医嘱申请者（如医嘱录入系统）和医嘱执行者（如 RIS 系统）之间进行通讯。在图像科室环境中，医嘱执行者也标识一组操作和子操作（操作项目），在实现医嘱的过程中将被执行。每个操作项目使用单一的设备（影像设备、工作站）执行。在预约医嘱执行过程中，医嘱执行者标识设备的类型，既可以是指定的设备，也可以是设备组（例如，按不同的地理位置），它们中的每一个都使用在执行操作的项目中。

医嘱执行者从医嘱申请者接受一个医嘱，这个医嘱等同于执行者医嘱（HL7 中使用的公共概念），或者图像服务请求（DICOM 中使用的公共概念）。相对地，医嘱执行者将分配一个执行者医嘱号关联这个医嘱。相同医嘱被认为是图像服务请求的，它也将分配一个唯一的顺序号。这个顺序号对关联的执行操作项目到相应的预约操作项目是很关键的：因此 IHE 要求，为了给用户及时修正这个遗漏值的机会，顺序号宁可不包含值，也不能是一个不可靠的值（见 Rad TF-2 附录 A 中同样的表）。

每一个执行者医嘱可以包含一个或多个请求操作。每一个请求操作被请求操作 ID 标识，此请求操作 ID 仅需要在执行者医嘱号/顺序号范围内是唯一的。

一个请求操作是一个给定操作类型的操作实体。一个请求操作的实体包括所有被操作计划的实体指定的信息项，操作计划是被图像服务提供者为请求操作而选择的。这个操作计划被图像服务提供者以操作计划模板联合要考虑的操作类型定义。一个操作类型的单一请求操作是工作层次的最高等级单元，它可以创建一个报告。每一个报告是产生满足医嘱的结果之一。例如，假设医嘱为一个患者的 X-光片操作，每天早 8 点，后面连续三天，每天的操作要求一个单独的诊断报告；因此，它们中的每一个将被认为是一个单独的请求操作。为了支持 DICOM 查询/获取机制，并且方便地整理属于每一个操作的所有结果，医嘱执行者也产生操作实体 UID，是每一个请求操作的全局唯一标识符。这个标识符将被用于标识所有产生的图像，和与此请求操作相关的其他 DICOM 对象。

一个请求操作实体之一的执行被一个确切地操作计划说明。每一个请求操作可以包含一个或多个预约操作项目，它们根据操作计划指定的方案执行。在请求操作中，预约操作项目的类型和数量基于时间和设备的要求。每一个项目被预约操作项目 ID 标识。一个操作项目仅可以在单一类型和设备实体上执行。因此，当请求的操作可以标识多个影像设备操作（如核医学中一个公共的操作）时，一个操作项目应该符合在单一影像设备上执行的操作。图像服务请求、请求操作和预约操作项目层次的例子，在图 A.1-1 中描述。实体的命名用黑体的名称代表，它们标识符的命名用方括号代表。

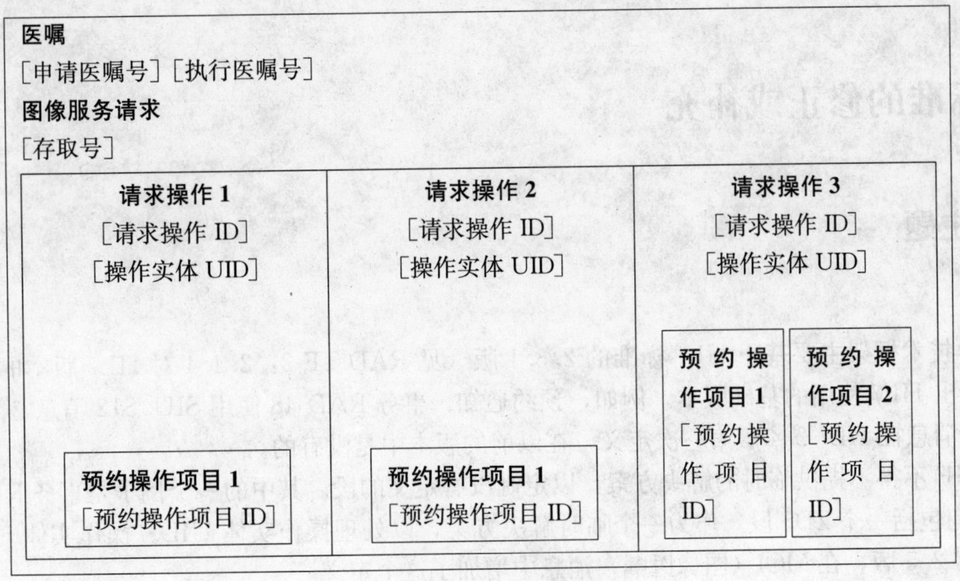

图A.1-1 医嘱构成的层次

附录 B：标准的修正或补充

B.1 HL7 主题

B.1.1 2.5 版

IHE 放射学技术框架主要基于 HL7 标准的 2.3.1 版（见 RAD TF-2：2.4.4 对 HL7 版本的讨论）。技术框架中的定义指出 HL7 使用的基础版本。例如，预约通知，事务 RAD-48 使用 SIU^S12 消息，为了利用附加的预约信息，此消息在 HL7 2.4 版第一次定义，在以前的版本中是没有的。

同样地，IHE 不得不提供临时的解决方案，以定制没有定义的段。其中的一个例子是事务 RAD-4 和 RAD-13 的定义，它们包括一个 ZDS 段，作为一个临时解决方案，以处理操作实体 UID。操作实体 UID 的定义不存在，直到 HL7 2.5 版，在 MOI（图像医嘱）消息中增加了这个定义。

B.1.2 HL7 的一致性

在 HL7 2.5 版定义了 HL7 一致性和 HL7 规范的概念，提供了 HL7 说明的标准化机制。IHE 试图采用这样的机制记录它的基于 HL7 事务的定义。注意，HL7 一致性规范没有涉及 IHE 集成规范，并且仅仅为了更好的记录 IHE 的要求，才被使用。

B.2 DICOM 主题

B.2.1 一个新的 PPS 完成状态代码（Completion Status Code）的增加

在 DICOM 变更建议 272 中，建议 DICOM WG6 中，针对未预约的 PPS 情况，增加了一个新的 PPS 完成状态代码，在上下文档 ID9301—执行操作项目改变/增加（Performed Procedure Step Change/Addition）到请求操作状态（Requested Procedure Status）。在这种情况下，发送这个新的代码要好过不发送代码。这种方式，不管是 PPS 的情况（简单的一对一、追加、停止、追加、分组），一个状态代码总是存在的。下面是变更建议 272 所提议的新代码集。

上下文档 ID 9301—执行操作项目改变/增加到请求操作状态

代码格式指定者（0008，0102）	代码值（0008，0100）	代码含义（0008，0104）
DCM	110530	按计划每个请求操作的执行操作项目
DCM	110531	执行操作项目改变请求操作
DCM	110532	执行操作项目增加请求操作
DCM	110533	执行操作项目加入到请求操作
DCM	TBD	执行操作项目没有已知的请求操作（未预约）

B.2.2 预约工作流程集成关键属性的增加

在 Rad TF-2 附录 A.1 中描述预定工作流程 MPPS 实例的集成关键属性，不能清楚地或完全地为所有 IHE 场景传送从影像设备工作列表到 MPPS 的工作流程信息，特别是在组和 PGP 实例中（见 Rad TF-2，4.6.4.1.2.3）。从 DICOM 得到的相关工作（公开注释 Suppl.89）在 DICOM 和 IHE 之间被重新操作和联合。相应的修正建议已经被提交到 DICOM，以填补这些间隙。本节表现了此 DICOM 修正建议的根本原因。

修正的根本原因：

在技术框架的发展期间，IHE 放射科标识了图像和 MPPS 实体中的数据元素，在工作流程链中，对从一个系统到后面的系统传送预约信息来说，这是必要的。IHE 的目标是，在预定工作流程中，为它的组实例和成组操作的显示实例闭合工作流程循环。

来自采集图像实体的值，可以用于填充与此采集相关的后面实体产生的值。当在工作站为表达组合或引用的实体时，可能仅使用采集的图像，以获得这样的工作流程信息，这是特别正确的。

每一个 DICOM 定义，图像中的请求属性顺序（Request Attributes Sequence）（0040，0275）被设计为包含来自图像服务请求（Imaging Service Request）中的属性。一个系统产生的实体包括这个顺序，因此，可以使用此顺序去复制预约信息的子集，导致这些实体的创建。有提议通过增加下面的元素，作为类型 3 数据元素来完成请求属性顺序（0040，0275）。

- **引用的操作顺序（0008，1110）**：这个元素是需要的，以追加实体到影像设备的组情况，即采集和成组图像的信息可能被后面处理的实体重复使用。如果组实例（Group Case）由属于不同请求操作的几个 SPS 的组合产生，这是特别正确的，例如，3 个 SPS 属于 2 个不同请求操作。从先前图像的请求属性顺序（Request Attributes Sequence）数据是追加的 PPS 中，为可靠填充的引用操作顺序（Referenced Study Sequence）的先决条件（另外还有 SPS 和请求操作之间不明确的关系）。
- **顺序号（0008，0050）**：这个元素对追加实体到影像设备组实例是有用的（即采集和成组图像的信息可能被后面处理的实体重复使用）。如果组实例组成几个属于不同图像服务请求的 SPS，这是特别正确的（例如，2 个 SPS 属于 2 个不同图像服务请求）。在先前成组图像的请求属性顺序的顺序号，是在追加 PPS 中填充顺序号的先决条件。
- **请求操作代码顺序（0032，1064）**：此元素需要为表示/观察组合实体（IHE“成组操作表示”（PGP）规范），或对组实例的请求操作之一追加实体。对 PGP，如果影像设备采集预约时间，它将在图像中发送一个操作代码顺序，包括与不同请求操作代码一样多的项。IHE 要求影像设备在 GSPS 中和在关联的 PPS 中（对 PGP 来说），仅提供引用的请求操作的操作代码。
- **请求操作描述（0032，1060）**：当在工作站执行一个追加 PPS 时，此元素是需要的，能够在 PPS 实体中填充请求操作描述属性。
- **操作实体 UID（0020，000D）**：此元素可以从医嘱执行者到影像设备工作列表中被接收。当追加实体到组实例的请求操作之一时，它有助于影像设备执行映射。

类似于 MPPS，那些完全地使用 MPPS 值的 RIS 或 PACS，可以受益于使用编码的值，该编码是从为成组的或 PGP 实例得到的请求操作代码顺序。它被提议在 MPPS 中，可选地增加属性请求操作代码顺序（0032，1064）到预约项目属性顺序（0040，0270），作为类型 3 属性。

IHE 规范的成组操作表示定义了可选择的活动，它从成组的采集创建一个或多个实体子集，以便于观察。这会导致一个或多个表示状态（GSPS）和 PPS，完成此选择/分离项目。在执行 PPS 中使用的“方案”意味着“选择/分离图像的表示”。如同任何其他的 PPS，对执行方案代码顺序应该存在一个适当的值，为了使完成的活动能够被清楚地理解，确切地描述执行了什么。它建议这样的代码可以被 DICOM 的 16 部分（含义：“选择/分离图像的表示”）登记。

附录 C：科室系统预约者/医嘱执行者和图像管理器之间信息交换概述

科室系统预约者/医嘱执行者和图像管理器之间的信息交换是在科室内部层次执行的。每一个角色管理科室中不同的信息领域：科室系统预约者/医嘱执行者中的患者、医嘱和操作信息，图像管理器中的图像采集、存储和解释。可是，每一个系统都需要从两个系统中得到有效的、当前的信息。

C.1　患者信息的交换

在科室环境中，对图像管理器来说，科室系统预约者/医嘱执行者是患者的信息源。图像管理器不能接收到某个患者的信息，直到患者的第一个医嘱被提交到科室，并且相应的操作被预约。从这一点上看，在事务 RAD-4：操作预约中，科室系统预约者/医嘱执行者将传递患者信息到图像管理器。后面的患者更新信息被科室预约者/医嘱执行者通过事务 RAD-12：患者更新，传到图像管理器，这些改变将反映到图像管理器和从图像归档收到的图像、灰阶软拷贝表示状态和关键图像标识对象中。图像管理者不应该发起患者信息改变。

C.2　就诊和医嘱信息的交换

对图像管理器来说，科室系统预约者/医嘱执行者是就诊和医嘱的信息源。图像管理器不能接收到某个患者的就诊信息，直到就诊中发出患者的第一个医嘱被提交到科室，并且相应的操作将被预约。从这一点上看，在事务 RAD-4：操作预约中，科室系统预约者/医嘱执行者将传递就诊和医嘱信息到图像管理器。

后面就诊信息的更新通过事务 RAD-12：患者更新，被科室系统预约者/医嘱执行者传递到图像管理器。

这些改变将被反映到图像管理器中，及从图像存档中收到的图像、灰阶软拷贝表示状态和关键图像标识对象。图像管理器不应该发起就诊信息的改变。

因为 IHE 技术框架要求医嘱信息的改变，将通过在询问和重开医嘱中取消医嘱而执行，医嘱信息的更新将科室系统预约者/医嘱执行者传递到图像管理器，通过按顺序的两个事务——事务 RAD-13：操作更新（传送医嘱删除）和事务 RAD-4：操作预约（传送新的医嘱信息）。图像管理器不应该发起就诊信息的改变。

C.3　操作信息的交换

对图像管理器来说，科室系统预约者/医嘱执行者是请求操作的信息源。图像管理器不能接收到某个操作的信息，直到它被预约。从这一点上看，在事务 RAD-4：操作预约中，科室系统预约者/医嘱执行者将传递就诊和医嘱信息到图像管理器。

后面的操作信息更新（重新预约、操作代码改变等）通过事务 RAD-13：操作更新，被科室系统预约者/医嘱执行者传递到图像管理器。图像管理器不应该发起请求操作信息的改变。

某些图像信息从影像采集设备提交到图像管理器，不应该受到科室系统预约者/医嘱执行者或图像管理器的影响而改变。这些信息包括操作实体 UID 和执行操作、执行的操作项目和执行的方案。

附录 D：IHE 集成说明

IHE 集成说明记录了厂商准备的和公布的描述他们产品与 IHE 技术框架的预期一致性。他们标识了为给定的产品而设计的特定 IHE 功能，以支持 IHE 的关键概念：角色和集成规范（在技术框架第 1 卷第 2 节所描述的）。

用户常见的那些概念可以使用集成说明作为帮助，以决定厂商表明的产品及支持的补充系统是什么层次的集成，并且这样的集成可以提供什么临床和操作的好处。集成说明与特定标准的一致性说明协同使用（如 HL7，DICOM，W3C 等）。

IHE 为厂商提供了一个过程，以测试它们的 IHE 角色和集成规范的项目。IHE 测试过程，最后在一个多方参加的交互测试事件，被称为兼容测试大会（Connect-a-thon），提供厂商有价值的反馈，并且提供他们的项目符合的基线标志。可是，此过程不打算独立地评估，或保证产品的适应性。在兼容测试大会（Connect-a-thon）发布的结果中，可以方便地存取厂商的 IHE 集成说明，IHE 和它的发起组织决不会证明任何厂商 IHE 集成说明的正确性或有效性，或者厂商关于他们产品的任何其他声明。

重要提示：厂商对 IHE 集成声明的正确性和有效性承担全部责任。IHE 提供厂商的 IHE 集成声明，目的仅仅是方便用户寻找特定产品的集成能力信息。对于任何一份 IHE 集成声明或其他相关附属物，IHE 与主办机构都没有进行评估和审核。IHE 与主办机构对任何机构的声明、和由于使用或依赖 IHE 集成声明而导致的损失，均不承担任何责任和义务。这些损失可能是直接的或间接的，偶然的或必然的，包括但不限于业务中断，收入损失等。

D.1 IHE 集成说明的结构和内容

一个产品的 IHE 集成说明应该包括：

1. 厂商名称。
2. IHE 集成说明采用的产品名称（作为商业用途使用）。
3. IHE 集成说明采用的产品版本。
4. 公布日期。
5. 下面的说明：

"本产品预期实现 IHE 技术框架中要求的所有事务，以支持下面列出的 IHE 集成规范、角色和选项："

6. 产品支持的 IHE 集成规范列表，对每一个集成规范支持的 IHE 角色列表，对每一个集成规范/角色结合一个或多个 IHE 技术框架定义的选项，可以同样被说明。规范、角色和选项应该使用 IHE 技术框架第 1 卷定义的名称。（注意：厂商也可以选择指定为每一个集成规范引用技术框架的版本号）。

注意：集成规范的项目假设实现对角色的所有请求的事务，选项包括对请求事务的可选事务或可选功能。

说明也应该包括参考资料和/或 Internet 链接中下面的信息：

1. 发布厂商集成说明的特定 Internet 地址（或通用资源位置［URL］）。
2. 特定的 URL，厂商的标准一致性说明（如 HL7，DICOM 等）及相关的 IHE 事务实现的产品发布。
3. 有关 IHE 全面信息的 IHE 规范的网页地址为www.rsna.org/IHE。

IHE 集成说明没有打算促进或突出不直接地关系到它的 IHE 功能实现的产品的某些方面。

D.2 IHE 集成说明的格式

每一个集成说明应该遵循下面显示的格式。厂商可以根据他们产品文档的规则，增加一个封面页和任何必须的附加信息。

<table>
<tr><td colspan="2">IHE 集成说明</td><td>日期 2002 年 10 月 12 日</td></tr>
<tr><td>厂商</td><td>产品名称</td><td>版本</td></tr>
<tr><td>Any Medical Systems Co.</td><td>集成 RAD</td><td>V2.3</td></tr>
<tr><td colspan="3">本产品实现 IHE 技术框架中要求的所有事务，以支持 IHE 集成规范、角色和下面列出的选项：</td></tr>
<tr><td>集成规范实现</td><td>角色实现</td><td>选项实现</td></tr>
<tr><td rowspan="4">预定工作流程</td><td>图像管理器/图像归档</td><td>无</td></tr>
<tr><td>图像显示</td><td>无</td></tr>
<tr><td>图像创建者</td><td>执行操作项目</td></tr>
<tr><td>医嘱执行者</td><td>PPS 异常管理</td></tr>
<tr><td>简单图像和数字报告</td><td>报告创建者</td><td>无</td></tr>
<tr><td colspan="3">厂商 IHE 信息的网址：www.anymedicalsystemsco.com/ihe</td></tr>
<tr><td colspan="3">为实施连接到标准的一致性说明</td></tr>
<tr><td>HL7</td><td colspan="2">www.anymedicalsystemsco.com/hl7</td></tr>
<tr><td>DICOM</td><td colspan="2">www.anymedicalsystemsco.com/dicom/integrateRAD.pdf</td></tr>
<tr><td colspan="3">连接到通用 IHE 信息</td></tr>
<tr><td>北美：www.ihe.net</td><td>欧洲：www.ihe-europe.org</td><td>日本：www.jira-net.or.jp/ihe-j</td></tr>
</table>

附录 E：核医学

E.1　介绍

此附录在 IHE 放射科技术框架中提供了与核医学相关的描述，包括一些典型的核医学工作流程和描述，及在当前的预定工作流程和后处理工作流程集成规范框架中，它们是如何被支持的。介绍了典型 NM 图像的特征，并提供了 NM 图像典型显示的例子。

此附录是提供信息的、非标准的，不是标准化的。工作流程映射到 IHE 模型，并且 NM 实施的其他细节是十分复杂和/或不易理解的，包括在此附录中的是阐明这些问题，并提供一些灵活的方法的例子。

这里的例子和细节可能不是详尽的，但显示的 IHE 映射的工作流程模型是有效的，并且不是仅存在这些有效的映射。

E.2　NM 工作流程概述

首先，应该说标准的预定工作流程是：

- 登记一个患者
- 申请一个医嘱
- 预约一个采集
- 在影像设备上获取工作列表
- 执行一个采集
- 产生图像
- 存储图像到归档
- 为审阅获取图像
- 产生一个报告

……这些当然适用于 NM 操作。

这就是说，这可能更多的是指导，NM 工作流程与典型的放射科工作流程进行描述的方式不同，及什么样的假设不可能是有效的，或者可能要求对 NM 特殊的考虑。

E.2.1　注射项目

所有核医学操作都依赖于放射性药物示踪剂的注射（虽然给定的序列可以是影像的，但是放射性药物是几小时或几天前注射的）。注意虽然此文档指出的是放射性药物的注射，但也可以是口服的或通过一些其他途径。

放射性药物要求的剂量必须是从药房申请的，安排传递到相应的预约患者操作，其他方面包括更改或删除医嘱的更新、跟踪放射性材料、执行质量评价（QA）和确认传递剂量的总量水平，等等。

通常，注射操作项目本身也需要预约，并且它的执行要被记入日志和跟踪，因为注射因素（injection factor）的时间记录到大多数方案中，并且因为药物的管理应该被登记到患者的记录中。

在下面章节的 NM 工作列表指南中将讨论，这些任务的大多数将被放在与药房和机构预约相关的未来发展的规范中，但是注射项目可以放在预定工作流程范围内。

E.2.2 分开时间的采集

标准 NM 临床实践包括在采集项目之间，要求患者离开采集设备的方案。

一些图像操作包括依据一些时间间隔，分开多个采集项目。

时间间隔可以是从 1 或 2 小时，到几天不等。这意味着在操作的各个部分之间，患者会离开影像系统。当患者返回时，新的采集有可能在不同的、其他可用的系统上完成。因此，这里没有假设，在所有给定的操作项目中，包含相同的采集系统。

另一方面，一些方案可以包括几个采集项目，并一个接一个的立即执行。

E.2.3 重建作为一个分开的操作

在采集与重建过程之间的关系中，NM 不同于其他影像设备。

在大多数影像设备中，原始采集数据几乎没有临床使用。通常，在影像设备上进行重建，并且仅仅从影像设备导出重建的图像。

对 NM 操作，原始投射图像是临床上非常有用的图像，并且经常被导出并使用 NM IOD 观察。

当这些投射图像是断层（tomographic）（也就是图像类型＝TOMO 或 GATED TOMO）时，它们也可能被重建为大容量图像，类似 CT 或 MR 图像，即层面堆叠。虽然这种重建过程可以像在大多数影像设备上完成的那样，在采集系统上完成，但是由于导出断层图像的可用性，它也可以依据某个厂商重建算法、处理负荷和其他工作流程的解决办法，在其他工作站完成。

E.2.4 采集后处理

除了重建，还有许多其他采集，与采集图像上执行处理项目相关。这些包括：

- 均匀校正（Uniformity Correction）—校正检测者硬件的不均匀
- 衰变校正（Decay Correction）—随着时间，校正注射示踪剂的放射衰变
- 散射校正（Scatter Correction）—去除光子，被组织散射要好于被示踪剂忽略
- 衰减校正（Attenuation Correction）—补偿被人体吸收的光子
- 患者移动校正（Patient Motion Correction）—补偿扫描期间的患者移动
- 旋转中心校正（Center of Rotation Correction）—补偿转动轴的偏移

其他可能的校正包括死亡时间（deadtime）、能量（energy）和线性（linearity）。

这些校正中的一些，特别是那些依赖于硬件的，或是特定的采集系统，如果必须被执行，它们一定要在影像采集设备上执行。为避免促使潜在的不完整的尝试，在影像设备以外进行这些校正，NM IOD 省略了属性，以尝试传送所有相关信息。

其他项目，虽然通常在影像采集设备上完成，但也可能在依赖于系统能力和站点参数的独立工作站上完成，如：重建。

E.2.5 临床后处理

最后，由于 NM 图像的代谢/定量的性质，这是非常普遍的，在正式的审阅之前，在图像上执行临床处理，获取定量的细节。

有时，临床处理包也可用于影像采集设备，但是同样可能用于独立的工作站上，这个过程包括：

- 量的再定位
- 2D 和/或 3D 断层（segmentation）（自动的和/或手动的）
- 区域特性的估算
- 产生时间图（time-plots）
- 功能图像的估算

- 产生结果屏

有时，这些行为在获取后立即被执行，或者一段时间后，可以留给批处理执行。

E.2.6 显示和审阅

不像其他影像设备，原始获取数据几乎不在临床使用，对NM图像，投射的原始图像是临床上非常有用的图像，并且读片的放射医师经常把它和被处理的结果一起审阅。

同样，在核医学中，图像的彩色表示是很普通的，并且对某些图像的解释来说，在临床上是必须的。

E.2.7 工作流程链接

由于在出报告之前，处理工作站和临床处理的共同使用，链接工作流程的工作在IHE技术委员会白皮书的科室工作流程中讨论，它将是专门适用于核医学的。

E.3 NM工作列表

下面的信息提供了一个指导，关于NM行为如何被大部分逻辑地映射到IHE工作列表，及预约和执行操作项目的概念。

预定工作流程规范和后处理规范是非常灵活的，允许复杂操作被预约为一个单一的操作项目（潜在地有多个操作代码），或者为多个操作项目。这里有一些情况，任一种方法都可以完成同样的工作，最终站点将需要有一些灵活性，为了符合它们工作的规范，工作是如何被预约。也就是说，下面的一些基础的指南，代表一个应该考虑的灵活方法。指南之后是一些示例，关于如何将指南应用于典型的临床实践。

E.3.1 NM工作列表指南

E.3.1.1 *注射*

预约、准备、跟踪和传递要求的放射药物示踪剂的剂量是药房的工作，并且在工作列表中包括它，但没有特别的意义，当前被放射科规范（Radiology Profiles）管理。它针对未来的药房和机构预约规范是有意义的，它们也将处理相关的问题，如更改或删除医嘱，管理药品交换，QA和跟踪放射性材料，等等。

注射操作项目本身也可以被预约，并且经常在邻近的图像设备上被影像设备操作者执行。作为一个实际的问题，直到上面提到的规范的发展，对DSS/医嘱执行者和影像采集设备来说，它将是有用的和合理的，以允许在影像工作列表上申请注射项目，既可以作为在一个采集操作项目中的操作代码，也可以是一个独立的操作项目。

进一步说，影像设备可以允许操作者指出注射已被完成，并产生相应的MPPS的详细描述。注射的支持代码不是必需的，但会是一个有用的特点。注意，对影像设备系统来说，在NM同位素模型中，NM图像IOD已有属性，可以用它跟踪注射的细节。

如果注射项目在采集时被执行，在采集的预约操作项目里，注射将会适当地包括在方案代码顺序的一个项目中。

注射是在采集房间之外完成的，先于数据采集一段时间，不是特别地适用于影像设备工作列表所包含的内容，并且在此讨论范围之外。

放射性药物的费用通常是建立在技术操作费用中的，它将是适当的，并且有时对包括在RAD TF-2：4.7描述的计账和材料管理选项中关于放射药物剂量的细节是有用的。如果MPPS指定的操作被删除，注射仍被执行，它将适当地包括在MPPS中的信息。

E. 3. 1. 2 采集

通常，建议图像数据的每一次采集作为一个单独的操作项目预约。

患者在采集项目之间离开采集系统的临床方案，必须将它们作为单独的预约操作项目预约。可是，当几个采集项目一个接一个立即执行时，它们既可以预约为多个预约操作项目，也可以是一个预约操作项目带有多个方案代码。使用多个预约操作项目的预约，在使用相应的设备中，得到最大的灵活性及在报告的状态中最详细的描述。当然，采集很可能还是带有同一操作 UID 的同一操作的一部分。

注意：多个预约操作项目的支持导致一个请求操作，已经在预定工作流程规范中要求，但是，对多个方案代码的支持是可选的。在执行操作项目中，推荐对多个执行方案代码的支持。

值得一提的是，由于操作围绕着多个采集，几个影像采集设备系统可以参与相同的操作。通过影像设备和将被包含的操作实体 UID，从工作列表中获得剩余的操作层信息，如操作日期/时间、操作描述等，它们通常在工作列表中不提供。这个意思是说，每一个影像设备将产生它们自己的值，并且在生成的图像中包括它们，在同一操作中导致的序列实体，有不同的操作层信息（除了 UID）。假设图像管理器/归档将管理与此相关的任何问题。

E. 3. 1. 3 重建

推荐采集（断层图像）图像数据的重建被认为是一个单独的执行操作项目。就是说，当断层采集完成时，采集系统应该发出一个执行操作项目完成消息。

然后，系统执行这种数据的重建，无论是否它是原始的采集系统，或一些其他系统，应该对重建过程发出一个新的执行操作项目，涉及相同的预约操作项目。在这种方式中，断层图像获取的预约与其他影像设备如 CT，是一致的，但允许被任何系统灵活地执行重建。

这些重建项目和其他后处理可以像外部工作流程一样，通过在工作列表上申请它们而实现，已在后处理工作流程规范中略述，或者可以像内部工作流程一样，在预定工作流程规范中，通过操作者了解这些应该伴随采集而进行项目。

E. 3. 1. 4 采集后处理

由于采集后处理的特性，在 E. 2. 4 节中描述，它几乎总是在采集系统或在装有采集系统的工作站上执行。可以想像一些面向站点的工作流程批处理，可以受益于进行这些项目及一个外部工作列表，大部分站点将这些项目作为一个内部工作流程完成。更近一步说，采集后处理项目很少是可记账的，并且几乎不需要这些项目的详细描述。

如果在一个独立的工作站执行处理，其项目应该被考虑作为单独的操作项目，但是它很可能仅需要建立执行操作项目消息，当项目建立新的图像时，此图像将被发送到图像管理器/归档。

如果在影像采集设备系统执行处理，它很大程度上可能会接受并包括作为附加的方案代码的项目。

E. 3. 1. 5 临床后处理

临床后处理在 E. 2. 5 节描述，它可以在一些站点使用外部工作流程完成，虽然许多站点将使用内部工作流程处理它。

如果在一个独立的工作站执行处理，其项目应该作为单独的操作项目处理，既可以像在后处理工作流程规范中描述的外部工作流程那样预约，或者像在预定工作流程规范中描述的内部工作流程那样未预约。

如果在影像采集设备系统执行处理，它接受并包括作为附加方案代码的项目，可是，推荐的做法是作为单独的操作项目处理它们。

E.3.2 NM 工作列表示例

E.3.2.1 注射和立即影像

示例：肾扫描（动态）

患者在照相机下被注射，并且立即开始影像。

使用一个单一的 SPS，它包括对注射或对一个采集的方案代码。

E.3.2.2 注射和延迟影像

示例：为恶性肿瘤的骨扫描测定（静态或全身）

患者在某处被注射（可能是在图像科室或在患者床边），并且在几个小时后获得图像。

使用一个包括一个采集的 SPS。处理注射的细节超出了本规范范围。

使用两个 SPS，第一个 SPS 包括为注射和初始动态及静态采集的方案代码。第二个 SPS 是为第二个静态采集。从第二个 SPS 采集的图像必须与第一个 SPS 在不同的序列中。

E.3.2.3 带有立即和延迟影像的注射

示例：为感染而做的 3-时相骨扫描（动态和静态）

患者在照相机下被注射，并且立即开始影像。在同一个或不同的伽玛照相机上，更多的图像在几小时后获得。

基于上面的指南，下面是临床情况的一些例子，和一个适当的方式处理它们的例子。

E.3.2.4 带有可能的更多影像的注射和立即影像

示例：为阻塞的肾扫描评估，可能带有二次利尿剂请求（动态）。

患者在照相机下被注射，并且立即开始影像，结果将决定是否需要更多的图像。

在 X.3.2.3 中，预约两个 SPS，第一个 SPS 的图像可以被阅读，然后可以决定是否需要第二个请求，如果不需要，通过在影像设备发出一个 MPPS 删除消息，第二个 SPS 可以被删除。

E.3.2.5 注射和极其延迟的影像

示例：碘^{131}全身影像（全身）

给定患者剂量，并且在一天后获得图像。

如果在影像组中执行，可任意为注射预约一个 SPS。一个 SPS 将为采集而预约。

E.3.2.6 影像和没有注射

示例：通过放射肿瘤学（静态或全身）治疗之后，扩展影像。

为治疗的目的，患者的剂量被放射肿瘤科室的医生给定。几天后，为评估的目的，图像被执行。为图像采集使用一个 SPS。

E.3.2.7 带有二次影像时间的两个同位素操作

示例：双重同位素（Dual isotope）［铊^{201}（Thallium）“静止”图像和锝^{99m}（Sestamibi）“负荷”图像］心肌灌注操作（Gated Tomo）。

第一个同位素在图像获取后，紧接着被注射。第二个同位素（可能受到不同患者条件的影响）紧接着第二次图像获取（可能在不同的照相机）随后注射。

这个方案使用两个 SPS。第一个包含第一次注射和采集的方案代码。第二个 SPS 包含第二次注射和采集的方案代码。这两个采集中的每一个组成一个单独的序列。

应该注意，这只是对每个有意义方法的简单建议。当然，站点将会对它们有意义的预约方式感兴趣。一个ECG或Treadmill可以实现影像设备工作列表，允许它们的行为被预约和监测项目是可能的。可是，这样的角色在当前框架中是不存在的，这样的实现当然不太可能。

E.3.2.8 带有一次影像时间的两个同位素操作

示例：双重同位素［铟111标记为白细胞“感染”图像和锝99硫胶体“骨髓”图像］感染操作（双重能态或全身）。在这个例子中，第一次同位素在某一天注射。然后，后面的一天，在两次同位素图像采集项目之前的30分钟，第二次同位素被注射。考虑有三个SPS，第一个SPS（可选的）为第一次注射，第二个SPS为第二次注射，第三个SPS为实际的请求。

注意，这种情况可以导致两个操作的记账（白细胞操作和骨髓影像），但是大多数检验中心实际上仅发出一个报告，因为这仅是一个影像项目。像这种情况的方法，一个腹部和骨盆CT被作为一个采集完成，然后被同一个人阅读，但记账作为两种“操作”（即PGP规范）。

E.3.2.9 在影像采集设备上采集和重建

示例：采集心血管断层图像之后，通过基础修正、重建和再定位，以排列心脏短轴的容量（volume）。

要求为一个心血管断层的采集建立一个SPS。影像设备执行采集，并且发送一个MPPS完成消息，涉及建立的断层图像。

然后，影像设备进行断层图像数据的修正和重建，追加一个新的MPPS，并报告它完成，没有涉及中间图像的数据。最后，重建数据被再定位到心血管短轴图像，并且影像设备追加第三个MPPS，以报告重定格式的处理，并涉及重定位层（re-oriented slices）。

初始的断层图像和最终的重定位层被存储在图像管理器/归档。

这个例子提出了一个遗漏的点。MPPS事务仅应该包括参考的序列/图像，它们将被（或已经）发送到图像管理器/存档。间接地包括的参考是那些将被发送到图像管理器/归档中的。相对地，图像管理器/归档将等待所有参考的图像，并且可以继续认为操作是不完全的，直到它们到达。因此，参考的图像将不被发送，可能受到中止的工作流程的影响。

E.3.2.10 间接工作流程中，证据创建者的重定位

示例：与前一个情况相同，但是所有处理发生在一个独立的证据创建者，基于预定工作流程中描述的间接工作流程。要求为一个心血管断层图像的采集建立一个SPS。影像设备执行采集，并且发送一个MPPS完成消息。然后，影像设备进行断层图像数据的修正和重建，追加一个新的MPPS，并报告它完成。

初始的断层图像存储于图像管理器/归档，并且重建层被存储于证据创建者工作站。

工作站重定位这些重建的数据到心血管短轴图像，并且发送一个新的MPPS到PPS管理器。SPS和患者在建立的图像中引用，并在收到的层图像（slice images）的信息中复制MPPS。

证据创建者在图像管理器/归档存储最终的重定位层。

E.3.2.11 直接工作流程中，证据创建者的重定位和后处理

示例：同前面的情况一样，但是申请操作在后处理工作列表，并且证据创建者也执行后处理，它产生一些结果屏。

一个SPS被建立在后处理工作列表，它的代码是为重定位和临床结果处理。

在证据创建者上任务被选择且输入是可用的，重定位紧接着被临床结果处理完成。证据创建者为这两个代码发送一个MPPS完成消息。

重定位层图像和结果屏存储于图像管理器/存档。在后处理工作列表中，申请SPS的时间选择在这里不讨论，因为这是IHE技术委员会科室工作流程白皮书的一个主题，并且仍在讨论中。

在上面的两种情况中，数据被认为是从影像采集设备推向证据创建者。这是一个典型地实际情况，但是，应该注意，这种机制不是 IHE 指定的。处理系统可以从影像采集设备获取图像，影像采集设备可以将它们推到处理系统，或者图像管理器/归档可能被作为一个公共存储和获取点使用。

同样，执行临床后处理的应用经常需要标识特定相关的序列，以使用作为处理的输入（例如，相应的心血管操作的负荷和静止序列）。软件应该寻找 DICOM 字段，以决定患者状态和图像类型。字段中的信息可以被软件自动地利用，或者可以出现在用户手工的选择中。

E.4 NM 数据

NM 图像 IOD（参考 DICOM 2003 PS 3.3 C.8.4）支持几个 NM 图像类型，像被包含图像类型（0008，0008）属性的值 3 中的代码所指出的。

当前允许的图像类型是：

STATIC—简单投射图像包含一或多个帧。如肺的独立视图。

WHOLEBODY—每一帧跨越人体长度的投射图像。如人体前和/或后位的视图。

DYNAMIC—投射图像包含一序列帧，典型地随时间显示相同的剖面。如肾同位素视图的摄取和弥散。

GATED—类似于 DYNAMIC，除非帧是组合的，以跨越一个通道间隔的时相。如心脏跳动的视图。

TOMO—投射图像的帧减少各种角度，作为探测者围绕患者旋转。通常用于重建量的层。

RECON TOMO—重建图像的帧符合代表性的层，以补偿量。被重建 TOMO 图像帧建立。

GATED TOMO—类似于 TOMO，除非在通道期间，每一个角度有多个帧来表现时相。通常用于重建通道量的层。

RECON GATED TOMO—重建图像，及符合代表性层的帧，以在每一个通道间隔补偿量，如心脏量的跳动。被重建 GATED TOMO 图像帧建立。

在 NM IOD，有关定位的信息和采集图像的位置在采集探测器的描述中申请。因此，如果同一个物理探测量在几个位置采集数据，这将是对每一个位置的单独探测器描述。因为这样，在 NM IOD 中的探测器描述是逻辑的探测器。大多数 NM 影像采集设备有 1、2 或可能 3 个物理探测器。但是，如果采集系统在患者周围移动或旋转的情况下，这些影像设备建立的 NM 对象可能包含相当多的逻辑探测器。

E.4.1 操作 UID 和序列 UID

建立操作、序列和 SOP UID 的基本指南在 RAD TF-2：4.8.4.1.1.1 中提供。当组成一个新的序列决定传统地为影像设备保留，可以说一个序列包含了图像，表现了在一个设备及一个患者位置的单一操作项目的输出。实际上，序列经常地被用于收集一组单帧的 IOD，如 CT 层组成一个量。

在多帧 IOD 中，如 NM，这是不需要的，因为相关的帧通常已在多帧 IOD 中组合。因此，强烈地推荐每一个单独的采集应该成为一个新的序列。

负荷和静止心脏操作通过一个时间延迟分开，潜在的以小时为单位，应该是单独的序列，因为它们可以单独地预约，可能在不同采集系统中执行，并且不能决定患者相同的位置。

类似地，重建或后处理项目必须是不同的序列，如果它们在不同的工作站上完成。为了一致性，这里我们要求，它们应始终放在不同的序列中。

这里还要推荐，在相同的数据中，新的结果进行相同的处理而产生时（例如，用略微不同的参数进行再处理），然后处理项目的每一次重复，应该导致作为新序列图像的一部分。从一个处理项目产生多个图像的处理功能（例如，几个静态 SC 图像、多个重建视图等），应该使用对所有图像相同的序列。

我们推荐对象创建者用值来填充序列描述属性，它将指出用户对象内容的种类。特殊的值应该帮助在同一操作区分序列。当支持较小范围的图像层字段时，序列描述较好地得到 PACS 系统的支持。

E.4.2 NM 图像 IOD：多帧和矢量

虽然单帧 DICOM 图像在其他影像设备的当前使用中是很普遍的，但是 DICOM 核医学图像 IOD 是多帧图像，理解这一点很重要。这种典型的方法是，图像将包含多个 2-D 像素排列，称做“帧”。

参考 DICOM 2003 PS 3.3 C.8.4.8 的详细描述。

对象变得更加复杂了，由于实际上，根据许多采集“尺度”，如能量窗、探测器、角度和时相，每一帧被编入索引。每一帧被“帧指针”矢量在每个尺度中编入索引。

对动态图像，一个帧增量指示器矢量的例子在这里显示（从 DICOM 2003 PS 3.3 C.8.4.8.1 中得到）：

像素数据（7FE0，0010）将包含下面顺序的帧：

框架	1	2	3	4	5	6	7	8	9	10	11	12	13	14
能量窗＃	1	1	1	1	1	1	1	1	1	1	1	1	1	1
探测器＃	1	1	1	1	1	1	1	2	2	2	2	2	2	2
时相＃	1	1	1	1	1	2	2	1	1	1	1	1	2	2
时间层＃	1	2	3	4	5	1	2	1	2	3	4	5	1	2

并且，四个矢量将被定义为：

能量窗矢量＝1，1，1，1，1，1，1，1，1，1，1，1，1，1

探测器矢量＝1，1，1，1，1，1，1，2，2，2，2，2，2，2

时相矢量＝1，1，1，1，1，2，2，1，1，1，1，1，2，2

时间层矢量＝1，2，3，4，5，1，2，1，2，3，4，5，1，2

每一个矢量属性有一个匹配属性数，以指出在相应的矢量中，有多少值被列举。在上面的例子中，能量窗数＝1，指出仅仅一个能量窗被使用，因此在能量窗矢量中所有实体将包含相同的值。

对每一个 NM 图像类型，DICOM 标准指定帧增量指示器，它必须出现，并且医嘱在指示器矢量中存储。典型地，最后的矢量将更快地变化，虽然存在例外。NM 图像类型被存储在图像类型属性（0008，0008）的值 3 中。

E.4.3 典型 NM 数据尺度

NM 图像和 NM 图像矢量的典型尺寸在下面的表中被提供。

表 E.4-1 NM 图像特征

图像类型	典型矩阵大小	结构增加指针［i. e. vectors］	典型＃
STATIC	128×128 256×256	能量窗（0054，0010）	1-2
		探测器（0054，0020）	1-2*
		［总帧数］	1-12*
WHOLEBODY	1024×256 1024×512	能量窗（0054，0010）	1-2
		探测器（0054，0020）	1-2
		［总帧数］	1-4
DYNAMIC	64×64 128×128	能量窗（0054，0010）	1-2
		探测器（0054，0020）	1-2
		时相（0054，0100）	1-3
		时间槽（0054，0030）	1-120
		［总帧数 Frames］	1-1440

续表

图像类型	典型矩阵大小	结构增加指针[i. e. vectors]	典型#
GATED	64×64 128×128	能量窗（0054，0010）	1
		探测器（0054，0020）	1
		R-R间隔（0054，0060）	1
		时间槽（0054，0070）	8-32
		[总帧数]	8-32
TOMO	64×64 128×128	能量窗（0054，0010）	1
		探测器（0054，0020）	1
		旋转（0054，0050）	1
		角度视图（0054，0090）	30-128
		[总帧数]	30-128
GATED TOMO	64×64 128×128	能量窗（0054，0010）	1
		探测器（0054，0020）	1
		旋转（0054，0050）	1
		R-R间隔（0054，0060）	1
		时间槽（0054，0070）	8-16
		角度视图（0054，0090）	30-128
		[总帧数]	240-2048
RECON TOMO	64×64 128×128	层（0054，0080）	12-128
GATED RECON TOMO	64×64 128×128	R-R间隔（0054，0060）	1
		时间槽（0054，0070）	8-16
		层（0054，0080）	12-24
		[总帧数]	96-384

*注意，虽然物理探测器的数量通常是1或2，但是对象可以为图像中的每一个帧，潜在地包含一个单独地逻辑探测器，如在前面E.4节最后一段所描述的。

E.5 NM显示

E.5.1 NM强度和色彩映射

由于在影像设备影像过程和结果图像特性中的内在不同，核医学中显示亮度的控制与CT或MR图像使用是不同的。

实际上CT图像的特点是像素值表现Hounsfield单元。众所周知的值加上或减去一个典型的范围，表现骨骼。另一个被大家认可的值加上或减去一个范围，表现软组织。在这个区间，为选择窗口中心和窗口宽度提供控制是有意义的。在NM图像中，像素值典型地表现放射“计数”。由于在放射药物类型、剂量、注射和影像之间的时间、扫描长度、掩层组织密度、代谢过程和许多其他事情的不同，不能认为像素值是严格定量的。更近一步说，图像经常被非常高密度的“热区（hot spots）”表现出来，这里非常高浓度地示踪剂被积聚；并且从不明确的摄取和散射的本底放射性（background activity）（“噪声 noise”）低水平表现。对于这样的图像，可以适当提供一个控制，允许设置一个限度，以切掉低水平的位置（background），并且另一个限度切掉高水平的热区，否则，可能使中间范围（mid-range）的亮度不明显。

因此，NM 显示亮度的控制是基于窗口水平的上限和下限。这些与窗口宽度和中心是不同的，但是它们可以通过简单而精确的线性转换很容易地交换。

窗口上限＝窗口中心＋1/2 窗口宽度

窗口下限＝窗口中心－1/2 窗口宽度

或者反过来说，

窗口宽度＝窗口上限—窗口下限

窗口中心＝（窗口上限＋窗口下限）/2

NM 像素值通常可以表现为 16 位数据。窗口上限和下限水平指出了当前感兴趣的像素值的范围。推荐使用在界面中显示窗口值的上限和下限。

一些 NM 数据集合可以包含非常高的像素值。为显示图像，通常需要映射 NM 图像像素值到硬件可以显示的灰阶水平范围，大多数显示与在数据集合中的像素值相比只有少数可识别的灰阶水平）。

通常，显示应该能映射到至少 128 显示亮度水平的像素值。如果显示支持更高显示亮度水平，这种映射更高水平的能力当然更好，如果显示仅有较少的显示亮度水平，可以接受映射到较少的水平。如果在同一时间，要求显示多色彩范围（见下面），映射到 64 位显示亮度水平也可以被接受。

如果映射仅被执行一次，当图像第一次被载入时，在大多数可用的显示水平中，少量非常高的像素值的存在将导致对小数量的像素是“浪费”的，在剩余的图像中留下非常小的对比。

每一个窗口水平调整或为映射提供控制最大像素值使用的方式之后，有效的利用可用的显示亮度对比，对改变比例是非常有用的。当在 CT 图像中，操作骨骼和软组织窗口之间转换时，一个类似的问题（或解决办法）会出现。

如果表示状态信息及图像是可用的，通常，最好将它用于原始显示。注意，在表示状态中，窗口中心和窗口宽度的属性也将映射到上面描述的窗口值的上限和下限中。

在缺少表示状态信息时，基于上面的算法，显示初始帧的集合及窗口上限和下限水平集合是有意义的，并且存储的值在图像数据的窗口中心（0028，1050）和窗口宽度（0028，1051）属性中。

在缺少窗口中心和宽度值时，一个可行的设置可以是将下限窗口水平设置为零，并且将上限窗口水平设置为框架集的最大像素。

典型的核医学临床实际情况也不同于 CT 和 MR，在审阅期间，对灰度数据，采用虚色彩（pseudo-color）查找表或“色彩”的范围。在某些方式中，这种做法提高了数据的某些特征。不同的站点，即使同一个站点中不同的放射医师，通常对各种类型的 NM 操作中的各种病理类型使用的色彩范围有强烈的偏好。NM 审阅工作站会有许多可用的色彩是很正常的。

用户在图像显示上编辑和/或建立新的 pseudo-color 查询表的能力，有时是有用的，但不是必需的。更多有用的能力是在系统上安装更好的色彩范围的采集。核医学协会有计划为常用的采集和流行的色彩范围建立一个数据存储库。

因为 NM 中屏幕结果的导出几乎总是包含图像数据，许多用户能够应用一个虚色彩（pseudo-color）查询表，及调整单色二次捕获或多帧二次捕获图像（它们有一个 NM 影像设备类型）的上限和下限窗口水平的能力。通常可以接受，为任何包括的图形和注释改变显示值，这是不可避免的。

E.5.2 核医学图像调整大小

大多数 NM 图像帧在较小的光谱末端，典型地范围大小是从 64×64 到 512×1024。如此小的图像必须被放大显示，以在临床上使用，为放射医师的工作流程增加不必要的项目。一般用途的显示系统的一个常见错误是，初始地显示这些 64×64 帧为“全分辨率”，它将导致一个“邮票大小的”屏幕。

相对地，全身图像帧通常不应该按比例缩小初始显示，除非需要这样的缩放比例，以满足全身帧在屏幕上显示。下面的表提供了一些指南，为各种帧的尺寸适当的缺省缩放因子。他们只试图为系统提供一个初始点，没有复杂的设计算法（layout algorithms）。

表 E.5-1　帧缩放指南

实际帧尺寸	缺省显示尺寸	缺省放映尺寸
32×32 到 63×63	4×显示	4×放映
64×64 到 100×100	如果 12 或更小的帧，3×显示 如果大于 12 的帧，2×显示	4×放映
101×101 到 200×200	如果 12 或更小的帧，2×显示 如果大于 12 的帧，1×显示	3×放映
201×201 到显示区域大小	1×显示	2×放映（如果显示区域允许） 否则 1×显示
大于显示区域	缩小到适合的显示区域	缩小到适合的显示区域

注意，当NM图像通常是正方形时，他们不需要这样做，并且可以使用仅比 X 和 Y 尺度稍大一些的，以决定缩放因子。

很明显地，显示帧的数量、帧的大小、缩放因子和显示布局之间是相互影响的。例如，提高缩放从 2×到 3×，将导致帧的较少的行和列，可用于在给定时间的显示。应该鼓励图像显示合理地利用显示空间。注意，水平的滚动（horizontal scrolling）要好于同时垂直和水平的滚动。

用上面的表作为一个起点，大多数用户将需要为帧选择显示大小的方式。2×、3×和 4×缩放的简单选择可能是足够的。

通常，选择一个显示格式（如 2×2，8×8，4×1 等）也是可接受的，虽然这种格式的较宽范围相对于其他影像设备，NM 图像更需要，但是所给的是小的 NM 图像尺寸。一些系统对图像放大倍数有一个选项，屏幕上显示区域的尺寸保持不变，但是，因为放大倍数增加了，图像越来越少的被显示，但是看到的部分却显示得十分详细。

例如，大腿骨骼的 X 光片，人们可以在屏幕上放大一个位置，只为察看大腿骨骼的髋部，为了在较高分辨率下观察它。这样的放大在核医学中很少使用，但是可能出现的例外是在全身图像中。这样的全身图像典型的是 1024 像素高度，并且如果使用较大的缩放，可以不适合屏幕。在这种情况下，有必要放大帧所替代的内容，并且允许用户指定一些方式，当放大倍数增加时，将用户想看到的帧的部分放到中心。

E.5.3　NM 显示示例

E.5.3.1　*布局示例*

下面的布局示例说明了在 RAD TF-2：4.16.4.2.2.3.2 中标识的不同显示形式。这些仅作为说明性的示例。

栅格显示（Grid Display）

A_1	A_2	A_3	A_4	A_5	A_6	A_7	A_8
A_9	…	…	…	…	…	…	…
…	…	…	…	…	…	…	…
…	…	…	…	…	…	…	A_{32}…

比较显示（2 帧集）Comparison Display（2 Framesets）

A_1	A_2	A_3	A_4	A_5	A_6	A_7	A_8
B_1	B_2	B_3	B_4	B_5	B_6	B_7	B_8

或者，可以选择，

A_1	A_2	A_3	A_4	A_5	A_6	A_7	A_8
A_9	…	…	…	…	…	…	A_{16}

B_1	B_2	B_3	B_4	B_5	B_6	B_7	B_8
B_9	…	…	…	…	…	…	B_{16}

全身显示（2 帧集，每个 2 帧）

A_1	A_2	B_1	B_2

适合显示（从 3 序列的 3 个图像，每个两帧）

A_1	A_2	B_1	B_2
C_1	C_1		

MPR 显示（一个转换轴位的容量，以补充或产生 MIP 电影显示）

横断面	矢状面
冠状面	MIP（电影 cine）

注意，严格地说，MIP 不是 MPR 显示的一部分，但是因为它频繁地使用，一些厂商提供了它。

或者，可以选择，

冠状面 y-1	冠状面 y	冠状面 y+1
轴面 z-1	轴面 z	轴面 z+1
矢状面 n-1	矢状面 n	矢状面 n+1

电影显示（从3序列的3个图像，每一个同步周期）

$A_{1\text{-}32}$	$B_{1\text{-}32}$	$C_{1\text{-}32}$

E.5.3.2 临床示例

本节提供了示例，为NM图像在典型显示结构中说明。

本节不应该被认为是试图针对一个挂起的方案。这是一个影响DICOM的复杂话题。一旦工作完成，一般而言，NM和放射科的工作将从IHE框架中受益。本节不能被其他所取代。

见RAD TF-2：4.16.4.2.2.3，这些示例参考了一些显示相关功能的描述。

例1：心脏病操作

用户选择一个Tomo负荷序列，几个静态结果屏（二次捕获），另一个Tomo静止序列，和动态结果屏（多帧二次捕获）。用户在行显示中希望同时看到两个Tomo图像，并且能够在电影显示中同步观察它们，并用最适合的方法调正电影速度。

其次，用户希望向前和向后移动，贯穿二次捕获结果屏的每一个（它可以存储在第二捕获图像集合中或在一个没有电影模块的多帧二次获捕图像中）。

用户还希望在电影规范中审阅动态结果屏，能够调整电影速度是非常有用的。系统不能以8帧/秒或更快的速度放映结果屏，是因为临床可用性的限制。

例2：肺灌注操作

用户选择4静态序列，包含总数为8帧。用户希望在适合显示中看到所有8帧（最好帧调整大小为256×256）。

例3：通气—灌注操作

用户选择（几个）序列以符合肺灌注影像，并且（几个）序列符合一个肺灌注影像。用户希望在适合显示中能够同时审阅通气和灌注帧。用户可以希望调整每一个序列亮度和缩放因子。

同时选择几个序列和调整亮度是非常有用的。

例4：胃肠出血操作

用户从一个两时相90分钟的胃肠出血操作中选择2个动态图像，包含前面的和后面的帧，总数为300帧。用户希望在栅格显示（Grid Display）中能够翻看所有的帧（突然显示它们会使帧变得非常小）。

用户也希望选择一个或其他观察，或时相之一，并且在栅格显示观察帧集。

最后，用户将观察一个电影（可能是两个电影，一个前面的帧集和一个后面的帧集，或者一个允许用户拍摄一个画面或其他独立画面的电影）。

例 5：肾操作

用户选择一个动态操作，同时，希望看到栅格显示（Grid Display），翻看所有的帧，并且能够拍摄时间矢量。

当多于一个的时相存在时，分别控制时相的上限和下限是非常有用的。用户可以选择一个帧集符合动态图像的第一个时相，它代表着操作中流动的部分，并且较低的上限窗口水平提高了这些“低计数（low-count）”帧的可视性。第二个时相帧集，包含了固有的非常亮的图像，应该被留下来，不用调整。

一般来讲，每一个 NM 图像类型典型地显示形式为下面所示：

STATIC：简单显示。典型地几个图像立刻显示（例如在一个适合显示（Fit display）中）。当在对象中，帧的缺省顺序被能量窗排序，对探测器来说，在探测器/能量窗顺序中表现它们，或被采集时间排序，通常是非常有用的。例如：12 视图静态。

WHOLE BODY：两个矩形的图像一幅幅地显示（即全身显示）。

DYNAMIC：从一个探测器和一个能量窗中，所有时相的所有帧从始至终地按顺序放映，对于在栅格或行显示中的显示是非常有用的。通常一个不同窗口水平应用于每一个时相，处理（没有被 NM 规范要求）包括通过用户选择图像的区域，划分时间行为。

GATED：按时间顺序，从一个探测器/能量窗贯穿帧的电影。处理（没有被 NM 规范要求）可能包括时间行为曲线图，心壁边缘探测和移动跟踪，等等。典型地几个图像立刻显示。

TOMO：在旋转角度的顺序中，从一个（逻辑）探测器中所有帧的放映。除了正常运行的放映，最好有来回放映的功能（即，帧 1 到 n，随后是帧 n 到 1）。

RECON TOMO：用空间的顺序显示所有层。典型地显示行为可以包括再定位到其他观察位面（planes）（MPR）。处理（没有被 NM 规范要求）可能包括间接地再定位到心脏病相关的视图，MIP 图像的建立等。例如：在行布局显示中的负荷—静态，或在 MPR 显示中的一个数据集。

GATED TOMO：所有帧（有角的视图）的放映，可以从一个能量窗、一个探测器、一个旋转、一个 R-R 间隔和一个时间槽放映，或者从一个能量窗、探测器、旋转、R-R 间隔和角度视图放映。通常用户不会审阅这些图像，除非怀疑数据采集有问题。

GATED RECON TOMO：从一个 R-R 间隔和一个时间槽中所有帧的电影。典型地处理包括对 RECON TOMO 图像执行所有功能，加上特殊的心脏病处理，如：bullseye plot creation。

同时放映的示例：三个 TOMO 图像（用于心脏病原始投射的质量控制）；三个 GATED 平面操作（RVG）；或者从一个动态图像得到的 2 个探测者。

注意：在美国，ACR 鉴定要求标注显示图像的能力，包括患者姓名、患者年龄（或出生日期）、患者标识号、操作日期、机构名称和执行操作的技术人员确定的一些方法。

ACR 的核医学鉴定委员会有近一步的要求，提供侧面和方向的信息。

附录 F：安全环境考虑

适应性强的 IHE 系统通常会处理私有的医疗健康信息。这是受国家的私密性规章的支配，并且可能受其他规定和合同的要求。IHE 规范没有完全定义必要的安全机制，以保护这些信息。基础安全规范提供了一个解决方案组成部分，IHE 假设角色被安装在站点，并有以下特性：

- 每一个站点有一个应用到它的操作的安全原则和过程，并应用到操作的操作中。这被假设为是医疗机构安全原则的一部分。
- 任何外部的用户（人或应用处理）到站点边界，被提交到一个访问控制过程，它对用户/应用进行验证。
- 所有要求的审核记录事件被捕捉和记录。

此框架中的规范假设下面的环境：

- 物理安全环境
  - 假设设备在物理上位于受保护的和实时监控的地区，这对影像设备来说是很正常的情况，因为关系到患者的安全、隐私和操作的问题。类似的，HIS 系统和各种归档正常情况下是被保护的。像 PACS 工作站一样的设备有时被放在没有保护的地区，但是通常位于医院人员的监视下，并限制访问。可以假设设备改动的威胁是受到保护的，依靠物理的安全机制来预防。
  - 假设连接计算机的网络设备也受到物理的保护，以防止未验证的连接和未验证的改动。在大多数医院的处理区域中，网络设备被放置在天花板、电缆通道、锁着的橱柜和其他受保护的区域。通常，工作人员可以监视未验证活动的发生。
  - 本地的操作和操作将被安排在适当的地方，以确保在医院的其他地区物理的安全假设是有效的，如行政管理办公室，也可以引起严重的危害。
  - 远程位置，特别是家中的办公室，是不被物理地保护的。其他方式将被用于提供同等的保护，可能包括技术的使用，如 VPN 连接，或 HTTPS 加密，加密或 VPN 的使用不能完全替代物理的安全，但是可以整体保护系统的一部分。
  - 家庭计算机通常被用于私人和工作的目的，是很难保护的，应该防止它被恶意软件修改，否则就不应该将它用于工作。
- 网络安全环境
  - 除了网络的物理安全，也将防止网络被无人监控的系统访问，提供的典型机制如防火墙和 VPN。

假设威胁的规范是：

- 意外的和疏忽的误操作。
- 区分私人的误用，恶意的、报复的或好奇心。假设误用者仅被限制访问基本的系统和软件。他们不了解系统的内部结构。
- 任意无目标地滥用，如 Internet 黑客造成的。

威胁的规范也可以假设下面的威胁是不存在的，或有其他的保护。

- 被系统管理员、系统开发员或其他专家的个人行为误用。
- 军事或敌方政府的行为。
- 有组织的犯罪攻击。

IHE 仅针对在 IHE 医疗应用范围内，关系到 IT 系统的安全要求，它不针对防护网络攻击，病毒侵入等安全要求。

IHE 不强制要求加密的使用，因为当前的加密算法过多地影响了性能。大多数医院的网络通过物理的和流程上的机制，提供了足够的安全。对这些网络，加密造成了附加的性能损失，是不合理的。规范允许使用加密，因此，它可以作为一个全面安全计划的一部分使用。

词汇表

本文档的特定术语

存取号（Accession Number）：由科室系统创建的用户容易掌握的标识符，它标识了一个执行者医嘱或图像服务请求实例。它可以组合一个或多个请求的操作。

角色（Actor）：用例图中的一个实体，可以完成用例图中的一个动作。可能的动作是一个消息的创建或执行（consumption）。

DVD：DVD论坛的标志，不是一个缩写。

证据文档（Evidence Documents）：证据文档表现为未解释的信息，主要在影像科室内部管理和使用，虽然不排除分发到外部的影像科室。证据文档是非图像信息，包括一些如测量（measurements），CAD结果，操作日志等，并且可以被编码为DICOM SR文档。

证据对象（Evidence Objects）：在影像科室产生的，所有对象产生的作为系统执行操作项目的结果。这些对象被读片医生（reading physician）在创建诊断报告的过程中使用，并且在影像科室内部管理。这些证据对象的例子包括：图像、表示状态、关键图像标识和证据文档。

预期行为（Expected Actions）：作为一个触发事件（trigger event）的结果应该发生的行动。

外键（Foreign Key，FK）：一个数据存储库键，用来作为一个实体联系另一个实体的参考。它可以是一个唯一的值，或用来联合另一个外键，以建立一个唯一的值。

图像可用性（Images Available）：一个事务或多个事务经常要决定，图像是否已经被存储到图像存档服务器（image archive），并且可以被获取。

交互图（Interaction Diagram）：描述数据流和事件顺序的图。

交换介质（Interchange Media）：一块有关数据（data-bearing）的物理介质，如CD或DVD。在DICOM标准中使用的术语中，它与“便携式式介质（portable media）”或“移动介质（transfer media）”意思相同。

预提取（Pre-fetch）：拾取图像或其他信息对象的动作，从以前完成的操作到相似条件的存储信息，以重新审阅这些数据。

流程图（Process Flow Diagram）：在一个特殊的例子中，围绕相关的角色，过程和交互流程的图形说明。

角色描述（Role）：在用例中，一个角色的行动。

范围（Scope）：事务的简要描述。

触发事件（Trigger Event）：一个事件，如一个消息的接收或一个过程的完成，它可以引起另一个动作的发生。

用例（Use Case）：系统的角色和操作的图形描述。

W3C：World Wide Web联盟的标志，它不是一个缩写。

Web—可视化（Web-Viewable）：使用Web浏览器的浏览（如：XHTML文件或JPEG图像）

DICOM术语（DICOM Terms）

基础色彩打印管理元SOP类（Basic Color Print Management Meta SOP Class）：见DICOM PS 3.4

基础灰阶打印管理元SOP类（Basic Grayscale Print Management Meta SOP Class）：见DICOM PS 3.4

基础文本SR存储SOP类（Basic Text SR Storage SOP Class）：见DICOM Supplement 23

现实世界中的DICOM模型（DICOM Model of the Real World）：见DICOM PS 3.3

增强SR存储SOP类（Enhanced SR Storage SOP Class）：见DICOM Supplement 23

灰阶软拷贝表示状态存储SOP类（Grayscale Softcopy Presentation State Storage SOP Class）：见DICOM

PS 3.4

灰阶标准显示功能（Grayscale Standard Display Function）：DICOM PS 3.14

图像服务请求（Imaging Service Request）：见 DICOM PS 3.3

影像设备（Modality）：见 DICOM PS 3.3

影像设备工作列表 SOP 类（Modality Worklist SOP Class）：见 DICOM PS 3.4

影像设备执行操作项目（Modality Performed Procedure Step）：见 DICOM PS 3.3

影像设备执行操作项目信息模块（Modality Performed Procedure Step Information Module）：见 DICOM PS 3.3

影像设备执行操作项目相关的模块（Modality Performed Procedure Step Relationship Module）：见 DICOM PS 3.3

影像设备执行操作项目 SOP 类（Modality Performed Procedure Step SOP Class）：见 DICOM PS 3.4

患者（Patient）：见 DICOM PS 3.3

患者标识模块（Patient Identification Module）：见 DICOM PS 3.3

打印表示 LUT SOP 类（Print Presentation LUT SOP Class）：见 DICOM PS 3.4

操作计划（Procedure Plan）：见 DICOM PS 3.3

操作类型（Procedure Type）：见 DICOM PS 3.3

方案代码（Protocol Code）：见 DICOM PS 3.3

请求的操作（Requested Procedure）：见 DICOM PS 3.3

请求操作模块（Requested Procedure Module）：见 DICOM PS 3.3

请求操作 ID（Requested Procedure ID）：见 DICOM PS 3.3

结果信息对象定义（Results Information Object Definition）：见 DICOM PS 3.3

预定的操作项目（Scheduled Procedure Step）：见 DICOM PS 3.3

预定操作项目模块（Scheduled Procedure Step Module）：见 DICOM PS 3.3

图像存储确认 SOP 类（Storage Commitment SOP Class）：见 DICOM PS 3.4

已存储的打印 SOP 类（Stored Print SOP Class）：见 DICOM PS 3.4

结构化报告信息对象定义（Structured Reporting Information Object Definitions）：见 DICOM PS 3.3

结构化报告 SOP 类（Structured Reporting SOP Classes）：见 DICOM PS 3.4

结构化报告模板（Structured Reporting Templates）：见 DICOM PS 3.16

唯一标识符（Unique Identifier（UID））：见 DICOM PS 3.5

HL7 术语

入院、出院及转院（ADT）：见 HL7 2.3.1 版

组合项目（Battery）：见 HL7 2.3.1 版

执行者（Filler）：见 HL7 2.3.1 版

观察（Observation）：见 HL7 2.3.1 版

申请者（Placer）：见 HL7 2.3.1 版

通用服务 ID（Universal Service ID）：见 HL7 2.3.1 版

缩写（Acronyms and Abbreviations）

CD（Compact Disk）：光盘

FSC（File-Set Creator）：文件集创建者

FSR（File-Set Reader）：文件集阅读者

GSPS（Grayscale Softcopy Presentation State）：灰阶软拷贝表示状态

HIMSS（Healthcare Information and Management Systems Society）：医疗健康信息和管理系统协会

HIS（Hospital Information System）：医院信息系统

HTML（Hyper Text Markup Language）：超文本标记语言
IHE（Integrating the Healthcare Enterprise）：医疗健康信息集成规范
IOD（Information Object Definitions）：信息对象定义
IT（Information Technology）：信息技术
JPEG（Joint Photographic Experts Group）：联合图像专家组
LUT（Look Up Table）：查询表
MPI（Master Patient Index）：患者主索引
MWL（Modality Worklist）：影像设备工作列表
MPPS（Modality Performed Procedure Step）：影像设备执行操作项目
NEMA（National Electrical Manufacturers Association）：美国电器制造商协会
PACS（Picture Archive and Communication System）：图像归档和交换系统
PPS（Performed Procedure Step）：执行操作项目
RIS（Radiology Information System）：放射科信息系统
RSNA（Radiological Society of North America）：北美放射协会
SCU（Service Class User）：服务类使用者
SCP（Service Class Provider）：服务类提供者
SR（Structured Report）：结构化报告
UID（Unique Identifier）：唯一标识符
XHTML（eXtensible Hypertext Markup Language）：扩展的超文本标记语言

第 2 卷

事　务

第 7.0 版（正式版）

2006 年 5 月 15 日

目　录

1 序 言

医疗健康信息集成规范（IHE）是为了促进并支持现代医疗机构信息系统的集成而创建的。它的基本目标是确保患者就诊过程中，医疗决策所需的全部信息是正确的，并能被医疗专业人员获得。IHE 的创建既是一个过程，也是一个为了鼓励集成工作的论坛。它为已制定的消息标准的实施定义了一个技术框架，以达到特定的临床目标。它包括为实施此框架进行的严格的兼容测试过程，以及组织教育论坛和在医疗专业人员的大型会议上展示此框架的优势，鼓励企业和用户采用它。

IHE 中采用的集成方法不是为了定义新的集成标准，而是为了支持集成方面现有标准的使用——最初的 DICOM 和 HL7，及其他潜在的、在它们各自领域适用的标准——用一种集成的方式，并在需要时定义配置选项。当有必要对现有标准进一步阐明或扩展时，IHE 建议查阅相关标准的内容。

IHE 规范由不同的医疗专业领域和地理区域的众多发起人和支持组织所创建。在北美的主要发起人是医疗健康信息与管理系统协会（HIMSS）和北美放射协会（RSNA）。美国心脏病学会（ACC），实验学医疗合作组织（Laboratory Healthcare Partnership，LHCP）和美国眼科学会（American Academy of Ophthalmology，AAO）在它们各自的领域支持探索当前的 IHE 规范。IHE 欧洲（IHE-EUR）由一个大型联合组织组成，包括欧洲放射协会（European Association of Radiology，EAR）和欧洲放射学研讨会议（European Congress of Radiologists，ECR）、放射和电子医学行业协调委员会（Coordination Committee of the Radiological and Electromedical Industries，COCIR），德国放射协会（Röntgengesellschaft，DFG），欧洲 PACS 协会（EuroPACS Association），医院信息系统现代化小组（Groupement pour la Modernisation du Système d'Information Hospitalier，GMSIH），法国放射协会（Société Francaise de Radiologie，SFR）和意大利医疗放射协会（Società Italiana di Radiologia Medica，SIRM）。在日本，IHE 日本分会由日本经济产业省（Ministry of Economy，Trade，and Industry，METI）、日本厚生劳动省（Ministry of Health，Labor，and Welfare）和医疗信息系统开发中心（MEDIS-DC）发起，共同发起的组织还包括日本放射行业协会（Japan Industries Association of Radiological Systems，JIRA），日本 HIS 行业协会（Japan Association of Healthcare Information Systems Industry，JAHIS），日本放射协会（Japan Radiological Society，JRS），日本放射技术委员会（Japan Society of Radiological Technology，JSRT），和日本医疗信息协会（the Japan Association of Medical Informatics，JAMI）。根据学科和地理位置，其他的医疗相关专业机构也被邀请加入持续扩展中的 IHE。

1.1 技术框架概述

IHE 放射学技术框架对已经制订标准的具体实施方法进行了定义，以实现医疗信息最大程度共享的集成目标。在经过一段时间的公开浏览之后，文档将每年进行一次扩充，以及通过修订勘误表进行维护。读者可以通过互联网（www.ihe.net//Technical_Framework/）获得本文档的最新版本。

IHE 技术框架，定义了一个针对医疗机构中各个功能模块的集合，称之为 IHE 角色，并以对等的、基于现有标准的事务对它们之间的交互进行了详细说明。IHE 技术框架，不断深入的对事务体进行详细描述。RAD TF-1 为读者提供了一个 IHE 功能性的高度概况；它显示出，将事务分割为被称为集成规范的功能单元，这些功能单元突出了它们从事特殊临床需求的能力。本卷内容，对 IHE 事务 RAD-1 至 RAD-31 进行了详细的技术描述，这些内容是在 IHE 计划的头三个年份（1999—2001）中定义和实施的。RAD TF-3，提供了 IHE 事务 RAD-32 至 RAD-49 的详细技术描述；这部分内容是在 IHE 计划的 2002—2004 年度工作计划中定义和实现的。2005 年在 TF-3 中被定义的事务RAD-32、RAD-33和RAD-34，因为反对 IHE 基础安全规范而被反对，其以“放射审计追踪选项”替代 ITI 审计追踪与节点验证规范。

1.2　第2卷概述

第2章介绍了本卷定义IHE事务所使用的约定。

第3章提供了在IHE中角色和事务概念的概述，以及在分布式医疗环境中定义功能组分。

第4章详细定义了事务RAD-1到RAD-31，为每一个角色指定了角色行为、采用的标准、用于交换的信息及在某些情况下实现事务的选项。

本卷正文后面的附录提供了IHE数据模型和事务的技术细节，本卷的最后一章是在IHE技术框架中的术语和缩写的词汇表，包括相关标准的术语（当前为HL7和DICOM）。

1.3　目标读者

本文档的目标读者是：

- 计划参与IHE的厂商的技术人员
- 医疗机构的IT部门工作人员
- 参与标准开发的专家
- 对医疗信息系统集成技术和工作流程感兴趣的人

1.4　与相关标准的关系

IHE技术框架从医疗行业中交互作用的角度，定义了分布式医疗环境的功能组分。在目前版本中，它基于HL7和DICOM，以及多种Web标准定义了一套事务。随着IHE范围的扩展，基于其他标准的事务将根据需要加入进来。

在某些情况下，IHE推荐选择这些标准支持的特定选项；然而，IHE不引入与这些标准相矛盾的技术选择。如果现有标准存在问题或需要扩展，IHE的政策是将它们向标准的主管机构汇报，以解决其一致性和标准发展策略。

因此，IHE是一个实施框架，而不是一个标准。把IHE作为参考标准是不合适的，产品的一致性声明仍需使用特定标准做直接的参考。但是，一致性声明可以说明在实施中与IHE技术框架保持一致的产品，请见RAD TF-1：附录D，说明的建议形式。

IHE鼓励实施者确保其符合IHE技术框架的产品也同时符合IHE基础的那些标准的全部需求，尽管可能是低水平的集成，允许其产品同符合这些基础标准但不完全符合IHE技术框架的产品进行交互。

1.5　与现实世界已有体系结构的关系

在IHE技术框架中描述的IHE角色和事务是抽象于真实世界医疗信息系统环境。尽管一些事务传统地由特定产品类别所执行（如HIS，RIS，PACS，图像处理设备），IHE技术框架有意避免同这些产品类别的功能或角色关联。对于每个角色，IHE技术框架只定义了与信息系统集成相关的功能。因此IHE对角色的定义不应作为对任何实施产品的完全的定义，框架自身也不应用来全面描述医疗信息系统的体系结构。

定义角色和事务的原因是为定义医疗信息系统环境的功能组分之间的交互提供基础。对于单个产品实现多个功能的情况，IHE认为只有产品与环境的外部功能之间的接口有重要意义。因此，与一个基于多个系统共同达到集成目标的情况不同，IHE不看重一个基于独立、完全的信息系统的综合环境的相对价值。IHE着重说明多个厂商的系统基于IHE技术框架的集成。

1.6 提出建议

HIMSS和 RSNA 欢迎对本文档和 IHE 的评论。请直接发到http：//ihe. rsna. org/ihetf/讨论服务器或发给：

Steve Drew/Chris Carr
IHE Secretary
820 Jorie Boulevard
Oak Brook，IL 60523
电子邮件：ihe@rsna. org

1.7 版权许可

Health Level Seven（HL7）组织已授权 IHE 转载 HL7 标准中的表。本文档中的 HL7 表由 Health Level Seven 组织授权。保留所有版权。

国家电器制造者协会（NEMA）已授权 IHE 中加入部分 DICOM 标准。

从这些文档中提取的资料在使用时经过授权。

2 约　定

本文档采用了下述约定来表示框架概念，阐明如何应用 IHE 技术架构所基于的标准。

2.1　普通 IHE 事务模型

在第 4 章中提供了事务的描述。在每一个事务描述中，角色、角色的行为，作为用例呈现在事务中。常见的 IHE 事务描述包含如下成分：

- 范围：事务的简要描述。
- 用例角色描述：本文角色和它们的角色行为的定义可以用一个简单的图表来关联。例如：

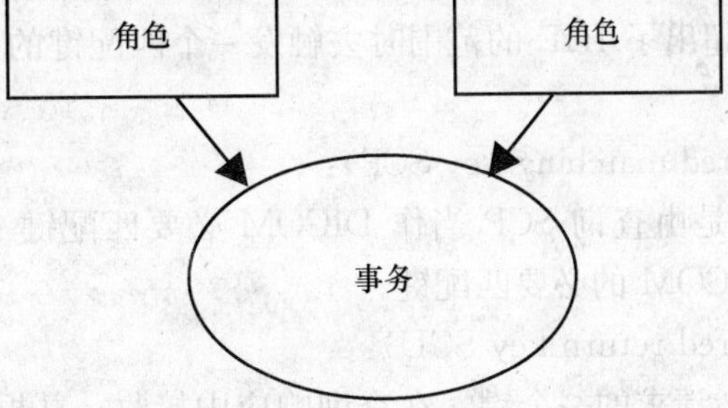

- 参考标准：事务使用的标准（规定的特殊部分，章或节）。
- 交互图：角色和事务的一个图形描述，是用一个长方形来显示角色和向下显示时间序列的相关处理，类似于：

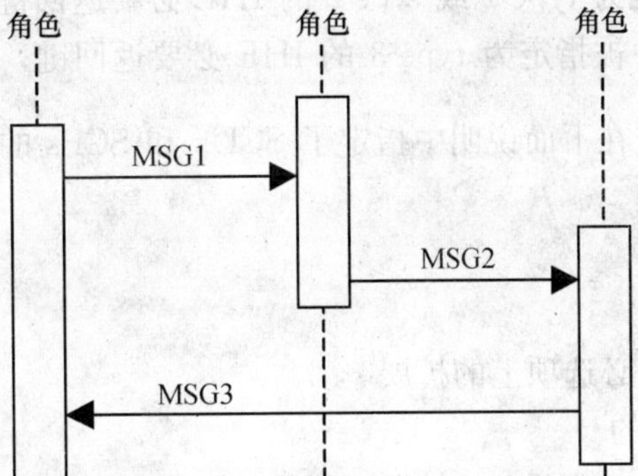

使用在 IHE 技术框架中的交互图示是根据 Grady Booch，James Rumbaugh 以及 Ivar Jacobson 的《标准建模语言用户手册》（The Unified Modeling Language User Guide，ISBN 0-201-57168-4）进行建模的。处于简洁，在交互图示中省略了简单的确认消息。

- 消息定义：事务中每一条消息的定义。触发这条消息的事件、消息语义以及这条消息在接收方触发的动作。

2.2 DICOM 使用约定

对本文档中描述的一些 DICOM 事务，IHE 增加了在选择 Type 2 和 Type 3 属性使用上的要求。这些情况已清楚地在第 4 章和附录中做了说明。

IHE 着重强调了 DICOM Type 2 的属性（例如：患者姓名，患者 ID），如果源系统里这些属性没有合法值，此属性应按零长度传输；换言之，也就是源系统不会赋予这个属性默认值。接收系统必须能处理零长度值的这些属性。

IHE 也同样定义了有关在 DICOM 中通过服务类用户（SCUs）和服务类提供者（SCPs）查询后得到的匹配键和返回键的支持和使用的要求。

匹配键被用来选择包含在查询 SCP 给 SCU 的响应中的实例，而如果返回键只是特殊的数据，它将不用作匹配。

- **必要的匹配键 SCU**（Required matching key SCU）：

  查询 SCU 的一个键，应有能力把它作为一个选择的标准提供给用户。这个方法的定义提供给查询 SCU 的用户，在查询请求超出了 IHE 的范围时去触发一个匹配键的发送。（例如：输入一个值，选择一个条目）
- **必要的匹配键 SCP**（Required matching key SCP）：

  一个 IHE 必要匹配键是由查询 SCP 当作 DICOM 必要匹配键一样来处理的。在大多数情况下，IHE 的必要匹配键也是 DICOM 的必要匹配键。
- **必要的返回键 SCU**（Required return key SCU）：

  查询 SCU 从查询 SCP 请求的一个键，在查询响应中接收，并根据需要显示给用户。这个方法的定义提供给那些查询 SCU 请求一个返回键的用户，（例如：默认值，复选框）并且使它显示给用户是超出了 IHE 的范围。
- **必要的返回键 SCP**（Required return key SCP）：

  在 DICOM 中被指定为 type 1 或 type 2 的 IHE 必要返回键，其返回值应依照它们在 DICOM 中的类型处理。在 DICOM 中被指定为 type 3 的 IHE 必要返回键，将按 type 2 一样处理。

框架中使用的查询键需求表在下面说明中指定了 SCUs 和 SCPs 的需求：

R　必须的

O　可选的

也可使用下列修正：

R+　IHE 在 DICOM 必选项上的扩展

R*　属性是不需显示的

R+*　IHE 在 DICOM 必选项上的扩展，但是不要求显示

表 2.2-1 提供一个定义匹配和返回键的实例表格，值得注意的是在这些匹配和返回键表格中，顺序属性用于结构化的表头，并且为单独的顺序项给出需求。

表 2.2-1　图像查询匹配和返回键

属性名称	标记	查询匹配键		查询返回键		备注
		SCU	SCP	SCU	SCP	
预约人的执行序号	(0040，4034)					
>预约人执行代码序号	(0040，4009)					

续表

属性名称	标记	查询匹配键		查询返回键		备注
		SCU	SCP	SCU	SCP	
>>代码值	(0008, 0100)	R+	R	R+*	R	
>>代码方案制定者	(0008, 0102)	R+	R	R+*	R	
>>代码含义	(0008, 0104)	—	—	R+	R	SCU 或 SCP 匹配查询键没有使用 Code Meaning 值（"—"）
>执行人名字	(0040, 4037)	R+	R+	R+	R+	
>执行人组织	(0040, 4036)	O	O	O	R+	
录入信息顺序	(0040, 4021)					
>检查实例 UID	(0020, 000D)	O	O	R+*	R	
…	…	…	…	…	…	…

2.3 HL7 规范约定

在本文档中的 HL7 表都经过 HL7 2.3.1 标准版的修正。这一修正被称为规范。表中有关列的具体含义参照了 HL7 2.3.1 标准。

在本文档中的表继续沿用了 HL7 规范定义，在总体上都维持了这个规范，下面介绍不同之处：

- 消息说明中没有指出在一条消息内字段的数目。
- 对由多种组分组成的字段没有指出每一成分的大小。
- 从一个段的规范表里引用的含列举值的表，该列举值表不一定存在。
- 没有指出可重复的字段的重复次数。
- 当他们依赖系统功能特性执行事务，同时他们不影响数据的一致性的时候，条件字段必须包含的条件没有被定义。

下列是有关 OPT 的规范术语：

R　　必须的

R2　　这是一个 IHE 扩展，如果为该字段发送的申请有数据，则必须发送给该字段。如果此值不为人知，此字段可以不发送。

O　　可选的

C　　有条件的

IHE 要求在 HL7 事务中的 Z-段，只有被 IHE 技术框架定义后才出现。

依照 HL7 标准，如果字段值不存在，接收方将不改变它在数据库中的相应数据。然而，如果发送方包含明显的 NULL 值（即，双引号“ ”），它将会引起接收方数据库此字段的任意变动。

表 2.3-1 提供了一个对假设的 HL7 段的示例规范。此表是从 HL7 2.3.1 标准的真实段中拷贝的，仅对 OPT 列进行了修正。

表 2.3-1 HL7 规范例子

序号	长度	数据类型	可选性	表格号#	项目号#	元素名称
1	1	ST	R		XX001	元素 1
2	4	ST	O		XX002	元素 2
3	180	HD	R2		XX003	元素 3
4	180	HD	C		XX004	元素 4
5	180	HD	O		XX005	元素 5
6	180	HD	R		XX006	元素 6

2.4 HL7 实施注意事项

2.4.1 网络指导方针

HL7 2.3.1 标准没有定义一个网络通讯协议。仅在 HL7 2.1 标准的一个附录中定义了底层协议。这些定义被移到实施指南 2.2 及其以后的版本中，但不是 HL7 必需的。IHE 框架提出以下建议：

1. 申请将使用在 HL7 实施指南附录 C 中定义的最底层协议。

2. 需要传送一个信息（开始一个事务）的申请，将发起一个网络连接来启动该事务。接收申请方将以一个确认或回答来响应查询，但在这个网络连接上将不发起新的事务。

2.4.2 消息控制

依照 HL7 标准，每条消息将以 MSH（消息头）段开始。表 2.4-1 确定了这条消息的所有必需的字段。除非在 2.3 节中有其他注释外，此表应依照 HL7 的标准解释。

表 2.4-1 IHE 规范—MSH 段

序号	长度	数据类型	可选性	表格号#	项目号#	元素名称
1	1	ST	R		00001	字段分隔符
2	4	ST	R		00002	编码特性
3	180	HD	R		00003	发送申请
4	180	HD	R		00004	发送设备
5	180	HD	R		00005	接收应用
6	180	HD	R		00006	接收设备
7	26	TS	O		00007	消息的日期/时间
8	40	ST	O		00008	安全性
9	7	CM	R		00009	消息类型
10	20	ST	R		00010	消息控制 ID
11	3	PT	R		00011	操作 ID
12	60	VID	R	0104	00012	版本 ID
13	15	NM	O		00013	序号
14	180	ST	O		00014	延续指针
15	2	ID	O	0155	00015	接收确认类型
16	2	ID	O	0155	00016	应用确认类型
17	2	ID	O		00017	国家代码
18	6	ID	C	0211	00692	字符集
19	60	CE	O		00693	消息的主要语言
20	20	ID	O	0356	01317	备用的字符集设计处理

根据 HL7 标准 2.3.1 版改编

IHE技术框架要求应用软件要支持HL7对字段MSH-1段分隔符和MSH-2编码特征的推荐值。

字段MSH-18字符集仅在如果消息没有使用ISO IR-6或ASCII字符集时才被评估。

支持序列号协议的实施（使用的是字段MSH-13序列号）应配置成允许他们去执行没有此协议的事务。

2.4.3 确认模式

收到HL7消息的应用将发送使用HL7初始模式的确认。（与增强模式的确认相对应）。

IHE技术框架规定每个HL7消息都应该是经过HL7 ACK确认，由HL7消息的接收者发送到消息的发出者。

下面列出的ACK消息段是必不可少的，同时在表2.4-1、表2.4-2以及相应的注释中都提供了对他们的详细描述。ERR段是可选择的，而且可以被包括在如果MSA-1确认编码字段识别出一种错误情况时。

确认	确认消息	在HL7 2.3.1中的章
MSH	消息头	2
MSA	消息确认	2
[ERR]	错误注释	2

表2.4-2 IHE规范—MSA段

序号	长度	数据类型	可选性	表格号#	项目号#	元素名称
1	2	ID	R	0008	00018	确认代码
2	20	ST	R		00010	消息控制ID
3	80	ST	O		00020	文本信息
4	15	NM	O		00021	预约序列号
5	1	ID	O	0102	00022	延迟的确认类型
6	100	CE	O		00023	错误情况

根据HL7标准2.3.1版改编

字段MSA-2消息控制ID应包含消息ID，它来自为确认已被发送的引入消息的MSH-10消息控制ID。

表2.4-3 IHE规范—ERR段

序号	长度	数据类型	可选性	表格号#	项目号#	元素名称
1	80	ID	R		00024	错误代码和位置

根据HL7标准2.3.1版改编

2.4.4 HL7版本

在技术框架中，对任何给定的基于事务的HL7，HL7版本的选择依赖于以下几个因素，包括：

- 某个版本的HL7提供的功能是否满足事务的需要。
- 某个版本的HL7在一段时间内是否被广泛使用。

因为事务是独立（self-contained）通讯的，因此每一个HL7事务的实现可以使用不同版本的HL7。

一个应用实现一个IHE事务，所使用的HL7消息必须遵循特定HL7版本和技术框架中所定义的消息结构和内容，如果版本号（MSH-12）高于框架中所指定的版本，只要消息结构和内容满足规范的需求是可以接收的。

2.5 HL7与DICOM标准关系映射需要考虑的事项

DICOM标准明确地定义了字段长度，但是没有定义可以由多个组分组成HL7元素的最大长度。有些HL7组分的长度要比DICOM属性长度长是公认的。映射字段的数值不能超过HL7或DICOM任何一方字段长度的定义。

所有的系统都必须支持DICOM默认字符集（ISO-IR 6或ASCII)。系统不论支持哪个字符集都必须考虑在此字符集中的每个字符字节的个数。另外，也支持其他的字符集。

维护所使用的这两种字符集之间的一致性，不属于IHE的技术框架范围。

值表示法没有被明确的提示。应把注意力转向HL7表示法和DICOM表示法的映射上。这些例子包括患者的姓名、日期和时间。

2.6 编码实体和编码方案的使用

IHE不产生、不维护，也不指定编码方案或其他受控术语的资源（编码实体)。在适用的地方，优先采用符合HL7和DICOM标准的编码方案。

在这种资源没有被标准明确地识别的情况下，执行程序可以使用任何提供的资源（包括有专利的或局部的)，只要这些资源满足所有许可/版权的需求。

3　框架概述

IHE 技术框架是基于通过事务相互作用的角色的。

角色是信息系统或信息系统的组成部分，它产生、处理或作用于在医疗机构中的与操作行为有关的信息。

事务是角色之间的交互作用，它通过基于在集成规范中指定的角色和事务的特定的一组消息标准来传递必要的信息。

在集成规范中指定了特定的角色和事务（参见 RAD TF-1：3-16）。

4 IHE 事务

本章定义了每一个 IHE 事务细节，明确说明了使用的是什么标准、传输的是什么信息，以及在怎样的条件下必须 IHE 事务或者可以选择 IHE 事务。

4.1 患者登记

本节内容，对应为 IHE 技术框架事务 RAD-1。IHE 技术框架事务 RAD-1，可能被下列角色使用到：ADT（入院、出院、转院）、医嘱申请者以及科室系统预约者/医嘱执行者。

4.1.1 范围

本节事务涉及放射检查时获得的患者基本信息，包括人口统计学信息（译注：即患者基本的信息）。这是一个可能发生的情况：患者在没有到达医院的时候，就预约了一个检查。本节事务，同时适用于住院病人（即那些在医疗机构中被分配了病床的患者）和门诊病人（即那些在医疗机构中没有被分配了病床的患者）。

4.1.2 用例角色描述

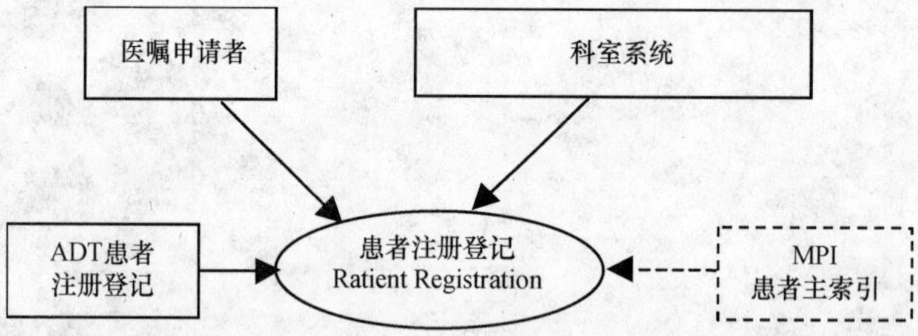

角色：ADT（入院、出院、转院）

角色描述：增加及修正患者基本信息和检查时的信息。

角色：医嘱申请者

角色描述：接收患者和检查时的信息，以用于医嘱的录入。

角色：科室系统

角色描述：接收并保存患者及检查时的信息，以用于由科室系统预约者填入医嘱信息。

角色：患者信息主索引

角色描述：接收来自若干 ADT 系统的患者和检查时的信息，维护患者在一个全院范围内统一的唯一标识(ID)。

4.1.3 参考标准

HL7 2.3.1 第 2 章、第 3 章

4.1.4　交互图

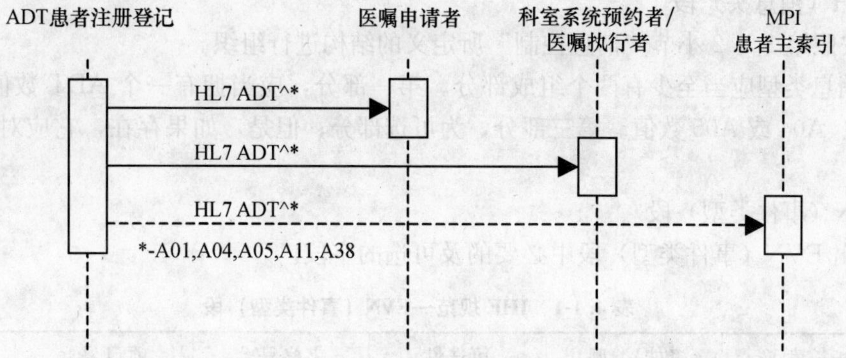

注：IHE 技术框架目前还不支持如此患者信息主索引的使用，即：在同一医疗机构中，不同 ADT 系统间能够实现患者信息实时同步的患者信息主索引。IHE 的创立者们被期待着在将来创立一个 MPI（患者信息主索引）的角色，以及在将来的 ADT（住院、出院、转院）和 MPI（患者信息主索引）之间的患者登记事务可以如同 ADT 与医嘱申请者、医嘱执行者角色间的一样。

4.1.4.1　患者管理——接收/登记患者

4.1.4.1.1　触发事件

下列事件将会触发患者接收/登记的消息：

- A01—医疗机构的住院患者入院（接收）
- A04—医疗机构的门诊患者登记（挂号）
- A05—住院患者的预接收（入院），也就是患者信息的登记先于实际的患者入院

4.1.4.1.2　消息语义

患者登记事务由 HL7 中的 ADT 消息驱动。当一位患者进行了入院（接收患者）、预接收或登记等操作时，ADT 角色就会生成（ADT）消息。比如，一位新来的患者在未来的某个时间将作为门诊患者来医院看病，在这样的事件中，将使用一条 ADT A04 消息把患者信息传递给医嘱申请者或者医嘱执行者。住院患者的预接收（入院）将使用 A05 消息。下表所列出的消息字段是必需的，这些消息字段将会在下面的小节中被详细描述。

如果患者在登记时确定有任何的过敏史，这些过敏信息将被填入一个或多个 AL1 消息字段。否则，字段内容空缺。

如果存在患者的身高、体重信息，这些信息将被填入一个或多个 OBX 消息字段；否则，字段内容空缺。

注：额外的有关规范级别和 HL7 映射的限制性规定，在第 2.3 节中进行了陈述。

下表中定义了必需的字段；其他字段为可选字段。

入院、出院、转院	患者管理消息	HL7 2.3.1 中的章
MSH	消息头	2
EVN	事件类型	3
PID	患者标识	3
PV1	患者就诊号	3
[{OBX}]	观察与结果	7
[{AL1}]	过敏史信息	3

每一段消息都应该被 HL7 中的 ACK 消息确认接收，HL7 中的 ACK 消息是由 ADT 消息的接收方发出，传递给 ADT 消息的发送方。参见第 2.4.3 小节“确认接收模式”，ACK 消息的定义与讨论。

4.1.4.1.2.1 MSH（消息头）段

MSH 段应当按照第 2.4.2 小节“消息控制”所定义的结构进行组织。

字段 MSH-9 消息类型应当至少有两个组成部分。第一部分，应当拥有一个 ADT 数值；而第二部分，应当拥有适当的 A01、A04 或 A05 数值。第三部分，为可选部分；但是，如果存在，它应对拥有一个 ADT _ 01 数值。

4.1.4.1.2.2 EVN（事件类型）段

表 4.1-1 标识出 EVN（事件类型）段中必要的及可选的字段。

表 4.1-1 IHE 规范—EVN（事件类型）段

序号	长度	数据类型	可选性	表格号#	项目号#	元素名称
1	3	ID	O	0003	00099	事件类型代码
2	26	TS	R		00100	记录日期/时间
3	26	TS	O		00101	日期、时间计划事件
4	3	IS	O	0062	00102	事件原因代码
5	60	XCN	O	0188	00103	操作者标识
6	26	TS	R2		01278	发生的事件

根据 HL7 标准 2.3.1 版改编

字段 EVN-1 事件类型代码为可选项；但是，如果存在，它的值应当等于字段 MSH-9 消息类型的第二部分内容。

4.1.4.1.2.3 PID（患者标识）段

表 4.1-2 标识 PID 段中必要的及可选的字段。

表 4.1-2 IHE 规范—PID（患者标识）段

序号	长度	数据类型	可选性	表格号#	项目号#	元素名称
1	4	SI	O		00104	设置 ID—患者标识
2	20	CX	O		00105	患者标识
3	20	CX	R		00106	患者标识列表
4	20	CX	O		00107	备选患者标识
5	48	XPN	R		00108	患者姓名
6	48	XPN	O		00109	母亲未婚时的姓
7	26	TS	R2		00110	出生日期、时间
8	1	IS	R	0001	00111	性别
9	48	XPN	O		00112	患者别名
10	80	CE	R2	0005	00113	种族
11	106	XAD	R2		00114	患者住址
12	4	IS	O		00115	国家代码
13	40	XTN	O		00116	家庭电话号码
14	40	XTN	O		00117	办公室电话号码

续表

序号	长度	数据类型	可选性	表格号#	项目号#	元素名称
15	60	CE	O	0296	00118	母语
16	1	IS	O	0002	00119	婚姻状况
17	80	CE	O	0006	00120	宗教信仰
18	20	CX	C		00121	患者账号（参见注释）
19	16	ST	O		00122	患者社会保险号
20	25	DLN	O		00123	患者驾照号码
21	20	CX	O		00124	母亲身份证号码
22	80	CE	O	0189	00125	民族
23	60	ST	O		00126	出生地点
24	1	ID	O	0136	00127	若干出生标识
25	2	NM	O		00128	出生序列
26	80	CE	O	0171	00129	公民身份
27	60	CE	O	0172	00130	退伍军人状态
28	80	CE	O		00739	国籍
29	26	TS	O		00740	患者死亡日期/时间
30	1	ID	O	0136	00741	患者死亡标志

根据 HL7 标准 2.3.1 版改编

注释：字段 PID-18“患者账号”或字段 PV1-19“就诊号”中至少一个存在数值。这些字段数值存在性的额外要求，可能在 IHE 技术框架的区域性，或者国家性的附录中进行了文字说明（参见 RAD TF-4）。任何在信息交换中使用 HL7 方式的系统，都应当使用字段 PID-3 患者标识号列表，以便将“患者标识”唯一的指向患者，如代表性的“患者主索引”（MPI）。如果并不存在患者主索引（MPI），那么由 ADT 系统、登记系统生成的患者标识（ID）可能被传送至这个字段（原文注：IHE 技术框架目前还不支持使用 MPI）。有关事务中 PID-3 的使用，及 HL7 消息到 DICOM 患者标识（ID）（0010，0020）的映射关系，请参见附录 B 及附录 D。

包含在 PID-3 字段中的患者标识（ID），应当包含有分配机构的名称（第四部分）。分配机构的第一子组分（名称空间 ID），应当为 populated。如果第二及第三个子组分（通用 ID 及通用 ID 类型）同样为 populated，那么它们应当指明与第一子组分指向相同的实体。

4.1.4.1.2.4　PV1（患者就诊号）段

表 4.1-3　IHE 规范—PV1（患者就诊号）段

序号	长度	数据类型	可选性	表格号#	项目号#	元素名称
1	4	SI	O		00131	设置 ID—患者就诊号
2	1	IS	R	0004	00132	患者分类
3	80	PL	C		00133	患者被分配位置
4	2	IS	O	0007	00134	准入类型
5	20	CX	O		00135	预准入号码
6	80	PL	O		00136	先前患者位置
7	60	XCN	C	0010	00137	主治医生
8	60	XCN	C	0010	00138	转诊医生

续表

序号	长度	数据类型	可选性	表格号#	项目号#	元素名称
9	60	XCN	R2	0010	00139	会诊医生
10	3	IS	C	0069	00140	医院服务
11	80	PL	O		00141	历史地点
12	2	IS	O	0087	00142	预准入测试标志
13	2	IS	O	0092	00143	再准入标志
14	3	IS	O	0023	00144	准入源
15	2	IS	C	0009	00145	流动状态
16	2	IS	O	0099	00146	贵宾标志
17	60	XCN	C	0010	00147	准入医生
18	2	IS	O	0018	00148	患者类型
19	20	CX	C		00149	就诊号
20	50	FC	O	0064	00150	财务类型
21	2	IS	O	0032	00151	划价标志
22	2	IS	O	0045	00152	允许代码
23	2	IS	O	0046	00153	信用分类
24	2	IS	O	0044	00154	协议代码
25	8	DT	O		00155	协议生效日期
26	12	NM	O		00156	协议账户
27	3	NM	O		00157	协议周期
28	2	IS	O	0073	00158	兴趣代码
29	1	IS	O	0110	00159	转换至坏账代码
30	8	DT	O		00160	转换至坏账日期
31	10	IS	O	0021	00161	坏账机构代码
32	12	NM	O		00162	坏账转移额
33	12	NM	O		00163	坏账恢复额
34	1	IS	O	0111	00164	删除账户标志
35	8	DT	O		00165	删除账户日期
36	3	IS	O	0112	00166	出院管理
37	25	CM	O	0113	00167	出院后位置
38	80	CE	O	0114	00168	食物类型
39	2	IS	O	0115	00169	服务机构
40	1	IS	O	0116	00170	病床状态
41	2	IS	O	0117	00171	账户状态
42	80	PL	O		00172	等候位置
43	80	PL	O		00173	先前临时位置

续表

序号	长度	数据类型	可选性	表格号#	项目号#	元素名称
44	26	TS	O		00174	入院日期/时间
45	26	TS	O		00175	出院日期/时间
46	12	NM	O		00176	当前患者结余
47	12	NM	O		00177	收费总额
48	12	NM	O		00178	调整总额
49	12	NM	O		00179	支付总额
50	20	CX	O	0192	00180	备选就诊 ID
51	1	IS	C	0326	01226	就诊标志
52	60	XCN	O	0010	01224	其他医疗服务提供者

根据 HL7 标准 2.3.1 版改编

字段 PID-18 患者账号或 PV1-19 患者就诊号中的至少一项应当被赋予数值。这些字段数值存在性的额外必要条件，可能会在 IHE 技术框架的区域性，或者国家性的附录中进行了文字说明（参见 RAD TF-4）。只有当接收一名住院患者时，字段 PV1-3 患者被分配位置，字段 PV1-7 主治医生，字段 PV1-10 医疗服务，字段 PV1-17 入院医生才应当被赋予数值，此时 MSH-9 消息类型为 ADT^A01。

当登记一名门诊患者（MSH-9 消息类型为 ADT^A04），或者预登记一名患者（MSH-9 消息类型为 ADT^A05）时，字段 PV1-8 转诊医生应当被赋予数值。

当患者状态为某些特定状况（例如怀孕）时，字段 PV1-15 流动状态应当被赋予数值。也可能存在没有定义的状态适用于该患者时，省略数值。

如果字段 PV1-19 就诊号存在数值时，那么字段 PV1-51 就诊标志应当被赋值为“V”。否则可能会出现省略的情况。

4.1.4.1.2.5 AL1（过敏史）段

表 4.1-4 IHE 规范—AL1（过敏史）段

序号	长度	数据类型	可选性	表格号#	项目号#	元素名称
1	4	SI	R		00203	设置 ID—AL1（过敏史）
2	2	IS	O	0127	00204	过敏类型
3	60	CE	R		00205	过敏代码、方式、描述
4	2	IS	O	0128	00206	过敏严重性
5	15	ST	O		00207	过敏反应
6	8	DT	O		00208	标识日期

根据 HL7 标准 2.3.1 版改编

4.1.4.1.2.6 OBX（观察与结果）段

IHE 技术框架包含有 OBX（观察与结果）段，主要是便于传输患者的身高、体重信息。在这种情况下，字段 OBX-3 观察标识的选择性已经转变为“R2”，字段 OBX-4 观察结果状态已经转变为“O”。有关患者身高及体重信息的映射关系，请参照附录 B。

字段 OBX-6 单位为可选项。当 OBX（观察与结果）段被用于发送身高、体重等信息时，该字段应当被赋值。

表 4.1-5 IHE 规范—OBX（观察与结果）段

序号	长度	数据类型	可选性	表格号#	项目号#	元素名称
1	4	SI	O		00569	设置 ID—OBX
2	3	ID	C	0125	00570	数值类型
3	80	CE	R		00571	观察标识
4	20	ST	C		00572	观察子 ID
5	65536①	*	C		00573	观察值
6	60	CE	O		00574	单位
7	60	ST	O		00575	参照范围
8	5	ID	O	0078	00576	异常标志
9	5	NM	O		00577	概率
10	2	ID	O	0080	00578	变态测试属性
11	1	ID	R	0085	00579	观察结果状态
12	26	TS	O		00580	最新观察日期/正常值
13	20	ST	O		00581	用户定义访问检查
14	26	TS	O		00582	观察日期/时间
15	60	CE	O		00583	制作者 ID
16	80	XCN	O		00584	负责观察者
17	60	CE	O		00936	观察方式

根据 HL7 标准 2.3.1 版改编

4.1.4.1.3 预期行为

接收到 ADT 患者登记事务信息的接收者应当为当前没有患者标识符（Patient ID，在字段 PID-3 中进行了定义）记录的患者创建一条新的患者记录。在患者记录被创建后的 A01、A04 及 A05 的解释，不在 IHE 技术框架讨论的范围；但是，ADT 患者登记事务不应当用于更新已经存在患者记录中的信息。类型的情况，将使用 RAD-12 事务“患者信息更新”。

4.1.4.2 患者管理—取消患者的接收/注册

4.1.4.2.1 触发事件

下列事件将触发接收/登记消息中的其中之一：

- A11——名住院患者被接收入医疗机构，或者一名门诊患者来院就诊的登记信息由于出现信息错误而被取消，或者决定不接收/登记患者。
- A38—由于出现信息错误而取消住院患者的预接收（也就是患者信息的登记早于实际的患者入院），或者决定不接收/登记患者。

4.1.4.2.2 消息语义

由 HL7 的 ADT^A01、ADT^A04 或 ADT^A05 消息传递的患者登记信息，可能会因为信息上的错误或者决定不接收该患者而被撤销。取消事务的信息，由 HL7 的 ADT^A11 或者 ADT^A38 消息进行传递。ADT^A11消息应当被用于撤销由 ADT^A01 或 ADT^A04 消息发出的请求。ADT^A38 消息应当被用于撤销由 ADT^A05 消息发出的请求。

① 根据数据类型的不同，观测数值字段的长度是可变的。参见 OBX-2 数据类型。

只有当 ADT 系统传递出接收、注册消息之后再没有对患者记录进行其他任何事务操作时，才可以使用取消消息。

下表中所列出的消息字段为必需字段，在下面的小节中提供了这些字段的详细描述。其他的字段是可选字段。

注：额外的有关规范级别和 HL7 映射的限制性规定，在第 2.3 节中进行了陈述。

ADT	患者管理消息	在 HL7 版本 2.3.1 中的章
MSH	消息头	2
EVN	事件类型	3
PID	患者标识	3
PV1	患者就诊号	3

每一段消息都应该被 HL7 中的 ACK 消息确认接收，HL7 中的 ACK 消息是由 ADT 消息的接收方发出，传递给 ADT 消息的发送方。参见第 2.4.3 节“确认接收模式”，ACK 消息的定义与讨论。

4.1.4.2.2.1　MSH（消息头）段

MSH 段，应当按照第 2.4.2 节“消息控制”所定义的结构进行组织。

字段 MSH-9 消息类型，应当至少有两个组成部分。第一部分，应当拥有一个 ADT 数值；而第二部分，应当拥有适当的 A11、A38 数值。第三部分，为可选部分；但是，如果存在，它应对拥有一个 ADT _ A09（用于 A11 消息），或者 ADT _ A38（用于 A38 消息）数值。

4.1.4.2.2.2　EVN（事件类型）段

有关 EVN（事件类型）段中必需的和可选的字段，请参见第 4.1.4.1.2.2 节。

4.1.4.2.2.3　PID（患者标识）段

除了表 4.1-6 中所列之外，PID（患者标识）段中所有的字段都是可选的。PID（患者标识）段中所有字段列表，请参见第 4.1.4.1.2.3 节。

表 4.1-6　IHE 规范—PID（患者类型）段

序号	长度	数据类型	可选性	表格号#	项目号#	元素名称
3	20	CX	R	·	00106	患者标识列表
5	48	XPN	R		00108	患者姓名
18	20	CX	C		00121	患者账号

根据 HL7 标准 2.3.1 版改编

4.1.4.2.2.4　PV1（患者就诊号）段

除了表 4.1-7 中所列之外，PV1 段中所有字段均为可选字段。PV1（患者就诊号）中所有字段列表，请参见第 4.1.4.1.2.4 节。

表 4.1-7　IHE 规范—PV1（患者就诊号）段

序号	长度	数据类型	可选性	表格号#	项目号#	元素名称
2	1	IS	R	0004	00132	患者分类
19	20	CX	C		00149	就诊号
51	1	IS	C	0326	01226	就诊标志

根据 HL7 标准 2.3.1 版改编

字段 PID-18 患者账号或 PV1-19 患者就诊号中的至少一项应当被赋予数值。这些字段数值存在性的额外必要条件，可能会在 IHE 技术框架的区域性，或者国家性的附录中进行了文字说明（参见 RAD TF-4）。如果在登记消息 A01、A04 或 A05 中存在，那么那些被事务所取消的信息就是必需的。

如果字段 PV1-19 就诊号存在数值时，那么字段 PV1-51 就诊标志应当被赋值为"V"。否则可能会出现省略的情况。

4.1.4.2.3　预期行为

如果患者记录是由患者登记事务所创建，那么该记录应当被放弃。如果为一条已经存在的患者记录发出了患者登记事务，那么对应的操作应当被恢复至患者事务被发送前的已存在的记录情况。

4.2　申请者医嘱管理

本事务对应为 IHE 技术框架 RAD-2 事务。RAD-2 事务在申请者医嘱及科室系统预约者/医嘱执行者角色中使用。

4.2.1　范围

本事务由医嘱申请者通过医嘱执行者下达一条新的医嘱。同时，本事务也允许医嘱申请者取消医嘱。如果需要更正医嘱的信息，医嘱申请者需要将原有的医嘱取消后再下达一条新的医嘱。医嘱申请者及科室系统预约者/医嘱执行者，必须对经常性医嘱和组合式医嘱的使用达成共识（如果使用的话）。

经常性医嘱：一条发生次数大于一次的医嘱。例如，在以后的七天，每天早晨 6：00 执行床旁 X 线胸片检查。

组合式医嘱：一项有着多于一个观察成分的检查项目。例如，一个核医学心脏检查，检查中包含一项心脏部分和一项放射检查部分，通常情况下这两项会分开进行报告。

4.2.2　用例角色描述

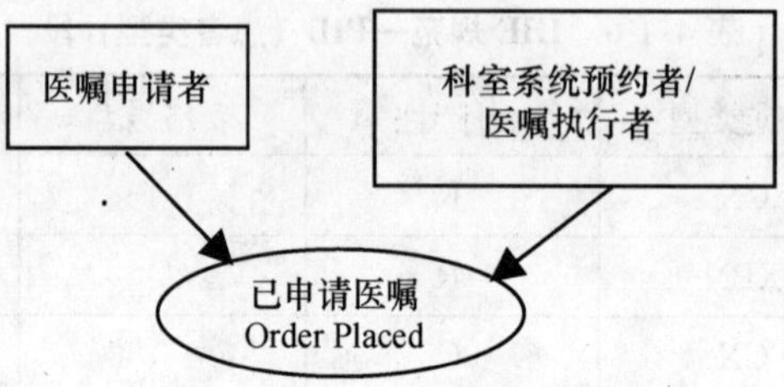

角色：医嘱申请者

角色描述：下达医嘱。必要时取消医嘱。

角色：科室系统预约者/医嘱执行者

角色描述：接收并处理医嘱。接收医嘱取消信息。

4.2.3　参考标准

HL7 标准，版本 2.3.1，第 4 章

4.2.4 交互图

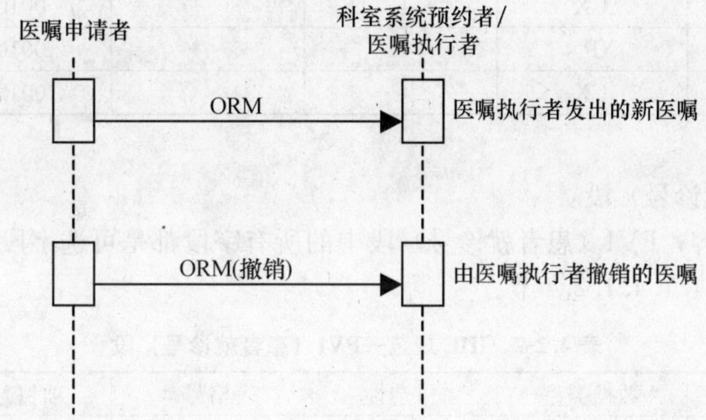

4.2.4.1 医嘱管理—医嘱申请者的新医嘱

4.2.4.1.1 触发事件

ORM-医嘱申请者，向科室系统预约者、医嘱执行者下达了一条新医嘱。

4.2.4.1.2 消息语义

HL7标准，版本2.3.1，第4章ORM消息。全部的消息语义信息，请参见HL7标准。

ORC段及OBR段（ORC-7.4；OBR-27.4）中的“数量/时间”字段中，医嘱起始日期、事件或检查日期、时间是必要信息。

注：额外的有关规范级别和HL7映射的限制性规定，在第2.3节中进行了陈述。

下表罗列出必需字段。其他字段为可选字段。

ORM	通用医嘱消息	在HL7 V2.3.1中的章
MSH	消息头	2
PID	患者标识	3
PV1	患者就诊号	3
ORC	共同医嘱	4
OBR	医嘱详情	4

每一段消息都应该被HL7中的ACK消息确认接收，HL7中的ACK消息是由ADT消息的接收方发出，传递给ADT消息的发送方。ACK消息的定义与讨论，请参见第2.4.3节“确认接收模式”。

4.2.4.1.2.1 MSH（消息头）段

MSH段应当按照第2.4.2节“消息控制”所定义的结构进行组织。

字段MSH-9消息类型应当至少拥有两个部分。第一部分应当拥有一个“ORM”的数值；而第二部分应当被赋值为“O01”。第三部分是可选部分，但是，如果存在第三部分，那么它应当拥有一个“ORM _ O01”数值。

4.2.4.1.2.2 PID（患者标识）段

除了表4.2-1中所列内容，PID（患者标识）中的所有字段都是可选字段。PID（患者标识）段所有字段列表，请详见第4.1.4.1.2.3节。

表 4.2-1 IHE 规范—PID（患者标识）段

序号	长度	数据类型	可选性	表格号#	项目号#	元素名称
3	20	CX	R		00106	患者标识列表
5	48	XPN	R		00108	患者姓名
18	20	CX	C		00121	患者账号

根据 HL7 标准 2.3.1 版改编

4.2.4.1.2.3 PV1（患者就诊号）段

除了表 4.2-2 中所列内容，PV1（患者就诊号）段中的所有字段都是可选字段。关于 PV1（患者就诊号）段所有字段列表，请详见第 4.1.4.1.2.4 节。

表 4.2-2 IHE 规范—PV1（患者就诊号）段

序号	长度	数据类型	可选性	表格号#	项目号#	元素名称
2	1	IS	R	0004	00132	患者分类
8	60	XCN	R2	0010	00138	转诊医生
19	20	CX	C		00149	就诊号
51	1	IS	C	0326	01226	就诊标志

根据 HL7 标准 2.3.1 版改编

字段 PID-18 患者账号或字段 PV1-19 就诊号中的至少一个应当被赋值。这些字段数值存在性的额外要求，可能在 IHE 技术框架的区域性，或者国家性的附录中进行了文字说明（参见 RAD TF-4）。

如果字段 PV1-19 就诊号存在数值，那么 PV1-51 就诊标志应当被赋值为“V”。否则有可能被省略。

4.2.4.1.2.4 ORC（共同医嘱）段

ORC 段传递共同医嘱信息。

表 4.2-3 IHE 规范—ORC（共同医嘱）段

序号	长度	数据类型	可选性	表格号#	项目号#	元素名称
1	2	ID	R	0119	00215	医嘱控制
2	22	EI	R		00216	申请者医嘱号
3	22	EI	O		00217	执行者医嘱号
4	22	EI	C		00218	申请者批（组）号
5	2	ID	O	0038	00219	医嘱状态
6	1	ID	O	0121	00220	回复标记
7	200	TQ	R		00221	数量/时间
8	200	CM	C		00222	上级医嘱
9	26	TS	R		00223	事务处理日期时间
10	120	XCN	R2		00224	录入者
11	120	XCN	O		00225	校验者
12	120	XCN	R		00226	医嘱提供者
13	80	PL	O		00227	录入者地点
14	40	XTN	R2		00228	回叫电话号码
15	26	TS	O		00229	医嘱生效日期/时间
16	200	CE	O		00230	医嘱控制代码原因
17	60	CE	R		00231	医嘱录入组织
18	60	CE	O		00232	医嘱录入设备
19	120	XCN	O		00233	操作人

根据 HL7 标准 2.3.1 版改编

字段ORC-3执行者医嘱号不应当存在。

只有当医嘱申请者和医嘱执行者使用了医嘱组的概念时，字段ORC-4申请者组号码才应当被赋予数值。否则，应当不存在数值。

只有如果当前医嘱为一个子医嘱（也就是说，如果字段ORC-1医嘱控制为CH），那么字段ORC-8上级医嘱才应当被赋予数值。

ORM消息中执行的动作，由作为消息部分内容的医嘱控制代码进行定义。HL7定义了一系列的医嘱控制代码。

下列医嘱控制代码应当得到支持。

需要支持的医嘱控制代码

数值	描述
NW[R]	新医嘱
PA[O]	上级医嘱
CH[O]	下级医嘱

根据HL7标准2.3.1版改编

[R]=必需；[O]=可选。

注释：数值一栏的“必需”、“可选”上角标的使用，仅作为IHE使用时的扩展，而并非是HL7标准的内容。

4.2.4.1.2.5 OBR（医嘱详情）段

表4.2-4 IHE规范—OBR（医嘱详情）段

序号	长度	数据类型	可选性	表格号#	项目号#	元素名称
1	4	SI	O		00237	设置ID—OBR
2	75	EI	R		00216	申请者医嘱号
3	75	EI	O		00217	执行者医嘱号
4	200	CE	R		00238	通用服务标识
5	2	ID	O		00239	优先级
6	26	TS	O		00240	被请求日期/时间
7	26	TS	O		00241	观察日期/时间
8	26	TS	O		00242	观察结束日期/时间
9	20	CQ	O		00243	收集量
10	60	XCN	O		00244	收集标识号
11	1	ID	O	0065	00245	样品动作代码
12	60	CE	R2		00246	危险代码
13	300	ST	C		00247	相关临床信息
14	26	TS	O		00248	样品接收日期/时间
15	300	CM	C	0070	00249	样品来源
16	80	XCN	R		00226	医嘱提供者
17	40	XTN	O		00250	医嘱回叫电话号码
18	60	ST	O		00251	申请者字段1
19	60	ST	O		00252	申请者字段2
20	60	ST	O		00253	执行者字段1
21	60	ST	O		00254	执行者字段2

续表

序号	长度	数据类型	可选性	表格号#	项目号#	元素名称
22	26	TS	O		00255	结果报告、状态变更日期/时间
23	40	CM	O		00256	执行费用
24	10	ID	O	0074	00257	诊断服务部分标识
25	1	ID	O	0123	00258	结果状态
26	400	CM	O		00259	上级医嘱结果
27	200	TQ	R		00221	数量/时间
28	150	XCN	O		00260	结果抄送至
29	150	CM	C		00261	上级医嘱
30	20	ID	R2	0124	00262	运送方式
31	300	CE	R2		00263	检查原因
32	200	CM	O		00264	主要结果解释者
33	200	CM	O		00265	助理结果解释者
34	200	CM	O		00266	操作技师
35	200	CM	O		00267	录入者
36	26	TS	O		00268	预约日期/时间
37	4	NM	O		01028	样品容器数量
38	60	CE	O		01029	收集样品运送方式
39	200	CE	O		01030	采集者注释
40	60	CE	O		01031	运送范围职责
41	30	ID	R2	0224	01032	已安排的运送
42	1	ID	O	0225	01033	需要护送
43	200	CE	O		01034	计划患者运送注释
44	80	CE	O	0088	00393	操作代码
45	80	CE	O	0340	01036	操作代码修正者

根据 HL7 标准 2.3.1 版改编

如果患者记录中存在任何医疗警示内容，并且警示内容可能与医嘱相关以及在特殊情况下需要通知至操作技师时，应当反应在字段 OBR-13 相关临床信息中。

字段 OBR-15 样本来源，保存有患者侧向信息（左侧/右侧）标志；在使用时，保存在〈场地修改者(CE)〉部分中。详情请参见附录 B。

依据 HL7 标准，IHE 建议下表中给出的 ORC 及 OBR 段保存有相同的内容。

ORC 和 OBR 段中同一元素映射表

元素名称	ORC 段元素	OBR 段元素
申请者医嘱号	ORC-2	OBR-2
执行者医嘱号	ORC-3	OBR-3
数量、时间	ORC-7	OBR-27
上级医嘱	ORC-8	OBR-29

4.2.4.1.3 预期行为

科室系统预约者/医嘱执行者，应当接收医嘱信息。如果数据上存在错误使得医嘱不能执行，那么它应当通过在ACK消息中返回适当的信息提示医嘱申请者。

4.2.4.2 医嘱管理—医嘱被医嘱申请者取消

4.2.4.2.1 触发事件

ORM—医嘱执行者取消一条医嘱（医嘱控制代码＝CA)。

ORM—医嘱执行者中止（试图停止）一个正在进行的医嘱（医嘱控制代码＝DC)。

4.2.4.2.2 消息语义

HL7 V2.3.1第4章ORM消息。全部消息语义，请参见HL7标准。上述ORM消息的详细必需条件，请参见第4.2.4.1.2节。

注：额外的有关规范级别和HL7映射的限制性规定，在第2.3节中进行了陈述。

必需段在下表中列出。其他段为可选。

ORM	通用医嘱信息	在HL7 2.3.1中的章
MSH	消息头	2
PID	患者标识	3
PV1	患者就诊号	3
ORC	共同医嘱	4

每一段消息都应该被HL7中的ACK消息确认接收，HL7中的ACK消息是由ADT消息的接收方发出，传递给ADT消息的发送方。参见第2.4.3节“确认接收模式”，ACK消息的定义与讨论。

4.2.4.2.2.1 MSH（消息头）段

MSH（消息头）段应当依照第2.4.2节“消息控制”中所定义的结构进行组织。

字段MSH-9消息类型，应当有至少两个部分。第一部分，应当拥有一个ORM数值；第二部分，应当拥有一个O01数值。第三部分，为可选部分；但是，如果存在，那么它应当有一个ORM _ O01数值。

4.2.4.2.2.2 PID（患者标识）段

除了表4.2-5中所列之外，PID（患者标识）段内的所有字段都为可选字段。PID（患者标识）中所有字段列表，请参见第4.1.4.1.2.3节。

表4.2-5 IHE规范—PID（患者标识）段

序号	长度	数据类型	可选性	表格号#	项目号#	元素名称
3	20	CX	R		00106	患者标识列表
5	48	XPN	R		00108	患者姓名
18	20	CX	C		00121	患者账号

根据HL7标准2.3.1版改编

4.2.4.2.2.3 PV1（患者就诊号）段

除了表4.2-6所列之外，PV1（患者就诊号）段的所有字段都是可选字段。PV1（患者就诊号）段中所有字段列表，请参见第4.1.4.1.2.4节。

表4.2-6 IHE规范—PV1（患者就诊号）段

序号	长度	数据类型	可选性	表格号#	项目号#	元素名称
2	1	IS	R	0004	00132	患者分类
19	20	CX	C		00149	就诊号
51	1	IS	C	0326	01226	就诊标志

根据HL7标准2.3.1版改编

字段 PID-18 患者账号或字段 PV1-19 就诊号至少其中之一，应当被赋予数值。这些字段数值存在性的额外必要条件，可能会在 IHE 技术框架的区域性，或者国家性的附录中进行了文字说明（参见 RAD TF-4）。

如果字段 PV1-19 就诊号的值存在，那么字段 PV1-51 就诊标志应当被赋予数值“V”。否则，可能被省略。

4.2.4.2.2.4 ORC（共同医嘱）段

除了表 4.2-7 中所列之外，ORC（共同医嘱）段中所有字段均为可选字段。ORC（共同医嘱）段中所有字段列表，请参见第 4.2.4.1.2.4 节。

表 4.2-7 IHE 规范—ORC（共同医嘱）段

序号	长度	数据类型	可选性	表格号＃	项目号＃	元素名称
1	2	ID	R	0119	00215	医嘱控制
2	22	EI	R		00216	申请者医嘱号

根据 HL7 标准 2.3.1 版改编

ORM 消息中执行的动作，由作为消息部分内容的医嘱控制代码进行定义。HL7 定义了一系列的医嘱控制代码。

下列医嘱代码应当得到支持。

IHE 规范—应当支持的医嘱控制代码

数值	描述
CA	取消医嘱请求
DC	中止医嘱请求

4.2.4.2.3 预期行为

当收到医嘱控制代码为“CA”的 ORM 消息后，科室系统预约者、医嘱执行者应当废弃相应的医嘱记录，而不应当继续试图继续预约或执行该医嘱。如果科室系统预约者、医嘱执行者已经对该医嘱进行了检查预约，那么它应当执行 RAD-13 检查更新事务（见 4.13 节），通知图像管理器医嘱已经取消。

医嘱申请者不应当取消那些已经开始了的医嘱，也就是说，那些医嘱执行者已经传送状态为“进行中”的医嘱（参见第 4.3.4.2 节）。但是，如果医嘱执行者在已经发送出“状态更新”消息之后依然收到了取消医嘱的消息（比如存在这样一种两个消息竞争的情况），医嘱执行者应当接收取消医嘱消息并且执行 RAD-13 检查更新事务通知图像管理器医嘱已经取消。

IHE 期望，在多数情况下，医嘱执行者能够利用状态代码为“CA”的 ORM 消息。但是，在某些情况下（例如，重复医嘱，在医嘱的所有部分完成之前停止医嘱的执行），医嘱申请者与医嘱执行者可能对状态代码“DC”的 ORM 消息取得一致共识。当接收到这样的 ORM 消息时，科室系统预约者、医嘱执行者应当执行 RAD-13 检查更新事务（参见第 4.13 节），通知图像管理器医嘱已经被中止。

4.3 执行者医嘱管理

本事务对应为 IHE 技术框架 RAD-3 事务。RAD-3 事务在执行者医嘱及科室系统预约者、医嘱执行者角色中使用。

4.3.1 范围

医嘱执行者使用本事务将其生成的或取消的医嘱消息发送至医嘱申请者，这些医嘱包括有医嘱执行者所执行医嘱的状态信息。如果医嘱执行者需要对医嘱信息进行修正，那么它需要将原有的医嘱取消后再下达一条新的医嘱。

A 1：1 在医嘱执行者创建新的医嘱之前，需要确定好申请者医嘱与执行者医嘱之间的关系。

4.3.2 用例角色描述

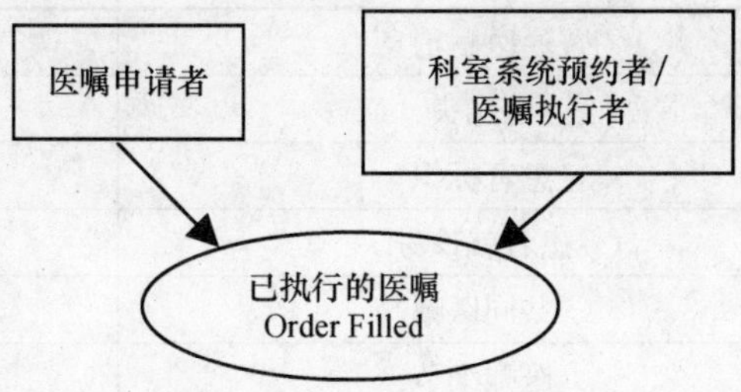

角色：医嘱申请者

角色描述：接收来自于医嘱执行者的新医嘱及医嘱取消请求。接收来自于医嘱执行者的医嘱状态更新信息。

角色：科室系统预约者/医嘱执行者

角色描述：创建新的医嘱或者取消已经存在的医嘱；发送医嘱状态消息至医嘱申请者。

4.3.3 参考标准

HL7 2.3.1 第 4 章

4.3.4 交互图

医嘱创建：

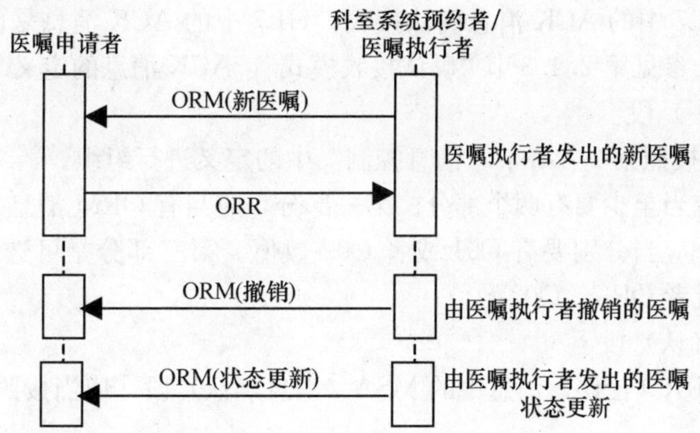

注：医嘱申请者通过发送 ORR 消息传递科室系统预约者/医嘱执行者申请所申请医嘱的医嘱申请者号。在其他情况下，ORR 消息不被用于确认过程。

4.3.4.1 执行者医嘱管理—医嘱执行者的新医嘱

4.3.4.1.1 触发事件

ORM—科室系统预约者、医嘱执行者发出（申请）一条医嘱（医嘱控制代码＝SN）。

ORR—医嘱申请者回复（医嘱控制代码＝NA）。

4.3.4.1.2 消息语义

HL7 标准，版本 2.3.1，第 4 章 ORM 消息。普通消息语义，请参见 HL7 标准。有关上述 ORM 消息详细的必要说明，请参见第 4.2.4.1.2 节。

HL7 标准，版本 2.3.1，第 4 章 ORR 消息。普通消息语义，请参见 HL7 标准。

有关 MSH（消息头）段与 MSA（消息确认）段的定义，请参见本文档的第 4.1 节。

注：额外的有关规范级别和 HL7 映射的限制性规定，在第 2.3 节中进行了陈述。

必需的段在下表中列出。其他段内容为可选段。

ORM	普通医嘱消息	在 HL7 2.3.1 中的章
MSH	消息头	2
PID	患者标识	3
PV1	患者就诊号	3
ORC	共同医嘱	4
OBR	医嘱细节	4

ORR（成功）	普通医嘱消息	在 HL7 2.3.1 中的章
MSH	消息头	2
MSA	消息确认	2
ORC	共同医嘱	4
OBR	医嘱细节	4

ORR（错误）	普通医嘱信息	在 HL7 2.3.1 中的章
MSH	消息头	2
MSA	消息确认	2
ERR	错误	2

每一段消息都应该被 HL7 中的 ACK 消息确认接收，HL7 中的 ACK 消息是由 ADT 消息的接收方发出，传递给 ADT 消息的发送方。参见第 2.4.3 节“确认接收模式”，ACK 消息的定义与讨论。

4.3.4.1.2.1　MSH（消息头）段

MSH（消息头）段应当按照第 2.4.2 节“消息控制”中的定义进行组织。

字段 MSH-9 消息类型应当至少要有两个部分。第一部分，应当有 ORM 消息的数值“ORM”，以及 ORR 消息的“ORR”。第二部分，应当分别要有 O01 或者 O02 数值。第三部分是可选部分；但是，如果存在，它应当分别要有 ORM _ O01 或者 ORR _ O02 数值。

4.3.4.1.2.2　MSA（消息确认）段

ORR（成功）消息或 ORR（错误）消息中的 MSA（消息确认）段，应当按照第 2.4.3 节“确认模式”的定义进行组织。

ORR（错误）中的字段 MSA-6 错误条件，应当要有错误代码 204（未知关键标识）。

4.3.4.1.2.3　PID（患者标识）段

除了表 4.3-1 中所列之外，PID（患者标识）段中所有字段均为可选字段。PID（患者标识）段中所有字段列表，请参见第 4.1.4.1.2.3 节。

表 4.3-1　IHE 规范—PID（患者标识）段

序号	长度	数据类型	可选性	表格号#	项目号#	元素名称
3	20	CX	R		00106	患者标识列表
5	48	XPN	R		00108	患者姓名
18	20	CX	C		00121	患者账号

根据 HL7 标准 2.3.1 版改编

4.3.4.1.2.4　PV1（患者就诊号）段

除了表4.3-2所列之外，PV1（患者就诊号）段中所有字段均为可选字段。PV1（患者就诊号）段所有字段列表，请参见第4.1.4.1.2.4节。

表4.3-2　IHE规范—PV1（患者就诊号）段

次序	长度	数据类型	可选性	表格号#	项目号#	元素名称
2	1	IS	R	0004	00132	患者分类
19	20	CX	C		00149	就诊号
51	1	IS	C	0326	01226	就诊标志

根据HL7标准2.3.1版改编

字段PID-18患者账号或字段PV1-19就诊号中的至少一项，应当被赋予数值。这些字段数值存在性的额外要求，可能在IHE技术框架的区域性，或者国家性的附录中进行了文字说明（参见RAD TF-4）。

如果字段PV1-19就诊号存在数值，那么字段PV1-51就诊标志应当被赋值为“V”。否则有可能被省略。

4.3.4.1.2.5　ORC（共同医嘱）段

除了表4.3-3中所列内容之外，ORC（共同医嘱）中所有字段均为可选字段。ORC（共同医嘱）中所有字段列表，请参见第2.4.1.2.4节。

表4.3-3　IHE规范—ORC（共同医嘱）段

序号	长度	数据类型	可选性	表格号#	项目号#	元素名称
1	2	ID	R	0119	00215	医嘱控制
2	22	EI	C		00216	申请者医嘱号
3	22	EI	R		00217	执行者医嘱号
4	22	EI	C		00218	申请者组号码
7	200	TQ	R		00221	数量/时间
9	26	TS	R		00223	事物日期/时间
10	120	XCN	R2		00224	录入者
12	120	XCN	R		00226	医嘱提供者
14	40	XTN	R2		00228	回叫电话号码
17	60	CE	R		00231	录入组织

根据HL7标准2.3.1版改编

字段ORC-1医嘱控制在ORM消息中应当有数值SN，在ORR消息中应当有数值NA。

字段ORC-2申请者医嘱号应当仅在ORR消息中被赋予数值，而在ORM消息被忽略。

仅当医嘱申请者与医嘱执行者同时使用医嘱组概念时，字段ORC-4申请者组号码应当被赋予数值。否则，应当不存在数值。

4.3.4.1.2.6　OBR（医嘱细节）段

除了表4.3-4所列内容之外，OBR（医嘱细节）段中所有字段均为可选字段。OBR（医嘱细节）段中所有字段列表，请参见第4.2.4.1.2.5节。

表4.3-4　IHE规范—OBR（医嘱细节）段

序号	长度	数据类型	可选性	表格号#	项目号#	元素名称
2	75	EI	C		00216	申请者医嘱号
3	75	EI	R		00217	执行者医嘱号
4	200	CE	R		00238	通用服务标识

续表

序号	长度	数据类型	可选性	表格号#	项目号#	元素名称
12	60	CE	R2		00246	危险代码
13	300	ST	C		00247	相关临床信息
15	300	CM	C	0070	00249	样品来源
16	80	XCN	R		00226	医嘱提供者
27	200	TQ	R		00221	数量/时间
30	20	ID	R2	0124	00262	运送方式
31	300	CE	R2		00263	检查原因
41	30	ID	R2	0224	01032	已安排的运送

根据 HL7 标准 2.3.1 版改编

如果患者记录中存在任何可能与医嘱相关的或者在特殊情况下需要与操作技师进行沟通的医疗警示内容，那么应当反应在字段 OBR-13 相关临床信息中。

字段 OBR-15 样本来源，保存有患者侧向信息（左侧/右侧）标志；在使用时，保存在〈场地修改者(CE)〉部分中。详情请参见附录 B。

依据 HL7 标准，IHE 建议某些 ORC 及 OBR 段中的字段保存有相同的内容，如第 4.2.4.1.2.5 节中描述的那样。

对于 ORR 消息，除了字段 OBR-2 申请者医嘱号之外，OBR（医嘱细节）段中所有必需字段，都应当由医嘱申请者拷贝自医嘱执行者的 ORM 消息。字段 OBR-2 申请者医嘱号的值，应当由医嘱申请者生成。

4.3.4.1.2.7 ERR（错误）段

ORR（错误）消息中的 ERR（错误）段，应当按照第 2.4.3 节“确认模式”中的定义进行组织。

ORR（错误）消息中的字段 ERR-1 错误代码与位置，应当有 204（位置关键标识）错误代码值。

4.3.4.1.3 预期行为

如果医嘱申请者接收并注册了 ORM 消息中的来自于医嘱执行者的医嘱信息，那么它应当为该医嘱分配一个唯一的号码，并将这个号码在 ORR（成功）消息中传递给医嘱执行者。依次地，医嘱执行者应当注册接收到的医嘱申请者号，并且将其包含在与医嘱申请者进行的医嘱状态并发通信之中，以及那些传输至图像管理器与影像采集设备的与检查相关的信息之中（参见第 4.4 节和第 4.5 节）。

如果医嘱申请者不能接收到来自于医嘱执行者的 ORM 消息中的医嘱信息（例如，由于患者信息的更新使得患者标识不再存在—医嘱申请者刚刚收到的取消注册消息），医嘱申请者应当通过返回一个 ORR（错误）消息传递拒绝信息。

4.3.4.2 执行者医嘱管理—医嘱状态更新

科室系统预约者/医嘱执行者，使用医嘱状态更新消息通知医嘱申请者，当科室系统预约者/医嘱执行者正在执行医嘱时医嘱状态的改变。

4.3.4.2.1 触发事件

ORM—科室系统预约者/医嘱执行者更新了医嘱的状态（医嘱控制代码＝SC）。

4.3.4.2.2 消息语义

HL7 标准，版本 2.3.1，第 4 章 ORM 消息。普通消息语义，请参见 HL7 标准。

MSH（消息头）段的定义，请参见本文档的第 4.1 节。

注：额外的有关规范级别和 HL7 映射的限制性规定，在第 2.3 节中进行了陈述。

下表所列为必需段。其他段为可选段。

ORM	通用医嘱消息	在 HL7 2.3.1 中的章
MSH	Message Header 消息头	2
ORC	Common Order 共同医嘱	4

4.3.4.2.2.1　MSH（消息头）段

MSH（消息头）段应当按照第 2.4.2 节“消息控制”中的定义进行组织。

字段 MSH-9 消息类型应当至少要有两个部分。第一部分，应当要有一个 ORM 数值。第二部分，应当要有 O01 数值。第三部分，为可选部分；但是，如果存在，它应当要有一个 ORM_ O01 数值。

4.3.4.2.2.2　ORC（共同医嘱）段

除了表 4.3-5 中所列内容之外，ORC（共同医嘱）段中所有字段均为可选字段。ORC（共同医嘱）段中所有字段列表，请参见第 4.2.4.1.2.4 节。

表 4.3-5　IHE 规范—ORC（共同医嘱）段

序号	长度	数据类型	可选性	表格号#	项目号#	元素名称
1	2	ID	R	0119	00215	医嘱控制
2	22	EI	R		00216	申请者医嘱号
3	22	EI	R		00217	执行者医嘱号
5	2	ID	R	0038	00219	医嘱状态

根据 HL7 标准 2.3.1 版改编

当医嘱申请者接收到一个医嘱状态更新（医嘱控制代码＝SC）消息时，元素 ORC-5“医嘱状态”将包含有状态改变的原因。原因应当是下表所列项目之一：

医嘱状态代码

值	描述
CM	医嘱已完成
OD	医嘱已中止
IP	医嘱正在进行中

根据 HL7 标准 2.3.1 版改编

4.3.4.2.3　预期行为

科室系统预约者/医嘱执行者，应当向医嘱申请者提供医嘱的状态更新信息。至少应当提及下列内容：

- 进行中—当生成对应于该医嘱的第一个执行检查项目（PPS）时。
- 已中止—在某医嘱状态已经被设置“正在进行中”状态之后、接收到医嘱申请者的医嘱撤销请求。随之，医嘱被中止。
- 已完成—当指定医嘱的完整的、已审核的报告可用时。

医嘱执行者应当至少发送一条医嘱状态代码为“CM”的医嘱状态更新消息。发送该消息确切时间的决定权应当在医嘱执行者，但是，它不可能发生在对于所有的被请求检查的最后审核报告之前。

医嘱执行者应当使用状态代码为“IP”的医嘱状态更新消息，以方便与医嘱申请者之间医嘱处理的同步，例如，防止撤销、中止一个正在进行中的医嘱。在这种情况下，当医嘱执行者、科室系统预约者已经处理第一个与医嘱相关的影像设备检查项目（MPS）进行中事务之后，应当至少发送出一条消息。注意，医嘱申请者可能仍然可以发出医嘱撤销请求，例如，在两条消息可能存在竞争的情况下。在这种情况下，医嘱执行者应当作为中止情况处理医嘱的撤销，并且返回一个医嘱状态代码为“OD”的医嘱状态更新消息。

医嘱状态更新信息，不能被用于请求一个动作，例如，医嘱的撤销或者中止。

如果医嘱执行者正在创建一个医嘱（例如，未经确认患者的情况，参见 RAD TF-1：4），不应当发出医嘱状态更新信息直到医嘱执行者发出一个新的医嘱信息。

4.3.4.3 执行者医嘱管理—由医嘱执行者取消的医嘱

4.3.4.3.1 触发事件

ORM—科室系统预约者/医嘱执行者，取消了先前收到的来自于医嘱申请者的医嘱（医嘱控制代码＝OC)。

4.3.4.3.2 消息语义

HL7 标准，版本 2.3.1，第 4 章 ORM 消息。通用消息语义，请参见 HL7 标准。下表中所列为必需段。其他为可选段。

注：额外的有关规范级别和 HL7 映射的限制性规定，在第 2.3 节中进行了陈述。

ORM	通用医嘱消息	在 HL7 2.3.1 中的章
MSH	消息头	2
PID	患者标识	3
PV1	患者就诊号	3
ORC	共同医嘱	4

每一段消息都应该被 HL7 中的 ACK 消息确认接收，HL7 中的 ACK 消息是由 ADT 消息的接收方发出，传递给 ADT 消息的发送方。参见第 2.4.3 节“确认接收模式”和 ACK 消息的定义与讨论。

4.3.4.3.2.1 MSH（消息头）段

MSH（消息头）段，应当按照第 2.4.2 节“消息控制”中的定义进行组织。

字段 MSH-9 消息类型，应当至少要有两个部分。第一部分，应当有一个 ORM 数值。第二部分，应当有一个 O01 数值。第三部分，为可选部分；但是，如果存在，它应当有一个 ORM _ O01 数值。

4.3.4.3.2.2 PID（患者标识）段

除了表 4.3-6 中所列内容之外，PID（患者标识）段中所有字段均为可选字段。关于 PID（患者标识）段所有字段列表，请参见第 4.1.4.1.2.3 节。

表 4.3-6 IHE 规范—PID（患者标识）段

序号	长度	数据类型	可选性	表格号＃	项目号＃	元素名称
3	20	CX	R		00106	患者标识列表
5	48	XPN	R		00108	患者姓名
18	20	CX	C		00121	患者账号

根据 HL7 标准 2.3.1 版改编

4.3.4.3.2.3 PV1（患者就诊号）段

除了表 4.3-7 中所列内容之外，PV1（患者就诊号）段中所有字段均为可选字段。关于 PV1（患者就诊号）段中所有字段列表，请参见第 4.1.4.1.2.4 节。

表 4.3-7 IHE 规范—PV1（患者就诊号）段

序号	长度	数据类型	可选性	表格号＃	项目号＃	元素名称
2	1	IS	R	0004	00132	患者分类
19	20	CX	C		00149	就诊号
51	1	IS	C	0326	01226	就诊标志

根据 HL7 标准 2.3.1 版改编

字段 PID-18 患者账号或字段 PV1-19 就诊号中的至少一项，应当被赋予数值。这些字段数值存在性的额外要求，可能在 IHE 技术框架的区域性，或者国家性的附录中进行了文字说明（参见 RAD TF-4）。

如果字段 PV1-19 就诊号存在，那么字段 PV1-51 就诊标志应当被赋值为“V”。

4.3.4.3.2.4　ORC（共同医嘱）段

除了表 4.3-8 中所列内容之外，ORC（共同医嘱）段中所有字段均为可选字段。有关 ORC（共同医嘱）段中所有字段列表，请参见第 4.2.4.1.2.4 节。

表 4.3-8　IHE 规范—ORC（共同医嘱）段

序号	长度	数据类型	可选性	表格号#	项目号#	元素名称
1	2	ID	R	0119	00215	医嘱控制
2	22	EI	R		00216	申请者医嘱号
3	22	EI	R		00217	执行者医嘱号

根据 HL7 标准 2.3.1 版改编

ORM 消息中执行的动作，由作为消息部分内容的医嘱控制代码进行定义。应当支持下列医嘱控制代码。

表 4.3-9　IHE 规范—需支持的医嘱控制代码

数值	描述	组织者
OC	医嘱已撤销（取消）	F

4.3.4.3.3　预期行为

在接收到医嘱控制代码“OC”的 ORM 消息后，医嘱申请者应当按照医嘱申请者取消或者中止医嘱的方式对医嘱进行处理。

如果科室系统预约者/医嘱执行者已经对应于医嘱的检查进行了预约，那么它应当执行 RAD-13 事务检查更新（参见第 4.13 节），以通知图像管理器医嘱以取消（撤销）。

4.4　检查预约

本事务对应为 IHE 技术框架 RAD-4 事务。RAD-4 事务在科室系统预约者/医嘱执行者、图像管理器与报告浏览器角色中使用。

4.4.1　范围

本事务对于由科室系统预约者/医嘱执行者发送至图像管理器及报告管理器的消息进行了详细说明，这些消息被用来通知图像管理器及报告管理器某个检查已经进行了预约。

预约并不明确意味着为某一个特定的检查指定了一个确切的时间。例如，没有必要为住院患者预约一个指定的时间段进行检查，而是为他们预约为“今天”或“尽早”。但是，科室系统预约者/医嘱执行者应当以这样的方式来处理所有的医嘱，也就是说，它能够将检查时间及执行检查时的资源发送至图像管理器与报告管理器。虽然信息中的时间部分的确切程度取决于执行科室，但是它必须提供执行检查的日期、时间。

该消息作为触发事件提供给图像管理器与报告管理器，告诉它们获取必要的信息，以及采取必要的措施确保相关信息的可用性给最终使用者。图像管理器与报告管理器，可能需要这些信息以生成被请求检查的上下文信息。检查预约事务，包含有最初的预约信息。检查预约消息，同时也被用于为图像管理器与报告管理器提供一些来自于科室系统预约者未预约情况的附加信息。在检查可能发生在医嘱之前的情况（例如，RAD TF-1：4.4 中的某些用例），这则消息被科室系统预约者用作“事后消息”向图像管理器与报告管理器提供某些重要的信息，例如存取号（Accession Number）以及被请求医嘱号。这种情况在本章节中会做出详细的讨论。

科室系统预约者、医嘱执行者，将需要与多个图像管理器进行信息通信。科室系统预约者/医嘱执行者应当发送预约消息广播给所有的图像管理器及报告管理器。图像管理器接收及处理这些消息的同时必须清楚，这些检查的图像及 MPPS（影像设备执行检查项目）事件可能会被发送至另一个图像管理器中。

4.4.2 用例角色描述

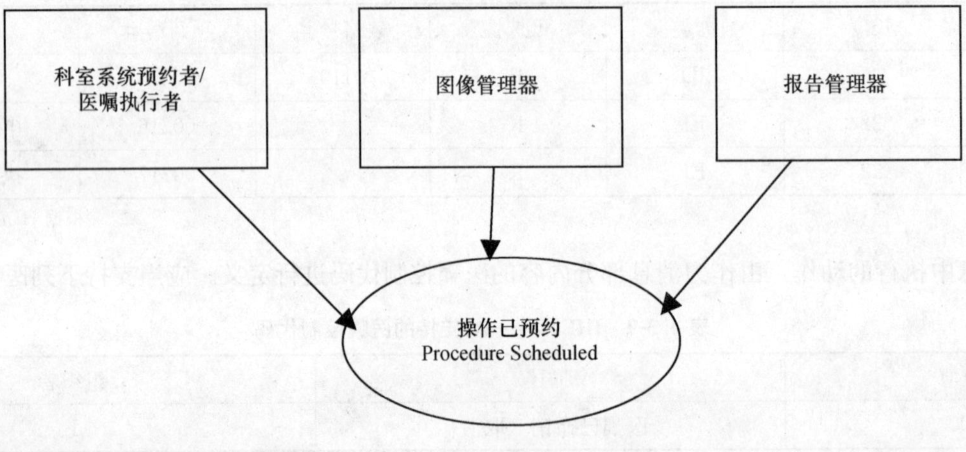

角色：科室系统预约者/医嘱执行者

角色描述：录入、修改及保存患者的信息，接收医嘱，预约检查，修改这些信息（重新预约、取消、代码变更等）。

角色：图像管理器

角色描述：接收有关患者、医嘱及预约的信息，并且利用这些信息以协助图像管理。

角色：报告管理器

角色描述：接收有关患者、医嘱与预约的信息，并且使用这些信息进行报告的管理。

4.4.3 参考标准

HL7 标准，版本 2.3.1，第 2～4 章

4.4.4 交互图

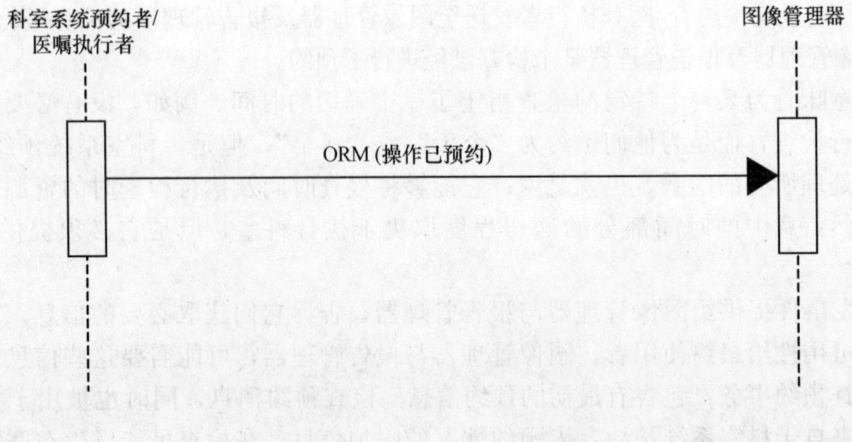

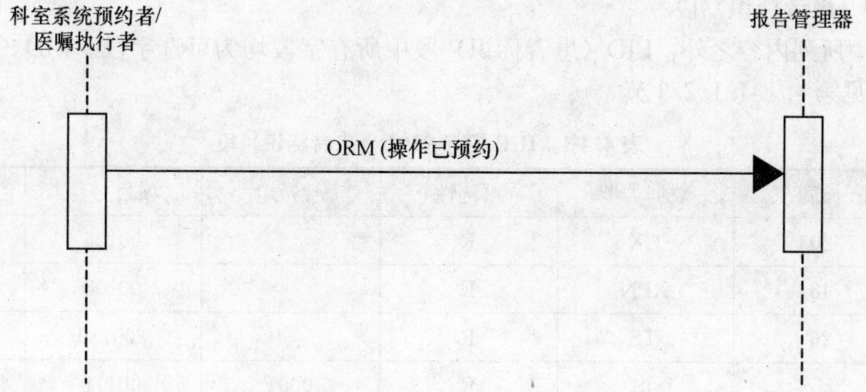

4.4.4.1 操作预约消息

4.4.4.1.1 触发事件

科室系统预约者/医嘱执行者决定哪些检查需要进行预约、每一个检查需要执行哪些检查项目以及时间与必要的资源。

注：本事务应当第一时间使用在当科室系统预约者/医嘱执行者发送一个特殊的检查实例唯一标识（Study Instance UID）给图像管理器或报告管理器时。如果这个检查实例唯一标识（Study Instance UID）已经被发送过了，那么应当使用检查信息更新事务（RAD-13 事务）。

4.4.4.1.2 消息语义

科室系统预约者/医嘱执行者使用 ORM 消息传递必要的检查及预约信息。

检查预约事务，将执行向图像管理器与报告管理器提供患者人口统计学信息的额外任务。图像管理器与报告管理器，并不接收来自于 ADT 系统的所有患者登记事件，因为图像管理器与报告管理器并不需要掌握医疗机构中所有的患者信息（并不是所有的患者都需要进行影像学检查）。图像管理器与报告管理器，应当从检查预约 ORM 中获得患者的人口统计学信息，特别是 PID（患者标识）与 PV1（患者就诊号）段。出于这个原因，科室系统预约者、医嘱执行者必须完成第 4.1 节“患者注册”中所描述的那些段内容。

注：在第 2.3 节中给出了有关 HL7 预约、映射与实施决定的额外信息。

下表所列段为必需段。其他的所有段为可选段。

ORM	通用医嘱消息	在 HL7 2.3.1 中的章
MSH	消息头	2
PID	患者标识	3
PV1	患者就诊号	3
{ORC	共同医嘱	4
OBR}	医嘱详情	4
ZDS	额外的标识信息（为 IHE 定制）	

每一段消息都应该被 HL7 中的 ACK 消息确认接收，HL7 中的 ACK 消息是由 ADT 消息的接收方发出，传递给 ADT 消息的发送方。参见第 2.4.3 节“确认接收模式”，ACK 消息的定义与讨论。

4.4.4.1.2.1 MSH（消息头）段

MSH（消息头）段，应当按照第 2.4.2 节“消息控制”的定义进行组织。

字段 MSH-9 消息类型应当至少要有两个部分。第一部分，应当要有一个 ORM 数值。第二部分，应当要有 O01 数值。第三部分，为可选部分；但是，如果存在，它应当有一个 ORM _ O01 数值。

4.4.4.1.2.2 PID（患者标识）段

除了表 4.4-1 中所列内容之外，PID（患者标识）段中所有字段均为可选字段。PID（患者标识）段中所有字段列表，请参见第 4.1.4.1.2.3 节。

表 4.4-1 IHE 规范—PID（患者标识）段

序号	长度	数据类型	可选性	表格号#	项目号#	元素名称
3	20	CX	R		00106	患者标识列表
5	48	XPN	R		00108	患者姓名
7	26	TS	R		200110	出生日期/时间
8	1	IS	R	0001	00111	性别
10	80	CE	R2	0005	00113	种族
11	106	XAD	R2		00114	患者地址
18	20	CX	C		00121	患者账号

根据 HL7 标准 2.3.1 版改编

任何使用 HL7 进行信息交换的系统，都应当通过 PID-3 患者标识传递唯一标识患者的患者标识，典型的如患者主索引（MPI）。如果患者主索引（MPI）不可用，那么由 ADT 系统、登记系统初次分配的标识可能被用作传递这个信息（IHE 技术框架目前并不提供使用患者主索引）。关于事务中 PID-3 的使用及 HL7 消息与 DICOM 患者标识（0010，0020）映射关系的详细讨论，请参见附录 B 与附录 D。

4.4.4.1.2.3 PV1（患者就诊号）段

除了表 4.4-2 中所列内容之外，PV1（患者就诊号）段中所有字段均为可选字段。PV1（患者就诊号）段中所有字段列表，请参见第 4.1.4.1.2.4 节。

表 4.4-2 IHE 规范—PV1（患者就诊号）段

序号	长度	数据类型	可选性	表格号#	项目号#	元素名称
2	1	IS	R	0004	00132	患者分类
3	80	PL	C		00133	分配患者位置
7	60	XCN	C	0010	00137	主治医生
8	60	XCN	C	0010	00138	转诊医生
9	60	XCN	R2	0010	00139	会诊医生
10	3	IS	C	0069	00140	医院服务
15	2	IS	C	0009	00145	流动状态
17	60	XCN	C	0010	00147	入院医生
19	20	CX	C		00149	就诊号
51	1	IS	C	0326	01226	就诊标志

根据 HL7 标准 2.3.1 版改编

字段 PID-18 患者账号或字段 PV1-19 就诊号中的至少一项，应当存在数值。这些字段数值存在性的额外必要条件，可能会在 IHE 技术框架的区域性、或者国家性的附录中进行了文字说明（参见 RAD TF-4）。

只有当已入院的住院患者进行检查预约时，字段 PV1-3 患者被分配位置、字段 PV1-7 主治医生、字段 PV1-10 医院服务、字段 PV1-17 入院医生应当存在数值。

当门诊患者预约了一个检查时，字段 PV1-8 转诊医生应当存在数值。否则可能被忽略。

当患者状态被标识为某些状态（例如怀孕）时，字段 PV1-15 流动状态应当存在数值。如果定义的状态中没有适合患者，可能被忽略。

如果字段 PV1-19 就诊号存在，字段 PV1-51 就诊标志应当被赋值为“V”。否则可能被忽略。

4.4.4.1.2.4　ORC（共同医嘱）段

除了表 4.4-3 中所列内容之外，ORC（共同医嘱）段中所有字段均为可选字段。ORC（共同医嘱）段中所有字段列表，请参见 4.2.4.1.2.4 节。

表 4.4-3　IHE 规范—ORC（共同医嘱）段

序号	长度	数据类型	可选性	表格号#	项目号#	元素名称
1	2	ID	R	0119	00215	医嘱控制
2	22	EI	R2		00216	申请者医嘱号
3	22	EI	R		00217	执行者医嘱号
5	2	ID	R	0038	00219	医嘱状态
7	200	TQ	R		00221	数量/时间
10	120	XCN	R2		00224	录入者
12	120	XCN	R2		00226	医嘱提供者
13	80	PL	R2		00227	录入者位置
14	40	XTN	R2		00228	回叫电话号码
17	60	CE	R2		00231	录入组织

根据 HL7 标准 2.3.1 版改编

在一个不同于医嘱申请者与医嘱执行者之间的上下文环境中，科室系统预约者使用 ORM 消息。科室系统预约者/医嘱执行者，应当按照一个单独医嘱中被请求检查的数量发送 ORM 消息。每一个 ORM 消息，都应当依照那项被请求医嘱的所有预约检查项目（SPS）中检查协议代码的数量包含有 ORC/OBR 消息对。

对于科室系统预约者/医嘱执行者而言，从医嘱申请者系统中接收到的一条单独医嘱，但将该医嘱扩展为多个被请求检查，因此发送多个 ORM 消息给图像管理器或报告管理器，这种情况是非常正常的。出于这种情况的考虑，科室系统预约者在与图像管理器或报告管理器的关系上将其自身作为“医嘱申请者”。

如下表所示，ORC（共同医嘱）段中必需字段，应当由科室系统预约者负责完成。

表 4.4-4　科室系统预约者与 ORC（共同医嘱）段的映射

元素名称	次序	元素应当包含	注释
医嘱控制代码	ORC-1	“NW”	新医嘱
申请者医嘱号	ORC-2	接收自医嘱申请者的申请者医嘱号	在由医嘱执行者进行医嘱申请的情况下，医嘱执行者应当直到它（通过 ORR 消息）接收到医嘱申请者的申请者医嘱号时才能发送处预约的 ORM 消息。如果医嘱执行者为某个没有医嘱的未标识患者进行了检查预约，本字段应当空白。
执行者医嘱号	ORC-3	执行者医嘱号	最初由科室系统预约者生成的号码
医嘱状态	ORC-5	“SC”	已预约
数量/时间	ORC-7	（在第四部分中）预定检查项目（SPS）的日期及时间	

4.4.4.1.2.5　OBR（医嘱详情）段

除了表 4.4-5 中所列内容之外，OBR（医嘱详情）段中所有字段均为可选字段。OBR（医嘱详情）段中所有字段列表，请参见第 4.2.4.1.2.5 节。

表 4.4-5 IHE 规范—OBR（医嘱详情）段

序号	长度	数据类型	可选性	表格号#	项目号#	元素名称
1	4	SI	R		00237	设置 ID—OBR（医嘱详情）
2	22	EI	R2		00216	申请者医嘱号
3	22	EI	R		00217	执行者医嘱号
4	200	CE	R		00238	通用服务标识
5	2	ID	R2		00239	优先级
12	60	CE	R2		00246	危险代码
13	300	ST	R2		00247	相关临床信息
15	300	CM	C	0070	00249	样品来源
16	120	XCN	R2		00226	医嘱提供者
17	40	XTN	R2		00250	医嘱回叫电话号码
18	60	ST	R		00251	申请者字段 1
19	60	ST	R		00252	申请者字段 2
20	60	ST	R		00253	执行者字段 1
24	10	ID	R	0074	00257	诊断服务部分 ID
27	200	TQ	R		00221	数量/时间
30	20	ID	R2	0124	00262	运送方式
31	300	CE	R2		00263	检查原因
44	80	CE	O	0088	00393	检查代码

根据 HL7 标准 2.3.1 版改编

字段 OBR-15 样本来源中包含有患者侧向信息（左侧/右侧）。当使用时，包含有＜场地修正者（CE）＞信息部分，详见附录 B。

依据 HL7 标准，IHE 建议 ORC（共同医嘱）段与 OBR（医嘱详情）段中的某些字段包含有相同的信息，如第 4.2.4.1.2.5 节中的描述。

OBR（医嘱详情）段中所必需的、而与 ORC（共同医嘱）段中并非同一的字段，应当由科室系统预约者按照下表中的定义完成。

表 4.4-6 科室系统预约者与 OBR（医嘱详情）段关系映射表

元素名称	次序	应当包含	注释
申请者字段 1	OBR-18	检查号	本字段中数值的长度不能超过 16 字符
申请者字段 2	OBR-19	被请求检查标识符	一个单一医嘱中的所有 OBR（医嘱详情）段，都应当在本字段中有一个相同的数值。
执行者字段 1	OBR-20	预约检查项目标识	如果一个预约检查项目有多个与之相关的检查代码，那么一个 ORM 消息中的若干个 ORC（共同医嘱）段在本字段中可能有相同的数值。

续表

元素名称	次序	应当包含	注释
通用服务标识	OBR-4	医嘱的通用服务标识与预约检查项目的预约检查协议代码	医嘱执行者，应当将其从ORM消息中获得的由医嘱申请者传递给它的字段OBR-4中的第1～3部分拷贝至其自身的字段OBR-4中的第1～3部分。ORM消息的所有OBR（医嘱详情）段中的OBR-4字段第1～3部分，应当拥有相同的数值。第4～6部分，应当与预约检查协议代码共同完成。多个预约检查协议代码，请参见第4.4.4.1.2.4节。相关的被请求检查代码、描述在OBR-44中发送。
样品来源	OBR-15	第五部分，场地修改者，应当被用作L/R（左/右）标志。L/R（左/右）标志应当被附加至被请求检查描述（0032，1060）中。	如果使用的代码图解并不包含患者侧向信息，那么应当仅使用本元素。如果代码图解中已经包含有侧向信息，那么不应当发送该元素。
诊断服务部分标识	OBR-24	DICOM影像设备	DICOM中的影像设备属性，包含有本字段中应当使用的定义术语。
检查代码	OBR-44	被请求检查代码及被请求检查描述。	第1～3部分，应当包含有这条ORM消息的被请求检查代码。第5部分，可以随意的包含被请求检查描述。由于医嘱执行者可能将一个单独医嘱扩展为多个被请求检查，多个ORM消息可能对应一个单独医嘱（它们的OBR-4字段中第1～3部分为相同数值）。

一个自定义的ZDS段，被定义来传递由医嘱执行者生成的信息，这个ZDS段目前并没有在HL7标准中进行定义，给出下表。

表4.4-7 IHE规范—ZDS段

序号	长度	数据类型	可选性	表格号#	项目号#	元素名称
1	200	RP	R		Z0001	检查实例唯一标识

检查实例唯一标识字段中的各个组分，应当按照表4.4-8中所列进行编码。

表4.4-8 Z段检查实例唯一标识元素部分

组分号码	组分名称	应当包含
1	参考指针	DICOM顺应检查实例唯一标识数值
2	应用标识符	实施细节
3	数据类型	应用
4	子类型	DICOM

4.4.4.2 预期行为

4.4.4.2.1 用例

本小节的目的在于通过用例形象的展示，关键的信息是如何使用在一个检查预约事务中的。

下面讨论内容的图解说明，请参见RAD TF-1：3.3（典型信息流）：

- RAD TF-1：3.3.2.1：在更新了患者人口统计学信息或者在申请者医嘱创建前的患者合并情况下，本事务正常发生使用更新患者及就诊信息。
- RAD TF-1：3.3.2.2：在患者人口统计学信息进行了更新或者在一个检查已经进行了预约之后的患者合并的情况下，只有患者更新事务是必需的，不必使用本事务。
- RAD TF-1：3.3.3：在医嘱申请者或医嘱执行者撤销了一条医嘱、以及生成一条新的医嘱的情况下，发送至图像管理器或报告管理器的先前的预约医嘱应当被取消，同时一个新的检查预约事务应当初始化一条“新的”医嘱。

下面讨论的图解说明，请参见 RAD TF-1：4.3（未经确认的患者图像采集）：

- 情况 1：在 ADT 系统分配了一个临时的患者姓名与患者标识、以及医嘱申请者发出一条医嘱的情况下，没有必要使用检查更新事务（仅仅使用患者信息更新事务就足够了）。
- 情况 2：在 ADT 系统分配了一个临时的患者姓名与患者标识、但科室系统预约者申请了一条医嘱的情况下，没有必要使用检查更新事务（仅仅使用患者信息更新事务就足够了）。

在情况 1 与情况 2 的情况下，由检查预约事务通过映射获得的 DICOM 属性信息应当保持相同。也就是说，科室系统预约者提供检查实例唯一标识、被请求检查标识、检查号等信息，而影像设备、与图像管理器或报告管理器并不更改而继续使用这些信息。

- 情况 3：在 ADT 系统分配了一个临时的患者姓名与患者标识、在图像采集之前并没有生成医嘱、而在检查完成之后生成了医嘱的情况下，由影像采集设备生成检查实例唯一标识（Study Instance UID），同时一个影像设备执行检查项目（MPPS）被发送至图像管理器、报告管理器与科室系统预约者（包含有检查实例唯一标识中的影像设备信息）。包含在一个对象集中的检查实例唯一标识永远都是主键。

出于这一点，一个检查预约事务（控制代码＝NW“新医嘱”）必须被发送至图像管理器及报告管理器，并且使用由影像采集设备的 MPPS 消息中的检查实例唯一标识（Study Instance UID）。在这种情况下，图像管理器、报告管理器必须通过改变 DICOM 对象将在检查更新 ORM 消息中接收到的信息替换掉表 4.4-9 中给出的信息。

表 4.4-9 检查预约后的图像管理器与报告管理器的来自于 ORM 消息的数据映射

基于检查预约信息的被改写的 DICOM 实例属性
申请者医嘱号＋签发者
执行者医嘱号＋签发者
检查号
被请求检查标识

注：在情况 3 中，由科室系统预约者确定的预约检查项目（SPS）、以及与实际包含在 DICOM 对象（MPPS 对象）中的执行检查项目（PPS）一同属于在检查预约消息中的预约检查项目（SPS）的信息一致化，可能并不一致，但并不需要强行纠正。出于这一点，预约检查项目（SPS）的数量与标识并不相关，因为检查已经进行过了。

如果发生了这样的竞争情况，即：科室系统预约者刚刚生成了一个检查预约事务（并且生成了一个检查实例唯一标识），此时影像采集设备也生成了一个 DICOM 对象（并且生成了一个不同的检查实例唯一标识），那么科室系统预约者有责任将这些事务进行信息一致化处理，取消其内部生成的医嘱与检查实例唯一标识、创建一条新的检查预约事务并使用由影像设备生成的在影像设备执行检查项目（MPPS）事务中提供的检查实例唯一标识。在跨多个设备的检查、有多个检查实例唯一标识的检查的情况下，科室系统预约者应当生成多个检查预约事务。这些检查可能仍然作为一个被请求检查进行报告（参见第 4.24～4.27 节）。

在情况 3 中，仍然需要发送一个患者信息更新事务给图像管理器及报告管理器，以更新患者的人口统计学信息、就诊信息及患者标识。

- 情况 4：在科室系统预约者分配了一个临时的科室患者姓名及患者标识、并且进行了检查预约的情况下，一个检查预约事务是必需的，并且需要提供检查实例唯一标识与表 4.4-11 中所列的其他信息。随后，一个患者信息更新事务也是必需的。
- 情况 5：在 ADT 系统没有分配任何临时患者姓名或者患者标识、没有申请任何医嘱，甚至患者在科室系统预约者进行了登记、以及检查结束后才进行了医嘱的申请的情况下，必须发送一个检查预约事务（控制代码＝NW“新医嘱”）给图像管理器及报告管理器。与情况 3 类似，从影像设备执行检查项目（MPPS）消息中获得的检查实例唯一标识，应当同时被用作科室系统预约者、图像管理器与报告管理器的关键值。图像管理器与报告管理器，必须将表 4.4-11 中所列内容的信息用其接收到的检查预约 ORM 消息中的信息进行替换。

在情况 5 中，仍然需要发送一个患者信息更新事务给图像管理器及报告管理器，以更新患者的人口统计学信息、就诊号与患者标识。

4.5　查询影像设备工作列表

本小节对应为 IHE 技术框架 RAD-5 事务。RAD-5 事务在科室系统预约者（DSS）/医嘱执行者（Order Filler）和影像获取设备中使用。

4.5.1　范围

本事务发生在影像设备端，由技师操作，在扫描获取图像的那一个时间点。当某个患者按照预约时间到达，进行影像检查操作的技师必须检查一些关键的信息要素，这些信息与该检查密切相关，以及医嘱所列的检查方法、由临床医生和/或放射科医生提供的医嘱注释。进行影像设备操作的技师使用 DICOM 设备工作列表（DMWL）查询科室系统预约者/医嘱执行者，以获得已预约的检查方法。获得的这个列表被下载到影像检查设备上，并由检查技师在设备操作台上再次核实该信息。在设备影像存储事务中，这些信息将被包含在所产生图像的文件头中（参见第 4.8 节和附录 A）。

4.5.2　用例角色描述

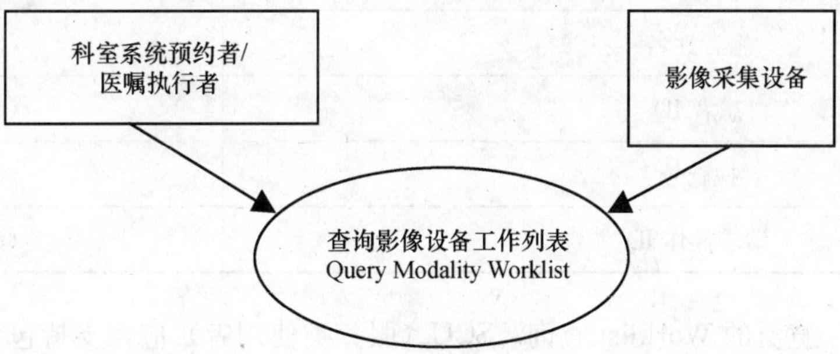

角色：影像检查设备

角色描述：负责向科室系统预约者/医嘱执行者发出请求及接收数据，具备验证数据及修正部分内容的能力。

角色：科室系统预约者/医嘱执行者

角色描述：负责接收来自影像设备的 MWL（影像设备工作列表）请求，进行查询，发送回应消息。

4.5.3　参考标准

DICOM 2003 年版，PS 3.4：影像设备工作列表 SOP 类。

4.5.4 交互图

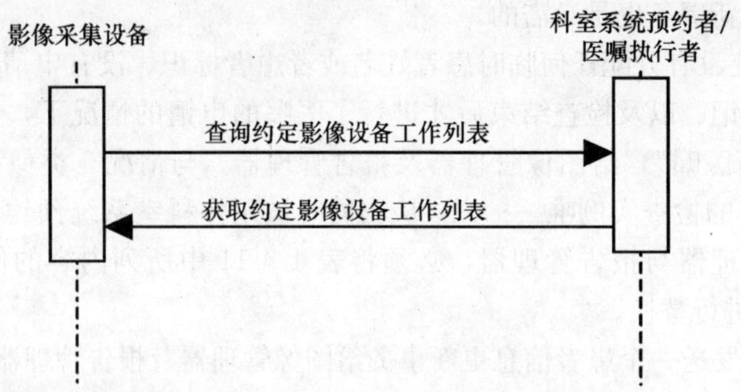

4.5.4.1 查询已预约的 MWL（影像设备工作列表）消息

这是发送到科室系统预约者/医嘱执行者的查询工作列表的消息。

4.5.4.1.1 触发事件

患者到达影像检查设备。

4.5.4.1.2 消息语义解析

影像获取设备发出 DICOM 影像设备工作列表（DMWL）SOP 类 C-FIND 请求，从科室系统预约者/医嘱执行者中查询工作列表。在这个过程中，影像获取设备履行服务类使用者（SCU）角色，科室系统预约者/医嘱执行者履行服务类提供者（SCP）角色。

影像获取设备需要支持独立的对表 4.5-3 中所列关键字的任意单一查询，匹配和返回影像设备工作列表的关键字。另外，影像获取设备还需要支持至少一种关键值的两两组合。

1. 基于患者的查询：对于一名给定的患者进行 Worklist 查询。SCU（服务类使用者，即服务的发起方）应当支持包含表 4.5-1 所列字段的所有 15 种组合查询方式，查询一个或多个关键字。

表 4.5-1 患者查询的 Worklist 关键字

匹配关键字属性	标签
患者姓名	(0010，0010)
患者 ID	(0010，0020)
检查号	(0008，0050)
请求操作 ID	(0040，1001)

2. 宽查询：进行一个宽泛的 Worklist 查询。SCU（服务类使用者）应当支持包含表 4.5-2 所列字段的所有 7 种组合查询方式，查询一个或多个关键字。

表 4.5-2 Worklist 宽查询关键字

匹配关键字属性	标签
预约操作起始日期	(0040，0002)
设备类型	(0008，0060)
预约操作设备 AE Title	(0040，0001)

4.5.4.1.2.1　使用匹配关键字属性示例

- 使用预约操作起始日期查询：查询在本科室、预约在某一个特定日期的所有检查。
- 使用设备类型查询：查询预约在这类设备的所有检查，比如所有 CT 检查。
- 使用 AE Title 关键字：查询预约在指定 AE Title 的影像设备的所有检查。
- 使用预约操作起始日期及设备类型查询：查询预约在今天的所有 CT 检查。

注：根据 DICOM 的定义，日期、时间需要与它们的内容相匹配，而并非和其字面上的表面含义相匹配。假设由乙应用系统（程序）发送给甲应用系统的日期与时间为单一值，那么甲应用系统应当将其转换为一个范围值，（比如：“＜今天＞—＜今天＞”，这个范围值是根据其内容来确定的。

注：当对患者进行查询时，如果用户只是将患者的姓名作为查询条件时，应用程序最好在结构化姓名的每一个部分之后添加一个“*”（星号）通配符。

4.5.4.1.2.2　匹配关键字和显示返回关键字

影像设备需要对特殊的关键字（返回值、返回关键字）进行查询，这些返回信息将被添加到图像对象之中。这些与图像保存在一起的图像信息，其中必要的字段，在第 4.8 节及附录 A 中做出了详细的说明。另外有一些图像信息，这些信息来自影像设备工作列表，它们并不一定会被全部添加到图像对象中。

表 4.5-3 汇总了一些匹配关键字的必要条件，并且罗列出了可选的和必需的可能被请求的图像属性，并且希望能够返回结果以便向影像采集设备的使用者提供可用性信息。预知更多的本表所列必需条件信息，请参加第 2.2 节。所有显示的必要信息是对 DICOM 标准中影像设备工作列表 SOP 类必需信息的补充。

表 4.5-3　影像设备工作列表返回与匹配关键字

属性名称	标签	查询匹配关键字		查询返回关键字	
		SCU	SCP	SCU	SCP
预约操作步骤					
预约操作步骤序列	(0040，0100)			[IHE-1]	[IHE-2]
＞预约影像设备 AE 名称	(0040，0001)	R+	R	R+*	R
＞预约操作步骤开始日期	(0040，0002)	R+	R	R+	R
＞预约操作步骤开始时间	(0040，0003)	O	R	R+	R
＞预约操作步骤位置	(0040，0011)	O	O	O	O
＞影像设备类型	(0008，0060)	R+	R	R+	R
＞预约执行物理师姓名	(0040，0006)	O	R	O	R
＞预约操作步骤标识	(0040，0009)	O	O	R+*	R
＞预约操作协议代码系列	(0040，0008)				
＞＞代码值	(0008，0100)	O	O	R+*	R
＞＞代码方案版本	(0008，0103)	O	O	O	O
＞＞代码方案设计者	(0008，0102)	O	O	R+*	R
＞＞代码含义	(0008，0104)	O	O	R+	R+
＞预约操作步骤描述	(0040，0007)	O	O	R+	R
被请求操作					
被请求操作注释	(0040，1400)	O	O	O	O
被请求操作描述	(0032，1060)	O	O	R+	R
被请求操作代码序列	(0032，1064)				

续表

属性名称	标签	查询匹配关键字		查询返回关键字	
		SCU	SCP	SCU	SCP
被请求操作					
>代码值	(0008，0100)	O	O	R+*	R
>代码方案版本	(0008，0103)	O	O	O	O
>代码方案设计者	(0008，0102)	O	O	R+*	R
>代码含义	(0008，0104)	O	O	R+	R+
被请求操作标识	(0040，1001)	R+（注 1）	R+（注 1）	R+	R
结果指定收件人姓名	(0040，1010)	O	O	O	O
检查实例唯一标识	(0020，000D)	O	O	R+*	R
参考检查序列［IHE-3］	(0008，1110)				
>检查 SOP 类唯一标识	(0008，1150)	O	O	R+*	R
>参考 SOP 实例唯一标识	(0008，1155)	O	O	R+*	R
影像服务请求					
影像服务请求注释	(0040，2400)	O	O	O	O
检查号	(0008，0050)	R+（注 1）	R+（注 1）	R+	R
请求医生	(0032，1032)	O	O	O	R
请求服务	(0032，1033)	O	O	O	O
转诊医生姓名	(0008，0090)	O	O	R+	R
就诊标识					
准入标识	(0038，00100)	O	O	O	R
就诊状态					
当前患者位置	(0038，0300)	O	O	O	R
就诊关系					
参考患者序列	(0008，1120)				
>参考 SOP 类唯一标识	(0008，1150)	O	O	O	R
>参考 SOP 实例唯一标识	(0008，1155)	O	O	O	R
患者标识					
患者姓名	(0010，0010)	R+	R	R+	R
患者标识	(0010，0020)	R+	R	R+	R
其他患者标识	(0010，1000)	O	O	O	O
患者基本信息					
患者出生日期	(0010，0030)	O	O	R+	R
患者性别	(0010，0040)	O	O	R+	R
患者数据的机密性	(0040，3001)	O	O	O	R
民族	(0010，2160)	O	O	O	O
患者注释	(0010，4000)	O	O	O	O
患者检查					
患者状态	(0038，0500)	O	O	O	R
怀孕状态	(0010，21C0)	O	O	O	R

续表

属性名称	标签	查询匹配关键字		查询返回关键字	
		SCU	SCP	SCU	SCP
患者检查					
医疗警告	(0010，2000)	O	O	O	R
额外的患者历史	(0010，21B0)	O	O	O	O
造影剂过敏史	(0010，2110)	O	O	O	R
患者体重	(0010，1030)	O	O	O	R
特殊需要	(0038，0050)	O	O	O	R

注 1：由服务类提供者（SCP）执行的被请求标识与检查号属性匹配，应当为单数值（SV）匹配。

(IHE-1)：服务类使用者（SCU）的实施，可能会选择三种方式的其中一种获取包含在图像属性中的数值，图像属性是预约检查项目（SPS）序列中的部分内容。第一种方式，是在序列属性（零长度属性）中请求一个全局的匹配值。第二种方式，是预约检查项目（SPS）的所有属性中请求一个全局的序列匹配值（零长度属性）。第三种方式，是在包含于预约检查项目（SPS）序列的被选属性请求一个全局的匹配值。

(IHE-2)：依照 DICOM 标准，服务类提供者（SCP）的实施，应当向查询服务类使用者（SCU）提供三种获取数值的方式，这些数值包含在作为预约检查项目（SPS）序列部分内容的图像属性中。第一种方式，是在序列属性（零长度属性）中请求一个全局的匹配值，并且返回所有被管理的属性。第二种方式，是预约检查项目（SPS）序列的所有属性中请求一个全局的序列匹配值，并且返回所有被管理的属性。第三种方式，是在包含于预约检查项目（SPS）序列的被选属性请求一个全局的属性匹配值，并且返回被选项中进行了管理的属性。

(IHE-3)：在由医嘱执行者提供的查询影像设备工作列表中，参考检查序列应当仅包含有一项。此外，包含在参考检查序列中的参考 SOP 实例唯一标识，应当如被请求检查中的检查实例唯一标识包含有相同唯一标识。这个唯一标识，同样通过检查预约事务中的检查唯一标识传递至图像管理器。

4.5.4.1.3　预期行为

科室系统预约者/医嘱执行者执行查询并且将 DICOM 影像设备工作列表发送至影像采集设备。

4.5.4.2　接收预约影像设备工作列表（MWL）消息

这是科室系统预约者作为回复发送给影像设备的包含有 DICOM 影像设备工作列表的消息。

4.5.4.2.1　触发事件

科室系统预约者/医嘱执行者接收到了一个 MWL（影像设备工作列表）的查询请求。

4.5.4.2.2　消息语义

来自于 DICOM 影像设备工作列表 SOP 类的 C-FIND 应答，将被用于该消息。通过影像设备工作列表（MWL）SOP 类查询到的某些属性，来源于医嘱申请者及 ADT 系统，而其他属性则由科室系统预约者/医嘱执行者内部进行管理。科室系统预约者/医嘱执行者将决定被请求检查是否需要执行医嘱、与在预约检查项目（SPS）中将被请求医嘱进行分解、及分配给适当的检查协议代码。科室系统预约者/医嘱执行者应当支持在包含于预约检查项目（SPS）的预约检查协议代码序列中使用多个检查协议代码的定义，并使用于任何被请求检查。代码数值，应当被用于指定在影像采集设备将进行怎样的操作。除了这些代码数值，可能也会为检查操作技师指定某些附加指令。IHE 建议，这些额外的特殊指令使用预约检查项目描述及被请求检查描述属性。

附录 B 定义了在查询影像设备工作列表（MWL）时返回属性的来源及映射关系。

来自于 DICOM 影像设备工作列表（MWL）SOP 类的 C-FIND 应答细节，在表 4.5-3 及附录 A 中进行了详细描述。当图像正在创建、生成的时刻，这些属性将保存在 DICOM 图像实例文件头中。影像采集设备可能需要额外的信息；但是，这超出了本文档讨论的范围。关于检查号（Accession Number）及检查标识（Procedure ID）的讨论内容，请参见 RAD TF-1 及附录 A。

在医嘱对应的被请求检查及预约检查项目（SPS）已经进行了预约之后，甚至于一个执行检查项目（PPS）开始之后，该医嘱仍然可能被取消。在这种情况下，科室系统预约者/医嘱执行者应当从其工作列表中删除该医嘱的预约检查项目（SPS），影像采集设备再次查询工作列表时这些预约检查项目（SPS）的缺如将意味着该检查已经被取消了。以这种方式，操作技师将认识到先前的预约检查项目不再需要进行。

科室系统预约者/医嘱执行者，有责任确保出现在影像设备工作列表中的患者及检查信息是最新的。科室系统预约者/医嘱执行者通过 RAD-2、RAD-3 及 RAD-12 事务进行患者及检查信息的更新。

4.5.4.2.3 预期行为

操作技师检查预约检查项目（SPS）是否存在验证显示的患者及检查信息，并且检查指定的操作方法。

当影像采集设备支持辅助影像采集检查协议设置选项时，影像采集设备应当在预约检查项目（SPS）中指定使用检查协议代码的方法，预约检查项目选自影像采集设备（参见第 4.6.4.1.2.4.2 节，辅助影像采集检查协议代码设置选项）。

4.6 影像设备操作步骤进行中

本节内容对应为 IHE 技术框架 RAD-6 事务。RAD-6 事务使用在以下角色中：科室系统预约者/医嘱执行者，图像管理器，执行操作步骤管理器，报告管理器和影像采集设备。

4.6.1 范围

本事务包含这样一则消息，消息由影像采集设备发出，送至执行操作步骤管理器，再依次由执行操作步骤管理器发送“PPS 进行中（执行操作步骤进行中）”消息给科室系统预约者/医嘱执行者、图像管理器、报告管理器。这可能是未进行预定的操作步骤。接收消息的执行操作步骤管理器与图像管理器或科室系统预约者/医嘱执行者形成一组，并且支持转发消息给除同组角色外的另外两个角色目标。执行操作步骤管理器，在收到影像采集设备的相应消息后，立即向预先配置好的目标发送消息。

以确保正常的集成，应当着重考虑下列事项：

- 执行操作步骤管理器必须维持正常的 PPS 对象，并且保存这个 PPS 对象，直至对应的 N-CREATE 和 N-SET 消息被转发至同组角色和另外两个角色。当转发 PPS 消息不能被成功转发至某一个目标时，执行操作步骤管理器应当进行转发 PPS 消息的重发，直至该 PPS 消息被成功转发。执行操作步骤管理器不能将转发 PPS 消息失败作为拒绝影像采集设备 PPS 消息的原因。
- 考虑到图像管理器与科室系统预约者/医嘱执行者都集成了（具备）执行操作步骤管理器功能，可能存在 PPS 消息的无限制重复发送问题。具备执行操作步骤管理器功能的图像管理器与科室系统预约者/医嘱执行者，应当将此功能设置为关闭状态。

传递消息至已集成执行操作步骤管理器功能的系统，不在 IHE 技术框架的角度之内。

4.6.2 用例角色描述

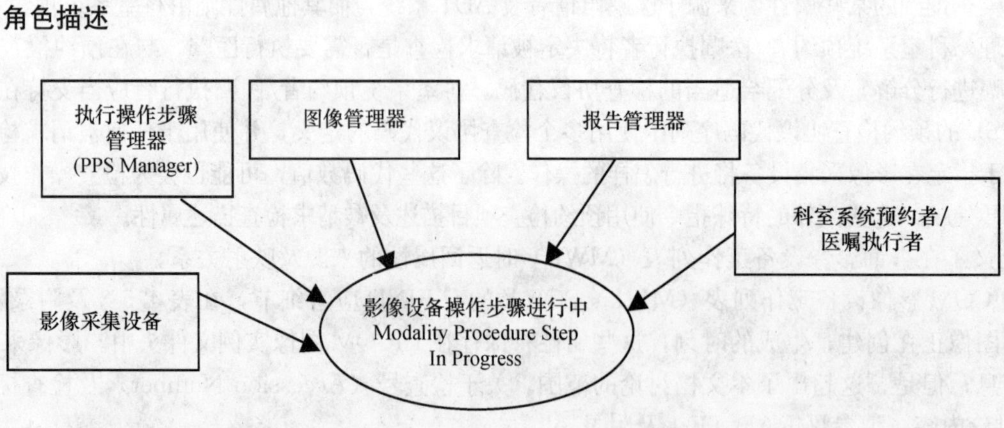

角色：科室系统预约者/医嘱执行者

角色描述：接收由PPS管理器（执行操作步骤管理器）转发的PPS消息。

角色：图像管理器

角色描述：接收由PPS管理器（执行操作步骤管理器）转发的PPS消息。

角色：报告管理器

角色描述：接收由PPS管理器（执行操作步骤管理器）转发的PPS消息（信息）。

角色：影像采集设备

角色描述：通知执行操作步骤管理器，一个特定的执行操作步骤已开始。

角色：执行操作步骤管理器

角色描述：接收来自影像采集设备的执行操作步骤消息（信息），并将该消息（信息）转发至科室系统预约者/医嘱执行者，图像管理器及报告管理器。

4.6.3 参考标准

DICOM 2003 PS 3.4：影像设备执行检查项目SOP类。

4.6.4 交互图

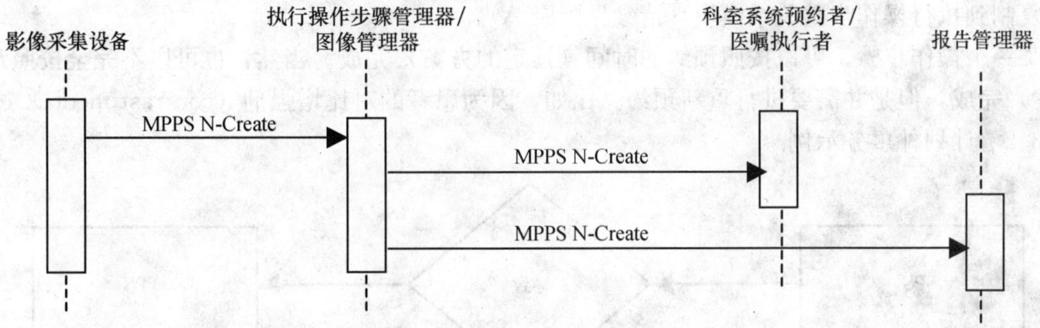

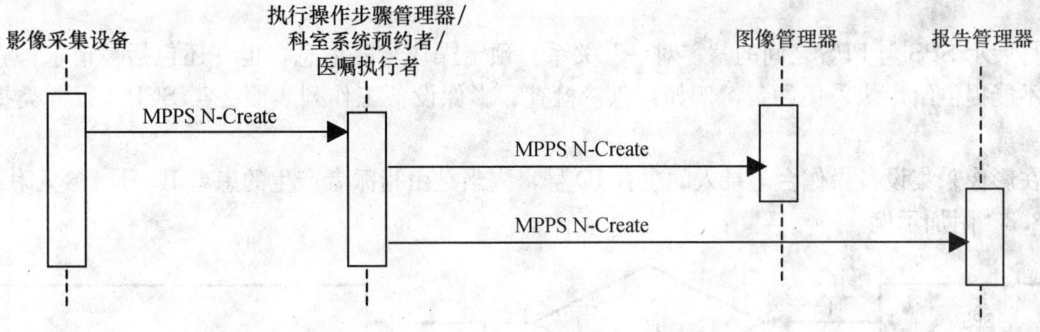

4.6.4.1 操作步骤进行中消息

4.6.4.1.1 触发事件

操作技师在影像采集设备控制台上开始检查项目。

4.6.4.1.2 消息语义

影像采集设备使用影像设备执行检查项目SOP类（N-CREATE服务），通知执行操作步骤管理器，一个特定的操作步骤已开始、进行中。执行操作步骤管理器依次使用N-CREATE服务，将消息（信息）转发至科室系统预约者/医嘱执行者、图像管理器及报告管理器。在这个过程中，执行操作步骤管理器应当使用相同的执行操作步骤SOP实例UID。在本步骤的实施中，应当着重考虑下列问题：

4.6.4.1.2.1 患者/检查/预定操作步骤信息

影像采集设备应确保所持有的患者、检查、预定操作步骤信息是正确与最新的。

4.6.4.1.2.2 必需属性

附录A中列举了一些属性；这些属性必须由影像采集设备进行确认，以确保执行操作步骤对象属性，影像设备工作列表中预定操作步骤信息与影像采集设备生成的SOP实例中包含信息的一致性。

4.6.4.1.2.3 预定操作步骤与执行操作步骤的关系

预定操作步骤信息与执行操作步骤信息的关系，在下列六个示例进行说明。每个示例中构成属性，比如：检查实例唯一标识、检查标识、存取号等；请详见附录A。

4.6.4.1.2.3.1 简单示例

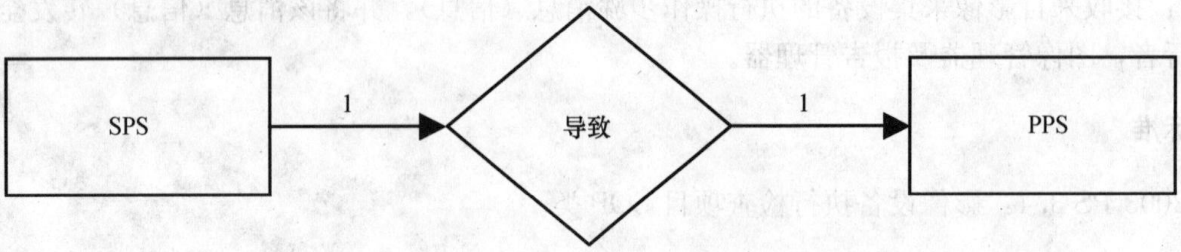

本示例将展示SPS与PPS之间的"一对一关系"。有关预定操作步骤和被请求检查的信息，应当由预定操作步骤对象复制到执行操作步骤关系模块（请参见附录A）。

例如：某一个操作步骤，可以按照预约的时间（预定的方案）完成。当然，也可以不完全按照预约的时间（预定的方案）完成，但是并需要进行重新预约。比如，因为患者的对比增强剂（contrast media）过敏反应。

4.6.4.1.2.3.2 计划外事务示例

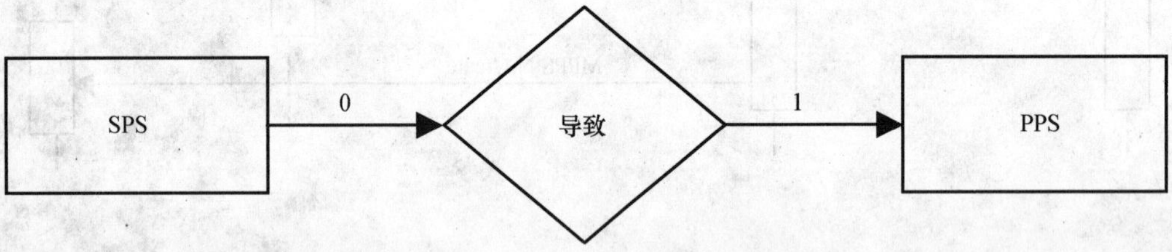

本示例将展示SPS与PPS之间的"零对一"关系。预定操作步骤信息，也许还包括被请求检查方法，因为各种原因不能提供给影像采集设备，例如：急诊检查、影像设备工作列表服务类SCP（服务类提供者）不存在。

由技师在影像采集设备操作台上录入的患者ID号，应当是由指派者产生的患者ID号（参见附录D）。

4.6.4.1.2.3.3 附加示例

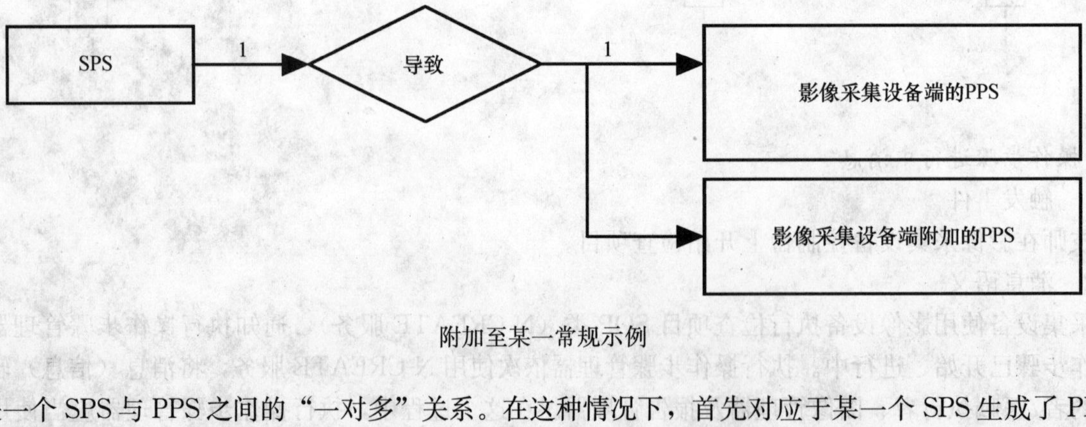

附加至某一常规示例

这是一个SPS与PPS之间的"一对多"关系。在这种情况下，首先对应于某一个SPS生成了PPS，就如在简单示例中的情况；而另外的一条PPS，在没有额外SPS预约的前提下，在稍后的时间里，被继续添加进来。例如：

- 出于图像的不可接收的质量原因，即：需要对图像进行重新采集。
- 严重头痛患者的头部磁共振检查图像，在初步采集时不能进行明确诊断，需要立刻进行额外的颈部磁共振检查，即：需要添加相应图像。

注：如果对额外检查进行预约，可能使之成为两个“简单示例”。

所有的执行操作步骤都应当回溯至相同的被请求检查方法，同时也应回溯至原始的 SPS。所有的被请求检查项目和预定操作步骤属性，都应当由预定操作步骤对象复制至执行操作步骤关系模块，以及图像请求属性序列（详情参见附录 A）。

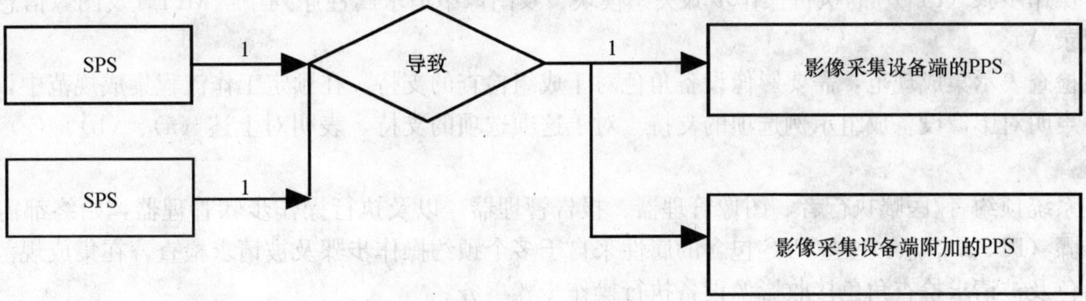

附加至某一个成组示例

当在影像采集设备生成了第一个对应于成组检查（参见第 4.6.1.2.3.4 节或第 4.6.1.2.3.6 节）的 PPS 时，由影像采集设备产生的执行操作步骤应当回溯至任何一个或者所有的原始 SPS、以及相关的被请求检查，同时使用原始图像中请求属性序列的信息。对应的属性内容，应当复制至执行操作步骤关系模块、以及图像请求属性序列（详情参见附录 A）。

注：比如，在磁共振上完成了一个 PPS，这个 PPS 对应于一个颈部 SPS 和头部 SPS 的成组检查，完成 PPS 后在该影像设备上进行了一个头部磁共振图像的三维（3D）分析。这个影像设备应用程序（磁共振三维分析），可以选择将三维分析过程中生成的 3D 二次获取图像的附加 PPS 同时关联至头部和颈部的 SPS。

4.6.4.1.2.3.4　成组检查示例

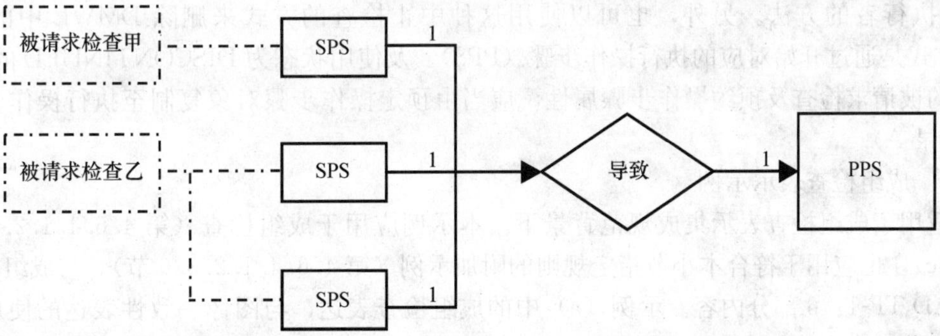

本示例表示一个 SPS 与 PPS 间“多对一”的关系。下列示例，应当通过单一执行检查项目被支持和实现。

(a) 属于一个单一被请求检查的成组 SPS

(b) 属于多个被请求检查的成组 SPS

(c) 上述两种情况的组合情况，即：属于一个单一被请求检查的成组 SPS 与属于多个被请求检查的成组 SPS 的组合情况

如果所有的成组 SPS 都属于相同的被请求检查，那么 DICOM 工作清单列表（DMWL）中的检查实例唯一标识（Study Instance UID）和存取号（Accession Number）应当被复制至相关的成组图像属性、以及成组 PPS 中去。

如果成组 SPS 属于使用相同存取号（Accession Number）的不同被请求检查（例如属于一条相同的医嘱），那么影像设备应当生成一个新的检查实例唯一标识（Study Instance UID），同时 DICOM 工作清单列表（DMWL）中的存取号（Accession Number）应当被复制至成组图像及成组 PPS 的对应属性中去（映射详细信息请参见附录 A 的 1～4 部分）。如果成组 SPS 属于不同存取号（Accession Number）的不同被请求检查（例如属于不同的医嘱），影像设备应当生成一个新的检查实例唯一标识（Study Instance UID），保留成组图像存取号（Accession Number）空白，复制 DICOM 工作清单列表（DMWL）中的存取号（Accession Number）信息至成组 PPS 的对应属性中去（映射详细信息请参见附录 A 的 1～4 部分）。

所有的被请求检查和预约操作步骤属性信息，应当从多个预约操作步骤对象（及关联被请求检查）复制至单一执行操作步骤（PPS）的执行操作步骤关系模块、及图像中请求属性序列中（MPPS 及图像信息的映射关系参见附录 A）。

成组检查表示集成规范，需要影像设备角色对于成组检查的支持。在预定工作流程集成规范中，影像设备可能需要声明对影像设备成组示例选项的支持。对于这项选项的支持，表明对上述（a）、（b）、（c）三种情况的支持。

科室系统预约者/医嘱执行者、图像管理器、报告管理器，以及执行操作步骤管理器，始终都需要接收执行操作步骤（PPS）信息，这些 PPS 包含的属性来自于多个预约操作步骤及被请求检查，在集成规范中预定操作步骤角色及被请求检查角色接收影像设备执行操作步骤事务。

4.6.4.1.2.3.5　中止检查示例

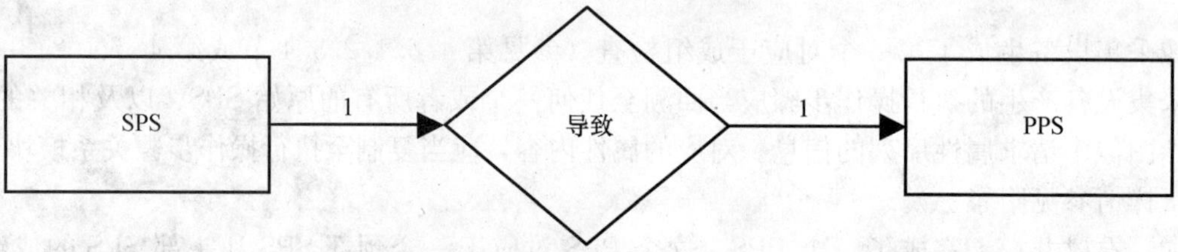

本示例展示 SPS 与 PPS 间“一对一”的关系，即使 PPS 可能生成或不生成图像。在一个检查项目完成之前，可能会因为临床原因中止这次检查项目。如果影像采集设备将 SOP 实例发送至图像管理器，那么这些 SOP 实例在 PPS 中应当被识别为 N-SET。这是一种明白无误地将该 PPS 消息传递给图像管理器，或者科室系统预约者/医嘱执行者的方法。另外，也可以使用这种中止检查的方式来删除 DMWL 中的预定操作步骤（SPS），具体方式是通过开始对应的执行操作步骤（PPS）、及使用状态为 DISCONTINUED 的 N-SET 服务立即中止。所有的被请求检查及预约操作步骤属性，应当由预定操作步骤对象复制至执行操作步骤关系模块中（详情请参见附录 A）。

4.6.4.1.2.3.6　成组检查表示示例

本示例仅适用于成组检查表示集成规范背景下。本示例应用于成组检查（第 4.6.4.1.2.3.4 节）的示例（b）、及示例（c），也应用于符合本小节指定规则的附加示例（第 4.6.4.1.2.3.6 节）。与成组检查表达相关用例，请参考 RAD TF-1：6 部分内容。示例（a）中的成组检查表达，与图像一致性表达的使用相当：所以不在本小节内容的范围之内。

首先，本示例展示出，SPS 与第一个 PPS 之间的“多对一”关系。SPS 属于两个或多个不同的被请求检查，并且通过单一执行操作步骤实现。这项执行操作步骤，与一次单一影像采集的图像、可能还包括表达状态、关键图像注释等，相关联。所有的被请求检查属性，应当由多个预约操作步骤对象复制至单一执行操作步骤（详见附录 A）中的执行操作步骤关系模块、及图像的请求属性序列（详见附录 A）。这是第 4.6.4.1.2.3.4 节中指定的成组检查的适当子集。

其次，本示例展示出，每一项被请求检查的 SPS 与每一项另加的对应 PPS 之间“一对一”的关系。属于同一被请求检查的所有 SPS，通过一项对应的执行操作步骤（PPS）实现。被请求检查与预约操作步骤属性，应当由相关的预约操作步骤对象复制至执行操作步骤（PPS）中的执行操作步骤关系模块，并且这项执行操作步骤与被请求检查中表达对应图像集合的指定表示状态相关联。这是第4.6.4.1.2.3.3节中指定的附加检查的适当子集，除非表示状态所使用的检查实例唯一标识号（Study Instance UID）与第一次PPS中图像采集时的检查实例唯一标识号（Study Instance UID）相同（参见附录A，表A.1-4）。

成组检查表示，在被请求检查级别操作；分组在预约检查项目级别操作。

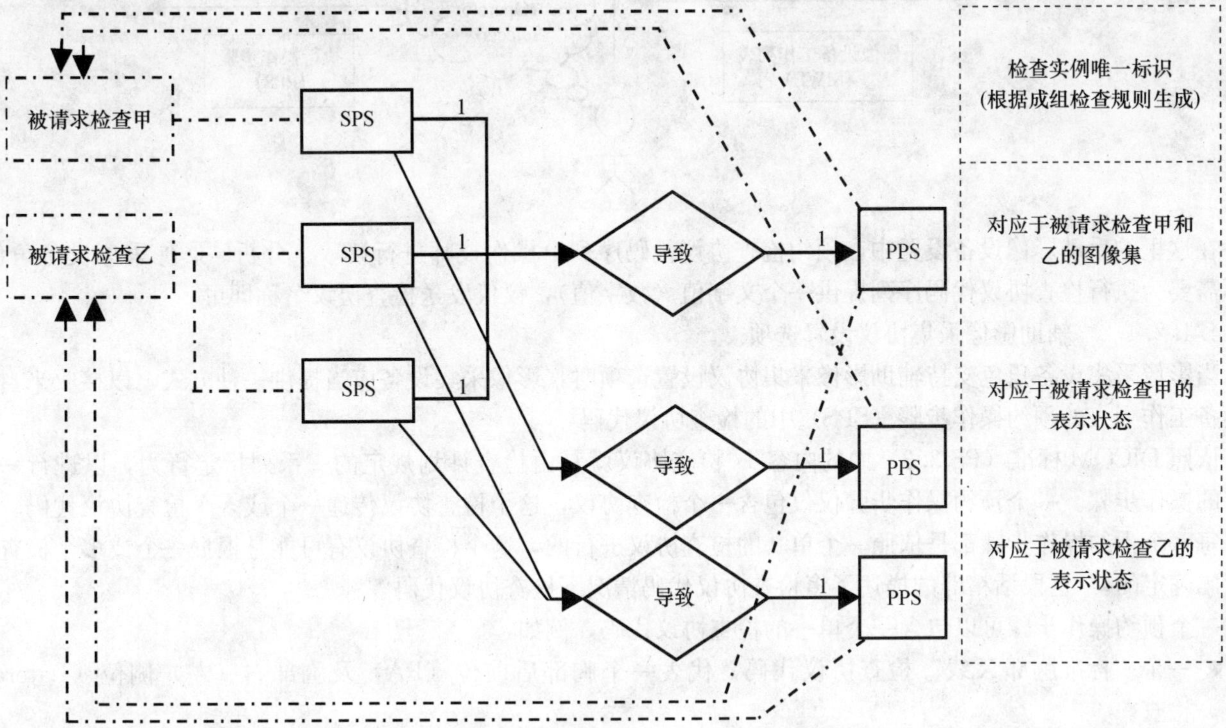

4.6.4.1.2.4　操作方案的处理

哪一个操作方案（一个影像设备设置与方法的特定组合）被用作执行某个操作步骤，此时应当在影像采集设备上确定。这里定义了两种情况：手动影像设备设置和辅助影像设备设置。第一种情况是通常条件下的选择；然而，第二种情况介绍了一种新的功能，在IHE技术框架下为非强制性的。

影像采集设备不应当修改由MWL（影像设备工作列表）中获得被请求检查代码。如果被请求检查代码，在影像检查即将开始的时候，存在错误或者需要进行修正，应当使用下列两种方式中的一种：

- 科室系统预约者方式：操作信息应当在科室系统预约者/医嘱执行者中进行修正，被修正的信息应当再次下载至影像采集设备，或者
- 影像采集设备方式：影像采集设备重新定义了实际进行的操作步骤的方案代码，并且将操作代码序列（DICOM Tag# [0008，1032]）置为零字节长度。

必需方法、可选方法的详细说明，可以参见预约检查工作流程集成规范（RAD TF-1 3.3.4）。

4.6.4.1.2.4.1　手动影像设备设置

下面图示为，一个预约操作步骤（SPS）作为影像设备工作列表（MWL）的一部分返还至某一台影像采集设备，检查协议信息在执行操作步骤（PPS）中返回。在这种情况下，操作技师根据被请求操作代码和/或预约操作步骤描述、预约方案代码序列（SPCS）信息的人工解释或个人评估，对一套检查方案进行选择或者设置。注意：如果预约方案代码序列存在，可能会包含多个条目，但是，它们同时描述同一操作方案。

注：预约动作条目代码序列，2001年被DICOM标准重新定义为预约检查方案代码序列。

相近的方式，可能会被用在下面描述的情形中，即：当检查协议标识了需使用多于一个执行影像采集的检查方式时，比如超声检查，而并非使用一系列固定的检查设备设置，如在CT或磁共振检查中。

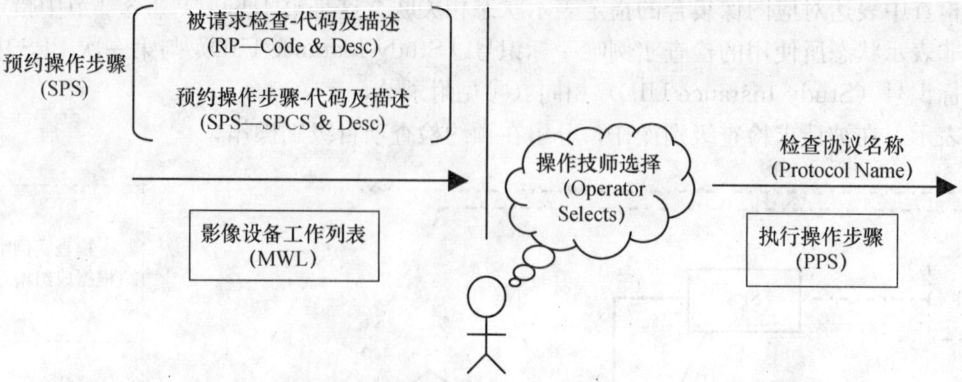

在这里的手动影像设备设置中，预约检查协议代码序列由操作技师进行读取、分析。影像采集设备角色，并不需要为执行检查协议代码序列提供一个文字值（数字值），仅仅发送检查协议名称即可。

4.6.4.1.2.4.2　辅助影像采集协议设置选项

当影像采集设备角色支持辅助影像采集协议设置选项时，影像采集设备应当提供一种方式，以接收来自影像设备工作列表的预约操作步骤（SPS）中的检查协议代码。

依照DICOM标准（PS 3.3）中的内容："检查协议就是由检查计划规定的一系列指定行为，以进行一项特定的操作步骤。一个预约操作步骤仅仅包含一个检查协议，这个检查协议传递一个或多个检查协议代码。所以，每一个预约操作步骤都是依照一个单一的检查协议进行的，这个检查协议有可能是根据一个或多个检查协议代码确定的。"这段话精辟的描述了多检查协议代码情况下检查协议代码解释。

一个预约操作步骤可以包含一个单一的检查协议代码，例如：

- 一个"标准胸部X线"检查协议代码，代表一个胸部后前位（PA）及胸部右（左）侧位（Lateral）检查。
- 一个"透视乳腺X线摄影"检查协议代码，代表一个右乳内外侧斜位（RMLO）与左乳内外侧斜位（LMLO），右乳头尾位（RCC）与左乳头尾位（LCC）检查。

一个预约操作步骤（SPS）在下面描述的情形下，可以包含多个检查协议代码，即：一个更加复杂的预约操作步骤（SPS），需要依次进行若干次（种）的影像采集或者图像处理任务，例如：

- 一个"核磁共振影像（MRI）影像采集"检查协议代码，以及一个"磁共振血管造影"检查协议代码。
- 一个"常规头部CT扫描（无增强）"检查协议代码，以及一个"增强CT扫描"检查协议代码。
- 一个"腰椎CT扫描"检查协议代码，以及一个"腰椎间盘重建（三维、二维）"检查协议代码。
- 一个"胸部CT扫描"检查协议代码，以及一个"肺核（lung kernel）部分重建"检查协议代码。

在本项选项种，影像采集设备应当对来自影像设备工作列表（MWL）的预约操作步骤（SPS）中检查协议代码序列进行处理，并且在执行操作步骤（PPS）中返回执行检查协议代码。科室系统预约者与图像管理器，应当支持在预约检查协议代码（SPC）序列中使用多检查协议代码的使用。而影像设备，应当支持在在预约检查协议代码（SPC）序列中单一代码或多个代码的使用。

如果科室系统预约者/医嘱执行者，与仅支持预约检查协议代码（SPC）序列单一检查协议代码的影像设备进行通信，那么检查计划（即，将医嘱转换为被请求检查、预约操作步骤、检查协议代码的映射），在每一个SPS中，应当仅使用单一的检查协议代码。医疗机构，可以决定将其科室系统预约者配置为下面描述的两种情形的任何一个：将所有的预约检查项目，预约为单一检查协议代码；或者根据影像设备的实际能力及多检查操作能力进行检查预约。

影像设备操作技师，可以接收来自检查协议代码建议的检查协议，也可以在操作台上进行预先设置好的检查协议的选择。操作技师，不应当手动地采集协议进行设置，就像在手动影像设备设置的那样情形。辅助影像采集协议设置选项，简化了操作技师的工作，使得影像科室中的检查协议得到有效的管理。本选项，也可以为检查计费工作提供方便。

当多个预约检查协议代码出现在预约检查协议代码（SPC）序列中时，每一项预约检查协议代码（SPC）应当被单独的进行分析，而不是作为一个组合代码。由此得出：

- 受医嘱中检查协议代码同步处理能力因素所导致的影像设备设置，在文字上等于每一项检查协议代码依次处理能力。换句话说，序列中多检查协议代码的同步处理能力，不能推断出任何额外的语义解释。同时，
- 在序列定义的执行顺序中的检查协议代码，应当被提供给操作技师。操作技师，也可以选择以一种不同的执行顺序、忽略其中部分的检查一些代码或添加其他的，执行这项检查协议代码序列。

无论预约检查项目包含一个或多个检查协议代码，每一项检查协议代码，都应当依照影像设备检查协议代码表中定义的检查协议代码进行处理。

- 如果发现有相匹配的项目，影像设备检查协议代码表中定义的影像设备设置内容，就应当提供给操作技师。紧接着，操作技师可以选择：
  （1）接收这些设置内容，即影像设备采集参数。在这样的情况下，执行检查协议代码直接采用预约检查协议代码。
  （2）接收这些设置内容（影像设备采集参数），并且对其进行必要的修正。地方法规将决定，什么样指定检查协议代码的修正结果将是被允许的。在这样的情况下，执行检查协议代码直接采用预约检查协议代码。
  （3）拒绝接收这些设置内容，手工的在影像设备检查协议表中选择一个不同的检查协议。在这种情况下，执行检查协议代码将采用手工选择的检查协议代码。（推荐内容，请参见附录 A，表 A. 1-1 至表 A. 1. 5）。
- 如果影像设备检查协议表中没有定义相同的检查协议代码，那么影像采集设备应当向操作技师发送警告。

影像设备检查协议表应当在影像采集设备进行设置。该表应当与图像管理器及科室系统预约者/医嘱执行者进行同步。一个简单的近似情况可以被用来完成这样一个同步过程：如果影像采集设备收到了一个未经定义的被请求检查协议代码，影像设备将通过某种方式提示操作技师，需要添加对应于新检查协议代码的详细的采集参数设置，以更新影像设备检查协议表的内容。

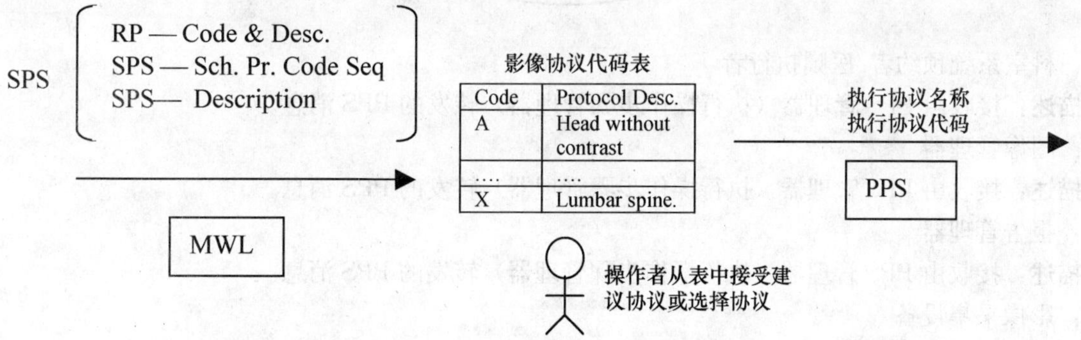

当影像采集设备角色支持辅助影像采集协议设置选项时，需要在检查协议名称之外，另外提供一个执行检查协议代码序列的值。如果是选择了一个多检查协议代码，并且对应的影像采集已经完成，序列中的检查协议代码执行顺序应当如实的反映出它们执行时的顺序。执行时的顺序，可能会与预约检查协议代码（SPC）序列中的顺序有所不同。

辅助影像采集协议设置选项，并没有定义一个指定的影像采集检查协议编码方式。所以，有关的角色，科室系统预约者、影像采集设备、图像管理器/图像归档及报告管理器，应当进行相应的设置，以确保医疗机构内部定义的或计划选择的编码方式。

4.6.4.1.3　预期行为

科室系统预约者/医嘱执行者，报告管理器及图像管理器、图像归档，接收到执行操作步骤管理器的信息，

并将它与被请求检查及预约操作步骤相关联起来。如果被请求检查 ID 被传递为空（即为，未预约的执行操作步骤情况），科室系统预约者/医嘱执行者与图像管理器，应当提供一个特殊的匹配方式，将执行操作步骤与对应的检查关联起来。

4.7 影像设备操作步骤已完成/已中止

本小节内容对应为 IHE 技术框架 RAD-7 事务。RAD-7 事务在科室系统预约者/医嘱执行者、图像管理器、报告管理器、执行检查项目管理器及影像采集设备角色中使用。

4.7.1 范围

本事务包含这样一则消息，消息由影像采集设备发出，送至执行操作步骤管理器，再依次由执行操作步骤管理器发送“PPS 进行中（执行操作步骤进行中）”消息给科室系统预约者/医嘱执行者、图像管理器、报告管理器。此时，进行计费的信息还没有被发出，但是此时可以生成计费代码。图像管理器，可能需要该消息用于同一检查的图像重新定位。影像设备操作步骤已完成的消息，并不必然意味着图像集是完整的、并且可用于图像获取。

4.7.2 用例角色描述

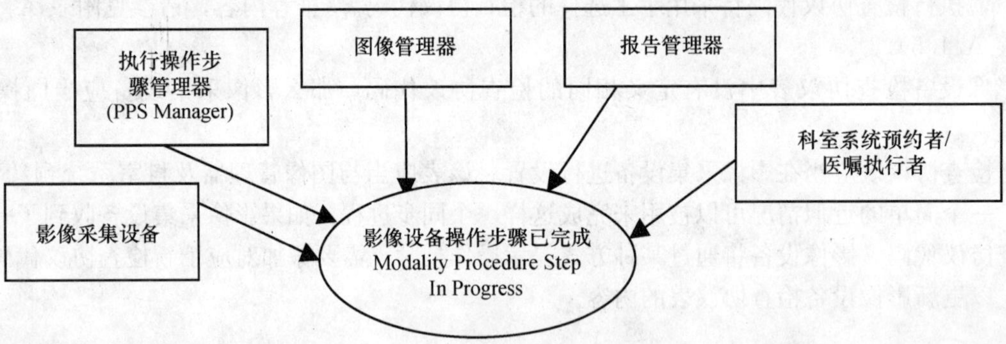

角色：科室系统预约者/医嘱执行者

角色描述：接收由 PPS 管理器（执行操作步骤管理器）转发的 PPS 消息。

角色：图像管理器

角色描述：接收由 PPS 管理器（执行操作步骤管理器）转发的 PPS 消息。

角色：报告管理器

角色描述：接收由 PPS 管理器（执行操作步骤管理器）转发的 PPS 消息。

角色：影像采集设备

角色描述：通知执行操作步骤管理器，一个特定的执行操作步骤已完成。

角色：执行操作步骤管理器

角色描述：接收来自影像采集设备的执行操作步骤消息（信息），并将该消息（信息）转发至科室系统预约者/医嘱执行者、图像管理器及报告管理器。

4.7.3 参考标准

DICOM 2003 PS 3.4：影像设备执行操作步骤 SOP 类。

DICOM 2003 PS 3.16：DICOM 内容映射资源（DCMR）前后文关系组（标准化）。

4.7.4 交互图

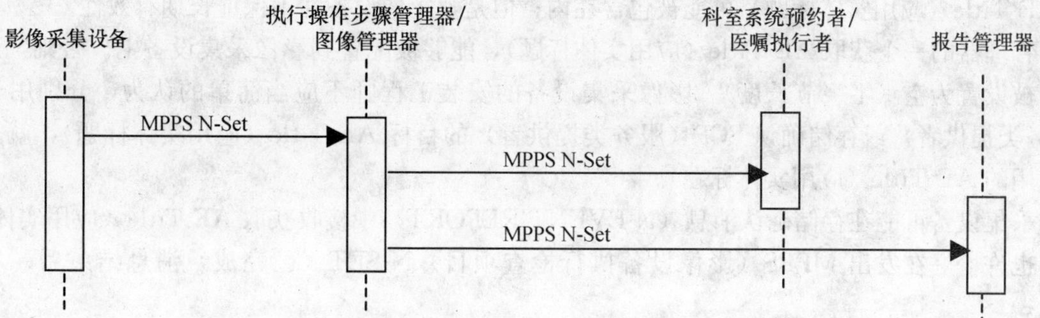

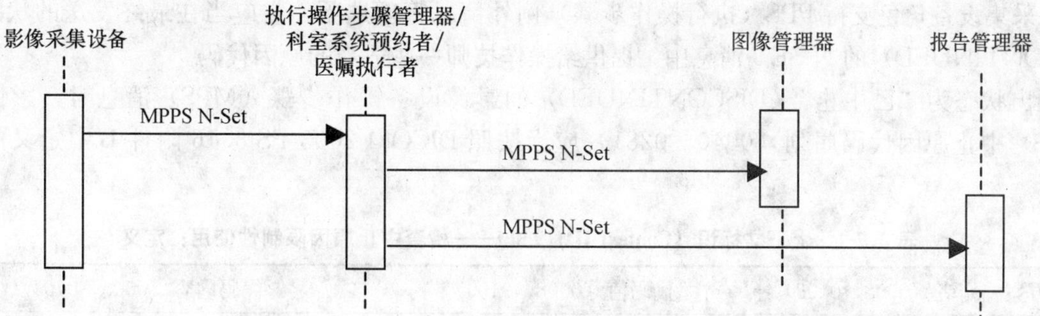

注：上图内容表示，影像设备执行操作步骤（MPPS）SOP 类消息的先后顺序。影像采集设备，需要实现存储服务类及图像存储确认服务类。IHE 没有特别指定 PPS 消息与存储及图像存储确认消息之间的时间关系。也就是说，PPS 消息可能发生在存储请求之前、或之后。

4.7.4.1 检查项目已完成、已中止

4.7.4.1.1 触发事件

操作技师在影像采集设备控制台上完成检查项目。

4.7.4.1.2 消息语义

影像采集设备使用影像设备执行操作步骤（MPPS）SOP 类（N-SET 服务），告知执行操作步骤管理器，一个特定的操作步骤已完成、或已中止。影像采集设备可能会使用 MPPS 的 N-SET 服务，发送执行操作步骤的介质（中间）更新消息。

最终的 N-SET 消息将 MPPS 状态设置为“已完成”（COMPLETED）或“已中止”（DISCONTINUED）。执行操作步骤管理器发送对应的 N-SET 消息给科室系统预约者/医嘱执行者、图像管理器及报告管理器。

当发出一个状态为“已中止”（DISCONTINUED）的 N-SET 消息时，如果图像已经生成并且已经被发送，那么其中的一个或多个序列的实例可能会被引用。这些实例应当被存储及被确认存储。

影像采集设备应当将生成 SOP 实例时使用的检查协议信息——连同其他一些信息——一并发送给图像的接收者。有关问题的细节问题，请参见第 4.6.4.1.2.4 节检查协议处理。

注：DICOM 标准指出，当图像属性允许被一则 N-SET 消息所设置（修改）时，由最近的一条 N-SET 消息所提供的值（图像信息、图像属性）可以优先于（覆盖）先前的一条 N-CREATE 或者 N-SET 消息的内容。

4.7.4.1.2.1 获取 AE Title（应用实体标题）

依照 DICOM 标准的内容，影像采集设备拥有在执行序列顺序（0040，0340）中包含获取 AE Title（应用实体标题）属性（0008，0054）的能力。这是一个序列被引用的 SOP 实例可能被获取的 AE Title（应用实体标题）。这个获取 AE Title（应用实体标题），出于下列原因，可能在很多时候为空（零字节长度）或者为短期有效的：

- 如果某个影像采集设备在一个 SCP（服务类提供者）角色中支持一个获取 SOP 类，那么，影像设备获取 AE Title（应用实体标题）可能被包含在内；但是，影像设备并不保证长期有效性。
- 图像管理器的一个获取 AE Title（应用实体标题），能够被配置到影像采集设备上。否则，该字段发送时将被设置为空（零字节长度）。影像采集设备的安装工程师不应当简单的认为，分别用于存储 SCP（服务类提供者）或存储确认 SCP（服务类提供者）的目标 AE Title（应用实体标题），就是图像获取时使用的 AE Title（应用实体标题）。
- 影像采集设备可能在存储确认消息（N-EVENT REPORT）中接收获取 AE Title（应用实体标题）。但是，也许恰好在发出 MPPS（影像设备执行检查项目）N-SET（已完成）消息结束后，才收到这个消息。

4.7.4.1.2.2 PPS（执行操作步骤）例外情况管理选项

当影像采集设备角色支持 PPS（执行操作步骤）例外情况管理选项，它应当在最终发送的状态为“已中止”（DISCONTINUED）的 N-SET 消息中，提供给操作技师一些适当的原因代码。

当发送出状态为“已中止”（DISCONTINUED）的影像设备操作步骤（MPS）消息时，影像设备操作步骤（MPS）中止原因代码序列（0040，0281）应当按照 DICOM 2003 PS 3.16 附件 B 中定义的数值被发送出。

表 4.7-1 上下文标识（Context ID）9300——检查中止原因限制性使用：定义

编码方案指定者（0008，0102）	代码值（0008，0100）	代码内容（0008，0104）
DCM	110500	临床医生取消检查
DCM	110501	设备故障
DCM	110502	不正确的申请医嘱
DCM	110503	患者的介质或造影剂过敏
DCM	110504	患者死亡
DCM	110505	患者拒绝继续检查
DCM	110506	患者需要进行治疗或手术
DCM	110507	患者未到
DCM	110508	患者怀孕
DCM	110509	出于正确计费的检查变更
DCM	110510	重复的医嘱
DCM	110511	护士站取消检查
DCM	110512	不正确的申请侧面
DCM	110513	未详细说明原因的中止检查
DCM	110514	选择了不正确的工作列表记录
DCM	110515	患者状况不能继续进行检查

当原因代码发送至科室系统预约者/医嘱执行者及图像管理器、图像归档系统，原因代码可能会取消医嘱。这将使得更加准确的计费通知成为可能。

影像采集设备使用原因代码“选择了不正确的工作列表记录”是为了传达这样一条信息：一条错误的 SPS（预约操作步骤）已经被错误选择了，可能是选择了错误的患者，也有可能是选择了同一患者的不正确的被请求医嘱。在这种情况下，所有或部分被错误采集的图像——例如被错误匹配患者的检查——可能已经被发送至图像管理器（参见第4.7.4.1.3.1节）。

影像设备工程师（或操作技师）需要决定如何更正那些被错误采集图像。但是，所有的与已中止检查相关联的PPS（执行操作步骤）应当遵循正规的工作流程，包括相关图像的存储及存储确认。影像采集设备应当在MPPS（影像设备执行检查项目）中包含那些已经、即将在图像已存储事务中包括的图像列表。

注：当发送PPS“已中止”消息的原因代码为“选择了不正确的工作列表记录”时，这则PPS“已中止”消息中被引用的图像，可能是那些已经被发送至图像管理器、图像归档系统的图像。IHE技术框架没有特别指定，影像采集设备是否需要对这些实例进行存储确认。

4.7.4.1.2.3 计费及耗材管理选项

消息语义，在2003年版DICOM标准DICOM服务类影像设备执行检查项目SOP类部分中进行了的定义。影像采集设备承担患者及检查信息已经被发送至科室系统预约者/医嘱执行者的确认义务。

表4.7-2中定义的图像属性提供了一种从影像采集设备向科室系统预约者/医嘱执行者传递检查及耗材管理代码信息的方式，并且可以通过这种方式由计费处理器计算出相应的费用。

支持计费及耗材管理选项的影像设备，应当能够为下列项目的至少一项提供详细内容：检查项目计费序列、胶片消耗序列及供应材料设备计费序列中。

表4.7-2 计费及耗材管理代码模块属性

属性名称	标签	属性描述
检查项目计费序列	(0040，0320)	包含在操作步骤中的已执行检查类型的计费代码。这个序列可能有零个或多个条目 参见注释IHE-1、IHE-2
>代码值	(0008，0100)	
>编码方案指定者	(0008，0102)	
>代码含义	(0008，0104)	
胶片消耗序列	(0040，0321)	有关这次执行操作步骤的胶片消耗信息。这个序列中可能有零个或多个条目 注释：只适用于从这台设备打印出的胶片 参见注释IHE-3
>胶片数	(2100，0170)	实际打印的胶片数
>介质类型	(2000，0030)	打印图像的介质类型
>胶片尺寸标识	(2010，0050)	打印图像的胶片尺寸
供应材料及设备计费序列	(0040，0324)	包含在这次执行操作步骤中使用的化学药品、供应材料及设备的计费代码。这个序列，可能有零个或多个条目
>计费条目序列	(0040，0296)	计费所必需的化学药品、供应材料及设备的代码值。这个序列，可能有零个或多个条目。参见注释IHE-4
>>代码值	(0008，0100)	
>>编码方案指定者	(0008，0102)	
>>代码含义	(0008，0104)	
>数量序列	(0040，0293)	包含使用的化学药品或设备数量的序列。这个序列，可能有零个或多个条目
>>Quantity数量	(0040，0294)	数量值
>>计量单位序列	(0040，0295)	计量单位。这个序列，可能有零个或多个条目。基线CID 82
>>>代码值	(0008，0100)	

续表

属性名称	标签	属性描述
>>>编码方案指定者	(0008，0102)	
>>>代码含义	(0008，0104)	

注释 IHE-1：如果影像设备支持计费及耗材管理选项，那么检查项目计费序列属性应当存在。如果胶片消耗序列或者供应材料及设备计费序列中的任意一项在发送之列，那么检查项目计费序列属性在被发送时可能为空（零字节长度）。

注释 IHE-2：影像设备计费代码表，应当配置在影像采集设备上。这张表格，应当与科室系统预约者保持同步。在计费处理器记录计费信息时，由影像采集设备提供的代码，可能不与科室系统预约者/医嘱执行者需要使用的代码完全相同。

注释 IHE-3：如果在执行操作步骤中胶片已经进行了打印，那么应当存在胶片消耗序列。由胶片消耗序列提供的信息，可能不足以进行正确的计费统计。例如，考虑到胶片质量与胶片敏感性，科室系统预约者/医嘱执行者应当在计费处理器计算和记录计费信息之前获得额外的信息。

注释 IHE-4：不同的编码方案，可能会被用于计费项目代码，例如，DCMR（DICOM 内容映射资源）前后文关系 12-X 线摄影造影剂，可能会被用于记录使用的造影剂的数量。

4.7.4.1.2.4　协议处理

检查协议处理内容，请参见第 4.6.4.1.2.4 节。

4.7.4.1.3　预期行为

图像管理器、报告管理器及科室系统预约者/医嘱执行者接收到执行操作步骤（PPS）已完成或已中止的消息。图像管理器、报告管理器及科室系统预约者，并不需要扮演状态为“进行中”MPPS 的 N-SET 消息的介质角色。

当与所有预约操作步骤（SPS）相关联的所有执行操作步骤（PPS）都已经完成、或者已经完全的中止时，被请求检查可以被认为是“完成”。即使在被请求检查检查状态已经标识为已完成之后，额外的新的（未预约的）操作步骤，可能会在任意的时间进行。有关预约操作步骤与执行操作步骤之间关系的细节问题讨论，请参见第 4.6.4.1.2.3 节。

4.7.4.1.3.1　PPS 例外情况管理选项

当科室系统预约者/医嘱执行者或图像管理器、图像归档系统支持 PPS（执行操作步骤）例外情况管理选项，它应当在最终发送的状态为“已中止”（DISCONTINUED）的 N-SET 消息中，提供给操作技师一些适当的原因代码。

当接收到的影像设备操作步骤状态为“已中止”（DISCONTINUED）时，接收信息的一方应当将执行操作步骤中止原因代码序列（0040，0281）按照 DICOM 中的定义（参见表 4.7-1）进行转译。当信息由科室系统预约者/医嘱执行者及图像管理器、图像归档系统接收到时，原因代码可能会显示出对相应医嘱进行修改或取消的必要性。当原因代码为“选择了不正确的工作列表记录”时，影像采集设备角色应当传送“选择了一个错误的 SPS（预约操作步骤）”的消息，（例如，不正确的患者或相同的患者不正确的被请求检查/医嘱）。在这种情况下，图像管理器及科室系统预约者，应当采取适当的措施，以保证已经收到的错误实例（也就是，那些被已中止 PPS 引用的 SOP 实例）不会被错误使用。如果图像、表示状态、或关键图像标示，没有被真正的删除，那么图像管理器不应当：

- 在查询中，返回图像的 SOP 实例唯一标示号（UID）；
- 在患者、检查、序列、实例级别的查询获取中，返回这些图像。

在科室系统预约者即图像管理器中，医嘱、被请求医嘱状态应当进行更正以表示，因选择了错误的 Worklist 记录而中止的 PPS 并不存在。所以，医嘱执行者/科室系统预约者不应当在图像可用性事务中查询这些实例。

4.7.4.1.3.2　计费及耗材管理选项

当科室系统预约者/医嘱执行者支持计费及耗材管理选项时，选项应当使用在最后一次 N-SET 消息中提供的计费代码及耗材使用信息，以便提交给计费处理器进行最后的收费计算。IHE 建议，科室系统预约者/医嘱执行者，对下列信息的一致性进行验证，即：在相同的 N-SET 消息中的被请求检查代码与执行操作步骤协议代码，及计费代码的一致性。

4.8　影像设备图像已存储

本节内容对应为 IHE 技术框架 RAD-8 事务。RAD-8 事务使用在图像归档和影像采集设备角色中。

4.8.1　范围

在影像设备图像已存储事务中，影像采集设备将采集的图像发送至图像归档系统。由影像设备工作列表（MWL）提供的信息（参见第 4.5 节），应当被包含在所生成图像的文件头中。

4.8.2　用例角色描述

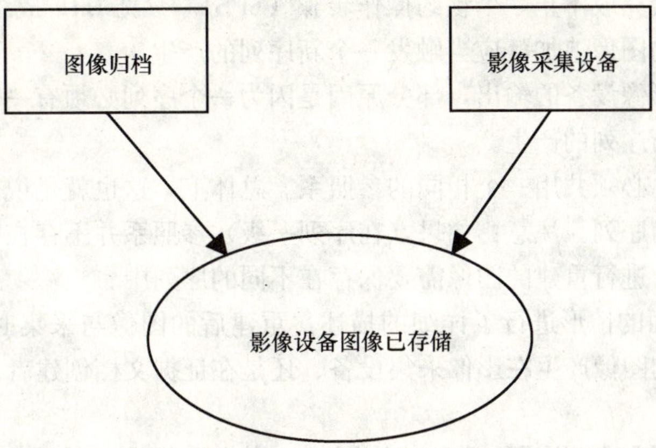

角色：影像采集设备

角色描述：将采集的图像数据传送至图像归档系统。

角色：图像归档系统

角色描述：接收并保存来自影像采集设备的图像。

4.8.3　参考标准

DICOM 2003 PS 3.4：存储服务类（Storage Service Class）。

4.8.4　交互图

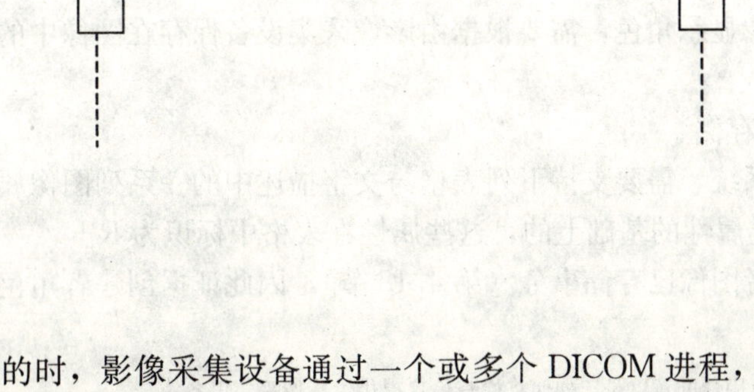

4.8.4.1　图像已存储

4.8.4.1.1　触发事件

当图像为集合的或可用的时，影像采集设备通过一个或多个 DICOM 进程，将图像依次传输至图像归档系统。

4.8.4.1.1.1 检查唯一标识号与序列唯一标识号

检查唯一标识号产生的细节及产生的时刻，清晰的在 IHE 中做出了定义。前面的预约工作流程及患者信息一致化规范中，详细的解释了检查信息及标识——例如检查实例唯一标识号——是怎样由医嘱执行者产生的，并且通过影像设备工作列表（MWL）实现对影像设备的可用性的[1]。检查信息在影像设备或工作站上的生成过程，在总体上是受到严格限制的；并且只有在极个别的特殊情况下，才是被允许的，例如：当一个执行操作步骤（PPS）未进行预约的时候（参见附录 A，表 A.1-2），或者当属于不同的被请求检查的若干个预约操作步骤（SPS）被确定未一个单一执行操作步骤（PPS）时（参见附录 A，表 A.1-5）。

序列唯一标识号的产生必须符合一系列 DICOM 规则的要求。

多个执行操作步骤（PPS）不允许包含一个相同的序列。反之，一个序列不能包含在不同的执行操作步骤（PPS）输出之中。所以，向某个已完成的检查项目的某一个序列追加图像是不被允许的，因为这个检查项目不能在进行修改了。

请注意，一个序列可能会完成不止一个预约操作步骤（SPS）。参见 IHE 成组检查示例。

一个操作步骤完成之后的图像追加，应当触发一个新序列的产生。

一个序列不能包含多个影像设备的输出，部分原因是因为一个序列必须有一个单一的参照系。在不同设备上产生图像，应当触发一个新序列的产生。

同一序列中的所有图像，必须共用一个相同的参照系。总体上，这也就是说，患者位置出现变化时生成的图像，应当触发产生一个新的序列。注意：如果（在序列一级）参照系并不存在，这样的要求可以被忽略。

在影像设备不同子系统上进行重建的图像需要保存在不同的序列中。

关于一致性，IHE 对下面的情形进行了详细的描述：重建后的图像与采集时的断层图像应当各自保存在单独的序列中，无论重建后的图像产生在影像采集设备、还是在证据文档创建者。

4.8.4.1.2 消息语义

影像采集设备使用 DICOM C-STORE 消息传输图像。影像采集设备是 DICOM 存储服务类使用者（DICOM Storage SCU），图像归档系统是 DICOM 存储服务类提供者（DICOM Storage SCP）。

操作技师，对患者可用信息及预约检查项目、被请求检查进行验证。这些记录在图像头部分的相关信息是必需的。附录 A 中对 DICOM 图像实例映射关系进行了详细的描述。该附录加强了对 IHE 技术框架中某些 DICOM属性的类型定义。

4.8.4.1.2.1 磁共振和 CT 定位图像的存储

除了这些笼统的映射需求之外，在 CT、磁共振图像中，定位图像（或称为计划图像）与相关的切平面图像——当操作技师在定位图像上做出切平面图像的计划时——之间的关系应当被记录下来。在这种情况下，切平面的参照图像序列（0008，1140）属性应当指向相关的定位图像或计划图像。这样一组相关图像的坐标空间，应当是相同的；也可以通过在参照系唯一标识号（0020，0052）属性中使用一个单一数值的数表示。对于 CT 图像，切平面图像应当在图像类型属性中被标识为 AXIAL（轴位、轴扫），而定位图像则应当标识为 LOCALIZER（定位像）。对于磁共振图像，没有为定位图像与相关切平面图像之间的关系，定义图像类型的特殊值。影像采集设备角色，不应当在定位图像或者计划图像的像素样本值[2]中使用内置定位图线的方式。

负责显示定位图线的图像显示角色，需要根据由影像采集设备保存在图像中的信息，计算出这些交互参考线的位置关系。

4.8.4.1.2.2 核医学图像的存储

支持核医学图像规范的系统，需要支持下列表格与文字描述中的一系列图像属性。这其中的许多要求是建立在 DICOM 第二类或第三类属性的基础上的，这些属性在表格中标识为 R+。

本节内容涉及证据创建者图像已存储事务（第 4.18 节），因此证据创建者角色可能涉及本处文本内容。

① 译者注：实现对影像设备的可用性的意思是，如何将检查信息提供给影像采集设备。

② 像素样本值：原文注，Pixel sample value is the "bits stored" part of the pixel data。

表 4.8-1 核医学图像中必需的图像属性

属性	标签	影像类型									
		通用						强心剂			
		STATIC	DYNAMIC	WHOLEBODY	GATED	TOMO	RECON TOMO	TOMO	RECON TOMO	GATED TOMO	RECON GATED TOMO
检测消息序列	(0054，0022)										
>图像位置	(0020，0032)						R+		R+		R+
>图像方向	(0020，0037)					R+	R+	R+	R+	R+	R+
>查看代码序列	(0054，0220)										
>>代码值	(0008，0100)			R+					R+[1]		R+[1]
>>代码表生成者	(0008，0102)			R+					R+[1]		R+[1]
切片级数指导	(0054，0500)								R+[2]		R+[2]
切片间距	(0018，0088)						R+[4]		R+[4]		R+[4]
采集上下文档序列	(0040，0555)										
>概念-姓名代码表	(0040，A043)							R+[3]	R+[3]	R+[3]	R+[3]
>概念代码序列	(0040，A168)							R+[3]	R+[3]	R+[3]	R+[3]

注释1：图像所必需的标准心脏视图：短轴位、纵向长轴位、横向长轴位。上述词汇及参照系下所对应心脏视图方位，请参见 Nuclear Cardiology Nomenclature，Cequeria MD，et al，Journal of Nuclear Cardiology，2002，9：240-245。代码值应当取自上下文标识26，相关代码请参见下表：

编码方案指定者	代码值	代码含义
SNM3	G-A186	短轴位
SNM3	G-A18A	纵向长轴位
SNM3	G-A18B	横向长轴位

注释2：当图像的视图代码序列标识为短轴位视图时，图像的切线（计划线）延伸方向是必需的。DICOM标准中定义的值为 APEX _ TO _ BASE 及 BASE _ TO _ APEX。

注释3：影像采集背景模块（在 CP-351 中被引入核医学 NM 信息对象定义 IOD）及其中的影像采集背景序列（0040，0555），在心脏核医学检查的加强及静止图像中是必需的。正如在标准中定义的那样，概念名称代码序列（0040，A043），应当包含（DCM，109055，“Patient State”），并且概念代码序列（0040，A168），应当使用下面表格中的值：

编码方案指定者	代码值	代码含义
SRT	F-01604	舒张期状态
DCM	109091	心脏收缩期状态
DCM	109092	再注射状态
DCM	109093	再分布状态
DCM	109094	延时再分布状态

注释 4：由于需要保存一个重建图像类型的有效值，层面间隔属性在 IHE 中为必需的。

IHE 建议，当存在多个能量窗口时，应当下列图像属性提供描述性的值：能量窗口名称（0054，0018）、能量窗口低限（0054，0014）、能量窗口高限（0054，0015）。

IHE 建议，当存在多个探测器时，应当在视图代码序列（0054，0220）的代码中提供描述性的值。

IHE 建议，当存在多个期相时，应当在期相描述（0054，0039）中提供描述性的值。

影像采集设备或证据创建者应当能够将核医学图像的数据进行编码、并将图像类型（0008，0008）设置为 TOMO（断层影像）或 GATED TOMO（门控的断层影像），正如一个单一的探测器系统生成一副图像那样。这也就是说，将图像采集时的探测器数量（0054，0021）设定为“1”，将帧数据重新排列，使得其与单探测器系统的采集相一致，忽略其用于采集图像数据时的实际探测器数量。另外，系统也需要支持，使用实际探测器设置时的图像数据编码。

当图像类型（0008，0008）为 RECON TOMO（重建的断层影像）或为 RECON GATED TOMO（重建门控断层影像）时，图像位置（0020，0032），图像方向（0020，0037）及视图代码序列（0054，0220）应当对图像中重建画面的方向进行描述。

当图像类型（0008，0008）为 WHOLEBODY（全身）时，有意思的图像数据经常为矩形（形状，例如 256×1024）。影像采集设备及证据创建者应当能够直接的创建这些图像，而并不是先将图像填充为正方形矩阵而后创建图像。

尽管 DICOM 标准没有在图像对象中严格的指定图像的顺序，人们经常采用下面的惯例，并且在核医学图像规范中为必需采用的：

图像应当按照“向量排列顺序”进行图像排序后再进行保存。首先，图像应当按照第一向量值进行排列；其次，在第一向量值内，图像应当按照第二向量值进行排列，并依此类推。这种顺序排列，在本文中称为“向量排列顺序”。

预知向量及“向量排列顺序”示例，请参见 RAD TF-1，附录 E. 4. 2 核医学图像对象定义：多帧图像及向量。

4. 8. 4. 1. 3　预期行为

图像归档系统，保存收到的 DICOM 对象。

DICOM 对象，应当保存这些图像对象定义，以备它们能够在稍后的时候，以满足 DICOM Level 2 Storage SCP（参见 DICOM PS 3. 4　B 4. 1）定义的方式，可以随时被获取到（参见第 4. 16 节获取图像）。

4. 8. 4. 1. 3. 1　DICOM 图像存储 SOP 类

DICOM 标准（2003 年版）定义了一系列的图像指定存储 SOP 类。一般认为，图像归档系统应当支持表 4. 8-2 中所列的多个存储 SOP 类。

表 4. 8-2　图像 SOP 类

SOP 类唯一标识	SOP 类名称
1. 2. 840. 10008. 5. 1. 4. 1. 1. 1	计算机 X 线摄影（CR）图像存储
1. 2. 840. 10008. 5. 1. 4. 1. 1. 2	计算机断层影像（CT）图像存储

续表

SOP 类唯一标识	SOP 类名称
1.2.840.10008.5.1.4.1.1.4	磁共振（MR）图像存储
1.2.840.10008.5.1.4.1.1.20	核医学（NM）图像存储
1.2.840.10008.5.1.4.1.1.128	正电子束断层影像（PET）图像存储
1.2.840.10008.5.1.4.1.1.481.1	放疗（RT）图像存储
1.2.840.10008.5.1.4.1.1.7	二次获取（SC）图像存储
1.2.840.10008.5.1.4.1.1.6.1	超声（US）图像存储
1.2.840.10008.5.1.4.1.1.3.1	多帧超声图像图像存储
1.2.840.10008.5.1.4.1.1.12.1	X线血管造影（XA）图像存储
1.2.840.10008.5.1.4.1.1.12.2	X线透视摄影（RF）图像存储
1.2.840.10008.5.1.4.1.1.1.1	数字化X线（DX）图像存储—表示用
1.2.840.10008.5.1.4.1.1.1.1.1	数字化X线（DX）图像存储—处理用
1.2.840.10008.5.1.4.1.1.1.2	数字化乳腺X线摄影图像存储—表示用
1.2.840.10008.5.1.4.1.1.1.2.1	数字化乳腺X线摄影图像存储—处理用
1.2.840.10008.5.1.4.1.1.1.3	数字化口腔X线摄影图像存储—表示用
1.2.840.10008.5.1.4.1.1.1.3.1	数字化口腔X线摄影图像存储—处理用
1.2.840.10008.5.1.4.1.1.77.1.1	VL① 内窥镜图像存储
1.2.840.10008.5.1.4.1.1.77.1.2	VL 显微镜图像存储
1.2.840.10008.5.1.4.1.1.77.1.3	VL 携同显微镜图像存储
1.2.840.10008.5.1.4.1.1.77.1.4	VL 影像图像存储

支持核医学（NM）图像规范的图像管理器、图像归档系统，需要支持表4.8-3中所列的所有的SOP类。支持核医学（NM）图像规范的影像采集设备，需要支持核医学图像的存储。

表4.8-3 核医学SOP类

SOP 类唯一标识	SOP 类名称
1.2.840.10008.5.1.4.1.1.20	核医学图像存储
1.2.840.10008.5.1.4.1.1.7	二次获取图像存储
1.2.840.10008.5.1.4.1.1.7.2	多帧灰阶字节二次获取图像存储
1.2.840.10008.5.1.4.1.1.7.4	多帧真彩色二次获取图像存储

影像采集设备，应当能够为所有的生成核医学图像类型提供使用核医学图像SOP类。

① 译者注：VL stands for Visible Light. VL代表“可见光”。

4.9 保存影像设备表示状态已存储

本节内容对应 IHE 技术框架 RAD-9 事务。RAD-9 事务在图像归档系统和影像获取设备中使用。

4.9.1 范围

本节内容描述了灰阶软拷贝显示状态（GSPS）的 DICOM 存储请求过程，由影像获取设备发出至影像归档器。影像获取设备将图像和图像的显示状态一并发出存储，在稍后的时候，它们可以被用作图像的一致性显示（表达）。

4.9.2 用例角色描述

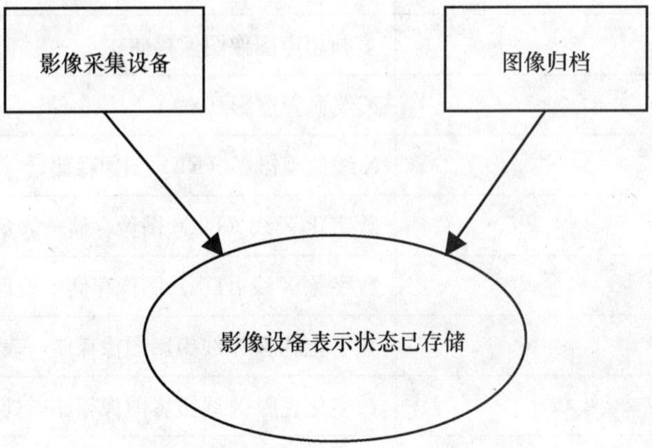

角色：影像获取设备

角色描述：生成应用于图像数据的灰阶软拷贝显示状态。本角色将支持传输显示状态至图像归档系统。本角色必须支持像素的再现，像素的再现应遵循 DICOM 2003 PS 3.14 灰阶标准显示功能的要求。

角色：图像归档系统

角色描述：接收并保存灰阶软拷贝显示状态（GSPS）SOP 实例，GSPS SOP 实例来自影像获取设备。

4.9.3 参考标准

DICOM 2003 年版 PS 3.4：存储服务类

DICOM 2003 年版 PS 3.4：灰阶软拷贝显示状态存储

DICOM 2003 年版 PS 3.14：灰阶标准显示功能

4.9.4 交互图

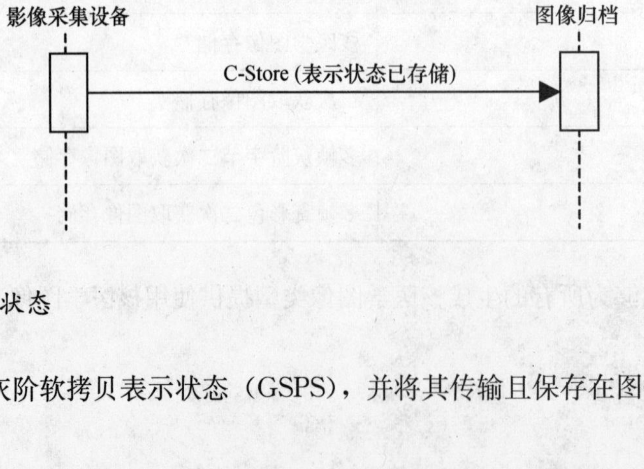

4.9.4.1 保存影像设备显示状态

4.9.4.1.1 触发事件

影像获取设备生成一个灰阶软拷贝表示状态（GSPS），并将其传输且保存在图像归档系统中。表示状态生成时，应当作为执行操作步骤（PPS）的一个部分（参见第4.6.4节）。它可以任意的作为简单、未预约、附加、中止或成组情况的一部分。当作为成组检查情况的表示的部分时，它应当遵循第4.6.4.1.2.3.6节中定义的必要条件。

4.9.4.1.2　消息语义

影像采集设备使用DICOM中C-STORE消息存储灰阶软拷贝表示状态。与参考图像的最终表示状态相关的所有灰阶处理操作、以及所有空间的图形的操作，都必须记录在表示状态中。这将保持图像最后看到时的样子，包括例如对比度的设置、旋转、翻转以及文字标注。表示状态中的图像操作，将覆盖图像中的原始记录，甚至于在表示状态中并没有给出指定操作的具体属性（例如窗宽窗位操作）的情况下。定义中的后一个例子，仅仅指定出一个特征操作。在DICOM 2003 PS 3.4“灰阶软拷贝表示状态存储SOP类动作”中，详细定义了全部的消息语义。影像采集设备，将作为DICOM存储的服务类使用者（SCU）；图像归档系统，将作为DICOM存储的服务类提供者（SCP）。

4.9.4.1.3　预期行为

图像归档系统将存储接收到的灰阶软拷贝表示状态对象。

4.10　图像存储确认

本小节内容对应于IHE技术框架RAD-10事务。RAD-10事务由影像管理器和影像采集设备（角色）使用。

4.10.1　范围

在影像获取设备或证据创建者将图像、表示状态（PS）、关键图像标识（KIN）发送至图像归档之后，它们请求图像管理器、图像归档接收对上述对象的存储责任。本项事务的目标就是向影像采集设备或者证据创建者提供一个存储责任的正式确认，允许它们重新使用由该检查占用的内部资源。（译者注：当影像采集设备或证据创建者收到图像归档的存储确认时，影像采集设备或者证据创建者可以不继续承担存储该检查的责任，而将该检查在本系统内删除。）

4.10.2　用例角色描述

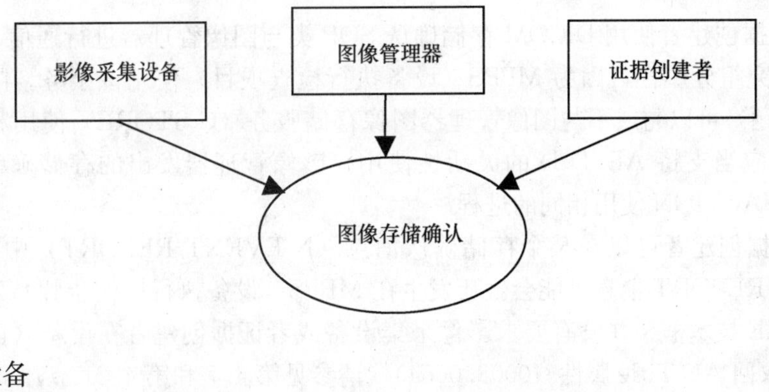

角色：影像采集设备

角色描述：将已发送至图像管理器的图像、表示状态、关键图像标识、证据文档，向图像管理器提出存储确认请求。

角色：证据创建者

角色描述：将已发送至图像管理器的图像、表示状态、关键图像标识、证据文档，向图像管理器提出存储确认请求。

角色：图像管理器

角色描述：承担下列责任：图像、表示状态、关键图像标识、证据文档的存储可靠性、获得及可用性。

4.10.3 参考标准

DICOM 2003 年版 PS 3.4：存储服务类

4.10.4 交互图

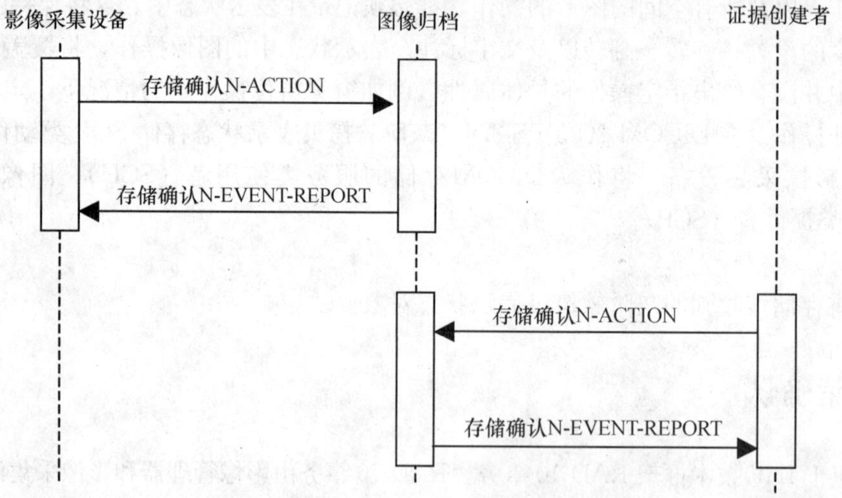

4.10.4.1 图像确认

图像确认推模式 SOP 类应当参照交互图示使用。不支持图像确认拉模式 SOP 类的使用。详细文字描述内容请参见 DICOM 2003 PS 3.4。

4.10.4.1.1 触发事件

影像采集设备与证据创建者作为存储确认服务类使用者（SCU），在一个或多个 SOP 实例已经成功发送至图像管理器、图像归档系统后的任何时刻，向图像管理器、图像归档系统提出确认请求；此时，图像管理器、图像归档系统是存储确认的服务类提供者。

4.10.4.1.2 消息语义

影像采集设备与证据创建者使用 DICOM 存储确认 SOP 类与图像管理器进行通信。影像采集设备与证据创建者不应使用参考研究组分属性，因为 MPPS（设备执行检查项目）使用该服务。图像管理器存储确认的 AE Title（应用实体标题）可以与或不与图像管理器图像存储服务（C-STORE）使用相同的 AE Title。影像采集设备与证据创建者应当支持 AE Title 的灵活性使用。影像管理器发出的存储确认消息 N-EVENT-REPORT 可以与或不与 N-ACTION 使用相同的进程。

影像采集设备和证据创建者可以在某个存储确认消息（N-EVENT REPORT）中接收到取回 AE Title。但是，这个 N-EVENT REPORT 消息可能会碰巧发生在 MPPS（设备执行操作步骤）发出 N-SET 消息之后。正是由于这个原因，IHE 技术框架并没有要求影像采集设备或者证据创建者在设备（创建者）执行检查项目的 N-SET 消息中发送取回 AE Title 属性（0008.0054）（请参见第 4.7 和第 4.21 节）。

在正常情况下，当图像管理器不能提供存储确认服务时（被认为是失败原因属性），影像采集设备或证据创建者不应当删除或修改各自的 SOP 实例。

4.10.4.1.3 预期行为

图像管理器在图像归档系统配合下，对收到的图像数据或表示状态安全存储承担责任。图像管理器与图像归档系统的配合形式，不在 IHE 技术框架讨论的范围之内。数据的所有权，也将由影像采集设备转移至图像管理器。因此，影像采集设备不再必须对应图像数据的内部资源管理。

4.11 图像可用性查询

本节内容对应 IHE 技术框架事务 RAD-11。事务 RAD-11 使用在科室系统预约者、报告管理器和图像管理器角色中。

4.11.1 范围

本项事务目的在于科室系统预约者/医嘱执行者与报告管理者怎样确定，与一个特定的执行操作步骤（PPS）相联系的 SOP 实例是否已经进行了存储，并且是否可以被用于随后的工作流程，同时也通知它们在哪个存储单元中可以重新获得这些 SOP 实例。图像管理器应当保存有图像可用性的信息。下面的例子将展示出图像可用性查询实际用途：

- 科室系统预约者/医嘱执行者在收到（影像采集设备的）“图像已采集”的消息通知后，对图像管理器查询，直到科室系统预约者/医嘱执行者收到一个包含 PPS 消息中罗列的全部图像的列表。图像已采集，请参见 RAD-7 事务，PPS 状态为“已完成”的 MPPS N-SET 消息。
- 科室系统预约者/医嘱执行者需要对工作流程中预提取的先前检查图像进行可用性验证。在这种情况下，有可能需要对单幅图像的可用性进行验证。
- 报告管理器在收到（影像采集设备的）“图像已采集”的消息通知后，在对图像管理器进行查询，直到报告管理器收到一个包含 PPS 消息中罗列的全部图像的列表。图像已采集，请参见 RAD-7 事务，PPS 状态为“已完成”的 MPPS N-SET 消息。
- 报告管理器需要对工作流程中预提取的先前检查图像进行可用性验证。在这种情况下，有可能需要对单幅图像的可用性进行验证。

查询并获得图像实例 UID（图像用例唯一标识）决定着图像的可用性。但是，出于工作流程管理的需要，通常情况下，图像可用性需要额外的参数验证，比如：

存储单元：描述为一个系统或一个子系统，这个系统在一个特定时间内是图像的保存者，比如某个图像归档系统。

访问时间：是指图像由某一个存储单元（译注：如长期归档系统、外部图像源）迁移至可读状态（译注：如短期在线存储）所必须的一段时间，访问时间并没有将外部网络传输时间或者接收者应用显示的性能等因素计算在内。确切的访问时间很难去把握，并且是各不相同的。但是，图像可用性级别的使用可以估算出大致的访问时间。

4.11.2 用例角色描述

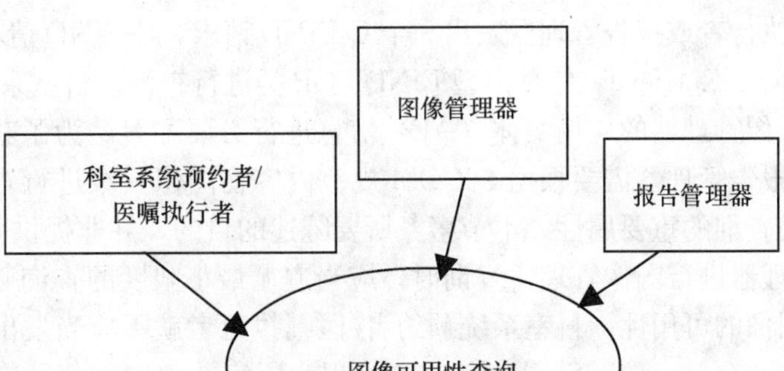

角色：科室系统预约者/医嘱执行者

角色描述：对图像管理器进行查询，以确定科室工作流程中的图像可用性。

角色：报告管理器

角色描述：对图像管理器进行查询，以确定科室工作流程中的图像可用性。

角色：图像管理器

角色描述：向科室系统预约者/医嘱执行者提供图像可用性信息。

4.11.3 参考标准

DICOM 2003 年版 PS 3.4：查询/获取服务类。

4.11.4 交互图

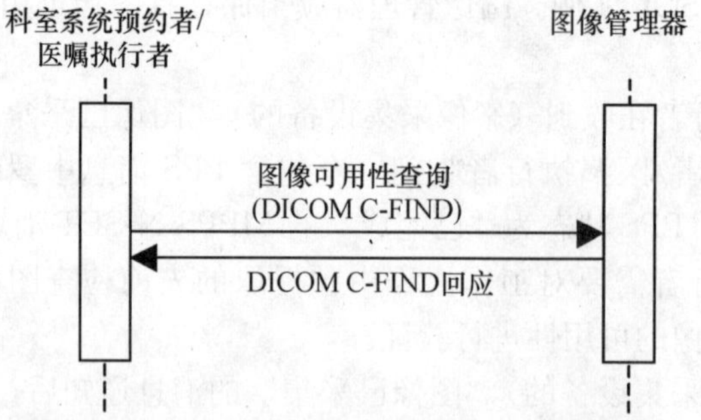

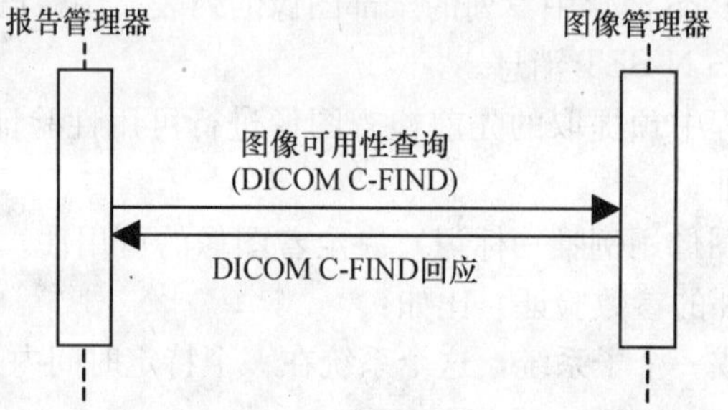

4.11.4.1 查询图像可用性

4.11.4.1.1 触发事件

在收到 PPS 状态为“已完成”（COMPLETED）的 MPPS N-SET 消息之后，或者更晚的一个时刻，科室系统预约者/医嘱执行者或报告管理器需要对图像可用性进行验证。

4.11.4.1.2 消息语义

科室系统预约者/医嘱执行者或报告管理器发出一个 C-FIND 请求，C-FIND 请求依照 DICOM 标准中关于基于检查的查询/获取（Query/Retrieve）信息模型 FIND SOP 类进行查询。科室系统预约者/医嘱执行者及报告管理器必须针对所查询图像管理器的应用实体（AE）信息进行必要配置。为了获得所需图像的列表，科室系统预约者/医嘱执行者与报告管理器需要根据 DICOM 规范内容在图像一级进行查询。应当支持分级查询方式。下表中着重列举出这类查询的重要属性。本节事务所要陈述的目的，并非提供一个筛选机制。科室系统预约者/医嘱执行者及报告管理器进行图像管理器查询时，应当遵循最小限度的查询必要性的原则。例如，如果在于验证某一序列中所有图像的可用性，科室系统预约者/医嘱执行者就不应当发出一个建立在逐个图像基础上的查询。在这种情况下，一个单一的、SOP 实例唯一标识为零字节长度的值，应当被发出，然后，所有的匹配图像信息应当被返回来。

表 4.11-1 图像可用性查询关键字

属性	标签	查询关键字值
查询、获取级别	(0008，0052)	图像
检查实例唯一标识	(0020，000D)	单一值匹配的唯一值
序列实例唯一标识	(0020，000E)	单一值匹配的唯一值
SOP 实例唯一标识	(0008，0018)	单一值、零长度值或唯一标识列表

按照 DICOM 标准要求，图像管理器应当支持取回 AE Title（0008，0054），并且在请求响应中被返回。

为了达到更加量化的存取时间，可能会使用到图像可选属性实例可用性（0008，0056），实例可用性的列举值有：在线（ONLINE）、近线（NEARLINE）及离线（OFFLINE）。根据存取时间及随后的取回(C-MOVE)请求结果，图像可用性的值应当依照如下内容进行解释：

表 4.11-2 图像存取时间

级别	描述	存取时间
在线	图像可以从存储区域直接读取并取回，并且在一个合理时间内可以进行图像的分发。合理时间，因不同情况而不同。	通常情况下，从若干秒到几分钟
近线	在分发之前，图像必须在存储区域内进行必要的处理；总共的取回时间，将会长于"合理时间"。	通常情况下，从几分钟至一个小时
离线	如果没有人力的介入，图像不能够被分发。	通常情况下，从几分钟至几小时、甚至几天

4.11.4.1.3 预期行为

图像管理器应当按照 DICOM 标准的定义进行 C-FIND 回复，包括当成功匹配时，返回 SOP 实例唯一标示（0008，0018）以及对应的取回 AE Title（0008，0054）。

4.12 患者信息更新

本节内容对应为 IHE 技术框架 RAD-12 事务。RAD-12 事务在 ADT、医嘱申请者、科室系统预约者及图像管理器角色中使用。

4.12.1 范围

本事务涉及患者信息的改变，包括（人口统计学）基本信息、患者标识、患者地区/分类改变以及患者的合并。这些变化可能发生在患者记录的任何时间。本事务适用于有过就诊记录的住院患者（即在医疗机构内安排了床位的患者）和门诊患者（即未进行床位安排的患者）。

4.12.2 用例角色描述

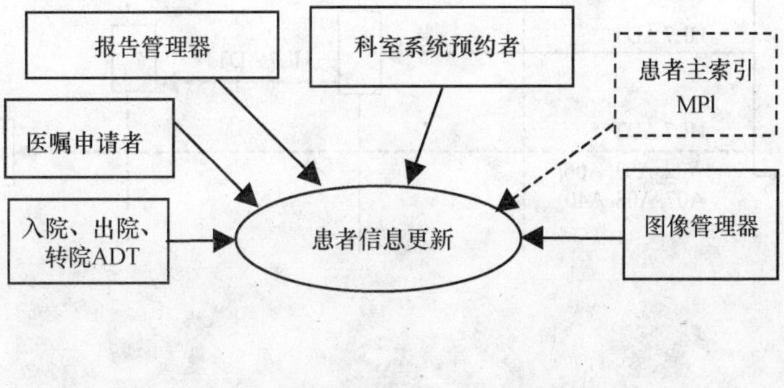

角色：ADT

角色描述：添加、修改患者基本信息及突发信息。

角色：医嘱申请者

角色描述：接收患者及突发信息，以用于医嘱录入。

角色：医嘱系统预约者

角色描述：接收并更新患者及突发信息，确保 ADT 与 MPI（患者主索引）系统的一致性。应当为图像管理器提供已更新的患者及突发信息。

角色：患者主索引（MPI）

角色描述：从多个 ADT 系统中接收患者及突发信息。确保一位患者在医疗机构内部拥有唯一的标识号。

角色：图像管理器

角色描述：接收患者及突发信息，用于其自身图像、其他证据文档数据库的维护，以及用于管理类似于自动路由证据对象至某个指定的病区的情况。

角色：报告管理器

角色描述：接收患者及突发信息，用于其自身报告数据库的维护。

注：IHE 技术框架目前还不支持这样的一个患者主索引的使用：需要在医疗机构内部使用的若干个 ADT 系统之间实现患者信息的同步。期待着 IHE 的创建者们将来能够将 MPI 角色包括在内；并且期望，ADT 系统与 MPI 系统之间患者信息的更新、患者合并能够类似于，ADT 与医嘱申请者及医嘱执行者角色之间的事务。

4.12.3 参考标准

HL7 2.3.1 第 2、3 章

4.12.4 交互图

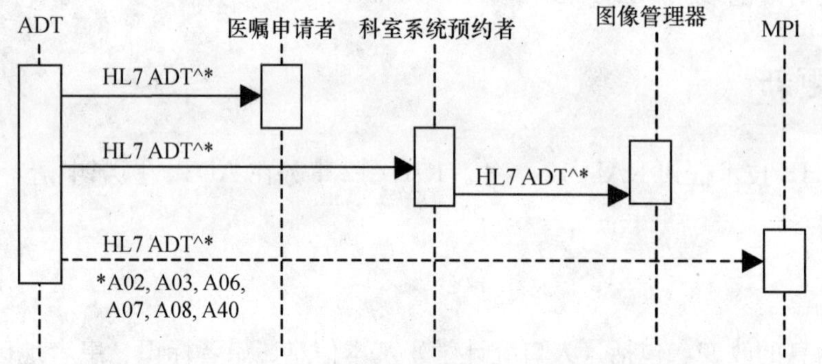

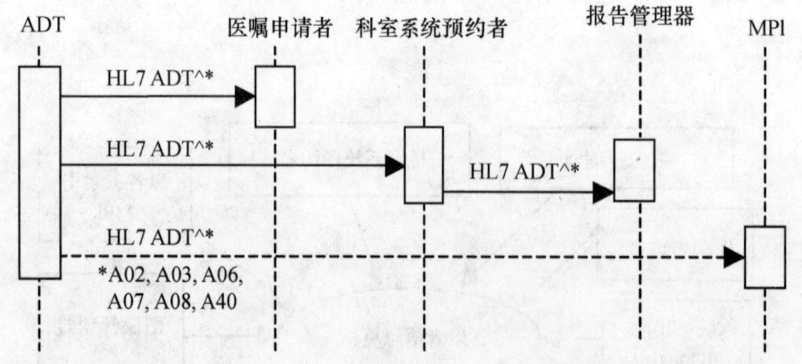

4.12.4.1 患者信息管理——患者信息传递

4.12.4.1.1 触发事件

患者位置的变化将导致下列更新患者消息：

A02—患者信息传递

作为患者变更他或她的被指派物理位置的结果，一个 A02 事件被发出。

4.12.4.1.2 消息语义

更新患者信息事务是一条 HL7 中 ADT 消息。这条 ADT 消息应当在错误信息被修正或患者位置发生变化时由执行更新的系统发出。

下表所罗列的患者信息传递消息中的字段为必需字段，这些消息将在下面的小节中进行详细的说明。

ADT A02	患者管理消息	在 HL7 版本 2.3.1 中的章
MSH	消息头	2
EVN	事件类型	3
PID	患者身份标识	3
PV1	患者住院（就诊）次数	3

每一条消息都应当得到由 ADT 消息的接收者至发送者的 HL7 ACK 消息的确认。ACK 消息的定义及讨论内容，请参见第 2.4.3 节“确认消息模式”。

4.12.4.1.2.1 MSH（消息头）段

消息头段应当按照第 2.4.2 节“消息控制”中的定义进行构建。

字段 MSH-9 消息类型应当拥有至少两个部分。第一部分应当为 ADT 值；第二部分应当为 A02 消息值。第三部分为可选部分；但是，如果存在第三部分，应当为 ADT _ A02 值。

4.12.4.1.2.2 EVN（事件类型）段

EVN 事件字段中必需及可选内容，请参见第 4.1.4.1.2.2 节。

4.12.4.1.2.3 PID（患者身份标识）段

除了表 4.12-1 所列之外，PID（患者身份标识）段的多数字段是可选字段。PID 段所有字段内容，请参见第 4.1.4.1.2.3 节。

表 4.12-1 IHE 规范—PID 段

序号	长度	数据类型	可选性	表格号＃	项目号＃	元素名称
3	20	CX	R		00106	患者 ID 列表
5	48	XPN	R		00108	患者姓名
18	20	CX	C		00121	患者账号

根据 HL7 标准 2.3.1 版改编

4.12.4.1.2.4 PV1（患者就诊号）段

除了表 4.12-2 所列之外，PV1（患者就诊号）段的多数字段是可选字段。PV1 段所有字段内容，请参见第 4.1.4.1.2.4 节。

表 4.12-2 IHE 规范—PV1 段

序号	长度	数据类型	可选性	表格号#	项目号#	元素名称
2	1	IS	R	0004	00132	患者分类
3	80	PL	C		00133	被指派的患者位置
6	80	PL	C		00136	先前的患者位置
10	3	IS	R	0069	00140	医疗（医院）服务
11	80	PL	C		00141	临时位置
19	20	CX	C		00149	就诊号
43	80	PL	C		00173	先前的临时位置
51	1	IS	C	0326	01226	就诊标识

根据 HL7 标准 2.3.1 版改编

字段 PID-18 患者账号或 PV1-19 就诊号中至少一项应当存在数值。这些字段的数值存在性的额外必要条件，可能在 IHE 技术框架的地区性或者国家性附录中给予文档说明（参见 RAD TF-4）。

如果字段 PV1-19 就诊号存在，那么字段 PV1-51 就诊标识应当被赋值为“V”。否则可以被省略。

新的患者位置应当出现在字段 PV1-3 被指派患者位置或字段 PV1-11 临时患者位置（如果被转换至一个临时位置）中任意一项。旧的患者位置，应当出现在字段 PV1-6 先前的患者位置或字段 PV1-43 先前的临时位置（如果转移自一个临时位置）中的任意一项。

4.12.4.1.3 预期行为

IHE 预期在接收到患者转移消息（A02）后，接收消息的系统对其患者位置的记录进行更正。

确保图像管理器及报告管理器所管理的保存在诊断报告及任何相关的对象中患者信息（包括患者位置信息），在其取回时被及时更新，这将是图像管理器及报告管理器的责任。

4.12.4.2 患者信息管理——更新患者分类

4.12.4.2.1 触发事件

改变“住院患者”分类（状态由住院患者改变为门诊患者，由门诊患者改变为住院患者，由“入院”、“未入院”改变为“出院”），将导致下列更新患者信息消息之一：

- A03—患者出院
- A06—由门诊患者变更为住院患者
- A07—由住院患者变更为门诊患者

A03 事件将表示患者在医疗机构内的住院阶段的中止。对于住院患者，A03 事件消息将表示患者状态被更正为“出院”暨患者不再住在医疗结构内。对于门诊患者，A03 事件消息将表示患者的本次就诊过程到此结束。当某位未被许可入院的患者前来就诊并且正在被接收入院时，将发送一条 A06 事件消息。该事件将患者的状态由“未被接收（未入院）”变更为“被接收（已入院）”。当某位已入院的患者将其状态变更为“未被接收（未入院）”、但他仍将继续观察治疗时，将发送一条 A07 事件消息。该事件将患者状态由“被接收（已入院）”变更为“未被接收（未入院）”。

4.12.4.2.2 消息语义

患者信息更新事务是一条 HL7 的 ADT 消息。这条消息应当在患者分类发生变化的时候由执行信息更新的系统发出。

下表中所列**患者分类更新**消息的字段为必需字段；这些消息的详细说明位于第 4.12.4.1.2.1 至 4.12.4.1.2.3 节。

ADT A03/A06/A07	患者管理消息	在HL7版本2.3.1中的章
MSH	消息头	2
EVN	事件类型	3
PID	患者身份标识	3
PV1	患者就诊号	3

每一条消息都应当得到由ADT消息的接收者至发送者的HL7 ACK消息的确认。ACK消息的定义及讨论内容，请参见第2.4.3节“确认消息模式”。

4.12.4.2.2.1 MSH（消息头）段

消息头段应当按照第2.4.2节“消息控制”中的定义进行构建。

字段MSH-9消息类型，应当拥有至少两个部分。第一部分应当为ADT值；第二部分应当为A03、A06或A07消息值。第三部分为可选部分；但是，如果存在第三部分，应当为ADT _ A03值（A03消息）或ADT _ A06值（A06及A07消息）。

4.12.4.2.2.2 EVN（事件类型）段

EVN事件字段中必需及可选内容，请参见第4.1.4.1.2.2节。

4.12.4.2.2.3 PID（患者身份标识）段

除了表4.12-3所列之外，PID（患者身份标识）段的多数字段是可选字段。PID段所有字段内容，请参见第4.1.4.1.2.3节。

表4.12-3 IHE规范—PID（患者身份标识）段

序号	长度	数据类型	可选性	表格号#	项目号#	元素名称
3	20	CX	R		00106	患者ID列表
5	48	XPN	R		00108	患者姓名
18	20	CX	C		00121	患者账号

根据HL7标准2.3.1版改编

4.12.4.2.2.4 PV1（患者就诊号）段

除了表4.12-4所列之外，PV1（患者就诊号）段的多数字段是可选字段。PV1段所有字段内容，请参见第4.1.4.1.2.4节。

表4.12-4 IHE规范—PV1（患者就诊号）段

序号	长度	数据类型	可选性	表格号#	项目号#	元素名称
2	1	IS	R	0004	00132	患者分类
3	80	PL	R		00133	被指派的患者位置
6	80	PL	C		00136	先前的患者位置
7	60	XCN	C	0010	00137	主治医生
8	60	XCN	C	0010	00138	转诊医生
9	60	XCN	R2	0010	00139	会诊医生
17	60	XCN	C	0010	00147	入院医生
19	20	CX	C		00149	就诊（住院）号
43	80	PL	C		00173	先前的临时位置
51	1	IS	C	0326	01226	就诊（住院）标识

根据HL7标准2.3.1版改编

字段 PID-18 患者账号或 PV1-19 就诊（住院）号中至少一项应当存在数值。这些字段的数值存在性的额外必要条件，可能在 IHE 技术框架的地区性或者国家性附录中给予文档说明（参见 RAD TF-4）。

如果字段 PV1-19 就诊号存在，那么字段 PV1-51 就诊（住院）标识应当被赋值为“V”。否则，可以被省略。

对于“出院患者”（A03）消息：

- 字段 PV1-3 被指派的患者位置应当包含患者位置，直至患者出院。
- 字段 PV1-45 出院日期/时间不一定在 A03 消息中出现。如果 PV1-45 不存在，那么 EVN 消息中（EVN-2 记录日期/时间）将作为出院的日期及时间。

对于“由门诊患者变更为住院患者”（A06）消息：

- 新的患者分类应当出现在 PV1-2 患者分类中。
- 新的患者位置应当出现在 PV1-3 被指派的患者位置中。
- 旧的患者位置（如果存在相关性）应当出现在 PV1-6 先前患者位置中。
- 当前可用账号应当出现在 PID-18 患者账号中。
- PV1-7 主治医生，PV1-8 转诊医生及 PV1-9 会诊医生，如果它们的值不同，可能会存在差别。

对于“由住院患者变更为门诊患者”（A07）消息：

- 新的患者分类应当出现在 PV1-2 患者分类中。
- 旧的患者位置应当出现在 PV1-6 先前的患者位置或 PV1-43 先前的临时位置中。
- 当前可用账号应当出现在 PID-18 患者账号中。
- PV1-7 主治医生，PV1-8 转诊医生及 PV1-9 会诊医生，如果它们的值不同，可能会存在差别。

A06 及 A07 消息应当被排外的进行使用，以发送那些在住院患者与门诊患者之间进行转换相关的信息。

进行任何患者基本信息的修正或非患者分类访问信息的修正，都必须发送一个额外的患者信息更新消息（A08）。

4.12.4.2.3 预期行为

IHE 预期在接收到患者分类变更消息（A03、A06、A07）之后，接收到信息的系统应当变更其内部的访问记录。

图像管理器及报告管理器有责任确保它们所管理的诊断报告及任何相关对象中的患者信息（包括患者的位置信息），在被取回之前，已经进行了更新。

4.12.4.3 患者管理——患者信息更新

4.12.4.3.1 触发事件

患者基本信息及账户信息（例如患者姓名、患者地址等）的变化，将触发下列患者信息更新消息：

A08—更新患者信息

4.12.4.3.2 消息语义

更新患者信息事务是一条 HL7 的 ADT 消息。无论何时解决了一个患者基本信息的错误或者进行了修正时，执行该项更新的系统都应当发出这样的消息。

一条患者记录所有必需的信息（R 和 R2）应当在 A08 消息中被重新发送。A08 消息中收到时所有标识为 NULL（空，即：作为两个双引号“”被传输时）的信息，都应当在接收方系统的数据库中同一患者记录上删除掉。如果信息没有在 A08 消息中被提及（即：被忽略的），该患者的信息（值）应当继续保留在接收方系统的数据库中不变。

一条 A08 消息是唯一可以被用于患者基本信息及就诊记录更新的方式。但是，患者身份标识（Patient ID）不能在 A08 消息中被更新。A40 消息可以用于该目的，请参见第 4.12.4.1.2.5 节。

下表所列的进行**患者信息更新**消息的字段为必需字段，这些消息在第 4.12.4.1.2.4 节中提供了详细描述。如果加入了或者更新了患者的过敏史信息，应当存在过敏史字段 AL1。如果更新了患者的体重和/或身高信息，应当存在 OBX 字段。

ADT A08	患者管理消息	在 HL7 版本 2.3.1 中的章
MSH	消息头	2
EVN	事件类型	3
PID	患者身份标识	3
PV1	患者就诊号	3
[{OBX}]	观察、结果	7
[{AL1}]	过敏史	3

每一条消息都应当得到由 ADT 消息的接收者至发送者的 HL7 ACK 消息的确认。ACK 消息的定义及讨论内容，请参见第 2.4.3 节“确认消息模式”。

4.12.4.3.2.1　MSH（消息头）段

消息头段应当按照第 2.4.2 节“消息控制”中的定义进行构建。

字段 MSH-9 消息类型应当拥有至少两个部分。第一部分应当为 ADT 值；第二部分应当为 A03、A06 或 A07 消息值。第三部分为可选部分；但是，如果存在第三部分，应当为 ADT _ A08（A08 消息）。

4.12.4.3.2.2　EVN（事件类型）段

EVN 事件字段中必需及可选内容，请参见第 4.1.4.1.2.2 节。

4.12.4.3.2.3　PID（患者身份标识）段

除了表 4.12-5 所列之外，PID（患者身份标识）段的多数字段是可选字段。PID 段所有字段内容，请参见第 4.1.4.1.2.3 节。

注意：某些就诊信息，例如患者位置、患者分类，可能在这条消息中不能被修改。在这种情况下，应当使用**患者传输**和**修改患者分类**消息。

表 4.12-5　IHE 规范—患者身份标识段

序号	长度	数据类型	可选性	表格号#	项目号#	元素名称
3	20	CX	R		00106	患者身份标识列表
5	48	XPN	R		00108	患者姓名
18	20	CX	C		00121	患者账号

根据 HL7 标准 2.3.1 版改编

4.12.4.3.2.4　PV1（患者就诊号）段

除了表 4.12-6 所列之外，PV1（患者就诊号）段的多数字段是可选字段。PV1 段所有字段内容，请参见第 4.1.4.1.2.4 节。

表 4.12-6　IHE 规范—PV1（患者就诊号）段

序号	长度	数据类型	可选性	表格号#	项目号#	元素名称
2	1	IS	R	0004	00132	患者分类
19	20	CX	C		00149	就诊号
51	1	IS	C	0326	01226	就诊标识

根据 HL7 标准 2.3.1 版改编

字段 PID-18 患者账号或 PV1-19 就诊（住院）号中至少一项应当存在数值。这些字段的数值存在性的额外必要条件，可能在 IHE 技术框架的地区性或者国家性附录中给予文档说明（参见 RAD TF-4）。

如果字段 PV1-19 就诊号存在，那么字段 PV1-51 就诊标识应当被赋值为“V”。否则，可以被省略。

4.12.4.3.2.5　AL1（过敏史）段

AL1（过敏史）段中必需及可选字段，请参见第 4.1.4.1.2.5 节。

4.12.4.3.2.6　OBX（观察、结果）段

OBX（观察、结果）段中必需及可选字段，请参见第 4.1.4.1.2.6 节。

4.12.4.3.3　预期行为

IHE 预期在接收到患者信息消息（A08）之后，接收方系统应当更新自身的患者基本信息、就诊、过敏史、和/或保险信息。在新的 A08 消息中任何接收时为 NULL（空）的信息，都应当从本地删除。

图像管理器及报告管理器有责任确保，它们所管理的诊断报告以及证据对象（例如，图像、关键图像标识、灰阶软拷贝表示状态、证据文档等）中患者信息，在被取回时已经进行了更新。

4.12.4.4　患者管理——患者合并

4.12.4.4.1　触发事件

当发现两条患者的记录实际上标识的同一患者，并且进行了合并，那么将触发下列消息：

- A40—合并患者—内部标识（Internal ID）

一条 A40 消息表示，一个患者合并已经在内部的标识符级完成。也就是说，PID-3-患者身份标识，已经与 MRG-1 患者身份标识进行了合并。这条消息由进行合并的系统发出。

4.12.4.4.2　消息语义

更新患者信息事务是一条 HL7 的 ADT 消息。这条消息应当在变更患者身份标识或发现两条记录的为同一患者时由执行患者信息更新的系统发出。

下表所列的**患者合并**消息中字段为必需字段，这些字段在第 4.12.4.1.2.5 小节中进行了详细描述。PV1 字段为可选字段。

ADT A40	患者管理消息	在 HL7 版本 2.3.1 中的章
MSH	消息头	2
EVN	事件类型	3
PID	患者身份标识	3
MRG	合并信息	3
[PV1]	患者就诊次数	3

每一条消息都应当得到由 ADT 消息的接收者至发送者的 HL7 ACK 消息的确认。ACK 消息的定义及讨论内容，请参见第 2.4.3 节“确认消息模式”。

4.12.4.4.2.1　MSH（消息头）段

消息头段应当按照第 2.4.2 节“消息控制”中的定义进行构建。

字段 MSH-9 消息类型应当拥有至少两个部分。第一部分应当为 ADT 值；第二部分应当为 A40 消息值。第三部分为可选部分；但，如果存在第三部分，应当为 ADT _ A39。

4.12.4.4.2.2　EVN（事件类型）段

EVN 事件字段中必需及可选内容，请参见第 4.1.4.1.2.2 小节。

4.12.4.4.2.3　PID（患者身份标识）段

除了表 4.12-7 所列之外，PID（患者身份标识）段的多数字段是可选字段。PID 段所有字段内容，请参见第 4.1.4.1.2.3 节。

表 4.12-7 IHE 规范—PID（患者身份标识）段

序号	长度	数据类型	可选性	表格号#	项目号#	元素名称
3	20	CX	R		00106	患者身份标识列表
5	48	XPN	R		00108	患者姓名

根据 HL7 标准 2.3.1 版改编

4.12.4.4.2.4 PV1（患者就诊号）段

除了表 4.12-8 所列之外，PV1（患者就诊号）段的多数字段是可选字段。PV1 段所有字段内容，请参见第 4.1.4.1.2.4 节。

表 4.12-8 IHE 规范—PV1（患者就诊号）段

序号	长度	数据类型	可选性	表格号#	项目号#	元素名称
2	1	IS	R	0004	00132	患者分类
11	80	PL	O		00141	临时位置

根据 HL7 标准 2.3.1 版改编

4.12.4.4.2.5 MRG（患者合并信息）段

PID（患者身份标识）及 PV1（患者就诊号）段包含有权威的患者信息，包括患者的唯一标识（及患者唯一标识的签发者）。MRG（患者合并信息）段标识出废弃的"旧的"或者次要的患者记录。HL7 并没有要求将"旧的"记录删除；HL7 要求在合并之后未来事务中的"不正确的"标识符，不被参照。

表 4.12-9 IHE 规范—MRG（患者合并信息）段

序号	长度	数据类型	可选性	表格号#	项目号#	元素名称
1	20	CX	R		00211	先前患者身份标识列表
2	20	CX	O		00212	先前轮换患者 ID
3	20	CX	O		00213	先前患者账号
4	20	CX	R2		00214	先前患者 ID
5	20	CX	O		01279	先前就诊号
6	20	CX	O		01280	先前轮换就诊 ID
7	48	XPN	R2		01281	先前患者姓名

根据 HL7 标准 2.3.1 版改编

对于每一条即将进行合并的患者记录都应当发送一条单独的合并消息。例如，如果患者 A、患者 B 及患者 C 即将合并为患者 B，那么将发送出两条 MRG（患者合并信息）消息。在第一条 MRG（患者合并信息）消息中，患者 B 应当在 PID（患者身份标识）段中进行标识，而患者 A 应当在 MRG（患者合并信息）段中进行标识。在第二条 MRG（患者合并信息）消息中，患者 B 应当在 PID（患者身份标识）段中进行标识，而患者 C 应当在 MRG（患者合并信息）段中进行标识。患者 A 与患者 C 的就诊及账户信息，连同患者 B 原先的就诊及账户信息，现在应当共同属于患者 B 的记录。

进行任何患者基本信息的更正，都应当通过发送单独的患者信息更新消息（A08）给当前的患者 ID 完成。A40 消息是唯一可以进行患者 ID 更新的方式。

当某个即将进行合并的先前患者并不存在于图像管理器中时，图像管理器及报告管理器应当创建一名新的患者，并且使用患者合并消息（A40）中的基本信息作为该患者的基本信息。在患者合并消息（A40）中不存在的基本信息，在随后的患者信息更新（A08）消息中进行更新。

4.12.4.4.3 预期行为

IHE 预期在接收到患者合并消息（A40）后，接收方系统应当执行信息更新用以表明这样的事实，即：两条患者的记录已经合并为一条单一的记录。如果正确的目标患者对于接收方系统是未知的，那么 IHE 期望接收方系统创建一条患者记录，并且使用当前 PID（患者身份证明）段数据作为患者标识及基本信息。

图像管理器及报告管理器有责任确保它们所管理的诊断报告以及证据对象（例如，图像、关键图像标识、灰阶软拷贝表示状态、证据文档等）中患者信息在被取回时已经进行了更新。

4.12.4.5 患者管理——患者转院/出院的取消

4.12.4.5.1 触发事件

下列事件将触发取消消息：

- A12—患者由一个位置至另一位置的转换，由于信息的错误或者决定不再进行患者转院而取消。
- A13—由于信息的错误或者决定暂不允许患者出院，而取消患者出院。

4.12.4.5.2 消息语义

由 HL7 中 ADT^A02 及 ADT^A03 消息传递的患者转院/出院信息可能会因为信息的错误或者患者暂不转院、不出院的决定而被迫取消（废除）。取消消息由 HL7 中 ADT^A12 及 ADT^A13 消息发出。ADT^A12 应当被用于废除由 ADT^A02 消息发出的事务。ADT^A13 应当被用于废除由 ADT^A03 消息发出的事务。

只有在患者转院/出院事务被发出之后，并且 ADT 系统在该患者记录上未执行任何其他事务时，才能使用取消消息。

下表中所列字段为必需字段，在下面的小节中提供有关的详细描述。所有其他的字段为可选字段。

注：有关规格及 HL7 规范的额外限制，在第 2.3 小节中进行了陈述。

ADT	患者管理消息	在 HL7 版本 2.3.1 中的章
MSH	消息头	2
EVN	事件类型	3
PID	患者身份标识	3
PV1	患者就诊次数	3

每一条消息都应当得到由 ADT 消息的接收者至发送者的 HL7 ACK 消息的确认。ACK 消息的定义及讨论内容，请参见第 2.4.3 节“确认消息模式”。

4.12.4.5.2.1 MSH（消息头）段

消息头段应当按照第 2.4.2 节“消息控制”中的定义进行构建。

字段 MSH-9 消息类型应当拥有至少两个部分。第一部分应当为 ADT 值；第二部分应当为 A12 或 A13 消息值。第三部分为可选部分；但，如果存在第三部分，应当为 ADT _ A12（A12 消息）或者 ADT _ A13（A13 消息）。

4.12.4.5.2.2 EVN（事件类型）段

EVN（事件类型）段中必需及可选字段，请参见第 4.1.4.1.2.2 节。

4.12.4.5.2.3 PID（患者身份标识）段

除了表 4.12-10 中所列字段，PID（患者身份标识）段中的所有字段均为可选字段。PID（患者身份标识）段中所有字段内容，参见第 4.1.4.1.2.3 节。

表 4.12-10 IHE 规范—PID（患者身份标识）段

序号	长度	数据类型	可选性	表格号#	项目号#	元素名称
3	20	CX	R		00106	患者标识列表
5	48	XPN	R		00108	患者姓名
18	20	CX	C		00121	患者账号

根据 HL7 标准 2.3.1 版改编

4.12.4.5.2.4　PV1（患者就诊号）段

除了表 4.12-11 所列之外，PV1（患者就诊号）段的多数字段是可选字段。PV1 段所有字段内容，请参见第 4.1.4.1.2.4 节。

表 4.12-11　IHE 规范—PV1（患者就诊号）段

序号	长度	数据类型	可选性	表格号#	项目号#	元素名称
2	1	IS	R	0004	00132	患者分类
19	20	CX	C		00149	就诊号
51	1	IS	C	0326	01226	就诊标识

根据 HL7 标准 2.3.1 版改编

字段 PID-18 患者账号或 PV1-19 就诊（住院）号中至少一项应当存在数值。这些字段的数值存在性的额外必要条件，可能在 IHE 技术框架的地区性或者国家性附录中给予文档说明。参见 RAD TF-4。

如果字段 PV1-19 就诊号存在，那么字段 PV1-51 就诊标识应当被赋值为“V”。否则，可以被省略。

4.12.4.5.3　预期行为

如果患者记录由于患者转院、出院事务而进行了修改，那么应当进行回复。

4.13　检查信息更新

本节内容对应为 IHE 技术框架 RAD-13 事务。RAD-13 事务在科室系统预约者/医嘱执行者、报告管理器及图像管理器角色中使用。

4.13.1　范围

本事务涉及检查信息的改变，这些检查信息由科室系统预约者传递至图像管理器及报告管理器。与在医嘱申请者和医嘱执行者之间传递的医嘱 ORM 消息不同（在这种情况下，只有医嘱状态被进行了更新，而并不需要撤销或者新建一条医嘱来修正本条医嘱），从科室系统预约者/医嘱执行者及图像管理器发出的 ORM 消息，可能会指向一个先前已经预约过的被请求检查，而这个被请求检查通过检查实例唯一标识（Study Instance UID）进行标识。

4.13.2　用例角色描述

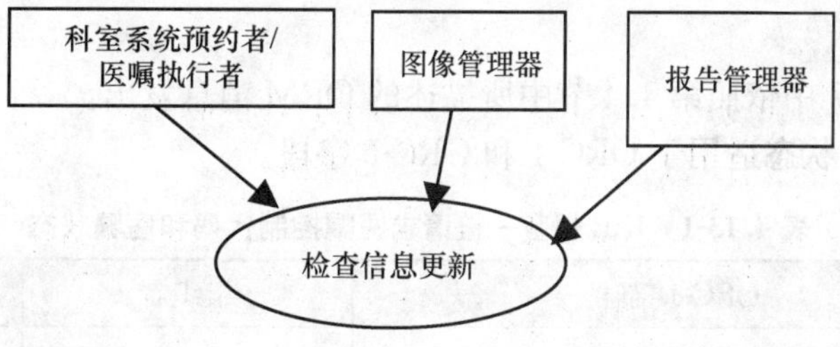

角色：科室系统预约者/医嘱执行者

角色描述：负责对已请求的医嘱进行预约，发送时间、资源、检查以及其他信息至图像管理器。

角色：图像管理器

角色描述：可能使用预约、资源、检查以及其他信息来执行图像管理任务，例如：图像的自动路由或者预提取。

角色：报告管理器

角色描述：可能使用预约、资源、检查以及其他信息来执行逐条的报告预约任务。

4.13.3 参考标准

HL7 标准，版本 2.3.1，第 2、4 章。

4.13.4 交互图

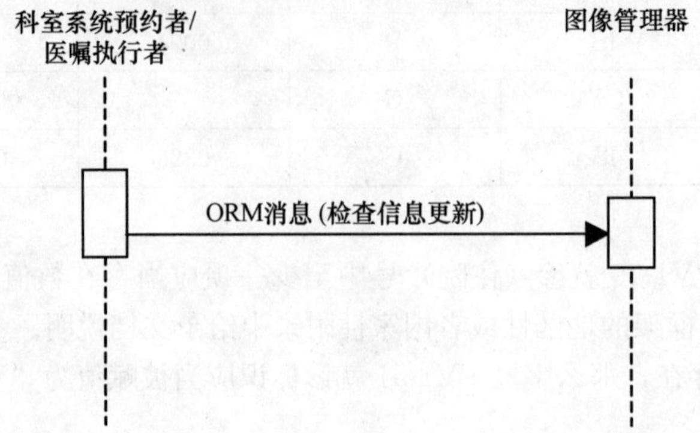

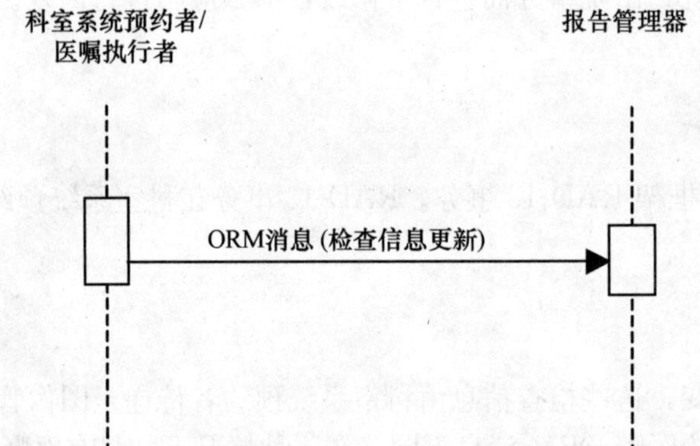

4.13.4.1 触发事件

当科室系统预约者取消、重新预约或者修改其先前预约并通过检查预约事务（RAD-4 事务）传递给图像管理器及报告管理器的检查的属性时，将触发检查信息更新事务。

4.13.4.2 消息语义

检查信息更新事务由 HL7 中依照第 4.4 节中所描述的 ORM 消息发出。

下列医嘱控制代码和医嘱状态适用于 ORC-1 和 ORC-5 字段。

表 4.13-1 IHE 规范—被请求医嘱控制代码和医嘱状态

ORC-1 值	ORC-1 描述	组织者	ORC-5 值
CA	取消医嘱请求	DSS	CA
DC	中止医嘱请求	DSS	CA
XO	改变医嘱请求，医嘱依然被约定或正在进行中	DSS	SC
XO	改变医嘱请求，医嘱已经完成	DSS	CM

根据 HL7 标准 2.3.1 版改编

字段 ORC-5 医嘱状态的值应当反映下面医嘱的状态。如果医嘱已经被医嘱申请者或医嘱执行者所取消，那么字段 ORC-5 医嘱状态的值应当被设置为“CA”（取消医嘱请求）。特别地，如果发送字段 ORC-1 时的值为“CA”或“DC”，那么字段 ORC-5 的值则应当被设置为“CA”；如果字段 ORC-1 的值被设置为“XO”，那么字段 ORC-5 的值则应当被设置为“SC”。

如果医嘱已经被改变且已经完成，字段 ORC-1 的值被设定为“XO”，字段 ORC-5 的值被设定为“CM”。(这个动作由科室系统预约者/医嘱执行者完成，以便在影像采集设备所执行的检查与原先所请求的有所不同的情况下，科室系统预约者/医嘱执行者能够更新或同步图像管理器/图像归档中的检查信息)。

只有消息中 OBR 及 ORC 段所传递的检查信息，才可能被更改。任何有关患者或就诊信息的更新，都应当通过 RAD-12 患者信息更新事务完成。PID（患者身份标识）及 PV1（患者就诊号）信息与更新的内容，请参见第 4.1 及第 4.12 节。

所有在预约检查消息中发送的（ORC，OBR）字段对，都应当在检查信息更新消息中存在，而不仅仅是发生变化的字段对。

表 4.13-2 中所给出的 ORC 及 OBR 元素不应当在初始预约检查（第 4.4 节）后，忽略控制代码类型的情况下进行改变。

表 4.13-2　不应当改变的检查信息更新元素

元素名称	元素数字
医嘱申请者号码	OBR-2，ORC-2
医嘱执行者号码	OBR-3，ORC-3
医嘱申请组号码	ORC-4
检查实例唯一标识	ZDS-1

当医嘱控制代码＝XO 时，任何 OBR 或 ORC 段中的其他元素都可以进行更改。

注：有关 HL7 协议、规范及实施决定的附加信息在第 2.3 节中进行了说明。

4.13.4.3　预期行为

IHE 预期图像管理器及报告管理器执行基于字段 ORC-1 医嘱控制代码值的下列动作：

CA（取消医嘱请求）—通常由于取消了下面的医嘱而取消了检查；图像管理器及报告管理器，应当阻止对应的检查信息中使用检查实例唯一标识（Study Instance UID）作为被请求检查的唯一关键值。来自于 PID（患者身份标识）及 PV1（患者就诊号）段的信息，被用于更新患者或就诊信息。如果科室系统预约者/医嘱执行者已经通报说，某个被请求检查的执行检查项目（PPS）正在进行中，那么应当使用医嘱控制代码 DC（中止请求医嘱）。

XO（改变医嘱请求）—与检查相关的信息（包括预约检查日期、事件与/或资源）已经进行了更改。图像管理器及报告管理器，应当通过使用检查实例唯一标识（Study Instance UID）作为检查的唯一关键值修改对应的检查信息。来自于 PID（患者身份标识）及 PV1（患者就诊号）段的信息，被用于更新患者或就诊信息。

DC（中止医嘱请求）—与某个特定检查相关的医嘱，在该检查的至少一个执行检查项目（PPS）已经开始后被中止。图像管理器及报告管理器应当认定，与该检查相关的所有剩余 SPS（预约检查项目）——如果存在的话——被取消。图像管理器，应当使用检查实例唯一标识（Study Instance UID）作为该检查的唯一关键值。来自于 PID（患者身份标识）及 PV1（患者就诊号）段的信息，被用于更新患者信息。

4.14　查询图像

本节内容对应为 IHE 技术框架 RAD-14 事务。RAD-14 事务在图像归档系统及图像显示者角色中使用。

4.14.1 范围

图像显示者，查询图像归档系统，以取回检查、序列、图像实例。

4.14.2 用例角色描述

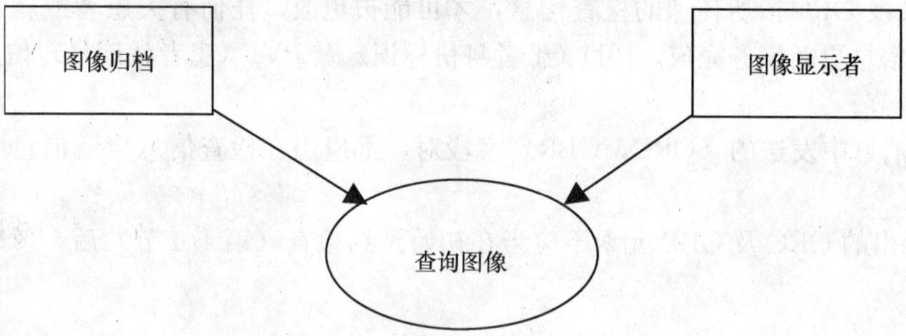

角色：图像归档
角色描述：回应对于检查、序列及图像的查询。
角色：图像显示者
角色描述：发出对于检查、序列、图像的查询。

4.14.3 参考标准

DICOM 2003 年版 PS 3.4：查询/获取服务类

4.14.4 交互图

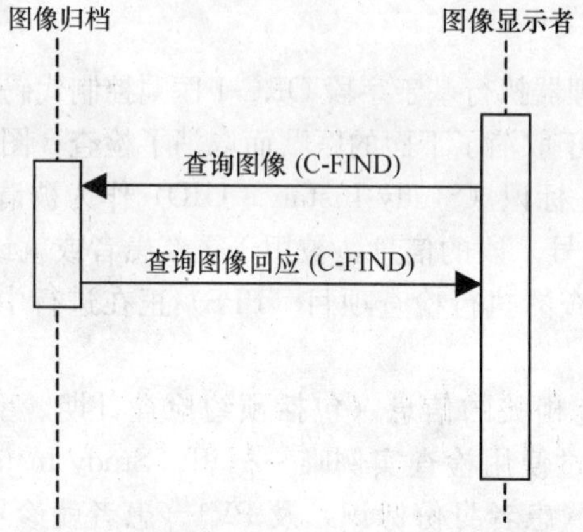

4.14.4.1 查询图像

应当支持查询 SOP 类（基于检查的 FIND 及可以选择性的基于患者的 FIND）的使用。详细的语义描述，请参见 DICOM 2003 年版 PS 3.4。

4.14.4.1.1 触发事件

图像显示者的使用者希望看到被选图像。

4.14.4.1.2 消息语义

消息语义在 DICOM 查询/取回 SOP 服务类中进行了定义。

基于检查的 DICOM 查询/取回信息模型 FIND SOP 服务类，或者可选择性的基于患者的 DICOM 查询/取回信息模型 FIND SOP 服务类的 C-FIND 请求，应当由图像显示者发送至图像归档系统。应当支持分级查询的方式。

图像显示者使用一个或多个匹配值作为检索标准（检索条件），以获得保存于图像归档系统的所选级别（患者及检查、序列、图像）的匹配条目记录。基于这些条目的列表，图像显示者可能选择相关的记录来取回。

需要图像显示者（SCU，服务类使用者）及图像管理器（SCP，服务类提供者）支持的匹配键值与返回键值，在下表中进行了定义。该表格还详细说明了，查询SCU（图像显示者）及查询SCP（图像归档系统）中哪些匹配键值（在查询请求中作为匹配标准使用的键值）与返回键值（在查询响应中作为返回的请求属性的键值）为必需的或为可选的。

表4.14-1包含DICOM所指定的返回与匹配键值的定义。标记为R＋的必要条件，表示由IHE技术框架添加的必要条件

表4.14-1 图像查询匹配与返回键值

属性名称	标签	查询匹配键值		查询返回键值		注释
		SCU服务类使用者	SCP服务类提供者	SCU服务类使用者	SCP服务类提供者	
检查级						
检查日期	(0008，0020)	R+	R	R+	R	
检查时间	(0008，0030)	R+	R	R+	R	
存取号	(0008，0050)	R+	R	R+	R	
患者姓名	(0010，0010)	R+	R	R+	R	IHE-1，IHE-2
患者ID	(0010，0020)	R+	R	R+	R	
检查ID	(0020，0010)	R+	R	R+	R	
检查实例唯一标识	(0020，000D)	R+	R	R+ *	R	
检查影像设备类型	(0008，0061)	R+	R+	R+	R+	
转诊医生姓名	(0008，0090)	R+	R+	R+	R+	IHE-1，IHE-2
检查描述	(0008，1030)	O	O	O	O	
检查代码序列	(0008，1032)					
>代码值	(0008，0100)	O	O	O	O	
>编码方案制订者	(0008，0102)	O	O	O	O	
>编码方案版本	(0008，0103)	O	O	O	O	
>编码内涵	(0008，0104)	O	O	O	O	
阅读检查医生姓名	(0008，1060)	O	O	O	O	IHE-1，IHE-2
容许诊断描述	(0008，1080)	O	O	O	O	
参考检查序列	(0008，1110)					
>参考SOP类UID	(0008，1150)	O	O	O	O	
>参考SOP实例UID	(0008，1155)	O	O	O	O	
参考患者序列	(0008，1120)					
>参考SOP类UID	(0008，1150)	O	O	O	O	
>参考SOP实例UID	(0008，1155)	O	O	O	O	
患者出生日期	(0010，0030)	O	O	R+	R+	
患者出生时间	(0010，0032)	O	O	O	O	
患者性别	(0010，0040)	O	O	R+	R+	
其他患者ID	(0010，1000)	O	O	O	O	
其他患者姓名	(0010，1001)	O	O	O	O	IHE-1，IHE-2
患者年龄	(0010，1010)	O	O	O	O	

续表

属性名称	标签	查询匹配键值		查询返回键值		注释
		SCU 服务类使用者	SCP 服务类提供者	SCU 服务类使用者	SCP 服务类提供者	
检查级						
患者体型	(0010，1020)	O	O	O	O	
患者体重	(0010，1030)	O	O	O	O	
种族	(0010，2160)	O	O	O	O	
职业	(0010，2180)	O	O	O	O	
额外患者历史	(0010，21B0)	O	O	O	O	
患者注释	(0010，4000)	O	O	O	O	
其他检查数量	(0020，1070)	O	O	O	O	
患者相关检查数量	(0020，1200)	N/A	N/A	O	O	
患者相关序列数量	(0020，1202)	N/A	N/A	O	O	
患者相关实例数量	(0020，1204)	N/A	N/A	O	O	
检查相关序列数量	(0020，1206)	N/A	N/A	O	R+	
检查相关实例数量	(0020，1208)	N/A	N/A	O	R+	
互操作者	(4008，010C)	O	O	O	O	IHE-1，IHE-2
序列级						
设备类型	(0008，0060)	R+	R	R+	R	
序列号	(0020，0011)	R+	R	R+	R	
序列实例 UID	(0020，000E)	R+	R	R+ *	R	
序列相关实例数量	(0020，1209)	N/A	N/A	O	R+	
序列描述	(0008，103E)	O	O	R+	R+	
执行检查项目 ID	(0040，0253)	O	O	O	O	
参考执行检查项目序列	(0008，1111)					
>参考 SOP 类 UID	(0008，1150)	O	O	O	O	
>参考 SOP 实例 UID	(0008，1155)	O	O	O	O	
请求属性序列	(0040，0275)					IHE-3
>被请求检查 ID	(0040，1001)	R+	R+	R+	R+	
>预约检查项目 ID	(0040，0009)	R+	R+	R+	R+	
执行检查项目开始日期	(0040，0244)	R +	R+	R+	R+	
执行检查项目开始时间	(0040，0245)	R +	R+	R+	R+	
复合对象实例级						
实例数量	(0020，0013)	R+	R	R+ *	R	
覆盖图层数量	(0020，0022)	O	O	O	O	
曲线数量	(0020，0024)	O	O	O	O	
LUT（查找表）数量	(0020，0026)	O	O	O	O	
SOP 实例 UID	(0008，0018)	R+	R	R+ *	R	
SOP 类 UID	(0008，0016)	O	R+	O	R+	IHE-4

注：上表中所使用的符号及修正符的详细描述，请参见 RAD TF-2：2.2。

下表对上表中的图像特定键值进行延伸。

表 4.14-2 图像特定查询的匹配与返回键值

属性名称	标签	查询匹配键值		查询返回键值		注释
		SCU 服务类使用者	SCP 服务类提供者	SCU 服务类使用者	SCP 服务类提供者	
图像特定级						
图像像素矩阵行数	(0028, 0010)	O	O	O	R+	
图像像素矩阵列数	(0028, 0011)	O	O	O	R+	
图像分配色素深度	(0028, 0100)	O	O	O	R+	
图像帧数量	(0028, 0008)	O	O	O	R+	

SCP（服务类提供者）需要支持下列查询返回键值元素：行、列、分派比特及图像帧数量，用于计算取回（存储）图像所需的存储大小。此外，图像的分派比特，被用于匹配图像像素灰阶比特深度与硬拷贝设备（DICOM 打印机）像素灰阶比特深度。

IHE-1：依照许可的 DICOM 变化建议（CP 190），非大小写敏感的匹配允许在患者姓名（PN）值表示（VR）属性中使用。

IHE-2：SCU（服务类使用者），被建议在任何结构化姓名中每一组成部分的末尾添加上通配符“*”，以简化匹配（例如，PN 属性）。

IHE-3：与 SQ（条目序列）VR 属性为对照的通用匹配，可能通过使用零长度序列属性由查询 SCU（服务类使用者）发出请求。查询 SCP（服务类提供者），应当接收这样的通用匹配请求。另外，DICOM 标准要求查询 SCP（服务类提供者）支持一个编码为零长度条目的 SQ（条目序列）属性的通用匹配。

IHE-4：一个 SOP 类 UID，是一个用以标识图像指定类型的非二义性键值；而影像设备类型不是。

4.14.4.1.3 预期行为

图像归档系统接收到 C-FIND 请求，执行所提供键值的查询，以及通过 C-FIND 答复消息发送匹配记录列表至图像显示者。图像管理器有责任确保，当其从图像归档系统中过得图像时，图像中患者及检查的信息为最近的。患者及检查信息，可以通过 RAD-12 事务及 RAD-13 事务进行更新。

这也就是说，图像显示者收到的患者数据可能与图像显示者先前查询时所接收到患者数据存在不一致。例如，在一个患者姓名被更改的情况下，图像显示者将接收到具有相同检查实例唯一标识（Study Instance UID）、序列实例唯一标识（Series Instance UID）、SOP 实例唯一标识（SOP Instance UID）、但具有不同患者姓名的检查图像。图像显示者，应当使用刚刚查询到的信息、或者最近一次接收到实例，以确保来自于图像管理者、图像归档系统的最新的患者信息被显示出来。

4.15 查询表示状态

本节内容对应为 IHE 技术框架 RAD-15 事务。RAD-15 事务使用在图像归档系统及图像显示者角色中。

4.15.1 范围

本节内容对图像显示者查询图像归档系统以获得图像灰阶软拷贝表示状态（GSPS）所需的一系列信息进行了描述。图像显示者，将查询并获得表示状态对象；这个过程是与返回值中所涉及的来自于图像归档系统或者表示状态对象的数据一同进行。数据的转换将由图像显示者完成，以确保图像数据表示时与设备产生、存储表示状态时的一致。图像显示者，将被要求支持所有 DICOM 2003 年版 PS 3.4 中所定义的数据转换：灰阶软拷贝表示状态存储。另外，对于同一图像，可能存在着多个表示状态。

4.15.2 用例角色描述

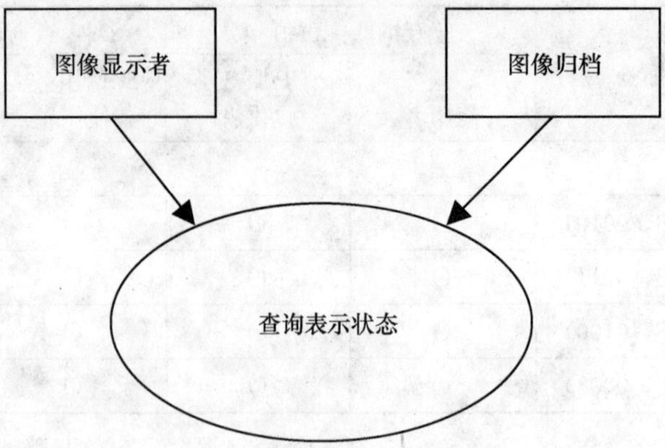

角色：图像显示者

角色描述：与指定的图像数据一同，查询灰阶软拷贝表示状态对象，并将其应用于图像转换。该角色必须支持基于 DICOM 2003 年版 PS 3.14 所定义的灰阶拷贝显示功能（GSDF）的像素渲染。该设备将在查询/获取 SOP 服务类中扮演 SCU（服务类使用者）角色。

角色：图像归档系统

角色描述：针对图像显示者发出的灰阶软拷贝表示状态对象查询请求作出应答。该设备，将在查询/获取 SOP 服务类中扮演 SCP（服务类提供者）角色。

4.15.3 参考标准

DICOM 2003 年版 PS 3.4：查询/获取服务类

DICOM 2003 年版 PS 3.14：灰阶标准显示功能

4.15.4 交互图

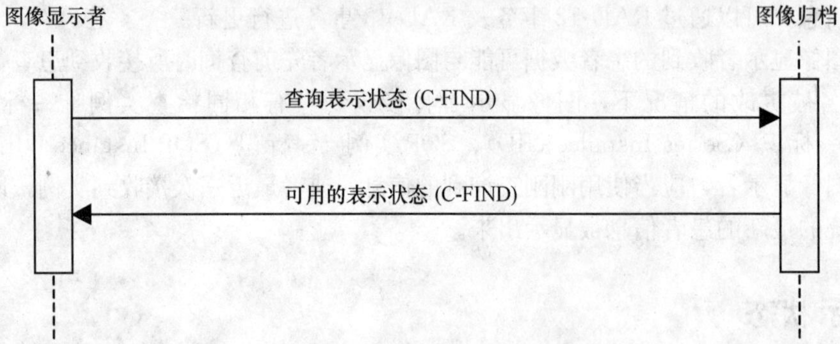

4.15.4.1 查询灰阶软拷贝表示状态

将支持查询（基于检查的查找及可选的基于患者的查找）SOP 服务类。详细文字性描述，请参考 DICOM 2003 年版 PS 3.4：查询/获取服务类。

4.15.4.1.1 触发事件

图像显示者的使用者，希望查询到灰阶软拷贝显示状态实例。

4.15.4.1.2 消息语义

DICOM 查询/获取 SOP 服务类定义了消息语义：一个来自于 DICOM 基于检查的查询/获取信息模型查找

SOP 类的 C-FIND 请求或者一个来自于 DICOM 基于患者的查询/获取信息模型查找 SOP 类的 C-FIND 请求。该 C-FIND 请求应当由图像显示者发送至图像归档系统。

在检查及序列一级，图像显示者（SCU）及图像归档系统（SCP）所支持的匹配值与返回值在表 4.14-1 中进行了定义。

表 4.15-1 为查询 SCU（图像显示者）及查询 SCP（图像归档系统），详细说明了额外的匹配值（在查询请求中被用于查询匹配条件的键值）及返回值（在查询请求中被用于返回请求属性的键值）中，哪些是必需的（“R”），哪些是可选的（“O”）。更多的信息，请参见第 2.2 节。

表 4.15-1　表示状态指定查询匹配与返回键值

属性名称	标签	查询匹配键值		查询返回键值	
		SCU 服务类使用者	SCP 服务类提供者	SCU 服务类使用者	SCP 服务类提供者
表示标签	(0070, 0080)	O	O	R+	R+
表示描述	(0070, 0081)	O	O	O	R+
表示创建日期	(0070, 0082)	O	O	R+	R+
表示创建日期	(0070, 0083)	O	O	R+	R+
表示创建者名称	(0070, 0084)	O	O	R+	R+
参考序列次序	(0008, 1115)				
>序列实例唯一标识	(0020, 000E)	O	O	O	R+
>参考图像次序	(0008, 1140)				
>>参考 SOP 类唯一标识	(0008, 1150)	O	O	O	R+
>>参考 SOP 实例唯一表示	(0008, 1155)	O	O	O	R+

4.15.4.1.3　预期行为

图像归档系统接收到 C-FIND 请求，根据查询的键值进行匹配、并通过 C-FIND 应答将匹配记录返回至图像显示者。图像管理器有责任确保图像及软拷贝表示状态中的患者及检查信息被取回时是最新的。患者及检查信息可以通过事务 RAD-12 及 RAD-13 进行更新。

这将意味着图像显示者可能接收到与先前操作接收时不一致的患者数据。例如，在某个患者进行了姓名更正之后的情况下，图像显示者将接收到一个拥有相同检查唯一标识、序列标识和 SOP 实例唯一标识、但患者姓名不同的软拷贝表示状态。图像显示者应当使用刚刚查询时获取到的信息或最新接收到的实例，以确保显示出来自于图像管理器/图像归档系统的最新的患者数据。

4.16　获取图像

本节内容对应为 IHE 技术框架 RAD-16 事务。RAD-16 事务在图像归档系统及图像显示者角色中使用。

4.16.1　范围

在图像显示者发出图像获取请求后，被请求的 DICOM 图像将由图像归档系统传输至图像显示者以供浏览。

4.16.2 用例角色描述

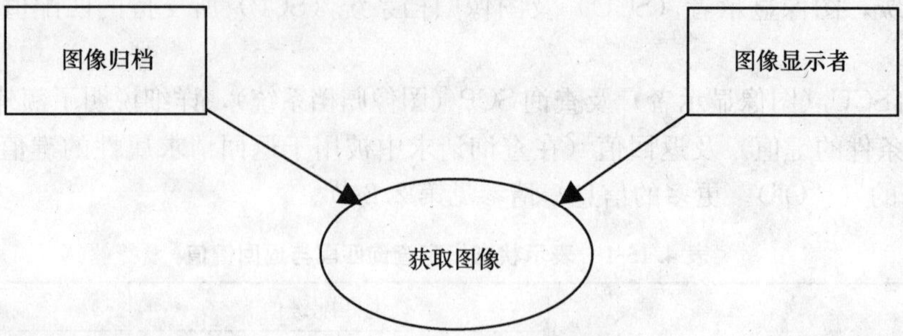

角色：图像归档

角色描述：发送被请求的图像至图像显示者角色。

角色：图像显示者

角色描述：接收发送自图像归档系统角色的被请求图像。

4.16.3 参考标准

DICOM 2003 年版 PS 3.4：存储服务类

DICOM 2003 年版 PS 3.4：查询/获取服务类

4.16.4 交互图

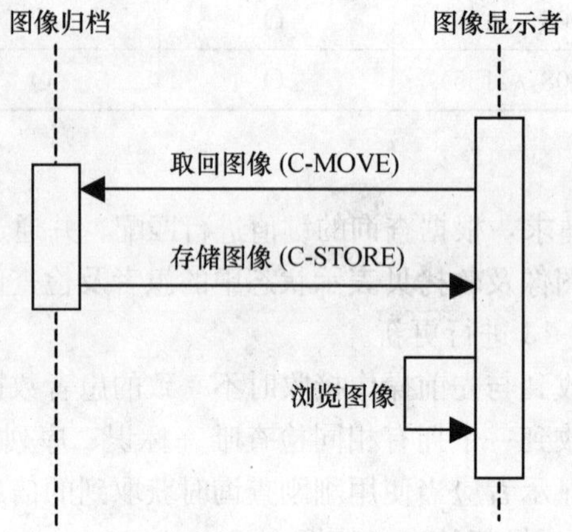

4.16.4.1 获取图像

应当支持获取 SOP 类（基于检查的 MOVE 或者可选的基于患者的 MOVE)。图像归档系统支持作为服务类使用者（SCU）的 DICOM 图像存储 SOP 类。详细语义描述性文字，请参考 DICOM 2003 年版 PS 3.4，附录 C。

4.16.4.1.1 触发事件

在图像显示者上，图像被选择进行查看。

4.16.4.1.2 消息语义

消息语义由 DICOM 查询/获取 SOP 类及 DICOM 图像存储 SOP 类进行了定义。

来自于 DICOM 基于检查的查询/获取信息模型—MOVE SOP 类或来自于 DICOM 基于患者的查询/获取信息模型—MOVE SOP 类的 C-MOVE 请求，应当由图像显示者发送至图像归档系统。

4.16.4.1.3 预期行为

图像归档系统接收到 C-MOVE 请求，与图像显示者建立起一个 DICOM 进程，并使用适当的 DICOM 图像存储SOP类传送被请求图像。图像显示者应当支持至少一项表4.8-1中指定的SOP类。假定对某一SOP类的获取支持，即为对该SOP类的显示支持。

4.16.4.1.3.1 核医学图像规范

支持核医学（NM）图像的图像管理器/图像归档系统角色及图像显示者，应当支持第4.8节表4.8-3中指定的所有SOP类。

4.16.4.2 查看图像

本事务与上文“交互图”中浏览图像事件相关。

4.16.4.2.1 触发事件

图像显示者被要求显示图像。

4.16.4.2.2 召唤语义

这是图像显示者的一个本地功能召唤。

4.16.4.2.2.1 数字化X线摄影、乳腺X线摄影及牙片图像的显示

对于数字X线摄影图像、数字乳腺摄影图像及数字牙片摄影图像的“For Presentation”变量，图像显示者角色应当同时具备对DX图像按照VOI LUT序列（0028，3010）中的指令进行转换、以及按照窗宽窗位属性进行转换的能力。

图像显示者角色，必须支持基于DICOM 2003 PS 3.14中定义的灰阶标准显示功能（GSDF）的像素渲染，因为这些图像的输出值永远是P值（P-Value）。

如果DICOM图像被其他DICOM对象所涉及，例如灰阶软拷贝表示状态，那么对于图像显示者它将被有选择的被获取、显示或者应用这些对象。

4.16.4.2.2.2 定位线的显示

将要显示定位线的图像显示者，如果可见，将能够计算出交互部分中这些切线的位置，这些位置信息记录在影像采集设备角色生成的图像之中（参见第4.8.4.1.2.1节）。

4.16.4.2.2.3 核医学图像的显示

这个部分的内容对于符合核医学图像规范的图像显示者是必需的。

下列必需条件将被用于建立一个能力的基础级别。IHE允许并鼓励提供智能的高级性能。这样做的目的在于关注显示的性能，而不是规定实施的细节。

一些典型的核医学显示行为的例子在RAD TF-1的附录E.5.3中进行了描述。

如第4.8.4.1.2.2.1节中所述，核医学（NM）图像IOD（图像对象定义）是一个由向量索引的多帧图像。在这里，“图像”的定义严格参照IOD，同时帧被定义为通常情况下的二维像素矩阵。

图像显示者应当能够按照图像帧的存储顺序进行显示。

图像显示者应当能够对表4.16-1及第4.16.4.2.2.3.1节“帧的选择支持”中每一个图像类型进行帧的选择。帧选择的结果在本文档中将作为“帧集”。注意，一个帧集仅涉及一个单独图像中的帧。

图像显示者将可以同步的显示多个帧集。这些可能来自于同一个图像、不同的图像、不同的序列或者不同的检查。

图像显示者不需要对不同图像类型的图像进行同步多帧集的显示（注意：两种例外情况在第4.16.4.2.2.3.5节“浏览选项”中进行了定义）。

图像显示者应当至少能够同步显示表4.16-1中所列出的帧集的数目。

所显示帧集中的所有图像帧并不需要一次性的显示在屏幕上；如果所有的帧数要比当前屏幕上所能显示出的帧数多（参见第4.16.4.2.2.3.4“图像放大比例”），那么图像显示者需要提供所有帧的滚动浏览功能。

图像显示者应当能够显示出某一个给定的帧集——如果存在——浏览代码次序（0054，0220）、影像采集先后次序（0040，0555）、序列描述（0008，103E）及影像采集时间（0008，0032）值。

图像显示者需要对表4.16-1中所列每一个图像类型的显示提供支持。

表 4.16-1 核医学（NM）图像的选择、排序及浏览的必需条件

影像类型 （0008，0008） 值 3	架构增加指针 （0028，0009） [i. e. vectors]	所需的架构选择[1] E＝single E＝all	显示性能 （见 4.16.4.2.2.3.2 节）	#同时架构	
				基础	检查选项
STATIC	能量窗口（0054，0010） 检测者（0054，0020）	ED ED ED*	格子显示	1	1
			安装显示	12	12
			影像	—	1（可选的）
整体	能量窗口（0054，0010） 检测者（0054，0020）	ED ED ED*	整体显示	2	4[2]
动态	能量窗口（0054，0010） 检测者（0054，0020） 状态（0054，0100） 时间切片（0054，0030）	EDPT EDPT EDPT	格子显示	1	1
			对比显示	1	2
			影像	1	2
GATED	能量窗口（0054，0010） 检测者（0054，0020） R-R 间距（0054，0060） 时间槽（0054，0070）	EDIT	格子显示	1	1
			对比显示	3	6
			影像	3	6
TOMO	能量窗口（0054，0010） 检测者（0054，0020） 旋转（0054，0050） 角度查看（0054，0090）	EDRA	格子显示	1	1
			对比显示	3	3
			影像	3	3
GATED TOMO	能量窗口（0054，0010） 检测者（0054，0020） 选装（0054，0050） R-R 间距（0054，0060） 时间槽（0054，0070） 角度查看（0054，0090）	EDRITA EDRITA EDRITA ——上面三个的任意一个	格子显示	1	1
			影像	1	1
RECON TOMO	切片（0054，0080）	S	格子显示	1	1
			对比显示	3	6
			影像	3	3
			MPR 显示	—	1
GATED RECON TOMO	R-R 间距（0054，0060） 时间槽（0054，0070） 切片（0054，0080）	ITS ITS ITS*	格子显示	1	1
			对比显示	1	2
			影像	—	2
			MPR 显示	—	1

注释 1：“帧选择”栏按照帧增长指针向量的字母顺序进行排列（R-R 间距除外）。下划线并且粗体的字母（例如：**E**），表示该向量中所有数值均被选择。普通字体的文字（例如：E），表示仅选择了该向量中的单一数值。所以，在图像类型为“TOMO”的情况下，**ERDA** 表示图像中的所有帧都被选择了；然而 ERDA 表示，选定的帧代表指定的能量窗、指定的探测器及指定的角度的所有角度视图。星号（*）则表示，只有在“浏览选项”中是必需的，而在通常情况下的核医学（NM）图像就是不必要的。

注释 2：四个帧集的必需条件是，能够处理当四个图像帧分别位于不同的帧集中的情况，这种情况可能是由于前位图像与后位图像分别位于不同的图像中。如果出现四个帧集、其中每个有两帧的情况，则不需要。

4.16.4.2.2.3.1 帧选择的支持

一个帧的选择包含有图像的每一个向量中所定义的单一数值或所有数值。事实上，一个单一数值将被识别为所有数值、而只有一个向量可用。

要求使用者提供一个单一数值向量的数值是不必要的，例如只存在一个单一探测器数值的情况下。当某一个向量在通常情况下是一个单一数值、而此时意外的需要赋予其他数值时，影像设备的应用程序需要提供某种方式来做出选择。

当为某个向量选择数值时，应当向使用者提供一些解释性的文字——如果存在的话——这样总比只提供DICOM向量中的整数数值要好。例如，在探测器向量的情况下，如果它能够提供浏览代码次序，那么应当使用存在的词语（比如，前、后）、而不是来自于向量的探测器号码。

下表所示内容，将按照所选词语的优先级进行排列（也就是说，如果存在第一个，那么就应用第一个，否则再考虑第二个）：

表4.16-2 为向量的值选择术语源

向量	选择术语源
能量窗口	1. 能量窗口名称（0054，0018） 2. 能量窗口最低限度（0054，0014）和 能量窗口最高限度（0054，0015） 3. 能量窗口号码
检测者	1. 查看代码序列（0054，0220） 2. 检测者号码
阶位	1. 阶位描述（0054，0039） 2. 阶位号码
旋转	1. 旋转号码
R-R间距	1. R-R间距号码
时间槽	1. 时间槽号码
角度查看	1. 角度查看号码
切片	1. 切片号码

允许使用者依据向量选择某个帧集的一种方式，就是向使用者显示出一个多向量的图像。这就像是，这个图像已经根据向量分解成了若干的部分。例如，一个两期双探测器的胃肠道出血检查，可能会以下列四种方式进行显示：

GI-bleed Phase-1 Anterior
胃肠道出血第一时相前位
GI-bleed Phase-1 Posterior
胃肠道出血第一时相后位
GI-bleed Phase-2 Anterior
胃肠道出血第二时相前位
GI-bleed Phase-2 Posterior
胃肠道出血第二时相后位

作为实现帧选择支持的一种方式，向使用者提供这样的选项，并通过这个选项实现了同时对图像的所有部分的显示。

4.16.4.2.2.3.2 显示能力

图像显示者需要如表4.16-1中支持下列显示格式的使用。

这些有关显示能力的使用及外观的实例，可以在RAD TF-1附录E.5“核医学（NM）的显示”及RAD TF-1附录E.5“核医学（NM）的显示举例”中找到。

网格显示

对于网格显示，图像显示者应当将一个单独的帧集显示在一个二维的帧的网格中。

缩放显示

对于缩放显示，图像显示者应当同时显示出多个帧集。应当鼓励有效利用屏幕空间。图像显示者可以以任何可能的方式对帧的显示进行自由的组织。在缺乏其他有用信息的情况下，图像显示者可以以采集时间的顺序进行显示。

对比显示

对于对比显示，图像显示者应当以一种特定的方式同时显示若干个帧集；在这种方式下，来自于两个不同帧集的帧可以进行对比显示。例如，每一个帧集可以在一个相互临近的列中进行显示。

每一个帧集显示在一个单独的列中是必需的，也就是说显示列的数目等于帧集的数目。单一帧集的多列显示是可选的。

进行对比显示时，需要维持住两个帧集的帧之间的关系，并且可以分别的、或者同时进行调整。

全身显示

对于全身显示，图像显示者应当能够同时显示出全身显像的前位视图及后位视图。

这些图像在外形上是典型的长方形图像，也就是高度长于宽度，为 256×1024 或 512×1024 图像矩阵。显示系统应当将其作为长方形帧进行显示，而不要将其转变为方形。

多平面重建图像（MPR）的显示

对于多平面重建图像的显示，图像显示者应当能够提供断层图像数据的 MPR 重建能力。典型的例如，MPR 能够实现对容积进行定位的同时显示其三平面的视图，也就是，矢状位视图、冠状位视图、轴位视图。

图像显示者并不需要由断层图像数据生成重建的斜面图像，但是断层图像是基于斜位的，图像显示者需要生成三平面断层图像。

在核医学（NM）图像规范中，如果图像显示者声明支持浏览选项（参见第 4.16.4.2.2.3.5 节），那么图像显示者就应当支持 MPR 显示。当显示核医学（NM）数据时，图像显示者应当能够从一个 RECON TOMO（重建断层）或 GATED RECON TOMO（门控的重建断层）图像中选择出一个帧集的层数据、并将其显示为三平面视图（轴位、矢状位、冠状位）。IHE 强烈建议，以 MPR 方式显示 PET（正电子束 CT）轴位数据，但是这种方式在核医学（NM）规范中不是必需的。

有关在核医学（NM）图像 IOD 中如何对位置及空间信息进行编码的，请参见 DICOM 文档。

电影播放

图像显示者应当能够对被选图像帧以其存储时的顺序进行电影播放。

图像显示者应当能够同时对多个帧集的图像进行电影播放，如上表 4.16-1 中所示。

当帧集拥有相同的帧数目时，图像显示者应当能够以同步的方式进行这些帧的电影播放，也就是说，每一个帧集的第一幅图像帧应当同步被的显示出，第二幅也应当同步的被显示出。

图像显示者应当能够对每一个帧集独立的进行明暗的调节，如下面的第 4.16.4.2.2.3.3 节中所描述的。正在播放电影时进行明暗的调节，是非常有用的、但不是必需的。

4.16.4.2.2.3.3　明暗及颜色

核医学的临床实践，要求能够进行高窗位及低窗位的调整，而不是窗宽窗位的调整。有关核医学图像中明暗度及彩色属性的使用，请参见 RAD TF-1 附录 E.5.1。

对于所有的影像设备类型是 NM 的图像，图像显示者应当能够直接的对上窗位及下窗位显示参数进行控制，并且这些控制应当在灰阶显示及伪彩显示上相互独立。

图像控制应当使用于某一个组中的所有帧、以及单独的适用于对每一个帧集。图像控制支持单独帧的图像调节，将是可选的。

当窗位的数值被存储在图像属性中时，窗位的数值应当被转换为相关的窗宽窗位数值。

图像显示者应当能够有效的进行图像转换，也就是在 MONOCHROME1 和 MONOCHROME2 之间进行图像转换。IHE并没有指定转换的方式。图像转换的必要条件仅适用于灰阶图像的显示，并不适用于伪彩色对照表（LUT）。

如果图像显示者支持彩色显示，那么应当支持下面的内容：

图像显示者应当支持灰阶图像帧使用伪彩色对照表时的显示。

图像显示者应当允许使用者选择使用一个组预先设置好的伪彩色对照表。IHE并不要求灰阶图像及伪彩色图像的同步显示。因此，选择一个彩色对照表可能会改变屏幕上所有显示的图像帧。

图像显示者应当提供一种方式，以实现添加新的伪彩色对照表。当然，如果只提供该功能给场地服务工程师，也是可以接收的。

4.16.4.2.2.3.4 图像缩放

图像显示者应当能够实现图像帧的缩放功能，缩放功能包括图像的重新采样以及将图像显示为一个更大的、或者更小的尺寸。例如，将一个128×128图像帧重新采样并创建一个256×256图像帧，在本文中是一个2×的放大。

所有核医学（NM）图像的缩放都应当维持现有的图像比例，也就是说，在X轴及Y轴方向上应当使用同样的缩放倍数。图像显示者可以自由的选择使用像素复制或插值法进行图像的放大。

IHE技术框架第一卷附录E.5.2“核医学图像的缩放”提供了一些有关适当的默认显示大小及期望的缩放行为的指导性意见。

4.16.4.2.2.3.5 浏览选项

声明支持浏览选项的图像显示者应当支持下列显示功能及表4.16-1中所列内容。

图像显示者应当能够将一个动态的图像帧集与一个静态的图像帧集进行同时显示。

图像显示者应当能够将一个全身的图像帧集与一个静态的图像帧集进行同时显示，也就是说，前位与后位的全身图像以及若干个静态的点图像。

图像显示者应当能够显示指定像素的像素数值。

4.16.4.2.2.4 结果屏的显示

对于声明支持核医学（NM）图像的图像显示者，本章节内容是必需的。有关作为结果屏使用的指定IOD中特定的SOP类唯一标识，请参见表4.18-2。

图像显示者应当能够显示DICOM二次获取（SC）图像，包括有8比特和16比特的单色图像以及24比特彩色图像。

图像显示者应当能够显示DICOM多帧二次获取（SC）图像，包括有8比特和16比特的单色图像以及24比特真彩色图像。

图像显示者应当能够以其原始的像素分辨率显示结果屏。如果显示尺寸等于或大于结果屏的尺寸，那么应当按照默认的大小进行显示。如果显示尺寸小于结果屏的尺寸，那么图像显示者需要具备某种图像缩小显示的能力。

图像显示者应当能够使用固定的纵横比对结果屏进行缩放。如果显示的尺寸小于结果屏的尺寸，那么应当采取必要的措施使得结果屏缩小以适合显示的尺寸，并将这个情况作为默认情况。

对于含有电影模块的多帧二次获取图像，图像显示者应当能够对这些帧进行电影播放。默认的电影播放速度应当是电影模块中定义的速度、或者与图像显示者所能提供的最大速率比较较满的一个。

4.16.4.2.3 预期行为

图像显示者向使用者显示DICOM图像。

图像显示者可能会收到一个与先前查询取回时患者信息不一致的检查。例如，患者进行姓名更正操作，图像显示者将接收到一个拥有相同的检查实例唯一标识（Study Instance UID）、序列实例唯一标识（Series Instance UID）以及SOP实例唯一标识（SOP Instance UID），但是患者姓名却不同的检查的图像。此时，图像显示者应当使用刚刚查询时得到的信息、或者最近一次收到的实例中的信息，以确保图像管理器、图像归档中的最近的患者信息被显示出来。

图像显示者应当能够显示出每一个序列的序列描述。

4.16.4.2.3.1 核医学（NM）图像的细节

声明支持核医学（NM）图像规范的角色，通过其自身的应用程序接收到重建后的断层的心脏图像数据以供浏览和其他后处理；这个角色应当能够适当的使用浏览代码序列（0054，0220）、断层进展方向（0054，0500）以及采集上下文序列（0040，0555）属性以协助输入数据的选择。然而，IHE 并没有指定通过什么方式使用这些图像属性来鉴别或处理这些数据。

注：有关识别和处理那些并不包含上述图像属性的心脏图像数据，由于这些图像的存在将很可能非常有用。序列描述可能在这种情况下可能会非常有用。

匹配相关的检查或序列（例如 stress 图像与 rest 图像）是核医学（NM）图像处理与显示的重要部分。当图像显示者试图这样做时，它们应当首先查看患者状态（0038，0050）以确定图像的类型，然后在核医学（NM）采集上下文模块中，图像探测器位置序列以及浏览代码序列（0054，0220）以确定图像所需要显示的方位。由于图像中可能并没有包含这些字段的信息，软件可能会查询序列描述以获得相关的细节。

4.17 获取表示状态

本小节内容对应为 IHE 技术框架 RAD-17 事务。RAD-17 事务在图像归档系统及图像显示者角色中使用。

4.17.1 范围

本小节内容描述了图像显示者所需要的一系列的消息，并且通过这些消息从图像归档系统获得图像灰阶软拷贝表示状态实例。图像显示者将查询、获取显示状态对象。图像显示者将对图像数据进行必要的转换，以确保显示出的图像与设备原始生成并存储的显示状态保持一致。图像显示者，需要支持 DICOM 2003 年版 PS 3.4 中所定义的所有类型的转换：图像灰阶软拷贝表示状态存储。另外，可能存在适用于同一图像数据的多个表示状态。

4.17.2 用例角色描述

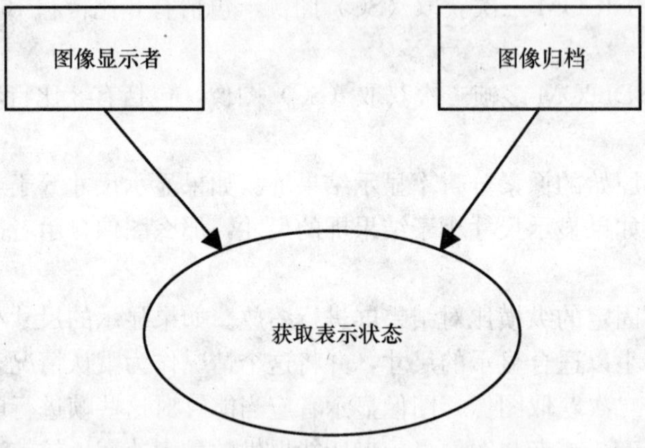

角色：图像显示者

角色描述：与引用的图像数据一起获取灰阶软拷贝表示状态对象，并且按照图像表示状态的要求进行转换。根据 DICOM 2003 年版 PS 3.14 定义的图像灰阶标准显示功能（GSDF），该角色必须支持像素再现。该设备将作为 SCU（服务类使用者）执行查询/获取 SOP 类。

角色：图像归档系统

角色描述：对图像显示者获取图像灰阶软拷贝表示状态对象的请求作出答复。将被请求图像灰阶软拷贝表示状态对象传输至图像显示者。该设备将作为 SCP（服务类提供者）执行查询/获取 SOP 类。

4.17.3 参考标准

DICOM 2003 年版 PS 3.4：查询/获取服务类
DICOM 2003 年版 PS 3.14：图像灰阶软拷贝显示功能
DICOM 2003 年版 PS 3.4：图像灰阶软拷贝表示状态对象存储

4.17.4 交互图

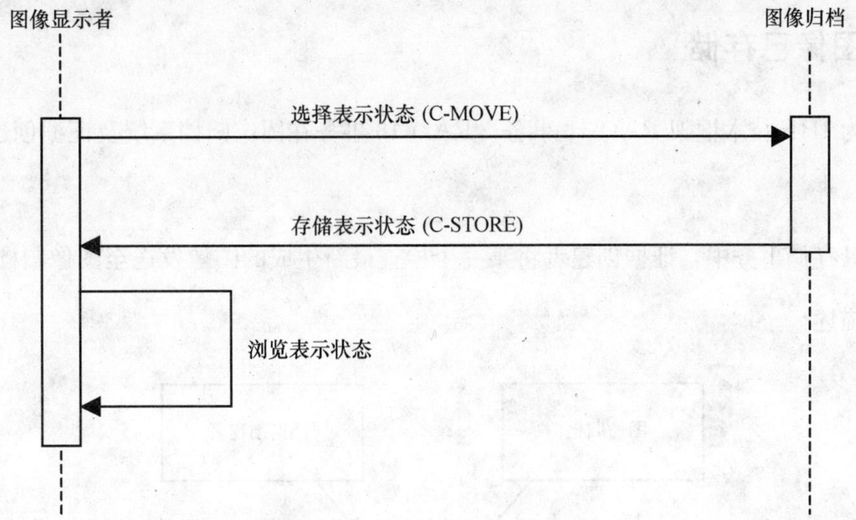

4.17.4.1 获取图像灰阶软拷贝表示状态

该事务涉及交互图示中图像显示者与图像归档系统之间的“C-MOVE”及“C-STORE”消息。应当支持使用获取 SOP 类（基于检查的 MOVE 与可选的基于患者的 MOVE）。详细描述性文字，请参照 DICOM 2003 年版 PS 3.4。

4.17.4.1.1 触发事件

图像显示者选择指定的图像灰阶软拷贝显示状态对象，并从图像归档系统获得。

4.17.4.1.2 消息语义

在 DICOM 2003 年版 PS 3.4 部分（查询/获得服务类）中 DICOM 查询/获得服务类小节，定义了消息语义。图像管理器有责任确保，当从图像归档系统获得图像及软拷贝表示状态对象是，图像及软拷贝表示状态对象中的患者及检查信息是最新的。

4.17.4.1.3 预期行为

图像归档系统接收到 C-MOVE 请求，并与图像显示者建立起一个 DICOM 进程，使用 DICOM 灰阶软拷贝表示状态存储 SOP 类传输被请求表示状态对象。

4.17.4.2 查看表示状态

本事务对应为上面交互图示中所示的“查看表示状态”事件。表示状态不能被单独被浏览，必须将其应用于某一幅图像。关于表示状态可能应用到的获得图像的事务详细内容，请参见第 4.16 节。

4.17.4.2.1 触发事件

图像显示者接收到来自于图像归档系统的表示状态实例。

4.17.4.2.2 援引语义

这是一个图像显示者内部功能的本地援引。在进行图像显示状态转换之后，图像显示者用以显示图像的方法，不在 IHE 技术框架讨论的范围之内。

4.17.4.2.3 预期行为

图像显示者将获得的图像灰阶软拷贝表示状态应用于图像数据并将其显示出来。图像显示者可能收到与先前查询、获得时收到时不一致的患者信息。例如，在患者被进行过重命名后的情况下，图像显示者将收到拥有相同的检查实例唯一标识、序列唯一标识、SOP 实例唯一标识、但不同患者姓名的图像软拷贝表示状态对象。图像显示者应当使用刚刚获得信息或者最近一次收到实例，以确保来自于图像管理器/图像归档系统的最近的患者信息被显示出来。

4.18 创建者图像已存储

本节内容对应为 IHE 技术框架 RAD-18 事务。RAD-18 事务在图像归档系统及证据创建者角色中使用。

4.18.1 范围

在创建者图像已存储事务中，证据创建者将某一个检查最新生成的图像发送至图像归档系统。

4.18.2 用例角色描述

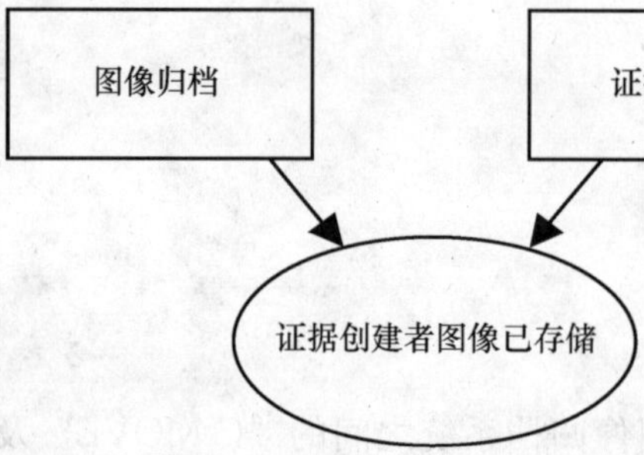

角色：证据创建者

角色描述：将生成的图像数据传输至图像归档。

角色：图像归档

角色描述：接收并且存储来自于证据创建者的图像。

4.18.3 参考标准

DICOM 2003 年版 PS 3.4：存储服务类。

4.18.4 交互图

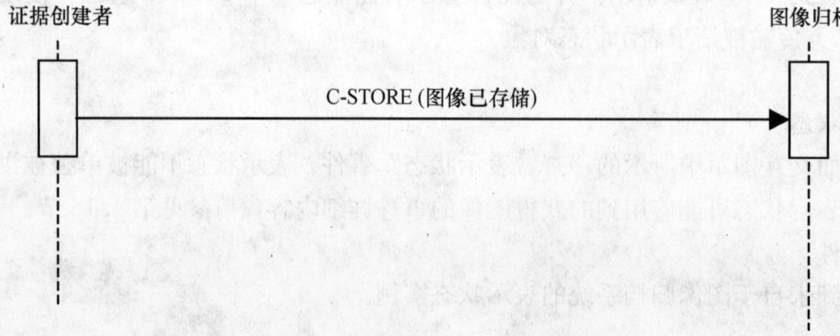

4.18.4.1 图像存储

4.18.4.1.1 触发事件

当图像可用或整体存在时，证据创建者在一个或多个 DICOM 进程中依次将图像传输至图像归档。

关于何时适合触发生成一个新的检查、序列、图像实例的细节，在第 4.8.4.1.1.1 节“检查唯一标识及序列唯一标识”进行了描述。

4.18.4.1.2 消息语义

证据创建者使用 DICOM C-STORE 消息传输图像。证据创建者为 DICOM 存储的服务类使用者（SCU），图像归档系统为 DICOM 存储的服务类提供者（SCP）。

根据 DICOM 标准，证据创建者应当为它所生成的图像创建一个新的序列，而不是继续保存在原始图像的序列中。

证据创建者根据原始图像生成（衍生）图像；衍生图像可能与或不与原始图像拥有相同的图像 SOP 类。

原始图像可能包含有执行检查项目（PPS）关联信息。这个信息将包含有用于影像采集设备上执行检查时的预约检查项目（SPS）信息。当原始图像存在有这些信息时，证据创建者应当提取出适当的预约检查项目（SPS）信息，并将其包含于由证据创建者所生成的 PPS 信息中。

如何在衍生图像对象中使用原始图像信息的规则，请参见附录 A。

4.18.4.1.2.1 定位图像的存储（磁共振及 CT）

除了那些通常情况下的映射要求之外，对于磁共振和 CT 图像，定位像（或称为计划图像）与轴位图像之间的关系，当存在这样的关系时，应当被记录下来。在这种情况下，轴位图像的参考图像序列（0008，1140）属性应当指向相关的定位图像或者计划图像。相关图像集的坐标空间应当是相同的，标识为在参考帧唯一标识（0020，0052）属性只有一个单一的值。对于 CT 图像，轴位扫描图像的图像类型属性的值应当为 AXIAL（轴位），而定位图像应当标识为 LOCALIZER（定位像）。对于磁共振图像，图像类型没有特定的值用于进一步的限制计划图像与轴位图像的关系。如果证据创建者角色希望在定位图像上表示出轴位图像的位置，应当为此创建一条表示状态对象。

4.18.4.1.2.2 核医学图像的存储

支持核医学（NM）图像规范的系统，必须支持在影像设备图像已存储事务第 4.8.4.1.2.2 节核医学（NM）图像存储及第 4.8.4.1.2.2.1 节核医学图像 IOD（图像对象定义）多帧及向量中描述过的必要条件。

处理心脏断层（CT）图像（图像类型为 RECON TOMO 或 RECON GATED TOMO）及生成新的心脏断层（CT）图像的图像创建者，应当将采集上下文序列（0040，0555）及其内容一并拷贝至新生成的图像中去。

4.18.4.1.2.3 （核医学）心脏图像的存储

证据创建者、影像采集设备或图像显示者生成重建断层图像（CT）数据集时，应当考虑结合图像方位[患者]（0020，0037）（在探测器信息序列（0054，0022）内）及层间距（0018，0088）。

另外，证据创建者生成重建断层图像数据集以表示标准心脏视角时，例如短轴，应当适当的包含视角代码序列（0054，0220）、图像行进方向（0054，0500）、以及采集上下文序列（0040，0555）属性信息。

这些必要条件，在第 4.8.4.1.2.2 节核医学（NM）图像的存储及表 4.8-2 中。

4.18.4.1.2.4 结果屏输出选项

声明支持结果屏输出选项的证据创建者，应当具备如本节所述的存储结果屏的能力。

结果屏涉及显示中的结果元素的表示，潜在地包括图形、图像及文字，典型的如临床分析软件（例如，核医学心脏分析软件包）。

本选项旨在为结果屏的快照作为 DICOM 对象输出提供一种方式，以便它们能够在通用的 DICOM 显示系统上进行观看。类似于为不同临床结果提供的 DICOM 结构化报告模板的想法变成了现实，如此编码数据格式提供了一种更加强大的解决方法，并且应当被应用于结果屏输出选项中。该选项，并非为传递临床信息以用于处理或者数据库用途。

该选项涉及到那些包含有动态图像及图形的结果屏作为动态结果屏，例如一个跳动的心脏或旋转的图像。

未包含动态元素的结果屏将被作为静态结果屏。

完全通过灰度阴影进行表示的结果屏，将被作为灰阶结果屏。使用彩色表示方式的结果屏，将被作为彩色结果屏。那些仅使用灰度表示的图像以及使用若干个彩色表示的图形，可以有选择性的被当作灰阶结果屏。

证据创建者应当具备存储如本小节描述的证据创建者结果屏的能力。注意：如果证据创建者不能表示动态结果屏，那么它不需要具备动态功能；如果证据创建者不能表示彩色结果屏，那么它不需要具备彩色功能。

证据创建者在存储静态结果屏时，应当使用 DICOM 二次获取（SC）信息对象定义（IOD）或者多帧二次获取（MFSC）信息对象定义（IOD）。与简单的二次获取（SC）IOD 相比，由于缺少属性以显示其图像内容、出处、输入来源及其他二次获取（SC）IOD 中模糊信息，使用时应当更倾向于多帧二次获取（MFSC）。

存储静态结果屏时，可以使用 DICOM 二次获取（SC）图像；而一系列的静止结果屏在存储时，可以一次性的使用 DICOM 二次获取（SC）图像；但是 IHE 强烈建议，对于静态结果屏及单独静止结果屏使用 DICOM 多帧二次获取（MFSC）图像信息对象定义（IOD）。

当在 DICOM 多帧二次获取（MFSC）对象中存储多个静态结果屏时，电影模块不应当被包含在内。多帧二次获取中静态帧的顺序，应当遵照结果屏的原先显示顺序进行。

证据创建者存储动态结果屏应当使用 DICOM 多帧二次获取 IOD。电影模块，应当按照表 4.18-1 中所述被包含在内。各个图像帧应当进行排序，以便动态结果屏的表示。图像帧的数目并没有进行限定。如果在结果屏中存在多个电影区域、并且电影区间的长度也并不相同，那么在 MFSC 播放周期由末尾回到起始时将会有一个跳跃的现象。

证据创建者应当支持将彩色结果屏作为 24 比特 RGB 进行输出。动态彩色结果屏进行存储，应当使用多帧真彩色二次获取图像存储。

系统应当支持将结果屏作为 8 比特灰阶进行输出。将某一个指定的结果屏进行彩色及灰阶格式的输出，将会非常有用的。仅表示灰阶结果的证据创建者，不需要将其作为 24 比特 RGB 进行输出。

多个 SC 和/或 MFSC 对象可能生成在相同序列中，以便收集那些与处理相关的结果屏。

图像实例序号应当被设置或进行继续编排，以显示出原有的显示顺序。

每次进行重复的处理以生成新的结果屏都应当创建一个新的序列。

SC 设备模块中的转换类型（0008，0064）应当被设置为“WSD”，以显示图像产生于某一个工作站。

在通用序列模块中的序列描述（0008，103E）应当包含一个标识其为结果屏的标志。

出处描述（0008，2111）应当包含一个结果屏种类和/或生成图像时处理的描述。

影像设备类型（0008，0060）应当直接反映用于生成结果屏的数据的影像设备类型。

为确保最大程度上的与各式的显示系统相兼容，帧事件、建议显示帧速率以及电影放映速率属性应当被设置为相同的帧速率。

这些值反映存储的结果屏的显示速率。将该值设定并反映“真实世界的值”，例如实际的患者心率，是不必要的。

表 4.18-1　多帧二次获取电影模块的必需属性

属性	标签	类型	属性描述
首选重放顺序	（0018，1244）	R+	对于某个多帧图像，描述其首选重放顺序。 应当为零值，即标识为循环（1，2，.. n，1，2，.. n）
电影放映速率	（0018，0040）	R+	每秒钟放映帧的数目，证据创建者原本在这种速率下显示结果
帧时间	（0018，1063）	R	每一幅单独帧名义上的时间（毫秒）。等于 1000 除以电影放映速率
建议显示帧速率	（0008，2144）	R+	与电影放映速率相同

4.18.4.1.3 预期行为

图像归档系统将存储其收到的DICOM对象。

应当对DICOM对象进行存储，以便它们可以在以后的时候被取回（参见4.16节“获取图像”），如DICOM第二层存储SCP（参见DICOM标准PS 3.4 B.4.1）所定义的那样。

4.18.4.1.3.1 DICOM图像存储SOP类

声明支持核医学（NM）图像规范的图像归档系统，需要支持表4.8-3中列举的所有SOP类。声明支持核医学（NM）图像规范的证据创建者，需要支持表4.8-3中所列举SOP类的至少一项。

证据创建者应当能够规定所有创建的核医学图像类型使用核医学图像SOP类。

声明支持结果屏输出选项的图像归档系统，需要支持表4.18-2中所列的全部SOP类。声明支持结果屏输出选项的证据创建者，需要表4.18-2中所列的全部SOP类由证据创建者口述结果表达能力，如第4.18.4.1.2.4节所述。

表4.18-2 结果屏输出SOP类

SOP类UID	SOP类名称
1.2.840.10008.5.1.4.1.1.7	二次获取图像存储
1.2.840.10008.5.1.4.1.1.7.2	多帧灰阶字节二次获取图像存储
1.2.840.10008.5.1.4.1.1.7.4	多帧真彩色二次获取图像存储

4.19 创建者表示状态已存储

本节内容对应为IHE技术框架RAD-19事务。RAD-19事务在图像归档及证据创建者角色中使用。

4.19.1 范围

本节对由证据创建者向图像归档系统提出的DICOM灰阶软拷贝表达状态存储请求进行描述。证据创建者将表达状态与图像一起发送并进行存储，以便在稍后的时候它们能够被用于图像数据的一致性显示。证据创建者是DICOM存储SCU（服务类使用者），图像归档系统是DICOM存储SCP（服务类提供者）。DICOM 2003年版PS 3.4：灰阶软拷贝表示状态存储定义本事务所支持的转换方式。

4.19.2 用例角色描述

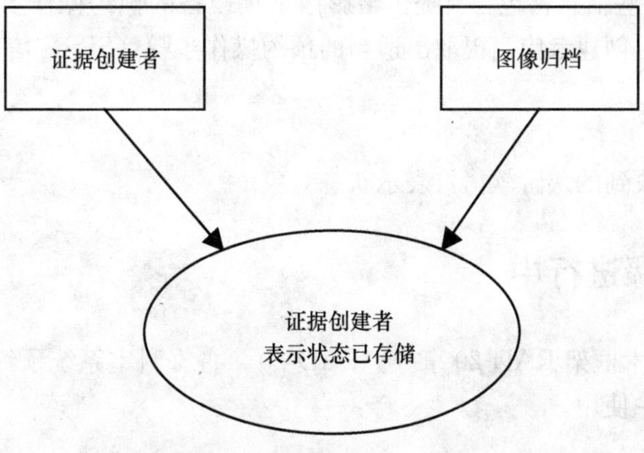

角色：证据创建者

角色描述：生成适用于图像数据的灰阶软拷贝表示状态。本角色将支持发送表示状态数据至图像归档。本角色必须支持基于 DICOM 2003 年版 PS 3.14 所定义的灰阶标准显示功能（GSDF）的像素渲染。

角色：图像归档

角色描述：接收并存储来自于证据创建者的灰阶软拷贝表示状态实例。本事务仅对与表示状态存储相关的角色进行描述。

4.19.3 参考标准

DICOM 2003 年版 PS 3.4：存储服务类

DICOM 2003 年版 PS 3.4：灰阶软拷贝表示状态存储

DICOM 2003 年版 PS 3.14：灰阶标准显示功能

4.19.4 交互图

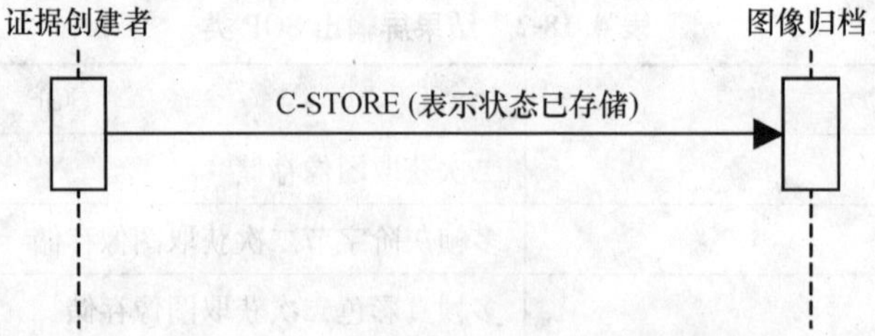

4.19.4.1 创建者表示状态已存储

4.19.4.1.1 触发事件

证据创建者生成一个灰阶软拷贝表示状态实例，并且将其发送至图像归档系统进行存储。

4.19.4.1.2 消息语义

证据创建者使用 DICOM C-STORE 消息对灰阶软拷贝表示状态进行存储。与指定图像的结果表示相关的，所有的灰阶处理操作、以及所有的空间和图形上的操作，都应当被记录在表示状态中。这样将保持图像最后一次被浏览时的状态，例如对比度、旋转、翻转及文字注释。表示状态中的图像操作将覆盖图像原始记录的内容，甚至适用于表示状态中不存在指定操作的属性的情况，例如窗宽、窗位。定义中的后一种情况将指定为一致性操作。完整的消息语义在 DICOM 2003 年版 PS 3.4 的灰阶软拷贝表示状态存储 SOP 类行为节中进行了定义。

证据创建者由原始图像派生出图像及灰阶软拷贝表示状态对象，而原始图像中可能包含影像设备执行操作步骤（MPPS）关系信息。这些信息将包含有提供给影像采集设备的预约操作步骤（SPS）信息。当在原始图像中存在这样的信息时，证据创建者应当提取出适当的预约操作步骤（SPS）信息，并将其包含在证据创建者生成的 PPS 信息中。

4.19.4.1.3 预期行为

图像归档系统将存储其收到的灰阶软拷贝表示状态对象。

4.20 创建者操作步骤进行中

本节内容对应为 IHE 技术框架 RAD-20 事务。RAD-20 事务在科室系统预约者/医嘱执行者、执行检查项目管理器及证据创建者角色中使用。

4.20.1 范围

证据创建者的执行操作步骤（PPS），将附加于在影像采集设备上完成的影像设备执行操作步骤

(MPPS)，并与之属于同一个预约操作步骤（SPS)。它包含了一条由证据创建者发送至执行操作步骤管理器的消息，这条消息将依次发送至科室系统预约者/医嘱执行者及图像管理器。执行操作步骤管理器必须支持转发消息至两个不同的目的地。执行操作步骤管理器应当在接收到来自证据创建者的对应消息后开始发送消息。

关于执行操作步骤管理器的详细内容，请参见第4.6.1节。

4.20.2 用例角色描述

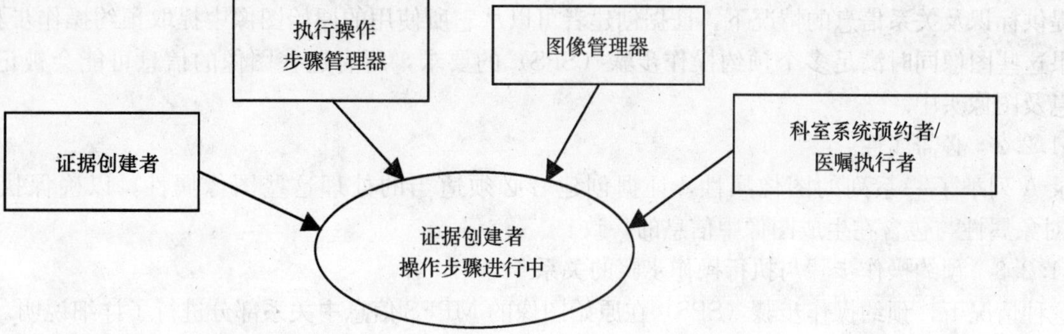

角色：科室系统预约者/医嘱执行者

角色描述：接收转发自执行操作步骤管理器的PPS信息。

角色：图像管理器

角色描述：接收转发自执行操作步骤管理器的PPS信息。

角色：证据创建者

角色描述：告知执行操作步骤管理器，一个特定的执行操作步骤已经开始了。

角色：执行操作步骤管理器

角色描述：接收来自于证据创建者的执行操作步骤（PPS）信息，并且将其发送至科室系统预约者/医嘱执行者及图像管理器。

4.20.3 参考标准

DICOM 2003年版PS 3.4：影像设备执行操作步骤SOP类。

4.20.4 交互图

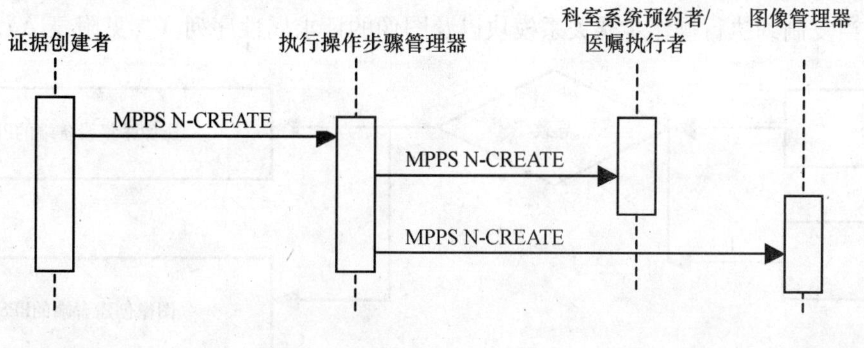

4.20.4.1 操作步骤开始消息

4.20.4.1.1 触发事件

操作技师在证据创建者处（工作站）开始进行图像或表示状态的创建。

4.20.4.1.2 消息语义

证据创建者使用影像设备执行操作步骤（MPPS）SOP类（N-CREATE服务）告知执行操作步骤管理器，一个指定的图像生成操作步骤已经开始并且正在进行中。执行操作步骤（PPS）管理器，依次使用N-CREATE服务将该信息转发至科室系统预约者/医嘱执行者即图像管理器。在本次信息交换过程中，执行操作步骤（PPS）管理器应当使用相同的执行操作步骤（PPS）SOP实例唯一标识。在本项目的实施工程中，应当着重考虑下列问题。

4.20.4.1.2.1 患者/检查/操作步骤信息

证据创建者应当确保它所持有的患者、检查、操作步骤信息是有效的，并且是最新的。在影像设备工作列表没有提供标识及关系信息的情况下，证据创建者可以从它所使用的原始图像中提取预约操作步骤（SPS）信息。如果这些图像同时满足多个预约操作步骤（SPS）的要求，所有这些图像的信息可能会被记录在最后的PPS消息及图像头中。

4.20.4.1.2.2 必需属性

附录A列举了一系列的图像属性，证据创建者必须适当的处理这些图像属性，以确保执行操作步骤（PPS）对象属性与包含在生成图像中信息的一致。

4.20.4.1.2.3 预约操作步骤与执行操作步骤的关系

在这种情况下，预约操作步骤（SPS）在原始图像的MPPS信息中关系部分进行了详细说明。因此，在预约操作步骤与执行操作步骤之间有了附加事例关系。这种情况下的构成属性详情，请参见附录A（检查实例UID，检查ID，存取号等）。

4.20.4.1.2.3.1 附加情况

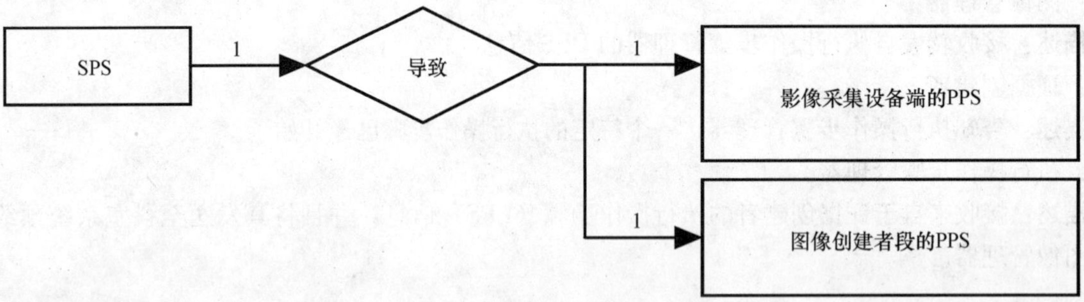

附加至某一常规情况

这是一个SPS与PPS之间“一对N”关系的特殊情况，在这里影像采集设备，对应于某一个SPS，生成了第一个PPS。在稍后的时候，证据创建者新加入了一个执行操作步骤（PPS）。这项执行操作步骤（PPS）指向回到了同一个被请求检查以及指向原始的SPS。包含在原始图像中的所有被请求检查与预约操作步骤（SPS）属性，都应当复制到执行操作步骤关系模块以及图像的请求属性序列（参见附录A）。

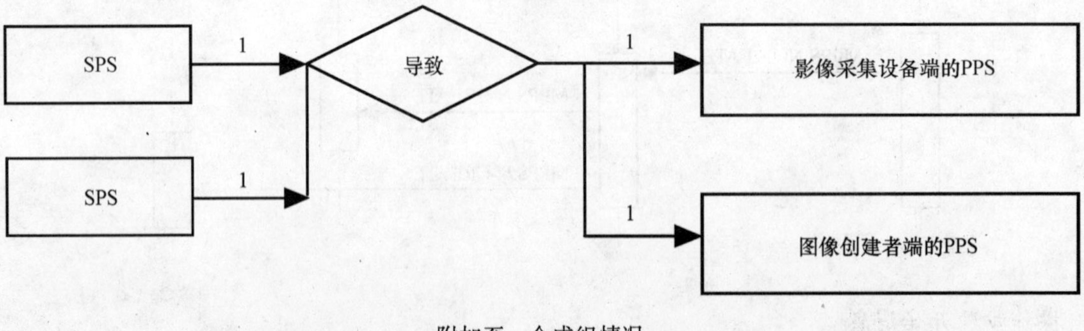

附加至一个成组情况

当在影像采集设备生成的第一个PPS（执行操作步骤）产生自一个成组情况（参见第4.6.4.1.2.3.4节或

第4.6.4.1.2.3.6节)，由证据创建者附加的执行操作步骤（PPS）可能会指向回到原始SPS（预约操作步骤）中的一个或多个以及成组的相关被请求检查，并且使用原始图像中来自于被请求检查的信息。对应的属性，应当被从图像中复制到执行操作步骤关系模块及图像的请求属性序列（参见附录A）。

注：例如，在执行完对应于一个“颈部”SPS及一个“头部”SPS的成组MR检查之后，在图像显示、创建者角色进行了一个基于头部磁共振图像的三维分析。这个显示、创建角色的应用程序，可以选择将附加的PPS与3D二次获取图像相关联，而这个3D二次获取图像来自于基于头部及颈部SPS的3D分析。

4.20.4.1.3　预期行为

科室系统预约者/医嘱执行者接收到来自于执行操作步骤（PPS）管理器的信息，并将它与被请求检查相关联。如果被请求检查ID被传输时为空，科室系统预约者/医嘱执行者以及图像管理器将创建一个例外，即：必须手动的将执行操作步骤（PPS）与适当的检查相关联。

4.21　创建者操作步骤已完成

本节内容对应为IHE技术框架RAD-21事务。RAD-21事务在科室系统预约者/医嘱执行者、图像管理器、执行检查项目管理器及证据创建者角色中使用。

4.21.1　范围

本事务包含了一条“执行操作步骤已完成”的消息，由证据创建者发送至执行操作步骤（PPS）管理器，并依次将该消息发送至科室系统预约者/医嘱执行者及图像管理器。信息，此时并不是因为计费的需求而发出，应当存在着一个计费的代码以确认计费完成。图像管理器可能需要某些信息，以便能够将同一检查的SOP实例进行重新定位。执行操作步骤已完成的消息，并不意味着图像集是完整的或可以用于取回。

4.21.2　用例角色描述

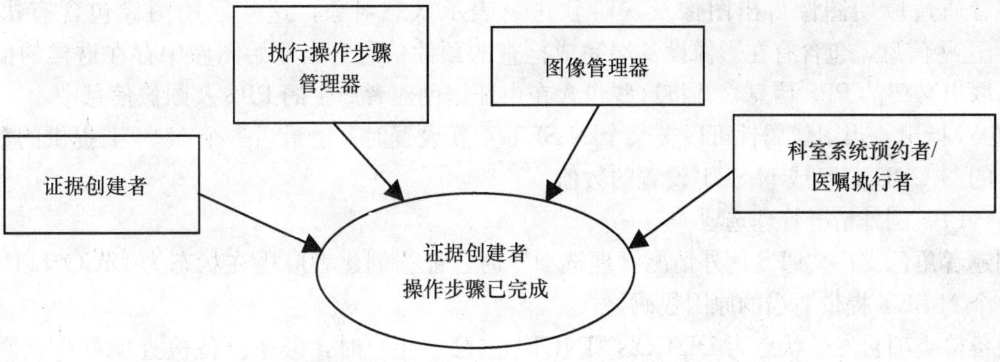

角色：科室系统预约者/医嘱执行者

角色描述：接收到转发自执行检查项目管理器的PPS信息。

角色：图像管理器

角色描述：接收到转发自执行操作步骤管理器的PPS信息。

角色：证据创建者

角色描述：通知执行操作步骤管理器，一个特定的执行操作步骤已完成。

角色：执行操作步骤管理器

角色描述：接收到来自于证据创建者的执行检查项目（PPS）信息，并将其发送至科室系统预约者/医嘱执行者及图像管理器。

4.21.3 参考标准

DICOM 2003 年版 PS 3.4：影像设备执行操作步骤 SOP 类。

4.21.4 交互图

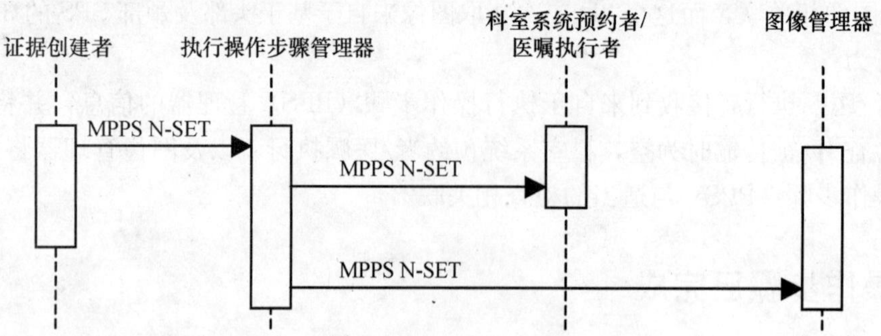

注：上图指出了执行操作步骤 SOP 类消息的先后顺序。证据创建者将执行 DICOM 存储及承诺存储类。MPPS（影像设备执行操作步骤）消息与存储及承诺存储消息之间，不存在特殊的时间关系。也就是说，MPPS 消息可能发生在存储请求之前、也有可能发生在存储请求之后。

4.21.4.1 操作步骤已完成/已中止

4.21.4.1.1 触发事件

操作技师在证据创建者工作站结束了该操作步骤。

4.21.4.1.2 消息语义

证据创建者使用影像设备执行操作步骤 SOP 类（N-SET 服务），告知执行操作步骤管理器一个指定操作步骤已完成或已中止。更多消息语义内容，请参见第 4.7.4.1.2 节。

证据创建者通过原始图像得出图像及灰阶软拷贝表示状态对象，这些原始图像包含有执行操作步骤（PPS）信息。这些信息，包含有在影像设备端完成检查的预约信息。当原始图像中存在这样的信息时，证据创建者应当提取出必要的 PPS 信息，并将这些包含在由证据创建者产生的 PPS 及图像信息中。

注：DICOM 指出，当图像属性可以被某个 N-SET 重新设置时，由最后一个 N-SET 提供的数值将覆盖任何一个由较早的 N-CREATE 或 N-SET 设置的数值。

4.21.4.1.2.1 PPS 例外情况管理选项

当证据创建者角色支持“PPS 例外情况管理选项”时，证据创建者应当在状态为 DICONTINUED（已中止）的最后一个 N-SET 提供适当的原因代码。

当影像设备检查项目发送状态为 DISCONTINUED（已中止）时，影像设备检查项目中止原因代码序列（0040，0281），应当使用表 4.7-1“上下文 ID 9300-检查中止原因”中定义的数值。

当存在与科室系统预约者/医嘱执行者即图像管理器、图像归档系统通信时，原因代码可能会取消一条医嘱。它也许会使得准确计费更加简单。

4.22 本页空白

本事务在技术框架的较早版本中进行了定义。现在绑定在 RAD-10 事务影像设备承诺存储。

4.23　带有表示对照表的打印请求

本节内容对应为 IHE 技术框架 RAD-23 事务。RAD-23 事务在打印排版器及打印服务器角色中使用。

4.23.1　范围

本事务支持打印排版器的能力，以确保打印服务器渲染图像的显示一致性。打印排版器，向打印服务器发出一个 DICOM 打印请求。请求内容，包括一个在胶片盒级应用于图像数据的表示对照表（LUT）的详细规则。打印排版器，为 DICOM 打印服务类使用者（SCU）；打印服务器，为 DICOM 打印服务类提供者（SCP）。

4.23.2　用例角色描述

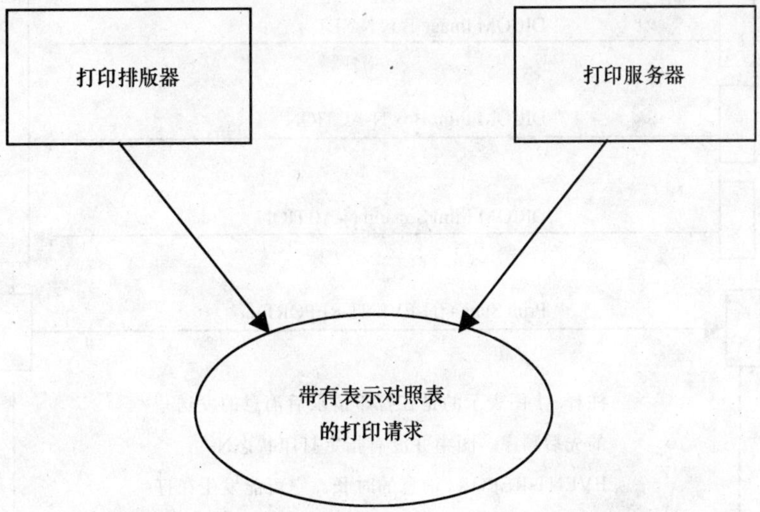

角色：打印排版器

角色描述：作为 DICOM 打印服务类使用者，生成 DICOM 打印请求。包含有显示能力的系统，必须支持基于 DICOM 灰阶标准显示功能的像素渲染，DICOM 灰阶标准显示功能在 DICOM 2003 年版 PS 3.14 中进行了定义。打印请求，必须指定并参考相应的表示对照表（LUT），该表示对照表由服务类使用者（SCP）应用于图像数据以维持对图像的理解。

角色：打印服务器

角色描述：作为 DICOM 打印服务类使用者（SCP），处理 DICOM 打印请求。系统必须支持基于 DICOM 2003 年版 PS 3.14 中定义的 DICOM 灰阶标准显示功能（GSDF）的像素渲染，并且能将图像数据按照指定的表示对照表（LUT）生成希望得到的图像理解。

4.23.3　参考标准

DICOM 2003 年版 PS 3.4：打印管理服务类
DICOM 2003 年版 PS 3.4：表示对照表（LUT）SOP 类
DICOM 2003 年版 PS 3.14：灰阶标准显示功能

4.23.4 交互图

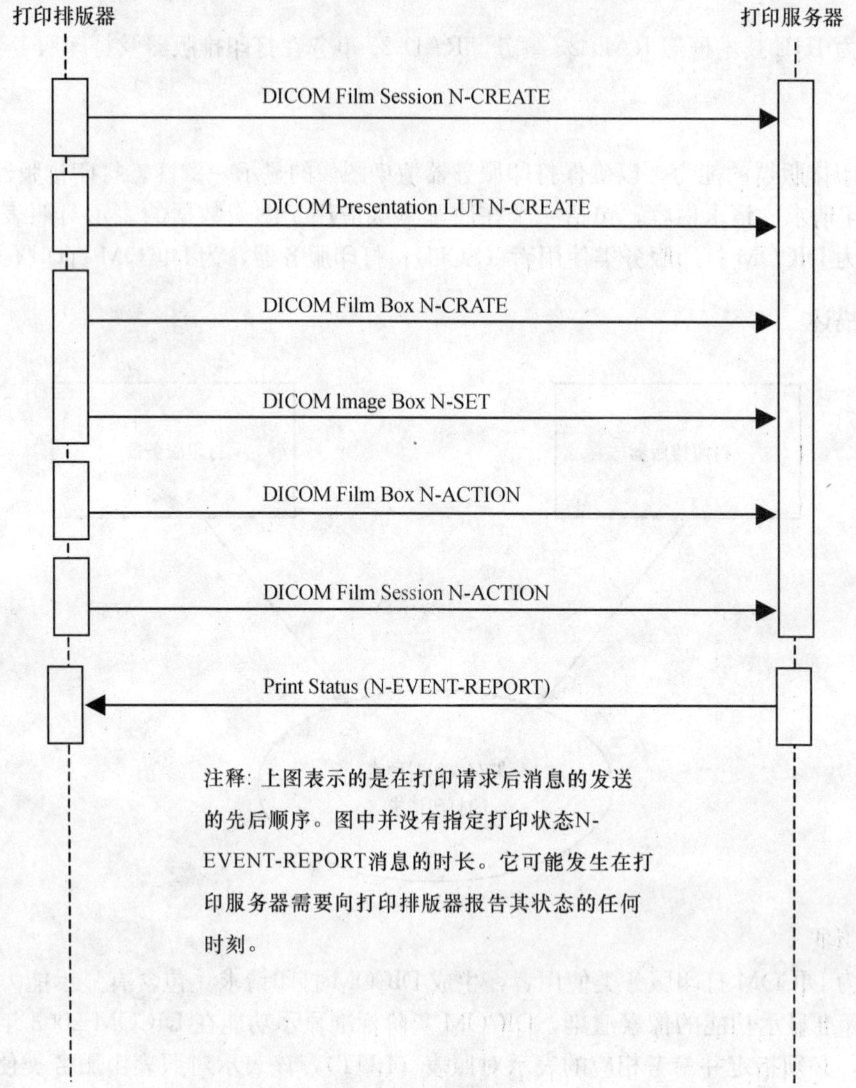

4.23.4.1 DICOM 照相过程 N-CREATE

在 IHE 技术框架中打印排版器与打印服务器需要支持该过程的消息。照相过程中的 N-CREATE 消息，对一次照相过程中所有胶片页共同的表示参数进行描述。这则消息的执行，将依据 DICOM 基本打印管理元 SOP 类。

4.23.4.1.1 触发事件

打印排版器向打印服务器发出一条打印请求。

4.23.4.1.2 消息语义

DICOM 打印管理服务类行为，对基本照相过程 SOP 类进行了消息语义定义。

4.23.4.1.3 预期行为

打印服务器应当创建照相过程 SOP 实例、并且按照 N-CREATE 消息中的要求进行属性初始化。打印服务器应当按照基本照相过程 SOP 类的定义返回被请求 SOP 实例创建状态代码。

4.23.4.2 DICOM 打印对照表（LUT）N-CREATE

由这条 N-CREATE 消息指定的表示对照表（LUT）数据，将在胶片盒级别被用于转换图像数据以实现指定的图像显示特征与打印排版器相匹配。另外，这则消息能够使用表示对照表（LUT）外形属性以详细说明一个预定义好的表示对照表（LUT）外形；表示对照表（LUT）外形值“LIN OD”，将不被 IHE 技术框架所支持。表示对照表（LUT）信息，将只被指定并被应用在胶片盒级别。

注：在这样事件中，打印排版器选择指定了一个外形值为“IDENTITY”表示对照表（LUT），而并非一个表示对照表（LUT）时，图像数据将以 P 值的形式发送至打印服务器，并由打印服务器依据灰阶软拷贝显示功能（GSDF）进行数据转换。

注：推荐打印排版器使用 DICOM 第 14 部分附录 B 中定义的程序或其他相当的检查程序，以进行校准测试。在这些数据并不存在的情况下，建议打印排版器使用 DICOM 标准第 14 部分中指定的默认数值作为照度属性（2010，015E）以及周围反射光属性（2010，0160）。对于透过式的硬拷贝打印机，标准建议使用 2000 cd/m^2 作为照度、10 cd/m^2 作为周围反射光。对于反射式的硬拷贝打印机，标准建议使用 150 cd/m^2 作为照度（现有照明水平下产生的漫反射所能达到的最大亮度）。这些数值，与 DICOM 标准第 14 部分附录 D 中示例中使用的数据一致。

4.23.4.2.1 触发事件

当打印排版器接收到一个来自打印服务器成功状态的反馈（反馈发生在照相过程 N-CREATE 消息之后）时，将触发这则消息。

4.23.4.2.2 消息语义

DICOM 打印管理服务类行为对表示对照表（LUT）SOP 类进行了定义。由打印排版器提供的表示对照表（LUT），应当拥有对应于图像数据比特深度的一系列条目；例如，8 比特图像数据对应为 256 个条目，12 比特图像数据对应为 4096 条目。

4.23.4.2.3 预期行为

打印服务器应当创建一个表示对照表（LUT）SOP 实例，并且按照 N-CREATE 消息中的要求进行初始化。打印服务器应当按照表示对照表（LUT）SOP 类的定义返回被请求 SOP 实例创建状态代码。

4.23.4.3 DICOM 胶片盒 N-CREATE

依照 DICOM 标准，打印排版器及打印服务器在 IHE 技术框架中需要支持该消息的使用。胶片盒 N-CREATE 消息在照相的过程中对一副单张胶片的表示参数进行了描述。

4.23.4.3.1 触发事件

当打印排版器接收到一个来自于打印服务器成功状态的反馈（反馈发生在表示对照表 N-CREATE 消息之后）时，触发该消息。

4.23.4.3.2 消息语义

DICOM 打印管理器服务类行为，对基本胶片盒 SOP 类的消息语义进行了定义。多胶片打印过程中，每一张胶片都将发出一则胶片盒 N-CREATE 消息。打印排版器，作为 DICOM 打印服务类使用者（SCU），可能使用照度（2010，015E）、周围反射光（2010，0160）、最小密度（2010，0120）及最大密度（2010，0120）的默认数值，这些数值在 DICOM 2003 PS 3.14 中进行了说明。另外，胶片盒 N-CREATE 消息，将涉及由表示对照表（LUT）N-CREATE 消息创建的表示对照表（LUT）SOP 实例。表 4.23-1 列举出需要 SCU 支持的基本胶片盒属性数值。

表 4.23-1 打印排版器支持的胶片盒模块属性

标签	属性名称	支持数值
(2010, 0010)	图像显示格式	STANDARD\C, R (C=columns, R=rows) 标准/C (列), R (行)
(2010, 0040)	胶片方向	肖像型 风景型
(2010, 0050)	胶片尺寸 ID	8IN×10IN 11IN×14IN 14IN×17IN
(2010, 0060)	放大类型	复制 双线性 立体 无

4.23.4.3.3 预期行为

打印服务器将创建胶片盒 SOP 实例并按 N-CREATE 中的规定初始化属性。打印服务器在创建基本胶片盒 SOP 实例时，将为每一个被图像显示格式属性（2010，0010）定义了的图像盒创建一个图像盒 SOP 实例。打印服务器将返回由被基本胶片盒 SOP 类定义的被请求的 SOP 实例创建的状态码。其他行为在由 DICOM 标准中 DICOM 打印管理服务类的基本胶片盒 SOP 类的描述中规定。

4.23.4.4 DICOM 图像盒 N-SET

在 IHE 技术框架中，每一个被 Print Composer（打印排版器）和 Print Server（打印服务器）所需要的消息都支持 DICOM 标准。图像盒 N-SET 消息在一个影像会话中每一单张影像的每张图像盒上都描述了其特定的显示参数和图像像素数据。

4.23.4.4.1 触发事件

在胶片盒 N-CREATE 消息传输后，当打印排版器从打印服务器接到一个成功的状态响应时，此消息将被触发。

4.23.4.4.2 消息语义

DICOM 打印管理服务类行为为图像盒 SOP 类定义了消息语义。一个图像盒 N-SET 将被胶片盒 N-CREATE 消息的显示格式属性（2010，0010）定义的每个图像盒所发布。

4.23.4.4.3 预期行为

打印服务器将指定的图像盒属性应用于图像盒 SOP 实例中去。打印服务器应当返回图像盒 SOP 类所定义的被请求 SOP 实例更新的状态代码。

4.23.4.5 DICOM 胶片盒 N-ACTION

在 IHE 技术框架中，打印排版器及打印服务器需要支持该消息的使用。胶片盒 N-ACTION 消息，使用在照相过程中的单幅胶片打印。

4.23.4.5.1 触发事件

当打印排版器接收到一个来自于打印服务器成功状态的反馈（反馈发生在最后一条图像盒 N-SET 消息发出后）时，将触发该消息。

4.23.4.5.2 消息语义

DICOM 打印管理服务类行为，对胶片盒 SOP 类的消息语义进行了定义。

4.23.4.5.3 预期行为

打印服务器打印胶片盒所描述的胶片页。由胶片盒或者图像盒所引用的表示对照表（LUT）SOP 实例，将应用于图像数据。打印服务器，应当返回适当的状态代码，这些代码在 DICOM 打印管理服务类中胶片盒 N-ACTION DIMSE 服务中进行了定义。

4.23.4.6 DICOM 照相过程 N-ACTION

在 IHE 技术框架中打印排版器及打印服务器选择性的支持该消息。照相过程 N-ACTION 过程，使用在照相过程中打印所有胶片页中。

4.23.4.6.1 触发事件

当打印排版器接收到一个来自于打印服务器成功状态的反馈（反馈发生在指定的照相过程最后一个图像盒 N-SET 消息之后）时，将触发该消息。

4.23.4.6.2 消息语义

DICOM 打印管理服务类行为，对照相过程 SOP 类中消息语义进行了定义。

4.23.4.6.3 预期行为

打印服务器打印照相过程。由胶片盒或者图像盒所提及的表示对照表（LUT）SOP 实例，将应用于图像数据。打印服务器，应当返回适当的状态数值，这些数值在 DICOM 打印管理服务类中照相过程 N-ACTION 服务中进行了定义。

4.23.4.7 打印状态（N-EVENT-REPORT）

依据 DICOM 标准，在 IHE 技术框架中，胶片排版器及胶片服务器需要支持该消息。N-EVENT-REPORT，被用于以异步方式报告打印服务器状态给打印排版器。也就是说，一个打印服务类提供者（SCP），在服务类使用者（SCU）传递一个额外的打印命令时，可能发出一个 N-EVENT-REPORT 消息。SCU 及 SCP，需要提供（适应）这些异步消息。

4.23.4.7.1 触发事件

当打印服务器发觉与打印请求相关的状态发生改变、并且这个改变值得告知打印排版器时，触发该消息。

4.23.4.7.2 消息语义

DICOM 打印管理服务类行为，对打印机 SOP 类中消息进行了定义。

4.23.4.7.3 预期行为

打印排版器将返回发送给打印服务器的 N-EVENT-REPORT 的确认信息。

4.24 报告提交

本节内容对应为 IHE 技术框架 RAD-24 事务。RAD-24 事务，在报告创建者及报告管理器角色中使用。

4.24.1 范围

在报告提交事务中，报告创建者将一份 DICOM 结构化报告（SR）对象传送至报告管理器，结构化报告（SR）为草稿状态或最终状态。结构化报告对象，需要在最小程度上符合 TID2000 模板。报告创建者，可能需要在符合 SOP 类的时候，提及增加的复杂性。

一个最终的报告被定义为，完成标志位（0040，A491）属性被设置为“COMPLETE”（完成）、并且校验标志位（0040，A493）属性被设置为“VERIFIED”（已校验）的报告。完成标志位（0040，A491）属性及校验标志位（0040，A493）属性为其他任何数值的报告，都被认为是草稿报告。

4.24.2　用例角色描述

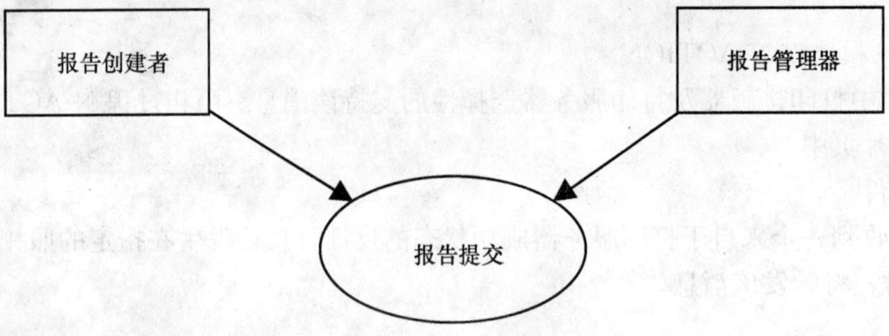

角色：报告创建者

角色描述：传送草稿或最终 DICOM 结构化报告至报告管理器。

角色：报告管理器

角色描述：接收并管理草稿及最终 DICOM 结构化报告。

4.24.3　参考标准

DICOM 2003 年版 PS 3.4：存储 SOP 类

DICOM 2003 年版 PS 3.16：内容映射资源

4.24.4　交互图

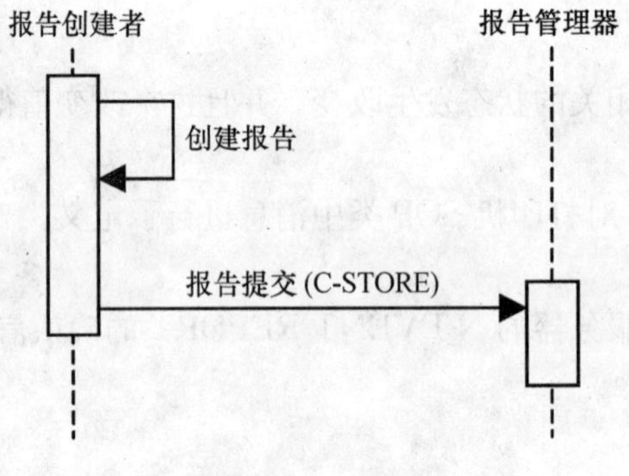

4.24.4.1　报告创建

本事务与上面图示中的报告创建事件相关。

4.24.4.1.1　触发事件

报告创建者的使用者希望创建一份 DICOM 结构化报告。

4.24.4.1.2　召唤语义

这是一个属于报告创建者的本地功能召唤。报告创建者用于获取报告数据、以及创建 DICOM 结构化报告对象的方法，不在 IHE 技术框架讨论范围之内。报告创建者生成的报告应当符合 DICOM 基本文本结构化报告（SR）信息对象定义（IOD）的要求。如果数字值需要出现在报告之中，那么报告创建者生成的报告应当符合 DICOM 增强结构化报告（SR）信息对象定义（IOD）。如果系统的实施者认为必要的，那么一个单一的报告创建者需要同时支持上述两种 SR IOD，但至少需要支持基本文本。由报告创建者生成的报告也应当符合 DCMR① 模板 TID 2000。

① 译者注：DCMR stands for DICOM PS 3.16：DICOM 内容匹配来源。

4.24.4.1.2.1　编码条目

所有的报告角色（包括报告创建者、报告管理器、报告库以及外部报告库访问）必须能够打开可配置的编码表。DICOM 结构化报告对象，依靠编码条目对所传递的概念进行定义。在 DCMR（DICOM PS 3.16）中定义代码，应当……。在缺少标准代码的情况下，IHE 委员会可能在文档中定义必需的代码以供使用。

由报告创建者生成的报告类型，在 RAD TF-1：9.4 中进行了定义。报告创建者最少也应当能够生成基于简单图像报告（参见 RAD TF-1：9.4.1）的报告。如果报告创建者支持增强结构化报告（SR）信息对象定义，那么它应当也支持生成简单图像及数字报告（参见 RAD TF-1：9.4.2）。

4.24.4.1.2.2　获取 AE 标题

无论何时在 DICOM 结构化报告中涉及到 DICOM 复合对象，那么此时在 DICOM 结构化报告中最好能够包含有获取 AE 标题属性（0008，0054）。在报告创建者涉及这些 DICOM 复合对象的情况下，被涉及的 DICOM复合对象应当包含在当前被请求检查证据序列属性中（0040，A375）、或者其他相关证据序列属性（0040，A385）中。如果报告创建者是一个独立的角色，那么是否发送获取 AE 标题属性（0008，0054）就是可选的，它也取决于实施时决定发送什么值。如果报告创建者与图像显示者是一体的，那么 IHE 建议将获取 AE 标题设定为图像显示者能够获取被参考的 DICOM 复合对象的设备的 AE 标题。

4.24.4.1.2.3　检查的识别以及同一文档序列

系统需要通过检查实例唯一标识（Study Instance UID）来识别报告属于哪一个检查。IHE 建议，使用报告所指图像的检查实例唯一标识作为所生成结构化报告的检查实例唯一标识。IHE 技术框架定义了，创建者角色将通过什么机制报告接收到这些信息。有的时候，一个简单的报告可能涉及到多个检查。例如，一个外伤患者可能需要同时进行腕部和腿部的 X 线检查。它们检查时可能会作为两条医嘱，但是放射科医生可能会在同一时间根据两个检查进行报告。为了能够在 DICOM 分级模型①下处理这样的情况，需要在每一个检查中分别保留有报告副本。如果报告创建者生成了一份为多个检查的报告，那么报告创建者应当生成这份报告的多个拷贝，并为这些报告针对每一个检查生成不同的 SOP 实例唯一标识（SOP Instance UID）、同时在每一份报告中使用同一文档序列属性（0040，A525）。每一份报告中的同一文档序列属性（0040，A525）应当分别指向其他检查中的其他同一的报告。报告中的实际内容——也就是，结构化报告文档通用模块属性（除去同一文档序列属性）以及结构化报告文档内容模块属性——在每一份报告实例中应当相同的。

不应当发送同一文档序列条目中的获取 AE 标题属性（0008，0054）。

4.24.4.1.3　预期行为

生成了 DICOM 结构化报告对象，并且准备好了保存至报告管理器。

4.24.4.2　报告的提交

本事务关系到上述交互图示中的报告创建者与报告管理器之间的 DICOM C-STORE 事件。

4.24.4.2.1　触发事件

当完成了报告的授权并且报告创建者生成了新的 DICOM 结构化报告时，报告创建者应当将 DICOM 结构化报告传送至报告管理器，这个过程通过一个或多个 DICOM 进程完成。

4.24.4.2.2　消息语义

报告创建者使用 DICOM C-STORE 消息进行 DICOM 结构化报告的传输。报告创建者是基本文本结构化报告（SR）存储 SOP 类或增强结构化报告（SR）存储 SOP 类、或者两者的 DICOM 存储服务类使用者（SCU）。报告管理器，至少是基本文本结构化报告（SR）存储 SOP 类的 DICOM 存储服务类提供者（SCP）、或者有可能是增强结构化报告（SR）存储 SOP 类的 DICOM 存储服务类提供者（SCP）。依照 DICOM 标准中对于结构化报告（SR）的描述，报告管理器必须支持第二层（全部）的存储，也就是说，保存有所有的 DICOM类型 1、2 和 3 属性。

① DICOM 分级模型：DICOM Hierarchical Model，即：DICOM 中的患者—检查—序列—图像。

4.24.4.2.3 预期行为

报告管理器将保存接收到的 DICOM 结构化报告对象。正是基于这一点，报告创建者放弃了任何对于报告对象的责任，并且不能以任何方式修改它们、除非创建了一个新的报告对象并使用新的 SOP 实例唯一标识。

4.25 报告发出

本节内容对应为 IHE 技术框架 RAD-25 事务。RAD-25 事务在报告管理器及报告库角色中使用。

4.25.1 范围

在报告发出事务中，报告管理器将下列内容传送至报告库：一份未改变的 DICOM 结构化报告草稿（由报告创建者生成的）或一份新的改正过的 DICOM 结构化报告、或者两者同时。报告管理器对 DICOM 结构化报告进行所有的状态及内容变化的操作，并且对于每一次的改变都会生成一个新的 DICOM 结构化报告，这份报告可能会被保存在报告库中。

4.25.2 用例角色描述

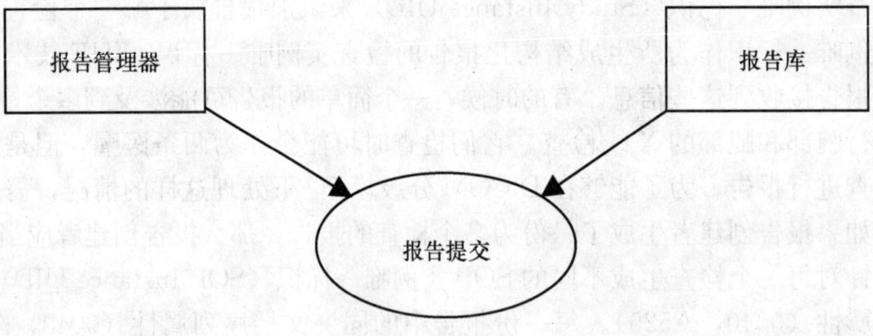

角色：报告管理器

角色描述：处理报告的改变以及将报告传输至报告库。它包括对 DICOM 结构化报告进行内容与状态改变的操作，以及基于这些改变生成新的 DICOM 结构化报告。报告管理器需要处理的改变类型的例子如下：

- 审核一份报告草稿，在新生成的已审核的报告上设置审核属性；
- 在一份或多份先前的草稿或者已审核报告的基础上，创建一份新的未审核的报告；
- 在一份或多份先前的草稿或者已审核报告的基础上，创建一份新的已审核的报告；以及
- 生成一份新的报告，这份新的报告由多个先前的报告合并而成。
- 由于接收到一个基于患者信息更新事务的患者基本信息更新，为一份已经存在的报告生成一个新的版本。

角色：报告库

角色描述：接收并存储来自于报告管理器的 DICOM 结构化报告。

4.25.3 参考标准

DICOM 2003 年版 PS 3.4：存储 SOP 类

DICOM 2003 年版 PS 3.16：内容映射资源

4.25.4　交互图

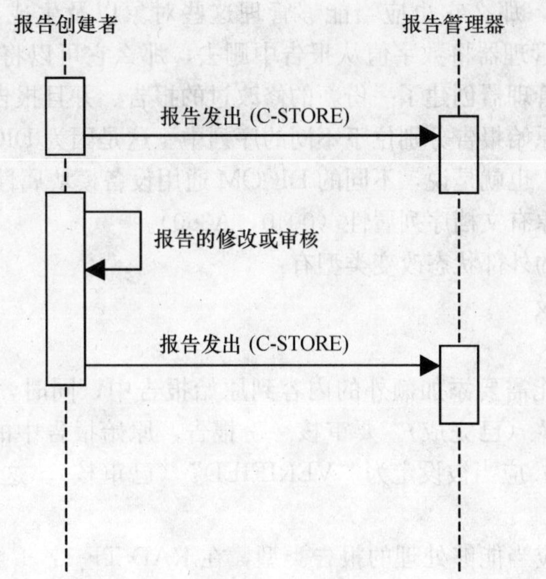

4.25.4.1　报告的发出（第一步）

本事务所指内容为，上面的交互图示中所示的报告管理器及报告库之间的顶层“DICOM C-STORE”消息。

4.25.4.1.1　触发事件

当报告管理器接收到来自于报告创建者的 DICOM 结构化报告时，报告管理器能够在一个或多个 DICOM 进程中将 DICOM 结构化报告传输至报告库。由于系统可能会允许在审核或完成之前读取这些报告，这个功能将是可以进行配置的。在某些场合可能需要这个功能，而在其他的情况下则可能不必要的。

4.25.4.1.2　消息语义

报告管理器使用 DICOM C-STORE 消息传送 DICOM 结构化报告。报告管理器至少是基本文本结构化报告存储 SOP 类的 DICOM 存储服务类使用者（SCU），同时也可选的是增强结构化报告存储 SOP 类的 DICOM 存储服务类使用者（SCU）。IHE 要求，如果报告管理器是增强结构化报告 SOP 类的服务类提供者（SCP）（请参见第 4.24 节），那么它也应当是增强结构化报告 SOP 类的服务类使用者（SCU）。而报告库，既是基本文本结构化报告存储 SOP 类的 DICOM 存储服务类提供者（SCP），又是增强结构化报告 SOP 类的服务类提供者（SCP）。依照 DICOM 标准对于结构化报告的规定，报告库必须支持第二层（全部）存储，也就是说，保存所有的 DICOM 类型 1、2 和 3 属性。

4.25.4.1.3　预期行为

报告库将保存接收到的 DICOM 结构化报告对象。

4.25.4.2　报告的修改

本事务所指内容为上面交互图示中所示的“报告修改与验证”事件。

4.25.4.2.1　触发事件

报告管理器的使用者选择了一个已存在的报告，并决定对这份报告进行修改。

4.25.4.2.2　召唤语义

这是一个报告管理器的本地功能召唤。报告管理器用于实现指定报告状态转变、获取修改的报告数据以及创建一份新的 DICOM 结构化报告对象功能的方法，不在 IHE 技术框架的讨论范围之内。如果报告中将包含有数字值或者数字值将出现在报告创建者的原始报告中，那么报告管理器应当创建一份符合 DICOM 基本文本结构化报告信息对象定义（IOD）或 DICOM 增强结构化报告信息对象定义（IOD）的报告。如果报告管理器能够接收增强结构化报告对象，那么它也应当能够管理这些对象以及生成新的增强结构化报告对象，这在 IHE 中将是必需的。如果报告管理器将数字值从报告中删去，那么它可以将增强结构化报告对象转换为简单文本结构化报告对象。当报告管理器创建了一份新的修改过的报告、并且报告管理器与报告创建者不属于同一设备时，修改过的报告应当与原始报告分别位于不同的序列中。这是因为 DICOM 标准要求，产生于不同设备的对象必须位于不同的序列中，也就是说，不同的 DICOM 通用设备模块属性。为了能够提及原始的报告，新修改的报告必须正确的保存有原有文档序列属性（0040，A360）。

报告管理器应当能够处理的外部状态改变类型有：

- 正在完成部分报告；以及
- 正在审核报告。

要完成一份部分报告，可能需要添加额外的内容到原始报告中；同时，完成标志位属性（0040，A491）应当被设定为“COMPLETED”（已完成）。要审核一份报告，原始报告中的内容需要检查其正确性，同时，审核标志位属性（0040，A493）应当被设定为“VERIFIED”（已审核）。这同样需要，审核观察者序列属性（0040，A073）被适当的完成。

报告管理器在最小程度上应当能够处理的报告类型，在 RAD TF-1：9.4（IHE 技术框架第 1 卷，第 9.4 节）中进行了定义。报告管理器应当能够处理基于简单图像报告（Simple Image Report）的报告，参见 RAD TF-1：9.4.1（IHE 技术框架第 1 卷，第 9.4.1 节）。即使 IHE 技术框架对于结构化报告对象的复杂程度设置了范围，报告管理器必须能够依照 DICOM 标准接收和保存任何基本文本结构化报告对象、以及可选的任何增强结构化报告对象。系统实施时，可能会将修改报告的权力限制在远比 RAD TF-1 9.4（IHE 技术框架第 1 卷，第 9.4 节）中所述复杂的范围内。当创建一份新的报告时，报告管理器应当同样遵循 DCMR[①] 模板 TID 2000。

报告管理器可以有多种原因和多个方式进行报告内容的修改，这些内容都不在 IHE 技术框架的讨论范围之内。除了上述状态的改变之外，报告管理器需要能够处理的其他改变类型有：

- 基于已经进行修改或添加之后的一份或多份先前报告草稿或者已审核的报告，创建一份新的报告；
- 作为整合了先前多份报告的结果，创建一份新的报告。这包括修改或者添加报告内容；以及
- 如果报告管理器添加了量度，那么将一份简单文字结构化报告转换为一份增强结构化报告。这也就是说，如果一份简单文本结构化报告与一份增强结构化报告进行了合并，那么合并的结果将是一份增强的结构化报告。

IHE 建议，对于 DICOM 结构化报告的修改通过创建一份新的 DICOM 结构化报告对象，并包含有原始报告内容以及任何修改或者添加的内容，来实现。通过原始文档序列属性（0040，A360），实现对原始报告的参考。

通常情况下，报告的发出需要依照 DICOM 标准中定义的规则生成一个新的结构化报告实例唯一标识（SR Instance UID），请参见 DICOM 标准 PS 3.4 第 O.3 节“结构化报告文档内容的修改”（DICOM 2003 年版 PS 3.4—Section O.3—Modification of SR DOCUMENT CONTENT）。

4.25.4.2.2.1 获取 AE 标题

无论何时在 DICOM 结构化报告中涉及到 DICOM 复合对象，那么此时在 DICOM 结构化报告中最好能够包含有获取 AE 标题属性（0008，0054）。当报告管理器涉及到这些 DICOM 复合对象时，被涉及的复合对象应当被包含在先前文档序列属性（0040，A360）中，同时，如果报告创建者使用下列证据序列属性，那么被涉及的符合对象也应当包含在当前被请求检查证据序列属性（0040，A375）、以及相关其他证据序列属性（0040，A385）中。

---

① 译者注：DICOM 内容匹配来源。

在当前被请求检查证据序列属性（0040，A375）或相关其他证据序列属性（0040，A385）中的获取AE标题属性（0008，0054）为空或未发送时，报告创建者可能会将报告发送至报告管理器。在这种情况下，报告管理器可能会在这些序列条目的取回AE标题属性（0008，0054）中添加上一个预先设置好的图像管理器的AE标题。

当报告管理器创建一份基于一份或多份先前报告的新的报告，并且这些先前的报告已经保存在报告库中时，那么在先前文档序列条目（0040，A360）中应当将报告库的AE标题用作获取AE标题属性（0008，0054）。如果在报告库中已经保存有先前的报告，那么系统不应当发送获取AE标题属性（0008，0054）。

4.25.4.2.2.2 检查的识别以及同一文档序列

系统通过检查实例唯一标识（Study Instance UID）来鉴别一份报告应当属于哪一个检查。IHE建议，使用所出具报告的图像的检查实例唯一标识作为生成的结构化报告的检查实例唯一标识。IHE技术框架并没有定义，报告创建者将通过什么机制报告接收到这些信息。期待着，当DICOM通用用途工作列表服务能够在DICOM中实现并且能够集成在IHE技术框架中时，该项功能将被用于这项功能。

当报告管理器正在修改一份在同一文档序列属性（0040，A525）中所含内容的报告，那么应当采取必要的措施将修改的内容对应到其他同一的文档中去。对报告进行修改的使用者可能会被问及是否将报告内容中修改的部分应用到其他同一的文档中、还是仅仅适用于当前的报告。如果修改的部分仅适用于当前的报告，那么在新生成的报告中不应当继续保存有任何同一文档序列属性（0040，A525），因为这份新生成的报告不再与其他报告完全相同。如果修改的部分同时应用于多份报告，那么这些新的报告数据应当生成多份新报告，并且这些新报告应当拥有新的SOP实例唯一标识，同时，它们的同一文档序列属性（0040，A525）应当指向新生成的报告对象。在这种情况下，每一份报告的先前文档序列属性（0040，A360）应当指向所有原始的同一文档。如下图（图4.25-1）中所示。

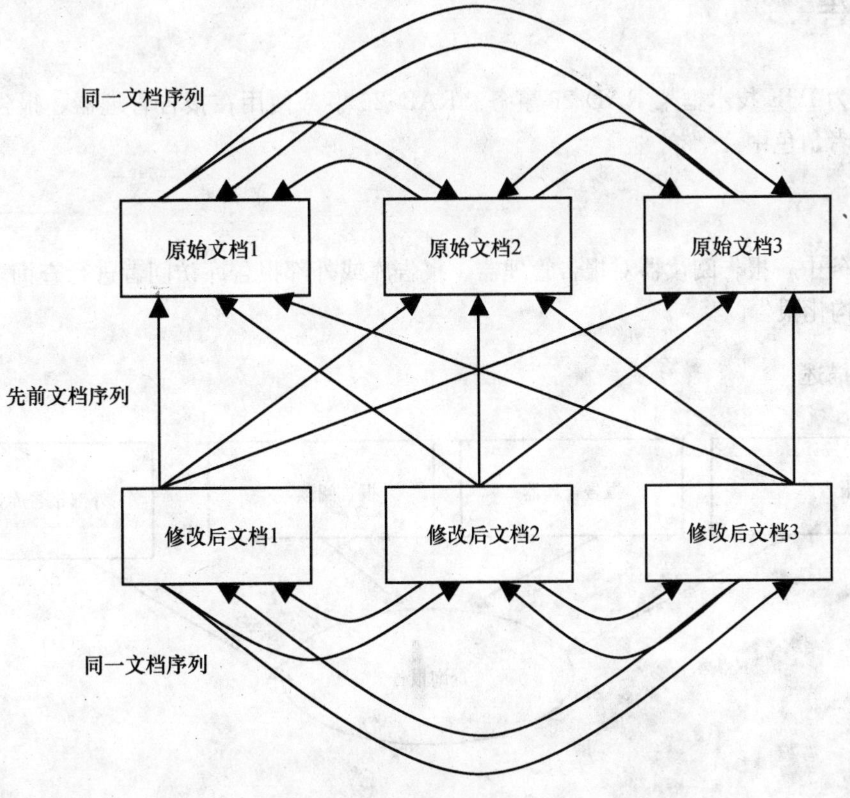

图4.25-1 同一及先前文档序列

4.25.4.2.3 预期行为

创建一份新的修正过的DICOM结构化报告对象，并可以随时存储至报告库。

4.25.4.3 报告的发出（第二步）

本事务所指内容为，上面交互图示中所示的报告管理器与报告库之间的底部的“DICOM C-STORE”事件。

4.25.4.3.1 触发事件

当完成报告（已审核）时，应当将它们保存在报告库中。报告管理器可以通过一个或多个 DICOM 进程将 DICOM 结构化报告传输至报告库。报告管理器应当将内部报告进行临时性的保存，直至报告已完成；如果报告管理器决定传送它们时，报告库则可能永久保存这些内部报告。报告管理器通过何种技术完成报告，不在 IHE 技术框架的讨论范围之内。

4.25.4.3.2 消息语义

报告管理器使用 DICOM C-STORE 消息传递 DICOM 结构化报告。在这个过程中，报告管理器至少是基本文本结构化报告存储 SOP 类的 DICOM 存储服务类使用者（SCU），同时也可选的是增强结构化报告存储 SOP 类的 DICOM 存储服务类使用者（SCU）。IHE 要求，如果报告管理器是增强结构化报告 SOP 类的服务类提供者（SCP）（请参见第 4.24 节），那么它也应当是增强结构化报告 SOP 类的服务类使用者（SCU）。而报告库，既是基本文本结构化报告存储 SOP 类的 DICOM 存储服务类提供者（SCP），又是增强结构化报告 SOP 类的服务类提供者（SCP）。依照 DICOM 标准对于结构化报告的规定，报告库必须支持第二层（全部）存储，也就是说，保存所有的 DICOM 类型 1、2 和 3 属性。

4.25.4.3.3 预期行为

报告库将保存接收到的 DICOM 结构化报告对象。

4.26 查询报告

本节内容对应为 IHE 技术框架 RAD-26 事务。RAD-26 事务使用在报告管理器、报告库、报告阅读器以及外部报告库访问者角色中。

4.26.1 范围

在查询报告事务中，报告阅读器对报告管理器、报告库或外部报告库访问者进行查询，以获得草稿或者最终版的 DICOM 结构化报告。

4.26.2 用例角色描述

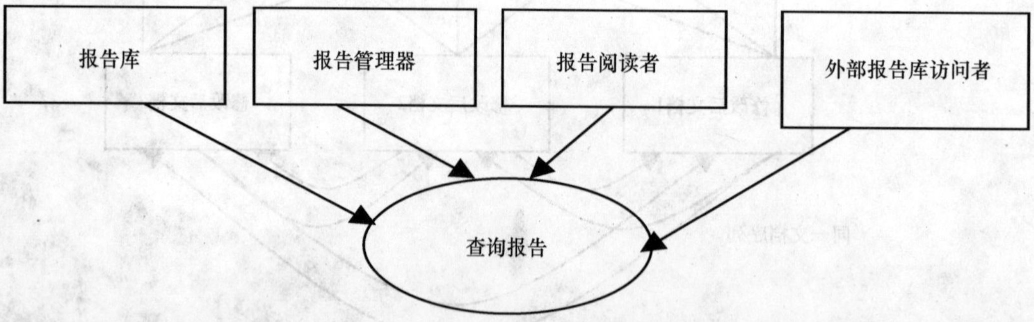

角色：报告库

角色描述：回应对 DICOM 结构化报告的查询。

角色：外部报告库访问者

角色描述：回应对 DICOM 结构化报告的查询。该系统（指外部报告库访问者）提供来自于放射科以外的

DICOM结构化报告的存储。如此的系统可能需要将其他格式的（例如HL7）报告转换为DICOM结构化报告，详情请参见附录C。

角色：报告阅读者

角色描述：向报告库或外部报告库访问者查询DICOM结构化报告，并且使得它们在选择时可用。

角色：报告管理器

角色描述：回应对DICOM结构化报告的查询。

4.26.3 参考标准

DICOM 2003年版PS 3.4：查询/获取服务类

DICOM 2003年版PS 3.16：内容映射资源

4.26.4 交互图

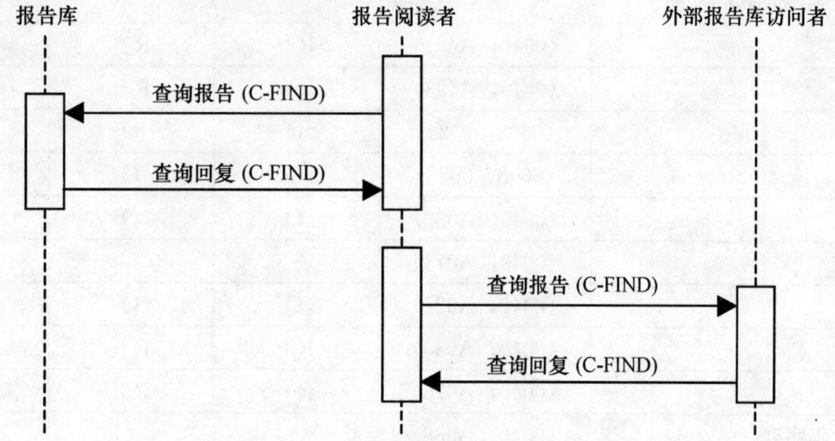

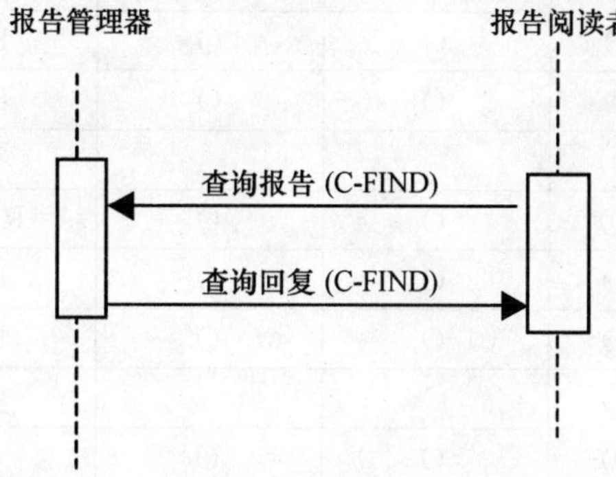

4.26.4.1 查询报告

本事务所指内容为上面交互图示中的查询部分。需要支持（基于检查FIND的或者可选的基于患者FIND的）查询SOP类。详细的描述性语义，请参见DICOM标准2003年版PS 3.4：查询/获取服务类。

4.26.4.1.1 触发事件

报告阅读者的使用者希望浏览选定的报告。

4.26.4.1.2 消息语义

DICOM查询/获取SOP类中对消息语义进行了定义。

报告阅读者向报告管理器、报告库或外部报告库访问者发出一个C-FIND请求；这个C-FIND请求，来自于 DICOM 基于检查的查询/获取信息模型-FIND SOP 类、或者来自于 DICOM 基于患者的查询/获取信息模型-FIND SOP 类。

报告阅读者使用一个或多个匹配值作为查询标准，以获取保存在报告管理器、报告库或外部报告库访问者中所选择级别（患者与检查、序列、实例）的匹配记录列表。

除去 DICOM 标准所定义的必需的以及唯一的键值之外，IHE 技术框架也定义了查询 SCU 以及 SCP 需要支持的匹配值与返回值。这些值在第 4.14.4.1.2 节以及表 4.14-1 中进行了定义，其中报告管理器与报告库没有必要支持 PPS 开始日期与 PPS 开始时间。有关键值的使用预约，已经在第 2.2 节中进行了定义。对于报告阅读者（SCU）以及报告管理器、报告库、外部报告库访问者（SCP），表 4.26-1 定义了额外的结构化报告（SR）实例详细键值。

表 4.26-1 结构化报告实例详细查询匹配与返回键值

属性名称	标签	查询匹配键值		查询返回键值	
		SCU	SCP	SCU	SCP
SR（结构化报告）实例指示级别					
完成标记	(0040，A491)	R+	R+	R+	R+
确认标记	(0040，A493)	R+	R+	R+	R+
完成日期	(0008，0023)	O	O	O	R+
完成时间	(0008，0033)	O	O	O	R+
观察日期时间	(0040，A032)	O	O	O	R+
校验观察者序列	(0040，A073)				
>确认组织	(0040，A027)	O	O	R+	R+
>确认日期时间	(0040，A030)	R+	R+	R+	R+
>确认观察者姓名	(0040，A075)	R+	R+	R+	R+
>确认观察者身份代码序列	(0040，A088)				
>>代码值	(0008，0100)	O	O	R+	R+
>>代码序列制定者	(0008，0102)	O	O	R+	R+
>>代码方案版本	(0008，0103)	O	O	R+	R+
>>代码含义	(0008，0104)	O	O	R+	R+
参考请求序列	(0040，A370)				
>检查实例 UID	(0020，000D)	O	O	R+ *	R+
>读取号码	(0008，0050)	O	O	R+	R+
>被请求检查 ID	(0040，1000)	O	O	R+	R+
>被请求检查代码序列	(0032，1064)				
>>代码值	(0008，0100)	O	O	O	R+
>>编码方案制定者	(0008，0102)	O	O	O	R+
>>编码方案版本	(0008，0103)	O	O	O	R+
>>代码含义	(0008，0104)	O	O	O	R+
概念名称代码序列	(0040，A043)				
>代码值	(0008，0100)	R+	R+	R+	R+
>编码方案制定者	(0008，0102)	R+	R+	R+	R+
>编码方案版本	(0008，0103)	O	O	O	R+
>代码含义	(0008，0104)	O	O	R+	R+

4.26.4.1.3　预期行为

报告管理器、报告库或外部报告库访问者接收到 C-FIND 请求，进行相应的查询并且将匹配值的列表通过 C-FIND 回复返回给报告阅读者。

4.27　获取报告

本节内容对应为 IHE 技术框架 RAD-27 事务。RAD-27 事务在报告管理器、报告库、报告阅读者以及外部报告库访问者角色中使用。

4.27.1　范围

在获取报告事务中，被请求的 DICOM 结构化报告由报告管理器、报告库或外部报告库访问者发送至报告阅读者，以供浏览。

4.27.2　用例角色描述

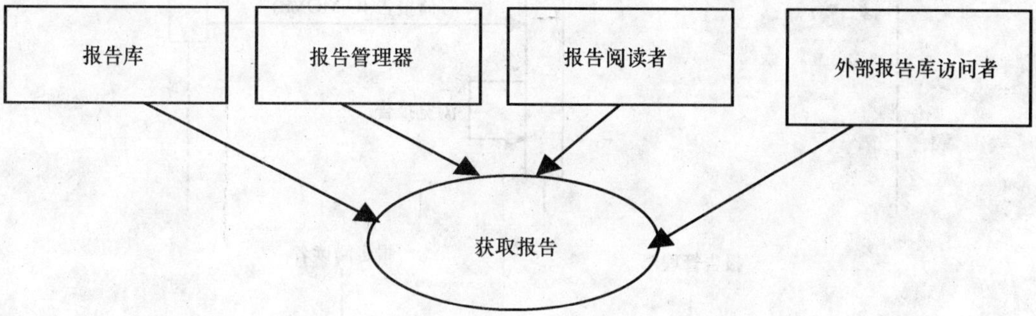

角色：报告库

角色描述：发送被请求的 DICOM 结构化报告至报告阅读者。

角色：外部报告库访问者

角色描述：发送被请求的 DICOM 结构化报告到报告阅读者。这样的系统可能需要将报告由其他的格式（例如 HL7）转换为 DICOM 结构化报告（请参见附录 C）。

角色：报告阅读者

角色描述：从报告库或外部报告库访问者接收到 DICOM 结构化报告，并且将其准备好以供浏览。

角色：报告管理器

角色描述：发送被请求的 DICOM 结构化报告至报告阅读者。

4.27.3　参考标准

DICOM 2003 年版 PS 3.4：查询/获取服务类

DICOM 2003 年版 PS 3.4：存储 SOP 类

DICOM 2003 年版 PS 3.16：内容映射资源

4.27.4 交互图

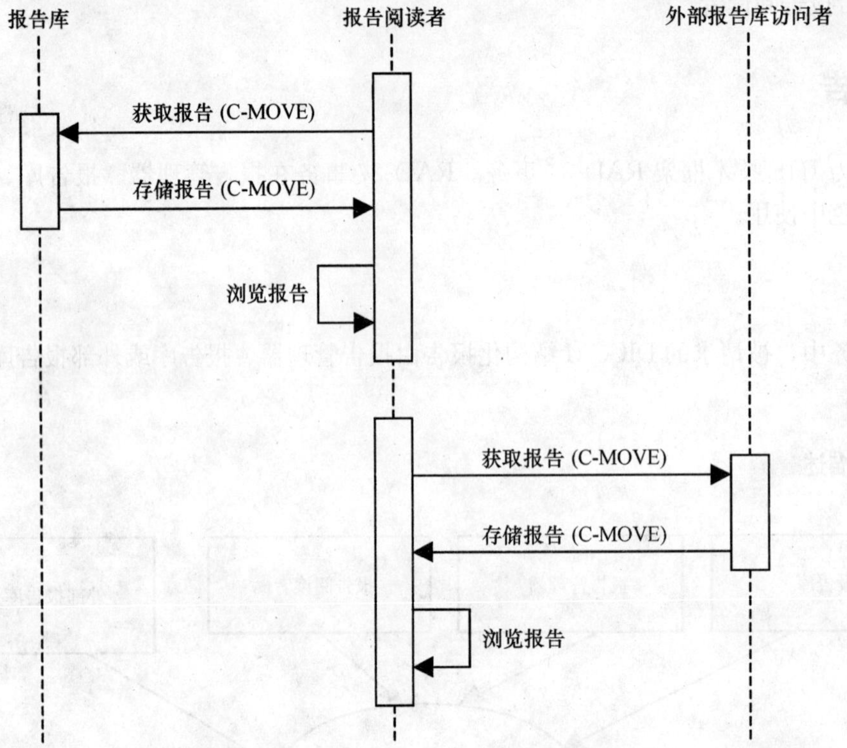

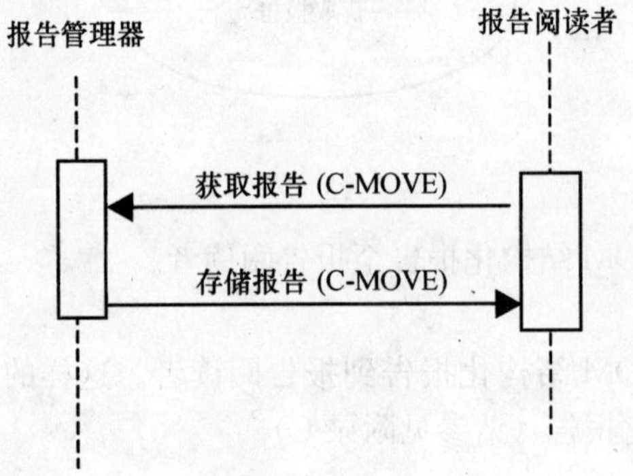

4.27.4.1 获取报告

本事务对应于上面交互图示中的获取部分。系统应当支持（基于检查的 MOVE 以及可选的基于患者的 MOVE 的）获取 SOP 类。报告阅读者作为服务类提供者（SCP），应当支持 DICOM 基本文本结构化报告存储 SOP 类、以及可选的 DICOM 增强结构化报告存储 SOP 类。报告管理器以及报告库，作为服务类使用者（SCU），应当同时支持 DICOM 基本文本结构化报告存储 SOP 类、以及 DICOM 增强结构化报告存储 SOP 类。外部报告库访问者，作为服务类使用者（SCU），应当支持 DICOM 基本文本结构化报告存储 SOP 类、以及可选的 DICOM 增强结构化报告存储 SOP 类。详细的文字性描述，请参见 DICOM PS 3.4，附录 C。

4.27.4.1.1 触发事件

报告阅读者的使用选择了特定的报告进行浏览。

4.27.4.1.2 消息语义

DICOM 查询/获取 SOP 类以及 DICOM 结构化报告存储 SOP 类，对消息语义进行了定义。

报告阅读者将一个 C-MOVE 请求发送至报告管理器、报告库或外部报告库访问者；这个 C-MOVE 请求来自于DICOM基于检查的查询/获取信息模型-MOVE SOP类、或者来自于DICOM基于患者的查询/获取信息模型-MOVE SOP类。

4.27.4.1.3 预期行为

报告管理器、报告库或外部报告库访问者，接收到C-MOVE请求、与报告阅读者建立起一个DICOM进程、并且使用适当的DICOM结构化报告存储SOP类（基本文本结构化报告存储SOP类和/或增强结构化报告存储SOP类）传送被请求报告。

报告库回应查询的同时，也返回了其从报告管理器接收到的DICOM实例中的信息。典型的如，报告管理器将更新的信息应用于其所持有的报告实例，并将更新后的报告重新发送至报告库。为了能够完全的更新报告管理器中不再存在的实例内容，更新应当通过报告从报告管理器的取回（获取）以及向报告管理器的重新发布来完成。这个过程，也可以将报告库与报告管理器成组完成。

4.27.4.2 浏览报告

本事务对应为上面交互图示中的“浏览报告”事件。

4.27.4.2.1 触发事件

报告阅读真接收到来自于报告库或外部报告库访问者的报告。

4.27.4.2.2 召唤语义

这是报告阅读者的一个本地功能召唤。报告阅读者通过什么方式转译并显示这些报告，不在IHE技术框架的讨论范围之内。在最小程度上，报告阅读者应当能够正确的显示IHE技术框架第1卷第9.4节（RAD TF-1：9.4）中定义的报告。报告阅读者应当能够显示基于简单图像报告（参见IHE技术框架第1卷第9.4.1节）的报告。如果报告阅读者支持增强结构化报告信息对象定义（IOD），那么它应当同样能够支持简单图像与数字报告（SINR，参见RAD TF-1：9.4.2）的显示。即使IHE技术框架设置了结构化报告对象复杂程度的界限，报告阅读者也必须仍旧能够接收、存储浏览任何的基本文本结构化报告对象以及可选的任何增强结构化报告对象，以确保其对DICOM标准的遵循。实施中不能够有意的放弃比IHE技术框架第1卷第9.4节中定义的复杂的报告。

如果DICOM结构化报告中涉及到其他DICOM复合对象，例如图像、灰阶软拷贝表示状态，那么报告阅读者可以有选择性的获取以及显示、应用这些对象，但是，报告阅读者必须向使用者传递报告中涉及到的对象。

4.27.4.2.2.1 获取AE标题

如果报告阅读者与图像显示者绑定成组、并且能够获取DICOM结构化报告中所涉及的对象，那么报告阅读者应当能够从包含在DICOM结构化报告中的获取AE标题属性（0008，0054）对应的设备中获取这些对象。如果并没有指定或配置获取AE标题属性信息，那么报告阅读者可以使用其他设定好的获取AE标题。

4.27.4.2.3 预期行为

报告阅读者向使用者显示一份DICOM结构化报告。

4.28 结构化报告导出

本节内容对应为IHE技术框架RAD-28事务。RAD-28事务使用在报告管理器与企业报告库角色中。

4.28.1 范围

在结构化报告导出事务中，报告管理器将已审核报告作为主动提交的HL7观测报告传送至企业报告库。报告管理器负责将报告的内容由DICOM结构化报告转换为HL7。映射为结构化报告导出的结构化报告，将在本章后面的部分进行定义。

通过 HL7 消息传递的报告数据应当是简单 ASCII 文本。报告管理器应当提供结构化报告的显示，通过结构化报告也应当与结构化报告内容的语义相一致、并且满足基于 ASCII 字符的限制条件。

由于 HL7 消息的最终目的地可能是各种各样的输出设备，所以应当尽量避免使用特殊格式的字符。为了能够达到适当的列向对齐，报告管理器应当尽量合理使用空格符，因为 TAB 健以及其他特殊字符可能并不可用、或者可能在最终显示设备上出现不一致的含义。

4.28.2 用例角色描述

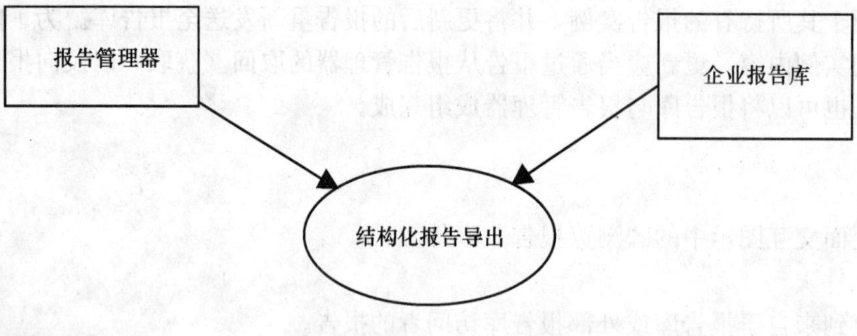

角色：报告管理器

角色描述：将已审核的文本结果输出至企业报告库。这包括将 DICOM 结构化报告术语映射转换为 HL7 术语。

角色：企业报告库

角色描述：接收并存储 HL7 结果，HL7 结果由报告管理器传输至企业报告库。

4.28.3 交互图

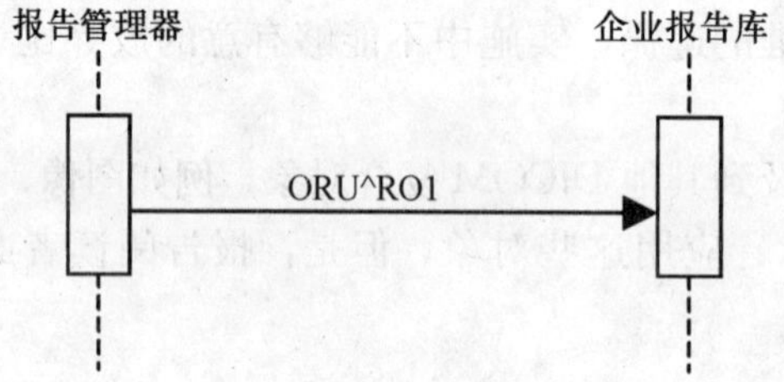

4.28.3.1 结构化报告输出

本事务对应为上面交互图示中的报告管理器与企业报告库之间的 ORU 事件。

4.28.3.1.1 触发事件

当 DICOM 结构化报告已审核、并且由报告管理器最终完成时，报告管理器将主动提交的 ORU 事务发送至企业报告库。

4.28.3.1.2 消息语义

有关通用消息语义，请参见 HL7 标准 2.3.1 版第 7 章“ORU 消息”。有关 ORU 消息的详细条件说明，请参见下面的第 4.28.6.1 节至第 4.28.6.4 节。

ORU	结构化报告输出	在 HL7 标准 2.3.1 中的章
MSH	消息头	2
PID	患者标识	3
[PV1]	患者就诊号	3（参见注释）
OBR	医嘱详情	7
{OBX}	观测结果	7

注释：依照 IHE 技术框架（详见第 4 卷）中有关适用国家与地区的附录，如果需要使用 PV1-19 就诊号，那么 PV1 段也是必需的。

下面的表格提供了一个字段对字段的对应关系定义，定义适用于结构化报告输出事务的 ORU 消息中的必需字段。如果在表格下面没有特别的说明，那么应当依照 HL7 标准翻译这些表格。

表 4.28-1　IHE 规范—MSH（消息头）段

序号	长度	数据类型	可选性	表格号#	项目号#	元素名称
1	1	ST	R		00001	字段分隔符
2	4	ST	R		00002	编码字符
3	180	HD	R		00003	发送应用程序
4	180	HD	R		00004	发送机构（设备）
5	180	HD	R		00005	接收应用程序
6	180	HD	R		00006	接收机构（设备）
9	7	CM	R		00009	消息类型
10	20	ST	R		00010	消息控制标识号
11	3	PT	R		00011	处理标识号
12	60	VID	R	0104	00012	版本号
18	6	ID	C	0211	00692	字符集

根据 HL7 标准 2.3.1 版改编

IHE 技术框架要求，应用程序对于字段 MSH-1 字段分隔符以及字段 MSH-2 编码字符支持使用 HL7 建议的数值。

字段 MSH-9 消息类型应当至少拥有两个部分。第一部分，应用拥有一个“ORU”数值；而第二部分应当拥有一个“R01”数值。支持使用序列数字协议的实施，应当能够将其配置为不使用协议而进行该事务。

表 4.28-2　IHE 规范—PID（患者标识）段

序号	长度	数据类型	可选性	表格号#	项目号#	元素名称
3	20	CX	R		00106	患者标识列表
5	48	XPN	R		00108	患者姓名
7	26	TS	R2		00110	出生日期/时间
8	1	IS	R2	0001	00111	性别
10	80	CE	R2	0005	00113	种族
11	106	XAD	R2		00114	患者地址
18	20	CX	C		00121	患者账号

根据 HL7 标准 2.3.1 版改编

表 4.28-3　IHE 规范—PV1（患者就诊号）段

序号	长度	数据类型	可选性	表格号#	项目号#	元素名称
2	1	IS	R	0004	00132	患者类型
19	20	CX	C		00149	就诊号
51	1	IS	C	0326	01226	就诊标志

根据 HL7 标准 2.3.1 版改编

字段 PID-18 患者账号或字段 PV1-19 就诊号中至少一项应当被赋予数值。在这些字段中，有关数值出现的额外必要条件可能在 IHE 技术框架的地区与国家扩展附录中（参见 RAD TF-4）进行了文字说明。

如果字段 PV1-19 就诊号存在，那么字段 PV1-51 就诊标志应当被赋予数值“V”。否则可以被忽略。

表 4.28-4 IHE 规范—OBR（医嘱详情）段

序号	长度	数据类型	可选性	表格号#	项目号#	元素名称
1	4	SI	R		00237	设置 ID—OBR
2	22	EI	R		00216	医嘱申请者医嘱号
3	22	EI	R		00217	医嘱执行者医嘱号
4	200	CE	R		00238	通用服务标识
7	26	TS	R		00241	观测日期/时间
25	1	ID	R	0123	00258	结果状态

根据 HL7 标准 2.3.1 版改编

表 4.28-5 IHE 规范—OBX（观测结果）段

序号	长度	数据类型	可选性	表格号#	项目号#	元素名称
1	4	SI	R		00569	设置 ID—OBX
2	3	ID	R	0125	00570	数值类型
3	80	CE	R		00571	观测标识符
4	20	ST	C		00572	观测子 ID，参见注释
5	65536[1]	*	R		00573	观测数值—可能为图像目录参考
11	1	ID	R	0085	00579	观测结果状态

根据 HL7 标准 2.3.1 版改编

[1]原文注：观测数值字段的长度为变量，由数值类型决定。参见 OBX-2 数值类型。

注：字段 OBX-4 是分情况的基于正在进行统计的 OBX 段。有关 OBX-4 字段的情况说明，请参见表 4.28-8。

4.28.4 DICOM 结构化报告与结构化报告输出的映射关系

本节定义了由 DICOM 结构化报告（DICOM 增强结构化报告服务类）内容向 HL7 报告观测类消息转换的映射关系。该消息是 HL7 的 ORU 消息。

HL7 与 DICOM 之间的映射关系以下列方式加以说明：

- 元素名称（HL7 项目号#-DICOM 标签）
- 仅仅必需，R，有条件的必需，R2，以及有条件的，C，字段的映射关系如下表。

表 4.28-6 DICOM 结构化报告与结构化报告输出 MSH（消息头）段的映射关系

序号	可选性	表格号#	项目号#	元素名称	DICOM 描述 / 模型	DICOM 标签	注释
18	C		00693	字符集	指定字符集	0008，0005	

表 4.28-7 DICOM 结构化报告与结构化报告输出 PID（患者标识）段的映射关系

序号	可选性	表格号#	项目号#	元素名称	DICOM 描述/模型	DICOM 标签	注释
3	R		00106	患者标识列表	患者标识	0010，0020	
5	R		00108	患者姓名	患者姓名	0010，0010	
7	R2		00110	出生日期/时间	患者出生日期	0010，0030	
8	R2	0001	00111	性别	患者性别	0010，0040	
10	R2	0005	00113	种族	民族	0010，2160	
18	R		00121	患者账号			参见注释 IHE-1

IHE-1：报告管理器应当提供患者账号。IHE 假定，报告管理器能够获取患者账号信息。

表 4.28-8 DICOM 结构化报告与结构化报告输出 OBR（医嘱详情）段的映射关系

序号	可选性	表格号#	项目号#	元素名称	DICOM 描述/模型	DICOM 标签	注释
1	R		00237	设置 ID—OBR			参见注释 IHE-2
2	R		00216	医嘱申请者医嘱号	结构化报告文档通用参考请求序列	（0040，2016）	参见注释 IHE-4
3	R		00217	医嘱执行者医嘱号	结构化报告文档通用参考请求序列	（0040，2017）	参见注释 IHE-4
4	R		00238	通用服务标识号			参见注释 IHE-3
7	R		00241	观测日期/时间	如果存在，结构化报告内容观测日期、时间；否则使用结构化报告文档通用内容日期/内容时间	（0040，A032） 或 （0008，0023） （0008，0033）	
25	R		00258	结果状态＝F			
32	O		00264	主要结果翻译者	内容项目的个人名称值与相关装运 HAS OBS CONTEXT 的 SR 文档的根相关联，它的概念名称编码是（121008，DCM，"Person Observer Name"）	（0040，A123）	

IHE-2：如果结构化报告在参考请求序列中存在若干个条目，那么报告管理器将为每一个条目生成单独的 ORU 消息。

IHE-3：报告管理器应当提供来自于原始医嘱的通用服务标识号（Universal Service ID）。IHE 假定，报告管理器能够获取通用服务标识号。

IHE-4：如果参考请求序列中并没有提供医嘱申请者与/或医嘱执行者医嘱号，那么 IHE 假定报告管理器能够获取这些值。

表 4.28-9 DICOM 结构化报告与结构化报告输出 OBX（观测结果）段的映射关系

序号	可选性	表格号#	项目号#	元素名称	DICOM 描述/模型	DICOM 标签	注释
第一个 OBX（观测结果）段传送了结构化报告实例唯一标识							
1	R			设置 ID—OBX＝1			
2	R	0125	00070	数值类型＝HD			
3	R		00571	观察标识符＝^SR 实例 UID			
5	R		00573	观测数值	结构化报告实例唯一标识	0008，0018	
11	R		0085	观测结果状态＝F			

四个 OBX（观测结果）段的下一个集合，为每一个在结构化报告内容中出现的图像类型内容条目重复。每一个 OBX（观测结果）集，将为外部报告库提供查询相关图像参考的能力。

内容条目仅仅提供参考 SOP 类唯一标识（0008，1150）以及参考 SOP 实例唯一标识（0008，1155）。在当前被请求检查证据序列（0040，A375）或者相关其他证据序列（0040，A385）中，将保存有检查实例唯一标识（0020，000D）以及序列实例唯一标识（0020，000E）。通过 SOP 实例唯一标识来找到正确的序列条目。有关更多详情，请参见 DICOM 标准 2003 年版第三部分表 C.17-2（结构化报告文档通用模块属性）以及表 C.17-3（SOP 实例参考宏属性）。

包含有 UID 参考信息的 OBX（观测结果）段的每一个集合，将拥有相同的唯一的观测子 ID（OBX 4）。第一个集合的子 ID 的数值应当为"1"。子 ID 应当在消息中实现递增。

续表

序号	可选性	表格号♯	项目号♯	元素名称	DICOM 描述/模型	DICOM 标签	注释
1	R			设置 ID—OBX			
2	R	0125	00070	数值类型＝HD			
3	R		00571	观测标识符＝^检查实例唯一标识			
5	R		00573	观测数值	匹配该项目的检查实例唯一标识的当前的、或者相关的证据序列	0020，000D	
11	R		0085	观测结果状态＝F			
1	R			设置 ID—OBX			
2	R	0125	00070	数据类型＝HD			
3	R		00571	观测标识符＝^序列实例唯一标识			
5	R		00573	观测数值	匹配该项目的检查实例唯一标识的当前的、或者相关的证据序列	0020，000E	
11	R		0085	观测结果状态＝F			
1	R			设置 ID—OBX			
2	R	0125	00070	数值类型			
3	R		00571	观测标识符＝^SOP 实例唯一标识			
5	R		00573	观测数值	IMAGE 图像内容条项目，参考 SOP 实例唯一标识	0008，1155	
11	R		0085	观测结果状态＝F			
1	R			设置 ID—OBX			
2	R	0125	00070	数值类型			
3	R		00571	观测标识符＝^SOP 类标识			
5	R		00573	观测数值	图像内容条目，参考 SOP 实例唯一标识	0008，1150	
11	R		0085	观测结果状态＝F			

续表

序号	可选性	表格号#	项目号#	元素名称	DICOM 描述/模型	DICOM 标签	注释
由报告管理器生成的报告文本在下一条 OBX（观测结果）段中发送。如果使用了多个 OBX（观测结果）段，那么不应当假设有上下文信息。							
1	R			设置 ID—OBX			
2	R	0125	00070	数值类型＝TX			
3	R		00571	观测标识符＝^结构化报告文本			
5	R		00573	观测数值	来自结构化报告对象的报告文本		
11	R		0085	观测结果状态＝F			

4.28.5　预期行为

企业报告库接收这些消息。有关企业报告库使用这些结果的用途不在 IHE 技术框架的讨论范围之内。

4.29　关键图像标识已存储

本节内容对应为 IHE 技术框架 RAD-29 事务。RAD-29 事务使用在影像采集设备与证据创建者角色中。

4.29.1　范围

在关键图像标识已存储事务中，影像采集设备或证据创建者传送一份 DICOM 关键图像标识，这份关键图像标识保存在图像归档中。

4.29.2　用例角色描述

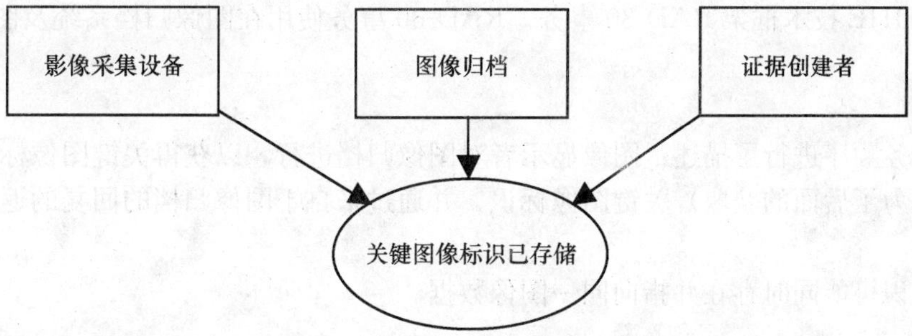

角色：影像采集设备

角色描述：通过创建关键图像标识（KIN）标记关键图像，并且通过关键图像标识已存储事务将其发送至图像归档。

角色：证据创建者

角色描述：通过创建关键图像标识（KIN）标记关键图像，并且通过关键图像标识已存储事务将其发送至图像归档。

角色：图像归档

角色描述：接收并保存来自于影像采集设备或者证据创建者的关键图像标识（KIN）。在本事务中，仅仅将该角色描述为关键图像标识的存储。

4.29.3　参考标准

DICOM 2003 年版 PS 3.4：关键对象选择文档存储 SOP 类
DICOM 2003 年版 PS 3.4：存储 SOP 类

4.29.4　交互图

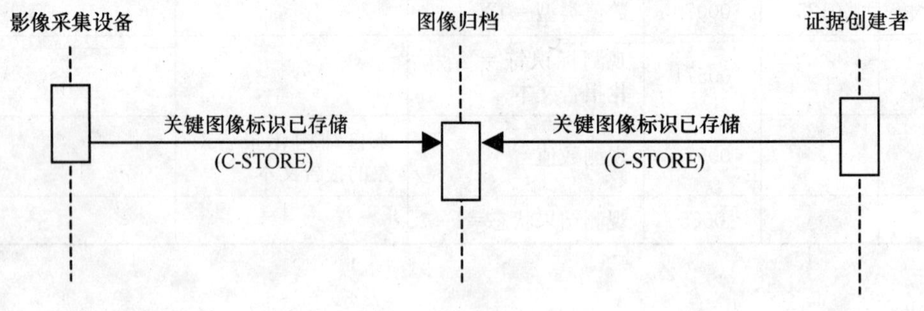

4.29.4.1　关键图像标识已存储

本事务对应为上面交互图示中的影像采集设备或证据创建者与图像归档之间的 DICOM C-STORE 事件。

4.29.4.1.1　触发事件

影像采集设备或证据创建者，生成了一个关键图像标识（KIN）并将其发送并存储至图像归档。

4.29.4.1.2　消息语义

影像采集设备或证据创建者，使用 DICOM C-STORE 消息存储关键图像标识（KIN）。在 DICOM PS 3.3 和 PS 3.4 的关键对象选择存储 SOP 类定义与行为章节对消息语义进行了定义。

4.29.4.1.3　预期行为

图像归档将保存接收到的关键图像标识（KIN）对象。

4.30　查询图像关键标识

本节内容对应为 IHE 技术框架 RAD-30 事务。RAD-30 事务使用在图像归档系统及图像显示者角色中。

4.30.1　范围

本事务对下列事务顺序进行了描述：图像显示者对图像归档进行，以获得关键图像标识（KIN）实例。图像显示者，将查询（为了后面的获取）关键图像标识，并通过来自于图像归档的回复的返回值一并获得参考的图像对象。

多个关键图像标识可能同时存在并指向同一图像数据。

4.30.2　用例角色描述

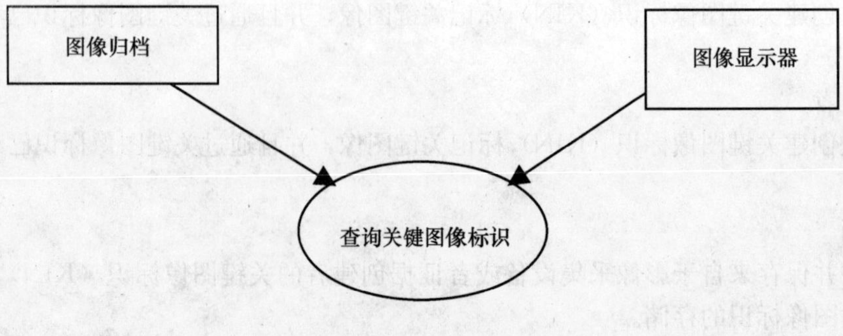

角色：图像显示者

角色描述：与被参考的图像数据一并查询关键图像标识对象，并提供一种方式表示出这些图像被标识为重要图像（关键图像）。该设备将作为服务类使用者（SCU）实现查询获取SOP类。

角色：图像归档

角色描述：对来自于图像显示者的关键图像标识的查询做出应答。该设备将作为服务类提供者（SCP）实现查询/获取SOP类。

4.30.3 参考标准

DICOM 2003年版PS 3.4：查询/获取服务类

DICOM 2003年版PS 3.4：关键图像标识存储SOP类

4.30.4 交互图

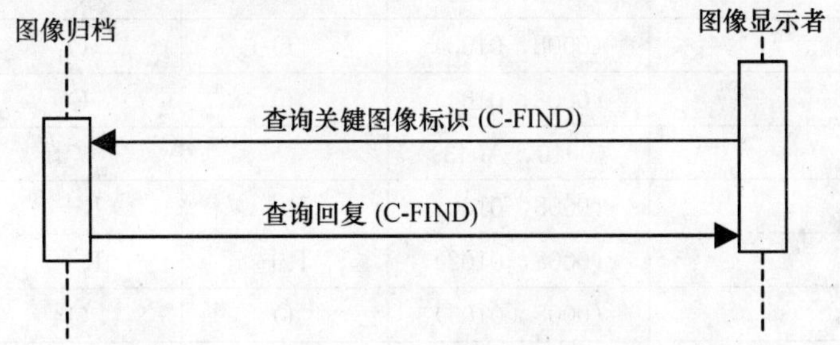

4.30.4.1 查询关键图像标识

本事务对应于上面交互图示中的查询部分。应当支持（基于检查的FIND、以及可选的基于患者的FIND的）查询SOP类。有关详细的文字性描述语义，请参见DICOM 2003年版PS 3.4：查询/获取服务类。

4.30.4.1.1 触发事件

图像显示者的使用者希望浏览关键图像标识，将其作为一个向导找到关键图像。

4.30.4.1.2 消息语义

DICOM查询/获取SOP类对消息语义进行了定义。

图像显示者应当发送一个来自于DICOM基于检查的查询/获取信息模型—FIND SOP类或来自于DICOM基于患者的查询/获取信息模型—FIND SOP类的C-FIND请求至图像归档。

图像显示者使用一个或多个匹配键作为查询关键字以获得图像归档中所选择级别的（患者和检查/序列/实例）的匹配记录的列表。

除去DICOM标准中定义的必需的与唯一的键值，IHE技术框架也定义了查询SCU与SCP需要支持的匹配值与返回值。这些值在第4.14.4.1.2节和表4.14-1中进行了定义。键值用途的预约，在第2.2节中进行定义。对于图像显示者（SCU）以及图像归档（SCP），在表4.30-1中定义了这些额外的关键图像标识实例的特定键值。

表4.30-1 关键图像标识实例特定匹配与返回键值

属性名称	标签	查询匹配键值		查询返回键值	
		SCU	SCP	SCU	SCP
关键图像标识实例特定级别					
内容日期	(0008，0023)	O	O	O	R+
内容时间	(0008，0033)	O	O	O	R+

续表

属性名称	标签	查询匹配键值		查询返回键值	
		SCU	SCP	SCU	SCP
关键图像标识实例特定级别					
观测日期、时间	(0040，A032)	O	O	O	R+
被参考请求序列	(0040，A370)				
>检查实例唯一标识	(0020，000D)	O	O	R+*	R+
>存储号	(0008，0050)	O	O	R+	R+
>被请求检查 ID	(0040，1000)	O	O	R+	R+
>被请求检查代码序列	(0032，1064)				
>>代码值	(0008，0100)	O	O	O	R+
>>编码方案指定者	(0008，0102)	O	O	O	R+
>>编码方案版本	(0008，0103)	O	O	O	R+
>>代码含义	(0008，0104)	O	O	O	R+
概念名称代码序号（注释 1）	(0040，A043)				
>代码值	(0008，0100)	R+	R+	R+	R+
>编码方案指定者	(0008，0102)	R+	R+	R+	R+
>编码方案版本	(0008，0103)	O	O	O	R+
>代码含义	(0008，0104)	O	O	R+	R+

注释 1：根内容项目的概念名称编码序列传递了关键图像注释标题。可用的编码列表能在 DICOM PS 3.16 的 CID 7010（关键对象选择文件标题）中找到。

4.30.4.1.3　预期行为

图像归档接收到 C-FIND 请求，依照提供的键值进行匹配查询，以及通过 C-FIND 回复发送匹配查询记录列表至图像显示者。

4.31　获取关键图像标识

本节内容对应为 IHE 技术框架 RAD-31 事务。RAD-31 事务使用在图像显示者与图像归档角色中。

4.31.1　范围

在获取关键图像标识事务中，图像管理器将被请求 DICOM 关键图像标识传送至图像显示者，并由图像显示者显示由关键图像标识所标识的图像。

4.31.2　用例角色描述

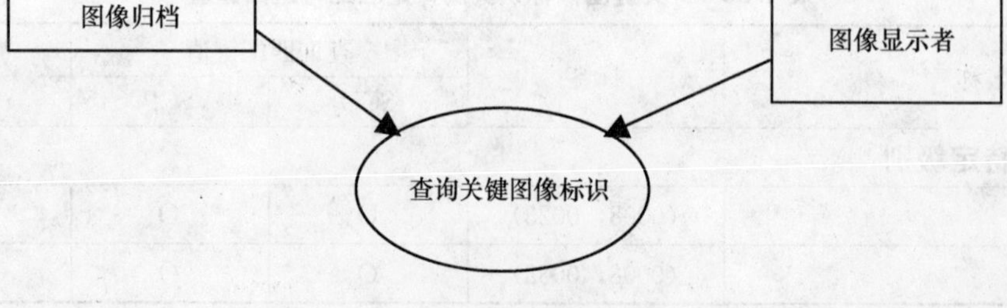

角色：图像归档

角色描述：发送被请求关键图像标识至图像显示者角色。

角色：图像显示者

角色描述：接收来自于图像归档角色的被请求关键图像标识。

4.31.3　参考标准

DICOM 2003年版PS 3.4：查询/获取服务类

DICOM 2003年版PS 3.4：关键对象选择文档存储SOP类

4.31.4　交互图

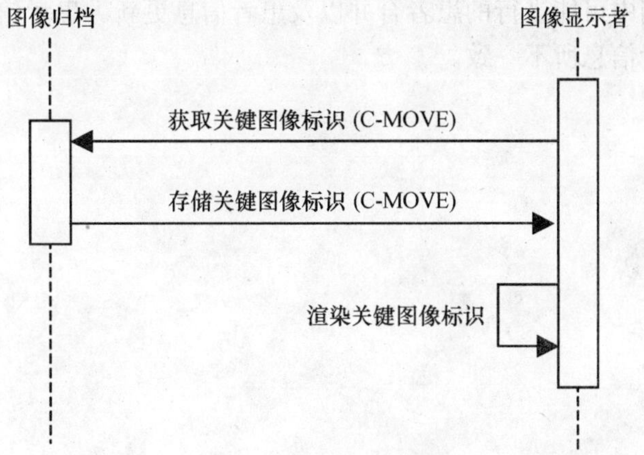

4.31.4.1　获取关键图像标识

应当支持（基于检查的MOVE、以及可选的基于患者的MOVE的）获取SOP类。图像归档作为服务类使用者（SCU），应当支持DICOM图像存储SOP类。有关详细的文字性描述，请参见DICOM 2003年版PS 3.4，附录C。

4.31.4.1.1　触发事件

图像显示者选定了特定的关键图像标识对象，并由图像归档处获取。

4.31.4.1.2　消息语义

消息语义是在DICOM 2003年版PS 3.4：查询/获取服务类中的DICOM查询/获取服务类节中被定义的。当他们从图像存档那里收到时，图像管理器能够确认在图像和关键图像注释对象中的患者和操作信息是最新的。

4.31.4.1.3　预期行为

图像归档接收到C-MOVE请求，与图像显示者建立起一个DICOM进程，使用DICOM关键图像标识存储SOP类传送被请求关键图像标识对象。

4.31.4.2　提交关键图像标识

本事务对应于上面交互图示中的“提交关键图像标识”事件。关键图像标识不能单独的进行提交，但是必须被应用于图像。关于关键图像标识所应用于的图像的获取方式，请参见第4.16节。

图像显示者没有必要、但是可以选择地支持从另一个检查中获取并显示图像，这个检查并不是关键图像标识所属于的检查。

4.31.4.2.1　触发事件

图像显示者接收到来自于图像归档的关键图像标识实例。

4.31.4.2.2　召唤语义

这是一个驻留在图像显示者内部的本地功能召唤。图像显示者通过什么方式来表示使用者标识过的关键图像标识（KIN）的图像，不在 IHE 技术框架讨论范围之内。

4.31.4.2.2.1　获取 AE 标题

如果图像显示者有能力获取在 DICOM 关键图像标识中提及的对象，那么它应当从包含在 DICOM 关键图像标识中的获取 AE 标题对应的设备中获取这些对象。如果获取 AE 标题没有指定或者配置好，那么图像显示者应当使用某些其他可配置的获取 AE 标题。

4.31.4.2.3　预期行为

图像显示者标志出图像、并提交关键图像标识。

注：IHE 建议，使用刚刚获取到的关键图像标识实例，确保能够显示出最新近的患者信息，以此来反映出在图像管理器或者图像归档中可能进行的患者合并以及患者信息更新。患者信息，可能会与先前收到的相同的关键图像标识中包含的患者信息所不一致。

附录 A：影像设备工作列表、复合 IOD、证据文档、关键图像标识与影像设备执行检查项目（MPPS）之间的属性一致性

本附录是 IHE 技术框架的主要部分。它反映出 IHE 对于 DICOM 标准（直至 DICOM 版本 2003）第四部分（PS 3.4）附录 M 内容的继承、以及对 DICOM 公众补遗 89（DICOM 版本 2006）的后续工作的回顾。它包括三部分内容：

- 第一部分包括 PS 3.4 附录 M 中的汇总表格、以及带有 IHE 解释内容的注释。IHE 要求，当影像设备角色在进行 RAD-6、RAD-7、RAD-20 和 RAD-21 中的影像设备工作列表、不同的 IOD 存储以及执行检查项目（PPS）SOP 类时，影像设备角色应当支持下表中所定义的属性映射。IHE 对 DICOM 附录 M 中的必需条件进行了重新陈述或含义的延伸，与此同时，IHE 选择了某些提供的选项、或者强制某些 DICOM 的建议。另外，也提出了一些 IHE 的额外的建议。
- 第二部分针对影像设备扩展了这些属性与基于一系列关键属性（DICOM 中的第二类型）的额外的 IHE 必需条件的映射关系，这些关键属性与大多数的复合实例（图像、单独存在的以及灰阶软拷贝表示状态 IOD）相一致。
- 第三部分介绍了一个真实世界的数据模型，这个数据模型是关于实体以及与其一致性相关的属性的。IHE 建议读者连同 RAD TF-1：3.4（IHE 技术框架 · 第 1 卷第 3.4 节）中介绍的信息一并使用这个数据模型。提供这个数据模型仅仅是为了理解上的简单，而并没有引入任何额外的 IHE 的必需条件。

A.1 影像设备工作列表的集成关键属性

下面的表格对于图像采集情况下的集成关键属性的必需条件、建议或解释进行了描述。表格定义了哪些集成关键属性需要相等（被拷贝或由本地生成），以便能够正确的将第 4.6.4.1.2.3 节中所描述的 PPS 情况中的预约检查项目与执行检查项目联系在一起。

通用表格结构：

- 第一列表示需要在不同 DICOM 对象之间进行数值相互映射的 DICOM 属性，即：在相同的表格行中使用相等的数值。需要清晰的显示 DICOM 属性标签。
- 第二至第四列定义了属性数值的来源：同一表格行中的所有的定义的属性数值都是相等的。这些列自左向右依次是：影像设备工作列表（MWL）返回值（第二列），如果存在的话，这个返回值应当被作为拷贝至图像/单独的或 MPPS IOD 的源。
- 如果所描述的情况并没有包含任何 MWL 返回值，那么可以省略 MWL 一栏；或者简化表格（如表 A.1-3 中所示的附加示例、或者表 A.1-5 中的成组检查表示）。

单元内容预约：

- 在一个表格单元中的**“源”**意味着在表格列中所定义的并且由一个角色所创建的 DICOM 对象（例如：影像设备工作列表）应当作为 DICOM 属性中这一数值的源，提供给另外的一个角色用于填入它们各自对象的这个数值（例如，图像或 MPPS）。
- 在一个表格单元中的**“拷贝”**意味着，这个数值应当被拷贝于另一个 DICOM 对象中一个对应的源属性，正如表格列中所定义的那样。
- **“拷贝自：<DICOM 属性>”**意味着，正如被引用的 DICOM 属性中所指定的那样应当使用“源”，而不是使用相同行中的 DICOM 属性作为“源”。
- 在一个表格单元中的**“等于”**意味着某一个角色已经知道了数值，例如来自于某个先前执行的动作。

因此，数值生成的环境并不影响数值。

- 在一个表格单元中的**“相等（内部生成）”**意味着某一个角色已经在其内部生成数值，并不需要从其他角色处获得这个数值（也就是拷贝），而这个数值可能会在一个以上的 DICOM 对象中使用。
- 在一个表格单元中的**“相等（拷贝于 MWL）”**意味着这个角色应当使用一个已经知道的数值，这个数值来自于附加示例中的相同 SPS 的 MWL 查询结果。
- 如果在一个表格行中出现了若干个源，那么**“Source-1”**、**“Copy-1”**或**“Equal-1”**等将对应到相应的属性数值中。
- 在一个表格单元中出现**“参见（IHE-X）”**时表示这个属性数值在表格的注释“（IHE-X）”中有额外的必要条件、建议或者解释说明。否则，简要的文字能够适合表格单元，那么则表示在表格单元中。
- 在一个表格单元中的**“n. a.”（不存在）**意味着这样一个属性或数值不应当存在。不是这个属性关于这个对象没有被 DICOM 标准所定义，就是特定的序列属性是一个 DICOM 第 3 类型属性、同时 DICOM 要求至少存在一个序列条目。

角色行为：

- 影像设备工作列表服务类使用者（影像采集设备）应当对“影像设备工作列表”一栏中的属性发出请求，并且作为 C-FIND 请求中的返回值。科室系统预约者应当在影像设备工作列表回复中返回属性数值（有关完整描述，请参见表 4.5-3）。
- 如果 MWL 返回属性数值作为一个源存在，那么它应当被影像采集设备用于填入到复合实例以及 MPPS 实例中的对应的栏目。
- 如果 MWL 数值并不存在（“n. a.”），那么影像采集设备应当由其内部生成相应的数值。
- 执行检查项目（PPS）管理器、图像管理器以及科室系统预约者角色，应当能够处理标题为“MPPS IOD”的列中的对应的行中的属性，正如 SCP 类型以及额外注释所定义的那样。

表 A. 1-1　简单示例—对应属性的必需映射

在简单常规情况下，一个检查项目执行时

- 严格的按照预约时的安排；或者
- 与预约时的安排不同，但是并没有重新预约，例如：由于患者对造影剂过敏。

<table>
<tr><th rowspan="2">DICOM 属性</th><th rowspan="2">影像设备工作列表
（返回属性值）</th><th colspan="4">在…中填入数值：</th></tr>
<tr><th colspan="2">图像/ 单独存在的 IOD</th><th colspan="2">影像设备执行检查项目 IOD</th></tr>
<tr><td>检查实例唯一 ID
（0020，000D）</td><td>出处</td><td colspan="2">复制</td><td rowspan="8">预约
项目
属性
序列
（0040，0270）</td><td>复制</td></tr>
<tr><td>参考检查序列
（0008，1110）</td><td>出处</td><td colspan="2">复制</td><td>复制</td></tr>
<tr><td>存取号
（0008，0050）</td><td>出处</td><td colspan="2">复制
参见（IHE－A. 1. 1）</td><td>复制
参见（IHE-A. 1. 1）</td></tr>
<tr><td>被请求检查 ID
（0040，1001）</td><td>出处</td><td rowspan="5">请求
属性
序列
（0040，0275）</td><td>复制</td><td>复制</td></tr>
<tr><td>被请求检查描述
（0032，1060）</td><td>出处</td><td>复制
注释：扩展属性</td><td>复制</td></tr>
<tr><td>预约检查项目 ID
（0040，0009）</td><td>出处</td><td>复制</td><td>复制</td></tr>
<tr><td>预约检查项目描述
（0040，0007）</td><td>出处</td><td>复制</td><td>复制</td></tr>
<tr><td>预约检查协议代码序列
（0040，0008）</td><td>出处</td><td>复制</td><td>复制</td></tr>
</table>

续表

DICOM属性	影像设备工作列表（返回属性值）	在…中填入数值：图像/单独存在的IOD	在…中填入数值：影像设备执行检查项目IOD
执行检查协议代码（0040，0260）	不存在	相等（内部生成）。 建议：数值未知时，空缺。如果支持辅助检查协议设置选项（参见第4.6.4.1.2.4节），则为非空。	相等（内部生成）。 如果数值是未知的，那么应当为零长度，例如，不支持辅助检查协议设置选项。
检查ID（0020，0010）	不存在	相等（内部生成）。 建议：使用被请求检查ID。	相等（内部生成）。 建议：使用被请求检查ID。
执行检查项目ID（0040，0253）	不存在	相等（内部生成）。 参见（IHE-A.1.2）	相等（内部生成）。
执行检查项目开始日期（0040，0244）	不存在	相等（内部生成）。 建议：对于检查日期使用相同的值。	相等（内部生成）。
执行检查项目开始时间（0040，0245）	不存在	相等（内部生成）。 建议：对于检查时间使用相同的值。	相等（内部生成）。
执行检查项目描述（0040，0254）	不存在	相等（内部生成）。 建议：对于检查描述使用相同的内容。	相等（内部生成）。
被请求代码序列（0032，1064）	数值应当按照下面的要求用于检查代码序列	不存在	不存在
检查代码序列（0008，1032）	不存在	复制于：被请求检查代码序列（0032，1064）。 建议：如果影像设备工作列表中为空或者已执行的影像采集与预约的不同，空缺本项内容。	复制于：被请求检查代码序列（0032，1064）。 建议：如果影像设备工作列表中为空或者已执行的影像采集与预约的不同，空缺本项内容。
被参考SOP类唯一标识（0008，1150）	不存在	被参考PPS序列（IHE-A.1.3）：1.2.840.10008.3.1.2.3.3	相等（内部生成）。 参见（IHE-A.1.4）
被参考SOP实例唯一标识（0008，1155）	不存在	被参考PPS序列（IHE-A.1.3）：等于相关MPPS的SOP实例（IHE-A.1.5）	相等（内部生成）。 参见（IHE-A.1.5）
检查协议名称（0018，1030）	不存在	建议：相等（内部生成）。	已执行序列（0040，0340）：相等（内部生成）。

（IHE-A.1.1）当存取号属性并不存在一个可靠的数值时，应当生成一个零长度的存取号（DICOM标准PS 3.4附录M中假定的选项情况之一）。可靠的数值是指可以通过非手工记录录入方式传递的数值，例如通过一条影像设备工作列表获得的来自于医嘱执行者的数值，包括有存取号或者从一个条形码阅读器接收到的。

（IHE-A.1.2）影像采集设备由其自身生成执行检查项目ID，该执行检查项目ID是没有必要唯一的：两个不同的执行检查项目可能共用一个相同的ID，例如，可能由不同的影像采集设备生成。这个ID并不可能使得接收系统可靠的将PPS与相关的被请求检查以及SPS联系在一起。因此，未校验预约属性检查项目序列中内容、而通过拥有相同PPS ID值确定两个PPS完成的是相同的SPS、或者被请求检查，这样的假设是不可靠的。

（IHE-A.1.3）依照DICOM标准PS 3.3第C.7.3节强烈建议"通用序列模块表（注释1）中内容，当影像采集设备角色支持MPPS时，应当囊括有含有执行检查项目（PPS）SOP实例唯一标识的被参考执行检查项目序列（0008，1111）。

（IHE-A.1.4）在MPPS中，SOP类唯一标识是在PPS的N-CREATE消息中以受影响的SOP类唯一标识（0000，0002）属性进行发送，而在PPS的N-SET消息中以被请求SOP类唯一标识（0000，0003）属性进行发送。发送时，不应当使用SOP类唯一标识（0008，0016）。

（IHE-A.1.5）在MPPS中，在PPS的N-CREATE消息中SOP实例唯一标识以受影响的SOP实例唯一标识（0000，1000）进行发送；而在PPS的N-SET消息中以被请求SOP实例唯一标识（0000，1001）进行发送。发送时，不应当使用SOP实例唯一标识（0008，0018）。

表 A.1-2 未预约的情况——对应属性的必要映射关系

<table>
<tr><th rowspan="2">DICOM 属性</th><th colspan="4">在…中填入数值：</th></tr>
<tr><th colspan="2">图像/独立存在的 IOD</th><th colspan="2">影像设备执行检查项目 IOD</th></tr>
<tr><td>检查实例唯一标识（0020，000D）</td><td colspan="2">相等（内部生成）。</td><td rowspan="8">预约项目属性序列（0040，0270）</td><td>相等（内部生成）。</td></tr>
<tr><td>被参考检查序列（0008，1110）</td><td colspan="2">不存在</td><td>应当为空。</td></tr>
<tr><td>存取号（0008，0050）</td><td colspan="2">应当为空（零长度）。</td><td>应当为空。</td></tr>
<tr><td>被请求检查 ID（0040，1001）</td><td rowspan="5">请求属性数列（0040，0275）</td><td rowspan="5">不存在</td><td>应当为空。</td></tr>
<tr><td>被请求检查描述（0032，1060）</td><td>应当为空。</td></tr>
<tr><td>预约检查项目 ID（0040，0009）</td><td>应当为空。</td></tr>
<tr><td>预约检查项目描述（0040，0007）</td><td>应当为空。</td></tr>
<tr><td>预约检查协议代码序列（0040，0008）</td><td>应当为空。</td></tr>
<tr><td>执行检查协议代码序列（0040，0260）</td><td colspan="2">相等（内部生成）。
建议：如果数值未知则本项空缺。如果支持辅助检查协议设置选项。（参见第4.6.4.1.2.4节）</td><td colspan="2">相等（内部生成）。
如果数值未知，例如不支持辅助检查协议设置选项，则本项应当为零长度。</td></tr>
<tr><td>检查 ID（0020，0010）</td><td colspan="2">相等（内部生成）。</td><td colspan="2">相等（内部生成）。</td></tr>
<tr><td>执行检查项目 ID（0040，0253）</td><td colspan="2">相等（内部生成）。
参见（IHE-A.2.1）</td><td colspan="2">相等（内部生成）。</td></tr>
<tr><td>执行检查项目开始日期（0040，0244）</td><td colspan="2">相等（内部生成）。
建议对于检查日期使用相同的值。</td><td colspan="2">相等（内部生成）。</td></tr>
<tr><td>执行检查项目开始时间（0040，0245）</td><td colspan="2">相等（内部生成）。
建议对于检查时间使用相同的值。</td><td colspan="2">相等（内部生成）。</td></tr>
<tr><td>执行检查项目描述（0040，0254）</td><td colspan="2">相等（内部生成）。
建议对于检查描述使用相同的内容。</td><td colspan="2">相等（内部生成）。</td></tr>
<tr><td>执行检查项目代码（0032，1064）</td><td colspan="2">不存在</td><td colspan="2">不存在</td></tr>
<tr><td>检查代码序列（0008，1032）</td><td colspan="2">不存在</td><td colspan="2">应当为空。</td></tr>
<tr><td>被参考 SOP 类唯一标识（0008，1150）</td><td rowspan="2">被参考 PPS 序列（0008，1111）（IHE-A.2.2）</td><td>1.2.840.10008.3.1.2.3.3</td><td colspan="2">相等（内部生成）。
参见（IHE-A.2.3）</td></tr>
<tr><td>被参考 SOP 实例唯一标识（0008，1155）</td><td>等于相关的 MPPS 的 SOP 实例（IHE-A.2.4）。</td><td colspan="2">相等（内部生成）。
参见（IHE-A.2.4）</td></tr>
<tr><td>检查协议名称（0018，1030）</td><td colspan="2">建议：相等（内部生成）。</td><td>执行序列（0040，0340）</td><td>相等（内部生成）。</td></tr>
</table>

（IHE-A.2.1）影像采集设备由其自身生成执行检查项目ID，该执行检查项目ID是没有必要唯一的：两个不同的执行检查项目可能共用一个相同的ID，例如，可能由不同的影像采集设备生成。

（IHE-A.2.2）依照DICOM标准PS 3.3第C.7.3节强烈建议"通用序列模块表（注释1）中内容，当影像采集设备角色支持MPPS时，应当囊括有含有执行检查项目（PPS）SOP实例唯一标识的被参考执行检查项目序列（0008，1111）。

（IHE-A.2.3）在MPPS中，SOP类唯一标识是在PPS的N-CREATE消息中以受影响的SOP类唯一标识（0000，0002）属性进行发送，而在PPS的N-SET消息中以被请求SOP类唯一标识（0000，0003）属性进行发送。发送时，不应当使用SOP类唯一标识（0008，0016）。

（IHE-A.2.4）在MPPS中，在PPS的N-CREATE消息中SOP实例唯一标识以受影响的SOP实例唯一标识（0000，1000）进行发送；而在PPS的N-SET消息中以被请求SOP实例唯一标识（0000，1001）进行发送。发送时，不应当使用SOP实例唯一标识（0008，0018）。

表A.1-3　附加至简单、常规情况——对应属性的必要映射关系

与简单的情况相似，对应于某一个SPS生成第一个PPS。在稍后的时间里会添加其他的PPS消息，例如，由于某些图像存在有不能接收的质量问题。

<table>
<tr><th rowspan="2">DICOM属性</th><th colspan="6">在…中填入数值：</th></tr>
<tr><th colspan="2">原始图像/独立存在的IOD</th><th colspan="2">附加图像/独立存在的IOD</th><th colspan="2">附加MPPS IOD</th></tr>
<tr><td>检查实例唯一标识
（0020，000D）</td><td colspan="2">相等（复制于影像设备工作列表）</td><td colspan="2">相等（复制于影像设备工作列表）</td><td rowspan="8">请求属性序列
（0040，0270）</td><td>相等（复制于影像设备工作列表）</td></tr>
<tr><td>被参考检查序列
（0008，1110）</td><td colspan="2">相等（复制于影像设备工作列表）</td><td colspan="2">相等（复制于影像设备工作列表）</td><td>相等（复制于影像设备工作列表）</td></tr>
<tr><td>存取号
（0008，0050）</td><td colspan="2">相等（复制于影像设备工作列表）
参见（IHE-A.3.1）</td><td colspan="2">相等（复制于影像设备工作列表）
参见（IHE-A.3.1）</td><td>相等（复制于影像设备工作列表）
参见（IHE-A.3.1）</td></tr>
<tr><td>被请求检查ID
（0040，1001）</td><td rowspan="5">请求属性序列
（0040，0275）</td><td>相等（复制于影像设备工作列表）</td><td rowspan="5">请求属性序列
（0040，0275）</td><td>相等（复制于影像设备工作列表）</td><td>相等（复制于影像设备工作列表）</td></tr>
<tr><td>被请求检查描述
（0032，1060）</td><td>相等（复制于影像设备工作列表）</td><td>相等（复制于影像设备工作列表）</td><td>相等（复制于影像设备工作列表）</td></tr>
<tr><td>预约检查项目ID
（0040，0009）</td><td>相等（复制于影像设备工作列表）</td><td>相等（复制于影像设备工作列表）</td><td>相等（复制于影像设备工作列表）</td></tr>
<tr><td>预约检查项目描述
（0040，0007）</td><td>相等（复制于影像设备工作列表）</td><td>相等（复制于影像设备工作列表）</td><td>相等（复制于影像设备工作列表）</td></tr>
<tr><td>预约检查协议代码序列
（0040，0008）</td><td>相等（复制于影像设备工作列表）</td><td>相等（复制于影像设备工作列表）</td><td>相等（复制于影像设备工作列表）</td></tr>
<tr><td>执行检查协议代码序列
（0040，0260）</td><td colspan="2">注释：对于附加图像与相关的MPPS（影像设备执行检查项目），数值可能会不相关，例如由于从一个临近的部位获得添加的图像或来自于测量。</td><td colspan="2">相等（内部生成）。
建议：如果数值未知，本项空缺。如果支持辅助检查协议设置选项（参见第4.6.4.1.2.4节）。本项为非空。</td><td colspan="2">相等（内部生成）。
如果数值未知，例如不支持辅助检查协议设置选项，本项应当零长度。</td></tr>
<tr><td>检查ID
（0020，0010）</td><td colspan="2">相等（内部生成）。
建议：使用被请求检查ID。</td><td colspan="2">相等（内部生成）。
建议：使用被请求检查ID。</td><td colspan="2">相等（内部生成）。
建议：使用被请求检查ID</td></tr>
<tr><td>执行检查项目ID
（0040，0253）</td><td colspan="2">注释：对于附加图像与相关的MPPS（影像设备执行检查项目），数值可能会不相关。</td><td colspan="2">相等（内部生成）。
参见（IHE-A.3.2）</td><td colspan="2">相等（内部生成）。</td></tr>
</table>

续表

<table>
<tr><th rowspan="2">DICOM 属性</th><th colspan="6">在…中填入数值：</th></tr>
<tr><th colspan="2">原始图像/独立存在的 IOD</th><th colspan="2">附加图像/独立存在的 IOD</th><th colspan="2">附加 MPPS IOD</th></tr>
<tr><td>执行检查项目开始日期开始时间（0040，0244）</td><td colspan="2">注释：对于附加图像与相关的 MPPS（影像设备执行检查项目），数值可能会不相关。</td><td colspan="2">相等（内部生成）。
参见（IHE-A. 3. 3）</td><td colspan="2">相等（内部生成）。</td></tr>
<tr><td>执行检查项目开始时间（0040，0245）</td><td colspan="2">注释：对于附加图像与相关的 MPPS（影像设备执行检查项目），数值可能会不相关。</td><td colspan="2">相等（内部生成）。
参见（IHE-A. 3. 3）</td><td colspan="2">相等（内部生成）。</td></tr>
<tr><td>执行检查项目描述（0040，0254）</td><td colspan="2">注释：对于附加图像与相关的 MPPS（影像设备执行检查项目），数值可能会不相关。</td><td colspan="2">相等（内部生成）。
参见（IHE-A. 3. 3）</td><td colspan="2">相等（内部生成）。</td></tr>
<tr><td>被请求检查代码序列（0032，1064）</td><td colspan="2">不存在</td><td colspan="2">不存在</td><td colspan="2">不存在</td></tr>
<tr><td>检查代码序列（0008，1032）</td><td colspan="2">相等。
注释：可能空缺（参见表 A. 1-1）</td><td colspan="2">相等。如果在原始图像中空缺，本项也应当为空缺。建议：如果所执行的检查与原始的图像检查不同，那么本项空缺。</td><td colspan="2">相等。如果在原始图像中空缺，本项也应当为空缺。建议：如果在原始图像或附加图像中空缺，那么本项为空缺。</td></tr>
<tr><td>被参考 SOP 类唯一标识（0008，1150）</td><td rowspan="2">被参考 PPS 序列（0008，1111）（IHE-A. 3. 4）</td><td rowspan="2">注释：对于附加图像与相关的 MPPS（影像设备执行检查项目），数值可能会不相关。</td><td rowspan="2">被参考 PPS 序列（0008，1111）（IHE-A. 3. 4）</td><td>1. 2. 840. 10008. 3. 1. 2. 3. 3</td><td colspan="2">相等（内部生成）。
参见（IHE-A. 3. 5）</td></tr>
<tr><td>被参考 SOP 实例唯一标识（0008，1155）</td><td>等于相关 SOP MPPS 的 SOP 实例（IHE-A. 3. 6）。</td><td colspan="2">相等（内部生成）。
参见（IHE-A. 3. 6）</td></tr>
<tr><td>检查协议名称（0018，1030）</td><td colspan="2">注释：对于附加图像与相关的 MPPS（影像设备执行检查项目），数值可能会不相关。</td><td colspan="2">建议：相等（内部生成）。</td><td>执行序列（0040，0340）</td><td>相等（内部生成）。</td></tr>
</table>

（IHE-A. 3. 1）当存取号属性并不存在一个可靠的数值时，应当生成一个零长度的存取号（DICOM 标准 PS 3. 4 附录 M 中假定的选项情况之一）。可靠的数值是指可以通过非手工记录录入方式传递的数值，例如通过一条影像设备工作列表获得的来自于医嘱执行者的数值，包括有存取号或者从一个条形码阅读器接收到的。

（IHE-A. 3. 2）影像采集设备由其自身生成执行检查项目 ID，该执行检查项目 ID 是没有必要唯一的：两个不同的执行检查项目可能共用一个相同的 ID，例如，可能由不同的影像采集设备生成。这个 ID 并不可能使得接收系统可靠的将 PPS 与相关的被请求检查以及 SPS 联系在一起。因此，未校验预约属性检查项目序列中内容、而通过拥有相同 PPS ID 值确定两个 PPS 完成的是相同的 SPS、或者被请求检查，这样的假设是不可靠的。

（IHE-A. 3. 3）在附加情况创建的图像 IOD 中，检查日期、检查时间以及检查描述应当再次使用所附加的原始图像中的对应数值。

（IHE-A. 3. 4）依照 DICOM 标准 PS 3. 3 第 C. 7. 3 小节强烈建议“通用序列模块表（注释 1）中内容，当影像采集设备角色支持 MPPS 时，应当囊括有含有执行检查项目（PPS）SOP 实例唯一标识的被参考执行检查项目序列（0008，1111）。

（IHE-A. 3. 5）在 MPPS 中，SOP 类唯一标识是在 PPS 的 N-CREATE 消息中以受影响的 SOP 类唯一标识（0000，0002）属性进行发送，而在 PPS 的 N-SET 消息中以被请求 SOP 类唯一标识（0000，0003）属性进行发送。发送时，不应当使用 SOP 类唯一标识（0008，0016）。

（IHE-A. 3. 6）在 MPPS 中，在 PPS 的 N-CREATE 消息中 SOP 实例唯一标识以受影响的 SOP 实例唯一标识（0000，1000）进行发送；而在 PPS 的 N-SET 消息中以被请求 SOP 实例唯一标识（0000，1001）进行发送。发送时，不应当使用 SOP 实例唯一标识（0008，0018）。

如果某个 PPS 以及相关的图像附加至某个成组情况——参见 RAD TF-2 第 4.6.4.1.2.3.3 节，例如在一个成组的磁共振头颅以及颈部的检查中添加一个三维后处理证据——那么，在下列的情况中，附加的图像以及 MPPS、特别是进行对比的情况需要进行决定：

- 附加图像以及 PPS 中的检查实例唯一标识（0020，000D），应当与原始成组的图像中的检查实例唯一标识拥有相同的数值。
- 如果组成的 SPS 拥有不同的存取号，那么存取号（0008，0050）应当为空。
- 附加图像中的参考检查序列（0008，1110），应当拥有与不同的成组的被请求检查中相同数目的序列条目。
- 附加图像中的被请求属性序列（0040，0275），应当拥有与成组预约检查项目（SPS）中相同数目的序列条目。
- 与附加图像相关的预约项目属性序列（0040，0270），应当拥有与成组预约检查项目中相同书目的序列条目。
- 执行协议代码序列（0040，0260），将可能拥有与原始成组图像中不同的数值。
- 如果系统可以确定已经采集的图像就是已经预约检查的图像，那么，IHE 建议，在附加图像以及相关的影像设备执行检查项目（MPPS）中的检查代码序列（0008，1032），应当包含有与被请求检查中相同数目的检查代码。如果在影像设备工作列表（MWL）中的检查代码序列空缺、或者所执行的检查与所预约的检查不相同，那么 IHE 建议检查代码序列（0008，1032）空缺。

表 A.1-4　成组检查（3 个预约检查项目属于 2 个不同的被请求检查）—必需的对应属性映射

本场景描述的是这样一个事例：第一个被请求检查拥有一个 SPS（预约检查项目），而第二个被请求检查包含了两个 SPS（预约检查项目），如第 4.6.4.1.2.3.6 节图中所示。

注：为了产生一个成组情况下的附加 PPS，影像设备角色需要额外的填入一些 DICOM 没有定义的属性，这些属性与被请求或预约信息相关。一个 DICOM 修正提案已经提出了解决的方法，在图像 IOD 中的请求属性序列中以及在 MPPS 中的预约项目属性序列中添加一个可选的属性（详细内容请参见 IHE 技术框架第 1 卷 B.2.2）。

<table>
<tr><th rowspan="2">DICOM 属性</th><th colspan="3">影像设备工作列表
（返回属性数值）</th><th colspan="8">在…中填入数值：</th></tr>
<tr><th>项目 1</th><th>项目 2</th><th>项目 3</th><th colspan="4">图像信息对象定义（IOD）</th><th colspan="4">影像设备执行检查项目 IOD</th></tr>
<tr><td rowspan="2">检查实例唯一标识
（0020，000D）</td><td rowspan="2">出处-1</td><td rowspan="2">出处-2</td><td rowspan="2">出处-2</td><td colspan="4" rowspan="2">相等（内部生成）。</td><td rowspan="11">预约项目属性序列（0040，0270）</td><td>项目 1</td><td>项目 2</td><td>项目 3</td></tr>
<tr><td>相等</td><td>相等</td><td>相等</td></tr>
<tr><td>存取号
（0008，0050）</td><td>出处-1</td><td>出处-2</td><td>出处-2</td><td colspan="4">复制（如果出处-1 与出处-2 的存取号相同）。
如果成组 SPS 并不拥有相同的存取号，那么本项内容应当为空。</td><td>复制-1</td><td>复制-2</td><td>复制-2</td></tr>
<tr><td rowspan="2">被参考检查序列
（0008，1110）</td><td rowspan="2">出处-1</td><td rowspan="2">出处-2</td><td rowspan="2">出处-2</td><td colspan="2">项目 1</td><td colspan="2">项目 2</td><td rowspan="2">复制-1</td><td rowspan="2">复制-2</td><td rowspan="2">复制-2</td></tr>
<tr><td colspan="2">复制-1</td><td colspan="2">复制-2</td></tr>
<tr><td rowspan="2">被请求检查 ID
（0040，1001）</td><td rowspan="2">出处-1</td><td rowspan="2">出处-2</td><td rowspan="2">出处-2</td><td rowspan="6">请求属性序列（0040，0275）</td><td>项目 1</td><td>项目 2</td><td>项目 3</td><td rowspan="2">复制-1</td><td rowspan="2">复制-2</td><td rowspan="2">复制-2</td></tr>
<tr><td>复制-1</td><td>复制-2</td><td>复制-2</td></tr>
<tr><td>被请求检查描述
（0032，1060）</td><td>出处-1</td><td>出处-2</td><td>出处-2</td><td>复制-1</td><td>复制-2</td><td>复制-2</td><td>复制-1</td><td>复制-2</td><td>复制-2</td></tr>
<tr><td>预约检查项目 ID
（0040，0009）</td><td>出处-1</td><td>出处-2</td><td>出处-3</td><td>复制-1</td><td>复制-2</td><td>复制-3</td><td>复制-1</td><td>复制-2</td><td>复制-3</td></tr>
<tr><td>预约检查项目描述
（0040，0007）</td><td>出处-1</td><td>出处-2</td><td>出处-3</td><td>复制-1</td><td>复制-2</td><td>复制-3</td><td>复制-1</td><td>复制-2</td><td>复制-3</td></tr>
<tr><td>预约检查协议代码序列
（0040，0008）</td><td>出处-1</td><td>出处-2</td><td>出处-3</td><td>复制-1</td><td>复制-2</td><td>复制-3</td><td>复制-1</td><td>复制-2</td><td>复制-3</td></tr>
</table>

续表

DICOM 属性	影像设备工作列表（返回属性数值）			在…中填入数值：图像信息对象定义（IOD）	在…中填入数值：影像设备执行检查项目 IOD
	项目 1	项目 2	项目 3	图像信息对象定义（IOD）	影像设备执行检查项目 IOD
执行检查代码序列（0040，0260）	不存在			相等（内部生成）。 建议：如果本数值未知，那么本项内容空缺。如果支持辅助检查协议设置选项，那么为非空（参见第 4.6.4.1.2.4 节）。	相等（内部生成）。 如果数值为未知，例如不支持辅助检查协议设备选项，那么本项内容应当零长度。
检查 ID（0020，0010）	不存在			相等（内部生成）。	相等（内部生成）。
执行检查项目 ID（0040，0253）	不存在			相等（内部生成）。 参见（IHE-A. 4. 1）	相等（内部生成）。 参见（IHE-A. 4. 1）
执行检查项目开始日期（0040，0244）	不存在			相等（内部生成）。 建议：对于检查日期使用相同的值。	相等（内部生成）。
执行检查项目开始时间（0040，0245）	不存在			相等（内部生成）。 建议：对于检查时间使用。相同的值。	相等（内部生成）。
执行检查项目（0040，0254）	不存在			相等（内部生成）。 建议：对于检查描述使用相同的内容。	相等（内部生成）。
被请求检查代码序列（0032，1064）	数值（出处-1，出处-2）应当按照下面的说明被用作检查代码序列。			不存在	不存在
检查代码序列（0008，1032）	不存在			相等（内部生成）。 建议：如果系统可以确定已经完成扫描的检查，就是已经进行了预约的检查，那么在本项中包含被请求检查中检查代码相同的项目。如果 MWL 中空缺或所完成的扫描与所预约的检查不同，那么本项内容为空缺。	相等（内部生成）。 建议：如果系统可以确定已经完成的扫描的检查就是已经进行了预约的检查，那么在本项中包含被请求检查中检查代码相同的项目。如果 MWL 中空缺或所完成的扫描与所预约的检查不同，那么本项目内容空缺。
被参考 SOP 类唯一标识（0008，1050）	不存在			被参考 PPS 序列（0008，1111）（IHE-A. 4. 2）：1. 2. 840. 10008. 3. 1. 2. 3. 3	相等（内部生成）。 参见（IHE-A. 4. 3）
被参考 SOP 实例唯一标识（0008，1155）	不存在			被参考 PPS 序列（0008，1111）（IHE-A. 4. 2）：等于相关的 PPS 的 SOP 实例唯一标识（IHE-A. 4. 4）	相等（内部生成）。 参见（IHE-A. 4. 4）
检查协议名称（0018，1030）	不存在			建议：相等（内部生成）。	执行序列（0040，0340）：相等（内部生成）。

（IHE-A 4. 1）：执行检查项目 ID 由影像设备任意生成，而并不需要唯一：两个不同的执行检查项目可能会拥有相同的 ID，例如，它们可能由不同的影像采集设备生成。这个 ID 不能使得一个接收系统可靠的以此为依据将 PPS 与相关的被请求检查以及 SPS 联系在一起。同样的，将两个拥有相同 PPS ID 的执行检查项目（PPS）假定的完成的是同一个预约检查项目（SPS）或被请求检查的、而并未检查预约属性项目序列中的内容的假设，同样是不可靠的。

（IHE-A 4.2）依照 DICOM 标准 PS3.3 第 C.7.3 节中的强烈建议，通用序列模块表格，注释 1 中的内容，如果影像采集设备角色支持 MPPS，那么，应当包含那些有执行检查项目（PPS）SOP 实例唯一标识的参考执行检查项目序列。

（IHE-A 4.3）MPPS 中，使用受影响 SOP 类唯一标识（0000，0002）中发送 SOP 类唯一标识给 PPS N-Create 消息，以及使用被请求 SOP 类唯一标识（0000，0003）中发送 SOP 类唯一标识给 PPS N-Set 消息。而不应当使用 SOP 类唯一标识（0008，0016）。

（IHE-A 4.4）MPPS 中，使用 PPS N-Create 消息中的受影响 SOP 实例唯一标识（0000，1000），以及使用 PPS N-Set 消息中的被请求 SOP 实例唯一标识（0000，1001），发送 SOP 实例唯一标识。而不应当使用 SOP 实例唯一标识（0008，0018）。

表 A.1-5　PGP 情况下的成组检查（三个预约检查项目属于两个被请求检查）—必需的对应属性映射。

作为表 A.1-4 的扩展，本场景基于同样的成组：第一个被请求检查拥有一个 SPS（预约检查项目），而第二个被请求检查包含了两个 SPS（预约检查项目），如第 4.6.4.1.2.3.6 节图中所示。

本表格假定如下情形，一个成组检查已经按照 IHE 预约工作流程规范完成了影像采集。表格描述了，在工作流程的表示过程中生成了 GSPS 以及 PPS 的任何角色的映射，例如影像采集设备。因此，映射的输入来自于图像 IOD（图像对象定义），由先前的成组情况采集，参见表 A.1-4。

注：为了生成成组情况的附加 PPS，影像设备角色需要填入额外的图像属性，这些属性目前还没有在 DICOM 中进行定义，它们对应着被请求或者预约信息。一个 DICOM 修正提案已经提出了解决的方法，在图像 IOD 中的请求属性序列中以及在 MPPS 中的预约项目属性序列中添加一个可选的属性（详细内容请参见 IHE 技术框架第 1 卷 B.2.2）。

DICOM 属性	在…中填入数值：来自组案例采集的图像 IOD			图像组 1 GSPS IOD	图像组 1 MPPS IOD	图像组 2 GSPS IOD		图像组 2 MPPS IOD	
	R			Req	预约检查属性序列（0040，0270）	Req		预约检查属性序列（0040，0270）	
检查实例唯一标识（0020，000D）	相等			相等	项目 1 相等	相等		项目 1 相等	项目 2 相等
存取号（0008，0050）	相等 参见（IHE-A.5.1）			相等 参见（IHE-A.5.2）	相等 参见（IHE-A.5.2）	相等 参见（IHE-A.5.1）		相等 参见（IHE-A.5.2）	相等 参见（IHE-A.5.2）
被参考检查序列（0008，1110）	项目 1 相等-1	项目 2 相等-2		相等-1	相等-1	相等-2		相等-2	相等-2
被请求检查 ID（0040，1001）	项目 1 相等-1	项目 2 相等-2	项目 3 相等-2	项目 1 相等-1	相等-1	项目 1 相等-2	项目 2 相等-2	相等-2	相等-2
被请求检查描述（0032，1060）	相等-1	相等-2	相等-2	相等-1	相等-1	相等-2	相等-2	相等-2	相等-2
已预约检查项目 ID（0040，0009）	相等-1	相等-2	相等-3	相等-1	相等-1	相等-2	相等-3	相等-2	相等-3
已预约检查项目描述（0040，0007）	相等-1	相等-2	相等-3	相等-1	相等-1	相等-2	相等-3	相等-2	相等-3
已预约协议代码序列（0040，0008）	相等-1	相等-2	相等-3	相等-1	相等-1	相等-2	相等-3	相等-2	相等-3
已执行协议代码序列（0040，0260）	注释：数值不能用于 GSPS 和关联的 MPPS。			相等-1（内部生成）。 参见（IHE-A.5.3）	相等-1（内部生成）。 参见（IHE-A.5.4）	相等-2（内部生成）。 参见（IHE-A.5.3）		相等-2（内部生成）。 参见（IHE-A.5.4）	

续表

DICOM 属性	来自组案例采集的图像 IOD	在…中填入数值：图像组 1 GSPS IOD	图像组 1 MPPS IOD	图像组 2 GSPS IOD	图像组 2 MPPS IOD
检查 ID（0020，0010）	相等	相等	相等	相等	相等
已执行检查项目 ID（0040，0253）	注释：数值不能用于 GSPS 和关联的 MPPS。	相等-1（内部生成）。参见（IHE-A.5.5）	相等-1（内部生成）。参见（IHE-A.5.5）	相等-2（内部生成）。参见（IHE-A.5.5）	相等-2（内部生成）。参见（IHE-A.5.5）
已执行的检查项目开始日期（0040，0244）	注释：数值不能用于 GSPS 和关联的 MPPS。	相等-1（内部生成）。参见（IHE-A.5.6）	相等-1（内部生成）。	相等-2（内部生成）。参见（IHE-A.5.6）	相等-2（内部生成）。
已执行检查项目开始日期（0040，0245）	注释：数值不能用于 GSPS 和关联的 MPPS。	相等-1（内部生成）。参见（IHE-A.5.6）	相等-1（内部生成）。	相等-2（内部生成）。参见（IHE-A.5.6）	相等-2（内部生成）。
已执行的的检查项目描述（0040，0254）	注释：数值不能用于 GSPS 和关联的 MPPS。	相等-1（内部生成）。参见（IHE-A.5.6）	相等-1（内部生成）。	相等-2（内部生成）。参见（IHE-A.5.6）	相等-2（内部生成）。
被请求检查代码序列（0032，1064）	不存在	不存在	不存在	不存在	不存在
检查代码序列（0008，1032）	相等。注释：对连接每一个 SPS 到正确的被请求检查而言，此信息并不总是足够的	相等。如果在图像中呈现，它应包含一个单一的项（关联被请求检查的代码）。	相等。如果以图像呈现，它应包含一个单一的项（关联被请求检查的代码）。	相等。如果以图像呈现，它应包含一个单一的项（关联被请求检查的代码）。	相等。如果以图像呈现，它应包含一个单一的项（关联被请求检查的代码）。
被参考 SOP 类 UID（0008，1050）	被参考 PPS 序列（0008，1111）；注释：数值不能用于 GSPS 和关联的 MPPS。	被参考 PPS 序列（0008，1111）（IHE-A.5.8）；1.2.840.10008.3.1.2.3.3	相等（内部生成）。参见（IHE-A.5.7）	被参考 PPS 序列（0008，1111）（IHE-A.5.8）；1.2.840.10008.3.1.2.3.3	相等（内部生成）。参见（IHE-A.5.7）
被参考 SOP 实例 UID（0008，1155）		同关联 PPS 的 SOP 实体相等。	相等（内部生成）。参见（IHE-A.5.8）	同关联 PPS 的 SOP 实体相等。	相等（内部生成）。参见（IHE-A.5.8）
检查协议名称（0018，1030）	注释：数值不能用于 GSPS 和关联的 MPPS。	建议：相等-1（内部生成）	已执行的序列（0040，0340）；相等-1（内部生成）。	建议：相等-2（内部生成）。	已执行的序列（0040，0340）；相等-2（内部生成）。

(IHE-A 5.1) 当附属于某个被请求检查（被请求检查又附属于同一图像服务请求）的多个预约检查项目已经被同组时，存取号（0008，0050）的原始数值应当被拷贝至GSPS的存取号字段中。当成组SPS属于附加在不同影像服务请求的被请求检查时，依照IHE制定的成组检查情况，原始图像中的存取号（0008，0050）应当空缺。因此，当生成的GSPS和原始图像一样属于相同的检查时，所生成的GSPS中的存取号也应当为空。

(IHE-A.5.2) MPPS对象中的存取号应当等于影像设备工作列表（MWL）中的存取号返回值，此时并不需要考虑图像、独立IOD以及GSPS中的存取号（包括为空的情况）。

(IHE-A.5.3) 建议：如果数值未知时，空缺。如果支持协助检查协议设备选项（参见第4.6.4.1.2.4节），那么IHE建议数值不为空，此时包含一个能够标识出从成组图像中分离情况的指定代码。

(IHE-A.5.4) 如果数值为未知，例如不支持辅助检查协议设置，那么执行检查协议代码序列应当为“零长度”。如果支持辅助检查协议设置，(参见第4.6.4.1.2.4节)，那么该数值应当为非空，并且能够包含一个能够标识出已分离成组图像的指定代码。

(IHE-A.5.5) 执行检查项目ID由影像设备自由产生，并且并不需要唯一：两个不同执行检查项目可能拥有相同的ID，例如它们可能产生自不同的影像设备。这个ID不能使得一个接收系统可靠的以此为依据将PPS与相关的被请求检查以及SPS联系在一起。同样的，将两个拥有相同PPS ID的执行检查项目（PPS）假定的完成的是同一个预约检查项目（SPS）或被请求检查的、而并未检查预约属性项目序列中的内容的假设，同样是不可靠的。

(IHE-A.5.6) 在PGP的分离步骤中产生的灰阶标准表示状态（GSPS）IOD中，检查日期、检查时间以及检查描述应当使用附加图像所对应的原始图像中的数值。

(IHE-A.5.7) 在影像设备执行检查项目（MPPS）中，通过PPS的N-Create消息中的受影响SOP类唯一标识（0000，0002）和通过PPS的N-Set消息中的被请求SOP类唯一标识（0000，0003）中发送SOP类唯一标识。而不应当使用SOP类唯一标识（0008，0016）发送。

(IHE-A.5.8) 在影像设备执行检查项目（MPPS）中，通过PPS的N-Create消息中的受影响SOP实例唯一标识（0000，1000）和通过PPS的N-Set消息中的被请求SOP实例唯一标识（0000，1001）中发送SOP类唯一标识。而不应当通过使用SOP实例唯一标识（0008，0018）发送。

(IHE-A.5.9) 依照DICOM标准PS3.3第C.7.3节中的强烈建议部分、通用序列模型表格、注释一中内容，当影像采集设备角色支持影像设备执行检查项目（MPPS）时，应当包含有“含有PPS SOP实例唯一标识的”被参考执行检查项目序列（0008，1111）。

A.2　证据文档集成—重要属性

下列表格A.2-1和A.2-2与先前的表格A.1-1非常相似。影像采集设备从影像设备工作列表中获得图像的相关属性，而证据创建者并不获取影像设备工作列表信息，它将它所使用的图像中的信息作为相关的数据。

注：属性结构，有时看上去非常的相似，但是它们有着不同的嵌套特征。

表A.2-1　针对预约检查工作流程规范中由证据创建者生成的证据文档及关键图像标识，图像与独立IOD、证据文档、关键图像标识及影像设备执行检查项目IOD中对应属性的必需的映射

图像与独立存在的IOD [类型]	证据文档，关键图像标识 [类型]	MPPS IOD [SCU/SCP类型]
检查实例唯一标识（IHE-1)	检查实例唯一标识	
	被参考请求序列	预约项目属性序列
	>检查实例唯一标识	>检查实例唯一标识（IHE-2）(IHE-20)

续表

图像与独立存在的 IOD［类型］	证据文档，关键图像标识［类型］	MPPS IOD［SCU/SCP 类型］
被参考检查序列（IHE-3）（IHE-18）（IHE-22）	>被参考检查序列	>被参考检查序列（IHE-3）（IHE-18）（IHE-22）
存取号（IHE-7）	>存取号	>存取号（IHE-4）
请求属性序列（IHE-11）		
>被请求检查 ID（IHE-22）	>被请求检查 ID	>被请求检查 ID（IHE-22）
>被请求检查描述（IHE-22）	>被请求检查描述	>被请求检查描述（IHE-22）
	>被请求检查代码序列	
>预约检查项目 ID		>预约检查项目 ID
>预约检查项目描述		>预约检查项目描述
>预约检查协议代码序列		
执行检查协议代码序列（IHE-10）（IHE-19）		执行检查协议代码序列（IHE-10）
检查 ID（IHE-5）		检查 ID
执行检查项目 ID（IHE-21）		执行检查项目 ID（IHE-21）
执行检查项目开始日期（IHE-8）		执行检查项目开始日期
执行检查项目开始时间（IHE-8）		执行检查项目开始时间
执行检查项目描述（IHE-8）		执行检查项目描述
检查代码序列（IHE-6）（IHE-22）	执行检查代码序列	检查代码序列（IHE-6）（IHE-22）
被参考检查组分序列（IHE-12）	被参考检查组分序列	
>被参考 SOP 类唯一标识	>被参考 SOP 类唯一标识	SOP 类唯一标识
>被参考 SOP 实例唯一标识	>被参考 SOP 实例唯一标识	SOP 实例唯一标识
检查协议名称（IHE-17）		检查协议名称

（IHE-1）当属于不同被请求检查的若干个 SPS 对应一个单独的 PPS 时、或者当某个 PPS 并没有进行预约时，应当由影像采集设备生成检查实例唯一标识（由 DICOM 标准 PS 3.4 附录 M 第 M.4.1 节定义的选项之一）。

（IHE-2）当某个 PPS 并没有进行预约时（也就是说，不存在 SPS 及被请求检查），预约项目属性序列中的检查实例唯一标识，需要包含有由影像设备生成的检查实例唯一标识，并将此唯一标识用于其创建的图像与其他独立 IOD 中作为检查实例唯一标识。

（IHE-3）当某个 PPS 并没有进行预约时（也就是说，不存在 SPS 及被请求检查），应当创建一个零长度的被参考检查序列（一个第二类型属性）。这是 DICOM 标准 PS 3.4 提出的选项之一。

（IHE-4）当医嘱执行者没有提供可靠的存取号数值时，需要创建一个“零长度”的存取号（DICOM 标准 PS 3.4 附录 M 中提出的选项之一）。可靠的存取号数值，是那些可以通过非手工方式录入即可传递信息的数值，例如，影像设备工作列表及条形码读卡器。

（IHE-5）IHE 建议，使用被请求检查 ID 作为图像及独立 IOD 中的检查 ID，除非该 PPS 并没有进行预约、或者若干 SPS 被编组为一个单独 PPS。在这种情况下，可以由影像设备生成。

（IHE-6）除以下四种情况外，IHE 建议将检查代码序列设置为被请求检查代码序列：

- 当执行检查协议代码有别于预约检查协议代码序列中的内容，IHE 建议将检查代码序列设备为零长度。
- 当某个检查附属于某个先前的 PPS，IHE 建议将检查代码序列设定为与先前 PPS 中所附属的检查相同的数值。附属实例，请参见第 4.6.4.1.2.3.3 节。
- 当某个检查是由多个与不同被请求检查相关的 SPS 成组时，检查代码序列应当包含有与同组的被请求检查中相同数目的检查代码。
- 当某个检查使用成组检查表示时，表示状态及相关的执行检查项目中的检查代码序列应当包含有一个拥有与每个表示状态相关的被请求检查的独立条目。参见 IHE 技术框架第 1 卷第 6.3 节。

（IHE-7）当医嘱执行者没有提供可靠的存取号数值时，需要创建一个“零长度”的存取号（DICOM 标准 PS 3.4 附录 M 中提出的选项之一）。可靠的存取号数值，是那些可以通过非手工方式录入即可传递信息的数值，例如，影像设备工作列表及条形码读卡器。当某个 PPS 来自于多个附属于多个不同影像服务请求的 SPS 是，就需要一个零长度的存取号。

（IHE-8）IHE 建议，图像以及其他独立 IOD 使用执行检查项目描述、执行检查项目开始日期及执行检查项目开始时间对应的作为检查描述、检查日期及检查时间的数值。

（IHE-9）当多个工作列表条目对应于某个影像设备执行检查项目（MPPS）时，IHE 称之为成组情况（由 DICOM 标准 PS 3.4 附录 M 提供支持）。

（IHE-10）当影像采集设备可能更改执行检查代码序列时，它可能不同于预约检查协议代码序列。

（IHE-11）除非不能访问到科室系统预约者提供的影像设备工作列表，否则应当包含有请求属性序列。如果这个序列中罗列的所有属性在影像设备工作列表中没有提供，那么应当提供这些信息。在成组检查情况中，序列中条目的数量等于成组 SPS 的数量。条目应当依照 PPS 中预约项目属性序列中条目的顺序进行排列。

（IHE-12）依照 DICOM 标准 PS 3.3 第 C.7.3 节强烈建议部分、通用序列模块表格注释一的内容，当影像采集设备角色支持 MPPS 时，应当包含有“含有 PPS SOP 实例唯一标识”的被请求执行检查项目序列（0008，1111）。

（IHE-13）影像设备工作列表服务类提供者（科室系统预约者），应当支持存取号记忆被请求检查 ID 作为关键字的查询。IHE 建议，通过执行者医嘱号、或者存取号，分配唯一的被请求检查 ID 以用于鉴别某个影像服务请求、医嘱执行者系统内的被请求检查。

（IHE-14）分配预约检查项目 ID 以唯一标识某个被请求检查中的预约检查项目，被请求检查通过检查实例唯一标识进行唯一鉴别。

（IHE-15）影像采集设备角色应当同时通过预约检查项目描述以及预约检查代码序列作为关键字进行请求。依照 DICOM 标准类型 1C 的定义，科室系统预约者（MWL 服务类提供者）可能会返回其中的一个或者全部。

（IHE-16）影像采集设备角色应当同时通过被请求检查描述以及被请求检查代码序列作为关键字进行请求。依照 DICOM 标准类 1C 的定义，科室系统预约者（MWL 服务类提供者）可能会返回其中的一个或者全部。

（IHE-17）IHE 建议，检查协议名称被包含在符合 IOD 中，例如图像以及其他独立的 IOD。

（IHE-18）当某个 PPS 并没有进行预约时（也就是说，不存在 SPS 及被请求检查时），参考检查序列应当空缺（类型 3 属性）；否则，序列应当与一个或多个条目共同存在。每个条目都应当包含有 SOP 实例唯一标识以及从 MWL 接收到的参考检查序列中的 SOP 类唯一标识。条目的数量应当与同一执行检查项目中成组 SPS 的被请求检查的数量对应相等。在成组检查表示（PGP）的情况下，与某个表示状态相关的 PPS 应当包含有 SOP 实例唯一标识以及与这个表示状态相关的被请求检查的参考检查序列的 SOP 类唯一标识。

（IHE-19）DICOM 标准规定，执行检查协议序列将作为通用序列模块中的一个类型 3 属性。因此，IHE 放射科技术框架鼓励实施中包含此属性。

（IHE-20）当附属于不同被请求检查的若干个 SPS 对应着一个单独的 PPS（成组情况）时，预约检查项目属性序列的所有项目中的检查实例唯一标识需要包含有单独的检查实例唯一标识，这个检查实例唯一标识由影像设备创建用于图像以及其可能创建的其他独立存在的 IOD，包括来自成组检查表示的表示状态。注意：这个必需条件与 DICOM 标准 PS3.4 附录 M 第 M6 节中描述的建议不同。

（IHE-21）执行检查项目 ID 由影像设备任意生成，而并不需要做到唯一。它可能会被接收系统用作关联预约检查项目。两个不同的执行检查项目可能潜在的共享相同的 ID，例如，它们可能由不同的影像设备生成。

（IHE-22）被请求检查图像中的被请求检查 ID、被请求检查描述、被请求检查代码序列、参考检查序列以及其他属性，应当与对应的 PPS 及影响设备工作列表中的属性进行匹配。特别的，在成组预约检查项目（PPS）的情况下，与对应的 PPS 相关的所有图像都应当对应着所有的 SPS 以及对应的同组的被请求检查。

表 A.2-2 影像设备工作列表信息模型、证据文档、关键图像表示以及（供证据文档与关键图像标识使用的由影像采集设备生成）影像设备执行检查项目 IOD 对应属性的必要关系映射

影像设备工作列表 ［返回值类型］(e)（IHE-9）	证据文档、关键图像标识 ［Type］	MPPS IOD［SCU/SCP 类型］
检查实例唯一标识	检查实例唯一标识	
	被参考请求序列	预约项目属性序列
	＞检查实例唯一标识	＞检查实例唯一标识 （IHE-2）（IHE-20）
被参考检查序列	＞被参考检查序列	＞被参考检查序列 （IHE-3）（IHE-18）（IHE-22）
存取号（IHE-13）	＞存取号	＞存取号（IHE-4）
被请求检查 ID（IHE-13）	＞被请求检查 ID	＞被请求检查 ID（IHE-22）
被请求检查描述（IHE-16）	＞被请求检查描述	＞被请求检查描述（IHE-22）
被请求检查代码序列（IHE-16）	＞被请求检查代码序列	
预约检查项目 ID（IHE-14）		＞预约检查项目 ID
预约检查项目描述（IHE-15）		＞预约检查项目描述
预约检查协议代码序列（IHE-15）		
		执行检查协议代码序列（IHE-10）
		检查 ID
		执行检查项目 ID（IHE-21）
		执行检查项目开始日期
		执行检查项目开始时间
		执行检查项目描述
被请求检查代码序列（IHE-16）	执行检查代码序列	执行检查代码序列（IHE-6）（IHE-22）
	被参考检查组分序列	
	＞被参考 SOP 类唯一标识	SOP 类唯一标识
	＞被参考 SOP 实例唯一标识	SOP 实例唯一标识
		检查协议名称

A.3 上下文关键属性

本节内容使用额外的 IHE 必要条件对上文表格中的内容进行了扩展，这些额外的 IHE 必要条件基于一系列的上下文关键属性（DICOM 标准的第 2 类型）为了回应**返回关键属性**中的 C-FIND 请求，当大多数影像和标准化 IODS 被提供时，本节内容使用额外的 IHE 必要条件对上文表格中的内容进行了扩展，这些额外的 IHE 必要条件基于一系列的上下文关键属性（DICOM 标准的第 2 类型）。本表格的内容与 DICOM PS 3.4 附录 M 严格一致。

影像设备工作列表	图像以及独立存在的 IOD	MPPS IOD
患者姓名	患者姓名（注释 1）	患者姓名（注释 1）
患者 ID	患者 ID（注释 1）	患者 ID（注释 1）
患者出生日期	患者出生日期（注释 2）	患者出生日期（注释 2）
患者性别	患者性别（注释 2）	患者性别（注释 2）
转诊医生姓名	转诊医生姓名（注释 2）	—

注释 1. 当科室系统预约者/医嘱执行者所提供的影像设备工作列表不可用时，属性可能为零字节长度。患者身份标识与患者姓名的预登记信息应当被用在患者身份未识别情况下的案例，该案例在 IHE 技术框架中进行了定义。

注释 2. 当科室系统预约者/医嘱执行者所提供的影像设备工作列表服务不可用或来自于影像设备工作列表的属性为零字节长度时，属性可能为零字节长度。

A.4 一致性数据模型

本节介绍了一个适用于实体及实体中与一致性相关属性的数据模型。IHE 建议读者结合本附录第 1 节中所列表格的内容使用本数据模型。仅仅处于对本段内容理解上的简化，所提供的数据模型并没有包含额外的 IHE 必要条件，这些必要条件在附录 C.2 节中进行了详细说明。

实体由实线长方形方框表示。

两个实体间的关系由箭头和直线表示。属性使用直线对关系定义的情况，不在本数据模型中进行描述（它们通常情况下非常好理解）。在如下情况下，使用箭头：

- 用于定义涉及实体间关系的属性，显示在实体方框的内部紧挨着箭头的起点（例如：被请求检查实体中的参考检查序列被用于将该实体与概念检查管理实体的连接）。
- 被涉及的属性，显示在箭头的尖端，同样显示在长方形方框内，但是两端带有大括号（例如：{检查实例唯一标识（Strudy Instance ID)}）。在某些情况下，涉及属性与被涉及属性会拥有不同的名称。这显示出，DICOM 已经选择了名称或者对这些属性进行了编码。两个方括号之间的数字是 DICOM标准中定义的数据类型。

关系的基数是沿着直线和箭头进行定义的：

- 实体间关系的基数通过箭头或直线进行表示。箭头的方向并不影像基数的定义。基数反映出真实世界数据模型中的实体间的基数（按照 DICOM 标准中定义的进行使用）。DICOM 信息对象定义（IOD）数据模型中的基数可能会略有不同，因为该数据模型反映出在信息通信上下文中支持的实体关系。例如，“I-Series to I-Composite”拥有一个 1 对 0-n 的关系，这反映出某个执行检查项目（PPS）可能包含有一个并没有复合实例（例如，图像、灰阶标准表示状态 GSPC）的序列。看来，在 DICOM 存储服务类的上下文中，一个序列必须包含有至少一个复合实例（例如，图像、灰阶标准表示状态 GSPC）。换句话说，某个没有包含任何图像的序列是不能被存储的，但是由 DICOM 执行检查项目（PPS）进行定义。

粗线的箭头反映出，涉及属性是细线箭头所标识出的 UID（宽泛的唯一性），这与简单 ID 有所不同。

这个数据模型中，有两个虚线框：

- 第一个虚线框由四个实例组成：I-Patient（患者），I-Study（检查），I-Series（序列）和 I-Composite（复合实例）。这也是有意识的反映出，复合实例是（通过存储服务类）将这四个实例成组进行传输的。这四个实例也就是由 DICOM 复合图像信息模块定义的四个实例（参见 PS 3.3 第 A.1.2 节）。

● 第二个虚线框由两个实例组成：被请求检查与概念检查管理。这反映出，这两个实例永远是 1 对 1 的关系。被请求检查实例和其他与之关联的（患者，影像服务请求，预约检查项目和执行检查项目），都是为实现影像设备-信息系统接口由真实世界 DICOM 模型进行定义的（参见 PS 3.3，第 7.3 节）。因为“概念检查管理“实例它在目前这个版本的 IHE 技术框架上下文中仅有的属性是被涉及 SOP 实例唯一标识（位于涉及检查序列中）。因此，“概念检查管理”实例是特殊的。概念检查分离检查实例（没有使用分离管理检查 SOP 类），在 DICOM 标准 PS 3.4 第 M.2 节进行了定义。

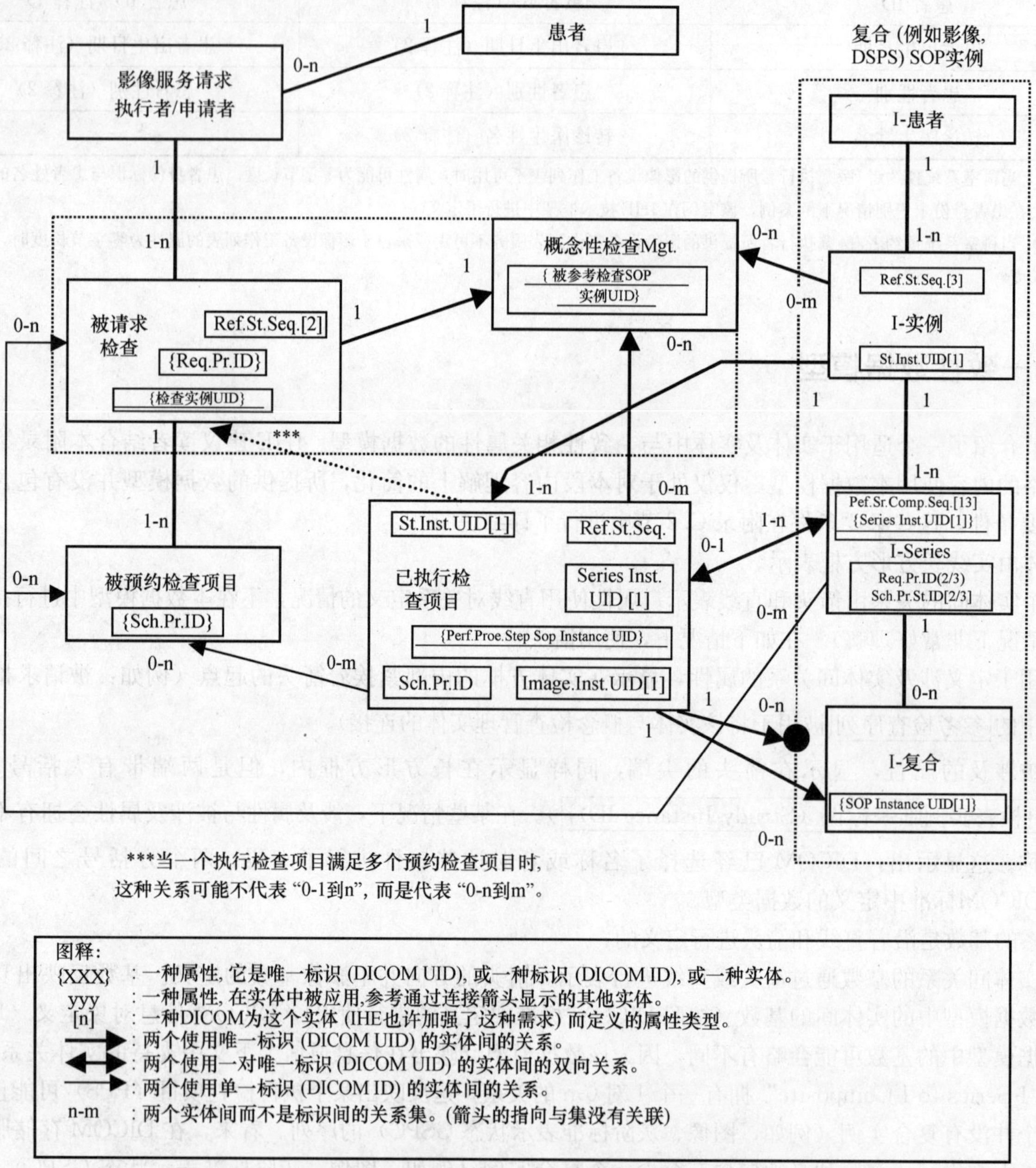

图 A-1　数据一致性模型：影像设备工作列表信息模型，复合 IOD（信息对象定义）以及影像设备执行检查项目 IOD（信息对象定义）

附录 B：HL7 医嘱与 DICOM 影像设备工作列表之间的映射关系

本附录定义了 HL7 的 ADT 消息与 ORM 消息到 DICOM 影像设备工作列表的映射关系。注意：HL7 消息着重处理医嘱信息，而并非预约或者资源管理信息。预约以及资源管理信息，属于科室系统预约者的内部。

同时注意：这种映射关系并不适用于检查预约事务（消息由科室系统预约者发送至图像管理器）。同时参见 IHE ER 模型以及第二部分中的 HL7 实施注释以获得有关字段长度、数值表示以及属性类型的全面定义。有关检查预约事务，请参见第 4.4 节。

HL7 与 DICOM 之间的映射关系，以下列方式进行阐明：

- 元素名称（HL7 item _ number. component ＃/ DICOM（group，element））
- 如果 HL7 元素并没有包含多个部分，那么不需要列出部分值。

表 B-1　HL7 医嘱至 DICOM 影像设备工作列表的映射关系

DICOM 描述/模块	DICOM 标签	DICOM SCP 匹配值类型	DICOM SCP 返回值类型	HL7 描述	HL7 项目号＃	HL7 段	注释
SOP 公用							
指定字符集	（0008，0005）	O	1C	消息主要语言	00693	ORM MSH：18	
预约检查项目							
预约检查项目序列	（0040，0100）	R	1				
＞预约站 AE 标题	（0040，0001）	R	1				由科室系统预约者生成
＞预约检查项目开始日期	（0040，0002）	R	1				由科室系统预约者生成
＞预约检查项目开始时间	（0040，0003）	R	1				由科室系统预约者生成
＞影像设备类型	（0008，0060）	R	1				由科室系统预约者生成（注释 3）
＞预约执行医生姓名	（0040，0006）	R	2	技师	00266	ORM OBR：34	参见注释 9
＞预约检查项目描述	（0040，0007）	O	1C				由科室系统预约者生成
＞预约站名称	（0040，0010）	O	2				由科室系统预约者生成
＞预约执行检查项目所在地	（0040，0011）	O	2				由科室系统预约者生成
＞预约检查协议代码序列	（0040，0008）	O	1C				
＞＞代码值	（0008，0100）	O	1C				由科室系统预约者生成

续表

DICOM 描述/模块	DICOM 标签	DICOM SCP 匹配值类型	DICOM SCP 返回值类型	HL7 描述	HL7 项目号#	HL7 段	注释
>>代码表设计者	(0008，0102)	O	1C				由科室系统预约者生成
>>代码含义	(0008，0104)	O	3				由科室系统预约者生成
>术前用药	(0040，0012)	O	2C				
>预约检查项目 ID	(0040，0009)	O	1	N/A 无			由科室系统预约者生成
>被请求对比代理	(0032，1070)	O	2C	N/A 无			由科室系统预约者生成
>预约检查项目状态	(0040，0020)	O	3	N/A 无			由科室系统预约者生成
>来自于预约检查项目模块的所有其他模块		O	3				
被请求检查							
被请求检查 ID	(0040，1001)	O	1				由科室系统预约者生成
被请求检查描述	(0032，1060)	O	1C				由科室系统预约者生成。(参见注释 1)
被请求检查代码序列	(0032，1064)	O	1C				
>代码值	(0008，0100)	O	1C				由科室系统预约者生成。(参见注释 1)
>代码表设计者	(0008，0102)	O	1C				由科室系统预约者生成。(参见注释 1)
>代码含义	(0008，0104)	O	3				由科室系统预约者生成。(参见注释 1)
检查实例唯一标识	(0020，000D)	O	1				由科室系统预约者生成
被参考检查序列	(0008，1110)	O	2				
>被参考 SOP 类唯一标识	(0008，1150)	O	1C				
>被参考 SOP 实例唯一标识	(0008，1155)	O	1C				

续表

DICOM 描述/模块	DICOM 标签	DICOM SCP 匹配值类型	DICOM SCP 返回值类型	HL7 描述	HL7 项目号#	HL7 段	注释
被请求检查优先权	(0040，1003)	O	2	数量/时间	00221.6	ORM ORC：7	参见注释2
患者传输排列	(0040，1004)	O	2	传输排列反应	01031.1-3	ORM OBR：30	
来自于被请求检查模块的所有其他属性		O	3				
图像服务请求							
存取号	(0008，0050)	O	2				由科室系统预约者生成
请求医生	(0032，1032)	O	2	医嘱提供者	00226.1-7	ORM OBR：16	
转诊医生姓名	(0008，0090)	O	2	转诊医生	00138.1-7	ORM PV1：8	
申请者号码	(0040，2016)	O	2	医嘱申请者医嘱号#	00216.1-2	ORM ORC：2	参见注释4
执行者号码	(0040，2017)	O	2	医嘱执行者医嘱号#	00217.1-2	ORM ORC：3	参见注释4
图像服务请求原因	(0040，2001)	O	2	检查原因	00263	ORM OBR：31	
录入者	(0040，2008)	O	3	录入者	00224.2-6	ORM ORC：10	
医嘱录入所在地	(0040，2009)	O	3	录入机构	00231.2	ORM ORC：17	
医嘱回叫电话号码	(0040，2010)	O	3	医嘱回叫电话号码	00228	ORM ORC：14	
来自于预约检查项目模块的所有其他属性		O	3				
就诊身份标识							
入院 ID	(0038，0010)	O	2	患者账号或就诊号	00121.1 或 00149.1	ORM PID：18 或 PV1：19	参见注释6
入院 ID 号	(0038，0011)	O	2	患者账号或就诊号	00121.4 或 00149.4	ORM PID：18 或 PV1-19	参见注释6
来自于就诊身份标识模块中的所有其他属性		O	3				

续表

DICOM 描述/模块	DICOM 标签	DICOM SCP 匹配值类型	DICOM SCP 返回值类型	HL7 描述	HL7 项目号#	HL7 段	注释
就诊状态							
当前患者所在地	(0038，0300)	O	2	被分配患者位置	00133	ORM PV1：3	
来自于就诊状态模块的所有其他属性		O	3				
就诊关系							
转诊患者序号	(0008，1120)	O	2				
>被参考 SOP 类唯一标识	(0008，1150)	O	2				
>被参考 SOP 实例唯一标识	(0008，1155)	O	2				
来自于就诊关系模块中的所有其他属性		O	3				
就诊入院							
来自于就诊许可模块中的所有属性		O	3				
患者关系							
来自于患者关系模块中的所有属性		O	3				
患者身份标识							
患者姓名	(0010，0010)	R	1	患者姓名	00108	ORM PID：5	参见注释 10
患者 ID	(0010，0020)	R	1	外部患者 ID	00105.1	ORM PID：2	参见注释 5
患者 ID 号	(0010，0021)	O	3	外部患者 ID	00105.4	ORM PID：2	参见注释 5
民族	(0010，2160)	O	3	民族	00125	ORM PID：22	
来自于患者身份标识模块中的所有其他属性		O	3				
患者基本信息							
患者出生日期	(0010，0030)	O	2	出生日期/时间	00110.1	ORM PID：7	
患者性别	(0010，0040)	O	2	性别	00111	ORM PID：8	

续表

DICOM 描述/模块	DICOM 标签	DICOM SCP 匹配值类型	DICOM SCP 返回值类型	HL7 描述	HL7 项目号#	HL7 段	注释
患者体重	(0010，1030)	O	2	观测数值	00573 when 00571. 2 =" Body Weight" and 00574. 1 =" kg"	ADT OBX：5	参见注释 7
患者体型	(0010，1020)	O	2	观测数值	00573 when 00571. 2 =" Body Height" and 00574. 1 =" m"	ADT OBX：5	参见注释 7
患者资料保密	(0040，3001)	O	2	VIP 标志	146	ORM PV1：16	
户口	(0010，2152)	O	3	公民身份	00129	ORM PID：26	
兵役等级	(0010，1080)	O	3	退伍军人状态	00130	ORM PID：27	
来自于患者基本信息模块中的所有其他属性		O	3				
患者用药							
患者状态	(0038，0500)	O	2	危险代码	00246	ORM OBR：12	
患者情况	(0010，21C0)	O	2	走动状态	00145	ORM PV1：15	"B6" 必须映射至 DICOM 列举数值 "3"（明确怀孕）
用药过敏	(0010，2000)	O	2	相关临床信息	00247	ORM OBR：13	
对比过敏	(0010，2110)	O	2	过敏代码	00205	ADT AL1：3	
特殊需要	(0038，0050)	O	2				
来自于患者医疗模块中所有其他属性		O	3				

节选自 DICOM PS 3. 4

表 B-1 注释：

注释 1：通用服务标识与样品来源解码：

为了能够完成一个接收到的医嘱，科室系统预约者生成一个或多个被请求检查，其中分配有 ID 以及适当的代码，这些代码可能来自于本地或全局编码方案（例如 CPT-4 或 LOINC）。

如果在通用服务标识中没有指明左右位置，那么 IHE 建议使用样品来源（00249）来进一步明确医嘱的自由文本描述。

注释 2：只有数量、时间中的 HL7 优先部分的推荐数值可以被用于 IHE。这些数值应当作为优先级映射至 DICOM 的列举字段中，如下表所示：

HL7 状态	DICOM 状态
S—STAT	STAT
A—尽快	高
R—常规	常规
P—Pre-op	高
C—召回	高
T—时间	中

注释 3：科室系统预约者/医嘱执行者应当基于医嘱的内容决定 DICOM 影像设备类型（0008，0060）属性。这项 DICOM 定义的项目必须被用于影像设备工作列表（MWL）回复，正如 DICOM PS 3.3 中所示。

注释 4：DICOM 标签为（0040，2016）及（0040，2017）的属性是为了与 HL7 中的医嘱申请者与医嘱号、以及医嘱执行者与医嘱号的部分而设计的。在一个医疗机构内部，可能存在着多个患者 ID 的发布者；在这种情况下，患者 ID 的发行者名称以及号码将是必需的，以便确认其唯一性。

注释 5：有关患者 ID 以及患者 ID 的生成者的不同使用情况案例的详细讨论，请参见附录 D。

注释 6：正如在第 4.1.4.1.2.4 节中讨论的那样，字段 PID-18 患者账号或字段 PV1-19 就诊号、或者两者同时可能会依照各国的要求情况被赋予数值。无论何时当在某一医嘱中的字段 PV1-19 就诊号被赋予数值时，那么应当使用其组成部分来组成在 MWL（影像设备工作列表）回复中的许可 ID（0038，0010）以及许可 ID 的发布者（0038，0011）属性。当字段 PV1-19 就诊号为空的情况下，这些属性应当通过来自于字段 PID-18 患者账号中的信息进行赋值。此时需要，就诊号应当不同与所有的账号。

注释 7：患者体重以及患者身材是来自于多个 OBX（观测结果）段的两个观测数值。IHE 并没有指定编码方案，但是，“体重”以及“身高”的文本数值需要分别的衍生出两个测量值。注意：DICOM 特别分别指定使用“千克（kg）”与“米（m）”作为测量值的单位。如此类型的 HL7 编码的示例如：

OBX||ST|^BODY WEIGHT||62|kg|||||F

OBX||ST|^BODY HEIGHT||1.90|m|||||F

注释 8：DICOM 属性（0038，0050）特别需要，在表 B-1 中列出，并且没有指定的来自 HL7 消息的映射关系。在 IHE 示范中，这个数值由科室系统预约者/医嘱执行者提供。将此数值映射为 HL7 数值的前景将在未来得到验证。

注释 9：ORM 消息中的字段 OBR-34 技师是可以重复的。它的数据类型是 CM，它的组成部分如下：<name (CN)>^<start date/time (TS)>^<end date/time (TS)>^<point of care (IS)>^<room (IS)>^<bed (IS)>^<facility (HD)>^<location status (IS)>^<patient location type (IS)>^<building (IS)>^<floor (IS)>

如此，在将数值映射为 DICOM 属性预约执行医生（0040，0006）的过程中，仅可以使用该字段的第一个循环部分的第一个组成部分的子部分。

注释 10：在 HL7 ORM 消息 PID：5 部分中的患者姓名的编码，将不作任何改变的被映射到 DICOM 中的患者姓名（0010，0010）属性中，如下所示：

HL7	DICOM
<family _ name&last _ name _ prefix>	⇒ <family _ name _ complex>
<given _ name>	⇒ <given _ name _ complex>
<middle _ initial _ or _ name>	⇒ <middle _ name>
<suffix><degree>	⇒ <name _ suffix>
<prefix>	⇒ <name _ prefix>

注：HL7 中“degree”部分被作为 DICOM 中“name _ suffix”（姓名后缀）部分的第二元素。

附录C：科室访问非放射学信息

C.1 范围

在IHE技术框架中，对影像科室之外的非放射学报告的访问，是通过查询报告以及获取报告的方式实现的；使用同样的方式，同样可以访问到影像科室的结构化报告，详情请参见第4.26节和第4.27节。外部报告库访问者提供了一个获取其他科室报告的方式，例如检验科（实验室）。

IHE技术框架并没有对通过什么方式外部报告库访问者实现这一个功能做出严格规定。例如，它可以：

- 成为一个实验室报告库系统，支持该角色以及相关的查询报告与获取报告事务；
- 一方面接收查询报告与获取报告事务，并且可以将它们转换为另外的查询事务，该事务由一个特定的实验室报告库所支持。

本附录讨论了外部报告库访问者需要为其集成支持什么样的强制条件。

C.2 查询协议

外部报告库访问者操作时的假定条件是：

1. 外部报告库访问者负责将其他科室报告（例如，实验室报告）转换为DICOM结构化报告对象，内容上的强制条件详情请参见第C.3节。IHE技术框架的主焦点将是实验室报告，其他科室的报告也可能得到了支持。

2. 在实验室的（或其他的）科室报告以及在影像科室的报告中，将使用统一的患者ID。这将确保由图像显示者显示的图像的患者ID可以被用作关键字来获取该患者的近期实验室检查。这也就是说，实验室信息系统（LIS）与相同的ADT患者登记系统集成（虽然该集成已经不在IHE技术框架的讨论范围之内。）

3. IHE技术框架并没有对检查与序列分组进行说明，但外部报告库访问者可能会使用任意的检查与序列分组。例如，系统可能会根据每一个医嘱（检查号，Accession Number）单独生成一个DICOM检查，而单独的一个医嘱可能包含由一个或多个实验室报告；系统也可能会根据每一个实验室检查的请求创建一个序列，因此一个序列中可能存在一份实验室报告，除非报告进行过修改。除了上面陈述的情况之外，系统有可能创建一个单独的序列、并且在这个序列中保存有多份报告，这种情况发生在同一个医嘱中申请了多个不同的实验室检查。

4. 外部报告库访问者可能会生成检查实例唯一标识、序列实例唯一标识、SOP实例唯一标识，以实现对其报告的分组。这些唯一标识（UID）需要是正确形式的DICOM唯一标识（UID），也就是说，使用已注册的号码根。

5. 如果同一份报告被查询以及获取了很多次，那么外部报告库访问者应当提供相同检查的检查、序列、SOP实例唯一标识。这样确保了，在选择了相同报告的两个单独的查询时，将识别为相同的实例、以及获取同一份报告拷贝。这对于防止临床医生被多份相同报告所混淆非常的重要。

6. 表C.2-1中的内容是，外部报告库访问者在不同的DICOM级别上作为服务类提供者（SCP）所应当支持的匹配值与返回值的最小组合。它是放射科中所用键值的简化集合，参见第4.14.4.1.2节。额外的结构化报告（SR）实例特定的键值，在第4.26.4.1.2节以及表4.26-1中进行了定义。此时仍然要求最低程度上的遵循DICOM一致性。有关表C.2-1的预约，请参见第2.2节。

注：在服务类使用者（SCU）一栏中标识为N/A（不适用），是因为外部报告库访问者在查询请求中仅仅能够作为服务类提供者（SCP）。

表 C.2-1 查询匹配与返回键值

属性名称	标签	查询匹配键值		查询返回键值		注释
		SCU	SCP	SCU	SCP	
检查级别						
检查日期	(0008，0020)	N/A	R	N/A	R	
检查时间	(0008，0030)	N/A	R	N/A	R	
存取号	(0008，0050)	N/A	R	N/A	R	
患者姓名	(0010，0010)	N/A	R	N/A	R	IHE-1，IHE-2
患者 ID	(0010，0020)	N/A	R	N/A	R	
检查 ID	(0020，0010)	N/A	R	N/A	R	
检查实例唯一标识	(0020，000D)	N/A	R	N/A	R	
转诊医生姓名	(0008，0090)	N/A	R+	N/A	R+	IHE-1，IHE-2
检查描述	(0008，1030)	N/A	O	N/A	O	
检查代码序列	(0008，1032)	N/A	O	N/A	O	IHE-3
患者出生日期	(0010，0030)	N/A	O	N/A	R+	
患者性别	(0010，0040)	N/A	O	N/A	R+	
序列级别						
影像设备类型	(0008，0060)	N/A	R	N/A	R	IHE-5
序列号	(0020，0011)	N/A	R	N/A	R	
序列实例唯一标识	(0020，000E)	N/A	R	N/A	R	
复合对象实例级别						
实例号	(0020，0013)	N/A	R	N/A	R	
SOP 实例唯一标识	(0008，0018)	N/A	R	N/A	R	
SOP 类唯一标识	(0008，0016)	N/A	R+	N/A	R+	IHE-4

IHE-1：在IHE技术框架中，对于患者姓名的VR属性，大小写不敏感匹配是允许的。一个有关允许在患者姓名属性中大小写不敏感的DICOM变化提议（CP 190），正在申请中。

IHE-2：IHE建议服务类使用者，在任何结构化姓名的每一个部分的末端追加上通配符“*”，使得匹配更加简便（例如PN属性）。

IHE-3：查询服务类使用者（SCU）可能会要求面对VR为SQ属性的通用匹配值使用零长度序列属性。查询服务类提供者（SCP）应当能够接收这样的通用匹配请求。另外，DICOM标准同样要求，查询服务类使用者（SCU）支持对于零长度的SQ属性的通用匹配请求。

IHE-4：SOP类唯一标识（UID）是标识图像指定类型的明确的键值。而不是影像设备类型。

IHE-5：影像设备类型匹配值将永远被设定为“SR”。

C.3 外部报告内容

对于编码条目以及由外部报告库通过查询报告与获取报告事务处理的报告的报告结构的必要条件，应当相似于报告创建者（参见第4.24.4.1.2.1节）。

- 在IHE技术框架第1卷第9.4节（RAD TF-1：9.4）中，定义了由外部报告库生成的报告的类型。外部报告库应当能够生成基于简单图像报告（RAD TF-1：9.4.1）的报告，此时图像参考可选。如果外部报告库支持增强结构化报告（SR）信息对象定义（IOD），那么它应当同样支持简单图像与数字报告（RAD TF-1：9.4.2）的生成。
- 包含有报告标题、报告部分头、概念名称代码、观测上下文代码、测量代码以及部署或结论代码的一个特定集合，将被定义用于所访问的每一种类型的科室报告库，例如用于实验室部门的实验室代码。

附录 D：患者标识符在合并患者情况下的解释说明

D.1 介绍

IHE 技术框架采用了 HL7 标准版本 2.3.1 中有关患者标识符的修改内容。这些内容包括：

- 将 HL7 标准版本 2.3 中外部患者 ID（PID-2）保留，以备回溯查询。
- 将交替患者 ID（PID-4）保留，以备回溯查询。
- 将内部患者 ID（PID-3）重命名为“患者标识符列表”，并且现在允许重复。

由于采用了这些 HL7 标准版本 2.3.1 中的变化内容，IHE 要求使用 PID-3 第 4 部分的指派机构（发行者）以及 PID-3 第 1 部分标识符。

由于 DICOM 患者 ID 属性（0010，0020）中并没有传递分配机构的信息、并且在 DICOM 中患者 ID 的发布者（0010，0021）为一可选属性，因此，图像管理器角色与科室系统预约者、医嘱执行者角色应当准备做出某种关于通过影像设备 PPS 传递来自于影像设备的患者 ID 的分配机构的假设。IHE 假定，在一个医疗机构内部确认出一个由单独的 ADT 角色或者单独的患者标识符发布者分配的患者标识符的有效区域，是可行的。

除了可能使用由科室系统预约者、医嘱执行者分配的标识的 RAD-4 事务之外，由 IHE 指定的所有 HL7 事务中 PID-3 的标识符应当由 ADT 系统或者患者登记角色单一赋值并且使用的。

在未来的几年内随着 IHE 将 MPI（患者主索引）的引入，假定 MPI 标识符将面对所有 HL7 事务使用在 PID-3 中。

IHE 要求，医疗机构将临时患者标识符的发布者设置为 ADT 发布者、或者图像管理器与科室系统预约者、医嘱执行者中的科室发布者。这将确保，当 DICOM 患者 ID 映射至 HL7 消息中的 PID-3 时，DICOM 中的患者 ID 属性（0010，0020）与同一分配机构相关联。

虽然，一个医疗机构可能会使用由 ADT 分发的并且初始使用在案例 1、2 及 3 中的临时患者标识符，但是还可能发生案例 5 的情形。在案例 3 中，当使用手工录入患者标识符时，由于影像设备操作技师的错误有可能发生这样的情况。在这种情况下，科室系统预约者/医嘱执行者以及图像管理器，应当识别出错误并且将错误的标识符联系至相同的发布者。这个患者信息一致化的过程将发生在科室系统预约者/医嘱执行者；同时，它将发送患者合并消息至图像管理器，在图像管理器，“新的”患者标识符与“旧的”患者标识符同时关联至相同的发布者。

下面的章节中将阐明 PID-3 的使用，使用来自于 RAD TF-1：3.3，4.3 的用例。在下面给出的示例中，时间的方向由表格的上端指向下端。

缩写表格	描述
IM	图像管理器
OF	医嘱执行者/科室系统预约者
OP	医嘱申请者
PPSM	执行检查项目管理器

D.2 管理过程流程（RAD TF-1：3.3.1，IHE 技术框架·第 1 卷第 3.3.1 节）

虽然只有 A01 被包含在下面的示例中，但是说明内容包含有 A01、A04、A05、A11 和 A30。在下面示例中使用的 ADT 标识符号码为“123”，号码分配机构为“ADT _ Issuer”。

事务	PID-3 （患者标识符列表）	DICOM （0010，0020）	MRG-1 （先前患者标识符列表）
A01（ADT -> OF）	123^^^ADT _ Issuer	N/A	N/A
A01（ADT -> OP）	123^^^ADT _ Issuer	N/A	N/A
ORM（OP->OF）	123^^^ADT _ Issuer	N/A	N/A
ORM（OF->IM）	123^^^ADT _ Issuer	N/A	N/A
DICOM MWL（OF -> Modality）	N/A	123	N/A
PPS（Modality -> PPSM）	N/A	123	N/A
PPS（PPSM -> IM）	N/A	123	N/A
PPS（PPSM -> OF）	N/A	123	N/A

D.3　患者合并（RAD TF-1：3.3.2，IHE 技术框架·第 1 卷第 3.3.2 节）

本示例着重关注在 IHE 技术框架·第 1 卷第 3.3.2.2 节（RAD TF-1：3.3.2.2）中的患者合并情况。在下列示例中使用的“旧的”ADT 标识符号码为“123”，号码分配机构为“ADT _ Issuer”。在下列示例中使用的“新的”ADT 标识符号码为“456”，号码分配机构为“ADT _ Issuer”。

事务	PID-3 （患者标识符列表）	DICOM （0010，0020）	MRG-1 （先前患者标识符列表）
A01（ADT -> OF）	123^^^ADT _ Issuer	N/A	N/A
A01（ADT -> OP）	123^^^ADT _ Issuer	N/A	N/A
ORM（OP->OF）	123^^^ADT _ Issuer	N/A	N/A
ORM（OF->IM）	123^^^ADT _ Issuer	N/A	N/A
DICOM MWL（OF -> Modality）	N/A	123	N/A
A40（ADT -> OF）	456^^^ADT _ Issuer	N/A	123^^^ADT _ Issuer
A40（OF->IM）	456^^^ADT _ Issuer	N/A	123^^^ADT _ Issuer
A40（ADT -> OP）	456^^^ADT _ Issuer	N/A	123^^^ADT _ Issuer

D.4　外伤情况 1 与 2（RAD TF-1：4.3，IHE 技术框架·第 1 卷第 4.3 节）

在下列示例中使用的患者“John Doe”的 ADT 临时标识符为“123”，号码分配机构为“ADT _ Issuer”。

事务	PID-3 （患者标识符列表）	DICOM （0010，0020）	MRG-1 （先前患者标识符列表）
A01（ADT -> OF）	Temp _ 123^^^ADT _ Issuer	N/A	N/A
A01（ADT -> OP）	Temp _ 123^^^ADT _ Issuer	N/A	N/A
ORM（OP->OF）	Temp _ 123^^^ADT _ Issuer	N/A	N/A

续表

事务	PID-3（患者标识符列表）	DICOM（0010，0020）	MRG-1（先前患者标识符列表）
ORM（OF—>IM）	Temp_123^^^ADT_Issuer	N/A	N/A
DICOM MWL（OF —> Modality）	N/A	Temp_123	N/A
PPS（Modality —> PPSM）	N/A	Temp_123	N/A
PPS（PPSM —> IM）	N/A	Temp_123	N/A
PPS（PPSM —> OF）	N/A	Temp_123	N/A
A40（ADT —> OF）	456^^^ADT_Issuer	N/A	Temp_123^^^ADT_Issuer
A40（OF—>IM）	456^^^ADT_Issuer	N/A	Temp_123^^^ADT_Issuer
A40（ADT —> OP）	456^^^ADT_Issuer	N/A	Temp_123^^^ADT_Issuer

D.5 外伤情况 3（RAD TF-1：4.3，IHE 技术框架·第 1 卷第 4.3 节）

在下列示例中使用的患者“John Doe”的 ADT 临时标识符为“Temp_123”；在稍后的时候，患者被分配了一个永久的标识符“Real_456”，分配机构为“ADT_Issuer”。

事务	PID-3（患者标识符列表）	DICOM（0010，0020）	MRG-1（先前患者标识符列表）
A01（ADT —> OF）	Temp_123^^^ADT_Issuer	N/A	N/A
A01（ADT —> OP）	Temp_123^^^ADT_Issuer	N/A	N/A
（注释：患者临时标识符“Temp_123”，在影像设备由手工录入。）	N/A	N/A	N/A
PPS（Modality —>PPSM）	N/A	Temp_123	N/A
PPS（PPSM —> IM）	N/A	Temp_123	N/A
（注释：图像管理器识别出一个未预约的 PPS，并假设一个预先设定好的分配机构“ADT_Issuer”。）	N/A	N/A	N/A
PPS（PPSM —> OF）	N/A	Temp_123	N/A
（注释：医嘱执行者、科室系统预约者识别出一个未预约的 PPS，但该 PPS 含有一个有效的预先设定好的分配机构为“ADT_Issuer”的 ADT 患者标识符。）	N/A	N/A	N/A
ORM（OF—> OP）	Temp_123^^^ADT_Issuer	N/A	N/A
ORR（OP—>OF）	Temp_123^^^ADT_Issuer	N/A	N/A
ORM（OF—> IM）	Temp_123^^^ADT_Issuer	N/A	N/A
（注释：患者信息一致化发生在 ADT 系统。）	N/A	N/A	N/A
A40（ADT —> OF）	Real_456^^^ADT_Issuer	N/A	Temp_123^^^ADT_Issuer
A40（ADT —> OP）	Real_456^^^ADT_Issuer	N/A	Temp_123^^^ADT_Issuer
A40（OF—> IM）	Real_456^^^ADT_Issuer	N/A	Temp_123^^^ADT_Issuer

D.6 外伤情况4（RAD TF-1：4.3，IHE技术框架·第1卷第4.3节）

在下列示例中使用的患者“John Doe”的医嘱执行者（OF）临时标识符号码为“Dept _ 789”。在稍后的时候，患者将被分配一个永久的患者标识符“123”，分配机构为“OF _ Issuer”。

事务	PID-3（患者标识符列表）	DICOM（0010，0020）	MRG-1（先前患者标识符列表）
ORM（OF—>IM）	Dept _ 789^^^OF _ Issuer	N/A	N/A
DICOM MWL（OF—>Modality）	N/A	Dept _ 789	N/A
PPS（Modality —> PPSM）	N/A	Dept _ 789	N/A
PPS（PPSM —> IM）	N/A	Dept _ 789	N/A
（注释：图像管理器（IM）识别出一个预约的PPS，该PPS中的患者ID拥有一个设置好的分配机构“OF _ Issuer”。）	N/A	N/A	N/A
PPS（PPSM —> OF）	N/A	Dept _ 789	N/A
（注释：医嘱执行者（OF）识别出一个预约的PPS，该PPS中的患者标识符由医嘱执行者（OF）发放。）	N/A	N/A	N/A
A01（ADT —> OP）	123^^^ADT _ Issuer	N/A	N/A
A01（ADT —> OF）	123^^^ADT _ Issuer	N/A	N/A
（注释：患者“Dept _ 789^^^OF _ Issuer”与患者“123^^^ADT _ Issuer”，以手工方式进行了患者信息一致化。）	N/A	N/A	N/A
A40（OF—> IM）	123^^^ADT _ Issuer	N/A	Dept _ 789^^^OF _ Issuer
ORM（OF—> IM）	123^^^ADT _ Issuer	N/A	N/A
ORM（OF—> OP）	123^^^ADT _ Issuer	N/A	N/A
ORR（OP—>OF）	123^^^ADT _ Issuer	N/A	N/A

D.7 外伤情况5（RAD TF-1：4.3，IHE技术框架·第1卷第4.3节）

在下列示例中使用的患者“John Doe”的临时标识符号码为“Dept _ 123”，并通过手工方式录入到影像设备中。在稍后的时候，患者被分配了一个永久的患者标识符“Real _ 456”，分配机构为“OF _ Issuer”。

事务	PID-3（患者标识符列表）	DICOM（0010，0020）	MRG-1（先前患者标识符列表）
PPS（Modality —> PPSM）	N/A	Dept _ 123	N/A
PPS（PPSM—>IM）	N/A	Dept _ 123	N/A

续表

事务	PID-3 （患者标识符列表）	DICOM （0010，0020）	MRG-1 （先前患者标识符列表）
（注释：图像管理器（IM）识别出一个未预约的 PPS，并且假设一个设置好的分配机构。	N/A	N/A	N/A
PPS（PPSM－>OF）	N/A	Dept _ 123	N/A
（注释：医嘱执行者（OF）识别出一个未预约的 PPS，并假设了一个设置好的分配机构，这个分配机构认为这个患者标识符是无效的。）	N/A	N/A	N/A
A01（ADT－>OF）	Real _ 456^^^ADT _ Issuer	N/A	N/A
A01（ADT－>OP）	Real _ 456^^^ADT _ Issuer	N/A	N/A
（注释：手工方式的患者信息一致化发生在医嘱执行者（OF）系统中。）	N/A	N/A	N/A
A40（OF－> IM）	Real _ 456^^^ADT _ Issuer	N/A	Dept _ 123^^^Configured _ Issuer
ORM（OF－> OP）	Real _ 456^^^ADT _ Issuer	N/A	N/A
ORR（OP－>OF）	Real _ 456^^^ADT _ Issuer	N/A	N/A
ORM（OF－> IM）	Real _ 456^^^ADT _ Issuer	N/A	N/A

词汇表

参见 RAD IF-1：附录 E，其包括了针对本文档的详细的词汇表。

第 3 卷

事 务

（续）

第 6.0 版（正式版）

2005 年 5 月 12 日

目 录

1 序　言

医疗健康信息集成规范（IHE）是为了促进并支持现代医疗机构信息系统的集成而创建的。它的基本目标是确保患者就诊过程中，医疗决策所需的全部信息是正确的，并能被医疗专业人员获得。IHE 的创建既是一个过程，也是一个为了鼓励集成工作的论坛。它为已制定的消息标准的实施定义了一个技术框架，以达到特定的临床目标。它包括为实施此框架进行的严格的兼容测试过程，以及组织教育论坛和在医疗专业人员的大型会议上展示此框架的优势，鼓励企业和用户采用它。

IHE 中采用的集成方法不是为了定义新的集成标准，而是为了支持集成方面现有标准的使用——最初的 DICOM 和 HL7，及其他潜在的、在它们各自领域适用的标准——用一种集成的方式，并在需要时定义配置选项。当有必要对现有标准进一步阐明或扩展时，IHE 建议查阅相关标准的内容。

IHE 规范由不同的医疗专业领域和地理区域的众多发起人和支持组织所创建。在北美的主要发起人是医疗健康信息与管理系统协会（HIMSS）和北美放射协会（RSNA）。美国心脏病学会（ACC）和实验学医疗合作组织（Laboratory Healthcare Partnership，LHCP）在它们各自的领域支持探索当前的 IHE 规范。IHE 欧洲（IHE-EUR）由一个大型联合组织组成，包括欧洲放射协会（European Association of Radiology，EAR）和欧洲放射学研讨会议（European Congress of Radiologists，ECR）、放射和电子医学行业协调委员会（Coordination Committee of the Radiological and Electromedical Industries，COCIR），德国放射协会（Röntgengesellschaft，DFG），欧洲 PACS 协会（EuroPACS Association），医院信息系统现代化小组（Groupement pour la Modernisation du Système d'Information Hospitalier，GMSIH），法国放射协会（Société Francaise de Radiologie，SFR）和意大利医疗放射协会（Società Italiana di Radiologia Medica，SIRM）。在日本，IHE 日本分会由日本经济产业省（Ministry of Economy，Trade，and Industry，METI）、日本厚生劳动省（Ministry of Health，Labor，and Welfare）和医疗信息系统开发中心（MEDIS-DC）发起，共同发起的组织还包括日本放射行业协会（Japan Industries Association of Radiological Systems，JIRA），日本 HIS 行业协会（Japan Association of Healthcare Information Systems Industry，JAHIS），日本放射协会（Japan Radiological Society，JRS），日本放射技术委员会（Japan Society of Radiological Technology，JSRT），和日本医疗信息协会（the Japan Association of Medical Informatics，JAMI）。根据学科和地理位置，其他的医疗相关专业机构也被邀请加入持续扩展中的 IHE。

1.1 技术框架概述

本文档为 IHE 的 IT 基础架构技术框架（ITI TF，IT Infrastructure Technical Framework），定义了如何应用实施现有标准，以达到提供恰当的医疗信息共享，优化患者诊疗的集成目标。经过一年的检查与回顾，本文档每年进行一次扩展；并定期的进行维护，标明和更正文档中错误。当前的版本为 5.5，标明了在 2002 年 2 月所明确指定的 IHE 事务。本文档的最新版本可以从以下网址得到：www.rsna.org/IHE。

IHE 的 IT 基础架构技术框架指定了医疗机构内的一组功能模块，称为“角色”（Actor），并指定了角色之间基于规范的协调合作的交互，称为“事务”（transaction）。本文档逐步深入的描述事务的实现。第 1 卷对 IHE 的功能提供了一个高层次的概述，描述了如何将“事务”组织在称作“集成规范”（Integration profile）的功能单元中。一个集成规范具备了解决特定临床需求的特别能力。第 2 卷提供对于 IHE 事务 RAD-1～31 进行了详细的技术描述，并且描述了用来定义 IHE 事务的惯例和 IHE 角色及事务的概念，所提到的事务 RAD-1～31 是在第一个 IHE 版本（1999—2001 年）中定义和执行的。该卷提供对于 IHE 事务 RAD-32～46 的描述，事务 RAD-32～46 是在 2002—2003 年的版本中定义的。

1.2　第3卷的概述

第3卷的大部分内容是第2卷第4节的延续。它详细地定义了事务RAD-32～49，详细说明了其中每个角色的作用、标准的使用、信息的交换以及某些情况下执行该事务的各种选项。在技术框架的第2卷中，描述了一些惯例，这些惯例定义了在IHE和IHE角色及事务概念之下所执行的那些基于标准的事务。此卷后面的附录中，澄清了一些IHE数据模块和事务的技术细节。在此卷的最后部分是在IHE技术框架中使用的术语词汇表和缩写，包括那些来自相关标准（比如HL7、DICOM、IETF、W3C、ISO/CCITT等）的术语。

4 IHE 事务

这个部分继续对每一个 IHE 事务进行详细的定义，继续详细说明标准的应用，信息的传递，和事务是必须的或可选的时候的情况。**参见第 2 卷第 4 节，IHE 技术框架（IHE Technical Framework）中对于事务 RAD-1 到 RAD-31 的描述。**

4.32 验证节点—略

作为 ITI 审计跟踪和节点验证（Audit Trail and Node Authentication）规范（Profile）（ITI TF-II 3.19）中的一部分——验证节点与这个事务相同，并且已经取代了这个事务。

本节内容对应为 IHE 技术框架 RAD-32 事务。安全节点（Secure Node）角色将会使用 RAD-32 事务。

4.32.1 范围

在验证节点事务中，本地的安全节点（Local Secure Node）向远程的安全节点表达了它的特性，并且验证远程节点的标识信息。在完成这种相互的验证之后，两个节点之间可能会进行其他的安全事务。

此外，安全节点会验证要求访问该节点的用户标识信息。这个用户的验证过程是一个本地的操作，在这个操作中不包括与远程节点的通讯。

4.32.2 用例角色描述

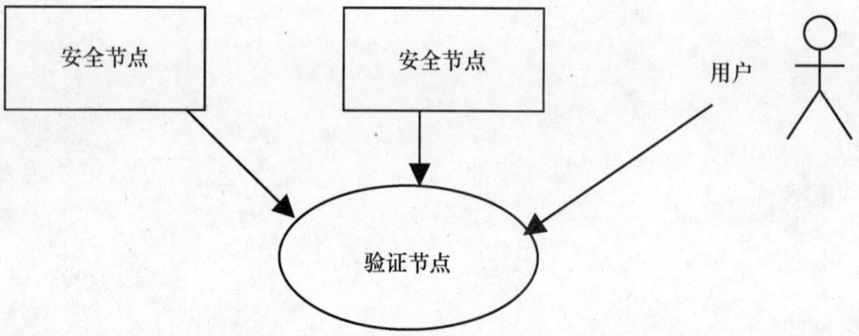

角色：安全节点

角色描述：在网络中的两个节点之间建立一个信任关系。建立用户的标识信息，并且批准访问节点上的患者数据和应用程序。

角色：用户（User）

角色描述：有意访问在该节点上所提供的数据和应用程序的人。

4.32.3 参考标准

DICOM 2003 年版 PS 3.15：

安全规范。附件 B1：基础 TLS 安全传输连接规范（The Basic TLS Secure Transport Connection profile）。

IETF：传输层安全性（Transport Layer Security）（TLS）1.0（RFC 2246）

ITU-T：推荐 X.509（03/00）。“信息技术-开放的系统互联-目录：公开密钥和属性证书框架”（“Information technology-Open Systems Interconnection-The directory：Public-key and attribute certificate frameworks”）

4.32.4 交互图

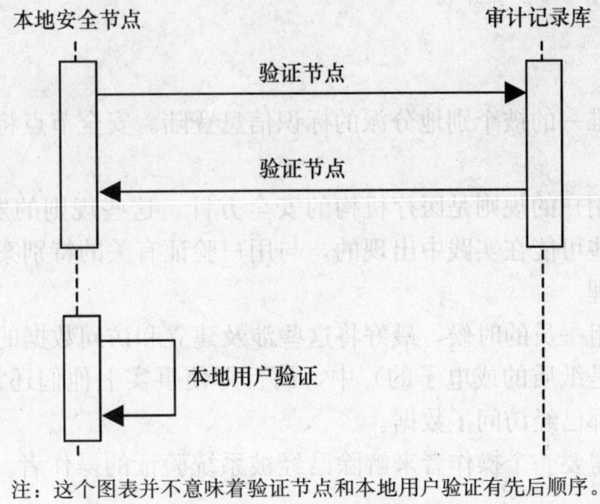

注：这个图表并不意味着验证节点和本地用户验证有先后顺序。

4.32.4.1 验证节点

4.32.4.1.1 触发事件

当信息必须在两个节点之间交换时，本地安全节点与远程安全节点（Remote Secure Node）一起开始验证过程。第一个事务必须是验证节点事务，并且由IHE角色执行的所有其他的事务都会是安全事务。在一个安全连接建立时，就需要这个验证过程。

4.32.4.1.2 消息语义

本地安全节点使用TLS协议与远程安全节点建立了一个信赖关系。TLS协议的配置设置依赖于被用作HL7或者DICOM连接的消息标准。在此段落中，HL7和DICOM事务必须符合规定。

执行过程会使用TLS协议，并且会支持如下的密码组件：

TLS_RSA_WITH_NULL_SHA

加密术（Encryption）是可选的。如果被执行，将会支持以下的翻译组件：

TLS_RSA_WITH_3DES_EDE_CBC_SHA。

注意：预计AES编码术将取代和/或补充3DES。

像被DICOM规定的那样，支持推荐的“众所周知的端口2762”。用于安全事务和不安全事务的端口号必须是不同的。对于被远程节点所使用的端口号，执行过程必须是能够配置的。

验证节点事务包含一个描述了对所信任节点标识信息证书进行的交换。证书将使用X.509标准。

医疗机构最好对其安全政策中的证书定义最大的终止时间。IHE技术框架推荐一个时间为2年的最大终止时间。

安全的节点将会提供必须的证书上传方法，比如，经由可移动的介质或者网络进行交换。执行过程必须支持已验证节点（见附录A）列表的配置，将只能从列表上的已验证节点中接受连接。

4.32.4.1.3 预期行为

两个节点之间将建立一个可信的联合。这个联合将被用作所有深层的，在两个节点的IHE角色之间的安全事务上。

4.32.4.2 本地用户验证

4.32.4.2.1 触发事件

当用户（User）意图登录到节点上时，安全节点就会由该用户来启动验证过程。

4.32.4.2.2 消息语义

这是在安全节点上的功能的本地应用。用户的标识信息将被安全节点角色基于以下方法确定：

- 用户名和密码
- 生物测定（Biometrics）
- 智能卡
- 磁卡

使用者将使用他或她自己唯一的被个别地分派的标识信息登陆。安全节点将是可配置的，用来为安全节点维持一个已验证用户的列表。

分派唯一一个人标识信息给用户的规则是医疗机构的安全方针。这些规则的发展是在 IHE 技术框架的范围之外的。下面的例子列出了一些可能在实践中出现的，与用户验证有关的特别案例。

4.32.4.2.2.1 示例：小组处理

当操作者属于执行检查小组一员的时候，最好将这些涉及建立和访问数据的小组其他成员以手工的方式识别并且记录在检查日志（可能是纸质的或电子的）中，而且即使事实上他们还没有真正地在一部分设备上登陆，但也要假设该组所有成员都已经访问了数据。

在一些检查过程中，可能需要一个操作者来解除已经被系统验证的操作者。推荐用第一个操作者“注销”来使系统验证新的操作者。

4.32.4.2.2.2 示例：访问上锁的检查室，没有用户登陆在设备上。

可能有这种情形：投照的影像设备没有用户登陆的特性，访问设备是通过控制访问检查室的方法来实现的。在这种情况下，将会使用一个设备指定用户 ID，并且最好在检查日志中记录检查室访问情况（可能采用纸质的或电子的方法）。

4.32.4.2.3 预期行为

确定用户的身份，且用一个核对过程来确定用户访问节点的权限。每一个系统将会有它自己的验证规则，这个规则决定了用户可以访问的特定患者数据。验证规则的定义是在 IHE 范围之外的。

4.33 维护时间同步—略

这个事务与 ITI 一致时间规范（ITI Consistent Time Profile）（ITI TF-Ⅱ 3.1）的维护时间同步（Maintain Time）那一部分相同，并且已经被替代。

这一部分符合 IHE 技术框架的事务 RAD-33。事务 RAD-33 被安全节点（Secure Node）角色和时间服务器（Time Server）角色所使用。

4.33.1 范围

安全节点（Secure Node）角色通过与时间服务器（Time Server）角色的同步来维持自己正确的时间。另外，支持基础安全集成规范（Security Integration Profile）的所有 IHE 角色都需要正确的时间，维持正确的时间是为了在审计记录中产生时间戳。

4.33.2 用例角色描述

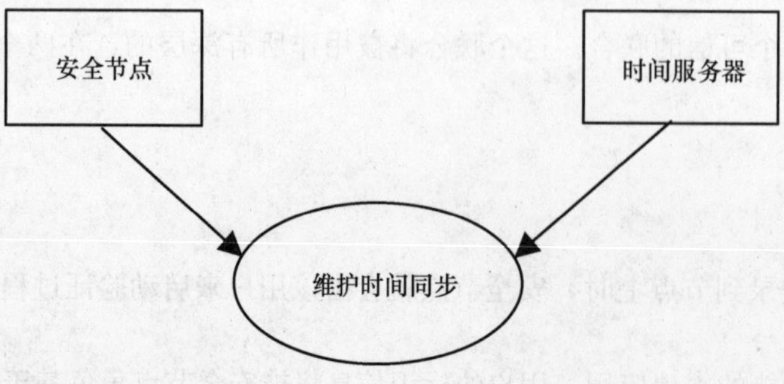

角色：安全节点

角色描述：为安全节点维持正确的时间。

角色：时间服务器

角色描述：对所有的角色发布正确的时间。

4.33.3 参考标准

NTP：网络时间协议版本3（Network Time Protocol Version 3）。（RFC 1305）

4.33.4 交互图

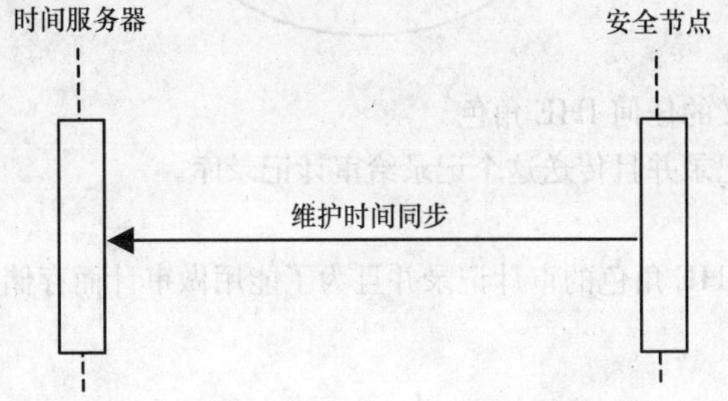

4.33.4.1 维护时间同步

4.33.4.1.1 触发事件

每隔一段时间会进行时间自动交换的评估。

4.33.4.1.2 消息语义

安全节点使用网络时间协议来与时间服务器同步时间。如果客户端和服务器都支持安全的NTP（Secure NTP），那么它可能会被使用，但不是必须的。NTP客户端能够被配置为在一个特定的IP地址上使用特定的NTP服务器；配置为从DHCP自动获得NTP服务器地址；或者配置为自动搜索NTP服务器的地址。安全节点将至少支持手工设置并且可能支持以上所有三个模式。NTP客户端通过调节服务器的时钟来维护时间同步，所以应用程序能够便捷地继续使用系统时钟。同步的特定精度取决于特定角色的要求。

执行必须支持至少一秒钟的时间同步精确度。

4.33.4.1.3 预期行为

安全节点将基于时间服务器产生的时间来同步它自己内部的时钟。当时间戳在审计记录中被创建时，所有IHE角色将使用这个时间。

4.34 记录审计事件—略

这项事务已经被另外的记录审计事件（Record Audit Event）所取代。取代这个事务的记录审计事件是ITI审计跟踪和节点验证规范（Audit Trail and Node Authentication Profile）（ITI TF-II 30.20）以及在RAD TF-35.1中描述的放射审计跟踪选项（Radiology Audit Trail Option）的一部分。虽然记录审计事件ITI-20事务扩充了这个从略的事务，但它仍然能够向后兼容。

4.34.1 范围

在记录审计事件事务中，IHE角色在审计记录库（Audit Record Repository）中的审计日志（Audit Log）上创建了一个条目。

4.34.2 用例角色描述

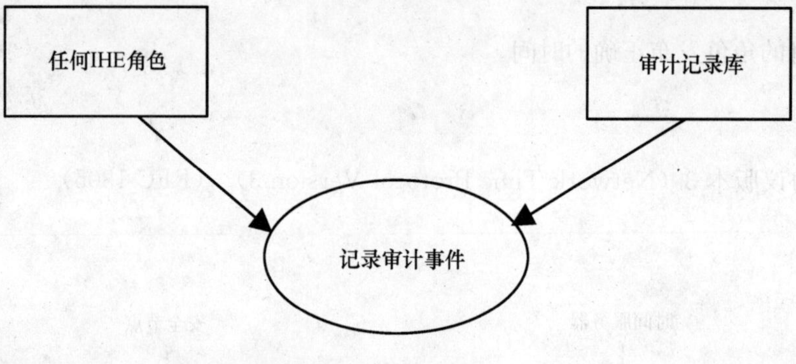

角色：在技术框架中被定义的任何 IHE 角色

角色描述：建立一个审计记录并且传送这个记录给审计记录库。

角色：审计记录库

角色描述：接收一个来自 IHE 角色的审计记录并且为了能用做审计而存储这个信息。

4.34.3 参考标准

IETF：BSD 系统日志协议（The BSD Syslog Protocol）。（RFC 3164）

ASTM：PS 115-99：在医院信息系统中使用的，审计和揭发日志的临时标准规。

W3C：推荐：可扩充的增长语言（Extensible Markup Language）（XML）1.0

4.34.4 交互图

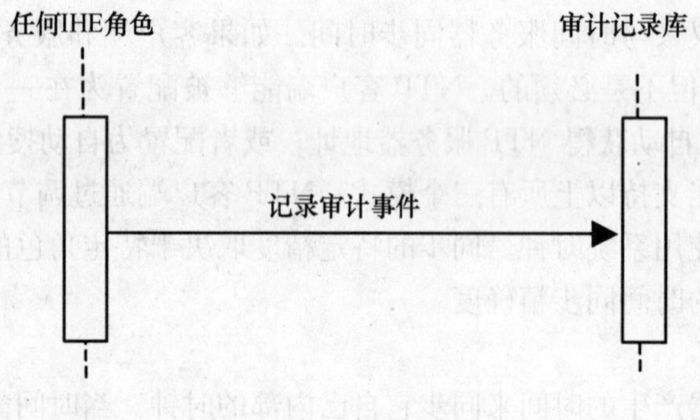

4.34.4.1 记录审计事件

审计记录库接受审计记录消息。通过审计记录库得到的结果的用法是超越了 IHE 技术框架范围的。

4.34.4.1.1 触发事件和消息语义

一条审计日志是一个用户在对数据进行操作动作的记录。动作可以是询问、显示、增加、删除和更改。当由 IHE 定义的事物或者由非 IHE 定义的行为所产生的事件发生时，IHE 角色就会建立一个审计记录（比如应用程序的功能性就在 IHE 范围之外）。

审计记录创建者（Audit Record Creator）和审计记录库的执行过程将使用系统日志（Syslog）协议。

审计记录库是对来自所有其他 IHE 角色的系统日志消息进行收集的收集者。

IHE 角色将建立审计记录并且尽快地传送这些记录到审计记录库。当由于某种原因审计记录库不能使用时，IHE 角色将在本地缓存中存储审计记录一直到审计记录库可以再次使用。IHE 角色的本地审计记录可能在这个记录被传送到审计记录库（Audit Record Repository）后被删除。

下面的表格包含固定了数据元素的系统日志条目，这些数据元素总是在审计记录中被编译。

表 4.34-1　固定了数据元素的系统日志条目

元素名称	描述
事件的日期和时间	
IP 地址	
部门	
严肃性	"对信息的"，除非另有规定

机构（Facility）数据元素的代码必须是可以根据安全节点角色进行配置的。

事件数据元素的日期和时间（Date and Time of Event）必须具有的最小精确度是 1 秒。

审计记录的条目部分将用 XML 进行编码并且不使用 IHE 定义的 XML 语法进行验证。IHE 已经准备了一个数据元素的 XML 语法表述，该数据元素为了每个列出的审计事件而进行了编码。

BSD 系统日志的使用是一个过渡步骤。在以下的情形下 XML 消息被容许违反 BSD 的限制：

- 系统日志端口数可配置，BSD 端口号采用默认值。
- 消息的长度限制在 32768 个字节。需要注意的是潜在传输不可能接受长于 1024 的消息。多出的字节将会被删节。审计库（Audit Repository）必须对消息的任意截取有所准备。这个语法通过缩短名称来减小信息大小，但是有些依然超过 1024 个字符。当这些消息被截取，作为结果的 XML 将是错误的，并且为了接近消息的被截取部分，而需通过审计库来纠正。
- XML 包含统一字符编码标准（Unicode）内的字符，这些字符是用 UFT-8 编码规则编码的。UTF-8 避免利用控制符，控制符是由系统日志协议委任的，但是对于一个不使用 UTF-8 的系统，控制符可能成为无法读懂的字符。审计库必须接受 UTF-8 编码并且储存时保留全部 8bit 的数据。

HL7 和 DICOM 的长期计划是去选择一个可靠的传输协议，这个协议能够被更好的适合来传输 XML 消息。

注：IHE 在为审计记录（Audit Record）和它的内容努力定义一个标准方面是和 DICOM 和 HL7 合作的。执行过程中将认可这种合作，并且当这个标准完成之时，会要求执行过程做好将审核记录的内容转换成其他的 XML 标记方案的准备。

表 4.34-2 为审计记录（Audit Records）的产生列出了所有的触发事件。这个表格指出了两种事件：

- 由非 IHE 定义的角色行为产生的事件，不仅仅是在 IHE 事务处理的过程中，而可能在角色运转过程中的任何时候发生。这就是角色执行者的责任：来检查它们的应用情况和决定这些事件是否或何时会发生。
- 由 IHE 定义的事物产生的事件是直接与精确的 IHE 事务相关的以上事件的两种类型是与一般的审计消息描述联系在一起的，如表 4.34-3 所示。

表 4.34-2　审计记录触发事件

触发事件	描述
由非 IHE 定义的角色行为产生的事件	
角色启动-停止	任何角色的启动和关闭。应用于所有角色。与硬件电源的开启和关闭截然不同。
角色配置	任何与角色有关的配置改变时就会发生。应用于所有角色。
PHI 输出	任何使用媒体的 PHI 输出，或者是可移动物理媒体比如 CD-ROM 或者是文件的电子传输比如电子邮件。应用于所有角色。
PHI 打印	任何打印行为，纸或胶片，本地或远程的 PHI 打印。

续表

触发事件	描述
由非 IHE 定义的角色行为产生的事件	
PHI 输入	任何在媒体上的 PHI 输入，既可以是可移动的物理媒体比如 CD-ROM，又可以是电子文件传输比如电子邮件。应用于所有角色。
患者记录事件	患者记录的建立、修改或访问。有关的角色：ADT 患者登记。
医嘱记录事件	医嘱记录的建立、访问、修改或删除。有关的角色：医嘱申请者，医嘱执行者。
检查记录事件	检查记录的建立、修改、访问或删除。有关的角色：科室系统预约者/医嘱执行者。
开始-存储-实例	一个检查的开始存储 SOP 实例。这也许是一个实例的混合。有关的角色：影像采集设备，证据创造者。
实例已存储	特别检查的实例已经被存储在系统上了。
实例已使用	来自特定检查的 SOP 实例被建立、修改或访问。
实例已删除	SOP 实例被从特定的检查中删除。
开始存储报告	为了存储，报告已经被发送。
报告对象事件	报告已经被创建、修改或访问。
检查对象事件	检查被建立、修改或访问。该事件报告了新实例对已经存在的。检查的添加也报告了新检查的建立。
检查已删除事件	检查或检查中的实例被删除。
节点鉴定失败	在 TLS 协商的过程中，一个安全节点鉴定的失败已经发生。
用户已鉴定	本地用户鉴定过程已经被检测到失败。
审计日志被使用	审计跟踪库已经被一些不同于审计跟踪消息的到达访问或更改了。
移动设备事件	移动的设备加入或退出安全域。
在媒体上发布影像信息	包含 PHI 的媒体内容被建立或被输入。
由 IHE 定义的事务产生的事件	
查询影像设备工作列表	已接收到影像设备工作列表的查询。有关的角色：科室系统预约者/医嘱执行者。
图像可用性查询	接收到图像可用性查询。
查询图像	已经接收到图像查询。
提取图像	图像被从一个节点传送到另一个节点。这个报告由作为源的节点产生。
提取图像	来自一个检查的图像已经被响应图像传送请求的系统接收到。由接收节点产生这个报告。
查询表达状态	已经接收到表达状态的查询。
提取表达状态	表达状态被从一个节点传输到另一个。由源节点产生这个报告。
提取表达状态	来自检查的表达状态已经被响应图像传送请求的系统接收到。由接收节点产生报告。
查询关键图像注释	已经接收到关键图像注释的查询。
提取关键图像注释	关键图像注释被从一个节点传输到另一个，由源节点产生报告。

续表

触发事件	描述
由 IHE 定义的事务产生的事件	
提取关键图像注释	关键图像注释被从一个节点传送到另一个。由接收节点产生报告。
查询证据文档	已接收到证据文档的查询。
提取证据文档	证据文档被从一个节点传送到另一个。由源节点产生报告。
查询报告	在报告库中已经对报告进行查询。
提取报告	报告被从一个节点传送到另一个。由源节点产生报告。
提取报告	报告被从一个节点传送到另一个。由接收节点产生报告。
结构化报告输出	报告已经被发送到一个外部的库。
报告提交	报告已经被发送到一个报告管理器。
报告发布	报告已经被发送到一个报告库。
含有表述 LUT 的打印请求	规定一个表述 LUT 的打印会话已经被发送。
查询后处理工作列表	已经接收到后处理工作列表的查询。有关的角色：后处理管理器。
查询报告工作列表	已经接收到报告工作列表的查询。有关的角色：报告管理器。

以下普通的审计消息与IHE定义的特定触发事件相关的。在这种情况下，哪里的多触发事件被一个审计消息描述，哪里就有被用来在更多细节方面识别事件的命令数据字段。

表 4.34-3 关系审计消息和事件

一般的审计消息	触发该消息的事件
角色启动-停止	角色启动-停止
角色配置	角色配置
输出	PHI 输出，在媒体上分发图像信息
输出	带有表述 LUT 的打印请求，PHI 打印
输入	PHI 输入，在媒体上分发图像信息
患者记录	患者记录事件
医嘱记录	医嘱记录事件
检查记录	检查记录事件
开始存储实例	开始存储实例（源），开始存储报告（源）
实例存储	实例已存储，提取图像（目的），提取表达状态（目的），提取关键图像注释（目的），提取报告（目的），提取证据文档（目的）
实例发送	提取图像（源），提取表达状态（源），提取关键图像注释（源），提取报告（源），结构化报告输出，报告提交，报告发布，提取证据文档（源）
DICOM 实例使用	实例已使用，报告对象事件，检查对象事件，报告已使用

续表

一般的审计消息	触发该消息的事件
DICOM 实例删除	实例已删除，检查已删除事件
DICOM 查询	查询影像设备工作列表，图像可用性查询，查询表示状态，查询关键图像注释，查询报告，查询图像，查询证据文档，查询后处理工作列表，查询报告工作列表
安全警报	节点已鉴定失败
用户鉴定	用户已鉴定
审计日志使用	审计日志已使用
网络条目	移动设备事件
检查删除	检查已删除事件

系统日志消息的系统日志条目内容是 XML 格式的信息，这些信息遵守 XML 模型并且是一个关联的描述，见附录 B。

下一段指定了每个 IHE 角色的触发事件和消息语义。

4.34.4.1.1.1 影像采集设备角色

下面的表格显示了这个角色所支持的事务，和这些事务的哪些部分是考虑在内的事件，这些考虑在内的事件将触发审计记录的产生。

没有有关影像设备图像已存储事务的事件，因为**非 IHE 定义的行为——**开始存储实例覆盖这一部分（见表 4.34-5）。

下表列出了与事件有关的每个这样的审计记录（Audit Record）的特定内容。

表 4.34-4 由 IHE 定义的事务所产生的事件

事件	审计记录已产生	特殊的系统日志条目内容
查询影像设备工作列表	No	
影像设备检查项目在进行中	No	
影像设备检查项目已完成	No	
影像设备图像已存储	No	
影像设备表达状态已存储	No	
关键图像注释已存储	No	
图像存储确认	No	
证据文档已存储	No	

下面的表格显示，与受保护医疗信息（Protected Health Information）（PHI）有关的角色中的哪个事务是考虑在内的事件，这个事件将触发审计记录的产生。

下表列出了与事件有关的每一个这种审计记录的特定内容。

表 4.34-5 由非 IHE 行为产生的事件

事件	特殊的系统日志条目内容
角色启动-停止	
角色配置	
PHI 输出	

续表

事件	特殊的系统日志条目内容
PHI 打印	
PHI 输入	
开始存储实例	
实例已使用	
实例已删除	
移动的设备事件	

4.34.3.1.1.2 ADT 患者登记角色

下面的表格显示了这个角色支持的事务，和哪个事务是考虑在内的事件，这个事件将触发审计记录的产生。

患者登记和患者更新事务没有被作为可审计的事件被列出来，因为所设想的是，这些事务将意味着对患者记录的修改，并且修改将会产生与患者记录事件有关的非事务性活动。

在下表中列出了每一个这样的与事件有关的审计记录的特定内容。

表 4.34-6 由 IHE 定义的事务产生的事件

事件	审计记录已产生	特殊的系统日志条目内容
患者登记	No	
患者更新	No	

下面的表格显示，与受保护医疗信息（PHI）有关的角色中的哪个事务是考虑在内的事件，这个事件将触发审计记录的产生。

下表列出了与事件有关的每一个这种审计记录的特定内容。

表 4.34-7 由非 IHE 行为产生的事件

事件	特殊的系统日志条目内容
角色启动-停止	
角色配置	
PHI 输出	
PHI 打印	
PHI 输入	
患者记录事件	

4.34.4.1.1.3 审计记录库角色

下面的表格显示了这个角色支持的事务，和其中的哪个事务是考虑在内的，会触发审计记录发生的事件。

下表列出了每一个这种与事件有关的审计记录的特定内容。

表 4.34-8 由 IHE 定义的事务产生的事件

事件	审计记录已产生	特殊的系统日志条目内容
记录审计事件	无	

下面的表格显示，与受保护医疗信息（PHI）有关的角色中的哪个事务是考虑在内的事件，这个事件将触

发审计记录的产生。

下表列出了每一个这种与事件有关的审计记录的特定内容。

表 4.34-9 由非 IHE 行为产生的事件

事件	特殊的系统日志条目内容
角色启动-停止	
角色配置	
审计日志已使用	

4.34.4.1.1.4 收费处理器角色

下面的表格显示了这个角色所支持的事务，以及其中的哪个事务是考虑在内的事件，并且这个事件会触发审计记录的发生。

下表列出了每一个这种与事件有关的审计记录的特定内容。

表 4.34-10 由 IHE 定义的事务产生的事件

事件	审计记录已产生	特殊的系统日志条目内容
收费通知	No	
账户管理	No	

下面的表格显示，与受保护医疗信息（Protected Health Information）（PHI）有关的角色中的哪个事务是考虑在内的事件，并且这个事件将触发审计记录的产生。

下表列出了每一个这种与事件有关的审计记录的特定内容。

表 4.34-11 由非 IHE 行为产生的事件

事件	特殊的系统日志条目内容
角色启动-停止	
角色配置	
PHI 输出	
PHI 打印	
PHI 输入	

4.34.4.1.1.5 科室系统预约者/医嘱执行者角色

下面的表格显示了这个角色所支持的事务，以及其中的哪个事务是考虑在内的事件，并且这个事件会触发审计记录的发生。

患者登记和患者更新事务没有被作为可审计的事件被列出来，因为所设想的是，这些事务将意味着对患者记录的修改，并且修改将会产生与患者记录事件有关的非事务性活动。

下表列出了每一个这种与事件有关的审计记录的特定内容。

表 4.34-12 由 IHE 定义的事务产生的事件

事件	审计记录已产生	特殊的系统日志条目内容
患者登记	No	
患者更新	No	
检查更新	No	

续表

事件	审计记录已产生	特殊的系统日志条目内容
申请者医嘱管理	No	
执行者医嘱管理	No	
检查预约	No	
查询影像设备工作列表	Yes	
影像设备检查项目进行中	No	
影像设备检查项目已完成	No	
图像可用性查询	No	
创建者检查项目进行中	No	
创建者检查项目已完成	No	

下面的表格显示，与受保护医疗信息（PHI）有关的角色中的哪个事务是考虑在内的事件，并且这个事件将触发审计记录的产生。

下表列出了每一个这种与事件有关的审计记录的特定内容。

表 4.34-13 由非 IHE 行为产生的事件

事件	特殊的系统日志条目内容
角色启动-停止	
角色配置	
PHI 输出	
PHI 打印	
PHI 输入	
患者记录事件	
医嘱记录事件	
检查记录事件	

4.34.4.1.1.6 机构报告库角色

下面的表格显示了这个角色所支持的事务，以及其中的哪个事务是考虑在内的事件，并且这个事件会触发审计记录的发生。

下表列出了每一个这种与事件有关的审计记录的特定内容。

表 4.34-14 由 IHE 定义的事务产生的事件

事件	审计记录已产生	特殊的系统日志条目内容
结构化报告输出	是	

下面的表格显示，与受保护医疗信息（PHI）有关的角色中的哪个事务是考虑在内的事件，并且这个事件将触发审计记录的产生。

下表列出了每一个这种与事件有关的审计记录的特定内容。

表 4.34-15 由非 IHE 行为产生的事件

事件	特殊的系统日志条目内容
角色启动-停止	
角色配置	
PHI 输出	
PHI 打印	
PHI 输入	
报告对象事件	

4.34.4.1.1.7 外部报告库访问角色

下面的表格显示了这个角色所支持的事务，以及其中的哪个事务是考虑在内的事件，并且这个事件会触发审计记录的发生。

下表列出了每一个这种与事件有关的审计记录的特定内容。

表 4.34-16 由 IHE 定义的事务产生的事件

事件	审计记录已产生	特殊的系统日志条目内容
查询报告	是	
提取报告	是	

下面的表格显示，与受保护医疗信息（PHI）有关的角色中的哪个事务是考虑在内的事件，并且这个事件将触发审计记录的产生。

下表列出了每一个这种与事件有关的审计记录的特定内容。

表 4.34-17 由非 IHE 行为产生的事件

事件	特殊的系统条目内容
角色启动-停止	
角色配置	
PHI 输出	
PHI 打印	
PHI 输入	
报告对象事件	

4.34.4.1.1.8 证据创建者角色

下面的表格显示了这个角色所支持的事务，以及其中的哪个事务是考虑在内的事件，并且这个事件会触发审计记录的发生。

下表列出了每一个这种与事件有关的审计记录的特定内容。

表 4.34-18 由 IHE 定义的事务产生的事件

事件	产生审计报告	特殊的系统日志条目内容
创建者图像存储	无	
创建者检查项目进行中	无	
创建者检查项目完成	无	
创建者表达状态存储	无	

续表

事件	产生审计报告	特殊的系统日志条目内容
关键图像注释存储	无	
图像存储确认	无	
证据文档存储	无	
查询后处理工作列表	无	
工作列表项声明	无	
工作列表项执行检查项目进行中	无	
工作列表项执行检查项目完成	无	
工作列表项完成	无	

下面的表格显示，与受保护医疗信息（PHI）有关的角色中的哪个事务是考虑在内的事件，并且这个事件将触发审计记录的产生。

下表列出了每一个这种与事件有关的审计记录的特定内容。

表4.34-19 由非IHE行为产生的事件

事件	特殊的系统日志条目内容
角色启动-停止	
角色配置	
PHI输出	
PHI打印	
PHI输入	
开始存储实例	
实例已使用	
实例已删除	
移动机器事件	

4.34.4.1.1.9 图像显示者角色

下面的表格显示了这个角色所支持的事务，以及其中的哪个事务是考虑在内的事件，并且这个事件会触发审计记录的发生。

下表列出了每一个这种与事件有关的审计记录的特定内容。

表4.34-20 由IHE定义的事务产生的事件

事件	产生审计报告	特殊的系统日志条目内容
查询图像	无	
提取图像	有	
查询表达状态	无	
提取表达状态	有	
查询关键图像注释	无	
提取关键图像注释	有	
查询证据文档	无	
提取证据文档	有	
在媒体上分发图像信息	无	

下面的表格显示，与受保护医疗信息（PHI）有关的角色中的哪个事务是考虑在内的事件，并且这个事件将触发审计记录的产生。

下表列出了每一个这种与事件有关的审计记录的特定内容。

表 4.34-21　有非 IHE 行为产生的事件

事件	特殊的系统日志条目内容
角色启动-停止	
角色配置	
PHI 输出	
PHI 打印	
PHI 输入	
检查对象事件	

4.34.4.1.1.10　图像管理器/图像归档角色

下面的表格显示了这个角色所支持的事务，以及其中的哪个事务是考虑在内的事件，并且这个事件会触发审计记录的发生。

下表列出了每一个这种与事件有关的审计记录的特定内容。

表 4.34-22　由 IHE 定义的事务产生的事件

事件	审计记录已产生	特殊的系统日志条目内容
检查预约	无	
影像设备检查项目进行中	无	
影像设备检查项目完成	无	
影像设备图像存储	无	
图像存储确认	无	
图像可用性查询	有	
患者更新	无	
检查更新	无	
查询图像	有	
提取图像	有	
创建者图像存储	无	
创建者检查项目进行中	无	
创建者检查项目完成	无	
影像设备表达状态存储	否	
查询表达状态	是	
提取表达状态	是	
创建者表达状态存储	否	
关键图像注释存储	否	
查询关键图像注释	是	
提取关键图像注释	是	
证据文档存储	否	
查询证据文档	是	
提取证据文档	是	

下面的表格显示，与受保护医疗信息（PHI）有关的角色中的哪个事务是考虑在内的事件，并且这个事件将触发审计记录的产生。

下表列出了每一个这种与事件有关的审计记录的特定内容。

表 4.34-23 由非 IHE 行为产生的事件

事件	特殊的系统日志条目内容
角色启动-停止	
角色配置	
PHI 输出	
PHI 打印	
PHI 输入	
开始存储实例	
实例已存储	
检查对象事件	
检查已删除事件	

4.34.4.1.1.11 患者主索引角色

下面的表格显示了这个角色所支持的事务，以及其中的哪个事务是考虑在内的事件，并且这个事件会触发审计记录的发生。

下表列出了每一个这种与事件有关的审计记录的特定内容。

表 4.34-24 由 IHE 定义的事务产生的事件

事件	审计记录已产生	特殊的系统日志条目内容
无	无	

下面的表格显示，与受保护医疗信息（PHI）有关的角色中的哪个事务是考虑在内的事件，并且这个事件将触发审计记录的产生。

下表列出了每一个这种与事件有关的审计记录的特定内容。

表 4.34-25 由非 IHE 行为产生的事件

事件	特殊的系统日志条目内容
角色启动-停止	
角色配置	
PHI 输出	
PHI 打印	
PHI 输入	

4.34.4.1.1.12 医嘱申请者角色

下面的表格显示了这个角色所支持的事务，以及其中的哪个事务是考虑在内的事件，并且这个事件会触发审计记录的发生。

患者登记和患者更新事务没有被作为可审计的事件被列出来，因为所设想的是，这些事务将意味着对患者记录的修改，并且修改将会产生与患者记录事件有关的非事务性活动。

下表列出了每一个这种与事件有关的审计记录的特定内容。

表 4.34-26 由 IHE 定义的事务产生的事件

事件	审计记录已产生	特殊的系统日志条目内容
患者登记	No	
患者更新	No	
申请者医嘱管理	No	
执行者医嘱管理	No	

下面的表格显示，与受保护医疗信息（PHI）有关的角色中的哪个事务是考虑在内的事件，并且这个事件将触发审计记录的产生。

下表列出了每一个这种与事件有关的审计记录的特定内容。

表 4.34-27 由非 IHE 行为产生的事件

事件	特殊的系统日志条目内容
角色启动-停止	
角色配置	
PHI 输出	
PHI 打印	
PHI 输入	
记录患者事件	
记录医嘱事件	

4.34.4.1.1.13 执行检查项目管理者角色

下面的表格显示了这个角色所支持的事务，以及其中的哪个事务是考虑在内的事件，并且这个事件会触发审计记录的发生。

下表列出了每一个这种与事件有关的审计记录的特定内容。

表 4.34-28 由 IHE 定义的事务产生的事件

事件	审计记录已产生	特殊的系统日志条目内容
影像设备检查项目进行中	否	
影像设备检查项目已完成	否	
创建者检查项目进行中	否	
创建者检查项目已完成	否	

下面的表格显示，与受保护医疗信息（PHI）有关的角色中的哪个事务是考虑在内的事件，并且这个事件将触发审计记录的产生。

下表列出了每一个这种与事件有关的审计记录的特定内容。

表 4.34-29 由非 IHE 行为产生的事件

事件	特殊的系统日志条目内容
角色启动-停止	
角色配置	
PHI 输出	
PHI 打印	
PHI 输入	

4.34.4.1.1.14　便携式媒体创建者

下面的表格显示了这个角色所支持的事务，以及其中的哪个事务是考虑在内的事件，并且这个事件会触发审计记录的发生。

下表列出了每一个这种与事件有关的审计记录的特定内容。

表4.34-30　由IHE定义的事务所产生的事件

事件	审计记录的产生	特殊的系统日志条目内容
通过媒体分发图像信息	是	

下面的表格显示，与受保护医疗信息（PHI）有关的角色中的哪个事务是考虑在内的事件，并且这个事件将触发审计记录的产生。

下表列出了每一个这种与事件有关的审计记录的特定内容。

表4.34-31　由非IHE行为所产生的事件

事件	特殊的系统日志条目内容
角色启动-停止	
角色配置	
PHI输出	

4.34.4.1.1.15　便携式媒体输入者

下面的表格显示了这个角色所支持的事务，以及其中的哪个事务是考虑在内的事件，并且这个事件会触发审计记录的发生。

下表列出了每一个这种与事件相关的审计记录的特定内容。

表4.34-32　由IHE定义的事务所产生的事件

事件	审计记录已产生	特殊的系统日志条目内容
通过媒体分发影像信息	是	

下面的表格显示，与受保护医疗信息（PHI）有关的角色中的哪个事务是考虑在内的事件，并且这个事件将触发审计记录的产生。

下表列出了每一个这种与事件有关的审计记录的特定内容。

表4.34-33　由非IHE行为所产生的事件

事件	特殊的系统日志条目内容
角色启动-停止	
角色配置	
PHI输入	

4.34.4.1.1.16　后处理管理器

下面的表格显示了这个角色所支持的事务，以及其中的哪个事务是考虑在内的事件，并且这个事件会触发审计记录的发生。

下表列出了每一个这种与事件有关的审计记录的特定内容。

表 4.34-34 由 IHE 定义的事务所产生的事件

事件	审计记录已产生	特殊的系统日志条目内容
查询后处理工作列表	是	
工作列表项声明	否	
工作列表项 PPS 进行中	否	
工作列表项 PPS 完成	否	
工作列表项完成	否	

下面的表格显示，与受保护医疗信息（PHI）有关的角色中的哪个事务是考虑在内的事件，并且这个事件将触发审计记录的产生。

下表列出了每一个这种与事件有关的审计记录的特定内容。

表 4.34-35 由非 IHE 行为所产生的事件

事件	特殊的系统日志条目内容
角色启动-停止	
角色配置	
PHI 输出	
PHI 打印	
PHI 输入	

4.34.4.1.1.17 打印排版器角色

下面的表格显示了这个角色所支持的事务，以及其中的哪个事务是考虑在内的事件，并且这个事件会触发审计记录的发生。

下表列出了每一个这种与事件有关的审计记录的特定内容。

表 4.34-36 由非 IHE 定义的事务所产生的事件

事件	审计记录已产生	特殊的系统日志条目内容
带有表达 LUT 的打印请求	Yes	
通过媒体分发影像信息	Yes	

下面的表格显示，与受保护医疗信息（PHI）有关的角色中的哪个事务是考虑在内的事件，并且这个事件将触发审计记录的产生。

下表列出了每一个这种与事件有关的审计记录的特定内容。

表 4.34-37 由非 IHE 行为所产生的事件

事件	特殊的系统日志条目内容
角色启动-停止	
角色配置	
PHI 输出	
PHI 打印	
PHI 输入	
通过媒体分发影像信息	

4.34.4.1.1.18 打印服务器角色

下面的表格显示了这个角色所支持的事务，以及其中的哪个事务是考虑在内的事件，并且这个事件会触发审计记录的发生。

下表列出了每一个这种与事件有关的审计记录的特定内容。

表 4.34-38 由非 IHE 定义的事务所产生的事件

事件	审计记录已产生	特殊的系统日志条目内容
带有表达 LUT 的打印请求	否	

下面的表格显示，与受保护医疗信息（PHI）有关的角色中的哪个事务是考虑在内的事件，并且这个事件将触发审计记录的产生。

下表列出了每一个这种与事件有关的审计记录的特定内容。

表 4.34-39 由非 IHE 行为所产生的事件

事件	特殊的系统日志条目内容
角色启动-停止	
角色配置	
PHI 输出	
PHI 打印	
PHI 输入	

4.34.4.1.1.19 报告创建者角色

下面的表格显示了这个角色所支持的事务，以及其中的哪个事务是考虑在内的事件，并且这个事件会触发审计记录的发生。

下表列出了每一个这种与事件有关的审计记录的特定内容。

表 4.34-40 由非 IHE 定义的事务所产生的事件

事件	审计记录已产生	特殊的系统日志条目内容
报告提交	否	
查询报告工作列表	否	
工作列表项声明	否	
工作列表项执行检查项目进行中	否	
工作列表项执行检查项目完成	否	
工作列表项完成	否	

下面的表格显示，与受保护医疗信息（PHI）有关的角色中的哪个事务是考虑在内的事件，并且这个事件将触发审计记录的产生。

下表列出了每一个这种与事件有关的审计记录的特定内容。

表 4.34-41 由非 IHE 行为所产生的事件

事件	特殊的系统日志条目内容
角色启动-停止	
角色配置	

续表

事件	特殊的系统日志条目内容
PHI输出	
PHI打印	
PHI输入	
开始存储实例	
实例已使用	

4.34.4.1.1.20 报告管理者角色

下面的表格显示了这个角色所支持的事务，以及其中的哪个事务是考虑在内的事件，并且这个事件会触发审计记录的发生。

下表列出了每一个这种与事件有关的审计记录的特定内容。

表 4.34-42 由非 IHE 定义的事务所产生的事件

事件	审计记录已产生	特殊的系统日志条目内容
报告提交	是	
报告发布	是	
结构化报告输出	是	
查询报告工作列表	是	
工作列表项声明	否	
工作列表项 PPS 进行中	否	
工作列表项 PPS 完成	否	
工作列表项完成	否	

下面的表格显示，与受保护医疗信息（PHI）有关的角色中的哪个事务是考虑在内的事件，并且这个事件将触发审计记录的产生。

下表列出了每一个这种与事件有关的审计记录的特定内容。

表 4.34-43 由非 IHE 行为所产生的事件

事件	特殊的系统日志条目内容
角色启动-停止	
角色配置	
PHI输出	
PHI打印	
PHI输入	
报告已使用	

4.34.4.1.1.21 报告读取者角色

下面的表格显示了这个角色所支持的事务，以及其中的哪个事务是考虑在内的事件，并且这个事件会触发审计记录的发生。

下表列出了每一个这种与事件有关的审计记录的特定内容。

表 4.34-44　由非 IHE 定义的事务所产生的事件

事件	审计记录已产生	特殊的系统日志条目内容
查询报告	否	
提取报告	是	
通过媒体分发影像信息	是	

下面的表格显示，与受保护医疗信息（PHI）有关的角色中的哪个事务是考虑在内的事件，并且这个事件将触发审计记录的产生。

下表列出了每一个这种与事件有关的审计记录的特定内容。

表 4.34-45　由非 IHE 行为所产生的事件

事件	特殊的系统日志条目内容
角色启动-停止	
角色配置	
PHI 输出	
PHI 打印	
PHI 输入	
报告对象事件	

4.34.4.1.1.22　报告库角色

下面的表格显示了这个角色所支持的事务，以及其中的哪个事务是考虑在内的事件，并且这个事件会触发审计记录的发生。

下表列出了每一个这种与事件有关的审计记录的特定内容。

表 4.34-46　由非 IHE 定义的事务所产生的事件

事件	审计记录已产生	特殊的系统日志条目内容
查询报告	是	
提取报告	是	
报告发布	否	

下面的表格显示，与受保护医疗信息（PHI）有关的角色中的哪个事务是考虑在内的事件，并且这个事件将触发审计记录的产生。

下表列出了每一个这种与事件有关的审计记录的特定内容。

表 4.34-47　由非 IHE 行为所产生的事件

事件	特殊的系统日志条目内容
角色启动-停止	
角色配置	
PHI 输出	
PHI 打印	
PHI 输入	
报告对象事件	

4.34.4.1.1.23 安全节点角色

下面的表格显示了这个角色所支持的事务，以及其中的哪个事务是考虑在内的事件，并且这个事件会触发审计记录的发生。

下表列出了每一个这种与事件有关的审计记录的特定内容。

表 4.34-48 由非 IHE 定义的事务所产生的事件

事务	审计记录已产生	特殊的系统日志条目内容
验证节点	否	
维持时间	否	

下面的表格显示，与受保护医疗信息（PHI）有关的角色中的哪个事务是考虑在内的事件，并且这个事件将触发审计记录的产生。

下表列出了每一个这种与事件有关的审计记录的特定内容。

表 4.34-49 由非 IHE 行为所产生的事件

事务	特殊的系统日志条目内容
角色启动-停止	
角色配置	
PHI 输出	
PHI 打印	
PHI 输入	
节点验证失败	
用户验证	

安全节点角色和审计库角色具有开启和关闭事件的报告功能和记录功能的控制权，它们是一个事件接一个事件来处理的。若特定的安全和秘密规则在医院里发生了变化，则在不同的时期，医院安全程序需要同时具有开启或关闭特定事件报告的能力。当有理由怀疑会有问题出现时，本地的劳动法和合同会限制角色仅执行某一种特定的事件报告。一些医院愿意在单个的报告节点控制这些事情；其他的则愿意在审计库控制它们。

4.34.4.1.2 预期行为

审计记录库会在它自己的数据库中存储审计记录并且使数据库的内容能够体现审计的行为。

4.35 收费通知

本节内容对应为 IHE 技术框架 RAD-35 事务，RAD-35 事务被科室系统预约者/医嘱执行者和收费处理器角色使用。

4.35.1 范围

收费通知事务指定了一个从科室系统预约者/医嘱执行者到收费处理器的消息。HL7 财务事务消息包含以需要产生声明为代表的检查数据。

科室系统预约者/医嘱执行者提供收费处理器所使用的检查数据。收费处理器也许期望、也许不期望处理这些事务中与检查相关联的实际事务费用。在一些情况下，科室系统预约者/医嘱执行者能够使检查细节与适当的费用进行最佳的匹配。在其他的情况下，收费处理器仅执行提供检查数据的功能。在任意状况下，收费处理器都能够不考虑由科室系统预约者/医嘱执行者提供的费用。

确保所需数据完整的手段和方法，是收费处理器的责任并且在IHE的范围之外。

注意：虽然IHE定义了实时的收费通知事务，但是也可以依照HL7第2章2.23.2节定义的每个批量定义来批处理收费通知。

4.35.2 用例角色描述

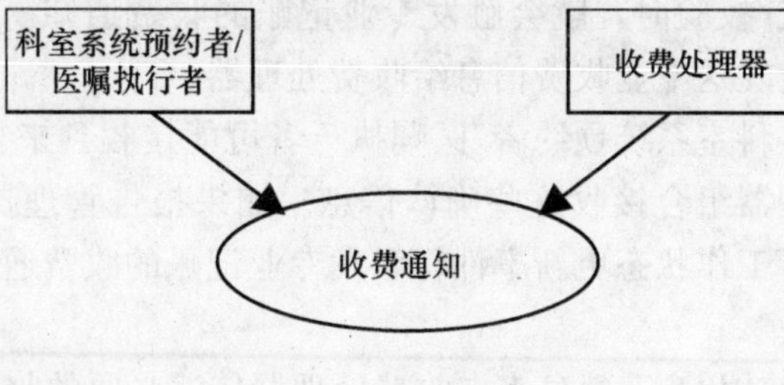

角色：科室系统预约者/医嘱执行者

角色描述：收集与收费通知有关的信息，并且提交给收费处理器。

角色：收费处理器

角色描述：接收来自科室系统预约者/医嘱执行者的信息。为了发布保险索赔或患者的账单，而处理和核算费用。

4.35.3 参考标准

HL7 2.3.1版，第6章—财务管理

DICOM 2003年版PS 3.4：影像设备执行检查项目SOP类

4.35.4 交互图

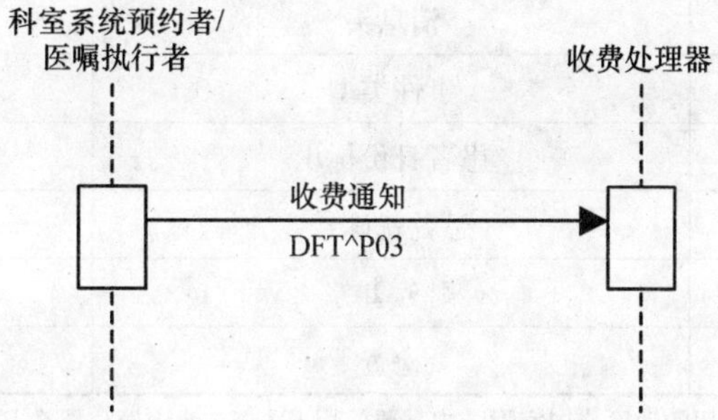

4.35.4.1 财务事务消息

详细的财务事务（DFT）的消息常用来描述在科室系统预约者/医嘱执行者和收费处理器之间传输的财务事务。需要注意的是，有时DFT并不实际上导致财务事务。

4.35.4.1.1 触发事件

科室系统预约者/医嘱执行者决定收费通知事务何时会被发送给收费处理器，这里有两种财务记账事务—技术的和专业的。每一个都能在二者分开的时候被单独触发或者在同一时间两个一起被发送，这主要取决于站点的配置。

- 技术记账（Technical Billing）

  当检查完成时，有代表性地触发了该检查技术记账的收费通知。执行检查项目管理者发送一个MPPS完成的消息给科室系统预约者/医嘱执行者。科室系统预约者/医嘱执行者此时发现检查已经被完成并且发送技术收费信息给收费处理器。

当科室系统预约者/医嘱执行者接收到来自后处理管理者确认信息的步骤完成时，某一个后处理操作的技术记账就被触发了，比如，乳房X线照相CAD（Mammography CAD）。科室系统预约者通过与后处理管理器组合的方法接收这个确认；如果后处理管理器与图像管理器组合，对于规定后处理操作完成情况的科室系统预约器/医嘱执行者来说，专业记账的收费通知将被执行工作状态更新消息所触发。

- 专业记账

当一个报告被放射学者完成/校验时，就会触发专业记账的收费通知。当科室系统预约者/医嘱执行者意识到报告已完成，它就会发送专业收费信息给收费处理器。

当报告已经完成和校验后，科室系统预约者/医嘱执行者可能接收到来自报告管理器的确认信息。科室系统预约者通过与报告管理器组合接收这些确认信息。如果报告管理器执行报告工作流程规范，那么指定了报告完成情况的执行工作状态更新事件将触发专业记账的收费通知。

4.35.4.1.2 消息语义

科室系统预约者/医嘱执行者使用DFT消息来向收费处理器传达必要的收费通知信息。收费处理器将获得相关的患者基本信息，这些来自ADT患者登记事务的患者基本信息通常是较早时接收的。

科室系统预约者/医嘱执行者使用来自影像设备执行检查项目完成/废止事务的信息来校验检查项目已经被完成。这个信息也能够包括DICOM记账和材料管理代码模块，以上两部分提供检查、材料和设备信息。

收费通知事务将使用P03事件传输详细的财务事务（DFT）消息。

如果附加的检查、材料或者设备是存在的，那么一个或多个PR1段落将也是存在的。否则，它也可能是缺少的。

注：在RAD TF-2：2.3中声明了规定的级别和HL7规范的额外条件。

要求的段落在下面被定义。其他字段是可选的

DFT段	详细的财务事务消息	在HL7 2.3.1中的章
MSH	消息头	2
EVN	事件类型	3
PID	患者身份标识	3
[PV1]	患者就诊号	3（参见注释）
{FT1}	财务事务	6
[{PR1}]	检查	6

注释：如果在IHE技术框架的每一个可用的地区或国家附录中需要使用PV1-19就诊号，那么PV1就是必须的（参阅RAD TF-4）。

每个消息都会被HL7 ACK（Acknowledgment Message）消息承认，HL7 ACK消息由DFT消息的接收者发送给它自己的发送者的。参见RAD TF-2：2.4.3 ACK信息的定义和讨论的“确认模式”。

4.35.4.1.2.1 MSH（消息头）段

MSH段将被作为在RAD TF-2：2.4.2中定义的“消息控制（Message Control）”而建立。

字段MSH-9消息类型将至少包括两个部分。第一部分必须包含“DFT”的值；第二部分必须包含P03的值。

4.35.4.1.2.2 EVN（事件类型）段

EVN段常常用来通讯传送必须的触发事件信息到接收应用程序。参见第4.1.4.1.2.2节，察看EVN段需要的和可选的字段。

4.35.4.1.2.3 PID（患者身份标识）段

在PID段中所有的字段都是可选的，除了那些在表4.35-1中列出的。参见第4.1.4.1.2.3节，其中列出了所有PID段的字段。

表 4.35-1 IHE 规范—PID 段

序号	长度	数据类型	可选性	表格号#	项目号#	元素名称
3	20	CX	R		00106	患者标识符列表
5	48	XPN	R		00108	患者姓名
18	20	CX	C		00121	患者账号

根据 HL7 标准 2.3.1 版改编

4.35.4.1.2.4 PV1 段

多数 PV1 段中的字段是可选的，除了那些在表 4.35-2 中列出的。参见 RAD TF-2：4.1.4.1.2.4，察看所有 PV1 段的字段列表。

表 4.35-2 IHE 规范—PV1 段

序号	长度	数据类型	可选性	表格号#	项目号#	元素名称
2	1	IS	R	0004	00132	患者分类
19	20	CX	C		00149	就诊号
51	1	IS	C	0326	01226	就诊标识

根据 HL7 标准 2.3.1 版改编

字段 PID-18 患者账号或 PV1-19 就诊号中的至少一个应当存在数值。在这些字段中的能够存在这些值的附加需求可能已经在地方的或国家的附录中被记录在文档中（参见 RAD TF-4）。

如果字段 PV1-19 就诊号存在，字段 PV1-51 就诊标识应当被赋值为“V”。否则可以被省略。

4.35.4.1.2.5 FT1 段

FT1 段常常用来通知收费、信用记录、付款情况和对患者账目记录的调整。

表 4.35-3 IHE 规范—FT1 段

序号	长度	数据类型	可选性	表格号#	项目号#	元素名称
1	4	SI	O		00355	设置 ID—FT1
2	12	ST	O		00356	事务 ID
3	10	ST	O		00357	事务批量 ID
4	26	TS	R		00358	事务日期
5	26	TS	R		00359	事务通知日期
6	8	IS	R	0017	00360	事务类型
7	80	CE	R	0132	00361	事务代码
8	40	ST	O		00362	事务描述
9	40	ST	O		00363	事务描述-Alt
10	6	NM	O		00364	事务数
11	12	CP	O		00365	事务总价-扩展的
12	12	CP	O		00366	事务总价-个体的
13	60	CE	O	0049	00367	科室代码
14	60	CE	O	0072	00368	保险单 ID

续表

序号	长度	数据类型	可选性	表格号#	项目号#	元素名称
15	12	CP	O		00369	保险金额
16	80	PL	O		00133	指定的患者位置
17	1	IS	O	0024	00370	费用时间表
18	2	IS	O	0018	00148	患者类型
19	60	CE	O	0051	00371	诊断代码-FT1
20	120	XCN	R	0084	00372	由代码执行
21	120	XCN	R		00373	由代码安排
22	12	CP	O		00374	单位成本
23	22	EI	R		00217	执行者医嘱号
24	120	XCN	O		00765	由代码录入
25	80	CE	R	0088	00393	检查代码
26	80	CE	O	0340	01316	检查代码修改者

根据 HL7 标准 2.3.1 版改编

4.35.4.1.2.6 PR1 段—检查

PR1 段包含在患者身上能够执行的各种类型检查的信息。PR1 段能够被用来发送检查信息，比如：外科手术、核医学、X 线的对比等。PR1 段常常用来发送多重检查，比如，为病例代码或收费处理器传送。

表 4.35-4 PR1 属性

序号	长度	数据类型	可选性	表格号#	项目号#	元素名称
1	4	SI	R		00391	设置 ID—PR1
2	2	IS	R	0089	00392	检查编码方法
3	80	CE	R	0088	00393	检查代码
4	40	ST	O		00394	检查描述
5	26	TS	R		00395	检查日期/时间
6	2	IS	R	0230	00396	检查功能的类型
7	4	NM	O		00397	检查备忘录
8	120	XCN	O	0010	00398	麻醉医师
9	2	IS	O	0019	00399	麻醉代码
10	4	NM	O		00400	麻醉备忘录
11	120	XCN	O	0010	00401	外科医生
12	230	XCN	O	0010	00402	检查从业者
13	60	CE	O	0059	00403	同意代码
14	2	NM	O		00404	检查优先级
15	80	CE	O	0051	00772	关联的诊断代码
16	80	CE	O	0340	01316	检查代码修改者

根据 HL7 标准 2.3.1 版改编

注：每个 PR1 段将包括唯一检查代码或一个修改者代码。

4.35.4.2 信息的源

收费通知事务从三个下述的源得出它自己的数据。表 4.35-5 描述了在 FT1 段和 PR1 段中的字段的映射。

● 医嘱管理

医嘱申请者通用医嘱消息给科室系统预约者/医嘱执行者提供了所需要的在 PID 段中使用的收费通知事务字段。参见 4.2 节和 4.3 节以得到需要的和可选的字段。

● 影像设备执行检查项目

影像设备通用医嘱消息向科室系统预约者/医嘱执行者提供所需要的，在 FT1 段和 PR1 段使用的收费通知事务字段。这里可能有附加的检查，或者提供包含在 DICOM 账单材料和管理消息中的信息。参见 4.7 节（影像设备检查项目完成/废止）以得到需要的和可选的字段。

消息语义是在 DICOM 2003 影像设备执行检查项目 SOP 类的 DICOM 服务类（DICOM Service Class）段落中被定义的。影像采集设备的责任就是确保检查信息被发送给科室系统预约者/医嘱执行者。

● 手动通知/科室系统预约者/医嘱执行者

总是支持收费通知事务信息的手动录入。这使得科室系统预约者/医嘱执行者能够收集信息，这些信息并不总是由影像设备或医嘱申请者提供的，并且是收费处理器所需要的。这种数据能够被手动录入到科室系统预约者/医嘱执行者中或者是科室系统预约者/医嘱执行者的一个功能。

表 4.35-5 FT1 消息的映射

FT1 字段	字段定义	可选性	HL7-ADT 和 ORM 段	影像设备执行检查项目状态	手工输入/科室系统预约者/医嘱执行者
事务日期	事务的日期，比如，这个字段也许过去常常用来识别、操作或使用一个检查项目或测试的日期。默认值可以是当天的日期。	R		执行检查项目结束日期（0040，0004）＋执行检查项目结束时间（0040，0005）	由科室系统预约者/医嘱执行者产生，如果这里没有 MPPS。
事件通知日期	为了通知被发送给财务系统的事务日期。	R			由科室系统预约者/医嘱执行者产生，使用当天日期。
事务类型	鉴别事务类型的代码。值： CG—收费 CD—信用 PY—付款 AJ—调整	R			由科室系统预约者/医嘱执行者产生。
事务代码	以唯一识别事务为目的的公共机构指定了代码。 比如字段可能常常用于唯一识别检查、支持的项目、以收费为目的的测试。	R		账单项目序列（0040，0296）注意：如果账单项目序列是空白的，那么使用检查代码序列（0008，1032）	
事务量	与事务相联系的项目的数量。	O		数量序列（0040，0293）	如果没有 MPPS，就由科室系统预约者/医嘱执行者产生。
事务总价—扩展的	事务的总价。如果事务是自动地定价，数量可能留空。总价为多项目的所有价格。	O			由科室系统预约者/医嘱执行者产生。

续表

FT1 字段	字段定义	可选性	HL7-ADT 和 ORM 段	影像设备执行检查项目状态	手工输入/科室系统预约者/医嘱执行者
事务总价—个体	事务的单价。一个单一项目的价格。	O			由科室系统预约者/医嘱执行者产生。
科室代码	控制上面描述的事务代码的科室代码。	O			由科室系统预约者/医嘱执行者产生。
保险单 ID	这些事务所关联的优先使用的保险单标识符。	O			由科室系统预约者/医嘱执行者产生。
保险金额	通知前面提及的保险单的金额。	O			由科室系统预约者/医嘱执行者产生。
指定患者的位置	字段包括目前患者位置，这会是确定收费项目或实施收费服务时患者的位置。	O	PV1-3-指定患者位置（ADT）		
费用时间表	字段包含了用来选择适当的费用时间表的代码，这个代码被用作事务通知。	O			
患者类型	字段包括被分派给患者用做看护事件（访问或逗留）的类型代码。	O			
诊断代码—FT1	字段包括开单用的初诊代码。假定 ICD9 CM 对所有诊断代码有效。这是最通用的已经被分配给患者的诊断代码。ICD10 也能被使用。编码系统（第三组成部分）的名称指示哪个编码系统会被使用。	O			
由代码执行	字段包括复合的患者的编号/名字或执行测试/检查/事务等的组合的编号/名字。这是服务提供者。	R		执行技师的名字（0008，1050） 注意：可能是重复的。	如果没有 MPPS 就由科室系统预约者/医嘱执行者产生。
由代码安排	字段包括复合的患者的编号/名字；安排测试/检查/事务等的组合的编号/名字。	R	ORC-12 医嘱提供者（ORM）		
单位成本	字段包括事务的单位成本，单个项目的价格。	O			由科室系统预约者/医嘱执行者产生。
执行者医嘱号	当记账系统为了费用问题正请求查看所报告的理由时，这个字段就会被使用。这是执行者唯一能用来识别结果的编号。	R	ORC-3 执行者医嘱号（ORM）		
由代码进入	这个字段识别进入保险信息的人的复合编号/名字。	O	ORC-10 用（ORM）进入		
检查代码	即便与收费联合，这个字段仍包括一个被分配给检查的唯一的标识。	R		检查代码序列（0008，1032）	

续表

FT1 字段	字段定义	可选性	HL7-ADT 和 ORM 段	影像设备执行检查项目状态	手工输入/科室系统预约者/医嘱执行者
检查代码修改者	当可用的检查代码修改者被如 HCFA 和 AMA 这样的调整代理定义时，这个字段包括在字段 25 中报告的修改检查代码的检查代码修改者。	O			由科室系统预约者/医嘱执行者产生。 对技术组件使用“TC”。 对专业组件使用“26”。 对于其他的修改者可能被作为字段的副本被包括其中。

表 4.35-6　PR1 段的映射

PR1 字段	字段定义	可选性	HL7—ADT 和 ORM 段	MPPS-影像设备执行检查项目	手工输入/科室系统预约者/医嘱执行者
设置 ID-PR1	一个识别这个事务的编号，这个段落第一次出现时段落号将是 1，第二次出现将是 2，依此类推。	R			由科室系统预约者/医嘱执行者产生。
检查代码	这个字段包含一个分派给检查的唯一 ID。	R		记账检查项目序列（0040，0320）	如果没有 MPPS，由科室系统预约者/医嘱执行者产生。
检查日期/时间	这个字段包含检查执行完成的日期/时间。	R		执行检查项目结束日期（0040，0004）＋执行检查结束时间（0040，0005） 注意：使用此检查最终的 MPPS。	如果没有 MPPS，由科室系统预约者/医嘱执行者产生。
检查功能类型	进一步定义了检查值类型的可选代码： A—麻醉 P—治疗程序 I—没有被分类的微入侵检查 D—诊断程序	R			由科室系统预约者/医嘱执行者产生。
检查代码修改者	当可用时，这个字段包含在字段 3 中报告的修改检查代码的检查代码修改者。	O			由科室系统预约者/医嘱执行者产生。 对技术组件使用“TC”。 对专业组件使用“26”。 对于其他的修改者可能作为字段的副本被包括其中。 在全球记账的情况下，可能缺少修改者。

4.35.4.2.1.1 预期行为

可以预料到的是，当触发事件中的一个已经发生，科室系统预约者/医嘱执行者将总是发送收费通知事务给收费处理器。这要么是技术记账财务事务，要么会是专业记账财务事务。

4.36 账户管理

本节内容对应为 IHE 技术框架 RAD-36 事务。RAD-36 事务被 ADT 患者登记和收费处理器角色使用。

4.36.1 范围

账户管理事务指定了从 ADT 患者登记到收费处理器的消息。当患者的账户被建立、更新或关闭时，会发送这些消息。

这个事务的使用把需要发送给科室系统预约者/医嘱执行者的信息减到了最少，比如保险或担保人信息。收费处理器直接从 ADT 系统中接收这信息。

4.36.2 用例角色描述

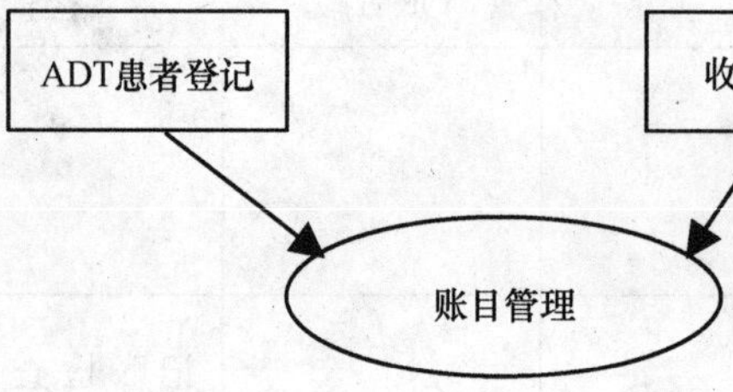

角色：ADT 患者登记

角色描述：收集与患者账目有关的信息并且向收费处理器提交。

角色：收费处理器

角色描述：接收来自患者登记的信息。为了发布保险索赔或患者的记账声明而处理和合计各个费用。

4.36.3 参考标准

HL7 2.3.1 版：第 6 章—财务管理

4.36.4 交互图

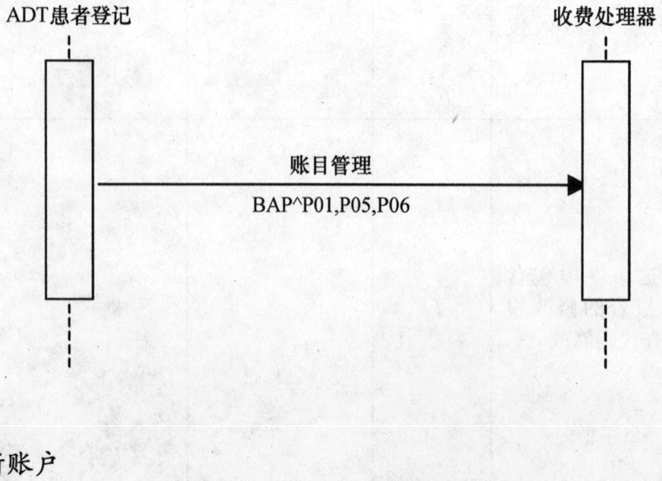

4.36.4.1 账目管理——新账户

账目管理消息常常用于描述一个在 ADT 患者登记和收费处理器之间传送的患者账户信息事务。数据被从

ADT 患者登记应用程序发送到患者的账户或财务系统上，为的是建立一个患者记账/应收款记录的账号。这个消息使收费处理器能够在接收到检查费用后，再处理患者需求。

4.36.4.1.1 触发事件

一个新账户的建立将作为以下其中一个 ADT 患者登记事件的结果而代表性地出现：

住院患者进入该设施的许可

访问该设施的门诊患者的登记

住院患者的预允许（也就是在实际允许之前的患者信息登记）

一个账户的建立将导致以下的账目管理消息：

P01—增加患者账户

4.36.4.1.2 消息语义

账户管理事务由 HL7 BAR（增加/更改账目消息）消息指导。无论何时允许患者访问、预允许患者访问或登记患者，ADT 角色都将产生消息。P01 事件将只是用来增加几个新的，之前不存在的账户，而不是更新一个已经存在的账户。新的 P06（结束账户）事件将用于关闭账户。

如果患者的诊断情况在账户建立时是可知的，那么一个或多个 DGI 段将出现。否则，它可能是不存在的。

如果担保人（甚至是患者自己）在账户建立时是可知的，一个或多个 GT1 段将出现。否则它可能不存在。

如果关于患者的保险信息在账户建立时是可知的，一个或多个 IN1 段将出现，否则它可能不存在。

注：在 RAD TF-2：2.3 中声明了对于规定的级别和 HL7 规范的附加条件。

下面列出的**添加患者账目**消息的段落是必须的，并且对消息细节的描述在下面提供。

BAR 段	记账账目	在 HL7 2.3.1 中的章
MSH	消息头	2
EVN	事件类型	3
PID	患者身份标识	3
[PV1]	患者就诊号	3（参见注释）
[{DG1}]	诊断	6
[{GT1}]	保证人	6
[{IN1}]	保险	6

注释：对于 IHE 技术框架，如果每个可用的地区的或全国的附录必须使用 PV1-19 就诊号，那么 PV1 就是必须的（参见 RAD TF-4）。

HL7 ACK 消息将承认每个消息，HL7 ACK 消息是由 BAR 消息的接收者发送给它自己的发送者的。参见 RAD TF-2：2.4.3“确认模型”来得到 ACK 消息的定义和讨论。

4.36.4.1.2.1 MSH（消息头）段

MSH 段将作为在 RAD TF-2：2.4.2“消息控制（Message Control）”中已经定义的内容而被建立。

字段 MSH-9 消息类型（Message Type）将至少有两个组成部分。第一部分将有一个“BAR”的值，第二部分将有 P01 的值。

4.36.4.1.2.2 EVN（事件类型）段

EVN 段常常用来向接收的应用程序通讯必须的触发事件信息。参见第 4.1.4.1.2.2 节以获得必须的和可选的 EVN 段的字段。

4.36.4.1.2.3 PID（患者身份标识）段

PID 段的所有字段是可选的，除了那些在表 4.36-1 列出来的。参见第 4.1.4.1.2.3 节以获得 PID 段的所有字段。

表 4.36-1 IHE 规范—PID 段

序号	长度	数据类型	可选性	表格号#	项目号#	元素名称
3	20	CX	R		00106	患者 ID 列表
5	48	XPN	R		00108	患者姓名
18	20	CX	C		00121	患者账号

根据 HL7 标准 2.3.1 版改编

4.36.4.1.2.4 PV1 段

多数在 PV1 段的字段是可选的，除了那些在表 4.36-2 中列出的。参见 RAD TF-2：4.1.4.1.2.4 以获得 PV1 段的所有字段的列表。

表 4.36-2 IHE 规范—PV1 段

序号	长度	数据类型	可选性	表格号#	项目号#	元素名称
2	1	IS	R	0004	00132	患者分类
19	20	CX	C		00149	就诊号
51	1	IS	C	0326	01226	就诊标识

根据 HL7 标准 2.3.1 版改编

字段 PID-18 患者账号或 PV1-19 就诊号之中的至少一个会被附值。对于 IHE 技术框架来说，在这些字段中，值存在的附加需求可能在地区的或国家的（见 RAD TF-4）附录中有所记录。

如果字段 PV1-19 就诊号是存在的，那么字段 PV1-51 就诊标识会被附值为“V”。否则可以被省略。

4.36.4.1.2.5 DG1 段

DG1 段包含各种类型的患者诊断信息，比如允许的、主要的信息，等等。DG1 段常常用来发送多重的诊断信息（比如：病例编码）。当 FT1-19-诊断代码不为记账系统提供充分的信息时，DG1 段仍将会被使用。这个诊断编码会与看护人员用来管理患者的临床问题字段区分开。表 4.36-3 列出必须的和可选的 DG1 段的属性。

表 4.36-3 IHE 规范—DG1 段

序号	长度	数据类型	可选性	表格号#	项目号#	元素名称
1	4	SI	R		00375	设置 ID—DG1
2	2	ID	O	0053	00376	诊断编码方法
3	60	CE	O	0051	00377	诊断代码—DG1
4	40	ST	O		00378	诊断描述
5	26	TS	O		00379	诊断日期/时间
6	2	IS	R	0052	00380	诊断类型
7	60	CE	O	0118	00381	主要诊断的范围
8	60	CE	O	0055	00382	诊断的相关组
9	2	ID	O	0136	00383	DRG 承认指示符
10	2	IS	O	0056	00384	组成者回顾代号
11	60	CE	O	0083	00385	组外者类型
12	3	NM	O		00386	组外者天数
13	12	CP	O		00387	组外者价格

续表

序号	长度	数据类型	可选性	表格号#	项目号#	元素名称
14	4	ST	O		00388	组成者版本和类型
15	2	ID	O		00389	诊断优先级
16	60	XCN	O		00390	执行诊断的临床医生
17	3	IS	O	0228	00766	诊断分类
18	1	ID	O	0136	00767	秘密的指示符
19	26	TS	O		00768	证明的日期/时间

4.36.4.1.2.6　GT1 段

GT1 段包含患者的担保人（比如对患者账户的支付有财务责任的人或组织）数据和保险清单应用程序。表 4.36-4 列出的 GT1 段必须的和可选的属性。

表 4.36-4　IHE 规范—GT1 段

序号	长度	数据类型	可选性	表格号#	项目号#	元素名称
1	4	SI	R		00405	设置 ID—GT1
2	59	CX	O		00406	担保人编号
3	48	XPN	R		00407	担保人姓名
4	48	XPN	O		00408	担保人配偶姓名
5	106	XAD	O		00409	担保人地址
6	40	XTN	O		00410	担保人家庭电话
7	40	XTN	O		00411	担保人办公室电话
8	26	TS	O		00412	担保人出生日期/时间
9	1	IS	O	0001	00413	担保人性别
10	2	IS	O	0068	00414	担保人类型
11	80	CE	O	0063	00415	担保人关系
12	11	ST	O		00416	担保人社会保障号
13	8	DT	O		00417	作为担保人开始的日期
14	8	DT	O		00418	作为担保人结束的日期
15	2	NM	O		00419	担保人优先级
16	130	XPN	O		00420	担保人雇主姓名
17	106	XAD	O		00421	担保人雇主地址
18	40	XTN	O		00422	担保人雇主电话号码
19	20	CX	O		00423	担保人的员工 ID 号
20	2	IS	O	0066	00424	担保人就业情况
21	130	XON	O		00425	担保人组织名称
22	1	ID	O	0136	00773	担保人记账挂起标志
23	80	CE	O	0341	00774	担保人信用定额代码

续表

序号	长度	数据类型	可选性	表格号#	项目号#	元素名称
24	26	TS	O		00775	担保人死亡的日期/时间
25	1	ID	O	0136	00776	担保人死亡标志
26	80	CE	O	0218	00777	担保人收费调整代码
27	10	CP	O		00778	担保人家庭的年收入
28	3	NM	O		00779	担保人家庭的大小
29	20	CX	O		00780	担保人雇主 ID 号
30	80	CE	O	0002	00781	担保人婚姻情况代码
31	8	DT	O		00782	担保人有效雇佣期
32	8	DT	O		00783	停止雇佣日期
33	2	IS	O	0223	00755	生活依靠
34	2	IS	O	0009	00145	流动情况
35	80	CE	O	0171	00129	公民身份
36	60	CE	O	0296	00118	第一语言
37	2	IS	O	0220	00742	生活安排
38	80	CE	O	0215	00743	公开代码
39	1	ID	O	0136	00744	保护指示符
40	2	IS	O	0231	00745	学生指示符
41	80	CE	O	0006	00120	信仰
42	48	XPN	O		00746	母亲的婚前姓
43	80	CE	O	0212	00739	国籍
44	80	CE	O	0189	00125	文化相同的种族
45	48	XPN	O		00748	联系人姓名
46	40	XTN	O		00749	联系人电话号码
47	80	CE	O	0222	00747	联系理由
48	2	IS	O	0063	00784	联系关系
49	20	ST	O		00785	工作头衔
50	20	JCC	O	0327/0328	00786	工作代码/类型
51	130	XON	O		01299	担保人雇主的单位名称
52	2	IS	O	0295	00753	缺陷
53	2	IS	O	0311	00752	工作状态
54	50	FC	O	0064	01231	担保人财务类型
55	80	CE	O	0005	01291	担保人种族

4.36.4.1.2.7 IN1 段

IN1 段包含保险单责任范围信息，该信息需要提出适当地按比例分派和列出保险费。表 4.36-5 列出了必须的和可选的 IN1 段的属性。

表 4.36-5　IHE 规范—IN1 段

序号	长度	数据类型	可选性	表格号#	项目号#	元素名称
1	4	SI	R		00426	设置 ID—IN1
2	60	CE	R	0072	00368	保险单 ID
3	59	CX	R		00428	保险公司 ID
4	130	XON	O		00429	保险公司名称
5	106	XAD	O		00430	保险公司地址
6	48	XPN	O		00431	保险公司联系人
7	40	XTN	O		00432	保险公司电话号码
8	12	ST	O		00433	小组编号
9	130	XON	O		00434	小组名称
10	12	CX	O		00435	保户小组雇佣 ID
11	130	XON	O		00436	保户小组雇佣名称
12	8	DT	O		00437	保险单生效日期
13	8	DT	O		00438	保险单失效日期
14	55	CM	O		00439	授权信息
15	3	IS	O	0086	00440	保险单类型
16	48	XPN	O		00441	保户姓名
17	80	CE	O	0063	00442	保户和患者的关系
18	26	TS	O		00443	保户的出生日期
19	106	XAD	O		00444	保户的地址
20	2	IS	O	0135	00445	受益的指定
21	2	IS	O	0173	00446	受益的调配
22	2	ST	O		00447	受益调配的优先级
23	1	ID	O	0136	00448	允许标志的通知
24	8	DT	O		00449	允许日期的通知
25	1	ID	O	0136	00450	合格标志的报告
26	8	DT	O		00451	合格日期的报告
27	2	IS	O	0093	00452	释放信息代号
28	15	ST	O		00453	预允许的事情（PAC）
29	26	TS	O		00454	查验的日期/时间
30	60	XCN	O		00455	由谁查验
31	2	IS	O	0098	00456	协议代码类型
32	2	IS	O	0022	00457	记账状态
33	4	NM	O		00458	寿命储备的天数
34	4	NM	O		00459	寿命储备天数之前的延迟
35	8	IS	O	0042	00460	公司保险单代码

续表

序号	长度	数据类型	可选性	表格号#	项目号#	元素名称
36	15	ST	O		00461	协议编号
37	12	CP	O		00462	协议可扣除的
38	12	CP	O		00463	协议限制—总额
39	4	NM	O		00464	协议限制—天数
40	12	CP	O		00465	房间费用—半自费
41	12	CP	O		00466	房间费用—自费
42	60	CE	O	0066	00467	保户就业状况
43	1	IS	O	0001	00468	保户性别
44	106	XAD	O		00469	保户雇主地址
45	2	ST	O		00470	查验状态
46	8	IS	O	0072	00471	优先保险单 ID
47	3	IS	O	0309	01227	覆盖类型
48	2	IS	O	0295	00753	缺陷
49	12	CX	O		01230	保户 ID 编号

4.36.4.1.3 预期行为

所预期的是，在接收了增加患者账户的消息后，接收系统将为患者创建和维持账户信息，为的是当进行收费时能够使用这些信息。

4.36.4.2 账目管理——更新账户

4.36.4.2.1 触发事件

对患者账户信息（比如在患者姓名、地址、担保人、保险等方面的改变）的更改会触发以下的账户更新消息：

P05—更新账户信息

4.36.4.2.2 消息语义

账目管理事务是由 HL7 BAR 消息指导的。无论何时一个患者账目信息发生了改变，ADT 角色都会产生消息。P05（更新账户）事件仅会常常用于更新一个已经存在的账户。新的 P06（结束账户）事件会常常用于关闭一个账户。

所有患者记录需要的信息都会在 P05 消息中被再次发送。在 P05 消息中，任何为空的值（也就是说，用两个双引号形式传送的）的接收信息会从接收系统数据库中的该患者记录中删除。如果在 P05 消息中，没有值被发送（也就是被忽略了），那么在接收系统数据库里的患者记录中，旧的值不会变化。

注：对于规定级别和 HL7 协议的附加条件会在 RAD TF-2：2.3 中声明。

在下面被列出的**更新账户信息**消息的字段是必须的，并且消息的详细描述在第 4.36.4.1.2.5 节中提供。如果一个患者的诊断信息被改变，那么一个或多个 DG1 字段会被呈现。如果担保人信息被更新，那么一个或多个字段会被呈现。如果保险信息被增或修改，那么一个或多个 IN1 字段会被呈现。

BAR段	记账账目	在HL7 2.3.1中的章
MSH	消息头	2
EVN	事件类型	3
PID	患者身份标识	3
[PV1]	患者就诊号	3（参阅注释）
[{DG1}]	诊断	6
[{GT1}]	担保人	6
[{IN1}]	保险	6

注释：对于每个IHE技术框架的所适用的地区的或国家的附录来说，如果PV1-19就诊号是必须的，那么PV1是必须的（参见RAD TF-4）。

HL7 ACK消息承认每个消息，这个消息由BAR消息的接收者发送给它自己的发送者。参见RAD TF-2：2.4.3“承认模块”以获得ACK消息的定义和讨论。

4.36.4.2.2.1 MSH（消息头）段

MSH段将作为在RAD TF-2：2.4.2“消息控制”中已经定义的内容而被建立。

字段MSH-9消息类型会有至少两个组成部分。第一个会有一个“BAR”值；第二个会有P05的值。

4.36.4.2.2.2 EVN（事件类型）段

EVN段常常用来通讯需要的触发事件信息给接收应用程序。参见第4.1.4.1.2.2节以获得必须的和可选的EVN段的字段。

4.36.4.2.2.3 PID（患者身份标识）段

所有在PID段的字段都是可选的，除了那些在表4.36-6中列出的。参见第4.1.4.1.2.3节以获得PID段的所有字段列表。

表4.36-6 IHE规范—PID段

序号	长度	数据类型	可选性	表格号#	项目号#	元素名称
3	20	CX	R		00106	患者标识列表
5	48	XPN	R		00108	患者姓名
18	20	CX	C		00121	患者账号

根据HL7标准2.3.1版改编

4.36.4.2.2.4 PV1段

在PV1段的多数字段是可选的，除了那些在表4.36-7中列出的。见RAD TF-2：4.1.4.1.2.4以获得PV1段所有字段的列表。

表4.36-7 IHE规范—PV1段

序号	长度	数据类型	可选性	表格号#	项目号#	元素名称
2	1	IS	R	0004	00132	患者分类
19	20	CX	C		00149	就诊号
51	1	IS	C	0326	01226	就诊标识

根据HL7标准2.3.1版改编

字段PID-18患者账号或PV1-19就诊号中的至少一个应该存在数值。在这些字段中，值存在的附加需求可能在地区的或国家的附录中有所记录（参见RAD TF-4）。

如果字段PV1-19就诊号存在，那么字段PV1-51就诊标识应当被赋值为“V”。否则可以被省略。

4.36.4.2.2.5 DG1段

参见第3卷，4.36.4.1.2.5节以获得DG1段可选的和必须的字段。

4.36.4.2.2.6 GT1 段

参见第 3 卷，4.36.4.1.2.6 节以获得 GT1 段可选的和必须的字段。

4.36.4.2.2.7 IN1 段

参见第 3 卷，4.36.4.1.2.7 节以获得 IN1 段可选的和必须的字段。

4.36.4.2.3 预期动作

所期望的是，在接收更新账户信息消息之后，接收系统将会更新它自己的本地患者基本信息、诊断信息、担保人信息和/或保险信息。任何在新的 P05 消息中的空信息将会被局部地删除。

4.36.4.3 账目管理——结束账户

4.36.4.3.1 触发事件

一个账户的结束或关闭将会有代表性地产生患者释放或访问结束的结果并且将会导致以下的账户管理消息：

P06—结束账户

4.36.4.3.2 消息语义

HL7 BAR 消息指导账户管理事务。无论一个患者何时被结束记帐，ADT 角色都会产生消息。新的 P06（结束账户）事件常常用做关闭一个账户。

注：规定级别和 HL7 规范的附加的条件是在 RAD TF-2：2.3 中声明的。

在下面一小段中提供下方列出的**结束账户**消息的段和消息的详细描述。

BAR 段	记账账目	在 HL7 2.3.1 中的章
MSH	消息头	2
EVN	事件类型	3
PID	患者身份标识	3
[PV1]	患者就诊号	3（参见注释）

注释：对于 IHE 技术框架，如果每个可用的地区的或全国的附录必须使用 PV1-19 就诊号，那么 PV1 就是必须的（参见 RAD TF-4）。

HL7 ACK 消息将承认每个消息，HL7 ACK 消息是由 BAR 消息的接收者发送给它自己的发送者的。参见 RAD TF-2：2.4.3“确认模型”来得到 ACK 消息的定义和讨论。

4.36.4.3.2.1 MSH（消息头）段

MSH 段将作为在 RAD TF-2：2.4.2“消息控制”中已经定义的内容而被建立。

字段 MSH-9 消息类型将至少有两个组成部分。第一部分将有一个“BAR”的值，第二部分将有 P06 的值。

4.36.4.3.2.2 EVN（事件类型）段

EVN 段常常用来通讯必须的触发事件信息给接收的应用程序。参见第 4.1.4.1.2.2 节以获得必须的和可选的 EVN 段的字段。

4.36.4.3.2.3 PID（患者身份标识）段

PID 段的所有字段都是可选的，除了那些在表 4.36-8 中列出来的。参见第 4.1.4.1.2.3 节以获得 PID 段的所有字段。

表 4.36-8 IHE 规范—PID 段

序号	长度	数据类型	可选性	表格号＃	项目号＃	元素名称
3	20	CX	R		00106	患者标识列表
5	48	XPN	R		00108	患者姓名
18	20	CX	C		00121	患者账号

根据 HL7 标准 2.3.1 版改编

4.36.4.3.2.4　PV1 段

多数在 PV1 段的字段是可选的，除了那些在表 4.36-2 中列出的。见 RAD TF-2：4.1.4.1.2.4 以获得 PV1 段的所有字段的列表。

表 4.36-9　IHE 规范—PV1 段

序号	长度	数据类型	可选性	表格号＃	项目号＃	元素名称
2	1	IS	R	0004	00132	患者分类
19	20	CX	C		00149	就诊号
51	1	IS	C	0326	01226	就诊标识

根据 HL7 标准 2.3.1 版改编

字段 PID-18 患者账号或 PV1-19 就诊号中的至少一个应该存在数值。在这些字段中，值存在的附加需求可能在地区的或国家的附录中有所记录（见 RAD TF-4）。

如果字段 PV1-19 就诊号存在，那么字段 PV1-51 就诊标识应当被赋值为“V”。否则可以被省略。

4.36.4.3.3　预期行为

所预期的是，在接收了结束账户的消息（P06）后，为了反映账户已经被关闭的情况，接收系统将更新它自己的本地患者账户信息。

4.37　查询后处理工作列表

本节内容对应为 IHE 技术框架 RAD-37 事务。RAD-37 事务是被后处理管理器和证据创建者使用的。

4.37.1　范围

证据建立者在后处理过程中使用这个事务，用来找出什么任务已经被后处理管理器预约。事务通常描述工作列表，该工作列表由图像处理，计算机辅助诊断和计算机辅助检测这些后处理相关工作的工作列表项代码规定。

后处理管理器是工作列表的提供者。它不是通过与科室系统预约者组合就是通过与图像管理器组合来获得需要的信息。证据创建者提取工作列表并且包含了在结果实例中被接收的信息，这些信息被通过实例存储事务储存，比如证据文档存储、图像存储等。

4.37.2　用例角色描述

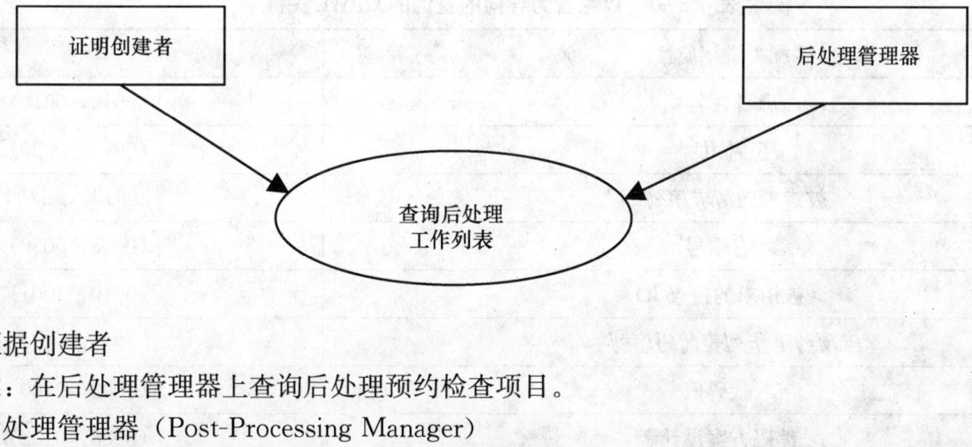

角色：证据创建者

角色描述：在后处理管理器上查询后处理预约检查项目。

角色：后处理管理器（Post-Processing Manager）

角色描述：为图像后处理、计算机辅助诊断和计算机辅助检测的工作列表项预约后处理检查项目；接受工作列表条目，执行查询并且返回响应的请求。

4.37.3 参考标准

DICOM 2003 年版 PS 3.4：通用工作列表 SOP 类

4.37.4 交互图

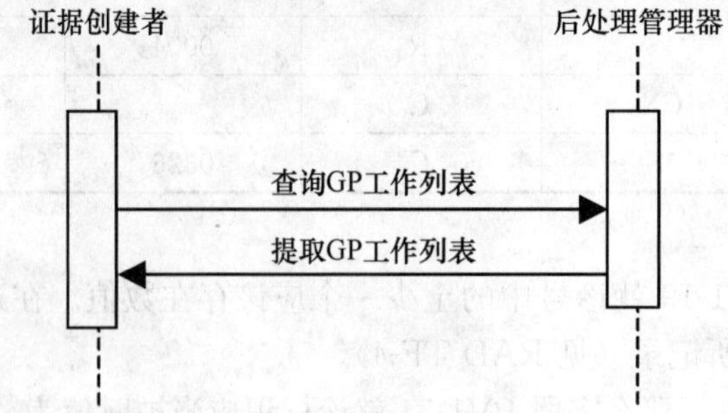

4.37.4.1 查询通用工作列表消息

这是发送给后处理管理器的工作列表查询。

4.37.4.1.1 触发事件

在证据创建者上的用户或自动功能，预约后处理工作列表条目进行查询。

4.37.4.1.2 消息语义

DICOM 通用工作列表 SOP 类的 C-FIND 请求常常用来查询通用工作列表。证据创建者执行 SCU 角色行为，而后处理管理器执行 SCP 角色行为。

4.37.4.1.2.1 匹配关键字和返回关键字

证据创建者被要求查询特定的属性（返回关键字），在作为后处理结果的实例中将会插入这个特定的属性。见附录 III-D 以获得更多的细节。

证据创建者会个别地支持在表 4.37-4 中列出的每个所需的查询关键字—后处理工作列表查询所使用的返回和匹配关键字。另外，至少下面的三个组成部分中的一个会被证据创建者执行。

1. 以患者为导向的查询：为特定的患者/检查去查询一个工作列表。SCU 会支持所有在表 4.37-1 中列出的匹配关键字属性（31）的组合，这个组合可能有一个或多个关键字。被用斜体字标识出来的序列属性不单独成为匹配关键字，但是必须被包括在一个查询中，为的是传送包含在它们内部的属性值。因此，SCU 会支持任何患者姓名，患者 ID，存取号，被请求检查 ID 和预约工作列表项代码的组合。

表 4.37-1 以患者为导向的查询的 GPWL 关键字

匹配关键字属性	标签
患者姓名	(0010，0010)
患者 ID	(0010，0020)
被参考的请求序列	*(0040，A370)*
＞存取号	(0008，0050)
＞被请求的检查 ID	(0040，1001)
已预约工作列表代码序列	*(0040，4018)*
＞代码值	(0008，0100)
＞编码方案设计者	(0008，0102)

2. 以站点为导向的查询：为一个特定的工作站去查询广泛的工作列表。SCU 会支持所有在表 4.37-2 中列

出的匹配关键字属性（15）的组合，这个组合可能是一个或多个关键字。被用斜体字标识出来的序列属性不单独成为匹配关键字，但是必须被包括在一个查询中，为的是传送包含在它们内部的属性值。已预约站点名称代码序列的代码值如果被赋值，会被设置成工作站的通用工作列表SCU的应用实体名。

表4.37-2 以站点为导向的查询的GPWL关键字

匹配关键字属性	标签
通用预约检查项目状态	(0040，4001)
已预约站点名称代码序列	*(0040，4025)*
＞代码值	(0008，0100)
＞编码方案设计者	(0008，0102)
已预约检查项目开始日期和时间	(0040，4005)
已预约工作列表代码序列	*(0040，4018)*
＞代码值	(0008，0100)
＞编码方案设计者	(0008，0102)

3. 以类为导向的查询：为一个特定的工作站类型去查询广泛的工作列表。SCU会支持所有在表4.37-3中列出的匹配关键字属性的（15）组合，这个组合包括一个或多个关键字。被用斜体字标识出来的序列属性不单独成为匹配关键字，但是必须被包括在一个查询中，为的是传送包含在它们内部的属性值。

表4.37-3 以类型为导向的查询的GPWL关键字

匹配关键属性	标签
通用预约检查项目状态	(0040，4001)
已预约站点名称代码序列	*(0040，4026)*
＞代码值	(0008，0100)
＞编码方案设计者	(0008，0102)
已预约检查项目开始的日期和时间	(0040，4005)
已预约工作列表代码序列	*(0040，4018)*
＞代码值	(0008，0100)
＞编码方案设计者	(0008，0102)

4.37.4.1.2.2 关于匹配关键字属性的用途的例子

- 使用已预约检查项目开始日期和时间关键字（Time key）：查询所有在今天被预约的后处理任务。
- 使用已预约工作列表代码关键字（Workitem Code key）：查询所有计算机辅助检测（CAD）任务。
- 使用已预约站点名称关键字（Scheduled Station Name key）：查询所有被在这个工作站上预约的后处理任务。
- 使用已预约检查项目开始日期和时间，已预约工作列表代码和已预约站点类型代码关键字（Scheduled Station Class Code keys）：查询所有在CT三维重建工作站上已预约在今天的图像处理任务。

注：推荐操作应用程序时，在构成患者姓名的每一个组成部分后面附加一个通配符“*”，以便更好地匹配那些结构规范和不规范的患者姓名。

4.37.4.1.2.3 匹配关键字和返回关键字

证据创建者必须查询特定的属性（返回关键字），在它建立的对象中，许多特定的属性是必须的。在卷III的附录C中，定义了对于存储对象中属性的需求。附录C中也有查询可能使用的附加属性。

表4.37-4总结了匹配关键字的需求，并且列出了可选的和必须的属性，这些属性可能是所请求的，并且为了使证据创建者上的用户可以使用这些属性，而返回这些属性，参见RAD TF-2：2.2以获取更多的这个表

中的惯用信息。

表 4.37-4 后处理工作列表查询的匹配和返回关键字

属性名称	标签	查询匹配关键字		查询返回关键字	
		SCU	SCP	SCU	SCP
共通 SOP					
特定的字符集	(0008, 0005)	O	O	O	R
SOP 类 UID	(0008, 0016)	O	O	R+*	R
实例 UID	(0008, 0018)	O	R	R+*	R
通用预约检查项目信息					
通用已预约检查项目状态	(0040, 4001)	R+	R	R+	R
输入有效性标识	(0040, 4020)	O	R	R+	R
通用已预约检查项目优先权	(0040, 4003)	O	R	R+	R
已预约检查项目 ID	(0040, 0009)	O	O	O	R
已预约工作列表项代码序列	(0040, 4018)				
> 代码值	(0008, 0100)	R+	R	R+*	R
> 编码方案设计者	(0008, 0102)	R+	R	R+*	R
> 代码含义	(0008, 0104)	—	—	R+	R
已预约处理应用程序代码序列	(0040, 4004)				
> 代码值	(0008, 0100)	O	R	R+*	R
> 编码方案设计者	(0008, 0102)	O	R	R+*	R
> 代码含义	(0008, 0104)	—	—	R+	R
已预约站点名称代码序列	(0040, 4025)				
> 代码值	(0008, 0100)	R+	R	R+*	R
> 编码方案设计者	(0008, 0102)	R+	R	R+*	R
>代码含义	(0008, 0104)	—	—	R+*	R
已预约站点种类代码序列	(0040, 4026)				
> 代码值	(0008, 0100)	R+	R	R+*	R
> 编码方案设计者	(0008, 0102)	R+	R	R+*	R
> 代码含义	(0008, 0104)	—	—	R+*	R
已预约站点地理位置代码序列	(0040, 4027)				
> 代码值	(0008, 0100)	O	R	O	R
> 编码方案设计者	(0008, 0102)	O	R	O	R
> 代码含义	(0008, 0104)	—	—	O	R
已预约检查项目开始日期和时间	(0040, 4005)	R+	R	R+	R
预期完成的日期和时间	(0040, 4011)	O	R	O	R
已预约人员执行者序列	(0040, 4034)				
> 人员执行者代码序列	(0040, 4009)				
>> 代码值	(0008, 0100)	O	R	O	R

续表

属性名称	标签	查询匹配关键字		查询返回关键字	
		SCU	SCP	SCU	SCP
通用预约检查项目信息					
>> 编码方案设计者	(0008，0102)	O	R	O	R
>> 代码含义	(0008，0104)	—	—	O	R
> 人员执行者的姓名	(0040，4037)	O	O	O	R+
> 人员执行者的组织	(0040，4036)	O	O	O	R+
被参考的检查组分序列	(0008，1111)				
> 被参考 SOP 类 UID	(0008，1150)	O	O	O	R
> 被参考 SOP 实例 UID	(0008，1155)	O	O	O	R
输入信息序列	(0040，4021)				
> 检查实例 UID	(0020，000D)	O	O	R+ *	R
> 被参考检查序列的序列	(0008，1115)				
>> 检查序列实例 UID	(0020，000E)	O	O	R+ *	R
>> 提取 AE 名称	(0008，0054)	O	O	O	R
>> 存储媒体文件—设置 ID	(0088，0130)	O	O	O	O
>> 存储媒体文件—设置 UID	(0088，0140)	O	O	O	O
>> 被参考的 SOP 序列	(0008，1199)				
>>> 被参考的 SOP 类 UID	(0008，1150)	O	O	R+ *	R
>>> 被参考的 SOP 实例 UID	(0008，1155)	O	O	R+ *	R
相应的信息序列	(0040，4022)				
> 检查实例 UID	(0020，000D)	O	O	O	R
> 被参考的检查序列的序列	(0008，1115)				
>> 检查序列实例 UID	(0020，000E)	O	O	O	R
>> 提取 AE 名称	(0008，0054)	O	O	O	O
>> 存储媒体文件—设置 ID	(0088，0130)	O	O	O	O
>> 存储媒体文件—设置 UID	(0088，0140)	O	O	O	R
>> 被参考的 SOP 顺序	(0008，1199)				
>>> 被参考的 SOP 类 UID	(0008，1150)	O	O	O	R
>>> 被参考的 SOP 实例 UID	(0008，1155)	O	O	O	R
作为通用执行检查项目结果的序列	(0040，4015)				
> 被参考的 SOP 类 UID	(0008，1150)	O	O	O	R
> 被参考的 SOP 实例 UID	(0008，1155)	O	O	O	R
实际的人员执行者序列	(0040，4035)				
> 人员执行者代码	(0040，4009)	O	O	O	R
序列					
>> 代码值	(0008，0100)	O	O	O	R
>> 编码方案设计者	(0008，0102)	O	O	O	R
>> 代码含义	(0008，0104)	—	—	O	R
> 人员执行者的姓名	(0040，4037)	O	O	O	R+

续表

属性名称	标签	查询匹配关键字		查询返回关键字	
		SCU	SCP	SCU	SCP
通用预约检查项目信息					
> 人员执行者的组织	(0040，4036)	O	O	O	R+
检查实例 UID	(0020，000D)	O	O	R+*	R
多重拷贝标识	(0040，4006)	O	O	O	R
所有来自通用预约检查项目信息模块的其他属性		O	O	O	O
通用预约检查项目关系					
被参考的请求序列	(0040，A370)				
> 检查实例 UID	(0020，000D)	O	O	R+*	R
> 被参考的检查序列	(0008，1110)				
>> 被参考的 SOP 类 UID	(0008，1150)	O	O	R+*	R
>> 被参考的 SOP 实例 UID	(0008，1155)	O	O	R+*	R
> 所请求的检查 ID	(0040，1001)	R+	R+	R+	R
> 请求的检查描述	(0032，1060)	O	O	O	R
> 请求的检查代码序列	(0032，1064)				
>> 代码值	(0008，0100)	O	O	O	R
>> 编码方案设计者	(0008，0102)	O	O	O	R
>> 编码含义	(0008，0104)	—	—	O	R
>存取号	(0008，0050)	R+	R	R+	R
> 请求的医生	(0032，1032)	O	O	O	R
> 在通用预约检查项目关系模块中，所有与所请求的检查以及图像服务请求有关的其他属性		O	O	O	O
患者关系					
所有来自患者关系模块的属性		O	O	O	O
患者 ID					
患者姓名	(0010，0010)	R+	R	R+	R
患者 ID	(0010，0020)	R+	R	R+	R
所有来自患者 ID 模块的其他属性		O	O	O	O
患者基本信息					
患者出生日期	(0010，0030)	O	O	R+	R
患者性别	(0010，0040)	O	O	R+	R
所有来自患者统计模块的其他属性		O	O	O	O
患者体格检查					
所有来自患者体格检查模块的属性		O	O	O	O

4.37.4.1.3 预期行为

后处理管理器执行查询并且向证据创建者发送相匹配的通用工作列表条目。

4.37.4.2 接收通用工作列表消息

这个消息是：后处理管理器发送包含后处理通用工作列表的信息，作为对于证据创建者查询的回应。

4.37.4.2.1 触发事件

后处理管理器收到一个对后处理工作列表的查询。

4.37.4.2.2 消息语义

这些消息将使用来自 DICOM 通用工作列表 SOP 类的 C-FIND 响应。在工作流程的先前步骤中，一些属性通过源于其他源头的工作列表来进行查询；并且通过其他的事务，比如 MPPS 事务，使后处理管理器（由科室系统预约者或图像管理者组成）可以应用这些属性。它相当于让后处理管理器来决定输入信息，比如检查、序列等就适合被用在工作列表项预约检查项目中，也就是说它与采集过程和作为结果的 MPPS 无关。

后处理管理器会指定任务的类型，该任务是在预约工作列表项代码序列（0040，4018）的内容中被执行的，该代码序列使用了以下来自 DCMR CID 9231 中的一个值。

表 4.37-5 后处理工作列表项定义

编码方案指定者（0008，0102）	代码值（0008，0100）	代码含义（0008，0104）
DCM	110001	图像处理
DCM	110002	质量控制
DCM	110003	计算机辅助诊断
DCM	110004	计算机辅助检测
DCM	110008	打印
DCM	110009	没有并发的工作列表项

4.37.4.2.3 预期动作

一个自动的证据创建者使用工作列表来启动后处理，或者用户通过工作列表来启动工作。

4.38 工作列表声明

本节内容对应为 IHE 技术框架 RAD-38 事务。RAD-38 事务被后处理管理器、报告管理器、报告创建者和证据创建者使用。

4.38.1 范围

在选择后处理工作列表项时，证据创建者通过通知后处理管理器将 SPS 的状态改变为 IN PROGRESS 来占有该项目的所有权。这将允许后处理管理器来更新它自己的工作列表，并且允许其他的工作列表用户来探测这个 SPS 已经被声明或者已经继续工作。

同样地，在报告工作流程中，选择报告工作列表项时，报告创建者通过通知报告管理器来将 SPS 的状态改变成 IN PROGRESS 来占有项目的所有权。这将允许报告管理器来更新它自己的工作列表和允许其他的工作列表用户来探测这个 SPS 已经被声明或者已经开始工作。

在这两种工作流程下，SCU 都能够将状态设置为 SUSPEND。

4.38.2 用例角色描述

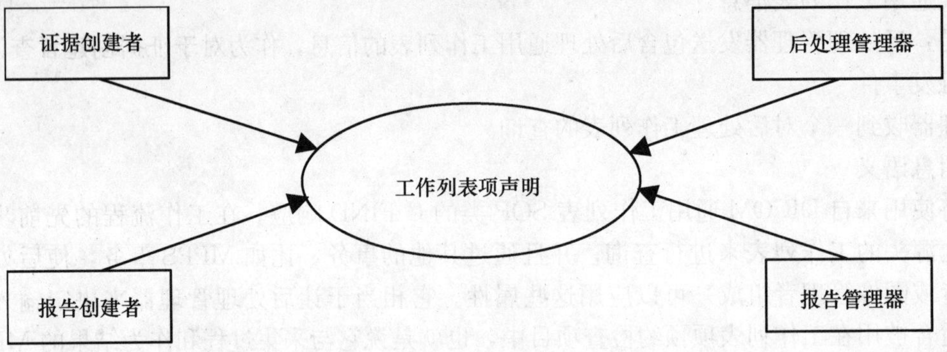

角色：证据创建者

角色描述：当证据创建者声明后处理 SPS 时，证据创建者会更新后处理 SPS 新状态的后处理管理器。

角色：后处理管理器

角色描述：接受来自证据创建者的后处理 GP-SPS 更新信息。

角色：报告创建者

角色描述：当报告创建者声明报告 SPS 时，用报告 SPS 状态更新报告管理器。

角色：报告管理器

角色描述：接受来自报告创建者的 GP-SPS 更新信息。

4.38.3 参考标准

DICOM 2003 年版 PS 3.4：通用预约检查项目 SOP 类。

4.38.4 交互图

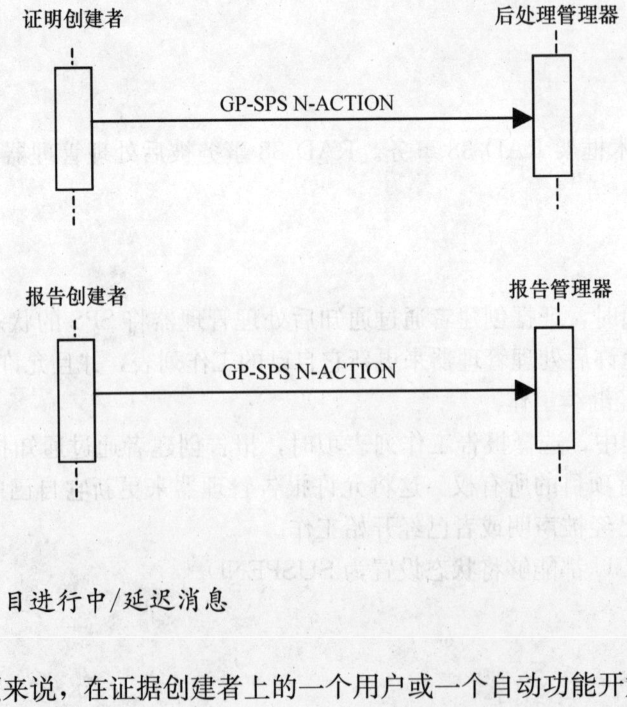

4.38.4.1 通用预约检查项目进行中/延迟消息

4.38.4.1.1 触发事件

对于后处理工作列表项来说，在证据创建者上的一个用户或一个自动功能开始对后处理预约检查步骤起作用，或者在未完成时停止对它起作用。

对于报告工作列表项来说，用户开始在报告创建者上对预约检查项目起作用，或者在未完成时停止对它起作用。

4.38.4.1.2 消息语义

证据创建者使用 DICOM 通用预约检查项目 SOP 类的 N-ACTION 请求来通知后处理管理器，一个特定的 SPS 已经被启动，并且它的状态是 IN PROGRESS。证据创建者执行 SCU 角色行为，而后处理管理器执行 SCP 角色行为。一个 SPS 也可能被延迟或恢复，而且 SUSPENDED 或 SCHEDULED 的相关状态将被设置(见 DICOM 2001 年版，第四部分，F.1.6 节，以获得额外的信息)。

报告创建者和报告管理器利用相同的机制，在此处，报告创建者执行 SCU 的角色行为，而报告管理器执行 SCP 的角色行为。

如果有人正在执行后处理预约检查步骤，那么 N-ACTION 请求可能包括实际的人类执行者序列。

在报告预约检查项目的情况下，报告创建者会发送实际的人类执行者序列给报告管理器，如果那个人被允许来执行工作列表项，那么报告管理器会马上核查那个人。报告创建者应用程序会确保正确的用户信息被写入到序列中。

4.38.4.1.3 预期行为

后处理管理器将 SPS 的状态更新为 IN PROGRESS，这个状态是 SPS 已经开始工作的迹象，而其他证据创建者不会在其上执行任何动作。这这种情况下，将拒绝任何没有当前事务 UID 的证据创建者更新 SPS 的企图。

当后处理管理器将 SPS 状态更新为 SUSPENDED 或 SCHEDULED 时，SPS 此时已经被从证据创建者中释放。

同样地，报告管理器将 SPS 的状态更新为 IN PROGRESS，这是 SPS 已经正在被处理的标志，并且其他的报告创建者不会在 SPS 上执行任何动作。报告管理器将拒绝其他报告管理器更新 SPS 的企图。

当报告管理器将 SPS 的状态更新为 SUSPENDED 或 SCHEDULED 时，SPS 现在就已经被从报告创建者的控制中释放出来了。

4.39 工作列表项执行检查项目进行中

本节内容对应为 IHE 技术框架 RAD-39 事务。RAD-39 事务被后处理管理器和证据创建者使用也被报告管理器和报告创建者使用。

4.39.1 范围

在已声明的报告预约检查项目开始继续工作时，报告创建者发送一个消息给报告管理器来建立一个已执行检查项目（PPS）。

在已声明的后处理预约检查项目开始继续工作时，证据创建者发送一个消息给后处理管理器来创建一个已执行检查项目。

4.39.2 用例角色描述

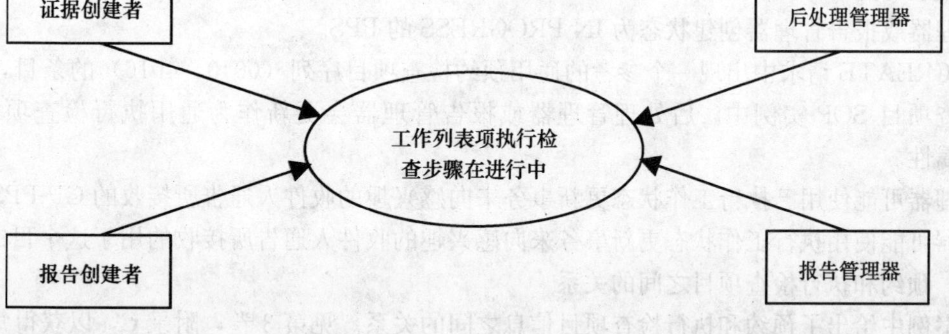

角色：证据创建者

角色描述：当证据创建者开始工作时，用后处理 PPS 的产物来更新后处理管理器。

角色：报告管理器

角色描述：接受来自报告创建者的 PPS 信息。

角色：报告创建者

角色描述：当报告创建者开始工作时，用报告工作列表项 PPS 的产物来更新报告管理器。

角色：后处理管理器

角色描述：接受来自证据创建者的后处理 PPS 信息。

4.39.3 参考标准

DICOM 2003 年版 PS 3.4：通用执行检查项目 SOP 类

4.39.4 交互图

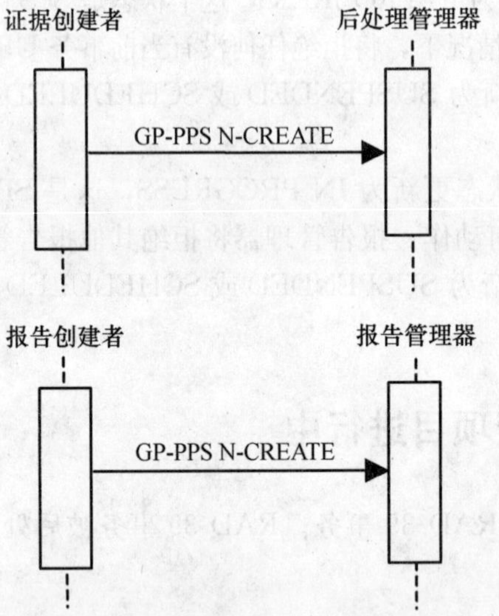

4.39.4.1 通用执行检查项目在进行中的消息

对于后处理工作列表项，在证据创建者上的一个用户或一个自动功能开始进行一个后处理执行检查项目。

对于报告工作列表项，一个用户开始在报告创建者上执行预约检查项目。

4.39.4.1.2 消息语义

证据创建者作为 SCU，使用 DICOM 的通用执行检查项目 SOP 的 N-CREATE 请求，来通知作为 SCP 的后处理管理器，一个特定的 PPS 已经被启动，并且它的状态是 IN PROGRESS。

4.39.4.1.3 预期行为

后处理管理器或报告管理器创建状态为 IN PROGRESS 的 PPS。

如果在 N-CREATE 请求中出现一个参考的通用预约检查项目序列（0040，4016）的条目，那么在被识别的通用预约检查项目 SOP 实例中，后处理管理器或报告管理器会更新作为通用执行检查项目序列（0040，4015）结果的属性。

后处理管理器可能使用已执行工作状态更新事务来向感兴趣的收件人通告所接收的 GP-PPS。

报告管理器可能使用执行工作状态更新事务来向感兴趣的收件人通告所接收的用于这个目的的 GP-PPS。

4.39.4.1.3.1 预约和执行检查项目之间的关系

在下面的案例中给出了预约和执行检查项目信息之间的关系。见第 3 卷，附录 C，以获得每个案例中构成属性的细节。

4.39.4.1.3.1.1　简单案例

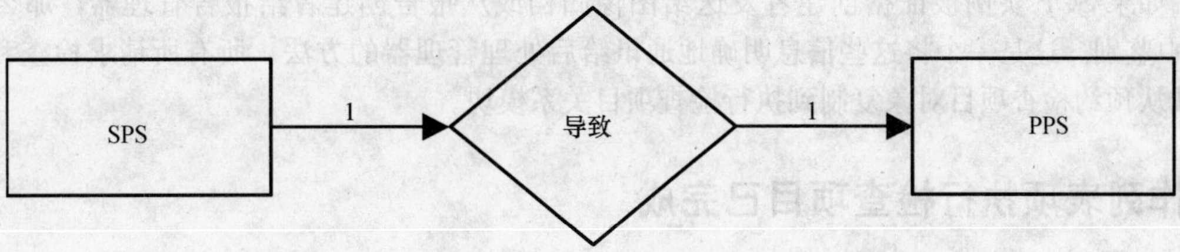

这个例子指明了 SPS 和 PPS 之间的一对一的关系。已预约检查项目和所请求的检查有关的信息会从已预约检查项目对象被复制到已执行检查项目关系模块。

4.39.4.1.3.1.2　未预约案例

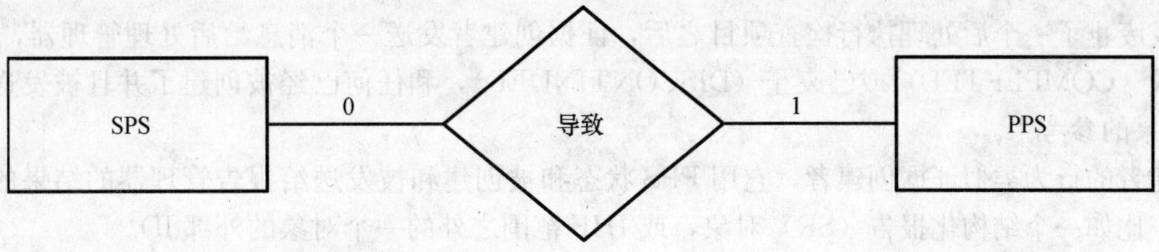

这个例子指明了 SPS 和 PPS 之间零对一的关系。由于不同的原因，对于证据创建者或报告创建者，已预约检查项目的和/也许是所请求检查有关的信息是不可用的，举例来说，通用工作列表 SCP 不可用，在报告过程中也没有后处理计划。

4.39.4.1.3.1.3　附加案例

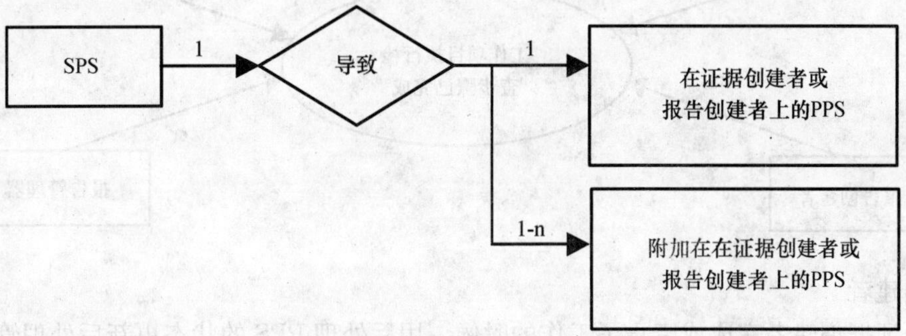

这个例子指明了在 SPS 和 PPS 之间 1 对 N 的关系，在这个关系中，首先为了响应一个 SPS 而产生了一个 PPS。在晚些时候，再继续增加其他的执行检查项目。所有的执行检查项目都可以追溯到相同的所请求检查和原本的 SPS。所有所请求检查和预约检查项目的属性会从预约检查项目对象被复制到执行检查项目关系模块以及复制到作为结果的复合实例的请求属性序列（Request Attribute Sequence）。

如果 SPS 状态是已完成（COMPLETED）或已废止（DISCONTINUED）的，将不能再添加 PPS。

4.39.4.1.3.1.4　被放弃的案例

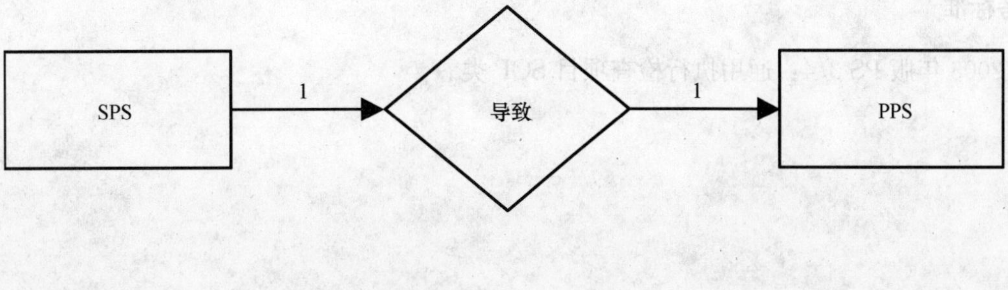

即使 PPS 可能已经或可能还没有与证据文档图像（Evidence Documents Images）或其他数据对象相关联，这个例子仍然指明了 SPS 和 PPS 之间一对一的关系。由于临床的原因，一个检查项目可能不得不在它完成之前就被放弃。如果 SOP 实例被证据创建者发送给图像归档或从报告创建者给报告管理器，那么他们会被在 PPS N-SET 中鉴别。这是一个将这些信息明确地通讯给后处理管理器的方法。所有所请求检查和预约检查项目的属性会被从预约检查项目对象复制到执行检查项目关系模块。

4.40 工作列表项执行检查项目已完成

本节内容对应为 IHE 技术框架 RAD-40 事务。RAD-40 事务被后处理管理器和证据创建者使用，也被报告管理器和报告创建者使用。

4.40.1 范围

在完成或废止了一个后处理执行检查项目之后，证据创建者发送一个消息给后处理管理器，将 PPS 状态更新为已完成（COMPLETED）或已废止（DISCONTINUED），和任何已经被创建了并且被发送给图像管理器/归档的结果的参考。

报告创建者的行为类似证据创建者，它用 PPS 状态和被创建和被发送给报告管理器的结果的参考来更新报告管理器，比如一个结构化报告（SR）对象，或 IHE 范围之外的一个对象的外部 ID。

4.40.2 用例角色描述

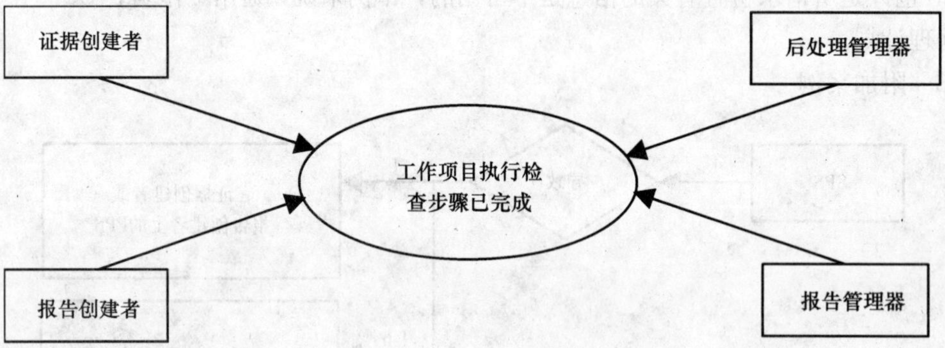

角色：证据创建者

角色描述：当证据创建者完成或废止了工作的时候，用后处理 PPS 的状态更新后处理管理器。

角色：后处理管理器

角色描述：从证据创建者接受后处理 PPS 信息。

角色：报告创建者

角色描述：当报告管理器完成或废止了工作时，用报告工作列表项 PPS 更新报告管理器。

角色：报告管理器

角色描述：从报告创建者接受 PPS 信息。

4.40.3 参考标准

DICOM 2003 年版 PS 3.4：通用执行检查项目 SOP 类

4.40.4 交互图

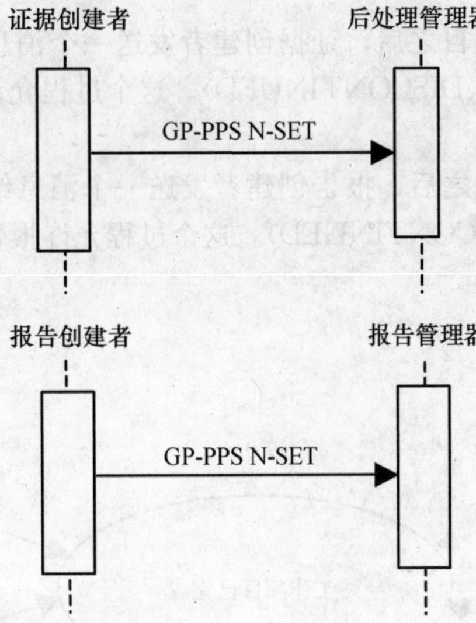

4.40.4.1 通用执行检查项目完成消息

4.40.4.1.1 触发事件

对于报告工作列表项来说，是一个用户完成了预约检查项目中的工作。

对于后处理工作列表项来说，是自动的证据创建者，或一个用户完成了后处理预约检查项目。

4.40.4.1.2 消息语义

作为SCU的证据创建者使用DICOM通用执行检查项目SOP类的N-SET请求来通知作为SCP的后处理管理器，一个特定的执行检查项目已经被完成，并且它的状态是已完成（COMPLETED）。证据创建者可能使用N-SET来发送PPS信息的中间介质的更新。最终的N-SET的状态不是已完成（COMPLETED）就是已废止（DISCONTINUED）。报告管理器表现以同样的方式，它作为SCU，报告管理器作为SCP。报告管理器通过执行工作状态更新或通过与DSS组合的方式向DSS通报PPS状态。

当状态被设置为已完成（COMPLETED）或已废止（DISCONTINUED）时，证据创建者会发送一个所有复合SOP实例（Composite SOP Instances）的列表给后处理管理器，即便要在输出信息序列（0040，4033）中被创建。同样的，报告创建者会在输出信息序列（0040，4033）中发送所有SOP实例的列表或者识别在非DICOM输出代码序列（0040，4032）中的非DICOM输出。

4.40.4.1.3 报告消息语义

在工作列表项已经被完成之后，报告创建者会向报告管理器提供已经被执行的报告任务的细节。这个信息会被包括在通用执行检查项目N-SET消息中的执行工作列表项代号序列里。报告创建者也会参考报告任务被执行过程中被建立的任何结果。输出信息是通用执行检查项目结果模块的一部分。输出的数据必须被存储到一个适当的数据库。数据库的使用将会取决于输出数据的类型，这些输出的数据可能是一个报告，一个音频文件，一个证据文档或其他的对象。

报告创建者可能也向报告管理器建议下面的工作项目。所请求的之后的工作列表项被包括在通用执行检查项目的结果模块中。

4.40.4.1.4 预期行为

后处理管理器或报告管理器将PPS的状态更新为已完成（COMPLETED）或已废止（DISCONTINUED）。

4.41 工作列表项已完成

本节内容对应为IHE技术框架RAD-41事务。RAD-41事务被后处理管理器和证据创建者以及报告管理器和报告创建者使用。

4.41.1 范围

完成或废止一个后处理预约检查项目之后，证据创建者发送一个消息给后处理管理器，将 SPS 状态更新为已完成（COMPLETED）或已废止（DISCONTINUED）。这个过程允许后处理管理器来更新它自己的工作列表。

完成或废止一个报告预约检查项目之后，报告创建者发送一个消息给报告管理器，将 SPS 状态更新为已完成（COMPLETED）或已废止（DISCONTINUED）。这个过程允许报告管理器来更新它自己的工作列表。

4.41.2 用例角色描述

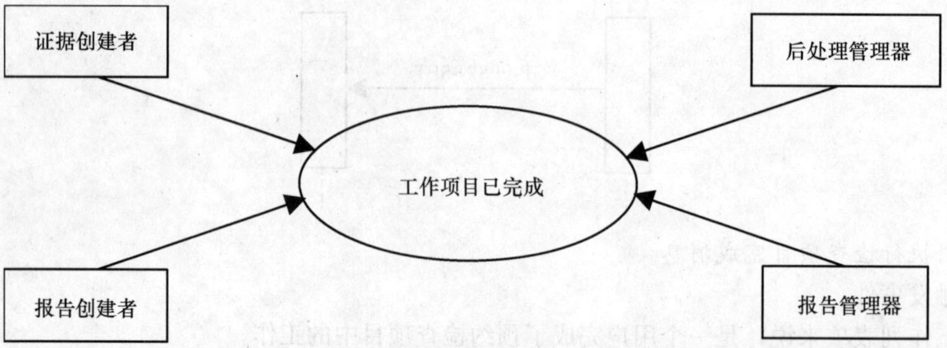

角色：证据创建者

角色描述：当证据创建者结束工作的时候，用后处理 SPS 的状态来更新后处理管理器。

角色：后处理管理器

角色描述：接受来自证据创建者的后处理 GP-SPS 信息。

角色：报告创建者

角色描述：当报告创建者结束工作的时候，用报告工作列表项目 SPS 来更新报告管理器。

角色：报告管理器

角色描述：接受来自报告创建者的报告 GP-SPS 的信息。

4.41.3 参考标准

DICOM 2003 年版 PS 3.4：通用预约检查项目 SOP 类

4.41.4 交互图

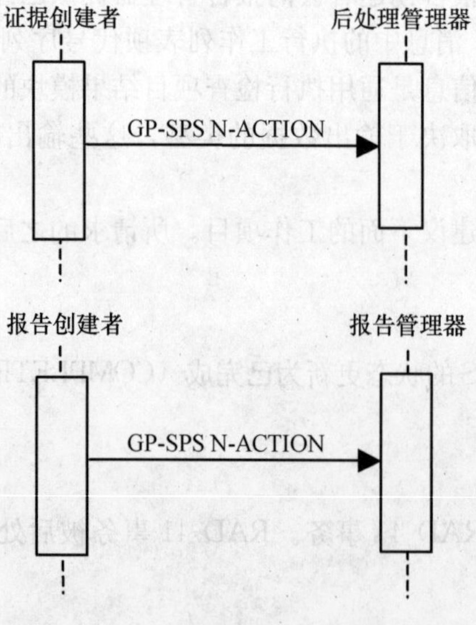

4.41.4.1 通用SPS完成消息

4.41.4.1.1 触发事件

对于后处理工作列表项目，是在证据创建者上的一个用户或自动化的功能结束后处理预约检查项目。

对于报告工作列表项目，是在报告创建者上，一个用户结束预约检查项目上的工作。

4.41.4.1.2 消息语义

作为SCU的证据创建者使用DICOM通用预约检查项目SOP类的N-ACTION请求来通知作为SCP的后处理管理器一个特定的预约检查项目已经被结束并且它的状态是已完成（COMPLETED）。这个消息通知后处理管理器，SPS是完成的并且更多的PPS将不会为了这个SPS而创建。证据创建者可能也会使用已废止（DISCONTINUED）状态来废止一个SPS。

同样的，报告创建者使用DICOM通用预约检查项目SOP类的N-ACTION请求来通知作为SCP报告管理器一个特定的预约检查项目已经被结束并且它的状态是已完成（COMPLETED）。这个消息通知报告管理器工作列表项目，SPS是完成的并且更多的PPS将不会为了这个SPS而建立。报告创建者可能也使用已废止（DISCONTINUED）的状态来废止了一个SPS。

4.41.4.1.3 预期行为

后处理管理器或报告管理器将SPS的状态更新为已完成（COMPLETED）或已废止（DISCONTINUED）。

另外，后处理管理器或报告管理器使用执行工作状态更新事务来通知DSS和图像管理器。

4.42 执行工作状态更新

本节内容对应为IHE技术框架RAD-42事务。RAD-42事务被科室系统预约者、报告管理器和图像管理器使用。

4.42.1 范围

科室系统预约者、报告管理器或图像管理器使用这个事务来通知正在被管理的执行工作的某些状态。这个事务允许系统不用为了与状态保持同步去控制执行工作。

没有控制的系统怎样或是否使用此信息是任凭执行者和客户来决定的。下面给出了一些例子：

- 科室系统预约者与后处理管理器组合，并且管理所有的后处理任务。这个事务使科室系统预约者能够将已经被执行的后处理工作通知图像管理器，比如，一套图像已经执行了CAD操作，并且已经进行了证据文档保存。
- 图像管理器与后处理管理器组合，管理一些后处理事务。这个事务使图像管理器能够将已经执行完的后处理工作通知科室系统预约者。
- 报告管理器在执行过程中以一个孤立的系统的形式出现，并且管理报告事务。这个事务使报告管理器能够将报告已经被完成的信息通知科室系统预约者和图像管理器。

4.42.2 用例角色描述

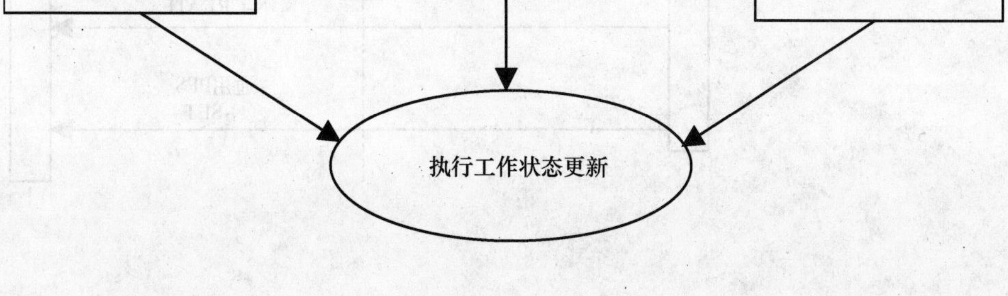

角色：科室系统预约者

角色描述：当管理任务（也就是与后处理管理器组合）时，科室系统预约者必须向图像管理器和报告管理器发送任务状态通知。当对图像管理器或报告管理器所管理的任务状态进行监控的时候，科室系统预约者必须做好了接受任务状态报告的准备。

角色：图像管理器

角色描述：当管理任务（也就是与后处理管理器组合）时，图像管理器必须向科室系统预约者和报告管理器发送任务状态通知。当对科室系统预约者或报告管理器所管理的任务状态进行监控的时候，图像管理器必须做好了接受任务状态报告的准备。

角色：报告管理器

角色描述：在管理各种任务（也就是在执行这些事务：报告工作列表，工作列表项声明，工作列表项完成，工作列表项执行检查项目进行中，工作列表项执行检查项目完成）的时候，报告管理器必须向科室系统预约者和图像管理器发送任务状态通知。在对科室系统预约者或图像管理器所管理的任务状态进行监控的时候，图像管理器必须做好接收任务状态报告的准备。

4.42.3 参考标准

DICOM 2003 年版 PS 3.4：通用执行检查项目 SOP 类

4.42.4 交互图

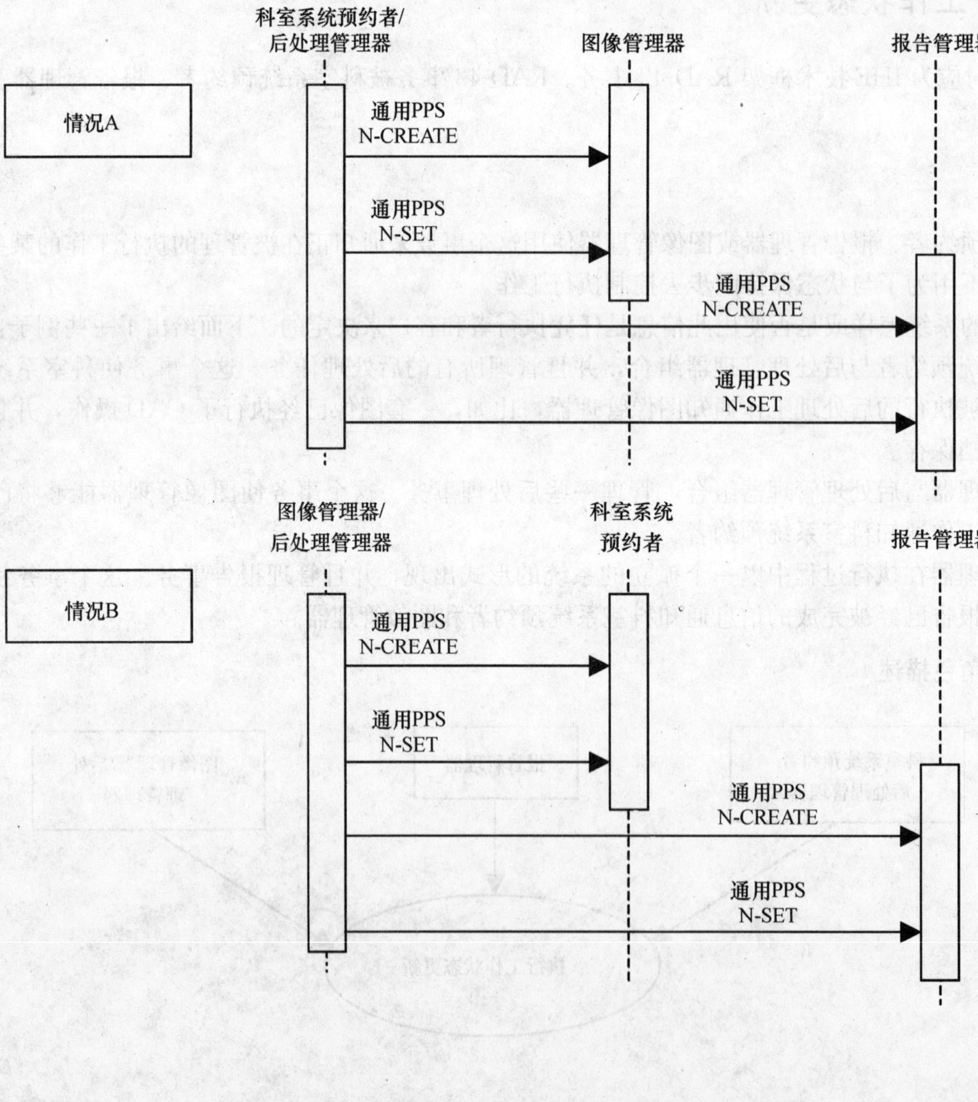

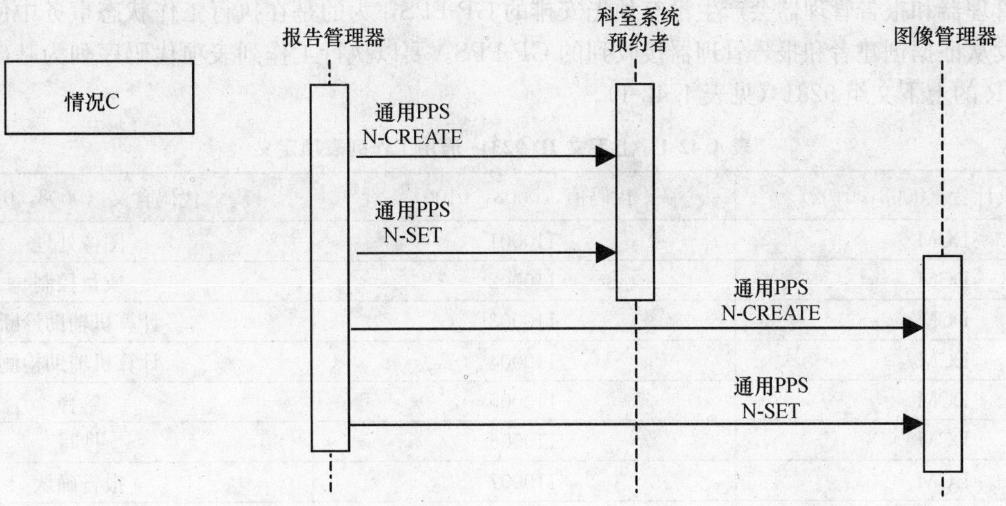

4.42.4.1 后处理执行检查项目创建/更新消息

4.42.4.1.1 触发事件

在特定的情况A中，科室系统预约者与后处理管理器组合，并接收各种状态产物或在它管理的事件上进行更新。在特定情节B中，图像管理器由于与后处理管理器组合，因此会接收各种状态的产物或在它管理的事件上进行更新，比如来自一个证据创建者的消息。在特定情节C中，报告管理器接收各种状态的产物或在它管理的事件上进行更新。在其他的情节中，例如一个GP-PPS完成消息被后处理管理器接收或报告管理器触发了工作状态更新消息的发送。

4.42.4.1.2 消息语义

在情况A中，当工作已经被启动或被完成时，科室系统预约者使用DICOM通用执行检查项目SOP的N-CREATE和N-SET请求来向图像管理器和报告管理器通知情况。科室系统预约者执行SCU角色，而图像管理器和报告管理器执行SCP的角色。

在情况B中，当工作已经被启动或被完成时，图像管理器使用DICOM通用检查项目SOP的N-CREATE和N-SET请求来向科室系统预约者和报告管理器通知情况。图像管理器执行SCU角色，而科室系统预约者和报告管理器执行SCP的角色。

在情况C中，当工作已经被启动或被完成时，报告管理器使用DICOM通用执行检查项目SOP的N-CREATE和N-SET请求来向科室系统预约者和图像管理器通知情况。报告管理器执行SCU的角色，而科室系统预约者和图像管理器执行SCP的角色。

“执行工作”可能由一个或多个相关的由SCU管理的子工作列表项组成，这个“执行工作”正在充当管理这些工作列表项的工作流程管理器的角色。同SCU接收与每一个子工作列表项都有关的状态信息一样，它会依次更新SCP。在子工作列表项已经被声明之后，SCU发送带有“进行中（IN PROGRESS）”GP-PPS状态的N-CREATE请求，但是为了让子工作列表项已经被执行，因此要求该请求的发送不迟于第一个工作列表项执行检查项目正在进行中的事务。在N-CREATE中，SCU使用执行工作列表项代码序列（0040，4019）来传达子工作列表项。SCU可能使用N-SET来发送中间介质的更新。在子工作列表项GP-SPS已完成之后，带有“已完成（COMPLETED）”GP-PPS状态的最终的N-SET请求将被发送。如果这里有被SCU管理的更多的子工作列表项，N-SET将会包含所请求的后续工作列表项代码序列（Requested Subsequent WorkItem Code Sequence），用来标志下一个工作列表项，这个工作列表项将会被更新。在SCU结束了对所有的由它管理的子工作列表项进行的更新工作的时候，这个属性将与“没有后续工作列表项（No Subsequent Workitems）”的工作列表项一起被发送，表示这一系列的执行工作的结尾。这表示其他的工作列表项管理器可能接管对后续一系列工作的管理功能。

后处理管理器和报告管理器会产生没有预先安排的GP-PPS，为的是在执行工作状态事务中使用；它们不能简单地转发从证据创建者和报告管理器接收到的GP-PPS。要以执行工作列表项代码序列为基础，它们会使用来自DCMR的上下文组9231（见表4.42-1）。

表4.42-1 上下文ID 9231-通用工作列表项定义

代码表设计者（0008，0102）	代码值（0008，0100）	代码含义（0008，0104）
DCM	110001	图像处理
DCM	110002	质量控制
DCM	110003	计算机辅助诊断
DCM	110004	计算机辅助检测
DCM	110005	解释
DCM	110006	抄写
DCM	110007	报告确认
DCM	110008	打印
DCM	110009	没有后续的工作列表项

4.42.4.1.3 预期行为

科室系统预约者或图像管理器以适合它自己责任的方式来记录和使用信息。

4.43 证据文档存储

本节内容对应为IHE技术框架RAD-43事务。RAD-43事务被影像采集设备和证据创建者角色使用。

4.43.1 范围

在证据文档存储事务中，影像采集设备或证据创建者会将储存在图像归档中的证据文档进行传送。

证据文档是DICOM复合对象，产生的这种DICOM复合对象是用来当做执行检查项目结果的，这些执行检查项目为图像获取，图像处理或计算机辅助检测。

这些对象被有意地当做诊断解释中使用的证据；然而他们不是图像而是DICOM结构化报告（DICOM Structured Reporting）文档。证据文档用来描述那些非解释性的信息，虽然不排除在放射科以外发布，但是这些信息首先会在影像部门内被管理和使用。这种对象不希望让报告管理器管理。被作为这种SOP类的SOP实例来进行编码的对象就像乳腺X线摄影CAD那样，是证据文档的范例。

4.43.2 用例角色描述

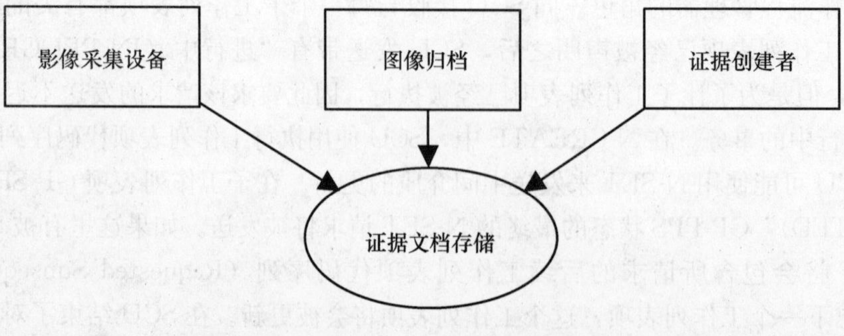

角色：影像采集设备

角色描述：在证据文档中记录非影像证据信息并且将它们储存到图像归档中。

角色：证据创建者

角色描述：在证据文档中记录非影像证据信息并且将它们储存到图像归档中。

角色：图像归档

角色描述：接受和存储从影像采集设备或证据创建者那里接收的证据文档实例。

4.43.3 参考标准

DICOM 2003 年版 PS 3.4：存储服务类；基础文本 SR SOP 类；增强的 SR SOP 类；全面的 SR SOP 类；胸部 CAD SR SOP 类；乳腺 X 线摄影 CAD SR SOP 类。

DICOM 补充 26：OB-GYN 超声检查报告。

DICOM 补充 66：导管介入实验室 SR。

DICOM 补充 71：血管超声 SR。

注：到它们发布时，补充 66 和 71 还不是最终版本，最终版本在等待小集合代码一致性。一致性一旦完成，最终版本文本会认可这些补充。

这个列表试图提供一个例子的基础列表。DICOM 将继续出版附加的 SR SOP 类和适合证据文档的模板。

4.43.4 交互图

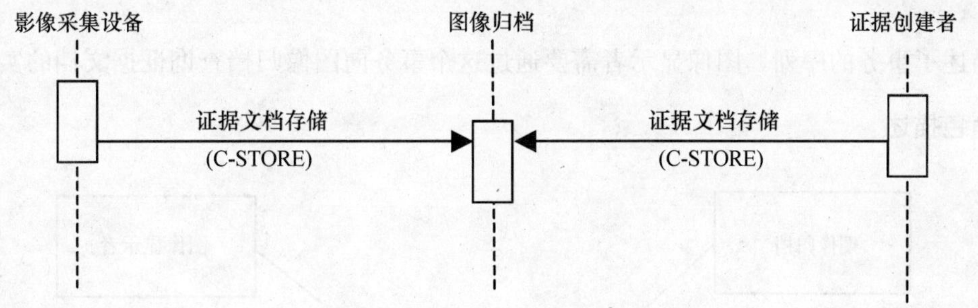

4.43.4.1 证据文档已存储

从上面的交互图中可以看出，这个事务与在图像归档和影像采集设备或图像归档和证据创建者之间的“DICOM C-STORE”事件相关。

4.43.4.1.1 触发事件

影像采集设备或证据创建者产生需要被归档的证据文档。

4.43.4.1.2 消息语义

影像采集设备或证据创建者为了储存证据文档，用 DICOM C-STORE 消息来向图像归档传送证据文档（作为 SR 对象）。影像采集设备或证据创建者是 DICOM 存储 SCU，而图像归档是 DICOM 存储 SCP。

确定的信息被记录在证据文档头中的要求是必须的。在第 3 卷，附录 C，表 C.1-1 中列出了 DICOM SOP 实例映射这些信息的细节。

4.43.4.1.3 预期行为

DICOM 标准（2001）定义了许多被用于证据文档建立的非图像存储 SOP 类。期望图像归档将会支持多样的存储 SOP 类，像在表 4.43-1 中定义的那样。

表 4.43-1 建议的证据文档 SOP 类

SOP 类 UID	SOP 类名称
1.2.840.10008.5.1.4.1.1.88.50	乳腺 X 线摄影 CAD SR
1.2.840.10008.5.1.4.1.1.88.11	基本文本 SR
1.2.840.10008.5.1.4.1.1.88.22	增强的 SR
1.2.840.10008.5.1.4.1.1.88.33	全面的 SR
1.2.840.10008.5.1.4.1.1.88.65	胸部 CAD SR

也期待图像归档将会支持一个或多个被定义与证据文档一起使用的模板，像在表 4.43-2 中列出的。

表 4.43-2 建议的证据文档模板

模板 ID	模板名称
TID 4000	乳腺 X 线摄影 CAD 文档根模板
TID 5000	OB-GYN 超声检查报告
TID 3500	血液动力学报告
TID 4100	胸部 CAD SR 文档根模板
TID 5100	血管超声检查报告模板

图像归档必须支持存储级别 2：也就是说，必须支持所有类型 3 属性。

4.44 查询证据文档

本节内容对应为 IHE 技术框架 RAD-44 事务。RAD-44 事务被图像归档和图像显示者角色使用。

4.44.1 范围

这个段落描述了事务的序列，图像显示者需要通过这个事务向图像归档查询证据文档的实例。

4.44.2 用例角色描述

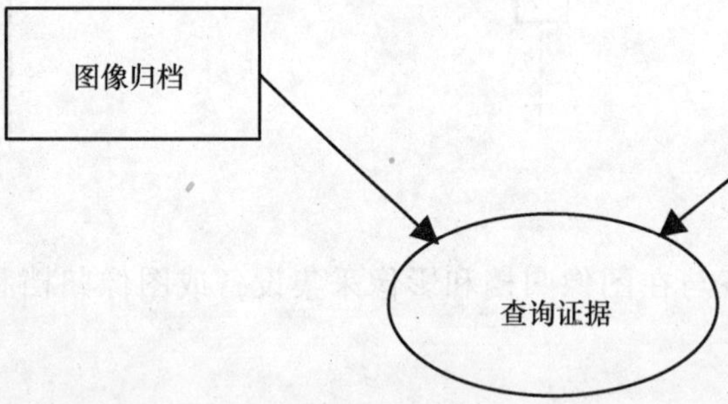

角色：图像显示者
角色描述：查询证据文档对象（一般是为了将来提取它们）。
角色：图像归档
角色描述：响应来自图像显示者对于证据文档对象的查询。

4.44.3 参考标准

DICOM 2003 年版 PS 3.4：查询/提取服务类

4.44.4 交互图

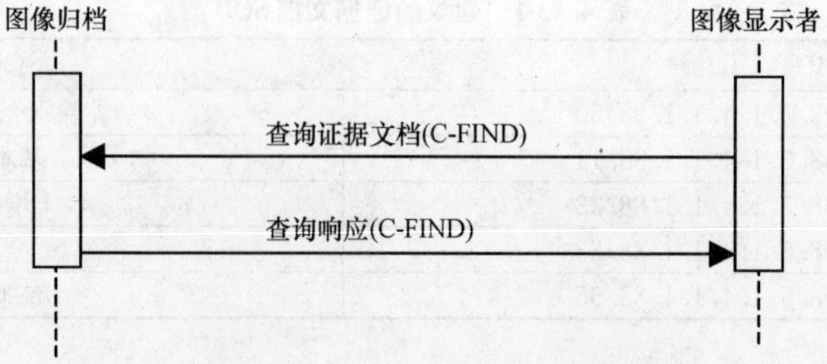

4.44.4.1 查询证据文档

查询证据文档支持查询（检查根目录—查询（FIND）和随意地患者根目录—查询（FIND））SOP 类。查阅 DICOM 2003 年版 PS 3.4：查询/提取服务类来得到详细的描述语义。

4.44.4.1.1 触发事件

图像显示需要获得有关证据文档的信息

4.44.4.1.2 消息语义

这个消息语义是由 DICOM 查询/提取 SOP 类定义的。

一个是来自 DICOM 检查根目录查询/提取信息模块-查询（FIND）SOP 类的 C-FIND 请求，一个是来自 DICOM 患者根目录查询/提取信息模块-查询（FIND）SOP 类的 C-FIND 请求，其中一个会从图像显示者被发送到图像归档。

为了获得图像归档中所选级别（患者级、检查级、序列级或实例级）的匹配条目列表，图像显示者使用一个或多个匹配关键字作为过滤的标准。

除了由 DICOM 标准定义的必须的和唯一的关键字以外，IHE 技术框架中还定义了能使查询 SCU 和 SCP 支持的匹配和返回关键字。在段落 4.14.4.1.2 和表 4.14-1 中定义了关键字。在 RAD TF-2：2.2 中定义了关键字使用的习惯。对于图像显示（SCU）和图像归档（SCP），在表 4.44-1 中定义了额外的证据文档实例的特殊关键字。

表 4.44-1 证据文档实例特殊的查询匹配和返回关键字

属性名称	标签	查询匹配关键字		查询返回关键字	
		SCU	SCP	SCU	SCP
证据文档实例特定的级别					
内容日期	(0008，0023)	O	O	O	R+
内容时间	(0008，0033)	O	O	O	R+
被参考的请求序列	(0040，A370)				
> 检查实例 UID	(0020，000D)	O	O	R+ *	R+
> 存取号	(0008，0050)	O	O	R+	R+
> 请求检查 ID	(0040，1000)	O	O	R+	R+
>请求检查代码序列	(0032，1064)				
>> 代码值	(0008，0100)	O	O	O	R+
>> 编码方案设计者	(0008，0102)	O	O	O	R+
>> 编码方案版本	(0008，0103)	O	O	O	R+
>> 代码含义	(0008，0104)	O	O	O	R+
内容模板序列	(0040，A504)				
> 模板标识	(0040，DB00)	O	O	R+	R+
概念名称代码序列	(0040，A043)				
> 代码值	(0008，0100)	O	O	R+ *	R+
> 译码方案设计者	(0008，0102)	O	O	R+ *	R+
> 译码方案版本	(0008，0103)	O	O	O	R+
> 代码含义	(0008，0104)	O	O	R+	R+

4.44.4.1.3 预期行为

图像归档接收 C-FIND 请求，在被提供的关键字上执行匹配工作，并且用 C-FIND 响应向图像显示者回送匹配记录的列表。

期望图像显示者能够在提取功能中使用模板 ID 来选择证据文档。

4.45 提取证据文档

本节内容对应为 IHE 技术框架 RAD-45 事务。RAD-45 事务被图像显示者和图像归档角色使用。

4.45.1 范围

在提取证据文档事务中，所请求的 DICOM 证据文档被从图像归档传送到图像显示。

4.45.2 用例角色描述

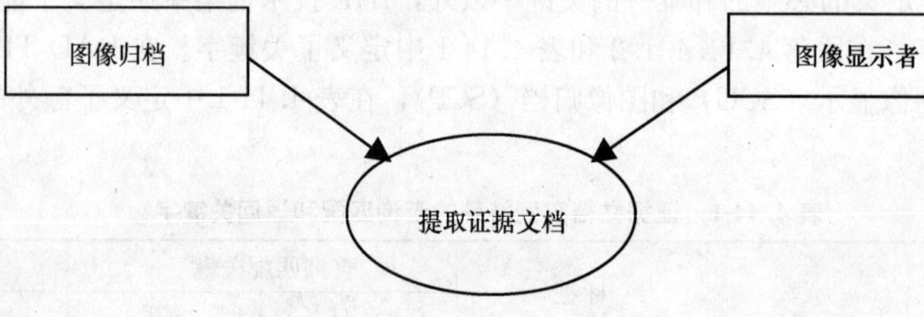

角色：图像归档

角色描述：发送所请求的证据文档给图像显示者角色。

角色：图像显示者

角色描述：接收所请求的来自图像归档角色的证据文档。

4.45.3 参考标准

DICOM 2000 年版 PS 3.4：查询/提取服务类，存储 SOP 类。

4.45.4 交互图

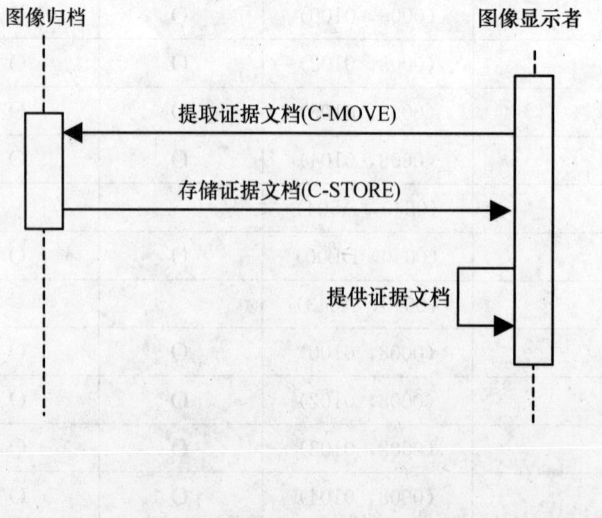

4.45.4.1 提取证据文档

提取（检查根目录—MOVE 和随意地患者根目录-MOVE）SOP 类会被支持。图像归档作为 SCU 会支持可能被用来作为证据文档的DICOM存储SOP类。查阅DICOM 2003年版PS 3.4，附件C，来得到详细的描述语义（见第3卷，表4.38-1）。

4.45.4.1.1 触发事件

图像显示者从图像归档中选择特定的证据文档对象进行提取。

4.45.4.1.2 消息语义

在DICOM 2000年版PS 3.4：查询/提取服务类的DICOM查询/提取服务类部分中，定义了该消息语义。当患者和检查信息被从图像归档中提取时，图像管理器的责任是确保他们在证据文档对象中是最新的。

4.45.4.1.3 预期行为

图像归档接收C-MOVE请求，与图像显示者之间建立一个DICOM连接，并且使用DICOM C-STORE命令来传送所请求的证据文档对象。

图像显示者在对图像归档进行的查询中得到了模板ID，既然图像显示者可以选择与这个模板ID相匹配的文档，由于图像显示者提取的是以上文档内容，因此要求图像显示者不要向图像归档返回一个错误。替代方法可能是将提取的结果简单地丢弃。

4.45.4.2 提供证据文档

这个事务与之前的交互图表的“提供证据文档”事件相关。

4.45.4.2.1 触发事件

图像显示者接收来自图像归档的证据文档实例。

4.45.4.2.2 分布式对象调用语义

这是一个在图像显示者中常驻的功能的本地调用。证据文档会被显示给图像显示者的用户。图像显示者使用这种方法来将证据文档显示出来，这种方法是在IHE技术框架之外的。比如，在这种情况下，当图像显示者与证据创建者组合时，证据文档可能被证据创建者作为下一步处理的输入而提供。

4.45.4.2.3 期望行为

图像显示者提供证据文档被提取。如果图像显示者不能够操作文档的组成部分，它可能通知用户并且提供一个“低等的”提供功能的选择或干脆忽略数据。

对于其他类型的证据对象，证据文档可能包含参考。图像显示者总是能够提供（或“低等的”影像）参考的证据文档或来调用其他提供的显示功能性。

如果图像显示者总是支持图像规范的一致表达，对相关图像应用任何在证据文档中给应用程序作为参考的表达状态也是必须的。

如果图像显示者也支持关键图像注释规范，提供任何在证据文档中作为参考的关键图像注释是必须的。

注：推荐使用刚刚被提取的证据文档实例，用来确保最临近的患者数据被显示时，能够反映出可能在图像管理器/图像归档中出现的患者合并和患者更新。这个患者数据可能与之前提取的同一个证据文档实例备份中的患者数据不一致。

4.46 查询报告工作列表

本节内容对应为IHE技术框架RAD-46事务。RAD-46事务被报告管理器和报告创建者使用。

4.46.1 范围

在由报告创建者所完成的报告工作过程中，这个事务用来查明报告管理器已经向报告创建者预约或指派了哪些任务。这个事务允许报告管理器向报告创建者提供工作列表，这个工作列表会包含与报告过程相关的工作列表项代码。这些与报告过程相关的工作列表项代码将会指导对图像、听写、抄写和报告确认的解释工作。

报告管理器是工作列表的提供者。它通过来自科室系统预约者的检查预约事务获得必要的患者和检查类型信息。在执行检查项目管理器中的影像设备检查项目完成事务向报告管理器通知图像和其他证据对象存在与否的信息，并且可能会通过图像可用性查询来确认它们的可用性。

报告创建者提取工作列表而且包括被接收的信息，比如患者基本信息、检查实例 UID 等，在作为结果的实例（见第 3 卷，附录 D）中，作为结果的实例通过实例存储事务，比如证据文档存储、图像存储等，来进行储存。

4.46.2 用例角色描述

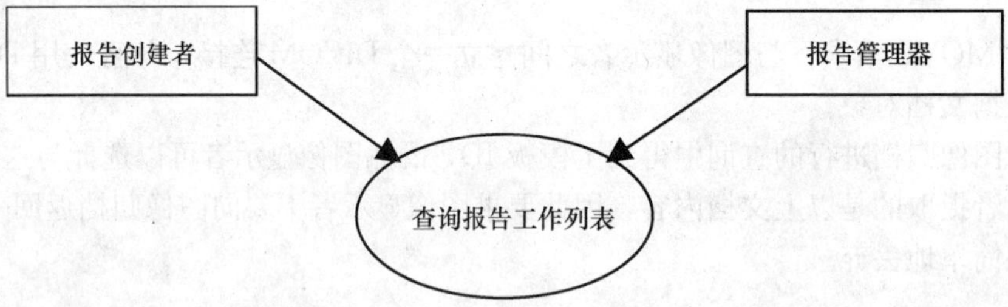

角色：报告创建者

角色描述：向报告管理器查询报告预约检查项目。

角色：报告管理器

角色描述：为解释、口述、抄写和确认这些可用任务的工作列表项预约报告检查项目；认可对工作列表条目和返回应答的查询请求。

4.46.3 参考标准

DICOM 2003 年版 PS 3.4：通用工作列表 SOP 类

4.46.4 交互图

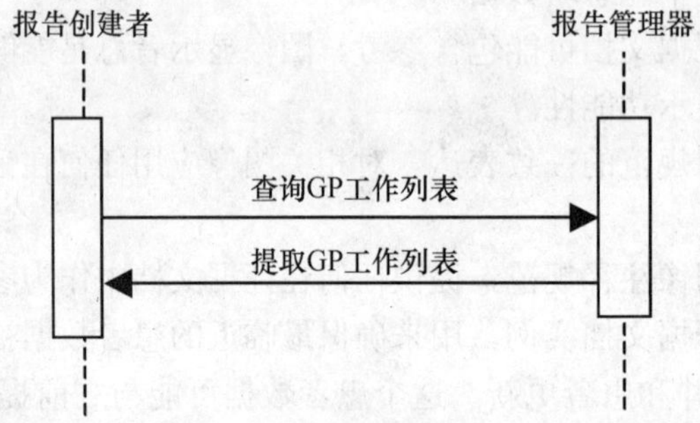

4.46.4.1 查询通用工作列表消息

工作列表查询被发送给报告管理器。

4.46.4.1.1 触发事件

在报告创建者上的一个用户或一个自动功能查询预约报告工作列表条目。

4.46.4.1.2 消息语义

DICOM 通用工作列表 SOP 类的 C-FIND 请求常常用来查询通用工作列表。报告创建者执行 SCU 角色，而这个报告管理器执行 SCP 角色。

4.46.4.1.2.1 匹配关键字和返回关键字

报告创建者被请求查询特定的属性（返回关键字），这将被插入到作为结果的诊断报告产物的实例中。见

第 3 卷，附录 D 以得到更多的细节。

报告创建者会单独地支持每一个在表 4.46-3 中列出的必须的查询关键字—报告工作列表的返回和匹配关键字。另外，至少之后的两个组合中的一个会被报告创建者执行：

1. 以患者为导向的查询：查询特定患者/检查的工作列表。SCU 会支持所有（31）表 4.46-1 中列出的由一个或多个关键字组成的匹配关键字属性的组合。由斜体字指示的序列属性不能单独成为匹配关键字，但是为了传送它们包含的属性值，这些属性必须被包括在查询中。因此，SCU 会支持以下项目的任意组合：患者姓名、患者 ID、检查号、被请求的检查 ID 和预约工作列表项代码。

表 4.46-1　患者导向的查询的 GPWL 关键字

匹配关键字属性	标签
患者姓名	(0010，0010)
患者 ID	(0010，0020)
被参考请求序列	*(0040，A370)*
> 存取号	(0008，0050)
> 请求检查 ID	(0040，1001)
已预约工作列表项代码序列	*(0040，4018)*
> 代码值	(0008，0100)
> 编码方案设计者	(0008，0102)

2. 以用户为导向的查询：在一个特定的地点，允许已经登陆的特定用户查询范围更宽阔的工作列表。SCU 会支持所有（63）表 4.46-2 中列出的由一个或多个关键字组成的匹配关键字属性的组合。由斜体字指示的序列属性不能单独成为匹配关键字，但是为了传送它们包含的属性值，这些属性必须被包括在查询中。如果将预约站点名称代码序列的代码值进行附值，这个代码值将会被设成工作站上通用工作列表 SCU 的应用实体名。

表 4.46-2　GPWL 以用户为导向的查询的关键字

匹配关键属性	标签
通用预约检查项目状态	(0040，4001)
已预约站点名称代码序列	*(0040，4025)*
> 代码值	(0008，0100)
> 编码方案设计者	(0008，0102)
已预约检查步骤开始日期和时间	(0040，4005)
已预约工作列表项目代码序列	*(0040，4018)*
> 代码值	(0008，0100)
> 编码方案设计者	(0008，0102)
已预约人类执行者序列	*(0040，4034)*
>人类执行者代码序列	*(0040，4009)*
>> 代码值	(0008，0100)
>> 编码方案设计者	(0008，0102)
> 人类执行者的姓名	(0040，4037)

4.46.4.1.2.2　匹配关键字属性的使用的实例

- 使用预约检查项目开始日期和时间关键字：查询所有当天预约的报告任务。

- 使用预约工作列表项目代码关键字：查询所有的抄写任务。
- 使用预约人类执行者姓名关键字：查询所有为该放射科医生预约的报告任务。
- 使用预约检查项目开始日期和时间，预约工作列表项目代码和预约人类执行者姓名关键字：查询所有为今天放射科医生预约的报告确认任务。

注：应用程序推荐在每一个结构化的患者姓名的组合结尾加上一个通配符“*”，以便匹配结构化的和非结构化的患者姓名。

4.46.4.1.2.3 匹配关键字和返回关键字

报告创建者被要求查询特定的属性（返回关键字），许多特定的属性在他创建的对象中将会是必须的。在被存储的对象中对于属性的请求在第3卷附录D中被定义。这里会被查询的属性，但这些属性可能在别处不会被使用。

表4.46-3总结了匹配关键字请求并且列出了可选和必须的属性，这些属性可能被请求，并且会为了使用户可以在报告创建者那里使用而被返回。见RAD TF-2：2.2以得到更多的在表中表述的请求信息。

表4.46-3 报告工作列表查询的匹配和返回关键字

属性名称	标签	查询匹配关键字		查询返回关键字	
		SCU	SCP	SCU	SCP
SOP Common					
特定的字符集	(0008，0005)	O	O	O	R
SOP类UID	(0008，0016)	O	O	R+*	R
SOP实例UID	(0008，0018)	O	R	R+*	R
通用预约检查项目信息					
通用预约检查项目状态	(0040，4001)	R+	R	R+	R
输入可用性标记	(0040，4020)	O	R	R+	R
通用预约检查项目优先级	(0040，4003)	O	R	R+	R
已预约检查项目ID	(0040，0009)	O	O	O	R
已预约工作列表项代码序列	(0040，4018)				
>代码值	(0008，0100)	R+	R	R+*	R
>编码方案设计者	(0008，0102)	R+	R	R+*	R
>代码含义	(0008，0104)	—	—	R+	R
已预约处理过程应用程序代码序列	(0040，4004)				
>代码值	(0008，0100)	O	R	O	R
>编码方案设计者	(0008，0102)	O	R	O	R
>代码含义	(0008，0104)	—	—	O	R
已预约站点名称代码序列	(0040，4025)				
>代码值	(0008，0100)	R+	R	R+*	R
>编码方案设计者	(0008，0102)	R+	R	R+*	R
>代码含义	(0008，0104)	—	—	R+	R
已预约站点类代码序列	(0040，4026)				
>代码值	(0008，0100)	O	R	O	R
>编码方案设计者	(0008，0102)	O	R	O	R

续表

属性名称	标签	查询匹配关键字		查询返回关键字	
		SCU	SCP	SCU	SCP
通用预约检查项目信息					
＞代码含义	(0008，0104)	—	—	O	R
已预约站点地理位置代码序列	(0040，4027)				
＞代码值	(0008，0100)	O	R	O	R
＞编码方案设计者	(0008，0102)	O	R	O	R
＞代码值	(0008，0104)	—	—	O	R
已预约检查项目开始日期和时间	(0040，4005)	R+	R	R+	R
已预期完成日期和时间	(0040，4011)	O	R	O	R
已预约人员执行者序列	(0040，4034)				
＞人员执行者代码序列	(0040，4009)				
＞＞代码值	(0008，0100)	R+	R	R+ *	R
＞＞编码方案设计者	(0008，0102)	R+	R	R+ *	R
＞＞代码含义	(0008，0104)	—	—	R+	R
＞人员执行者姓名	(0040，4037)	R+	R+	R+	R+
＞人员执行者组织	(0040，4036)	O	O	O	R+
被参考的检查组成部分序列	(0008，1111)				
＞被参考的SOP类UID	(0008，1150)	O	O	O	R
＞被参考SOP实例UID	(0008，1155)	O	O	O	R
输入信息序列	(0040，4021)				
＞检查实例UID	(0020，000D)	O	O	R+ *	R
＞被参考的检查序列的序列	(0008，1115)				
＞＞序列实例UID	(0020，000E)	O	O	R+ *	R
＞＞提取应用实体名	(0008，0054)	O	O	O	R
＞＞存储介质文件—集合ID	(0088，0130)	O	O	O	O
＞＞存储介质文件—设置UID	(0088，0140)	O	O	O	O
＞＞被参考SOP序列	(0008，1199)				
＞＞＞被参考SOP类UID	(0008，1150)	O	O	R+ *	R
＞＞＞被参考SOP实例UID	(0008，1155)	O	O	R+ *	R
相关信息序列	(0040，4022)				
＞检查实例UID	(0020，000D)	O	O	O	R
＞被参考的检查序列的序列	(0008，1115)				
＞＞序列实例UID	(0020，000E)	O	O	O	R
＞＞提取应用实体名	(0008，0054)	O	O	O	O
＞＞已存储介质文件—设置ID	(0088，0130)	O	O	O	O

续表

属性名称	标签	查询匹配关键字		查询返回关键字	
		SCU	SCP	SCU	SCP
通用预约检查项目信息					
>> 存储介质文件—设置 UID	(0088，0140)	O	O	O	R
>> 被参考 SOP 序列	(0008，1199)				
>>> 被参考 SOP 类 UID	(0008，1150)	O	O	O	R
>>> 被参考 SOP 实例 UID	(0008，1155)	O	O	O	R
作为结果的通用执行检查项目序列	(0040，4015)				
> 被参考 SOP 类 UID	(0008，1150)	O	O	O	R
> 被参考 SOP 实例 UID	(0008，1155)	O	O	O	R
真实人员执行者序列	(0040，4035)				
> 人员执行者代码参考	(0040，4009)				
>> 代码值	(0008，0100)	O	O	O	R
>> 编码序列制定者	(0008，0102)	O	O	O	R
>> 代码含义	(0008，0104)	—	—	O	R
> 人员执行者姓名	(0040，4037)	O	O	O	R+
> 人员执行者组织	(0040，4036)	O	O	O	R+
检查实例 UID	(0020，000D)	O	O	R+ *	R
多重副本标记	(0040，4006)	O	O	O	R
所有其他来自通用预约检查项目信息模块的属性		O	O	O	O
通用预约检查项目关系					
被参考请求序列	(0040，A370)				
> 检查实例 UID	(0020，000D)	O	O	R+ *	R
> 被参考检查序列	(0008，1110)				
>> 被参考 SOP 类 UID	(0008，1150)	O	O	R+ *	R
>> 被参考 SOP 实例 UID	(0008，1155)	O	O	R+ *	R
> 请求检查 ID	(0040，1001)	R+	R+	R+	R
> 请求检查描述	(0032，1060)	O	O	O	R
> 请求检查代码序列	(0032，1064)				
>> 代码值	(0008，0100)	O	O	O	R
>> 代码方案制定者	(0008，0102)	O	O	O	R
>> 代码含义	(0008，0104)	—	—	O	R
> 存取号	(0008，0050)	R+	R	R+	R
> 请求检查的医生	(0032，1032)	O	O	O	R
> 所有其他与请求检查和图像服务请求相关的在通用预约检查项目关系模块中的属性		O	O	O	O

续表

属性名称	标签	查询匹配关键字		查询返回关键字	
		SCU	SCP	SCU	SCP
患者关系					
所有来自患者关系模块的属性		O	O	O	O
患者 ID					
患者姓名	(0010，0010)	R+	R	R+	R
患者 ID	(0010，0020)	R+	R	R+	R
所有其他来自患者识别模块的属性		O	O	O	O
患者基本信息					
患者出生日期	(0010，0030)	O	O	R+	R
患者性别	(0010，0040)	O	O	R+	R
所有其他来自患者基本信息的属性		O	O	O	O
患者体格检查					
所有来自患者体格检查模块的属性		O	O	O	O

4.46.4.1.3 预期行为

报告管理器执行查询并且发送匹配通用工作列表条目给报告创建者。

4.46.4.2 接收通用工作列表消息

这个消息是报告管理器发送的，包含通用工作列表信息，它是对报告创建者查询的一个响应。

4.46.4.2.1 触发事件

报告管理器接收一个对于工作列表的查询。

4.46.4.2.2 消息语义

来自 DICOM 通用工作列表 SOP 类的 C-FIND 响应将会被用作这个消息。在工作流程的先前步骤期间，许多通过工作列表来查询的属性来自其他来源，并且通过其他事务比如 MPPS，使报告管理器可以使用这些属性。输入的信息是由报告管理器来决定的，比如检查、序列等，这些信息适合被使用在工作列表项预约检查项目中，也就是它不依赖于获取过程以及所产生的 MPPS。

为了在预约工作列表项代码序列（0040，4018）的内容中执行，后处理管理器会规定任务的类型。预约工作列表项代码序列会使用以下来自 DCMR CID 9231 中的一个值：

表 4.46-4 报告工作列表项目定义

编码计划设计者（0008，0102）	代码值（0008，0100）	代码含义（0008，0104）
DCM	110005	解释
DCM	110006	抄写
DCM	110007	报告确认
DCM	110009	没有发生的工作项目

4.46.4.2.3 预期行为

一个报告创建者向用户显示工作列表，这个用户可能紧接着就选择这个条目来继续工作。当用户选择工作列表项和执行报告创建工作时，报告创建者会通知自己工作的进展，比如在工作项目声明和工作项目完成两个事务中定义的那样。

4.47 通过介质分发影像信息

本节内容对应为IHE技术框架RAD-47事务。RAD-47事务被便携介质创建者和介质读取角色（便携介质导入者，图像显示者，报告阅读者，显示者和打印排版器）使用。

4.47.1 范围

在通过介质分发影像信息的事务中，便携介质创建者通过存储着信息的交换介质将信息发送给介质读取角色。

4.47.2 用例角色描述

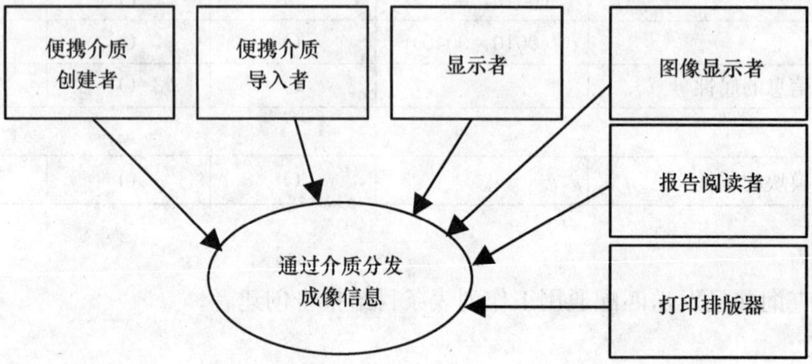

角色：便携介质创建者

角色描述：收集介质内容并且在介质上存储它，以便将其分发。

角色：便携介质导入者

角色描述：为了访问存储在DICOMDIR文件中的信息和它自己参考实例（DICOM FSR），便携介质导入者会读取已分发介质的DICOM内容，并且执行介质数据的输入工作。

角色：图像显示者

角色描述：为了访问被存储在DICOMDIR文件（DICOM FSR）中的信息，图像显示者会读取已分发介质的DICOM内容，并且显示它自己的参考证据对象。

角色：报告阅读者

角色描述：为了访问被存储在DICOMDIR文件（DICOMFSR）中的信息，报告阅读者会读取已分发介质的DICOM内容，并且读取它自己的参考诊断报告。

角色：打印排版器

角色描述：为了访问被存储在DICOMDIR文件（DICOMFSR）中的信息，打印排版器会读取被分发介质的DICOM内容，并且发送打印数据（图像）给打印服务器。

角色：显示者（来自ITI TF）

角色描述：为了访问被存储在INDEX. HTM文件中的信息，显示者角色会读取被分发介质的网上可见内容，并且显示它自己的参考数据（XHTML文件和JPEG图像）。

4.47.3 参考标准

DICOM 2003年版PS 3.10：数据交换的介质存储和文件格式

DICOM 2003年版PS 3.11：介质存储应用规范

DICOM 2003年版PS 3.12：数据交换的介质格式和物理介质

DICOM 补充 80（最终文档）：DVD 介质应用规范

XHTML™ 1.0 可扩展的超文本链接标示语言（第二版）。在 XML 1.0 中的一个 HTML 4 的再形成。W3C 推荐 2000 年 1 月 26 日发布的版本，但在 2002 年 8 月 1 日曾经修订过。http：//www.w3.org/TR/xhtml1.

XHTML™基础。W3C 推荐 2000 年 12 月 19 日发布的版本。http：//www.w3.org/TR/xhtm-basic.

4.47.4　交互图

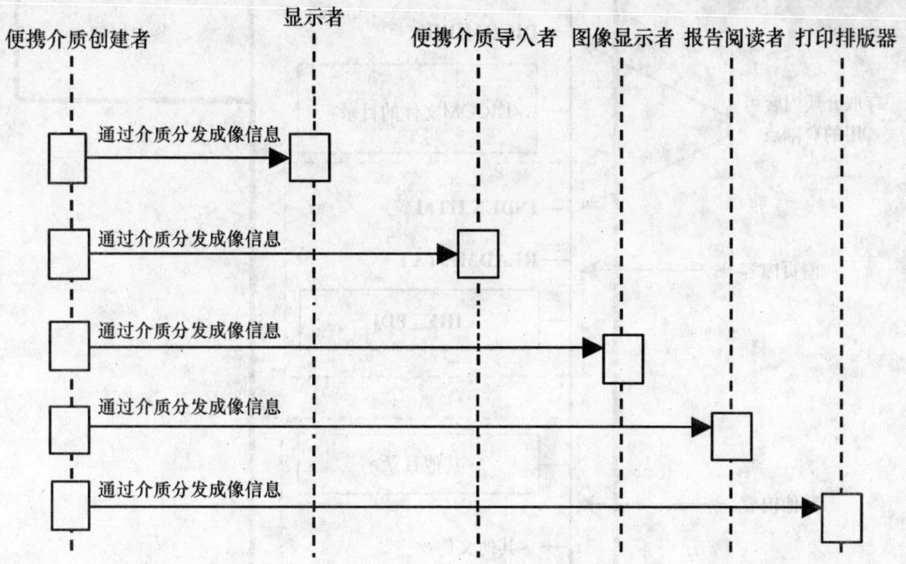

4.47.4.1　通过介质分发影像信息

这个事务是由在介质上信息的交换过程构成的，从便携介质创建者传送到一个介质读取角色的这个交换过程是通过被创建介质的物理上的传递方法实现的。

4.47.4.1.1　触发事件

在便携介质创建者处，用户希望通过交换介质的创建和传递来传送信息。便携介质创建者汇总将要存放在交换介质中的内容，并且把这些内容储存到介质上。

4.47.4.1.2　消息语义

这个事务的消息语义是按照介质所需的内容规范描述的。

便携介质创建者能够包括所有的由 IHE 角色支持的 DICOM 对象，这些 IHE 角色和便携介质创建者是组合在一起的。如果没有与任何的 IHE 对象组合，这些便携性介质创建者将会包括所有在它自己 DICOM 顺应性声明中列出的 DICOM 存储对象。

4.47.4.1.2.1　介质文件系统和文件命名约束

既然在介质上的 DICOM 内容被要求来符合 DICOM 标准，那么一些在 PS 3.10，3.11 和 3.12 中被指定的请求在这里将再次强调：

- 严格地符合 ISO 9660 第一层
- 没有信息包的写入
- 要求 DICOMDIR 文件所引用的文件和文件夹名称，须严格控制为 8 个字符，大写字母，阿拉伯数字和仅能使用下划线，并且没有扩展名

须明确的是，既然这有可能超过 8 个字符的限制而且有可能会使用非法的字符，那么就不允许基于它们的 SOP 实例 UID 来命名 DICOM 文件，而且也不允许增加一个“.dcm”扩展名或者相似的东西。文件名不能是小写，对于 ISO 9660 文件系统也不许有像 Joliet 或 Rockridge 这样的扩展名。

会提到补充的附录 E，这是对于一般的执行中误解和/或错误的补充，这种误解和错误对于交互性是有害的。

非 DICOM 数据被限制符合 ISO 9600 第一层，但是没有对于文件扩展名和 DICOM 所征用字母的限制；也就是说，一个有三个字母的扩展名是允许的。

4.47.4.1.2.2　内容组织概览

下面的图表阐述了内容组织原则（例子见附录 F）：

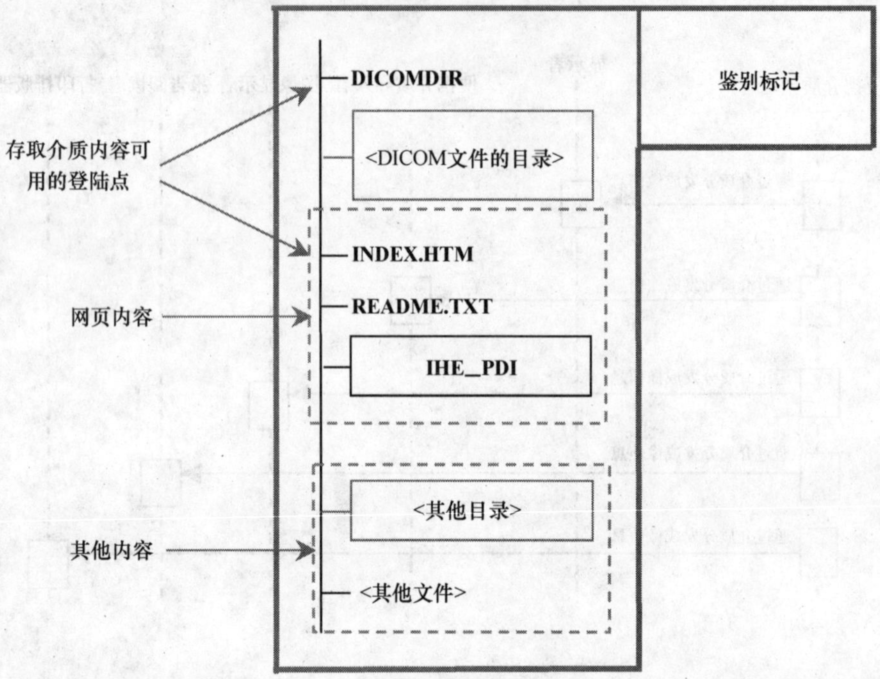

图 4.47.4.1.2.2-1　介质内容组织

内容的描述被包含在介质文件系统中：

4.47.4.1.2.2.1　DICOM 内容

DICOMDIR 文件会被放置在根目录中并且会涉及所有在介质中包含的 DICOM 实例。

DICOM 实例文件不会放在根目录中或 IHE_PDI 子目录中，而会放在子目录中，子目录的名称不再受限制。

虽然不是必须的，但推荐的是，即使不支持网络内容选项，DICOM 内容也要包括在下述的 README.TXT 文件。

4.47.4.1.2.2.2　网络内容选项

执行网络内容选项的便携介质创建者会涉及下面的需求：

- **INDEX.HTM** 文件位于根目录中，它描绘交换介质原本的内容。文件会呈现：
  - ○ 一个报头包括：
    - — 对于创建交换介质机构的识别信息
    - — 可选的，一个关于私秘性/安全性的拒绝声明，来自创建交换介质的机构
  - ○ 一个用来访问 IHE_PDI 目录网络内容的登陆点的链接
  - ○ 一个 README.TXT 文件的链接
  - ○ 一个附加的非强迫的数据（如果存在）链接——参见第 4.47.4.1.2.2.3 节
  - ○ 一个列出携介质导入者角色能够输入的数据的清单（也就是说，所有在介质上的 DICOM 内容）
  - ○ 一个列出在 CD 上不能被输出的任何与患者相关的数据的清单（也就是附加的非强迫内容，在介质上没有可输入的类似 DICOM 的内容。）
  - ○ 一个 DICOM 阅读器触发点的链接，如果交换介质上存在这个触发点

- **README. TXT** 文件位于根目录中，它会包括：
  - ○ 关于创建介质机构的联系信息
  - ○ 关于创建介质应用程序的信息
    - — 应用程序产品的名称和软件版本
    - — 创建介质的应用程序的提供者的联系信息
  - ○ 关于该交换介质所有者的一般信息

    并不是想要特定地在这些交换介质实例中来存储这些内容，如果需要，也可以放在 INDEX. HTM 文件中
  - ○ 关于介质浏览器应用程序的信息（如果一个介质浏览器包括在其中）
    - — 所支持的操作系统
    - — 应用程序产品的名称和软件版本
    - — 介质浏览器的提供者的联系信息
    - — 有关应用程序预期用法的不承诺声明
    - — 最小需求列表
    - — 有关应用程序使用的附加信息

需要注意的是，通常 README. TXT 会包含在由该机构应用程序创建的所有介质上。

- **IHE _ PDI** 目录存在于交换介质的根目录，它包括：
  - ○ XHTML 中可在网络上显示的对象，从 DICOM 编码对象得到的或用做网页导航的 JPEG 和或 GIF
  - ○ 网络内容会如实地再现患者的临床状况
  - ○ 在 IHE _ PDI 目录中不允许放置任何其他的数据
  - ○ 在 IHE _ PDI 目录的内部不允许有子目录

需要注意的是，这只是 IHE 的要求（不是 DICOM 的要求），这些要求是为了方便与介质有关的所有机构并且让使用 INDEX. HTM 文件更加简单，特别是患者和相关医生这样的非专业使用者。

注：虽然有一个对于电影/视频的数据的共识，然而 IHE 和这个事务中的内容还没有确定地认可一个标准的方法（格式）。

4.47.4.1.2.2.3　可选的内容

介质中 IHE _ PDI 目录以外的地方被允许放置其他的可选数据，但是任何附加的内容需符合在前面被列出的所有约束条件。

此外，任何附加的目录不能以“IHE”开头。

没有明确禁止在根目录中存在附加的文件（除了强制文件），然而它们的内容是不允许的。

需要注意的是，不能假设任何自动触发的应用程序都将会在接收设备上正常运行。

4.47.4.1.2.2.4　介质识别

移动介质创建者角色会支持一个用户在物理介质以外的东西上加入人类可阅读的辨别信息。这种介质的制作方法是在集成规范之外的。

推荐将患者姓名、介质创建日期和制作介质机构的名称标记在介质上。也推荐将内容的类型（“仅为 DICOM文件（DICOM ONLY）”或“DICOM 和 WEB 文件（DICOM PLUS WEB)”）标记在介质上。

4.47.4.1.2.3　内容组织细节

4.47.4.1.2.3.1　DICOM 内容

目前的 DICOM 标准定义了介质内容的 DICOM 部分。为了达到最大的交互性，正确地格式化所创建的文件集是必须的。

所有的 DICOM 数据都会参考 DICOMDIR。

为了保证所创建的介质能够相互使用，所以一个“被广泛使用的”通用 DICOM 介质应用程序规范是必须的。便携介质创建者、便携介质导入者、图像显示者、报告阅读者和打印排版器会使用 STD-GEN-CD 介质存

储应用程序规范来通过交换介质交换 DICOM 信息。

便携介质创建者也许能够实现创建包含多个患者数据的介质。然而，所有的介质读取角色都能够输入包含多个患者数据的介质。

虽然便携介质创建者不是必须去纠正一个 DICOM SOP 实例，该 DICOM SOP 实例来自对 DICOM 数据进行了错误编码的源，但预计 DICOM 介质创建者将在 Explicit VR Little Endian 中存储 DICOM 文件。DICOMDIR 的内容应由便携介质创建者全权负责，DICOMDIR 会被正确地编码而不管所参考的 SOP 实例是否正确。

便携介质创建者可能被要求包含 DICOM SOP 实例，这个实例没有包含能对强制存在的 DICOMDIR 信息进行编码的充足信息。比如，患者 ID 和检查 ID 是类型 2 并且可能在图像 SOP 实例中是零长度的，但在患者和检查目录记录中却是类型 1。为了所有这种强制存在的属性，便携介质创建者必须综合合适的值。除了不同的患者、检查和序列必须保持不同（举例来说，有不同检查实例 UID 的两个不同的检查不会被指派相同的被合成了的检查 ID）以外，关于应该获得来自何处的适当值或者什么默认值是恰当的，并没有特殊的指导方案。

4.47.4.1.2.3.1.1　DICOM 实例内容

在介质上的 DICOM 实例内部的属性上面，此处没有指定附加的需求。

如果便携介质创建者角色与一个在预约工作流程一体化规范内的影像采集设备（或其他）角色组合，那么属性可能被迫超越 DICOM 标准的标准化需求。比如在影像设备工作列表的查询中会包括确定的属性值。

然而，既然在这个规范下这样的组合不是必须的，如便携介质导入者、图像显示者、报告阅读者和打印排版器这些接受已创建介质的角色，就不必去假设 DICOM 实例属性是被迫超越在 DICOM 标准中对 IODs 的定义。

在便携介质创建者产生的交换介质上的这些实例都会是 DICOM 复合 IODs。因此交换介质不会包含来自下面 SOP 类的实例：

- 分离的患者管理 SOP 类
- 分离的检查管理 SOP 类
- 分离的访问管理 SOP 类
- 检查组件管理 SOP 类
- 影像设备执行检查项目 SOP 类
- 分离的结果管理 SOP 类
- 分离的解释管理 SOP 类
- 存储的打印存储 SOP 类

4.47.4.1.2.3.1.2　DICOMDIR 目录内容

这里没有额外的超出了那些被 DICOM STD-GEN-CD 规范要求的 DICOMDIR 关键字。

没有私密的元素会被包括在标准目录记录中，并且没有私密的目录记录会在其中。

在基本目录对象（DICOMDIR 文件）中不会使用下面的目录类型：

- 访问
- 结果
- 解释
- 检查组件
- 已存储的打印
- 主题
- 私隐

患者、检查、序列目录记录会遵守下面的规则：

- 在 DICOMDIR 中，每个患者 ID 对应的只有一个目录记录。
- 在 DICOMDIR 中，每个检查实例 UID 对应的只有一个检查目录记录；这意味着一个检查只属于一个患者。在 DICOMDIR 中，每一个序列实例 UID 对应的只有一个序列目录记录；这意味着一个序列只属于一个检查。

- 一个 SOP 实例 UID 对应的只有一个 IMAGE、OVERLAY、MODALITY LUT、VOI LUT、CURVE、RT DOSE、RT STRACTURE SET、RT PLAN、RT TREAT RECORD、PRESENTATION、WAVEFORM 或 SR 目录记录；这意味着一个实例只属于一个序列。

用户应该在介质创建者的顺应性声明中回顾被支持的介质存储 SOP 类，并且回顾读取者在介质对象交换中所要确保的交互性。

4.47.4.1.2.3.1.3 DICOM 报告内容

强烈推荐在介质上放置诊断报告。根据一个简单报告模式的正确子集。

如果与报告创建者角色组合，便携介质创建者角色会具有创建一个诊断影像报告的功能。依据由 SINR 集成规范定义的简单图像报告模式恰当的子集，一个基础文本的 DICOM 结构化报告（DICOM SR），能够被创建并且这种诊断报告能够被一个便携介质导入者输入。在非 DICOM 格式（比如 HL7 CDA）中，这个事务没有定义额外的可选诊断报告，并且这种诊断报告可能不需要创建 DICOM SR 就能放置在介质上，但是它们将是非输入型的数据。

注：这个需求可能符合被用来做诊断或治疗报告的其他 DICOM SR SOP 类。对于最基础的放射报告，一个简单的模式为有一个或多个包含文本段落的部分，这种报告模式符合这个需求。不是必须包含图像参考，但如果需要则可能包括。

4.47.4.1.2.3.2 网络内容选项

声明了网络内容选项的便携介质创建者需符合以下需求：

最终用户应该能够通过显示介质内容的网络浏览器来读取介质上的信息。为了满足已存储的 XHTML 文件使用的最大交互性，会依据 XHTML 基础和在 W3C XHTML 1.0 介绍的附录 C 中提供的 W3C HTML 兼容性指导方针将这些 XHTML 文件格式化。

由声明了网络内容选项的移动介质创建者产生的网络可见数据会：

- 包含介质 DICOM 信息子集的网络表达，使用唯一的 XHTML 文件，作参考的 JPEG 图像，和用来导航的 GIF 文件。
- 包含在 XHTML 文件内部的超链接，为了提高应用于各种 O/S 平台的交互性，这些超链接只能是小写字母。
- 固定存在于 IHE _ PDI 中，而相应的 DICOM 数据位于一个不同的子目录（参见第 4.47.4.1.2.2.1 节）中，并且
- 这些数据在 INDEX. HTM 文件中会被完全地引用。

网络可见数据所包括的会是一个集合或一个子集，在它创建时，需考虑让这个集合或子集能够如实的描绘了临床诊断状况。

如果便携介质创建者支持表达状态，那么当包含网络可见内容时，它就有能力来将表达状态应用于相关的图像。使用应用程序的用户可能选择不去利用这种功能。

没有要求在 ISO 9660 文件系统上由 DICOM 设置的约束条件应该具有网络可见的内容，也就是说三个字符的扩展名是允许的。

为了保证互用性，JPEG 意味着一个有 JFIF 头和每个组件的处理（基线）是用顺序霍夫曼 DCT 8 比特进行编码的文件，并且在其中有改进的变量。

为了保证互用性，XHTML 的使用会被限制为静态的或被限制为动态网络内容的受限窗体。此时，为了保证网络浏览器间的互用性，比如 DHTML、叠层式样式表和多数的脚本语言的动态网络内容，因为它们没有已制定的单一标准存在，因此是明确被禁止的。JavaScript 的使用是明确地被允许的，要认识到针对不同的浏览器可能有不同的版本；此外，JavaScript 的错误将不会导致网页不可用。

没有从 DICOM 对象中得到的额外的可选网络可见内容可能被存储在介质上，但是不在 *IHE _ PDI* 目录中。

4.47.4.1.3 预期行为

接收/读取角色从介质读取患者数据并且依照下面规定的方式去运行。接收角色会在它的顺应性声明中记

录它所支持的那个 DICOM 对象。如果一个介质上的 SOP 类不受支持，那么角色会向用户呈现不能被使用的数据摘要，包括患者姓名和 ID、检查 ID、检查日期、检查和序列描述以及从 DICOMDIR 文件中获得的（如果存在）影像设备。

该规范中，在介质上应用程序的自动触发不是明确禁止的，然而并不推荐使用。

为了便于防御恶意软件，并不要求接收角色（便携介质导入者、图像显示者、报告阅读者、打印排版者和显示者）必须开启在介质上的自动运行应用程序。

4.47.4.1.3.1　图像显示者

图像显示者从介质上读取 DICOM 图像数据并且向用户提供显示所有包含在介质上的检查的能力。如果支持图像的一致性声明和关键图像注释的 IHE 一体化规范，那么 GSPS 对象和关键图像注释就会被从介质上读出和应用。图像显示者角色可能随意地与显示其他证据对象的角色组合。

4.47.4.1.3.2　报告阅读者

报告阅读者从介质上读取 DICOM 结构化报告并且可能会处理它们（基于它所支持的 SR 对象类）。在一个最小化情况下，它向用户提供将每个 DICOM SR SCP 需求对应的所有报告进行显示的能力。

4.47.4.1.3.3　便携介质导入者

便携介质导入者从介质上读取 DICOM 数据。与和它组合的角色一起（见第 1 卷），便携介质导入者就能够执行关键属性统一化。在所有的情况（比如，在相同输入机构/企业内部）下，统一化也许不是必须的。查阅表 4.47.4-1 以得到用来统一化的关键属性。被用来统一化关键属性的精确机制是超越 IHE TF 的范围的。需要注意的是，在 SWF 和 PIR 中，为了与不按时的行为保持紧密结合，参考的检查序列和被请求的属性序列会被删除了。

被组合的角色提供将所支持的 DICOM 对象存储到图像管理器/图像归档（图像对象，如图像、表示状态、关键图像注释、证据文档）或者报告库（诊断报告）的能力。

表 4.47.4-1　介质实例—要被顺从的关键属性

介质属性	更新行为
患者姓名	用来自 ADT 的数值来替换（见注释 1）
患者 ID	用来自 ADT 的数值来替换（见注释 1）
患者生日	用来自 ADT 的数值来替换（见注释 1）
患者性别	用来自 ADT 的数值来替换（见注释 1）
检查实例 UID	保持不变
序列实例 UID	保持不变
SOP 实例 UID	保持不变
与工作流相关的识别属性（比如医嘱、请求检查、预约、执行 ID 和 UID）	来自介质信息的该识别属性的值 ● 保持不变 ● 被一个来自本地环境的数值替换，或 ● 被删除（零长度的值） 统一化的准确方法要依靠输入机构的程序，并且是超出 IHE 范围的。
描述性的执行检查信息（这个信息适合这个方式，在这个方式中，信息被创建（比如获取的上下文）或者它可能是实例的载荷（比如图像结构、文档内容））	保持不变（见注释 2）

注释 1：便携介质导入者接收 ADT 数值的方法是超越规范范围的。

注释 2：已编码信息的处理是超越集成规范范围的。

4.47.4.1.3.4　打印排版器

打印排版器从介质读取 DICOM 图像数据并且提供一个打印它的方法。

4.47.4.1.3.5　显示者

显示者角色（在 IT 基础技术框架中被定义）读取来自介质的网络可见信息并且显示它。需要注意是，如果相关的便携介质创建者支持网络内容选项，则网络可见内容将仅仅是存在其中，而不能显示。

4.48　预约通知

本节内容对应为 IHE 技术框架 RAD-48 事务。RAD-48 事务被医嘱申请者和科室系统预约者/医嘱执行者角色使用。

4.48.1　范围

在预约通知事务中，一个科室系统预约者/医嘱执行者发送新的预约登记情况和预约的重新预约情况给医嘱申请者，这个时间表包含预约检查项目的日期和时间。它可能同样通告医嘱执行者预约登记的取消情况。

4.48.2　用例角色描述

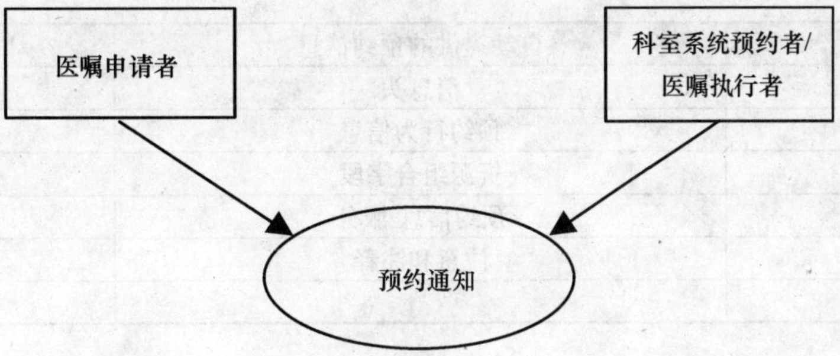

角色：科室系统预约者/医嘱执行者

角色描述：产生预约通知消息并且向相关的医嘱申请者角色发送它们。

角色：医嘱申请者

角色描述：接收预约通知消息并且在内部处理它们。

4.48.3　参考标准

HL7 V2.4，第 10 章

4.48.4　交互图

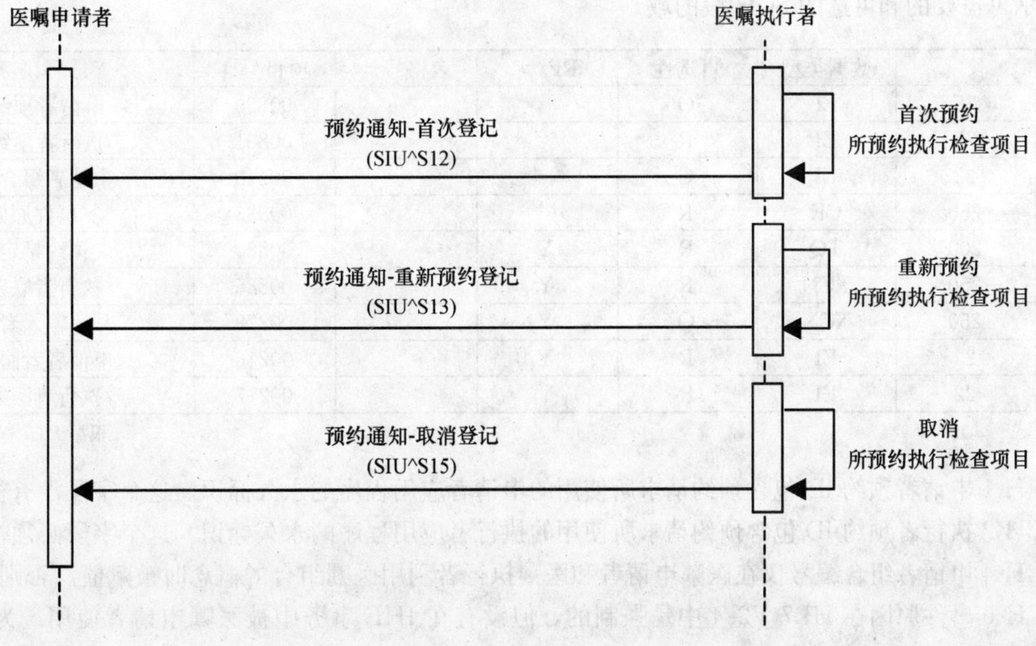

4.48.4.1 预约通知——首次登记

4.48.4.1.1 触发事件

SIU^S12-首次预约登记的通知

科室系统预约者/医嘱执行者接收一个来自医嘱申请者角色的医嘱。科室系统预约者/医嘱执行者决定应该预约什么样的检查项目。在预约了相应的预约后，科室系统预约者/医嘱执行者可能向医嘱申请者发送一个预约通知-首次预约登记消息。每个预约都可能对应零个或多个预约检查项目。在 AIS 段中的信息描述了已经预约的预约日期和预约时间。

4.48.4.1.2 消息语义

消息语义遵循 SIU^S12 消息就像在 HL7 V2.4 第 10 章指定的那样。查阅 HL7 标准可以得到通用的消息语义。每个字段一一对应的部分在方括号中给出（重复审核的最小和最大的数量）。

SIU^S12	自动提供的预约信息	HL7 V2.4 中的章
MSH	消息头	2
SCH	预约行为信息	10
{ RGS	资源组合字段	10
{ AIS	预约信息-服务	10
[{ NTE }]	注意和注释	2
}		

一个预约登记对应一个组合（RGS，AIS）。当同一个医嘱要进行许多的预约登记时，则重复这个组合。至少要有一个 AIS 字段（并且因此也要有一个 RGS 字段）因为它包含预约的定时信息。

HL7 ACK 消息会确认每个消息是由 SIU 消息的接收者向它自己的发送者发送的。见 RAD TF-2：2.4.3 节“IHE 放射学技术框架第 2 卷”的“应答模式”，以得到 HL7 ACK 消息的定义和讨论。

4.48.4.1.2.1 MSH 段

MSH 段会依照 RAD TF-2：2.4.2 节“IHE 放射学技术框架第 2 卷”的“消息控制”中定义的那样进行创建。

字段 MSH-9 消息类型有至少两个组成部分。第一个组成部分有一个 SIU 的值；第二个组成部分有一个 S12 的值。第三个组成部分是可选的；然而，如果有，则它一定有一个 SIU _ S12 的值。

4.48.4.1.2.2 SCH 段

下表显示可需要的和可选的 SCH 段的域

序号	长度	数据类型	可选性	RP/#	表格号#	项目号#	元素名称
1	75	EI	O			00860	申请者预约 ID
2	75	EI	R			00861	执行者预约 ID
4	22	EI	C			00218	申请者组合编号
6	250	CE	R			00883	事件原因
11	200	TQ	R	Y		00884	预约量定时
16	250	XCN	R	Y		00885	执行者联系人
20	250	XCN	O	Y		00878	输入者
26	22	EI	R	Y		00216	申请者者医嘱号
27	22	EI	R	Y		00217	执行者医嘱号

根据 HL7 标准 2.4 版改编

字段 SCH-1 申请者预约 ID 包含预约请求所使用的申请者应用程序的永久标识。这个字段没有被使用。

字段 SCH-2 执行者预约 ID 包含预约请求所使用的执行者应用程序的永久标识。这个字段必须被发送。

字段 SCH-4 申请者组合编号仅在医嘱申请者和医嘱执行者利用医嘱组合的概念时被赋值。否则不会出现。

字段 SCH-6 事件原因在 HL7 V2.4 中是强制的，但没有在 IHE 事务中被医嘱申请者使用。为了与 HL7

V2.4 保持兼容性，医嘱执行者用值^APT 来发送事件原因。

字段 SCH-11 预约量定时在 HL7 V2.4 中是强制的，但在 IHE 事务中没有被医嘱申请者使用。日期和时间被设定在 AIS 字段中。为了保持与 HL7 V2.4 的兼容性，它会以设置成 1 的值被发送。

字段 SCH-16 执行者联系人用来识别对所请求预约的预约过程负责的人。常见的是，这个人同样是对维持预约或回顾预约请求负责任的人。如果预约需要重新预约或取消，会与这个人联系。

字段 SCH-20 输入者识别对预约的预约过程请求的输入工作负责的人。它被用来追查对请求负责的人。

字段 SCH-26 申请者医嘱号是为了使医嘱与预约安排执行者的回应相关联，而被申请者应用程序附值的医嘱编号。IHE 放射预约工作流程的上下文档中，这个字段是必须被发送的。

字段 SCH-27 执行者号是为了使医嘱与预约安排执行者的回应相关联，而被执行者应用程序附值的医嘱编号。在 IHE 放射预约工作流程中上下文档中，这个字段是必须被发送的。

4.48.4.1.2.3 RGS 段

RGS 段常常用做识别预约事件所使用的资源（日期和时间，地点，医疗方面的东西）之间的关系，相关的资源会在资源组合中被定义。每个组合都以一个 RGS 段开始，随后是 AIS 段（日期和时间）。其他字段（AIG，AIL，AIP）的使用超越了集成规范的范围。每一套预约检查项目必须是一个组合，预约检查项目被预约在这次预约期间发生。

创建的 RGS 段会像在 HL7 V2.4 第 10 章“预约”的 10.6.3 节“RGS-资源组合字段”中所定义的那样。下面表格中标识出了 RGS 字段必须的和可选的字段。

序号	长度	数据类型	可选性	RP/#	表格号#	项目号#	元素名称
1	4	SI	R			01203	设置 ID—RGS
2	3	ID	C		0206	00763	字段行为代码
3	250	CE	O			01204	资源组合 ID

根据 HL7 标准 2.4 版改编

4.48.4.1.2.4 AIS 段

AIS 段包含预约检查的日期和时间。每个资源的组合只有一个 AIS 字段。

所创建的 AIS 段会像在 HL7 V2.4 第 10 章“预约”的 10.6.4 节“AIS—预约信息—服务字段”中被定义的那样。下表标识了 AIS 段的必须的和可选的字段。

序号	长度	数据类型	可选性	RP/#	表格号#	项目号#	元素名称
1	4	SI	R			00890	设置 ID—AIS
2	3	ID	R		0206	00763	字段行为代码
3	250	CE	R			00238	通用服务标识符
4	26	TS	R			01202	开始日期/时间
5	20	NM	O			00891	开始日期/时间偏移量
6	250	CE	O			00892	开始日期/时间偏移量单位
7	20	NM	O			00893	持续时间
8	250	CE	O			00894	持续时间单位
9	10	IS	C		0279	00895	允许替代代码
10	250	CE	C		0278	00889	执行者状态代码
11	250	CE	O	Y	0411	01474	申请者补充的服务信息
12	250	CE	O	Y	0411	01475	执行者补充的服务信息

根据 HL7 标准 2.4 版改编

字段 AIS-2 字段行为代码包含当这个字段中增加、更新或修改信息时所发生的行为。在相同的 RGS 组中的所有 AIS 字段会包含相同的行动代码。这个字段是必须的而且被附值为：A（增加/插入）。

字段 AIS-3 通用服务标识符包含一个预约检查项目被预约的标识符和相关的被请求检查的组成部分。前三个组成部分（“标识符”“文本”“编码系统的名称”）包含被请求检查代码（代码值，代码方案的含义）。第五个组成部分（“交替的文本”）会包含已连接的预约检查项目的文本描述，这可以从医嘱申请者那一层了解到。第四（“标识符”）和第六（“编码系统的名称”）个组成部分没有被使用。

字段 AIS-4 开始日期/时间包含预约的日期和时间。日期和时间都是必须的。其中包括一个时区的偏移量(来自 UTC)。如果没有包括偏移量，可以理解为接收者的时区是发送者本地的时区。比如，对于在美国中部时区的发送者 2004 年 10 月 22 日美国中部时间上午 09：00 可能会表示为：200410220900-0600 或 200410220900。

4.48.4.1.2.5 NTE 段

任何对于检查的信息都能够通过 NTE 字段进行发送，像患者指导（空腹，憋尿与否）、检查前用药（初步注射、生物检验）等。

序号	长度	数据类型	可选性	RP/＃	表格号＃	项目号＃	元素名称
1	4	SI	R			00096	设置 ID—NTE
2	8	ID	R			00097	注释的来源
3	65536	FT	R			00098	注释
4	250	CE	R			01318	注释类型

根据 HL7 标准 2.4 版改编

字段 NTE-2 注释的来源标识注释的来源。这个字段是必须的但可能是空的。有效的值是：

值	描述
L	医嘱执行者是注释的来源
O	其他系统是注释的来源

字段 NTE-3 注释包含注释的文本。为了删除先前被发送的注释，字段会包含空的引号“”。

字段 NTE-4 注释类型包含一个识别注释类型的值。有效的值是：

值	描述
PI	患者指导
AI	辅助指导
GI	基本指导
RE	备注

4.48.4.1.3 预期行为

医嘱申请者会接受已经预约好的预约登记，并且会返回一个 HL7 ACK 消息。

4.48.4.2 预约通知——重新登记

4.48.4.2.1 触发事件

SIU^S13—预约通知—重新登记

在许多情况下，预约可能在放射科重新预约。这个消息由科室系统预约者/医嘱执行者发送来通知医嘱申请者一个现有的预约已经被重新预约了。在 AIS 字段中的信息描述了新的日期和时间，其之前登记的预约已经被改动了。它也描述先前登记的预约中没有被改变的信息。

4.48.4.2.2　消息语义

消息语义符合作为在 HL7 V2.4 第 10 章中制订的 SIU^S13 消息。查阅 HL7 标准以获得通用消息语义。

SIU^S13	主动提供的预约信息	在 HL7 V2.4 中的章
MSH	消息头	2
SCH	预约行为信息	10
{ RGS	资源组合字段	10
{ AIS	预约信息一服务	10
[{ NTE }]	注意和注释	2
}		

与每个预约登记对应有一个组合（RGS、AIS）。当一个医嘱产生多个预约登记时，这个组合是重复的。既然它包含预约的定时信息，那么至少一定有一个 AIS 字段（并且因此也有一个 RGS 字段）。

HL7 ACK 消息会确认每个由 SIU 消息的接收者向它自己的发送者发送消息。见 RAD TF-2：2.4.3 节"IHE 放射学技术框架第 2 卷"的"应答模式"以得到定义和 HL7 ACK 消息的讨论。

4.48.4.2.2.1　MSH 段

MSH 字会依照在 RAD TF-2：2.4.2 节"IHE 放射学技术框架第 2 卷"的"消息控制"中定义的那样进行创建。

字段 MSH-9 消息类型会有至少两个组成部分。第一部分会有一个 SIU 的值；第二部分会有一个 S13 的值。第三部分是可选的；然而，如果存在，它会有一个 SIU _ S13 的值。

4.48.4.2.2.2　SCH、RGS、NTE 段

SCH、RGS 和 NTE 段会依照在当前命题的第 4.48.4.1.2 节"消息语义"中定义的那样进行创建。

4.48.4.2.2.3　AIS 段

除了赋值为 U（更新）的字段 AIS-2 字段行为代码以外，字段会依照在第 4.48.4.1.2.4 节中定义的那样进行创建。

4.48.4.2.3　预期行为

医嘱申请者会为了重新预约而接受预约信息并且会返回一个 HL7 ACK 消息。

4.48.4.3　预约通知——取消登记

4.48.4.3.1　触发事件

SIU^S15—预约通知—取消登记

当存在的预约登记已经被医嘱执行者角色取消时，事件被触发。

4.48.4.3.2　消息语义

消息语义符合作为在 HL7 V2.4 第 10 章中制订的 SIU^S15 消息。查阅 HL7 标准以获得通用消息语义。

SIU^S15	自动提供的预约信息	在 HL7 V2.4 中的章
MSH	消息头	2
SCH	预约行为信息	10
{ RGS	资源组合字段	10
{ AIS	预约信息一服务	10
[{ NTE }]	注意和注释	2
}		

与每个预约登记对应有一个组合（RGS、AIS）。当一个医嘱产生多个预约登记时，这个组合是重复的。那么至少一定有一个AIS字段（并且因此也有一个RGS字段）。

由SIU消息的接收者向它自己的发送者发送的HL7 ACK消息会确认每个消息。参见RAD TF-2：2.4.3节“IHE放射学技术框架第2卷”的“确认模式”以得到定义和HL7 ACK消息的讨论。

4.48.4.3.2.1 MSH段

MSH段会依照在RAD TF-2：2.4.2节“IHE放射学技术框架第2卷”的“消息控制”中定义的那样进行创建。

字段MSH-9消息类型会有至少两个组成部分。第一部分会有一个SIU的值；第二部分会有一个S13的值。第三部分是可选的；然而，如果存在，它会有一个SIU _ S15的值。

4.48.4.3.2.2 SCH、RGS、NTE段

SCH、RGS和NTE段会作为在当前命题的第4.48.4.1.2节“消息语义”中定义而被构建。

4.48.4.3.2.3 AIS段

字段会依照第4.48.4.1.2.4节中定义的那样进行创建，除了：

- 字段AIS-2字段行动代码，赋值为：D（删除）。

4.48.4.3.3 预期行为

医嘱申请者会为了取消预约而接受预约信息并且会返回一个HL7 ACK消息。当医嘱执行者或医嘱申请者取消一个医嘱时，不会发送这个消息。假定预约是被医嘱执行者自动取消的那么医嘱申请者将会做出同样的动作。

4.49 实例有效性通知

本节内容对应为IHE放射技术框架RAD-49事务。RAD-49事务被图像管理器/图像归档、科室系统预约者/医嘱执行者、后处理管理器和报告管理器角色使用。

4.49.1 范围

在实例有效性通知事务中，一个图像管理器/图像归档发送一个消息给相关角色来通知它们最近被存储的DICOM对象的有效性状态。被通知的角色需要这些对象来履行预约工作流程并且能够在消息中提取和使用所参考的对象。在影像部门，会顾及到对工作流程状况的变量的支持。

4.49.2 用例角色描述

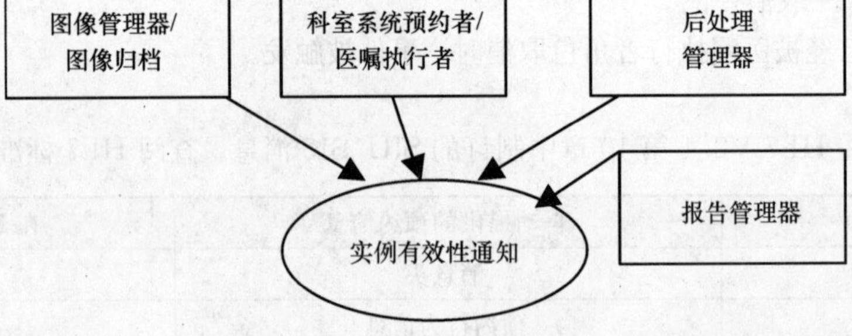

角色：图像管理器/图像归档

角色描述：产生一个实例有效性通知消息并且发送给科室系统预约者/医嘱执行者和选择性地发送给其他管理工作流程的角色（后处理管理器、报告管理器）。

角色：科室系统预约者/医嘱执行者

角色描述：接收一个实例有效性通知消息并且在其内部处理它。

角色：后处理管理器

角色描述：接收一个实例有效性通知消息并且在其内部处理它。

角色：报告管理器

角色描述：接收一个实例有效性通知消息并且在其内部处理它。

4.49.3　参考标准

DICOM 补充 93，信函选票的草稿：实例有效性通知

4.49.4　交互图

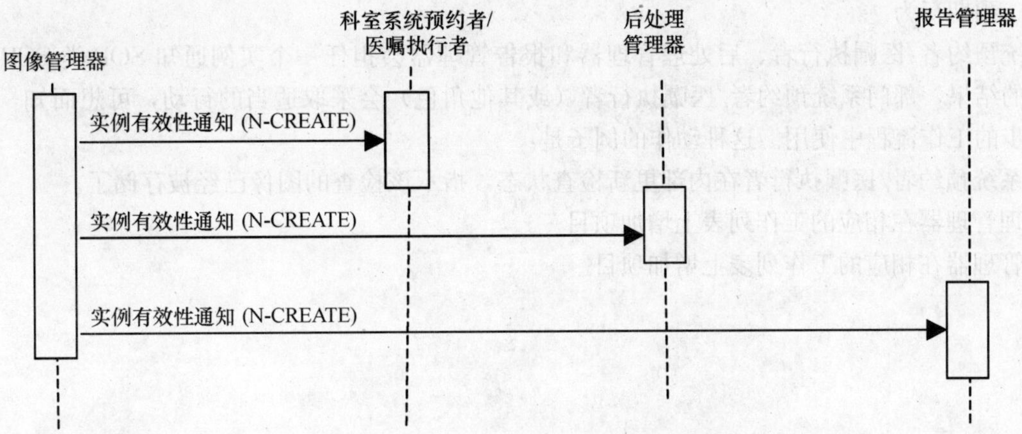

4.49.4.1　实例有效性通知

消息使用来自图像管理器/图像归档的 DICOM 实例有效性通知服务来向其他工作流管理角色通知 DICOM 实例的有效性，这些实例可能正在为了能够预约或启动检查项目而等待着。

4.49.4.1.1　触发事件

在图像采集过程中，一个具有 MPPS 的影像采集设备创建一套实例并且将它们存储到图像管理器/图像归档。同样的，在证据产生之后，一个证据创建者能够选择性地发送一个 MPPS 消息。在已经接受到实例集合中最后的实例之后，图像管理器/图像归档会向也已经接收到相关 MPPS 的科室系统预约者/医嘱执行者发送一个实例可用性通知它可能也要发送实例有效性通知给工作流中的其他实例管理角色，来通知它们在相关 MPPS 中所参考的所有实例都是可用的。

会为每个包含实例参考的 MPPS 发送一个实例有效性通知。不包含实例参考的 MPPS 不会触发实例有效性通知的发送。这将应用于在事务 RAD-6（Rad TF-2，4.6：简单情况、不按时情况、组合情况、附加情况（普通和组合情况）、放弃情况）和事务 RAD-7（Rad TF-2，4.7：MPPS DISCONTINUED，除了不正确的工作列表条目被选择的情况，Rad TF 2，4.7.4.1.3.1 节）描述的所有的 MPPS 例子中。

4.49.4.1.2　消息语义

一个 MPPS 消息向科室系统预约者/医嘱执行者和图像管理器/图像归档指示图像采集的结束，这个 MPPS 消息来自参考 DICOM 实例的影像采集设备，这些 DICOM 实例是在图像管理器/图像归档中创建和存储的。

要注意的是，MPPS 和实例有效性通知表述不同的事件。因此，依据全部已存储图像的卷和本地系统环境的特性，MPPS 可能远远比实例有效性通知更早到达 DSS/OF。如果没有及时地从影像采集设备向图像管理器/图像归档发送 MPPS，那么在 MPPS 完成事务上对 IAN 事务的依赖可能导致向 DSS/OF 通知的延迟。

图像管理器/图像归档会担任实例通知 SOP 类 SCU 的角色并且创建一个实例有效性通知 SOP 类。在参考的执行检查项目序列中，它会建立参考 SOP 实例 UID。它会包括对于相应的 MPPS 中被参考的所有实例的参

考。其他 SOP 类的属性像在 DICOM Suppl. 93 中指定的那样使用。

图像管理器/图像归档会向各个角色发送实例有效性通知。图像管理器/图像归档会发送实例有效性通知给科室系统预约者/医嘱执行者，并且可能被配置也来向在这个事件中被描述的其他角色发送这个通知。

科室系统预约者/医嘱执行者、后处理管理器或报告管理器会了解，通知消息的收到意味着一整套实例在图像管理器/图像归档上已经是可用的了，图像管理器/图像归档是由提取的应用实体名属性来识别的。

由于可能在图像管理器/图像归档内部发生瞬间错误状况（比如损坏的存储介质，查询/提取 SCP 不工作），一个已经为了实例而接收了可用性通知的角色也许不能够提取实例。如果一个角色不能确定实例有效性通知对应的实例有效性状态，那么它能够使用图像可用性查询［RAD-11］这种辅助手段来确认状态。基于本地策略，图像管理器/图像归档被假定能够在内部处理实例存储或供应过程中的例外。

4.49.4.1.3 预期行为

科室系统预约者/医嘱执行者、后处理管理器和报告管理器会担任一个实例通知 SOP 类 SCP 的角色。作为通知接收的结果，部门系统预约者/医嘱执行者（或其他角色）会采取适当的行动，可想而知，参考的实例可在更进一步的工作流程中使用。这种动作的例子是：

- 科室系统预约者/医嘱执行者在内部更新检查状态，指示该检查的图像已经被存储了。
- 后处理管理器在相应的工作列表上增加项目。
- 报告管理器在相应的工作列表上增加项目。

附录 A：在基本安全集成规范中的安全节点和密钥管理

本附录在基本安全集成规范的上下文中定义了一个安全节点的密钥管理。

每一个安全节点需要它自己的证书，并且凭借有效的、可信的证书录入一个列表必须是可配置的。

需要注意的是，在一个医疗机构中，可能有多重的安全域，比如进行远程服务的某个域。一个 IHE 安全节点可能成为多重安全域的一部分。

证书的预期寿命最长是两年。判定证书有效期的程序必须是医疗组织安全协议的一部分。

附录 B：临时 XML 表定义了 IHE 基础安全综合规范审计记录

在基本安全集成规范中，为了由 IHE 角色产生的审计记录的内容已经定义一个临时的 XML 语法。审计记录常常为了那些涉及受保护医疗信息的行为而产生一个审计记录日志。

完整的 XML 语法如下所示：

```
<?xml version="1.0" encoding="UTF-8"?>
<xs:schema xmlns:xs="http://www.w3.org/2001/XMLSchema" elementFormDefault="qualified" attributeFormDefault="unqualified">
  <xs:element name="IHEYr4">
        <xs:complexType>
            <xs:sequence>
                <xs:choice>
                    <xs:element name="ActorConfig">
                        <xs:complexType>
                            <xs:sequence>
                                <xs:element name="Description" type="xs:string">
                                    <xs:annotation>
                                        <xs:documentation>Vendor
specific free text description of the configuration change</xs:documentation>
                                    </xs:annotation>
                                </xs:element>
                                <xs:element ref="User"/>
                                <xs:element name="ConfigType" type="xs:string"/>
                            </xs:sequence>
                        </xs:complexType>
                    </xs:element>
                    <xs:element name="ActorStartStop">
                        <xs:complexType>
                            <xs:sequence>
                                <xs:element name="ActorName" type="xs:string"/>
                                <xs:element name="ApplicationAction">
                                    <xs:simpleType>
                                        <xs:restriction base="xs:string">
                                            <xs:enumeration
value="Start"/>
                                            <xs:enumeration
value="Stop"/>
                                        </xs:restriction>
                                    </xs:simpleType>
                                </xs:element>
                                <xs:element ref="User"/>
```

```
                    </xs:sequence>
                </xs:complexType>
            </xs:element>
            <xs:element name="AuditLogUsed">
                <xs:complexType>
                    <xs:sequence>
                        <xs:element name="Usage" type="xs:string"/>
                        <xs:element ref="User"/>
                    </xs:sequence>
                </xs:complexType>
            </xs:element>
            <xs:element name="BeginStoringInstances">
                <xs:complexType>
                    <xs:complexContent>
                        <xs:extension base="BeginStoringInstancesType">
                            <xs:sequence>
                                <xs:element name="RNode"
type="RemoteNodeType"/>
                                <xs:element
ref="InstanceActionDescription"/>
                            </xs:sequence>
                        </xs:extension>
                    </xs:complexContent>
                </xs:complexType>
            </xs:element>
            <xs:element name="DICOMInstancesDeleted" type="InstancesAction"/>
            <xs:element name="DICOMInstancesUsed" type="InstancesAction"/>
            <xs:element name="DicomQuery">
                <xs:complexType>
                    <xs:sequence>
                        <xs:element name="Keys" type="xs:base64Binary"/>
                        <xs:element name="Requestor"
type="RemoteNodeType"/>
                        <xs:element name="CUID" type="xs:string"/>
                        <xs:element name="SyntaxUID" type="xs:string"/>
                </xs:complexType>
                    </xs:sequence>
            </xs:element>

            <xs:element name="Export">
                <xs:complexType>
                    <xs:complexContent>
```

```
                                    <xs:extension base="MediaDescriptionType">
                                        <xs:sequence>
                                            <xs:element ref="User"/>
                                        </xs:sequence>
                                    </xs:extension>
                                </xs:complexContent>
                            </xs:complexType>
                        </xs:element>
                        <xs:element name="Import">
                            <xs:complexType>
                                <xs:complexContent>
                                    <xs:extension base="MediaDescriptionType">
                                        <xs:sequence>
                                            <xs:element ref="User"/>
                                        </xs:sequence>
                                    </xs:extension>
                                </xs:complexContent>
                            </xs:complexType>
                        </xs:element>
                        <xs:element name="InstancesSent">
                            <xs:complexType>
                                <xs:complexContent>
                                    <xs:extension base="RetrieveInstancesType">
                                        <xs:sequence>
                                            <xs:element name="RNode"
type="RemoteNodeType"/>
                                            <xs:element
ref="InstanceActionDescription"/>
                                        </xs:sequence>
                                    </xs:extension>
                            </xs:complexType>
                        </xs:element>   </xs:complexContent>
                        <xs:element name="InstancesStored">
                            <xs:complexType>
                                <xs:sequence>
                                    <xs:element name="RemoteNode"
type="RemoteNodeType"/>
                                    <xs:element ref="InstanceActionDescription"/>
                                </xs:sequence>
                            </xs:complexType>
                        </xs:element>
```

```
<xs:element name="NetworkEntry">
    <xs:complexType>
        <xs:sequence>
            <xs:element name="MachineAction">
                <xs:simpleType>
                    <xs:restriction base="xs:string">
                        <xs:enumeration
value="Attach"/>
                        <xs:enumeration
value="Detach"/>
                    </xs:restriction>
                </xs:simpleType>
            </xs:element>
        </xs:sequence>
    </xs:complexType>
</xs:element>
<xs:element name="OrderRecord">
    <xs:complexType>
        <xs:sequence>
            <xs:element name="ObjectAction">
                <xs:simpleType>
                    <xs:restriction base="xs:string">
                        <xs:enumeration
value="Create"/>
                        <xs:enumeration
                        <xs:enumeration
value="Access"/>
value="Modify"/>
                        <xs:enumeration
value="Delete"/>
                    </xs:restriction>
                </xs:simpleType>
            </xs:element>
            <xs:element name="Patient" type="PatientType"/>
            <xs:element ref="User"/>
        </xs:sequence>
    </xs:complexType>
</xs:element>
<xs:element name="PatientRecord">
    <xs:complexType>
        <xs:sequence>
            <xs:element name="ObjectAction">
                <xs:simpleType>
```

```
                                        <xs:restriction base="xs:string">
                                            <xs:enumeration
value="Create"/>
                                            <xs:enumeration
value="Modify"/>
                                            <xs:enumeration
value="Access"/>
                                            <xs:enumeration
value="Delete"/>
                                        </xs:restriction>
                                    </xs:simpleType>
                                </xs:element>
                                <xs:element name="Patient" type="PatientType"/>
                                <xs:element ref="User"/>
                            </xs:sequence>
                        </xs:complexType>
                    </xs:element>
                    <xs:element name="ProcedureRecord">
                        <xs:complexType>
                                <xs:element name="ObjectAction">
                            <xs:sequence>       <xs:simpleType>
                                        <xs:restriction base="xs:string">
                                            <xs:enumeration
value="Create"/>
                                            <xs:enumeration
value="Modify"/>
                                            <xs:enumeration
value="Access"/>
                                            <xs:enumeration
value="Delete"/>
                                        </xs:restriction>
                                    </xs:simpleType>
                                </xs:element>
                                <xs:element name="PlacerOrderNumber"
type="xs:string"/>
                                <xs:element name="FillerOrderNumber"
type="xs:string"/>
                                <xs:element name="SUID" type="xs:string"/>
                                <xs:element name="AccessionNumber"
type="xs:string" minOccurs="0"/>
                                <xs:element name="Patient" type="PatientType"/>
                                <xs:element name="User" type="UserType"/>
                            </xs:sequence>
                        </xs:complexType>
```

```
                </xs:element>
                <xs:element name="SecurityAlert">
                    <xs:complexType>
                        <xs:sequence>
                            <xs:element name="AlertType" type="xs:string"/>
                            <xs:element ref="User" minOccurs="0"/>
                            <xs:element name="Description" type="xs:string"/>
                        </xs:sequence>
                    </xs:complexType>
                </xs:element>
                <xs:element name="StudyDeleted" type="InstancesAction"/>
                <xs:element name="UserAuthenticated">
                        <xs:sequence>
                    <xs:complexType> <xs:element name="LocalUsername"
type="xs:string"/>
                            <xs:element name="Action">
                                <xs:simpleType>
                                    <xs:restriction base="xs:string">
                                        <xs:enumeration
value="Login"/>
                                        <xs:enumeration
value="Logout"/>
                                        <xs:enumeration
value="Failure"/>
                                    </xs:restriction>
                                </xs:simpleType>
                            </xs:element>
                        </xs:sequence>
                    </xs:complexType>
                </xs:element>
            </xs:choice>
            <xs:element name="Host" type="xs:string"/>

            <xs:element name="TimeStamp" type="xs:dateTime"/>

        </xs:sequence>
    </xs:complexType>
</xs:element>
<xs:complexType name="RemoteNodeType">
    <xs:sequence>
        <xs:element name="IP" type="xs:string"/>
        <xs:element name="Hname" type="xs:string" minOccurs="0"/>
        <xs:element name="AET" type="xs:string" minOccurs="0"/>
```

```
            </xs:sequence>
        </xs:complexType>
        <xs:complexType name="MediaDescriptionType">
            <xs:sequence>
                <xs:element name="MediaID" type="xs:string" minOccurs="0"/>
                <xs:element name="MediaType" minOccurs="0">
                    <xs:simpleType>
                    </xs:simpleType>
                </xs:element>        <xs:restriction base="xs:string"/>
                <xs:element name="Patient" maxOccurs="unbounded">
                    <xs:annotation>
                        <xs:documentation>Patients recorded onto media.</xs:documentation>
                    </xs:annotation>
                    <xs:complexType>
                        <xs:complexContent>
                            <xs:extension base="PatientType">
                                <xs:sequence>
                                    <xs:element name="SUID" type="xs:string"
minOccurs="0" maxOccurs="unbounded">
                                        <xs:annotation>
                                            <xs:documentation>Mandatory if
known</xs:documentation>
                                        </xs:annotation>
                                    </xs:element>
                                </xs:sequence>
                            </xs:extension>
                        </xs:complexContent>
                    </xs:complexType>
                </xs:element>
                <xs:element name="Destination" type="PrinterType" minOccurs="0"/>

            </xs:sequence>


        </xs:complexType>
        <xs:complexType name="UserType">
            <xs:choice>
                <xs:element name="LocalUser" type="xs:string"/>
                <xs:element name="RemoteNode" type="RemoteNodeType"/>
            </xs:choice>
        </xs:complexType>
        <xs:complexType name="PrinterType">
            <xs:choice>
                <xs:element name="LocalPrinter" type="xs:string"/>
                <xs:element name="Node" type="RemoteNodeType"/>
```

```
        </xs:complexType>
        <xs:complexType name="UsageType"/>
                </xs:choice>
        <xs:complexType name="PatientType">
                <xs:sequence>
                        <xs:element name="PatientID" type="xs:string"/>
                        <xs:element name="PatientName" type="xs:string"/>
                </xs:sequence>
        </xs:complexType>
        <xs:complexType name="RetrieveInstancesType"/>
        <xs:complexType name="BeginStoringInstancesType"/>
        <xs:complexType name="InstancesAction">
                <xs:sequence>
                        <xs:element name="ObjectAction">
                                <xs:simpleType>
                                        <xs:restriction base="xs:string">
                                                <xs:enumeration value="Create"/>
                                                <xs:enumeration value="Modify"/>
                                                <xs:enumeration value="Access"/>
                                                <xs:enumeration value="Delete"/>
                                        </xs:restriction>
                                </xs:simpleType>
                        </xs:element>
                        <xs:element name="AccessionNumber" type="xs:string" minOccurs="0"/>
                        <xs:element name="SUID" type="xs:string" maxOccurs="unbounded"/>
                        <xs:element name="Patient" type="PatientType"/>
                        <xs:element ref="User" minOccurs="0"/>

                        <xs:element name="CUID" type="xs:string" minOccurs="0" maxOccurs="unbounded"/>

                        <xs:element name="NumberOfInstances" type="xs:integer" minOccurs="0"/>
                        <xs:element name="MPPSUID" type="xs:string" minOccurs="0" maxOccurs="unbounded"/>
                </xs:sequence>
        </xs:complexType>
        <xs:element name="User" type="UserType"/>
        <xs:element name="InstanceActionDescription" type="InstancesAction"/>
</xs:schema>
```

注释、解释和附加要求超越了那些 XML 语法要求的制约，在下面提供。

审计记录语法被严密地存档，与下面的构件相区别：

- 可审计的事件：这些复合的审计记录语法元素描绘了产生审计记录的触发事件。它们由属性组成。
- 审计记录元素（可再用的语法元素）是以下的任意一个：
  - ○ 在审计记录中复杂的、描述性的数据对象是由许多单一属性组成的，或
  - ○ 简单的、只拥有一个单一值。

如何阅读下面的图表：

图表需从左至右地阅读：右边的元素是左手边元素的一部分。

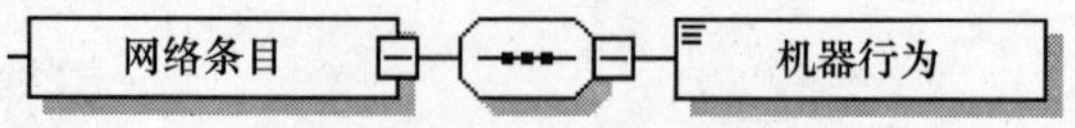

必须的单一元素。一个网络条目元素由精确的机器行为元素组成。

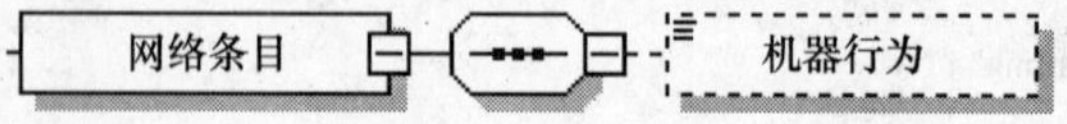

可选的单一元素。一个网络条目元素由零或一个机器行为元素组成

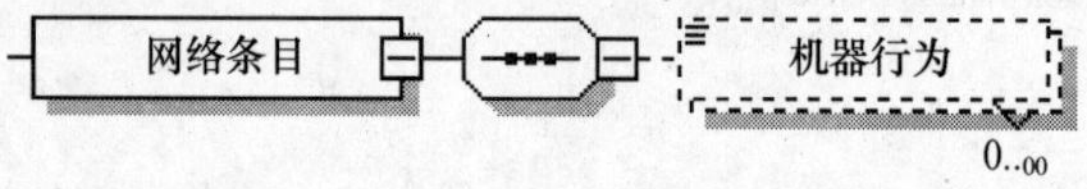

可选的多重元素。一个网络条目元素有零或许多机器元素组成。

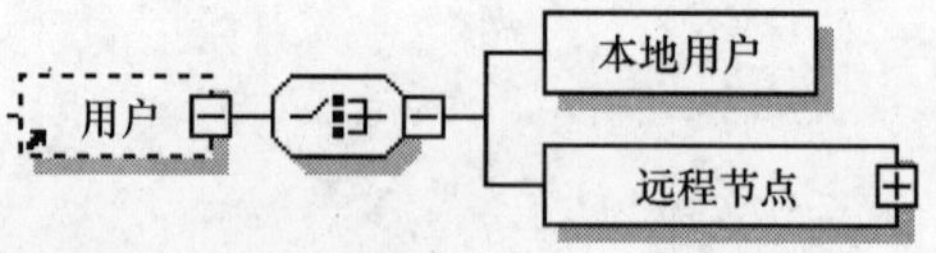

一个许多元素之外的选择。一个用户不是由本地用户元素组成就是由远程节点元素组成。

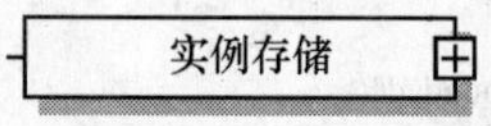

复合的元素：在元素复选框中的“+”意味着元素由更深一层的元素组成。如果直到他指向文档，这些扩展的元素还没有出现，那么就会在文档中符合下面的内容。

B.1 可审计的事件：语法元素描绘触发事件

IHEYr4

这个元素描述一个完整的如 IHE 技术框架定义的审计记录有效载荷。每个审计记录包含以下信息：发起主机，发生的时间戳以及事件相关的细节（比如：角色备置、输出）。（注意：元素名 IHEYr4 与技术框架的任何特定版本没有相关性。）

图表	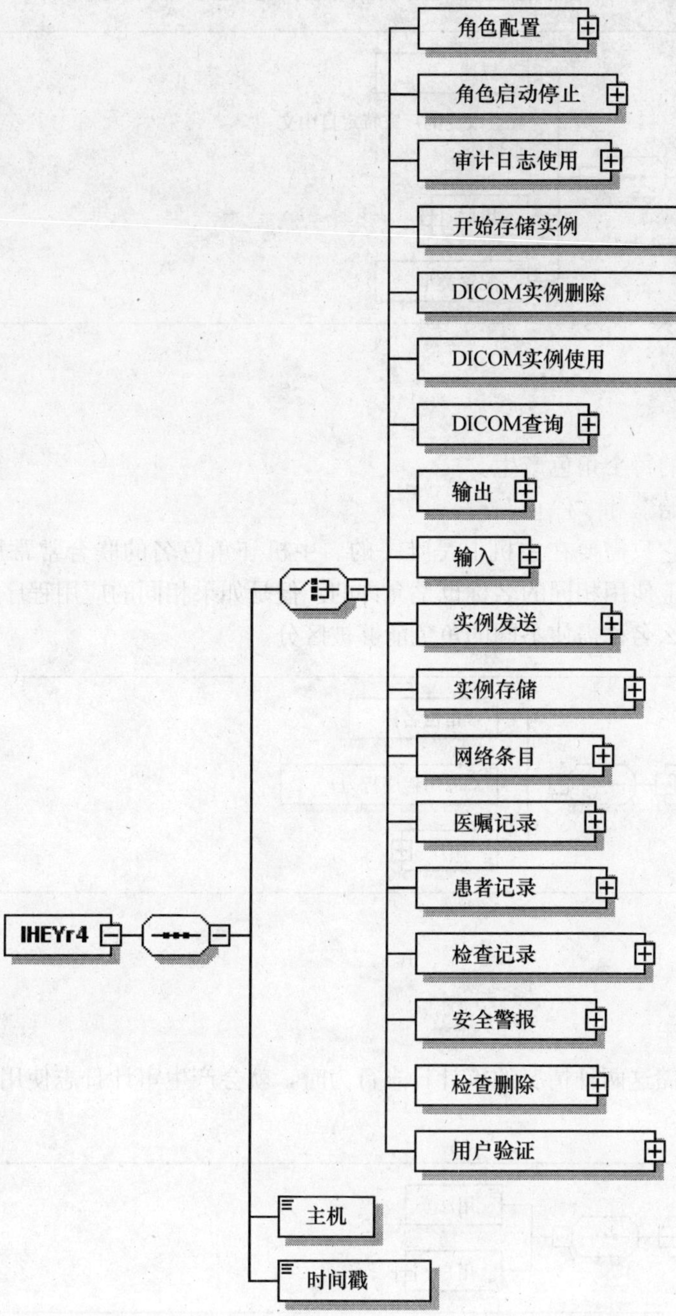

角色配置：

无论角色的配置何时改变，安全节点上的任何角色都会产生审计记录。配置改变的描述是自由文档不是由 IHE 技术框架指定的而是由厂商定义的。

事件对于安全性有重要的意义，因为不合适的行为经常以对配置信息进行不合适的修改的方式被探测。目标不是重建那些被修改的配置而是探测那些不合适行为。

配置类型可以是：

1.“网络”—与网络参数有关的修改
2.“安全性”—与安全参数有关的修改

3. 其他厂商规定的类型能够用来做改变，这些改变与网络参数或安全参数无关。

图表

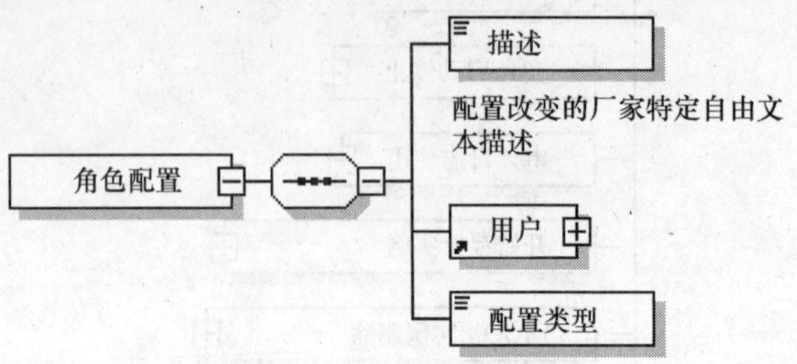

角色启动停止

这个审计记录为在安全节点上的每个角色产生。

规定的应用程序行为值为“起始”和“停止”。

角色名是由厂商任意赋予的。它只需要在主机上是唯一的。主机和角色名的联合常常用来识别特定的硬件、软件或用法。因此在不同主机上使用相同的名称也是允许的。但是如果相同的应用程序能在一个机器上多次被启动并且担当不同的角色，那么名称需使不同的角色能够被区分。

图表

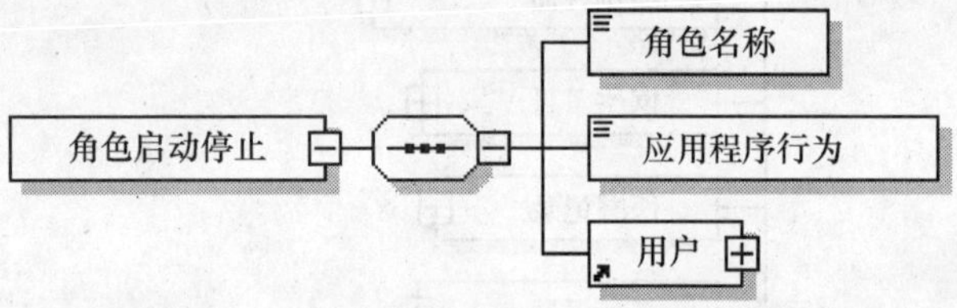

审计日志使用

审计记录可能由审计库角色产生。

当有不同于审计记录到达和存储这两种情况的审计日志行为时，就会产生审计日志使用。信息的使用是自由文本描述。

图表

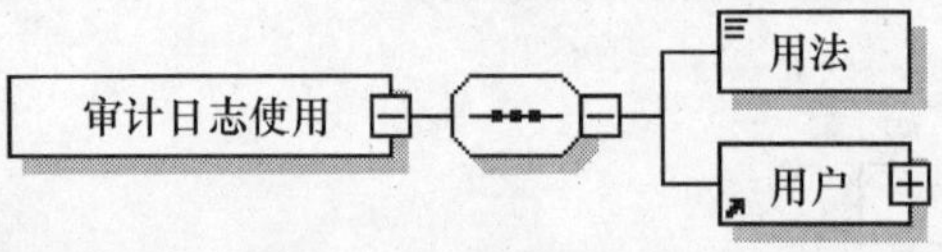

开始存储实例

无论下面的任何角色何时开始发送一个新的检查，或者为已经存在的检查发送附加的实例，都会产生审计记录。当检查传输开始时，审计记录产生之后，实例计数可能未知。审计记录会由发送实例的角色产生。

可能产生审计记录的角色：

影像采集设备

图像归档

证据创建者

报告创建者

报告存储库

报告管理器

外部报告存储库访问

RNode元素指示远程节点，实例就存储在这些节点中。

实例行为描述元素包含一个用户。这个用户或许是本地用户。在远程用户被允许控制存储的情况下，远程用户描述可能依然包含一个远程节点。XML结构解决了在普通子组件含义中的任何歧义。

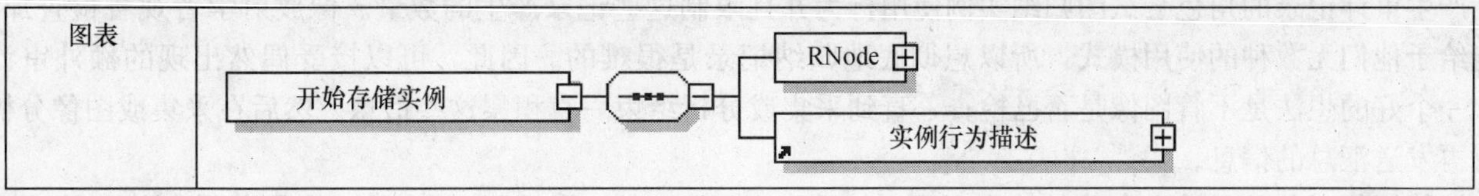

DICOM实例删除

由以下角色产生审计记录：

影像采集设备

证据创建者

报告创建者

删除审计记录对于这些角色是重要的，因为它表示潜在的患者信息暴露可能性的结束。让操作设备的人能够在设备上访问所有本地存储的患者信息是应该的。被删除的对象总是由它自己的检查UID（SUID）来标识。SOP类UID（CUID）和影像设备执行检查项目UID（MPPSUID）能够随意地被记录。

（同样见：检查删除）

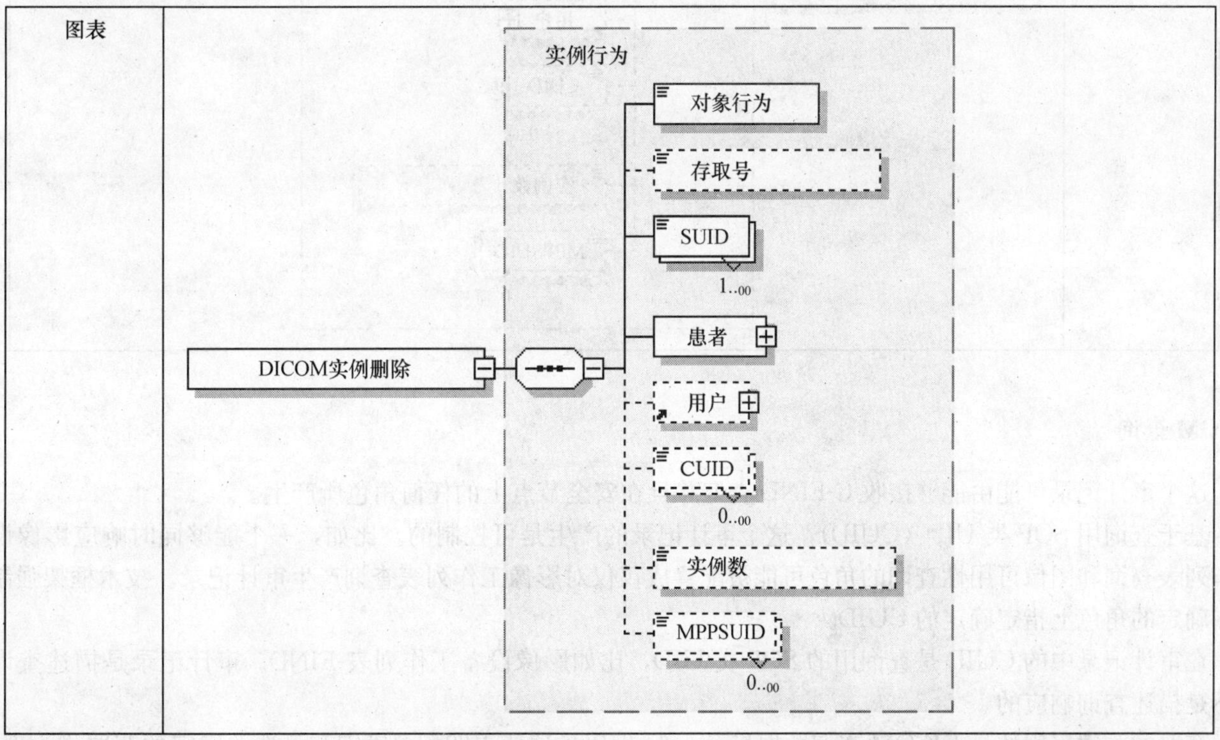

DICOM实例使用

无论何时创建、修改或访问过本地存储的信息，都会发送审计记录。它会将对于一个患者的所有访问都归纳到一个审计记录中。发送者可能是：

影像采集设备

证据创建者

图像显示者

报告创建者

报告管理器

产生审计记录的角色会试图归纳实例使用行为并且限制这些记录产生的数量。像放射学者观看检查那样，可能给予他们无数种的使用模式，所以想彻底地归纳记录是很难的。因此，可以接受偶然出现的额外审计记录。一个好的想法是不管图像是否已检查，直到采集或分析结束一直积累这些信息。然后在采集或图像分析完成时再发送汇总的信息。

被使用的对象总是被它自己的检查 UID（SUID）识别。SOP 类 UID（CUID）和影像设备执行检查项目 UID（MPPSUID）能够被随意地记录。

图表

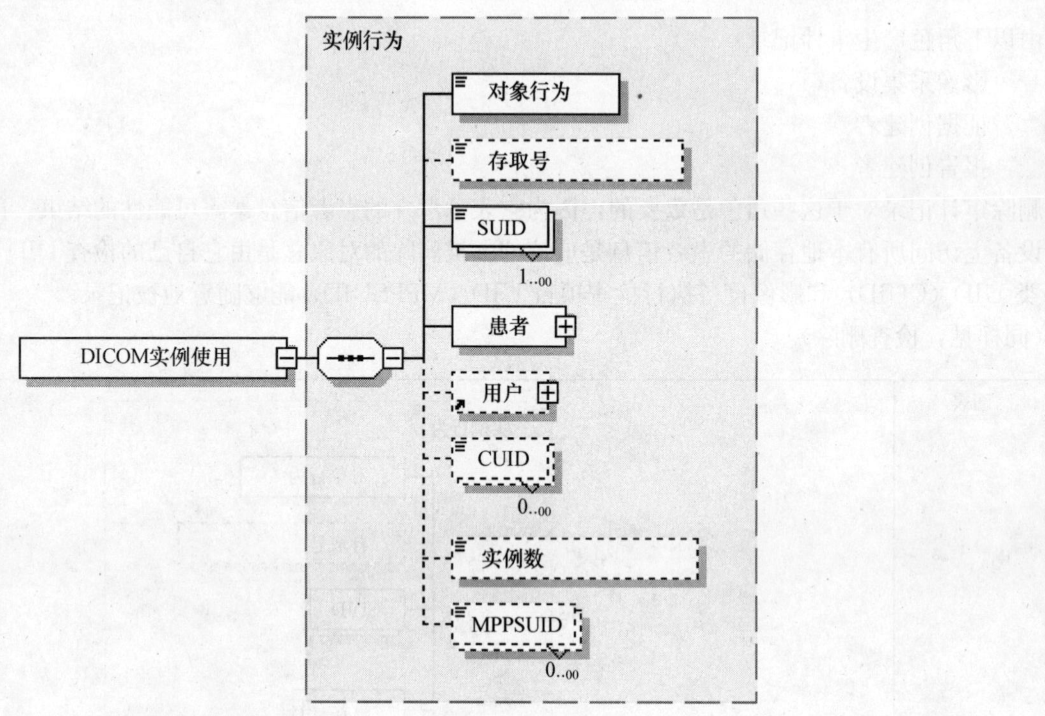

DICOM 查询

这个审计记录可能由能够接收 C-FIND 查询并且在安全节点上的任何角色所产生。

基于查询用 SOP 类 UID（CUID），这个审计记录的产生是可控制的。比如，一个能够同时响应影像设备工作列表查询和图像可用性查询的角色可能被配置成仅仅对影像工作列表查询产生审计记录。技术框架强制性地在确定的角色上指定确定的 CUID。

在审计记录中的 CUID 是查询用的 SOP 类 UID，比如影像设备工作列表-FIND。审计记录是描述查询的而不是描述查询响应的。

获取的关键字用的是 DICOM 查询数据集 Base64 编码。这使得匹配关键字和可选关键字的获取成为现实。语法 UID 包含被获取数据的 DICOM 传输语法 UID。请求者是一个发出该查询的远程节点。

图表	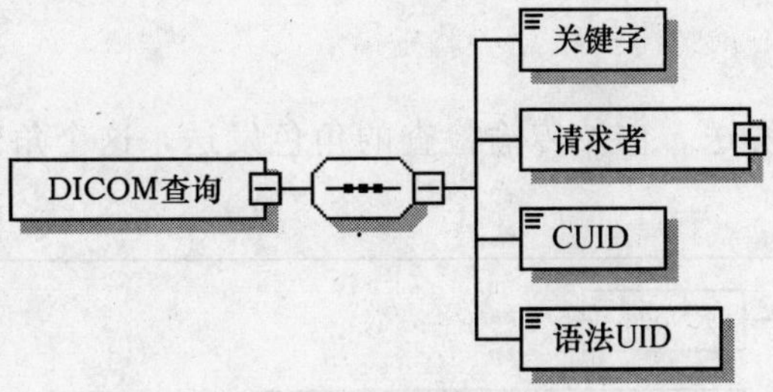

输出

审计记录由任何能够输出数据给介质并且在安全节点上的角色产生。

需要注意的是，打印、传真、语音播放等也是输出的形式。这就是为什么介质 ID、介质类型和目的地全都是可选的。会选择适当的一个条目或多个条目来描述输出。

患者数据由患者标识和被输入对象的标识组成。

图表	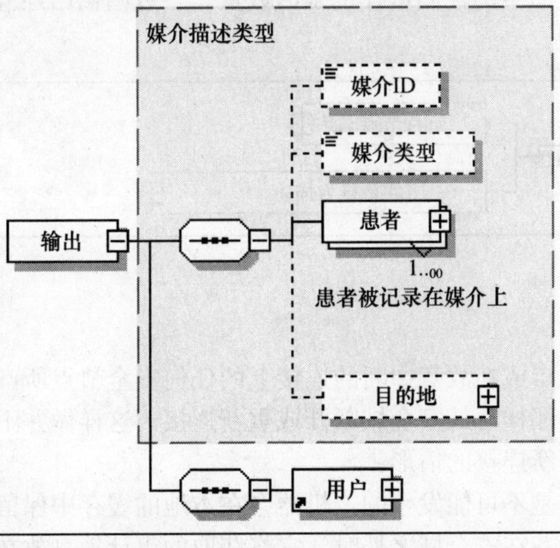

输入

在能够执行介质输入的安全节点上，审计记录可能由任何角色产生。患者数据由患者标识和被输入对象标识组成。

图表	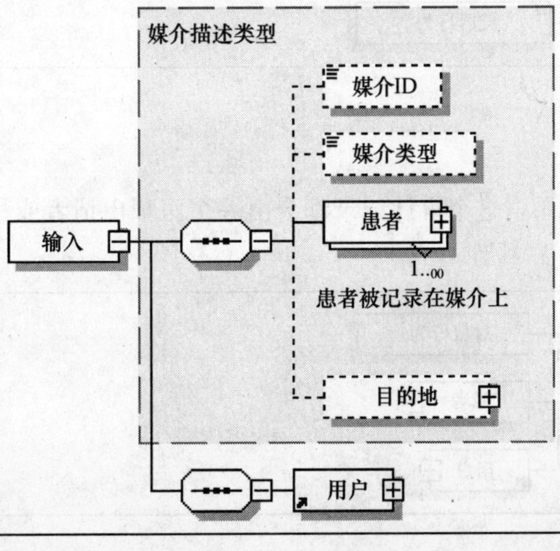

实例发送

在一个检查传输的完成时这个审计记录被发送。它被传输检查的角色发送，这个角色可能是一个图像归档。

图表	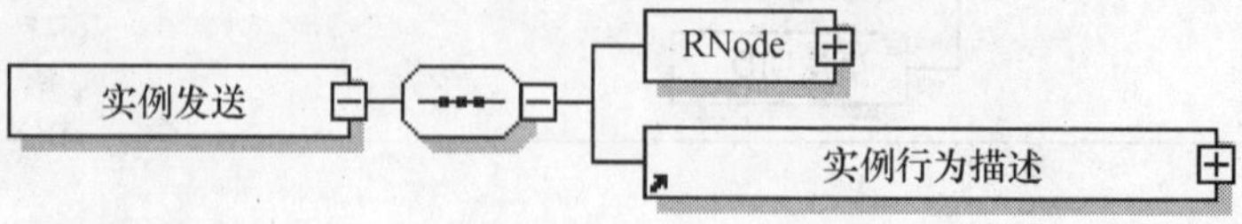

实例存储

在图像归档已经将检查图像全部接收之后，它会产生审计记录。DICOM 缺少一个“检查结尾”标志，所以这就要求图像归档来猜测图像是否已全部接收。允许有多重实例存储审计记录在检查传送过程中被发送。图像归档可能试图限制那些通过合理的想法产生的实例存储审计记录的数量。多数归档已经应用了这些想法来优化存储过程。

图表	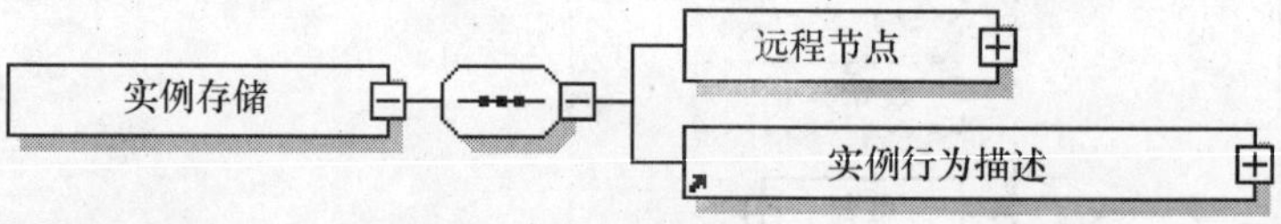

网络条目

审计记录是由能够移动操作的任何安全节点或在故意中断的连接上的任何安全节点所产生的。

这个事件记录机器像一般的和预料的情形那样，从安全域断开或重新连接。这样做并不是想要报告网络的问题、松动的电缆、或其他不是有意断开或重新连接的情形。

机器会在断开之前发送消息。在事件中这是不可能发生的，机器会在本地的缓存中保留这个消息，因此这个消息在晚些时候就能够被发送了。当移动设备在安全域之外时，它将获取的审计消息放在本地缓存中。当设备与安全域重新连接时，设备发送断开消息（如果在缓存中），随后发送缓存中的消息，这之后发送重新加入安全域的移动设备消息。在这些消息上的时间戳是事件发生的时间，不是该消息传送的时间。

机器行为用值“连接（Attach）”和“断开（Detach）”来描述了该机器连接或断开的状态。

图表	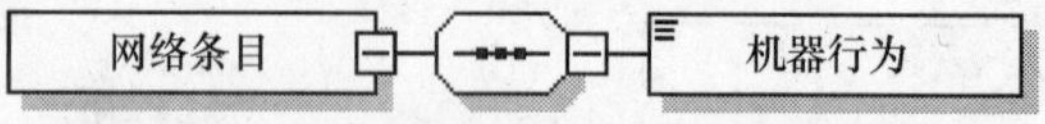

医嘱记录

无论何时创建、访问、修改或删除医嘱记录，这个审计记录都会由一个医嘱申请者或科室系统预约者/医嘱执行者角色产生。

图表	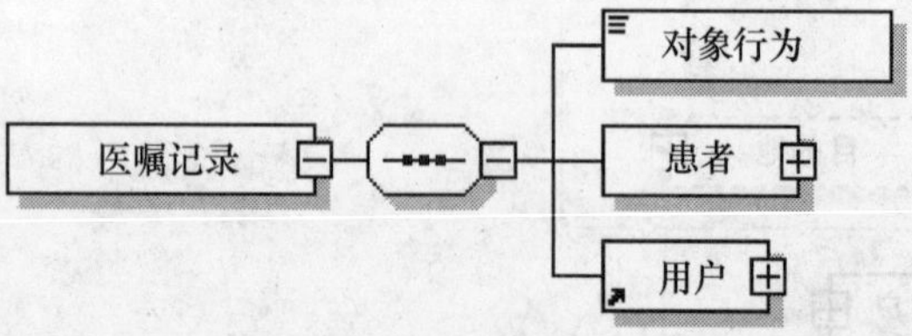

患者记录

无论何时创建、修改或访问患者记录，这个审计记录都会由一个ADT患者登记、科室系统预约者/医嘱执行者或医嘱申请者角色产生。

图表

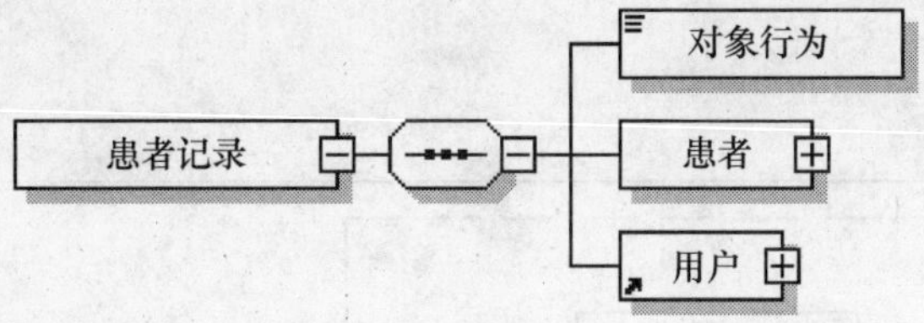

检查记录

无论何时创建、修改、访问或删除患者检查记录，这个审计记录都会由科室系统预约者/医嘱执行者产生。

图表

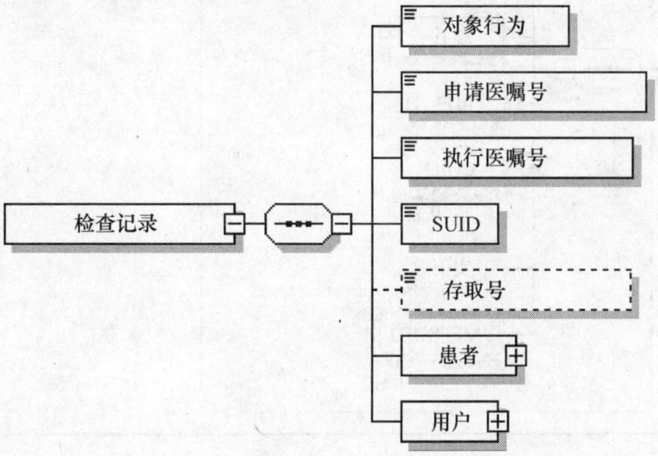

安全警报

无论节点何时需要报告一个安全警报，这个审计记录都会由在安全节点上的任何角色产生。IHE技术框架明确的要求报告TLS的鉴定失败的安全警报。安全节点可能选择为其它没有被IHE审计事件描述的与安全相关的情况报告警报。

引起警报的失败会以在警报类型中代码的形式进行描述，如下所示：

1. “节点验证失败”，在TLS设置期间，如果验证失败。（成功的TLS连接不产生安全警报）

2. 其他厂商为其他类型的安全警告规定代码。

在原因和环境方面，描述允许安全警报的附加自由文本细节存在。如果安全警报涉及一个特定的用户，那么描述中会出现用户属性。

图表

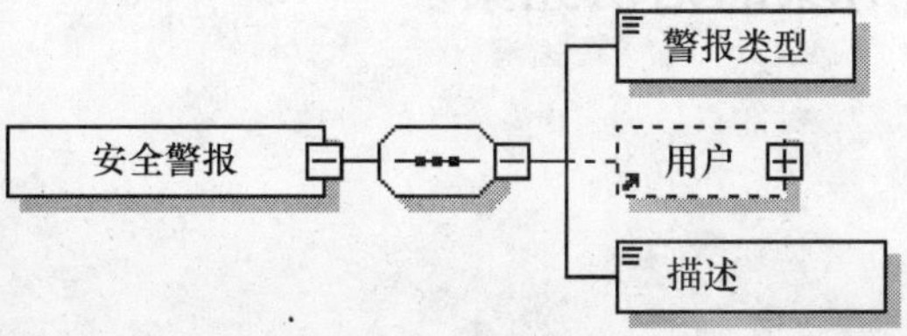

检查删除

无论何时从归档中删除一个检查、或检查的一部分，这个审计事务都会由一个图像管理器/图像归档或报告存储库角色产生。

被删除的对象总是被它自己的检查 UID（SUID）识别。SOP 类 UID（CUID）和影像设备执行检查项目 UID（MPPSUID）能够被随意地记录。

（同样可见：DICOM 实例删除）

图表

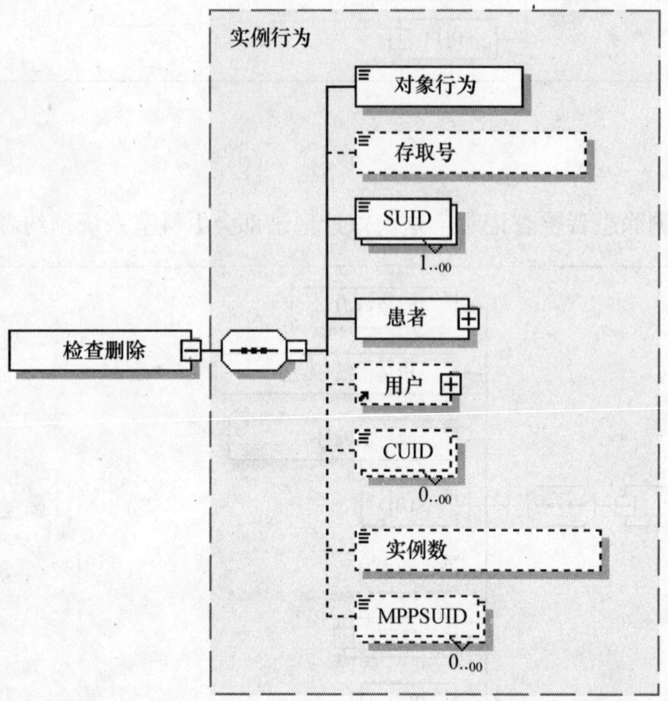

用户验证

该审计记录可能由任何的安全节点产生。

行为的合法值是："登录"、"注销"和"失败"。在验证失败的情况下，本地用户名为在尝试验证过程中给予的名称。

图表

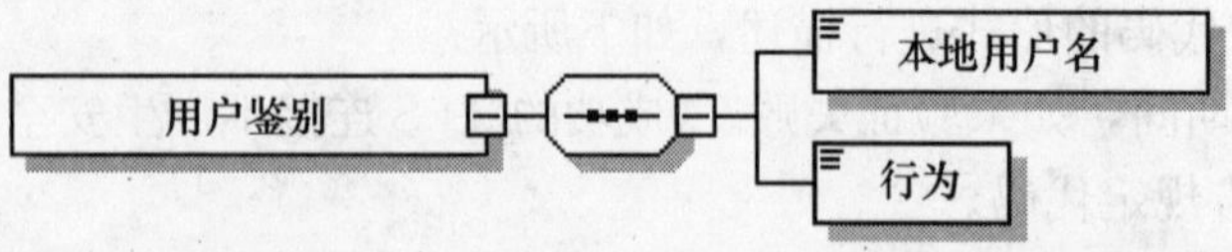

B. 2 审计记录元素：描绘审计记录对象的语法元素

存取号

DICOM 存取号以字符串的形式描绘。

行为

行为描述了在用户验证事件进行过程中发生了什么。行为的法定值是："登录"，"注销" 和 "失败"。

角色名

角色名是一个由厂商指派的任意名称。它在主机上是唯一的。主机和角色名的联合将用来识别特定的硬件、软件或使用。因此不同的主机有相同的名称是允许的。但是如果相同的应用程序在一台设备上多次启动并且作为不同的角色，那么名称要能够区分不同的角色。

AET

AET 为 DICOM 应用实体名保存一个自由文本，为了识别在网络节点（远程节点）上运行着的设备用户。

警报类型

字符串传输事件类型描述，就是该事件引起了安全警报。这个字符串不是特定的代码就是一个自由文本值。如果在 TLS 配置期间验证失败了，那么值会是 "节点验证失败" 否则值是由应用程序定义的。

应用程序行为

为角色启动停止事件描述应用程序或角色运行状态的一个受约束的文本。法定值为 "启动" 和 "停止"。

配置类型

配置类型描述了角色的哪种配置行为曾经发生。配置类型的值为：

- "网络" —与网络参数有关的修改
- "安全性" —与安全参数有关的修改
- 其他厂商规定的类型能够用来做改变，这些改变与网络参数或安全参数无关。

CUID

SOP 类 UID 描述了什么类型的 DICOM 对象曾被一个角色使用，和可能影响一个审计记录的产生或解释。比如在 DICOM 查询中。

描述

一个允许附加细节的自由文本描述，附加细节是在确定的事件记录中给出的，比如角色配置、安全警报。

目的地

目的地值保存着介质输入行为的输入目标，比如一个打印机或一个网络节点。

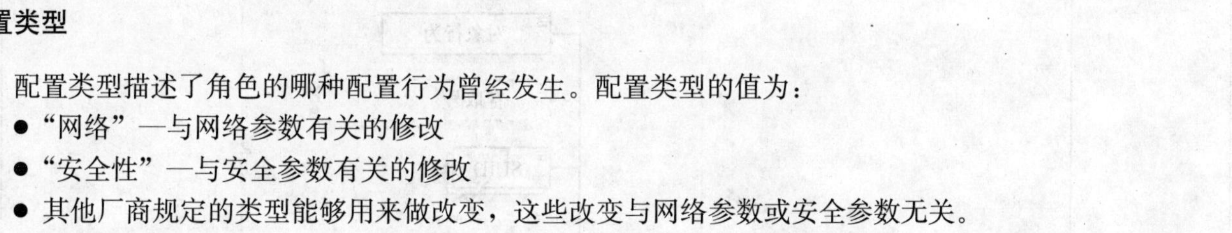

执行者医嘱号

由医嘱执行者发布的医嘱的标识符。

Hname（在远程节点中使用）

在网络域中识别一个远程节点名称（主机名）。

主机（在审计记录根元素 IHEYr4 中使用）

主机名元素从系统日志消息中复制主机名。通过完成 XML 主体，并使它独立于系统日志设计，是简化 XML 内容的处理过程的一种方法。

实例行为描述，实例行为

实例行为描述元素和实例行为元素类型描述患者数据上进行的各种行为，比如删除或传输图像对象。被执行的行为类型是由对象行为（比如创建、读取）中的受限文本规定的。

患者元素能够识别数据所属的患者。患者数据对象已使用是通过检查 UID（SUID）进行识别的。不必要在每种情况中都识别出所有工作的对象，因此一个审计记录概要可能会规定工作的数据对象的数量（实例数量，比如规定曾传输 523 幅图像）。

通过识别执行用户（用户）、DICOM 对象的 SOP 类 UIDs（CUID）或相关的 MPPS UIDs（MPPSUID）就能进一步指定上下文的使用。

图表

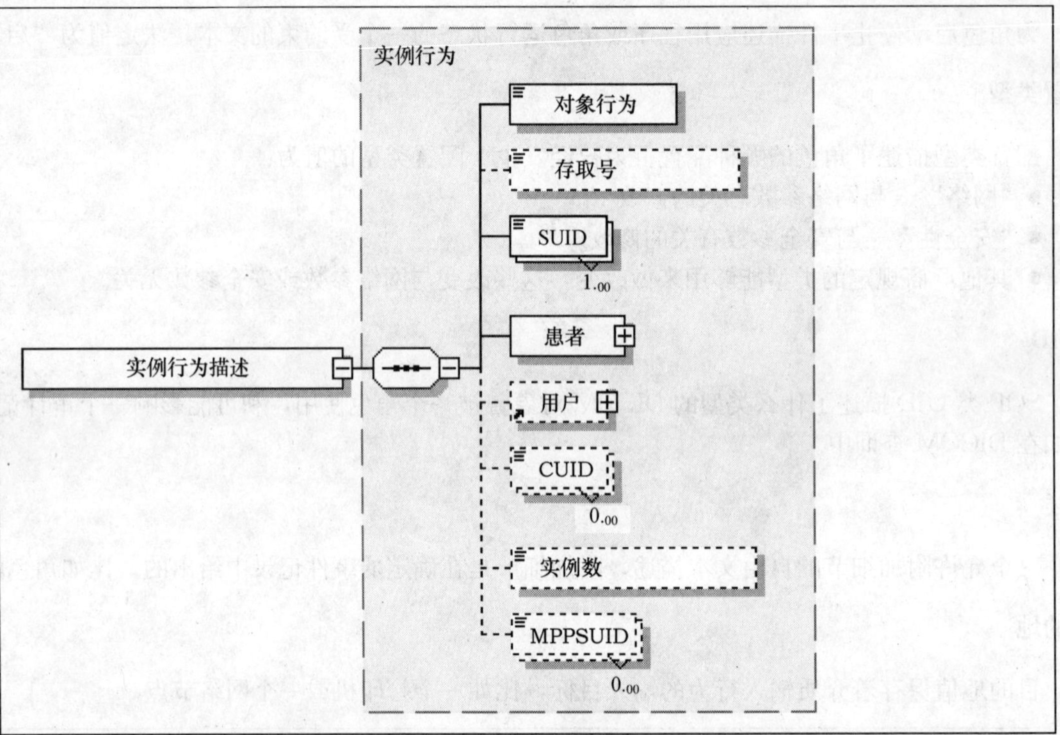

IP

识别网络中的远程节点的 IP 地址。

关键字

这个值保存 DICOM 查询的描述。它的二进制格式（基础 64 位）允许任何查询关键字（比如匹配关键字、随意的关键字）。DICOM 查询审计记录的语法 UID 对于翻译这些二进制值是必要的。

本地打印机

来自打印类型审计记录对象的元素保存着描述一个本地打印机的数据，与连接着远程节点的打印机形成了对比。

本地用户

本地用户通过分配给一个人或一个自动程序的名称来选中一个人类用户或设备用户。这个名称在所限制范围内是唯一的，这与由远程节点类型定义的远程用户形成了对比。

本地用户名

本地用户名是在某个域中标识用户的一个自由文档，比如在用户名/密码登录过程中。

设备行为

设备行为描述一个设备的网络连通性事件（网络条目），设备行为就是与网络连接或从网络上断开。合法值为分别是“连接”和“断开”。

介质描述类型

介质描述类型包含描述移动介质的数据和对所存储的患者影像数据进行描述的数据。

介质标识（介质 ID）、介质类型（介质类型）或数据传送目标（目的地）的类型不能总是规定好的。这可能涉及到打印、传真、语音播放或其他多媒体输入或输出。

一个或多个患者的识别必须总是存在的，患者的数据被存储在介质上。如果可用，在患者数据中会存在 DICOM 对象的检查 UIDs（SUID），因此患者数据和 SUID 是很明确地关联在一起的。

图表	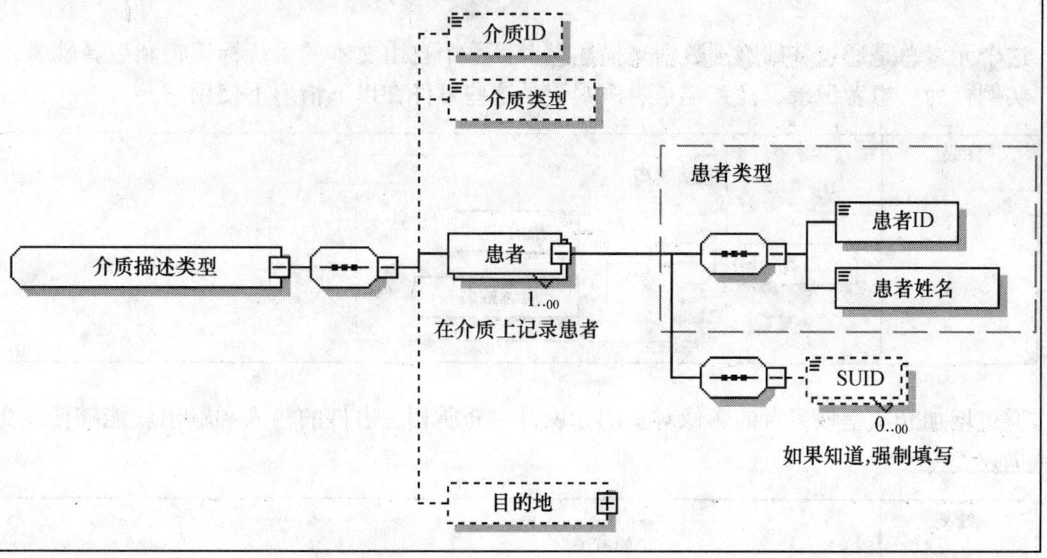

介质 ID

这个字符串保存着一个用于数据输入输出的移动介质的标识符。这个标识符可以是移动介质的卷 ID、DICOM文件集合 ID、E-mail 地址、文件名、电话号码或任何其他适合的 ID。

介质类型

这个字符串描述了输入或输出的介质类型，也可能是硬拷贝类型（比如“纸张”、“胶片”），或一个数字介质类型（比如“CD-R”、“传真”、“文件”）。

MPPSUID

影像设备执行检查项目 UID 会在审计记录属性中被传送。是为了在患者 DICOM 对象上描述行为的事件而传送的。

节点

这个审计记录元素为打印机描述了一个网络中远程节点的标识（见远程节点）。

图表

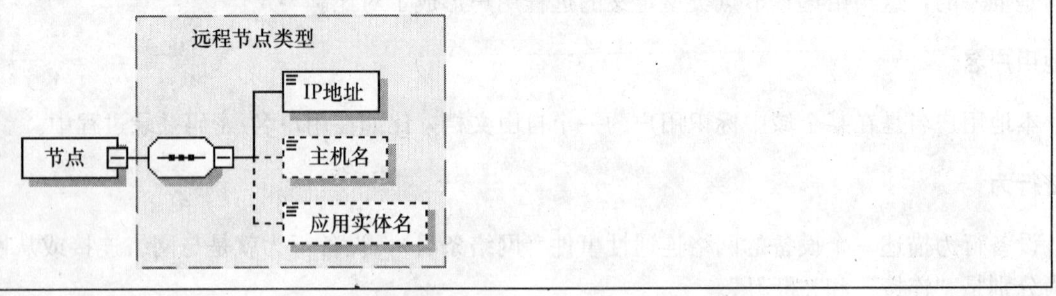

实例数

这个属性保存着在一个单一的审计记录中作为概要使用的数据对象的数量，使用概要替代了对于每个实例行为都产生一个自己的审计记录的做法。

对象行为

这个属性描述了在一个图像对象上所执行的行为类型。合法值为“创建”、“修改”、“访问”、“删除”。

患者

这个元素总是通过基础鉴别数据来描述患者：一个自由文本的系统标识符和患者姓名。

实例行为、患者记录、检查记录、医嘱记录这些事件在以下情形下使用它：

图表

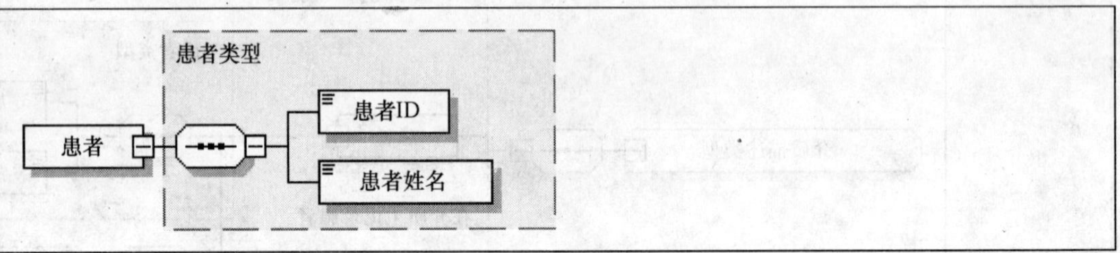

通过增加介质上该患者的影像对象的标识符，介质相关事件的输入和输出就能够使用患者元素了。（参见介质描述类型）

图表

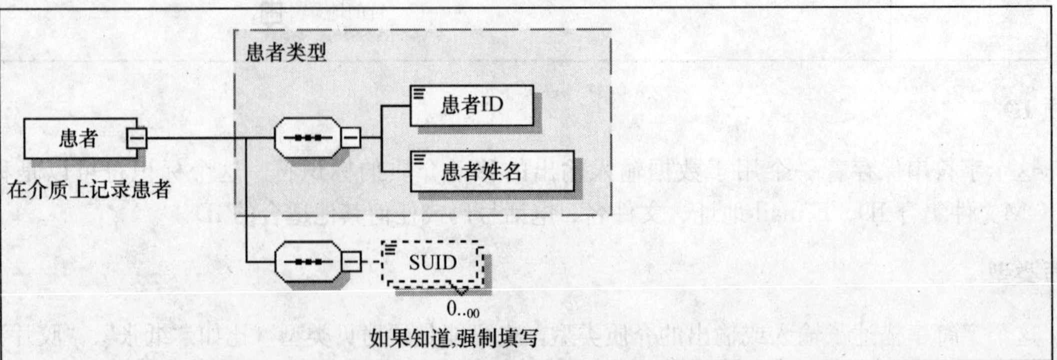

患者 ID

一个自由文本保存着一个系统内部的患者标识符，这个标识符在这个系统域中是唯一的。

患者姓名

一个患者的自由文本名称，所使用的影像对象属于这个患者。

申请医嘱号

一个被请求的影像检查的标识符有医嘱申请者发布。

打印机类型

这个元素用来识别一个作为数据输出目的地的打印机。这个打印机不是在本地连接并且由一个自由文本名称（本地打印机）识别，就是与远程节点连接并且像在远程节点（节点）中定义的那样进行识别。

图表

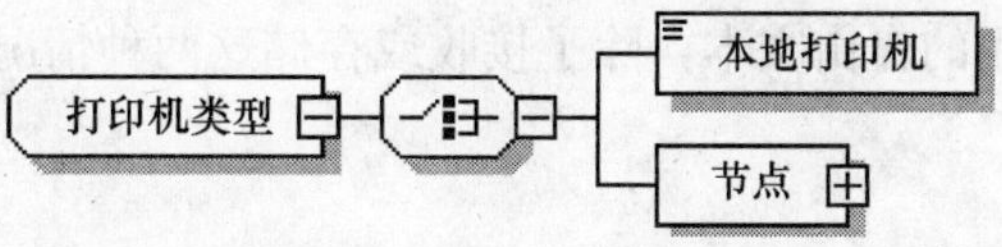

远程节点，R 节点，节点

这些元素，在网络中描述一个节点，有相同的结构的类型（远程节点类型）。当它与一个网络连接并且不是发生当前行为的节点时，网络节点显示“远程”。一个远程节点是由以下属性识别的：

- IP 地址（IP），不是 IPv4 的点和十进制数字符号，就是 IPv6 的十六进制符号
- 主机名（Hname），如果了解
- 应用实体名（AET），如果可用

图表

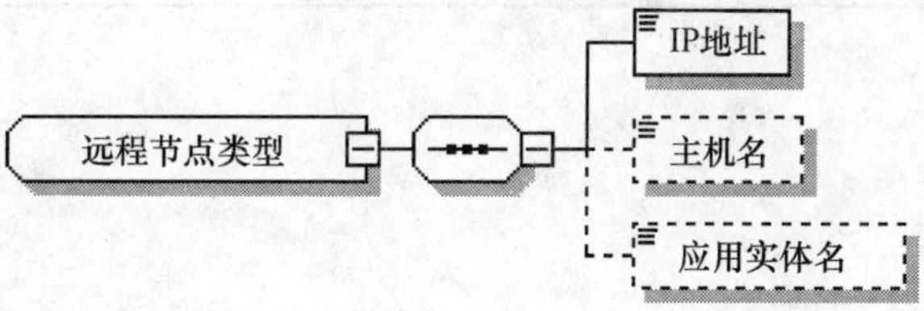

请求者

在 DICOM 查询事件的上下文中，请求者是发布查询的远程节点。

图表

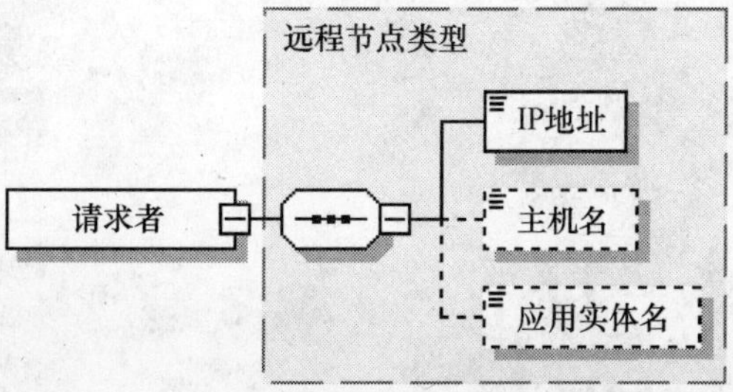

SUID

检查 UID 识别一个曾经被使用过的 DICOM 对象。

语法 UID

语法 UID 包含 DICOM 传输语法 UID，这个语法 UID 允许翻译查询关键数据，为了 DICOM 查询事件，查询关键数据已经被在一个审计记录中获取了。

时间戳（在审计记录根元素 IHEYr4 中使用）

事件发生或被探测到的时间。需要注意的是 XML 日期时间、日期类型需要的不是 UTC 就是 UTC 的偏移量。时间戳可能在系统日志消息中复制字段。通过完成 XML 主体，和使它独立于系统日志设计，是简化 XML 内容的处理过程的一种方法。

用法

一个描述来自审计库的审计记录是如何被使用的自由文本，除了接收或存储这两种情况（比如一个秘密的官员回顾一个已存储审计记录的选出部分）。

用户

元素识别一个执行产生审计记录行为的用户。如果一个远程设备扮演一个用户角色的话，用户标识要么为在所限制的域（本地用户）中定义的用户名，要么为一个远程节点标识（远程节点）。

图表	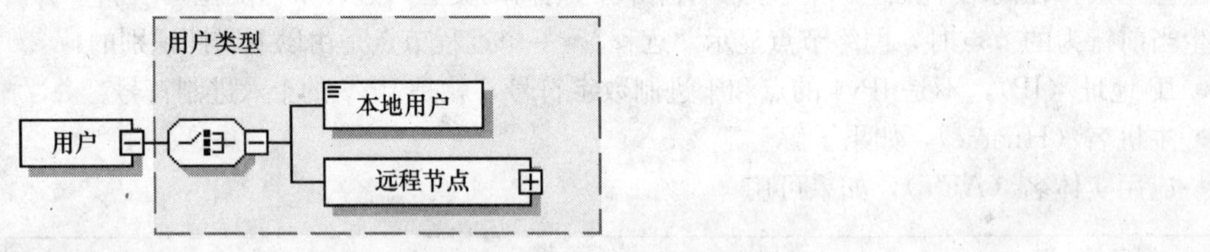

附录 C：在后处理工作流程中，通用工作列表、SPS、PPS 与作为结果的复合 IOD 的属性之间的一致性

这个附录提供了在对象中属性使用的需求，这些对象是在不同的后处理工作流程产生的。特别是它指定了由后处理管理器提供的哪个属性会保持一贯地将其放置在 GP-PPS 对象中；在作为后处理操作的结果的对象中；和在常常用于声明和完成后处理操作工作列表项的 N-ACTION 命令中。

C.1　集成评价的属性

下表会做如下解释：

- GPWL SCU（比如，图像处理工作站或 CAD 设备）会要求第一列中的一个属性成为它自己 C-FIND 响应中的返回关键字。
- 对于复合实例（第二列）和 GP-PPS 实例，执行站点会使用返回属性值来填充在表 C.1-1 的相应行上所示的属性。
- 后处理管理器能够处理在第三列的相应行中所示的被 SCP 类型和附加注释定义的属性。

表 C.1-1　通用工作列表、SPS、PPS、图像、GSPS 和其他 IOD 的相应属性的对比

通用工作列表	通用 SPS N-ACTION	通用 PPS	图像和 GSPS IOD	基于证据文档的 SR	KIN
—	—	被参考的通用预约检查项目序列 [1C]	—	—	—
SOP 类 UID [1]	SOP 类 UID [1]	SOP 类 UID [1]	—	—	—
SOP 实例 UID [1]	SOP 实例 UID [1]	SOP 实例 UID [1]	—	—	—
—	事务 UID [1]	>引用的通用预约检查项目事务 UID [1]	—	—	—
通用预约检查项目状态 [1]	通用预约检查项目状态 [1]	—	—	—	—
输入信息序列 [2]	—	—	—	当前被请求的检查证据序列 [1C]	—
有关的信息序列 [2]	—	—	—	相关的其他证据序列 [1C]	—
被参考的检查成分序列 [2]					
作为结果的通用被执行检查项目序列 [2]			被参考的检查成分序列 [3]	被参考的检查成分序列 [2]	被参考的检查成分序列 [2]
>被参考的 SOP 类 UID [1]		SOP 类 UID [1]	>SOP 类 UID [1]	>SOP 类 UID [1]	>SOP 类 UID [1]

续表

通用工作列表	通用 SPS N-ACTION	通用 PPS	图像和 GSPS IOD	基于证据文档的 SR	KIN
>被参考的 SOP 实例 UID [1]	—	SOP 实例 UID [1]	> SOP 实例 UID [1]	> SOP 实例 UID [1]	> SOP 实例 UID [1]
真实的人员执行者序列 [2]	真实的人员执行者序列 [3]	真实的人员执行者序列 [2]	—	—	—
检查实例 UID [1]	—	—	检查实例 UID [1]	检查实例 UID [1]	检查实例 UID [1]
—	—	—	请求属性序列 [3]	—	—
被预约的检查项目 ID [1]			>被预约的检查项目 ID [1C]		
被参考的请求序列 [1]		被参考的请求序列 [2]		被参考的请求序列 [1C]	被参考的请求序列 [1C]
>检查实例 UID [1]		>检查实例 UID [1]		>检查实例 UID [1]	>检查实例 UID [1]
>被请求的检查 ID [1]		>被请求的检查 ID [2]	>被请求的检查 ID [1C]	>被请求的检查 ID [2]	>被请求的检查 ID [2]
>被请求的检查描述 [1C]		>被请求的检查描述 [2]		>被请求的检查描述 [2]	>被请求的检查描述 [2]
>被请求的检查代码序列 [1C]		>被请求的检查代码序列 [2]		>被请求的检查代码序列 [2]	>被请求的检查代码序列 [2]
>被参考的检查序列 [2]		>被参考的检查序列 [2]	>被参考的检查序列 [3]	>被参考的检查序列 [2]	>被参考的检查序列 [2]
>存取号 [2]		>存取号 [2]	存取号 [2]	>存取号 [2]	>存取号 [2]
>申请者医嘱号/影像服务请求 [3]		>申请者医嘱号/影像服务请求 [3]		>申请者医嘱号/影像服务请求 [2]	>申请者医嘱号/影像服务请求 [2]
>执行者医嘱号/影像服务请求 [3]		>执行者医嘱号/影像服务请求 [3]		>执行者医嘱号/影像服务请求 [2]	>执行者医嘱号/影像服务请求 [2]
>发出请求的技师 [2]		>发出请求的技师 [2]		>发出请求的技师 [2]	>发出请求的技师 [2]
		被执行的检查项目 ID [1]	被执行的检查项目 ID [3]		
		被执行的检查项目开始日期 [1]	被执行的检查项目开始日期 [3]		
		被执行的检查项目开始时间 [1]	被执行的检查项目开始时间 [1]		
		被执行的检查项目描述 [1]	被执行的检查项目描述 [3]		

附录 D：在报告工作流程中，通用工作列表、SPS、PPS 和作为结果的复合 IOD 之间的属性一致性

本附录中将提供诊断报告中属性使用的需求，这个需求由作为报告工作流程参与者的报告创建者产生。这些报告被按照 DICOM SR 对象进行了编码。特别是附录 D 定义了由报告管理器提供的哪些属性会一直将属性放置在 GPP-PPS 对象中；在作为结果的 DICOM SR 对象中；和在常常用来声明和完成工作项目的 N-ACTION 命令中。

D.1　集成评价的属性

下表会被作如下解释：

- GPWL SCU（报告创建者）会要求第一列中的一个属性成为它自己 C-FIND 请求中的返回关键字。报告管理器会返回 C-FIND 响应中的属性值。
- 对于复合实例（第二列）和 GP-PPS 实例，报告创建者会使用返回属性值来填充在表 D.1-1 的相应行上所示的属性。
- 报告管理器能够处理在第三列的相应行中所示的被 SCP 类型和附加注释定义的属性。

表 D.1-1　通用工作列表、SPS、PPS、图像、GSPS 和其他 IOD 的相应属性的对比

通用工作列表	通用 SPS N-ACTION	通用 PPS	基于 SR 的报告文档
—	—	被参考的通用预约检查项目序列 [1C]	—
SOP 类 UID [1]	OP 类 UID [1]	>SOP 类 UID [1]	—
SOP 实例 UID [1]	SOP 实例 UID [1]	>SOP 实例 UID [1]	—
—	事务 UID [1]	>被参考的通用预约检查项目事务 UID [1]	
通用预约检查项目状态 [1]	通用预约检查项目状态 [1]	—	—
输入信息序列 [2]	—	—	当前请求的检查证据序列 [1C]
有关的信息序列 [2]	—	—	有关的其他证据序列 [1C]
被参考的检查成分序列 [2]			
作为结果的通用执行检查项目序列 [2]			被参考的检查成分序列 [2]
>被参考的 SOP 类 UID [1]	—	SOP 类 UID [1]	>SOP 类 UID [1]
>被参考的 SOP 实例 UID [1]	—	SOP 实例 UID [1]	>SOP 实例 UID [1]
—	实际人员执行者序列 [3]	实际人员执行者序列 [2]	实际人员执行者序列 [2]
检查实例 UID [1]	—	—	检查实例 UID [1]

续表

通用工作列表	通用 SPS N-ACTION	通用 PPS	基于 SR 的报告文档
	—	—	—
预约检查项目 ID [1]			
被参考的请求序列 [1]		被参考的请求序列 [2]	被参考的请求序列 [2]
>检查实例 UID [1]		>检查实例 UID [1]	>检查实例 UID [1]
>被请检查 ID [1]		>被请求检查 ID [2]	>被请求检查 ID [2]
>被请求检查描述 [1C]		>被请求检查描述 [2]	>被请求检查描述 [2]
>被请求检查代码序列 [1C]		>被请求检查代码序列 [2]	>被请求检查代码序列 [2]
>被参考的检查序列 [2]		>被参考的检查序列 [2]	>被参考的检查序列 [2]
>存取号 [2]		>存取号 [2]	>存取号 [2]
>申请者医嘱号/影像服务请求 [3]		>申请者医嘱号/影像服务请求 [3]	>申请者医嘱号/影像服务请求 [2]
>执行者医嘱号/影像服务请求 [3]		>执行者医嘱号/影像服务请求 [3]	>执行者医嘱号/影像服务请求 [2]
>发出请求的技师 [2]		>发出请求的技师 [2]	>发出请求的技师 [2]
		已执行检查项目 ID [1]	
		已执行检查项目开始日期 [1]	
		已执行检查项目开始时间 [1]	
		已执行检查项目描述 [1]	

附录 E：DICOM 评价介质交换的 DICOM 兼容性提示

本附录提供许多由不符合 DICOM 介质交换的标准（PS 3.10，PS3.11 和 PS 3.12）所产生的兼容性问题。在过去，最普通的 DICOM 问题已经导致文件集创建者和读取者不兼容，这个附录仅仅是想成为一个这方面的提醒者。

该部分将以实施者需要注意的唯一 DICOM 请求的形式阐述。DICOM 已经成为 IHE 规范的执行者所要熟悉的非常有效和全面的规定。

1. CD 介质会被依照 ISO 9660 第 1 层格式化。（比如 Joliet 或 Rock Ridge 这种扩展名没有被 DICOM 禁止并且因此被 PDI 规范允许，除非同时存在 ISO 9660 第 1 层文件系统，否则一个 A UDF 文件系统也是允许。）这样的扩展名也许需要在介质上对非 DICOM 内容进行编码，比如显示软件的长文件名。这样的扩展名可能导致 ISO 9660 第 1 层的大写文件名在应用程序中以小写或大小写都有的形式出现，这取决于操作系统的设置；因此，所有便携介质显示者和便携介质导入者对大小写不敏感。

2. DICOMDIR 文件会在交换介质的根目录。

3. 所有 DICOM 文件名（DICOM 文件和非 DICOM 文件）仅包含大写字母，阿拉伯数字和下划线字符，并且没有扩展名的文件名尺寸不能超过 8 个字符。

4. 在 DICOM 路径中的所有目录名只能包含大写字符，阿拉伯数字和下划线字符。目录名不能包含扩展名。

5. 非 DICOM 文件可能不会有超过 3 个字符的扩展名（ISO 9660 第 1 层）

6. DICOM 文件没有扩展名。

7. DICOM 文件会有一个 1 的 ISO 9660 版本，这些 DICOM 文件的结尾可能在一些操作系统上以一个“.；1”的形式显示。然而“.；1”不能在它自己的文件名中出现。

8. 在 DICOMDIR 中，在参考数据元素中不会包含这个文件名的版本号。

9. 只允许存在 8 层目录，包括根目录（也就是这里最多有 7 层子目录存在）

10. DICOM 文件中的对象会在外部的 VR 高位字节高位地址中（不是固有的）中被存储。

11. DICOM 文件内在的信息会在外部的 VR 高位字节高位地址中（不是固有的）。

12. 文件内在的信息版本（0002，0001）会包含由一个 0x00 字节和后面的 0x01 字节组成的双字节 OB 值，并且值 0x0001 不是以高位字节高位地址的 16 比特短值的形式编码的，也许还有其他的办法。

13. 文件内在的信息会包括介质存储 SOP 类 UID（0002，0002）数据元素，并且它自己的值会等于在数据集中的 SOP 类 UID 数据元素。

14. 文件内在的信息会包括介质存储 SOP 实例 UID（0002，0003）数据元素，并且它自己的数值会等于在数据集中的 SOP 实例 UID 数据元素。

15. 没有私有元素会被包含在文件内在的信息中。

16. 文件内在信息报头会包含一个像 DICOM PS 3.10 中指定的有正确值的属性（0002，0000）组合长度。

17. DICOMCD-R 盘的物理的格式会依照 PS 3.12 中指定的 ISO/IEC 10149 第Ⅱ部分的应用程序定义进行应用。允许光盘被写上：

- 模式 1 扇区或
- 模式 2，CD-ROM-XA 文件编号＝0，通道号＝0 且编码信息字节＝0 的形式 1 扇区。

附录 F：由介质实例内容产生的示例

示例 F-1 其中为包含一个 DICOM CT 影像检查的介质，一个 DICOM 表达状态和一个 DICOM 结构化报告。创建者支持网络内容选项并且在介质上具有来自 DICOM 数据的网络可见数据。同样一个 DICOM 显示软件也包含在这个介质上。

内容元素	描述
ID 标记	具有 4.47.4.1.2.2 内容的标记： 患者姓名 创建日期 创建介质的机构名称
/README. TXT	具有 4.47.4.1.2.2 内容的文件
/INDEX. HTM	具有 4.47.4.1.2.2 内容的文件： 介质类型："DICOM PLUS WEB（DICOM 内容加上网络内容）" 用一个链接着完整分辨率的 JPEG 图像的缩略图，来链接上 XHTML 报告和其他页面（THUMBS. HTM） 在浏览器（VIEWERS）目录中，DICOM 浏览器启动点的链接 链接到可输入数据的列表
/DICOMDIR	涉及所有 DICOM 实例的 DICOM 目录文件： 所有 DICOM 图像 PS 对象 SR 对象
/DICOM/ /DICOM/12296 /DICOM/12297 . . . /DICOM/NNNNN /DICOM/98732 /DICOM/12312 /IHE _ PDI/REPORT. HTM /IHE _ PDI/THUMBS. HTM /IHE _ PDI/T _ 12296. JPG /IHE _ PDI/T _ 12297. JPG /IHE _ PDI/I _ 12296. JPG /IHE _ PDI/I _ 12297. JPG	具有 4.47.4.1.2.2. 内容的目录： 图像对象 1 图像对象 2 . . . 图像对象 N DICOM 表达状态对象 基本文本 DICOM 结构化报告对象 XHTML 报告 来自 DICOM 数据，用来显示 T _ 12296. JPG 和 T _ 12297. JPG 的导航页 图像对象 1 的缩略图 图像对象 2 的缩略图 在浏览器内用来显示的完整分辨率的 JPEG 图像 在浏览器内用来显示的完整分辨率的 JPEG 图像
/VIEWERS/ /VIEWERS/VIEWER. EXE	可选目录： 所使用的浏览器

示例 F-2 其中为包含一个 DICOM US 影像检查和一个 DICOM SR 诊断报告的介质，创建者不支持网络内容选项却选择了随意地包含 README. TXT 文件。在介质上没有来自 DICOM 数据的网络可显示数据。

内容元素	描述
ID 标记	**具有 4.47.4.1.2.2 内容的标记** **患者姓名** **创建日期** 创建介质的机构名称 **介质类型："DICOM ONLY（仅有 DICOM 内容）"**
/README.TXT	**具有 4.47.4.1.2.2 内容的文件**
/DICOMDIR	涉及所有 DICOM 实例的 DICOM 目录文件 所有 DICOM 图像 SR 对象
/DICOM/ **/DICOM/**78567856 **/DICOM/**78567857 . . . **/DICOM/**NNNNNNN **/DICOM/**12343412	**具有 4.47.4.1.2.2 内容的目录** **图像对象 1** **图像对象 2** . . . **图像对象 N** **基础文本 DICOM 结构化报告对象**

词汇表

请参见 RAD TF-1：附录 E—词汇表

第 4 卷

各国扩展内容

第 6.0 版（正式版）

2005 年 4 月 12 日

目　录

1 序 言

医疗健康信息集成规范（IHE）是为了促进并支持现代医疗机构信息系统的集成而创建的。它的基本目标是确保患者就诊过程中，医疗决策所需的全部信息是正确的，并能被医疗专业人员获得。IHE的创建既是一个过程，也是一个为了鼓励集成工作的论坛。它为已制定的消息标准的实施定义了一个技术框架，以达到特定的临床目标。它包括为实施此框架进行的严格的兼容测试过程，以及组织教育论坛和在医疗专业人员的大型会议上展示此框架的优势，鼓励企业和用户采用它。

IHE中采用的集成方法不是为了定义新的集成标准，而是为了支持集成方面现有标准的使用——最初的DICOM和HL7，及其他潜在的、在它们各自领域适用的标准——用一种集成的方式，并在需要时定义配置选项。当有必要对现有标准进一步阐明或扩展时，IHE建议查阅相关标准的内容。

IHE规范由不同的医疗专业领域和地理区域的众多发起人和支持组织所创建。在北美的主要发起人是医疗健康信息与管理系统协会（HIMSS）和北美放射协会（RSNA）。美国心脏病学会（ACC）和实验学医疗合作组织（Laboratory Healthcare Partnership，LHCP）在它们各自的领域支持探索当前的IHE规范。IHE欧洲（IHE-EUR）由一个大型联合组织组成，包括欧洲放射协会（European Association of Radiology，EAR）和欧洲放射学研讨会议（European Congress of Radiologists，ECR）、放射和电子医学行业协调委员会（Coordination Committee of the Radiological and Electromedical Industries，COCIR），德国放射协会（Röntgengesellschaft，DRG），欧洲PACS协会（EuroPACS Association），医院信息系统现代化小组（Groupement pour la Modernisation du Système d'Information Hospitalier，GMSIH），法国放射协会（Société Francaise de Radiologie，SFR）和意大利医疗放射协会（Società Italiana di Radiologia Medica，SIRM）。在日本，IHE日本由日本经济产业省（Ministry of Economy，Trade，and Industry，METI）、日本厚生劳动省（Ministry of Health，Labor，and Welfare）和医疗信息系统开发中心（MEDIS-DC）发起，共同发起的组织还包括日本放射行业协会（Japan Industries Association of Radiological Systems，JIRA），日本HIS行业协会（Japan Association of Healthcare Information Systems Industry，JAHIS），日本放射协会（Japan Radiological Society，JRS），日本放射技术委员会（Japan Society of Radiological Technology，JSRT）和日本医疗信息协会（the Japan Association of Medical Informatics，JAMI）。根据学科和地理位置，其他的医疗相关专业机构也被邀请加入持续扩展中的IHE。

1.1 技术框架概述

本文档为IHE技术框架定义了现有标准的特定应用，以期达到促进适当的医疗信息共享，并支持优化患者就诊的集成目标。它每年进行一次扩展，一段时期的公开评论后，通过认证和勘误表校正的定期维护。当前的版本为6.0版，指定的IHE事务定义和实现于2005年4月。文档的最新版本通过Internet网址www.ihe.net发布。

IHE技术框架指定了一组医疗机构功能组件的子集，被称为IHE"角色"，并指定它们的交互基于协调合作的标准的"事务"。它越来越深入地描述了事务的主体。第1卷提供了IHE功能的一个高层次视图，描述了如何将"事务"组织到称作"集成规范"的功能单元中。一个集成规范具备了解决特定临床需求的特定能力。第2、3卷提供了每一个IHE事务的详细的技术描述。

1.2 第4卷概述

本卷包括在IHE技术框架中定义的有关各国扩展内容的范围到事务的信息。第2节描述了各国扩展内容认可的范围，国家IHE规范建议的过程，被IHE技术委员会和IHE技术框架中文件认可的扩展。第3节描述了国家的IHE规范，可以用于建议增加或修正到全球IHE技术框架的过程。第4节到第6节提供了三套各国扩展内容，迄今为止，它们已被IHE认可：它们是法国、德国和美国。附录提供了开始一个新的国家IHE规范按部就班的过程概述。

2　技术框架的各国扩展内容概述

IHE 的目标是促进基于标准的解决方案的实现，为支持优化患者就诊，改善工作流程，并访问信息。IHE 始终鼓励基于 IHE 规范的国家的发展，以针对本地医疗系统的特定问题、原则和就诊惯例。同时也希望国家的 IHE 规范为全球 IHE 技术框架的发展做出贡献，以及帮助传播有关基于标准的可行解决方案的知识和影响患者就诊的系统集成的重要性。

这些国家规范期望反映目标、原则、结构和 IHE 全面的过程。国家 IHE 的行动应该由本国的相关医学专业协会发起，并希望这些组织的积极参与，提供 IHE 行动的详细的指导。围绕行业代表的行动，应该对所有有关的行业参与者开放。建立一个国家的 IHE 规范所包含步骤的详细列表，将包括在本文档的附录 A 中。

2.1　各国扩展内容的范围

IHE 技术框架的各国扩展内容是被允许的，为了针对本地特定的医疗需要，并且促进 IHE 技术框架的实施，他们可以增加（尽管不是放宽）需求，以应用于通用的技术框架或特定的事务、角色和集成规范。一些各国扩展内容的例子是：

- 要求支持字符集和本国家的语言。
- 提供 IHE 概念或数据字段的翻译，从英语翻译为其他国家的语言。
- 患者或提供者信息的扩展，以反映有关私密性和机密性原则。
- 改变机构信息（institutional information）和金融事务（financial transaction），以符合本国健康系统支付结构，及支持本地特定诊疗的实际情况。

所有国家的扩展应该包括他们所针对的本地需求的简单描述。他们应该标识准确的事务、角色、集成规范和他们应用的技术框架的章节，并且他们必须提供与包含在技术框架中所描述的扩展特性相同的技术细节。

2.2　发展各国扩展内容的过程

由 IHE 技术委员会协调的技术框架，发展、认可各国扩展内容文档，并与之结合为一体，每年度在技术框架中公布和维护其行为。发展各国扩展内容文档的先决条件是建立一个国家的 IHE 规范，并且为其他 IHE 规范制订关于它的组件和行为可用性的信息。

建立 IHE 国家规范，可以起草一个文档，描述潜在的各国扩展内容，包含上面全面信息的概要和类似于第 4～6 节中当前文档的形式。他们将提交此草稿文档到 IHE 技术委员会，进行审阅并提出建议。基于技术委员会的讨论，他们将准备并以适当的格式提交文档的正式版，合并到技术框架中。

每年技术框架发布两个重要的修正。每年的 2 月，扩展的草稿可用于公开评论，在 4 月发布正式版。第二个修正版公布于 10 月，包括较少的修正和全年收集的勘误表，各国扩展内容文档按这个日程发布，并在下面的表中进行描述：

表 2.2-1　国家 IHE 扩展的发展日程

任务/事件	春季发布	秋季发布
提交草稿的各国扩展内容文档	12 月	7 月
收到 IHE 技术委员会提出的建议	1 月	8 月
为认可和发布提交最终文档	2 月	9 月
技术框架发布，与认可的各国扩展内容文档合为一体	4 月	10 月

2.3 技术框架建议修正的过程

除了发展各国扩展内容文档，并与技术框架合为一体，国家 IHE 计划也可以对全球技术框架提出建议修正。它们可以改变现在的事务、角色或集成规范或增加一个新的事务、角色或集成规范。这样通用的变更需要得到 IHE 技术和计划委员会的认可。

IHE 范围中小的变更，如文档的建议说明或修正，通过随时进行的勘误表跟踪过程，在全年的任何时候都可以提交。一个已安装的讨论服务器为此目的建立在http：//forums. rsna. org。

更多实质性的修正建议，如增加新的集成规范的建议，应该直接提交到 IHE 技术和计划委员会。这样建议的修正，最初提交到全球技术框架应该为 1～2 页的白皮书，包括：

- 针对临床需要的描述，通过适当描述用例的建议修正
- 为满足临床需要的建议技术方法的概述，包括使用的建立标准
- 任何已知的对建议解决方案的限制（如，标准的成熟性或调整灵活性的需要）
- 为发展和实施建议的方案，成果水平的估计

IHE 计划和技术委员会将考虑所有从国家 IHE 规范收到的修正建议，并且将把他们的处理决定通知提交者。他们接受的修正或增补作为 IHE 技术委员会的工作项目，在技术框架每年度的修正阶段完成。

表 2.3-1 提交修正建议的日程

任务/事件	春季发布
提交草稿的修正建议白皮书	6 月
提交者收到 IHE 技术委员会提出的建议	7 月
技术委员会基于接受的建议改进修正版	8 月～1 月
修正的技术框架发布为公开评论	2 月
修正的技术框架以正式的形式公布	4 月

3　IHE 法国的国家扩展内容

本节中的国家扩展内容文档，应该结合 IHE 技术框架第 1～3 卷提供的集成规范、角色和事务的定义一起使用。本节包括有效地支持法国区域卫生实际情况的扩展和限制，同时翻译了大量的英文术语，以确保对技术框架需求的正确解释。

3.1　提出建议

各国扩展内容文档被 GMSIH 和 JFR 发起和管理，并对它负有完全责任，这两个组织非常欢迎对此文档和 IHE 法国规范提出建议。可以直接到论坛上http：//ihe-france. org/或http：//ihe. med. univ-rennes1. fr/php BB2，或邮寄到：

Karima Bourquard

IHE-France project manager（GMSIH）

电子邮件：karima. bourquard@gmsih. fr

3.2　IHE-F 2002 范围

此扩展指定了应用于下面的 IHE 集成规范的限制和翻译：

- 预定工作流程
- 患者信息一致化
- 图像一致性表示
- 关键图像标识
- 简单图像和数字报告
- 放射信息访问

3.3　扩展的 DICOM 字符集

对基于 DICOM 事务的所有角色，要求支持标注重音（accented）的字符。为了选择 ISO 8859/1 Latin-1 字符，指定的字符集（0008，0005）属性应该包含值“ISO _ IR 100”。

3.4　扩展的 HL7 字符集

对基于 HL7 事务的所有角色，要求支持标注重音的字符。为了选择 ISO 8859 Latin-1 字符，MSH-18 字段应该包含值“8859/1”。

3.5　PID 段特定字段的翻译

下面的表提供了 PID 段指定字段的翻译：

La table ci-dessous founit la traduction de champs specific du segment PID.（译者注：原版排印的这句法文，意思与上句一致。下文中凡遇到含义相同的法文，将不再重复。）

表 3.5-1　PID 段字段的翻译

字段	Interprétation/Traduction
患者标识符列表（PID-3）	IPP（Identifiant Permanent du Patient）
合法名称（PID-5）	Nom patronymique
婚前姓（PID-5）	Nom de jeune fille
显示姓名（PID-5）	Nom usuel
患者 SSN 号（PID-19） 这是患者的私人社会安全号，不是用于保险账单支付的社会安全号	Numéro de Sécurité Social du patient.
患者账号（PID-18）为收费收集和组合所有必要的元素的唯一标识符，和/或为收费传送到保险公司	Numéro de compte patient Numéro unique qui permet de collecter et de grouper tous les éléments nécessaires *à* la facturation ET/OU *à* la transmission vers les organisms d'assurances et mutuelles, pour prise en charge

3.6　保险信息

IHE 技术框架包括 IN1 和 IN2 段，作为患者保险信息交换目的的选项。

IHE-法国支持可选地使用 IN1 和 IN2 段，为了传递社会安全号（social security number），当患者就诊时作为保险号使用。当患者被临床/放射科室通知收费时使用。它通过 A01、A04 或 A08 传递。

表 3.6-1　IHE 规范—IN1 段

序号	长度	数据类型	可选性	表格号#	项目号#	元素名称
1	4	SI	R			设置 ID—IN1
2	60	CE	R			保险计划 ID
3	59	CX	R			保险公司 ID

根据 HL7 标准 2.3.1 版改编

表 3.6-2　IHE 规范—IN2 段

序号	长度	数据类型	可选性	表格号#	项目号#	元素名称
1	60	XON	O			保险雇员 ID
2	60	XON	O			保险社会安全号

根据 HL7 标准 2.3.1 版改编

3.7　禁止的 PID 字段

在法国，传输 PID-10（种族，Race）和 PID-22（民族，Ethnic Group）是违法的。

3.8　PID-5（患者姓名）的语法规则

姓（Last name）的前缀（＜family name（ST）&＜last _ name _ prefix（ST）＞）将被用于姓名加《particule》。

3.9 PID-11（患者地址）的语法规则

ZIP 和邮政编码（Postal Code）将包含在"code postal"中。

3.10 PID -16（婚姻状况）的扩展

HL7 2.3.1 的婚姻状况表 0002（用户自定义表）中，增加了两个值：G 为同居（Living Together），P 为家庭合作者（Domestic Partner）。IHE-F 的实施没有扩展此表。

注：G 值和 P 值源自于 HL7 2.4。

3.11 PID-16（婚姻状况）的翻译和值的选择

下面的表包括 PID-16（婚姻状况）的翻译：

表 3.11-1 PID-16 婚姻状况的翻译

Valeur	描述	Interprétation/Traduction
A	分居	Séparé
D	离婚	Divorcé
M	已婚	Marié
S	单身	Célibataire
W	丧偶	Veuf/Veuve
G	同居	Concubin
P	家庭合作者	Pacte Civil de Solidarité（PACS）

3.12 PV1-19（就诊号）的翻译

这个次数应符合患者亲自到医院的就诊号。患者账号可以包含一个或多个就诊号（PID-19）。

下面的表提供了 PV1 段特定字段的翻译：

表 3.12-1 PV-1 段的指定字段的翻译

Champ	Interprétation/Traduction
就诊号（PV1-19）	Numéro de séjour/numéro de passage ou mouvement

3.13 PV1-2（患者分类）的扩展

两个值，W 为在医院的周数，S 为精神病的患者，K 为新生儿，应该被增加到 HL7 2.3.1 的表 0004（用户自定义表）患者分类表。IHE-F 的实施没有扩展此表。

注：当建立时，W、S 和 K 值的增加将被提交到 HL7 法国分会。

3.14 PV1-2（患者分类）的翻译和值的选择

下面的表包括 PV1-2（患者分类）的翻译，没有被扩展：

表 3.14-1 PV1-2 值和翻译

Valeur	描述	Interprétation/Traduction
E	急诊	Urgence
I	住院患者	Hospitalisé
O	门诊患者	Externe
P	入院前患者	Peut comprendre les catégories nationale：Hospitalisation programmées，Consultants externes programmés，Psychiatrie programmées，Résidents programmés
R	复发患者	Résident
B	产科患者	Obstétrique
D	门诊医院	Hopital du jour
W	在医院的周数	Hopital de semaine
S	精神病患者	Psychiatrie
K	新生儿	Nouveau né

注：对 S=Psychiatry（精神病患者），在此分类的患者入院中，入院类型将被准确定义在字段 PV2-3 入院原因中（见 A. 4. 15 节）。

3.15 就诊号的使用和解释

在 IHE 法国中，字段 PV1-2 就诊号是一个必需的字段。

如果字段 PV1-2 是《I》，则 PV1-19 被解释为 n°de séjour。

如果字段 PV1-2 是《D 或 W》，则 PV1-19 被解释为 n°de séjour。

如果字段 PV1-2 是《O》，则 PV1-19 被解释为 n°de consultation。

如果字段 PV1-2 是《R》，则 PV1-19 被解释为 n°de séance。

3.16 患者账号

字段 PID-18 患者账号在 IHE 法国中是可选的字段。

如果当患者可能有多次就诊时（每一次就诊有独立的转院和出院），字段 PID-18 可以被使用，但是所有的就诊需要在一个事例/事件（Case/Episode）号下进行连接（既可以为计账，也可以为临床跟踪的原因）。

3.17 PV1-4（入院类型）的翻译和值的选择

下面的表包括 PV1-4（入院类型）的翻译，没有被扩展：

Valeur	描述	Interprétation/Traduction
A	意外事件	Accident de travail
C	任选	Confort（chirurgie esthétique…）
E	急诊	Urgence
L	分娩	Accouchement
N	新生儿（在医疗机构中诞生的）	Nouveau Né
R	常规	Routine
U	紧急	Urgent

3.18　PV1中医生类型的扩展和翻译

在法国的实施中，PV1-7、PV1-8、PV1-9和PV1-17的可选状态为R2。
下面的表包括PV1医生类型的翻译：

表3.18-1　PV1医生类型的翻译

字段	描述	Interprétation/Traduction
PV1-7 主治医生	在某次健康就诊期间，对患者就诊承担主要责任的人（通常用于住院患者事件，但是也可以扩展到一个门诊患者的就诊）。	Médecin responsable pendant la durée de l'admission.
PV1-8 转诊医生	对患者的某次就诊，任何医生对患者的就诊求助于另一个医生（通常是一个专家）。转诊医生可以在HL7事件中标明，因此，她/他会收到任何检验结果或就诊文档的拷贝。	Médecin（en général extérieur *à* l'établissement）qui a adressé le patient.
PV1-9 会诊医生	通常是一个专家，他关注一个患者，是因为有求助或会诊医嘱的结果。在这种情况下，她/他不是主治医生，虽然在某些时候，状态可以传送到会诊医生。	Le médecin qui est consulté pour un deuxième avis.
PV1-17 接收入院医生	在特定的就诊期间，此医生决定住院患者是否入院的处理标准。接收入院医生的职责是评估患者，以便观察的患者是否满足入院标准。	Médecin de l'établissement qui décide d'hospitaliser un patient.（ex. En cas d'urgence）

3.19　PV1-51（就诊指示符）的翻译和值的选择

IHE法国将仅仅在就诊层次上使用就诊指示符，并没有账目信息发出。

表3.19-1　PV1-51就诊指示符的翻译

Valeur	描述	Interprétation/Traduction
V	就诊	Venue

3.20　PV2-3（入院原因）的扩展

表A.4-1中列出的两个值应该被增加到HL7 2.3.1的表0004（用户自定义表）中。IHE-F的实施没有扩展此表。

3.21　PV2-3（入院原因）的翻译和值的选择

在患者因精神病入院治疗的情况下，应该使用下面定义的字段PV2-3（入院原因）：

表 3.21-1 PV2-3 值的解释

代码	Mode de placement
HL	Hospitalisation Libre
HO	Placement d'office
HDT	Hospitalisation *à* la demande d'un tiers
LV	Levée d'hospitalisation
SE	Sortie *à* l'essai

3.22 功能单元的管理

美国和法国之间职责管理的主要区别是，法国对患者的职责的管理，经常是在功能单元层次多于在主治医生的层次。为此目的，建立了 Z 段 ZFU。

对 IHE-F，ZFU 段对消息 A01、A02、A04、A05、A06、A07 和 A08 是必需的。

字段 ZFU-1 护理功能单元，是对患者的护理负责。

字段 ZFU-2 场所（Housing）功能单元，是对患者所处的场所负责。

字段 ZFU-3 医学功能单元是主治医生工作的单元。

表 3.22-1 IHE 规范—ZFU 段

序号	长度	数据类型	可选性	表格号#	项目号#	元素名称
1	60	XON	O			护理功能单元：UF soin
2	60	TS	O			护理功能单元开始日期/时间
3	60	XON	O			场所功能单元：UF hébergement
4	60	TS	O			场所功能单元开始日期/时间
5	60	XON	O			医学功能单元：UF médicale
6	60	TS	O			医学功能单元开始日期/时间

条件：至少这三个功能单元之一是必需的（姓名和日期/时间是患者"录入"进功能单元的）。它们中的两个或三个可能有相同的值。

4　IHE 德国的国家扩展内容

本节中的国家扩展内容文档，应该结合在 IHE 技术框架第 1～3 卷提供的集成规范、角色和事务的定义一起使用。本节包括有效地支持德国区域卫生实际情况的扩展和限制。

4.1　提出建议

IHE-D 规范欢迎对此文档和 IHE 德国规范提出建议。

建议可以直接发到 IHE-D 工作组

<ihe-d@rad. rwth-aachen. de> 或者到

Marco Eichelberg 〈eichelberg@offis. de〉，IHE-D 技术项目管理员。

4.2　范围

此扩展指定了应用于下面 IHE 集成规范的限制和翻译：

- 预定工作流程
- 患者信息一致化
- 图像一致性表示

4.3　DICOM：对 ISO Latin 1 的支持

对基于 DICOM 事务的所有角色，如果属性（0008，0005）“指定字符集”在 DICOM SOP 类中定义，并被 IHE 事务使用，应该为此属性支持值“ISO _ IR 100”。此属性值指定为 ISO 8859/1（Latin-1）字符集。

4.4　HL7：对 ISO Latin 1 的支持

所有基于 HL7 的事务的角色应该在 MSH 段的“MSH-18 字符集”字段支持值“8859/1”。这个值从 ISO 8859-1（Latin 1）字符集中指定了可印刷的字符（见 HL7 附录 A 表 0211）。

4.5　HL7：德语语义

HL7 字段的语义（即名称）应该使用在德国 HL7 2.3.1d 版所定义的，该版本被德国 HL7 分会发布（HL7-Benutzergruppe in Deutschland e. V.，http：//www. hl7. de/）。特别地，下面字段的使用背离了美国 HL7 规范：

表 4.5-1

字段	HL7 美国语义	HL7 德国语义
PID-27	退伍军人状态	Beruf/Tätigkeit des Patienten（患者的专业/职业）

4.6 HL7：PID-18“患者账号”和 PV1-19“就诊号”

字段 PV1-19“就诊号”是必需的，并且应该用于传输患者入院标识符（“Fallnummer”）。字段 PID-18“患者账号”常被用于在几次就诊中合并信息，在德国通常不使用。

4.7 在所有 PV1 段中改变 PV1-8“转诊医生”到类型 R2

第 2 卷，第 4.1.4.1.2.4、4.2.4.1.2.3、4.4.4.1.2.3 和 4.12.4.2.2.4 节

在第 2 卷，技术框架的第 4.1.4.1.2.4、4.2.4.1.2.3、4.4.4.1.2.3 和 4.12.4.2.2.4 节，字段 PV1-8 转诊医生的可选值是 C：有条件的。临床情况已在一个为门诊患者发送的 ORM 消息中标识，但是转诊医生是未知的，因此，字段 PV1-8 不能被赋值。特别地，在德国医疗系统中影响到急诊患者的治疗。

因此，可选的字段 PV1-8 转诊医生应该被改变为 R2，意味着当一个消息包含 PV1 段，并且发送的应用中这个字段有数据时，字段 PV1-8“转诊医生”应该总是被发送。否则它可以被提出。这个改变影响下面的 IHE 事务：患者登记，申请者和执行者医嘱管理，检查预约和患者更新。

表 4.1-3，4.2-2，4.4-2 和 4.12-4 解释了下面显示的应该被修改的内容：

表 4.7-1 PV1-8 的更改

序号	长度	数据类型	可选性	表格号#	项目号#	元素名称
…						
8	60	XON	CR2	0010	00138	转诊医生
…						

当为一个门诊患者预约检查时，并且发送的应用中这个字段有数据，字段 PV1-8 转诊医生应该被赋值，否则它可以被提出。

4.8 HL7：ADT 中的 ZBE 段

ZBE 段是被 HL7 德国分会定义的一个 HL7 扩展。它提出了一个字段，称做“移动 ID（Movement ID）”，允许在接收的变更消息（如 ADT^A08）之上，确切地决定这个变更相关的原始消息（ADT^A01，ADT^A02）。下面的表包含原始的 ZBE 定义表的英文翻译，它是德国 HL7 2.3.1d 版的一部分，并且可在线查询 http：//www.hl7.de/zregister/zbeweg.html。

表 4.8-1 IHE—德国 ZBE 表的翻译

序号	长度数据	类型	可选性	可重复/#	表格号#	项目号#	元素名称
1		EI	R	Y		49701	移动 ID
2		TS	O			49702	开始移动的日期/时间
3		TS	O			49703	结束移动的日期/时间
4		ST	O			49704	触发移动处理标识符的原因（“INSERT”，“UPDATE”，“DELETE”）

这个 Z 段的使用是可选的，但是允许和推荐在 IHE-D 中对所有 ADT 消息使用。

注：IHE-D 工作组的意图是，在德国技术框架附录的未来版本中，声明支持在 ADT 角色发送的所有 ADT 消息中强制使用 ZBE 段。根据此技术框架附录实施的 ADT 角色，被强烈的推荐支持 ZBE 段。

5　IHE 美国的国家扩展内容

本节中的国家扩展内容文档，应该结合 IHE 技术框架第 1～3 卷提供的集成规范、角色和事务的定义一起使用。本节包括有效地支持美国区域卫生实际情况的扩展和限制。

5.1　PID 段

在美国，PID-18 患者账号必须被赋值，并且 PV1-19 就诊号是必需的，当 PID-18 标识一个账号时，它的范围多于一次就诊或来访。

6 IHE 意大利的国家扩展内容

本节中的国家扩展内容文档，应该结合 IHE 技术框架第 1～3 卷提供的集成规范、角色和事务的定义一起使用。本节包括有效地支持意大利区域卫生实际情况的扩展和限制。同时也翻译了大量的英文术语，以确保对技术框架需求的正确解释。

6.1 提出建议

各国扩展内容文档被 SIRM 发起和管理，并对它负有完全责任，非常欢迎对此文档和 IHE 意大利规范提出建议。可以直接邮寄到国家项目管理者：

Claudio Saccavini

IHE-Italy project manager

电子邮件：csaccavini@rad.unipd.it

6.2 IHE-I 2003 范围

此扩展指定了应用于下面的 IHE 集成规范的限制和翻译：

- 预定工作流程
- 患者信息一致性
- 图像一致性表示
- 关键图像标识
- 简单图像和数字报告
- 放射信息访问
- 基础安全

6.3 扩展的 DICOM 字符集

对基于 DICOM 的事务的所有角色，要求支持标注重音的字符集。为了选择 ISO 8859/1 Latin-1 字符，指定字符集（0008，0005）属性应该包含值“ISO _ IR 100”。

6.4 扩展的 HL7 字符集

对基于 HL7 事务的所有角色，要求支持标注重音的字符集。为了选择 ISO 8859 Latin-1 字符，MSH-18 字段应该包含值“8859/1”。

6.5 PID 段指定字段的翻译

下面的表提供了 PID 段指定字段的翻译：

表 6.5-1 PID 段字段的翻译

字段	Traduzione/Traduction
患者标识符列表（PID-3）	Identificativivo univoco del paziente all'interno della singola struttura sanitaria. Normalmente può essere il codice sanitario
合法名称（PID-5）	Cognome e Nome del paziente. Nel caso delle donne sposate non si utilizza ma il cognome del marito.
婚前姓（PID-5）	Campo non utilizzato in Italia
患者 SSN 号（PID-19）	Numero della tessera sanitaria del Servizio Sanitario Nazionale della Regione di Residenza del paziente.
患者账号（PID-18）	Codice Fiscale del Paziente Campo（Field）Traduzione/Traduction

6.6 PID-11（患者地址）的语法规则

ZIP 或邮政编码（Postal Code）将包含在“code postal”中。

Il “ZIP or Postal Code” dovrà contenere il Codice di Avviamento Postale.

6.7 PV1-19 就诊号的翻译

这个次数符合患者亲自到医院的就诊号。

6.8 PV1-2 的扩展（患者分类）

我们介绍了三个新的患者分类的类型，门诊医院（Day Hospital），失业后患者（After Dismission）和受保护的失业患者（Protected Dismission）。

表 6.8-1 字段 PV1-2 患者分类的翻译

Value	描述	Translation/Traduzione
E	急诊	Paziente proveniente dal Pronto Soccorso
I	住院患者	Paziente in Ricovero Ordinario
O	门诊患者	Paziente Esterno o Ambulatoriale
P	入院前患者	Paziente in Ricovero Programmato
R	复发患者	Paziente con ricovero che prevede cicli di cura
B	产科患者	Valore non utilizzato in Italia
D	门诊医院	Paziente in regime di ricovero giornaliero
C	失业后患者	Paziente in regime di prestazioni di post-ricovero
X	受保护的失业患者	Paziente in regime di Dimissione Protetta

6.9 患者账号

字段 PID-18（患者账号）在 IHE 意大利中是必需的。

6.10 PV1 中医生类型的翻译和扩展

下面的表包括 PV1 医生类型的翻译：

表 6.10-1 PV1 中医生类型的翻译

字段	Traduzione/Translaction
PV1-7 主治医生	Medico responsabile della cura del paziente durante il ricovero，il medico di medicina generale nel caso di un paziente esterno o ambulatoriale
PV1-8 转诊医生	Il medico che richiede la consulenza e che è indicato come il destinatario della risposta dello specialista.
PV1-9 会诊医生	Il medico che esegue la consulenza richiesta dal Referring Doctor
PV1-17 接收入院医生	Il medico che decide il ricovero del paziente

7　IHE 英国的国家扩展内容

7.1　概述

本附录是 IHE 技术框架文档，应该结合在 IHE 技术框架 5.5 版主体部分定义的集成规范一起使用。本文档包括 2003 年在欧洲举行的兼容测试大会（connectathon）上英国参与者实施的条款。

7.2　范围

此扩展指定了应用于下面的 IHE 集成规范的限制和翻译：

- 预定工作流程
- 患者信息一致化
- 图像一致性表示

7.3　HL7：PID-18"患者账号"

字段 PID-18"患者账号"在英国是不支持的（即被忽略）。

7.4　HL7：PV1-19"就诊号"

字段 PV1-19"就诊号"应该包含一个本地唯一的患者入院标识符（医疗机构就诊标识符）。

7.5　HL7：PV1-8"转诊医生"

当一个消息包含 PV1 段时，字段 PV1-8"转诊医生"应该总是被发送。

注：在技术框架 5.5 版中，仅 ADT^A04 消息要求 PV1-8。

注：在 HL7 英国标准中，此字段是可选的。

下面的表中显示了在 IHE 英国中，指定的字段 PV1 医生类型：

字段	描述
PV1-7 主治医生	在某次医疗就诊期间，患者就诊的主要责任（通常用于住院患者事件，但是也可以扩展到一个门诊患者的就诊）。
PV1-8 转诊医生	对患者的某次就诊，任何医生对患者的就诊求助于另一个医生（通常是一个专家）。转诊医生可以在 HL7 事件中标明，因此，她/他会收到任何检验结果或就诊文档的拷贝。
PV1-9 会诊医生	通常是一个专家，他注意一个患者是因为有求助或会诊医嘱的结果。在这种情况下，她/他不是转诊医生，虽然在某些时候，状态可以被传送到会诊医生。
PV1-17 接收入院医生	在特定的就诊期间，此医生决定住院患者是否入院的处理标准。接收入院医生的职责是评估患者，以便观察的患者是否满足入院标准。

7.6 DICOM：支持 ISO Latin 1

对基于 DICOM 的事务的所有角色，如果属性（0008，0005）“指定字符集”在 DICOM SOP 类中定义，并被 IHE 事务使用，应该为此属性支持值“ISO _ IR 100”。此属性值指定为 ISO 8859/1（Latin 1）字符集。

注：此字符集支持威尔士语言。

7.7 HL7：对 ISO Latin 1 的支持

基于 HL7 事务的所有角色，应该在 MSH 段的“MSH-18 字符集”字段支持值“8859/1”。这个值从 ISO 8859-1（Latin 1）字符集中指定了可印刷的字符（见 HL7 附录 A 表 0211）。

注：此字符集支持威尔士语言。

Patient Identification Domain B

ACC，HIMSS and RSNA

医疗健康信息集成规范

第三部分

实验学技术框架

第 1 卷

集成规范

第 1.1 版（正式版）

2004 年 7 月 8 日

目　录

1 序　言

1.1　IHE 概述

医疗健康信息集成规范（IHE）是设计旨在促进对支持现代医疗机构的信息系统加以集成的一项首倡建立的。它的基本目标是确保患者在医疗服务过程中，医疗决策所需的全部信息都是正确的，并能被医疗专业人员所用。IHE 的创建既是一个过程，也是一个用于促进集成工作的论坛。它为已有的消息标准的实施定义了一个技术框架，以达到特定的临床目标。IHE 首倡之中包括有针对此框架实施工作的一个严格的测试过程；同时，IHE 还将组织教育论坛，在医疗专业人员的大型会议上展示此框架的优势，并鼓励行业和用户采用。

IHE 创建所采用的集成方法并不是为了定义新的集成标准，而是为了以一种集成化的方式来支持对现有标准的采用，并在需要时对配置选项加以定义。当有必要进一步对现有标准加以澄清或扩展时，IHE 将会把有关的建议内容转交给相关的标准团体。

1.2　实验学技术框架概述

2003—2004 年度，IHE 开始扩展到临床实验学，包括它们的信息与自动化过程系统以及设备。这一文档，即《实验室技术框架》，定义了若干新的，随着本扩展而演变的规范、角色和事务。它同样还选择了若干已有标准之中的适当消息，来涵盖这个新的领域，并对它们的实现进行了定义。

实验学技术框架分为两卷：

第 1 卷提供了该领域的一个高层视图，确定了 IHE 角色（即功能组件，应用程序角色等），并且显示了它们之间的事务处理；其中，还将那些参与者和事务处理组织成叫做“集成规范”的功能单元，以突出它们解决特定临床需要的能力。

第 2 卷则对各个事务及其消息进行了详细的技术描述。

本文档将会每年更新一次。在每次更新之后，将进入公开评议期（public review），并将通过确定和校正错误而进行定期维护。当前版本是用于试行（Trial Implementation）的修订版 1.0。此版本详细规定了截至所定义和实施的 IHE 事务。本文档的最新版本将通过 Internet 在www.gmsih.fr 和www.rsna.org 之上发布。

如下组织为本文档的编制提供了帮助：

GMSIH（医院信息系统现代化小组 Groupement pour la Modernisation du Système d’Information Hospitalier）

HL7 及其会员组织

H.PR.I.M（医学信息学协调与促进协会 Association《Harmoniser et Promouvoir les Informatiques Médicales》）

IHE-J（日本 IHE 组织）

JAHIS（日本医疗信息系统行业联合会）

RSNA（北美放射协会）

SFIL（法国实验室信息学会 Société Française d’Informatique de Laboratoire）

主要贡献者：

编辑	Jean-Christophe Cauvin：HPRIM，Medasys Shigeo Hasegawa：JAHIS，Olympus François Lecertisseur：HPRIM，Technidata René Spronk：HL7 Netherlands，Ringholm Yoshi Takagi：JAHIS，Hitachi
内容审阅	Olivier Boux：CHRU de Strasbourg Alain Coeur：HPRIM，Alain Coeur Conseil Hans Houben：HL7 Netherlands，Philips Med Syst Martine Marchand：SFIL Patrick Mitchell-Jones：HL7 UK Martine Otter：SFIL Sadamu Takasaka：JAHIS，NEC
语言审阅	Trevor Steele：Technidata
整体审阅	Chris Carr：IHE International，RSNA Charles Parisot：IHE International，General Electric
工具与环境编辑	Eric Poiseau：IHE Europe，Université de Rennes
会议与文档管理	François Macary：HPRIM，europMedica
项目管理	Karima Bourquard：GMSIH

1.3 目标读者

本文档的目标读者为：

- 参与 IHE 创建计划的厂商技术人员
- 医疗机构的信息技术部门工作人员
- 参与标准制定工作的专家
- 任何对医疗信息系统集成的技术方面感兴趣的人员

1.4 与现实世界已有体系结构的关系

IHE 角色与事务是对实际医疗信息系统环境的种种抽象。其中的一些事务处理在传统上是由特定产品类别（如 HIS，电子患者记录＜Electronic Patient Record＞，临床信息系统＜Clinical Information System＞，LIS，LAS，分析仪，自动机械传送系统及其他分析前和分析后的处理设备）来完成，而 IHE 实验学技术框架则有意地避免将功能或角色与这样的产品类别关联起来。对于每种角色，IHE 实验学技术框架所定义的仅仅是与信息系统集成相关的功能。因此，IHE 对角色的定义不应作为对任何可以实施它的产品的完全定义，而且，也不应当认为该框架本身旨在全面描述医疗信息系统的体系结构。

1.5 约定

IHE 实验学技术框架仍采用了 IHE 放射学技术框架（Radiology Technical Framework）5.5 版当中所定义的那些约定，并没有做任何改动。参见该文档第 1 卷中的第 1.6 节。

1.6　提出建议

JAHIS，GMSIH，HIMSS 和 RSNA 欢迎针对本文档和 IHE 规范提出意见。可将您的意见直接邮寄至：

Karima BOURQUARD
374，rue de Vaugirard
75015 PARIS
Email：karima. bourquard@gmsih. fr

也可以将意见发送到 IHE 实验室国际邮件列表（IHE Laboratory international mailing list）：
ihe-intl-lab@listes. univ-rennes1. fr

1.7　版权许可

1.8　IHE 技术框架的制定与维护流程

IHE 实验学技术框架当前正在由 IHE 实验学技术委员会不断地进行扩展和维护。该技术框架的制定与维护过程遵循着一系列的原则，这些正是在 2003 年所发布的“放射学技术框架 5.5 版，第 1.10 章 IHE 技术框架的制定与维护过程（Radiology Technical Framework version 5.5，2003，chapter 1.10 IHE Technical Framework development and Maintenance Process）”之中所定义的原则。

2　集成规范

2.1　适用范围

《实验学技术框架》描述的是医疗健康机构（healthcare enterprise）中临床实验学的集成。

临床实验室基本上是从与患者有关的临床科室或医师那里，接收用于申请进行检验项目的医嘱的。通常，这些检验项目都是针对从患者那里采集的标本而进行的。依据组织机构的不同情况，实验室可能接收其负责为之而采集相应标本的那些医嘱，以及那些同时备有待分析标本的医嘱。在后一种情况下，标本可能会在医嘱之前或之后到达。

就消息传输的目的而言，对于标本容器的标识不可或缺。不过，关于标记过程的那些精确细节则超出了本框架的范围。

工作流程包括了实验室在接受，修改，或拒绝医嘱，以及给予医嘱申请者（Order Placer）适时通知方面的能力。

检验项目将产生可能具有各种各样性质的观察结果：从简单的数字性定量型检测指标，如血清葡萄糖水平，到复杂的病理学诊断报告，如骨髓活检。其中，有些结果还可能带有图像或图表，如血清蛋白电泳。结果将被送到申请医嘱的临床科室；结果副本可能会被送给其他医师或科室，同时还可能被存储在电子病历之中。

具有医嘱申请和没有医嘱申请的检验项目都可能会产生观察结果。

观察结果将经历不同的确认步骤：

未经确认的结果：直接从分析仪器采集到的结果，没有经过任何人工认可。

经过技术确认的结果：已经获得特定实验室技术人员的认可；其中，那些实验室技术人员将在考虑了质量控制结果以及其他判断准则的情况下，保证这种结果是通过正确的分析过程而获得的。

经过临床确认[①]**的结果**：已被临床专家所认可和解释的结果。临床确认包括对当前结果的解释。其中，临床专家将考虑整个医嘱、生物学史（biological history）及可利用的临床和治疗信息之间的一致性。临床专家可能会借助专家系统所提供的规则和推理机制，来确认常见的或简单的案例。

实验室通常仅仅在临床确认之后才会交付结果。在某些情况下（如急诊），或者在与护理部门达成共识的情况下，实验室也可能会让结果一经技术确认，就予以交付。在这种情况下，在对这些结果进行临床确认之后，实验室才会确定结果的有效性。

关于多个角色之间所共享的代码集及相关规则的交换问题，则超出了本集成规范的范围。不过，这里的一个假设就是，在必要的情况下，这些角色都将采用公共代码集（common code sets，通用代码集）。

2.2　实验学专业

当前的框架并不会全面涵盖所有的实验室专业：2003—2004 IHE 年度所涵盖的是，针对从患者处所采集的标本而不是患者本身来完成检验项目的那些学科（disciplines）的工作流程。

下表是依据 HL7 v2.5 中的 HL7 表 0074“诊断服务部门标识（Diagnostic Service Section ID）”的一个子集而编制的。该表显示了 2003—2004 年度 IHE 实验学技术框架之中所涉及到的实验学专业。其他的专业可能会在今后的 IHE 年度中予以添加。

---

① 见本卷的结尾术语表中对该词的定义。

表 2.2-1　实验室专业的非穷举性列表

值	描述	2003—2004 年度实验室开发
BG	血气	是
BLB	血库	
CUS	超声心动图	
CTH	心脏导管	
CP	细胞病理学	
CT	X线轴位断层扫描	
CH	化学	是
HM	血液学	是
ICU	床边 ICU 监测	
IMM	免疫学	是
LAB	实验室①	是
MB	微生物学	是
MCB	分枝杆菌学	是
MYC	真菌学	是
NMS	核医学扫描	
NRS	护理部门监测	
OSL	外部实验室	
PF	肺功能	
SR	血清学	是
TX	毒理学	是
VUS	血管超声	
VR	病毒学	是

2.3　集成规范概述

已经审议过的集成规范有如下四个：

实验室预定工作流程（Laboratory Scheduled Workflow）：实验室为标识明确（身份明确）的某位门诊患者或住院患者所完成的检验项目。

实验室患者信息核对（Laboratory Patient Information Reconciliation）：为标识错误或标识不明的患者所完成的，之后再与其病历相匹配的检验项目。

床边检验（Point of Care Testing）：在实验室的监督下，由医务人员（medical staff）在患者床边所完成的检验项目。

跨机构检验（Inter-Enterprise Testing）：某家外单位实验室所完成的检验项目。

前三个集成规范包含在当前医疗机构范围之内。最后一个所涉及的是与外部实验室有关的工作流程；其中，外部实验室既可以是独立的，也可以是另一个医疗机构的组成部分。

① 在此表中，“LAB”（laboratory）代表多学科实验室。

2003—2004 年度实验学技术框架仅仅发布了第一个规范：实验室预定工作流程。其他三个将在下一个IHE 年度：2004—2005 年实现。

2.4 实验学技术框架中的各种角色

ADT（入院、出院和转院）：一种负责增加和/或更新患者基本信息（demographic）和就医过程（encounter）信息，并将这些信息交付给医嘱申请者、医嘱执行者和医嘱结果记录者的系统。同时，该角色也出现在放射学技术框架（Radiology Technical Framework）和 IT 基础技术框架（IT Infrastructure Technical Framework）之中。

医嘱申请者（Order Placer）：为各种临床实验室生成检验项目医嘱，将这些医嘱分发给正确的实验室，并对这些医嘱的所有状态变化加以适当管理的系统。在某些情况下，医嘱申请者则负责采集和标识标本。因此，医嘱申请者和医嘱执行者之间的事务处理可能会携带与标本相关的信息。在同一个机构内，可能会存在多个作为医嘱申请者的角色。

医嘱执行者（Order Filler）：实验室所使用的一种系统，其负责接收来自医嘱申请者角色的检验项目医嘱，收集或控制相关的标本，接受或拒绝这种医嘱，预约工作医嘱并将它们发送给一个或多个自动装置管理器，接收来自各个自动装置管理器的检验项目结果，进行临床确认，对医嘱的所有的状态变化加以适当的管理，并将结果发送给一个或多个医嘱结果记录者。在某些情况下，医嘱执行者将会自已创建检验项目医嘱（如实验室所收到的纸质医嘱（paper order）来自于某个没有连接到医嘱申请者的科室，或者来自于本机构外部的医师）。在某些情况下，医嘱执行者负责采集和标识标本。医嘱执行者可能会从多个医嘱申请者处接收检验项目医嘱，而且可能会将医嘱结果发送给几个医嘱结果记录者。

自动装置管理器（Automation Manager）：负责对当前实验室内的或者当前实验室的某个部分之中的自动化过程加以管理的一种系统或组件。自动化过程涉及到自动化或自动机械传送系统、分析仪器以及诸如自动离心机（automated centrifuges）与分注器（aliquoters）、开盖器（decappers）、封盖器（recappers）、分类器（sorters）、标本存储与获取系统（specimen storage and retrieval systems）之类的分析前或分析后处理设备之间的集成或接口。该角色将接收来自医嘱执行者的工作医嘱。它将对所申请检验项目在适当仪器上的处理过程加以管理，并将经过技术确认的结果返回相应的医嘱执行者。即便这个角色所管理的只是分析过程中的一小部分，也必须对该角色加以考虑；例如，当它仅仅管理单独一台分析仪器时。可将多个自动装置管理器与单独一个医嘱执行者相关联。

医嘱结果记录者（Order Result Tracker）[①]：负责存储为相应患者所获取的各种类型的观察结果（检验项目结果、图像、临床检查报告、放射科报告、手术记录（surgical act reports）等），并对医嘱执行者所通知结果之中的所有状态变化加以登记的一种系统。该角色所存储的并不是独立的观察结果，而是采用医嘱方式所申请的观察结果。这些观察结果总是存储在产生其医嘱的语境或上下文档之中。

---

① 此角色在实验室技术框架中不是特定的，它可以执行为获取显示所需信息集成规范（Retrieve Information for Display Integration Profile）中定义的“信息源（Information Source）”角色（见第一部分“IT 基础架构技术框架”），它也可以执行放射学技术框架定义的机构报告存储库（Enterprise Report Repository）角色。

3　实验室预定工作流程

实验室预定工作流程（Laboratory Scheduled Workflow）集成规范将在整个医疗机构范围内实现临床实验室检验与观察数据的连续性和完整性。它涉及到一套用于保持医嘱申请过程与患者信息之间一致性的，用于控制标本符合度的，以及用于在各个确认步骤时交付结果的事务。IHE 放射学技术框架已对其中某些事务进行了定义。同时，此规范尚可使实验室内分析前、分析中及分析后过程的自动化成为可能。

3.1　用例

在下面的三种用例中，假设医嘱申请者、医嘱执行者和医嘱结果记录者都将由 ADT（Admission Discharge and Transfer）角色来提供最新的患者信息。希望看到角色/事务的总体概况的读者，请参考图 3.3-1。

3.1.1　外部所申请的且伴有已标识标本的医嘱

场景的初始部分是本用例所特有的：

护理部门（care department）的医生为患者开出了实验室检验项目（或组合项目）医嘱。此医嘱与所有相关的信息一起，被录入到了医嘱申请者之中。医嘱申请者将利用实验室所制定的规则（在医嘱申请者的字典中），并标本的采集（容器类型、防腐剂/抗凝血剂（preservative/anticoagulant）、量、时间和患者状态）与运送条件，决定需要何种标本来完成这些检验项目。医嘱申请者还将提供标本标识标签；这种标签可包括唯一性标本 ID（通常采用条形码）、医嘱申请者 ID，患者标识（PID、姓名、就诊次数［就诊编号］等），而且还可能会标识医嘱所申请的那些与此标本相关的组合项目。护理部门的医务人员将负责采集标本，通过分别在相应容器上贴上相应的标签，对每个标本逐一加以标识，并将这些标本送给实验室，而医嘱申请者则已经将相应的医嘱发送到了医嘱执行者。标本流（material flow）和电子流程（electronic flow）（医嘱）在顺序上并不一定同步，而这将取决于医疗机构的具体情况。实验室人员将采用医嘱执行者应用程序打开申请者的医嘱，并确保所需的标本有效可用且符合当前的医嘱。必要时对医嘱予以拒绝，或者在对医嘱进行必要的修改后再予以接受。接着，医嘱执行者将会生成和预约医嘱，并通知医嘱申请者。如果标本损坏或丢失，医嘱执行者将会向医嘱申请者请求一个新的标本，而在替代标本到达之前，医嘱执行者将不会对这些检验项目组合进行预约。

在这种用例中，机构必须采用某种标本标识机制，从而确保所有标本都具有企业级（机构级）唯一性标识符。医嘱申请者和医嘱执行者都必须同意采用与其实验室机构及自动装置管理器相兼容的标本 ID 结构。例如，对于标本 ID 编号的长度或者可读性条形码标签的格式，实验室自动化系统可能只是具有若干有限的能力。在标本的整个生命周期内，标本 ID 都应当具有唯一性。

场景的中间部分是所有这三个用例所共有的：

医嘱执行者将会把送达自动装置管理器的医嘱拆分成一或多个工作医嘱自动装置管理器。实验室技术人员将使用自动装置管理器和所有的必要设备（分注器（aliquoters），自动机械系统（robotic system），分析仪（analyzers）等）来执行各种工作医嘱。对样品的标本分注可能会需要打印若干额外的标签（由医嘱执行者或自动装置管理器来负责打印），用于对分量样本容器加以标识。自动装置管理器技术人员将对自动装置管理器所产生的结果进行技术确认，并由自动装置管理器将结果返回给医嘱执行者。临床专家将采用医嘱执行者应用程序对这些结果加以临床确认。

场景的最后部分是所有这三个用例所共有的：

在各个确认步骤时（依据当前组织机构的具体情况），医嘱执行者将会把结果发送给医嘱结果记录者，并且通知医嘱申请者和医嘱结果记录者有关当前医嘱和结果的所有状态变化。医嘱和结果各有一个最终状态。最终状态的取值为“完成（completed）”、“取消（cancelled）”或“无效（nullified）”。（也就是说，结果已经发出，但之后某个阶段才将该结果标为无效）。

3.1.2 外部所申请的且备有标识不明标本或需要当前实验室来采集的标本的医嘱

场景的初始部分是本用例所特有的：

护理部门的医生为患者开出实验室检验项目。此医嘱与所有相关的信息一起，被录入到医嘱申请者应用程序之中。医嘱申请者并没有标识标本。对于标本的标识与采集，应该考虑如下三种不同的子用例。

1. 护理单位（care unit）采集并提供标本，但标本标签上的标识信息仅限于患者ID和医嘱申请者ID。随后，医嘱执行者对这些标本进行了重新标识，而负责处理工作的实验室工作人员则采用条码化标本ID对它们进行了标记。

2. 实验室负责采集和标识标本。这项工作由实验室专业人员负责完成。[①]

3. 护理单位依照所需标本和标签的一张列表来采集这些标本。这张列表是由医嘱执行者所创建（基于从医嘱申请者所收到的信息）并传送给照护单元工作人员的（如通过在病房远程打印得到）。[②]

在所有这三个子用例之中，标本最终都将由医嘱执行者采用标签加以标识。标签上应该包括：

- 唯一性标本ID（通常为自动化过程而进行了条码化），

同时，还可能选择性地包括：

- 执行者医嘱ID；
- 患者标识；
- 责任标识（护理单位或医生，见数据模型图3.4-1）；
- 医嘱所申请的那些组合项目；
- 医嘱申请者ID；
- ……

本用例的中间和最后部分与用例3.1.1相同。

3.1.3 备有第三方所标识标本或当前实验室所采集标本的执行者医嘱

场景的初始部分是本用例所特有的：

这里，应该考虑如下两个不同的子用例：

1. 实验室工作人员从不能访问和使用医嘱申请者应用程序的护理单位接受纸质形式的医嘱。

2. 在执行一组医嘱的过程中，实验室决定向这组医嘱之中增加一条新的医嘱。这条新医嘱将采用该组医嘱现有的那些标本之一来完成。

在上述两个子用例中，所产生的医嘱都将具有一个执行者医嘱编号。医嘱执行者应用程序将向医嘱申请者应用程序通知这条执行者医嘱，医嘱申请者应用程序将创建申请者医嘱，并将其申请者医嘱编号返回医嘱执行者。

医嘱执行者将采用适当的标签（标本ID条形码、执行者医嘱ID、患者标识）对新的标本（如果有的话）加以标识。

本用例的中间和最后部分与用例3.1.1相同。下表显示了这三个用例之间所重叠的步骤。

---

① 这种情况通常为满足北欧和美国的需要。

② 此用例已在加拿大和法国的一些组织使用。护理单位人员在医嘱执行者的要求下，完成标本的采集和标识。

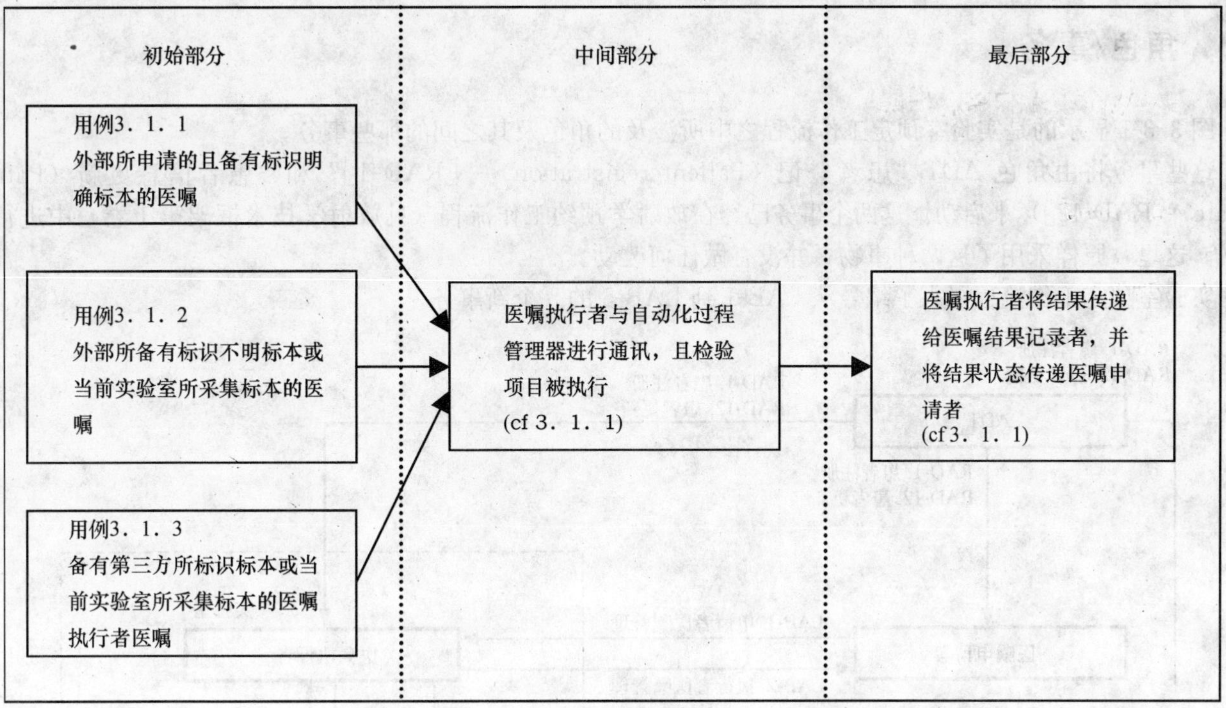

图 3.1-1　三个用例之间的重叠

3.2　实验室专业/用例

下表列出了实验室预定工作流程集成概貌所覆盖的 11 个学科（disciplines）专业及其支持上述不同用例的能力。

表 3.2-1　关于所支持的专业与所支持的工作流程用例的列表

取值	学科专业	外部所申请的且备有标识明确标本的医嘱	外部所申请的且备有标识不明标本的医嘱	执行者医嘱
BG	血气	是	是	是
CH	化学	是	是	是
HM	血液学	是	是	是
IMM	免疫学	是	是	是
LAB	实验学	是	是	是
MB	微生物学	是	是	是
MCB	分枝杆菌学	是	是	是
MYC	真菌学	是	是	是
SR	血清学	是	是	是
TX	毒理学	是	是	是
VR	病毒学	是	是	是

3.3 角色/事务

图 3.3-1 显示的是实验室预定工作流程之中所涉及的角色及其之间的那些事务。

这些事务将由角色 ADT“患者登记（Patient registration） [RAD-1]”和“患者信息更新（Patient update）[RAD-12]）来启动。这两个事务已经在放射学预约工作流程（见放射学技术框架第 1 卷）中进行了定义。这里，原样采用了这两种事物，并没有做任何改动。

实验室预定工作流程引入了编号从 LAB-1 到 LAB-5 的 5 个新事务。

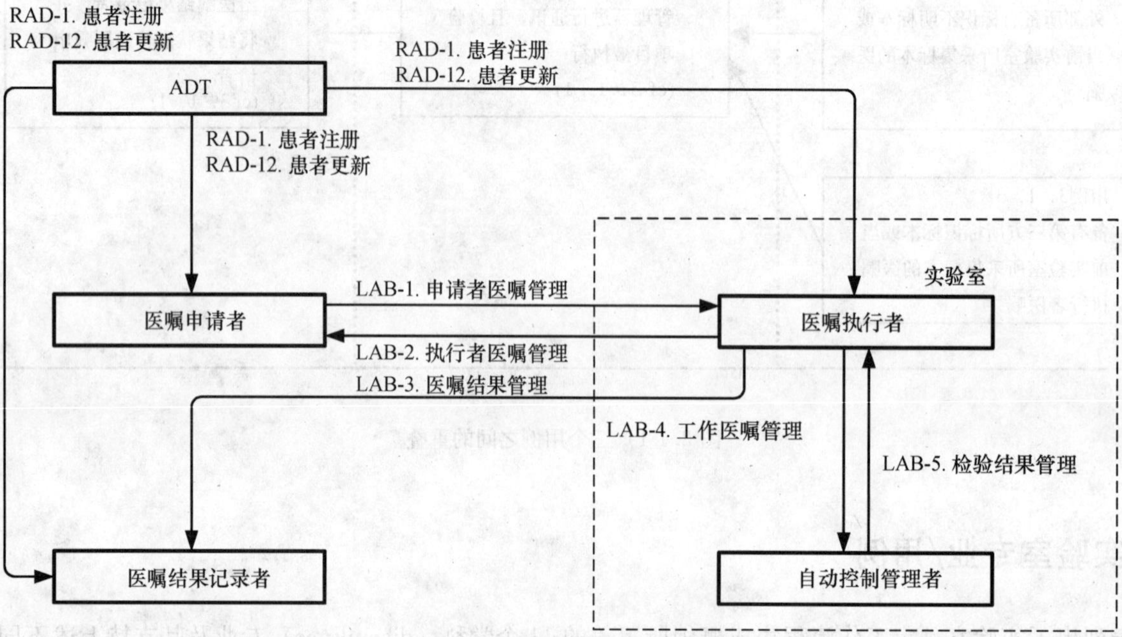

图 3.3-1 实验室预定工作流程图

本文档当前并未定义自动装置管理器和分析仪器或其他设备之间的事务。这些事务将在本文档以后的版本之中加以定义。在目前版本中，自动装置管理器是一种负责对分析过程中所使用的所有自动化装置加以编组（grouping，装配）的角色。

关于实验室预定工作流程所引入的 5 个新事务的说明：

LAB-1：申请者医嘱管理（Placer Order Management）：这个事务包括了医嘱申请者与医嘱执行者之间进行该医嘱生命周期管理时所需的全部消息。其主要目标在于保持这种医嘱（内容和状态）的版本（version）在这两种角色之间的一致性。

LAB-2：执行者医嘱管理（Filler Order Management）：这个事务包括在医嘱执行者与医嘱申请者之间所有必需的消息，以通告一个新的执行者医嘱，及为反映它而建立的申请者医嘱。它的主要目标是确保接收的每一个执行者医嘱都将被申请者医嘱表现出来，并且它们都有一个执行者医嘱号和一个申请者医嘱号。

LAB-3：医嘱结果管理（Order Results Management）：这个事务将会把医嘱执行者对观察结果和医嘱状态的变更，即修正和取消，传递给医嘱结果记录者。

LAB-4：工作医嘱管理（Work Order Management）：这个事务将包含医嘱执行者与自动装置管理器之间执行执行者医嘱的检验项目子集的某条工作医嘱时所需的全部消息。此事务的主要目标是向自动装置管理器分配工作，并随时向该角色通报关于患者与医嘱的所有更新信息。这个事务将基于一种推送机制（push mechanism），但其绝不会采用查询机制。

LAB-5：检验项目结果管理（Test Result Management）：这个事务将会把技术上所确认的检验项目结果，

从自动装置管理器传递到医嘱执行者。

表 3.3-1 实验室预定工作流程—角色和事务

角色	事务	可选性	参考文档
ADT	患者登记［RAD-1］	R	放射学技术框架第2卷4.12节
	患者信息更新［RAD-12］	R	放射学技术框架第2卷4.12节
医嘱申请者	患者登记［RAD-1］	R	放射学技术框架第2卷4.12节
	患者信息更新［RAD-12］	R	放射学技术框架第2卷4.12节
	申请者医嘱管理［LAB-1］	R	实验学技术框架第2卷第4节
	执行者医嘱管理［LAB-2］	R	实验学技术框架第2卷第5节
医嘱执行者	患者登记［RAD-1］	R	放射学技术框架第2卷4.12节
	患者信息更新［RAD-12］	R	放射学技术框架第2卷4.12节
	申请者医嘱管理［LAB-1］	R	实验学技术框架第2卷第4节
	执行者医嘱管理［LAB-2］	R	实验学技术框架第2卷第5节
	医嘱结果管理［LAB-3］	R	实验学技术框架第2卷第6节
	工作医嘱管理［LAB-4］	R*	实验学技术框架第2卷第7节
	检验项目结果管理［LAB-5］	R*	实验学技术框架第2卷第8节
自动化过程管理者	工作医嘱管理［LAB-4］	R	实验学技术框架第2卷第7节
	检验项目结果管理［LAB-5］	R	实验学技术框架第2卷第8节
医嘱结果记录者	患者登记［RAD-1］	R	放射学技术框架第2卷4.12节
	患者信息更新［RAD-12］	R	放射学技术框架第2卷4.12节
	医嘱结果管理［LAB-3］	R	实验学技术框架第2卷第6节

R*：如果 LIS 具有同时支持医嘱执行者和自动装置管理器这两个角色的能力，则事务 LAB-4 和 LAB-5 将不适用。然而，当实验室中存在单独的自动装置管理器时，医嘱执行者则必须对这些事务加以支持。

3.4 数据模型

本节所描述的这种数据模型，与流动于那些角色之间的事务所传递的信息有关。该模型并非旨在以任何方式来约束某个特定系统或角色的内部数据库模型。这属于一种通讯模型（communication）。而且，这个通讯模型也并没有任何借口与 HL7 v3 RIM 或其所派生的实验室 DMIM 之间进行竞争。这个模型的目标就是，帮助那些系统厂商在其系统之中实现这些角色和事务，并协助 IT 部门在其医疗机构内将该模型作为参考而加以使用。

本数据模型基于如下断言：

- 在本集成概貌之中，ADT 角色将依据当前就诊情况和当前位置（地点），将某位患者标识为已入院患者（住院患者，inpatient）或非入院的患者（non-admitted patient）（门诊患者，outpatient）；同时，医疗责任则由某个护理部门来承担。
- 针对就诊过程中的患者，可以定义多种多样的责任。如医学责任（medical responsibility）、就诊责任（care responsibility）和接待责任（hosting responsibility）。位置（location）是作为接待责任的一部分，比如是按照建筑物、楼层、房间、床位……来标识的。患者的位置之所以重要，不仅是因为关系到结果的正确传送或标本的采集，还因为流行病学方面的种种原因。例如，微生物实验室将需要检测和跟踪院内疾病（in-hospital diseases）（院内传染，nosocomial infections）。依据当前组织机构的具体情况，这些责任可能会分别由某个医生、护理部门来承担，或者由两者一起承担。

- 申请者医嘱将由医生或护理单位来下达，而医嘱所针对的对象可以是材料（空气、水、外科器械、食物、药物），或者活体对象（患者）。在后一种情况下，该医嘱将隶属于患者当前的就诊以及患者当前的位置。
- 此申请者医嘱将具有一个唯一性企业级主键，即申请者医嘱编号（placer order number）。
- 申请者医嘱将被转换为执行者医嘱，除非在发出之前被取消了它或实验室人员拒绝了它。
- 同样的，一个执行者医嘱将仅仅与一个申请者医嘱相关联。
- 医嘱将采用两种唯一性企业级主键加以标识：执行者医嘱编号和申请者医嘱编号。
- 在 2003—2004 IHE 年度中，执行者医嘱被认为是由单独一个临床实验室来处理的。
- “工作医嘱”是由医嘱执行者发送给自动装置管理器的执行者医嘱的一种子集。一个执行者医嘱可能产生零到多个工作医嘱。在一些情况下，工作医嘱可能会等同于执行者医嘱，而在另一些情况下，工作医嘱可能会仅仅包含那些被发送到单独某个分析仪器的检验项目。
- 医嘱包含一个由一个或多个检验项目所组成的组合项目。例如，血细胞计数（blood cell count），血清电解质（serum electrolytes），蛋白电泳（protein electrophoresis），血清葡萄糖水平（serum glucose level），血清钾水平（serum potassium level）。一个组合项目也可能由其他（较小的）组合项目组成。
- 单独一个检验项目可以参与构成不止一个组合项目。例如，在化学（chemistry）方面，血清钾水平是组合项目“血清电解质离子三项组合（3 ions serum electrolyte）”的组成部分，也是“血清电解质全项组合（complete serum electrolyte battery）”的组成部分。在血液学（hematology）方面，血小板计数（platelets count）可以作为仅包含此检验项目的组合项目，也可以与其他若干检验项目一起参与构成“全血细胞计数（complete blood cell count）”组合项目。
- 在化学（chemistry）、血液学（hematology）、免疫学（immunology）、病毒学（virology）方面，医嘱所申请的检验项目最常见的是产生单独一个观察结果。一般而言，针对标本而进行测量或计算的那些检验项目都产生的是单个结果。但是，这也确实存在若干医嘱所申请的检验项目产生几个观察结果的例子。这些例子所涉及的检验项目都是要针对标本而“检测某某成分”或“鉴别某某成分”。例如，在微生物学（microbiology）方面，检验项目“细菌检测”显示的可能是“金黄色葡萄球菌”和“大肠埃希杆菌”两种发现。与此类似，在血液学方面，检验项目“异常白细胞鉴别”则可能会显示两种发现，“有核红细胞（erythroblasts）”和“异型白细胞（atypical leucocytes）”。基于以上的原因，在当前数据模型之中，检验项目从而将关联 0 到 n 个观察结果。
- 依据相应检查项目的不同，一个观察结果的产生可能会采取多种方式。其中，可能会借助手工方法或借助某个自动化分析仪上的某种处理的检查方法，或者可能会以其他检验项目结果作为输入运算对象，并利用某种算术/逻辑计算方法进行计算，或者可能会由技术人员或临床专家来提供的文字注解，或者对某个数值型结果的定性解释。
- 当采用某种自动化分析仪产生某项观察结果时，观察结果可以从自动化过程分析仪产生，为了获得一个可以接受的观察结果，可能会需要在分析仪上重复分析几遍。例如，如果第一遍表明结果超出了当前检验项目的分析范围，那么，就需要在对标本进行稀释后，进行第二遍分析或检测。
- 技术确认的主要目标就是，确保所获得的结果/观察结果遵循了既定的操作程序，并符合了质量控制及其他确认规则，比如，与同一检验项目此前的结果之间的差别是一种可以接受的变异。
- 一个医嘱所申请的组合项目通常都需要从患者处采集一份标本。某些检验项目，如葡萄糖耐量系列（glucose tolerance series），将需要按照规定的时间间隔采集几份标本。另外，肌酐清除率（creatinine clearance）则需要采集尿和血清两种标本。直接从患者处采集的标本叫做“原始标本（primary speci-

men)”。

- 依据医疗机构以及所涉及的上述学科的具体情况，检验项目可能会是针对“原始标本”（或者“原始标本”的一份或多份“分量（aliquoted）标本”）加以检测（measured）；而且，在离心或稀释之类的处理之前，可能还需要某种制备步骤。
- 临床确认是一个过程。该过程通常适用于整个执行者医嘱或医嘱组，并将综合考虑到结果的生物一致性（biological coherence）和关于当前患者的可用临床信息，从而有助于解释以及可能会需要的潜在性随访措施。在某些情况下，为了能够更快地提供关键结果（如血气），或者那些只需很短时间即可产生的结果，尚可针对这些结果的若干子集进行这种操作。因此，可采用每个学科一位临床专家的方法，组建一个多学科实验室；其中，每个专家所确认的都是各自知识领域所特有的那些组合项目；从而，执行者医嘱最终可能就是由几位临床专家来完成确认的。
- 在分析过程中，组合项目可能会依据某种中间观察结果而产生。例如，在细菌学（bacteriology）方面，只要发现有“革兰阴性菌”，就会检测抗生素敏感性（antibiotic susceptibility）。

上述断言使我们能够将实验室预定工作流程数据模型表示成一种简化的UML（Unified Modeling Language）类图。该图之中并未显示类的属性。

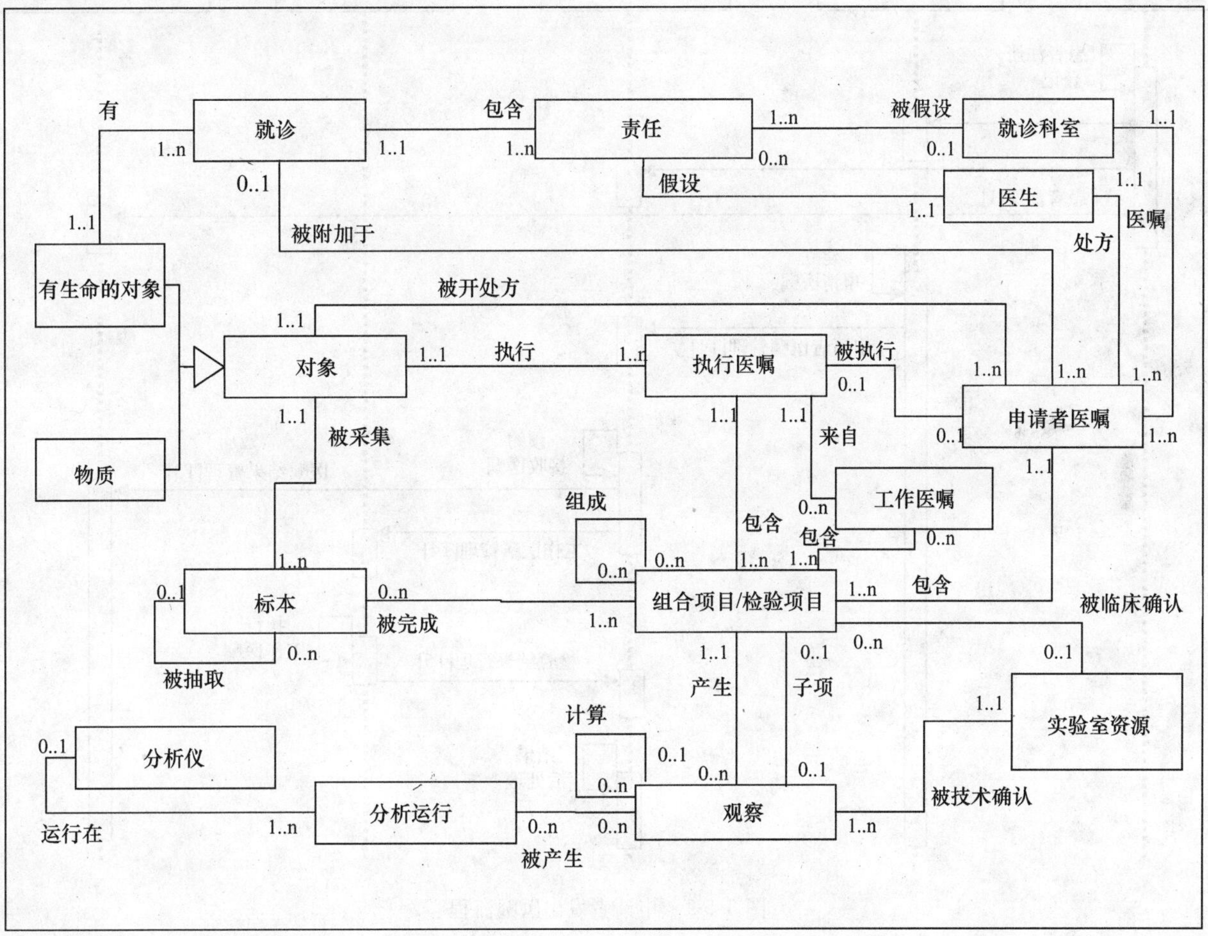

图3.4-1　实验室工作流程数据模型

3.5 过程流

过程流是采用如下 UML 顺序图来表示的。图中，时间标尺的方向为自上而下。

这些图呈现的是该流程的一个高层视图：每个事务均采用单个箭头来表示，并从相应的初始触发事件开始；但是，其中并没有提供关于构成该事务的各种消息的任何细节。例如，事务［LAB-1］开始于一条医嘱的申请，而此事务的消息流程将一直持续下去，直至完成医嘱、取消医嘱或将其定为无效。其中，并未显示具体的消息。对于每个事务的详细消息流程，可参见第 2 卷。

3.5.1 前两种用例的实验室预定工作流程：申请者发出医嘱

图 3.5-1 表示的是适用于用例 3.1.1 和 3.1.2 的基本过程流。

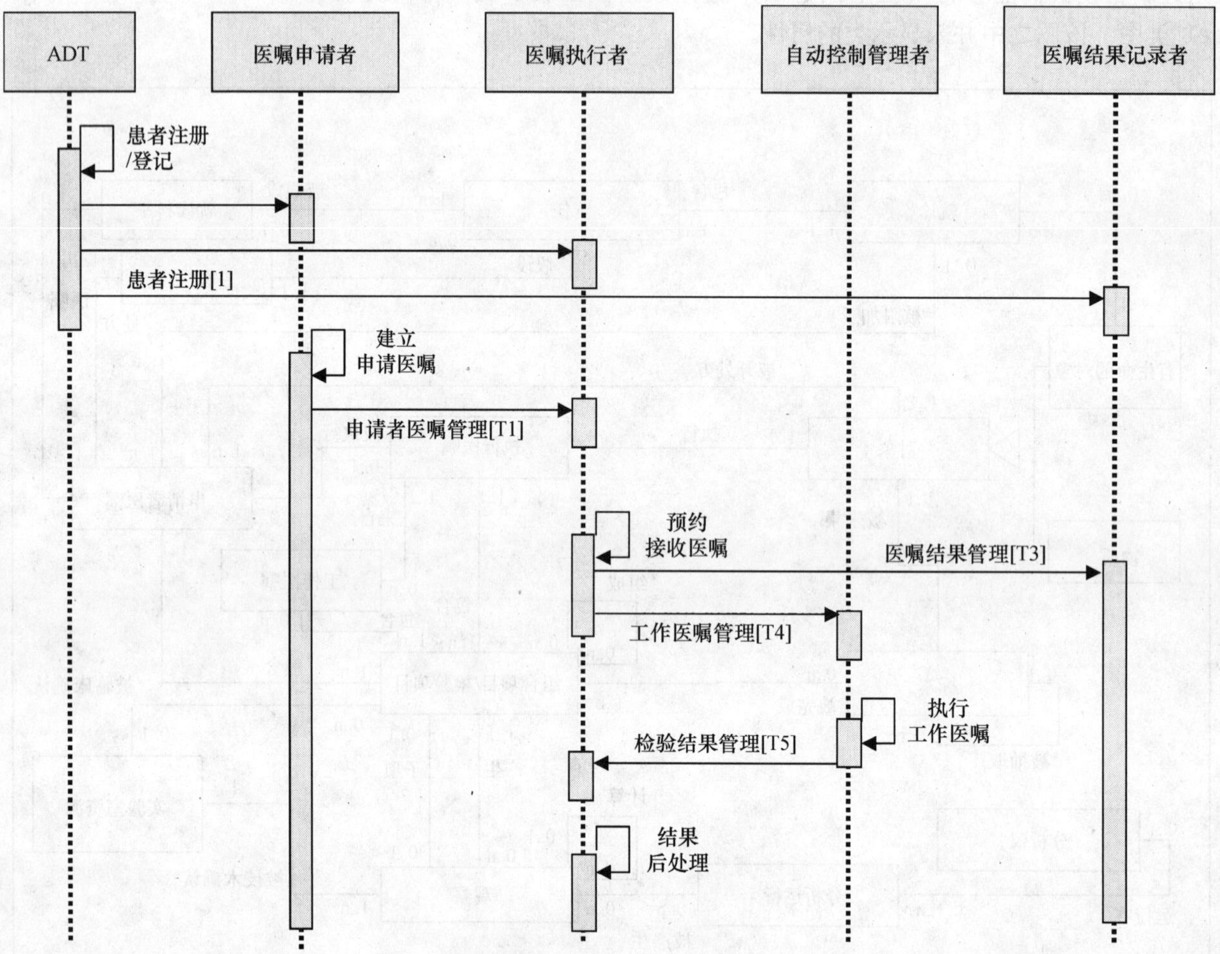

图 3.5-1 申请者发出医嘱流程

3.5.2　第三种用例的实验室预定工作流程：执行者发出医嘱

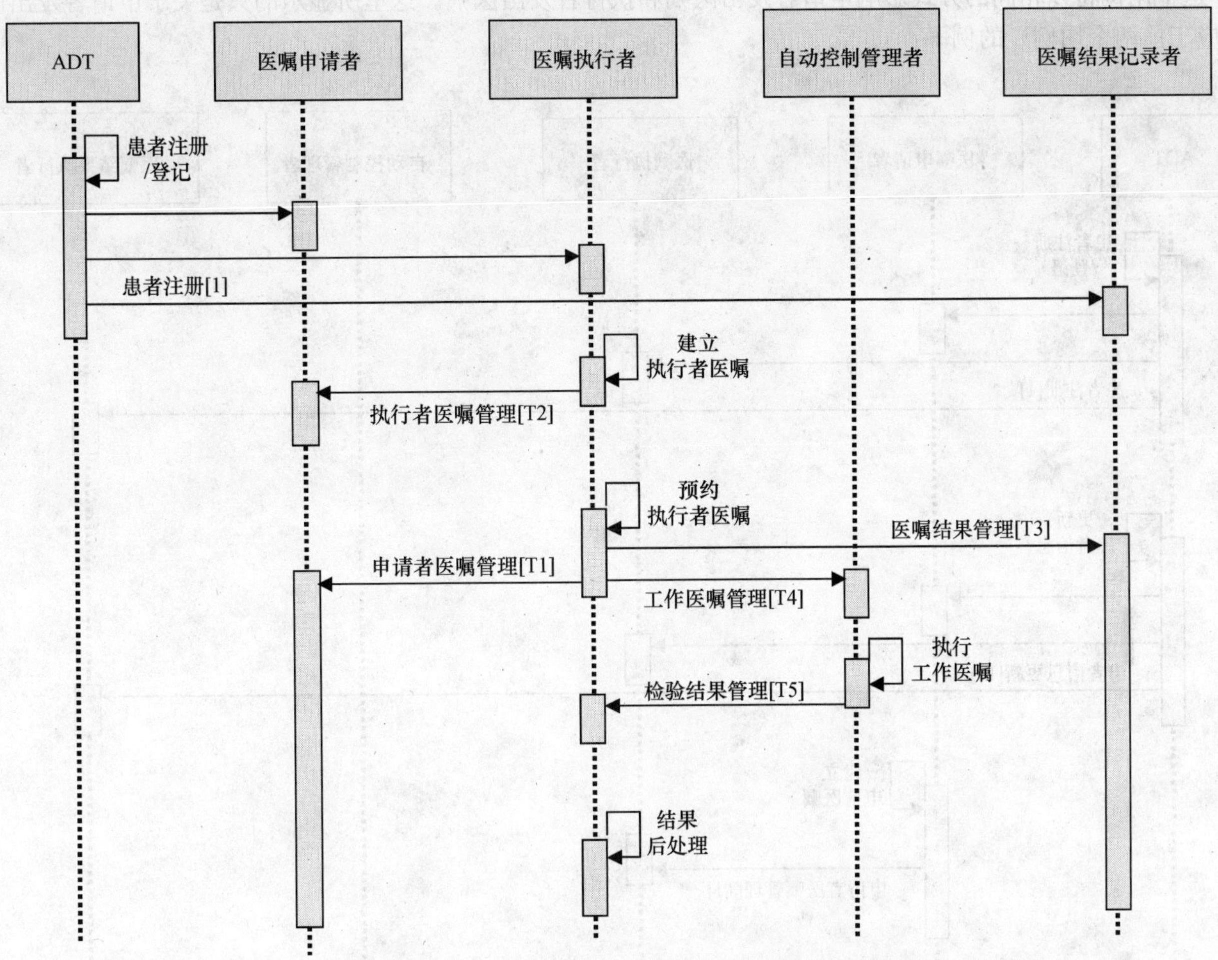

图 3.5-2　执行者发出医嘱流程

注：在这个一般用例中，首先，将由医嘱执行者一方采用一个执行医嘱者编号来创建当前的医嘱；然后，再由医嘱申请者一方为其指定一个申请医嘱者编号。随着这一步骤完成，事务 LAB-2 也就完成了它的任务：医嘱申请者和医嘱执行者都知道了这个医嘱。在下一步中，实验室将安排预约这个医嘱，并借助事务 LAB-1 的一条初始消息，就这一“状态变化”而通知医嘱申请者。在这种特殊情况下，事务 LAB-1 的开始将是，医嘱执行者将一条消息发送给医嘱申请者。这正是图中“LAB-1”的箭头为何指向医嘱申请者的原因。虽然如此，但事务 LAB-1 仍专用于“申请者医嘱管理”，且这种情况将一直持续到该医嘱过程的结束；其中就像在“申请者发出医嘱”过程流中那样，这里将涉及到来自双方的若干消息。

3.5.3　患者信息更新流程

这些用例将涵盖在分析过程的不同阶段，将患者更新信息引入到当前系统之中的那些情形。如下显示的只是前一个流程图当中受到影响的那些部分。所有后续步骤将依据上一幅工作流程图而进行下去。

3.5.3.1 在创建医嘱之前更新患者信息

这个用例将以相同的方式影响申请者发出医嘱和执行者发出医嘱。这里所显示的只是关于申请者发出医嘱（对应于前两个用例）的例子：

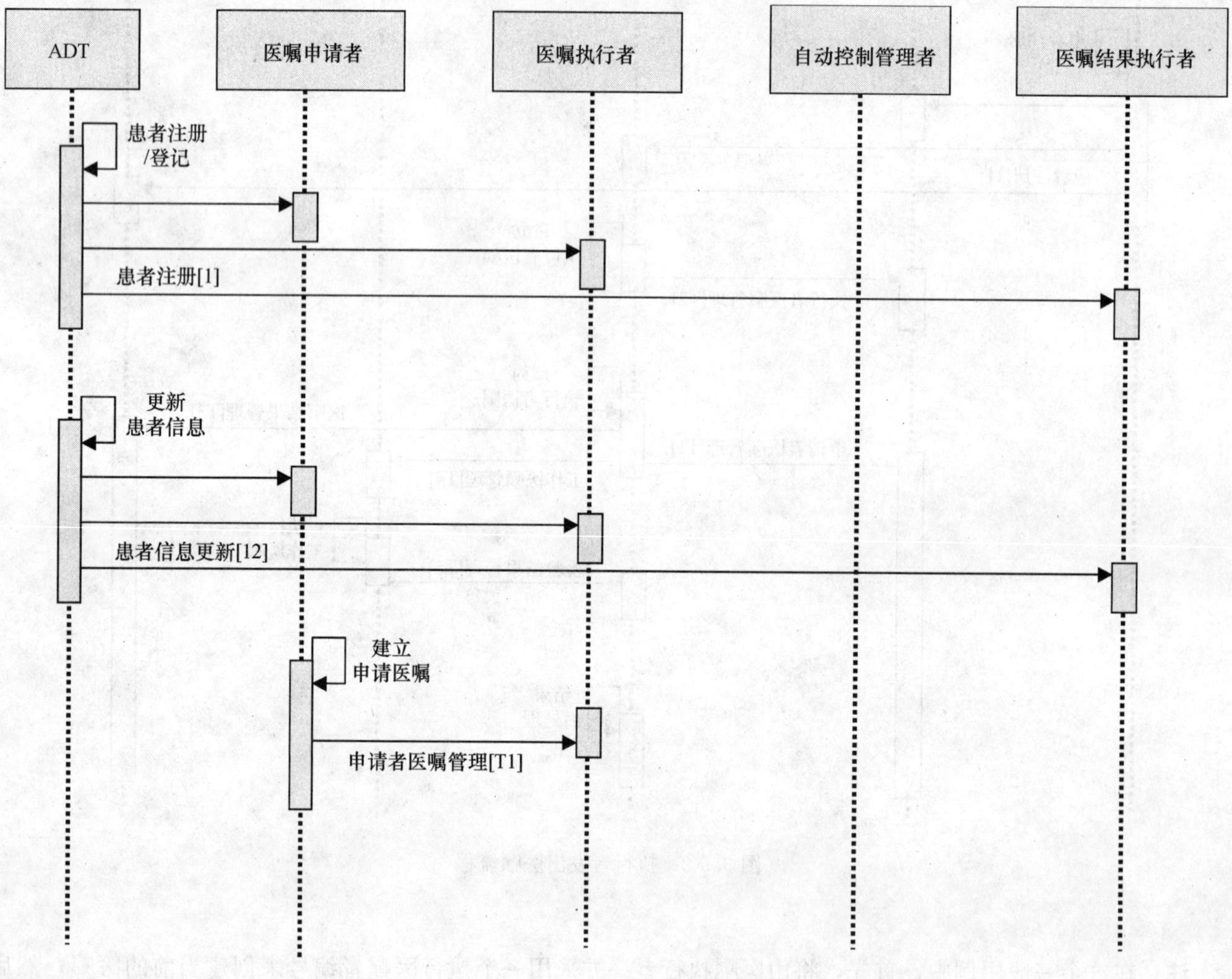

图 3.5-3 发出医嘱前患者信息更新

3.5.3.2 在创建医嘱之后更新患者信息

这个用例将以相同的方式影响申请者发出医嘱和执行者发出医嘱。这里所显示的只是关于申请者发出医嘱（对应于前两个用例）的例子。而且，图中也没有显示该流程（患者登记和事务［RAD-1］）的开始：

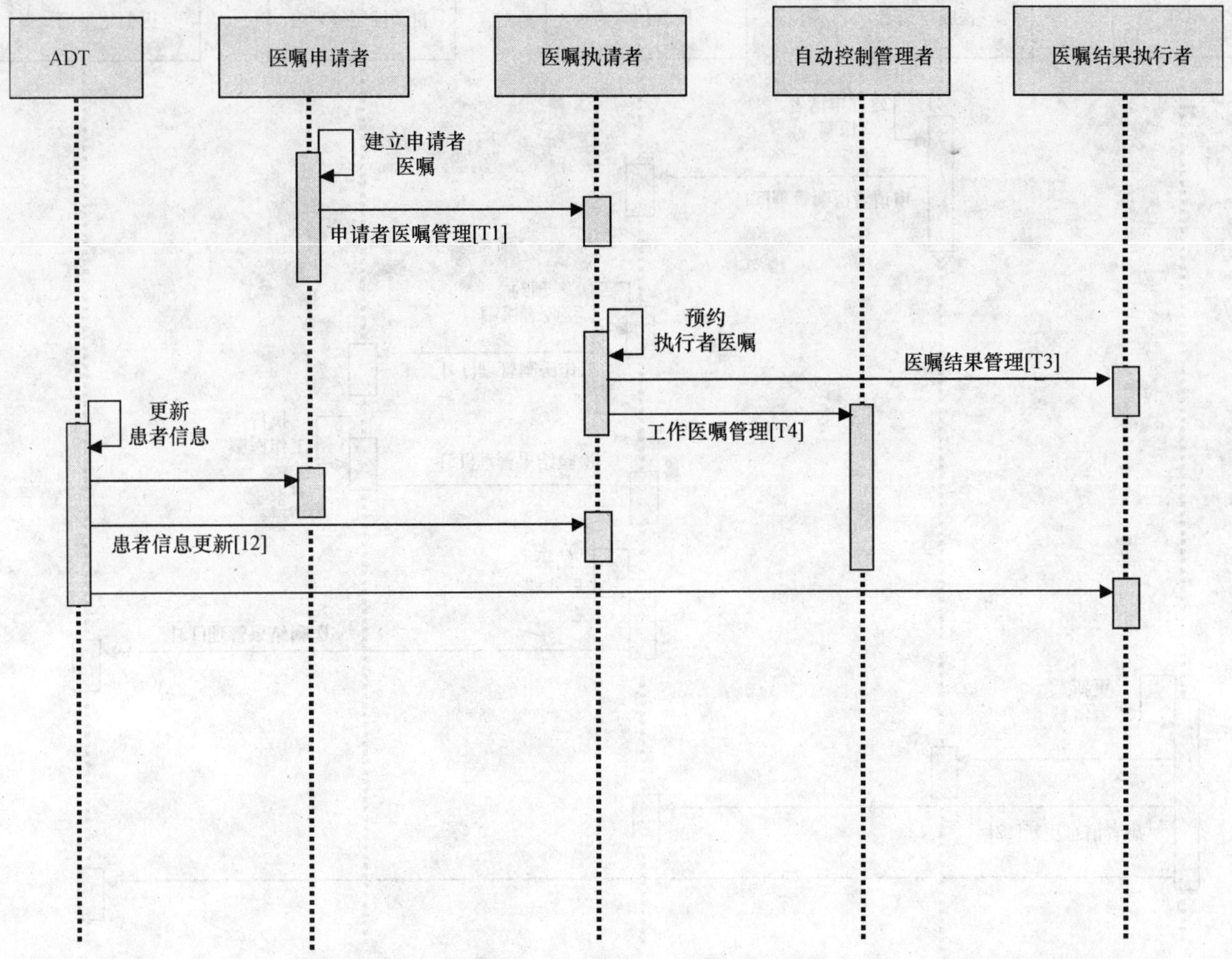

图 3.5-4 发出医嘱后患者信息更新

注：如图所示，ADT 角色将直接为医嘱申请者、医嘱执行者和医嘱结果记录者提供最新患者信息。

自动装置管理器将利用事务［LAB-4］的一条消息从医嘱执行者接收患者更新信息。在收到患者更新信息时，医嘱执行者必须为自动装置管理器生成这条消息，除非还没有将任何关于此患者的工作医嘱发送给自动装置管理器。

医嘱申请者、医嘱结果记录者和医嘱执行者将共同完成对这些新的患者信息的核对。只要与该患者相关的工作医嘱尚未完成，自动装置管理器也将参加核对活动。

3.5.3.3 *在完成医嘱之后更新患者信息*

这个用例将以相同的方式影响申请者发出医嘱和执行者发出医嘱。这里所显示的只是关于申请者发出医嘱（对应于前两个用例）的例子。而且，图中也没有显示该流程（患者登记事务［RAD-1］）的开始：

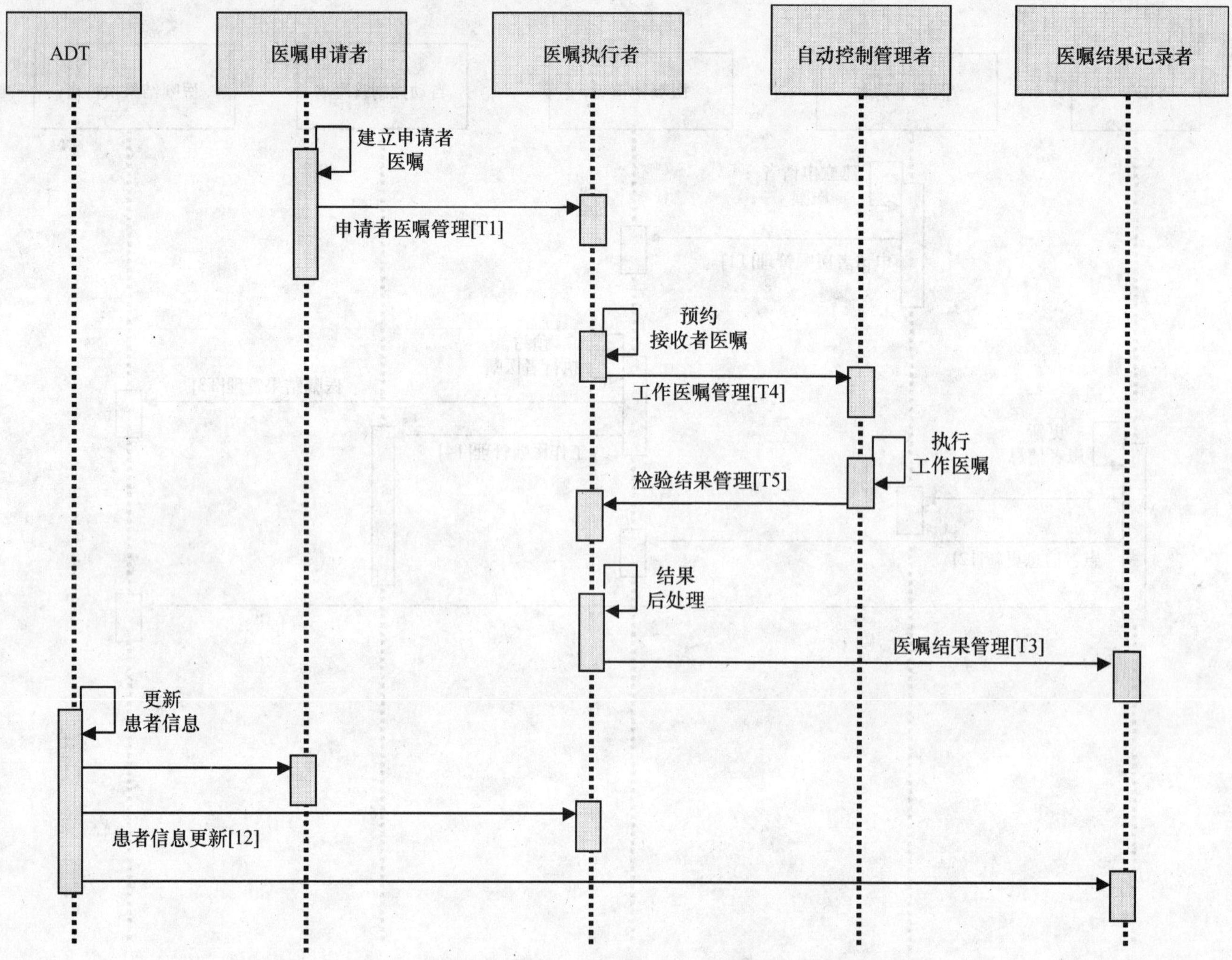

图 3.5-5 医嘱执行后患者信息更新

注：如图所示，ADT 将直接为医嘱申请者、医嘱执行者和医嘱结果记录者提供最新患者信息。

在这种情况下，自动装置管理器已经完成了关于当前医嘱及患者的工作，因而并不需要向它通知患者更新信息。只有当关于此患者的新的工作医嘱需要完成时，它才会收到新的患者信息。

3.5.4 医嘱/结果更新，状态改变、取消和异常管理

医嘱或结果的更新流程在高层视图之中并不可见，如本卷所述的事务层。并不存在任何专门针对用于医嘱/结果更新的事务（就像在事务［2］中的患者信息更新那样）。相反地，医嘱/结果更新事件是由现有的那些多用途事务［LAB-1］借助［LAB-5］来传递的。这些医嘱/结果更新（及医嘱取消）流程事件看来应该处于消息层，因此，将在第 2 卷中分别对这些事务加以详细论述。

目标依然未变：在一个角色之内，每一个医嘱或结果的更新、取消或状态变化，都必须触发所有合适的消息，将这些更新推送（push）给该医嘱所涉及的其余角色，从而所有与该角色进行交互的角色之间将会保持当前医嘱/结果的一致性。

出于同样的原因，有关标本（即不符合、丢失或容器损坏）或有关处方（实验室所拒绝的组合项目）的异常管理，也不会出现在事务层（并不存在任何专用的事务），因此，将在第 2 卷中分别对这些事务加以详细论述。

4 词汇表

组合项目（Battery）：由一个或多个实验室检验项目组成，并采用单独一个可向实验室发出医嘱申请的名称加以标识。例如：《血清电解质（Serum electrolyte）》就是一个组合项目，通常由钠（sodium）、钾（potassium）、氯（chloride）和碳酸氢离子（bicarbonate ions）组成，并可作为医嘱，针对血清标本，向化学实验室提出医嘱申请。钾可以作为独立的一个医嘱，因此也可以采用术语“组合项目（battery）”来表示。

临床专家（Clinical expert）：承担临床确认以及整个或部分医嘱的报告工作的全部责任的人员。HL7 称之为“结果主要解释者（Result principal interpreter）”。有些国家称其为“病理学家（pathologist）”，而另一些则采用术语“生物学家（biologist）”。

临床确认（Clinical validation）：临床专家对实验室针对一条医嘱所产生的结果（观察结果）加以认可和解释的过程。对结果进行解释时，将综合考虑整个医嘱的内容，及患者的生物学史（biological history），临床专家所知关于相应患者的临床与治疗信息。一些国家称其为“生物确认（biological validation）”。这一步有时可能会由专家系统来完成；这种系统将采用基于知识的规则和推理机制的来解释那些最简单的或常规的病例。在任何情况下，实验室所负责的这种确认步骤，都将截然区别于最初开出当前医嘱的医生所做出的诊断和治疗（或处置）。

执行者医嘱（Filler order）：医嘱执行者角色依据接收自医嘱申请者角色的申请者医嘱所生成的医嘱。正如用例“执行者发出医嘱”所述，医嘱执行者也可能会直接创建执行者医嘱。

申请者医嘱（Placer order）：医嘱申请者角色所产生和处理的医嘱。

技术确认（Technical Validation）：在实验室技术人员总体临控之下，认可一项观察结果或一组观察结果的过程；其中，这些观察结果通过采用手工方法或自动化方法产生。技术确认将确保所获得的结果/观察结果遵循了既定的操作程序，并符合了质量控制及其他确认规则。

就诊（Visit）：就诊适用于住院患者和门诊患者。其表示采用的是一种企业级唯一性就诊编号；而且，这将有助于实现关于在病人医院停留期间针对该病人所完成的所有行为的管理性记录。对于法国，请参见题为“IHE 法国国家级扩展”的放射学技术框架·第 4 卷。

工作医嘱（Work order）：从医嘱执行者提交给自动装置管理器加以处理的执行者医嘱之中，所抽取出来的组合项目和检验项目所组成的一个子集。

5 突出问题

5.1 现有问题

5.2 针对未来年度工作的提示

- 对于供医嘱执行者了解标本何时到达自动装置管理器所控制的分析部门的事务。将来会增加一个新的场景（如某种状态监控器）。在当前年度中，可间接地依据相应的医嘱状态推导出标本到达实验室的时间。
- 自动装置管理器将向医嘱执行者通报检验项目结果。不过，在下列情况下，医嘱执行者将向自动装置管理器查询检验项目结果。今后，将会为适用于这种情况的一个事务增加若干场景用例。
    1. 医嘱执行者因为传输方面的某种问题而无法收到检验项目结果之后，有必要再次传送所缺失的那些检验项目结果。
    2. 当医嘱执行者准备好接收所有检验项目结果时，它才能够接收所有检验项目结果。
- 提请再次注意，当前文档并不定义在自动装置管理器与分析仪器或其他设备之间的事务。这些事务将会在以后的 IHE 年度中加以定义。
- 在某些情况下，自动装置管理器将会与另一个同当前实验室设备进行通讯的自动装置管理器进行通讯。这可能会是将来某个年度的一个主题。

第 2 卷

事　务

第 1.2 版（正式版）

2005 年 2 月 27 日

目　录

1 序 言

本文档是《IHE 实验学技术框架》的第 2 卷。

第 1 卷提供了此框架的高层视图，描述了集成规范，定义了角色，并展示了它们之间事务的先后顺序。

本文档是第 2 卷，将详细地逐一描述实验学技术框架之中所采用的新事务：角色的作用、触发事件、所交换的消息、所采用的标准、所触发的动作。

1.1 关于选择所要采用标准的根本原因

对于第 2 卷中所定义的那些新的消息，曾经考虑过的标准包括：

- HL7 V3
- HL7 V2.3.1
- HL7 V2.4
- HL7 V2.5

目前，HL7 V3 尚不适宜于在系统中加以实施，而 HL7 V2.5 则是当前唯一可用的，并同时支持标本和容器的版本。而且，领域专家们也认为它是适用于本实验室概貌的最佳可用版本。

因此，IHE 实验学委员会决定将本卷基于 HL7 V2.5。

实验学技术框架原样采用了放射学技术框架之中早已定义的两个事务："患者登记［1］"和"患者信息更新［12］"，并未对二者做任何改动。二者所采用的消息基于 HL7 V2.3.1。本文档并未对它们加以描述，而读者则可参考"放射学技术框架第 2 卷"。不过，"患者信息更新［12］"事务将触发医嘱执行者执行一个特殊动作，将事务 LAB-4 的一条特殊消息发送给自动装置管理器（参见本文档第 7 章）。

我们至少拥有两个采用了流编码机制（pipe encoding mechanism）的事务，因此，这种编码机制对于本卷中所描述的那些消息来说都是必需的。对这些消息的 XML 编码则属于可选性，并可能会在国家级扩展内容（national extension）之中加以规定。

2 约 定

2.1 通用 IHE 事务模型

参见《IHE 放射学技术框架》第 2 卷，第 2.1 章。

2.2 HL7 规范描述约定

本文档将采用“HL7 可约束性消息规范（HL7 constrainable message profiles)”的静态定义，对每个事务所使用的消息加以描述。参见 HL7 2.5 版 2.12.6 节。每种消息的静态定义都将被表示在表格（tables）之中。在消息（message）级，表格都将按若干字段（segments）来表示相应消息结构及其定义。在字段（segment）级，表格则按字段来详细描述相应的某个字段及其定义。

2.2.1 静态定义—消息级

用于描述某种消息的表格都将包括如下 5 列：

- 字段（Segment)：就像 HL7 所设计的那样，给出字段的名称，并确定该字段在当前消息层级结构中的位置：即采用方括号来分隔可选性字段，采用大括号来分隔重复性字段，并采用缩排方式显示消息的层级结构。
- 含义（Meaning)：HL7 为该字段所定义的含义。
- 用法（Usage)：字段的用法代码，而用法的定义则依据的是为 IHE 实验学技术框架中的这一特定事务的上下文档所构建的这种静态定义。本文档之中采用如下代码值（编码型取值)：

R：必需型：兼容性发送方应用程序应采用某种非空取值填写所有“R”型元素。兼容性接收方应用程序应处理（保存/打印/记录等）或忽略必需型元素所传递的那些信息。兼容性接收方应用程序不应该因为存在某个必需型元素而产生错误，但可能会因为缺少必需型元素而出现错误。

RE：必需型，但取值可能为空：必需，但其取值可为空。可将该元素从消息中略去；但是，如果存在相关的数据，发送方应用程序就应当对其予以发送。兼容性发送方应用程序应该能够提供所有“RE”元素。如果兼容性发送方应用程序知道该元素的必需型取值，那么，该程序就应当发送该元素。如果兼容性发送方应用程序并不知道该元素的必需型取值，则可省略该元素。

接收方应用程序预期将处理（保存/打印/记录等）或忽略该元素中所包含的数据；但是，在省略该元素的情况下，该程序也应当能成功地处理这种消息（在该元素缺失时，不应该产生任何错误消息)。

O：可选型。IHE 实验学技术框架中尚未定义该字段的用法。

C：条件限制型。此用法有一个与之相关联的条件谓项（Condition Predicate)。（见 HL7 V2.5 2.12.6.6 节“条件谓项”)。

如果满足该谓项：兼容性发送方应用程序应该始终发送该元素。兼容性接收方应用程序应该处理或忽略该元素中的数据。如果元素不存在，该程序则可产生某种错误。

如果并不满足该谓项：则兼容性发送方应用程序不应该发送该元素。如果该条件谓项不成立且该元素并不存在，则兼容性接收方应用程序不应该产生错误，尽管在该元素的确存在时，该程序可能会产生某种错误。

X：不支持。对于兼容性发送方应用程序，将不会发送该元素。如果发送了该元素，兼容性接收方应用程序则可忽略该元素，或者产生某种应用程序错误。

- 基数（cardinality）：位于方括号中，允许该段出现的最大数和最小数，包含在当前消息的这种静态定义之中，是为 IHE 实验学技术框架中的这种特殊事务的上下文档而建立的。
- HL7 章节：对描述这个字段的 HL7 V2.5 章节的引用。

> 简化：
>
> 为了使表格具有更强的可读性，**在消息级**并不显示用法“X”：也就是说，如果某个 IHE 框架并“不支持”某个字段，在表示消息结构的表格中就会不显示该字段。

表 2.2-1　示例：消息描述的初始字段

字段	含义	用法	范围	HL7 章
MSH	消息头	R	[1..1]	2
[	—患者信息开始		[1..1]	
PID	患者标识	R	[1..1]	3
[	—患者就诊开始		[1..1]	
PV1	患者就诊	RE	[0..1]	3

2.2.2 静态定义—字段级

按字段描述一个字段及其定义的表格包括如下 7 列：

- **序号（SEQ）**：字段在当前字段内的位置（顺序）
- **长度（LEN）**：字段的最大长度
- **数据类型（DT）**：字段的数据类型
- **用法（Usage）**：字段在 IHE 实验学技术框架的当前特定语境下（上下文档中）的用法。具有与消息级中相同代码值：R，RE，C，O，X
- **基数**：在 IHE 实验学技术框架的当前特定语境下，字段所可能出现的最小［次］数和最大［次］数。与消息级的含义相同。
- **表格号（TBL＃）**：用来引用表格的引用编号（适用于那些采用一套预定取值的字段）
- **项目号（ITEM＃）**：HL7 中该字段的唯一性引用编号
- **元素名称（Element Name）**：字段的名称

> 简化：
>
> 为了使表格具有更强的可读性，**字段级**并不显示用法“O”：所有的可选型字段均不出现在这些表格中。第一列 SEQ 中的数字是仅有的一个用于标明相应字段在该字段之中确切位置的信息项。

表 2.2-2　示例：MSH 字段描述

序号	长度	数据类型	用法	范围	表格号＃	项目号＃	元素名称
1	1	ST	R	[1..1]		00001	字段分隔符
2	4	ST	R	[1..1]		00002	编码字符
3	227	HD	R	[1..1]	0361	00003	发送方应用程序
…							

> 根据 HL7 标准，如果字段的取值不存在，接收者不应该改变其数据库中的相应数据。可是，如果发送者将该字段取值定义为一个明确的空值（如有两个双引号“ ”），则执行者应该删除其数据库内相应字段的任何取值。实验学技术框架将全面采用这项约定。

2.3 IHE 实施注意事项

2.3.1 网络指导

IHE 实验学技术框架给出以下建议：

应用程序应该采用 HL7 实施指南的附录 C 中所定义的 MLLP（Minimal Lower Layer Protocol）协议。

想要发送消息（发起一个事务）的应用程序将初始化一个网络连接（如果连接尚不存在），以启动事务。接收方应用程序将会以一个应答信息作为响应或对查询做出反应，但不会在该网络连接上发起新的事务。

2.3.2 消息粒度

在实际当中，消息的产生将源自触发事件。因此，每条消息将关联单独一条医嘱或一个医嘱组：

每条 LAB-1 消息将关联一条申请者医嘱或一个申请者医嘱组。

每条 LAB-2 消息将关联一条执行者医嘱或一个执行者医嘱组。

每条 LAB-3 消息将关联一条（执行者或申请者）医嘱或一个医嘱组。

每条 LAB-4 或 LAB-5 消息将关联一条工作医嘱。

2.3.3 应答模式

在这一年度的 IHE 实验学技术框架中，接收 HL7 消息的应用程序应当采用 HL7 V2.5 第 2 章，2.9.2 节中所定义的 HL7 原始应答模式（original acknowledgement mode）来发送应答信息。该模式在。这里并不支持增强型应答（enhanced acknowledgement）规则。

对于每条 OML 消息，均应该采用单独一条 ORL 消息加以应答。对于每条 OUL 消息，均应该采用单独一条 ACK 消息加以应答。这些应答属于应用程序级应答（即，并非传输型应答），且必须是在接收方应用程序解析了消息并处理了消息内容之后产生。

接收方应用程序应该自动产生应用级确认消息，而无需等待人工核准所收到消息的内容。

2.3.4 ACK：通用确认消息

HL7 第 2 章对这种消息进行了定义。

表 2.3-1 ACK：通用确认消息

字段	含义	用法	范围	HL7 章
MSH	消息头	R	[1..1]	2
MSA	消息应答	R	[1..1]	2
[{ERR}]	错误	C	[0..1]	2

注：对通用应答（ACK）消息，MSH-9-2 触发事件（Trigger event）的区值等价于所应答的消息之中 MSH-9-2 触发事件的取值。在通用确认消息中，MSH-9-3 消息结构的取值将始终为“ACK”。

关于事务的那些章节规定了关于使用 ERR 字段的条件谓项。

2.3.5 IHE 实验学技术框架应答原则

从一个事务的观点看，MLLP 网络连接是单向的。事件触发的消息向一个方向流动，而与这些事件触发消息相关的确认消息则向相反方向流动。

应该借助传送某个事件触发消息的同一 MLLP 连接，将针对该事件触发消息的确认消息立即发送给该事件触发消息的发送者。事件触发消息的接收者应该假设发送方应用程序正在组块（blocking），并尽快送出一个应用程序级应答。

接收方应用程序要应答一条消息，可能会花费一些时间（数秒钟，数分钟）。如果 MLLP 连接在发送方应用程序仍在等待应答的同时发生了中断，发送方应用程序应初始化一个新的 MLLP 连接，并重新发送当前消息。

确认消息属于一种应用程序级应答。（注：不应当使用 HL7 提交/认可确认消息）。应用程序级应答仅仅应当由能够在语义/业务-过程级（semantic/business-process level）水平上检查分析消息的应用程序来创建。消息中介代理（Intermediate message brokers）并不具备这种能力，因而，不应当将其用于产生应用程序级应答的内容。

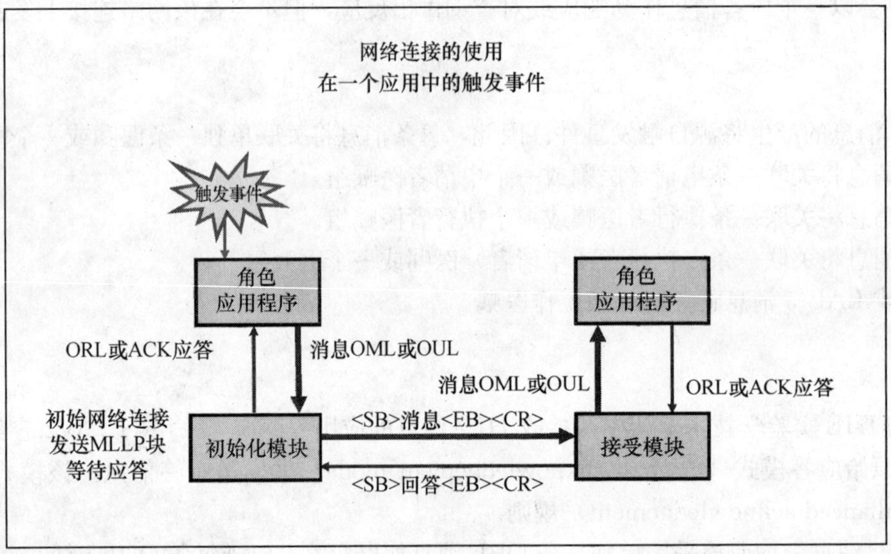

两个都包含若干触发事件的应用程序之间的事务（如 LAB-1），将需要至少在角色之间具有两个网络连接，且每个方向各一个。

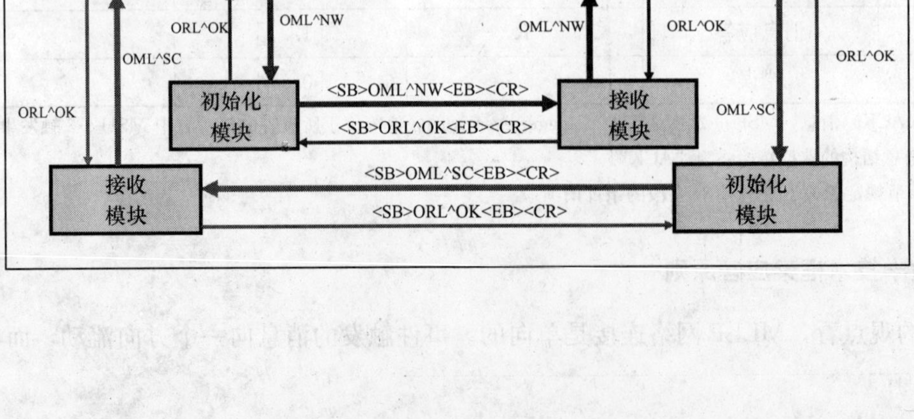

2.3.6　标识符数据类型

这一节描述的是对数据类型的 IHE 约束。

2.3.6.1　EI 数据类型

如下约束尤其适用于这些字段：申请者医嘱组编号、申请者医嘱编号、执行者医嘱编号和标本编号。

序号	长度	数据类型	用法	范围	表格号#	组分名称
1	16	ST	R	[1..1]		实体标识符
2	20	IS	C	[0..1]	0363	名称空间 ID
3	199	ST	C	[0..1]		通用 ID
4	6	ID	C	[0..1]	0301	通用 ID 类型

组分 1 为必需型。要么组分 2 为必需型，要么组分 3 与组分 4 同时为必需型。组分 2、3 和 4 可同时存在。

EI 数据类型适合作为机器或软件所产生的标识符。所产生的这种标识符放在第一个组分之中。其余组分即第 2 个到第 4 个，称为分配权限；这三个组分尚可用于标识负责产生组分 1 之中标识符的机器/系统。

例 1：AB12345^RiversideHospital

例 2：AB12345^^1.2.840.45.67^ISO

例 3：AB12345^RiversideHospital^1.2.840.45.67^ISO

IHE 将第一个组分的长度限制为 16 个字符。国家级扩展内容可将该长度最大扩展到 199 个字符。

IHE 建议在所有情况下都填写组分 2“名称空间 ID（namespace ID）”。尤其是当医疗机构内部同时存在几个分配权限时，这个名称空间将表明此编号究竟是由哪个分配权限所指定的。

比如，当在机构中存在着几个医嘱申请者角色，其每个都分配申请者医嘱编号和申请者医嘱组编号的时候，就会出现这种情况。

例 4：申请者医嘱组编号肾病科（nephrology department）运行的医嘱申请者角色所分配的申请者医嘱编号 9876543 和申请者医嘱组编号 777。

ORC | NW | 9876543^Nephro || 777^Nephro | ...

例 5：泌尿科（Urology department）运行的医嘱申请者角色所分配的申请者医嘱编号 9876543 和申请者医嘱组编号 555。

ORC | SC | 9876543^Urology || 555^Urology | ...

这种情况还常常发生在当前机构内存在几个医嘱执行者角色，且每个都分配各自的执行者医嘱编号和标本编号的时候。

例 6：细胞学专业临床实验室运行的医嘱执行者所分配的执行者医嘱编号和标本编号被操作。

SPM | 1 | 45611^Cytology | ...

...

OBR | 1 | 456^Cytology | ...

2.3.6.2　CX 数据类型

如下约束尤其适用于患者标识符（PID 字段）。

序号	长度	数据类型	用法	范围	表格号#	组分名称
1	15	ST	R	[1..1]		ID 号
2	1	ST	O	[0..1]		校验位

续表

序号	长度	数据类型	用法	范围	表格号#	组分名称
3	3	ID	O	[0..1]	0061	校验位方案
4	227	HD	R	[1..1]	0363	分配权限
5	5	ID	RE	[0..1]	0203	标识符类型代码
6	227	HD	O	[0..1]		分配机构
7	8	DT	O	[0..1]		生效日期
8	8	DT	O	[0..1]		终止日期
9	705	CWE	O	[0..1]		分配权限
10	705	CWE	O	[0..1]		分配代理或科室

该数据类型已受到约束，因为IHE框架将分配权限和标识符类型代码看作必不可少的基本组分。PID-3中标识符类型代码最常见的取值是“PI”。HL7 V2.5 2.A.14.5节的表0203还对其他取值进行了定义。

示例：12345^^^Saint-John Hospital^PI

3 实验学技术框架的公共消息字段

本节将描述的是事务 LAB-1，LAB-2，LAB-3，LAB-4，LAB-5 所使用的那些公共消息字段。

每张表格都代表一个字段。这些表格下方所注解的仅仅是 IHE 实验学技术框架对其用法进一步加以精确限定的那些字段。可选型字段在表格中并未加以显示，除非它们在 IHE 框架的内容里需要某种特殊注解。

3.1 MSH—消息头字段

HL7 V2.5：第 2 章（2.15 节消息控制）

这个字段定义的是一种消息的语法的目的、来源、目的地以及某些细节说明特定。

表 3.1-1 MSH—消息头

序号	长度	数据类型	用法	基数	表格号#	项目号#	元素名称
1	1	SI	R	[1..1]		00001	字段分隔符
2	4	ST	R	[1..1]		00002	字符编码
3	227	HD	R	[1..1]		00003	发送方应用程序
4	227	HD	R	[1..1]		00004	发送单位
5	227	HD	R	[1..1]		00005	接收方应用程序
6	227	HD	R	[1..1]		00006	接收设施接收设施
7	26	TS	R	[1..1]		00007	消息日期/时间
8	40	ST	X	[0..0]		00008	安全
9	15	MSG	R	[1..1]		00009	消息类型
10	20	ST	R	[1..1]		00010	消息控制 ID
11	3	PT	R	[1..1]		00011	处理 ID
12	60	VID	R	[1..1]		00012	版本 ID
14	180	ST	X	[0..0]		00014	延续指针
15	2	ID	X	[0..0]	0155	00015	认可应答类型
16	2	ID	X	[0..0]	0155	00016	应用程序级应答类型
17	3	ID	RE	[1..1]	0399	00017	国家代码
18	16	ID	C	[0..1]	0211	00692	字符集
19	250	CE	RE	[1..1]		00693	消息主要语种
20	20	ID	X	[0..0]	0356	01317	备用字符集处理方案
21	427	EI	RE	[0..*]		01598	消息概貌标识符

MSH-1 字段分隔符（Field Separator），必需型：IHE 实验学技术框架要求应用程序支持 HL7 所推荐的取值，即管道符（通道符）“|”（ASCII 124）。

MSH-2 编码字符（Encoding Characters），必需型：该字段依次包含如下四个字符：组分分隔符（component separator）、重复分隔符（repetition separator）、转义分隔符（escape character）和子组分分隔符（subcomponent separator)。IHE 实验学技术框架要求应用程序支持 HL7 所推荐的取值“^~\&”(分别是 ASCII 94，126，92 和 38)。

MSH-4 发送单位（Sending Facility）(HD)，必需型：

组分：<Namespace ID (IS)>^<Universal ID (ST)>^<UniversalIDType (ID)>

IHE 实验学技术框架要求采用如下组分来填写该字段：

第一个组分（必需型）：名称空间 ID。负责发送方应用程序的组织实体的名称。

第二个组分（可选型）：负责发送方应用程序的组织实体的 URI (OID)。

第三个组分（可选型）：该字段的第二个组分所提供的 URI 标识的类型。这三个组分的编码完全属于场所自定义型。可在此框架的国家级扩展中对其加以详细描述。

MSH-6 接收设施（Receiving Facility）(HD)，必需型：

组分：<Namespace ID (IS)>^<Universal ID (ST)>^<Universal IDType (ID)>

IHE 实验学技术框架要求采用如下组分来填写该字段：

第一个组分（必需型）：名称空间 ID。负责接收方应用程序的组织实体的名称。

第二个组分（可选型）：负责接收方应用程序的组织实体的 URI（如：OID)。

第三个组分（可选型）：该字段的第二个组分所提供的 URI 标识的类型。这三个组分的编码完全属于场所自定义型，可在此框架的国家级扩展中对其加以详细描述。

MSH-9 消息类型（Message Type）(MSG)，必需型：

组分：<Message Code (ID)>^<Trigger Event (ID)>^<Message Structure (ID)>

定义：该字段包括当前消息的消息类型，触发事件和消息结构 ID，所有三个组分均为必需型。

其内容将分别在本文档的每个事务特异性章节中加以定义。

MSH-10 消息控制 ID（Message Control ID）(ST)，必需型：

定义：该字段包括唯一地标识当前消息的一个数字编号或其他标识符。发送方应用程序应当分别赋予每条消息一个唯一性标识符。接收方应用程序将在消息应答段（MSA）中将此 ID 回送给发送方应用程序。这个标识符与发送方应用程序名称（MSH-3）之间的组合在整个医疗机构范围内应该是唯一的。

MSH-12 版本号（Version ID）(VID)，必需型：

组分：<Version ID (ID)>^<Internationalisation Code (CE)>^<International Version ID (CE)>

定义：该字段接收方系统将会把该字段与其自身的版本进行匹配，以确保消息能够得到正确的解释。

IHE 实验学技术框架要求采用代表 HL7 2.5 版的取值“2.5”来填写第一个组分。

MSH-15 认可应答类型（Accept Acknowledgment Type）(ID)，不支持：因为 IHE 所使用的仅仅是 HL7 的原有应答模式。

MSH-16 应用程序级应答类型（Application Acknowledgment）(ID)，不支持：原因同上。

MSH-17 国家代码（Country Code）(ID)，如果现成可用，则为必需型。

定义：该字段包含的是消息的来源国家。其取值采用 ISO 3166 标准中的那些三字符（字母形式）代码来表示。参见 HL7 表 0399 国家代码。

有效取值示例：

JPN＝日本（Japan)，USA＝美国（United States)，GBR＝英国（United Kingdom)，ITA＝意大利（Italy)，FRA＝法国（France)，NLD＝荷兰（Netherlands)。

MSH-18 字符集（Character Set）(ID)，条件限制型。

定义：该字段包含的是当前整个消息所采用的字符集。参考 HL7 表 0211-备用字符集的有效取值。

有效取值举例：

ASCII：可印刷型 7 字节 ASCII 字符集。

8859/1：西欧所采用的 ISO 8859/1 字符集之中的可印刷型字符集，这个字符集目前仍可采用，但应该被优先采用 8859/15。该字符集是 8859/1 的正向兼容性版本，并收录若干新的字符，如欧洲货币（Euro currency）符号。

ISO IR87：用于信息交换的日语图形字符集代码（JIS X0208-1990）。

UNICODE UTF-8：UCS 转换格式，8 字节形式。

条件谓项：仅当消息采用的是某种不同于 7 字节 ASCII 字符集的字符集时，方可为该该字段赋值。虽然该字段在 HL7 中该字段是允许重复的，但 IHE 只允许出现一次（即一种字符集）。该字段中所指定的字符集，将用于当前消息中所有字符的编码。

MSH-19 消息主要语种（Principal Language of Message）（CE），如果可用，则为必需型。依据 ISO 639 标准进行编码。

示例：DE＝德国（German），EN＝英国（English），ES＝西班牙（Spanish），JA＝日本（Japanese），FR＝法国（French），NL＝荷兰（Dutch），IT＝意大利（Italian）。

MSH-20 备用字符集处理方案（Alternate Character Set Handling Scheme）（ID），不支持：字符集切换在 IHE 实验学技术框架中是不允许的。

MSH-21 消息概貌标识符（Message Profile Identifier）（EI），如果可用，则为必需型。

对于 IHE 实验学技术框架，只有当正式定义和标识了某个消息概貌时，方可在这种概貌的消息中为该该字段赋值。当该字段中列出的是多个消息概貌时，这些取值应当为 IHE 实验室概貌的（厂商特异性、国家特异性）约束。注意，仅可在本框架的国家级扩展之中时忽略 IHE 实验室概貌的约束。

3.2 MSA—消息应答字段

HL7 V2.5：第 2 章（2.15 节消息控制）

这个字段包含的是对其他消息加以应答时所发送的信息。

表 3.2-1 MSA—消息应答

序号	长度	数据类型	用法	基数	表格号#	项目号#	元素名称
1	2	ID	R	[1..1]	0008	00018	应答代码
2	20	ST	R	[1..1]		00010	消息控制 ID
3	80	ST	X	[0..0]		00020	文本消息
5			X	[0..0]		00022	延迟应答类型
6	250	CE	X	[0..0]	0357	00023	错误条件

MSA-1 应答代码（Acknowledgment Code）（ID），必需型。

IHE 实验学技术框架仅仅允许使用取自 HL7 表 0008-应答代码表中的如下三个取值之一。

表 3.2-2 HL7 表 0008—应答代码

取值	描述	注释
AA	原始模式：应用接受	消息被接收方应用程序接受和集成
AE	原始模式：应用错误	发送者试图以后再次发送消息
AR	原始模式：应用拒绝	消息被接收方应用程序拒绝

MSA-2 消息控制 ID（Message Control ID）（ST），必需型。

定义：该字段包含的是来自发送应答时所针对的那条进入消息（incoming message）的 MSH-10-消息控制 ID 字段的消息控制 ID。

MSA-3 文本消息（Text Message）（ST），不支持。参见 ERR 字段。

3.3 ERR—错误字段

HL7 V2.5：第 2 章（2.15 节消息控制）

这个字段被用来为确认消息添加错误说明。

表 3.3-1 ERR—错误段

序号	长度	数据类型	用法	基数	表格号#	项目号#	元素名称
1	493	ELD	X	[0..0]		00024	错误代码和位置
3	705	CWE	R	[1..1]	0357	01813	HL7 错误代码
4	2	ID	R	[1..1]	0516	01814	严重性

注：在 HL7 V2.5 中，包括 ERR-1 仅仅旨在反向兼容。在实验学的语境下，该字段不应该被使用该字段。

ERR-3 和 ERR-4 都是 HL7 V2.5 所必需的。

3.4 NTE—注释字段

HL7 V2.5：第 2 章（2.15 节消息控制）

这个字段用于发送注释。

IHE 实验学技术框架将这个字段的使用限制到了一个目的：对观察结果及医嘱加以注释。因此，在集成概貌的消息中，NTE 字段仅仅出现在 OBR 或 OBX 字段之下。能够在 OBX 字段或 OBR 字段中加以编码的信息就不应该放在 NTE 字段之中发送。

表 3.4-1 NTE —注释字段

序号	长度	数据类型	用法	基数	表格号#	项目号#	元素名称
1	4	SI	R	[1..1]		00096	设置 ID—NTE
2	8	ID	RE	[0..1]		00097	注释来源
3	65536	FT	RE	[0..1]		00098	注释
4	250	CE	RE	[0..1]		01318	注释类型

NTE-1 Set ID—NTE（SI），必需型。

NTE-2 注释来源（Source of Comment）（ID），必需型，但可以为空。

IHE 实验学技术框架采用下列取值之一填写该字段：

表 3.4-2 注释来源

值	含义	注释
L	医嘱执行者是注释来源	
P	医嘱申请者是注释来源	
A	自动装置管理器是注释来源	
O	其他系统是注释来源	

NTE-3 注释（Comment）（FT），必需型，但可以为空：该字段包含的是注释的文本。这个文本可以是格式化的。要删除现有的一个注释，该字段则应当包含空的双引号：“ ”。

应该将关于同一类型和来源的注释文本包括在 NTE 字段的同一实例（occurrence）之中，而不应将其拆分到多个字段。

NTE-4 注释类型（Comment Type）（CE），如果已知，必需型。

IHE 实验学技术框架采用下列取值之一填写该该字段：

表 3.4-2　注释类型

值	含义	注释
I	内部标记，不能发送到实验室外部	用于自动装置管理器和医嘱执行者。不能发送给医嘱结果记录者
C	针对医务人员和医生的注释	应该发送给医嘱结果记录者或医嘱申请者，但是不应该向患者显示
P	针对医务人员和医生的注释，并可能会向患者显示	应该发送给医嘱结果记录者或医嘱申请者，并可出现在寄给患者的结果报告之中

3.5　PID—患者标识字段

HL7 V2.5：第3章（3.4.2节）

所有应用程序都将 PID 字段用作沟通患者标识信息的主要手段。这个字段包含永久的患者标识和患者基本信息，而且这些信息一般不可能经常发生变化。

表 3.5-1　PID—患者标识段（Patient Identification segment）

序号	长度	数据类型	用法	基数	表格号#	项目号#	元素名称
1	4	SI	O	[1..1]		00104	设置 ID—PID
2	20	CX	X	[0..1]		00105	患者 ID 号
3	250	CX	R	[1..*]		00106	患者标识列表
4	20	CX	X	[0..1]		00107	患者备用 ID—PID
5	250	XPN	R	[1..*]		00108	患者姓名
6	250	XPN	O	[0..1]		00109	母亲婚前姓
7	26	TS	RE	[0..1]		00110	出生日期/时间
8	1	IS	R	[1..1]	0001	00111	性别
9	250	XPN	X	[0..1]		00112	患者别名
10	250	CE	RE	[0..1]	0005	00113	种族
11	250	XAD	RE	[0..*]		00114	患者地址
12	4	IS	X	[0..1]	0289	00115	国家代码
13	250	XTN	O	[0..*]		00116	电话号码—家庭
14	250	XTN	O	[0..*]		00117	电话号码—业务
15	250	CE	O	[0..1]	0296	00118	主要语言
16	250	CE	O	[0..1]	0002	00119	婚姻状态
17	250	CE	O	[0..1]	0006	00120	宗教
18	250	CX	RE	[0..1]		00121	患者账号
19	16	ST	X	[0..1]		00122	SSN 号—患者

续表

序号	长度	数据类型	用法	基数	表格号#	项目号#	元素名称
20	25	DLN	X	[0..1]		00123	驾驶证号—患者
21	250	CX	O	[0..*]		00124	母亲标识符
22	250	CE	O	[0..1]	0189	00125	民族
23	250	ST	O	[0..1]		00126	出生地
24	1	ID	O	[0..1]	0136	00127	多胞胎标志
25	2	NM	O	[0..1]		00128	出生顺序
26	250	CE	O	[0..1]	0171	00129	公民
27	250	CE	O	[0..1]	0172	00130	退伍军人状态
28	250	CE	X	[0..0]	0212	00739	国籍
29	26	TS	O	[0..1]		00740	患者死亡日期与时间
30	1	ID	O	[0..1]	0136	00741	患者死亡标志
31	1	ID	RE	[0..1]	0136	01535	身份不清标志
32	20	IS	RE	[0..1]	0445	01536	身份可靠性代码
35	250	CE	C	[0..1]	0446	01539	物种代码
36	250	CE	C	[0..1]	0447	01540	品种代码

上表之中所示这些字段的具体用法，特别是那些用法为“O”（可选的）的字段，将在国家级扩展中加以解释。

PID-7：如果不知道确切的出生日期，则可采用该字段的第二个组分来描述在第一个字段中所录入信息的精确程度。

PID-18：患者账号（Patient Account Number）的使用可能会与就诊号（PV1-19）。一般来说，将会填写这两个字段之中的一个。对于这两个字段的附加要求，可能会记录在IHE实验学技术框架的地区性附录或国家性附录中。

PID-35，PID-36：条件谓项：当检验对象属于非人类活体对象时，应当加以使用。

3.6 PV1—患者就诊字段

HL7 V2.5：第3章（3.4.3节）

PV1字段由登记/患者管理应用程序用于沟通关于某个账户或就诊特异性基本要素的信息。

表3.6-1 PV1—患者就诊字段

序号	长度	数据类型	用法	基数	表格号#	项目号#	元素名称
2	1	IS	R	[1..1]	0004	00132	患者分类
3	80	PL	RE	[0..1]		00133	所指定的患者位置
9	250	XCN	X	[0..0]	0010	00139	会诊医生
19	250	CX	RE	[0..1]		00149	就诊号
40	1	IS	X	[0..0]	0116	00170	床位状态
51	1	IS	C	[0..1]	0326	01226	就诊标志
52	250	XCN	X	[0..0]	0010	01274	其他医疗服务提供者

国家级扩展中可能会详细描述这些字段具体用法。

就诊号（PV1-19）的使用可能会与患者账号（PID-18）相关。一般来说，将会填写这两个字段之中的一个。对于这两个字段的附加要求，可能会记录在IHE实验学技术框架的地区性附录或国家性附录中。

如果字段PV1-19存在，则字段PV1-51应取值“V”。在其他情况下，可能会省略该字段。

PV1字段并未完全覆盖本框架所定义的这个数据模型。在一些国家（特别是在欧洲），国家级扩展将定义新的字段来管理“功能单元”之类的问题。

每个国家级扩展均应当对PV1字段的使用加以澄清。

3.7 ORC—通用医嘱字段

HL7 V2.5：第4章（4.5.1节）。ORC字段和OBR字段包含很多重复字段。对实验学技术框架的这种定义方式，使得对OBR字段中字段的使用将会优先于ORC字段中的等价字段，如果字段在ORC字段中被列为可选型，则其在OBR字段中的等价字段就可能会是必需型。

表3.7-1 ORC段

序号	长度	数据类型	用法	基数	表格号#	项目号#	元素名称
1	2	ID	R	[1..1]	0119	00215	医嘱控制
2	22	EI	C	[0..1]		00216	申请者医嘱编号
3	22	EI	C	[0..1]		00217	执行者医嘱编号
4	22	EI	RE	[0..1]		00218	申请者医嘱组编号
5	2	ID	C	[0..1]	0038	00219	医嘱状态
7	200	TQ	X	[0..0]		00221	数量/时间
8	200	EIP	X	[0..0]		00222	上级标识
9	26	TS	R	[1..1]		00223	事务日期时间
10	250	XCN	RE	[0..*]		00224	录入者
11	250	XCN	RE	[0..*]		00225	查对者
17	250	CE	RE	[0..1]		00231	录入机构
20	250	CE	X	[0..0]	0339	01310	高级受益人通告代码
21	250	XON	RE	[0..1]		01311	申请医嘱设施名称
25	250	CWE	X	[0..0]		01473	医嘱状态修正者
26	60	CWE	X	[0..0]	0552	01641	高级受益人通告忽略理由
27	26	TS	C	[0..1]		01642	执行者的预期结果可用日期/时间

ORC-1 医嘱控制（Order Control）（ID），必需型。可将该字段考虑作为医嘱的“触发事件”标识符。在HL7表0119-医嘱控制代码之中定义有许多的医嘱控制代码。IHE实验学技术框架仅允许采用如下子集：

表7.4.1.2.4-1① 所支持的医嘱控制代码

值	使用描述
NW	“新医嘱”。由医嘱申请者在事务LAB-1中所发送的，或由医嘱执行者在事务LAB-4中所发送的OML消息之中的事件请求。
OK	“通知或请求得到接受”，OML消息中的通知事件，ORL消息中的应答事件。
UA	“不能接受医嘱/服务”，OML消息中的通知事件。由医嘱执行者在事务LAB-1中所发送的或由自动装置管理器在事务LAB-4中所发送的ORL消息之中的应答事件。

① 译者注：原文如此。

续表

值	使用描述
SC	“状态已变”。在 OML 和 OUL 消息中的事件通知。
CA	“取消医嘱/服务请求”。医嘱申请者在事务 LAB-1 中或医嘱执行者在 LAB-4 中所发送的 OML 消息之中的事件请求。
CR	“已按请求取消”。针对 OML（CA）做出响应的 ORL 消息之中的事件应答。
UC	“不能取消”。针对 OML（CA）做出响应的 ORL 消息之中的事件应答。
OC	“医嘱服务已取消”。医嘱执行者在事务 LAB-1 和 LAB-3 中所发送的 OML 消息之中的事件通知。
SN	“发送医嘱/服务编号”。医嘱执行者在事务 LAB-2 中所发送的 OML 消息之中的请求事件。
NA	“已分配编号”，针对 OML（SN）做出响应的医嘱申请者在 LAB-2 中所发送的 ORL 消息之中的事件应答。
RP	“医嘱/服务替换请求”，医嘱申请者在 LAB-1 中或医嘱执行者在 LAB-4 中所发送的 OML 消息之中的事件请求。
RQ	“已按请求替换”。ORL 消息中的事件应答，响应 OML（RQ）。
UM	“不能替换”。针对 OML（RQ）做出响应的 ORL 消息之中的事件应答。
RU	“已主动替换”，医嘱执行者所发送的 OML 消息（LAB-1）和 OUL 消息（LAB-3）之中的事件通知。
XO	“更改医嘱/服务请求”。供医嘱申请者在 LAB-1 中使用。
XR	“按照请求改变”。供医嘱执行者在 LAB-1 中相应于 XO 加以使用。
UX	“不能更改”，供医嘱执行者在 LAB-1 中相应于 XO 加以使用。

ORC-2 申请者医嘱编号（Placer Order Number）（EI），条件限制型。

条件谓项：如果该字段已赋值，其取值应该与必需型字段 OBR-2 的取值相匹配。请参见 2.3.6.1 节对该数据类型的详细描述。

ORC-3 执行者医嘱编号（Filler Order Number）（EI），条件限制型。

条件谓项：如果该字段已赋值，其取值应该与必需型字段 OBR-3 的取值相匹配。请参见 2.3.6.1 节对该数据类型的详细描述。

ORC-4 申请者医嘱组编号（Placer Group Number）（EI），如果已知发送者，必需型。

申请者医嘱组编号表示的是一套密切相关的医嘱的标识（即医嘱组的标识）；这套医嘱也就是申请者向实验室所申请的，所有关于单独一个对象的一系列组合项目。请参见 2.3.6.1 节对该数据类型的详细描述。

ORC-5 医嘱状态（Order Status）（ID），条件限制型。

条件谓项：在医嘱执行者所发送的所有 OML 消息中，该字段均应赋值。它代表相应医嘱的状态。在医嘱申请者所发送的 OML 消息中，该字段则不应赋值。

在 IHE 实验学技术框架中，此字段允许取值是 HL7 表 0038-医嘱状态的子集：

表 3.7-2　HL7 表 0038—医嘱状态：所有事务的 IHE 子集

值	描述	注释
A	一些，但不是所有的，结果可用	
CA	医嘱被取消	
CM	医嘱已完成	
IP	在进行中，没有指明	
SC	在进行中，已预约	

注：对于这些取值的使用条件，请阅读 3.12 节“ORC、OBR 和 OBX 之间状态的相互关系”。

ORC-9 事务的日期/时间（Date/Time of Transaction）（TS），必需型。

HL7 定义：该字段包含的是反映在“ORC-1 医嘱控制代码”之中的，启动当前事务事件的日期和时间。该字段并不等同于反映实际消息创建日期/时间的“MSH-7 消息的日期和时间”。

在医嘱执行者所发送的 OML 消息“状态已变”之中，该字段包含的是医嘱（ORC-5）或（后续 OBR 中所标识的）那些所申请的组合项目之一的最后状态变更日期/时间。

ORC-12 医嘱提供者（Ordering Provider）（XCN），可选型。

如果该字段已赋值，其取值应该与必需型字段 OBR-16 的取值相匹配。

该字段包含的是下达医嘱的人员（医师）。参见第一卷的数据模型。

ORC-14 回叫电话号码（Callback Phone Number）（XTN），可选型。

如果该字段已赋值，其取值应该与必需型字段 OBR-17 的取值相匹配。

ORC-21 申请医嘱设施名称（Ordering Facility Name）（XON），必需型，但可以为空。

该字段包含申请医嘱的设施（就诊科室）。应该为如下这三个组分赋值：第 1 个＝组织名称；第 7 个＝取值为“FI”的标识符类型代码，且如 HL7 表 0203 所述，该取值的意思就是“设施 ID（Falility ID）”，在说明；第 10 个＝组织机构标识符。

示例：Urology^^^^^^FI^^^UR01

ORC-27 执行者的预期结果可及性日期/时间（Filler's Expected Availability Date/Time）（TS），条件限制型。

该字段包含的是预期实验室结果可用的日期/时间。

条件谓项：只有在医嘱执行者所发送的 OML 消息之中，方可为该字段赋值。

3.8　TQ1—时间安排/数量字段

HL7 V2.5：第 4 章（4.5.4 节）。

表 3.8-1　TQ1—时间安排/数量字段

序号	长度	数据类型	用法	基数	表格号#	项目号#	元素名称
9	250	CWE	R	[1..1]	0485	01635	优先级
12	10	ID	C	[0..1]	0427	01638	接连（同时发生）

本年度的 IHE 实验学技术框架并不使用 TQ2 字段，且仅仅使用 TQ1 字段的单独一个实例（occurrence），其该字段也仅仅需要一个字段：TQ1-9 优先级（CWE）。该字段定义的是医嘱的优先级，HL7 表 0485-优先级代码中列出了该字段的允许取值：

表 3.8-2　HL7 表 0485—优先代码

值	描述	注释
S	急诊	最高优先级
A	尽快	在急诊医嘱之后执行
R	常规	缺省
P	术前	
C	回叫	
T	时间安排至关重要	这种申请意味着，尽可能地接近发出申请时的时间，将至关重要。比如，对于某种抗生素低谷水平检验项目来说。
TS＜整数＞		关键时限在＜整数＞秒之内。

续表

值	描述	注释
TM＜整数＞		关键时限在＜整数＞分钟之内。
TH＜整数＞		关键时限在＜整数＞小时之内。
TD＜整数＞		关键时限在＜整数＞日之内。
TW＜整数＞		关键时限在＜整数＞周之内。
TL＜整数＞		关键时限在＜整数＞月之内。
PRN	根据需要	

在本框架的当前发布版本中，TQ1 字段的所有其他字段均为可选型。

> 事务 LAB-1，LAB-2 和 LAB-3 仅限于采用前六个取值：S，A，R，P，C，T。

TQ1-12 接连（Conjunction）（ID），条件限制型。

条件谓项：仅当 TQ1 字段出现几次时，才应使用该字段。在本框架中，TQ1 仅可发生一次，因此不应当填写该字段。

3.9 SPM—标本字段

HL7 V2.5：第 7 章（7.4.3 节）。

表 3.9-1 SPM—标本字段

序号	长度	数据类型	用法	基数	表格号#	项目号#	元素名称
2	80	EIP	C	[0..1]		01755	标本 ID
3	80	EIP	RE	[0..*]		01756	标本上级 ID
4	250	CWE	RE	[1..1]	0487	01900	标本类型
8	250	CWE	C	[0..1]		01901	标本来源部位
9	250	CWE	C	[0..*]	0542	01760	标本来源部位修饰组分
11	250	CWE	RE	[0..*]	0369	01762	标本角色
16	250	CWE	RE	[0..1]	0489	01903	标本危害代码
17	26	DR	RE	[0..1]		01765	标本采集日期/时间
18	26	TS	C	[0..1]		00248	标本接收日期/时间
20	1	ID	C	[0..1]	0136	01766	标本可用性
21	250	CWE	C	[0..*]	0490	01767	标本拒绝原因
26	4	NM	RE	[0..1]		01772	标本容器数量

SPM-2 标本 ID（Specimen ID）（EIP），条件限制型。

该字段包含的是标本的企业级唯一性标识符。

条件谓项：在第 1 卷所定义的用例“申请的医嘱伴随有标识的标本”的语境下，应当在事务 LAB-1 的 OML 消息之中，为该该字段赋值。该字段在事务 LAB-2 的 OML 消息中，该字段为必需型。同时，该字段还可能会用在 LAB-3 事务之中。在事务 LAB-4 和事务 LAB-5 中，如果属于已知（RE），则此字段就是必需型。请参见 2.3.6.1 节对该数据类型的详细描述。

SPM-3 标本上级 ID（Specimen Parent ID）（EIP），如果现成可用，则为必需型。

该字段包含的是上级标本的标识符；其中，当前字段实例（segment instance）所描述的标本就是从中该上级标本之中抽取出来的。请参见2.3.6.1节对该数据类型的详细描述。

这一版本的IHE实验学技术框架中不允许多个标本之间的集中合并（即将多个标本混合起来）；因此，上级标本的最大基数的为1。参见本文档第1卷的数据模型。

SPM-4 标本类型（Specimen Type）（CWE），如果现成可用，则为是必需型。

该字段的允许取值就是"HL7表0487-标本类型"之中的那些取值。参见HL7 V2.5第7章（7.18.4节）。HL7并不推荐采用表0487之中的取值。下表提供了HL7表0070的一个子集，作为一些取值的例子。

值	描述	注释
ABS	脓肿	
AMN	羊水，羊膜水	
ASP	抽出物，吸出物	
BIFL	胆汁	
BLDA	毛细血管血	
BPU	血液制品单位	
BLDV	静脉血	
BON	骨	
BRO	支气管	
BRN	烧伤	
CALC	结石	
CDM	心肌	
CNL	套管，插管	
CTP	导管头，尿液管头	
CSF	脑脊液	
CVM	宫颈粘液	
CVX	子宫颈	
COL	初乳	
BLDCO	脐带血	
CNJT	结膜	
CUR	刮术，刮除术	
CYST	囊肿	
DIAF	透析液	
DOSE	药物或物质的剂量	
DRN	引流	
DUFL	十二指肠液	
EAR	耳	
EARW	耳垢，耳蜡	
ELT	电极	
ENDC	心内膜	
ENDM	子宫内膜	
EYE	眼睛	

续表

值	描述	注释
EXG	呼出气体	
FLT	滤器，滤纸	
FIST	瘘，瘘管	
FLU	不明体液	
GAS	气体	
GAST	胃液/胃内容物	
GEN	外生殖器，外阴	
GENC	子宫颈	
GENL	产后恶露	
GENV	阴道	
HAR	头发，毛发	
IHG	吸入气体，吸气	
IT	插管	
ISLT	分离株	
LAM	薄层，薄片，瓣	
LN	管道	
LNA	动脉管道	
LNV	静脉管道	
LIQ	鼻腔液体	
MAR	骨髓	
MEC	胎便	
MBLD	经血	
MLK	乳汁	
MILK	母乳，母奶	
NAIL	指甲	
NOS	鼻（鼻孔，鼻腔）	
ORH	其他	
PAFL	胰液	
PRT	腹腔液/腹水	
PLC	胎盘	
PLAS	血浆	
PLB	袋装血浆	
PLR	胸腔液，胸水	
PPP	贫血小板血浆，乏血小板血浆	
PRP	富血小板血浆	
PUS	脓液，脓	
RT	给药途径	
SAL	唾液，涎，津液	
SMN	精液	

续表

值	描述	注释
SER	血清	
SKN	皮肤	
SKM	骨骼肌	
SPRM	精子	
SPT	痰液，痰	
SPTC	咳出的痰液	
SPTT	由气管吸出的痰液	
STL	大便	
SWT	汗液	
SNV	滑膜液（关节液）	
TEAR	泪液	
THRT	咽喉	
TISS	组织	
TISG	胆囊组织	
TLGI	大肠组织	
TLNG	肺组织	
TISPL	胎盘组织	
TSMI	小肠组织	
TISU	溃疡组织	
TUB	管道，不另说明	
ULC	溃疡	
UMB	脐带血，脐血	
UMED	未知药物，不明药物	
URTH	尿道	
UR	尿液	
URC	经无菌或清洁操作留取的尿液	
URT	经导尿管导出的尿液	
URNS	尿沉渣	
USUB	不明物质	
VITF	玻璃体液	
VOM	呕吐物	
BLD	全血	
BDY	整体，全身	
WAT	水	
WICK	纱布条，纱条	
WND	创伤，伤口	
WNDA	伤口脓肿	
WNDE	伤口渗出物，伤口渗出液	
WNDD	从伤口导出的液体或排出的脓液	

SPM-8 标本来源部位（Specimen Source Site）（CWE），条件限制型。

条件谓项：当已知标本来源部位时，该字段应当由微生物学方面的申请者来填写。例如，“耳”。

SPM-9 标本来源部位修饰组分（Specimen Source Site Modifier）（CWE），条件限制型。

条件谓项：当已知标本来源部位修饰组分时，该字段应当由微生物学方面的申请者来填写该字段。例如，当标本采集自左耳时，修饰组分为“左侧”。

SPM-11 标本角色参考值（Specimen Role）（CWE），如果发送者知道，则为必需型。

其允许取值位于 HL7 用户自定义表 0369 中。

用户自定义表 0369—标本的作用

值	描述	备注
B	未知样本	
C	校准品或称定标样本（如定标液，校准样品），用于定标的初始设置	
E	电子型质量控制样本，用来与提供质量控制结果模拟信号的人造校准基准配合使用	
F	用于测试组织机构完成相应检测项目的熟练程度的标本（填充品或填充剂）	
G	群组型标本（一个标本由多个并未分别单独加以标识的独立元素所组成的一种标本）	
L	混合型标本（将多个单独标本的分量样本混合起来，形成单独一个代表其中所有组成组分的标本）	
O	用于测试操作人员熟练程度的标本	
P	患者	
Q	对照标本或称控制标本	
R	重复标本	
V	查对型校准品，用于定期校准检查	

SPM-16 标本危险代码（Specimen Risk Code）（CWE），如果现成可用，则为必需型。

该字段包含的是任何已知的或可疑的标本危害。该字段的允许取值就是 HL7 表 0489-危险代码中的那些取值。参见 HL7 V2.5 第 7 章（7.4.3.16 节）。

条件谓项：在医嘱申请者在事务 LAB-1 中所发送的 OML 消息之中，以及在医嘱执行者在事务 LAB-2 和 LAB-4 中所发送的 OML 消息之中，如果是已知其取值，则应当对该该字段加以填写。HL7 用户自定义表 0489 提供了该字段的允许取值：

用户自定义表 0489—危害代码

代码	描述	注释/用法说明/定义
BIO	生物性危害	与正常生物材料相关联的危险，如未知感染的潜在危害。来自活体对象的常规生物材料。
COR	腐蚀性危害	物质是腐蚀性的，并可能会造成皮肤、黏膜和眼睛的损坏，应避免任何无保护措施的接触。
ESC	逃逸性危害	当前实体存在着随时摆脱密封措施或失去控制的危险。
AGG	侵袭性危害（Aggressive）	与特定活体对象相关联的危害，包括人类。
IFL	挥发性危险物质	物质是极易燃的，其某些混合物（与空气）可能会导致爆炸。须远离火源、火星和避免高温或过热。

续表

代码	描述	注释/用法说明/定义
EXP	爆炸性危害	当前材料属于爆炸性混合物。须远离火源、火星和避免高温或过热。
INF	传染性危险物质	带有人类致病性微生物，已知具有传染性的物质。为了对处理这种物质的那些人加以防护，他们必须采取预防措施。
BHZ	生物危害	包含具有环境危害所微生物的物质。处理时必须特别小心。
INJ	损伤危害	坚硬而锐利的物质（如套管）。须弃置在坚固的容器中。
POI	毒物危害	对人和/或动物是具有毒性的物质。为避免摄入，即使是极少量的摄入，处理时必须特别小心。
RAD	放射性危害	当前材料属于某种电离辐射源。为避免损伤那些处理它的人员和避免环境危害，处理时必须特别小心。

SPM-17 标本采集日期/时间（Specimen Collection Date/Time）（DR），如果现成可用，则为必需型。

定义：从标本来源处采集标本时的日期和时间。采用日期范围数据类型，将能够描述在某段时间内所采集的标本，如 24 小时尿标本。对于在某个时间点所采集的标本，将仅仅填写第一个组分（开始日期/时间）。

SPM-18 标本接收日期/时间（Specimen Received Date/Time）（TS），条件限制型。

实验室收到标本的时间。

条件谓项：如果实验室已收到当前标本，在由医嘱执行者在事务 LAB-1（所有用例）、事务 LAB-2 和 LAB-3 中所发送的 OML 消息之中，应当填写该字段。换句话说，在事务 LAB-1，LAB-2 与事务 LAB-3 之中，该字段对于医嘱执行者角色来说，该字段都属于 RE 型。

SPM-20 标本有效性（Specimen Availability）（ID），条件限制型。

该字段描述的是，如果当前标本存在，则其是否现成并可用于某种分析。该字段的两个允许取值为“Y”（yes）或“N”（no）。

条件谓项：在由医嘱执行者在事务 LAB-1（所有用例）与事务 LAB-2 中所发送的 OML 消息之中，应当填写该该字段。取值“N”表示，或者实验室尚未收到标本，或者实验室拒绝了所收到的标本。换句话说，对医嘱执行者角色来说，该该字段属于 RE 型。该字段可间接地依据 ORC-5 推导出中该字段的取值（例如，ORC-5＝“IP”暗示着，标本已经到达实验室，否则相应的检验项目不可能处于进行之中）。在医嘱申请者所发送的消息之中，该字段毫无意义。

SPM-21 标本拒绝原因（Specimen Reject Reason）（CWE），条件限制型。

该字段描述的是，针对医嘱所申请的这些组合项目，拒绝当前标本的一种或多种原因。

条件谓项：无论何时，只要实验室拒绝某个标本，在由医嘱执行者在事务 LAB-1 中所发送的 OML 消息之中，都应当填写该该字段。

对于其有效取值，请参见 HL7 表 0490-标本拒绝原因：

表 3.9-2　HL7 表 0490—标本拒绝原因

值	描述	注释
EX	过期	
QS	量不足	
RB	容器破损	
RC	凝固	
RD	缺少采集日期	
RA	缺少患者标识号	

续表

值	描述	注释
RE	缺少患者姓名	
RH	溶血	
RI	存在标识问题	
RM	标记	
RN	污染	
RP	缺少标本采集者标识	
RR	存储不当	
RS	姓名拼写错误	

SPM-26 标本容器数量（Number of Specimen Containers）（NM），如果现成可用如果现成可用，则为是必需型。

HL7 定义：该字段标识的是某个特定标本的容器数量。用于样本接收查对目的。可能会与伴随相应医嘱的标本总数有所不同。

3.10 SAC—容器细节信息字段

HL7 V2.5：第 13 章

IHE 实验学技术框架定义了 2 个 SAC 字段的用法；本框架允许选择性地使用所有其他字段。

表 3.10-1 SAC 字段

序号	长度	数据类型	用法	基数	表格号#	项目号#	元素名称
3	80	EI	R	[1..1]		01331	容器标识符
4	80	EI	C	[0..1]		01332	上级容器标识符
6	300	SPS	X	[0..0]		00249	标本来源

SAC 字段在 OML^O21，ORL^O22，OML^O33，ORL^034 中的使用条件：仅当容器数量与标本数量不同时（比如，将一个标本分装在几个容器之中），或者当容器标识符与标本标识符不同时，才应该在事务 LAB-1，LAB-2，LAB-4 和 LAB-5 中的那些消息结构之中使用 SAC 字段。否则，当一个容器对应一个样本，且一个标识符同时标识标本及其容器时，仅仅采用 SPM 字段就已足够：SPM-2 标本 ID 提供的是标本/容器标识符。当存在分量样本时，SPM-3 标本上级 ID 将用于提供主标本的标识。

SAC-3—容器标识符（Container Identifier）（EI），必需型。

SAC-3 字段所标识的是容器。该字段是由相应设备为容器所分配的唯一标识符。一个容器则可能会包含的是主（原始）标本或者该标本的分量样本（次级样本）。对于主样本，该字段包含的是主容器 ID；对条码化分量样本，该字段则包含的是分量容器 ID。

SAC-4—主（上级）容器标识符（Primary（parent）Container Identifier）（EI），条件限制型。

条件谓项：该字段仅当处理某个分量标本时，该字段才会用于事务 LAB-4 和 LAB-5 之中。在这种情况下，将按如下所述规则来同时使用 SAC-3 和 SAC-4：

如果填写 SAC-4 字段，则该字段将标识的是标本所来源的主容器。对于主样本，该字段为空；对于分量样本，该字段应该包含的是主容器的标识符。

3.11 OBX—观察指标结果字段

HL7 V2.5：第7章（7.4.2节）

表 3.11-1 OBX 字段

序号	长度	数据类型	用法	基数	表格号#	项目号#	元素名称
1	4	SI	R	[1..1]		00569	设置 ID—OBX
2	2	ID	C	[0..1]	0125	00570	取值类型
3	250	CE	R	[1..1]		00571	观察指标标识符
4	20	ST	C	[0..1]		00572	观察指标子标识
5	99999	Varies	C	[0..1]		00573	观察指标取值
6	250	CE	C	[0..1]		00574	计量单位
7	60	ST	RE	[0..1]		00575	参考值范围
8	5	IS	RE	[0..1]	0078	00576	异常标志
9	5	NM	X	[0..0]		00577	可能性
10	2	ID	X	[0..0]	0080	00578	异常检验项目的性质
11	1	ID	R	[1..1]	0085	00579	观察指标结果状态
12	26	TS	X	[0..0]		00580	参考值范围有效日期
13	20	ST	C	[0..1]		00581	用户自定义型访问验证
14	26	TS	RE	[0..1]		00582	观察日期/时间
15	250	CE	RE	[0..1]		00583	检验机构标识
16	250	XCN	RE	[0..1]		00584	责任观察者
17	250	CE	C	[0..1]		00936	观察方法
18	22	EI	X	[0..0]		01479	设备实例标识符
19	26	TS	X	[0..0]		01480	分析日期/时间

OBX-1 序列号（Set ID）—OBX（SI），必需的。

该字段包含的是 OBX 字段的顺序编号，即序列号。

OBX-2 取值类型（Value Type）（ID），条件限制型。

条件谓项：如果填写了 OBX-5（观察指标结果取值），则应为该字段赋值。该数值类型字段的填写应当依据 HL7 2.5 版标准（表 0125）。例如，如果结果为“>300”，则其取值类型应当采用“SN”（结构化数值型，Structured Numeric），而不是 HL7 既往版本所曾经使用的取值类型“ST”（字符 String）。有关细节和示例，请参见 HL7 V2.5（7.4.2节）。对某个由时间测定指标组成（如出血时间）的观察指标，则首选 TM 取值类型，而不是 NM，但这条规则并不是强制性的。

OBX-3 观察指标标识符（Observation Identifier）（CE），必需型。

强烈推荐使用 LOINC® 检验代码来标识检验项目。关于该免费词表的详情，可参见http：//www.loinc.org。

在所有事务当中，第一个和第三个子字段“标识符（Identifier）”和“代码系统名称（Name of Coding System）”均为必需型。当采用 LOINC 时，“代码系统名称”的取值为“LN”。

在事务 LAB-3 中，第二个子字段“Text”为强制型；该字段使医嘱结果记录者能够在无需借助检验项目主文件（Test Master File）的情况下，去管理这些结果。

最后三个子字段在所有事务中都属于可选型。

OBX-4 观察指标子标识（Observation Sub-ID）（ST），条件限制型。

条件谓项：应当将该字段用于对组织在同一个 OBR 之下的，且具有相同观察指标标识符的多个 OBX 字段加以区分。

有关详情和示例，请参见 HL7 V2.5（7.4.2 节）。

OBX-5 观察指标结果取值（Observation Value）（数据类型可变），条件限制型。

条件谓项：除非观察指标结果状态（Observation Result Status）字段（OBX-11）取值为“D”、“I”或“X”三者之一，否则，该字段均为必需型。观察指标结果取值字段的取值应当依据 HL7 V2.5 第 7 章的相应定义。

OBX-6 计量单位（Units）（CE），条件限制型。

如果取值类型（Value Type）字段（OBX-2）取值为“NM”或“SN”，则该字段为必需型。如果要为其赋值，则该字段应当仅仅用来标识 SI（国际单位）或源自 SI 派生型计量单位。

OBX-7 参考值范围（References Range）（ST），如果现成可用，则为必需型。

对于该字段所适用的所有观察指标，均应当依照 HL7 V2.5 所述，为该字段赋值。该字段所描述的参考值范围，应当与患者的年龄和性别相关联；或者，在适用情况下，与妊娠周数之类的其他参数相关联，而这则使 OBX-10 字段（异常检验项目的性质）失去了必要性。

OBX-8 异常标志（Abnormal Flags）（IS），如果现成可用，则为必需型。

在适用情况下，该字段为必需型。在 IHE 实验室框架中，该字段是不允许重复的。在 HL7 表 0078 为该字段所列出的那些可能取值当中，IHE 实验学技术框架的角色应该支持下列取值：

表 3.11-2 HL7 表 0078

值	描述	注释
L	低于正常值低限	
H	高于正常值高限	
LL	低于应急下限	
HH	高于应急下限	
N	正常（适用于非数值型结果）	
A	异常（适用于非数值型结果）	
AA	非常异常（适用于非数值型计量单位，类似于数值型计量单位的应急界限）	
Null	范围未定，或正常值范围不适用	
S	敏感。仅用于表示微生物学中的药物敏感性	
R	耐药。仅用于表示微生物学中的药物敏感性	
I	中度。仅用于表示微生物学中的药物敏感性	

如上表所述，当取值字段（OBX-5）含有一个用来表示最小抑制浓度（Minimum Inhibitive Concentration，MIC）的数字型取值时，应当将取值 S、R 或 I 用来表示微生物学中药物敏感性的解释结果。只有当医嘱执行者仅仅报告敏感性的解释结果时，取值字段（OBX-5）才可能取值为 S、R 或 I 值，并将取值类型（OBX-2）设为“ST”。

OBX-11 观察指标结果状态（Observation Result Status）（ID），必需型。

应当依据 HL7 标准第 7 章的表 0085 来填写该字段。在当前版本的实验学技术框架中，该字段的可能取值为该表的一个子集：

表 3.11-3　HL7 表 0085

值	描述	注释
O	仅为医嘱的细节描述（无任何结果）	可在 LAB-3 中将其用于向医嘱结果记录者提供关于将要进行的具体检验项目的列表。
I	标本位于实验室之中；结果未定	可在 LAB-3 中用于向医嘱结果记录者提供关于正在进行的具体检验的列表。
D	删除当前 OBX 记录	当正确的结果尚未确定，而发送方（LAB-3 和 LAB-4 中的医嘱执行者，LAB-5中的自动装置管理器）希望取消在以前的某条消息中所传送的某个错误结果时，应当采用这种状态。绝对不应当向临床用户显示这种结果。
R	结果已录入-尚未查对	在LAB-5中：尚未获得技术确认。在LAB-3中：尚未获得临床确认。
P	初步结果	在LAB-5中：结果经过技术确认但仍可加以更改。在LAB-3中：结果经过临床确认但仍可加以更改。
F	最终结果；仅可采用经过校正的结果来更改	仅可采用经过校正的结果来更改。在LAB-1和LAB-3中：某个最终结果获得临床确认。在 LAB-5 中：某个最终结果获得技术确认。
C	当前发送过来的记录属于一种校正，因此可替换某个正式结果	可能仅在某个“F”或“C”状态之后使用这种状态。
X	无法获得该观察指标的结果	必须向用户显示具有该状态的检验项目。

注：对于这些取值的使用条件，请参阅 3.12 节“ORC、OBR 和 OBX 之间状态的相互关系”。

OBX-12 参考值范围的有效日期（Effective Date of Reference Range）（TS）

医嘱执行者当前所提供的这种参考值范围，是在考虑了患者年龄或性别之类其他参数的情况下，适用于当前观察指标结果的参考值范围，因此，这里无需对当前字段加以管理。医嘱结果记录者应该保存观察指标结果及其所关联的参考值范围。如果医嘱结果记录者具有在不同申请之间比较同一观察指标的结果的能力，则该医嘱结果记录者应当将每个结果与其所关联的参考值范围相互关联起来。

OBX-13 用户自定义型访问验证（User Defined Access Checks）（ST），条件限制型。

条件谓项：在事务 LAB-3 中，当医嘱执行者希望就特许用户对某些结果的有限访问能力而通知医嘱结果记录者时，医嘱执行者应该将该字段赋值为“P”。

OBX-14 观察日期/时间（Date/Time of the Observation）（TS），如果现成可用则为必需型。

当为 OBX-5 字段（观察指标取值字段）赋值时，也应该为该字段赋值。在非常例外的情况下，医嘱执行者可能会不知道此项信息（如检验项目是由参比实验室所传送的，而观察日期和时间却没有与结果一起返回），这时，该字段可以为空值，而医嘱结果记录者则不应该产生某种错误。

OBX-15 检验机构标识（Producer's ID）（CE），如果现成可用则为必需型。

如果观察指标结果并不是由发送方组织机构所产生，则该字段为必需型。

OBX-16 责任观察者（Responsible Observer）（XCN），如果现成可用则为必需型。

当观察指标结果状态（OBX-11）取值为“D”或“R”或“P”或“F”或“C”或“X”，并且检验机构标识字段并未取值时，该字段为必需型。该字段应该包含的是造成观察指标结果状态发生变化的观察者的身份。如果仅仅借助这个 ID 编号，就可能在医嘱执行者系统中检索出负责人员的完整身份信息，则在该字段中，只有第一个组分（ID 编号）是必需的。

OBX-17 观察方法（Observation Method）（CE），条件限制型。

条件谓项：当结果取值可能依赖于其观察方法，而观察指标标识符又不允许标识该方法时，该字段为必需型。对于 LOINC®代码之类的一些观察指标标识符，其标识符同时还标识相应的观察方法，此时，该字段并不需要赋值。

OBX-18 设备实例标识符（Equipment Instance Identifier）（EI），不支持。

虽然这项信息在医嘱执行者层应当是现成可用的，但在第一个版本的实验学技术框架中，不应当采用该字段。

OBX-19 分析日期/时间（Date/Time of the Analysis）（TS），不支持。

因为不应当使用 OBX-18 字段，所以这个 OBX-19 字段毫无意义。

3.12 ORC、OBR、OBX 之间状态的相互关系

3.12.1 主要状态代码关联关系的语义

在 HL7 2.5 版中，观察指标结果状态的某种变更，是借助 MSH 段、ORC-5（执行者医嘱状态）字段、OBR-25（医嘱结果状态）字段和 OBX-11（观察指标结果状态）字段之中所包含触发事件字段的某种组合来加以标识的。OBX-11 包含的是具体一个检验项目的状态，而 OBR-25 则包含的是当前整个申请的状态。

对三张相关的引用表的概括：

医嘱表 0038（ORC-5）	请求表 0123（OBR-25）	结果表 0085（OBX-11）	描述（综合自这三张表）
	O	O	已收到医嘱；尚未收到标本。仅为医嘱的细节描述（OBX 中并不包含任何结果）。应当仅仅将该取值用在 ORL 事件确认消息之中。不应将其用在 OML 消息中。
SC	S		尚无任何可用结果；已预约操作程序，但尚未完成。标本可能尚未到达实验室。不存在任何 OBX 字段。
IP	I	I	正在进行之中；标本已在实验室中且现成可用；结果尚未确定；操作程序尚未完成。
		D	删除当前这条 OBX 记录。
A	R	R	已录入（一些）结果—尚未查对。
A	P	P	已初步查对的（一些）结果：（在 LAB-5 中已进行技术确认，在LAB-3 中已进行临床确认）。尚未获得最终结果。
CM	F	F	最终结果；已存储和确认了结果；（在 LAB-5 中已进行技术确认，在 LAB-3 中已进行临床确认）。仅可采用经过校正的一种结果加以更改。
（CM）	C	C	发送过来的记录属于一种校正，因此将替换某个最终结果。
CA	X	X	对于该观察指标，无法获得（OBX）结果。（ORC/OBR）无任何可用结果；已取消医嘱。

注：与 OBR-25/OBX-11 之中使用的状态代码相比，ORC-5 之中所使用状态代码的“原子化”程度（less ‘atomic’）较低。如果没有任何直接的“语义匹配”，ORC-5 一列将在括号中列出最相近的等价（状态）取值（closest equivalent）。

上面的表显示包括这些字段所使用的代码语义的详细描述。请注意表中没有标识各种状态字段中所有可能的关系。各种状态字段的关系在下面描述。

3.12.2 状态转换图

3.12.2.1 ORC-5：医嘱状态（Order status）

在处理和最终确定医嘱和结果时，医嘱及其关联结果的状态字段将分别表示医嘱和结果的状态。如下所示为状态字段中所采用的那些编码型取值之间的转换：

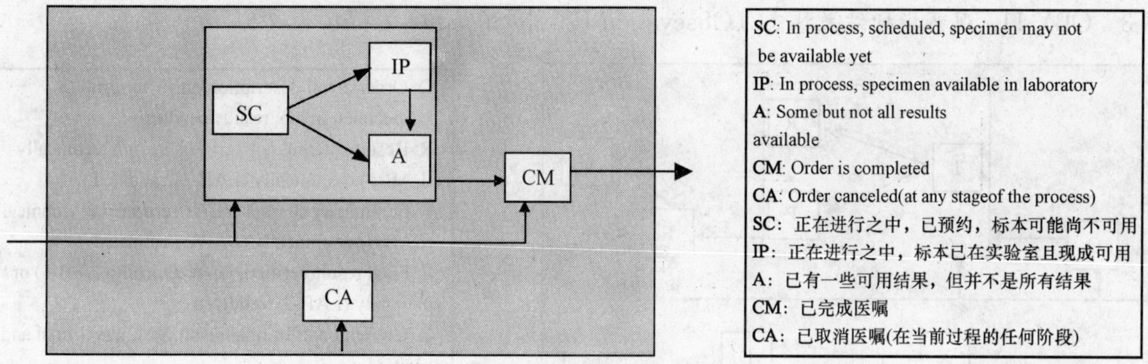

图 3.12.2.1-1　ORC-5 状态转换图表

上述图 3.12.2.1-1 中的状态图表示，在正常处理过程中，ORC-5 的初始状态代码将为 SC，IP，A 或 CM。如果状态代码等于 SC，则下一个状态代码可能是 IP，A，CM 或 SC。如果状态代码等于 IP，则下一个状态代码可能是 A，CM 或 IP。特殊状态代码 CA（医嘱被取消）则可能会出现在处理过程的任何阶段。

3.12.2.2　OBR-25：医嘱结果状态（Order Result status）

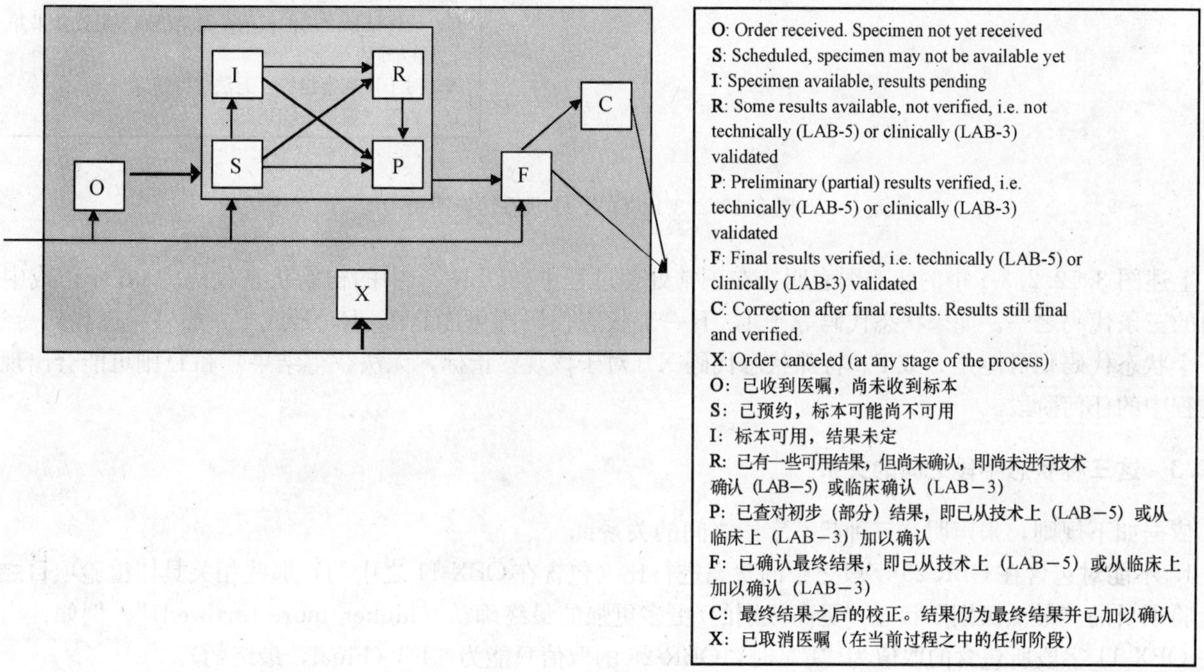

图 3.12.2.2-1　OBR-25 状态转换图表

上述图 3.12.2.2-1 中的状态图表明，在正常处理过程中，OBR-25 中的初始状态代码将为 O，F，或中央方框内的四条代码之一。如果状态代码等于 S，下一个状态代码则可能是 I、R、P、F 或 S。如果状态代码等于 P，下一个状态代码则可能是 F 或 P。如果状态代码等于 F，下一个状态则可能是 F 或 C。特殊状态代码 X（已取消医嘱）则可能会出现在处理过程中的任何阶段。

3.12.2.3 OBX-11：观察指标结果状态（Obsevation Result Status）

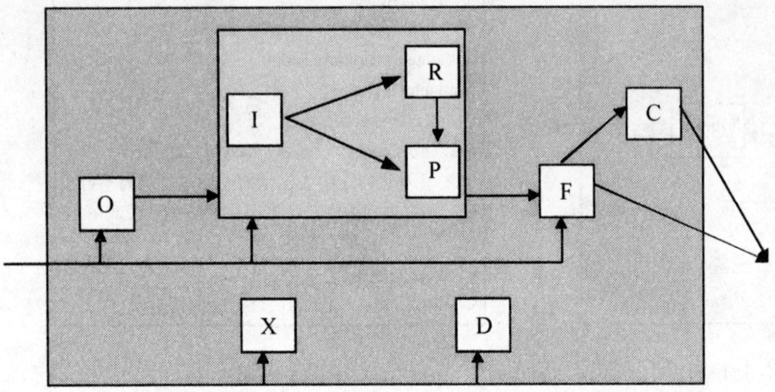

O: Order detail description only. No result
I: Specimen in lab, results pending
R: Result entered, not verified, i.e. not technically (LAB-5) or clinically (LAB-3) validated
P: Preliminary (partial) result verified, i.e. technically (LAB-5) or clinically (LAB-3) validated
F: Final result verified, i.e. technically (LAB-5) or clinically (LAB-3) validated
C: Correction after final result. Result still final and verified.
X: Result cannot be obtained for this observation
D: Deletes the OBX record
O：仅为医嘱的细节描述。无任何结果
I：标本已在实验室中，结果未定
R：已录入结果，但尚未查对，即尚未进行技术确认（LAB－5）或临床确认（LAB－3）
P：已查对初步（部分的）结果，即已进行技术确认（LAB－5）或临床确认（LAB－3）
F：已查对最终结果，即已进行技术确认（LAB－5）或临床确认（LAB－3）
C：最终结果之后的校正。结果仍属于最终结果并已加以确认
X：对于该观察指标，无法获得结果
D：删除当前这条OBX记录

图 3.12.2.3-1 OBR-11 状态转换图表

上述图 3.12.2.3-1 中的状态图表明，在正常处理过程中，OBR-11 中的初始状态代码为 O，F，或中央方框内的三条代码之一。如果状态代码等于 I，下一个状态代码则可能是 I，R，P 或 F。如果状态代码等于 P，下一个状态代码则可能是 F 或 P。特殊状态代码 X（对于该观察指标，无法获得结果）和 D 则可能会出现在处理过程中的任何阶段。

3.12.3 这三种状态字段之间的关系

依据如下规则，来声明这三种状态字段之间的关系：

1. 不能对包含在 OBR-25 字段之中的状态进行比（包含在 OBX-11 之中的）那些相关具体检验项目之中任一检验项目的“最低级别”状态“更高级别的/更多更强的最终确认（higher/more finalized）”。例如：当所有相关 OBX-11 字段所包含的取值为“F”时，OBR-25 的取值只能为“F”（Final，最终的）。

2. 不能对医嘱执行者所定义的那条医嘱的状态进行比（包含在 OBR-25 之中的）那条相关申请的状态“更高级别的/更多更强的最终确认（higher/more finalized）”。例如：当相关的 OBR-25 字段所包含的取值为“F”（Final，最终的）或“C”（Corrected，经过校正的）时，ORC-5 的取值只能为“CM”（Complete，完整）。

3. 出于那些旨在确定哪些状态属于“更高级别的/更多更强的最终确认（higher/more finalized）”的目的，对于任何等于 X 或 D 的 OBX-11 状态代码取值，以及任何等于 X 的 OBR-25 状态代码取值，均应在假设其取值为 F 的情况下，对它们加以比较。

4 事务 LAB-1：申请者医嘱管理

4.1 范围

第 1 卷中所述的三种一般用例均使用事务 LAB-1。

医嘱申请者采用该事务来向医嘱执行者下达一个新的医嘱。医生和/或就诊科室将负责下达医嘱，而临床实验室将负责执行医嘱。医嘱则包含的是将要利用从相应对象那里所采集的生物学标本来加以完成的一系列组合项目或检验项目。一个组合项目则包含有一个或多个检验项目，而其中每个检验项目又可能会产生一或多个观察指标结果。

在一些组织机构中，就诊科室将负责提供标本并对它们加以标识。在其他一些组织机构中，则由实验室来负责标本的采集和标识工作。在这两种情况中，遵照实验室实践规范（good laboratory practices，GLP），实验室将负责获取与管理所申请的那些组合项目的有效标本。在标本不符合条件要求或缺失的情况下，实验室则可拒绝执行相应医嘱或其中的部分医嘱。

医嘱申请者和医嘱执行者都可能会更新或取消既往的某条医嘱。医嘱更新将包括对原有列表中的组合项目加以替换或删除。

医嘱执行者对新的组合项目的添加，则超出了 LAB-1 的适用范围：这项任务是由事务 LAB-2 来实现。

医嘱申请者管理事务的主要目标就是，使医嘱申请者与医嘱执行者之间能够对医嘱内容与状态进行协调一致的管理。

4.2 用例角色描述

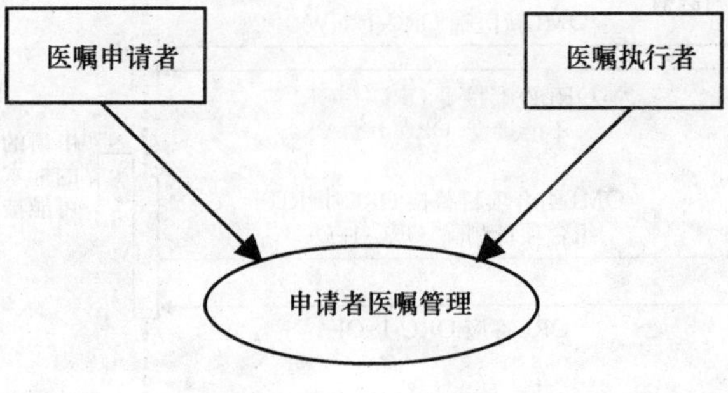

角色：医嘱申请者

角色描述：申请医嘱。更新医嘱。取消医嘱。废除医嘱。接收来自医嘱执行者的关于接受或拒绝的信息。接收来自医嘱执行者的与医嘱相关的变更信息。

角色：医嘱执行者

角色描述：接收医嘱。检查所需的那些标本。向医嘱申请者通报关于接受或拒绝的信息。接收来自医嘱申请者的与医嘱相关的变更信息。向医嘱申请者通报内容的更新信息（已经删除的组合项目或检验项目）。向医嘱申请者通报进展情况（已预约、已开始、已取消、已完成）。

4.3 参考标准

HL7 V2. 5：

- 第 2 章："控制"——>通用字段与数据类型
- 第 3 章："ADT"——>PID 与 PV1 字段
- 第 4 章："医嘱"——>OML 与 ORL 字段
- 第 7 章："观察指标报告"——>SPM 字段
- 第 13 章："临床实验室自动化"——>SAC 字段

4.4 交互图

触发事件：在所有下列交互之中，发起者将选择适合于其医嘱的最佳 OML 消息结构。响应者应当采用相关 ORL 消息结构予以响应：

OML^O21→ORL^O22

OML^O33→ ORL^O34

OML^O35→ ORL^O36

应该仅仅采用一条 ORL 消息，对一个 OML 消息做出响应。

请注意：在 ORL 消息中，执行者医嘱编号是必备的。ORL 消息应当由医嘱执行者应用程序，而不是某个消息代理（broker）或某个通信系统来创建。消息代理（医嘱申请者和医嘱执行者之间的中介）完全不了解当前所申请的那些检验项目，因而不可能代表医嘱执行者来接受或拒绝这些检验项目。

4.4.1 一个申请者医嘱的正常过程

下图所示为申请者医嘱的正常过程之中的消息流，从医嘱申请者申请医嘱开始，直至医嘱执行者所通知的"已完成医嘱"事件。

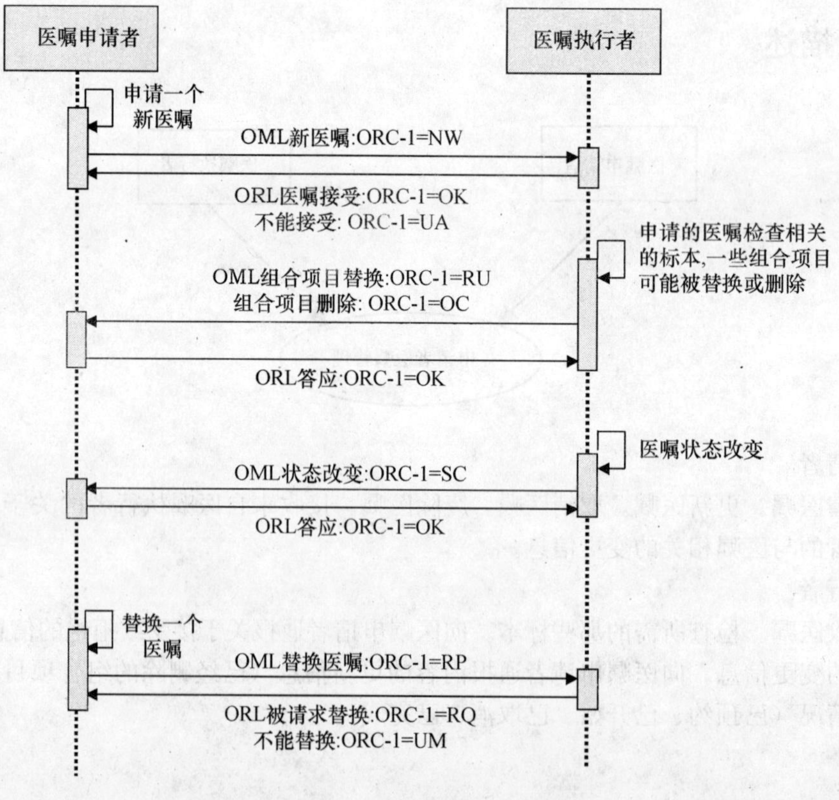

图 4.4-1 申请者医嘱的正常过程

注释：在某些组合项目正在等待某个新标本的同时，实验室可能会接受某个医嘱。

4.4.2 医嘱申请者对一条医嘱的取消

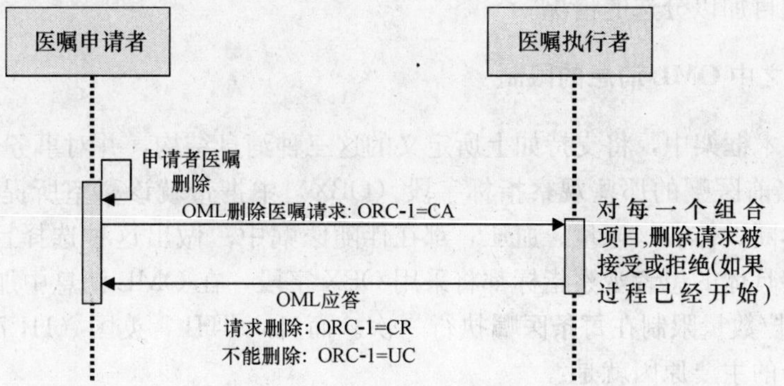

图 4.4-2 医嘱申请者取消一个医嘱

仅当处理过程尚未开始之时，尤其是当尚未将工作医嘱发送到自动装置管理器时（通过事务 LAB-4），医嘱执行者才会接受这种取消要求。

4.4.3 医嘱执行者所发起的对一条医嘱的取消

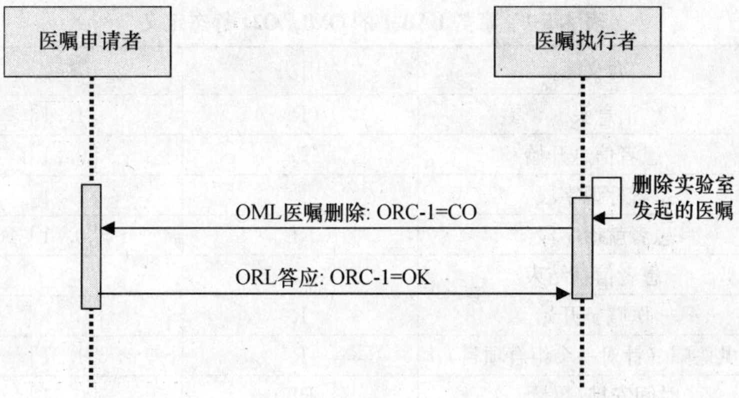

图 4.4-3 医嘱执行者取消医嘱

4.5 消息的静态定义

4.5.1 可供 OML 消息采用的 HL7 V2.5 结构

HL7 V2.5 第 4 章为 OML 消息类型提供了三种不同的消息结构：

- OML^O21^OML _ O21：**实验室医嘱消息（laboratory order message）**。这是一种以组合项目为中心的结构：其中将包含一系列所申请的的组合项目，位于每个组合项目之下的一系列标本，以及位于每个标本之下的一系列容器。因而，这种结构就意味着，无论何时，只要两个组合项目使用的是同一个标本，相应的标本/容器信息就将会重复出现。这种结构比较适合于申请那些需要几个标本的组合项目（如肌酐清除率（creatinine clearance），葡萄糖耐量试验（glucose tolerance test））。
- OML^O33^OML _ O33：**适用于多条与单独一个标本相关的医嘱的实验室医嘱（Laboratory order for multiple orders related to a single specimen）**。这是一种以标本为中心的结构。这种结构为每个标本提供一系列容器以及一系列采用该标本的组合项目（ORC/OBR 字段组）。其中，组合项目并不与容器相关。
- OML^O35^OML _ O35：**适用于多条与某个标本的单独一个容器相关的医嘱的实验室医嘱（Laboratory**

order for multiple orders related to a single container of a specimen）。这种消息结构将为每个标本提供一系列容器，并将为每个容器提供针对该容器所要完成的一系列组合项目。这种结构比较适合于按容器对所申请的组合项目加以分选的情况。

4.5.2 针对事务 LAB-1 之中 OML 消息的限制

在本年度的实验学技术框架中，将支持如上所定义的这三种消息结构，并对事务 LAB-1 做出如下限制：

- LAB-1 将在伴随当前医嘱的那些观察指标字段（OBX）中携带就诊科室所提供的所有临床观察指标，如过敏、治疗、诊断、体温、尿量、血压，都在伴随医嘱中。做出这种选择旨在简化这些消息的构建与解析。所有这些具体的患者观察指标都将采用 OBX 字段，在 OML 消息中加以发送。
- LAB-1 将时间安排/数量限制在每条医嘱执行一次。而且，“HL7 英国（HL7 UK）”也做出了这种选择。关于这种选择的主要原因就是：
  将会需要 TQ1 字段所提供的那些重复（或迭代）特征的操作仅仅是标本采集。在当前的实验室集成概貌中，任何消息都不会触发这项操作：依据组织机构的具体情况，这将是在医嘱申请者或医嘱执行者之内完成的一种内部操作。发送到实验室的所有医嘱都将只需单独执行一次，即使是那些基于时间系列标本的检查。例如，在将所要检测的所有标本考虑在内的情况下，一项血清糖耐量检查就是一项要一次完成的原子型医嘱（atomic order）。

4.5.3 OML^O21 静态定义

表 4.5-1 事务 LAB-1 的 OML^O21 静态定义

字段	含义	用法	基数	HL7 章节
MSH	消息头	R	[1..1]	2
[	—患者信息开始	O	[0..1]	
PID	患者标识字段	R	[1..1]	3
[PV1]	患者就诊字段	RE	[0..1]	3
]	—患者信息结束			
{	—医嘱 开始	R	[1..*]	
ORC	公共医嘱（针对一个组合项目）	R	[1..1]	4
[{TQ1}]	时间安排/数量	RE	[0..1]	4
[	—观察指标申请 开始	R	[1..1]	
OBR	观察指标申请	R	[1..1]	4
{[NTE]}	注释	O	[0..*]	2
[{	—观察指标 开始	O	[0..*]	
OBX	观察指标结果	R	[1..1]	7
[{NTE}]	结果注释	C	[0..*]	2
}]	—观察指标 结束			
[{	—标本 开始	O	[0..*]	
SPM	标本	R	[1..1]	7
[{SAC}]	容器	C	[2..*]	13
}]	—标本 结束			
[{	—既往结果 开始	O	[0..*]	
PV1	患者就诊-上次结果	RE	[0..1]	3
{	—既往医嘱 开始	R	[1..*]	
[ORC]	公共医嘱-上次结果	O	[0..1]	4

续表

字段	含义	用法	基数	HL7 章节
OBR	医嘱细节信息-上次结果	R	[1..1]	4
{[NTE]}	注释-上次结果	O	[0..*]	2
{	—既往观察指标　开始	R	[1..*]	
OBX	观察指标结果-上次结果	R	[1..1]	7
{[NTE]}	注释-上次结果	O	[0..*]	2
}	—既往观察指标　结束			
}	—既往医嘱结束			
]}	—既往结果　结束			
]	—观察指标申请　结束			
}	—医嘱　结束			

字段 MSH-9—消息类型（MSG）应当使其三个组分分别取值为“OML”，“O21”和“OML _ O21”。

这三元组（ORC，TQ1，OBR）所表示的就是当前医嘱（即医嘱所申请的一个组合项目/检验项目）。这三元组将重复与当前医嘱组所包含的组合项目个数相等的次数。观察指标（OBSERVATION）可重复字段组将携带的是医嘱申请者所提供的那些观察指标（患者的体温，血压，体重等），且最后伴随的是注释（NTE）。

既往观察指标字段（OBSERVATION PRIOR）提供的是同一患者的那些既往结果。在这个字段组中，并不提供 PID 字段，因为这是**同一位患者**；同时，在当时产生这些既往结果时，该患者的标识可能会有所不同，但实验室对这种事实并不关心。

SAC 字段的条件谓项：参见 3.10 节中关于 SAC 字段的公共定义。

位于 OBX 之下的 NTE 字段（结果的注释）的条件谓项：对于能够在 OBX 字段或 OBR 字段加以编码的信息，则不应该将其放在 NTE 字段中发送。

4.5.4　ORL^O22 静态定义

表 4.5-2　ORL^O22 消息

字段	含义	用法	基数	HL7 章节
MSH	消息头	R	[1..1]	2
MSA	消息应答	R	[1..1]	2
[{ERR}]	错误	C	[0..*]	2
[PID]	患者标识字段	O	[0..1]	3
{	—医嘱开始	R	[1..*]	
ORC	公共医嘱	R	[1..*]	4
[{TQ1}]	时间安排/数量	RE	[0..1]	4
[	—观察指标申请开始	R	[1..1]	
OBR	观察指标申请	R	[1..1]	4
[{	—标本开始	O	[0..1]	
SPM	标本	R	[1..1]	7
[{SAC}]	标本容器细节	O	[0..*]	7
}]	—标本结束			
]	—观察指标申请结束			
}	—医嘱结束			

字段 MSH-9—消息类型（MSG）应当使其三个组分分别取值为“ORL”，“O22”和“ORL _ O22”。

如果应答为否定性（当 MSA-1＝AE 或 AR 时），则应当采用 ERR 字段。

4.5.5 OML^O33 静态定义

表 4.5-3 OML^O33

字段	含义	用法	基数	HL7 章节
MSH	消息头	R	[1..1]	2
[	—患者信息 开始	O	[0..1]	
PID	患者标识	R	[1..1]	3
[PV1]	患者就诊	RE	[0..1]	3
]	—患者信息 结束			
{	—标本 开始	R	[1..*]	
SPM	标本	R	[1..*]	7
[{SAC}]	标本容器	C	[2..*]	13
{	—医嘱 开始	R	[1..*]	
ORC	公共医嘱（针对一个组合项目）	R	[1..*]	4
[{TQ1}]	时间安排/数量	RE	[0..1]	4
[	—观察指标申请 开始	R	[1..1]	
OBR	观察指标申请	R	[1..1]	4
[{	—观察指标 开始	O	[0..*]	
OBX	观察指标结果	R	[1..1]	7
[{NTE}]	结果的注释	C	[0..1]	
}]	—观察指标 结束			
{	—既往结果 开始	O	[0..*]	
PV1	患者就诊-上次结果	RE	[0..1]	3
{	—既往医嘱 开始	R	[1*]	
[ORC]	公共医嘱-上次结果	O	[0..1]	4
OBR	医嘱细节-上次结果	R	[1..1]	4
{	—既往观察指标 开始	R	[1..*]	
OBX	观察指标结果-上次结果	R	[1..1]	
[{NTE}]	结果的注释	C	[0..*]	2
}	—既往观察指标 结束			
}	—既往医嘱 结束			
}	—既往结果 结束			
]	—观察指标申请 结束			
}	—医嘱 结束			
}	—标本 结束			

字段 MSH-9—消息类型（MSG）应当使其三个组分分别取值为“OML”，“O33”和“OML_O33”。

针对观察指标（OBSERVATION）字段组的那些条件与针对 OML^O21 的相同。
针对 SAC 字段的条件和基数也与针对 OML^O21 的相同。

4.5.6 ORL^O34 静态定义

表 4.5-4 ORL^O34

字段	含义	用法	基数	HL7 章节
MSH	消息头	R	[1..1]	2
MSA	消息应答	R	[1..1]	2
[{ERR}]	错误	O	[0..*]	2
[PID]	患者标识	O	[0..1]	3
{	—标本 开始	R	[1..*]	
SPM	标本	R	[1..1]	7
[{SAC}]	标本容器	O	[0..*]	13
[{	—医嘱 开始	O	[0..*]	
ORC	公共医嘱	R	[1..1]	4
[{TQ1}]	时间安排/数量	RE	[0..1]	4
[OBR]	观察指标申请	R	[1..1]	4
}]	—医嘱 结束			
}	—标本 结束			

字段 MSH-9—消息类型（MSG）应当使其三个组分分别取值为“ORL”，“O34”和“ORL_O34”。

4.5.7 OML^O35 静态定义

表 4.5-5 事务 LAB-1 的 OML^O35 静态定义

字段	含义	用法	基数	HL7 章节
MSH	消息头	R	[1..1]	2
[	—患者信息 开始	O	[0..1]	
PID	患者标识	R	[1..1]	3
[PV1]	患者就诊	RE	[0..1]	3
]	—患者信息 结束			
{	—标本 开始	R	[1..*]	
SPM	标本	R	[1..1]	7
{	—容器 开始	R	[1..*]	
SAC	容器细节	R	[1..1]	13
{	—医嘱 开始	R	[1..*]	
ORC	公共医嘱(针对一个组合项目)	R	[1..1]	4
[{TQ1}]	时间安排/数量	RE	[0..1]	4
[	—观察指标申请 开始	R	[1..1]	
OBR	观察指标申请	R	[1..1]	4
[{	—观察指标 开始	O	[0..*]	
OBX	观察指标结果	R	[1..*]	7

续表

字段	含义	用法	基数	HL7 章节
[{NTE}]	结果的注释	C	[0..*]	2
}]	—观察指标　结束			
[{	—既往结果　开始	O	[0..*]	
PV1	患者就诊－上次结果	RE	[0..1]	3
{	—既往医嘱　开始	R	[1..*]	
[ORC]	公共医嘱－上次结果	R	[1..1]	4
OBR	医嘱细节－上次结果	R	[1..1]	4
{[NTE]}	注释－上次结果	O	[0..*]	2
{	—既往观察指标　开始	R	[1..*]	
OBX	观察指标/结果—上次结果	R	[1..1]	7
{[NTE]}	注释—上次结果	O	[0..*]	2
}	—既往观察指标　结束			
}	—既往医嘱　结束			
}]	—既往结果　结束			
]	—观察指标申请　结束			
}	—医嘱　结束			
}	—容器　结束			
}	—标本　结束			

字段 MSH-9—消息类型（MSG）应当使其三个组分分别取值为“OML”，“O35”和“OML_O35”。针对观察指标（OBSERVATION）字段组的那些条件与针对 OML^O21 消息的相同。

在 OML^O35 消息结构中，位于 SPM 字段之下的 SAC 字段是强制性的。

4.5.8　ORL^O36 静态定义

表 4.5-6　ORL^O36

字段	含义	用法	基数	HL7 章节
MSH	消息头	R	[1..1]	2
MSA	消息应答	R	[1..1]	2
[{ERR}]	错误	O	[0..*]	2
[PID]	患者标识	O	[0..1]	3
{	—标本 开始			
SPM	标本	R	[1..*]	7
{	—容器 开始	R	[1..*]	
SAC	标本容器	R	[0..*]	13
[{	—医嘱 开始	R	[1..*]	
ORC	公共医嘱	R	[1..*]	4
[{TQ1}]	时间安排/数量	RE	[0..1]	4
[OBR]	观察指标申请	R	[1..1]	4
}]	—医嘱　结束			
}	—容器　结束			
}	—标本　结束			

字段 MSH-9—消息类型（MSG）应当使其三个组分分别取值为“ORL”，“O36”和“ORL_O36”。
在 OML^O36 消息结构中，位于 SPM 字段下的 SAC 字段是强制性的。

4.5.9　关于事务 LAB-1 的字段的具体描述

4.5.9.1　OBR—观察指标申请字段（Observation Request Segment）
HL7 V 2.5：第 4 章（4.5.3 节）

表 4.5-7　OBR—观察指标申请字段（Observation Request Segment）

序号	长度	数据类型	用法	基数	表格号#	项目号#	元素名称
2	22	EI	R	[1..1]		00216	申请者医嘱编号
3	22	EI	RE	[0..1]		00217	执行者医嘱编号
4	250	CE	R	[1..1]		00238	通用服务标识符
5	2	ID	X	[0..0]		00239	优先级-OBR
6	26	TS	X	[0..0]		00240	申请日期/时间
7	26	TS	X	[0..0]		00241	观察的日期/时间#
8	26	TS	X	[0..0]		00242	观察结束日期/时间#
9	20	CQ	X	[0..0]		00243	采集量*
10	250	XCN	RE	[0..*]		00244	采集者标识符*
11	1	ID	RE	[0..1]	0065	00245	标本动作代码*
12	250	CE	X	[0..0]		00246	危险代码
13	300	ST	X	[0..0]		00247	相关临床信息
14	26	TS	X	[0..0]		00248	标本接收日期/时间*
15	300	SPS	X	[0..0]		00249	标本来源
16	250	XCN	R	[1..1]		00226	医嘱提供者
17	250	XTN	RE	[0..2]		00250	医嘱回叫电话号码
18	60	ST	X	[0..0]		00251	申请者字段 1
19	60	ST	X	[0..0]		00252	申请者字段 2
20	60	ST	X	[0..0]		00253	执行者字段 1+
21	60	ST	X	[0..0]		00254	执行者字段 2+
22	26	TS	X	[0..0]		00255	结果报告/状态变更-日期/时间+
23	40	MOC	X	[0..0]		00256	实际操作收费+
24	10	ID	C	[0..1]	0074	00257	诊断服务部门标识
25	1	ID	C	[0..1]	0123	00258	结果状态+
26	400	PRL	X	[0..0]		00259	上级结果+
27	200	TQ	X	[0..0]		00221	数量/时间安排
28	250	XCN	C	[0..*]		00260	结果副本接收者
29	200	EIP	X	[0..0]		00261	上级
30	20	ID	X	[0..0]	0124	00262	运送方式

续表

序号	长度	数据类型	用法	基数	表格号#	项目号#	元素名称
37	4	NM	X	[0..1]		01028	样本容器数量*
40	250	CE	X	[0..0]		01031	运送安排责任
41	30	ID	X	[0..0]	0224	01032	运送安排
42	1	ID	X	[0..0]	0225	01033	所需陪同
43	250	CE	X	[0..0]		01034	关于所计划患者运送任务的注释
48	250	CWE	X	[0..0]	0476	01646	关于医学上必要的重复检查的理由

OBR-2 申请者医嘱编号（Placer Order Number）（EI），在事务 LAB-1 中为必需型。

注：医嘱中包含的所有组合项目/检验项目应该被分配唯一的申请者医嘱编号。同一标识符不能被医嘱申请者使用两次。医嘱申请者角色产生申请者医嘱编号，并且应该在所有消息的所有 OBR 字段中是唯一的。请参见 2.3.6.1 节对数据类型的详细描述。

OBR-3 执行者医嘱编号（Filler Order Number）（EI），如果现成可用，则为必需型。

注：应当为执行者医嘱中所包含的所有组合项目/检验项目指定一个唯一性执行者医嘱编号。医嘱执行者将决不会重复使用同一标识符。医嘱执行者角色将负责生成执行者医嘱编号，且这种执行者医嘱编号应该在所有消息的所有 OBR 字段之中具有唯一性。请参见 2.3.6.1 节中对该数据类型的详细描述。

OBR-4 通用服务标识符（Universal Service Identifier）（CE），必需型。

该字段包含的是一个所申请的组合项目或检验项目。一个组合项目由一个到多个检验项目或一个到多个组合项目组成。

OBR-5 优先级（Priority）与 OBR-6 申请日期/时间（Requested Date/Time）

不支持这两个字段。参见 TQ1 字段。

OBR-7，OBR-8，OBR-12，OBR-14，OBR-15

不支持这些字段。参见用于取代它们的 SPM 字段。

OBR-10 采集者标识符（Collector Identifier），如果现成可用，则为必需型。

这个可重复字段包含的是标本采集者的标识。

OBR-11 标本行为代码（Specimen Action Code）（ID），如果现成可用，则为必需型。

该字段的取值取决于第一卷中所描述的相应用例。该字段标识的是针对伴随该医嘱或先于该医嘱到达的标本所要采取的行为。该字段的目的在于（在适当情况下）进一步限定包含在伴随性 ORC 字段之中的医嘱控制代码所表示的行为。

表 4.5-8　HL7 表 0065—标本行为代码（Specimen Action Code）

值	描述	注释
A	将所申请的检验项目添加到现有这个标本	
G	派生型医嘱，应变型医嘱	
L	实验室将从患者处获取标本	
O	实验室以外的其他服务机构所获得的标本	
P	待检标本；交付标本前所发送的医嘱	
R	经过修改的医嘱	
S	预约如下所指定的检验	

OBR-13 相关临床信息（Relevant Clinical information）（ST），不支持。

事务 LAB-1 将利用 OBX 字段来携带相关临床信息，或利用位于 OBR 字段之下的 NTE 字段来携带更多面向注释型信息。

OBR-16 医嘱提供者（Ordering Provider）（XCN），必需型。

OBR-17 医嘱回叫电话号码（Order Callback Phone Number）（XTN），如果现成可用，则为必需型。一个或两个电话号码。

OBR-22 结果重复/状态改变（Results Rpt/Status Chng - Date/Time）（TS），并不用于 LAB-1 之中：OBR-22 与结果（RESULT）字段相关，而与医嘱（ORDER）字段不相关。OBR-22 与 OBR-25 相关。ORC-9 包含的是医嘱（ORDER）字段最新状态变更的日期/时间。

OBR-24 诊断服务部门标识（Diagnostic Serv Sect ID）（ID），条件限制型。

条件谓项：在医嘱执行者所发送的 OML 消息中，可能会为该字段赋值。换句话说，对于医嘱执行者角色来说，该字段属于 RE 型。HL7 表 0074-诊断服务部门标识（Diagnostic Service Section ID）之中对其有效取值进行了定义。下表所示为第一卷之中所确定的那些有效取值的一个子集。

表 4.5-9　HL7 表 0074—诊断服务部门标识（Diagnostic Service Section ID）（子集）

取值	描述	2003—2004 年度实验室开发
BG	血气	是
CH	化学	是
CP	细胞病理学	
HM	血液学	是
IMM	免疫学	是
LAB	实验室	是
MB	微生物学	是
MCB	分枝杆菌学	是
MYC	真菌学	是
OSL	外部实验室	
SR	血清学	是
TX	毒理学	是
VR	病毒学	是

OBR-25 医嘱结果状态（Order Result Status）（ID），条件限制型。

条件谓项：在医嘱申请者所发送的消息中，不应该填写该字段。而在医嘱执行者所发送的消息中，则应该依据 HL7 第 7 章中 HL7 表 0123，对该字段加以填写。在当前版本的实验学技术框架，该字段可能取值属于下表的一个子集：

HL7 表 0123—结果状态（Result Status）

值	描述	注释
O	已收到医嘱；尚未收到标本	
I	无任何可用结果；已收到标本，操作程序尚未完成	
S	无任何可用结果；已预约操作程序，但尚未完成	
R	已存储结果；尚未查对	

续表

值	描述	注释
P	初步结果：已有一个经过查对的早期结果可用，尚未获得最终结果	
F	最终结果；已存储和确认结果。仅可采用一个经过校正的结果对其加以更改	
C	对结果的校正	
X	无任何可用结果。已取消医嘱	

注释：对于这些取值的使用条件，请参阅 3.12 节“ORC、OBR 和 OBX 之间状态的相互关系”。

OBR-28 结果副本接收者（Result Copies To）（XCN），条件限制型。

HL7 定义：该字段标识的是预定要接收这些结果的副本的人员。根据本地约定（或者说惯例），可能会省略其 ID 编号或者姓名。

条件谓项：当医嘱申请者所发送的某条新医嘱具有多个被声明要接收其结果副本的人员或就诊科室时，医嘱申请者则应该填写该字段。

5 事务 LAB-2：执行者医嘱管理

5.1 范围

本技术框架第 1 卷之中所描述的一般用例“执行者医嘱伴随第三方标识的标本或被实验室采集的标本”将采用该事务。该事务对应于 IHE 实验学技术框架中的事务 2，医嘱执行者（实验室信息系统，Laboratory Information System）和医嘱申请者将采用该事务。

医嘱执行者将该事务用于向医嘱申请者申请一个新的医嘱。这种医嘱包含的是将要针对从当前对象所采集的生物学标本而完成的一系列组合项目或检验项目。一个组合项目包括一个或多个检验项目，而每一个检验项目又可产生一个或多个观察指标［结果］。

执行者医嘱管理事务的主要目标就是，使医嘱执行者与医嘱申请者之间能够对医嘱（内容和状态）进行协调一致的管理。

5.2 用例角色描述

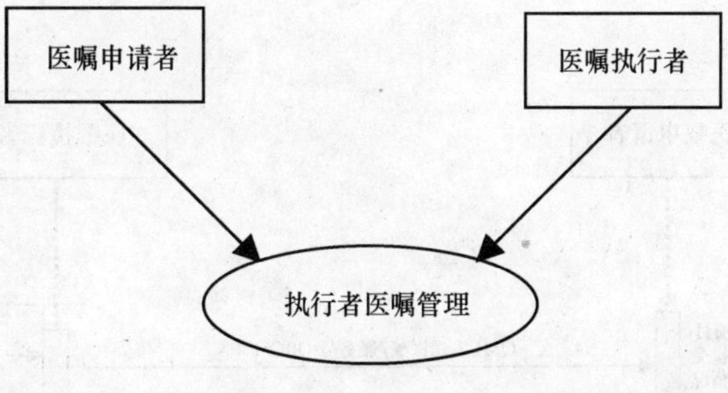

角色：医嘱申请者

角色行描述：接收执行者医嘱。向医嘱执行者通报关于接受或拒绝的信息。当执行者医嘱得以接受时，向医嘱执行者通报申请者医嘱编号。

角色：医嘱执行者

角色描述：通过将执行者医嘱发送给医嘱申请者，来下达执行者医嘱。接收来自医嘱申请者的接受或拒绝信息。当医嘱申请者接受当前医嘱时，接收来自医嘱申请者的申请者医嘱引用编号。接收来自医嘱申请者的医嘱相关变更。

5.3 参考标准

HL7 2.5 版：

- 第 2 章：“控制（Control）”——> 通用字段与数据类型
- 第 3 章：“ADT”——> PID 与 PV1 字段
- 第 4 章：“医嘱录入（Order Entry）”——> OML 与 ORL 消息
- 第 7 章：“观察指标报告（Observation Reporting）”——> SPM 字段
- 第 13 章：“临床实验室自动化（Clinical Laboratory Automation）”——> SAC 字段

5.4 交互图

触发事件：在所有下列交互之中，发起者将选择适合于其医嘱的最佳 OML 消息结构。响应者应当采用相关 ORL 消息结构予以响应：

OML^O21→ORL^O22

OML^O33→ORL^O34

OML^O35→ORL^O36

应该仅仅采用一条 ORL 消息，对一个 OML 消息做出响应。ORL 消息应该由医嘱申请者应用程序来创建，而不是消息代理（message broker）。消息代理（医嘱申请者和医嘱执行者之间的中介）完全不了解所申请的检验项目，因而不可能代表医嘱申请者来指定标识编号。

5.4.1 执行者医嘱的处理过程

下图所示为执行者医嘱正常处理过程中的消息流。其中，将下达执行者医嘱，并将采用拒绝或接受来响应该医嘱。

注意：执行者医嘱的建立可能会是既往的某条申请者医嘱所触发的，比如，既往所申请的检验项目之一的那些结果将触发实验室去完成额外的检验项目。在实验室针对接受自医嘱申请者的某条新医嘱而进行质量控制的过程中，也可能会创建某条执行者医嘱：实验室则可能会决定，应当额外添加一些过去在医嘱中并未申请的组合项目，如关于病理学语境。

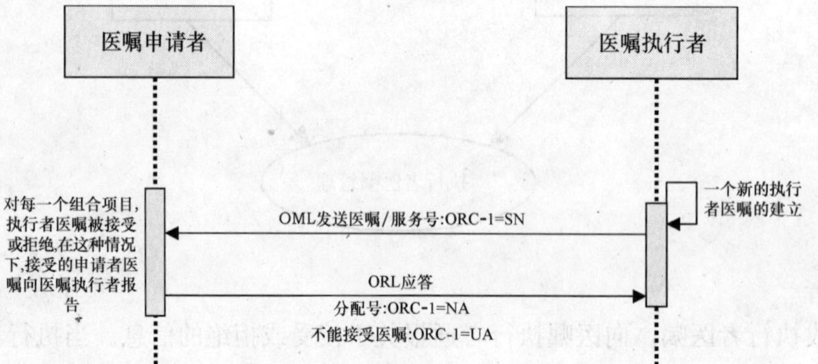

图 5.4-1 处理执行者医嘱

5.5 消息的静态定义

5.5.1 可供 OML 消息采用的 HL7 V2.5 结构

HL7 V2.5 第 4 章为 OML 消息类型提供了三种不同的消息结构。事务 LAB-2 允许使用事务 LAB-1 所用的所有消息类型。见 4.5.1 节的详细描述。

5.5.2 针对事务 LAB-2 中的 OML 消息的限制

本年度的实验学技术框架支持如上所定义的多种消息结构，并对事务 LAB-2 做出了如下限制：

- 将时间安排/数量限制为每个医嘱一个实例（即，与 OBR 字段相关的 TQ1 字段仅有一次重复）。关于这种选择的主要原因就是，在本年度的 IHE 实验学技术框架中，并没有将标本采集任务委派给某个单独的角色。这种采集过程属于医嘱申请者或医嘱执行者的组成部分。请参见 LAB-1 部分所给出的解释。

5.5.3　OML 和 ORL 消息的静态定义

LAB-2 中的那些消息的静态定义等同于 LAB-1 的那些静态定义。详情请参见 4.5.3 节到 4.5.8 节。

5.5.4　关于事务 LAB-2 的字段的具体描述

5.5.4.1　OBR—观察指标申请字段（Observation Request Segment）

HL7 V2.5 第 4 章（4.5.3 节）

表 5.5-1　OBR—观察指标申请字段（Observation Request Segment）

序号	长度	数据类型	用法	基数	表格号#	项目号#	元素名称
2	22	EI	R	[1..1]		00216	申请者医嘱编号
3	22	EI	RE	[0..1]		00217	执行者医嘱编号
4	250	CE	R	[1..1]		00238	通用服务标识符
5	2	ID	X	[0..0]		00239	优先-OBR
6	26	TS	X	[0..0]		00240	申请日期/时间
7	26	TS	X	[0..0]		00241	观察的日期/时间#
8	26	TS	X	[0..0]		00242	观察结束日期/时间#
9	20	CQ	X	[0..0]		00243	采集量*
10	250	XCN	RE	[0..*]		00244	采集者标识符*
11	1	ID	RE	[0..1]	0065	00245	标本动作代码*
12	250	CE	X	[0..0]		00246	危险代码
13	300	ST	X	[0..0]		00247	相关临床信息
14	26	TS	X	[0..0]		00248	标本接收日期/时间*
15	300	SPS	X	[0..0]		00249	标本来源
16	250	XCN	R	[1..1]		00226	医嘱提供者
17	250	XTN	RE	[0..2]		00250	医嘱回叫电话号码
18	60	ST	X	[0..0]		00251	申请者字段 1
19	60	ST	X	[0..0]		00252	申请者字段 2
20	60	ST	X	[0..0]		00253	执行者字段 1+
21	60	ST	X	[0..0]		00254	执行者字段 2+
22	26	TS	X	[0..0]		00255	结果报告/状态变更-日期/时间+
23	40	MOC	X	[0..0]		00256	实际操作收费+
24	10	ID	C	[0..1]	0074	00257	诊断服务部门标识
25	1	ID	C	[0..1]	0123	00258	结果状态+
26	400	PRL	X	[0..0]		00259	上级结果+
27	200	TQ	X	[0..0]		00221	数量/时间安排
28	250	XCN	C	[0..*]		00260	结果副本接收者
29	200	EIP	X	[0..0]		00261	上级

续表

序号	长度	数据类型	用法	基数	表格号#	项目号#	元素名称
30	20	ID	X	[0..0]	0124	00262	运送方式
37	4	NM	X	[0..1]		01028	样本容器数量*
40	250	CE	X	[0..0]		01031	运送安排责任
41	30	ID	X	[0..0]	0224	01032	运送安排
42	1	ID	X	[0..0]	0225	01033	所需陪同
43	250	CE	X	[0..0]		01034	关于所计划患者运送任务的注释
48	250	CWE	X	[0..0]	0476	01646	关于医学上必要的重复检查的理由

OBR-2 申请者医嘱编号（Placer Order Number）（EI），在事务 LAB-2 中不允许使用。

如果已知申请者医嘱编号，则必须采用事务 LAB-1。请参见 2.3.6.1 节对该数据类型的详细描述。

OBR-3 执行者医嘱编号（Filler Order Number）（EI），必需型。

注意：应当为执行者医嘱中所包含的所有组合项目/检验项目指定一个唯一性执行者医嘱编号。同一个标识符决不会重复使用。这种执行者医嘱编号在医嘱执行者所发出的所有消息的所有 OBR 字段之中应该具有唯一性。请参见 2.3.6.1 节对该数据类型的详细描述。

OBR-4 通用服务标识符（Universal Service Identifier）（CE），必需型。

该字段包含的是所申请的一个组合项目或检验项目。一个组合项目由一个到多个检验项目或者一个到多个组合项目组成。

OBR-5 优先级（Priority）和 OBR-6 申请的日期/时间（Requested Date/Time）

不支持这两个字段。参见 TQ1 字段。

OBR-7，OBR-8，OBR-12，OBR-14，OBR-15，不支持这些字段。参见取代这些字段的 SPM 字段。

OBR-10 采集者标识符（Collector Identifier），如果现成可用，则为必需型。

这个可重复型字段包含的是标本采集者的标识。

OBR-11 标本动作代码（Specimen Action Code）（ID），如果现成可用，则为必需型。

该字段的取值取决于第一卷中所描述的相应用例。该字段标识伴随相应医嘱或先于该医嘱到达的标本所采取的动作。该字段的目的在于，（在适当情况下）进一步限定包含在伴随性 ORC 字段之中的医嘱控制代码所表示的一般动作。

HL7 表 0065—标本动作代码（Specimen Action Code）给出了其有效取值：

表 5.5-2 HL7 表 0065—标本动作代码

值	描述	注释
G	派生型医嘱；执行者医嘱	

OBR-13 相关临床信息（Relevant Clinical information）（ST），不支持

事务 LAB-2 将不是采用 OBR-13，而是采用 OBX 字段来携带相关临床信息，或利用位于 OBR 字段之下的 NTE 字段来携带更多面向注释型信息。

OBR-16 医嘱提供者（Ordering Provider）（XCN），如果现成可用，则为必需型。

OBR-17 回叫电话号码（Callback Phone Number）（XTN），如果现成可用，则为必需型。一个或两个电话号码。

OBR-24 诊断服务部门标识（Diagnostic Serv Sect ID）（ID），如果现成可用，则为必需型。

被 HL7 表 0074—诊断服务组 ID（Diagnostic Service Section ID）中对其有效取值进行了定义。下表所示

为第一卷之中所确定的那些有效取值的一个子集。

表 5.5-3　HL7 表 0074—诊断服务部门标识（Diagnostic Service Section ID）（子集）

值	描述	2003—2004 年度实验室开发
BG	血气	是
CH	化学	是
CP	细胞病理学	
HM	血液学	是
IMM	免疫学	是
LAB	实验学	是
MB	微生物学	是
MCB	分枝杆菌学	是
MYC	真菌学	是
OSL	外部实验室	
SR	血清学	是
TX	毒理学	是
VR	病毒学	是

OBR-28 结果副本接收者（Result Copies To）（XCN），条件限制型。

HL7 定义：该字段标识的是预定要接收这些结果的副本的人员。根据本地约定（或者说惯例），可能会省略其 ID 编号或姓名。

条件谓项：如果已知存在应当接收与该医嘱相关的结果副本的人员或就诊科室，应该将他们被列在这里。

6 事务 LAB-3：医嘱结果管理

这一节对应于 IHE 实验学技术框架的事务 3。医嘱执行者（实验室信息系统，Laboratory Information System）和医嘱结果记录者将采用该事务。

6.1 范围

一旦实验室中创建了一条医嘱或者收到某个标本，这个事务就将把所申请的检验项目通知医嘱结果记录者。当在医嘱执行者层次上已经获得结果，对结果进行了临床确认、修改或删除，它就将把观察指标结果从医嘱执行者传送到医嘱结果记录者。该事务的另一个目标就是，将经过排序的，与其申请者医嘱或申请者医嘱组相关的整套结果，提供给医嘱结果记录者。医嘱结果记录者则应该按照医嘱接收者所提供的顺序来存储这些结果。

为了保持医嘱消息与结果消息之间的一致性，即使在其中一些观察指标是针对经特殊制备处理之后从原始标本所获得的次级样本而完成的情况下，事务 T3 的结果消息也应该引用原始标本。

6.2 用例角色描述

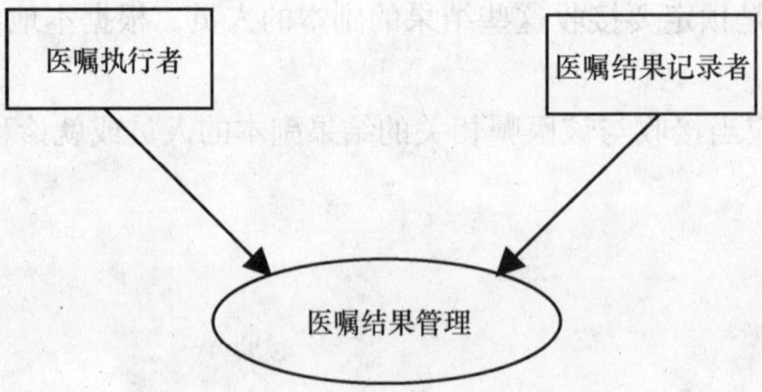

角色：医嘱执行者

角色描述：向医嘱结果记录者提供关于标本到达的通知，获得技术确认结果、临床确认结果、修改/取消结果以及删除检验项目。提供经过排序的，与某条申请者医嘱或某个申请者医嘱组相关的整套结果。

角色：医嘱结果记录者

角色描述：接收来自医嘱执行者的检验项目医嘱与结果，允许当前医疗机构访问这些医嘱和结果，遵循从医嘱执行者接收结果时结果所采用的排列顺序。

6.3 参考标准

虽然 HL7 “ORU” 消息允许传输大多数实验室观察指标，但它却需要频繁使用 “OBR” 子字段，而这将会造成医嘱执行者和医嘱结果记录者应用程序难于对它们加以管理。这也正是 IHE 选择了 HL7 “OUL” 消息而不是 “ORU” 消息的主要原因。

HL7 2.5 版：

- 第 2 章：“控制（Control）” ——> 通用字段和数据类型
- 第 3 章：“患者管理（Patient Administration）” ——> PID 与 PV1 字段

- 第4章："医嘱录入（Order Entry）"——> OBR 字段
- 第7章："观察指标报告（Observation Reporting）"——> OUL 消息

6.4　交互图

6.4.1　执行者医嘱结果管理的正常过程

下图所显示的是发生在执行者医嘱正常过程期间的消息流程，从在实验室中对标本的接收或对这种医嘱的录入，直至这种医嘱的完成，以及最终用户在医嘱结果记录者之上对结果进行的可视化。其中，对于每条OUL消息的每个触发事件，均表示出了OBR结果状态（OBR-25）的取值。

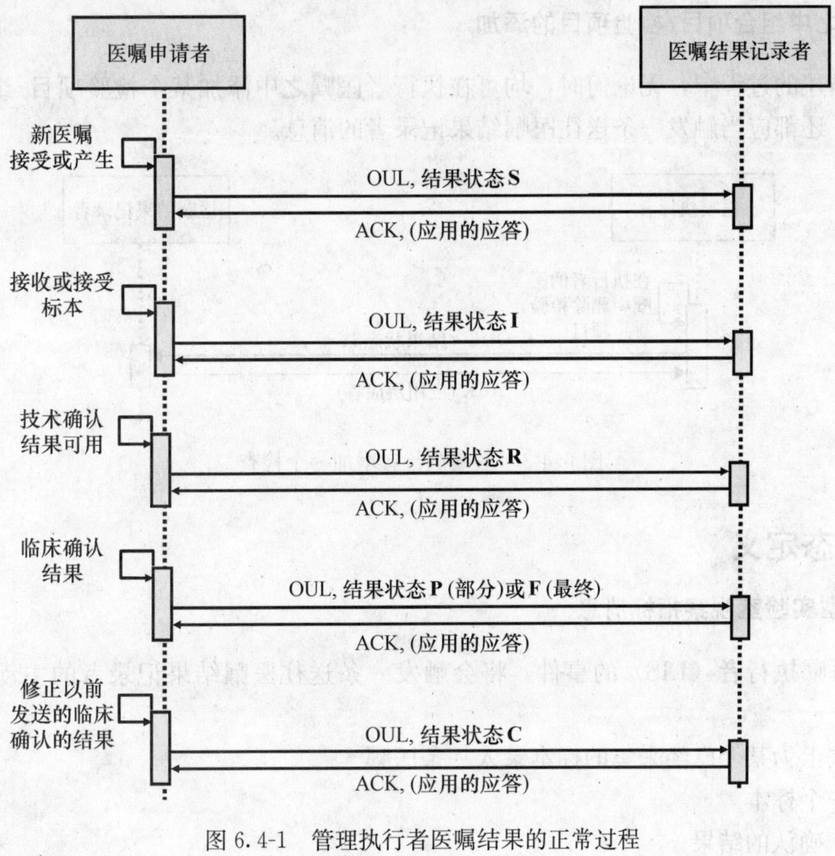

图 6.4-1　管理执行者医嘱结果的正常过程

关于是否向医嘱结果记录者传送技术确认结果（利用OBR-25"结果状态""R"）的决策，将取决于每个医疗机构具体的组织机构规则。这些规则可能会考虑医嘱优先级（TQ1-9）、医嘱提供者、医嘱所申请的特定组合项目、执行实验室以及观察指标结果本身等诸多因素。IHE实验学技术框架并不针对这些规则做任何要求。本技术框架仅仅规定的是，医嘱执行者必须能够发送如上这幅交互图中所提到的所有结果状态并且也确实这么去执行；而且，同时还必须遵循3.12节中所呈现的那些相互关系图和转换图。

这些评论意见同样也适用于对部分或不完整的临床确认结果的发送（利用OBR-25"结果状态""P"）。

6.4.2　执行者医嘱之中组合项目/检验项目的删除

在图6.4.1所描述的过程中，无论何时，均可从执行者医嘱之中删除某个检验项目/组合项目，而在这种情况下，如下所示，还都应当触发一条送往医嘱结果记录者的消息。

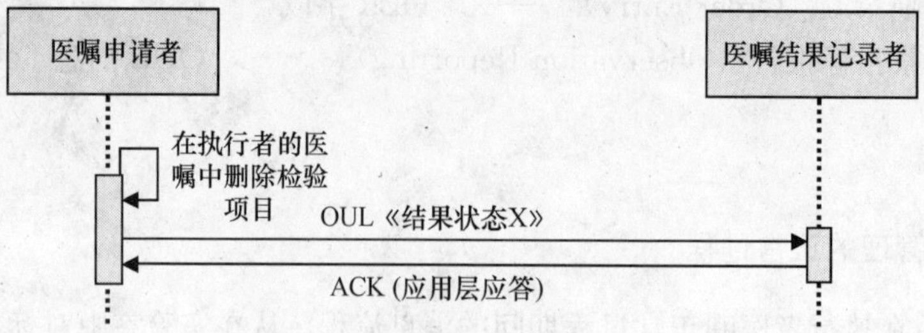

图 6.4-2 医嘱执行者删除一个检查

6.4.3 执行者医嘱之中组合项目/检验项目的添加

在图 6.4.1 所描述的过程中，无论何时，均可在执行者医嘱之中添加某个检验项目/组合项目，而在这种情况下，如下所示，还都应当触发一条送往医嘱结果记录者的消息。

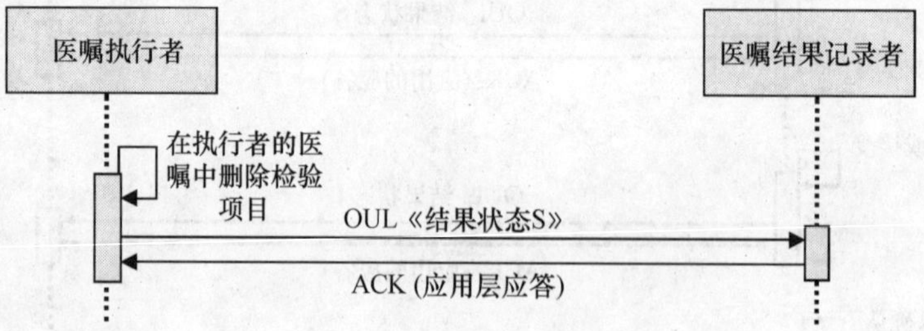

图 6.4-3 医嘱执行者增加一个检查

6.5 消息的静态定义

6.5.1 OUL：主动型实验室观察指标消息

如下这些来自医嘱执行者（LIS）的事件，将会触发一条送往医嘱结果记录者的主动型实验室观察指标（OUL）的消息：

- 在实验室层次上为某个已经采集的标本录入一条医嘱
- 接收和接受一个标本
- 获得经过技术确认的结果
- 对结果进行临床确认
- 对已经传输出去的结果进行修改
- 结果的删除
- 增加/删除检验项目

在 HL7 标准第 7 章所描述的不同类型 OUL 消息之中，应该依据当前实验室的具体专业，或者进一步精确到当前观察指标/标本的类型，对如下两种不同类型的 OUL 消息加以考虑：

—OUL—主动型面向标本的观察指标消息—（事件 R22）

—OUL—主动型面向医嘱的观察指标消息—（事件 R24）

对于那些其中所申请的每个组合项目分别都需要单独一个标本的医嘱，应当采用 OUL^R22 消息结构。

当某个所申请的组合项目需要多个标本时（如葡萄糖耐量试验、肌酐清除率），则应当采用 OUL^R24 消息结构。

在这两种消息结构之中，那种含有若干 OBX 字段的医嘱，将负责为某个特定组合项目或标本的那些结果的呈现定义排列次序（sorting order）。在这方面，无论如何，医嘱执行者都应当采用扼要重述方式（recapitu-

lative mode)，对该组合项目或标本的所有可用结果予以传输，而不管是否已经传输过这些结果。

6.5.1.1　OUL^R22 的静态定义

表 6.5-1　OUL^R22 的静态定义

字段	含义	用法	基数	HL7 章节
MSH	消息头	R	[1..1]	2
[	—患者信息 开始	O	[0..1]	
PID	患者标识	R	[1..1]	3
[PV1]	患者就诊	RE	[0..1]	3
]	—患者信息　结束			
[{	—标本 开始	R	[1..*]	
SPM	标本	R	[1..1]	7
[{OBX}]	与标本相关的观察指标	O	[0..*]	
[{	—医嘱 开始	R	[1..*]	
OBR	观察指标申请	R	[1..*]	4
[ORC]	公共医嘱(针对单独一个标本)	R	[1..1]	4
[{TQ1}]	时间安排/数量	RE	[0..1]	4
[{	—结果 开始	O	[0..*]	
OBX	与 OBR 相关的观察指标结果	R	[1..*]	7
[{NTE}]	结果的注释	C	[0..*]	2
}]	—结果　结束			
}]	—医嘱　结束			
}]	—标本　结束			

字段 MSH-9—消息类型应当分别为其三个组分赋予如下取值：

OUL^R22^OUL_R22

对于面向标本的观察指标消息，应当将那些与当前标本相关的额外参数（如解剖学来源、采集操作程序），放在紧随 SPM 字段之后的 OBX 字段之中加以传输。

对于每套观察指标（如显微镜检查、培养、抗生素敏感性试验），医嘱执行者都应该产生一个用于标识相应观察指标（Observation）的 OBR 字段，之后则是一系列的 OBX 字段，而其中每个 OBX 字段都将携带一个具体检验项目/观察指标的结果。

在 SPM 字段之后，医嘱执行者则应当在 OUL 消息之中，系统性地传输与该 SPM 字段相关的所有 OBR 字段和 OBX 字段。当由于某些危险原因，针对同一申请的先前某条 OUL 消息未能获得正确处理时，对于所有与某个 SPM 字段相关联的观察指标及其相应状态的这种系统性传输，可能会有助于医嘱结果记录者从某种错误状态之中得以恢复。鉴于同样的原因，也不应当将取值“U”用于 OBX 字段的观察指标结果状态字段之中（参见本文档 3.11 节对该字段的描述）。

一旦删除了过去所传输过的某个观察指标，医嘱执行者就应该传输与这个所删除的观察指标相关的那个 OBR 字段的所有 OBX 字段；而且，医嘱执行者还应该指出每个 OBX 字段的当前状态。对应于所删除的这个观察指标的那个 OBX 字段的观察指标结果状态字段应该取值为“D”。

除非报告状态字段（OBR-25）取值为“X”（已删除的组合项目），OBR 字段之后应当始终跟随着一个或几个 OBX 字段。而且，还应当传输 TQ1 字段和 ORC 字段，因为二者包含着重要的信息，如当前医嘱的优先级和医嘱组编号。

6.5.1.2 OUL^R24 的静态定义

表 6.5-2 OUL^R24 的静态定义

字段	含义	用法	基数	HL7 章节
MSH	消息头	R	[1..1]	2
[	—患者信息 开始	O	[0..1]	
PID	患者标识	R	[1..1]	3
[PV1]	患者就诊	RE	[0..1]	3
]	—患者信息 结束			
{	—医嘱 开始	R	[1..*]	
OBR	观察指标申请	R	[1..1]	4
[ORC]	公共医嘱(针对单独一个组合项目)	R	[1..1]	4
[{TQ1}]	时间安排/数量	RE	[0..1]	4
[{	—标本 开始	O	[0..*]	
SPM	标本	R	[1..1]	7
[{OBX}]	与标本相关的观察指标	O	[0..*]	
}]	—标本 结束			
[{	—结果 开始	R	[1..*]	
OBX	与 OBR 相关的观察指标	R	[1..1]	7
[{NTE}]	结果的注释	C	[0..*]	2
}]	—结果 结束			
}	—医嘱 结束			

字段 MSH-9—消息类型应当分别为其三个组分赋予如下取值：

OUL^R24^OUL_R24

依据具体所申请的检验项目，可能会需要额外的参数，如患者身高、体重或末次月经。这些作为观察结果的数据与任何标本都不相关，而是通常与患者相关；因此，应当将这些数据放在紧随 OBR 字段之后的，且同时位于第一个与所申请的当前那个组合项目相关的 SPM 字段之前的一系列 OBX 字段之中加以传输。在大多数情况下，虽然与 OBR 字段相关的标本仅有一个，但对于像肌酐清除率或葡萄糖耐量试验这样的组合项目，则可能会有几个标本与 OBR 字段相关。在这种情况下，每个 SPM 字段之后都将跟着若干与这个特定标本相关的观察指标的 OBX 字段。

一个计算型指标（calculation）（如肌酐清除率）将会涉及到与几个标本相关的若干观察指标结果取值(observation values，观察值)。应当把携带某个计算型指标那些结果的 OBX 字段，放在与最后一个标本相关的最后一个观察指标之后。

在 OBR 字段之后，医嘱执行者应该在 OUL 消息之中，系统性地传输所有与该 OBR 字段相关的 OBX 字段和 SPM 字段。当由于某些危险原因，针对同一申请的先前某条 OUL 消息未能获得正确处理时，对于所有与某个 SPM 字段相关联的观察指标及其相应状态的这种系统性传输，可能会有助于医嘱结果记录者从某种错误状态之中得以恢复。鉴于同样的原因，也不应当将取值“U”用于 OBX 字段的观察指标结果状态字段之中

(参见本文档3.11节对该字段的描述)。

一旦删除了过去所传输过的某个观察指标，医嘱执行者就应该传输与这个所删除的观察指标相关的那个OBR字段的所有OBX字段；而且，医嘱执行者还应该指出每个OBX字段的当前状态。对应于所删除的这个观察指标的那个OBX字段的观察指标结果状态字段应该取值为“D”。

除非报告状态字段（OBR-25）取值为“X”（已删除的组合项目），OBR字段之后应当始终跟随着一个或几个OBX字段。而且，还应当传输TQ1字段和ORC字段，因为二者包含着重要的信息，如当前医嘱的优先级和医嘱组编号。

6.5.1.2.1 OBR字段

与一条医嘱相对应的那条OUL消息，应该包含若干OBR字段，且这些OBR字段的数量也应当与该消息的触发事件所涉及到那些所申请的组合项目或所申请的检验项目的数量相同。例如，当在实验室中收到标本时，医嘱执行者（LIS）将会产生一条OUL消息，而该消息中所包含的OBR字段的数量，就等于为该标本所申请的组合项目或检验项目的数量。对一个观察指标的某个结果的修改，将会触发一条OUL消息，而该消息之中将备有包括该观察指标的那个组合项目的那个OBR字段。

表6.5-3 OBR字段

序号	长度	数据类型	用法	基数	表格号#	项目号#	元素名称
2	22	EI	RE	[0..1]		00216	申请者医嘱编号
3	22	EI	R	[1..1]		00217	执行者医嘱编号
4	250	CE	R	[1..1]		00238	通用服务标识符
5	2	ID	X	[0..0]		00239	优先-OBR
6	26	TS	X	[0..0]		00240	申请日期/时间
7	26	TS	X	[0..0]		00241	观察日期/时间
8	26	TS	X	[0..0]		00242	观察结束日期/时间
9	20	CQ	X	[0..0]		00243	采集量
10	250	XCN	RE	[0..1]		00244	采集标识符
11	1	ID	C	[0..1]	0065	00245	标本动作代码
12	250	CE	X	[0..0]		00246	危险代码
13	300	ST	X	[0..0]		00247	相关临床信息
14	26	TS	X	[0..0]		00248	标本接收日期/时间
15	300	SPS	X	[0..0]		00249	标本来源或SPM字段
16	250	XCN	R	[0..1]		00226	医嘱提供者
17	250	XTN	X	[0..0]		00250	医嘱回叫电话号码
18	60	ST	X	[0..0]		00251	申请者字段1
19	60	ST	X	[0..0]		00252	申请者字段2
20	60	ST	X	[0..0]		00253	申请者字段1
21	60	ST	X	[0..0]		00254	申请者字段2
22	26	TS	X	[0..0]		00255	结果报告/状态变更-日期/时间
23	40	MOC	X	[0..0]		00256	实际操作收费
24	10	ID	C	[0..1]	0074	00257	诊断服务部门标识

续表

序号	长度	数据类型	用法	基数	表格号#	项目号#	元素名称
25	1	ID	C	[0..1]	0123	00258	医嘱结果状态
26	400	PRL	X	[0..0]		00259	上级结果
27	200	TQ	X	[0..0]		00221	数量/时间安排
28	250	XCN	RE	[0..*]		00260	结果副本接收者
29	200	EIP	X	[0..0]		00261	上级
30	20	ID	X	[0..0]	0124	00262	运送模式
31	250	CE	X	[0..0]		00263	检查理由
32	200	NDL	C	[0..1]		00264	主要结果解释者
33	200	NDL	X	[0..0]		00265	辅助结果解释者
34	200	NDL	X	[0..0]		00266	技术人员
37	4	NM	X	[0..0]		01028	样本容器数量*
38	250	CE	X	[0..0]		01029	对所采集样本的运送保障
39	250	CE	X	[0..0]		01030	采集者的注解*
40	250	CE	X	[0..0]		01031	运送安排责任
41	30	ID	X	[0..0]	0224	01032	运送安排
42	1	ID	X	[0..0]	0225	01033	所需陪同
43	250	CE	X	[0..0]		01034	关于所计划患者运送任务的注释
44	250	CE	X	[0..0]	0088	00393	操作程序代码
45	250	CE	X	[0..0]	0340	01316	操作程序代码修饰组分
46	250	CE	X	[0..0]	0411	01474	申请者辅助服务信息
47	250	CE	X	[0..0]	0411	01475	执行者辅助服务信息
48	250	CWE	X	[0..0]	0476	01646	关于医学上必要的重复检查的理由
49	2	IS	X	[0..0]	N	01647	结果处理

OBR-2 申请者医嘱编号（EI）

如果发送者已知其取值，该字段则为必需型。参见 2.3.6.1 节对该数据类型的详细描述。对于医嘱执行者，在事务 LAB-2 执行者医嘱管理程序（5.4.1 节）发生之后，该字段的取值对于发送方来说，就将是已知的。

OBR-3 执行者医嘱编号（EI）

该字段为必需型。它将使医嘱结果记录者能够把一份申请的所有检验项目/结果都链接起来。同时，它还将在医嘱执行者的层次上对加以医嘱标识。请参见 2.3.6.1 节对该数据类型的详细描述。

OBR-4 通用服务标识符（CE），必需型。

其前三个子字段“标识符（Identifier）”，“文本（Text）”和“代码系统名称（Name of Coding System）”均为必需型。其中，第二个子字段“文本”将使医嘱结果记录者能够在无需借助组合项目主文件（Battery Master File）的情况下对加以结果管理。

OBR-7 观察日期/时间（TS）

并不是所有与所申请的某个组合项目或检验项目相链接的那些观察指标都将同时执行，因而不应该使用该字段，而是应当采用观察指标的日期和时间（OBX-14）。

OBR-9 采集量（CQ）

实验室需要这项数据，而且也报告这项数据，因而，采集量也就属于是一项观察指标的结果（有时由医嘱申请者来完成）；采集量可用于计算其他结果（如肌酐清除率）；像所有其他观察指标结果一样被传输，也应该将这项信息放在 OBX 字段之中加以传输。因此，就不应当本事务中使用这个 OBR-9 字段。

OBR-10 采集者标识符（XCN）

该字段标识的是采集当前这个或这些标本的人员、科室或设施。

OBR-11 标本动作代码（ID）

该字段仅在如下事件中为必需型：

- 如实验学技术框架第 1 卷 3.1.3 节所述，在医嘱执行者（LIS）层次上录入医嘱。其行为代码取值为 A。
- 医嘱执行者（LIS）为确认某项诊断而新增了当前这个组合项目或检验项目（应变型检测，reflex testing）；此时，行为代码取值为 G。

在本事务的所有其他触发事件中，这个行为代码字段均是无任何意义。

OBR-12 危险代码（CE）

当前，在本实验学技术框架的第一版中，不应当使用该字段。

OBR-13 相关临床信息（ST）

HL7 V2.5 第 7 章规定："对于某些医嘱，可采用紧随相应医嘱字段之后的一系列 OBX 字段（参见 HL7 V2.5 第 7 章），这样一种结构化程度较高的形式，来发送此项信息"。因此，最好在 OUL 消息之中系性统地采用 OBX 字段，这来发送临床信息的；而且，这样也将更为一致。

OBR-14 标本接收日期/时间（TS）

这里，不应当使用该字段，而是应当在 SPM 字段中传输这项信息。

OBR-15 标本来源（SPS）

如同 OBR-13 那样，如果需要将此项信息传输给医嘱结果记录者，更具一致性的方法就是在 OBX 字段中传输它。这里，不应当使用该字段。

OBR-16 医嘱提供者（XCN）

如果该字段作为医嘱申请者所发送的医嘱的组成部分，则其为必需型。

OBR-24 诊断服务部门标识（ID）

该字段为必需型。当医嘱结果记录者在不同时间所收到的是一个完整医嘱的部分结果时，医嘱结果记录者则可利用该字段，将具有相同诊断服务部门标识的所有组合项目/检验项目一并加以呈现。

OBR-25 结果状态（ID）

该字段为必需型，且应当依据第 4 章中所描述的 HL7 表 0123 加以填写。依据 OUL 消息的触发事件的不同，该字段可能取值为：

- 取值 I 用来表示一个或多个标本在实验室的接收。如果某个组合项目或检验项目需要不止一个标本（如肌酐清除率），当所有的必需标本都已收到时，就必需采用 I 这个状态。一个状态为 I 的 OBR 字段之后，可能会跟随着若干 OBX 字段，而这些 OBX 字段又含有在标本采集时所完成的若干观察指标的结果（如所采集标本的量或体积）。
- 取值 R 表示，当前已有一些可用的结果，且已进行了技术性确认，但尚未进行临床确认。
- 取值 P 表示，当前已有一些可用的且经过了临床确认的结果，但并不是所有结果。在这种情况下，应该在 OBR-32 字段中指出完成相应临床专家的身份。
- 取值 F 表示，当前所有结果均已可用且经过了临床确认。在这种情况下，应该在 OBR-32 字段中指出相应临床专家的身份。
- 取值 C 表示，在传输了状态为 F 的结果之后，包含在后续 OBX 字段之一当中的至少一个结果已修改。在传输状态为 F 的结果之前，决不应当使用这个取值 C。一项校正结果（经过校正的结果，校正型结果）也必须要经过临床确认，因此，当结果状态取值为C时，也应该在OBR-32字段中指出相应临床专家的身份。

- 取值X表示，当前此项组合项目或检验项目已经被删除。在这种情况下，要么可能是针对某个早已收到的标本而收到了来自的这项删除信息，而且，医嘱执行者也对此项删除也予以了认可，要么可能是当前实验室做出了此项删除的决定。如果已经传输了此项检验项目的一些结果，则不应当使用这个取值X。
- 取值S：虽然取值S主要是响应于某条查询消息。当在OUL消息之中，仍可将其用于医嘱执行者（LIS）所已经添加到原始申请中的那些检验项目。在这种情况下，OBR-11字段（行为代码）则应该取值为A或G。

注：对于这些取值的使用条件，请参阅3.12节"ORC、OBR和OBX之间状态的相互关系"。

OBR-28 结果副本接收者（XCN）

该字段可用于表示一系列将会收到当前结果报告硬拷贝（hard copy）的那些接收人。对于那些具有访问这些结果的权限的用户来说，这些信息可能会比较有用。

OBR-32 主要结果解释者（NDL）

当结果状态字段（OBR-25）取值为P，F或C（校正结果也应当加以核实）时，该字段为必需型，该字段表示，结果是由谁来确认的，以及何时何地进行的临床确认。该字段将完整地描述这个"临床确认"步骤。

OBR-33 辅助结果解释者（NDL）

当结果状态字段的取值并非P，F或C时，该字段将毫无意义。

OBR-34 技术人员（NDL）

不应当使用该字段，因为与当前组合项目相链接（关联）的所有观察指标，并不一定就是由同一位技术人员所完成的。这里而是应当使用OBX-16（责任观察者）。

OBR-35 抄录人员（NDL）

该字段仅仅适用于当已经口授和转录了最终报告的时候，而这种情况则常见于组织学（Histology）和细胞学（Cytology）方面的报告。

OBR-36 已预约-日期/时间（TS）

该字段为可选型，且仅仅适用于结果状态字段（OBR-25）取值为S的情况。

OBR-44 操作程序代码（CE）

在实验室所发送的OUL消息中，该字段基本上没有意义，但某些组织可能会需要它。

OBR-45 操作程序代码修饰组分（CE）

仅当OBR-44（检查代码）取值时，方可该字段。

6.6 对OUL消息的应答

当医嘱结果记录者收到OUL消息，应该产生一条合理的，从医嘱结果记录者发往医嘱执行者的确认消息。这条通用确认消息"ACK"的创建应该遵循HL7 V2.5标准。

7　事务 LAB-4：工作医嘱管理

7.1　范围

当医嘱执行者要向自动装置管理器下达一条新的医嘱，将使用该事务。

而且，该事务还用于取消和/或修改过去发送给自动装置管理器的某条医嘱。

同时，还有一种可能就是，首先是取消既往的某条医嘱，然后再通过送一条新的医嘱来替换它。

7.2　用例角色描述

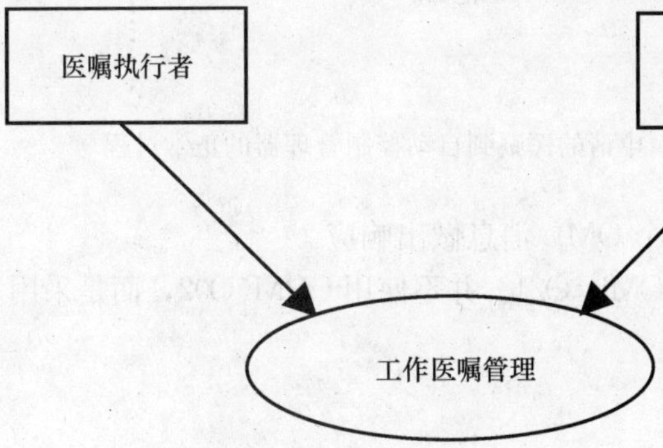

角色：医嘱执行者

角色描述：管理医嘱，并维护通往适当的自动装置管理器的路径（路由）。

角色：自动装置管理器

角色描述：接收来自医嘱执行者的那些医嘱，并管理医嘱的预处理、分析和后处理。

7.3　参考标准

HL7 2.5 版第 4 章

7.4　交互图

ORL 消息**应该**由自动装置管理器应用程序来创建，而不是某个消息代理（message broker）。消息代理（医嘱申请者和医嘱执行者之间的中介）完全不了解当前所申请的那些检验项目，因而不可能代表医嘱执行者来接受或拒绝这些检验项目。

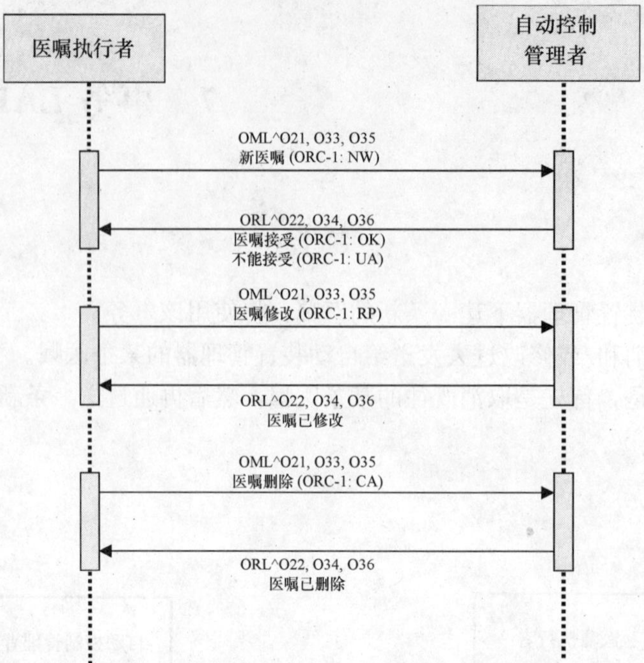

图 7.4-1　申请的医嘱到自动控制管理器的正常过程

应该仅仅采用一条 ORL 消息，对一个 OML 消息做出响应。

注：并不使用 ORM^O01，而是采用 OML^O21。并不使用 ORM^O02，而是采用 OML^O22 支持它的用法。

7.5　消息的静态定义

7.5.1　实验室医嘱管理（OML^O21，ORL^O22）

如下这种消息用于那些要求将标本/容器信息放在 ORC/OBR 字段组之内的分析型消息（analytical messages，分析资料型消息）。

7.5.1.1　触发事件

OML（O21）：医嘱执行者所发送的工作医嘱。

ORL（O22）：自动装置管理器所发送的对工作医嘱的应答。

7.5.1.2　消息语义

请参考 HL7 V2.5 第 4 章的 OML 消息以及通用消息语义。

另外，当医嘱执行者向自动装置管理器发送一条新的工作医嘱时，ORC-1“医嘱控制代码”将取值为“NM”。当删除工作医嘱时，ORC-1 将取值为“CA”。修改工作医嘱时，则取值为“RP”。

OBX 字段用来传送患者的既往结果，以及医嘱申请者或医嘱执行者所提供的一些观察指标，如血压、患者体温、标本采集量等。

表 7.5-1　OML^O21 消息

字段	含义	用法	基数	HL7 章
MSH	消息头	R	[1..1]	2
[	—患者信息　开始	O	[0..1]	
PID	患者标识	R	[1..1]	3
[PV1]	患者就诊	RE	[0..1]	3

续表

字段	含义	用法	基数	HL7章
]	—患者信息　结束			
{	—医嘱　开始	R	[1..*]	
ORC	公共医嘱(针对单独一个组合项目)	R	[1..1]	4
[{TQ1}]	时间安排/数量	RE	[0..1]	4
[	—观察指标申请　开始	O	[0..1]	
OBR	观察指标申请	R	[1..1]	4
[TCD]	检验项目代码细节	O	[0..1]	13
[{	—观察指标　开始	O	[0..*]	
OBX	观察指标结果	R	[1..1]	7
[{NTE}]	结果的说明	C	[0..*]	2
}]	—观察指标　结束			
[{	—标本　开始	C	[0..*]	
SPM	标本	R	[1..1]	7
[{	—容器　开始	C	[0..*]	
SAC	标本容器	R	[1..1]	13
[{OBX}]	额外的标本特征	O	[0..*]	7
}]	—容器　结束			
}]	—标本　结束			
]	—观察指标申请　结束			
}	—医嘱　结束			

字段 MSH-9—消息类型应当使其三个组分分别采用如下取值：

OML^O21^OML_O21

在事务 LAB-4 和 LAB-5 的字段中，PV1 段为可选型，因为自动装置管理器和分析仪器通常并不需要门诊患者信息。

当已经完成了当前标本的采集和准备，并将该标本登记在医嘱执行者应用程序之中时，标本组（SPECIMEN group）为必需型。在这种情况下，该组中至少存在一个 SPM 字段。在 3.10 节之中，有关 SAC 字段的那个段落对 SAC 字段在每个 SPM 字段之下的使用条件进行了描述。

如果自动装置管理器和分析仪器都不对当前检验项目结果与既往检验结果进行比较，那么，就不需要那些针对既往检验结果的 ORC，OBR 和 OBX。就生命体征方面的结果而言，如果有必要进行技术确认，则采用观察指标（OBSERVATION）组之中的 OBX 字段。

当医嘱要求进行一次复查时，将会采用容量（CONTAINER）组之中的 OBX 字段。

表 7.5-2　ORL^O22 消息

字段	含义	用法	基数	HL7章
MSH	消息头	R	[1..1]	2
MSA	消息应答	R	[1..1]	2
[{ERR}]	错误	O	[0..*]	2

续表

字段	含义	用法	基数	HL7 章
[	—患者信息 开始	O	[0..*]	
PID	患者标识	R	[1..1]	3
]	—患者信息 结束			
{	—医嘱 开始	R	[1..*]	
ORC	公共医嘱	R	[1..*]	4
[{TQ1}]	时间安排/数量	RE	[0..1]	4
[	—观察指标申请 开始	O	[0..1]	
OBR	观察指标申请	R	[1..1]	4
[{	—标本 开始	C	[0..*]	
SPM	标本	R	[1..1]	7
[{SAC}]	标本容器描述	C	[0..*]	7
}]	—标本 结束			
]	—观察指标 结束			
}]	—观察指标申请 结束			
]	—医嘱 结束			

字段 MSH-9—消息类型应该分别为其三个组分赋予如下取值：

OML^O22^OML _ O22

为了返回执行者医嘱编号（ORC-3 或 OBR-3），在这条消息中，PID、ORC 和 OBR 字段均为必需型。

SPM 或 SAC 的使用条件与 OML^O21 的相同。

7.5.2 针对与单独一个标本相关的多条医嘱的实验室医嘱（OML^O33，ORL^O34）

7.5.2.1 触发事件

OML（O33）：医嘱执行者所发送的工作医嘱。

ORL（O34）：自动装置管理器所发送的对工作医嘱的应答。

此消息的触发事件就是“一条工作医嘱的任何状态变化”。此类变更包括，当单独一个标本关联着多条医嘱时，新医嘱的提交、工作医嘱的取消、更新等等；其中，那个标本可能会分装在多个容器之中。

7.5.2.2 消息语义

请参考 HL7 2.5 版第 4 章的 OML 消息以及通用消息语义。

另外，当医嘱执行者向自动装置管理器发送一条新的工作医嘱时，ORC-1“医嘱控制代码”将取值为“NM”。当删除工作医嘱时，ORC-1 将取值为“CA”。修改工作医嘱时，则取值为“RP”。

OBX 字段用来传送患者的既往结果，以及医嘱申请者或医嘱执行者所提供的一些观察指标，如血压、患者体温、标本采集量等。

表 7.5-3 OML^O33

字段	含义	用法	基数	HL7 章
MSH	消息头	R	[1..1]	2
[	—患者信息 开始	O	[0..1]	
PID	患者标识	R	[1..1]	3

续表

字段	含义	用法	基数	HL7 章
[PV1]	患者就诊	RE	[0..1]	3
]	—患者信息　结束			
{	—标本　开始	R	[1..*]	
SPM	标本	R	[1..1]	7
[{SAC}]	标本容器	O	[0..*]	
{	—医嘱　开始	R	[1..*]	
ORC	公共医嘱（对一个组合项目）	R	[1..1]	4
[{TQ1}]	时间安排/数量	RE	[0..1]	4
[	—观察指标申请　开始	O	[0..1]	
OBR	观察指标申请	R	[1..1]	4
[TCD]	检验项目代码细节	O	[0..1]	13
[{OBX}]	观察指标结果	C	[0..*]	7
{	—以前的结果　开始	O	[0..*]	
[ORC]	公共医嘱-以前的结果	O	[0..1]	4
OBR	医嘱描述-以前的结果	R	[1..1]	4
{OBX}	观察指标/结果-既往结果	R	[1..*]	
[{NTE}]	结果的说明	C	[0..*]	2
}	—既往结果　结束			
]	—观察指标申请　结束			
}	—医嘱　结束			
}	—标本　结束			

字段 MSH-9—消息类型应当分别为其三个组分赋予如下取值：

OML^O33^OML_O33

表 7.5-4　ORL^O34

字段	含义	用法	基数	HL7 章
MSH	消息头	R	[1..1]	2
MSA	消息应答	R	[1..1]	2
[{ERR}]	错误	O	[0..*]	2
[PID]	患者标识	O	[0..1]	3
{	—标本　开始	R	[1..*]	
SPM	标本	R	[1..1]	7
[{SAC}]	标本容器	O	[0..*]	13
[{	—医嘱　开始	O	[0..*]	
ORC	公共医嘱	R	[1..1]	4
[{TQ1}]	时间安排/数量	RE	[0..1]	4
[OBR]	观察指标申请	R	[1..1]	4
}]	—医嘱　结束			
}	—标本　结束			

注意 HL7 2.5 版第 4 章在 OBR 字段之下描述了 SPM 和 SAC，但我们却想不出二者到底有何必要。

字段 MSH-9—消息类型应当分别为其三个组分赋予如下取值：

ORL^O34^ORL _ O34

关于构成上述那些消息的字段的详细描述，请参见 7.5.1 节（OML^O21 和 ORL^O22）。

7.5.3 针对与某个标本的单独一个容器相关的多条医嘱的实验室医嘱（OML^O35，ORL^O36）

7.5.3.1 触发事件

OML（O35）：医嘱执行者所发送的工作医嘱。

ORL（O36）：自动装置管理器所发送的对工作医嘱的应答。

此消息的触发事件就是对一条实验室医嘱的任何变更。此类变更包括，当某个标本的单独一个容器关联着多条医嘱时，新医嘱的提交、实验室医嘱的取消、更新等等。

注：HL7 2.5 版第 4 章描述道："该消息的触发事件就是对实验室医嘱的任何变更。此类变更包括，当某个标本的单独一个容器关联着多条医嘱时，新医嘱的提交、实验室医嘱的取消、更新等；其中，那个标本可能会分装在多个容器之中"。这完全与 OML^O33 的相同，因而，这看起是一个打字上的疏失。

7.5.3.2 消息语义

请参考 HL7 2.5 版第 4 章的 OML 消息以及通用消息语义。

另外，当医嘱执行者向自动装置管理器发送一条新的工作医嘱时，ORC-1"医嘱控制代码"将取值为"NM"。当删除工作医嘱时，ORC-1 将取值为"CA"。修改工作医嘱时，则取值为"RP"。

OBX 字段用来传送患者的既往结果，以及医嘱申请者或医嘱执行者所提供的一些观察指标，如血压、患者体温、标本采集量等。

表 7.5-5 OML^O35

段	含义	用法	基数	HL7 章
MSH	消息头	R	[1..1]	2
[	—患者信息 开始	O	[0..1]	
PID	患者标识	R	[1..1]	3
[PV1]	患者就诊	RE	[0..1]	3
]	—患者信息 结束			
{	—标本 开始	R	[1..*]	
SPM	标本	R	[1..1]	7
{	—容器 开始	R	[1..*]	
SAC	标本容器	R	[1..1]	13
{	—医嘱 开始	R	[1..*]	
ORC	公共医嘱	R	[1..1]	4
[{TQ1}]	时间安排/数量 医嘱顺序	RE	[0..1]	4
[	—观察指标申请 开始	O	[0..1]	
OBR	观察指标申请	R	[1..1]	4
[TCD]	检验项目代码细节	O	[0..1]	13
[{OBX}]	标本的额外特征	O	[0..*]	7

续表

段	含义	用法	基数	HL7章
{	—以前的结果　开始	O	[0..*]	
[ORC]	公共医嘱-既往结果	O	[0..1]	4
OBR	医嘱细节-既往结果	R	[1..1]	4
{OBX}	观察指标/结果-既往结果	R	[1..*]	7
}	—既往结果　结束			
]	—观察指标申请　结束			
}	—医嘱　结束			
}	—容器　结束			
}	—标本　结束			

字段 MSH-9—消息类型应当分别为其三个组分赋予如下取值：

OML^O35^OML_O35

表 7.5-6　ORL^O36

字段	含义	用法	基数	HL7章
MSH	消息头	R		2
MSA	消息应答	R		2
[{ERR}]	错误	O		2
[PID]	患者标识	O	[0..1]	3
{	—标本　开始	R	[1..*]	
SPM	标本	R	[1..1]	7
{	—容器　开始	R	[1..*]	
SAC	标本容器	R	[1..1]	13
[{	—医嘱　开始	O	[0..*]	
ORC	公共医嘱	R	[1..1]	4
[{TQ1}]	时间安排/数量	RE	[0..1]	4
[OBR]	观察指标申请	R		4
}]	—医嘱　结束			
}	—容器　结束			
]	—标本　结束			

字段 MSH-9—消息类型应当分别为其三个组分赋予如下取值：

ORL^O36^ORL_O36

7.5.3.2.1　OBR 字段

除下表所列出的字段之外，其余所有字段均为可选型。

表 7.5-7 OBR 字段

序号	长度	数据类型	用法	基数	表格号#	项目号#	元素名称
1	4	SI	O	[0..1]		00237	设置 ID—OBR
2	22	EI	R	[1..1]		00216	申请者医嘱编号
3	22	EI	RE	[0..1]		00217	执行者医嘱编号
4	250	CE	R	[1..1]		00238	通用服务标识符
5	2	ID	X	[0..0]		00239	优先级-OBR
6	26	TS	X	[0..0]		00240	申请日期/时间
7	26	TS	X	[0..0]		00241	观察日期/时间#
8	26	TS	X	[0..0]		00242	观察结束日期/时间#
9	20	CQ	X	[0..0]		00243	采集量*
10	250	XCN	O	[0..*]		00244	采集标识符*
11	1	ID	RE	[0..1]	0065	00245	标本动作代码*
12	250	CE	X	[0..0]		00246	危险代码
13	300	ST	X	[0..0]		00247	相关临床信息
14	26	TS	X	[0..0]		00248	标本接收日期/时间*
15	300	SPS	X	[0..0]		00249	标本来源
16	250	XCN	R	[1..1]		00226	医嘱提供者
17	250	XTN	RE	[0..2]		00250	医嘱回叫电话号码
18	60	ST	X	[0..0]		00251	申请者字段 1
19	60	ST	X	[0..0]		00252	申请者字段 2
20	60	ST	X	[0..0]		00253	执行者字段 1+
21	60	ST	X	[0..0]		00254	执行者字段 2+
22	26	TS	X	[0..0]		00255	结果报告/状态变更-日期/时间+
23	40	MOC	X	[0..0]		00256	实际操作收费+
24	10	ID	C	[0..1]	0074	00257	诊断服务部门标识
25	1	ID	X	[0..0]	0123	00258	结果状态+
26	400	PRL	X	[0..0]		00259	上级结果+
27	200	TQ	X	[0..0]		00221	数量/时间安排
28	250	XCN	O	[0..*]		00260	结果副本接收者
29	200	EIP	X	[0..0]		00261	上级
30	20	ID	X	[0..0]	0124	00262	运送方式
31	250	CE	O	[0..1]		00263	检查理由
32	200	NDL	O	[0..1]		00264	主要结果解释者+
33	200	NDL	O	[0..1]		00265	辅助结果解释者+
34	200	NDL	O	[0..1]		00266	技术人员+
35	200	NDL	O	[0..1]		00267	打字员
36	26	TS	O	[0..1]		00268	预定时间+
37	4	NM	O	[0..1]		01028	样本容器数量*
38	250	CE	O	[0..1]		01029	对所采集样本的运送保障*

续表

序号	长度	数据类型	用法	基数	表格号#	项目号#	元素名称
39	250	CE	O	[0..1]		01030	采集者的注解 *
40	250	CE	X	[0..0]		01031	运送安排责任
41	30	ID	X	[0..0]	0224	01032	运送安排
42	1	ID	X	[0..0]	0225	01033	所需陪同
43	250	CE	X	[0..0]		01034	关于所计划患者运送任务的注释
44	250	CE	O	[0..1]	0088	00393	操作程序代码
45	250	CWE	O	[0..1]	0340	01316	操作程序代码修饰组分
46	250	CE	O	[0..1]	0411	01474	申请者辅助服务信息
47	250	CE	O	[0..1]	0411	01475	执行者辅助服务信息
48	250	CWE	X	[0..0]	0476	01646	关于医学上必要的重复检查的理由
49	2	IS	O	[0..1]	0507	01647	结果处理

OBR-2：应该在检验结果（LAB-5：OUL 消息）中对 OBR-2 申请者医嘱编号加以反映，而且，医嘱执行者或医嘱申请者尚可借助该编号，来调出相应的医嘱记录。

OBR-3：如果有执行者医嘱编号，就应该对其加以填写。

7.5.3.2.2 TCD 字段

除下表所列出的字段之外，其余所有字段均为可选型。

表 7.5-8 TCD 字段

序号	长度	数据类型	用法	基数	表格号#	项目号#	元素名称
1	250	CE	R	[1..1]		00238	通用服务标识符
2	20	SN	O	[0..1]		01420	自动稀释因子
3	20	SN	O	[0..1]		01421	复查稀释因子
4	20	SN	O	[0..1]		01422	预稀释因子
5	20	SN	O	[0..1]		01413	预稀释液的内源性含量
6	1	ID	O	[0..1]	0136	01416	允许自动重复
7	1	ID	O	[0..1]	0136	01424	允许追加
8	250	CE	O	[0..1]	0389	01425	分析物重复状态

7.5.3.3 预期行为

如果收到来自医嘱执行者的，医嘱控制代码为 NW 的 OML 消息，自动装置管理器将接收和登记相应的医嘱信息，然后，利用 ORL 消息，向医嘱执行者传送结果“接受”或“拒绝”。

如果收到来自医嘱执行者的，医嘱控制代码为 CAOML 消息，自动装置管理器将取消现有的既往医嘱信息，且不会试图去预约（安排）或执行该命令。此外，对于自动装置管理器已经开始执行的命令，将不会予以取消。结果“接受”或“拒绝”将通过 ORL 消息，传输给医嘱执行者。

如果收到来自医嘱执行者的，医嘱控制代码为 RP 的 OML 消息，自动装置管理器将会对该命令的记录加以改变和登记。不过，自动装置管理器并不会更改已经开始执行的命令。结果“接受”或“拒绝”将通过 ORL 消息，传输给医嘱执行者。

8 事务 LAB-5：检验项目结果管理

本节对应于 IHE 实验学技术框架之中的事务 LAB-5。使用该事务的角色将是医嘱执行者和自动装置管理器。

8.1 范围

当自动装置管理器向医嘱执行者传输检验项目结果时，将采用该事务。

8.2 用例角色描述

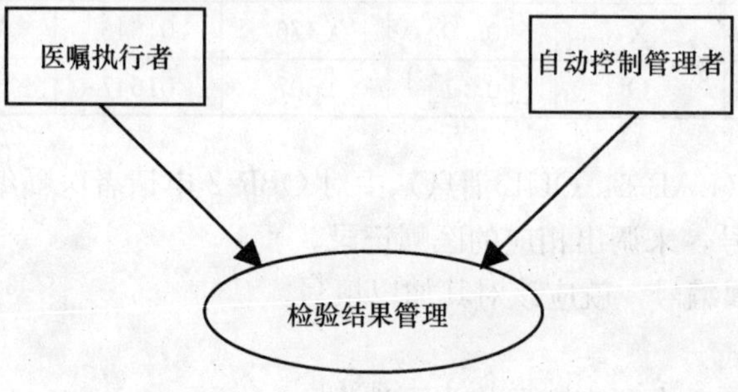

角色：医嘱执行者

角色描述：医嘱执行者负责管理自动装置管理器所通知的检验项目结果。

角色：自动装置管理器

角色描述：为完成工作医嘱而负责预处理和分析处理工作；执行技术确认；以及给医嘱执行者发送技术确认结果。

8.3 参考标准

HL7 2.5 版—主要参考第 7 章中的内容。

8.4 交互图

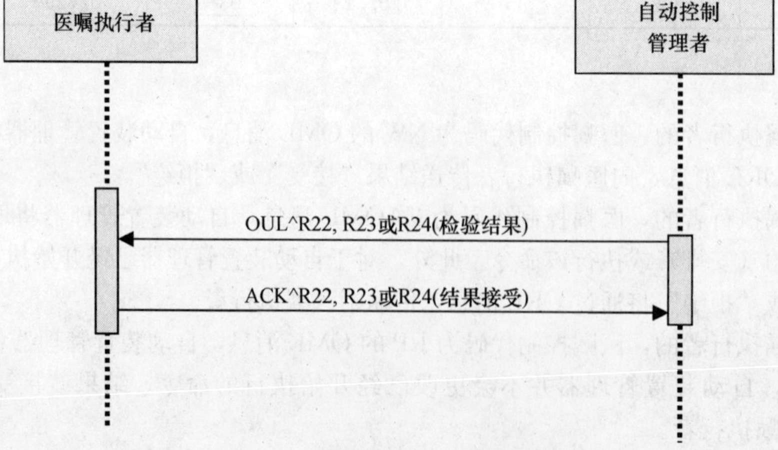

图 8.4-1 从自动控制管理器主动提供的观察消息

8.5 消息的静态定义

8.5.1 触发事件

OUL（R22 或 R23 或 R24）：自动装置管理器传输检验项目结果。

当传输多个与一位患者的一个标本相关的结果时，推荐采用 R22。

当传输多个同时与装有一位患者的一个或多个标本的一个或多个特定容器相关的结果时，推荐采用 R23。

当传输多个分别与装有一位患者的一个或多个标本的零个、一个或多个特定容器相关的结果时，推荐采用 R24。

ACK（R22 或 R23 或 R24）：医嘱执行者的响应应答。

注意 HL7 2.5 版第 7 章并没有对 ACK 消息进行任何描述。然而，对于采用 HL7 标准的消息交换来说，ACK 消息必不可少。

8.5.1.1 消息语义（R22）

请参考 HL7 V2.5 第 7 章的 OUL 消息以及通用消息语义。

表 8.5-1 OUL^R22

字段	含义	用法	基数	HL7 章
MSH	消息头	R	[1..1]	2
[PID]	患者标识	RE	[0..1]	3
[PV1]	患者就诊	O	[0..1]	3
{	—标本 开始	R	[1..*]	
SPM	标本信息	R	[1..1]	7
[{OBX}]	观察指标结果(针对单个标本)	O	[0..*]	7
[{	—容器 开始	0	[0..*]	
SAC	容器信息	R	[1..1]	13
[INV]	详细的材料信息(如:质量控制标本的标识符,批号,制造商等)	O	[0..1]	13
}]	—容器 结束			
{	—医嘱 开始	R	[1..*]	
OBR	观察指标医嘱	R	[1..1]	7
[ORC]	公共医嘱	O	[0..1]	4
[{	—结果 开始	O	[0..*]	
OBX	观察指标结果	R	[1..1]	7
[TCD]	检验项目代码细节	O	[0..1]	13
[{SID}]	材料标识符(如:用于检测的试剂)	O	[0..*]	13
[{NTE}]	注释	O	[0..*]	
}]	—结果 结束			
}	—医嘱 结束			
}	—标本 结束			

当通报某位病人的样本的那些检验项目结果信息时，运载工具信息（carrier information）将采用 SAC。

表 8.5-2 ACK^R22

字段	含义	用法	基数	HL7 章
MSH	消息头	R	[1..1]	2
MSA	消息应答	R	[1..1]	2
[ERR]	错误	O	[0..1]	2

字段 MSH-9—消息类型应当分别为其三个组分赋予如下取值：

OUL^R22^OUL _ R22

8.5.1.2 消息语义（R23）

请参考 HL7 V2.4 或 2.5 第 7 章的 OUL 消息以及通用消息语义。

表 8.5-3 OUL^R23

字段	含义	用法	基数	HL7 章
MSH	消息头	R	[1..1]	2
[PID]	患者标识	RE	[0..1]	3
[PV1]	患者就诊	O	[0..1]	3
{	—标本 开始	R	[1..*]	
SPM	标本信息	R	[1..1]	7
[{OBX}]	观察指标结果（针对单个标本）	O	[0..*]	7
{	—容器 开始	R	[1..*]	
SAC	容器信息	R	[1..1]	13
[INV]	详细的材料信息（如：质量控制标本的标识符，批号，制造商等）	O	[0..1]	13
{	—医嘱 开始	R	[1..*]	
OBR	观察指标医嘱	R	[1..1]	7
[ORC]	公共医嘱	O	[0..1]	4
[{	—结果 开始	O	[0..*]	
OBX	观察指标结果	R	[1..1]	7
[TCD]	检验项目代码细节	O	[0..1]	13
[{SID}]	材料标识符（如：用于检测的试剂）	O	[0..*]	13
[{NTE}]	注释	O	[0..*]	
}]	—结果 结束			
}	—医嘱 结束			
}	—容量 结束			
}	—标本 结束			

字段 MSH-9—消息类型应当分别为其三个组分赋予如下取值：

OUL^R23^OUL _ R23

当通报某位病人的样本的那些检验项目结果信息时，运载工具信息（carrier information）将采用 SAC。关于 INV 字段和 SID 字段，请参见 HL7 第 13 章；关于 CTI 字段，请参见 HL7 第 7 章。

表 8.5-4 ACK^R23

字段	含义	用法	基数	HL7 章
MSH	消息头	R	[1..1]	2
MSA	消息应答	R	[1..1]	2
[ERR]	错误	O	[0..1]	2

字段 MSH-9—消息类型（MSG）应当使其两个组分分别取值为“OUL”和“R23”。

注：R23 的消息结构（SPM {SAC {OBX}}）似乎要停止采用当前的这种用法。

8.5.1.3 消息语义（R24）

请参考 HL7 V2.5 第 7 章的 OUL 消息以及通用消息语义。

表 8.5-5 OUL^R24

字段	含义	用法	基数	HL7 章
MSH	消息头	R	[1..1]	2
[PID]	患者标识	RE	[0..1]	3
[PV1]	患者就诊	O	[0..1]	3
{	—医嘱 开始	R	[1..*]	
OBR	观察指标医嘱	R	[1..1]	7
[ORC]	公共医嘱	O	[0..1]	4
[{TQ1}]	时间安排/数量	RE	[0..1]	4
[{	—标本 开始	O	[0..*]	
SPM	标本信息	R	[1..1]	7
[{OBX}]	观察指标结果(针对单个标本)	O	[0..*]	7
[{	—容器 开始	O	[0..*]	
SAC	容器信息	R	[1..1]	13
[INV]	详细的材料信息（如：质量控制标本的标识符，批号，制造商等）	O	[0..1]	13
}]	—容器 结束			
}]	—标本 结束			
[{	—结果 开始	O	[0..*]	
OBX	观察指标结果	R	[1..1]	7
[TCD]	检验项目代码细节	O	[0..1]	13
[{SID}]	材料标识符（如：用于检测的试剂）	O	[0..*]	13
[{NTE}]	注释	O	[0..*]	
}]	—结果 结束			
}	—医嘱 结束			

字段 MSH-9—消息类型应当分别为其三个组分赋予如下取值：

OUL^R24^OUL _ R24

当通报某位病人的样本的那些检验项目结果信息时，运载工具信息（carrier information）将采用 SAC。

表 8.5-6 ACK^R24

段	含义	用法	基数	HL7 章
MSH	消息头	R	[1..1]	2
MSA	消息应答	R	[1..1]	2
[ERR]	错误	O	[0..1]	2

字段 MSH-9—消息类型（MSG）应当使其两个组分分别取值为“OUL”和“R24”。

关于 INV 字段和 SID 字段，请参见 HL7 第 13 章；关于 CTI 字段，请参见 HL7 第 7 章。

8.5.1.4 预期行为

自动装置管理器将利用 OUL 消息，向医嘱执行者通报检验项目结果。医嘱执行者将接受并登记信息，并将利用 ACK 消息，对自动装置管理器做出响应。

8.5.1.5 OBR 段

除下表所列出的字段之外，其余所有字段均为可选型。

表 8.5-7 OBR 段

序号	长度	数据类型	用法	基数	表格号#	项目号#	元素名称
1	4	SI	O	[0..1]		00237	设置 ID—OBR
2	22	EI	R	[1..1]		00216	申请者医嘱编号
3	22	EI	RE	[0..1]		00217	执行者医嘱编号
4	250	CE	R	[1..1]		00238	通用服务标识符
5	2	ID	X	[0..0]		00239	优先级-OBR
6	26	TS	X	[0..0]		00240	申请日期/时间
7	26	TS	RE	[0..1]		00241	观察日期/时间#
8	26	TS	RE	[0..1]		00242	观察结束日期/时间#
9	20	CQ	O	[0..1]		00243	采集量*
10	250	XCN	O	[0..*]		00244	采集标识符*
11	1	ID	RE	[0..1]	0065	00245	标本动作代码*
12	250	CE	X	[0..0]		00246	危险代码
13	300	ST	X	[0..0]		00247	相关临床信息
14	26	TS	X	[0..0]		00248	标本接收日期/时间*
15	300	SPS	X	[0..0]		00249	标本来源
16	250	XCN	R	[1..1]		00226	医嘱提供者
17	250	XTN	RE	[0..2]		00250	医嘱回叫电话号码

续表

序号	长度	数据类型	用法	基数	表格号#	项目号#	元素名称
18	60	ST	X	[0..0]		00251	申请者字段 1
19	60	ST	X	[0..0]		00252	申请者字段 2
20	60	ST	X	[0..0]		00253	执行者字段 1+
21	60	ST	X	[0..0]		00254	执行者字段 2+
22	26	TS	X	[0..1]		00255	结果报告/状态变更-日期/时间+
23	40	MOC	X	[0..0]		00256	实际操作收费+
24	10	ID	C	[0..1]	0074	00257	诊断服务部门标识
25	1	ID	R	[1..1]	0123	00258	结果状态+
26	400	PRL	O	[0..1]		00259	上级结果+
27	200	TQ	X	[0..0]		00221	数量/时间
28	250	XCN	O	[0..*]		00260	结果副本接收者
29	200	EIP	O	[0..1]		00261	上级
30	20	ID	X	[0..0]	0124	00262	运送方式
31	250	CE	O	[0..1]		00263	检查理由
32	200	NDL	O	[0..1]		00264	主要结果解释者+
33	200	NDL	O	[0..1]		00265	辅助结果解释者+
34	200	NDL	O	[0..1]		00266	技术人员+
35	200	NDL	O	[0..1]		00267	打字员
36	26	TS	O	[0..1]		00268	预定时间+
37	4	NM	O	[0..1]		01028	样本容器数量*
38	250	CE	O	[0..1]		01029	对所采集样本的运送保障
39	250	CE	O	[0..1]		01030	采集者的注解*
40	250	CE	X	[0..0]		01031	运送安排责任
41	30	ID	X	[0..0]	0224	01032	运送安排
42	1	ID	X	[0..0]	0225	01033	所需陪同
43	250	CE	X	[0..0]		01034	关于所计划患者运送任务的注释
44	250	CE	O	[0..1]	0088	00393	操作程序代码
45	250	CWE	O	[0..1]	0340	01316	操作程序代码修饰组分
46	250	CE	O	[0..1]	0411	01474	申请者辅助服务信息
47	250	CE	O	[0..1]	0411	01475	执行者辅助服务信息
48	250	CWE	X	[0..0]	0476	01646	关于医学上必要的重复检查的理由
49	2	IS	O	[0..1]	0507	01647	结果处理

所有字段数据都应当反映事务 LAB-4 的 OBR。

8.5.1.6 TCD 段

除下表所列出的字段之外，其余所有字段均为可选型。

表 8.5-8 TCD 字段

序号	长度	数据类型	用法	基数	表格号#	项目号#	元素名称
1	250	CE	R	[1..1]		00238	通用服务标识符

9 实际用例

9.1 指导方针

本节之中的每个实际用例都旨在作为处理一类实验室检测工作的模板，并将涉及到当前实验学技术框架之中的所有事务。这里，将仅仅描述主要的步骤和交互。

每个用例都将采用一个故事板（storyboard）来描述，都将采用一个交互图来完成，并且都将采用该工作流程之中的那些最为重要的消息来举例说明。其中，每个故事板都将采用时间顺序，来描述相应的完整工作流程。

其中，消息的描述经过缩简，以集中于感兴趣的那个主点。

为简洁起见，将仅仅显示其中的一些应用程序确认。

角色的名称均采用的是其首字母所组成的缩写形式（OP，OF，AM，ORT）。另外，MSH-3（发送方应用程序）和 MSH-5（接收方应用程序）字段之中也采用了这些缩写。

所有用例都假定，申请者医嘱均关联有一个申请者医嘱组编号（ORC-4）。

如果可能的话，OBX 字段中的所有检验项目都将采用其相应的 LOINC 代码加以标识。

颜色（即示例消息文本的底纹填充色）突出显示的是相应消息之中的关键信息。

9.2 针对一个全血标本的两个血液学组合项目

9.2.1 故事板

本示例对应于第一卷中所描述的用例“外部所申请的且备有标识不明标本或需要当前实验室来采集的标本的医嘱”。这里，下达医嘱的那个就诊科室标识并未对当前标本加以标识。

针对这同一个标本，医师将申请由若干检验项目所组成的两个组合项目：全血细胞计数（blood count）和白细胞分类计数（differential blood count）。

参与该过程的人员角色和组织机构：

分配权限：Abbeville Hospital（阿布维利医院）

申请者：Urology department（泌尿科）

执行者：Cytology laboratory（细胞学实验室）

申请设施：Urology（泌尿学部）

患者：John Ill，患者医院标识符：6543210，患者就诊号：999888，类型：住院患者

申请医嘱者：Dr Uro（名叫 Uro 的医生）

申请者医嘱录入者：Janet Nurse

标本采集者：John Collect

技术员：Marc Techos

临床专家：Jane Cyto

当前工作流程之中所使用的 ID 编号：

ID 编号	值	分配权限
患者医院 ID 编号	6543210	住院处（ADT）
患者就诊号	9998888	住院处（ADT）

续表

ID编号	值	分配权限
就诊科室医嘱组	555	泌尿科（OP）
就诊科室医嘱（第一个组合项目）	9876543	泌尿科（OP）
就诊科室医嘱（第二个组合项目）	9876544	泌尿科（OP）
工作医嘱的实验室医嘱（第一个组合项目）条目	456	细胞学实验室（OF）
工作医嘱的实验室医嘱（第二个组合项目）条目	457	细胞学实验室（OF）
标本	456_1	细胞学实验室（OF）

LAB-1 交互：针对一条关于全血细胞计数和白细胞分类计数的医嘱，就诊科室将采集一个与该医嘱相关的标本，并将标本送往细胞学实验室。伴随着这一标本，医嘱申请者将发送一条消息“new order”（NW）（新医嘱），以便让实验室开始这项检测。

LAB-4、LAB-1 及 LAB-3 交互：实验室将检查该标本，并安排预约此项工作。医嘱执行者将为标本分配一个标识符，并打印出相应的标识符标签。医嘱执行者将向自动装置管理器发送一条唯一性的工作医嘱。医嘱执行者将就所安排预约的这项工作，通知医嘱申请者和医嘱结果记录者。

LAB-5、LAB-1 和 LAB-3 交互：在实验室技术人员（Marc Techos）进行技术确认之后，自动装置管理器将会把所有这些观察指标结果返回给医嘱执行者。

LAB-1 和 LAB-3 交互：在临床确认之后，医嘱执行者将向医嘱结果记录者通报这些结果，并向医嘱申请者通报相应的状态变更信息。

9.2.2 交互图

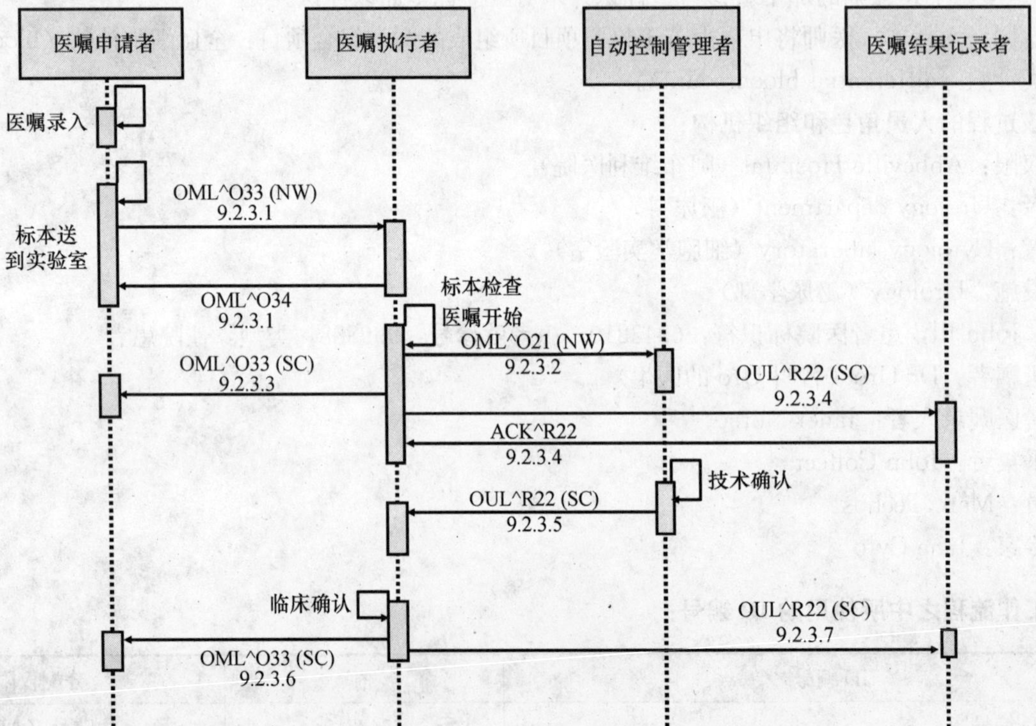

9.2.3　消息

9.2.3.1　LAB-1（OP→OF）：伴随单独一个标本的消息“New order”（新医嘱）

发送给医嘱执行者的一条新的申请者医嘱：

```
MSH|^~\&|OP|Urology|OF|Cytology|200310060820||OML^O33^OML_O33|001|T|2.5|||||USA||EN
PID|1||6543210^^^Abbeville Hospital^PI||ILL^JOHN^^^^^L||19810101|M
PV1|1|I||||||||||||||||9998888
SPM|1|||BLD||||||P|||||200310060735||||||||1
ORC|NW|9876543^Urology||555^Urology
|||||200310060710|^NURSE^JANET|||||||||||Urology^^^^^^FI^^^UR01
TQ1|1||||||||R
OBR|1|9876543^Urology||85027^Hemogram and platelet count, automated^CPT4|
|||||^COLLECT^JOHN||||||^URO^^^^DR
ORC|NW|9876544^Urology||555^Urology
|||||200310060710|^NURSE^JANET|||||||||||Urology^^^^^^FI^^^UR01
TQ1|1||||||||R
OBR|1|9876544^Urology||85009^Differential WBC Count, buffy coat^CPT4|
|||||^COLLECT^JOHN||||||^URO^^^^DR
```

相关的确认消息没有显示。

9.2.3.2　LAB-4（OF→AM）：消息“New order”（新医嘱）

发送给自动装置管理器的一个新的工作医嘱：

```
MSH|^~\&|OF|Cytology|AM|Automation|200310060825||OML^O33^OML_O33|101|T|2.5|||||USA|
|EN
PID|1||6543210^^^Abbeville Hospital^PI||ILL^JOHN^^^^^L||19810101|M
PV1|1|I||||||||||||||||9998888
SPM|1|456_1^Cytology||BLD||||||P|||||200310060735|200310060821||||||||1
ORC|NW|||555^Urology|||||200310060710|^NURSE^JANET|||||||||||Urology^^^^^^FI^^^UR01
TQ1|1||||||||R
OBR|1|456^Cytology||85027^Hemogram and platelet count, automated^CPT4|
|||||^COLLECT^JOHN|||||^URO^^^^DR
ORC|NW|||555^Urology|||||200310060710|^NURSE^JANET|||||||||||Urology^^^^^^FI^^^UR01
TQ1|1||||||||R
OBR|1|457^Cytology||85009^Differential WBC Count, buffy coat^CPT4|
|||||^COLLECT^JOHN|||||^URO^^^^DR
```

自动装置管理器所发送的确认消息：

```
MSH|^~\&|AM|Automation|OF|Cytology|200310060826||ORL^O34^ORL_O34|301|T|2.5|||||USA|
EN
MSA|AA|101
PID|1||6543210^^^Abbeville Hospital^PI||ILL^JOHN^^^^^L||19810101|M
PV1|1|I||||||||||||||||9998888
SPM|1|456_1^Cytology||BLD||||||P|||||200310060735|200310060821||||||||1
ORC|OK|||555^Urology|SC||||200310060710|^NURSE^JANET||||||||||
Urology^^^^^^FI^^^UR01
TQ1|1||||||||R
OBR|1|456^Cytology||85027^Hemogram and platelet count, automated^CPT4|
|||||^COLLECT^JOHN|S|||||^URO^^^^DR
ORC|OK|||555^Urology|SC||||200310060710|^NURSE^JANET||||||||||
Urology^^^^^^FI^^^UR01
TQ1|1||||||||R
OBR|1|457^Cytology||85009^Differential WBC Count, buffy coat^CPT4|
|||||^COLLECT^JOHN|S|||||^URO^^^^DR
```

9.2.3.3　LAB-1（OF→OP）：消息“Status changed”（状态已变）

已经为这条申请者医嘱分配了一个执行者医嘱编号，该标本目前现成可用，而且实验室也将对该标本进行标识：

```
MSH|^~\&|OF|Cytology|OP|Urology|200310060825||OML^O33^OML_O33|108|T|2.5|||||USA||EN
PID|1||6543210^^^Abbeville Hospital^PI||ILL^JOHN^^^^^L||19810101|M
PV1|1|I|||||||||||||||9998888
SPM|1|456_1^Cytology||BLD||||||P|||||200310060735|200310060821||Y|||||1
ORC|SC|9876543^Urology||555^Urology|IP||||200310060710|^NURSE^JANET||||||||||
Urology^^^^^^FI^^^UR01
TQ1|1||||||||R
OBR|1|9876543^Urology|456^Cytology|85027^Hemogram and platelet count,
automated^CPT4|
|||||^COLLECT^JOHN|P|||||^URO^^^^DR|||||||||I
ORC|SC|9876544^Urology||555^Urology|IP||||200310060710|^NURSE^JANET||||||||||
Urology^^^^^^FI^^^UR01
TQ1|1||||||||R
OBR|1|9876544^Urology|457^Cytology|85009^Differential WBC Count, buffy coat^CPT4|
|||||^COLLECT^JOHN|P|||||^URO^^^^DR|||||||||I
```

相关的确认消息没有显示。

9.2.3.4 LAB-3（OF→ORT）：消息“New order”（新医嘱）

利用一个结果消息，向医嘱结果记录者通报关于创建执行者医嘱的信息：

```
MSH|^~\&|OF|Cytology|ORT||200310060825||OUL^R22^OUL_R22|122|T|2.5|||||USA||EN
PID|1||6543210^^^Abbeville Hospital^PI||ILL^JOHN^^^^^L||19810101|M
PV1|1|I|||||||||||||||9998888
SPM|1|456_1^Cytology||BLD||||||P|||||200310060735|200310060821||Y|||||1
OBR|1|9876543^Urology|456^Cytology|85027^Hemogram and platelet count,
automated^CPT4|
|||||^COLLECT^JOHN|P|||||^URO^^^^DR|||||||||I
ORC|SC|9876543^Urology||555^Urology|IP||||200310060710|^NURSE^JANET||||||||||
Urology^^^^^^FI^^^UR01
TQ1|1||||||||R
OBR|2|9876544^Urology|457^Cytology|85009^Differential WBC Count, buffy coat^CPT4|
|||||^COLLECT^JOHN|P|||||^URO^^^^DR|||||||||I
ORC|SC|9876544^Urology||555^Urology|IP||||200310060710|^NURSE^JANET||||||||||
Urology^^^^^^FI^^^UR01
TQ1|1||||||||R
```

医嘱结果记录者所发送的确认消息：

```
MSH|^~\&|ORT||OF|Cytology|200310060826||ACK^R22|401|T|2.5|||||USA|EN
MSA|AA|122
```

9.2.3.5 LAB-5（AM→OF）：消息“新结果（New Results）”

自动装置管理器发送当前工作医嘱的那些最终结果：

```
MSH|^~\&|AM|Automation|OF|Urology|200310060900||OUL^R22^OUL_R22|308|T|2.5|||||USA||
EN
PID|1||6543210^^^Abbeville Hospital^PI||ILL^JOHN^^^^^L||19810101|M
PV1|1|I|||||||||||||||9998888
SPM|1|456_1^Cytology||BLD||||||P|||||200310060735|200310060821||Y|||||1
OBR|1||456^Cytology|85027^Hemogram and platelet count, automated^CPT4|
|||||^COLLECT^JOHN|P|||||^URO^^^^DR|
||||||200310060832|||F||||||&TECHOS&MARC^200310060833
ORC|SC||||CM||||200310060710|^NURSE^JANET||||||||||Urology^^^^^^FI^^^UR01
OBX|1|NM|11156-7^LEUKOCYTES^LN||8.2|10*3/mm3|4-10|N|||F|||200310060830
OBX|2|NM|11273-0^ERYTHROCYTES^LN||4.08|10*6/mm3|10-12|N|||F|||200310060830
OBX|3|NM|20509-6^HEMOGLOBIN^LN||13.4|g/dL|11.5-14.5|N|||F|||200310060830
OBX|4|NM|20570-8^HEMATOCRIT^LN||39.7|%|37-47|N|||F|||200310060830
OBX|5|NM|30428-7^MCV^LN||97|fL|80-95|N|||F|||200310060830
OBX|6|NM|28539-5^MCH^LN||33.0|pg|27-32|N|||F|||200310060830
```

```
OBX|7|NM|28540-3^MCHC^LN||33.8|%|30-36|N|||F|||200310060830
OBX|8|NM|11125-2^PLATELETS^LN||220|10*9/L|150-400|N|||F|||200310060830
OBR|2|457^Cytology||85009^Differential WBC Count, buffy coat^CPT4|
|||||^COLLECT^JOHN|P||||^URO^^^^DR
||||||200310060832|||F||||||&TECHOS&MARC^200310060833
ORC|SC||||CM||||200310060710|^NURSE^JANET|||||||||||Urology^^^^^^FI^^^UR01
OBX|1|NM|23761-0^NEUTROPHILS/100 LEUKOCYTES^LN||72|%||N|||F|||200310060830
OBX|2|NM|26450-7^EOSINOPHILS/100 LEUKOCYTES^LN||2|%||N|||F|||200310060830
OBX|3|NM|26478-8^LYMPHOCYTES/100 LEUKOCYTES^LN||20|%||N|||F|||200310060830
OBX|4|NM|26485-3^MONOCYTES/100 LEUKOCYTES^LN||6|%||N|||F|||200310060830
OBX|5|NM|30180-4^BASOPHILS/100 LEUKOCYTES^LN||0|%||N|||F|||200310060830
```

相关的确认消息没有显示。

9.2.3.6　LAB-1（OF→OP）：消息“Status changed”（状态已变）

临床专家已经在上午9点29分进行了临床确认。这时，当前医嘱得以完成：

```
MSH|^~\&|OF|Urology| OP|Urology|200310060930||OML^O33^OML_O33|181|T|2.5|||||USA||EN
PID|1||6543210^^^Abbeville Hospital^PI||ILL^JOHN^^^^^L||19810101|M
PV1|1|I||||||||||||||||9998888
SPM|1|456_1^Cytology||BLD||||||P||||||200310060735|200310060821|||Y||||||1
ORC|SC|9876543^Urology||555^Urology|CM||||200310060710|^NURSE^JANET|||||||||||
Urology^^^^^^FI^^^UR01
TQ1|1||||||||R
OBR|1|9876543^Urology|456^Cytology|85027^Hemogram and platelet count,
automated^CPT4|
|||||^COLLECT^JOHN|P||||^URO^^^^DR||||||||F|||||||&CYTO&JANE^200310060929
ORC|SC|9876544^Urology||555^Urology|CM||||200310060710|^NURSE^JANET|||||||||||
Urology^^^^^^FI^^^UR01
TQ1|1||||||||R
OBR|1|9876544^Urology|457^Cytology|85009^Differential WBC Count, buffy coat^CPT4|
|||||^COLLECT^JOHN|P||||^URO^^^^DR||||||||F|||||||&CYTO&JANE^200310060929
```

相关的确认消息没有显示。

9.2.3.7　LAB-3（OF→ORT）：消息“状态改变（Status Changed）”

临床专家在上午9点29分进行了临床确认。这时，当前医嘱得以完成。当前，这些结果为最终状态：

```
MSH|^~\&|OF|Cytology|ORT||200310060931||OUL^R22^OUL_R22|182|T|2.5|||||USA||EN
PID|1||6543210^^^Abbeville Hospital^PI||ILL^JOHN^^^^^L||19810101|M
PV1|1|I||||||||||||||||9998888
SPM|1|456_1^Cytology||BLD||||||P||||||200310060735|200310060821|||Y||||||1
OBR|1|9876543^Urology|456^Cytology|85027^Hemogram and platelet count,
automated^CPT4|
|||||^COLLECT^JOHN|P||||^URO^^^^DR|
||||||200310060929|||F||||||&CYTO&JANE^200310060929
ORC|SC|9876543^Urology||555^Urology|CM||||200310060710|^NURSE^JANET|||||||||||
Urology^^^^^^FI^^^UR01
TQ1|1||||||||R
OBX|1|NM|11156-7^LEUKOCYTES^LN||8.2|10*3/mm3|4-10|N|||F|||200310060830
OBX|2|NM|11273-0^ERYTHROCYTES^LN||4.08|10*6/mm3|10-12|N|||F|||200310060830
OBX|3|NM|20509-6^HEMOGLOBIN^LN||13.4|g/dL|11.5-14.5|N|||F|||200310060830
OBX|4|NM|20570-8^HEMATOCRIT^LN||39.7|%|37-47|N|||F|||200310060830
OBX|5|NM|30428-7^MCV^LN||97|fL|80-95|N|||F|||200310060830
OBX|6|NM|28539-5^MCH^LN||33.0|pg|27-32|N|||F|||200310060830
OBX|7|NM|28540-3^MCHC^LN||33.8|%|30-36|N|||F|||200310060830
OBX|8|NM|11125-2^PLATELETS^LN||220|10*9/L|150-400|N|||F|||200310060830
OBR|2|9876544^Urology|457^Cytology|85009^Differential WBC Count, buffy coat^CPT4|
|||||^COLLECT^JOHN|P||||^URO^^^^DR|
||||||200310060929|||F||||||&CYTO&JANE^200310060929
ORC|SC|9876544^Urology||555^Urology|CM||||200310060710|^NURSE^JANET|||||||||||
```

```
Urology^^^^^^FI^^^UR01
TQ1|1||||||||R
OBX|1|NM|23761-0^NEUTROPHILS/100 LEUKOCYTES^LN||72|%||N|||F|||200310060830
OBX|2|NM|26450-7^EOSINOPHILS/100 LEUKOCYTES^LN||2|%||N|||F|||200310060830
OBX|3|NM|26478-8^LYMPHOCYTES/100 LEUKOCYTES^LN||20|%||N|||F|||200310060830
OBX|4|NM|26485-3^MONOCYTES/100 LEUKOCYTES^LN||6|%||N|||F|||200310060830
OBX|5|NM|30180-4^BASOPHILS/100 LEUKOCYTES^LN||0|%||N|||F|||200310060830
```

相关的确认消息没有显示。

9.3 针对一系列标本的检验项目：葡萄糖耐量检查

9.3.1 故事板

本用例处于第1卷第3.1.1节的第一个一般用例“外部所申请的且伴有已标识标本的医嘱”所提供的语境（context）之中。因而，这里的下达医嘱的就诊科室将对当前标本加以标识。

针对这同一个标本，医师将申请一个组合项目，并将提供一系列在不同时间所采集的标本。

该组合项目由单独一种检验项目组成：将由化学实验室来完成的，分别针对许多个标本加以重复检测的，关于血清标本的葡萄糖浓度。假设该医嘱将作为一组采用申请者医嘱组编号“666”加以标识的申请者医嘱的组成部分。

医嘱所要开出的葡萄糖耐量（glucose tolerance）检查则是单独一种组合项目，而该组合项目将要求在最初摄入葡萄糖（initial glucose ingestion）之后，分别针对数目未加规定且按不同时间间隔所采集的血清标本，进行葡萄糖检测。当前医嘱消息之中的SPM字段将指出这些数目可变的标本的具体个数。该结果则由那些分别针对各个具体的相关标本进行检测而获得的所有观察指标结果组成。除非不幸打碎了某个标本，所有标本都将获得相应的结果。

参与该过程的人员角色和组织机构：

分配权限：Memphis Hosp（孟菲斯医院）

申请者：Entero-gastric department（肠胃病科）

执行者：Chemistry laboratory（化学实验室）

申请设施：Entero-gastric（肠胃病学部）

患者：Adam Everyman Jr，帐号：12345（校验位：5以10为模），类型：门诊患者

申请医嘱者：Dr Physician（名叫Physician的医生），电话821，医院中的ID编号222222

申请者医嘱录入员：Nancy Nurse，ID编号222221

标本采集者：M. Bleeder，ID编号1234

技术人员：Suzy Technician，ID编号333333

临床专家：Jane Chemistry-Expert，ID编号444444

本工作流程中所使用ID编号：

ID编号	值	分配权限
患者ID编号	12345	住院处（ADT）
就诊科室医嘱	12345678	肠胃病科（OP）
就诊科室医嘱组	666	肠胃病科（OP）
第一个标本	123456781	肠胃病科（OP）
第二个标本	123456782	肠胃病科（OP）

续表

ID 编号	值	分配权限
第三个标本	123456783	肠胃病科（OP）
第四个标本	123456784	肠胃病科（OP）
第五个标本	123456785	肠胃病科（OP）
实验室医嘱	555	化学实验室（OF）
第一个工作医嘱	555 _ 1	化学实验室（OF）
第二个工作医嘱	555 _ 2	化学实验室（OF）
第三个工作医嘱	555 _ 3	化学实验室（OF）
第四个工作医嘱	555 _ 4	化学实验室（OF）

LAB-1 交互：就诊科室将依据高度优先级“ASAP”（尽快），首先采集与一份葡萄糖耐量医嘱相关的前三个标本，并将这些标本送往化学实验室。伴随着这前三个标本，医嘱申请者将发送一个消息“New order”（新医嘱）（NW）以便让实验室开始这项检测工作。OBR-11“标本动作代码（Specimen action code)”取值为“P”（待检标本，pending specimen），而这表示的则是，目前仍在等待该医嘱的一些标本（也就是，尚未采集）。医嘱申请者将提供一项观察指标结果，用于报告该患者所吸收葡萄糖的初始量。

LAB-4、LAB-1 和 LAB-3 交互：实验室将检查这些标本，并安排预约此项工作。医嘱执行者将把第一份工作医嘱发送到自动装置管理器。

医嘱执行者将就所安排预约的这项工作，通知医嘱申请者和医嘱结果记录者，并通知说，所打破的第三个标本将不会产生任何观察指标结果。SPM-20（标本可用性，specimen availability）＝“N”，且 SPM-21（标本拒收原由，specimen reject reason）＝‘RB’（容器破碎，broken container）。因为该组合项目是一项计时系列（timing series）型的检查，所以医嘱申请者不会去替换这个破损标本。不过，只是最终的观察指标结果图形将会有一个缺失点（missing point）。

LAB-5、LAB-1 和 LAB-3 交互：在实验室技术人员（Suzy Technician）进行技术确认之后，自动装置管理器将会把前两项观察指标结果返回给医嘱执行者。鉴于医嘱优先级为“ASAP”（尽快），在未待临床确认的情况下，医嘱执行者就将向医嘱结果记录者通报这些不完整结果，并向医嘱申请者通报相应的状态变更信息。

LAB-1 交互：后来，当最后两个标本被送到实验室时，医嘱申请者将为该医嘱发送一个附加消息，且其中的医嘱控制字段取值为“变更医嘱申请，change order request”（XO）。这个消息将包含当前那些标本的完整列表。OBR-11“标本动作代码”取值为“S”表明，标本采集完毕，从而实验室可籍此完成其工作。

LAB-4、LAB-1 和 LAB-3 交互：实验室将检查最后这两个标本。医嘱执行者将向自动装置管理器发送最后那条工作医嘱。医嘱执行者将就当前医嘱的进展情况，通报医嘱申请者和医嘱结果记录者医嘱。

LAB-5 交互：在进行技术确认之后，自动装置管理器将把最后这些结果发送给医嘱执行者。

LAB-1 和 LAB-3 交互：在进行临床确认之后，医嘱执行者将向医嘱结果记录者通报最终结果，并将向医嘱申请者通报状态变更信息。

9.3.2　交互图

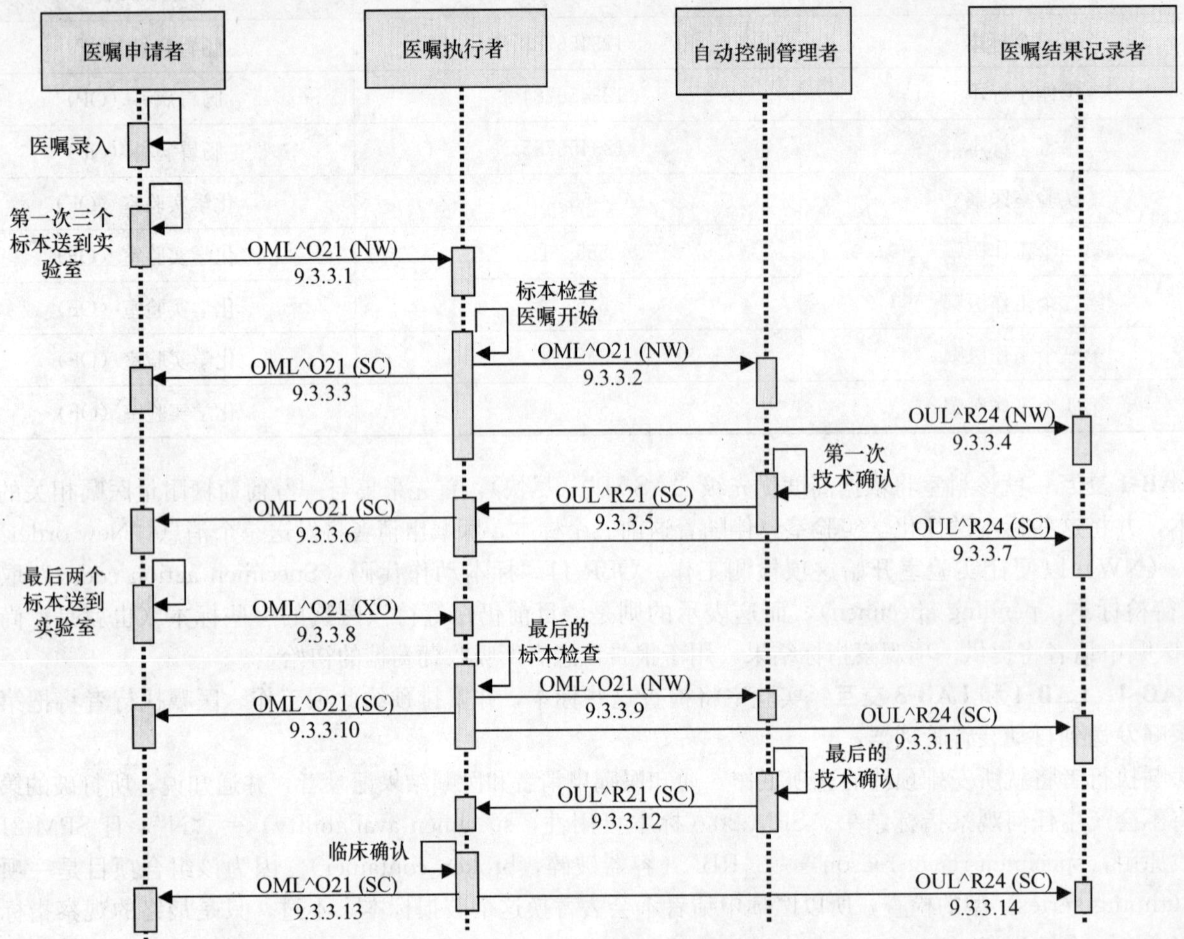

9.3.3　消息

9.3.3.1　LAB-1（OP→OF）：伴随前三个标本的消息“New order”（新医嘱）

发送给医嘱执行者的一条新的申请者医嘱：此申请者医嘱的优先级为“ASAP”。申请者提供了一项观察指标结果。已经采集前三个标本。目前仍在等待其余标本。

```
MSH|^~\&|OP|Entero-gastric|OF|Chemistry|200309060820||OML^O21^OML_O21|
msgOP123|T|2.5|123| |||USA||EN
PID|1||12345^5^M10^Memphis_Hosp^PI||EVERYMAN^ADAM^^JR^^^L|19800101|M
PV1|1|O|Ward|||||||||||||12345
ORC|NW|12345678^gastric||666^gastric||||200309060710|222221^NURSE^NANCY||||||||||
Entero-gastric^^^^^^FI^^^EG02
TQ1|||||||||A
OBR||12345678^gastric||82951^Glucose Tolerance Test^CPT4|||||1234^BLEEDER|
P||||222222^PHYSICIAN^^^^DR|821
OBX|1|NM|GLUCOSE||75|g||||F||200309060735
SPM|1|123456781^gastric||SER||||||P|||||200309060735|||||||||1
SPM|2|123456782^gastric ||SER||||||P|||||200309060755|||||||||1
SPM|3|123456783^gastric ||SER||||||P|||||200309060815|||||||||1
```

并未显示相关的那条确认消息。

9.3.3.2 LAB-4 (OF→AM)：伴随前两个标本的消息"New order"（新医嘱）

发送给自动装置管理器的两份新的工作医嘱：优先级为"ASAP"。已提供了一项观察指标。

```
MSH|^~\&|OF|Chemistry|AM|Automation|200309060825||OML^O21^OML_O21|msgOF101|T|2.5|12
3||||USA||EN
PID|1||12345^5^M10^Memphis_Hosp^PI||EVERYMAN^ADAM^^JR^^^L|19800101|M
PV1|1|O|Ward|||||||||||||12345
ORC|NW|||666^gastric|||||200309060824|222221^NURSE^NANCY||||||||||
Entero-gastric^^^^^^FI^^^EG02
TQ1|||||||||A
OBR||555_1^chemistry||GLUC^GLUCOSE^L||||||1234^BLEEDER|S|||||222222^PHYSICIAN^^^^DR
|821
SPM|1|123456781^gastric ||SER|||||||P||||||200309060735|200309060821||||||||1
ORC|NW|||666^gastric|||||200309060710|222221^NURSE^NANCY||||||||||
Entero-gastric^^^^^^FI^^^EG02
TQ1|||||||||A
OBR||555_2^chemistry||GLUC^GLUCOSE^L||||||1234^BLEEDER|S|||||
222222^PHYSICIAN^^^^DR|821
SPM|1|123456782^gastric||SER|||||||P||||||200309060755|200309060821||||||||1
```

并未显示相关的那条确认消息。

9.3.3.3 LAB-1 (OF→OP)：消息"Status changed"（状态已变）伴随最初的三个标本

申请者医嘱被分配了一个执行者医嘱编号。一个标本被拒绝：

```
MSH|^~\&|OF|Chemistry|OP|Entero-gastric|200309060825||OML^O21^OML_O21|msgOF102|
T|2.5|123| |||USA||EN
PID|1||12345^5^M10^Memphis_Hosp^PI||EVERYMAN^ADAM^^JR^^^L|19800101|M
PV1|1|O|Ward|||||||||||||12345
ORC|SC|12345678^gastric||666^gastric |IP||||200309060824|222221^NURSE^NANCY
|||||||||| Entero-gastric^^^^^^FI^^^EG02
TQ1|||||||||A
OBR||12345678^gastric|555^chemistry|82951^Glucose Tolerance Test^CPT4|||||
1234^BLEEDER|P|||||222222^PHYSICIAN^^^^DR|821||||||||I
SPM|1|123456781^gastric ||SER|||||||P||||||200309060735|200309060821||Y||||||1
SPM|2|123456782^gastric ||SER|||||||P||||||200309060755|200309060821||Y||||||1
SPM|3|123456783^gastric ||SER|||||||P||||||200309060815|200309060821||N|RB|||||1
```

并未显示相关的那条确认消息。

9.3.3.4 LAB-3 (OF→ORT)：伴随前三个标本的消息"New order"（新医嘱）

医嘱结果记录者获得关于创建执行者医嘱的通知：一项观察指标遭到取消。

```
MSH|^~\&|OF|Chemistry|ORT||200309060825||OUL^R24^OUL_R24|msgOF103|T|2.5|123||||USA|
|EN
PID|1||12345^5^M10^Memphis_Hosp^PI||EVERYMAN^ADAM^^JR^^^L|19800101|M
PV1|1|O|Ward|||||||||||||12345
OBR||12345678^gastric|555^chemistry|82951^Glucose Tolerance Test^CPT4|||||
1234^BLEEDER|P|||||222222^PHYSICIAN^^^^DR|821||||||||I
ORC|SC|12345678^gastric||666^gastric |IP||||200309060824|222221^NURSE^NANCY
||||||||||Entero-gastric^^^^^^FI^^^EG02
TQ1|||||||||A
SPM|1|123456781^gastric ||SER|||||||P|||||200309060735|200309060821||Y||||||1
SPM|2|123456782^gastric ||SER|||||||P|||||200309060755|200309060821||Y||||||1
SPM|3|123456783^gastric ||SER|||||||P|||||200309060815|200309060821||N|RB|||||1
OBX|1|NM|30264-6^GLUCOSE 40M POST DOSE GLUCOSE^LN||||||||X
OBX|1|NM|GLUCOSE||75|g|||||F|||200309060735
```

并未显示相关的那条确认消息。

9.3.3.5 LAB-5（AM→OF）：针对前两份工作医嘱的消息“New results”（新结果）

自动装置管理器发送前两份工作医嘱的那两项最终结果。而且，技术人员 Suzy Technician 已经在上午 8 点 33 分对这些结果进行了技术确认。

```
MSH|^~\&|AM|Automation|OF|Chemistry|200309060833||OUL^R24^OUL_R24|msgAM1|T|2.5|123|
|||USA||EN
PID|1||12345^5^M10^Memphis_Hosp^PI||EVERYMAN^ADAM^^JR^^^L|19800101|M
OBR||555_1^chemistry||GLUC^GLUCOSE^L|||||1234^BLEEDER
|S||||222222^PHYSICIAN^^^^DR|821|||||200309060832|||F||||||333333&TECHNICIAN&Suz
y^200309060833
OBX|1|NM|14749-6^GLUCOSE^LN||4200|umol/l||N|||F|||200309060830
OBR||555_2^chemistry||GLUC^GLUCOSE^L|||||1234^BLEEDER
|S||||222222^PHYSICIAN^^^^DR|821|||||200309060832|||F||||||333333&TECHNICIAN&Suz
y^200309060833
OBX|1|NM|14749-6^GLUCOSE^LN||6000|umol/l||N|||F|||200309060832
```

并未显示相关的那条确认消息。

9.3.3.6 LAB-1（OF→OP）：消息“Status changed”（状态已变）

已有一些可用结果，但尚未进行临床确认（即尚未予以核实或查对）：

```
MSH|^~\&|OF|Chemistry|OP|Entero-gastric|200309060834||OML^O21^OML_O21|msgOF104|
T|2.5|123| |||USA||EN
PID|1||12345^5^M10^Memphis_Hosp^PI||EVERYMAN^ADAM^^JR^^^L|19800101|M
PV1|1|O|Ward|||||||||||||12345
ORC|SC|12345678^gastric||666^gastric|A|||200309060834|222221^NURSE^NANCY|
|||||||||Entero-gastric^^^^^^FI^^^EG02
TQ1||||||||A
OBR||12345678^gastric|555^chemistry|82951^Glucose Tolerance
Test^CPT4|||||1234^BLEEDER|P||||222222^PHYSICIAN^^^^DR|821|||||||R
SPM|1|123456781^gastric ||SER||||||P|||||200309060735|200309060821||Y|||||1
SPM|2|123456782^gastric ||SER||||||P|||||200309060755|200309060821||Y|||||1
SPM|3|123456783^gastric ||SER||||||P|||||200309060815|200309060821||N|RB|||||1
```

并未显示相关的那条确认消息。

9.3.3.7 LAB-3（OF→ORT）：消息“Status changed”（状态已变）

送出前两项结果，但尚未对其进行临床确认（即尚未予以核实或查对）：

```
MSH|^~\&|OF|Chemistry|ORT||200309060825||OUL^R24^OUL_R24|msgOF105|T|2.5|123|||USA|
|EN
PID|1||12345^5^M10^Memphis_Hosp^PI||EVERYMAN^ADAM^^JR^^^L|19800101|M
PV1|1|O|Ward|||||||||||||12345
OBR||12345678^gastric|^chemistry|82951^Glucose Tolerance
Test^CPT4|||||1234^BLEEDER|P||||222222^PHYSICIAN^^^^DR|821|||||||R
ORC|SC|12345678^gastric||666^gastric|A|||200309060834|222221^NURSE^NANCY|
|||||||||Entero-gastric^^^^^^FI^^^EG02
TQ1||||||||A
SPM|1|123456781^gastric ||SER||||||P|||||200309060735|200309060821||Y|||||1
OBX|1|NM|14996-3^GLUCOSE PRE 75 G GLUCOSE PO^LN||4200|umol/l|4000-6100|N|||
R|||200309060830
SPM|2|123456782^gastric ||SER||||||P|||||200309060755|200309060821||Y|||||1
OBX|1|NM|30263-8^GLUCOSE 20M POST DOSE GLUCOSE^LN||6000|umol/l|<7800|N|||
R|||200309060832
SPM|3|123456783^gastric ||SER||||||P|||||200309060815|200309060821||N|RB|||||1
OBX|1|NM|30264-6^GLUCOSE 40M POST DOSE GLUCOSE^LN|| | |||||X
OBX|1|NM|GLUCOSE||75|g|||||F|||200309060735
```

并未显示相关的那条确认消息。

9.3.3.8　LAB-1（OP→OF）：消息“Change order/service request”（变更医嘱/服务申请）

已经采集了最后两个标本，并将其送往相应实验室：

```
MSH|^~\&|OP|Entero-gastric|OF|Chemistry|200309060900||OML^O21^OML_O21|msgOP124|
T|2.5|123| |||USA||EN
PID|1||12345^5^M10^Memphis_Hosp^PI||EVERYMAN^ADAM^^JR^^^L|19800101|M
PV1|1|O|Ward|||||||||||||||12345
ORC|XO|12345678^gastric||666^gastric|||||200309060855|222221^NURSE^NANCY|
||||||||||Entero-gastric^^^^^^FI^^^EG02
TQ1|||||||||A
OBR||12345678^gastric||82951^Glucose Tolerance Test^CPT4||||||1234^BLEEDER|S||||
222222^PHYSICIAN^^^^DR|821
OBX|1|NM|GLUCOSE||75|g|||||F|||200309060735
SPM|1|123456781^gastric ||SER|||||||P||||||200309060735|||||||||1
SPM|2|123456782^gastric ||SER|||||||P||||||200309060755|||||||||1
SPM|3|123456783^gastric ||SER|||||||P||||||200309060815|||||||||1
SPM|4|123456784^gastric ||SER|||||||P||||||200309060835|||||||||1
SPM|5|123456785^gastric ||SER|||||||P||||||200309060855|||||||||1
```

并未显示相关的那条确认消息。

9.3.3.9　LAB-4（OF→AM）：伴随最后两个标本的消息“New order”（新医嘱）

发送给自动装置管理器的两份新的工作医嘱：

```
MSH|^~\&|OF|Chemistry|AM|Automation|200309060905||OML^O21^OML_O21|msgOF106|T|2.5|12
3| |||USA||EN
PID|1||12345^5^M10^Memphis_Hosp^PI||EVERYMAN^ADAM^^JR^^^L|19800101|M
PV1|1|O|Ward|||||||||||||||12345
ORC|NW|||666^gastric|||||200309060904|222221^NURSE^NANCY||||||||||
Entero-gastric^^^^^^FI^^^EG02
TQ1|||||||||A
OBR||555_4^chemistry ||GLUC^GLUCOSE^L||||||1234^BLEEDER|
S|||||222222^PHYSICIAN^^^^DR|821
SPM|1|123456784^gastric ||SER|||||||P||||||200309060835|200309060902||||||||1
ORC|NW|||666^gastric|||||200309060904|222221^NURSE^NANCY||||||||||
Entero-gastric^^^^^^FI^^^EG02
TQ1|||||||||A
OBR||555_5^chemistry ||GLUC^GLUCOSE^L||||||1234^BLEEDER|S||||
222222^PHYSICIAN^^^^DR|821
SPM|1|123456785^gastric ||SER|||||||P||||||200309060855|200309060902||||||||1
```

并未显示相关的那条确认消息。

9.3.3.10　LAB-1（OF→OP）：伴随所有标本的消息“Status changed”（状态已变）

相应的实验室工作人员已经检查了所有标本。

```
MSH|^~\&|OF|Chemistry|OP|Entero-gastric|200309060905||OML^O21^OML_O21|msgOF107|
T|2.5|123| |||USA||EN
PID|1||12345^5^M10^Memphis_Hosp^PI||EVERYMAN^ADAM^^JR^^^L|19800101|M
PV1|1|O|Ward|||||||||||||||12345
ORC|SC|12345678^gastric||666^gastric|A||||200309060904|222221^NURSE^NANCY|
||||||||||Entero-gastric^^^^^^FI^^^EG02
TQ1|||||||||A
OBR||12345678^gastric|555^chemistry|82951^Glucose Tolerance test^CPT4||||||
1234^BLEEDER|P|||||222222^PHYSICIAN^^^^DR|821||||||||R
SPM|1|123456781^gastric ||SER|||||||P||||||200309060735|200309060821||Y||||||1
SPM|2|123456782^gastric ||SER|||||||P||||||200309060755|200309060821||Y||||||1
SPM|3|123456783^gastric ||SER|||||||P||||||200309060815|200309060821||N|RB|||||1
SPM|4|123456784^gastric ||SER|||||||P||||||200309060835|200309060902||Y||||||1
SPM|5|123456785^gastric ||SER|||||||P||||||200309060855|200309060902||Y||||||1
```

并未显示相关的那条确认消息。

9.3.3.11 LAB-3（OF→ORT）：消息“Status changed”（状态已变）

已经收到最后两个标本。安排预约整个这项工作：

```
MSH|^~\&|OF|Chemistry|ORT||200309060905||OUL^R24^OUL_R24|msgOF108|T|2.5|123||||USA|
|EN
PID|1||12345^5^M10^Memphis_Hosp^PI||EVERYMAN^ADAM^^JR^^^L|19800101|M
PV1|1|O|Ward||||||||||||||12345
OBR||12345678^gastric|555^chemistry|82951^Glucose Tolerance Test^CPT4|||||
1234^BLEEDER|S|||||222222^PHYSICIAN^^^^DR|821|||||||R
ORC|SC|12345678^gastric||666^gastric|A||||200309060904|222221^NURSE^NANCY||||||||||
|Entero-gastric^^^^^^FI^^^EG02
TQ1|||||||||A
SPM|1|123456781^gastric ||SER||||||P|||||200309060735|200309060821||Y||||||1
OBX|1|NM|14996-3^GLUCOSE PRE 75 G GLUCOSE PO^LN||4200|umol/l|4000-6100|N||
R|||200309060830
SPM|2|123456782^gastric ||SER||||||P|||||200309060755|200309060821||Y||||||1
OBX|1|NM|30263-8^GLUCOSE 20M POST DOSE GLUCOSE^LN||6000|umol/l|<7800|N||
R|||200309060832
SPM|3|123456783^gastric ||SER||||||P|||||200309060815|200309060821||N|RB|||||1
OBX|1|NM|30264-6^GLUCOSE 40M POST DOSE GLUCOSE^LN|| | ||||X
SPM|4|123456784^gastric ||SER||||||P|||||200309060835|200309060902||Y||||||1
SPM|5|123456785^gastric ||SER||||||P|||||200309060855|200309060902||Y||||||1
OBX|1|NM|GLUCOSE||75|g||||F|||200309060735
```

并未显示相关的那条确认消息。

9.3.3.12 LAB-5（AM→OF）：针对最后两份工作医嘱的消息“New results”（新结果）

自动装置管理器发送这两份工作医嘱的那两项最终结果。而且，技术人员 Suzy Technician 已经在上午 9 点 12 分对这些结果进行了技术确认。

```
MSH|^~\&|AM|Automation|OF|Chemistry |200309060912||OUL^R24^OUL_R24|msgAM2|
T|2.5|123||||USA ||EN
PID|1||12345^5^M10^Memphis_Hosp^PI||EVERYMAN^ADAM^^JR^^^L|19800101|M
OBR||555_4^chemistry||30266-1^GLUCOSE 1.6H POST DOSE GLUCOSE^LN|||||1234^BLEEDER|
S|||||222222^PHYSICIAN^^^^DR|821||||||200309060911|||F||||||
333333&TECHNICIAN&Suzy^200309060912
OBX|1|NM|14749-6^GLUCOSE^LN||7200|umol/l||N|||F|||200309060910
OBR||555_5^chemistry ||GLUC^GLUCOSE^L|||||1234^BLEEDER|S||||
222222^PHYSICIAN^^^^DR|821|||||200309060911|||F||||||333333&TECHNICIAN&Suzy^20030
9060912
OBX|1|NM|14749-6^GLUCOSE^LN||7100|umol/l||N|||F|||200309060911
```

并未显示相关的那条确认消息。

9.3.3.13 LAB-1（OF→OP）：消息“Status changed”（状态已变）

化学专家 Jane 已经在上午 9 点 29 分对所有这些结果进行了临床确认。这时，医嘱得以全部完成。

```
MSH|^~\&|OF|Chemistry|OP|Entero-gastric|200309060930||OML^O21^OML_O21|msgOF109|
T|2.5|123||| |USA||EN
PID|1||12345^5^M10^Memphis_Hosp^PI||EVERYMAN^ADAM^^JR^^^L|19800101|M
PV1|1|O|Ward||||||||||||||12345
ORC|SC|12345678^gastric||666^gastric|CM||||200309060929|222221^NURSE^NANCY|||||||||
||Entero-gastric^^^^^^FI^^^EG02
TQ1|||||||||A
OBR||12345678^gastric|555^chemistry|82951^Glucose Tolerance Test^CPT4||||||
1234^BLEEDER|S|||||222222^PHYSICIAN^^^^DR|821||||||200309060929|||F||||||
444444&CHEMISTRY-EXPERT&Jane^200309060929
```

```
SPM|1|123456781^gastric ||SER||||||P|||||200309060735|200309060821||Y|||||1
SPM|2|123456782^gastric ||SER||||||P|||||200309060755|200309060821||Y|||||1
SPM|3|123456783^gastric ||SER||||||P|||||200309060815|200309060821||N|RB||||1
SPM|4|123456784^gastric ||SER||||||P|||||200309060835|200309060902||Y|||||1
SPM|5|123456785^gastric ||SER||||||P|||||200309060855|200309060902||Y|||||1
```

并未显示相关的那条确认消息。

9.3.3.14　LAB-3（OF→ORT）：消息“Status changed”（状态已变）

化学专家 Jane 已经在上午 9 点 29 分对所有这些结果进行临床确认。这时，医嘱得以全部完成。当前，所有这些结果都处于最终状态。

```
MSH|^~\&|OF|Chemistry|ORT||200309060930||OUL^R24^OUL_R24|msgOF110|T|2.5|123||||USA|
|EN
PID|1||12345^5^M10^Memphis_Hosp^PI||EVERYMAN^ADAM^^JR^^^L|19800101|M
PV1|1|O|Ward|||||||||||||12345
OBR||12345678^gastric|555^chemistry|82951^Glucose Tolerance Test^CPT4|||||
1234^BLEEDER|S||||222222^PHYSICIAN^^^^DR|821|||||A|200309060929|||F||||||
444444&CHEMISTRY-EXPERT&Jane^200309060929
ORC|SC|12345678^gastric||666^gastric|CM||||200309060929|222221^NURSE^NANCY||||||||
||Entero-gastric^^^^^^FI^^^EG02
TQ1||||||||A
SPM|1|123456781^gastric ||SER||||||P|||||200309060735|200309060821||Y|||||1
OBX|1|NM|14996-3^GLUCOSE PRE 75 G GLUCOSE PO^LN||4200|umol/l|4000-6100|N|||
F|||200309060830
SPM|2|123456782^gastric ||SER||||||P|||||200309060755|200309060821||Y|||||1
OBX|1|NM|30263-8^GLUCOSE 20M POST DOSE GLUCOSE^LN||6000|umol/l|<7800|N|||
F|||200309060832°
SPM|3|123456783^gastric ||SER||||||P|||||200309060815|200309060821||N|RB||||1
OBX|1|NM|30264-6^GLUCOSE 40M POST DOSE GLUCOSE^LN|||||||X
SPM|4|123456784^gastric ||SER||||||P|||||200309060835|200309060902||Y|||||1
OBX|1|NM|14756-1^GLUCOSE 1H POST DOSE GLUCOSE^LN||7200|umol/l|<7800|N|||
F|||200309060910
SPM|5|123456785^gastric ||SER||||||P|||||200309060855|200309060902||Y|||||1
OBX|1|NM|30265-3^GLUCOSE 1.3H POST DOSE GLUCOSE^LN||7100|umol/l|<7800|N|||
F|||200309060911
OBX|1|NM|GLUCOSE||75|g|||||F|||200309060735
```

并未显示相关的那条确认消息。

9.4　具有两个标本的组合项目：肌酐清除率

9.4.1　故事板

本示例对应于第一卷所描述用例“外部所申请的且备有标识不明标本或需要当前实验室来采集标本的医嘱”。这里，下达医嘱的那个就诊科室标识并未对这些标本加以标识。

Dr Nephro 在医嘱中所申请的是一项仅仅由一种检验项目所组成的组合项目：肌酐清除率。

该组合项目由一项操作程序（procedure）组成，而后者又应用于两种标本类型：血清和 24 小时尿。

在 24 小时尿液收集过程结束时，标本采集者将测量所收集的尿量，记录收集过程的持续时间，从这种 24 小时收集物中取出一份尿样，并为患者抽取了一份血清样本。

假设该医嘱将作为一组采用申请者医嘱组编号“777”加以标识的申请者医嘱的组成部分。

参与该过程的人员角色和组织机构：

分配权限：Abbeville Hospital（阿布维利医院）

申请者：Nephrology department（肾病科）

执行者：Chemistry laboratory（化学实验室）

申请设施：Nephrology（肾病学部）

患者：John Ill，患者医院标识符：6543210，患者就诊号：999888，类型：门诊患者

申请医嘱者：Dr Nephro（名叫 Nephro 的医生）

申请者医嘱录入员：Janet Nurse

标本采集者：John Collect

技术人员：Marc Techos

临床专家：Jane Chemistry

本工作流程中使用了 ID 编号：

ID 编号	值	分配权限
患者医院 ID	6543210	住院处（ADT）
患者就诊号	9998888	住院处（ADT）
就诊科室医嘱组	777	肾病科（OP）
就诊科室医嘱	9876543	肾病科（OP）
工作医嘱的实验室医嘱（第一个组合项目）条目	654	化学实验室（OF）
血清标本	654_1	化学实验室（OF）
尿标本	654_2	化学实验室（OF）

LAB-1 交互：就诊科室将进行与肌酐清除率医嘱相关的标本采集工作，并将把所通知的或所测量的那些取值以及这两种标本送往化学实验室。医嘱申请者将伴随相应标本，发送一条消息“New order”（新医嘱）(NW)，以便让实验室开始这项检测工作。

LAB-4、LAB-1 和 LAB-3 交互：实验室将检查这些标本，并安排预约此项工作。医嘱执行者将为这些标本分配一个标识符，并打印出相应的标识符标签。医嘱执行者将向自动装置管理器发送一条唯一性的工作医嘱。医嘱执行者将就所安排预约的这项工作，通知医嘱申请者和医嘱结果记录者。

LAB-5、LAB-1 和 LAB-3 交互：在实验室技术人员（Marc Techos）进行技术确认之后，自动装置管理器将会把所有这些观察指标结果返回给医嘱执行者。

LAB-1 和 LAB-3 交互：在临床确认之后，医嘱执行者将向医嘱结果记录者通报这些结果，并向医嘱申请者通报相应的状态变更信息。事务 LAB-3 之中的最后一项交互将显示的是，一条否定性确认消息（negative acknowledgement）以及该消息的一条重复消息，且后者之后还跟随着那条最终的肯定性确认消息（positive acknowledgement）。

9.4.2　交互图

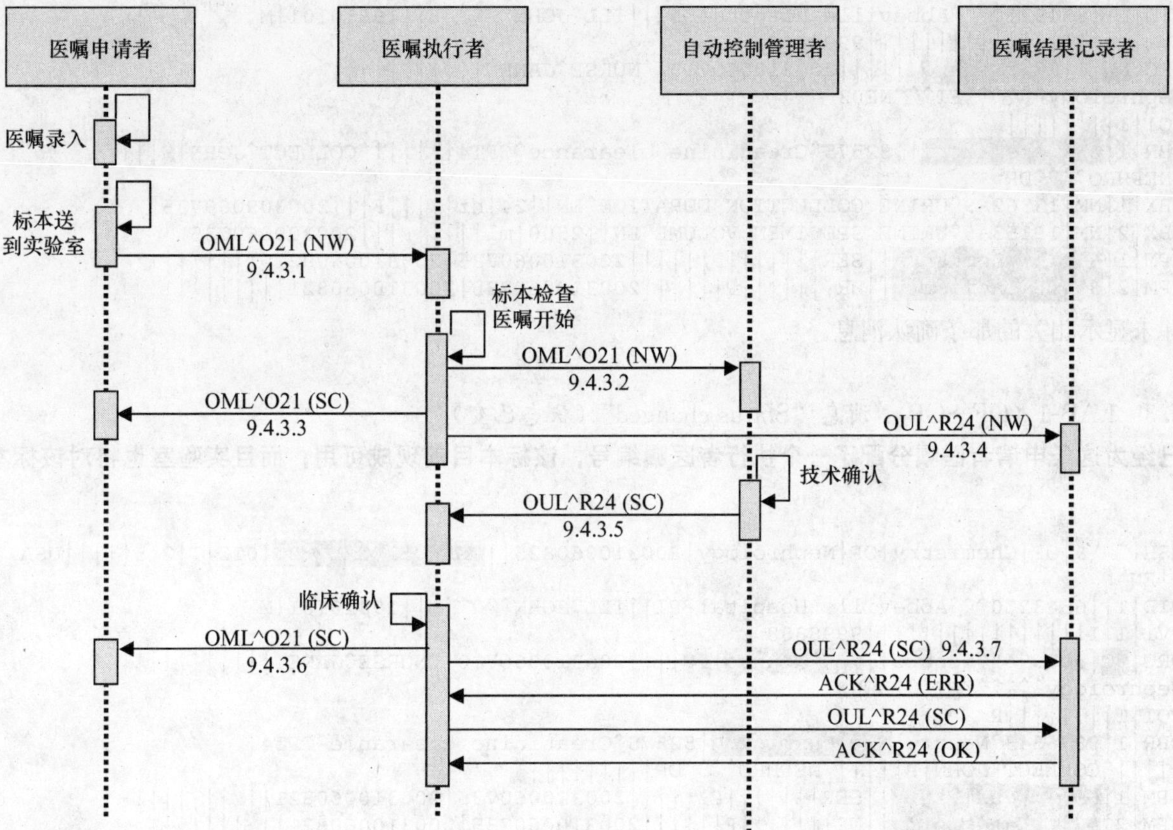

9.4.3　消息

9.4.3.1　LAB-1（OP→OF）：伴随单独一个标本的消息“New order”（新医嘱）

发送给医嘱执行者的一条新的申请者医嘱：

```
MSH|^~\&|OP|Nephrology|OF|Chemistry|200310060820||OML^O21^OML_O21|001|T|2.5|||||USA
||.EN
PID|1||6543210^^^Abbeville Hospital^PI||ILL^JOHN^^^^^L||19810101|M
PV1|1|I|||||||||||||||||9998888
ORC|NW|9876543^Nephro||777^Nephro||||200310060710|^NURSE^JANET|||||||||||
Nephrology^^^^^^FI^^^NE03
TQ1|1||||||||R
OBR|1|9876543^Nephro||82575^Creatinine clearance^CPT4||||||^COLLECT^JOHN|S|||||
^NEPHRO^^^^DR
OBX|1|NM|13362-9^URINE COLLECTION DURATION^LN||24|hr|||||F|||200309060735
OBX|2|NM|19153-6^URINE SPECIMEN VOLUME^LN||2500|ml|||||F|||200309060735
SPM|1|||SER|||||||P||||||200310060735|||||||||1
SPM|2|||UR|||||||P||||||200310060735|||||||||1
```

并未显示相关的那条确认消息。

9.4.3.2　LAB-4（OF→AM）：消息“New order”（新医嘱）

发送给自动装置管理器的一个新的工作医嘱：

```
MSH|^~\&|OF|Chemistry|AM|Automation|200310060825||OML^O21^OML_O21|011|T|2.5|||||USA
||EN
PID|1||6543210^^^Abbeville Hospital^PI||ILL^JOHN^^^^^L||19810101|M
PV1|1|I|||||||||||||||9998888
ORC|NW|||777^Nephro |||||200310060710|^NURSE^JANET||||||||||
Nephrology^^^^^^FI^^^NE03
TQ1|1||||||||R
OBR|1|654^chemistry||82575^Creatinine clearance^CPT4||||||^COLLECT^JOHN|S|||||
^NEPHRO^^^^DR
OBX|1|NM|13362-9^URINE COLLECTION DURATION^LN||24|hr||||F|||200309060735
OBX|2|NM|19153-6^URINE SPECIMEN VOLUME^LN||2500|ml||||F|||200309060735
SPM|1|654_1^chemistry||SER||||||P|||||200310060735|200310060821||||||||1
SPM|2|654_2^chemistry||UR||||||P|||||200310060735|200310060821||||||||1
```

并未显示相关的那条确认消息。

9.4.3.3 LAB-1（OF→OP）：消息“Status changed”（状态已变）

已经为这条申请者医嘱分配了一个执行者医嘱编号，该标本目前现成可用，而且实验室也将对该标本进行标识：

```
MSH|^~\&|OF|Chemistry|OP|Nephrology|200310060825||OML^O21^OML_O21|012|T|2.5|||||USA
||EN
PID|1||6543210^^^Abbeville Hospital^PI||ILL^JOHN^^^^^L||19810101|M
PV1|1|I|||||||||||||||9998888
ORC|SC|9876543^Nephro||777^Nephro|IP||||200310060710|^NURSE^JANET||||||||||
Nephrology^^^^^^FI^^^NE03
TQ1|1||||||||R
OBR|1|9876543^Nephro|654^chemistry|82575^Creatinine clearance^CPT4|
|||||^COLLECT^JOHN|P|||||^NEPHRO^^^^DR|||||||||I
SPM|1|654_1^chemistry||SER||||||P|||||200310060735|200310060821||Y||||||1
SPM|2|654_2^chemistry||UR||||||P|||||200310060735|200310060821||Y||||||1
```

并未显示相关的那条确认消息。

9.4.3.4 LAB-3（OF→ORT）：消息“New order”（新医嘱）

向医嘱结果记录者通报关于创建执行者医嘱的信息：

```
MSH|^~\&|OF|Chemistry|ORT||200310060825||OUL^R24^OUL_R24|013|T|2.5|||||USA||EN
PID|1||6543210^^^Abbeville Hospital^PI||ILL^JOHN^^^^^L||19810101|M
PV1|1|I|||||||||||||||9998888
OBR|1|9876543^Nephro|654^chemistry|82575^Creatinine clearance^CPT4|
|||||^COLLECT^JOHN|P|||||^NEPHRO^^^^DR|||||||||I
ORC|SC|9876543^Nephro||777^Nephro|IP||||200310060710|^NURSE^JANET||||||||||
Nephrology^^^^^^FI^^^NE03
TQ1|1||||||||R
OBX|1|NM|13362-9^URINE COLLECTION DURATION^LN||24|hr||||F|||200309060735
OBX|2|NM|19153-6^URINE SPECIMEN VOLUME^LN||2500|ml||||F|||200309060735
SPM|1|654_1^chemistry||SER||||||P|||||200310060735|200310060821||Y||||||1
SPM|2|654_2^chemistry||UR||||||P|||||200310060735|200310060821||Y||||||1
```

并未显示相关的那条确认消息。

9.4.3.5 LAB-5（AM→OF）：消息“New results”（新结果）

自动装置管理器发送当前工作医嘱的那些最终结果：

```
MSH|^~\&|AM|Automation|OF|Nephrology|200310060900||OUL^R24^OUL_R24|3331|T|2.5|||||
USA||EN
PID|1||6543210^^^Abbeville Hospital^PI||ILL^JOHN^^^^^L||19810101|M
PV1|1|I|||||||||||||||9998888
OBR|1|654^chemistry||82575^Creatinine clearance^CPT4||||||^COLLECT^JOHN|
P||||^NEPHRO^^^^DR||||||200310060832|||F|||||||&TECHOS&MARC^200310060833
ORC|SC||||CM||||200310060710|^NURSE^JANET||||||||||Nephrology^^^^^^FI^^^NE03
SPM|1|654_1^chemistry||SER||||||P|||||200310060735|200310060821||Y||||||1
OBX|1|NM|15045-8^SERUM CREATININE^LN||93|umol/l|50-100|N|||F|||200310060830
SPM|2|654_2^chemistry||UR||||||P|||||200310060735|200310060821||Y||||||1
OBX|1|NM|14684-5^24H URINE CREATININE ^LN||7.06|mmol|8-16 (/24hr)|L|||F|||
200310060830
OBX|2|NM|2164-2^CREATININE CLEARANCE^LN||52.7|ml/min|88-174|L||S|F|||200310060830
```

并未显示相关的那条确认消息。

9.4.3.6 LAB-1（OF→OP）：消息“Status changed”（状态已变）

临床专家已经在上午9点29分进行了临床确认。这时，当前医嘱得以完成：

```
MSH|^~\&|OF|Nephrology|OP|Nephrology|200310060930||OML^O21^OML_O21|014|T|2.5|||||
USA||EN
PID|1||6543210^^^Abbeville Hospital^PI||ILL^JOHN^^^^^L||19810101|M
PV1|1|I|||||||||||||||9998888
ORC|SC|9876543^Nephro||777^Nephro|CM||||200310060710|^NURSE^JANET||||||||||
Nephrology^^^^^^FI^^^NE03
TQ1|1||||||||R
OBR|1|9876543^Nephro|654^chemistry|82575^Creatinine clearance^CPT4|
|||||^COLLECT^JOHN|P|||||^NEPHRO^^^^DR||||||||||F|||||||&CYTO&JANE^200310060929
SPM|1|654_1^chemistry||SER||||||P|||||200310060735|200310060821||Y||||||1
SPM|2|654_2^chemistry||UR||||||P|||||200310060735|200310060821||Y||||||1
```

并未显示相关的那条确认消息。

9.4.3.7 LAB-3（OF→ORT）：消息“Status changed”（状态已变）

临床专家在上午9点29分进行了临床确认。这时，当前医嘱得以完成。当前，这些结果为最终状态。

```
MSH|^~\&|OF|Chemistry|ORT||200310060931||OUL^R24^OUL_R24|015|T|2.5|||||USA||EN
PID|1||6543210^^^Abbeville Hospital^PI||ILL^JOHN^^^^^L||19810101|M
PV1|1|I|||||||||||||||9998888
OBR|1|9876543^Nephro|654^chemistry |82575^Creatinine clearance^CPT4||||||
^COLLECT^JOHN |P|||||^NEPHRO^^^^DR||||||200310060929|||F|||||||
&CYTO&JANE^200310060929
ORC|SC|9876543^Nephro||777^Nephro|CM||||200310060710|^NURSE^JANET||||||||||
Nephrology^^^^^^FI^^^NE03
TQ1|1||||||||R
SPM|1|654_1^chemistry||SER||||||P|||||200310060735|200310060821||Y||||||1
OBX|1|NM|15045-8^SERUM CREATININE^LN||93|umol/l|50-100|N|||F||200310060830
SPM|2|654_2^chemistry||UR||||||P|||||200310060735|200310060821||Y||||||1
OBX|1|NM|13362-9^URINE COLLECTION DURATION^LN||24|hr|||||F|||200309060735
OBX|2|NM|19153-6^URINE SPECIMEN VOLUME^LN||2400|ml|||||F|||200309060735
OBX|3|NM|14684-5^24H URINE CREATININE^LN||7.06|mmol|8-16 (/24hr)|L|||F|||
200310060830
OBX|4|NM|2164-2^CREATININE CLEARANCE^LN||52.7|ml/min|88-174|L||S|F|||200310060830
```

医嘱结果记录者所发送的否定性确认消息：

ERR-4＝‘E’表明，当时无法对相应消息加以集成（integrate，合并）。HL7错误代码ERR-3＝206用于通报其中的原因：数据库锁表（某个数据库已被锁定）。MSA-1＝‘AE’，则是要求发送方稍后重复发送它的那条消息。

```
MSH|^~\&|ORT||OF|Cytology|200310060932||ACK^R24|401|T|2.5||||USA|EN
MSA|AE|015
ERR|||206^Application record locked|E
```

一分钟后，医嘱执行者重复发送了相同的结果消息。

```
MSH|^~\&|OF|Chemistry|ORT||200310060931||OUL^R24^OUL_R24|015|T|2.5||||USA||EN
PID|1||6543210^^^Abbeville Hospital^PI||ILL^JOHN^^^^^L||19810101|M
PV1|1|I|||||||||||||||9998888
OBR|1|9876543^Nephro|654^chemistry |82575^Creatinine clearance^CPT4|||||
^COLLECT^JOHN |P|||||^NEPHRO^^^^DR||||||200310060929|||F||||||
&CYTO&JANE^200310060929
ORC|SC|9876543^Nephro||777^Nephro|CM|||200310060710|^NURSE^JANET||||||||||
Nephrology^^^^^^FI^^^NE03
TQ1|1|||||||R
SPM|1|654_1^chemistry||SER||||||P|||||200310060735|200310060821||Y|||||1
OBX|1|NM|15045-8^SERUM CREATININE^LN||93|umol/l|50-100|N|||F|||200310060830
SPM|2|654_2^chemistry||UR||||||P|||||200310060735|200310060821||Y|||||1
OBX|1|NM|13362-9^URINE COLLECTION DURATION^LN||24|hr||||F|||200309060735
OBX|2|NM|19153-6^URINE SPECIMEN VOLUME^LN||2400|ml||||F|||200309060735
OBX|3|NM|14684-5^24H URINE CREATININE^LN||7.06|mmol|8-16 (/24hr)|L|||F|||
200310060830
OBX|4|NM|2164-2^CREATININE CLEARANCE^LN||52.7|ml/min|88-174|L||S|F|||200310060830
```

医嘱结果记录者所发送的肯定性确认消息：

```
MSH|^~\&|ORT||OF|Cytology|200310060935||ACK^R24|401|T|2.5||||USA|EN
MSA|AA|015
```

9.5 针对两个标本并鉴定出三种细菌的微生物学检查

9.5.1 故事板

该故事板旨在举例说明利用 LAB-2 事务在医嘱执行者层次之上来通报所生成的那些医嘱组（即具有同样申请者医嘱组编号的抗生素敏感试验）。

医师将针对从同一位患者身上所采集的两个不同标本，申请显微镜检查（Microscopy）与细菌培养（Culture）。其中，第一个标本是中段尿（Mid Stream Urine），第二个标本则是从患者左脚趾的一个伤口上所采集的脓液（Pus）。针对每个标本，均可进行几种组合项目（如显微镜检查和细菌培养、微生物鉴定、抗生素敏感性试验），所以医嘱申请者将传送一条 OML^O33 消息。既然这两个标本都是同一个医嘱（prescription，这里指的是 order）的组成部分，因而采用申请者医嘱组编号“777”，将二者编组在一起。

当前患者是在急诊病房的一位门诊患者。

我们假定，所有检验项目都将采用手工方法来完成，且实验室技术人员将直接在医嘱执行者系统之中录入结果，因而，在该故事板中，并没有 LAB-4 事务和 LAB-5 事务。同时，我们还假定，一旦获得与尿标本相关的那些观察指标结果，就将立即对它们加以传输；与此同时，对于那些与其他标本类型相关的结果，临床专家则希望，在发布这些结果之前就对它们加以审阅。

人员角色和组织参与的过程：

分配权限：Memphis Hosp 1（孟菲斯第一医院）

申请者：Emergency Ward（急诊病房）

执行者：Microbiology laboratory（微生物学实验室）

申请设施：Emergency Ward（急诊病房）

患者：Adam Everyman Jr，账号：12345（校验位：5 以 10 为模），类型：门诊患者

申请医嘱者：Dr PHYSICIAN，电话 821，医院中的 ID 编号 222222

申请者医嘱录入员：Nancy NURSE，ID 编号 222221

标本采集者：Nancy NURSE，ID 编号 222221

技术人员：Terry BACK，ID 编号 333231

临床专家：Mike ROSCOP，ID 编号 444642

本工作流程中使用了 ID 编号：

ID 编号	值	分配权限
患者 ID	12345	住院处（ADT）
尿液标本的就诊科室医嘱	12345679	急诊病房（OP）
脓液标本的就诊科室医嘱	12345670	急诊病房（OP）
就诊科室医嘱组	777	急诊病房（OP）
第一个标本	123456791	急诊病房（OP）
第二个标本	123456701	急诊病房（OP）
尿液标本的实验室医嘱	MSU0309922	微生物实验室（OF）
脓液标本的实验室医嘱	PUS0300666	微生物实验室（OF）

第一天的 8:10，事务 LAB-1 交互：按照常规（in Routine）来采集这两个标本，并将其转送到微生物实验室。医嘱申请者将向医嘱执行者发送一条消息“new order”（NW）（新医嘱）。

第一天的 8:20，事务 LAB-1 和 LAB-3 交互：实验室检查这些标本并安排预约此项工作。医嘱执行者就所安排预约的这项工作，通知医嘱申请者和医嘱结果记录者。

第一天的 14:46，事务 LAB-1 和 LAB-3 交互：在完成对尿标本的显微镜检查之后，医嘱执行者将向医嘱结果记录者通报这些不完整的结果，并向医嘱申请者通报相应的状态变更信息，而并不等待临床确认。

第二天的 09:40，事务 LAB-2 和 LAB-3 交互：次日，尿培养呈现阳性，因而，实验室将为该标本添加微生物鉴定与抗生素敏感性试验。医嘱执行者将向医嘱申请者索取一个供标识这些新增检验项目之用的申请者医嘱编号（事务 LAB-2），并借助事务 LAB-3，向医嘱结果记录者通报这项动作。这里，并不需要 LAB-1 事务，因为尿标本的显微镜检查和细菌培养的结果状态没有发生变化。

第二天的 09:45，事务 LAB-1、LAB-2 和 LAB-3 交互：针对脓液标本的显微镜检查与细菌培养的结果也呈现阳性，临床专家对这些初步结果进行了确认，并且，实验室也为该标本添加了微生物鉴定和抗生素敏感性试验。医嘱执行者将向医嘱申请者通报这一新的结果状态（事务 LAB-1），将向医嘱申请者索取一个供标识这些新增检验项目之用的申请者医嘱编号（事务 LAB-2），并将借助 LAB-3，向医嘱结果记录者通报这项动作。

第三天的 11:32，事务 LAB-1 和 LAB-3 交互：次日，微生物鉴定和抗生素敏感性试验得以完成；在进行了临床确认之后，将把这些最终结果传输给医嘱结果记录者。医嘱执行者向医嘱申请者通报了此次的状态变更信息。

9.5.2 交互图

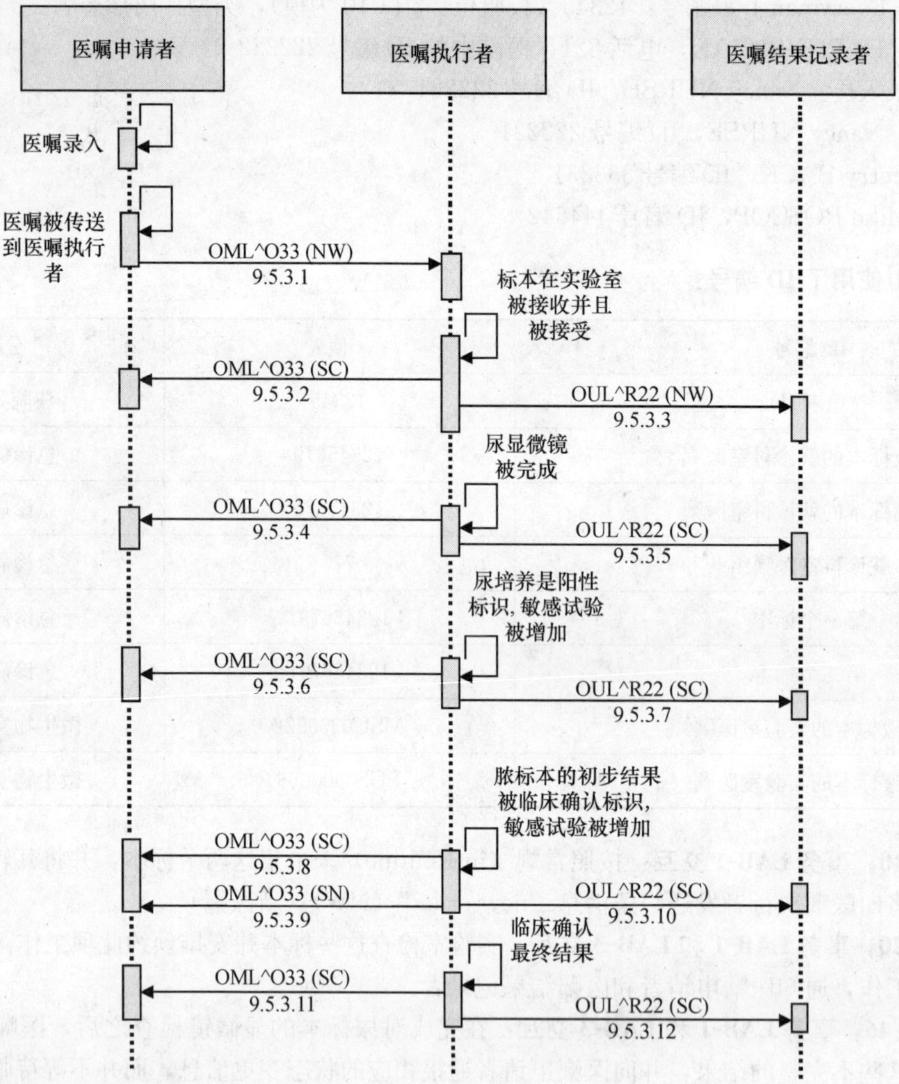

9.5.3 消息

9.5.3.1 LAB-1（OP→OF）：伴随两个标本的消息“New order”（新医嘱）

第一天的8:10，一份新的申请者医嘱发送到了医嘱执行者。

```
MSH|^~\&|OP|Emergency Ward|OF|Microbiology|200309060810||OML^O33^OML_O33|msgOP123|
T|2.5|123 ||||USA||EN
PID|1||12345^5^M10^Memphis_Hosp^PI||EVERYMAN^ADAM^^JR^^^L|19800101|M
PV1|1|O|Ward|||||||||||||12345
SPM|1|123456791^Emergency||MSU^Mid Stream Urine^L||||||P|||||
200309060800|||||||||1
ORC|NW|12345679^Emergency||777^Emergency||||200309060800|222221^NURSE^NANCY|||||||
||||Emergency Ward^^^^^^FI^^^EW00
TQ1|||||||||R
OBR|1|12345679^Emergency||87086^Urine Microscopy and Culture^CPT4||||||S|||||
222222^PHYSICIAN^^^^DR|
SPM|2|123456701^Emergency||PUS||||TOE|LEFT||P|||||200309060805||||||||1
ORC|NW|12345670^Emergency||777^Emergency||||200309060800|222221^NURSE^NANCY|||||||
||||Emergency Ward^^^^^^FI^^^EW00
TQ1|||||||||R
OBR|1|12345670^Emergency||87040^Microscopy and Culture^CPT4|||||222221^NURSE^NANCY
|S|||||222222^PHYSICIAN^^^^DR|
```

并未显示相关的那条确认消息。

9.5.3.2　LAB-1 (OF→OP)：消息"Status changed"（状态已变）

第一天的8:20，实验室收到了那些标本。该医嘱分配到了一个执行者医嘱编号。

```
MSH|^~\&|OF|Microbiology|OP|Emergency Ward|200309060820||OML^O33^OML_O33|msgOF11|
T|2.5|123 ||||USA||EN
PID|1||12345^5^M10^Memphis_Hosp^PI||EVERYMAN^ADAM^^JR^^^L|19800101|M
PV1|1|O|Ward|||||||||||||12345
SPM|1|123456791^Emergency||MSU^Mid Stream
Urine^L||||||P|||||200309060800|200309060818||Y|…
ORC|SC|12345679^Emergency||777^Emergency|IP||||200309060818|||||||||||
Emergency Ward^^^^^^FI^^^EW00
OBR|1|12345679^Emergency|MSU0309922^Micro|87086^Urine Microscopy and
Culture^CPT4||||||S|||||222222^PHYSICIAN^^^^DR|
SPM|2|123456701^Emergency||PUS||||TOE|LEFT||P|||||200309060805|200309060818||Y|…
ORC|SC|12345670^Emergency||777^Emergency|IP||||200309060818|||||||||||
Emergency Ward^^^^^^FI^^^EW00
OBR|1|12345670^Emergency|PUS0300666^Micro|87040^Microscopy and Culture^CPT4
||||||222221^NURSE^NANCY |S|||||222222^PHYSICIAN^^^^DR|
```

并未显示相关的那条确认消息。

9.5.3.3　LAB-3 (OF→ORT)：消息"New order"（新医嘱）

第一天的8:20，医嘱结果记录者通报接收者医嘱的建立。

```
MSH|^~\&|OF|Microbiology|ORT||200309060820||OUL^R22^OUL_R22|msgOF12|T|2.5|123||||
USA||EN
PID|1||12345^5^M10^Memphis_Hosp^PI||EVERYMAN^ADAM^^JR^^^L|19800101|M
PV1|1|O|Ward|||||||||||||12345
SPM|1|123456791^Emergency||MSU^Mid Stream
Urine^L||||||P|||||200309060800|200309060818||Y|…
OBR|1|12345679^Emergency|MSU0309922^Micro|87086^Urine Microscopy and
Culture^CPT4|||||| |||||222222^PHYSICIAN^^^^DR|
ORC|SC|12345679^Emergency||777^Emergency|IP||||200309060818|||||||||||
Emergency Ward^^^^^^FI^^^EW00
SPM|2|123456701^Emergency||PUS||||TOE|LEFT||P|||||200309060805|200309060818||Y|…
OBR|1|12345670^Emergency|PUS0300666^Micro|87040^Microscopy and
Culture^CPT4||||||222221^NURSE^NANCY ||||||222222^PHYSICIAN^^^^DR|
ORC|NW|12345670^Emergency||777^Emergency|IP||||200309060818|||||||||||
Emergency Ward^^^^^^FI^^^EW00
```

并未显示相关的那条确认消息。

9.5.3.4　LAB-1 (OF→OP)：消息"Status changed"（状态已变）

第一天的14:46，尿显微镜检查结果可用，没有临床确认（即，没有核实）。

```
MSH|^~\&|OF|Microbiology|OP|Emergency Ward|200309061446||OML^O33^OML_O33|msgOF13|
T|2.5|123 ||||USA||EN
PID|1||12345^5^M10^Memphis_Hosp^PI||EVERYMAN^ADAM^^JR^^^L|19800101|M
PV1|1|O|Ward|||||||||||||12345
SPM|1|123456791^Emergency||MSU^Mid Stream Urine^L||||||P|||||200309060800|
200309060818||Y|…
ORC|SC|12345679^Emergency||777^Emergency|A||||200309060818|||||||||||
Emergency Ward^^^^^^FI^^^EW00
OBR|1|12345679^Emergency|MSU0309922^Micro|87086^Urine Microscopy and culture^CPT4|
||||||P|||| |222222^PHYSICIAN^^^^DR|
```

并未显示相关的那条确认消息。

9.5.3.5　LAB-3 (OF→ORT)：消息"Status changed"（状态已变）

第一天的14:46，发出尿液显微镜检查结果，但尚未进行临床确认（即尚未予以核实或查对）。

```
MSH|^~\&|OF|Microbiology|ORT||200309061446||OUL^R22^OUL_R22|msgOF14|T|2.5|123||||US
A||EN
PID|1||12345^5^M10^Memphis_Hosp^PI||EVERYMAN^ADAM^^JR^^^L|19800101|M
PV1|1|O|Ward|||||||||||||12345
SPM|1|123456791^Emergency||MSU^Mid Stream
Urine^L||||||P|||||200309060800|200309060818||Y|…
OBR|1|12345679^Emergency|MSU0309922^Micro|87086^Urine Microscopy and
Culture^CPT4||||||| |||||222222^PHYSICIAN^^^^DR||||||MB|A
ORC|SC|12345679^Emergency||777^Emergency|A|||200309060818|||||||||||
Emergency Ward^^^^^^FI^^^EW00
TQ1|||||||||R
OBX|1|CE|20453-7^Epithelial Cells^LN||value||N||R|||200309061445|
|333231^BACK^TERRY
OBX|2|NM|20455-2^Leukocytes^LN||value|/ml||N||R|||200309061445| |333231^BACK^TERRY
OBX|3|NM|32776-7^Erythrocytes^LN||value|/ml||N||R|||200309061445|
|333231^BACK^TERRY
OBX|4|CE|24124-0^Casts^LN||value||N|||R|||200309061445||333231^BACK^TERRY
OBX|5|NM|699-9^Organism Count^LN||value|/ml||N||R|||200309061445|
|333231^BACK^TERRY
OBX|6||20430-5^Culture^LN||||N||I|||200309070935||333231^BACK^TERRY
```

并未显示相关的那条确认消息。

9.5.3.6 LAB-2（OF→OP）：消息“Send Order Number”（发送医嘱编号）

第二天的 9:40，尿液细菌培养呈现阳性，并因此而添加了微生物鉴定与抗生素敏感性试验。

```
MSH|^~\&|OF|Microbiology|OP|Emergency Ward|200309070940||OML^O33^OML_O33|msgOF15|
T|2.5|123 ||||USA||EN
PID|1||12345^5^M10^Memphis_Hosp^PI||EVERYMAN^ADAM^^JR^^^L|19800101|M
PV1|1|O|Ward|||||||||||||12345
SPM|1|123456791^Emergency||MSU^Mid Stream
Urine^L||||||P|||||200309060800|200309060818||Y|…
ORC|SN|||777^Emergency|||||200309070938|333231^BACK^TERRY||||||||||
Emergency Ward^^^^^^FI^^^EW00
OBR|1||MSU0309922^Micro|87088^Organism Identification^CPT4||||||
G|||||222222^PHYSICIAN^^^^DR||||||MB
ORC|SN|||777^Emergency|||||200309070938|333231^BACK^TERRY||||||||||Emergency
Ward^^^^^^FI^^^EW00
OBR|2||MSU0309922^Micro|87186^Antibiotic Susceptibility^CPT4|||||||
G|||||222222^PHYSICIAN^^^^DR||||||MB
```

医嘱申请者所发送的确认消息：

```
MSH|^~\&|OP|Emergency
Ward|OF|Microbiology|200309070940||ORL^O34^ORL_O34|msgOP123|T|2.5|123 ||||USA||EN
MSA|AA| msgOF15
PID|1||12345^5^M10^Memphis_Hosp^PI||EVERYMAN^ADAM^^JR^^^L|19800101|M
PV1|1|O|Ward|||||||||||||12345
SPM|1|123456791^Emergency||MSU^Mid Stream
Urine^L||||||P|||||200309060800|200309060818||Y|…
ORC|NA|12345681^Emergency||777^Emergency|||||200309070938|333231^BACK^TERRY||||||||
|||Emergency Ward^^^^^^FI^^^EW00
OBR|1|12345681^Emergency|MSU0309922^Micro|87088^Organism Identification^CPT4||||||
G|||||222222^PHYSICIAN^^^^DR||||||MB
ORC|NA|12345682^Emergency||777^Emergency|||||200309070938|333231^BACK^TERRY||||||||
|||Emergency Ward^^^^^^FI^^^EW00
OBR|2|12345682^Emergency|MSU0309922^Micro|87186^Antibiotic
Susceptibility^CPT4||||||| G|||||222222^PHYSICIAN^^^^DR||||||MB
```

9.5.3.7　LAB-3（OF→ORT）：消息"Status changed"（状态已变）

第二天的9：42，得到尿液显微镜检查与细菌培养的结果，并因此而添加了微生物鉴定与抗生素敏感性试验。

注：医嘱申请者已经对LAB-2事务做出了应答，且实验室也已经将单独一个申请者医嘱编号添加给了每个检验项目。

```
MSH|^~\&|OF|Microbiology|ORT||200309070942||OUL^R22^OUL_R22|msgOF16|T|2.5|123||||US
A||EN
PID|1||12345^5^M10^Memphis_Hosp^PI||EVERYMAN^ADAM^^JR^^^L|19800101|M
PV1|1|O|Ward||||||||||||||12345
SPM|1|123456791^Emergency||MSU^Mid Stream Urine^L||||||P|||||200309060800|
200309060818||Y|…
OBR|1|12345679^Emergency|MSU0309922^Micro|87086^Urine Microscopy and
Culture^CPT4|||||| |||||222222^PHYSICIAN^^^^DR|||||||MB|R
ORC|SC|12345679^Emergency||777^Emergency|A||||200309060818|||||||||||
Emergency Ward^^^^^^FI^^^EW00
TQ1|||||||||R
OBX|1|CE|20453-7^Epithelial Cells^LN||value|||N|||R|||200309061445|
|333231^BACK^TERRY
OBX|2|NM|20455-2^Leukocytes^LN||value|/ml||N|||R|||200309061445| |333231^BACK^TERRY
OBX|3|NM|32776-7^Erythrocytes^LN||value|/ml||N|||R|||200309061445|
|333231^BACK^TERRY
OBX|4|CE|24124-0^Casts^LN||value|||N|||R|||200309061445||333231^BACK^TERRY
OBX|5|NM|699-9^Organism Count^LN||value|/ml||N|||R|||200309061445|
|333231^BACK^TERRY
OBX|6|CE|20430-5^Culture^LN||2ORG^Two Organisms^L|||N|||R|||200309070935|
|333231^BACK^TERRY
OBR|2|12345681^Emergency|MSU0309922^Micro|87088^Organism Identification^CPT4||||||
G|||||222222^PHYSICIAN^^^^DR|||||||MB|S
ORC|SC|12345681^Emergency||777^Emergency|IP||||200309070938|333231^BACK^TERRY|||||
|||||Emergency Ward^^^^^^FI^^^EW00
OBR|3|12345682^Emergency|MSU0309922^Micro|87186^Antibiotic
Susceptibility^CPT4|||||| G|||||222222^PHYSICIAN^^^^DR|||||||MB|S
ORC|SC|12345682^Emergency||777^Emergency|IP||||200309070938|333231^BACK^TERRY|||||
|||||Emergency Ward^^^^^^FI^^^EW00
```

并未显示相关的那条确认消息。

9.5.3.8　LAB-1（OF→OP）：消息"Status changed"（状态已变）

第二天的9:45，得到脓液标本的显微镜检查与细菌培养的结果。

```
MSH|^~\&|OF|Microbiology|OP|Emergency Ward|200309070940||OML^O33^OML_O33|msgOF17|
T|2.5| 123||||USA||EN
PID|1||12345^5^M10^Memphis_Hosp^PI||EVERYMAN^ADAM^^JR^^^L|19800101|M
PV1|1|O|Ward||||||||||||||12345
SPM|1|123456701^Emergency||PUS||||TOE|LEFT||P||||||200309060805|200309060818||Y|…
ORC|SC|12345670^Emergency||777^Emergency|A||||200309060818|||||||||||
Emergency Ward^^^^^^FI^^^EW00
OBR|1|12345670^Emergency|PUS0300666^Micro|87040^Microscopy and Culture^CPT4|||||||
|||||222222^PHYSICIAN^^^^DR|
```

并未显示相关的那条确认消息。

9.5.3.9　LAB-2（OF→OP）：消息"Send Order Number"（发送医嘱编号）

第二天的9:45，脓液标本培养呈现阳性，并因此而添加了微生物鉴定与抗生素敏感性试验。

```
MSH|^~\&|OF|Microbiology|OP|Emergency Ward|200309070945||OML^O33|msgOF18|T|2.5|123
||||USA||EN
PID|1||12345^5^M10^Memphis_Hosp^PI||EVERYMAN^ADAM^^JR^^^L|19800101|M
PV1|1|O|Ward|||||||||||||12345
SPM|1|123456701^Emergency||PUS|||TOE|LEFT||P|||||200309060805|200309060818||Y|…
ORC|SN|||777^Emergency|||||200309070941|333231^BACK^TERRY||||||||||
Emergency Ward^^^^^^FI^^^EW00
OBR|1||PUS0300666^Micro|87088^Organism Identification^CPT4||||||
G|||||222222^PHYSICIAN^^^^DR|||||||MB
ORC|SN|||777^Emergency|||||200309070941|333231^BACK^TERRY||||||||||
Emergency Ward^^^^^^FI^^^EW00 OBR|2||PUS0300666^Micro|87186^Antibiotic
Susceptibility^CPT4|||||| G||||222222^PHYSICIAN^^^^DR|||||||MB
```

医嘱申请者所发送的确认消息:

```
MSH|^~\&|OP|Emergency
Ward|OF|Microbiology|200309070945||ORL^O34^ORL_O34|msgOP124|T|2.5| 123||||USA||EN
MSA|AA|msgOF18
PID|1||12345^5^M10^Memphis_Hosp^PI||EVERYMAN^ADAM^^JR^^^L|19800101|M
PV1|1|O|Ward|||||||||||||12345
SPM|1|123456701^Emergency||PUS|||TOE|LEFT||P|||||200309060805|200309060818||Y|…
ORC|NA|12345685^Emergency||777^Emergency|||||200309070941|333231^BACK^TERRY|||||||
|||Emergency Ward^^^^^^FI^^^EW00
OBR|1|12345685^Emergency|PUS0300666^Micro|87088^Organism Identification^CPT4||||||
G|||||222222^PHYSICIAN^^^^DR|||||||MB
ORC|NA|12345686^Emergency||777^Emergency|||||200309070941|333231^BACK^TERRY|||||||
|||Emergency Ward^^^^^^FI^^^EW00
OBR|2|12345686^Emergency|PUS0300666^Micro|87186^Antibiotic
Susceptibility^CPT4||||||G||||222222^PHYSICIAN^^^^DR|||||||MB
```

9.5.3.10 LAB-3 (OF→ORT): 消息“Status changed”(状态已变)

第二天的 9:45,临床专家确认了脓液标本显微镜检查与细菌培养的初步结果。

注:虽然细菌培养目前呈现阳性结果,但其结果状态并不是“最终”,因为在接下来的 24 小时之中,其他生物体仍可能会生长并显现出来。在孵育 48 小时之后,也就是第 3 天,才会将细菌培养结果定为最终状态。

```
MSH|^~\&|OF|Microbiology|ORT||200309070945||OUL^R22^OUL_R22|msgOF19|T|2.5|123|||
USA||EN
PID|1||12345^5^M10^Memphis_Hosp^PI||EVERYMAN^ADAM^^JR^^^L|19800101|M
PV1|1|O|Ward|||||||||||||12345
SPM|1|123456701^Emergency ||PUS|||TOE|LEFT||P|||||200309060805|200309060818||Y|…
OBR|1|12345670^Emergency|PUS0300666^Micro|87040^Microscopy and
Culture^CPT4|||||222221^NURSE^NANCY
||||||222222^PHYSICIAN^^^^DR|||||||MB|P|||||||444642&ROSCOP&Mike^200309070944
ORC|SC|12345670^Emergency||777^Emergency|A|||200309060818|||||||||||
Emergency Ward^^^^^^FI^^^EW00
OBX|1|NM|32761-9^Leukocytes^LN||value||N|||F|||200309061125||333231^BACK^TERRY
OBX|2|NM|32762-7^Epithelial Cells^LN||value|||N|||F|||200309061125|
|333231^BACK^TERRY
OBX|3|CE|20430-5^Culture^LN||POS^Positive^L|||N|||P|||200309070935|
|333231^BACK^TERRY
OBR|2|12345685^Emergency|PUS0300666^Micro|87088^Organism Identification^CPT4||||||
G||||| |||||||MB|S
ORC|SC|12345685^Emergency||777^Emergency|IP||||200309070941|333231^BACK^TERRY|||||
|||||Emergency Ward^^^^^^FI^^^EW00
OBR|3|12345686^Emergency|PUS0300666^Micro|87186^Antibiotic
Susceptibility^CPT4||||||| G||||| |||||||MB|S
ORC|SC|12345686^Emergency||777^Emergency|IP||||200309070941|333231^BACK^TERRY|||||
|||||Emergency Ward^^^^^^FI^^^EW00
```

并未显示相关的那条确认消息。

9.5.3.11 LAB-1（OF→OP）：消息"Status changed"（状态已变）

第三天的11:32，Mike ROSCOP在上午11点30分完成了临床确认。此时，当前这份医嘱得以全部完成。

```
MSH|^~\&|OF|Microbiology|OP|Emergency Ward|200309081132||OML^O33^OML_O33|msgOF20|
T|2.5|123||||USA||EN
PID|1||12345^5^M10^Memphis_Hosp^PI||EVERYMAN^ADAM^^JR^^^L|19800101|M
PV1|1|O|Ward||||||||||||||12345
SPM|1|123456791^Emergency||MSU^Mid Stream
Urine^L||||||P|||||200309060800|200309060818||Y|…
ORC|SC|12345679^Emergency||777^Emergency|CM|||200309060818||||||||||||
Emergency Ward^^^^^^FI^^^EW00
OBR|1|12345679|MSU0309922^Micro|87086^Urine Microscopy and Culture^CPT4||||||||||||
222222^PHYSICIAN^^^^DR|
ORC|SC|12345681^Emergency||777^Emergency|CM|||200309070938|333231^BACK^TERRY|||||
||||Emergency Ward^^^^^^FI^^^EW00
OBR|2|12345679|MSU0309922^Micro|87088^Organism Identification^CPT4|||||||||||
222222^PHYSICIAN^^^^DR|
ORC|SC|12345682^Emergency||777^Emergency|CM|||200309070938|333231^BACK^TERRY|||||
||||Emergency Ward^^^^^^FI^^^EW00
OBR|3|12345679|MSU0309922^Micro|87186^Antibiotic Susceptibility^CPT4|||||||||||
222222^PHYSICIAN^^^^DR
SPM|2|123456701^Emergency||PUS|||TOE|LEFT||P|||||200309060805|200309060818||Y|…
ORC|SC|12345670||777^Emergency|CM|||200309060818||||||||||||
Emergency Ward^^^^^^FI^^^EW00
OBR|1|12345670^Emergency|PUS0300666^Micro|87040^Microscopy and
Culture^CPT4|||||||||||| 222222^PHYSICIAN^^^^DR|
ORC|SC|12345685^Emergency||777^Emergency|CM|||200309070941|333231^BACK^TERRY|||||
||||Emergency Ward^^^^^^FI^^^EW00
OBR|2|12345670|PUS0300666^Micro|87072^Organism Identification^CPT4|||||||||||
ORC|SC|12345686^Emergency||777^Emergency|CM|||200309070941|333231^BACK^TERRY|||||
||||Emergency Ward^^^^^^FI^^^EW00
OBR|3|12345670|PUS0300666^Micro|87186^Antibiotic Susceptibility^CPT4|||||||||||
```

并未显示相关的那条确认消息。

9.5.3.12 LAB-3（OF→ORT）：消息"Status changed"（状态已变）

第三天的11:32，Mike ROSCOP在上午11点30分完成了临床确认。最终结果得以传输。

注：在这条消息中，OBX-4（观察指标子ID）用于将这项抗生素敏感性试验之中每种抗生素的结果正确地关联到相应的那种微生物。对于尿液标本，SUB ID字段之中的取值1用于第一种微生物（大肠埃希菌，E. Coli），同时，取值2用于第二种微生物（金黄色葡萄球菌，Strepto D）。在如下示例中，虽然将这两种微生物的抗生素敏感性试验结果都编组在单独一个OBR字段之中，但另一种可能就是，尚可为每种微生物的抗生素敏感性试验分别设置一个专门的OBR字段。

```
MSH|^~\&|OF|Microbiology|ORT||200309081132||OUL^R22^OUL_R22|msgOF21|T|2.5|
123||||USA||EN
PID|1||12345^5^M10^Memphis_Hosp^PI||EVERYMAN^ADAM^^JR^^^L|19800101|M
PV1|1|O|Ward||||||||||||||12345
SPM|1|123456791^Emergency||MSU^Mid Stream
Urine^L||||||P|||||200309060800|200309060818||Y|…
OBR|1|12345679^Emergency|MSU0309922^Micro|87086^Urine Microscopy and
Culture^CPT4|||||||
||||222222^PHYSICIAN^^^^DR|||||||MB|F||||||444642&ROSCOP&Mike^200309081130
ORC|SC|12345679^Emergency||777^Emergency|CM|||200309060818||||||||||||Emergency
Ward^^^^^^FI^^^EW00
TQ1|||||||||R
OBX|1|CE|20453-7^Epithelial Cells^LN||value|||N|||F|||200309061445|
|333231^BACK^TERRY
OBX|2|NM|20455-2^Leukocytes^LN||value|/ml||N|||F|||200309061445|…
OBX|3|NM|32776-7^Erythrocytes^LN||value|/ml||N|||F|||200309061445|…
```

```
OBX|4|CE|24124-0^Casts^LN||value||N|||F|||200309061445||333231^BACK^TERRY
OBX|5|NM|699-9^Organism Count^LN||value|/ml||N|||F|||200309061445|…
OBX|6|CE|20430-5^Culture^LN||2ORG^Two Organisms^L||N|||F|||200309070935|…
OBR|2|12345679^Emergency|MSU0309922^Micro|87088^Organism Identification^CPT4||||||
||||| ||||||||MB|F|||||||444642&ROSCOP&Mike^200309081130
ORC|SC|12345681^Emergency||777^Emergency|CM||||200309070938|333231^BACK^TERRY|||||
|||||Emergency Ward^^^^^^FI^^^EW00
OBX|1|NM|11475-1^Micro organism identified^LN|1|E. Coli|||N|||F|||…
OBX|2|NM|11475-1^Micro organism identified^LN|2|Strepto D|||N|||F|||…
OBR|3|12345679^Emergency|MSU0309922^Micro|87186^Antibiotic Susceptibility^CPT4
||||||||||||||||||MB|F||||||444642&ROSCOP&Mike^200309081130
ORC|SC|12345681^Emergency||777^Emergency|CM||||200309070938|333231^BACK^TERRY|||||
|||||Emergency Ward^^^^^^FI^^^EW00
OBX|1|SN|18861-5^Amoxicillin^LN|1|>=0.512|µg/ml||R|||F|||200309081107|…
OBX|2|SN|18864-9^Ampicillin^LN|1|<0.128|µg/ml||I|||F|||200309081107|…
OBX|3|SN|18952-2^Nalidixate^LN|1|>=2.0|µg/ml||R|||F|||200309081107|…
OBX|4|SN|18956-3^Norfloxacin^LN|1|value|µg/ml||I|||F|||200309081107|…
OBX|5|SN|18928-2^Gentamicin^LN|1|<0.032|µg/ml||S|||F|||200309081107|…
OBX|6|SN|25596-8^Fosfomycine^LN|1|<0.1|µg/ml||S|||F|||200309081107|…
OBX|7|SN|18955-5^Nitrofuranton^LN|1|<0.25|µg/ml||S|||F|||200309081107|…
OBX|8|SN|18965-4^Penicillin G^LN|2|<0.5|µg/ml||S|||F|||200309081107|…
OBX|9|SN|18861-5^Amoxicillin^LN|2|value|µg/ml||S|||F|||200309081107|…
OBX|10|SN|18864-9^Ampicillin^LN|2|value|µg/ml||S|||F|||200309081107|…
OBX|11|SN|18928-2^Gentamicin^LN|2|value|µg/ml||R|||F|||200309081107|…
OBX|12|SN|18917-5^Doxycycline^LN|2|value|µg/ml||R|||F|||200309081107|…
OBX|13|SN|18919-1^Erythromycin^LN|2|value|µg/ml||R|||F|||200309081107|…
OBX|14|SN|18974-6^Rifampicin^LN|2|value|µg/ml||S|||F|||200309081107|…
OBX|15|SN|18938-1^Lincomycin^LN|2|value|µg/ml||R|||F|||200309081107|…
SPM|2|123456701^Emergency||PUS|||TOE|LEFT||P|||||200309060805|200309060818||Y|…
OBR|1|12345670^Emergency|PUS0300666^Micro|87040^Microscopy and
Culture^CPT4||||||222221^NURSE^NANCY
||||||222222^PHYSICIAN^^^^DR|||||||MB|F|||||||444642&ROSCOP&Mike^200309081130
ORC|SC|12345670^Emergency||777^Emergency|CM||||200309060818|||||||||||Emergency
Ward^^^^^^FI^^^EW00
OBX|1|CE|32761-9^Leukocytes^LN||value||N|||F|||200309060830
OBX|2|CE|32762-7^Epithelial Cells^LN||value||N|||F|||200309060830|
|333231^BACK^TERRY
OBX|3|CE|20430-5^Culture^LN||POS^Positive^L||N|||F|||200309070935|…
|333231^BACK^TERRY
OBR|2|12345670^Emergency|PUS0300666^Micro|87072^Organism
Identification^CPT4|||||||||||||||||||MB|F||||||444642&ROSCOP&Mike^200309081130
ORC|SC|12345685^Emergency||777^Emergency|CM||||200309070941|333231^BACK^TERRY||||||
|||||Emergency Ward^^^^^^FI^^^EW00
OBX|1|NM|21020-3^Micro organism identified^LN|1|Staph Aureus|||N|||F|
||200309080830|…
OBR|3|12345670^Emergency|PUS0300666^Micro|87186^Antibiotic
Susceptibility^CPT4|||||||||| |||||||MB|F||||||444642&ROSCOP&Mike^200309081130
ORC|SC|12345686^Emergency||777^Emergency|CM||||200309070938|333231^BACK^TERRY||||||
|||||Emergency Ward^^^^^^FI^^^EW00
OBX|1|SN|18928-2^Gentamicin^LN|1|value|µg/ml||S|||F|||200309080830|…
OBX|2|SN|18996-9^Tobramycin^LN|1|value|µg/ml||R|||F|||200309080830|…
OBX|3|SN|18954-8^Netilmicin^LN|1|value|µg/ml||S|||F|||200309080830|…
OBX|4|SN|18959-7^Ofloxacin^LN|1|value|µg/ml||S|||F|||200309080830|…
OBX|5|SN|18917-5^Doxycycline^LN|1|value|µg/ml||S|||F|||200309080830|…
OBX|6|SN|19000-9^Vancomycin^LN|1|value|µg/ml||S|||F|||200309080830|…
OBX|7|SN|18974-6^Rifampicin^LN|1|value|µg/ml||S|||F|||200309080830|…
OBX|8|SN|25596-8^Fosfomycine^LN|1|value|µg/ml||S|||F|||200309080830|…
```

并未显示相关的那条确认消息。

10　事务与消息/触发事件之间的关系

如下这些表格将列出的是，IHE 实验学框架中每个事务所能采用的消息类型与触发事件之间的所有组合。

OML，ORL 和 OUL 消息类型采用了一个存储在 MSH-9 的第二个组分之中的主要触发事件，而该事件则描述的是相应的那种消息结构（O21、O22、O33、O34、O35、O36）；同时，OML，ORL 和 OUL 消息类型还采用了一个存储在 ORC-1（医嘱控制）之中的次要触发事件，而该事件事实上就是相应的那个实际触发事件。“事件类型”列的格式为“主要事件/次要事件”。

对于 OUL 消息类型，字段 OBR-25（结果状态）的内容将精确给出当前医嘱的那些结果的全局状态。在针对事务 LAB-3 和 LAB-5 的表格中，将额外有一列，用于显示该字段的取值。

ADT 消息类型将仅仅采用存储在 MSH-9 的第二个组分之中的那种典型触发事件（classical trigger event）。

事务 RAD-1：患者登记

事务定义	消息类型	触发事件	事件类型	HL7 V2.5
患者登记	ADT	住院患者/门诊患者通知	A01	第 3 章
		一位门诊患者的登记	A04	
		一位住院患者住院预约	A05	
		取消患者入院登记	A11	
		取消患者的住院预约	A38	

事务 RAD-12：患者信息更新

事务定义	消息类型	触发事件	事件类型	HL7 V2.5
患者信息更新	ADT	患者转院	A02	第 3 章
		患者出院	A03	
		将一位门诊患者改为住院患者	A06	
		将一位住院患者改为门诊患者	A07	
		更新患者信息	A08	
		取消患者转院	A12	
		合并患者信息	A40	

事务 LAB-1：申请者医嘱管理

事务定义	消息类型	触发事件	事件类型	HL7 V2.5
申请一条新的医嘱（OP→OF）	OML	实验室医嘱消息（组合项目中心）	O21/NW	第 4 章
		针对多个与单独一个标本相关的医嘱的实验室医嘱	O33/NW	
		针对多个与一个标本的单独一个容器相关的医嘱的实验室医嘱	O35/NW	

续表

事务定义	消息类型	触发事件	事件类型	HL7 V2.5
应用程序对一条新的医嘱消息做出响应（OF→OP）	ORL	针对任何 OML 消息的通用实验室医嘱响应消息	O22/OK O22/UA	第 4 章
		针对一条关于多个与单独一个标本相关的医嘱的 OML 消息的实验室医嘱响应消息	O34/OK O34/UA	
		针对一条关于一个标本的一个容器的 OML 消息的实验室医嘱响应消息	O36/OK O36/UA	
医嘱执行者所取消的医嘱或项目组合（OF→OP）	OML	实验室医嘱消息（以组合项目为中心）	O21/OC	
		针对多个与单独一个标本相关的医嘱的实验室医嘱	O33/OC	
		针对多个与一个标本的单独一个容器相关的医嘱的实验室医嘱	O35/OC	
医嘱申请者应用程序对医嘱执行者所取消的医嘱或项目组合做出响应（OP→OF）	ORL	针对任何 OML 消息的通用实验室医嘱响应消息	O22/OK O22/UA	
		针对一条关于多个与单独一个标本相关的医嘱的 OML 消息的实验室医嘱响应消息	O34/OK O34/UA	
		针对一条关于一个标本的单独一个容器的 OML 消息的实验室医嘱响应消息	O36/OK O36/UA	
状态已变（OF→OP）	OML	实验室医嘱消息（以组合项目为中心）	O21/SC	
		针对多个与单独一个标本相关的医嘱的实验室医嘱	O33/SC	
		针对多个与一个标本的单独一个容器中相关的医嘱的实验室医嘱	O35/SC	
应用程序对一个状态变更做出响应（OP→OF）	ORL	针对任何 OML 消息的通用实验室医嘱响应消息	O22/OK O22/UA	
		针对一条关于多个与一个标本相关的医嘱的 OML 消息的实验室医嘱响应消息	O34/OK O34/UA	
		针对一条关于一个标本的单独一个容器的 OML 消息的实验室医嘱响应消息	O36/OK O36/UA	
医嘱申请者的医嘱服务替换申请（OP→OF）	OML	实验室医嘱消息（以组合项目为中心）	O21/RP	
		针对多个与单独一个标本相关的医嘱的实验室医嘱	O33/RP	
		针对多个与一个标本的单独一个容器相关的医嘱的实验室医嘱	O35/RP	
医嘱接收者应用程序对医嘱申请者的医嘱服务替换申请做出响应（OF→OP）	ORL	针对任何 OML 消息的通用实验室医嘱响应消息	O22/RQ O22/UM	
		针对一条关于多个与单独一个标本相关的医嘱的 OML 消息的实验室医嘱响应消息	O34/RQ O34/UM	
		针对一条关于一个标本的单独一个容器的 OML 消息的实验室医嘱响应消息	O36/RQ O36/UM	
医嘱执行者所替换的医嘱（OF→OP）	OML	实验室医嘱消息（以组合项目为中心）	O21/RU	
		针对多个与单独一个标本相关的医嘱的实验室医嘱	O33/RU	
		针对多个与一个标本的单独一个容器相关的医嘱的实验室医嘱	O35/RU	

续表

事务定义	消息类型	触发事件	事件类型	HL7 V2.5
医嘱申请者应用程序对医嘱执行者所替换的医嘱做出响应（OP→OF）	ORL	针对任何 OML 消息的通用实验室医嘱响应消息	O22/RQ O22/UM	
		针对一条关于多个与单独一个标本相关的医嘱的 OML 消息的实验室医嘱响应消息	O34/RQ O34/UM	
		针对一条关于一个标本的单独一个容器的 OML 消息的实验室医嘱响应消息	O36/RQ O36/UM	
取消医嘱申请者的医嘱申请（OP→OF）	OML	实验室医嘱消息（以组合项目为中心）	O21/CA	第4章
		针对多个与单独一个标本相关的医嘱的实验室医嘱	O33/CA	
		针对多个与一个标本的单独一个容器相关的医嘱的实验室医嘱	O35/CA	
医嘱执行者应用程序对取消医嘱申请者的医嘱申请做出响应（OF→OP）	ORL	针对任何 OML 消息的通用实验室医嘱响应消息	O22/CR O22/UC	
		针对一条关于多个与单独一个标本相关的医嘱的 OML 消息的实验室医嘱响应消息	O34/CR O34/UC	
		针对一条关于一个标本的单独一个容器的 OML 消息的实验室医嘱响应消息	O36/CR O36/UC	

事务 LAB-2：接收者医嘱管理

事务定义	消息类型	触发事件	事件类型	HL7 V2.5
发送医嘱/服务编号申请（OF→OP）	OML	实验室医嘱消息（以组合项目为中心）	O21/SN	第4章
		针对多个与单独一个标本相关的医嘱的实验室医嘱	O33/SN	
		针对多个与一个标本的单独一个容器相关的医嘱的实验室医嘱	O35/SN	
应答医嘱/服务编号申请（OP→OF）	ORL	针对任何 OML 消息的通用实验室医嘱响应消息	O22/NA 或 O22/UA	
		针对一条关于多个与单独一个标本相关的医嘱的 OML 消息的实验室医嘱响应消息	O34/NA 或 O34/UA	
		针对一条关于一个标本的单独一个容器的 OML 消息的实验室医嘱响应消息	O36/NA 或 O36/UA	

事务 LAB-3：医嘱结果管理

事务定义	消息类型	触发事件	事件类型	OBR-25 状态	HL7 V2.5
标本接收（无任何可用结果，操作程序尚未完成）	OUL	主动型面向标本的观察指标消息	R22/SC	I	第7章
		主动型面向医嘱的观察指标消息	R24/SC	I	
已有一些结果可用或所有结果均可用，但尚未加以确认	OUL	主动型面向标本的观察指标消息	R22/SC	R	
		主动型面向医嘱的观察指标消息	R24/SC	R	

续表

事务定义	消息类型	触发事件	事件类型	OBR-25 状态	HL7 V2.5
初步：已有一些结果可用并获得确认	OUL	主动型面向标本的观察指标消息	R22/SC	P	第7章
		主动型面向医嘱的观察指标消息	R24/SC	P	
最终：所有结果均可用并获得确认	OUL	主动型面向标本的观察指标消息	R22/SC	F	
		主动型面向医嘱的观察指标消息	R24/SC	F	
对最终结果的校正	OUL	主动型面向标本的观察指标消息	R22/SC	C	
		主动型面向医嘱的观察指标消息	R24/SC	C	
在一条执行者医嘱之中删除一个组合项目/检验项目（无任何可用结果）	OUL	主动型面向标本的观察指标消息	R22/SC	X	
		主动型面向医嘱的观察指标消息	R24/SC	X	
在一条医嘱之中添加一个组合项目/检验项目（但尚未完成）	OUL	主动型面向标本的观察指标消息	R22/SC	S	
		主动型面向医嘱的观察指标消息	R24/SC	S	

事务 LAB-4：工作医嘱管理

事务定义	消息类型	触发事件	事件类型	HL7 V2.5
医嘱执行者发出新医嘱(检验项目申请)(OF→AM)	OML	实验室医嘱消息	O21/NW	第4章
		针对多个与单独一个标本相关的医嘱的实验室医嘱	O33/NW	
		针对多个与一个标本的单独一个容器相关的医嘱的实验室医嘱	O35/NW	
自动装置管理器对新医嘱做出响应(AM→OF)	ORL	针对任何 OML 消息的通用实验室医嘱响应消息	O22/OK O22/UA	
		针对一条关于多个与单独一个标本相关的医嘱的 OML 消息的实验室医嘱响应消息	O34/OK O34/UA	
		针对一条关于一个标本的单独一个容器的 OML 消息的实验室医嘱响应消息	O36/OK O36/UA	
医嘱执行者替换医嘱(检验项目申请)(OF→AM)	OML	实验室医嘱消息	O21/RP	
		针对多个与单独一个标本相关的医嘱的实验室医嘱	O33/RP	
		针对多个与一个标本的单独一个容器相关的医嘱的实验室医嘱	O35/RP	
自动装置管理器对替换医嘱做出响应(AM→OF)	ORL	针对任何 OML 消息的通用实验室医嘱响应消息	O22/RQ O22/UM	
		针对一条关于多个与单独一个标本相关的医嘱的 OML 消息的实验室医嘱响应消息	O34/RQ O34/UM	
		针对一条关于一个标本的单独一个容器的 OML 消息的实验室医嘱响应消息	O36/RQ O36/UM	

续表

事务定义	消息类型	触发事件	事件类型	HL7 V2.5
医嘱执行者取消医嘱(检验项目申请)(OF→AM)	OML	实验室医嘱消息(以组合项目为中心)	O21/CA	第4章
		针对多个与单独一个标本相关的医嘱的实验室医嘱	O33/CA	
		针对多个与一个标本的单独一个容器相关的医嘱的实验室医嘱	O35/CA	
自动装置管理器对取消医嘱做出响应(AM→OF)	ORL	针对任何OML消息的通用实验室医嘱响应消息	O22/CR O22/UC	
		针对一条关于多个与单独一个标本相关的医嘱的OML消息的实验室医嘱响应消息	O34/CR O34/UC	
		针对一条关于一个标本的单独一个容器的OML消息的实验室医嘱响应消息	O36/CR O36/UC	

事务 LAB-5：检验项目结果管理

事务定义	消息类型	触发事件	事件类型	OBR-25 状态	HL7 V2.5
自动装置管理器传输标本/容器的接收信息（无任何可用结果，操作程序尚未完成）	OUL	主动型面向标本的观察指标消息	R22/SC	I	第7章
		主动型面向标本容器的观察指标消息	R23/SC	I	
		主动型面向医嘱的观察指标消息	R24/SC	I	
自动装置管理器传输尚未加以确认的一些（或所有）结果	OUL	主动型面向标本的观察指标消息	R22/SC	R	
		主动型面向标本容器的观察指标消息	R23/SC	R	
		主动型面向医嘱的观察指标消息	R24/SC	R	
自动装置管理器传输初步结果（经过确认的一些可用结果）（AM→OF）	OUL	主动型面向观察指标消息的标本	R22/SC	P	
		主动型面向标本容器的观察指标消息	R23/SC	P	
		主动型面向医嘱的观察指标消息	R24/SC	P	
自动装置管理器传输最终结果（所有结果均可用并获得确认）	OUL	主动型面向标本的观察指标消息	R22/SC	F	
		主动型面向标本容器的观察指标消息	R23/SC	F	
		主动型面向医嘱的观察指标消息	R24/SC	F	
自动装置管理器传输对最终结果的校正	OUL	主动型面向标本的观察指标消息	R22/SC	C	
		主动型面向标本容器的观察指标消息	R23/SC	C	
		主动型面向医嘱的观察指标消息	R24/SC	C	

11 突出的问题

医嘱执行者为了在事务 LAB-1 中接受一份医嘱，而向医嘱申请者所发送的 OML 消息之中的 ORC-1 医嘱控制的取值：依据 HL7 V2.5 表 0119，“OK”看上去并不是适用于 OML 消息的一个有效取值，而“RR”的保留仅仅旨在反向兼容。因此，我们就选择了取值“SC”（状态已变）。对于此项选择，还必须加以验证。与此类似，“UA”（不能接受）看来也不是一个适用于 OML 消息的有效取值。

究竟如何遵照 HL7 V2.5 标准，采用一种标准的且所有国家都通用的方式，来表达本数据模型之中所定义的那三项责任呢?

在遵循 HL7 2.3.1 版的放射学技术框架之中已经对那些 ADT 事务进行了定义，而实验学技术框架则原样采用了那些 ADT 事务，并未对它们做任何变更。不过，本框架采用的是 HL7 2.5 版，这可能会导致一些不兼容问题。

基于如下原因，对于从医嘱结果记录者发往医嘱执行者的结果查询通知，将推迟到本技术框架的某个未来版本当中加以处理：该事件应该由医嘱结果记录者来进行审核。然而，在 HL7 V2.5 之中，现有的任何触发事件都无法满足这种要求。

在下一个年度中，还应该添加两个字段：设备实例标识符（Equipment Instance Identifier）（OBX-18）和试剂批号（Reagent Lot Number）。

本年度并不涉及或解决（address）有关采用特定格式（pdf，rtf，txt）来传输实验室综合报告（global reports）的问题。这样做的目的就是，使那些将会实现医嘱执行者的产品，同时也能够为“为显示而检索信息（Retrieve Information For Display）”概貌的信息源（Information Source）角色提供支持。目前，存在着可供传送 RID 引用信息（RID reference）之用的几个解决方案（如特异性 ORC/OBR、HL7 2.5 第 9 章的 MDM 消息等），但都有待于加以研究。

Patient Identification Domain B

ACC，HIMSS and RSNA

医疗健康信息集成规范

第四部分

心血管病学技术框架

第二年：2005—2006

第1卷

集 成 概 况

第2.0版（试行版）

2005年6月27日

目　　录

前　言

医疗健康信息集成规范（IHE）是为了促进支持现代医疗机构的信息系统的集成而创建的。它的基本目标是确保病人护理过程中医疗决策所需的全部信息是正确的，并能被医疗专业人员获得。IHE既是一个过程，也是一个为了鼓励集成工作的论坛。它为已制定的消息标准的实施定义了一个技术框架，以达到特定的临床目标。它包括严格的测试流程以实施此框架。它还组织教育会议，在医疗专业人员的大型会议上展示此框架的益处，鼓励企业和用户采用IHE。

IHE不会定义新的集成标准，IHE的存在是为了支持现有标准的使用，例如HL7、DICOM、IETF和其他合适的标准。在不同角色需要进行集成的环境中，IHE在必要时会对标准进行约束和配置，以保证这些标准在特定的应用域被恰当使用。当需要对现有标准阐明或扩展时，IHE建议查阅相关标准的内容。

IHE拥有大量的主办者和支持机构，它们属于不同的医疗领域，来自不同的地区。在北美地区，主要的主办者包括美国心脏病学会（American College of Cardiology，ACC），医疗健康信息与管理系统协会（Healthcare Information and Management Systems Society，HIMSS）与北美放射协会（Radiological Society of North America，RSNA）。IHE加拿大分会也已经成立。IHE欧洲分会（IHE-EUR）由一个庞大的联合机构进行支持，包括欧洲心脏学协会（European Society of Cardiology，ESC），欧洲放射协会（European Association of Radiology，EAR），欧洲放射学研讨会议（European Congress of Radiologists，ECR），放射和电子医学行业欧洲协调委员会（Coordination Committee of the Radiological and Electromedical Industries，COCIR），德意志Röntgengesellschaft协会（Deutsche Röntgengesellschaft，DRG），欧洲PACS协会（EuroPACS），医院信息系统现代化小组（Groupement pour la Modernisation du Système d'Information Hospitalier，GMSIH），法国放射协会（Société Francaise de Radiologie，SFR），意大利医疗放射学协会（Società Italiana di Radiologia Medica，SIRM）。IHE日本分会是由三个组织主办的，它们是：日本经济产业省（Ministry of Economy，Trade，and Industry，METI），日本厚生劳动省（Ministry of Health，Labor，and Welfare），和这两个省管辖下的医疗信息系统开发中心（MEDIS-DC）。IHE日本分会的合作组织包括：日本放射行业协会（Japan Industries Association of Radiological Systems，JIRA），日本HIS行业协会（the Japan Association of Healthcare Information Systems Industry，JAHIS），日本放射协会（Japan Radiological Society，JRS），日本放射技术协会（Japan Society of Radiological Technology，JSRT），日本医疗信息化协会（Japan Association of Medical Informatics，JAMI）。其他的医疗专业机构也被邀请根据学科和地理位置加入不断扩展中的IHE。

IHE技术框架为不同领域（IT基础架构、心血管病学、实验学、放射学等）定义了如何应用实施现有标准，以达到提供适当的医疗信息共享，优化患者诊疗的集成目标。IHE技术框架进行一次扩展；并定期的进行维护，识别和更正文档中错误。最新版本可以从以下网址得到：www.ihe.net。

IHE技术框架指定了医疗机构内的一个功能模块的子集，称之为IHE"角色"，并指定了角色之间基于标准的协调合作的交互，称为"事务"。本文档逐步深入的描述事务的实现。本卷1对IHE的功能提供了一个高层次的概述，描述了如何将"事务"组织在称作"集成规范"的功能单元中，以突出其解决特定临床需求的能力。后面一卷提供了每个IHE事务的详细技术描述。

IHE 心血管病学技术框架第二年被提交做为试运行版本，试行截止至 2006 年 3 月。

有关试用版本的评论和修改建议可以提交到：

http：//forums. rsna. org 的“Integrating the Healthcare Enterprise”论坛中。

选择“IHE Cardiology Technical Framework version 2. 0 Trial Implementation”子论坛。

依据这些评论，IHE 心血管病学技术委员会将于 2006 年 6 月发布修订版本。

1 序　言

1.1 技术框架概述

IHE 心血管病学技术框架定义了如何应用实施现有标准，以达到为心血管病学提供适当的医疗信息共享，实现的集成目标。CARD-TF 每年进行一次扩展；并定期地进行维护，识别和更正文档中错误。最新版本可以从以下网址得到：www.ihe.net。

CARD-TF 指定了医疗机构内的一个功能模块的子集，称之为 IHE“角色”，并指定了角色之间基于标准的协调合作的交互，称为“事务”。CARD-TF 逐步深入地描述事务的实现。第 1 卷对 IHE 的功能提供了一个高层次的概述，描述了如何将“事务”组织在称作“集成规范”的功能单元中，以突出其解决特定临床需求的能力。第 2 卷提供了每个特定心血管病学的 IHE 事务的详细技术描述。

CARD-TF 是 IHE 技术框架的一个相关部分，由以下特定领域文档构成：

- IHE 心血管病学技术框架（IHE Cardiology Technical Framework）
- IHE IT 基础架构技术框架（IHE IT Infrastructure Technical Framework）
- IHE 放射学技术框架（IHE Radiology Technical Framework）
- IHE 实验学技术框架（IHE Laboratory Technical Framework）
- IHE 医疗机构合作与患者诊疗信息共享技术框架（IHE Patient Care Coordination Technical Framework）

IHE 心血管病学集成规范很大程度上依赖和参考其他几个 IHE 技术框架文档中定义的事务。关于参考其他技术框架的约定，请见本卷第 1.6.4 节。

1.2 第 1 卷概述

第 1 章的其余部分进一步描述了技术框架的一般性质、目的和功能。

第 2 章介绍了构成技术框架的 IHE 集成规范的概念。

第 3 章和之后的章节提供了每个集成规范的详细文档，包括集成规范意图解决的临床问题及它所包含的 IHE 角色和事务。

本文档正文之后的附录，包括对集成规范相关的特殊问题的讨论、术语词汇表以及缩写词汇表。

1.3 目标读者

本文档的目标读者为：

- 对医疗信息系统集成技术感兴趣的临床医生
- 参与 IHE 创建的厂商的技术人员
- 医疗机构的 IT 部门工作人员
- 参与标准开发的专家

1.4 与相关标准的关系

IHE 技术框架从分布式医疗环境中，通过交互的角度，标识出了医疗机构内不同的功能模块（称为 IHE 角色）。目前，IHE 基于 HL7，DICOM 和多种 WEB 标准，定义了一系列相互协作的事务。随着 IHE 的发展，基于其他标准的 IHE 事务可能会根据需要被加入 IHE 技术框架中。

在某些情况下，IHE 建议选择某标准所支持的某些特定的可选项。但是，IHE 并不会引入与标准相抵触的技术选择。如果 IHE 发现了现有标准的错误，或者希望对现有标准进行扩展，IHE 的政策是将问题报告给合适的标准开发组织，推动标准的发展。

IHE 不是一个标准，而是一个实施框架。因此指称 IHE 为标准是不合适的。产品的一致必须直接参考特定的标准。另外，那些有能力实现 IHE 集成的厂商，应当用 IHE 集成声明描述其产品与 IHE 技术框架规范的一致性。IHE 集成声明的目的是为了以统一的方式与支持 IHE 的相应产品的用户进行通讯。通过比较不同产品的 IHE 集成声明，可以决定不同产品之间可以实施何种程度的集成工作。关于 IHE 集成声明的格式，请参考附录 C。IHE 鼓励实施者确保其符合 IHE 技术框架的产品也同时符合 IHE 基础的那些标准的全部需求，尽管可能是低水平的集成，允许其产品同符合这些基础标准但不完全符合 IHE 技术框架的产品进行交互。

1.5　与现实世界已有体系结构的关系

IHE 的角色和事务是抽象于真实的医院信息系统环境的，当一些事务传统地按指定的产品类别去完成功能（如 HIS，电子患者记录、RIS、PACS、临床信息系统或成像影像设备），IHE 技术框架有意地避免与这些产品类别的功能和角色建立联系。对每一个角色，IHE 技术框架仅仅定义了与集成信息系统有关的功能。因此 IHE 中角色的定义不应该是某个实施了 IHE 功能的产品的完整定义，IEH 技术框架本身也不能用来全面描述医疗信息系统的体系结构。

为了描述医疗信息系统环境中，不同功能模块之间的交互，IHE 定义了“角色”和“事务”的概念，作为描述交互的基础。如果一个单独的产品实现了多个功能，只有此产品与外部其他模块的交互接口是 IHE 覆盖范围内的。因此，与基于多个系统共同达到集成目标的环境不同，IHE 不看重基于独立、完全的信息系统集成环境的相对价值。IHE 示范的重点是基于 IHE 集成框架的不同厂商的系统之间的集成。

1.6　约定

本文档采用了下述约定来表示 IHE 技术框架概念，阐明如何应用 IHE 技术框架所依赖的标准。

1.6.1　角色、事务及其所用图表

每个集成描述都表现了一种真实世界中的能力，一组“角色”通过事务相互交互的能力。“角色”可以是信息系统或者信息系统中的组件，它可以产生、管理或操作机构业务相关的信息。事务是角色之间的交互，其通过基于标准的消息传递所需信息。

第 3～5 章中的角色和事务图表说明了特定描述中的每个角色所必须支持的事务。

在某些情况下，一个描述依赖于某个前提描述才可实现其功能并有效运行。例如，Cath 工作流程描述依赖时间一致性描述（摘自 IHE IT 基础设施框架）作为必要的前提条件。确定想得到的描述在表 2-1 中的位置并查看哪个描述被列为前提就找到的依赖关系。一个角色除了实现此前提描述所要求的事务之外，该角色还需要实现想得到的描述所要求的全部事务。

1.6.2　流程图

集成规范的描述包括流程图，阐明各规范怎样以相关角色之间的事务序列实现其功能。

这些流程图用于提供一个整体的概况，以便在总体工作流程中观察到事务的作用。某些未被 IHE 详细定义的事务和活动在图表中用*斜体*表示，用以提供额外的环境，在这种环境下，相关的 IHE 事务适合医疗信息系统的更广泛的结构。

这些流程图所表示的并不是唯一可能的场景。通常一个角色可能会和其他角色组合，使用其他规范中的事

务也可能出现在此规范中。在某些情况下，事务的序列可能是灵活的。在某些情况下，通常会有注释指出可能出现的变化。

在图表中使用的约定是，箭头指出事务的方向，从事务的发起者指向目标。

1.6.3　技术框架的标准化与非标准的内容

技术框架中绝大部分描述了集成概况、角色和事务的必需或可选的特性，这些部分是标准的。为了更好地理解本文，技术框架中也存在非正式、非标准的说明部分。

根据 IETF RFC 2119，包含以下词汇说明技术框架的特定内容是标准的：必需的（如“必需 must”，“需要 required”，“shall”），或者可选的（如“可能 may”，“推荐 recommended”）。非标准的内容不包含上述关键词汇。

1.6.4　技术框架引用

当某章要引用技术框架同卷的章节时，需要使用章号。当引用其他卷或其他域的技术框架时，要使用下面的格式：

＜领域指示符＞TF-＜卷号＞：＜章节号＞，其中

＜领域指示符＞是 IHE 相关领域的简称（ITI＝IT 基础设施，RAD＝放射学，CARD＝心血管病学，LAB＝实验学）

＜卷号＞是指定技术框架的应用卷（如 1，2，3），以及

＜章号＞是应用的章节号

例如：ITI TF-1：3.1 指 IHE IT 基础设施技术框架第 1 卷第 3.1 章，RAD TF-3：4.33 指 IHE 放射技术框架第 3 卷第 4.33 章。

1.6.5　事务引用

引用事务时应遵从以下格式：

＜领域指示符＞-＜事务号＞，其中

＜领域指示符＞是 IHE 相关领域的简称（ITI＝IT 基础设施，RAD＝放射学，CARD＝心血管病学，LAB＝实验学）

＜事务号＞是技术框架中该领域规定的应用事务号

事务引用时，如果该章节的域和事务号是确定的，也可以直接引用事务名。

1.7　IHE 心血管病学本年度范围

本文档指 IHE 心血管病学创始第 2 年。它是与 ACC，ASE，ESC 和 HIMSS 2006 年会相关的测试和展览过程的基础。目前 IHE 心血管病学技术框架针对以下主要特性：

- 心血管病学工作流程集成概况描述了该工作流程的管理和分发机制，包括检查仪器的日志和诸如冠状造影或脑室造影等定量测量。
- 超声心动工作流程集成概况描述了超声心动部门工作流程的管理和分发的机制，该工作流程分手负荷超声及其测量。
- 获取显示所需 ECG 集成概况描述了 ECG 波形和分析互操作方式，通过心血管病学内部和外部的显示系统获取并显示。
- 可视化报告概况描述的工作流程机制是，在报告建立者、管理者、存储库及显示者之间，以 PDF 格式传送临床报告。该概况描述了科室报告产品，该报告可通过获取显示用信息以及跨机构文档共享概况被进一步分发。此概况描述了关于部门产品的报告，能够使用获取显示信息和跨机构文档共享来更加详细的对其进行描述（在 IHE IT 基础架构领域中定义）。

- 证据文档集成概况参照了其在有着心血管病具体解决方案的放射学技术框架中的定义，该概况描述了观测报告管理、测量以及 peri-procedural 结果。(即证据文档)。

1.8　提出建议

欢迎对本文档和 IHE 概况提出意见，可以直接在 IHE 的讨论服务器上进行讨论，网址是http：//forums.rsna.org/。

也可以将反馈直接邮寄至：

Lisa Bradfield
American College of Cardiology
9111 Old Georgetown Rd
Bethesda，Md 20814-1699
Email：lbradfie@acc.org

1.9　版权许可

Health Level Seven（HL7）组织已授权 IHE 转载 HL7 标准中的表。本文档中的 HL7 表由 Health Level Seven 组织授权。保留所有版权。

美国电器制造商协会（The National Electrical Manufacturers Association）(NEMA）已授权 IHE 合并部分 DICOM 标准。

从这些文档中提取的资料在使用处经过授权。

1.10　IHE 技术框架开发和维护流程

IHE 心血管病学技术委员通过与其他特定领域的技术委员会合作，持续维护和扩展 IHE 技术框架。框架的发展和维护过程遵循一定的原则，以确保概况的稳定性，开发商和用户可以据此规定开发并获取 IHE 兼容产品。

发展和维护流程针对扩展、阐明和修正的需求，维持框架定义的向后兼容性，以支持对任意先前定义的集成概况和角色的一致性声明的实现。

为维护 IHE 技术框架的稳定性，每年根据两个可控路径（controlled paths）之一：新的发展和维护，定期对其进行修订（图 1.10-1）。

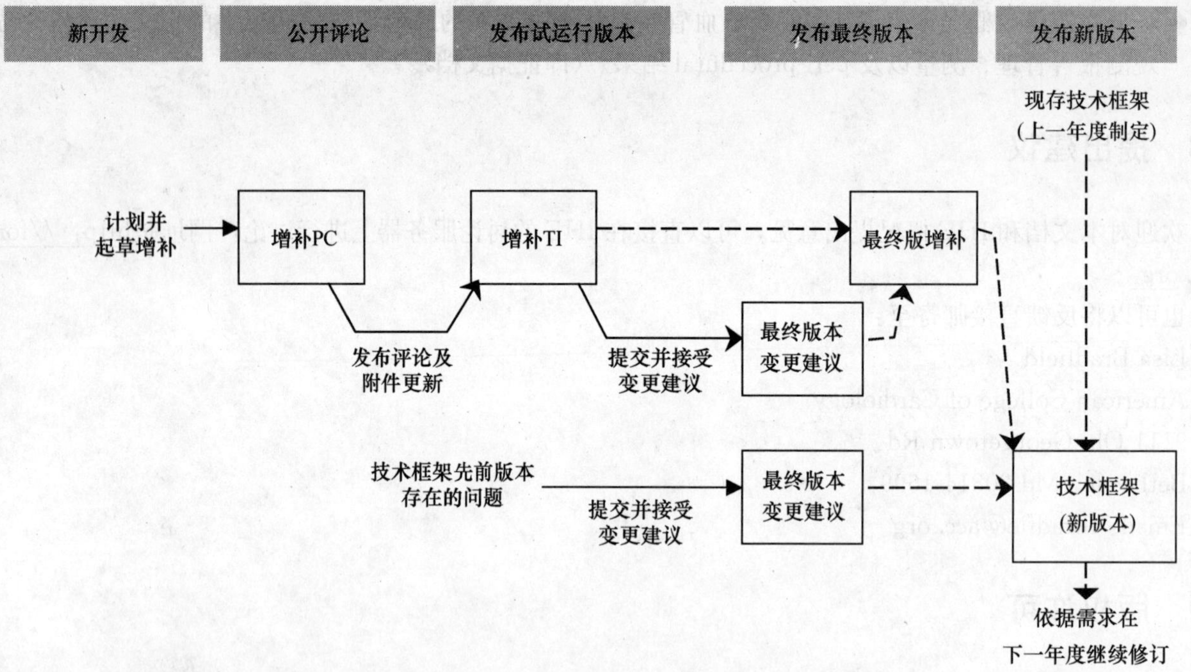

图 1.10-1 图示年度技术框架发展和维护过程。虚线箭头显示文本集合（合并）

1.10.1 新的开发—现有技术框架的扩展

IHE 心血管病学计划委员会每年将确定新的功能开发。技术委员会通过一系列必要的分析和设计工作，最终产生一个技术框架的新版本。

通常，新功能以补充的形式发布。补充范围是将下列附加内容加入技术框架：

- 一个新的集成概况，通常包括新角色和事务的介绍。
- 现有集成概况中的新角色：New Actors 可以是先前在技术框架其他地方已定义过的角色，也可以是从未定义过的新角色。概况中确定或定义了确定新角色职责的事务，这些事务可以被指定为必需或可选。为避免引起已实施此概况的系统兼容性问题，对概况中现有角色不再新增必需事务。事务在概况中确定了新角色的职责，它被标识或定义，并可以被指定为必需或可选的。为避免引起已按规范实施的系统的兼容性问题，在概况中，不会为存在的角色增加新的必需的事务。
- 现有集成概况的新选项：通常对概况中现存角色增加可选的事务，或为现存事务增加可选特性。
- 主要概念变化：不改变已有集成概况的性能，但可以在将来隐含地改变或增加角色和事务。

发布过程由特定阶段组成，并在每个文档中做出明确说明。

首先，正文被发布为**公开评论**（Public Comment）（用“PC”表示）。在公开评论期间（通常为 30 天），可在 IHE 网站进行文本和评论的提交。在此阶段后，技术委员会将对这些评论进行审核。委员会根据接收到的评论进行修正，随后将已更新的补充文本以**试运行**（用“TI”表示）的方式发布。

IHE 为厂商提供了一个流程，测试他们对 IHE 角色和事务的试实施规范的实施。IHE 测试过程，被称为兼容测试的多方参加的交互测试事件，提供厂商有价值的反馈，并提供了产品一致性的基线提示。它也是试运行概况的技术方法的验证。

试行版的新功能经过充分测试（例如，根据兼容测试的练习），正文也被认为足够地稳定后，新的正文将作为**正式版发布**（用“FT”表示）。

在年度开发结束时，正式版的补充将与技术框架的当前版本合并，产生技术框架的新版本，并递增版本号。

1.10.2　现有技术框架内容的维护

尽管技术委员会尽了最大的努力，技术框架公布的当前版本或试运行文档仍可能包含不正确、不完全或不清楚的内容。这些问题作为更改建议处理，包括：

- 修正：修改并未介绍一个稳定的集成概况的功能性改变。可以确定技术问题导致实施不能协同工作。
- 澄清：澄清没未提出任何技术性的改动，它是针对容易混淆或摸棱两可的文字，使之更易理解或不再有歧义。

修正和澄清的发布流程是相同的，它既针对试行版的更正，也包括技术框架当前版本的更改。

提交变更建议由用户、厂商或技术委员会成员提出问题，例如试行版或正式版集成规范或兼容测试。变更建议文档应明确声明：

- 技术框架需要变更的部分，
- 问题描述，
- 阐述变更的必要性，
- 问题解决方案或途径。

技术委员会定期审核变更建议，决定接受或拒绝。

对于**被拒绝的变更建议**，技术委员会将公开解释变更不合适的原因。

被接受的变更建议：指派技术委员会的一个成员，作为一个工作项目进一步的调查被接受的变更建议，以期对其进行充分的澄清或修正。在通过审核之前，技术委员会将再次审阅经过修订的文本。

一旦通过审核，**正式版变更建议**由技术委员会发布，并被视为生效。在年度开发结束时，该变更将被合并到下一版本的技术框架中。不能将变更建议直接提交至正式版变更建议或正式版附件中。

1.10.3　技术框架的使用

技术框架的当前版本被认为是主要的参考文档。从本年度正式版的附件和正式版变更建议补充此文档。过去的正式版文档仍然保留，便于提供与技术框架先前版本或试行版的附件的差异总结。

在年度开发与维护过程中，推荐应用下列技术框架文档进行实施：

- 产品实施

  基于试行版的产品实施应遵循随后的正式版，并在必要时升级其产品。此外，厂商将监测正式版变更建议，并及时使用与其产品相关的修正。

- 兼容测试实施

  兼容测试的测试基于相应 IHE 领域的技术框架当前版本、试行版及正式版变更建议的相关附件。

2 集成概况

如图 2-1 中所示，IHE 心血管病学集成概况为产品提供了一个通用语言，以供医疗专家和厂商用来交流产品集成需求。集成概况描述了现实世界的场景或集成系统特定功能。一个集成概况指定了一组特定角色，并为每个角色规定支持这些功能需要的事务。

集成概况为用户和厂商提供了一个方便的途径来引用 IHE 技术框架中的功能子集，使用户和厂商不仅仅是简单地请求或期望来自 IHE 的全部支持，不需要对于 IHE 技术框架中关于 IHE 角色和事务进行繁重的细节重述。

2.1 集成概况间的相互依赖

通常 IHE 集成概况并不是独立操作的。某个对象作为一个概况的输入，同时可能是另一个概况产生的实施结果。

图 2-1 提供了集成概况间的依赖关系。图中箭头由一个概况指向其所依赖的概况。实心箭头表示一个实施依赖，依赖概况的角色必需实现支持概况。虚线箭头表示依赖概况的定义——依赖概况的事务基于支持概况的事务。

特别注意来自其他 IHE 领域的支持概况。

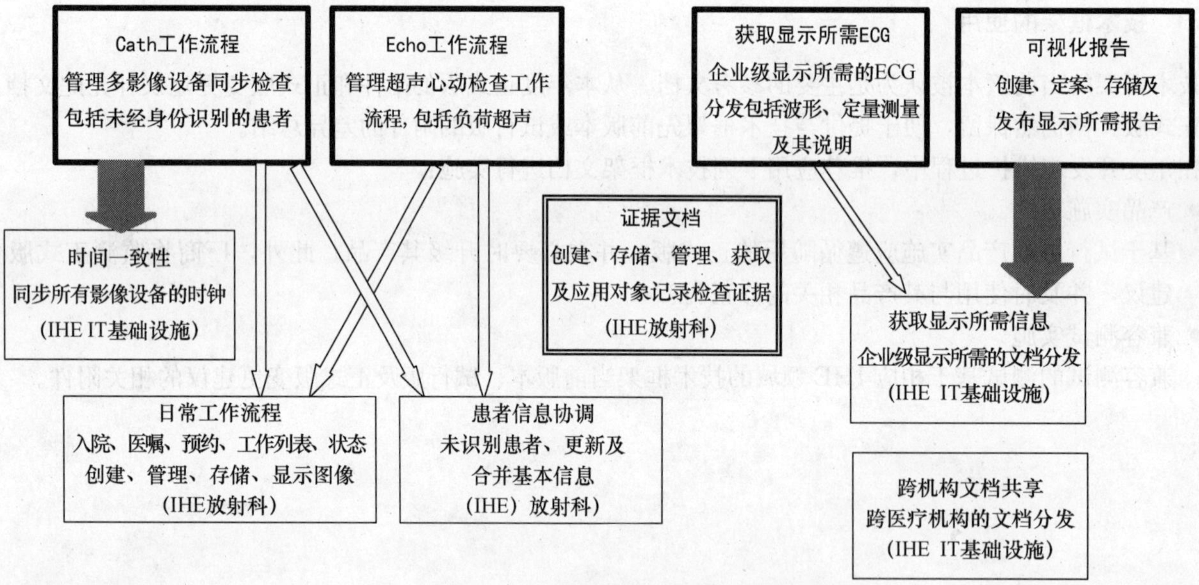

图 2-1 IHE 心血管病学集成概况及其依赖性

表 2-1 以列表的形式说明了集成概况间必要的依赖关系。

当然，当不同的联合规范被实现时会产生有其他有益的协作，但是这些内容不会在下表中描述。例如，不同心血管病学规范的角色可能实现 IT 基础设施领域的规范，如用户或节点验证、审核用记录、患者 ID 交叉索引等角色。

表 2-1　心血管病学集成概况的依赖关系

集成概况	依赖	依赖类型	注释
Cath 工作流程	ITI-TF 时间一致性	科室系统预约者/医嘱执行者以及影像采集设备所必需的角色与时间客户端角色组合在一起，相互协作配合。	
	RAD-TF 预约工作流程 RAD-TF 患者信息协调	*可定义的*	
Echo 工作流程	RAD-TF 预约工作流程 RAD-TF 患者信息协调	*可定义的*	
获取显示所需 ECG	ITI-TF 获取显示所需信息	*可定义的*	
可视化报告	ITI-TF 获取显示所需信息	报告存储库角色与信息源角色组合在一起，相互协作配合	

如集成概况第 3～5 节中所述，厂家产品通过实现适当的角色-事务支持集成概况。一个产品可以实现一个以上的角色和集成概况。

一个角色必需实现规范中所有必要的事务，除非是辅助概况（desired profile）中的角色。

角色（详见 2.2 节）是信息系统或信息系统的组件，角色在机构中产生、管理或影像与操作行为相关联的信息。

事务（详见 2.3 节）是角色间的交互作用，事务通过基于标准的消息传递必要信息。

2.2　集成概况综述

本文中每一个 IHE 集成概况通过以下元素描述：

- IHE 概况中相关的角色
- 为每一个 IHE 角色指定必需的 IHE 事务集合

这些需求以一个事务表格的形式列出，并为每一个支持集成概况的角色所必需。角色支持多种集成概况，角色必须支持每一个集成概况中所有必要的事务。当一个集成概况依赖于另一个集成概况时，依赖集成概况的所有事务需求被涵盖于此表中。

值得注意的是，IHE 集成概况既不是一致声明的标准，也不是可证明的团体。用户将持续请求厂家提供相关标准的一致声明，例如 DICOM 和 HL7。标准的一致性是厂家采用 IHE 集成概况的先决条件。

同样需要注意的是，对于一些成功的集成项目的迫切需要，IHE 尚不提供支持。成功地集成系统还需要一个项目计划，用以降低破坏性、描述失败-安全策略、明确系统性能预期效果、定义明确的用户接口需求、明确识别系统限制、细化目标成本、制定维护计划等。

2.2.1　心导管检查工作流程（CATH）

心导管检查是一个相当复杂的过程，特别是从工作流程的角度上分析。

收集证据的活动可能在一个医嘱申请之前就开始进行了；事实上，由于心导管检查时常在紧急情况下进行，所以通常不会为其创建医嘱。证据可以是多样化图像、测量、用同一患者 ID 协调的报告系统，应确保全部证据检查与同一检查相关联。检查本身应当包括诊断、介入或治疗等方面，并可长时间延续（几小时）。

在心导管检查上下文档环境中，心导管工作流程集成概况建立了连续、完整的基本患者数据。本概况明确了患者标识信息及其基本信息的一致性管理，其中包括这样的情况：在心导管检查开始，甚至检查完成后，尚未确定急诊患者的真实信息。本概况通过多样化图像、测量以及分析系统，确定检查数据的安排及协调，并将其存储归档，用来为以后诸如报告等工作流程步骤提供相关支持。心血管病学规范亦可提供对于多阶（诊断及介入）检查项目完成状态的协调。

2.2.2 超声心动工作流程（ECHO）

超声心动工作流程集成概况描述了与数字超声心动相关的工作流程，尤其是经胸超声（TTE）、经食管超声（TEE），以及负荷超声。与CATH工作流程集成概况一样，ECHO概况处理患者ID、医嘱、预约、状态报告、多阶检查（特别是负荷超声）以及数据存储。ECHO概况特别针对间歇式连接网络的影像采集设备（例如便携式超声仪），以及超声数据的特定需求等问题提出解决方案。

CATH检查中应用了血管内超声（IVUS）和心腔内超声（ICE），CATH工作流程将IVUS与ICE视为影像设备给予支持，但ECHO工作流程并不支持这两项检查。

2.2.3 获取显示所需ECG（ECG）

获取显示所需ECG集成概况明确了一个广泛的查询机制，该机制通过机构间的协议，查询心电图（ECG）文档并提供给用户浏览。ECG文档应包括“诊断质量”波形、测量及解释。集成概况通过网络浏览器等电脑应用程序即可查看信息，不需要专用的医学软件或工作站。

本集成概况主要用于获取静息12导联ECG，也可用于获取在负荷超声、动态心电监测和其他诊断检查中收集的ECG波形。本集成概况仅针对信息系统中已存储的ECG，不包括医嘱、获取、存储检查或ECG解释。

2.2.4 可视化报告（DRPT）

可视化报告概况支持创建、修改指定事务、支持科室内部和科室之间的数据传输以及阅读便于显示的临床报告。影像检查上下文档环境，提供了从报告到图像以及其他检查证据的关联。报告可提供给科室外的角色以供广泛分发（例如使用其他规范）。

DRPT概况应用便携式文档格式（PDF）格式，该格式是包含有图像内容的，可编辑文档的常用显示格式。对于报告图像检查，特别是心脏检查报告，PDF能够满足多样化的报告格式要求。更重要的是，PDF允许报告医师控制查看报告的权限，即支持对其内容的加密，这一点无论对于临床目的还是商业原因都很重要。

2.2.5 证据文档（ED）

证据文档概况定义了一系列的数据记录方法，其涵盖范围为：诸如观察、测量、结果（即证据文档）等数据采集设备（如采集系统和其他工作站）输出、这些证据在归档系统中存储和管理，在显示和报告系统中获取及显示。

证据文档概况包括测量、CAD结果、检查日志等详细的非图像信息，这些信息在生成临床报告的过程中要作为数据输入。证据文档既可以为报告医生提供参考，某些情况下也用于证据文档中的某些内容被加入报告中。

2.3 角色描述

角色是医疗机构中的信息系统或信息系统的组件。角色的职能是对与操作行为相关的信息进行管理。下列角色由IHE定义并将在本文档的其他部分以及其他领域技术框架文档中被引用。

应当指出的是：有些角色的命名与其实际功能并不完全匹配（如，图像管理器也可管理无图像内容）。在这方面，将存在角色的重新命名以获得一致性，会导致重新命名许多存在的角色，但不如介绍重要混淆的危害更有价值。因此角色的名称将象下面所定义的保留下来。

影像采集设备（Acquisition Modality）——一个获取并创建医学影像或波形的系统，例如一个X线血管造影或血液动力学测量系统。影像设备也可以建立其他证据对象，例如包含测量的结构化报告文档。

ADT——负责增加和/或更新患者基本信息和就诊信息的系统（入院/出院/转院）。特别值得注意的是，它为医嘱申请者和科室系统注册新的患者。

科室系统预约者/医嘱执行者（Department System Scheduler/Order Filler）——一个基于科室的信息系统（例如心血管病学或放射科），该系统为医嘱的管理提供了相关功能，医嘱通过外部系统或科室系统的用户界面接收。

证据创建者（Evidence Creator）——创建附加证据对象的系统，诸如源图像或测量（证据文档），并且将它们传送到图像归档。

图像归档（Image Archive）——一个为证据对象提供长期存储的系统，例如图像、显示状态、关键图像标识和证据文档。

图像显示者（Image Display）——一个提供患者检查的浏览系统。另外，该系统可以支持已选证据对象的获取和显示，包括图像、显示状态、关键图像标识和/或证明文档。

图像管理器（Image Manager）——提供与安全存储和证据对象管理相关功能的系统。该系统为这些对象提供有效信息给科室系统预约者。

医嘱申请者（Order Placer）——医嘱申请者是一个医院或企业级系统，该系统为不同的部门产生医嘱，并且将这些医嘱分发给相关科室。

执行检查项目管理器（Performed Procedure Step Manager）——从影像采集设备或证据创建者，向科室系统预约者/医嘱执行者、图像管理者和报告管理者重新分发影像设备执行检查项目信息的系统。

报告创建者（Report Creator）——生成和传送临床报告的系统。

报告管理器（Report Manager）——管理报告状态并且向报告存储库分发报告的系统。

报告阅读者（Report Reader）——允许用户查询/获取以及查看 DICOM 报告对象的系统。

报告存储库（Report Repository）——一个可以接收、存储报告的科室系统，其数据可长期存储。

机构报告存储库（Enterprise Report Repository）——接收和/或引用（指针）并存储报告的系统，用于医疗保健机构间的访问。

时间客户端（Time Client）——一个通过时间服务器提供的正确时间同步本地时钟的系统单元。

显示者（Display）——一个应用网络技术请求并显示已有数据（“准备显示”）的系统。

信息源（Information Source）——对于特定信息和文档的请求，此角色能作出响应，并将可以在请求角色的界面上显示的信息发送回请求角色。

以下表格表明哪个“角色”相对应地用于哪个集成概况。

表 2.3-1 集成概况角色

角色 \ 集成概况	CATH	ECHO	ECG	DRPT	ED
影像采集设备	X	X			X
ADT 患者登记处	X	X			
科室系统预约者/医嘱执行者	X	X			
证据创建者	X	X			X
图像归档	X	X			X
图像显示者	X	X			X
图像管理器	X	X			X
医嘱申请者	X	X			
已完成检查项目管理者	X	X			
报告创建者				X	X

续表

角色＼集成概况	CATH	ECHO	ECG	DRPT	ED
报告管理器				X	
报告阅读者				X	
报告存储库				X	
机构报告存储库				X	
时间客户端	（注释 1）				
显示者			X		
信息源			X	（注释 2）	

注释 1：时间客户端角色不是 CATH 工作流程概况的组成部分，但其必须与概况中的某些角色组合使用。

注释 2：信息资源角色不是可视化报告规范的一部分，但其必须该概况中的报告存储库角色配合使用。

2.4 事务描述

事务是角色间的交互，其通过基于标准的消息传送申请信息。下面是被 IHE 定义的事务，这些事务将在本文档的其他部分中被引用。那些在其他领域的技术框架文档中指定的事务被确定领域标识及事务号。

患者登记（Patient Registration）：ADT 系统登记处和/或接收患者入院，并将其信息发送到其他信息系统。[RAD-1]

申请者医嘱管理（Placer Order Management）：医嘱申请者在开始或取消一个医嘱时通知医嘱执行者。当一个新的医嘱被产生时，申请者/执行者医嘱管理事务会用“—New”表示，当已存在的医嘱被删除时，该事务表示为“—Cancel”。[RAD-2]

执行者医嘱管理（Filler Order Management）：医嘱执行者在医嘱建立、删除或状态改变时通知医嘱申请者。当一个新的医嘱被产生时，申请者/执行者医嘱管理事务会用“—NeW”表示，当已存在的医嘱被删除时，该事务表示为“—Cancel”。[RAD-3]

检查预约（Procedure Scheduled）：预约信息从科室系统预约者/医嘱执行者被发送至图像管理器。[RAD-4]

查询影像设备工作列表（Query Modality Worklist）：在影像采集设备中基于一个查询登录一个影像设备工作列表，该列表列出满足查询条件的所有项目的清单。带有已选的基本信息的预约检查项目列表被返回至影像采集设备。[RAD-5]

影像设备检查项目进行中（Modality Procedure Step In Progress）：一个影像采集设备通知执行检查项目管理器一个新的检查项目开始，PPS 管理器通知科室系统预约者/医嘱执行者和图像管理器。[CARD-1，摘自 RAD-6]

影像设备检查项目已完成（Modality Procedure Step Completed）：一个影像采集设备通知执行检查项目管理器一个检查项目已经完成，PPS 管理器通知科室预约者/医嘱执行者和图像管理器。[RAD-7]

影像设备图像/证据已存储（Modality Images/Evidence Stored）：一个影像采集设备发送已获取或已生成的图像、波形或其他证据文档至图像归档。[CARD-2，摘自 RAD-8 和 RAD-43]

图像存储确认（Storage Commitment）：一个请求者（影像采集设备）请求图像管理器确认指定 DICOM 对象（图像、波形、证据文档或任一组合）的所有权，发出请求者将这些对象存储至图像归档，从而允许发送者删除那些现在归图像管理器所有的对象。[CARD-3，摘自 RAD-10]

患者信息更新（Patient Update）：ADT 患者登记系统通知医嘱申请者和科室系统预约者/医嘱执行者某一患者的更新信息。科室系统预约者可再将此信息发送至图像管理器。[ARD-12]

检查项目更新（Procedure Update）：科室系统预约者/医嘱执行者将已更新的医嘱或检查信息发送至图像管理器。[RAD-13]

查询图像（Query Images）：一个图像显示者通过患者、检查、序列号或实体查询图像归档系统所需的表现图像的列表。[RAD-14]

查询证据文档（Query Evidence Documents）：证据文档的用户查询图像归档系统所需的表现证据文档的列表。[RAD-44]

获取图像/证据（Retrieve Images/Evidence）：一个图像显示者向图像归档系统申请并获取一特殊图像、图像集或其他证据。[CARD-4，摘自 RAD-16 和 RAD-44]

实体可用性通知（Instance Availability Notification）：**图像管理器/图像归档**通知相关的工作流程角色（如科室系统预约者/医嘱执行者和报告管理器）在指定存储位置的实体状态的可用性。[RAD-49]

维护时间（Maintain Time）：用时间服务器的时间同步本地时钟，使之达到同步。[ITI-1]

获取指定的显示所需信息（Retrieve Specific Info for Display）：显示者按照患者和时间段向信息源查询指定信息 [ITI-11]

获取 ECG 列表（Retrieve ECG List）：显示者按照患者和时间段，向信息源查询 ECG 文档列表。[CARD-5，摘自 ITI11]

获取 ECG 显示所需文档（Retrieve ECG Document for Display）：显示者按照文档 ID 向信息源查询指定 ECG 文档。[CARD-6，摘自 ITI-12]

封装报告提交（Encapsulated Report Submission）：报告创建者发送一个初步的、最终的或已校正的临床报告至报告管理器，或者报告管理器将初步的、最终的或已校正的临床报告发送至机构报告存储库。

封装报告存储（Encapsulated Report Storage）：报告管理器将初步的、最终的或已校正的临床报告发送至报告存储库。

封装报告查询（Encapsulated Report Query）：报告阅读者向报告存储库请求已知的临床报告列表用以匹配一套选择标准。

封装报告获取（Encapsulated Report Retrieve）：报告阅读者向报告存储库请求并获取临床报告。

报告引用提交（Report Reference Submission）：报告管理器发送一个存储所需的引用至机构报告存储库的一个报告。

以下表格表明哪个“事务”相对应地用于哪个集成概况。

表 2.4-1 集成概况事务

集成概况 / 角色	CATH	ECHO	ECG	DRPT	ED
患者登记 [RAD-1]	X	X			
申请者医嘱管理 [RAD-2]	X	X			
执行者医嘱管理 [RAD-3]	X	X			
检查预约 [RAD-4]	X	X			
查询影像设备工作列表 [RAD-5]	X	X			
影像设备检查项目进行中 [CARD-1]	X	X			
影像设备检查项目已完成 [RAD-7]	X	X			
影像设备图像/证据存储 [CARD-2]	X	X			X
图像存储确认 [CARD-3]	X	X		X	X
患者信息更新 [RAD-12]	X	X			
检查更新 [RAD-13]	X	X			

续表

集成概况 角色	CATH	ECHO	ECG	DRPT	ED
查询图像［RAD-14］	X	X			
查询证据文档［RAD-44］					X
获取图像/证据［CARD-4］	X	X			
实体可用性通知［RAD-49］	X	X			
维护时间［ITI-1］	（注释 1）				
获取指定显示所需信息［ITI-11］			X	（注释 2）	
获取 ECG 列表［CARD-5］			X		
获取显示所需 ECG 文档［CARD-6］			X		
封闭报告提交［CARD-7］				X	
报告引用提交［CARD-8］				X	
封闭报告存储［CARD-9］				X	
封闭报告查询［CARD-10］				X	
封闭报告获取［CARD-11］				X	
获取显示所需文档［ITI-12］				（注释 2）	

注释 1：维护时间事务并不是 CATH 工作流程概况的正式内容，但时间客户端角色需要将维护时间事务纳入该概况的某一角色。

注释 2：获取指定显示所需信息和获取显示所需文档事务不是可视化报告概况的正式内容，但信息源角色需要将这两个事务纳入该概况的报告存储库角色中。

2.5 产品实现

在实现 IHE 的角色和事务时，开发者有很多可选项。选项取决于以下四个方面：

- 对于一个系统，选择需要纳入其中的角色（一个系统可以作为多个角色）。
- 对于一个角色，选择支持哪些集成概况。
- 对于一个集成概况中的角色，选择哪些可选的事务将被实现。为了支持一个集成概况，必须实现其所要求的全部事务（请参见第 3～5 章中的集成概况列表）。
- 最后，对每一个事务，选择哪些可选的特征将会被支持（请参见 CARD-TF 第 2 卷中的事务描述，或相关 TF 领域）。

产品的实现应提供声明，用于描述了在给定产品中包含了哪些 IHE 角色、IHE 事务、可选事务及可选特征。附录 C 给定了此类声明的推荐格式。

通常，一个产品的实现既可以只包含一个角色，也可是由多个角色共同完成。然而下列角色的实现则必须与一个或更多的附加角色配合使用：

- 图像归档角色应该和图像管理器角色配合使用。相应的，图像管理器角色的实现也应与图像归档角色配合使用。
- CATH 工作流程规范或 ECHO 流程集成概况中涉及到的图像管理器角色应与检查项目管理者角色组合在一起，实现相应功能。组合后的执行检查项目管理者角色组应该被配置为无效。
- 科室系统预约者/医嘱执行者参与了 CATH 工作流程和 ECHO 工作流程，其应与检查项目管理已完成组合在一起，配合使用。组合后的检查项目管理已完成应被配置为无效。

- CATH 工作流程集成概况中涉及的科室系统预约者/医嘱执行者以及影像采集设备角色，应与时间一致性概况中的时间客户端角色组合在一起，配合使用。
- 可视化报告集成概况中包含的报告存储库角色，其实现应与可视化概况中包含的获取信息资源角色组合在一起，配合使用。
- 可视化报告集成概况中涉及的报告管理系统角色应与该概况的报告存储库角色组合在一起，配合使用，除非它支持 DICOM 存储选项。
- 可视化报告集成概况中涉及的报告存储库角色，应与该概况的报告管理系统角色组合在一起，配合使用，除非其支持 DICOM 存储选项。

当多个角色被组合在一起用以完成同一产品的实施时，这些角色所包含的所有事务都应得到支持（也就是说，应当为这些 IHE 事务提供一个外部产品接口）。除非在上述特例组合角色中规定了某些内容应被配置为无效。

例如，当检查项目进行中/已完成事务和图像管理器在同一系统中被组合使用时，检查项目进行中/已完成事务不需要被这两个角色支持。

当两个以上的角色组合使用时，为了更好的支持其功能实现，对于角色间的内部通讯机制有更高的要求，以期提供充分及时的信息交换。例如，为了支持图像归档的查询/提取功能，图像管理器应为其提供必要的信息更新。如此严格的内部通讯机制已超出了 IHE 技术框架所能支持的范围。

3 心导管工作流程（CATH）

在心导管检查上下文档环境中，心导管工作流程集成概况建立了连续、完整的基本患者数据。该概况涉及指定的患者标识信息及其基本信息的一致性处理，其中包括一些特殊情况，例如急症患者可能在心导管检查开始，甚至完成检查后的很长时间都未及建立真实患者标识信息。本概况还描述了指定检查数据与多样化图像、测量以及分析系统之间的协调，并将其存储归档，用来为报告等后续工作流程提供相关支持。CATH 亦可提供对于多阶（诊断及介入）检查项目完成状态的集中协调。

CATH 概况与 IHE 放射科日常工作流程、患者信息协调以及证据文档集成概况有很多共通之处，其针对多影像设备间的协调以及指定 CATH 数据需求等问题的处理给予了明确规定。**Rad TF-1：3.4** 中描述了 IHE 技术框架为 HL7 消息和 DICOM 信息对象定义（IODs）采用的集成数据模型。这个数据模型为工作流程提供了三个主要的控制层次：

- **医嘱**：为某个科室服务发出的请求。
- **请求检查**：产生一或多个与整理、计费行为相关的报告的工作结果单元。
- **预约和执行检查项目**：工作流程中的最小单元，包括预约（将要完成的工作）或执行（已完成的工作）。

对工作流程数据模型的清晰理解是认知 CATH 工作流程集成概况的关键所在。其补充说明信息请参见附录 B。

虽然 CATH 工作流程中所涉及到的主要用例，在随后内容中将有详述，参见放射科相关工作流程也有助于读者对数据模型的理解。Rad TF-1：3.3 描述了一个“正常”的日常工作流程，即数据模型中三个控制层被即定患者完全利用的情况；Rad TF-1：4.3 和 4.4 描述了急诊日常工作流程，即患者信息未知和/或医嘱及预约检查被短路（short-circuited）时的工作流程（例如，在急诊案例中）。甚至在后面的例子中，三个控制层未在其全部范围内被提出和应用。

3.1 角色/事务

图 3.1-1 本规范涉及的角色及其相关事务。

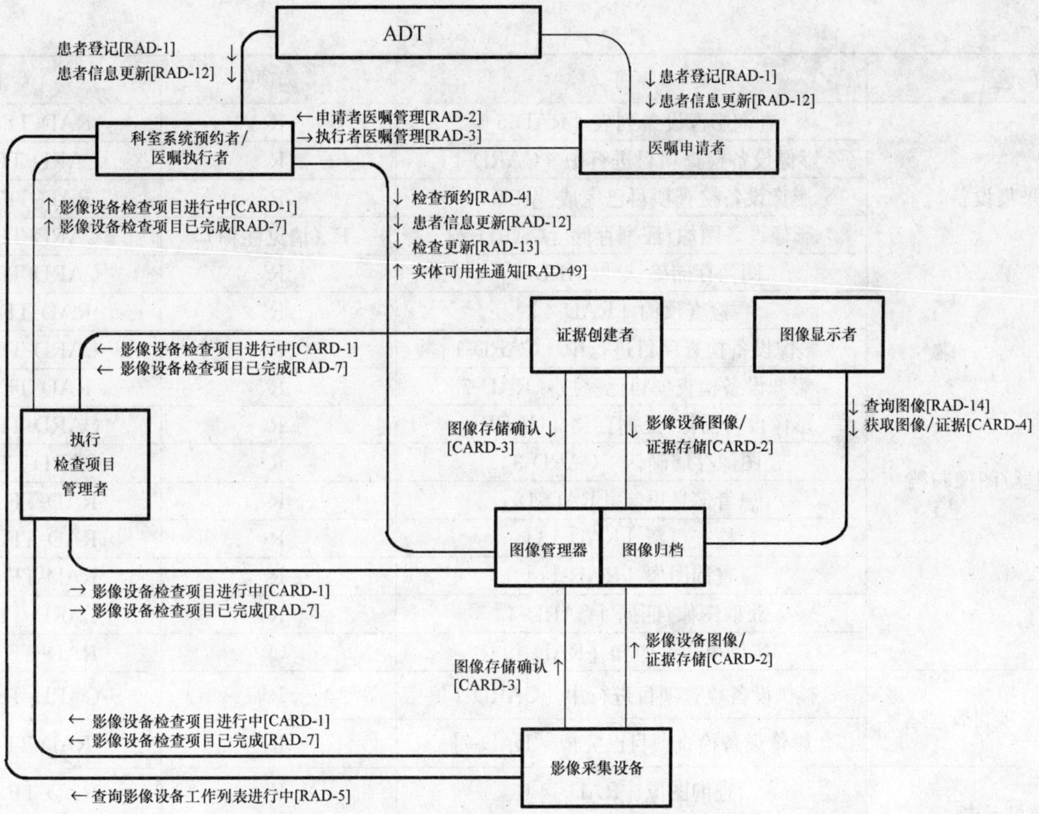

图 3.1-1　Cath 工作流程图

注释：为保持定义的一致性，本图延用了放射学技术框架（RAD-TF）中定义的角色及事务名称。

表 3.1-1 列出了每一个直接参与 CATH 工作流程集成概况的角色所需的事务。依照该集成概况的声明支持，一个实现必须执行其必选事务（标记为“R”）。标记为“O”的事务为可选项。集成概况定义了选项的完整列表，可以从 3.2 节列出的选项中选择实施所需选项。

表 3.1-1　Cath 工作流程—角色及事务

角色	事务	选项	章节
ADT 患者登记处	患者登记［RAD-1］	R	RAD-TF 2：4.1
	患者信息更新［RAD-12］	R	RAD-TF 2：4.12
医嘱申请者	患者登记［RAD-1］	R	RAD-TF 2：4.1
	患者信息更新［RAD-12］	R	RAD-TF 2：4.12
	申请者医嘱管理［RAD-2］	R	RAD-TF 2：4.2
	执行者医嘱管理［RAD-3］	R	RAD-TF 2：4.3
科室系统预约者/医嘱执行者	患者登记［RAD-1］	R	RAD-TF 2：4.1
	患者信息更新［RAD-12］	R	RAD-TF 2：4.12
	申请者医嘱管理［RAD-2］	R	RAD-TF 2：4.2
	执行者医嘱管理［RAD-3］	R	RAD-TF 2：4.3
	检查预约［RAD-4］	R	RAD-TF 2：4.4
	查询影像设备列表［RAD-5］	R	RAD-TF 2：4.5
	影像设备检查项目进行中［CARD-1］	R	CARD-TF 2：4.1
	影像设备检查项目已完成［RAD-7］	R	RAD-TF 2：4.7
	检查预约［RAD-13］	R	RAD-TF 2：4.13
	实体可用性通知［RAD-49］	O	RAD-TF 3：4.49

续表

角色	事务	选项	章节
影像采集设备	查询影像设备列表［RAD-5］	R	RAD-TF 2：4.5
	影像设备检查项目进行中［CARD-1］	R	CARD-TF 2：4.1
	影像设备检查项目已完成［RAD-7］	R	RAD-TF 2：4.7
	影像设备图像/证据存储［CARD-2］	R（请见注释）	CARD-TF 2：4.2
	图像存储确认［CARD-3］	R	CARD-TF 2：4.3
图像管理器/图像归档	检查预约［RAD-4］	R	RAD-TF 2：4.4
	影像设备检查项目进行中［CARD-1］	R	CARD-TF 2：4.1
	影像设备检查项目已完成［RAD-7］	R	RAD-TF 2：4.7
	影像设备图像/证据存储［CARD-2］	R	CARD-TF 2：4.2
	图像存储确认［CARD-3］	R	CARD-TF 2：4.3
	患者信息更新［RAD-12］	R	RAD-TF 2：4.12
	检查更新［RAD-13］	R	RAD-TF 2：4.13
	查询图像［RAD-14］	R	RAD-TF 2：4.14
	获取图像/证据［CARD-4］	R	CARD-TF 2：4.4
	实体可用性通知［RAD-49］	O	RAD-TF 3：4.49
已完成检查项目管理者	影像设备检查项目进行中［CARD-1］	R	CARD-TF 2：4.1
	影像设备检查项目已完成［RAD-7］	R	RAD-TF 2：4.7
图像显示者	查询图像［RAD-14］	R	RAD-TF 2：4.14
	获取图像/证据［CARD-4］	R	CARD-TF 2：4.4
证据创建者	影像设备检查项目进行中［CARD-1］	R	CARD-TF 2：4.1
	影像设备检查项目已完成［RAD-7］	R	RAD-TF 2：4.7
	影像设备图像/证据存储［CARD-2］	R	CARD-TF 2：4.2
	图像存储确认［CARD-3］	R	CARD-TF 2：4.3

注释：本概况不要求向血液动力学影像设备发送 DICOM 波形、检查日志或结构化报告对象。预计日后，其他概况或选项会针对此类需求做出相关规定。血液动力学设备通过调用影像设备工作列表和影像设备执行检查项目事务参与 Cath 实验室工作流程的管理。

关于那些作为本概况先决条件的概况，请参见表 2-1。

3.2 CATH 工作流程集成概况选项

为了适应交叉领域或实施的多样化，许多角色定义了选项以供选择。表 3.2-1 中列出了在集成概况中可供选择的选项及其应用的角色。其中一些特定的选项是实现本规范的角色所必需的（这些必选项在其他规范中可能为可选项）。

表 3.2-1　Cath 工作流程—角色及其选项

角色	选项名称	选项	卷号及章节号
ADT 患者登记处	*无选项*	—	—
医嘱申请者	*无选项*	—	—
科室系统预约者/医嘱执行者	多影像设备检查更新	R	CARD-TF 2：4.1
	PPS 异常管理	O	RAD-TF 2：4.7
	PPS 索引实例的有效性	O	RAD-TF 3：4.49

续表

角色	选项名称	选项	卷号及章节号
影像采集设备	患者基于工作列表查询	O	RAD-TF 2：4.5
	广泛的工作列表查询	R（请见注释）	RAD-TF 2：4.5
	PPS异常管理	O	RAD-TF 2：4.7
图像管理器/图像归档	PPS异常管理	O	RAD-TF 2：4.7
	间歇式连接影像设备	R	CARD-TF 2：4.3
	心导管检查	R	CARD-TF 2：4.2
	PPS索引实例的有效性	O	RAD-TF 3：4.49
图像显示者	*无选项*	—	—
已完成检查项目管理者	*无选项*	—	—
证据创建者	*无选项*	—	—

注释：主要工作列表查询选项用于支持用例C7以及在多影像设备环境中提高工作流程的效率。

影像采集设备及图像管理器/图像归档者将可能支持多种DICOM SOP类。预计这个选项层将作为一个参考记载于IHE集成声明中（参见附录C）。

3.3　CATH检查日常流程

每个流程分两部分介绍，即针对最终用户问题的简述（称为“临床上下文档”），以及针对该流程在技术框架中所涉及的问题（称为“IHE上下文档”）。

临床上下文档：本流程所处环境类似于一个放射学检查：患者信息进入系统，为其申请医嘱并预约检查。与该流程与放射学检查的主要区别在于，Cath检查是多影像设备的，因此需要协调所有参与工作的影像设备，共享患者信息及检查信息。需要注意的是，预约流程在放射科属正常范畴，但Cath检查工作流程中通常不需要预约行为。因为此类检查通常在心血管病学会诊之前预先完成，这就要求检查的手续简洁，因此传统的心导管检查工作流程很少事先进行预定。关于Cath检查的讨论及其与诊疗工作的关系，请参见附录A。

IHE上下文档：本节描述了“正常”工作流程，即当IHE数据模型中的三个控制层（医嘱、请求检查和预约/执行检查项目）全部用于为某一患者请求一个检查时的工作流程。实际情况中，因为心导管检查通常在紧急情况下进行，所以一般不会事先建立医嘱。但是这个流程为理解3.4节中描述的指定用例奠定了基础。事实上，Cath工作流程再加上患者信息协调步骤，即构成了3.4节中介绍的用例C1。

有关放射学相关流程的对比，请参见RAD-TF1：3.3。为便于熟悉RAD-TF的读者进行比较，图中由绿色字体标明放射科及心血管病学相关科室工作流程之间的差异。请注意医嘱改变流程（RAD-TF1：3.3.3）以及异常处理工作流程（RAD-TF 1：3.3.4）因其在RAD中已有详细描述，因此在心血管病学技术框架中不再赘述。这些数据流的功能详见CARD-TF中引用的相关事务。

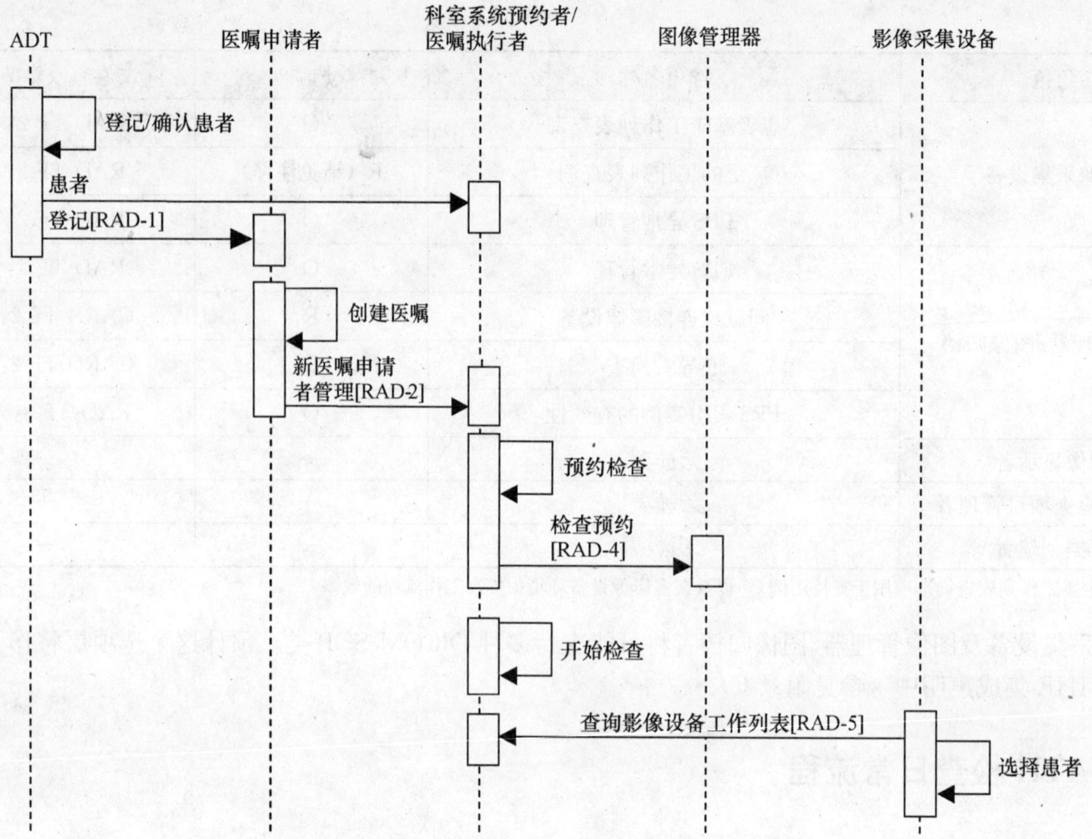

图 3.3-1 日常工作流程：管理流程

注意下列与管理流程相关的事务：

- **患者登记（Patient Registration）**：患者登记数据将被发送至多个系统，其中包括医嘱申请者和科室系统预约者/医嘱执行者（DSS/OF）。
- **创建医嘱（Create Orde）**：医嘱申请者是存放所有患者医嘱的数据存储库。
- **预约检查（Schedule Procedure）**：DSS/OF 将医嘱与一或多个被请求检查事务相联系，这些被请求检查将按医嘱的要求被逐一完成。每一个请求检查规定了一系列行为，这些行为将由获取影像设备执行完成。预约检查项目（SPS）中指定了这些行为应基于实时、有序，并且依附于影像设备。预约检查项目是被预定的，也就是说被预先分配了时段和执行资源（即影像设备），并且可为影像设备工作列表查询提供相关支持。
- **开始检查（Start Procedure）**：DSS/OF 设有一可选功能用来启动 Cath 检查，通常允许除某些特殊影像设备以外的，与检查密切相关的患者数据的收集。例如，这个行为可能导致在有关的 SPSs 中被设置为“已到达”状态。“开始检查”动作的目的是为了从一个非影像设备角色启动检查。
- **查询影像设备工作列表（Query Modality Worklist）**：影像设备工作列表（MWL）查询可以是广域查询（在选定的预约检查中得到一个工作列表），也可以查询指定患者（为某一患者提供足够的查询关键词，用其检索预约检查）。后面的例子应用条码卡获得患者 ID，进入 MWL 查询（类似一个机构的 Cath 实验室标准操作检查）。
- **选择患者（Select Patient）**：从影像设备工作列表中选择一个单独的 SPS，一个影像设备可以优化选择患者功能，不用更多的用户操作即可完成对 SPS 的选择。

详细描述参见附录 B。

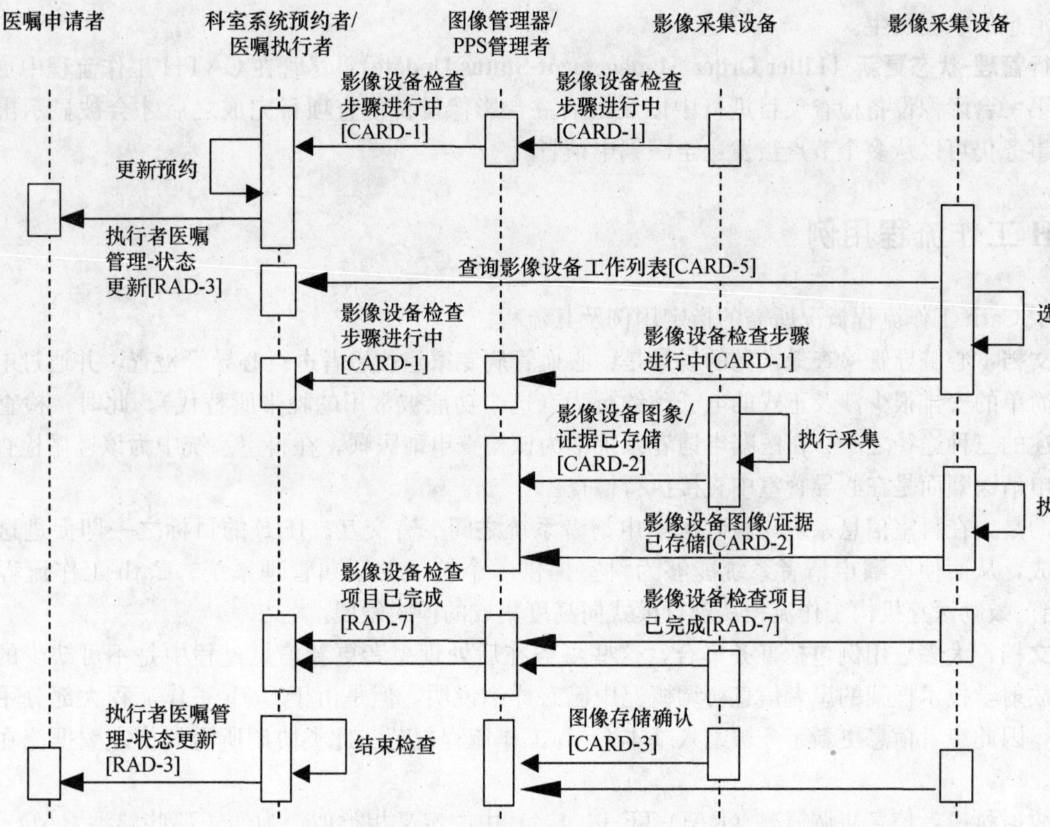

图 3.3-2　日常工作流程：检查执行流程

请注意下列与检查执行流程相关的内容：

- **影像设备检查步骤进行中（Modality Procedure Step In Progress）**和**更新预约（Update Schedule）**：初始阶段检查的预约可能是不确定的（也就是说，此时并不能指定检查开始时间或检查诊室），或者真正执行检查的诊室并不是最初预约的地点。当Cath实验室接收到包含患者ID/姓名、影像设备工作站的AE标题（允许其链接到指定Cath实验室）的MPPS进行中事务时，如果DSS/OF尚未开始执行检查，DSS/OF会为所有在同一Cath实验室的影像设备修改预约检查项目，使其能够正确反应当前活动状态（也就是说，第一个MPPS被视为“当前患者/实验室选择”）。
- **查询影像设备工作列表（Query Modality Worklist）**：影像设备工作列表MWL查询在心导管室中工作的影像设备，随后更新预约事务即可用足够的关键词进行广泛查询，MWL中的查询结果仅返回当前患者所需的单独的SPS，并允许最优的影像设备启动该检查。
- **执行采集（Perform Acquisition）**：每台影像设备皆可生成多种图像及其他证据（如波形、分析报告等），这些数据将被存放于图像管理器/图像归档中。图像管理器/图像归档必须支持心导管检查选项（请参见CARD-TF-2：4.2.1）所指定的全部的对象类型（此处仅指图像类型）。
- **影像设备检查项目完成（Modality Procedure step Complete）**和**结束检查（End Procedure）**：影像设备检查项目完成也包括影像设备检查项目被中止的情况。完成或停止检查项目并不表示事务提交后该影像设备即处于可用状态，这是因为在一个检查房间中，多项目检查（诊断/介入）和多台影像设备是相互依赖、交替使用的。DSS/OF具有一项功能（已超出本文范围），它可决定何时结束检查，并且声明该房间的影像设备资源可为其他检查所使用。
- **图像存储确认（storage Commitment）**：图像管理器/图像归档角色负责存储图像和证据，信息存储完成后，即允许影像设备删除存储在本地的数据。图像管理器/图像归档可以支持诸如血管内超声（IVUS）以及心腔内超声（ICE）等移动设备，此类设备允许间歇式连接网络，因此可能有暂时无法接收图像存储确认消息的状况发生。

- **医嘱执行管理-状态更新（Filler Order Management-Status Update）**：尽管在 CATH 工作流程中更新结果只有在第一台影像设备检查项目进行中以及最后一台影像设备检查项目完成之后才会被显示出来，状态更新事务仍可以从多个节点被发送至医嘱申请者。

3.4 CATH 工作流程用例

本节描述了 Cath 工作流程概况所需的指定用例及其流程。

临床上下文档：心脏导管检查最常见的场景是：心血管病专家建议患者进行心导管检查，并通过电话预约该检查。这种简单的安排很少涉及正式的电子预约行为（这个功能被常用的腕带所替代）。此时，检查的进行可能会下列所述的三种途径之一：在医嘱申请者系统中为该检查申请医嘱、在科室系统中为该遵循检查申请医嘱，或者并未申请医嘱而是在心导管室中直接执行检查。

值得注意的是，在科室信息系统与医院医嘱申请者系统之间少有交互。IHE 的目标之一即促进这两个系统间更好的集成，从而使医嘱申请者系统能够为科室提供一个统一的医嘱管理系统。Cath 工作流程规范的“临床上下文档”鼓励医疗机构工作流程从现行模式向高度集成的模式发展。

IHE 上下文档：大多数用例包括事务集合，这些事务在后处理患者更新信息过程中是不可缺少的。虽然这些事务集在放射学技术框架的患者信息协调概况中已有详细说明，但是由于 Cath 工作流程大部分用例都需要调用该事务，因此患者信息更新事务被纳入基本 Cath 工作流程规范。此类协调所需的指定数据流在流程图中用蓝色标注。

本用例与放射科患者信息协调概况（RAD-TF 1：4.4）中的定义相类似。为便于那些熟悉 RAD-TF 的读者比较放射科工作流程图与心血管病学工作流程图的异同，图中用绿色标注这些差别。

Cath 工作流程定义了六个详细的用例（C1～C6），这些用例的变化是基于患者是否已登记以及登记的地点，同时还基于是否已申请医嘱以及申请医嘱的地点。这些变化在表 3.4-1 中被列出。请注意，Cath 用例 C1～C6与 RAD-TF 患者信息协调规范用例 1～6 密切相关。附加用例 C7、C8 未列入此表（用例 C7：在检查期间更换诊室和用例 C8：取消检查）。

表 3.4-1 Cath 工作流程用例

医嘱申请 / 患者登记	在医嘱申请系统中申请医嘱	在医嘱执行系统申请医嘱	未申请医嘱
患者在 ADT 系统登记	用例 C1	用例 C2	用例 C3
患者在科室系统登记（请见注释）	未应用—医嘱申请者要求患者在 ADT 系统中登记	用例 C4	用例 C5
患者信息更新	用例 C6	用例 C6	用例 C6

注释：患者在科室或 DSS/OF 中已登记，或是手工登记（先在纸上记下临时 ID，然后将 ID 手工输入至影像设备）。

注释：诸如影像设备图像/证据已存储、图像存储确认所需的事务以及选择医嘱状态更新等事务，那些对工作流程没有影响的事务未在下列部分列出。Cath 工作流程用例只列出“影像设备 N”所需的事务（例如表示在心导管室中多个附加影像设备事务），用以说明多台影像设备状态下的工作流程。

还需注意的是，为便于理解，流程图中显示了执行检查项目管理器，该管理器应与图像管理器归并在一起使用。实际上它应当与科室系统预约者/医嘱执行者组合在一起，配合使用。在 PPS 流程中，科室系统预约者/医嘱执行者的相应改变。

3.4.1　用例 C1：患者在 ADT 系统已登记、在医嘱申请系统中申请医嘱

临床上下文档：本用例符合较为传统的放射科结构化工作流程，即在医院医嘱系统中为心导管检查申请医嘱。本用例也规定了如何在特殊情况下为患者建立应急临时标识符（患者在 ADT 系统中已登记并且已得到了一个唯一标识符）。由于在检查开始之前医嘱已被申请，通用标识符可用于所有与心导管检查有关信息的协调和电子分发。

IHE 上下文档：本用例包括了 IHE 数据模型中的三个控制层（医嘱、请求检查、预约/执行检查项目）全部应用于请求检查时的所有日常工作流程（详见本卷 3.3 节）。

ADT 系统中已登记的患者基本信息，可以是完整的，也可以是不完整的，甚至包括仅指定患者 ID 和临时姓名的不能识别其真实身份的患者信息。对于心导管工作流程的后续部分，检查的执行与患者基本信息是否完整基本无关。因此本用例的适用环境为：在 ADT 系统中已登记的（患者信息可为已识别，也可以是尚未识别的），为其申请的医嘱在医嘱申请者中被创建，患者的检查在科室系统预约者/医嘱执行者（DSS/OF）中被预约。

医疗机构内部，ADT 系统对于尚未识别的患者信息协调做了单独处理。当患者的真实标识信息被确认时，ADT 系统负责协调、修改患者记录，并将相应的更正内容通知科室系统预约者/医嘱执行者。ADT 系统向医嘱申请者以及 DSS/OF 发送患者信息更新消息。DSS/OF 进而将患者信息更新消息发送至图像管理器。

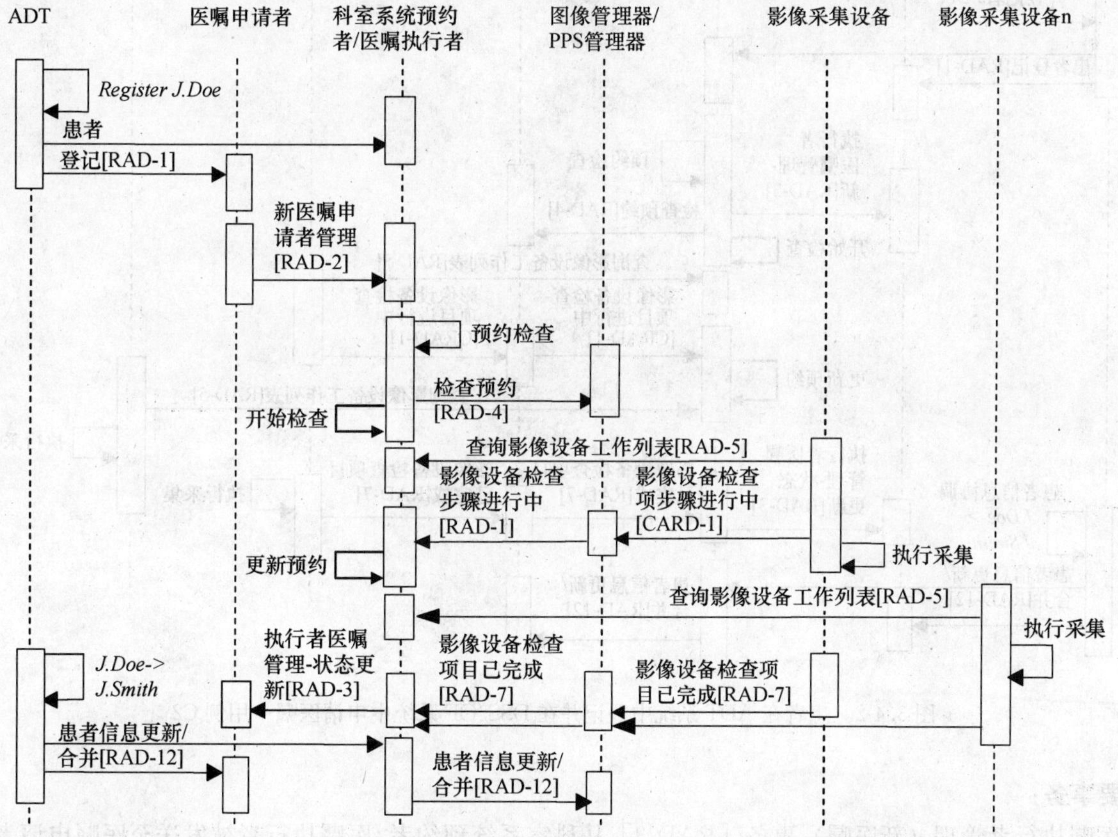

图 3.4-1　患者在 ADT 系统已登记并在医嘱申请系统中申请医嘱—用例 C1

主要事务（参见 3.3 节）：

- 为便于协调患者信息，ADT 系统应该注册一个新的患者，将临时患者信息与正确的患者记录进行整合，并将患者登记［RAD-1］事务以及患者信息更新［RAD-12］（合并）事务发送至医嘱执行者和科室系统预约者/医嘱执行者。

● 如果患者ID已被指定，ADT系统只需发送包含协调信息的患者信息更新［RAD-12］事务即可。

值得注意的是，对于那些医嘱已被申请，但尚未预约的检查，影像设备工作列表查询将不会做出响应。在这种情况下，系统将依照用例C3的流程（患者已在ADT系统已登记，没有为检查申请医嘱）处理，最初被申请的医嘱需被手工撤消。

3.4.2 用例C2：患者在ADT系统已登记、在DSS/OF中申请医嘱

临床上下文档：本用例的场景与用例C1非常类似。不过医嘱并未在传统的医院医嘱系统中被申请，而是将检查信息输入科室系统，然后将该信息提交至医院的医嘱系统。这是许多机构应用的典型的工作流程，这种流程的实施缓解了用户对医嘱申请者系统（HIS）终端的需求。

IHE上下文档：本用例是建立在用例C1基础之上的。然而，在此情况下，为已登录患者请求检查的医嘱在科室系统预约者/医嘱执行者中被生成，并提交至申请医嘱者。检查被正常预约，采集系统使用影像设备工作列表。

如果患者信息要求并发协调，ADT系统会将患者信息更新消息发送至医嘱申请者以及科室系统预约者/医嘱执行者。与用例C1一样，科室系统预约者/医嘱执行者会将接收到的患者信息更新消息发送至图像管理器。

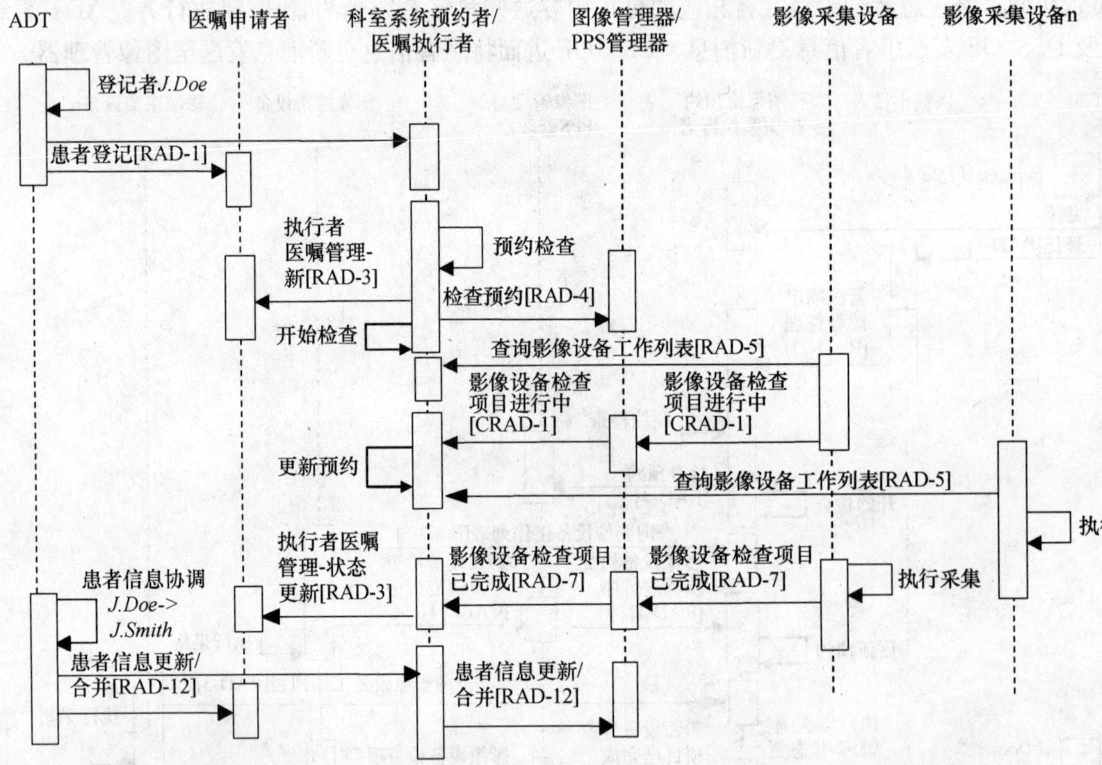

图3.4-2 患者在ADT系统中登记并在DSS/OF系统中申请医嘱—用例C2

主要事务：

● 医嘱执行者管理（新医嘱）事务［RAD-3］从科室系统预约者/医嘱执行者被发送至医嘱申请者。

3.4.3 用例C3：患者在ADT系统已登记、未申请医嘱

临床上下文档：用例C3所处的场景类似于用例C2，只是检查信息并未输入到科室系统中（例如，由于时间紧急未及输入）。因此参与检查的影像设备之一需要创建通用的检查标识符，这个创建于科室系统的标识符依据第一台影像设备发生的动作开始检查（如血液动力学）；随后并发的影像设备之间可实现共享。检查信息中的详细数据将被第一台影像设备提供的内容所限制，例如，如果第一台影像设备未提供检查类型编码，该检

查将被视为一个“普通的心导管检查”。

IHE 上下文档：与用例 C1 和 C2 一样，用例 C3 通过 ADT 系统为已登记的患者生成了一个永久的患者标识符（无论是已确认或尚未确认的患者信息）。可是在影像采集设备开始执行检查之前，没有医嘱录入或预约检查的行为发生。这个永久的患者 ID 被置入影像采集设备中（通常用条码读码器读取患者腕带上的 ID，这种输入方式将使数据录入错误产生的可能降至最低）。

这个用例不同于相应的放射学用例。这是由于在心导管检查中需要应用多台影像设备，对所有设备使用患者和检查的通用标识符是至关重要的。因此，接收到第一个影像设备检查项目进行中后，DSS/OF 将自动为 CATH 检查创建一个请求检查，其与在同一心导管室（房间）的所有影像设备所需的预约检查项目相关，检查 UID 由第一个影像设备检查项目进行中事务提供。这个房间的其他影像设备可以通过查询影像设备工作列表事务，可以获得这个通用标识符。

详细说明请见附录 B。

与用例 C2 一样，当请求检查被自动创建时，DSS/OF 会生成一个医嘱，并用能用的 Cath 代码向医嘱申请者提交，然后向图像管理器发送检查已预约事务。

注释：

1. 与放射科 TF 的区别在于，DSS/OF 创建的请求检查行为发生在 MPPS 进行中事务（N-创建），而不是 MPPS 已完成事务中；其允许多台影像设备同步执行同一个被请求检查。

2. 同样，在创建请求检查前，DSS/OF 不会等待医嘱申请者返回医嘱号，因为这样有可能会延迟 SPSs 的快速建立，从而造成 CATH 实验室中多影像设备的时间-危机（time-critical）。

如果患者信息需要并发协调，ADT 系统将患者信息更新消息发送至医嘱申请者以及科室系统预约者/医嘱执行者。与用例 C1 一样，科室系统预约者/医嘱执行者进而会将患者信息更新消息发送至图像管理器。

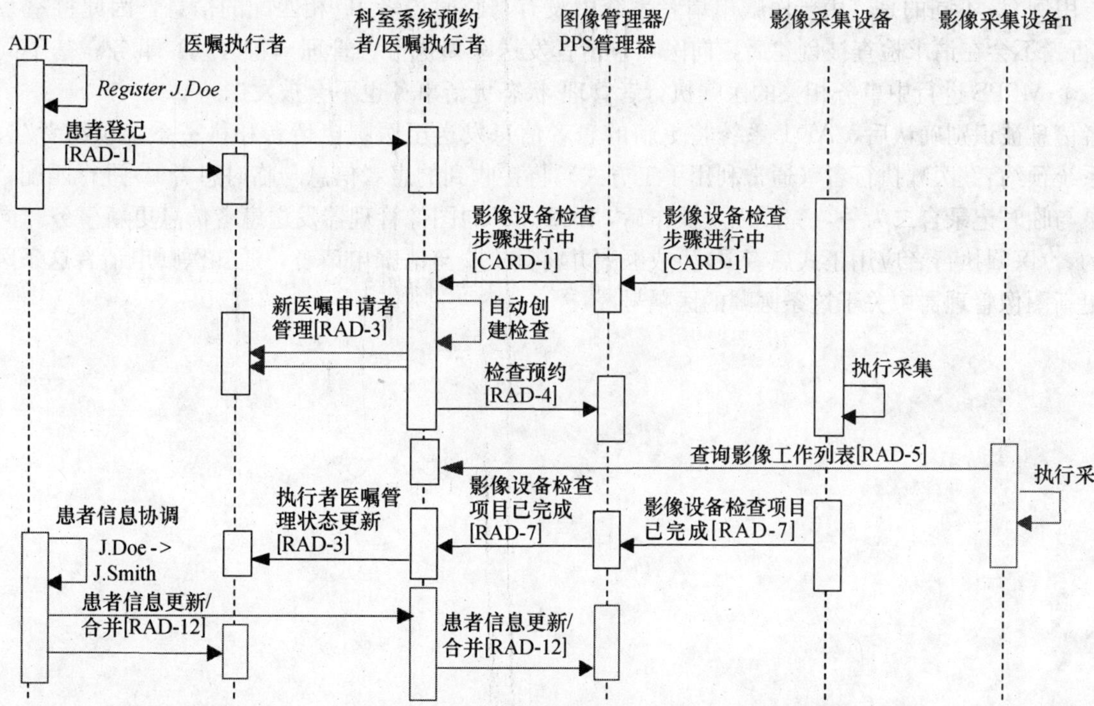

图 3.4-3 患者在 ADT 系统中已登记，未申请医嘱—用例 C3

主要事务：

- 从第一台影像采集设备的角度观察，本用例与用例 C1、C2 的区别在于，MWL 查询（未显示）不会对当前患者的请求做出响应。一个未预约的执行检查项目将需要被创建。

- 科室系统预约者/医嘱执行者将接收到的影像设备检查项目进行中［CARD-1］事务视为一个未预约检查，但可以将先前接收到的 ADT 信息与患者 ID 进行匹配协调。
- DSS/OF 利用 MPPS 事务提供的信息（其中包括患者 ID 以及影像设备 AE 标题等内容）创建一个新的请求检查，同时为同一 Cath 实验室的所有影像设备创建预约检查项目。需要注意的是：因为患者已登记，科室系统预约者/医嘱执行者会把接收到的请求检查中的患者 ID 与患者基本信息相匹配。
- 科室系统预约者/医嘱执行者向医嘱申请者发送一个医嘱执行者管理（新医嘱）事务［RAD-3］，并将医嘱执行者管理（状态更新）置为进行中状态，同时向图像管理器发送检查预约事务［RAD-4］
- 影像设备工作列表查询事务［RAD-5］通过心导管室的仪器接收相应的预约检查项目，其中包括必选项—患者/检查标识符。

3.4.4 用例 C4：患者在 DSS/OF 中已登记并已申请医嘱

临床上下文档：与用例 C2 的区别是：本用例在科室内部生成医嘱。用例 C4 适用于没有足够时间在医院系统中登记患者信息的紧急情况，或是 ADT 系统由于某种原因不可用的情况（例如数小时后）。在这种情况下，由于无法从医院 ADT 系统中获得可用的患者标识符，DSS/OF 将在科室中创建一个临时的患者标识符，以便将检查信息输入系统。此时患者 ID 尚处于临时状态，输入的检查信息尚不能及时发送给医嘱申请者。在情况允许时，患者信息在 ADT 系统中登记，同时，其临时患者 ID 会得到一致性协调。

IHE 上下文档：在本用例中，ADT 系统中视为无效的患者 ID 在科室系统预约者/医嘱执行者中处于可用状态。DSS/OF 为该患者指定了一个临时患者 ID 暂用姓名，根据临时信息为其预约请求检查，并将该预约检查发送到图像管理器。

注释：科室系统预约者/医嘱执行者系统必需确认指定的临时患者 ID 在科室范围内的唯一性。

然而与用例 C2 不同的是，由于医嘱申请者系统中没有与临时患者 ID 相匹配的信息，因此科室系统预约者/医嘱执行者不会在请求检查被创建后，向医嘱申请者发送医嘱执行者管理（新医嘱）事务。基于同样的原因，与第一个 MPPS 进行中事务相关的医嘱执行者管理-状态更新事务也不会被发送。

当患者信息被识别确认后，ADT 系统将更新的患者信息发送至医嘱申请者和科室系统预约者/医嘱执行者。科室系统预约者/医嘱执行者（通常利用手工方式）将接收到的患者信息与临时患者 ID 进行匹配，并将正式患者记录与临时记录合二为一，完成以上操作后，DSS/OF 向图像管理器发送患者信息更新事务。同时，科室系统预约者/医嘱执行者应用正式患者 ID 生成医嘱并将其提交至医嘱申请者，通知医嘱申请者这条医嘱已完成，最后更新图像管理器中关于这条医嘱的医嘱号。

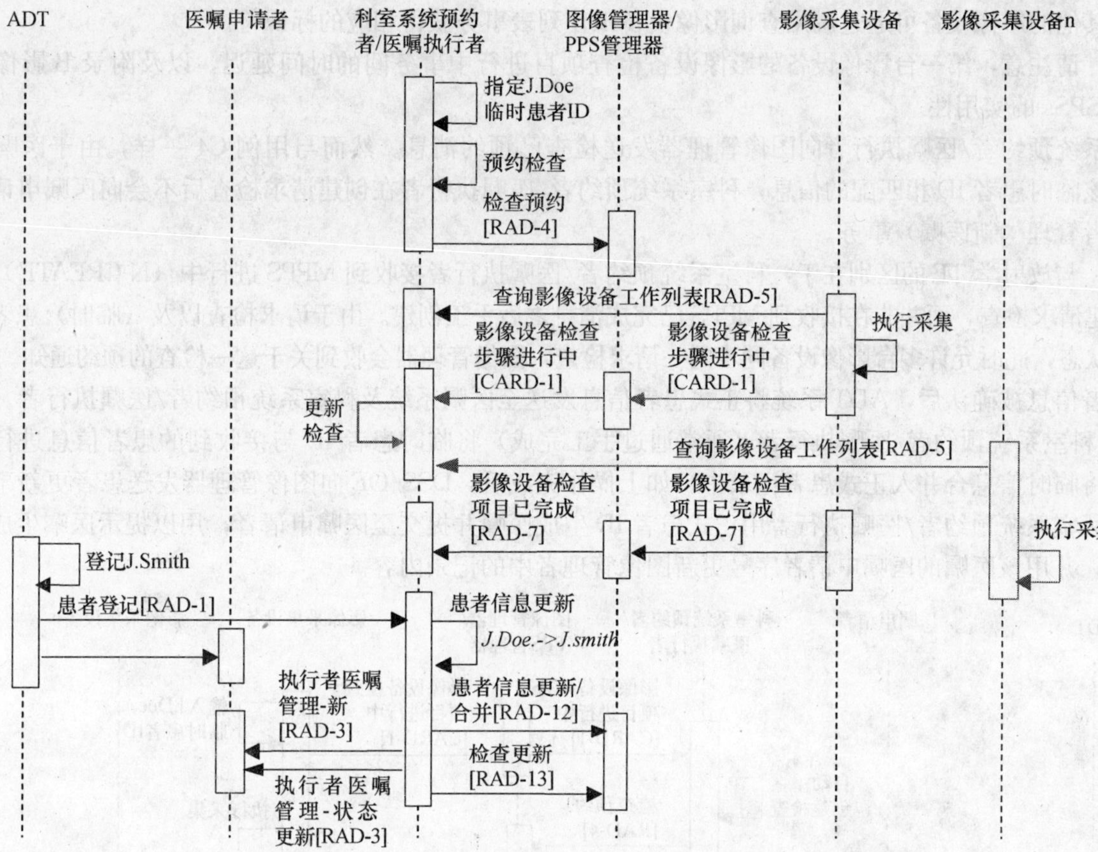

图 3.4-4　患者在 DSS/OF 系统中登记并已申请医嘱—用例 C4

主要事务：

- 依据 ADT 系统中的登记信息，修改该患者在科室系统预约者/医嘱执行者中的信息内容。
- 科室系统预约者/医嘱执行者向图像管理器发送患者信息更新事务［RAD-12］以及检查更新事务［RAD-13］。
- 科室系统预约者/医嘱执行者向医嘱申请者发送医嘱执行者管理（新医嘱和状态更新）事务［RAD-3］。

3.4.5　用例 C5：患者未登记

临床上下文档：用例 C5 是用例 C3 和用例 C4（见前）的结合体。在本例中，患者既未在 ADT 系统中登记注册，也未提前向医嘱申请者系统或科室系统发送医嘱。这种情况通常发生在紧急状况下，因此既没有可利用的患者信息也没有足够的时间创建患者记录。

患者未登记的场景也可能并非发生于紧急状态，而是由于 ADT 系统或 HIS 的其他重要组件处于不可用状态。用例 C3 和用例 C4 涉及到的所有行为都要在这里发生。科室系统指定的临时患者 ID 被输入到第一台影像设备中，以便开始检查；该影像设备向科室系统发送患者信息及检查信息以供其他影像设备共享。由于是临时 ID，该检查信息尚不能被发送至医嘱申请者。从 ADT 系统中得到可用的有效标识符后，DSS/OF 系统即可完成患者 ID 的一致性协调，并将结果发送至医嘱申请者。

IHE 上下文档：本例中 ADT 系统视为无效的患者 ID 在科室系统预约者/医嘱执行者中处于可用状态。检查可在未申请医嘱或未预约检查的情况下完成。临时 ID 和姓名被输入该影像设备（这里没有利用患者腕带标识输入，因腕带标识的信息为 ADT 系统的有效患者 ID，详情请参见用例 C3)。患者 ID 和姓名依据本地定义规则选择；例如：从预定义池选择“患者ID—患者姓名”、在科室系统预约者/医嘱执行者范围内选择确保其唯一性的患者 ID。

与例 C3 一样，要求对所有设备使用通用的患者/检查标识集合。接收到第一个“影像设备检查步骤进行中”之后，科室系统预约者/医嘱执行者将为 Cath 检查自动创建一个请求检查。利用“影像设备检查步骤进行中”提供的检查项目 UID，该请求检查与同一 Cath 实验室（房间）的全部影像设备预约检查项目相关联。该实验室中其他的影像设备可通过调用查询影像设备工作列表事务获得相应的标识符。

注释：请注意，第一台影像设备的影像设备检查项目进行中事务间的时间延迟，以及附录 B 影像设备工作列表中 SPSs 的实用性。

科室系统预约者/医嘱执行者向图像管理器发送检查已预约消息。然而与用例 C4 一样，由于医嘱申请者中没有与该临时患者 ID 相匹配的信息，科室系统预约者/医嘱执行者在创建请求检查后不会向医嘱申请者发送医嘱执行者管理（新医嘱）事务。

注释：与放射学 TF 的区别在于，科室系统预约者/医嘱执行者接收到 MPPS 进行中（N-CREATE）消息后会自动创建请求检查，而并非在接收到 MPPS 已完成消息之后手工创建。由于请求检查以及（临时）患者标识符为已识别状态，此时允许多台影像设备同步同一请求检查，图像管理器会收到关于这一检查的预约通知。

当患者信息被确认后，ADT 系统将正式患者信息发送至医嘱系统及科室系统预约者/医嘱执行者。与用例 C4 一样，科室系统预约者/医嘱执行者（通常通过手工完成）将临时患者 ID 与接收到的患者信息进行一致性协调，并将临时信息合并入正式患者记录中。如上操作完成后，DSS/OF 向图像管理器发送患者更新事务。与此同时，科室系统预约者/医嘱执行者用正式患者 ID 生成医嘱并提交至医嘱申请者，用以提示医嘱生成者该医嘱已完成，并用该医嘱的医嘱申请者序号更新图像管理者中的记录内容。

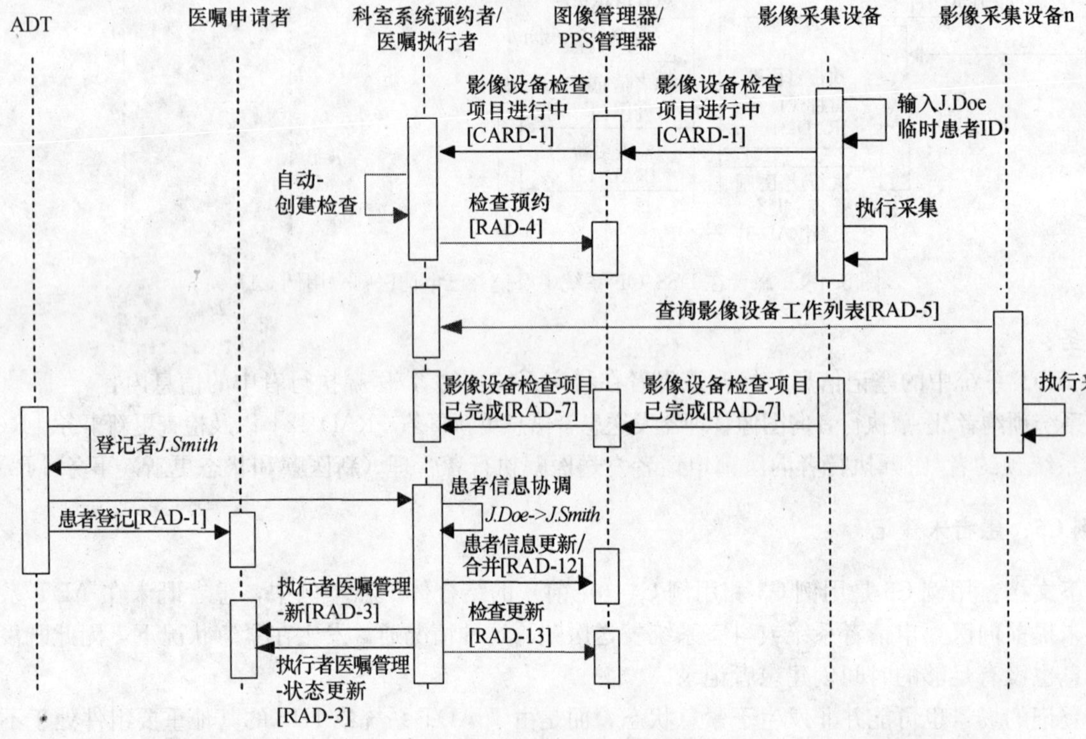

图 3.4-5 患者未登记—用例 C5

主要事务：

- 从第一个影像采集设备的角度观察，本用例与用例 C3 的区别在于：不会为当前正在进行检查的患者返回 MWL 查询结果（无显示），也没有 ADT 系统发布的患者 ID。DSS/OF 需要调用本地建立的患者 ID 创建未预约的执行检查项目。
- 对照用例 C3 相关流程的处理，本例中系统不能将本地创建的患者 ID 与先前从 ADT 系统中接收到的信息相匹配。因此科室系统预约者/医嘱执行者将接收到的影像设备检查项目进行中［CARD-1］事务识别为未预约检查。
- 科室系统预约者/医嘱执行者通过 MPPS 事务，获取到包括临时患者 ID 以及影像设备名称等信息。系统应用这些信息创建一个新的请求检查，并为同一心导管室的所有影像设备创建预约检查项目。系统将预约检查［RAD-4］事务发送至图像管理器。

- 科室系统预约者/医嘱执行者利用 ADT 系统中的患者登记信息协调患者记录。
- 科室系统预约者/医嘱执行者向图像管理器发送患者信息更新/合并［RAD-12］事务。
- 科室系统预约者/医嘱执行者向医嘱申请者发送医嘱执行者管理（新医嘱和状态更新）事务［RAD-3］。
- 科室系统预约者/医嘱执行者向图像管理器发送检查信息更新［RAD-13］事务，其中包含从医嘱申请者中提取的正式医嘱号等相关信息。

3.4.6　用例 C6：检查过程中更新患者信息

临床上下文档：未识别的患者可以在 ADT 系统中登记，并调用这个临时患者信息开始心导管检查。ADT 系统可随时在检查过程中获取正确患者信息，并发送患者信息更新事务。在此环境下，某些信息可由原始（临时）患者数据获得，有些信息则需要更正。本用例说明了相应状态下如何协调患者信息。

IHE 上下文档：在正式注册患者信息以及和医嘱申请完成后才可进行更新。在执行更新前，影像设备可以接收科室系统预约者发送的信息，同时继续使用临时患者 ID 和医嘱信息发送图像。更新完成后，图像管理器需要修改图像归档者中原有的患者信息，同时也可以继续从影像设备中接收图像。

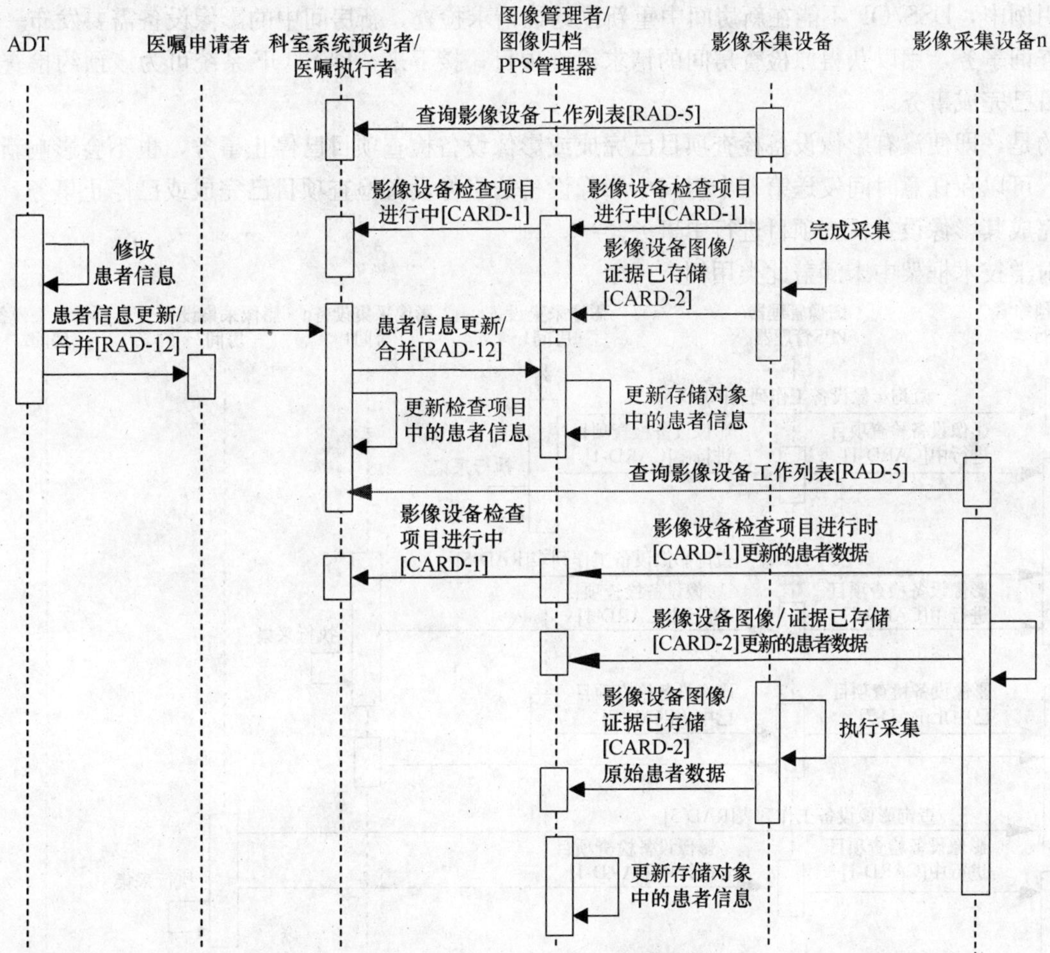

图 3.4-6　检查过程中患者信息更新—用例 C6

主要事务：

- 即使检查过程中患者信息已更新，影像设备仍可继续使用临时患者 ID 发送信息。
- 图像管理器必须持续同步患者信息，即使患者信息更新事务已完成。

本例仅列出部分事务，其余事务依照其他规范用例需求执行。

3.4.7 用例 C7：检查过程中更换房间

临床上下文档：有时需要在心导管检查正在进行中更换房间，这在心导管环境中并非罕见。这种情况可能发生在诊断检查转换为介入治疗的场景，此时必须将患者转入更适于完成介入治疗的诊室。此外，当某心血管检查设备在检查过程中发生故障时，也要将患者转移至可以正常工作的诊室，以便继续完成检查。

注释：出于某种需要（转换治疗方式或仪器故障），患者从开始检查的房间被转移至“有效区域”继续检查（holding area）。在转换过程中，相关信息（如生命指症和心率）仍被持续监测和记录。虽然这是临床工作流程的部分内容，但已超出了本版 IHE 心血管病学技术框架涵盖的范畴。

IHE 上下文档：用例 C7 描述了这样一个流程：出于某种需要，中止诊室正在进行的检查以及相关的影像设备，并在另一房间使用另外的影像设备恢复并继续检查。为保持临床数据的连续性，应将这个重新开始的检查视为一个单独的请求检查，也就是使用同一检查实体 UID，这一点是非常重要的。

检查期间更换房间的基本过程为：第一个房间中的每一台影像设备都将发送影像设备检查项目已完成或影像设备检查项目已中止事务。DSS/OF 通过其预约功能将被停止的检查重新分配到一个新房间，并为新房间的影像设备创建预约检查项目。随后，根据影像设备工作列表的信息，这些影像设备可以重新启动这个被中止的检查。在这个用例中，DSS/OF 不能在新房间中重新预约该请求检查，新房间中的影像设备需要发布一个影像设备工作列表查询事务，用以获得原检查房间的请求检查项目；接下来，DSS/OF 系统可为该预约检查附加影像设备检查项目已完成事务。

需要注意的是，即便没有影像设备检查项目已完成或影像设备检查项目已停止事务，也不会影响新房间中继续进行检查。可以在任意时间发送第一个房间中影像设备的影像设备检查项目已完成或已停止事务，但每台影像设备必需完成其影像设备检查项目进行中事务。

注意，放射学技术框架中未涵盖此类用例。

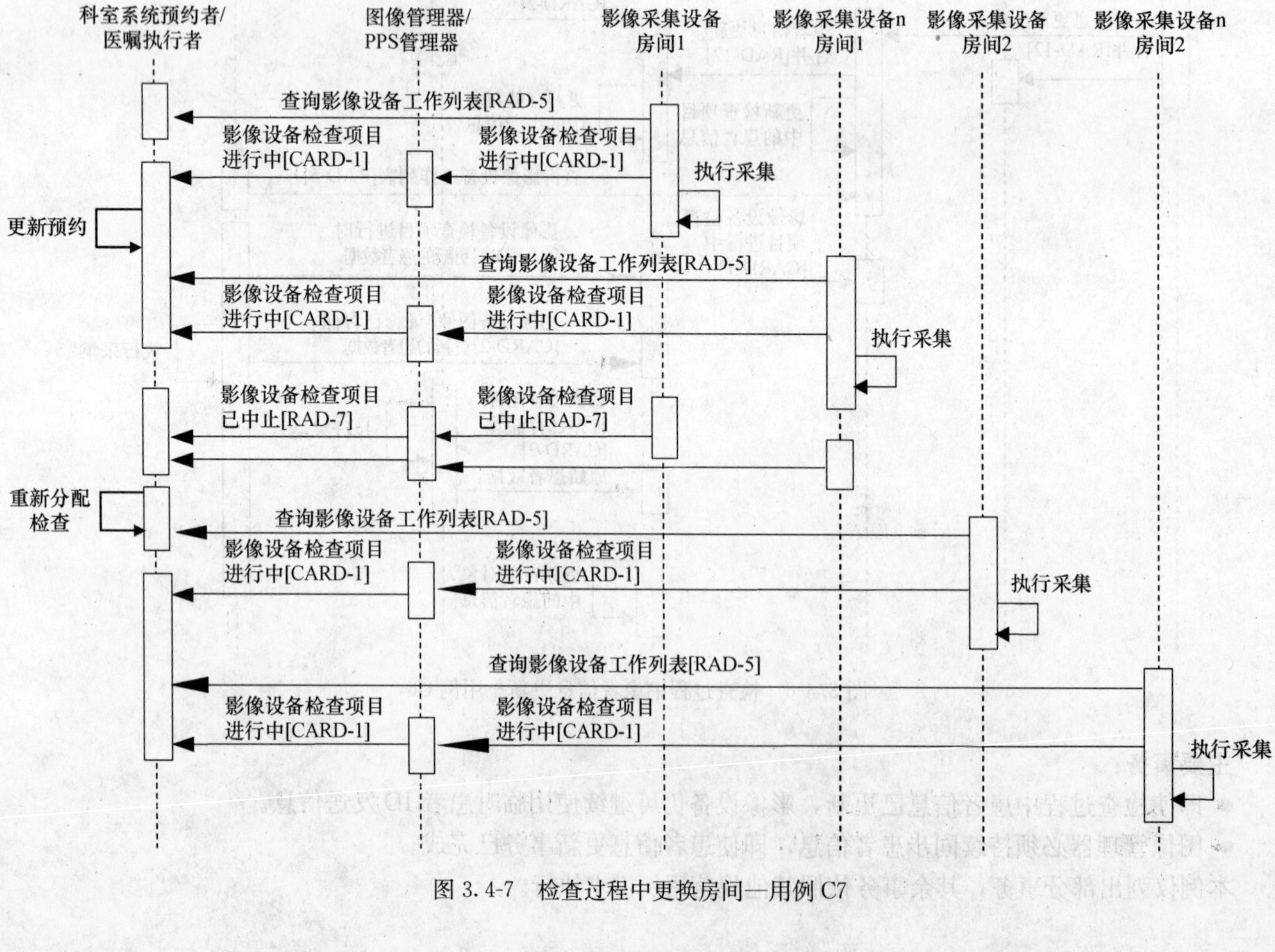

图 3.4-7 检查过程中更换房间—用例 C7

图中仅显示了部分事务，其余事务依照其他规范用例需求执行，特别是影像设备图像/证据已存储事务和图像存储确认事务。

3.4.8　用例 C8：取消检查

临床上下文档：某项心导管检查被取消后，信息系统仍需保持对被取消检查的追踪，使其可以响应查询，这一点是非常重要的，它将保证心导管室工作人员继续接收患者的有关信息。

IHE 上下文档：用例 C8 描述了在心导管检查开始之前取消检查的流程。如图 3.4-8 所示，有关检查的医嘱在医嘱申请者或 DSS/OF 中生成。DSS/OF 指定请求检查 ID、检查实体 UID、预约检查并通知图像管理器。

如果 Cath 检查在科室内部被取消，DSS/OF 应告知医嘱申请者和图像管理器该取消行为。DSS/OF、医嘱申请者以及图像管理器，都有权限维护被取消的医嘱及请求检查等信息。

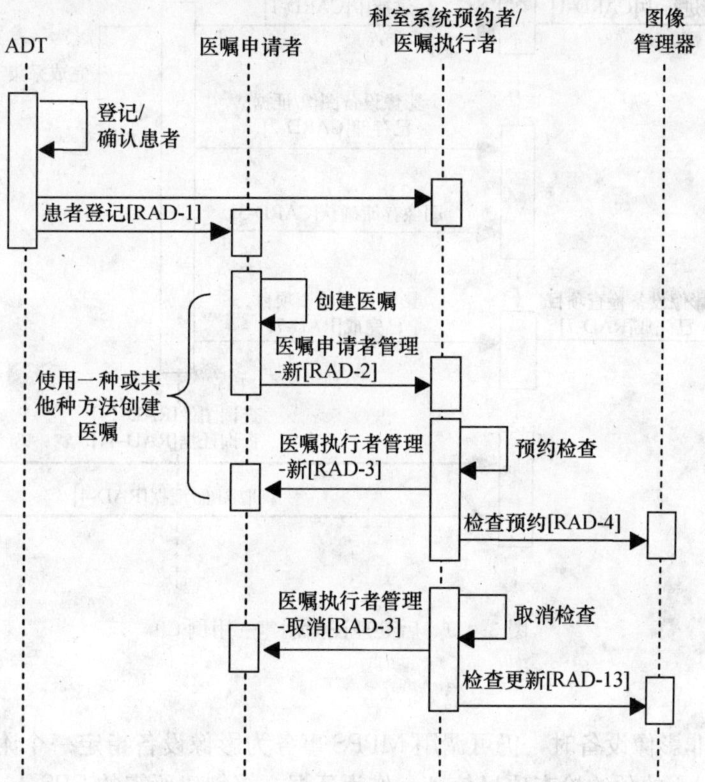

图 3.4-8　取消检查—用例 C8

3.4.9　用例 C9：后处理证据创建

临床上下文档：在心导管检查完成之后，影像及其他检查数据信息通常被提交给专业软件进行数据分析处理。这些分析提供了如冠状动脉和/或心室以及介入治疗文档等多种定量测量。这些测量数据（证据）不会返回到用于临床检验或结果分析的中心实验室环境中。

IHE 上下文档：用例 C9 描述了用于心导管检查图像数据后处理分析的工作流程（血管造影或超声）。如图 3.4-9 所示，这些分析是在图像显示者和证据创建者角色组合的平台上完成的。该分析平台（图像显示角色）从图像管理器/图像归档中获取用于分析的图像。这些角色在 Cath 概况以及证据文档规范中均有涉及。

完成分析后，这个平台（证据创建者角色）通过调用影像设备执行检查项目进行中/完成事务，告知图像管理器/图像归档和科室系统预约者/医嘱执行者图像数据分析已完成。证据创建者将所有测量数据或获取的图像保存至图像管理器/图像归档，并调用图像存储确认事务将其提交。

另一个图像显示者角色可以从图像管理器中查询证据文档。文档存储为 DICOM SR 对象格式，需由图像显示者调用查询证据事务，向图像管理器发出查询请求，由图像管理器提供该文档的标题、状态及其他相关内容。图像显示者得以获取并显示该证据文档。

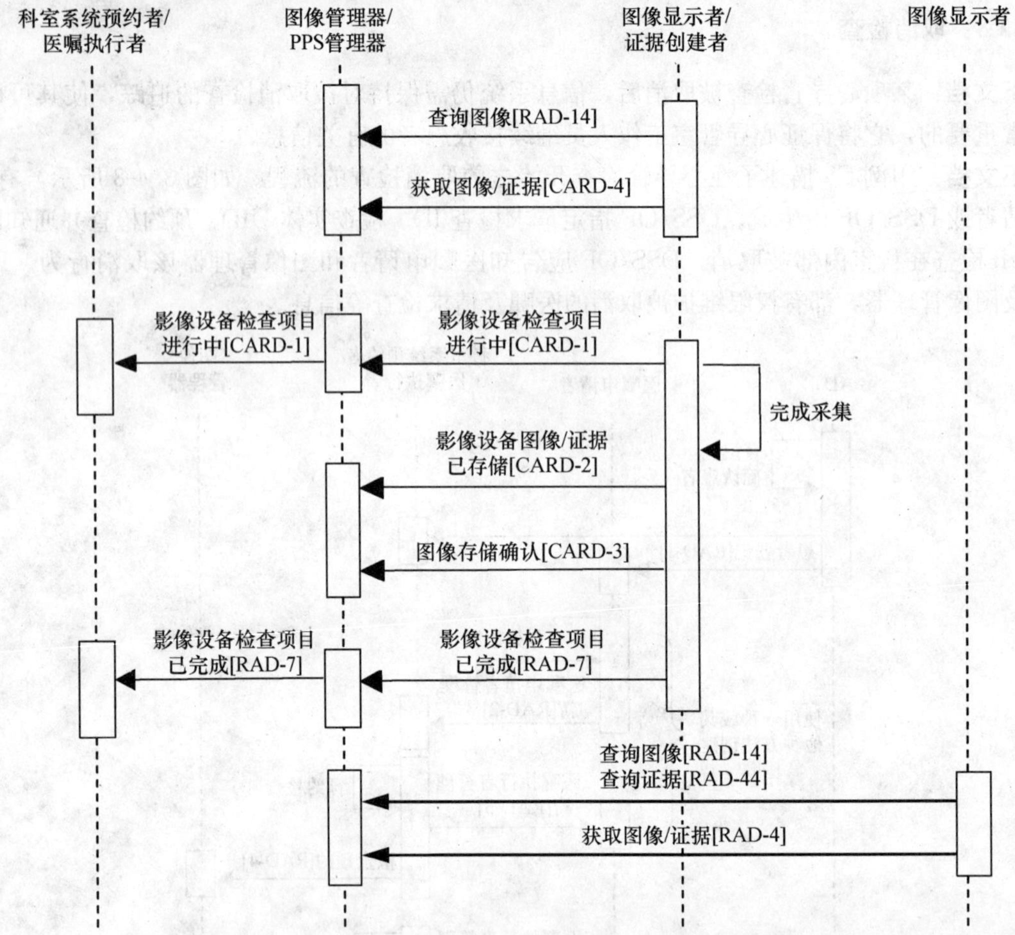

图 3.4-9 后处理证据创建—用例 C9

注释：

1. 当证据创建者并非影像设备时，仍可调用 MPPS 事务为影像设备指定一个附加检查项目。证据创建者可以利用在分析图像时引用的预约检查项目信息，作为证据文档创建所需的 SPS。这将使工作流程与在最初的影像采集设备上完成的分析保持一致。

2. 本概况并未明确引发分析工作台完成其职能的触发器或工作流程事务。这部分工作流程由后处理工作流程（PWF）概况（请参见 RAD-TF 1:12）进行管理。IHE 心血管病学技术委员会尚未对心血管病学领域中的 PWF 概况做出相关评价，但建议将其作为未来研究的课题。

3. 证据文档概况的主要内容之一即为查询证据事务提供支持。如果角色都不支持查询证据事务，图像显示者则仅能为用户提供一个 SR 文档清单，区别在于只能为查询图像事务提供文件实体编号和日期/时间。在这种情况下，图像显示者可以达到与查询证据事务完全相同的效果：在查询用户界面中，获取全部 SR 文档并从中获取显示所需的相关内容。

4 超声心动工作流程（ECHO）

超声心动工作流程集成概况描述了与数字超声心动相关的超声心动检查工作流程，特别是经胸超声（TTE）、经食管超声（TEE）以及负荷超声工作流程。与Cath工作流程集成概况涵盖的内容一样，本规范对于患者标识符、医嘱、预约、状态报告、多阶检查（特别是负荷超声）以及数据存储等问题做出了明确规定。本规范也涉及了间歇式地连接网络的影像采集设备的问题，例如便携式超声心动仪以及特定的超声心动数据需求。

ECHO工作流程关注影像的采集过程以及在影像设备或独立工作站中基于图像的测量。其中不包括护理记录、药品管理文档等内容。为便于工作流程控制，TEE、TTE和负荷超声工作流程执行过程基本相同。

Cath检查中应用了血管内超声（IVUS）和心腔内超声（ICE），Cath工作流程将IVUS与ICE视为影像设备给予支持，但ECHO工作流程并不支持这两项检查。

注意：因DICOM标准未涉及4-D超声内容，因此本规范中没有针对该问题做出相应规定。

本规范与IHE放射学日常工作流程、患者信息协调以及证据文档集成概况有许多共同之处。参见Rad TF-1：3.4关于描述了IHE技术框架为HL7消息和DICOM信息对象定义（IODs）采用的集成数据模型。这个数据模型为工作流程提供了三个主要控制层：

- **医嘱**：对某一部门服务发出的请求。
- **请求检查**：产生一或多个报告工作结果单元，其内容与整理、计费行为相关。
- **预约和执行检查项目**：工作流程中的最小单元，包括预约（准备做的工作）或执行（工作已完成）。

对工作流程数据模型的清晰理解是掌握ECHO工作流程集成概况的关键所在。

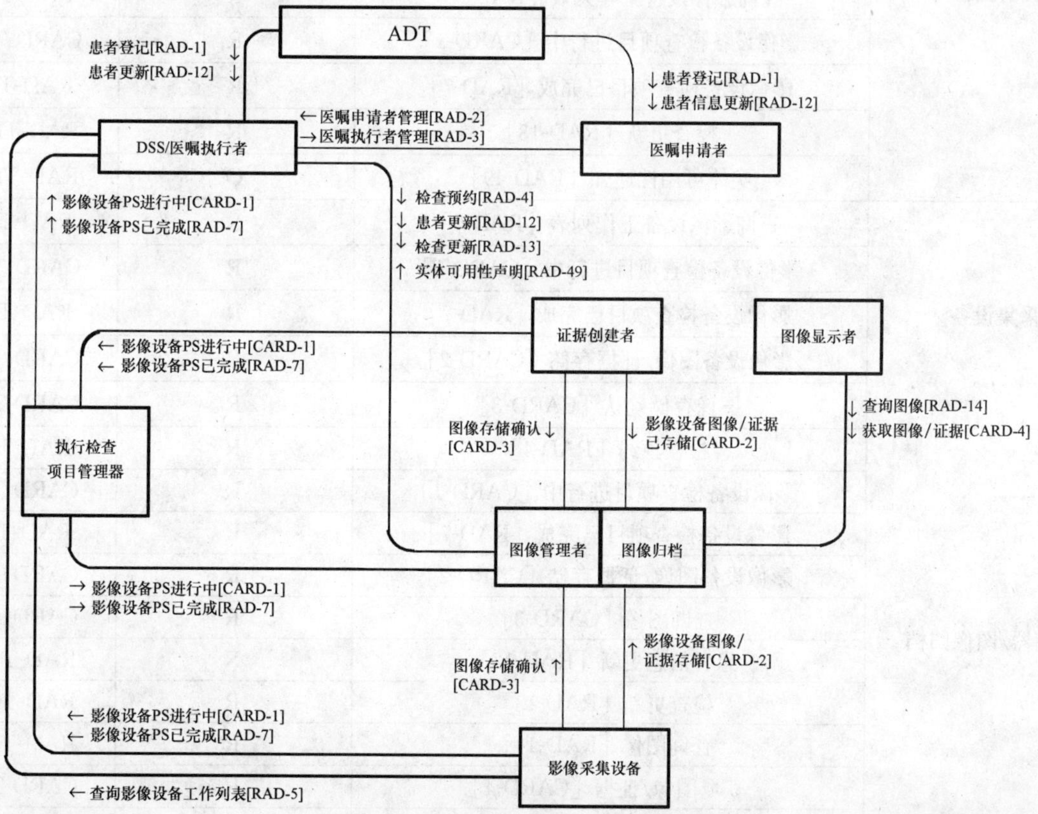

图4.1-1 超声心动检查工作流程图

4.1 角色/事务

图 4.1-1 直接参与 ECG 集成概况的角色及其相关事务。

表 4.1-1 所列出的事务是直接参与超声心动工作流程集成概况的角色所必须执行的。依照本集成概况声明，必需实现的事务标识为“R”。标记为“O”的事务为可选项。集成概况定义了选项的完整列表，可以从 4.2 节列出的选项中选择实施所需选项。

表 4.1-1 超声心动工作流程—角色及事务

角色	事务	选项	章节
ADT 患者登记处	患者登记［RAD-1］	R	RAD-TF 2：4.1
	患者信息更新［RAD-12］	R	RAD-TF 2：4.12
医嘱申请者	患者登记［RAD-1］	R	RAD-TF 2：4.1
	患者信息更新［RAD-12］	R	RAD-TF 2：4.12
	医嘱申请者管理［RAD-2］	R	RAD-TF 2：4.2
	医嘱执行者管理［RAD-3］	R	RAD-TF 2：4.3
科室系统预约者/医嘱执行者	患者登记［RAD-1］	R	RAD-TF 2：4.1
	患者信息更新［RAD-12］	R	RAD-TF 2：4.12
	医嘱申请者管理［RAD-2］	R	RAD-TF 2：4.2
	医嘱执行者管理［RAD-3］	R	RAD-TF 2：4.3
	检查预约［RAD-4］	R	RAD-TF 2：4.4
	查询影像设备工作列表［RAD-5］	R	RAD-TF 2：4.5
	影像设备检查项目进行中［CARD-1］	R	CARD-TF 2：4.1
	影像设备检查项目已完成［RAD-7］	R	RAD-TF 2：4.7
	检查更新［RAD-13］	R	RAD-TF 2：4.13
	实体可用性通知［RAD-49］	O	RAD-TF 3：4.49
影像采集设备	查询影像设备工作列表［RAD-5］	R	RAD-TF 2：4.5
	影像设备检查项目进行中［CARD-1］	R	CARD-TF 2：4.1
	影像设备检查项目已完成［RAD-7］	R	RAD-TF 2：4.7
	影像设备图像/证据存储［CARD-2］	R	CARD-TF 2：4.2
	图像存储确认［CARD-3］	R	CARD-TF 2：4.3
图像管理器/图像归档	检查预约［RAD-4］	R	RAD-TF 2：4.4
	影像设备检查项目进行中［CARD-1］	R	CARD-TF 2：4.1
	影像设备检查项目已完成［RAD-7］	R	RAD-TF 2：4.7
	影像设备图像/证据存储［CARD-2］	R	CARD-TF 2：4.2
	查询图像［CARD-3］	R	CARD-TF 2：4.3
	患者信息更新［RAD-12］	R	RAD-TF 2：4.12
	检查更新［RAD-13］	R	RAD-TF 2：4.13
	查询图像［RAD-14］	R	RAD-TF 2：4.14
	获取图像/证据［CARD-4］	R	CARD-TF 2：4.4
	实体可用性通知［RAD-49］	O	RAD-TF 3：4.49

续表

角色	事务	选项	章节
执行检查项目管理器	影像设备检查项目进行中［CARD-1］	R	CARD-TF 2：4.1
	影像设备检查项目已完成［RAD-7］	R	RAD-TF 2：4.7
图像显示者	查询图像［RAD-14］	R	RAD-TF 2：4.14
	获取图像/证据［CARD-4］	R	CARD-TF 2：4.4
证据创建者	影像设备检查项目进行中［CARD-1］	R	CARD-TF 2：4.1
	影像设备检查项目已完成［RAD-7］	R	RAD-TF 2：4.7
	影像设备图像/证据存储［CARD-2］	R	CARD-TF 2：4.2
	图像存储确认［CARD-3］	R	CARD-TF 2：4.3

其他作为本规范先决条件的规范，请参见表 2-1。

4.2　超声心动图工作流程集成概况选项

为了适应交叉领域或实施的多样化，许多角色都有选项以供选择。表 4.2-1 中列出了在集成概况中可供选择的选项及其应用的角色。其中一些特定的选项是实现本规范的角色所必需的（虽然这些特定的选项可能在其他规范中是可选项）。

表 4.2-1　超声心动检查工作流程—角色及其选项

角色	选项名称	选项	卷号及章节
ADT 患者登记处	*无选项*	—	—
医嘱申请者	*无选项*	—	—
科室系统预约者/医嘱执行者	PPS 异常管理	O	RAD-TF 2：4.7
	可用的 PPS-参考实例	O	RAD-TF 3：4.49
影像采集设备	基于患者的工作列表查询	O	RAD-TF 2：4.5
	主要工作列表查询	R	RAD-TF 2：4.5
	负荷超声	O	CARD-TF 2：4.2
	PPS 异常管理	O	RAD-TF 2：4.7
图像管理器/图像归档	PPS 异常管理	O	RAD-TF 2：4.7
	超声心动	R	CARD-TF 2：4.2
	间歇式连接影像设备	R	CARD-TF 2：4.3
	可用的 PPS-参考实例	O	RAD-TF 3：4.49
图像显示者	负荷超声	R	CARD-TF 2：4.4
执行检查项目管理器	*无选项*	—	—
证据创建者	*无选项*	—	—

影像采集设备和图像管理器/图像归档可支持多种 DICOM SOP 类。预计此选项层将作为一个参考记载于 IHE 集成声明中。（见附录 C）

4.3 超声心动工作流程

通常，超声心动检查过程和信息流遵循与Cath工作流程概况相同的流程（详见3.3节和3.4节）。本节描述了ECHO工作流程概况的特殊用例。

临床上下文档：IHE心血管病学技术框架2.0版中针对这三种类型的超声心动检查做出了说明：

1. 经胸超声（TTE）：在美国，通常由超声医师采集TTE图像，为了节省资源、便于诊断，心血管病专家通常采用离线回放（不同国家采用不同回溯模式）。检查可在不同地点完成：患者被带入超声心动检查科室或在医院病房里用便携式超声仪器完成检查。检查通常被（口头）请求，因此当超声医师到达床旁时，电子医嘱往往尚未被建立。未登记患者的检查可以请求在紧急状态中完成。

2. 经食管超声（TEE）：医生在患者被麻醉的情况下，将超声探头置入食管，进行经食管超声心动检查（TEE）。通常不会为未登录的急诊患者进行此项检查，但此类情况也偶有发生。资源管理不仅包括简单的图像检查，还包括工作人员、检查诊室及相关设备等内容的管理。证据在TEE检查过程中被收集，此间的证据包括检查的所有相关信息，而不仅指超声心动图像。

3. 负荷超声心动检查（“stress Echo”）：这项检查用于观察心肌承受负荷后的效果（运动或药物负荷）。由于此项检查涉及检查前的一系列准备工作。因此该检查需要预约，通常不会在紧急状态下完成。负荷超声证据的采集包括加诸于患者的负荷（运动或给予药物）强度，也包括患者对于负荷的反应（血压、心律、临床症状、心电图变化等）。与TEE检查一样，资源管理的内容不仅指简单图像。也包括检查所有相关信息的管理。

所有这些场景中，检查设备（尤其是可移动设备）可在必要时中断网络连接。

本规范为超声心动工作流程定义了六个特定用例。用例的场景变化基于患者是否登记以及登记的地点，也取决于是否已申请医嘱以及申请医嘱的环境。表4.3-1列出了除用例C6（负荷超声）外的所有用例场景变化。

表4.3-1 超声心动工作流程用例

医嘱申请 / 患者登记	医嘱申请和预约（请见注释）	医嘱申请和预约，但预约未被影像设备获取	医嘱未申请，未预约
患者在ADT系统中登记	用例E1 用例E2（移动）	用例3（移动）	用例4（移动）
患者未登记	未应用-医嘱申请者/医嘱执行者要求患者登记	未应用-医嘱申请者/医嘱执行者要求患者登记	用例5（移动）
患者更新	用例E1	用例E1	用例E1

注释：医嘱申请可以在医嘱申请者系统或DSS/医嘱执行者（调用医嘱执行者管理事务）中完成。

4.3.1 用例E1：病人在ADT登记并已申请医嘱

临床上下文档：用例E1符合传统的放射科日常工作流程，指定超声检查相关医嘱在医嘱申请者或科室系统中被申请。在特定情况下（如急症患者），系统也可以为患者建立临时ID（该患者在ADT系统已登记并且指定了唯一标识符）。

IHE上下文档：本用例包括了IHE数据模型中的三个控制层（医嘱、请求检查、预约/执行检查项目），全部用于请求检查时的所有日常工作流程（详见3.3节）。

患者可以在ADT系统以完整性登记信息。也就是说，这些信息可以是完整的，也可以并不完整。对于无法确定患者身份的情况，可仅为其指定患者ID和临时姓名。ECHO检查工作流中的其他系统是否已知患者基本信息与检查的完成无关。因此，本例中包括确认和未经确认的患者。ECHO工作流程为：ADT系统中登记患者信息、医嘱申请者或科室系统预约者/医嘱申请者中申请医嘱、DSS/OF预约检查。

影像设备通过查询影像设备工作列表，获取到预约检查项目。通过影像设备执行检查项目完成影像设备的获取。

医疗机构中，ADT系统负责对未经确认的患者进行一致性协调。当患者的真实标识信息被确认时，ADT系统应对患者原有记录进行更正，并通过患者信息更新事务发送至医嘱申请者以及DSS/OF，用以通知其患者记录的相应改变。DSS/OF进而将这个消息转发至图像管理器。

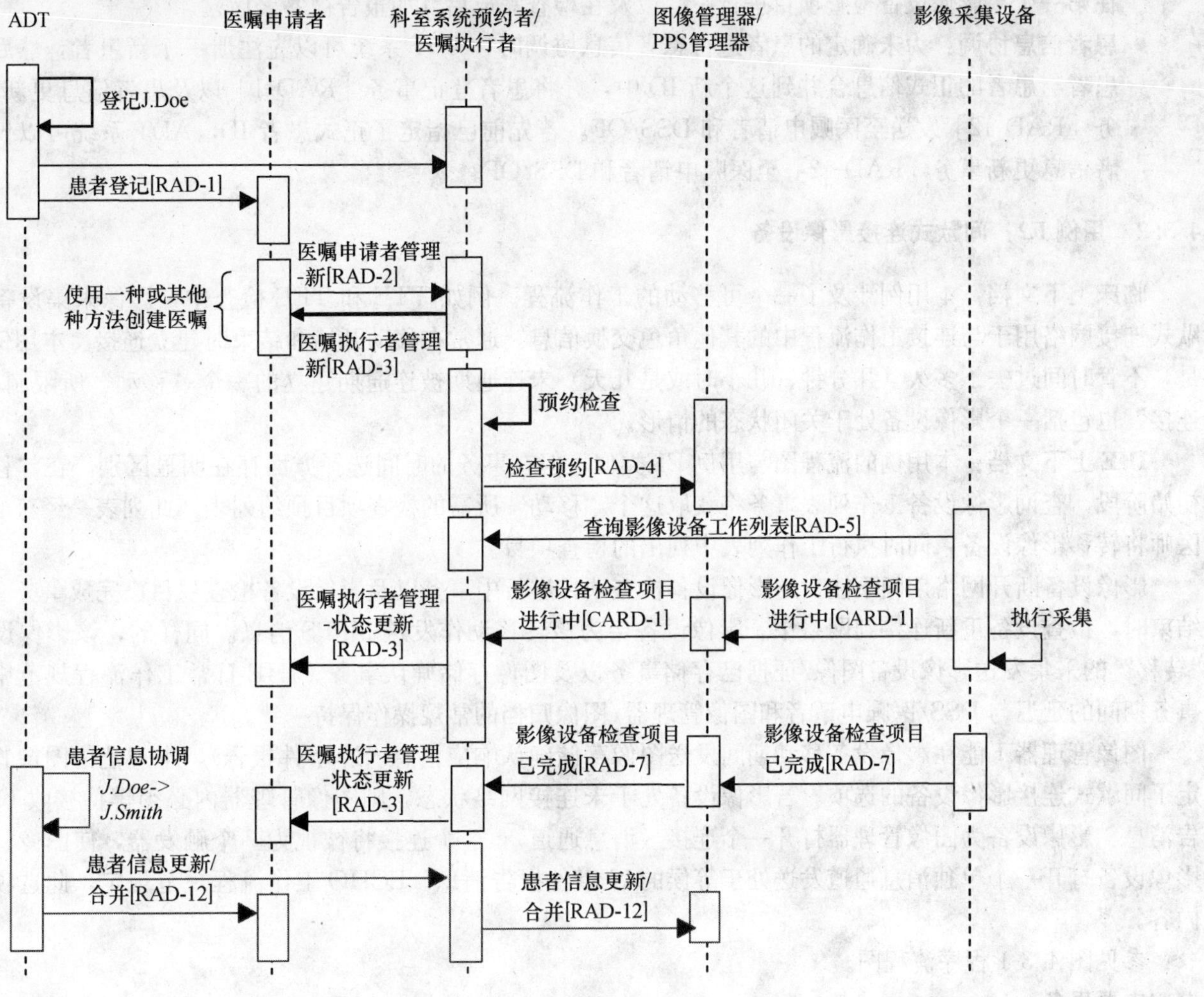

图 4.3-1　病人在ADT已登记并申请医嘱—用例E1/E2

主要事务：

- **患者登记**：患者登记数据将被发送到包括医嘱申请者、科室系统预约者/医嘱执行者（DSS/OF）等多个系统。
- **创建医嘱**：医嘱申请者是存放所有患者医嘱的数据存储库。
- **预约检查**：DSS/OF将医嘱与完成医嘱所必须的一个或多个请求检查事务相联系。每一个请求检查规定了影像设备所执行的一系列行为。影像采集设备基于实时、有序的原则，完成预约检查项目（SPS）中指定的行为。也就是说，预约检查项目是被预定的，指定了时段和执行资源（即影像设备），并且有能力为影像设备工作列表查询提供相关支持。
- **查询影像设备工作列表**：影像设备工作列表（MWL）查询可以是广泛的查询（在选定的预约检查中得到一个列表），也可以查询指定患者，提供足够的查询关键词，检索并返回某一患者的预约检查内容。
- **执行采集**：影像设备可以生成多样化图像及其他证据（如分析报告等），这些数据被存储在图像管理器/图像归档者中。图像管理器/图像归档者不仅限于支持图像格式，还应为所有这些对象类型提供相应的支持。

- **影像设备检查项目完成**：影像设备检查项目完成事务也包括影像设备检查项目停止。
- **图像存储确认**：图像管理器/图像归档用于存储图像和证据，信息在图像管理器存储完成后，即可允许影像设备删除存储在本地的数据。
- **医嘱执行管理-状态更新**：状态更新事务可从工作流程中的不同地点被发送至医嘱申请者。具体地说，在第一个“影像设备检查项目进行中”以及在检查完成后（如报告被签署后）。
- **患者信息协调**：为未确定的患者进行患者信息协调时，ADT 系统可以先注册一个新患者，然后将临时患者与患者的正式信息合并到这个新 ID 中，并将患者登记事务［RAD-1］以及患者信息更新/合并事务［RAD-12］发送至医嘱申请者和 DSS/OF。若先前已指定了正式患者 ID，ADT 系统可以仅发送患者信息更新事务［RAD-12］至医嘱申请者和 DSS/OF。

4.3.2 用例 E2：间歇式连接影像设备

临床上下文档：本用例涉及了一个可移动的工作流程。例如 TTE 和 TEE 检查中，影像采集设备只是间歇式连接网络用于与连接工作流程中的其他角色交换信息。通常在移动开始和结束时建立连接。本用例的结果是，不管时间过去了多久（几分钟、几小时或是几天）未连通期被连通期建立的一个“移动”所限制。“间歇连接”也包括一个影像设备处于关闭状态的情形。

IHE 上下文档：本用例的流程图与用例 E1 类似，但在事务的时间选择方面存在明显区别。在“移动”的初始阶段，查询影像设备工作列表事务将获取这个“移动”所需的检查项目预约列表。此列表一经获取，超声医师将转移影像设备，同时执行工作列表中列出的检查项目。

影像设备断开网络期间不能发送影像设备检查项目进行中事务以及影像设备检查项目已完成事务。“移动”结束时，检查设备重新连接到网络中。影像设备会为该转移动作发送 MPPS 消息。同样的，该影像设备将为“转移”的采集发送影像设备图像/证据已存储事务以及图像存储确认事务。IHE 日常工作流程规范中，发送事务期间的延迟与 DSS/医嘱申请者和图像管理器/图像归档的常规操作保持一致。

图像管理器不能在影像设备移动期间发送图像存储确认响应消息（N-事件报告）。本规范为图像管理器指定了间歇式连接影像设备的选项。若影像设备处于未连接网络状态，则图像管理器内必须等待接收 N-事件报告消息。影像设备为图像管理器打开一个连接（消息通道），这个连接将被视为一个触发器，使图像管理器向影像设备打开一个单独消息通道发送处于等候的 N-事件报告消息。ECHO 工作流程规范规定，此选项为必选内容。

参见图 4.3-1 程序流程图。

主要事务：

- 影像设备检查已完成事务［RAD-7］很可能于影像设备检查项目进行中事务［CARD-1］后发送。
- 图像管理器/图像归档必须支持间歇式连接设备的模式。因为在设备未连网期间，该角色可能暂时无法接收图像存储确认［CARD-3］消息。

4.3.3 用例 E3：间歇式连接影像设备与 Ad Hoc、患者已登记并已预约检查

临床上下文档：本用例中涉及的影像设备是可移动的（不连接网络），设备移动期间超声医师已经收到执行检查的通知，但此时工作列表中显示该检查未被预约（在移动开始期间）。实际上该检查已预约，只是因为影像设备尚未连接到网络上，所以不能查询到预约的信息。

IHE 上下文档：医嘱申请者或 DSS/OF 都可以创建和预约医嘱。虽然检查已被 DSS/OF 预约并可为查询影像设备工作列表事务所获得，但是由于没有连接网络（移动），所以此时不能完成查询影像设备工作列表事务。正因如此，影像设备认为该检查项目未被预约。因此，必须将患者 ID 及其基本信息手工输入至影像设备。同时该影像设备也要为这个检查创建一个检查实体 UID。

由于暂时无法获得工作列表，影像设备重新连接至网络时将发送一个不含请求检查或预约检查的影像设备

检查项目进行中事务［CARD-1］。该消息通知DSS/OF这是一个未预约的检查，随后出于信息协调的目的，DSS/OF将抛出一个异常消息（详见RAD-TF 2：4.6.4.1.3）。患者/医嘱协调包括从MPPS进行中事务中获得指定患者ID所需的完整基本信息。检查协调内容还包括将已完成检查与DSS/OF中现有医嘱以及请求检查相匹配。这些工作很可能由手工操作完成。

在已完成检查与初始的请求检查的匹配过程中，DSS/OF将带有"取消"状态标志［RAD-3］的检查更新/取消事务［RAD-13］发送到图像管理器，用以取消移动前的检查程序，同时生成一个新的检查预约［RAD-4］事务，该事务包括取自MPPS进行中事务的检查实体UID，以及含有患者完整信息的患者信息更新事务［RAD-12］。图像管理器/图像归档者应用从患者信息更新事务中获得的信息更新其相关对象中的患者基本信息，这些对象已经、或者将要从影像采集设备接收。

最后（例如在报告完成之后），DSS/OF向医嘱申请者发送状态更新事务［RAD-3］，告知已完成相应工作。

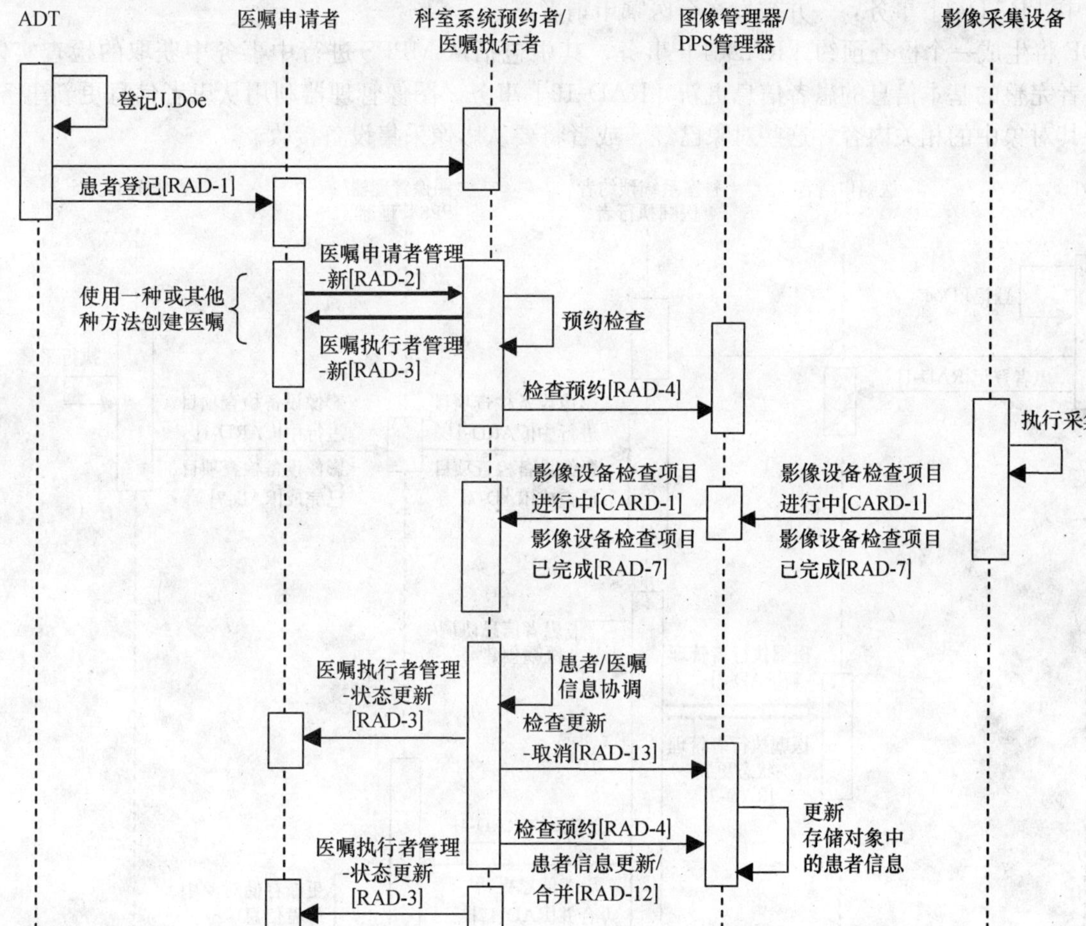

图4.3-2　间歇式连接影像设备与Ad Hoc、患者已登记、预约检查—用例E3

主要事务：

检查信息更新-取消［RAD-13］事务向图像管理器发送取消预约检查的消息，同时向图像管理器发送含有影像设备应用的检查实体UID的新的检查预约［RAD-4］事务（详见RAD-TF-2：4.13，表4.13-2）。

这里只列出了部分事务，其他事务按照其他规范用例需求完成。

4.3.4 用例 E4：间歇式连接影像设备与 Ad Hoc、患者已登记、未预约检查

临床上下文档：本用例中涉及的影像设备是可移动的（未连接网络），在设备移动期间，超声医师接收到对某急诊患者进行超声检查的通知，该患者已在系统中登记。这种情形在急诊科室是非常普遍的。

IHE 上下文档：这个用例与其他未预约检查用例相同，例如放射科患者信息协调规范中的类似用例。

与用例 E3 的相应阶段一样，患者 ID 及其基本信息必须由手工输入至影像设备。影像设备也要为该检查创建一个检查实体 UID。重新连接网络时，影像设备向 DSS/OF 发送一个不含请求检查或预约检查的影像设备检查项目进行中消息［CARD-1］，以告知这是一个未预约的检查，随后出于信息协调的目的，DSS/OF 将抛出一个异常消息。

患者协调包括如下过程：在 MPPS 进行中事务中为指定患者 ID 更新基本信息；为患者 ID 寻找已登记的匹配信息，这类似于半自动化过程。随后，DSS/OF 将为已完成的检查生成一条新医嘱，这个医嘱连同状态更新说明进行中［RAD-3］事务，一并被发送至医嘱申请者。

DSS/OF 将生成一个检查预约［RAD-4］事务，其中包括从 MPPS 进行中事务中获取的检查实体 UID，以及带有患者完整的基本信息的患者信息更新［RAD-12］事务。图像管理器利用从患者信息更新事务中获得的信息更新其对象中的相关内容，这些对象已经、或者将要从影像采集设备接收。

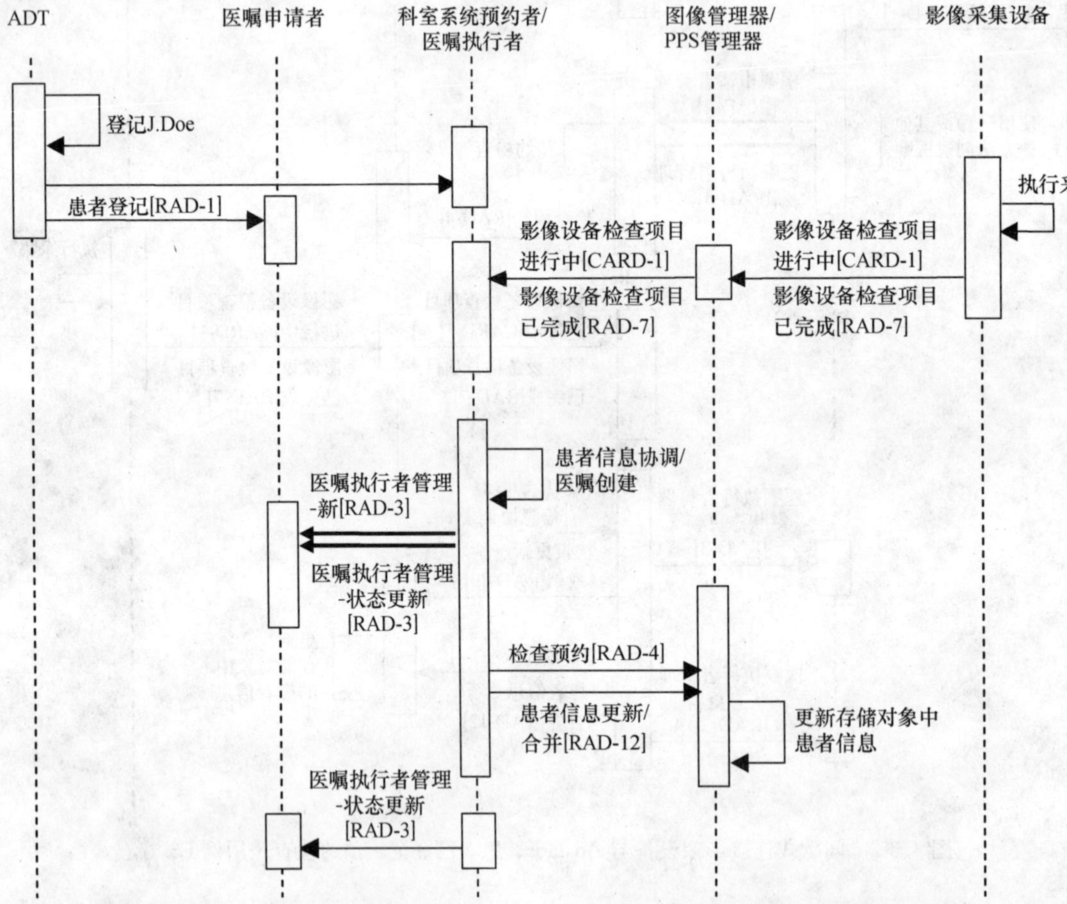

图 4.3-3 间歇式连接影像设备—Ad Hoc、患者已登记、未预约检查—用例 E4

4.3.5 用例 E5：间歇式连接影像设备—Ad Hoc、患者未登记、未预约检查

临床上下文档：本用例中涉及的影像设备为可移动设备（未连接网络），未预约检查，患者没有在系统中登记。这个场景虽然并不常见，但类似于 E4 的一个特例，即本例中患者未登记。

IHE上下文档：用例 E5 与其他未预约检查用例基本相同，例如放射科患者信息协调概况中的未预约检查。

将临时患者 ID 及其姓名输入到影像设备中（这些信息并非来自患者的标识腕带，因为该标识在 ADT 系统是有效患者 ID）。患者 ID 及姓名将按照本地定义的规则选择；例如：从“患者 ID—患者姓名”的预定义集中选择相应信息。这个用于选择临时患者 ID 的规则，将确保标识符在 DSS/OF 范围内的唯一性。

影像设备必须为这个检查创建检查实体 UID。重新连接网络时，影像设备将发送一个不含请求检查或预约检查的影像设备检查项目进行中消息［CARD-1］。这个消息告知 DSS/OF 这是一个未预约的检查，随后 DSS/OF 将抛出一个异常，该消息用于后续信息的协调。

当以后患者进行登记确认时，DSS/OF 将患者登记信息与本地标识符进行一致性协调，并将一个患者信息更新事务发送至图像管理器。图像管理器根据从患者信息更新事务中获取的信息，更新已经、或者将要从影像采集设备接收的对象中的相关内容。

随后，DSS/OF 为已完成的检查创建一个新医嘱，并将其发送至医嘱申请者。接下来，DSS/OF 将生成一个检查预约［RAD-4］事务，其中包含从 MPPS 进行中事务中获取的检查实体 UID。图像管理器根据从检查预约事务中获取的信息，更新医嘱及其对象中的检查记录。

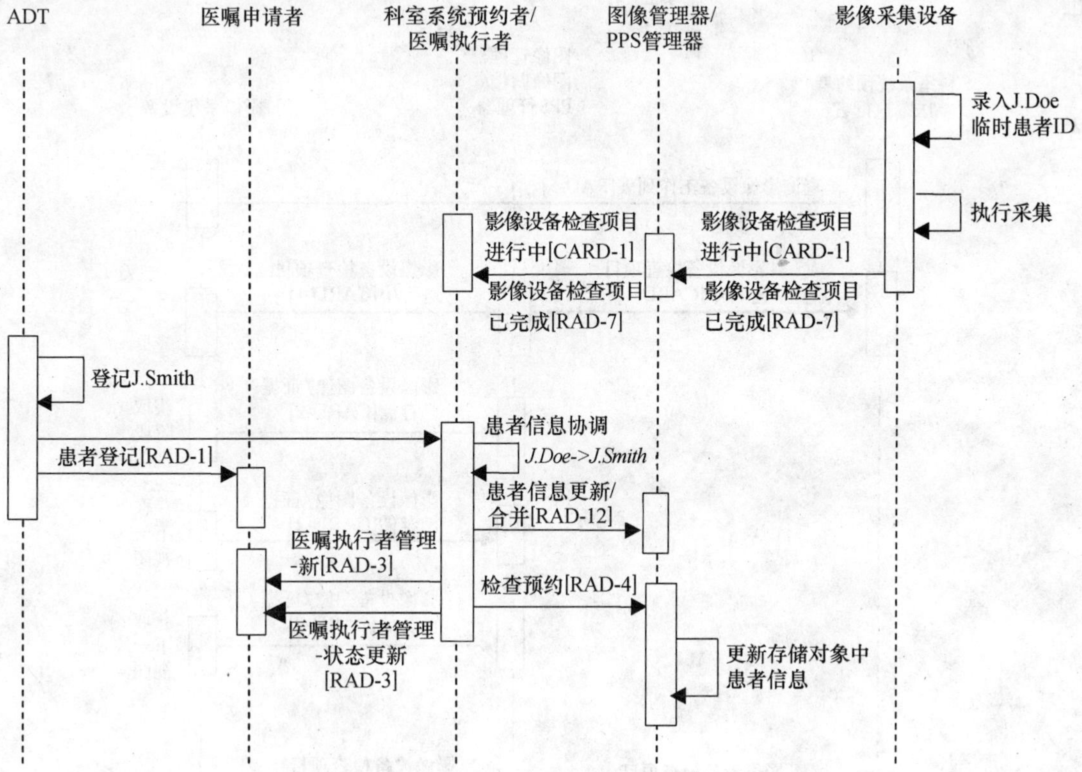

图 4.3-4 间歇式连接影像设备与 Ad Hoc、患者未登记、预约检查—用例 E5

4.3.6 用例 E6：负荷超声阶段方案

临床上下文档：“阶段方案检查”（Staged Protocol Exam）在两个以上明确的时间段内采集图像，因此被称为“阶段”，其图像的集合被称为“切面”，切面在每一个检查阶段期间被采集。在阶段方案（Staged Protocol）检查的采集过程中，影像设备也能采集一个以上的方案（Protocol）阶段中的无方案（Protocol）图像。

临床上常见的超声阶段方案检查是负荷超声检查。在指定的时间间隔（阶段）内，图像从负荷和切面的不同层面中采集。而负荷则通常由患者运动或服药引起。

此类检查中有代表性的阶段是基线、中度负荷、重度负荷以及恢复。在基线阶段患者处于静止状态，准备通过药物或运动诱导负荷。在中度负荷阶段，心脏处于适度的负荷压力下。重度负荷阶段，即在患者可能允许的范围内，患者的心脏承受最大限度的负荷。最后，在恢复阶段，由于不再对心脏施加负荷，心脏回复到正常状态。

典型的负荷检查通常经过渐进阶段逐渐达到临床极点，临床极点即达到预定心律或防止患者因持续负荷出现的症状（如心律不齐、低血压、心绞痛、疲劳等症状）。临床上并不要求完成检查的每个阶段，即使采集的信息未达到预定计划的阶段数，也可视为完成了检查。

检查中的每一阶段都可采集切面集合。典型的切面是胸骨旁纵轴和胸骨旁横轴。室壁运动检查在不同阶段的相应切面会显示一或多个心肌部位（段）的局部缺血。这些切面需要以临床约定的相应格式显示，通过切面和阶段分组选择图像。

IHE 上下文档：这个工作流程类似于用例 E1（网络连接影像设备）或 E2（间歇式连接影像设备）。

负荷类方案（protocol）通过确定的方案代码顺序或影像设备工作列表的预约检查项目确定采集设备。方案代码顺序可以引用在 CARD-TF 2：4.2.3，表 4.2-3 中指定的代码。

“执行采集”行为中通常包含多个阶段，但这些阶段被认为是同一检查项目的组成部分（见图 4.3-5）。最后 MPPS 将所有已达到临床极点的病例设置为完成状态。停止状态则用于为预防达到临床极点而进行的技术层面的中止。

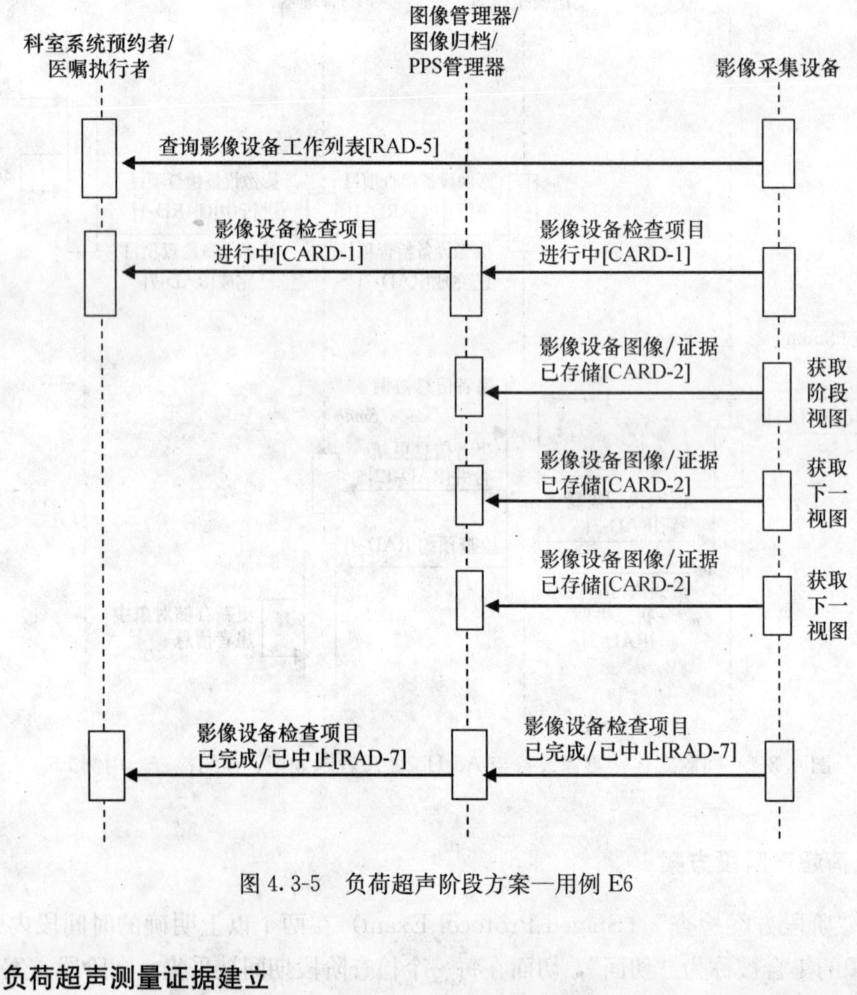

图 4.3-5 负荷超声阶段方案—用例 E6

4.3.7 用例 E7：负荷超声测量证据建立

临床上下文档：在超声心动检查期间，某些数据的测量和分析可以在超声采集系统中完成。这些测量（例如左心室舒张及收缩直径）和初步分析（例如局部室壁运动指数）的图像被传送至图像管理器。在检查完成之后，医师在离线状态下回放这些图像的测试结果和最初分析（不是在超声系统，而是在一个独立的工作站中），并且利用这些信息完成最终报告。在报告建立的过程中，超声心动医师可能对某些测量信息持有异议，或者希望为最终报告进行附加测量作为支持报告结果的依据。这些测量的更正集合将与检查数据存储在一起。

IHE 上下文档：本用例描述了超声心动测量的工作流程。图 4.3-6 显示了参与工作流程的 IHE 角色及其事务。这个流程类似于 CATH 规范用例 C9。本规范使用的角色在 ECHO 规范和证据文档规范中均有提及。

在检查过程中超声系统采集图像及初步测量（证据文档）的全过程。DSS/OF 调用影像设备图像/证据已存储事务［CARD-2］，将这些图像和测量数据发送至图像管理器。测量数据被存储为 DICOM 结构化报告对象。

检查完成后，报告工作站（图像显示者角色）中的用户查询获取存储于影像采集设备中的图像和初步测量结果，对其加以确认和必要的修改。由于这些文档是以 DICOM SR 对象格式存储的，因此查询证据事务可以为图像显示者角色提供文档标题、状态及其他属性。

报告工作站（例如证据创建者角色）通过调用影像设备检查项目“进行中”和“已完成”事务，将检查项目的执行状态告知图像管理器/图像归档以及 DSS/OF。证据创建者可以建立定量测量、分析以及获取存储在图像管理器/图像归档中的图像，并调用图像存储确认事务提交上述数据。如果报告工作站对初步测量进行了修改，更正后的测量数据将被存储在一个新的（不同的）DICOM SR 对象中。此后，原始测量的访问要通过新对象引用。

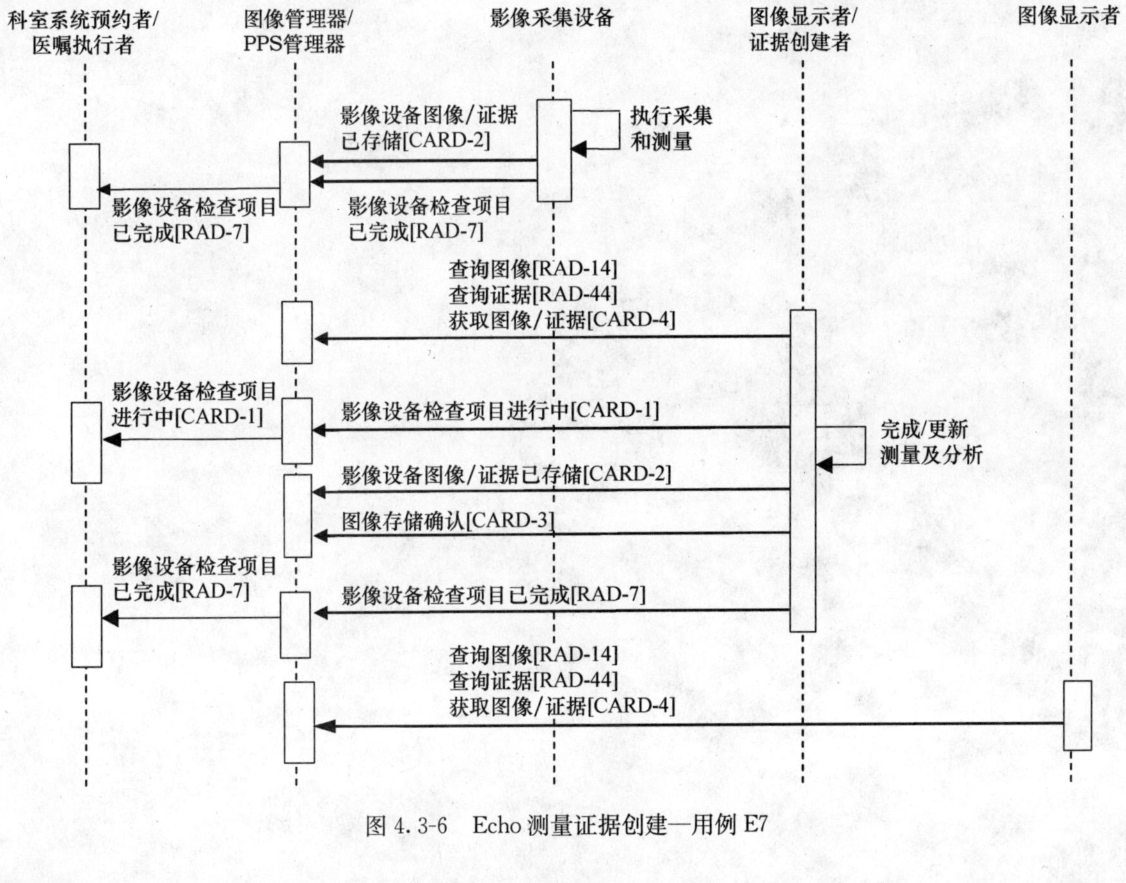

图 4.3-6 Echo 测量证据创建—用例 E7

注意事项：

1. 当证据创建者不是影像设备时，该证据创建者仍可调用 MPPS 事务为影像设备追加一个检查项目。证据创建者可以引用预约检查项目信息用于分析图像。这样可使工作流程与初始影像采集设备中完成的数据分析保持一致。

2. 本规范并未指定工作流程事务或引发工作站生成其报告的触发器。

3. 报告工作站指证据创建者，同时也包括其他规范的成组角色，特别是 SINR 规范或 DRPT 规范的报告创建者角色。

4. 证据文档规范的内容之一是为查询证据事务提供支持。如果没有任何角色支持查询证据事务，图像显示者将只能为用户提供一个 SR 文档列表，其区别在于只能为查询图像事务提供文档实体编号和日期/时间。在这种情况下，图像显示者可以达到与查询证据事务完全相同的功效：在查询用户界面中，获取全部 SR 文档并从中获取显示所需的相关内容。

5　获取显示所需 ECG

通常在连接有心电图设备的 ECG 管理系统中创建和管理 ECG 文档，这些文档包括波形、测量、解释说明等内容。ECG 集成规范的建立便于在医疗机构内部及外部的访问。

本规范的主要用例涉及心血管病专家对于 ECG 管理系统中 12 导联静息 ECG 的解释说明。最终报告不仅要提供给心血管病科（例如为将要进行的 Cath 做准备）以及 ICU 等科室的医生，还要提供给与患者相关的内科医师或其他心血管病专家。报告的作用从本质上说就是重新查看报告及 ECG 波形，用于诊断病情。无需专业医学软件或者工作站，ECG 集成规范仅通过普通计算机的应用程序便可显示相关信息。一经显示后，这些显示信息即可被删除。系统无需对这些显示所需信息进行管理或者存档。如果需要再次显示，可以通过相同的“参考”（reference）方式获取，相关信息将再次被显示，并且结果和初次查询时相同。ECG 的主要目的是在诊断质量的精度级别方面提供可靠的参考数据，包括波形显示、测量及其说明。

ECG 集成规范主要用于获取 12 导联静息 ECG，其也可用于获取从负荷、动态监测以及其他诊断检查中收集的 ECG 波形。该集成规范只针对信息系统中已存储的 ECG，而不关注医嘱、获取、存储过程或对 ECG 的解释，也不涉及用于监测患者体征的动态信息。

关于 ECG 集成规范和 ITI—TF 企业用户认证、患者标识交叉索引规范的联合使用，可参考 ITI—TF-1：附录 E

5.1　角色/事务

图 5.1-1 显示了直接参与 ECG 集成规范的角色及其相关事务。

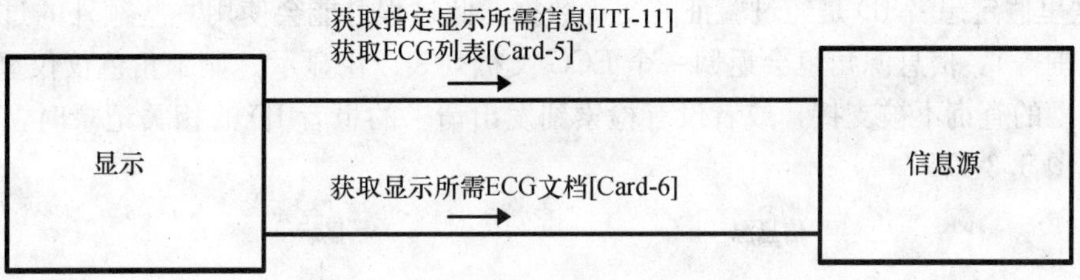

图 5.1-1　获取显示所需 ECG 角色图

表 5.1-1 列出了直接参与 ECG 集成规范的角色所需的事务。为了表明对 ECG 集成规范的支持，在执行时必须实现其所必需的事务（标识为“R”）。标有“O”的事务为可选项。

表 5.1-1　获取显示所需 ECG 集成规范—角色及事务

角色	事务	选项	第 2 卷中章节
显示者	获取指定显示所需信息［ITI-11］	O	ITI-TF 2：4.11
	显示 ECG 列表［CARD-5］	O	CARD-TF 2：4.5
	获取显示所需 ECG 文档［CARD-6］	R	CARD-TF 2：4.6
信息源	获取指定显示所需信息［ITI-11］	R	ITI-TF 2：4.11
	显示 ECG 列表［CARD-5］	R	CARD-TF 2：4.5
	获取显示所需 ECG 文档［CARD-6］	R	CARD-TF 2：4.6

5.2　ECG 集成规范的选项

为了适应交叉领域或实施的多样化，许多角色都有选项以供选择。表 5.2-1 中列出了在集成规范中可供选择的选项及其应用的角色。其中一些特定的选项是实现本规范的角色所必需的（本规范中的必选项可能在其他规范规定为可选项）。

表 5.2-1　ECG—角色及其选项

角色	选项名称	选项	卷号及章节
显示者	*无选项*	—	—
信息源	所有报告的摘要	R	ITI-TF 2：3.11
	心血管病学报告摘要	R	ITI-TF 2：3.11
	获取指定显示所需信息的其他选项［ITI-11］	O	ITI-TF 2：3.11

5.3　ECG 集成规范流程

本节描述了用于显示从信息源获得的 ECG 文档的过程和信息流。

5.3.1　用例 D1：简单显示

这个用例提供基本显示所需的 ECG 文档列表，和/或对于特定 ECG 文档的显示。其中包括两个简单方式，两者不一定相互关联。

第一个方式提供了显示角色（以及相关的人）所需的方法，用以从信息源角色获取指定患者 ID 所需的 ECG 文档列表。这里假定患者 ID 是经过验证的明确数据。此过程可能会使用一些额外的过滤关键字（最后的 N 个文档，日期范围等）。信息源角色会返回一个 ECG 文档列表以供显示。显示角色仅仅显示触发了请求的患者信息。当指定类型的查询不被支持，或者没有检索到发出请求的患者 ID 的相关记录时，信息源角色会返回一个错误消息。见图 5.3-1。

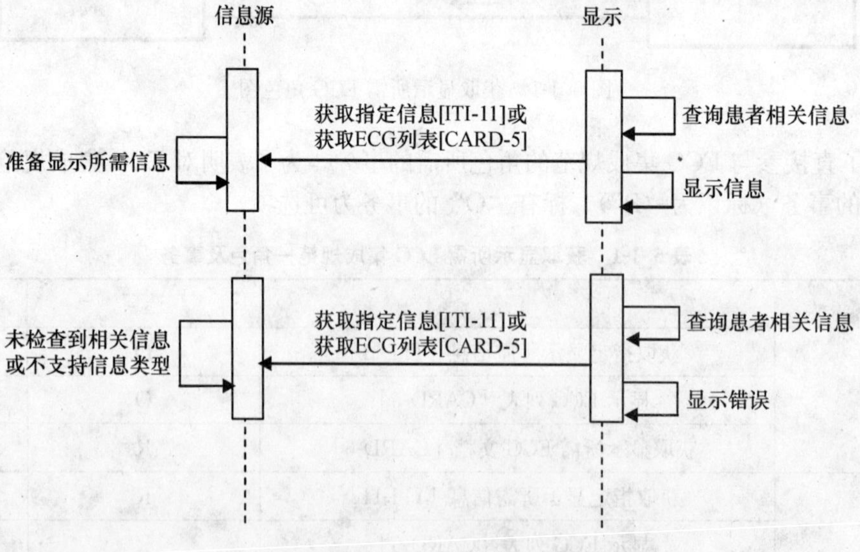

图 5.3-1　获取 ECG 列表流程

显示角色可以通过调用获取指定信息［ITI-11］事务查询 ECG 列表，其查询方式可以是摘要查询，或是心血管病学摘要查询；显示者角色通过调用获取 ECG 列表［CARD-5］事务查询 ECG 列表，其查询方式为概要—心血管病学—ECG（SUMMARY-CARDIOLOGY-ECG）。ITI-11 事务将 HTML 格式返回结果，CARD-5 则以样式表返回 XML 格式的结果；这样，显示角色即可通过指定的查询方式来选择其需要的返回格式。

第二个方式为显示角色（以及相关的人）提供了查询唯一标识的 ECG 文档的方法。信息源角色以显示角色所要求的格式返回其 ECG 文档查询结果。文档的详细内容以及临床数据的完整性由信息源角色控制。显示角色仅仅将陈述明确的文档内容返回给查询用户。当所要检索的文档未知，或者所要检索的文档格式无法与显示角色的格式相匹配时，信息源角色会返回一个错误提示。见图 5.3-2。

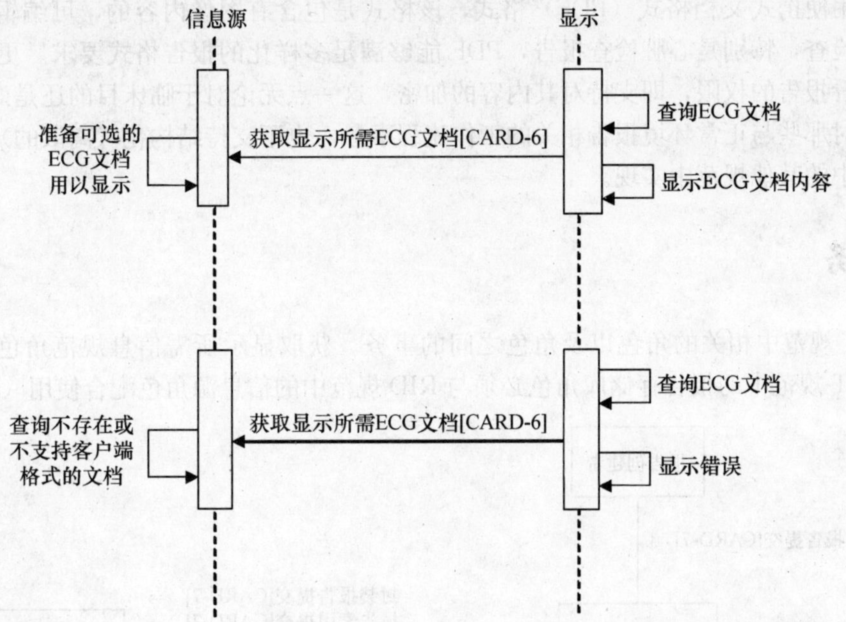

图 5.3-2 获取 ECG 文档流程

获取 ECG 列表事务与获取 ECG 文档事务之间的主要区别在于，后者应用于一个唯一可标识的静态目标上。（也就是说，在不同的时间点获取同一文档实例，会得到其内容的相同语义）。对于获取 ECG 列表事务而言，这些信息总是和一个明确标识的患者（患者 ID）相关联的，尽管指定类型（ECGs），但是其内容却通常是动态变化的（也就是说，在不同的时间点获取同一列表，可能会得到不同的内容。例如在两次请求之间，一个新的 ECG 可能已经被记录下来了）。

获取 ECG 文档过程不一定要连接到获取 ECG 列表过程，一个显示角色可以通过其他途径获得一个文档标识符（例如，在另一个临床文档中作为参考）。

5.3.2 用例 D2：高级显示

本用例提供了获取一个 ECG 文档列表所需的一个或多个指定 ECG 文档的显示，其本质上是以同步方式运作的。该列表的结构可以便于显示，有助于 ECG 的连续对比，从而满足临床的一般需求。在这个用例中，获取 ECG 文档过程与获取 ECG 列表过程是紧密相连的。

用例 D2 包括了 D1 中的相同过程。但是在这个用例中，获取 ECG 列表过程是以结构化 XML 从信息源角色返回结果的，其仅限于获取 ECG 列表［CARD-5］事务。

显示角色能够对此结构化列表进行解析，并且使用获取 ECG 文档［CARD-6］事务用以获得特定的条目。通过获得 XML 列表，在单一的同步显示应用中可以获取显示所需的多个文档。

6 可视化报告（DRPT）

可视化报告规范支持创建、修改指定事务；支持科室内部和科室之间的数据传输以及阅读便于显示的临床报告。影像检查上下文档环境，提供了从报告到图像以及其他检查证据的关联。报告可提供给科室外的角色以供广泛分发（例如使用其他规范）。

DRPT 规范应用便携式文档格式（PDF）格式，该格式是包含有图像内容的，可编辑文档的常用显示格式。对于报告图像检查，特别是心脏检查报告，PDF 能够满足多样化的报告格式要求。更重要的是，PDF 允许报告医师控制查看报告的权限，即支持对其内容的加密，这一点无论对于临床目的还是商业原因都很重要。

本规范并不针对那些与正常环境报告相关的工作流程事务，也不支持结构化（离散的）数据交换，这些内容将会在以后版本中的其他规范中实现。

6.1 角色/事务

图 6.1-1 显示了规范中相关的角色以及角色之间的事务。获取显示所需信息规范角色及其事务用虚线表示，这是因为 DRPT 规范中的报告存储库角色必须与 RID 规范中的信息源角色配合使用（参见本卷 2.5 节）。

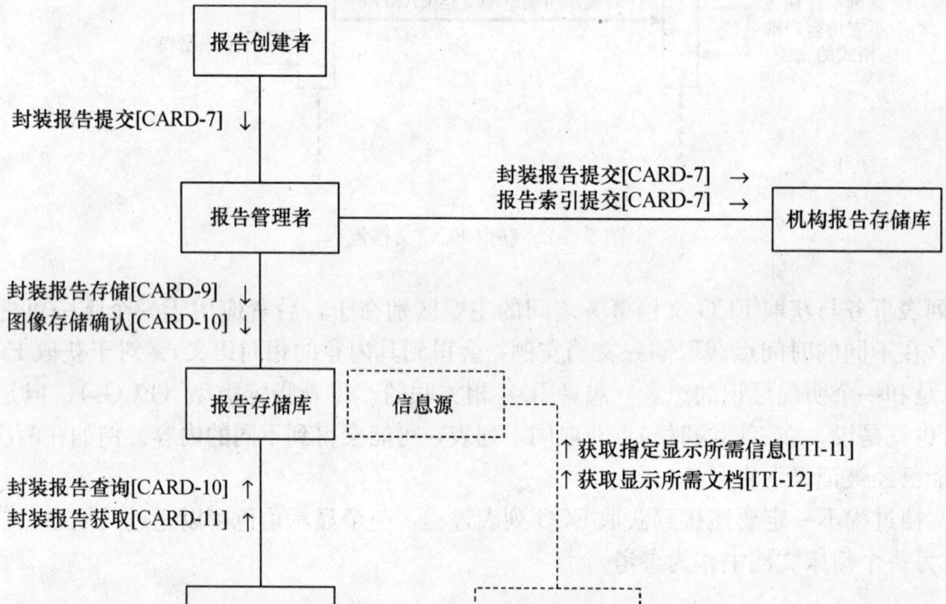

图 6.1-1 DRPT 规范图及其涉及的 RID 规范内容

表 6.1-1 列出了直接参与 DRPT 集成规范的每一个角色所需的事务。依照本集成规范声明支持，某一实现必须完成其所必需的事务（标识为“R”）。标记为“O”的事务为可选项。集成规范定义了选项的完整列表，可以从 6.2 节列出的选项中选择实施所需选项。

表 6.1-1　DRPT—角色及其事务

角色	事务	选项	章节
报告创建者	封闭报告提交［CARD-7］	R	CARD-TF 2：4.7
报告管理器	封闭报告提交［CARD-7］	R	CARD-TF 2：4.7
	封闭报告提交［CARD-8］	R	CARD-TF 2：4.8
	封闭报告存储［CARD-9］（as SCU）	R（参见注释1）	CARD-TF 2：4.8
	图像存储确认［RAD-10］（as SCU）	R（参见注释1）	RAD-TF 2：4.10
报告存储库	封闭报告存储［CARD-9］（as SCP）	R（参见注释1）	CARD-TF 2：4.9
	图像存储确认［RAD-10］（as SCP）	R（参见注释1）	RAD-TF 2：4.10
	封闭报告查询［CARD-10］（as SCP）	O（参见注释2）	CARD-TF 2：4.10
	封闭报告获取［CARD-11］（as SCP）	O（参见注释2）	CARD-TF 2：4.11
机构报告存储库	封闭报告提交［CARD-7］	O（参见注释3）	CARD-TF 2：4.7
	封闭报告提交［CARD-8］	O（参见注释3）	CARD-TF 2：4.8
报告阅读者	封闭报告查询［CARD-10］	R	CARD-TF 2：4.10
	封闭报告获取［CARD-11］	R	CARD-TF 2：4.11

注释1：如果报告管理器与报告存储库角色组合使用，则这两个角色间的封装报告存储［CARD-9］事务和图像存储确认［RAD-10］事务将会被相应的非标准化功能所替代。（详见2.5节）

注释2：如果报告存储库角色支持DICOM存储选项，则要求该角色必需支持封装报告查询［CARD-10］事务以及封装报告获取［CARD-11］事务。

注释3：机构报告存储库需支持一个或两个为其定义的事务。相关选项参见6.2节。

6.2　DRPT集成规范选项

为了适应交叉领域或实施的多样化，某些角色定义了自己的选项。表6.2-1列出了集成规范中可供选择的选项及其应用的角色。

表 6.2-1　DRPT—角色及其选项

角色	选项名称	选项	卷号及章节
报告创建者	*无选项*		
报告管理器	DICOM存储	O（参见注释1）	CARD-TF 1：6.3
报告存储库	DICOM存储	O（参见注释1）	CARD-TF 1：6.3
机构报告存储库	封装报告	O（参见注释2）	CARD-TF 2：4.7
	引用报告	O（参见注释2）	CARD-TF 2：4.8
报告阅读者	*无选项*	——	

注释1：报告管理器应当与报告存储库角色组合在一起使用，或者支持DICOM存储选项，或者两者都满足。同样的，报告存储库角色应与报告管理器角色组合在一起使用，同时支持DICOM存储选项。

注释2：对于报告已封装选项和按索引报告选项，机构报告存储库必需至少支持这两个选项中的一个。

6.3 流程

图 6.3-1 显示了 DRPT 规范所需的基本流程。报告医师调用报告创建者中的应用程序创建一个便于显示的临床报告。该报告应包含详细文本、图表（例如冠状树图或室壁运动指数图）、嵌入式图像等内容。报告可以是初级报告、最终报告或者经过校正的定稿；如果报告为最终版本，则需要签署该报告（关于数字签名机制，本规范并未详细描述，请参见附录 G）。封装报告提交［CARD-7］事务会将该报告发送至报告管理器，事务中附以请求检查所必需的标识符（如检查实体 UID）。

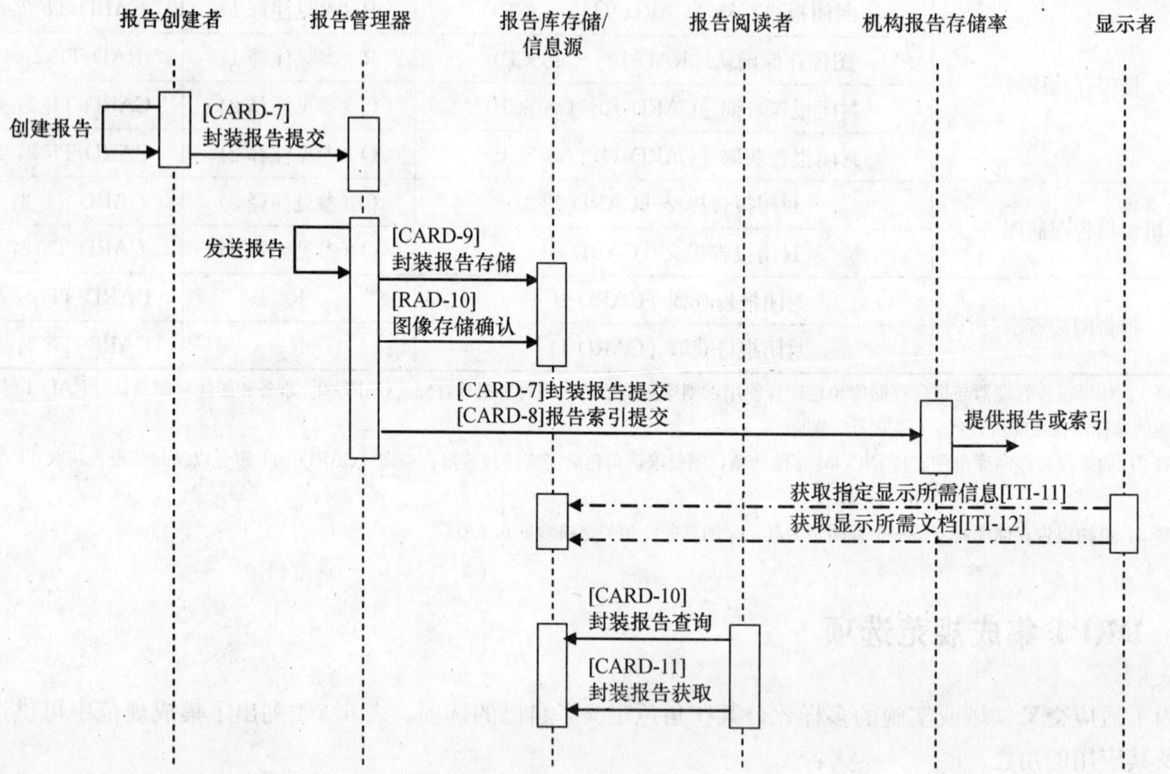

图 6.3-1 DRPT 流程

本规范中，报告管理器会将工作流程规则应用于报告，例如，一份初级报告对于使用者身份的认证要求。报告管理器负责决定是否分配医疗机构内部浏览权限。当其决定授予浏览权限时，检查报告将被存储在科室报告存储库中。

报告存储库应与报告管理器组合使用，此时报告管理器和报告存储库之间事务的传输应引用适当的机制。如果报告管理器支持 DICOM 存储选项，它就以 DICOM 对象的格式重新封装报告并发送至报告存储库。

当发送一份报告时，报告管理器会进而将其传送至机构报告存储库。机构报告存储库会选择接收报告的方式：可以选择在封装报告提交［CARD-7］事务中封装，也可以通过引用报告索引提交［CARD-8］事务中的 URL 接收报告；因此报告管理器必须支持这两个事务。机构报告存储库则负责科室外部的报告分发。

科室报告存储库需要与获取显示所需信息规范中的信息源角色配合使用。

这样，通过调用获取指定显示所需信息［ITI-11］事务以及获取显示所需信息规范中定义的获取显示所需文档［ITI-12］事务，就可以实现对任一显示者角色的报告进行存储。此外，如果报告存储库支持 DICOM 存储选项，它也将支持 DICOM 查询/获取功能，此功能的实现是通过封装报告查询［CARD-10］事务和封装报告获取［CARD-11］事务完成的。

注释：

1. 报告创建者能够创建初级报告、最终报告或经过更正的报告。报告管理器管理者报告提交进程，并且将报告从初级形式改为最终形式。报告管理器指定应用程序的流程规则，指定哪些初级报告可以被医疗机构浏览，哪些用户只能看到最终报告。

2. 报告管理器为报告索引提交事务创建了一个指向 PDF 报告的 URL 链接。如果报告管理器没有与报告存储库组合使用，它就需要能够被报告存储库的网络服务访问入口进行配置，作为获取显示所需文档事务的对象。这里将封装好的 PDF 实体 UID 作为文档的 UID 使用。

3. 可以应用 RID 规范或 XDS 规范，将向科室外部分发报告与机构报告存储库角色组合使用——详见附录 F。

6.4 用例

6.4.1 用例 R1：报告管理器提供本地存储及报告分发

临床上下文档：科室报告管理系统有能力提供对报告的长期存储。报告管理系统则负责向科室内部和外部的工作站进行报告的分发。

IHE 上下文档：报告管理器与报告存储库角色组合使用，以实现对报告的长期存储。这些报告将以相应适当的格式保存。

管理器/报告存储库/信息源角色支持来自实现了 RID 显示者角色工作站的请求，并通过 HTTP 协议访问查询报告。

6.4.2 用例 R2：图像管理器/图像归档提供报告的存储和分发

临床上下文档：科室报告管理系统利用现有的 PACS 系统功能实现对报告的长期存储。PACS 用于科室内部和科室之间的工作站的报告分发。

IHE 上下文档：报告管理器通过实现 DICOM 存储选项以提供报告的长期存储。PACS 履行了报告存储库角色的职能，这些报告作为 DICOM 对象被存储在 PACS 中。

PACS 报告存储库支持 DICOM 存储选项的同时也支持 DICOM 报告查询，并且可以通过 HTTP 协议作为报告查询所需的 RID 信息源。

工作站既可以使用标准 DICOM Q/R 来实现报告阅读者功能，也可以使用 RID 显示者角色以 HTTP 格式访问报告。

6.4.3 用例 R3：单一请求检查中的多重报告

临床上下文档：一个心血管病学中的常见情况是：一个检查需要多个报告，其实质是需要来自不同的参与检查的医师做出的报告。

一个例子是带有图像的运动负荷检查。医生会对负荷内容作出解释，并报告检查结果。同样，另一个医师会对该图像内容做出独立的解释。因此报告必须以电子形式分发至相关的医师。

另一个例子是心导管检查中，诊断和介入阶段全部完成后，其结果分别被完成这两个检查阶段的医师所报告。

IHE 上下文档：一个或多个报告创建者应该为被请求检查的多样化组件提供报告。报告管理器需要对单一被请求检查中的多份报告提供单独的管理。事实上，IHE 对单独的请求检查提供多份报告的规定，减轻了在复杂的心血管病检查中对多个被请求检查的依赖性（同样也不再需要额外的管理）。

6.4.4 用例 R4：初步报告、最终报告及已修正报告

临床上下文档：通常，报告工作流程在完成一份报告期间，需要经历多个阶段及参与者。在很多情况下，

各个阶段中都存在相关的临床需求，要求分发报告中的信息，即使报尚未“完成”（例如没有最终结果的初步测量）。进一步说，即使报告“已完成”，也还会需要对报告进行更新或修改。

IHE 上下文档：报告创建者可以创建一个初步的、最终的或修正的报告。报告管理管应准备随时提交各个阶段的报告。报告管理器通常会指定应用程序的流程规则，来规定哪些报告是可以提交给医疗机构的，或是只提交最终报告。在 HL7 ORU 封装报告提交事务和报告索引提交事务中，都设有专用的报告状态标签，以便于管理基于状态的报告查询/获取。

每个阶段的报告都有着自己的唯一对象标识符，以便实现不同需求的访问。

7　证据文档（ED）

证据文档规范定义了一系列的数据记录方法，其涵盖范围为：诸如观察、测量、结果（即证据文档）等数据采集设备（如采集系统和其他工作站）输出、这些证据在归档系统中存储和管理，在显示和报告系统中获取及显示。

证据文档规范包括测量、CAD结果、检查日志等详细的非图像信息，这些信息在生成临床报告的过程中要作为数据输入。证据文档既可以为报告医生提供参考，某些情况下也用于证据文档中的某些内容被加入报告中。

证据文档的完整规范可见RAD-TF 1：14。这一节加入了对该定义的明确的心血管病学选项。

7.1　角色/事务

图7.1-1显示了在证据文档规范和它们之间的相关事务中提到的角色。

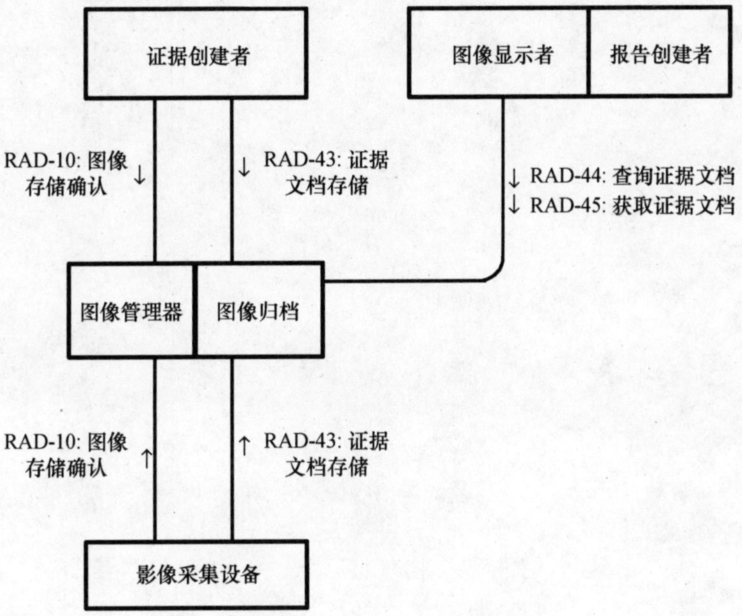

图7.1-1　证据文档角色图

注释：证据文档已存储［RAD-43］和获取证据文档［RAD-45］事务等同于心血管病学技术框架第2卷中为指定选项定义的图像/证据已存储［CARD-2］和获得图像/证据［CARD-4］事务。心血管病学技术框架的未来版本将用心血管病学技术框架协调这些事务的识别。

7.2　证据文档规范-心血管病学选项

表7.2-1中列出了集成规范中可选的在心血管病学领域定义的选项，一同给出的还有相关的角色。

表 7.2-1 证据文档—角色及其选项

角色	选项	卷及章节
证据创建者	Cath 证据	CARD-TF 2：4.2.4
	Echo 证据	CARD-TF 2：4.2.5
影像采集设备	Cath 证据	CARD-TF 2：4.2.4
	Echo 证据	CARD-TF 2：4.2.5
图像管理器/图像归档	*无选项*	—
图像显示者（报告创建者）	Cath 证据	CARD-TF 2：4.4.2
	Echo 证据	CARD-TF 2：4.4.3

7.3 证据文档过程流

Cath 规范用例 C9 和 Echo 文档用例 E7 中描述了用于心血管病学的过程流对证据文档的使用。

附录 A：心导管检查的前景

我们有必要针对心血管病技术框架第一年中心导管检查（“cath”）部分的应用范围，以更广泛的角度进行深入理解。Cath 检查的进行需要和以下几项联系起来：病人的临床表现及其所处的临床环境、对其施行的诊断和/或介入过程以及术后的护理事宜。

临床医师可能会使用例如“病例”、“遭遇”或“入院”等术语来指称这些广阔的领域。为了避免与其他标准文档以及术语命名体系相混淆，本附录中介绍了术语“诊疗阶段”。

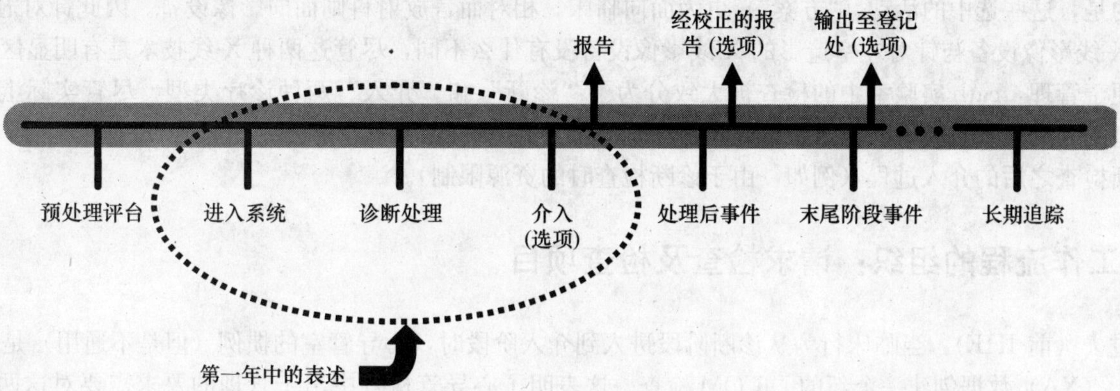

上图显示了与心导管检查相关的临床行为。证据采集行为可能开始于患者检查前的几小时、几天或几周前。Cath 检查涉及的一系列事件在心导管室中发生（其中可能包括患者术前准备区、X 线室或检查用房间、患者离开心管管室之前的所在的监护区域）。Cath 检查结束后，证据采集工作仍会继续进行，其中包括对并发症（如果有的话）和相关的患者表现的记录。

在任一个时间点，会有一个事件（可能是指定场所）来描述当前所处的 cath 的诊疗阶段。最简单的表现形式应该通过患者使用过的检查设备来表示。在此时间点之后，收集到的任何相关证据都不再被直接加入到与诊疗阶段相关的结果集中。

在 IHE 心血管病学技术框架第一年中，我们定义了从患者进入心导管室直至其离开这一过程之间发生的系列活动。在接下来的几年中技术框架将得到进一步扩展，以期包含全部诊疗阶段。这对于增加国家数据收集以及对结果集相关的报告进行建模的工作皆有重要意义。

附录 B：心导管工作流程管理的挑战

B.1 临床上下文档：诊断和介入过程

在放射科，医师进行检查前会先对患者的既往史、身体状况和其他检验结果进行评估。但心导管检查过程却是一个特例。相关的临床医师通常会进行会诊（或者进行更详细的心导管检查会诊）。当相关的初始信息收集完毕后，精确的检查会选择在心血管室中进行。负责检查的医师将在此完成适当的临床行为。此外，与放射科不同的是，这些选中的活动（“方案”）更为面向临床，相对而言放射科则面向影像设备。因此针对冠状动脉造影的X-线影像设备与针对左室造影的X-线影像设备没有什么不同，尽管这两种X-线技术是有明显区别的。

为便于管理，cath实验室中的检查被大致分为了“诊断”和“介入”两种诊疗类型，尽管实际上这两种检查类型的划分限线是模糊的。医师事先作出类别的区分并明确的选择其中一种，这种情形是罕见的，除非是一个诊断检查之后的介入过程（例如，由于诊断检查时的资源限制）。

B.2 工作流程的组织：请求检查及检查项目

在过去（前-IHE），当临床行为从诊断阶段进入到介入阶段时，心导管室的惯例（但是不通用）是为X-线血管造影（XA）数据创建一个新的DICOM检查。这表明了心导管检查中出于管理的要求需要对这两个阶段进行划分。这不只是一个理想中的方法，更是在现时中对于DICOM XA检查唯一有效的方法。

不过IHE还是提供了多种管理工作流程和组织数据的方法，其中主要包括请求检查，预约检查步骤（SPS），和执行检查项目（PPS）。进一步说，IHE为cath实验室定义了完整的多影像设备环境，而不只是XA。本节描述了对这些IHE结构的使用。

IHE技术框架数据模型为工作流程提供了三种主要的控制层次：

- **医嘱**：一个对于科室服务的请求。
- **请求检查**：是一个工作集，可以生成一个或多个法典化的、可以记录的活动的报告。
- **预约及执行检查项目**：工作流程中的一个最小工作单元，可预约（将要做什么）或完成（已经做了什么）。

B.2.1 医嘱

医嘱就是相关的医师对心血管病学的请求。如前所述，医嘱通常表示要求进行“心导管检查会诊”。

B.2.2 请求检查

请求检查表示了一个工作单元，科室用其实现临床和/或管理目的。在这个工作单元中，一个或多个报告将会被完成，已完成的报告将向外部分发，例如为了计费。通常每个医嘱都会有一个相应的请求检查，但是IHE数据模型允许科室为一个医嘱创建两个以上的请求检查。

下面的讨论中（详见B.7 IHE心血管病学采用的方法），IHE心血管病学集成规范强烈建议为心导管检查使用单独的请求检查，虽然一些机构希望将诊断阶段和介入阶段划分为两个相互独立的请求检查。技术框架并不需要科室系统预约者/医嘱申请者能够从单独的医嘱中创建多个请求检查；因为这一要求超出了IHE互操作能力所及的范围。希望实现这种性能的机构必须向IHE集成规范提交额外的申请。

B. 2. 3　预约和执行检查项目

SPS和PPS是预约和执行工作流程的最小工作集，其状态可被追踪，检查项目与方案相关联，例如指定动作、技术、设备的使用等。预约和执行检查项目是指定的影像设备。因此对于一个多影像设备的请求检查，每个影像设备都应对应独立的检查步骤，并且在请求检查及其检查项目之间是1：n的基数对应关系。

预约检查项目始终是被预约的，在IHE数据模型中真正被执行的是一个独立的实体，即执行检查项目。SPS并不转化为一个PPS；SPS可能在临床检查结束后仍继续存在，并持续到请求检查的最终报告完成后。同样的，PPS也是独立存在，实际上是一个"永久"性的概念，它表示该检查的历史活动。

正因为实际完成的内容不同于预约的内容，SPS与PPS有着n：m（多对多）的基数对应关系。IHE数据模型甚至允许PPS与多个不同请求检查中的SPS相关联，尽管Cath规范不允许此类情况的发生（详见B.6成组检查）。实体关系图显示了RAD-TF 1：3.4.3中给出的IHE数据模型的基数对应关系。

B. 2. 4　临床方案和检查项目方案

如前B.1所述，临床方案表示Cath检查中的临床活动。表B.2-1为诊断和介入治疗项目提供了一个方案例程列表。

表B. 2-1　心导管检查临床方案

诊断
左心导管检查
右心导管检查
冠状血管造影
肺动脉造影
动脉造影
肾动脉造影
股动脉造影
颈动脉造影
左室造影
右室造影
瓣膜功能的荧光检查法评估
心腔内超声
血管内超声影像
介入
冠状动脉溶栓
球囊
支架部署
冠状动脉旋
短程治疗
ASD/VSD关闭
瓣膜切开术

预约及执行检查项目是指定的影像设备，其相关方案也是指定的影像设备，而非面向临床检查的。然而，为适当的影像设备报告执行检查项目方案，用以区分诊断和介入治疗阶段的方式是可行的。IHE 技术框架对影像设备方案的结构提供了灵活的配置，以期帮助用户机构对工作状态进行追踪。

现实世界中检查项目方案的使用实例可以通过心导管检查所需的请求检查所证明。

对于一个请求检查，其中每一个影像设备都需要预约一个以上的检查项目，但是每一个影像设备可能又对应着表示独立诊断和介入治疗阶段的多重检查项目。这就导致了如表 B. 2-2 所示的情况——单独的请求检查所需的预约检查项目集合。

表 B. 2-2　预约检查项目举例

SPS 编号	影像设备	SPS 方案
1	HD	诊断心导管检查血液动力学
2	XA	诊断心导管检查血管造影
3	HD	介入心导管检查血液动力学
4	XA	介入心导管血管造影
5	IVUS	介入心导管血管内超声

请注意，当一个检查被执行时，和预约检查项目相关联的执行检查项目可能有着多种可能的组合形式。也许每一个 SPS 都对应一个 PPS，也可能有些 SPS 根本没有（零）PPS 与之对应（例如，不需要介入治疗时，或一个 IVUS 永远不会被执行时）。也可能一个 PPS 对应着被分配给某个影像设备的所有的 SPS（例如，血液动力学系统不支持将一个检查分解为多个 PPSs）。相对而言，一个影像采集设备可以为单个 SPS 执行多个 PPSs（例如，XA 系统为一幅图像进行定量分析，然后将其作为相互独立的图像获取 PPS 报告）。

需要注意的是，科室系统预约者/医嘱申请者需要处理所有的 SPS：PPS 组合。

B. 3　多影像设备以及 Ad Hoc 预约

心导管室存在多影像设备，（如血液、X-线、IVUS 等影像设备）因此更易出现数据输入错误及患者安全性问题。所以在所有相关设备中准确定位同一患者是至关重要的。IHE 的目标是在一台单独的设备中为患者做出单一选择，并确保患者信息在心血管室其他设备中确实可用，通过这个方法可以避免数据输入错误。

频繁的 ad hoc 为指定患者检查分配房间的情况更为复杂，其目的是为了适应大部分紧急状况。通过直到患者被推入才能确定哪间诊室被使用。

科室系统预约者/医嘱执行者（DSS/OF）负责预约检查。多影像设备心导管室中，这意味着要为参与检查的每一台影像设备创建一个预约检查项目。在为一个检查指定一个特定的房间并预约了检查时间后，就可以应用一个简单的 SPS 影像设备工作列表信息模型定义假定一个指定的分配资源；然而这种情况在实际应用中不大可能。甚至当预约已经完成时，也可能被某一急诊病患所占用。

为适应的 ad hoc 预约，DSS/OF 可以通过 SPS 为一个“正常资源”预约检查，这一操作可以通过任一房间的影像设备做出选择。

为易于正常资源预约环境中患者的单一选择，技术框架指定了 DSS/OF 的多影像设备检查更新功能。科室系统预约者/医嘱执行者将会在每一个检查室指定一个或多个影像设备（如血液系统）作为一个“选择者”；通过选择影像设备工作列表 SPS，该影像设备应选择实验室中的患者，并开始执行检查项目。当这个影像设备为特定的请求检查发送第一个影像设备检查项目进行中事务时，DSS/OF 将为该实验室中所有的影像设备安排请求检查（以及患者）所需的预约检查项目。

注释：从第一台影像设备的影像设备检查项目进行中与影像设备工作列表中其余影像设备所需可用的 SPSs 之间可能存在一定时间的延迟。我们希望这个延时控制在数秒或数分钟以内，而不是数小时。在心导管室，第一台影像设备的 MPPS 与其他影像设备之间存在延时是比较典型的情况，DSS/OF 可以充分的适应此类延迟。然而，出于临床需要，其他影像设备可能需要即刻开始其数据的采集，不及等待影像设备工作列表提供的检查实体 UID，此时该影像设备将应用一个不同的检查实体 UID。这里一定要注意避免在单一检查中出现重复的检查实体 UID。IHE 心血管病学技术框架的当前版本对于多重检查实体 UID 的协调工作未做相应处理。

B.3.1　未预约的情况

保持患者及其预约检查标识符的一致性是相当重要的，否则在患者检查未被预约的情况下，被申请的检查将不能在多影像设备间实现交叉共享。(详见 Cath 用例 C3 和 C5)

技术框架要求 DSS/OF 中的多影像设备检查更新功能，也需要系统具备自动创建功能，即如果来自选择者影像设备的 MPPS 未被预约，可以为其自动创建一个请求检查。该请求检查的创建是为心导管室中所有影像设备创建 SPS 的先决条件。

如上例所注，请求检查通常提出非专业的“心血管检查会诊”。因此，应当存在一个缺省检查类型（代码和/或描述），用于自动-创建请求检查。在获取 MPPS 中，DSS/OF 也可以根据例如方案等特征，从集合中选择一个适当的检查类型。

这里与放射学技术框架 RADTF 2：4.6.4.1.3 的状况有些不同：

如果请求检查 ID 被发送为空字符串（未预约执行检查项目的情形），科室系统预约者/医嘱执行者以及图像管理器**将创建一个异常**，其必须用**手工**将执行检查项目连接到相应的检查中。

放射学技术框架则意图将 PPS 与相应的请求检查相关联，最终强制协调。

心血管病学技术框架使用这个条件引发 DSS/OF **自动**创建一个请求检查（和多影像设备预约检查项目）的事实与放射学技术框架的**形式**（即手工协调）相矛盾，但**并非故意**。(即未预约 PSS 同一个请求检查的协调、和解)。

心血管病学技术委员会认为，关于 MPPS 进行中事务的需求和使用方面，放射科技术框架与心血管病学技术框架未表现出重大偏差，同时多影像设备检查更新选项充分体现其必要的功能。

B.4　影像设备检查项目完成/停止

本技术框架要求多影像设备 Cath 实验室中的每一台影像设备从影像设备工作列表中分别选择一个 SPS，用以启动其 PPS/获取。同样地，每台影像设备必须完成或停止已经开始的 PPSs。

相同的功能易于为所有影像设备选择单独确定的患者，同样也容易因此而产生错误。如果在最初的设备中患者选择是错误的，依据这个不正确的选择，患者所在心导管室中的所有影像设备中的患者信息都将是错误的。此时一定要“停止”所有 cath 影像设备中有关该患者的操作，从而最大限度地降低错误识别导致的问题。

注释：IHE 心血管病学技术框架当前版本尚未定义相应机制，以解决多影像设备实验室中用单一用户动作完成或停止所有进行中的 MPPS 的问题。MPPSs 必须在每台影像设备中单独执行。

B.5　开始和结束检查

心导管检查工作流程关注实验室自身的工作流程。然而，给定的 cath 介入类型，本规范不能忽视发生在心导管介入前后的行为。由于心导管检查所需的特定环境：多台影像设备共同完成检查，但同时检查的地理位置也分布在多个房间——一项心导管检查可能会转换多达四个不同的房间，每个房间都有其自己的配套设备（检查准备区、诊断室、介入治疗室以及状态恢复区）。

前-Cath 行为应当包括事先收集关键信息，核实所有血液分析以及其他 Cath 检查开始前必要的检查结果，如：确定实验室、患者到达通知、与患者沟通并签署知情同意书、收集患者生命体征等。后处理行为包括告诫患者应避免的行为、在所有设备上执行并完成检查、清理房间、撤消不会被执行的检查项目等。Cath 工作流程规范尚不能完成所有此类行为，但已认识到它们的存在。

基于以上原因，DSS/OF 为 Cath 工作流程定义了可选功能“开始检查”。开始检查功能可提供的优点如下：

—登记患者到达，在相关的 SPSs 中设置状态（0040，0020）

—用患者到达状态来减少向实验室提出大量疑问的工作列表。（尚未分配指定房间时）

—确保已收集的所有预处理信息将与检查实验室的检查信息准确结合在一起

—轮流指定将进行检查的诊室，可以简化在检查房间中的所有设备上同一患者的选择（即指患者安全性）

DSS/OF 中相应可选项“结束检查”功能优势如下：

—验证每台设备上检查已被手动完成

—轮流撤消请求检查所需的所有 SPSs，将有助于表示该房间不再被占用（甚至可能表示准备清理或其他后-处理行为）

—触发器将一个医嘱状态更新消息发送至医嘱申请者

基于以上原因，科室系统预约者/医嘱执行者内的开始检查及结束检查功能被纳入 Cath 工作流程用例中，并强烈建议 DSS/OF 实现中支持此类功能。

B.6 成组检查

B.6.1 何谓成组检查?

关于成组检查，IHE 放射学技术框架（RAD-TF-1：4.6）中有详细描述。成组检查提供了一种便利的工作流程机制，其目的通常是为了提高效率以及使患者感觉舒适。然而，在单独的请求检查中查看图像及报告时仍需分组进行。通过成组检查产生了一个单独采集图像的集合，工作流程事务允许分别查看，并可以解释与图像子集相关的每一个请求检查。

IHE 放射学技术框架中，成组检查被一个单独的影像设备所限制，例如头部 CT 和脊柱 CT。每一个影像设备检查项目已完成（MPPS）与多预约检查项目（SPSs）及请求检查相关联。

成组检查的问题之一是在与“检查已完成”相关的请求检查的识别。DICOM 标识符通过检查实体 UID 请求检查，图像检查通常以同一检查 UID 存储。在成组检查中不能进行多重请求检查。

单独-影像设备成组检查与检查 UID 直接相关联。每一个请求检查（RP）确定自己的指定医嘱执行者检查实体 UID。影像设备结合不同的请求检查，选择多个预约检查项目（SPSs）。当多个请求检查 UID 被引用时，影像设备创建其自己的“I-检查”检查实体 UID，用以存储与成组检查获取（MPPS）相关的图像/证据。现在所有与获取相关的图像/证据被包含在单独的“I-检查”UID 中，这个包含引用了多个 RP 检查 UID（应用于成组检查数据模型的详细描述，请见 RAD-TF2，附录 A）。

B.6.2 为什么成组情况是多影像设备检查存在的问题?

心导管检查是成组检查当然的应用者；多重检查通常被分别计费和报告（也就是指心导管检查的诊断和介入阶段），但其共享设备。并且出于患者安全及工作效率的考虑，多个检查被放置在一起执行。

然而如前所述，心导管检查是一个多影像设备的过程，这使成组检查变得颇为复杂。

举例来说，每一个影像设备创建其自己的 I-检查 UID，用于其在成组环境中创建的存储图像/证据。但是 I-检查 UID 对于每个影像设备而言是（通过定义）唯一的，因此在一个多影像设备检查中，与图像/证据相关的检查将被多个 I-检查 UID 交叉分散。这无益于工作流程与所有检查相关的数据共享同一 I-检查 UID。

B.7　IHE 心血管病学采用的方法

IHE 心血管病学集成规范强烈建议**为心导管检查使用一个单独的请求检查**，虽然这样可能会导致需要为检查结果生成两份报告（诊断和介入）并分别计费。通过医嘱申请者可以得到“心导管检查”所需的单独检查代码（并不指定诊断或介入治疗）。其允许通过请求检查的单独检查实体 UID 收集检查所需的全部数据。

关于这一提议，许多人持不同看法：

第一，甚至连 IHE 放射学技术框架（最新版本）中，对于请求检查与报告/计费之间也没有严格的一一对应的关系。典型的计费例子是乳腺检查，该检查结果将被两个放射科医师分别阅读，这必将导致产生两份相互独立的报告，但其仍是一个单一的请求检查。多重报告的结果是一个报告工作流程的内部过程。Cath 检查可同样被视为一个单独的请求检查，但该报告过程将生成两份文档（在以后的几年中，IHE 心血管病技术框架将针对报告及收费通知予以相应研究）。

第二，心导管检查是临床上的一个单独检查；检查日志记载了患者的持续记录——从患者进入心导管室之前直至其完成检查离开诊室；没有诊断阶段的数据，介入治疗的数据则不能被解释。在检查结束之后，临床同样需要将其视为一个整体，用以随时查看相关数据。因此将检查分隔为两个请求检查是毫无意义的，因为日后其必将按临床需求被组合到一起。

第三，一个单独的请求检查简化了心导管检查诊断的操作过程，无论是否改换房间，都可以将诊断改变为介入治疗。无需担心在介入阶段参与检查的影像设备（例如 IVUS）与在开始诊断阶段使用的那些影像设备之间产生不同的检查信息。

第四，ACC NCDR 需要在提交数据时，将每一个“心导管检查调查”作为一个单独记录保存。如果一个实现不为检查的诊断和介入阶段应用一个单独的请求检查，合并数据（后处理）提交至 NCDR 将变得更为困难。

在诊断和介入阶段，为了通过影像设备进行数据收集，也可能（可选）为分离 MPPSs 创建一个单一的请求检查。这些 MPPSs 可取自影像设备所需的单独的诊断/介入预约检查项目，亦可分别来自诊断 SPSs 和介入 SPSs。相对而言，用一个单一的请求检查，如果医嘱执行者对于诊断 SPSs 和介入 SPSs 进行分别预约，影像设备可以通过一个单独 MPPS 来完成这两个分别预约的 SPSs（因为 SPSs 来自同一请求检查，所以此情况并不是一个成组检查）。

然而，机构仍可实现两个请求检查，但其需要所有影像设备停止诊断阶段所需的数据获取行为，并需要开始一个新的介入检查。因此在多影像设备心导管室用例中，成组检查应被禁止。

在一项介入治疗已经完成时，如何（是否）对希望将一个单独的介入检查医嘱返回至医嘱申请者的机构予以支持，这一问题在技术框架的未来版本中将被解决。这个问题可能涉及当前计费通知系统的不足之处，我们可以通过 IHE RAD-TF 计费通知规范予以补救。

附录 C：IHE 集成声明

IHE 集成声明是厂商所编写和发布的文档，该文档用来描述其产品与 IHE 技术框架的一致性。集成声明表示某产品在 IHE 角色和集成规范方面，支持那些功能（详细描述参见技术框架第 1 卷第 2 节）。

熟悉 IHE 集成规范概念的用户可以使用集成声明帮助用户决定厂商宣称其产品和其他系统可以进行什么层次的集成，以及这样的集成可以为临床和操作提供哪些便利。IHE 集成声明应该与某特定标准（例如，HL7，DICOM，W3C 等）的一致性声明共同使用。

IHE 为厂商测试其产品中 IHE 角色和集成规范的实现程序提供了途径。IHE 测试过程被称为兼容测试的多方参加的交互测试事件，提供厂商有价值的反馈，并提供了产品一致性的基线提示。然而，这一过程并不独立地评估或确保产品的适应性。IHE 仅发布“兼容测试”的测试结果，并且使厂商的 IHE 集成声明更容易获取；对于某个厂商的 IHE 集成声明或其他关于产品的声明，IHE 及其主办机构不会负责证明任何厂商 IHE 集成声明的正确性或有效性。

重要提示：厂商对 IHE 集成声明的正确性和有效性承担全部责任。IHE 提供厂商的 IHE 集成声明，目的仅仅是方便用户寻找特定产品的集成能力信息。对于任何一份 IHE 集成声明或其他相关附属物，IHE 与主办机构都没有进行评估和审核。IHE 与主办机构对任何机构的声明、和由于使用或依赖 IHE 集成声明而导致的损失，均不承担任何责任和义务。这些损失可能是直接的或间接的，偶然的或必然的，包括但不限于业务中断，收入损失等。

C.1 IHE 集成声明的结构及内容

一个产品的 IHE 集成声明应包括：

1. 厂商名称。
2. IHE 集成声明所采用的产品名称（作为商业用途使用）。
3. IHE 集成声明所采用的产品版本。
4. 公布日期。
5. 如下声明：“为了支持所列出的 IHE 集成规范、角色和可选项，本产品实现了 IHE 技术框架中所要求的全部事务”。
6. 此产品所支持的 IHE 集成规范清单；以及对于每个集成规范，此产品所实现的 IHE 角色。对于每个集成规范/角色下，IHE 技术规范可能定义了的若干个可选项，也要说明该产品支持哪几个可选项。规范、角色及其可选项都应当使用 IHE 技术框架第一卷中所指定的名称。（注释：厂商也可以标明每个集成规范所属的 IHE 技术框架的版本号）

注释：某产品实现了一个集成规范，意味着此产品实现了此集成规范中某个角色的所有必需事务，以及若干个所选择的可选项。

声明也应该包括对以下信息的引用信息和/或网络链接：

1. 发布厂商集成声明的网络地址（或通用资源位置［URL］）。
2. 相关标准遵守声明的 URL 地址。此产品实现过 IHE 事务时，需要遵循相关的标准（HL7、DICOM 等），厂商需要提供相关标准的一致性声明。
3. 有关 IHE 全面信息的 IHE 主办机构的网址为www.rsna.org/IHE。

对于一个产品的与 IHE 实现能力不直接相关的方面，IHE 集成声明不用于为它们做宣传广告。

C.2　IHE 集成声明的格式

每一个集成声明应该遵循下面显示的格式。厂商可以根据其产品文档的规则，为集成声明添加封面和其他必须的附加信息。

<table>
<tr><td colspan="3">IHE 集成声明</td><td>日期</td><td>2002 年 10 月 12 日</td></tr>
<tr><td>厂商</td><td colspan="2">产品名称</td><td colspan="2">版本</td></tr>
<tr><td>任何医疗系统公司</td><td colspan="2">集成 RAD</td><td colspan="2">V2.3</td></tr>
<tr><td colspan="5">此产品执行所有 IHE 技术框架要求的事务以支持 IHE 集成规范</td></tr>
<tr><td>集成规范执行</td><td colspan="2">角色执行</td><td colspan="2">选项执行</td></tr>
<tr><td rowspan="4">预定工作流程</td><td colspan="2">图像管理器/图像存储器</td><td colspan="2">无</td></tr>
<tr><td colspan="2">图像显示</td><td colspan="2">无</td></tr>
<tr><td colspan="2">图像创建</td><td colspan="2">执行检查项目</td></tr>
<tr><td colspan="2">医嘱执行者</td><td colspan="2">PPS 异常情况管理</td></tr>
<tr><td>简单图像和数字报告</td><td colspan="2">报告创建</td><td colspan="2">无</td></tr>
<tr><td colspan="5">厂商 IHE 信息的网址　www.anymedicalsystemsco.com/ihe</td></tr>
<tr><td colspan="5">有关执行标准一致性陈述的链接</td></tr>
<tr><td>HL7</td><td colspan="4">www.anymedicalsystemsco.com/h17</td></tr>
<tr><td>DICOM</td><td colspan="4">www.anymedicalsystemsco.com/dicom/integrateRAD.pdf</td></tr>
<tr><td colspan="5">有关 IHE 全面信息的链接</td></tr>
<tr><td colspan="2">北美洲：www.rsna.org/IHE</td><td colspan="2">欧洲：www.ihe-europe.org</td><td>日本：www.jira-net.or.jp/ihe-j</td></tr>
</table>

附录 D：词汇表

本文档的特定词汇

角色（Actor）：用例图中的一个实体，它可以执行用例图的行为。行为可能是一个消息的创建或使用。

证据文档（Evidence Documents）：证据文档表示未解释的信息，虽然不排除分发至影像科室外部的情况，但其主要应用于影像科室内部的管理和使用。证据文档是无图像信息，包括一些如测量、CAD 结果以及检查日志等，并且可以被编码为 DICOM SR 文档。

证据对象（Evidence Objects）：在影像科室系统中，所有已产生的对象作为系统执行检查项目的结果。这些对象被读片医生用于创建诊断报告的过程，对象在影像科室内部被管理。这些证据对象的例子包括：图像、表示状态、关键图像标识和证据文档。

预期行为（Expected Actions）：一个触发事件后应该发生的行为。

交互图（Interaction Diagram）：一个描述数据流和事件顺序的图表。

流程图（Process Flow Diagram）：通过图例说明在一个特定例子中，工作的流程和各个角色之间的交互。

角色描述（Role）：在一个用例中一个角色的描述。

范围（Scope）：事务的简要描述。

触发事件（Trigger Event）：诸如接收消息或完成过程的事件，它将引起另一动作的发生。

用例（Use Case）：系统的角色和操作的图形描述。

DICOM 术语（DICOM Terms）

基础文本 SR 存储 SOP 类：详见 DICOM Supplement 23

现实世界的 DICOM 模型：详见 DICOM PS 3.3

增强 SR 存储 SOP 类：详见 DICOM Supplement 23

灰阶软拷贝表示状态存储 SOP 类：详见 DICOM PS 3.4

灰阶标准显示功能：DICOM PS 3.14

图像服务请求：详见 DICOM PS 3.3

影像设备：详见 DICOM PS 3.3

影像设备工作列表 SOP 类：详见 DICOM PS 3.4

影像设备执行检查项目：详见 DICOM PS 3.3

影像设备执行检查项目信息模块：详见 DICOM PS 3.3

影像设备执行检查项目相关模块：详见 DICOM PS 3.3

影像设备执行检查项目 SOP 类：详见 DICOM PS 3.4

N-事件报告：详见 DICOM PS 3.7

患者：详见 DICOM PS 3.3

患者身份证明模块：详见 DICOM PS 3.3

打印表示 LUT SOP 类：详见 DICOM PS 3.4

检查计划：详见 DICOM PS 3.3

检查类型：详见 DICOM PS 3.3

方案代码：详见 DICOM PS 3.3

请求检查：详见 DICOM PS 3.3

请求检查模块：详见 DICOM PS 3.3

请求检查 ID：详见 DICOM PS 3.3

结果信息对象定义：详见 DICOM PS 3.3

预约检查项目：详见 DICOM PS 3.3
预定检查项目模块：详见 DICOM PS 3.3
图像存储确认 SOP 类：详见 DICOM PS 3.4
结构化报告信息对象定义：详见 DICOM PS 3.3
结构化报告 SOP 类：详见 DICOM PS 3.4
结构化报告模板：详见 DICOM PS 3.16
唯一标识符：详见 DICOM PS 3.5

HL7 术语

入院、出院及转院：详见 HL7 2.3.1 版
执行者：详见 HL7 2.3.1 版
观察：详见 HL7 2.3.1 版
申请者：详见 HL7 2.3.1 版
通用服务 ID：详见 HL7 2.3.1 版

缩写（Acronyms and Abbreviations）

ACC：American College of Cardiology 美国心脏病学会
ASE：American Society of Echocardiography 美国超声心动图协会
ECG：Electrocardiogram 心电图
ESC：European Society of Cardiology 欧洲心脏病协会
HIMSS：Healthcare Information and Management Systems Society 医疗健康信息与管理系统协会
HIS：Hospital Information System 医院信息系统
ICE：Intracardiac Echocardiography 心脏内超声
IHE：ntegrating the Healthcare Enterprise 医疗健康信息集成规范
IOD：Information Object Definitions 信息对象定义
IT：Information Technology 信息技术
IVUS：Intravascular Ultrasound 血管内超声
MWL：Modality Worklist 影像设备工作列表
MPPS：Modality Performed Procedure Step 影像设备执行检查项目
NEMA：National Electrical Manufacturers Association 美国电器制造商协会
OID：Object Identifier 对象 ID
PACS：Picture Archive and Communication System 图像存储与通讯系统
PPS：Performed Procedure Step 执行检查项目
RID：Retrieve Information for Display 获取显示所需信息
RIS：Radiology Information System 放射科信息系统
RSNA：Radiological Society of North America 北美放射协会
SCU：Service Class User 服务类使用者
SCP：Service Class Provider 服务类提供者
SPS：Scheduled Procedure Step 预约检查项目
SR：Structured Report 结构化报告
TEE：Transesphogeal Echocardiography 经食管超声
TTE：Transthoracic Echocardiography 经胸超声
UID：Unique Identifier 唯一标识符
UUID：Universally Unique Identifier 全球唯一标识符
XA：X-ray Angiography X 光血管血影

附录E：安全环境考虑

遵从IHE规范的系统通常会处理私人的医疗信息。这是受国家的隐私权规章以及其他规定和合同要求的影响。IHE规范不完全定义必要的安全机制以保护这些信息。ITI-TF审核用记录与节点验证（ATNA）规范提供了一套解决方案。

IHE假定角色被安装在节点，并具有下列特性：

- 每一节点有一个安全策略，并应用到检查的操作中。这被假定为医疗机构安全策略的一部分。
- 任一外部用户（人，或应用程序）到节点边界被提交到一个访问控制过程，该过程对用户/应用进行验证。
- 所有要求的审核用记录事件被捕捉和记录。

心血管病学技术框架中规范遵循的环境：

- 物理安全环境
    - 设备被安置于物理上被保护并被监控的区域。这对影像设备来说是很正常的情况，因为关系到患者的安全、隐私及操作关怀等问题。类似地，HIS系统和各种文档同样受到保护。类似PACS工作站等设备有时被放置在无防护区域，但通常处于医院工作人员的监视下，并限制访问。依靠物理的安全机制处理设备的修改可达到防护的目的。
    - 连接计算机的网络设备也应得到物理保护以防未经授权的连接和修改。大多数医院的诊疗区域内，网络设备被放置于天花板、电缆通道、封闭的抽屉以及其他受保护区域。通常，工作人员可以监视以防未经授权行为的发生。
    - 对于如管理办公室等医院的非临床区域，本地程序将被放置在确保物理安全有效的地方，此类区域的网络安全性相对更为薄弱。
    - 远程位置，特别是家中的办公室，不被物理网络保护。可以采用其他方式对其进行网络安全防护。可以包括技术的使用，如VPN连接或HTTPS加密。加密或VPN的使用不能完全替代物理的安全，但是可能是完整安全防护策略的部分内容。
    - 同时用于个人及工作的家用电脑通常难于防护。为免遭因疏忽导致家用电脑被恶意软件攻击或利用，其在网络中将被禁用。
- 网络安全环境
    - 除网络的物理安全外，也应防止网络被无人监控的系统访问。此需求通常被防火墙和VPN等机制支持。

不安全因素来自于：

- 意外的和疏忽的误操作。
- 区分私人的滥用、恶意、报复行为，或者出于好奇。假定闯入者仅被限制访问基本的系统和软件。他们不了解系统的内部结构。
- 任意无目标地滥用，如来自网络黑客的攻击。

有关威胁的规范也可以假定下面的威胁是不存在的，或有其他的保护。

- 被系统管理员、系统开发员或其他专家的个人行为滥用。
- 军事或敌方政府的行为。
- 有组织的犯罪攻击。

IHE技术框架仅针对IHE医疗健康应用范围内与IT系统相关的安全需求，它并不针对防卫网络攻击，病毒侵袭等安全需求。

IHE不强制要求加密的使用，因为目前的加密算法会影响系统性能。大多数医院的网络通过物理和流程机制保障系统安全。对网络而言，加密造成的性能损失是不合理的。本规范允许使用加密手段，其将作为整体安全策略的部分内容。

附录 F：利用 DRPT、RID 和 XDS 规范的可视化报告分发

可视化报告数据可以通过不同的机制访问：已生成报告的科室系统中、机构内部的其他科室以及机构外部，尽管对所有这些用户而言，获取的内容相同，但途径各异。

IHE 为这三个环境指定了相应的三个规范：DRPT 适用于科室内部的访问、RID 适用于医疗机构内部的访问、XDS 适用于跨机构的访问。详见表 F-1。

表 F-1　可视化报告分发规范的比较

规范		DRPT	RID	XDS
范围		科室内部	机构内部	跨机构
角色	报告源	报告管理器	*<未指定>*	文档源
	服务器	报告存储库	信息源	文档存储库
	目录	报告存储库	信息源	文档登记处
	客户端	报告阅读者	显示者	文档使用者
事务/方案	文档提交	封闭报告存储［CARD-9］/ DICOM 存储	*<未指定>*	提供并登记文档集［ITI-15］/ebXML
	查询	报告查询［CARD-10］/DICOM 查询	获取指定显示所需信息［ITI-11］/HTTP	登记查询［ITI-16］/ebXML＋SQL
	获取	获取报告［CARD-11］/DICOM 获取	获取显示所需文档［ITI-12］/HTTP	获取文档［ITI-17］/HTTP

当这三种访问机制与不同角色相关联时，产品实现可以将这些角色分组，例如，一个单个存储库可以作为一个以上机制的服务器。实际上，DRPT 规范的报告存储库角色与 RID 规范的信息源角色之间的分组是强制性的。附录 F 描述了几个典型的组合，但这并未涵盖所有分组。

在所有三个规范的例子中，将 PDF 作为报告内容格式使分组更为方便。

F. 1　三个存储库

本例将报告存储库分为科室、机构、跨机构这三个等级，每个存储库都保有一份报告的拷贝。如图 F-1 所示，每个存储库标记为灰色，其包括来自不同规范的多个角色。

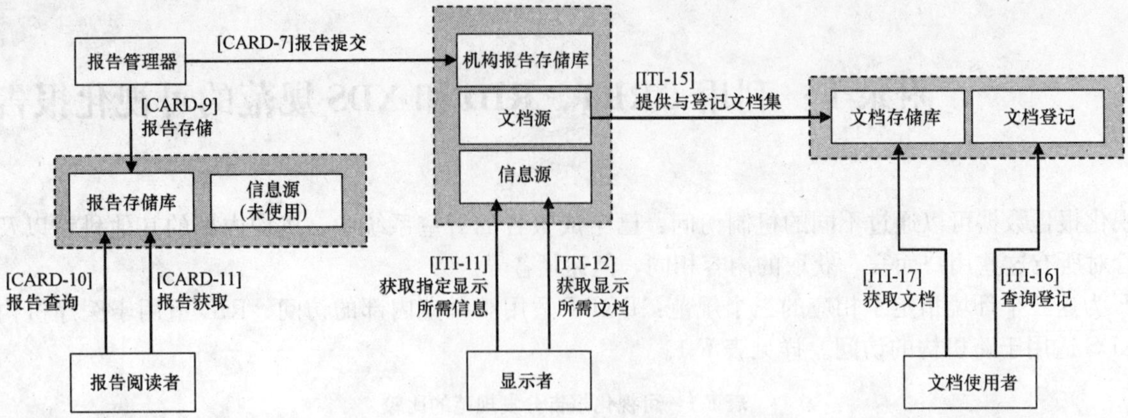

图 F-1 三个存储库

报告管理器中报告被确定为 PDF 格式。报告被封装于不同的对象，用于不同的机制：被封装于一个 DICOM对象中，并被发送至科室的报告存储库中存储起来。报告被封装于 HL7 消息，并被发送至机构报告存储库。机构报告存储库与 XDS 文档源组合在一起，配合使用，当希望向外部共享报告时，被封装的内容在 ebXML 中被重新封装并转发至 XDS 文档存储库。

基于 DICOM 的科室报告阅读者工作站可以查询报告存储库并利用 DICOM 协议获取所需报告。任一机构显示者工作站可以查询机构报告存储库，该报告存储库在这里也与 RID 信息源角色组合在一起，配合使用，并通过 HTTP 协议获取（已打开）PDF 文件。同样地，跨机构共享领域中的任一文档使用者工作站可以查询 XDS 文档登记处，并从 XDS 文档存储库中获取所需报告。

本例中，尽管报告存储库与 RID 信息源角色相组合，环境并未要求应用该功能。

F.2 两个存储库—分布式机构存储

本例中，科室内部的报告存储库为科室及机构内部访问存储报告；另一单独的存储库用于跨机构访问。图 F-2 中每个存储库皆被标记为灰色。图中所示是典型的机构存储架构，中心存储库仅维护相关数据，用于约束分布式科室级存储系统。

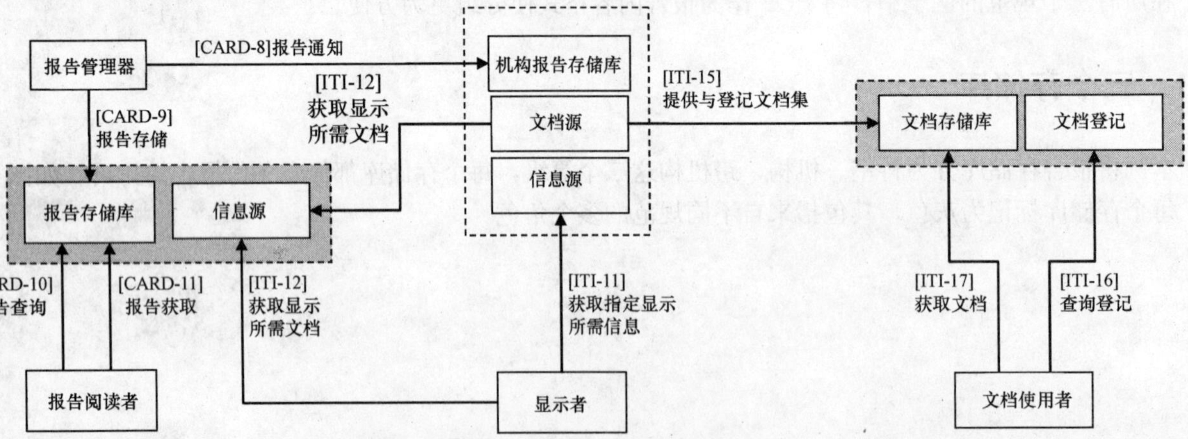

图 F-2 两个存储库—分布式机构存储

报告管理器中报告被确定为 PDF 格式。报告被封装于不同的对象，用于不同的机制：被封装于一个 DICOM对象中，并被发送至科室/机构报告存储库中存储起来。该报告存储库与 RID 信息源角色组合在一起，配合使用，通过调用获取显示所需文档事务支持 HTTP 获取 PDF 文档。

报告管理器向机构报告存储库发送一条 HL7 消息，用其指向所需报告，通过应用报告存储库中的 RID URI 获取报告。

与上面的例子类似，机构报告存储库与 XDS 文档源组合在一起，配合使用，用以向外部共享报告文档，报告的获取必须通过调用 RID 事务向报告存储库发出申请，随后报告在 ebXML 中被重新封装并转发至 XDS 文档存储库。

报告的查询及获取过程也与前面的例子类似，机构显示者工作站除外。指定角色可以为特定报告查询机构报告存储库，但得到一个与科室报告存储库的链接，用于获取（已打开）PDF 文档，这样较之从机构报告存储库中获取文档更为有效。

注：机构报告存储库也可以提供文档本身的检索链接，然后通过 HTTP 使其转向检索科室报告存储库。

F.3　两个存储库—分布式机构存储，无 DICOM 访问

本例中，报告管理器存储与报告存储库组合在一起存储报告，并用于科室及机构内部的访问；与前面所述的例子类似，另一单独报告存储库用于跨机构的访问。然而这个例子中，报告的访问并非通过 DICOM，而是应用 RID 规范访问科室内部报告。详见图 F-3。

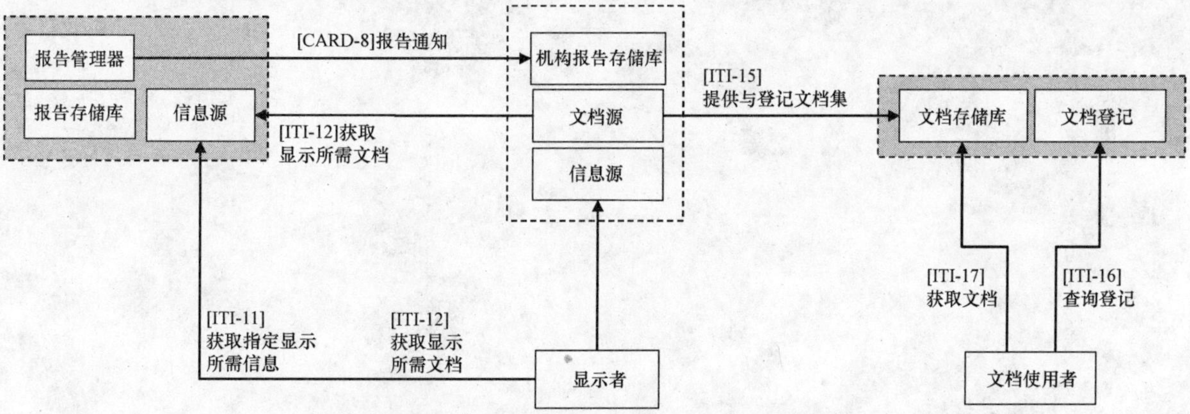

图 F-3　两个存储库—分布式机构存储

报告管理器中报告被确定为 PDF 格式，报告存储于组合的报告存储库中。同样的，报告存储库与 RID 信息源角色组合在一起，配合使用，通过调用获取显示所需文档事务支持 HTTP 获取 PDF 文档。这个系统不支持 DICOM 存储选项，所以所有的工作站必须应用 RID 规范进行报告的存取访问。

机构报告存储库的操作、显示及 XDS 角色与上一用例中描述大致相同。

注：显示者角色也可以直接查询信息，与报告管理器组合在一起访问科室报告列表。

F.4　两个存储库—分布式跨机构存储

本例中，一个单独的报告存储库为机构内部以及跨机构的访问存储报告；另一独立的报告存储库用于科室访问。图 F-4 中描述了一个典型跨机构存储架构，该领域仅支持中央登记处，其数据通过每一个参与的机构共同管理。

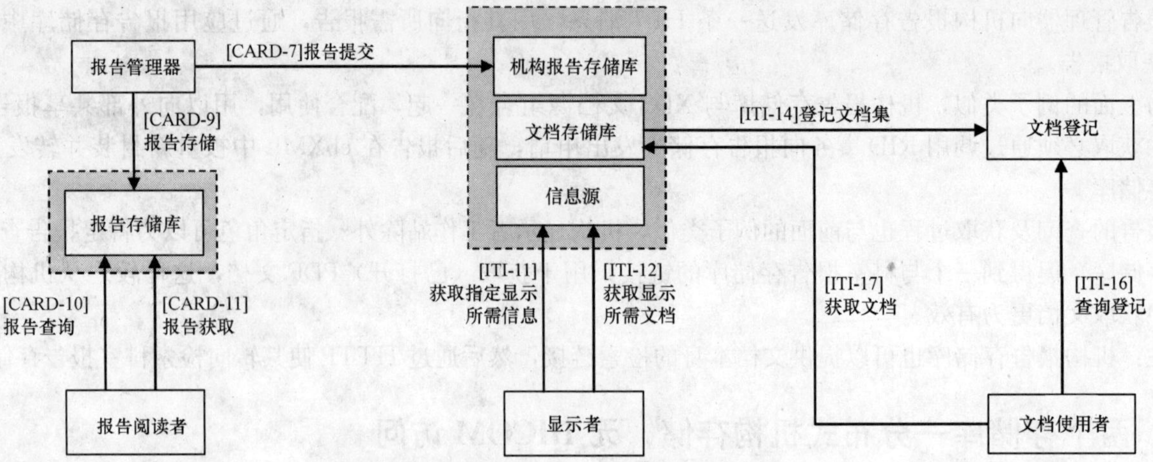

图 F-4　两个存储库—分布式跨机构存储

本例与例 F.1 非常相似。不同之处是机构报告存储库与 XDS 文档存储库组合，仅向 XDS 文档登记处提交文档登记。

附录 G：可视化报告签名

报告医师可以通过多种方式签署已被确定的可视化（PDF）报告。这些方式可用于一个单个文档，但那个有多重签名的文档则必需被协调。DRPT 规范并未规定必要的签名机制。

第一个方法是可视化页面内容中只包含医生签字的图形或图像。其只用于显示，没有电子安全机制的保护。

第二个机构是维护一个“签名文件”，换言之，该文档声称已被签名，但该签字的验证需要一个审核过程。审核必须有能力显示文档中的签字与通过医生鉴别的签字相符合。

第三种方法是将签名封装于 PDF 文档。DICOM 标准（详见 PS 3.3，C12.1.1.3 节）中特别为此封装指定了密码数字化签名机制。然而，当从封装的消息或对象中提取出 PDF 内容时，签字会丢失。

注释：

1. HL7 2.x 版并未定义数字化签名机制。HL7 3.0 版允许临床文档架构（CDA）包装中 PDF 的封装，其中包括数字化签名；CDA 可能反过来被一条用于传输的 HL7 2.x 版 ORU 信息封装。可是 DRPT 规范尚不支持封装报告提交事务中 CDA 的封装。

2. 因为报告可能作为 DICOM 对象在报告存储库中永久保存，该对象的数字化签名可能作为一个“签字文件”机制被处理。

最后，PDF 包含其自身内部的密码数字化签名机制。其用于提供额外的保证，在申请数字化签名后可以确保文件的内容不被改变。在签名的验证需要审核过程时，该过程可被用于权威数字证书登记，这比最初的报告创建系统更为安全。

一个实现可以适当灵活应用多种机制，例如，一个便于用户在硬拷贝或软拷贝中显示的可视化图形，另加一个 PDF 数字化签名，相对而言安全、可靠。

附录 H：来自其他领域的心血管病学相关规范摘要

本附录涉及在 IHE 放射学和 IT 基础架构技术框架中定义的集成规范。这些集成规范对心血管病学领域而言十分重要，它们已被明确纳入 IHE 心血管病学技术框架。然而，它们仅仅参照其在其他技术框架中的定义来说明，用注释和用例说明它们对心血管病学的可选用性。**在此附件中，没有其他的技术要求界定。**

附录 H 中确定的规范说明请参见其他领域的 IHE 技术框架文档。这些文档的相关内容在心血管病学领域中被引用。

H.1 时间一致性（CT）

有关时间一致性集成规范的详细说明可参见 ITI-TF 1：7。

时间一致性集成规范为确保网络中多台电脑的系统时钟及时间标志完全同步提供了方法。本规范规定了同一时刻多台电脑的时间差异应小于 1 秒。对于大部分检查和系统管理而言，这一指标足以满足其要求。其精确性依赖于网络硬件及拓扑结构的技术细节，也依赖于电脑硬件及软件的运行状况。

图 H.1-1 显示了时间一致性规范中的相关角色及其事务。

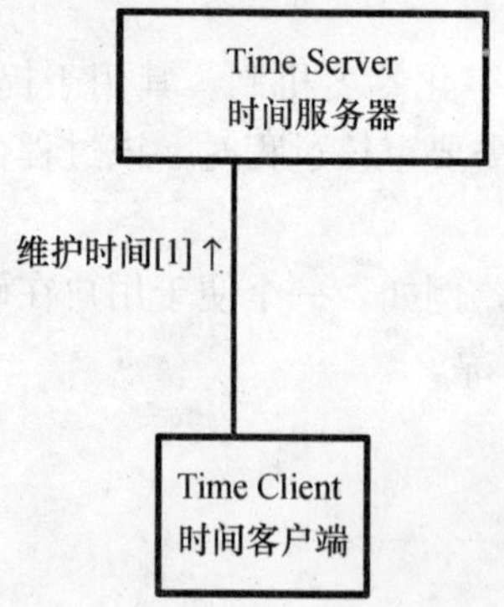

H.1-1　时间一致性规范图表

H.1.1　CT 角色

时间客户端（Time Client）—本角色通过使用 NTP 协议以及 NTP 或 SNTP 算法，保持此角色与一个或多个“时间服务器”的时间同步。应用“时间服务器”可以维护本地电脑的系统时钟与 UTC 同步。

时间服务器（Time Server）—本角色向时间客户端提供 NTP 时间服务，也可以直接与一个 UTS 主时钟（例如，人造卫星时间信号）保持同步，或者与“时间客户端”角色组合在一起，与另外一个“时间服务器”保持时间同步。

H.1.2　CT 事务

维护时间（Maintain Time）—使用 NTP 事务来保持时间同步。

H.1.3　心血管病学用例

多影像设备检查的同步需要对当前时间达成一致。某些参与 Cath 工作流程的角色同时也是时间一致性规范所必需的内容（详见 2.1 节和 2.5 节）。

H.2　日常工作流程（SWF）及患者信息一致化（PIR）

关于日常工作流程规范的全部细节请参见 RAD-TF 1:3，患者信息协调的详细内容请参见 RAD-TF 1:4。

日常工作流程集成规范建立基础科室采集的图像数据的连续性和完整性。它指定一系列事务，用以维护患者信息和医嘱信息的一致性，同时也定义预约和图像采集检查项目。本规范也决定了与特定已执行检查项目相关联的图像及其他证据是否已被存储（归档），并且可用于后面的工作项目，如产生报告。

患者信息一致化集成规范扩展了日常工作流程集成规范，通过提供匹配图像、诊断报告及其他证据对象等方法，获得错误标识或未标识（例如，在创伤病例中）的患者的记录。在创伤病例的实例中，集成规范允许后来协调患者记录及图像，这些图像是在确定患者标识信息之前被采集的（可以是没有预先登记或者是正常登记）。因此图像可以被立即或稍后采集和解释，当患者正式注册和医嘱信息被录入到 ADT 系统、医嘱申请及医嘱执行系统，这些信息将和采集的图像集及报告相匹配，极大地简化了异常处理情况。

H.2.1　SWF 和 PIR 所需心血管病学用例

IHE 心血管病学技术框架已为心导管工作流程规范及超声心动工作流程规范定义了专业化的 SWF 规范及 PIR 规范。

但是，IHE 心血管病学技术框架尚未创建某些涉及其他领域同时普遍应用于心血管病学的专用的工作流程规范，如核心血管病学、心血管 MR、心血管 CT 影像或者普遍应用于心血管病学的标准的 X-线（如胸部 X-线）。我们期望 SWF 规范及 PIR 规范可以被那些影像设备所应用，以满足其要求。

H.3　获取显示所需信息（RID）

有关获取显示所需信息规范的详细内容请参见 ITI-TF 1:3。

获取显示所需信息（RID）集成规范提供一种简单快捷只读的方式来获取以患者为中心的临床信息，这些信息用于查询在科室外部患者的当前情况，这对于进行更好的患者诊疗是相当重要的（例如：从心血管病学获取检查报告）。本规范支持对已存储文档的读取，包括 CDA（第一层）、PDF、JPEG 等众所周知的文档格式。

本规范还支持读取某些以患者为中心的关键信息，例如过敏史、当前用药、报告汇总等，并将这些信息显示给临床医生。

图 H.3-1 显示了本规范涉及的角色及角色间的事务。

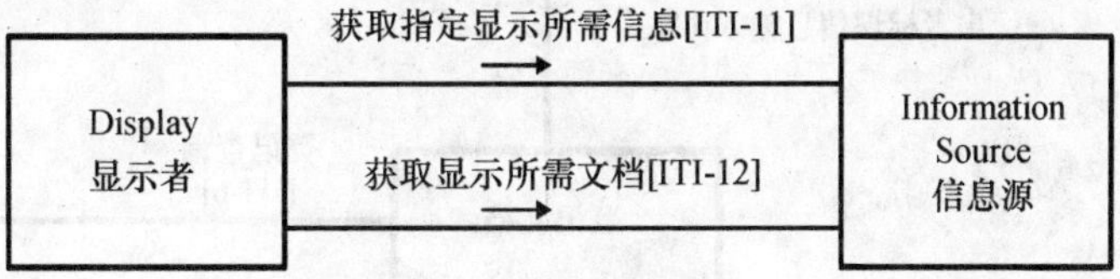

图 H.3-1　获取显示所需信息图

H.3.1　RID 流程

一个临床用户通过显示者角色请求获取与患者相关的信息。该请求可能强制某些特定的信息类型（如一份实验室报告列表或当前用药清单），也可能包含其他过滤键（如最近访问的 N 个文档、日期范围等）信息源角色以“准备显示”格式返回被请求信息；显示者角色将这些信息简单显示给触发请求者。

临床医生同样可以申请获取指定的显示所需文档，申请的途径可以是信息源返回的列表，或者利用通过其他机制获得的访问指针。显示者角色可以请求获取文档所需的指定文档显示格示。此时，信息源角色将再次响应该请求，并将被请求文档从其本地存储格式转换为被请求显示的格式。

H. 3. 2　心血管病学用例

获取显示所需 ECG 规范是 RID 规范的一个扩展，并延用 RID 角色及其事务（详见本卷第 5 节）。

在心血管病学领域中，本规范可以获取患者信息以掌握其在其他科室的相关信息。需要特别指是，本规范可以用于获取心导管检查所需的关键信息，例如患者既往史及体检记录、检查前用药情况、生化报告以及当前用药等信息。同样，本规范的显示者角色在 Cath 工作流程规范或任一科室临床工作站中担任着重要角色，其需要从心血管病学及患者电子健康记录（HER）中获取信息，并通过显示者角色将这些信息显示给用户。

此外，本规范可以通过心血管病学系统向其他部门或用户提供诸如报告等相关信息，同样，规范中的信息源角色在可视化报告规范的报告存储库中担任重要色角。

H. 4　跨机构文档共享（XDS）

有关跨机构文档共享集成规范的详细内容请参见 ITI-TF 2004—2005 年增刊。

跨机构文档共享集成规范在多个医疗机构间共享临床记录，从而便于患者电子健康记录的登记、分发及访问。跨机构文档共享为管理多个医疗机构间共享文档提供了一个基于标准的规范，其范围从医生诊室到临床，以便于在院患者的诊疗。

XDS 集成规范假定那些机构属于一个或多个临床相关领域。临床相关领域是一个健康医疗机构的团体，其鼓励医疗机构间实现共享、协同工作。临床相关领域例如：

- 由某区域健康信息组织（RHIO）扶持的社区医疗
- 一个完备的传输网络（IDN）
- 专业的或面向疾病的诊疗社区
- 扶持社区的保险公司

在临床相关领域内必须定义确定的基本政策及商业规则。其中包括确定患者身份、授权获取以及访问控制的方式，也包括格式、内容、结构、组织及临床信息的表示等问题。本集成规范未定义政策及商业规则的细节，但是定义了宽泛的政策，以便于建立共享患者临床记录所需的基于标准的组织。

图 H. 4-1 本规范涉及的角色以及角色间的事务。

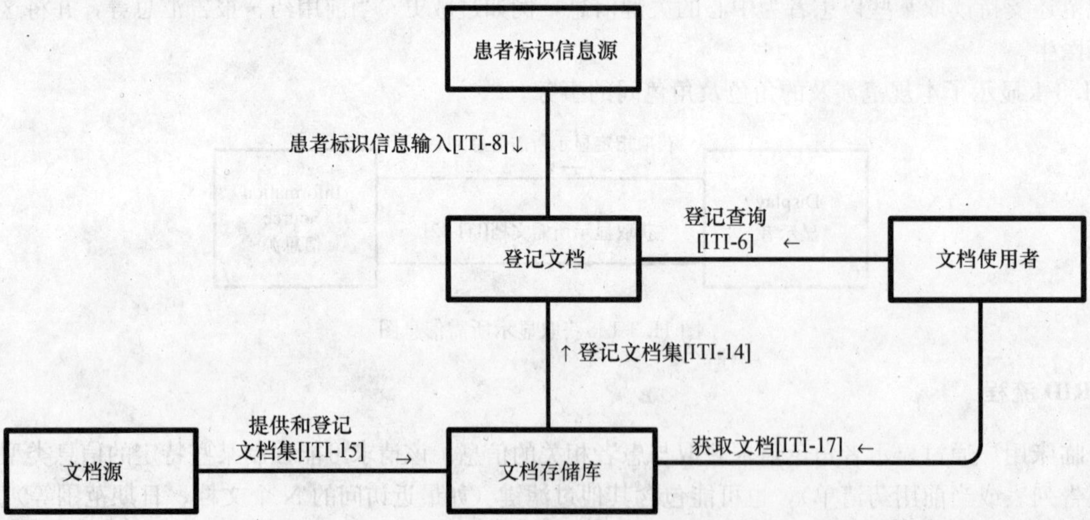

图 H. 4-1　跨机构文档共享图

注释：

1. 本规范需要将所有角色与安全节点角色组合在一起，配合使用，安全节点角色被定义于 IHE 审核用记录及节点验证（ATNA）集成规范（详见ITI-TF1：<tbd>）。

2. 本规范的有效应用是设想这样的效果：使用患者ID交叉索引（PIX）规范（详见ITI-TF 1：5），使文档源系统能够获得临床相关领域使用的患者ID，并将其提供给文档登记者用以共享。

3. 规范的有效利用需要指定应用于临床相关领域的文档格式。IHE心血管病学技术委员会尚未制定心血管病学领域所需的适当的文档格式，但此问题将在日后探讨解决。委员会特意提出了成像所需XDS（XDS-I）规范，该规范正在被IHE放射学技术委员会开发制定。

4. 为了满足跨机构共享心血管病学报告的需求，本规范的文档源角色和/或文档存储库角色应与可视化报告规范的报告存储库角色以及简单和数字报告规范组合在一起，配合使用。

H.4.1　XDS流程

临床医生提交的文档集合通过文档源角色（例如该医生的本地EHR系统）被共享（例如，一个历史性体验报告和一个ECG）。该系统利用共享域中使用的患者ID（这个患者ID可能有别于本地HER中应用的ID），将被共享的文档以及相关的元数据发送至文档存储库。文档存储库负责永久保存这些文档，并调用登记文档事务，通过传送从文档源角色中获取的文档元数据在文档登记处登记这些文档。

文档元数据将被用于在登记处中创建一个XDS文档入口。在允许文档登记之前，文档登记角色确保文档元数据是正确有效的。

在临床相关领域中可能存在多个文档存储库，但所有的文档登记都必须应用该领域的一个单独的文档登记处。文档存储库可能与文档源、文档登记处或某一独立系统绑定在一起。

位于网络其他节点的患者诊疗的提供者希望获取患者的共享文档（例如诊断检查所需的前期准备资料）。该医生通过文档使用者角色向文档登记处发出一个查询登记事务。文档登记处角色在本地数据中查找符合用户指定查询规则的记录，并返回一个文档入口列表。这个列表包含符合指定规则的元数据，其中包括在一个或多个文档存储库中每个相应文档的位置和标识符。

H.4.2　心血管病学用例

心血管病学领域，主要用例将被用于共享心血管病专家诊疗工作中的文档，以便于日后该患者在其他二级或三级医院问诊时，医生可方便查询患者已做的相关检验及检查。

虽然国家之间的商业关系有所不同，心血管病专家可在私人诊所、也可在医院为患者提供服务，这在很多地区已成为普通情况。私人诊所通常是一个相对较小的信息存储库，这里的信息包括ECG波形及报告、血流动力学信息、ECHO图像及报告、患者用药信息、某些内部实验室测量及报告、诊疗记录等。医院则是一个信息量较大的信息存储库，其涵盖Cath图像及报告、ECHO图像及报告、ECG波形及报告、血流动力学信息、实验室信息、出院志等信息。私人诊所和医院是两个截然不同的商业运作场所。然而，一个心血管病专家可以在这两家机构同时拥有授权，且可以相互访问其间的信息。

第一个常见用例的场景为患者在医院（例如，CCU、Cath实验室、ED），而其相关的关键信息存储在诊所。本用例更详细的示例是：在非正常工作时间，医生为胸痛患者致电ED后，患者被允许进入ED。该患者在数周前曾在诊所看过病，并在那时遵医嘱调整了用药及其服用方法。不过患者无法告知医院的心血管病专家该药物的名称及规格剂量，当时的处方及相关信息存储在诊所的系统中。

第二个常见用例是心血管病专家处于其私人诊所中，需要访问产生并保存于医院数据库中的信息。更为具体的例子是：患者按预约时间来诊所看病，而心血管病专家无法立刻获取数周前在医院为该患者创建的Cath报告以及出院志。

另一用例是关于农村医疗。患者在本地医院做了常规心脏检查。随后，该患者由于突发事件被送入一家三级医院的心血管病中心治疗。这两家医疗机构间存在着商业协作关系，可相互提供相关信息。三级医疗医院的心血管病专家需要查询患者在本地医院存储的所有相关记录。

第2卷

事　务

第2.0版（试行版）

2005年6月27日

目　录

前　言

医疗健康信息集成规范（IHE）是为了促进支持现代医疗机构的信息系统的集成而创建的。它的基本目标是确保在患者诊疗过程中医疗决策所需的全部信息是正确的，并能被医疗专业人员使用。IHE 的创建既是一个过程，也是一个为了鼓励集成工作的论坛。它为已制定的消息标准的实施定义了一个技术框架，以达到特定的临床目标。它包括严格的兼容测试流程以实施此框架。它还组织培训会议，在医疗专业人员的大型会议上展示此框架的益处，鼓励医疗机构和用户采用 IHE。

IHE 中应用的方法不是为了定义新的集成标准，而是为了支持使用现有的标准，如 HL7、DICOM、IETF 等，酌情在其各自相关领域中以集成的方式使用，必要时定义构造选择。当需要对现有标准阐明或扩展时，IHE 建议查阅相关标准的内容。

IHE 的创建有众多发起者和支持机构，来自不同的医疗专业领域和地区。在北美的主要发起者是美国心脏病学会（ACC），医疗健康信息和管理系统协会（HIMSS）及北美放射协会（RSNA）。IHE-加拿大（IHE-Canada）已成立。IHE-欧洲（IHE-EUR）由许多组织联合支持，包括欧洲心脏病协会（ESC），欧洲放射学协会（EAR）和欧洲放射学研讨会议（ECR），放射和电子医学行业协调委员会（COCIR），德意志 Röntgengesellschaft 学会（Deutsche Röntgengesellschaft，DRG），欧洲 PACS 协会（Euro PACS Association），医院信息系统现代化小组（Groupement pour la Modernisation du Système d'Information Hospitalier，GMSIH），法国放射协会（Société Francaise de Radiologie，SFR），意大利医疗放射协会（Societȧ Italiana di Radiologia Medica，SIRM）。在日本，IHE-J 是由日本经济产业省（Ministry of Economy，Trade，and Industry，METI）、日本厚生劳动省（Ministry of Health，Labor，and Welfare）和医疗信息系统开发中心（MEDIS-DC）所发起，共同发起的组织还包括日本放射行业协会（Japan Industries Association of Radiological Systems，JIRA），日本医疗信息系统产业协会（JAHIS），日本放射协会（JRS），日本放射技术协会（JSRT）和日本医学信息协会（JAMI）。其他代表医疗专家的组织被邀请参加 IHE 流程跨学科和地区边界的扩展。

IHE 技术框架为不同领域（IT 基础架构，心血管病学，实验学，放射学等）定义了特定的实施标准，以达到促进医疗信息适当共享的集成目标，支持优化患者就诊。此框架每年都在扩展，经过一段时间的公众评论，并通过错误鉴别和更正定期地维护。最新版本可以登录www. ihe. net获得。

IHE 技术框架确定了一组医疗行业功能组件的子集，称为 IHE 角色，并根据一套一致的、基于标准的事务确定了它们的交互。本文档逐渐深入地描述了事务体。第 1 卷在一个较高的层次上描述了 IHE 的功能，指明事务被组织为功能单元，称为集成规范，突出其描述特定临床需求的能力。第 2 卷则提供了每个 IHE 事务的详细技术描述。

IHE 心血管病学技术框架第 2 年试行版，提供至 2006 年 3 月。

试行版的评论和修改建议可以提交到：http：//forums. rsna. org，在“医疗健康信息集成规范”（“Integrating the Health Enterprise”）论坛中。

选择“IHE Cardiology Technical Framework version 2. 0 Trial Implementation”子论坛。

根据这些评论，IHE 心血管病学技术框架预计将于 2006 年 6 月发布修定版。

1 序 言

1.1 技术框架概述

本文档IHE心血管病学技术框架（IHE CARD-TF）定义了已制定标准的特定实施，以达到心血管科检查的集成目标。这种集成促进了医疗信息的适当共享，支持优化患者就诊。

CARD-TF每年都在扩展，经过一段时间的公众评论，并通过错误鉴别和修正做定期更正维护。文档的最新版本可以通过Internet网www.ihe.net获得。

CARD-TF确定了一套医疗行业的功能组件的子集，称为IHE角色，并根据一套一致的、基于标准的事务确定了它们的交互。它们逐渐深入地描述了事务体。第1卷在一个较高的层次上描述了IHE功能，指明事务被组织为功能单元，称为集成规范，突出其描述特定临床需求的能力。第2卷提供了各种心血管病学IHE事务的详细的技术描述。

CARD-TF是IHE技术框架的一个相关部分，由以下特定领域文档构成：

- IHE心血管病学技术框架
- IHE IT基础架构技术框架
- IHE放射学技术框架
- IHE实验学技术框架

IHE心血管病学集成规范很大程度上依赖和参考其他几个IHE技术框架文档中定义的事务。关于参考其他技术框架的约定，请见第1卷的1.6.4节。

1.2 第2卷概述

第2章介绍了本卷使用的约定，定义了IHE中事务的实施。

第3章提供了对IHE中所用到的角色和事务的概述，定义了分布式医疗环境的功能组件。

第4章定义了CARD-1到CARD-6事务的细节，每个角色的行为、使用的标准、信息的交换，以及在某些情形下事务实施的选项。

本卷正文之后的附录提供了IHE数据模型和事务的技术细节。

IHE技术框架的术语表和缩写词，包括相关的标准（常用的HL7和DICOM）已在第1卷中给出。

1.3 目标读者

本文档的目标读者是：

- 对医疗信息系统集成技术感兴趣的临床医生
- 参与IHE创始的厂商的技术人员
- 医疗机构的IT部门工作人员
- 参与标准开发的专家

1.4 与相关标准的关系

IHE技术框架从医疗行业中交互作用的角度定义了分布式医疗环境的功能组件（参考IHE角色）。在目前版本中，它基于 HL7、DICOM 及多个 Web 标准定义了一套事务。随着 IHE 范围的扩展，基于其他标准的事务将根据需要包括进来。

在某些情况下，IHE 推荐选择这些标准支持的特定选项；然而，IHE 不引入与这些标准相矛盾的技术选择。如果现有标准有错误或需要扩展，IHE 的政策是将它们向标准主管机构汇报，以解决其一致性和标准发展策略。

因此，IHE 是一个实施框架，而不是一个标准。把 IHE 作为参考标准是不合适的。产品的一致性声明仍需使用特定标准做直接的参考。

此外，有能力实现 IHE 集成能力的厂商应使用 IHE 集成声明来描述其产品与 IHE 技术框架规范的一致性。IHE 集成声明的目的是为了以统一的方式与支持 IHE 的相应产品的用户进行通讯。发布 IHE 集成声明的厂商对其内容负全部责任。通过比较不同实施的 IHE 集成声明，对 IHE 角色和集成规范概念熟悉的用户应能够决定是否及在何种程度上支持产品间的通讯。

IHE 鼓励实施者确保其符合 IHE 技术框架的产品也同时符合 IHE 基础的那些标准的全部需求，尽管可能是低水平的集成，允许其产品同符合这些基础标准但不完全符合 IHE 技术框架的产品进行交互。

1.5 与现实世界已有体系结构的关系

在 IHE 技术框架中描述的 IHE 角色和事务是抽象于真实世界医疗信息系统环境。尽管一些事务传统地由特定产品类型别所执行（如 HIS、电子患者记录、RIS、PACS、临床信息系统或成像影像设备），IHE 技术框架有意避免同这些产品类型别的功能或角色关联。对于每个角色，IHE 技术框架只定义了与信息系统集成相关的功能。因此 IHE 对角色的定义不应作为对任何实施产品的完全的定义，框架自身也不应用来全面描述医疗信息系统的体系结构。

定义角色和事务的原因是为定义医疗信息系统环境的功能组件之间的交互提供基础。对于单个产品实现多个功能的情况，IHE 认为只有产品与环境外的功能之间的接口有重要意义。因此，与基于多个系统共同达到集成目标的环境不同，IHE 不看重基于独立、完全的信息系统集成环境的相对价值。然而，为了尽可能地阐明 IHE 技术框架，IHE 着重说明了基于 IHE 技术框架的不同厂商的系统集成。

1.6 提出建议

ACC 欢迎对本文档的意见。请直接发到http：//froums. rsna. org/讨论服务器或发给：

Lisa Bradfield
美国心血管病学会
9111 Old Georgetown Rd
Bethesda，Md 20814-1699
Email：lbradfie@acc. org

1.7 版权许可

2 约 定

本文档采用了下述约定来表示框架概念，阐明如何应用 IHE 技术架构所基于的标准。

2.1 普通 IHE 事务模型

在第 4 章中提供了事务的描述。在每一个事务描述中，角色、角色的行为，作为用例呈现在事务中。常见的 IHE 事务描述包含如下成分：

- **范围**：事务的简要描述。
- **用例角色描述**：本文角色和它们的角色行为的定义可以用一个简单的图表来关联。例如：

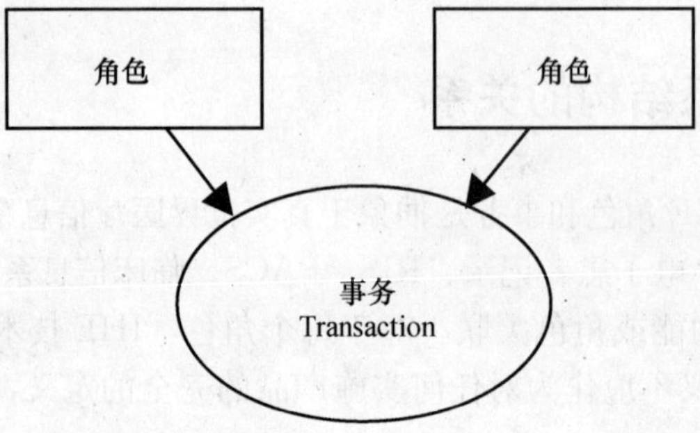

- **参考标准**：事务使用的标准（规定的特殊部分，章或节）。
- **交互图**：角色和事务的一个图形描述，是用一个长方形来显示角色和向下显示时间序列的相关处理，类型似于：

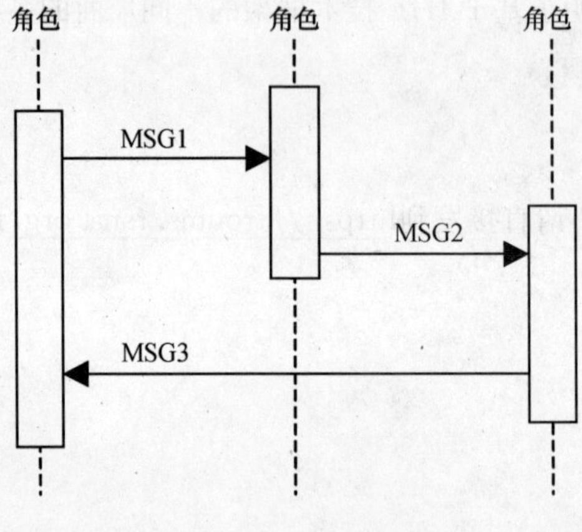

IHE 技术框架中使用的交互图是按照下列书中的描述来建模的：Gracly Booch，James Rumbaugh 和 Ivar Jacobson《统一建模语言用户手册》（ISBN 0-201-57168-4）。为了简洁起见，简单的确认消息没有在此图中略去。

- **消息定义**：在事务中涉及的每条消息的描述，触发消息的时间，它的语义，消息在接收器中触发的行为。

2.2　DICOM 使用约定

对本文档中描述的一些 DICOM 事务，IHE 加强了在选择 Type 2 和 Type 3 属性的使用上的要求。这些情况已清楚地在第 4 章和附录中做了说明。

IHE 着重强调了 DICOM Type 2 的属性（例如：患者姓名，患者 ID），如果源系统里这些属性没有合法值，此属性应按零长度传输；换言之，也就是源系统没有赋予这个属性默认值。接收系统应能处理零长度值的这些属性。

IHE 同样也定义了有关在 DICOM 中通过服务类型用户（SCUs）和服务类型提供者（SCPs）查询后得到的匹配键和返回键的支持和使用的要求。

匹配键被用来选择包含在查询 SCP 给 SCU 的响应中的实例，而如果返回键只是特殊的数据，它将不用作匹配。

- **必要的匹配键 SCU**（Required matching key SCU）
  查询 SCU 的这个键，应有能力把它作为一个选择的标准提供给用户。这个方法的定义提供给查询 SCU 的用户，在查询请求超出了 IHE 的范围时去触发一个匹配键的发送。（例如：输入一个值，选择一个条目）
- **必要的匹配键 SCP**（Required matching key SCP）
  一个 IHE 必要匹配键是由查询 SCP 当作 DICOM 必要匹配键一样来处理的。在大多数情况下，IHE 的必要匹配键也是 DICOM 的必要匹配键。
- **必要的返回键 SCU**（Required return key SCU）
  查询 SCU 从查询 SCP 请求的这个键，在查询响应中接收，并根据需要显示给用户。这个方法的定义提供给那些查询 SCU 请求一个返回键的用户，（例如：默认值，复选框）并且使它显示给用户是超出了 IHE 的范围。
- **必要的返回键 SCP**（Required return key SCP）
  在 DICOM 中被指定为 type 1 或 type 2 的 IHE 必要返回键，其返回值应依照它们在 DICOM 中的类型型处理。在 DICOM 中被指定为 type 3 的 IHE 必要返回键，将按 type 2 一样处理。

框架中使用的查询键需求表在下面说明中指定了 SCUs 和 SCPs 的需求：

R　　必须的

O　　可选的

下列修正也使用：

R+　　IHE 在 DICOM 必选项上的扩展

R*　　属性是不需显示的

表 2.2-1 提供一个定义匹配和返回键的实例表格。

表 2.2-1　图像查询匹配键和查询返回键

属性名称	标签	查询匹配键		查询返回键		备注
		SCU	SCP	SCU	SCP	
所预约人的执行者序列	(0040，4034)	R+	R	R+*	R	
>所预约人的执行代码序号	(0040，4009)	R+	R	R+*	R	
>>代码值	(0008，0100)	R+	R	R+*	R	
>>代码方案制定者	(0008，0102)	R+	R	R+*	R	

续表

属性名称	标签	查询匹配键		查询返回键		备注
		SCU	SCP	SCU	SCP	
>>代码含义	(0008, 0104)	—	—	R+	R	SCU 或 SCP 匹配查询键没有使用 Code Meaning 值（“—”）
执行人姓名	(0040, 4037)	R+	R+	R+	R+	
>执行人组织	(0040, 4036)	O	O	O	R+	
参考检查组分序列	(0008, 1111)	O	O	O	O	
>被参考 SOP 类型 UID	(0008, 1150)	O	O	O	R	
>被参考的 SOP 实例 UID	(0008, 1155)	O	O	O	R	
录入信息序列	(0040, 4021)	O	O	R+ *	R	

2.3 HL7 规范约定

在本文档中的 HL7 表都已经过 HL7 2.3.1 标准版的修正。这一修正被称为规范。表中有关列的具体含义参照了 HL7 2.3.1 标准。

在本文档中的表继续沿用了 HL7 规范定义，在总体上都维持了这个规范，下面介绍不同之处：

- 消息说明中没有指出在一条消息内字段的数目。
- 对由多种成分组成的字段没有指出每一成分的大小。
- 从一个段的规范表里参考的含枚举值的表，该枚举值表并不是总存在。
- 没有指出可重复的字段的重复次数。
- 当它们依赖系统功能特性执行事务，并且不影响数据的一致性的时候，条件字段必须包含的条件没有被定义。

下列是有关 OPT 的规范术语：

R　必须的

R2　这是一个 IHE 的扩展，如果发送的应用有该字段所需数据，则必须发送给该字段。如果没有，此字段可以不发送。

O　可选的

C　有条件的

IHE 要求在 HL7 事务中的 Z-段，只有被 IHE 技术框架定义后才出现。

依照 HL7 标准，如果一个字段的值不存在，接收方将不改变它在数据库中的相应数据。然而，如果发送方包含明显的 NULL 值（即，双引号“ ”），它将会引起接收方数据库此字段的任意变动。

表 2.3-1 提供了一个对假设的 HL7 段规范的例子。此表是从 HL7 2.3.1 标准的真实段中拷贝的，仅对 OPT 列进行了修正。

表 2.3-1 HL7 规范示例

序号	长度	数据类型	可选性	表格号#	项目号#	元素名称
1	1	ST	R		XX001	元素 1
2	4	ST	O		XX002	元素 2
3	180	HD	R2		XX003	元素 3
4	180	HD	C		XX004	元素 4
5	180	HD	O		XX005	元素 5
6	180	HD	R		XX006	元素 6

2.4 HL7 实施记录

2.4.1 网络指导方针

HL7 2.3.1 标准不定义一个网络通讯协议。仅在 HL7 2.1 标准的一个附录中定义了底层协议。这些定义被移至实施指南 2.2 及其以后的版本中，但不是 HL7 要求的。IHE 框架提出这些建议：

1. 使用应使用在 HL7 实施指南附录 C 中定义的最底层协议。

2. 需要传送一个信息（发起一个事务）的使用，将发起一个网络连接来启动该事务。接收应用方将以一个确认或回答来响应查询，但在这个网络连接上将不发起新的事务。

2.4.2 消息控制

依照 HL7 标准，每个信息将以 MSH（信息头）段开始。表 2.4-1 确定了这条消息的所有必需的字段。除非在 2.3 节中另有其他注释外，此表应依照 HL7 的标准解释。

表 2.4-1 IHE 规范—MSH 段

序号	长度	数据类型	可选性	表格号#	项目号#	元素名称
1	1	ST	R		00001	字段分隔符
2	4	ST	R		00002	编码特性
3	180	HD	R		00003	发送申请
4	180	HD	R		00004	发送设备
5	180	HD	R		00005	接受应用
6	180	HD	R		00006	接受设备
7	26	TS	O		00007	消息的日期/时间
8	40	ST	O		00008	安全性
9	7	CM	R		00009	消息类型
10	20	ST	R		00010	消息控制 ID
11	3	PT	R		00011	检查 ID
12	60	VID	R	0104	00012	版本 ID
13	15	NM	O		00013	序号
14	180	ST	O		00014	延续指针
15	2	ID	O	0155	00015	接收确认类型
16	2	ID	O	0155	00016	应用确认类型
17	2	ID	O		00017	国家代码
18	6	ID	C	0211	00692	字符集
19	60	CE	O		00693	主要的消息语言
20	20	ID	O	0356	01317	备用的字符集设计处理

根据 HL7 标准 2.3.1 版改编

IHE 技术框架要求应用软件要支持 HL7 对字段 MSH-1 段分隔符和 MSH-2 编码特性的推荐值。

字段 MSH-18 字符集仅在如果消息没有使用 ISO IR-6 时才被评估，亦称 ASCII。

支持序列号协议的实施（使用字段 MSH-13 序列号）应配置成允许他们去执行没有此协议的事务。

2.4.3 确认模式

收到 HL7 消息的应用应使用 HL7 初始模式发回一个确认。(与增强模式的确认相对应)。

IHE 技术框架规定每个 HL7 消息都应该是由 HL7 ACK 消息确认的，由 HL7 消息的接收者发送到消息的发送者。下面列出的 ACK 消息段是必不可少的，同时在表 2.4-1、表 2.4-2 以及相应的注释中都提供了对它们的详细描述。ERR 段是可选择的，如果 MSA-1 确认编码字段识别出一种错误情况时就可以包含此字段。

ACK	确认消息	HL7 2.3.1 中的章
MSH	消息头	2
MSA	消息确认	2
[ERR]	错误注释	2

表 2.4-2 IHE 规范—MSA 段

序号	长度	数据类型	可选性	表格号#	项目号#	元素名称
1	2	ID	R	0008	00018	确认代码
2	20	ST	R		00010	消息控制 ID
3	80	ST	O		00020	文本信息
4	15	NM	O		00021	预约序列号
5	1	ID	O	0102	00022	延迟的确认类型型
6	100	CE	O		00023	错误情况

根据 HL7 标准 2.3.1 版改编

字段 MSA-2 消息控制 ID 应包含消息 ID，它来自于已发送这个确认的引入消息的 MSH-10 消息控制 ID。

表 2.4-3 IHE 规范—ERR 段

序号	长度	数据类型	可选性	表格号#	项目号#	元素名称
1	80	ID	R		00024	错误代码和位置

根据 HL7 标准 2.3.1 版改编

2.5 HL7 和 DICOM 映射考虑

在 DICOM 标准中明确地定义了字段的长度，但是没有定义可以由多个成分组成的 HL7 元素的最大长度。有些 HL7 成分的长度要比 DICOM 属性长度还要长是公认的。映射字段的数值不能超过 HL7 或 DICOM 任何一方字段长度的定义。系统不论支持哪个字符集都必须考虑在此字符集中的每个字符字节的个数。所有的系统都必须支持 DICOM 默认字符集（ISO-IR 6 或 ASCII）。另外，也支持其他的字符集。维护所使用的这两种字符集之间的一致性，不属于 IHE 技术框架的范围。

值表示法没有明确的提示，应把注意力转向 HL7 表示法和 DICOM 表示法的映射上。这些例子包括患者的姓名、日期和时间。

2.6 编码实体和编码方案的使用

IHE 不产生、不维护、也不指定编码方案或其他受控术语的资源（编码实体）。在适用的地方，优先采用符合 HL7 和 DICOM 标准的编码方案。

在这种资源没有明确的认定标准的情况下，执行程序可以使用提供的任何资源（包括私有的或地方的），只要这些资源满足所有许可/版权的需求。

3　框架概述

IHE 技术框架是基于通过事务相互作用的角色的。

角色是信息系统或信息系统的组成部分，它产生、处理或作用于在医疗机构中的与操作行为有关的信息。

事务是角色之间的交互作用，它通过基于在集成规范中指定的角色和事务指定的一组消息标准来传递必要的信息。（参见 CARD-TF-1）

4 IHE 事务

本节详细地定义每一个 IHE 事务，指定了使用的标准、信息的传递，以及哪一个事务是必选或可选的条件。

4.1 影像设备检查项目进行中［CARD-1］

这个事务等同于带有一个附加选项的影像设备检查项目进行中［RAD-6］，(见 RAD- TF 2：4.6)。

也请参看附录 A：间歇式连接影像设备所需的 MPPS 说明。

4.1.1 多影像设备检查更新选项

在多影像设备环境中，所有影像设备中都有相同的患者和检查请求标识符是最基本的。然而，由于 Cath 检查常会发生突发情况，所以它常常不能为 DSS/OF（Department System Scheduler/Order Filler）在检查开始前就准备好所预约的检查项目。请参见 CARD-TF-1：附录 B。

当一个 DSS/OF 支持多影像设备检查更新（MULTI-MODALITY PROCEDURE UPDATE）选项时，应首先使用影像设备检查项目进行中，为每个检查实例从指定的设备中接收 UID，为该实验室内所有可能参与检查的设备建立所预约的检查项目。这也可以包括为一个没有预约的检查项目自动建立请求检查。

DSS/OF 应该支持与同一实验室内（房间）有关的影像设备工作站的组配置，并指定它们中的一个或多个作为待选（或触发）的影像设备。它也应支持对此实验室的一个默认检查类型型的配置（编码和/或描述）。

注：不强迫每个实验室的默认检查类型型是单一的值。(举例来说，它可以从基于属性的组中选择，例如在 MPPS 协议中)。

4.1.1.1 预期行为

如果影像设备检查项目进行中识别到一个请求检查，DSS/OF 应为那个实验室里当前的影像设备建立所预约的检查项目的关联（如果此 SPSs 请求检查 尚不存在)。

如果这个影像设备检查项目进行中是没有预约的，DSS/OF 应基于在 MPPS 中提供的患者 ID 和检查实例 UID 自动地建立一个请求检查（为那个实验室配置默认的检查类型型)。DSS/OF 将为那个实验室里的所有影像设备建立一个所预约的检查项目的关联。

注：在影像设备检查项目进行中事务中，在所预约的项目属性序列的参考检查序列中识别请求检查。如果参考检查序列的长度为零，则执行检查项目是没有预约的。参见 RAD-TF-2：4.6.4.1.3 和 RAD-TF-2：附录 A。

当请求检查在没有预约的情形下自动创建时，如果患者的 ADT 病历已存在，DSS/OF 将产生和提交一个新的医嘱给医嘱申请者，作为指定的执行者医嘱管理（新医嘱）事务，然后再发送一个检查预约事务给图像管理器。如果患者的 ADT 病历不存在（即：影像设备提供了一个临时患者 ID)，当检查请求创建时，DSS/OF 将不发送执行者医嘱管理（新医嘱）事务给医嘱申请者，因为临时患者 ID 超出了 ADT 医嘱申请者的作用范围。

4.2 影像设备图像/证据已存储［CARD-2］

这个事务等同于带有几个附加选项的影像设备图像已存储［RAD-8］和证据文档已存储［RAD-43］（参

见 RAD-TF2：4.8 和 RAD-TF 3：4.43)。

4.2.1 心脏的 Cath 选项

要求支持心脏 CATH 选项的图像归档也要支持所有在下表 4.2-1 中所列出的 SOP 类型。

表 4.2-1 心脏 Cath SOP 类型

SOP 类型 UID	SOP 类型名称
1.2.840.10008.5.1.4.1.1.7	二次获取图像存储
1.2.840.10008.5.1.4.1.1.7.2	多帧灰阶字节二次获取
1.2.840.10008.5.1.4.1.1.7.3	多帧灰阶字二次获取
1.2.840.10008.5.1.4.1.1.6.1	超声图像存储
1.2.840.10008.5.1.4.1.1.3.1	超声多帧图像存储
1.2.840.10008.5.1.4.1.1.9.1.2	一般 ECG 波形信号存储
1.2.840.10008.5.1.4.1.1.9.2.1	血液动力学的波形信号存储
1.2.840.10008.5.1.4.1.1.12.1	X-线血管造影术图像存储
1.2.840.10008.5.1.4.1.1.88.11	基础本文 SR
1.2.840.10008.5.1.4.1.1.88.22	增强 SR
1.2.840.10008.5.1.4.1.1.88.33	全面的 SR
1.2.840.10008.5.1.4.1.1.88.40	检查日志存储

支持心脏 CATH 选项的图像归档应能够处理和接受 JPEG 基线（步骤 1）：为把超声多帧图像压缩为有损 8 位 JPEG 图像默认传输语法，并支持 YBR _ FULL _ 422 光度计的解释。

4.2.2 超声心动检查选项

支持超声心动检查选项的图像归档应能够处理和接受 JPEG 基线（步骤 1）：为把超声多帧图像压缩为有损 8 位 JPEG 图像默认传输语法，并支持 YBR _ FULL _ 422 光度计的解释。

要求支持超声心动检查选项的图像归档也要支持所有在表 4.2-2 中所列出的 SOP 类型。

支持超声心动检查选项的影像采集设备 必须支持超声多帧图像的存储。

表 4.2-2 超声心动检查 SOP 类型

SOP 类型 UID	SOP 类型名称
1.2.840.10008.5.1.4.1.1.7	二次获取图像存储
1.2.840.10008.5.1.4.1.1.6.1	超声图像存储
1.2.840.10008.5.1.4.1.1.3.1	超声多帧图像存储
1.2.840.10008.5.1.4.1.1.88.59	对象选择键
1.2.840.10008.5.1.4.1.1.88.11	基础本文 SR
1.2.840.10008.5.1.4.1.1.88.22	增强 SR
1.2.840.10008.5.1.4.1.1.88.33	综合的 SR

4.2.3 负荷超声选项

在负荷超声图像 SOP 实例中，通过 IHE 传输等级（Stage）和切面（View）识别需要两个机制：

—数字：等级序号（0008，2122）和切面序号（0008，2128），等级和切面序号由1开始。

—代码序列：等级代码序列（0040，000A）和切面代码序列（0054，0220）为等级和切面提供标准的代码标识符。

在负荷超声检查方案里一个等级就是一个时相。一个切面（View）就是探头位置和定位在获取图像时的一个特定的组合。这是在DICOM标准中定义中的一个附加的选项机制，但在IHE中是不需要的：

—名称：等级名（0008，2120）和切面名（0008，2127）为等级和切面指定了非标准化的原名。

当等级名（0008，2120）和切面名（0008，2127）能够关联和标签给显示所需的图像时，它们的值集是未定义的。所以，IHE要求在等级代码序列和切面代码序列中使用代码标识符来明确的描述等级和切面。

要求支持负荷ECHO选项的影像采集设备角色也要支持在多帧超声图像中为一个负荷超声检查所创建的若干属性。如在下面表4.2-3中描述的。

许多这样的要求都是建立在DICOM的Type 2或Type 3属性上（这个属性以R+ 表示）。

表4.2-3　与传输层协议有关的多帧超声图像属性信息

属性名称	标签	必要条件
执行检查项目描述	（0040，0254）	R+
方案名称	（0018，1030）	R+
执行方案代码序列	（0040，0260）	R+
等级数	（0008，2124）	R+
等级中切面数	（0008，212A）	R+
等级的代码序列	（0040，000A）	R+（注释2）
等级序号	（0008，2122）	R+
切面序号	（0008，2128）	R+（注释1）
切面代码序列	（0054，0220）	R+（注释2）

注释1：超出方案范围的图像（即：与负荷超声检查方案无关的图像）应有一个空的或者被省略的切面数。

注释2：切面代码序列使用一个预先设定的代码，如在DICOM中所指定的CP 476转换建议；这个转换建议于2005年1月正式被采用。

负荷试验检查所需的执行方案代码序列将使用从DICOM上下文组12002的子集中提取的代码，如表4.2-4所示。

表4.2-4　超声负荷协议代码

代码表设计者 （0008，0102）	代码值 （0008，0100）	代码含义 （0008，0104）
STR	P5-B3050	运动负荷超声心动图
STR	P5-B3051	极量负荷超声心动图
STR	P5-B3052	亚极量负荷超声心动图
STR	P5-B3053	运动平板负荷超声心动图
STR	P5-B3054	Bruce平板负荷超声心动图
STR	P5-B3055	改良Bruce踏车负荷超声心动图
STR	P5-B3056	不规则平板负荷超声心动图
STR	P5-B3058	踏车运动负荷超声心动图
STR	P5-B3060	药物负荷超声心动图

续表

代码表设计者 (0008, 0102)	代码值 (0008, 0100)	代码含义 (0008, 0104)
STR	P5-B3061	多巴酚丁胺负荷超声心动图
STR	P5-B3062	高剂量多巴酚丁胺负荷超声心动图
STR	P5-B3063	低剂量多巴酚丁胺负荷超声心动图
STR	P5-B3065	阿布它明负荷超声心动图
STR	P5-B3066	双嘧达莫（潘生丁）超声心动图

根据 DICOM PS 3.16-2003 改编

等级代码序列应使用从 DICOM 上下文组 12002 子集中提取的代码，如表 4.2-5 所示，这是为执行负荷超声方案的需要而增加的附加码。

表 4.2-5 超声层协议层代码

代码表设计者 (0008, 0102)	代码值 (0008, 0100)	代码含义 (0008, 0104)
STR	P5-01201	在基线获取的图像
STR	P5-01202	负荷前获取的图像
STR	P5-01203	负荷中获取的图像
STR	P5-01204	峰值负荷获取的图像
STR	P5-01205	恢复时获取的图像

根据 DICOM PS 3.16-2003 改编

切面代码序列将使用 DICOM 上下文组 12226 的代码。（参见表 4.2-6）

表 4.2-6 DICOM 上下文组 12226 组超声心动检查图像切面

代码表设计者	代码值	代码含义
STR	G-A19B	心尖二腔图
STR	G-A19C	心尖四腔图
STR	G-0395	心尖长轴图
STR	G-0396	胸骨旁长轴
STR	G-0397	胸骨旁短轴
STR	G-0398	主动脉瓣水平胸骨旁短轴
STR	G-0399	二尖瓣腱索水平胸骨旁短轴
STR	G-039A	二尖瓣水平胸骨旁短轴
STR	G-039B	乳头肌水平胸骨旁短轴
STR	G-039C	右心室流入道显像
STR	G-039D	右心室流出道显像
STR	G-039E	剑下长轴
STR	G-039F	剑下短轴
STR	G-03A0	胸骨上长轴
STR	G-03A1	胸骨上短轴

根据 DICOM PS 3.16-2004 改编

4.2.4　Cath 证据选项

支持 CATH 证据选项的影像采集设备 和证据创建者角色必须支持一个或多个在表 4.2-7 中所列出的 SOP 类型。

表 4.2-7　Cath 证据 SOP 类型

SOP 类型 UID	SOP 类型名称
1.2.840.10008.5.1.4.1.1.88.22	增强 SR
1.2.840.10008.5.1.4.1.1.88.33	综合 SR
1.2.840.10008.5.1.4.1.1.88.40	过程 Log

在 SR 证据文档中，IHE 为完成标签值的设定（0040，A491）定义了下列标准：

一份 SR 证据文档的完整性的定义是与请求检查的范围和根概念名（Root Concept Name）的范围有关的。换言之，就是一个标有“已完成（COMPLETE）”的完成标签（0040，A491）值表明，这份文档内容（被任何概念修改所限制的）包含了在根概念名主题里的所有重要的观察，这与参考的请求序列（0040，A370）中的检查请求识别有关的。因此，一个检查请求可以有多个这样不同主题的完整的 SR 文档。

只有当内容已由一个授权用户证明或核实符合这些标准时，一个文档才可以看作已经完成，同时在 SR 文档实例中可以识别这个用户。

注释：

1. 参见 DICOM 补遗 101，附录三的 C.17.2.5 节，证明和确认的讨论。
2. 鼓励执行来使用或参考在 DICOM 一致性声明中的完整性的定义。

影像采集设备或证据创建者角色应使用一个或多个在表 4.2-8 所列出的模板。

表 4.2-8　Cath 证据模板

Cath 证据模板
3001 检查过程 Log
3202 心室分析
3213 定量动脉分析
3250 血管内超声
3500 血流动力学

4.2.5　超声证据选项

支持超声证据选项的影像采集设备和证据创建者角色必须支持一个或多个在表 4.2-9 所列出的 SOP 类型。

表 4.2-9　Echo 证据 SOP 类型

SOP 类型 UID	SOP 类型名称
1.2.840.10008.5.1.4.1.1.88.22	增强 SR
1.2.840.10008.5.1.4.1.1.88.33	综合 SR

影像采集设备或证据创建者角色应该使用一个或多个在表 4.2-10 所列出的模板。

表 4.2-10　Echo 证据模板

Echo 证据模板
5100 血管超声
5200 超声心动

参见 4.2.4 节，在 SR 证据文档中，为 IHE 标准设定完成标签的值（0040，A491）。

4.3 图像存储确认［CARD-3］

这个事务等同于带有一个附加选项的图像存储确认［RAD-10］（见 RAD-TF 2：4.10）。

4.3.1 间歇式连接影像设备选项

一个间歇连接设备选项是为图像管理指定的，如果影像设备没有连接时，图像管理器必须在它下面排队等待 N-事件报告消息。为图像存储确认开放一个通道（信息通道）的影像设备，将为图像管理器提供一个触发，打开一个到设备的单独通道，发送排队等候的 N-事件报告消息。这个选项对 Cath 工作流和 Echo 工作流协议都是必需的。

这个选项的目的是缓解移动设备，优先删除装满正在等候图像存储确认响应图像的局部存贮器（说明图像管理器已经成功地完成对这套相关的图像的职责）。如果在移动设备没有连接时，这时如果图像管理器尝试发送 N-事件报告（N-Event Report），则将无法接收图像存储确认响应。

这个选项要求图像管理器在移动设备再次连接到图像管理器时发送 N-事件报告信息。

4.3.1.1 触发事件

下面这些事件将触发排队等候的 N-事件报告给移动设备：

- 影像采集设备成功的构造了一个与有未决的 N-事件报告与图像管理器之间的通讯渠道。

注释：需要处理间歇式连接影像设备的应用同样适于下面 RAD- TF 所预约的工作流程规范的图像管理器，但 RAD-10 事务没有记载方式。有几种符合这个需求的方法，其中一些功能需求在事务的图像管理器这边，一些在影像设备那边。如没有一个清楚的规范，将会有重大的互通性问题。

IHE 心血管病学技术委员会（Cardiology Technical Committee）已经指出了要减少图像管理器方影像设备执行的复杂性。减少间歇地和时时的连接环境之间整体数据流的差异。IHE 心血管病学技术委员会承认有可能对放射学有影响，但对心血管病学技术框架的这个试行版超声心动检查工作流方案权威性的决议是很重要的。IHE 心脏学和放射学技术委员会将共同致力于解决的办法。

4.4 获取图像/证据［CARD-4］

这个事务等同于带有几个附加选项的获取图像［RAD-16］和获取证据文档［RAD-44］（参见RAD-TF 2：4.16 和 RAD-TF 3：4.44）。

4.4.1 负荷超声选项

支持负荷超声选项的图像显示者角色应能够处理和接受 JPEG 基线（Process 1）：为把超声多帧图像压缩为 8 位有损 JPEG 图像默认传输语法，并应支持 YBR _ FULL _ 422 光度计的解释。

支持负荷超声选项的图像显示者角色也必须支持所有在表 4.4-1 中所列出的 SOP 类型。

表 4.4-1 负荷超声图像 SOP 类型

SOP 类型 UID	SOP 类型名称
1.2.840.10008.5.1.4.1.1.6.1	超声图像存储
1.2.840.10008.5.1.4.1.1.3.1	超声多帧图像存储

支持负荷 ECHO 选项的图像显示者角色也必须支持在表 4.4-2 中列出的超声图像的所有属性。

表 4.4-2 负荷超声显示属性

属性名称	标签	必要条件
执行协议编码序列	(0040, 0260)	R+*
>代码含义	(0008, 0104)	R+（见注释）
协议名	(0018, 1030)	R+（见注释）
等级数目	(0008, 2124)	R+
等级中的切面数	(0008, 212A)	R+*
等级代码序列	(0040, 000A)	R+
>代码含义	(0008, 0102)	R+
等级序号	(0008, 2122)	R+
切面代码序列	(0054, 0220)	R+*
>代码含义	(0008, 0104)	R+
切面序号	(0008, 2128)	R+

注释：执行方案代码序列编码含义的属性和方案名的属性应包含类型似的信息。如果两者出现在同一个图像上时，应显示方案名（而不是执行方案代码序列编码含义）。

4.4.1.1 预期行为

图像显示者角色可以组织和提供基于等级和切面的多种图像给临床比较。等级序号（0008，2122），切面序号（0008，2128），等级代码序列（0040，000A），和切面代码序列（0008，2240）都已授权提供给负荷超声影像设备（见 4.2.3 节），并且可以由图像显示者角色用来清楚的判断每个图像的等级和切面。

4.4.2 Cath 证据选项

要求支持 CATH 证据选项的图像显示者角色也要支持在表 4.4-3 中列出的所有 SOP 类型。

表 4.4-3 Cath 证据 SOP 类型

SOP 类型 UID	SOP 类型名称
1.2.840.10008.5.1.4.1.1.88.22	增强 SR
1.2.840.10008.5.1.4.1.1.88.33	综合 SR
1.2.840.10008.5.1.4.1.1.88.40	检查过程 Log

4.4.2.1 预期行为

图像显示者角色可更完美的显示上面表 4.2-8 中列出的模板。

注释：不论创建它的模板如何，要求一个支持 DICOM SR SOP 类型的图像显示者必须（遵循 DICOM 标准）明确的提供所有法定的在 SOP 类型中的 SOP 实例。见 DICOM 附录 3.4 附件 O。

4.4.3 超声证据选项

要求支持 ECHO 证据选项的图像显示者角色也要支持在表 4.4-4 中列出的所有 SOP 类型。

表 4.4-4 Echo 证据 SOP 类型

SOP 类型 UID	SOP 类型名称
1.2.840.10008.5.1.4.1.1.88.22	增强 SR
1.2.840.10008.5.1.4.1.1.88.33	综合 SR

4.4.3.1 预期行为

图像显示者角色可更完美的显示上表 4.2-10 中列出的模板。

注释：不论创建它的模板如何，都要求一个支持 DICOM SR SOP 类型的图像显示者必须（遵循 DICOM 标准）明确的提供在 SOP 类型中的所有法定 SOP 实例。见 DICOM 附录 3.4 附件 O。

4.5 获取 ECG 列表［CARD-5］

这个事务源自于获取指定的显示所需信息，［ITI-11］（见 ITI-TF-2：3.11），但它是一个独立的事务。

4.5.1 范围

这个事务包括一个以显示为主要目的的 ECG 文档列表的查询。这可能发生在当一个用户试图去查找一个被存储在不同系统中的某个患者的相关 ECG 的时候。注意被获取的列表总是与同一个已确认的患者（患者 ID）有关，但它的内容总是动态的。（即：在不同的点随机提取同样的列表可能导致内容的不同）；例如，一个新的 ECG 可以在两次请求之间被记录。

为支持大范围的显示能力，信息按有关 XML 的默认样式表的格式提供。XML 格式将依照在附录 C 中指定的结构，并明确与 HL7 V3 版参考信息模型相协调。

4.5.2 用例角色描述

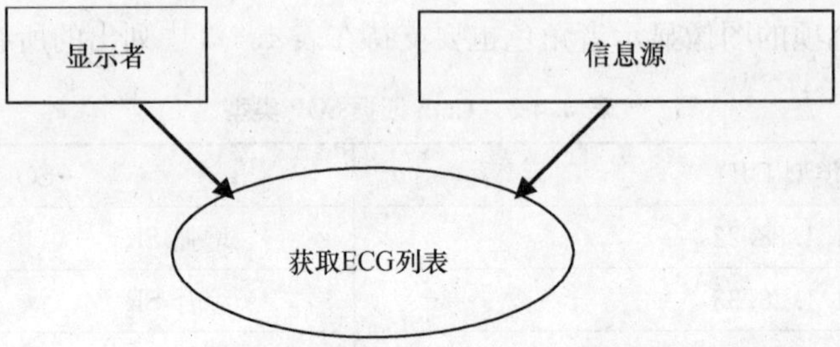

角色：显示者

角色描述：请求一个 ECG 列表并显示 ECG 列表的一个系统。

角色：信息源

角色描述：以一种准备好的显示格式，在响应来自显示者角色的请求时提供 ECG 列表的系统。

4.5.3 参考标准

请查阅 ITI-TF-2：3.11.3，参考标准

4.5.4　交互图

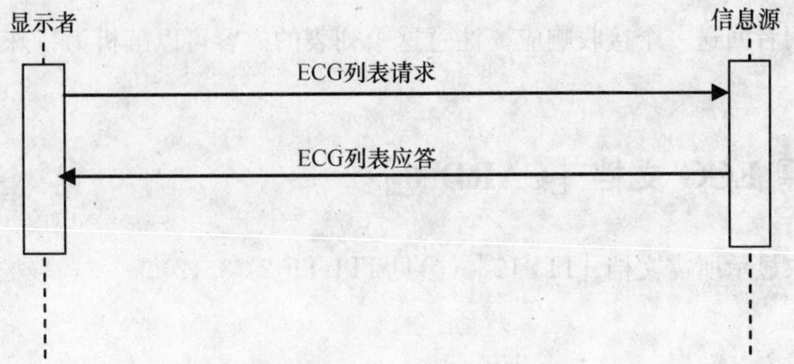

图 4.5-1　获取 EGG 列表

4.5.4.1　ECG 列表请求

4.5.4.1.1　触发事件

下面的事件将触发一个 ECG 列表请求：

- 显示者角色的用户需要回放一个作为患者临床病历一部分的 ECG 列表，目的在于通过获取显示事务所需 ECG，从随后的检索列表中选择一份特异的心电图，作为一个持续对象用于显示事务。

4.5.4.1.2　消息语义

请查阅 ITI-TF-2：3.11.4.1.2，请求特定信息—摘要消息所需的消息语义。

ITI-TF-2：3.11.4.1.2 表 3.11.4-2 是为 ITI-11 列出的 web 服务请求类型。这个事务应支持表 4.5.4-1 中所列出的请求类型。

表 4.5.4-1　web 服务请求类型

请求类型值	描述
摘要—心血管病学—ECG	ECG 文档列表

4.5.4.1.3　预期行为

请查阅 ITI-TF-2：3.11.4.1.3，请求特定信息—摘要消息所需的预期行为。

4.5.4.2　ECG 列表应答

4.5.4.2.1　触发事件

这个消息是由信息源角色在响应 ECG 列表请求的 web 服务请求时发送的。

4.5.4.2.2　消息语义

信息源角色应支持在第 4.5.4.1.2 节指定的请求类型参数。

注释：获取显示方案所需的 ECG 要求信息源角色也要支持摘要和摘要-心血管病学获取特定信息［ITI-11］事务的选项。如果信息源角色只处理 ECG，则它对摘要、摘要-心血管病学，以及摘要-心血管病学 EGG 的响应具有同样的内容（但格式不同）。然而，如果它是处理其他类型的文档，它将仅以一个 ECG 文档列表响应摘要-心血管病学-EGG 请求。当响应摘要和摘要-心血管病学的请求时，它总是包括它所处理的 ECG 文档。

信息源不会设置失效 0 来保证储藏，这些消息应依照在附录 C 中定义的 XML 结构格式化。XML 将参照一个默认 server-side 风格样式表，使显示者角色能显示不需要进一步处理的目录列表。附录 C 包括一个样式表例子，但那是特例一般不需要。附录 C 也包括一个 XML 实例来举例帮助说明怎样格式化列表。

显示角色可以请求信息源角色提供属于某一患者的不同类型的文档列表。列表的精确内容取决于信息源角色，也可由机构政策调控。它包括一个持续对象的超链接，以便使它能利用获取显示事务所需 ECG 来提取。

根据第 4.6 节的需求，链接应被作为一个 web 服务请求形式。也可以包含描述其他服务请求的超链接。

4.5.4.2.3　预期行为

显示者角色应给使用者回送一个接收响应。注意这个列表的内容可以解析为特殊的数据以适应更高级的显示应用。

4.6　获取显示所需 ECG 文档［CARD-6］

这个事务源自于获取显示所需文档［ITI-12］（参见 ITI-TF-2：3.12）。

4.6.1　范围

这个事务包括一个为显示目的所需的 ECG 文档（持续对象）的获取。唯一可识别的持续对象意味着，在不同点及时提取同一个文档实例时，将提供相同的语义学给它所呈现的内容。尽管这种内容的显示拥有不同的使用格式、风格等，但文档的信息内容是不变的。

4.6.2　用例角色描述

请查阅 ITI-TF-2：3.12.2，获取显示所需文档事务所需的用例角色描述。

4.6.3　参考标准

请查阅 ITI-TF-2：3.12.3，获取显示所需文档事务所需的参考标准。

4.6.4　交互图

请查阅 ITI-TF-2：3.12.4，获取显示所需文档事务所需的交互图。

4.6.4.1　ECG 文档请求

4.6.4.1.1　触发事件

当一个显示者角色的用户需要去重复回放一个被信息源角色存储的某个文档时，一个文档所需的请求被触发了。

4.6.4.1.2　消息语义

获取显示所需 ECG 文档 事务是由一个 web 服务请求执行的。如果一个用户需要重复回放在信息源角色那里存储的、作为患者临床病历一部分的文档，显示者角色应发布 web 服务请求。

注释：为了比较，请参照 ITI-TF-2：3.12.4.1.2，请求持续文档消息所需的消息语义。关于那个事务，这个事务有下列语义上的不同：

1. 除了接收 OIDs 作为文档 UID 的一个值外，这个事务允许持续的 ECG 文档由 UUID 参考。

2. 这个事务只允许“应用/pdf”和“图像/svg+xml”内容类型，代替在 ITI-TF-2 表 3.12.4-1 和表 3.12.4-3 所列出的内容类型。

web 服务请求应包含下面参数（值）来识别返回文档及返回格式。参见表 4.6.4-1。

表 4.6.4-1　查询键

参数名称	REQ	描述	值
请求类型	R	这个参数必需有一个“文档”的值。	“文档”
文档 UID	R	已知的角色是确定文档的 UID。	依照 ITI-TF-2，附录 B 中的规定，这个值应该定义为对象标识符（OID），或依照 DCE 1.1RPC 的规定定义为全球唯一标识符（UUID）。（见注释）

续表

参数名称	REQ	描述	值
首选内容类型	R	这个参数必需确定提供文档的首选格式（作为 MIME 内容类型）	显示允许以下格式之一： 应用/pdf（见注释） 图像/svg＋xml

注释：关于 PDF，详细了解见 IANA 注册，例如版本。对 1.3 以前版本的 PDF，创建 PDF 的应用软件都可以使用这个 MIME（多用途互连网邮件扩展协议）类型。接受器将支持这个版本及以前的版本的文档编码。

在开放组中指定了 UUID、DCE 1.1 远程检查呼叫规范。

附录 A（http：//www.opengroup.org/onlinepubs/9629399/apdxa.htm）

附录 B 中提供了在 WSDL 中 web 服务的正式定义。

显示者角色和信息源角色两者所需的唯一的约束是应遵守 HTTP-GET。在这个约定中，样本消息将为如下格式：

http：//<location>/<IHERetrieveDocument>？requestType＝”DOCUMENT”&documentUID＝”1.2.3”&preferredContentType＝”application/pdf”

凡<位置>即指服务的地址，在 WSDL 定义的<服务>标签里指定。

IHE 获取文档 是指操作的位置，在 WSDL 定义的<操作>标签里指定。

除此之外，显示者角色应支持下面字段的有关 HTTP 请求和应答的协议：

表 4.6.4-2　HTTP 请求和应答字段

HTTP 字段	REQ	描述	值
接受	O	这个字段用来说明某些媒体所接受的响应类型	至少有下列之一值： 应用/pdf 图像/svg＋xml */* 也可包括其他值
接受语言	O	这个字段与接受相似，但制约一套自然语言作为首选的请求作出回应	所有有效值都依照 RFC2616
终止	R	这个字段给出何时响应被认为是过时的日期/时间	所有有效值都不超过一周

显示者角色应提供一个在 HTTP 接收字段里所支持的内容类型列表。如果 HTTP 接收字段无值，则意味着显示者角色可以接收任何内容类型。

首选内容类型参数应指定显示者角色想得到的内容类型。首选内容类型所需的参数值应是来自表 4.6.4-1 中的一个，并且不与在 HTTP 接收字段所指定的值相矛盾。

如果可能，在首选内容类型中，信息源应提供信息，否则，它应只用一种在接收字段里所指定的类型，酌情返回信息。

如果必要，显示者角色可以利用 HTTPS 协议执行一个给 web 服务的请求。

4.6.4.1.3　预期行为

请查阅 ITI-TF-2：3.12.4.1.3，持续文档消息请求所需的预期行为。

信息源可以提供一个 301—长期移动，302—查找，303—见其他或 307—临时接续的 HTTP 协议的持续反应。显示者角色应用 HTTP GET 去改变目标 URI。

4.6.4.2　ECG 文档发送

4.6.4.2.1　触发事件

请查阅 ITI-TF-2：3.12.4.2.1，持续文档消息的发送所需的触发事件。

4.6.4.2.2 消息语义

请查阅 ITI-TF-2：3.12.4.2.2，持续文档消息的发送所需的消息语义。

使用获取 ECG 文档的这个事务必须遵循下面最基本的要求：

4.6.4.2.2.1 最基本的患者信息

ECG 文档至少要包括患者名字和患者的 ID。心血管病学技术框架的目前版本不支持匿名的 ECG 文档传输。

4.6.4.2.2.2 最基本的上下文档记录

ECG 文档应说明，当记录患者的 ECG 波形信号的时候，文档要包含记录的日期和时间（由设备记录的决议）。无论在那里做的记录，都假定日期/时间是本地的，除非提供了特定的时区。

4.6.4.2.2.3 最基本的信号波形保真度

包含信号波形的 ECG 文档应该对这些具有诊断质量的信号波形进行译码转换。

注：ECG 显示软拷贝的诊断质量没有一个标准。ANSI/AAMI EC-11-1991 标准对 ECG 硬拷贝记录的诊断质量做了规定。文档源有责任是对具有同等显示能力的计算机，提供同等质量的文档。

4.6.4.2.2.4 最基本的信号波形信息

ECG 信号波形应包括一个使用标准校正脉冲的电压和时间刻度的指示（1 mV 高，200 ms 宽），以及一个标称的 1 mm 栅格。用来说明有关 mm/s 和 mm/mV，例如“25 mm/s 10 mm/mV”是推荐的，也是可任选的。如果不同的导联有不同的增益（如胸前导联半量增益），确定每个导联的增益情况，才能提供充分的信息。

所显示的 ECG 文档的实际大小是控制在显示客户端的用户那里。因此，信息源无法控制在背景网格上的 1 mm 的正方形，在屏幕上也总能显示为一个 1 mm 的正方形。由于纵横比是固定的，所以栅格正方形格才总被显示为正方形，而不是长方形；在纵横比方面的改变可能使得那些习惯于用标准的 1 mm×1 mm 的固定纵横比读 ECG 的人对 ECG 的解释变难。在主轴尺度上，应每 5 mm 就有一个较黑或粗的线，当报告的缩放比例是 25 mm/s 和 10 mm/mV 的时候，相当于 200 ms 和 500 μV。1 mm 间隔的小轴（当报告的缩放比例为 25 mm/s 和 10 mm/mV 的时候，即是 40 ms 和 100 μV）可以使用较浅或较细的线，或使用小的“点”画。

ECG 信号波形应包括导联标签。在一个信号波形“线”中，被提取的信号波形应包括一个指征，用来表示从一个导联到下一个导联的转换。

ECG 信号波形应包括频率内容的说明，例如“0.05～150 赫兹”。

4.6.4.2.2.5 最基本的解释信息

如果包括解释信息在内，ECG 文档也应包括一份说明，用来解释是否确认或未经确认，例如：“未确认报告”，“确认报告”。

4.6.4.2.2.6 必要的请求类型

信息源必须支持**应用/pdf** 格式。

为了符合信号波形质量的需要，信息源应尽量使用矢量图来降低混淆现象效果。这就意味着信息源应与一个 pdf“图像”（即：一个光栅位图）相对应，产生 PDF 消息“内容”（即：矢量图命令）提供给显示设备，为了实现这些，信息源需要使用 pdf 矢量图命令产生 pdf 内容。

注：为实现这个目的可利用许多现有工具，包括 Adobe PDF Library SDK，以及来自其他厂商的资料库，例如 PDFLIB（www.pdflib.com）。许多通常的 pdf 工具（比如 Adobe 公司的 Acrobat Distiller 的最新译本）并不创建矢量图命令。

信息源也可以支持 **Image/svg＋xml** MIME 类型格式。

注：可升级矢量图（SVG）更适合这个应用，但是需要一个 SVG 浏览器插件（例如：Internet Explorer 所需的 Adobe SVG 的插件）。一份使用 SVG 的 XML 文档有能力嵌入 JavaScript 指令，这可用作局部 ECG 图像的格式再转换（例如：从 3×4 1R 转换到 6×2 格式等）。

注意使用光栅格式为 ECGs 服务的应用不依照这个事务，但可以依照获取显示所需的信息规范。

4.6.4.2.3 预期行为

请查阅 ITI-TF-2：3.12.4.2.3，持续文档消息的发送所需的预期行为。

4.7 已封装报告提交［CARD-7］

本节内容符合IHE心血管病学技术框架的CARD-7事务。CARD-7事务由报告创建者、报告管理者和医疗机构报告存储库角色使用。

4.7.1 范围

在已封装报告提交事务中，报告创建者或报告管理者传送PDF报告，以已封装数据形式主动提供HL7的观察。

4.7.2 用例角色描述

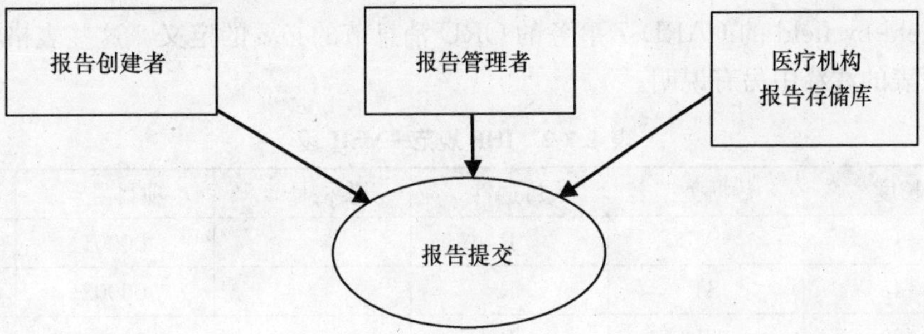

角色：报告创建者

角色描述：创建一个初步的、最终的或已修改的PDF报告，并发送给报告管理者。

角色：报告管理者

角色描述：从报告创建者那里接收报告，为发行发布报告，并发送到医疗机构报告存储库。

角色：医疗机构报告存储库

角色描述：接收和存储由报告管理者发送的PDF报告。

4.7.3 参考标准

HL7消息标准2.3.1版

4.7.4 交互图

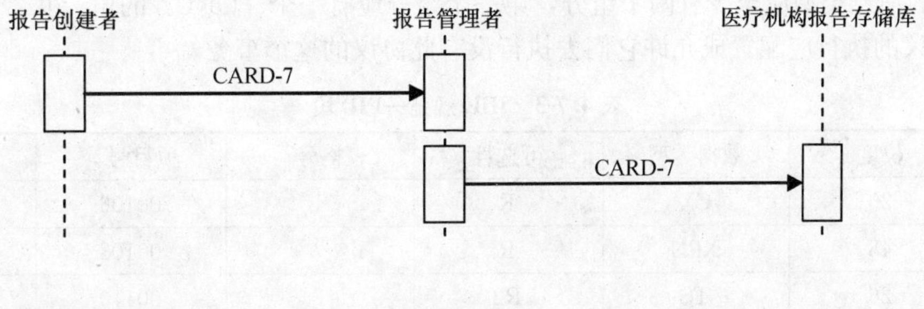

4.7.4.1 PDF部门报告提交

这个事务涉及到上述交互图中的报告创建者和报告管理者之间的CARD-7事务。

4.7.4.1.1 触发事件

当一个临床报告被确认已经提交时，报告创建者与报告管理者发起CARD-7事务。

4.7.4.1.2 消息语义

CARD-7事务应是一则来自报告创建者主动提供给报告管理者的HL7 V2 ORU消息，并以一个相应的

ACK 消息回传给报告创建者。参照 HL7 2.3.1 标准，第 7 章 ORU 消息，普通消息语义。

表 4.7-1 IHE 规范—已封装报告提交 ORU 消息

ORU	已封装报告	在 HL7 2.3.1 中的章	注释
MSH	消息头	2	
PID	患者的身份证明	3	
[PV1]	患者就诊	3	参见文本要求
OBR	医嘱细节	7	
{OBX}	观察结果	7	

如果每个适用 IHE 技术框架附录的地区和国家，需要使用 PV1-19 患者就诊号，则也必需使用 PV1 段(参见 RAD TF-4)。

下表中提供了 field-by-field 的 CARD-7 事务的 ORU 消息节的必要的定义。这些表格将根据 HL7 V2.3.1 标准解释，除非在下表的注释中另有说明。

表 4.7-2 IHE 规范—MSH 段

序号	长度	数据类型	可选性	表格号#	项目号#	元素名称
1	1	ST	R		00001	字段分隔
2	4	ST	R		00002	编码特性
3	180	HD	R		00003	发送请求
4	180	HD	R		00004	发送设备
5	180	HD	R		00005	接受请求
6	180	HD	R		00006	接受设备
9	7	CM	R		00009	消息类型型
10	20	ST	R		00010	消息控制 ID
11	3	PT	R		00011	检查 ID
12	60	VID	R	0104	00012	版本 ID
18	6	ID	C	0211	00692	字符集

根据 HL7 标准 2.3.1 版改编

IHE 技术框架要求应用要支持字段 MSH-1 字段分隔符和 MSH-2 编码特性的 HL7 - 推荐值。

字段 MSH-9 的消息类型应至少有两个组分，第一个组分应有一个“ORU”的值；第二个组分应有“R01”的值。支持序号协议的执行应配置成允许它们去执行没有此协议的这个事务。

表 4.7-3 IHE 规范—PID 段

序号	长度	数据类型	可选性	表格号#	项目号#	元素名称
3	20	CX	R		00106	患者 ID 列表
5	48	XPN	R		00108	患者姓名
7	26	TS	R2		00110	出生日期/时间
8	1	IS	R2	0001	00111	性别
10	80	CE	R2	0005	00113	种族
11	106	XAD	R2		00114	患者住址
18	20	CX	R2		00121	患者账号

根据 HL7 标准 2.3.1 版改编

表 4.7-4　IHE 规范—PV1 段

序号	长度	数据类型	可选性	表格号#	项目号#	元素名称
2	1	IS	R	0004	00132	患者等级
19	20	CX	R2		00149	就诊号
51	1	IS	C	0326	01226	就诊标志

根据 HL7 标准 2.3.1 版改编

注释：字段 PID-18 患者账号和 PV1-19 就诊号对在 ADT 和医嘱消息中使用的 PID 段的值是有必要的。(参见，RAD-3 和 RAD-4 事务)。在这个 ORU 信息的上下文档中，这些值可能不知道，但如果是已知的，在消息中将包含这些值。

如果字段 PV1-19 就诊号是存在的，则字段 PV1-51 就诊标志应赋值为数值“V”。其他可省略。

表 4.7-5　IHE 规范—OBR 段

序号	长度	数据类型	可选性	表格号#	项目号#	元素名称
1	4	SI	R		00237	设置 ID—OBR
2	22	EI	R		00216	申请者医嘱号
3	22	EI	R		00217	执行者医嘱号
4	200	CE	R		00238	通用服务 ID
7	26	TS	R		00241	观察日期/时间
25	1	ID	R	0123	00258	结果状态
32	200	CN	R2		00264	主要结果注释者

根据 HL7 标准 2.3.1 版改编

在 OBR-25 字段中应支持表 4.7-6 结果状态值。

表 4.7-6　支持结果状态值

值	描述
R	未校验的结果存储
P	初步的：一个可用的早期校验结果，最终结果还没有获取
F	最终结果：存储和校验的结果只能被正确的结果改变。
C	修正结果

根据 HL7 标准 2.3.1 版表 0123 改编

若可能，可定义一个 OBX 段为那些已提交的报告传送 DICOM 检查实例 UID（参见表 4.7-7）。如果报告由科室系统预约者/医嘱执行者为处理一个请求检查而建立，在 ORU 中应包含这个段。

表 4.7-7　IHE 规范-DICOM 检查实例 UID 的 OBX 段

序号	长度	数据类型	可选性	表格号#	项目号#	元素名称
1	4	SI	R		00569	设置 ID—OBX
2	3	ID	R	0125	00570	值类型＝HD
3	80	CE	R		00571	观察 ID
5	70	HD	R		00573	观察值
11	1	ID	R	0085	00579	观察结果状态＝O

根据 HL7 标准 2.3.1 版改编

OBX-3 观察 ID 字段应有这样的值“113014^DCM^DICOM Study”。

OBX-5 观察值将包括检查实例 UID 如 ISO OID。OBX-11 观察结果状态将有 O 值（医嘱细节描述）。

注释：报告创建者获得申请者医嘱号（OBR-2），执行者医嘱号（OBR-3），以及研究实例 UID（OBX-5）的方法超出了这个事务的范围。报告创建者可以收到来自检查预约［RAD-4］事务的信息。它也可以获得来自报告处理期间被参考图像的信息。

定义一个 OBX 段传送已封装的 PDF 报告。（详见表 4.7-8）

表 4.7-8 IHE 规范—已封装的 PDF 的 OBX 节

序号	长度	数据类型	可选性	表格号#	项目号#	元素名称
1	4	SI	R		00569	设置 ID—OBC
2	3	ID	R	0125	00570	类型值＝ED
3	80	CE	R		00571	观察 ID
4	20	ST	O		00572	观察子-ID
5	*	ED	R		00573	观察值
11	1	ID	R	0085	00579	观察结果状态

根据 HL7 标准 2.3.1 版改编

OBX-3 观察标识符字段应被当作一个来自 LOINC 编码方案的 HIPAA 附件类型的默认文档名使用，即，标有“DOC”术语。参见附录 D 报告标题的例子。

字段 OBX-5 观察值包含已封装的 PDF 文档。原应用 ID 组成部分将包括一个受 64 个字符限制的报告 ISO OID。这种数据的类型组成应有“应用”值，数据图表类型组成应有“PDF”值。编码组成部分应有“Base64”值。

在字段 OBX-11 中应支持表 4.7-9 的观察结果状态值。这个值应与在字段 OBR-25 中的值一致。

表 4.7-9 支持观察结果状态值

值	描述	相应的 OBR-25 值
R	结果输入—没有校验	R
P	初步结果	P
F	最终结果，只能由一个正确的结果改变	F
C	修正记录并替代最终结果	C

根据 HL7 标准 2.3.1 版表 0085 改编

如果 OBR-25 结果状态（详见表 4.7-5）显示“P”（初步的），“F”（最终的）或“C”（已修正的）报告，PDF 内容应包含签署临床医生或合法证明人的身份。

注释：

1. 一个参与这个事务的角色必须支持长度超出 OBX-5 限定的 65536 字节的已封装数据。

2. 附加的 OBX 段，除了传输检查实例 UID 和已封装的 PDF 外，可以出现在 ORU 里。

3. 鉴于 PDF 可能会从 HL7 或 DICOM 封装中分离，推荐 PDF 的内容应包含患者 ID，检查的日期和报告的日期，以及报告的确认状态。

4. 一个报告的每个版本的 OID 与其他版本都有截然不同，因而初步的、最终的和已修正的报告是很容易区分和独立的。

4.7.4.1.3 预期行为

一收到这个消息，报表管理者可以申请应用-特定的报告检查规则（例如，向用户验证或签名）。报告管理者将决定何时发布报告，或何时提供给医疗机构；这可能包括 PDF 内容的修正（例如，增加一个签名）。决定何时发行报告的规则也应包括校正或更正的处理中。

报告管理者应有能力编辑 PDF 的内容，至少要添加一个“cover page”，来记载当前患者的基本信息（可由其他规范的事务更新）、报告状态，以及医生签名。

对同一个请求检查或医嘱，报告管理者应支持以不同标题提取多个报告（已封装的PDF OBX-3段观察标识符）。依照报告处理规则，每份文档标题应视为是独立的。

注：例如：一个心导管插入的请求检查可以导致报告创建者提交一份报告标题为“心脏Cath诊断报告”和另一份报告题为“心脏介入Cath报告”。核查，签名，以及这两份报告的分发都是分开处理的，并可能涉及到两个不同的医生。

当报告管理者已经决定报告可供医疗机构使用时，应通过运送报告到报告存储库以保证部门报告的长期存储（见事务CARD-9）。

注：报告管理者应用一特定的检查规则可用口述的方法，把部分或全部未证实的或初步的报告提供给机构，或只提供已完成的和正确的报告给机构。

4.7.4.2 PDF医疗机构报告提交

这个事务涉及到在上面交互图中的报告管理者和医疗机构报告存储库之间的CARD-7事务。

4.7.4.2.1 触发事件

当一个临床报告被视为已准备好与医疗机构和支持已封装的PDF选项的医疗机构报告存储库的通信时，报告管理者发起与医疗机构报告存储库的CARD-7事务。

注：每当一个临床报告被视为已准备好与机构的通信时，应配置报告管理者发送一个与医疗机构报告存储库之间的CARD-7或CARD-8事务。适当的事务由医疗机构报告存储库支持的选项决定。详见第4.8节CARD-8事务的说明。

4.7.4.2.2 消息语义

请参照上述4.7.4.1.2节。

4.7.4.2.3 预期行为

医疗机构报告存储库接收已封装成PDF格式的ORU。医疗机构报告存储库结果的使用不属于IHE技术框架的范围。

注：医疗机构报告存储库可以长期保存报告和/或在把某个方面分发给机构。

医疗机构报告存储库必须准备接收对同一个执行者医嘱号，使用不同标题的多个报告（参见4.7.4.1.3）。

4.8 报告参考提交［CARD-8］

本节内容符合IHE心血管病学技术框架的CARD-8事务。CARD-8事务是由报告管理者和机构报告存储库角色使用的。

4.8.1 范围

在报告参考提交事务中，报告管理者传送URL参考至报告作为主动提供的HL7观察。

4.8.2 用例角色描述

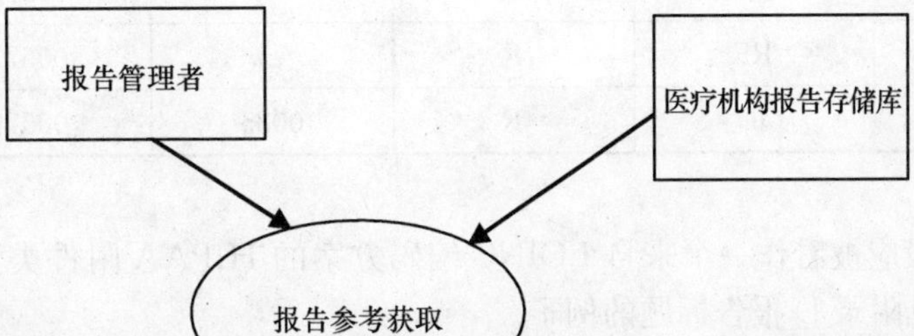

角色：报告管理者

角色描述：发送有关 URL 报告给医疗机构报告存储库。

角色：医疗机构报告存储库

角色描述：接收和存储有关由报告管理者传输的 URL 报告。

4.8.3 参考标准

HL7 消息标准 2.3.1 版

4.8.4 交互图

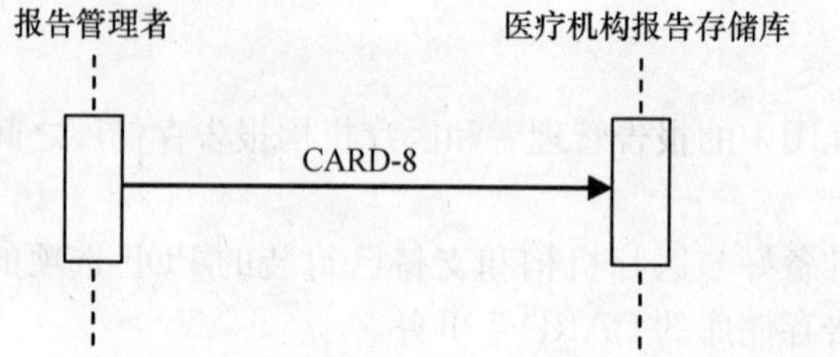

4.8.4.1 报告参考提交

这个事务涉及在上面交互图中的报告管理者和机构报告存储库之间的 CARD-8 事务。

4.8.4.1.1 触发事件

当一个临床报告被视为已准备好与医疗机构和支持已封装的 PDF 选项的医疗机构报告存储库的通信时，报告管理者发起与医疗机构报告存储库的 CARD-8 事务。

注：每当一个临床报告被视为已准备好与机构的通信，应配置报告管理者发送一个与医疗机构报告存储库的 CARD-7 或 CARD-8 事务。适当的事务由医疗机构报告存储库的支持选项决定。详见第 4.7 节 CARD-7 事务的说明。

4.8.4.1.2 消息语义

CARD-8 事务应是一则来自报告管理者主动提供给医疗机构报告存储库的 HL7 V2 ORU 消息。有关普通消息语义请参见 HL7 2.3.1 标准，第 7 章 ORU 信息

除了嵌入了一个 PDF 的 OBX 被包含一个与报告有关的 URL 的 OBX 替代外，这个事务等同与 CARD-7。请参阅上文的第 4.7.4.1.2 节 ORU 的结构和内容，和参阅表 4.8-1 中 OBX 包含的有关报告的参考。

表 4.8-1 IHE 规范一关于一个报告的 OBX 字段

序号	长度	数据类型	可选性	表格号#	项目号#	元素名称
1	4	SI	R		00569	设置 ID—OBX
2	3	ID	R	0125	00570	值类型＝RP
3	80	CE	R		00571	观察标识符
5	256	RP	R		00573	观察值
11	1	ID	R	0085	00579	观察结果状态

根据 HL7 标准 2.3.1 版改编

OBX-3 观察标识符字段应被看作一个来自 LOINC 编码方案的 HIPAA 附件类型的默认文档名使用，即：标有“DOC”的术语。参见附录 D 报告标题的例子。

字段 OBX-5 观察值包含有关的报告文档。指示器的组成应包括 URL 以获取显示所需的文档（ITI-12）事务中指定的格式就诊已存储的报告文档（详见 ITI-TF 2：3.12.4.1.2）。应用 ID 的组成应有一个报告所需的

ISO OID 值。数据的类型组成应有“应用”值，以及图表类型的组成将有“PDF”值。

注：URL 服务的目标地址是 RID 规范信息源角色与报告存储库的聚合。报告管理者需要信息源角色的网络地址配置，特别是如果信息源是在一个独立的系统。

4.8.4.1.3　预期行为

医疗机构报告存储库以 URL 参考报告形式接收 OUR。医疗机构报告存储库结果的使用不属于 IHE 技术框架的范围。

注：医疗机构报告存储库可以提取基于 URL 的报告，或者使用有关分布式“虚拟”库索引。

医疗机构报告存储库必须准备接受对同一个医嘱号（参见第 4.7.4.1.3 节）使用不同标题的多个报告（报告参考段 OBX-3 观察标识符）。

4.9　已封装报告存储［CARD-9］

本节内容符合 IHE 技术框架的事务 CARD-9。事务 CARD-9 由报告管理者和报告存储库角色使用。

4.9.1　范围

在已封装报告存储事务中，报告管理者传输一个 DICOM 已封装的 PDF 文档给报告存储库以便永久存储。

4.9.2　用例角色描述

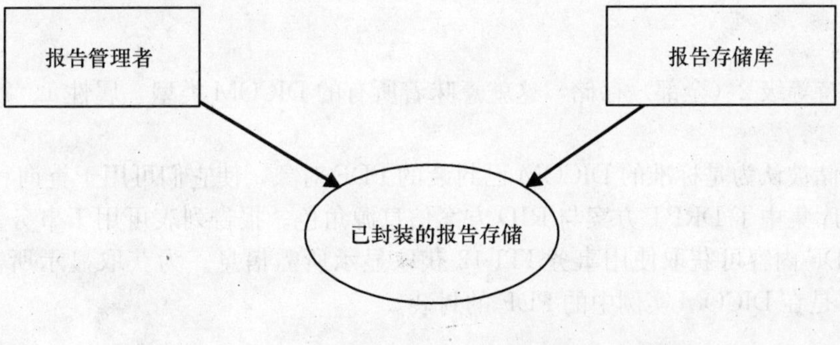

角色：报告管理者

角色描述：传输报告到报告存储库。

角色：报告存储库

角色描述：接收和存储来自报告管理者的 DICOM 已封装的 PDF 报告。

4.9.3　参考标准

DICOM 2004 年版 PS 3.4：存储 SOP 类型

DICOM 增刊 104：已封装的 PDF

4.9.4　交互图

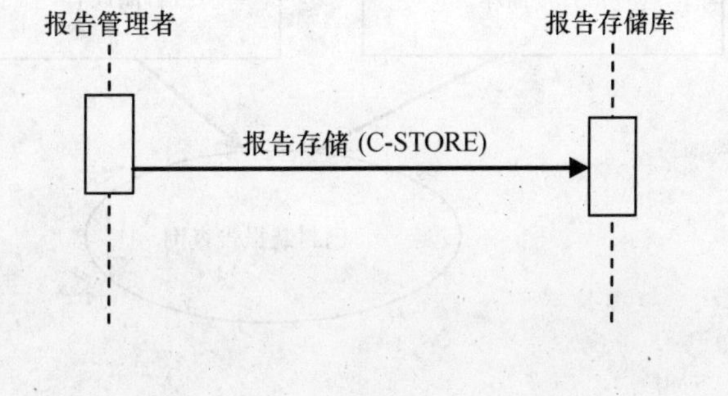

4.9.4.1 报告存储

这个事务涉及到在上面交互图中的报告管理者和报告存储库之间的“DICOM C-存储”事件。

4.9.4.1.1 触发事件

当报告管理者决定了一个报告可供医疗机构使用时，同时它又支持 DICOM 存储选项时，它应在一个DICOM实例中封装 PDF 报告，并且运送此报告到报告存储库。

4.9.4.1.2 消息语义

报告管理者使用 DICOM C-存储消息传送 DICOM 已封装的 PDF 报告。在事务 CARD-7 的 ORU 消息中，在传送已封装报告的 OBX-5 的源应用组件中，DICOM 实例的 SOP 实例 UID 将报告 OID 编码。

报告管理者应给所有已封装 PDF 实例的类型 1 属性赋值，依照 DICOM 标准，基于事务 CARD-7 适用的 ORU 消息字段。

已封装 PDF 实例应包括在表 4.9-1 所示的以语义定义的附加属性。

表 4.9-1 已封装 PDF IOD 标准扩展属性

属性名称	标签	描述
确认标志	(0040，A493)	指出已封装文档是否已确认。 列举值： 未核实＝没有法律责任人核签。 核实＝已由观察或核实证明合法对其内容负责任的证明人； 符合 HL7 OBX-11 观测结果状态值“F”或“C”

4.9.4.1.3 预期行为

报告存储库将支持等级 2（全部）存储，这就意味着所有的 DICOM 类型，属性 1、2 和 3（公共的和私有的）都被存储。

报告存储库应存储被认为是标准的 DICOM 已封装的 PDF 对象，使它们可用于查询和获取。

注释：报告存储库集中了 DRPT 方案与 RID 方案信息源角色。报告列表可用于事务 ITI-11 获取指定的显示所需信息。并且 PDF 内容可获取使用事务 ITI-12 获取显示所需信息。为获取显示所需的文档事务只提供 PDF 文件内容，而不是在 DICOM 实例中的 PDF 的封装。

4.10 已封装报告查询［CARD-10］

本节内容符合 IHE 技术框架事务 CARD-10。事务 CARD-10 由报告阅读者和报告存储库角色使用。

4.10.1 范围

在已封装报告查询事务中，报告阅读者向报告存储库请求所需的 DICOM 已封装 PDF 报告。

4.10.2 用例角色描述

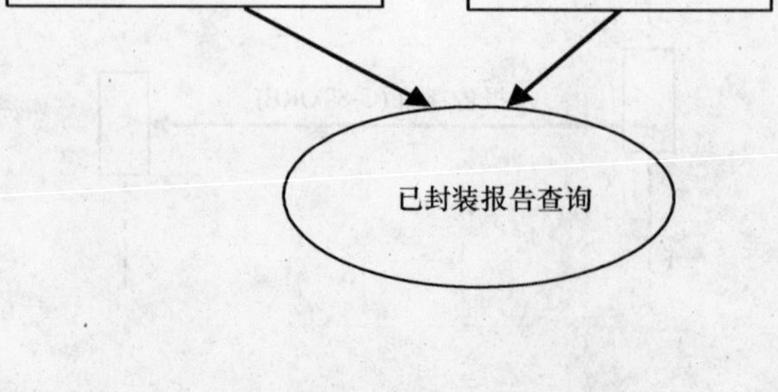

角色：报告存储库

角色描述：响应 DICOM 已封装 PDF 报告的请求。

角色：报告阅读者

角色描述：为 DICOM 已封装 PDF 报告查询报告存储库并使得他们能够被选择。

4.10.3 参考标准

DICOM 2004 年版 PS 3.4：查询/提取服务类型

DICOM 增刊 104：已封装的 PDF

4.10.4 交互图

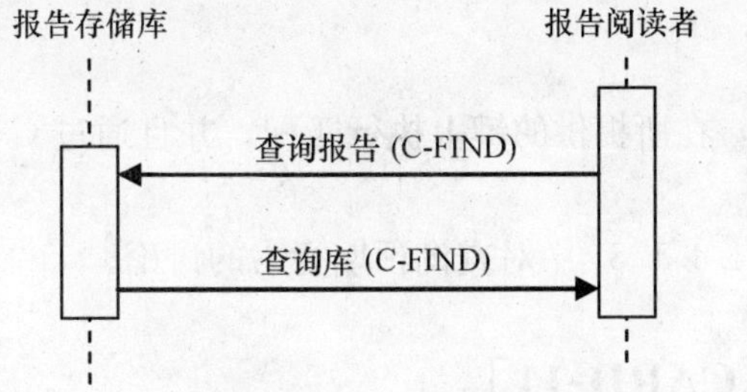

4.10.4.1 查询报告

这一个事务涉及上述交互图查询部分。将支持查询（检查根—查找和可选择的患者根—查找）SOP 类型。查阅 DICOM 2003 年版 PS 3.4：详细描述查询/获取服务类型。

注释：这个事务仅仅通过一个支持 DICOM 存储选项的报告存储库应用于 DRPT 规范。

4.10.4.1.1 触发事件

报告阅读者用户希望观看所选择的报告。

4.10.4.1.2 消息语义

消息语义是由 DICOM 查询/获取 SOP 类型定义的。

来自 DICOM 检查根查询/获取信息模型—查找 SOP 类型或 DICOM 患者根查询/获取信息模型—查找 SOP 类型的一个 C-查找请求将由报告阅读者发送给报告存储库。

在选择等级的报告存储库中（病人和检查/序列/实体），报告阅读者使用一个或多个匹配键作为搜索标准去获得匹配个数列表。

除了 DICOM 标准定义的必要和唯一键之外，IHE 技术框架已定义了由查询 SCUs 和 SCPs 支持的匹配键和返回键。这个键已在 RAD-TF 2：4.14.4.1.2，表 4.14-1 中定义。在 2.2 节中定义了这个键的使用协议。对报告阅读者（SCU）和报告存储库（SCP）附加的已封装 PDF 实例指定键是在表 4.10-1 定义的。

表 4.10-1 已封装 PDF 实例指定的查询匹配键和查询返回键

属性名称	标签	查询匹配键		查询返回键	
		SCU	SCP	SCU	SCP
已封装 PDF 实例的指定等级					
确认标志	(0040，A493)	R+	R+	R+	R+
内容日期	(0008，0023)	O	O	O	R+
内容时间	(0008，0033)	O	O	O	R+
内容名称	(0040，A043)	R+	R+	R+	R+

续表

属性名称	标签	查询匹配键		查询返回键	
		SCU	SCP	SCU	SCP
已封装 PDF 实例的指定等级					
>代码值	(0008，0100)	R+	R+	R+	R+
>编码方案设计	(0008，0102)	R+	R+	R+	R+
>编码设计版本	(0008，0103)	O	O	O	R+
>代码含义	(0008，0104)	O	O	R+	R+
文档标题	(0042，0010)	R+	R+	R+	R+

4.10.4.1.3 预期行为

报告存储库接收 C-查找请求，在所提供的键上执行匹配，并且通过 C-查找响应发送匹配记录的返回列表给报告阅读者。

注：参见在 RAD-TF 2：4.14.4.1.3. 中对查询预期行为的讨论。

4.11 已封装报告提取［CARD-11］

本节内容符合 IHE 技术框架的事务 CARD-11。事务 CARD-11 由报告阅读者和报告存储库角色使用。

4.11.1 范围

在获取报告事务中，被请求的 DICOM 已封装 PDF 报告由报告存储库传输给报告阅读者观看。

4.11.2 用例角色描述

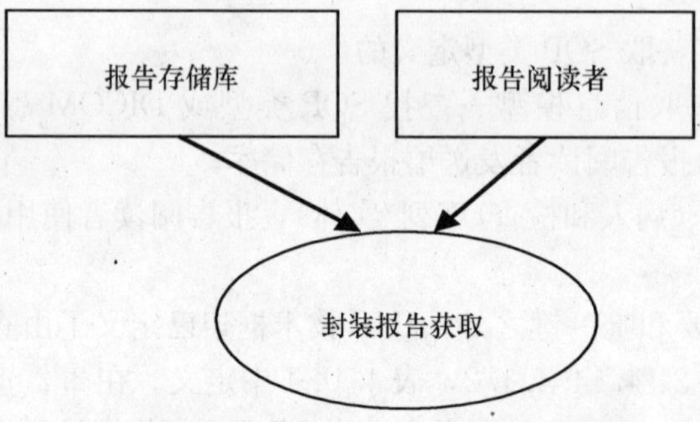

角色：报告存储库

角色描述：发送被请求的 DICOM 已封装的 PDF 报告到报告阅读者。

角色：报告阅读者

角色描述：从报告存储库获取 DICOM 已封装的 PDF 报告并使得他们能够观看。

4.11.3 参考标准

DICOM 2004 年版 PS 3.4：查询/获取服务类型

DICOM 2004 年版 PS 3.4：存储 SOP 类型

DICOM 增刊 104：已封装的 PDF

4.11.4　交互图

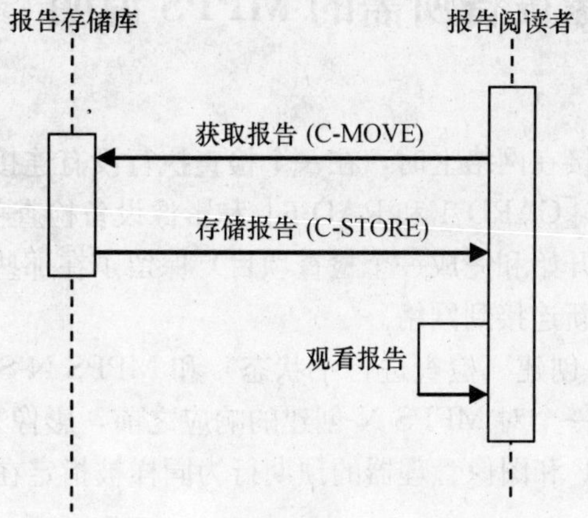

4.11.4.1　获取报告

这个事务涉及到获取上述交互图的部分，并将支持（检查根—移动和可选择的患者根—移动）获取 SOP 类型。

作为一个 SCP 的报告阅读者和作为一个 SCU 的报告存储库将支持 DICOM 已封装的 PDF 存储 SOP 类型。查阅 DICOM PS 3.4，附录 C 中详细的语义学的描述。

注：这个事务仅仅通过一个支持 DICOM 存储选项的报告存储库被用于 DRPT 规范。

4.11.4.1.1　触发事件

报告阅读者用户选择具体的报告观看。

4.11.4.1.2　消息语义

DICOM 查询/提取 SOP 类型和 DICOM 已封装的 PDF 存储 SOP 类型定义消息语义学。

一个来自 DICOM 检查根查询/获取信息模型—移动 SOP 类型或 DICOM 患者根查询/获取数据模型—移动 SOP 类型的 C-移动请求将从报告阅读者发送给报告存储库。

4.11.4.1.3　预期行为

报告存储库接收 C-移动的请求，建立一个报告阅读者和 DICOM 之间的通道并且使用 DICOM 已封装 PDF 存储 SOP 类型传输被请求的报告。

4.11.4.2　观看报告

这个事务涉及到上述交互图的“观看报告”事件。

4.11.4.2.1　触发事件

报告阅读者收到来自报告存储库的报告。

4.11.4.2.2　参考语义

这是一个在报告阅读者方发起的已封装 PDF 报告数据的显示的局部功能的调用。

4.11.4.2.3　预期行为

依照 PDF 规范的需求，报告阅读者发送已封装 PDF 报告数据给用户。

附录 A：间歇式连接影像设备所需的 MPPS 说明

当一个影像设备只是间接的连接在网络上时，在一个检查执行没有连接在网络的特殊情况时，它将不能时时的发送影像设备检查项目进行中［CARD-1 和 RAD-6］和影像设备检查项目已完成［RAD-7］事务。

为这些事务的触发事件（用户开始和完成一个检查项目）保留了在那些事务定义中相同的特性，而未发送的信息排队等候传输，直到设备重新连接到网络。

影像采集设备应发送 MPPS N-创建（检查进行中状态）和 MPPS N-SET（完成或停止状态）两个消息。在从执行检查项目管理器那里收到一个对 MPPS N-创建的响应之前，影像采集设备将不送 MPPS N-SET。

执行检查项目管理器、DSS/OF 和图像管理器的预期行为同样被指定在影像设备检查项目进行中和影像设备检查项目已完成事务的定义中。

附录 B：获取显示所需 ECG 事务的 web 服务定义

下列各项是在事务 CARD-5 和 CARD-6 中使用的 web 服务的 WSDL 定义。注意一部分定义要在执行的过程中被更新，例如服务位置，一定要到这个地址http：//localhost/来更新。同样，摘要请求类型、列表请求类型和首选内容类型的定义也要符合信息源角色的能力。

```
<?xml version="1.0" encoding="utf8"?>

<definitions xmlns:http="http://schemas.xmlsoap.org/wsdl/http/"
   xmlns:s="http://www.w3.org/2001/XMLSchema"
   xmlns:s0="http://rsna.org/ihe/IHERetrieveForDisplay"
   xmlns:tm="http://microsoft.com/wsdl/mime/textMatching/"
   xmlns:mime="http://schemas.xmlsoap.org/wsdl/mime/"
   targetNamespace="http://rsna.org/ihe/IHERetrieveForDisplay"
   xmlns="http://schemas.xmlsoap.org/wsdl/">

  <!-- Defines the types available for the parameters -->
  <!-- May also include the return type defintiions -->
  <types>
    <s:schema elementFormDefault="qualified"
targetNamespace="http://rsna.org/ihe/IHERetrieveForDisplay">
      <!-- Add any items that control the returned values list or type here -->
      <!-- Add or remove items in the actual supplied WSDL to show the available types. -->
      <s:simpleType name="summaryRequestType">
        <s:restriction base="s:string">
          <s:enumeration value="SUMMARY" />
          <s:enumeration value="SUMMARY-CARDIOLOGY" />
          <s:enumeration value="SUMMARY-CARDIOLOGY-ECG" />
        </s:restriction>
      </s:simpleType>

      <!-- Please list all content types available, and remove those not available. -->
      <s:simpleType name="contentType">
        <s:restriction base="s:string">
          <s:enumeration value="text/html" />
        </s:restriction>
      </s:simpleType>

      <!-- Indicates that this item is a returned rows restriction -->
      <s:simpleType name="ReturnedResultCount" type="s:positiveInteger" />

      <!-- Please use the string "Search" as a prefix for all search criteria, and list below -->
      <!-- Indicates that this item is a search string -->
      <s:simpleType name="SearchString" type="s:string" />

    </s:schema>
  </types>

  <message name="RetrieveSummaryInfoHttpGetIn">
    <!-- Add other parameters here if they are available, using types defined above. -->
    <part name="requestType" type="summaryRequestType" />
    <part name="patientID" type="SearchString" />
    <part name="lowerDateTime" type="s:dateTime" />
    <part name="upperDateTime" type="s:dateTime" />
    <part name="mostRecentResults" type="ReturnedResultCount" />
  </message>
  <message name="RetrieveSummaryInfoHttpGetOut">
    <!-- If a complex type is defined for the return value, then it is suggested that -->
    <!-- it be used here instead of s0:string. If a complex type is allowed as one -->
    <!-- of the options, but an arbitrarily formatted string is also allowed, then create -->
    <!-- a union type here that allows either option. -->
    <part name="Body" element="s0:string" />
  </message>
```

```
<message name="RetrieveDocumentHttpGetIn">
  <!-- Add other parameters here if they are available, using types defined above. -->
  <!-- It is recommended that one of the sub-types of SearchUID is chosen here -->
  <!-- Especially if SearchStudyUID is allowed, then the display client can know that -->
  <!-- it is permissabble to use a dicom uid here -->
  <part name="documentUID" type="SearchString" />
  <part name="contentType" type="contentType" />
</message>

<message name="RetrieveDocumentHttpGetOut">
  <!-- If a complex type is defined for the return value, then it is suggested that -->
  <!-- it be used here instead of s:string. If a complex type is allowed as one -->
  <!-- of the options, but an arbitrarily formatted string is also allowed, then create -->
  <!-- a union type here that allows either option. -->
  <part name="Body" element="s:string" />
</message>

<portType name="IHERetrieveForDisplayHttpGet">
  <operation name="RetrieveSummaryInfo">
    <input message="s0:RetrieveSummaryInfoHttpGetIn" />
    <output message="s0:RetrieveSummaryInfoHttpGetOut" />
  </operation>
  <operation name="RetrieveDocument">
    <input message="s0:RetrieveDocumentHttpGetIn" />
    <output message="s0:RetrieveDocumentHttpGetOut" />
  </operation>
</portType>

<binding name="IHERetrieveForDisplayHttpGet" type="s0:IHERetrieveForDisplayHttpGet">
  <http:binding verb="GET" />
  <operation name="RetrieveSummaryInfo">
    <http:operation location="/IHERetrieveSummaryInfo" />
    <input>
      <http:urlEncoded />
    </input>

    <output>
      <mime:content type="text/html" />
    </output>
  </operation>

  <operation name="RetrieveDocument">
    <http:operation location="/IHERetrieveDocument" />
    <input>
      <http:urlEncoded />
    </input>

    <!-- The type of the output should be restricted on a per-server basis to the types -->
    <!-- actually provided. -->
    <output>
      <mime:content type="application/pdf" />
      <mime:content type="image/svg+xml" />
    </output>
  </operation>
</binding>

<!-- Bind the actual service here -->
<service name="IHERetrieveForDisplay">
  <port name="IHERetrieveForDisplayHttpGet" binding="s0:IHERetrieveForDisplayHttpGet">
      <http:address location="http://localhost/" />
    </port>
</service>
```

附录 C：XML 规范 ECG 列表

当请求一个 ECG 文档列表时，列表应按 XML 格式返回。XML 结构是基于 HL7 V3 的参考信息模型 (RIM)。

注释：

1. 下面的结构和例子已作为一个压缩文件放在www. ihe. net 和www. acc. org 网址中。
2. 用于文档类型和状态的具体编码正在讨论中。建议实施者在应用中使用这些结构。

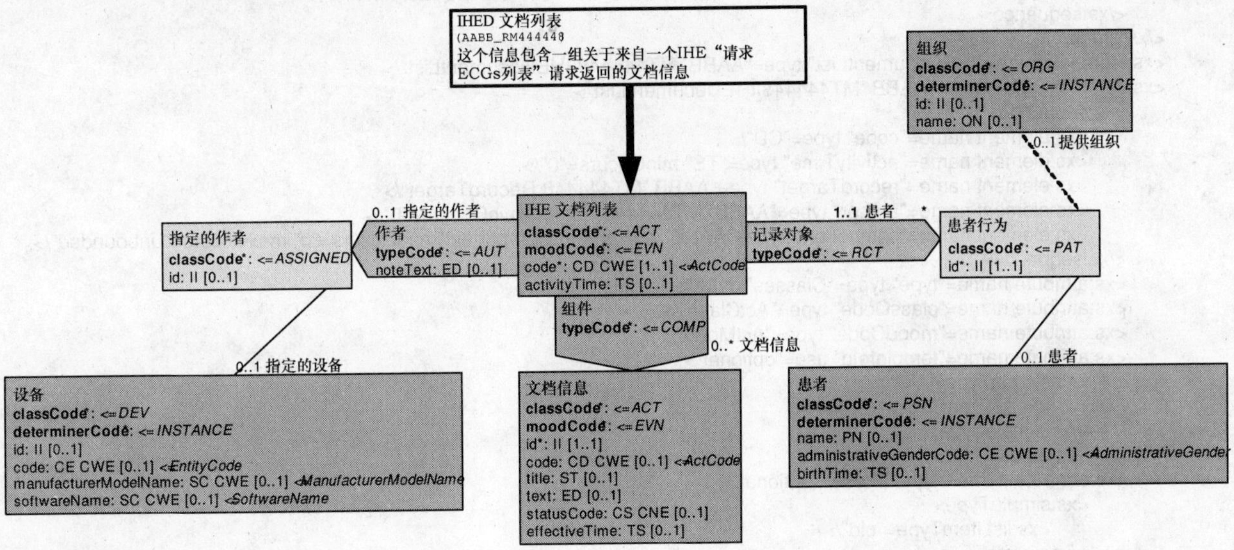

C.1 结构

```
<?xml version="1.0" encoding="UTF-8" standalone="no"?>
<xs:schema targetNamespace="urn:hl7-org:v3" xmlns:fo="http://www.w3.org/1999/XSL/Format" xmlns:msg="urn:hl7-org:v3/mif"
xmlns:hl7="urn:hl7-org:v3" xmlns:voc="urn:hl7-org:v3/voc" xmlns="urn:hl7-org:v3" xmlns:xs="http://www.w3.org/2001/XMLSchema"
elementFormDefault="qualified">
    <xs:include schemaLocation="../dt/datatypes.xsd"/>
    <xs:include schemaLocation="../voc/voc.xsd"/>
    <!--
***********************************************************************************************************
* XML schema for message type .
* Generated by XMLITS version 1.1, Copyright (C) 2002, 2003 by Health Level 7, Inc.
*
* Copyright (c) 2002, 2003, Health Level Seven. All rights reserved.
*  Redistribution and use in source and binary forms, with or without
*  modification, are permitted provided that the following conditions
*  are met:
*  1. Redistributions of source code must retain the above copyright
*     notice, this list of conditions and the following disclaimer.
*  2. Redistributions in binary form must reproduce the above copyright
*     notice, this list of conditions and the following disclaimer in the
*     documentation and/or other materials provided with the distribution.
*  3. All advertising materials mentioning features or use of this software
*     must display the following acknowledgement:
*       This product includes software developed by Health Level Seven.
```

```
* THIS SOFTWARE IS PROVIDED BY HEALTH LEVEL SEVEN, INC. AND CONTRIBUTORS "AS IS" AND
* ANY EXPRESS OR IMPLIED WARRANTIES, INCLUDING, BUT NOT LIMITED TO, THE
* IMPLIED WARRANTIES OF MERCHANTABILITY AND FITNESS FOR A PARTICULAR PURPOSE
* ARE DISCLAIMED.  IN NO EVENT SHALL THE REGENTS OR CONTRIBUTORS BE LIABLE
* FOR ANY DIRECT, INDIRECT, INCIDENTAL, SPECIAL, EXEMPLARY, OR CONSEQUENTIAL
* DAMAGES (INCLUDING, BUT NOT LIMITED TO, PROCUREMENT OF SUBSTITUTE GOODS
* OR SERVICES; LOSS OF USE, DATA, OR PROFITS; OR BUSINESS INTERRUPTION)
* HOWEVER CAUSED AND ON ANY THEORY OF LIABILITY, WHETHER IN CONTRACT, STRICT
* LIABILITY, OR TORT (INCLUDING NEGLIGENCE OR OTHERWISE) ARISING IN ANY WAY
* OUT OF THE USE OF THIS SOFTWARE, EVEN IF ADVISED OF THE POSSIBILITY OF
* SUCH DAMAGE.
*
********************************************************************************************************
-->
    <xs:group name="AABB_MT444448">
        <xs:sequence>
            <xs:element name="IHEDocumentList" type="AABB_MT444448.IHEDocumentList"/>
        </xs:sequence>
    </xs:group>
    <xs:element name="IHEDocumentList" type="AABB_MT444448.IHEDocumentList"/>
    <xs:complexType name="AABB_MT444448.IHEDocumentList">
        <xs:sequence>
            <xs:element name="code" type="CD"/>
            <xs:element name="activityTime" type="TS" minOccurs="0"/>
            <xs:element name="recordTarget" type="AABB_MT444448.RecordTarget"/>
            <xs:element name="author" type="AABB_MT444448.Author" minOccurs="0"/>
            <xs:element name="component" type="AABB_MT444448.Component" minOccurs="0" maxOccurs="unbounded"/>
        </xs:sequence>
        <xs:attribute name="type" type="Classes" default="ActHeir"/>
        <xs:attribute name="classCode" type="ActClass"/>
        <xs:attribute name="moodCode" type="ActMood"/>
        <xs:attribute name="templateId" use="optional">
            <xs:simpleType>
                <xs:list itemType="oid"/>
            </xs:simpleType>
        </xs:attribute>
        <xs:attribute name="typeID" use="optional">
            <xs:simpleType>
                <xs:list itemType="oid"/>
            </xs:simpleType>
        </xs:attribute>
        <xs:attribute name="realmCode" use="optional">
            <xs:simpleType>
                <xs:list itemType="cs"/>
            </xs:simpleType>
        </xs:attribute>
        <xs:attribute name="nullFlavor" type="cs" use="optional"/>
    </xs:complexType>
    <xs:complexType name="AABB_MT444448.RecordTarget">
        <xs:sequence>
            <xs:element name="patient" type="AABB_MT444448.Patient 角色描述 "/>
        </xs:sequence>
        <xs:attribute name="type" type="Classes" default="Participation"/>
        <xs:attribute name="typeCode" type="ParticipationType"/>
        <xs:attribute name="templateId" use="optional">
            <xs:simpleType>
                <xs:list itemType="oid"/>
            </xs:simpleType>
        </xs:attribute>
            <xs:attribute name="typeID" use="optional">
                <xs:simpleType>
                    <xs:list itemType="oid"/>
                </xs:simpleType>
            </xs:attribute>
            <xs:attribute name="realmCode" use="optional">
            <xs:simpleType>
            <xs:list itemType="cs"/>
        </xs:simpleType>
        </xs:attribute>
        <xs:attribute name="nullFlavor" type="cs" use="optional"/>
    </xs:complexType>
    <xs:complexType name="AABB_MT444448.Patient 角色描述 ">
```

```
        <xs:sequence>
            <xs:element name="id" type="II"/>
            <xs:element name="patientPatient" type="AABB_MT444448.Patient" minOccurs="0"/>
            <xs:element name="providerOrganization" type="AABB_MT444448.Organization" minOccurs="0"/>
        </xs:sequence>
        <xs:attribute name="type" type="Classes" default="Patient"/>
        <xs:attribute name="classCode" type="角色描述Class"/>
        <xs:attribute name="templateId" use="optional">
            <xs:simpleType>
                <xs:list itemType="oid"/>
            </xs:simpleType>
        </xs:attribute>
        <xs:attribute name="typeID" use="optional">
            <xs:simpleType>
                <xs:list itemType="oid"/>
            </xs:simpleType>
        </xs:attribute>
        <xs:attribute name="realmCode" use="optional">
            <xs:simpleType>
                <xs:list itemType="cs"/>
            </xs:simpleType>
        </xs:attribute>
        <xs:attribute name="nullFlavor" type="cs" use="optional"/>
    </xs:complexType>
    <xs:complexType name="AABB_MT444448.Patient">
        <xs:sequence>
            <xs:element name="name" type="PN" minOccurs="0"/>
            <xs:element name="administrativeGenderCode" type="CE" minOccurs="0"/>
            <xs:element name="birthTime" type="TS" minOccurs="0"/>
        </xs:sequence>
        <xs:attribute name="type" type="Classes" default="Person"/>
        <xs:attribute name="classCode" type="EntityClass"/>
        <xs:attribute name="determinerCode" type="EntityDeterminer"/>
        <xs:attribute name="templateId" use="optional">
            <xs:simpleType>
                <xs:list itemType="oid"/>
            </xs:simpleType>
        </xs:attribute>
        <xs:attribute name="typeID" use="optional">
            <xs:simpleType>
                <xs:list itemType="oid"/>
            </xs:simpleType>
        </xs:attribute>
        <xs:attribute name="realmCode" use="optional">
            <xs:simpleType>
                <xs:list itemType="cs"/>
            </xs:simpleType>
        </xs:attribute>
        <xs:attribute name="nullFlavor" type="cs" use="optional"/>
    </xs:complexType>
    <xs:complexType name="AABB_MT444448.Organization">
        <xs:sequence>
            <xs:element name="id" type="II" minOccurs="0"/>
            <xs:element name="name" type="ON" minOccurs="0"/>
        </xs:sequence>
        <xs:attribute name="type" type="Classes" default="Organization"/>
        <xs:attribute name="classCode" type="EntityClass"/>
        <xs:attribute name="determinerCode" type="EntityDeterminer"/>
        <xs:attribute name="templateId" use="optional">
            <xs:simpleType>
                <xs:list itemType="oid"/>
            </xs:simpleType>
        </xs:attribute>
        <xs:attribute name="typeID" use="optional">
            <xs:simpleType>
                <xs:list itemType="oid"/>
            </xs:simpleType>
        </xs:attribute>
        <xs:attribute name="realmCode" use="optional">
            <xs:simpleType>
                <xs:list itemType="cs"/>
            </xs:simpleType>
```

```
        </xs:attribute>
        <xs:attribute name="nullFlavor" type="cs" use="optional"/>
    </xs:complexType>
    <xs:complexType name="AABB_MT444448.Author">
        <xs:sequence>
            <xs:element name="noteText" type="ED" minOccurs="0"/>
            <xs:element name="assignedAuthor" type="AABB_MT444448.AssignedAuthor"/>
        </xs:sequence>
        <xs:attribute name="type" type="Classes" default="Participation"/>
        <xs:attribute name="typeCode" type="ParticipationType"/>
        <xs:attribute name="templateId" use="optional">
            <xs:simpleType>
                <xs:list itemType="oid"/>
            </xs:simpleType>
        </xs:attribute>
        <xs:attribute name="typeID" use="optional">
            <xs:simpleType>
                <xs:list itemType="oid"/>
            </xs:simpleType>
        </xs:attribute>
        <xs:attribute name="realmCode" use="optional">
            <xs:simpleType>
                <xs:list itemType="cs"/>
            </xs:simpleType>
        </xs:attribute>
        <xs:attribute name="nullFlavor" type="cs" use="optional"/>
    </xs:complexType>
    <xs:complexType name="AABB_MT444448.AssignedAuthor">
        <xs:sequence>
            <xs:element name="id" type="II" minOccurs="0"/>
            <xs:element name="assignedDevice" type="AABB_MT444448.Device" minOccurs="0"/>
        </xs:sequence>
        <xs:attribute name="type" type="Classes" default="角色描述Heir"/>
        <xs:attribute name="classCode" type="角色描述 Class"/>
        <xs:attribute name="templateId" use="optional">
            <xs:simpleType>
                <xs:list itemType="oid"/>
            </xs:simpleType>
        </xs:attribute>
        <xs:attribute name="typeID" use="optional">
            <xs:simpleType>
                <xs:list itemType="oid"/>
            </xs:simpleType>
        </xs:attribute>
        <xs:attribute name="realmCode" use="optional">
            <xs:simpleType>
                <xs:list itemType="cs"/>
            </xs:simpleType>
        </xs:attribute>
        <xs:attribute name="nullFlavor" type="cs" use="optional"/>
    </xs:complexType>
    <xs:complexType name="AABB_MT444448.Device">
        <xs:sequence>
            <xs:element name="id" type="II" minOccurs="0"/>
            <xs:element name="code" type="CE" minOccurs="0"/>
            <xs:element name="manufacturerModelName" type="SC" minOccurs="0"/>
            <xs:element name="softwareName" type="SC" minOccurs="0"/>
        </xs:sequence>
        <xs:attribute name="type" type="Classes" default="Device"/>
        <xs:attribute name="classCode" type="EntityClass"/>
        <xs:attribute name="determinerCode" type="EntityDeterminer"/>
        <xs:attribute name="templateId" use="optional">
            <xs:simpleType>
                <xs:list itemType="oid"/>
            </xs:simpleType>
        </xs:attribute>
        <xs:attribute name="typeID" use="optional">
            <xs:simpleType>
                <xs:list itemType="oid"/>
            </xs:simpleType>
        </xs:attribute>
        <xs:attribute name="realmCode" use="optional">
```

```
            <xs:simpleType>
                <xs:list itemType="cs"/>
            </xs:simpleType>
        </xs:attribute>
        <xs:attribute name="nullFlavor" type="cs" use="optional"/>
    </xs:complexType>
    <xs:complexType name="AABB_MT444448.Component">
        <xs:sequence>
            <xs:element name="documentInformation" type="AABB_MT444448.DocumentInformation"/>
        </xs:sequence>
        <xs:attribute name="type" type="Classes" default="ActRelationship"/>
        <xs:attribute name="typeCode" type="ActRelationshipType"/>
        <xs:attribute name="templateId" use="optional">
            <xs:simpleType>
                <xs:list itemType="oid"/>
            </xs:simpleType>
        </xs:attribute>
        <xs:attribute name="typeID" use="optional">
            <xs:simpleType>
                <xs:list itemType="oid"/>
            </xs:simpleType>
        </xs:attribute>
        <xs:attribute name="realmCode" use="optional">
            <xs:simpleType>
                <xs:list itemType="cs"/>
            </xs:simpleType>
        </xs:attribute>
        <xs:attribute name="nullFlavor" type="cs" use="optional"/>
    </xs:complexType>
    <xs:complexType name="AABB_MT444448.DocumentInformation">
        <xs:sequence>
            <xs:element name="id" type="II"/>
            <xs:element name="code" type="CD" minOccurs="0"/>
            <xs:element name="title" type="ST" minOccurs="0"/>
            <xs:element name="text" type="ED" minOccurs="0"/>
            <xs:element name="statusCode" type="CS" minOccurs="0"/>
            <xs:element name="effectiveTime" type="TS" minOccurs="0"/>
        </xs:sequence>
        <xs:attribute name="type" type="Classes" default="ActHeir"/>
        <xs:attribute name="classCode" type="ActClass"/>
        <xs:attribute name="moodCode" type="ActMood"/>
            <xs:attribute name="templateId" use="optional">
                <xs:simpleType>
                    <xs:list itemType="oid"/>
                </xs:simpleType>
            </xs:attribute>
            <xs:attribute name="typeID" use="optional">
                <xs:simpleType>
                    <xs:list itemType="oid"/>
                </xs:simpleType>
            </xs:attribute>
            <xs:attribute name="realmCode" use="optional">
                <xs:simpleType>
                    <xs:list itemType="cs"/>
                </xs:simpleType>
            </xs:attribute>
            <xs:attribute name="nullFlavor" type="cs" use="optional"/>
        </xs:complexType>
</xs:schema>
```

C.2 示例

来自摘要-心血管病学-ECG 查询返回的 XML 示例：


```xml
<?xml version="1.0" encoding="UTF-8"?>
<?xml-stylesheet href = 'IHEDocumentList.xsl' type = 'text/xsl'?>
<IHEDocumentList xmlns="urn:hl7-org:v3" xmlns:voc="urn:hl7-org:v3/voc" xmlns:xsi="http://www.w3.org/2001/XMLSchema-instance" xsi:schemaLocation="urn:hl7-org:v3 ../schema/AABB_MT444448.xsd" type="Observation" classCode="ACT">
    <code code="SUMMARY-CARDIOLOGY-ECG" codeSystem="1.2.3.4.5" displayName="Summary of ECG Documents"/>
    <!-- When this document was created by Information Source 角色 -->
    <activityTime value="20040608215104"/>
    <recordTarget>
        <patient>
            <!-- Patient Identifier (a.k.a. Medical Record Number)
        "root" is UID scoping the local ID, usually identifying the Organization that assigned it
        "extension" is ID assigned by the Organization -->
            <id root="1.3.6.1.4.1.20029.10.2332.23" extension="324414"/>
            <patientPatient>
                <name>
                    <family>Smith</family>
                    <given>John</given>
                </name>
                <administrativeGenderCode code="M" codeSystem="2.16.840.1.113883.5.1"/>
                <birthTime value="19650423"/>
            </patientPatient>
            <providerOrganization>
                <id root="1.3.6.1.4.1.20029.10.2332.23"/>
                <name>XYZ Memorial Hospital</name>
            </providerOrganization>
        </patient>
    </recordTarget>
    <author>
        <noteText>
            <!-- URL of the list author -->
            <reference value="http://192.168.100.146/IHERetrieveSummaryInfo?requestType='SUMMARY-CARDIOLOGY-ECG'&amp;patientID='12345'"/>
        </noteText>
        <assignedAuthor>
            <!-- Optional role-specific ID of authoring device, e.g. hospital-assigned tracking ID -->
            <id root="1.2.3.4.5" extension="123"/>
            <assignedDevice>
                <!-- Optional role-independent ID of authoring device, e.g. serial number -->
                <id root="1.2.3.4.5" extension="123"/>
                <!-- Optional code specifying the type of device -->
                <code code="ECG_MANAGER" codeSystem="1.2.3.4.5" displayName="ECG Manager"/>
                <manufacturerModelName>ABC ECG Management System</manufacturerModelName>
                <softwareName>Standard Edition, V2.12</softwareName>
            </assignedDevice>
        </assignedAuthor>
    </author>
    <component>
        <documentInformation>
            <!-- Unique Identifier of document, and be OID or UUID -->
            <id root="61d1a24f-b47e-41aa-ae95-f8ac302f4eeb"/>
            <!-- Type of document -->
            <code code="28010-7" codeSystem="2.16.840.1.113883.5.22" displayName="EKG Report"/>
            <!-- Optional title of the document -->
            <title>Resting 12-Lead ECG</title>
            <text>
                <!-- URL of the document -->
                <reference
value="http://192.168.100.146/IHERetrieveDocument?requestType='DOCUMENT'&amp;documentUID='61d1a24f-b47e-41aa-ae95-f8ac302f4eeb'&amp;preferredContentType='application/pdf'"/>
            </text>
            <!-- Status of the document, need a vocabulary to define these codes -->
            <statusCode code="CONFIRMED" codeSystem="1.2.3.4.5"/>
            <!-- Acquisition time of the data used to make the report, e.g. device time of cardiograph when it recorded the ECG -->
```

```
            <effectiveTime value="20040423134502"/>
        </documentInformation>
    </component>
    <component>
        <documentInformation>
        <id root="61d1a24f-b47e-41aa-ae95-f8ac302f4eec"/>
        <code code="28010-7" codeSystem="2.16.840.1.113883.5.22" displayName="Resting 12-Lead ECG"/>
        <title>Resting 12-Lead ECG</title>
        <text>
            <reference
value="http://192.168.100.146/IHERetrieveDocument?requestType='DOCUMENT'&amp;documentUID='61d1a24f-b47e-41aa-ae95-
f8ac302f4eec'&amp;preferredContentType='application/pdf'"/>
            </text>
            <statusCode code="CONFIRMED" codeSystem="1.2.3.4.5"/>
            <effectiveTime value="20040423134745"/>
        </documentInformation>
    </component>
</IHEDocumentList>
```

样式表示例：

```
<?xml version='1.0'?>
<xsl:stylesheet xmlns:xsl="http://www.w3.org/TR/WD-xsl">

<xsl:template match="/">
<html>
  <head>
      <title> <xsl:value-of select="IHEDocumentList/recordTarget/patient/patientPatient/name/family"/>,
      <xsl:value-of select="IHEDocumentList/recordTarget/patient/patientPatient/name/given"/>
      </title>
  </head>
  <body>
      <h2>List of ECG's for <xsl:value-of select="IHEDocumentList/recordTarget/patient/patientPatient/name/family"/>,
      <xsl:value-of select="IHEDocumentList/recordTarget/patient/patientPatient/name/given"/>
      </h2>
      <b> Gender:</b> <xsl:value-of
select="IHEDocumentList/recordTarget/patient/patientPatient/administrativeGenderCode/@code"/><br/>
      <b> DOB:</b> <xsl:value-of select="IHEDocumentList/recordTarget/patient/patientPatient/birthTime/@value"/><br/>
      <b> List Created:</b> <xsl:value-of select="IHEDocumentList/activityTime/@value"/><br/><br/>
     <table border="2" bgcolor="lightcyan">
        <tr>
          <th>Type</th>
          <th>Status</th>
          <th>Date</th>
          <th>ECG Document</th>
        </tr>
      <xsl:for-each select="/IHEDocumentList/component/documentInformation">
        <tr>
          <td><xsl:value-of select="code/@displayName"/></td>
          <td><xsl:value-of select="statusCode/@code"/></td>
          <td><xsl:value-of select="effectiveTime/@value"/></td>
          <td>
            <a> <xsl:attribute name = "HREF"> <xsl:value-of select="text/reference/@value"/>
            </xsl:attribute> Get Document</a>
          </td>
          </tr>
        </xsl:for-each>
     </table>
  </body>
</html>
</xsl:template>
</xsl:stylesheet>
```

基于实例和样式表示例的显示：

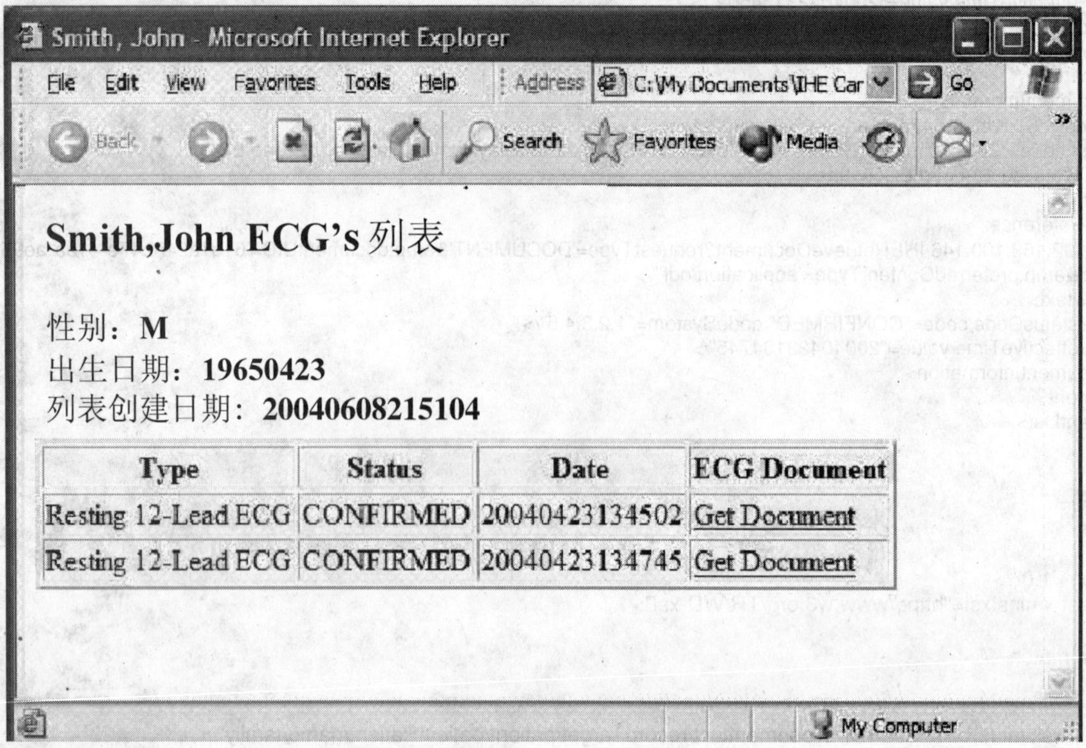

Smith,John ECG's 列表

性别：**M**
出生日期：**19650423**
列表创建日期：**20040608215104**

Type	Status	Date	ECG Document
Resting 12-Lead ECG	CONFIRMED	20040423134502	Get Document
Resting 12-Lead ECG	CONFIRMED	20040423134745	Get Document

附录 D：代码报告标题

表 D-1 展示了适用于心血管病学和放射学研究的 LOINC 编码报告名称的实例，这不是一个详细的列表，同时 LOINC 还可能继续增加新的报告标题。

注：这个表与 DICOM 上下文档 7000 类似。

表 D-1　LOINC 报告标题实例

编码表设计者	代码值	代码含义
LN	18745-0	心导管插入术报告
LN	18750-0	心脏电生理学报告
LN	18747-6	CT 报告
LN	11540-2	腹部 CT 报告
LN	11538-6	胸部 CT 报告
LN	11539-4	头部 CT 报告
LN	18748-4	诊断显像报告
LN	11522-0	超声心动图报告
LN	11524-0	ECG 报告
LN	18752-6	运动试验报告
LN	18754-2	Holter 检查报告
LN	18755-9	MRI 报告
LN	11541-0	头部 MRI 报告
LN	18756-7	脊柱 MRI 报告
LN	18757-5	核医学报告
LN	18758-3	PET 扫描报告
LN	11528-7	放射学报告
LN	18760-9	超声报告
LN	11525-3	妇产科超声报告

Patient Identification Domain B

ACC，HIMSS and RSNA

医疗健康信息集成规范

第五部分

医疗机构合作与患者诊疗信息共享技术框架

请将意见提交至：
http：//forums. rsna. org“IHE”论坛
选择“Patient Care Coordination Supplements for Public Review”子论坛

目　录

（第1，2卷）

前　言

医疗健康信息集成规范（IHE）是为了促进支持现代医疗机构的信息系统的集成而创建的。它的基本目标是确保在患者诊疗过程中医疗决策所需的全部信息是正确的，并能被医疗专业人员使用。IHE 的创建既是一个过程，也是一个为了鼓励集成工作的论坛。它为已制定的消息标准的实施定义了一个技术框架，以达到特定的临床目标。它包括一个对框架实施的严格的测试流程。它还组织培训会议，在医疗专业人员的大型会议上展示此框架的益处，鼓励医疗机构和用户采用 IHE。

IHE 中应用的方法不是为了定义新的集成标准，而是为了支持现有标准的一种集成方式的使用，如 HL7、DICOM、IETF 和其他分别适用于各自领域的标准，在必要时定义了配置选择。当需要对现有标准阐明或扩展时，IHE 建议查阅相关标准的内容。

IHE 有众多发起者和支持的组织，来自不同的医疗专业领域和地区。在北美的主要发起者是美国心脏病学会（American College of Cardiology，ACC），医疗健康信息与管理系统协会（HIMSS）及北美放射协会（RSNA）。IHE-加拿大（IHE-Canada）已成立。IHE-欧洲（IHE-EUR）由许多组织联合支持，包括欧洲放射学协会（European Association of Radiology，EAR）和欧洲放射学研讨会议（European Congress of Radiologists，ECR），放射和电子医学行业协调委员会（Coordination Committee of the Radiological and Electromedical Industries，COCIR），德意志 Röntgengesellschaft 学会（Deutsche Röntgengesellschaft，DRG），欧洲 PACS 协会（EuroPACS Association），医院信息系统现代化小组（Groupement pour la Modernisation du Système d'Information Hospitalier，GMSIH），法国放射协会（Société Francaise de Radiologie，SFR），意大利医疗放射协会（Società Italiana di Radiologia Medica，SIRM）。在日本，IHE-J 被日本经济产业省（Ministry of Economy，Trade，and Industry，METI）、日本厚生劳动省（Ministry of Health，Labor，and Welfare）和医疗信息系统开发中心（MEDIS-DC）所发起，共同发起的组织还包括日本放射行业协会（Japan Industries Association of Radiological Systems，JIRA），日本 HIS 行业协会（Japan Association of Healthcare Information Systems Industry，JAHIS），日本放射协会（Japan Radiological Society，JRS），日本放射技术委员会（Japan Society of Radiological Technology，JSRT），和日本医学信息协会（the Japan Association of Medical Informatics，JAMI）。其他代表医疗专家的组织被邀请加入 IHE 流程跨学科和地区边界的扩展。

不同领域的 IHE 技术框架（医疗机构合作与患者诊疗信息共享、IT 基础架构、心血管病学、实验学、放射学等）定义了现有标准的特定实施，以达到促进适当的医疗信息共享，支持优化患者诊疗的集成目标。IHE 技术框架每年进行一次扩展，经过一段时间的公众评论，并通过错误鉴别和更正定期地维护。当前版本的框架可以在www.ihe.net 获得。

IHE 技术框架指定了医疗行业的一组功能组件，称为 IHE 角色（Actor），并根据一组一致的、基于标准的事务（transaction）确定了它们的交互。它逐渐深入地描述了事务体。第 1 卷在一个较高的层次上描述了 IHE 功能，指明如何将“事务”组织在称作“集成规范”（Integration profile）的功能单元中，突出其针对特定临床需求的能力，随后的卷提供了每个 IHE 事务的详细技术描述。

1.1　本文档的内容

此规范定义了相关标准及对标准的约束，以便为系统间的信息传输而实施一个特定的用例。本文档由以下 3 卷组成：

1.1.1 第1卷—概述

本卷为规范提供了一个高层次的概述，描述了用例、涉及的角色、流程和对其他标准与IHE规范的依赖。对它感兴趣的对象一般是诊疗提供者、厂商的管理人员和技术设计师以及此规范的所有用户。

1.1.2 第2卷—事务

本卷将作为用例中的特定事务实施的技术参考，包括对相关标准、约束和交互图的参考。它将供规范的技术实施者使用。

1.1.3 第3卷—文档内容

第3卷描述了对文档内容的附加约束，包括词汇和事务中传递的元数据（metadata）等。它将供规范的技术实施者使用。

第3卷中的信息结构附录包含了模型的详细信息，和用药、过敏反应和问题的信息结构化。它还包含支持的文件管理和文档条目结构的例子。

1.2 如何联系我们

欢迎对本文档和IHE各规范的意见和建议。请直接到http：//froums. rsna. org讨论服务器或发给：

Joyce Sensmeier
Director of Professional Services
230 East Ohio St. , Suite 500
Chicago，IL 60611
Email：ihe@himss. org

第 1 卷

概　　述

第 1.0 版（正式版）

2006 年 8 月 11 日

1 第1卷前言

1.1 目标读者

本文档的目标读者是：

- 信息学相关医疗专家
- 医疗机构的IT部门工作人员
- 参与IHE的厂商的技术人员
- 参与标准开发的专家
- 对医疗信息系统集成和工作感兴趣者

1.2 读者相关信息

第1卷的读者应阅读或熟悉以下文档：

- ITI基础架构技术框架第1卷中记载的跨机构文档共享（XDS，Cross-Enterprise Document Sharing）集成规范
  （见http：//www.ihe.net/Technical_Framework/index.cfm）。
- ITI基础架构技术框架第1卷中记载的文档可获得性通知（NAV，Notification of Document Availability）集成规范
  （见http：//www.ihe.net/Technical_Framework/index.cfm）。
- ITI基础架构技术框架第1卷中记载的审记跟踪和节点验证（ATNA，Audit Trail and Node Authentication）集成规范
  （见http：//www.ihe.net/Technical_Framework/index.cfm）。
- HL7临床文档架构（Clinical Document Architecture，CDA）第2版：第1章，CDA概述。
- 诊疗记录摘要（Care Record Summary）-CDA第2版（US领域）实施指南：第1章。
- IHE专题讨论组陈述：企业和医疗系统的有效集成-2005年6月28—29日，2005：http：//www.ihe.net/Participation/workshop_2005.cfm，2005年6月：
  - 发挥IHE优势以构建RHIO互操作性
  - 跨机构文档共享（XDS）
  - 文档可及性通知（NAV）
  - 医疗机构合作与患者诊疗信息共享
  - 医疗摘要用例
  - 医疗机构合作与患者诊疗信息共享—规范概述

1.3 本卷如何组织

第2章描述了技术框架的一般特性、目标和功能。

本卷第3章和随后的章节提供了每个集成规范的详细文档，包括它所针对的医疗机构合作与患者诊疗信息共享问题和IHE角色及包括的事务。

文档主体后的附录提供了角色和事务的一个摘要列表，详细讨论了集成规范相关特定问题及使用的术语和

缩写词表。

1.4 本文档中使用的约定

本文档采用了以下的约定，来表示 IHE 技术框架的概念，并说明如何应用 IHE 技术框架所依赖的标准。

1.4.1 技术框架交叉引用

当引用技术框架同一卷中的其他章节时，可以直接使用章节号。如果引用的内容属于其他卷或者是其他领域的技术框架，要使用以下格式：

<域标识符>TF-<卷号>：<章节号>

其中：

<域标识符>是 IHE 域的一个简短标识符（PCC＝Patient Care Coordination 即医疗机构合作与患者诊疗信息共享，ITI＝IT Infrastructure 即 IT 基础架构，RAD＝Radiology 即放射学）

<卷号>是指定的域技术框架中的适当的卷的编号（例如：1，2，3），

<章节号>是适当的章节编号。

例如：PCC TF-1：3.1 指 IHE 医疗机构合作与患者诊疗信息共享技术框架第 1 卷第 3.1 章节，ITI TF-2：4.33 指 IHE IT 基础架构技术框架第 2 卷第 4.33 章节。

1.4.2 IHE 角色、事务图及表

每个集成规范表示现实世界的一种能力，由一组角色支持，角色通过事务交互。角色是信息系统或信息系统的组件，产生、管理或操作企业活动所需的各种信息。事务是角色之间的交互作用，通过基于标准的消息来传达所需信息。

在随后的章节中的描述角色和事务的图表，说明了在一个特定的规范中每个角色所必须支持的事务。

图中所示的事务用两种方式标识：事务名称和事务编号，在 PCC TF-2（PCC 技术框架第 2 卷）中定义。在图中，事务编号以方括号内有特定技术框架域前缀的数字来表示。

在某些情况下，一个规范依赖于某个必要的规范才可正确有效地运行。例如，跨机构医疗摘要共享（XDS-MS，Cross-Enterprise Sharing of Medical Summaries）依赖于跨机构文档共享（XDS，Cross-Enterprise Document Sharing)。这些依赖关系可通过定位目标规范找到，在表 2.6-1 中列出了哪些规范是前提必需规范。除了必要的规范事务外，角色还必须执行此规范所依赖的前提规范中所要求的全部事务。

1.4.3 流程图

集成规范的描述包括流程图，阐明各规范怎样以相关角色之间的一系列事务实现其功能。

这些图表是为了提供一个概貌，这样可以在一个机构的上下文档或跨机构的工作流中看到各个事务。IHE 未详细定义的事务和活动在图表中以斜体表示，以提供辅助的上下文档，使 IHE 相关事务适合更广泛的医疗信息系统结构。

这些图表所表示的并不是唯一可能的场景。通常其他角色组合可能参与进来，也可能引入其他规范的事务。

在某些情况下事务的顺序可以是灵活的。在这种情况下一般会有注释，指出可能发生的变动。事务的箭头指向是事务所处理的主要信息的流向，而不一定是事务的发起者。

1.5 版权许可

Health Level Seven（HL7）组织已授权 IHE 转载 HL7 标准中的表。本文档中的 HL7 表由 Health Level

1.6　如何联系我们

欢迎对本文档和IHE规范的意见和建议。请直接到http：//froums. rsna. org讨论服务器或发给：

Joyce Sensmeier
Director of Professional Services
230 East Ohio St.，Suite 500
Chicago，IL 60611
Email：ihe@himss. org

2 序　言

本文档，IHE 医疗机构合作与患者诊疗信息共享技术框架（PCC TF），定义了现有标准的特定实施，以达到促进适当的医疗信息共享，支持不同诊疗环境下诊疗提供者间协调优化患者诊疗的集成目标。此框架每年都在扩展，经过一段时间的公众评论，并通过错误鉴别和更正定期地维护。最新版文档可以通过互联网在 http://www.ihe.net/Technical_Framework/获得，可以找到 IHE 针对不同医疗领域的特定技术框架卷。

IHE 医疗机构合作与患者诊疗信息共享技术框架定义了医疗行业和医疗信息网络的功能组件的一组子集，称为 IHE 角色（Actor），并根据一组一致的、基于标准的事务（transaction）定义了它们的交互。

IHE 其他领域也在其相关领域产生技术框架，它们一起组成 IHE 技术框架。目前，以下 IHE 技术框架是可用的：

- IHE IT 基础架构技术框架（IHE IT Infrastructure Technical Framework）
- IHE 心血管病学技术框架（IHE Cardiology Technical Framework）
- IHE 实验学技术框架（IHE Laboratory Technical Framework）
- IHE 放射学技术框架（IHE Radiology Technical Framework）
- IHE 医疗机构合作与患者诊疗信息共享技术框架（IHE Patient Care Coordination Technical Framework）

在应用时，可参考其他几个技术框架。关于参考其他技术框架的约定，见本卷的前言。

2.1 与相关标准的关系

单从医疗行业中交互作用的角度，IHE 技术框架定义了分布式医疗环境的功能组件（称为 IHE 角色）。基于标准（例如 HL7、IETF、ASTM、DICOM、ISO、OASIS 等），IHE 进一步定义了一组事务，以实现一个具体的用例。随着 IHE 范围的扩展，将会根据需要加入基于其他标准的事务。

在目前的开发层次上，IHE 还创建了内容集成规范（Content Integration Profiles），基于标准进一步说明了这些事务的有效负载（payloads）。内容集成规范是非常必要的，因为医疗产业趋向于使用事务标准，这些事务标准已在越来越多的传统计算环境中使用。

在某些情况下，IHE 推荐选择这些标准所支持的特定选项。然而，IHE 不引入与这些标准矛盾的技术选择。如果发现现有标准有错误或对其进行扩展，IHE 的方针是将它们向合适的标准团体汇报，以实现其一致性和标准发展策略。

因此，IHE 是一个实施框架，而不是一个标准。产品的一致性声明仍需直接参考特定的标准。此外，在产品中实施 IHE 集成功能的厂商可发布 IHE 集成声明，来说明他们的产品的功能。发布 IHE 集成声明的厂商对其声明内容负全部责任。通过比较不同产品的 IHE 集成声明，熟悉 IHE 角色和集成规范概念的用户能够决定产品之间集成的水平。IHE 集成声明的格式参见 PCC TF-1：附录 C。

2.2 与产品实施的关系

在 IHE 技术框架中描述的 IHE 角色和事务是真实医疗信息系统环境的抽象。尽管一些事务传统地通过特定产品类别来执行（例如 HIS、临床数据存储库、电子医疗记录系统、放射信息系统、临床信息系统或心血管病学信息系统），IHE 技术框架有意避免功能或角色与这些产品类别关联。对于每个角色，IHE 技术框架只定义了与信息系统集成相关的那些功能。因此 IHE 对角色的定义不应该作为对任何实施此角色的产品的完全定义，框架自身也不应该被当作医疗信息系统体系结构的全面描述。

定义角色和事务的原因是为定义医疗信息系统环境的功能组件之间的交互提供基础。对于一个产品实现多个功能的情况，IHE 认为只有产品与环境的外部功能之间的接口有重要意义。因此，IHE 不看重一个基于独立、完全的信息系统的综合环境的相对价值，而着重于基于多个系统共同达到集成目标的情况。

2.3　框架开发与维护

IHE 医疗机构合作与患者诊疗信息共享技术框架由 IHE 医疗机构合作与患者诊疗信息共享技术委员会进行连续地每年一次的扩展和维护。该技术框架的发展和维护过程遵循许多原则来保证规范的稳定性，以便厂商和用户可靠地应用 IHE 技术框架来指定、开发和获得具备 IHE 集成能力的系统。

这些原则中的第一条是，对 IHE 技术框架所做的所有扩展和修订都必须保证与先前版本的向后兼容性(除了一些很少见的修订情况)，以便与实施旧版本中定义的 IHE 角色和集成规范的系统能够互操作。

IHE 医疗机构合作与患者诊疗信息共享技术框架每年所进行的开发和重新发布的流程包括以下三步：

1. 医疗机构合作与患者诊疗信息共享技术委员会开发对现有稳定版本技术框架的增补，以支持 IHE 战略与 PCC 计划委员会确定的新功能，并将其发布以供公众评论。
2. 委员会处理在公众评论期间所收到的所有意见和建议，然后发布一个技术框架的更新版本，即“试行版”。此版本中既包含来自先前的技术框架的已经稳定的内容，也包含新开发的增补内容。厂商们会使用此版本的技术框架来开发试验用软件，在每年的 IHE Connectathon（兼容测试）中进行测试。
3. 委员会对“试行版（Trial Implementation)”版本的技术框架定期考虑修改提案，包括那些参加了兼容测试的实施者所提出的修改提案。兼容测试 60 天内所收到的修改提案全部经过决议之后，将会发布此技术框架的“正式版（Final Text)”。

作为技术框架维护的一部分，委员会将考虑“正式版（Final Text)”发布后收到的修改提案。

2.4　本年度引入的修改范围

本文档涉及 IHE 医疗机构合作与患者诊疗信息共享计划的 2005—2006 阶段。它是所执行的实施测试的基础，例如在 2006 年 1 月北美和 HIMSS 2006 年会相关的展示流程。

IHE PCC 技术框架第 1 版介绍了以下集成规范：

- **跨机构医疗摘要共享（XDS-MS）**—使医疗摘要的诊疗提供者之间的共享流程自动化的机制，医疗摘要是一类临床文档，包含患者信息最相关的部分，针对一个特定的提供者或不同环境中广泛的潜在提供者。在诊疗传递的时间点上，如转诊或出院时，医疗摘要一般会被创建和使用。

2.5　医疗机构合作与患者诊疗信息共享集成规范

IHE 集成规范提供了一个通用语言，医疗专业人员和厂商可以使用精确的术语来讨论医疗机构的集成需求和信息系统的集成性能。集成规范规定了满足特定临床需求的标准的实施。通过参考 IHE 医疗机构合作与患者诊疗信息共享技术框架的详细说明，集成规范使用户和厂商能声明自己所需要或提供的 IHE 功能。

集成规范以 IHE 角色和事务及内容来定义。角色（在 PCC TF-1 附录 A 中列出）是信息系统或信息系统的组件，产生、管理或操作临床和运作活动相关的信息。事务（在 PCC TF-1：附录 B 中列出）是角色之间的交互作用，通过基于标准的消息来传达所需信息。内容（Content）是这些事务中交换的信息，由内容规范定义。

通过实施适当的角色和事务，厂商的产品支持某个集成规范。一个特定的产品可以实施多个角色和多个集成规范。

内容规范定义了一个事务中使用的内容是如何构造的。每个事务可被看作由两个组件构成：一个是有效负载（payload），它是所传送的信息块；另一个是元数据，描述这个有效负载。内容绑定到一个 IHE 事务指明了这个有效负载如何影响此事务的元数据。内容规范内的内容模块则定义了有效负载。内容模块是不受事务影响的，它们所描述的内容与使用内容模块的事务无关，而内容绑定解释了负载如何影响事务的元数据。

图 2.5-1 表示医疗机构合作与患者诊疗信息共享域的内容集成规范之间的关系。

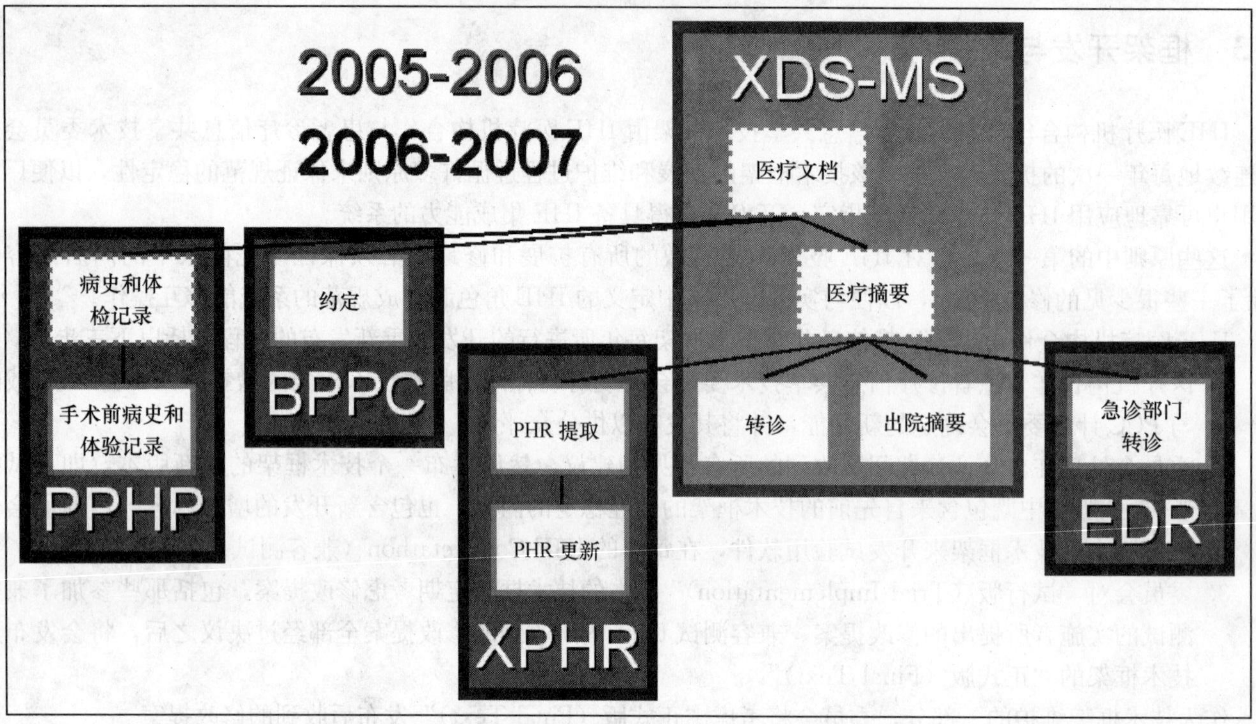

图 2.5-1 IHE 医疗机构合作与患者诊疗信息共享集成规范

2.6 集成规范之间的依赖性

当一个集成规范的实施是完成另一个集成规范中定义的功能的前提条件时，存在 IHE 集成规范之间的依赖。表 2.6-1 以表格形式定义了这些依赖关系。某些依赖要求支持一个规范的角色与支持其他集成规范的一个或多个角色同组。例如，跨机构医疗摘要共享（XDS-MS）要求不同的参与角色支持跨机构文档共享（XDS）集成规范，且它的角色与审计跟踪和节点验证（ATNA）集成规范的一个安全节点（Secured Node）角色同组。存在这种依赖性，是因为 XDS-MS 和 XDS 角色必须支持一个安全通讯通道，有对患者特定信息的交换的适当审计，以便在严格要求保护患者隐私的环境下能正确运行。

表 2.6-1 XDS-MS 集成规范依赖性

集成规范	依赖于	依赖类型	目的
所有 PCC 内容规范	跨机构文档共享（XDS）	PCC 内容规范的实施者可实施 XDS 规范，能够在一个 XDS 相关域内共享临床文档。当用 XDS 规范提供文档交换时，每个 PCC 内容创建者（PCC Content Creator）必须与一个 XDS 文档源（XDS Document Source）角色同组，每个 PCC 内容使用者（PCC Content Consumer）必须与一个 XDS 文档使用者（XDS Document Consumer）角色同组。	确保在一个 XDS 相关域内 PCC 文档内容规范的共享能与其他类型文档的共享（例如图像，ECG 等）共存。

续表

集成规范	依赖于	依赖类型	目的
所有PCC内容规范	跨机构文档介质交换（XDM）	PCC内容规范的实施者可实施XDM规范，能够使用介质共享临床文档。当用XDM规范提供文档交换时，每个PCC内容创建者必须与一个XDM便携介质创建者（XDM Portable Media Creator）角色同组，每个PCC内容使用者必须与一个XDM便携介质使用者（XDM Portable Media Consumer）角色同组。	确保在介质上的PCC文档内容规范的共享能与其他类型文档的共享（例如图像，ECG等）共存。
所有PCC内容规范	跨机构文档可靠交换（XDR）	PCC内容规范的实施者可实施XDR规范，能够使用可靠的点对点网络消息来共享临床文档。当用XDR规范提供文档交换时，每个PCC内容创建者必须与一个XDR文档（XDR Document）角色同组，每个PCC内容使用者必须与一个XDR文档接受者（XDR Document Recipient）角色同组。	确保通过可靠的点对点消息的PCC文档内容规范的共享能与其他类型文档的共享（例如图像，ECG等）共存。
所有PCC内容规范	审计跟踪和节点验证（ATNA）	每个内容创建者和内容使用者角色应与ATNA安全节点角色同组。	对于管理导出的PHI的审计跟踪、节点验证和传输加密是必需的。
所有PCC内容规范	一致时间（CT）	每个内容创建者和内容使用者角色应与时间客户端（Time Client）角色同组。	对于管理和和解决多次更新中的冲突是必需的。

要支持一个依赖的规范，除了执行所属的规范中的事务外，一个角色必须执行前提规范中的所有必需的事务。在某些情况下，前提是角色选择一个指定规范集中的任一规范。

2.7 集成规范概述

在本文档中，每个IHE集成规范通过以下各项来定义：

- 涉及的IHE角色
- 每个IHE角色所交换的特定IHE事务集。

这些需求以支持集成规范的每个角色所需的事务表的形式表示。支持多个集成规范的角色必须支持这些集成规范所有必需的事务。当一个集成规范依赖于另一个集成规范时，所依赖的集成规范的事务不在此表中。

需要注意IHE集成规范不是对标准的遵循声明，IHE也不是一个认证机构。用户仍应要求厂商提供对标准的遵循声明，这些标准由相关标准组织所发布，例如HL7和DICOM。对标准的遵循是厂商采用IHE集成规范的先决条件。

还要注意，对于成功的集成项目，有些严格的需求是IHE所不能针对的。成功的集成系统仍需要一个项目计划，使破坏最小化，并描述自动防故障策略，特定和相互的理解实施期望，完善定义的用户界面需求，明确定义的系统限制，详细费用目标，以及维护和支持计划等。

2.7.1 跨机构医疗摘要共享（XDS-MS）

跨机构医疗摘要共享（XDS-MS）—使医疗摘要的诊疗提供者之间的共享流程自动化的机制，医疗摘要是一个包含患者信息最相关的部分的临床文档类，针对一个特定的提供者或不同环境下广泛的潜在提供者。在诊疗传递的时间点上，如转诊或出院时，医疗摘要一般会被创建和使用。

需要注意，根据文档内容规范集的章节和信息元素的详细内容，跨机构医疗摘要共享集成规范针对特定的地区或国家。这个集成规范已被结构化，便于以国家或“区域”特定内容规范的形式包含各国扩展。如果有对IHE章节的国家扩展，将在PCC TF-2中包括。

2.8 产品实施

在产品实施过程中，实现IHE角色和事务时，开发者有一些可选项。要对三类可选项做出决定：

- 对于一个系统，选择它将包括的角色（每个系统可以有多个角色）。
- 对于每个角色，选择它将参与的集成规范。
- 对于每个角色和规范，选择所要实施的选项。

对于支持的规范，必须实施规范中所有必需的事务。（对于XDS-MS，参考ITI TF-2中对XDS的事务描述。）

实施者应提供一个声明，描述在一个给定的产品中包含哪些IHE角色、IHE集成规范和选项。对这个声明的推荐格式在PCC TF-1：附录C中定义。

通常，一个产品实施可包含一个角色或者多个角色的组合。当两个或多个角色同组时，两个角色之间的内部通讯假定为充分允许必要的信息流，以支持它们的功能；例如，XDS-MS的文档源角色可使用患者ID交叉索引使用者角色，以获得从本地患者ID到文档共享域中使用的患者ID的必要的映射信息。确切的内部通讯机制在IHE技术框架范围之外。

在一个产品实施中，当多个角色同组时，应支持每个被支持的角色所发起或终止的所有事务（即IHE事务会在一个外部产品接口中提供）。

以下例子描述了典型系统可能支持哪个角色。这不是一个必备条件，而是为了提供说明性的示例。

某医院的一个急诊EMR可能包括一个文档源角色、文档使用者角色、一个文档存储库角色、一个患者标识使用者角色，以及一个安全节点角色。某医师诊所的一个门诊EMR可能包括一个文档源角色、文档使用者角色、一个患者基本信息客户端角色，以及一个安全节点角色。

3　跨机构医疗摘要共享（XDS-MS）集成规范

3.1　范围和目的

患者、临床医生、医疗产业和政府对改进医疗质量的要求，已经引起对实现不同系统之间的患者医疗信息互操作性的日益关注。

然而，互操作性的解决方案不是一个简单的任务。在医疗提供者之间的信息交换中，非结构化的文本数据形式仍占据主要地位，而且要做出好的临床决策，医生和其他医疗提供者所需的绝大部分数据都在这种自由文本中。因此，有效而高效的互操作性来自对最相关的文档的标识和对这些文档内最相关的章节的标识。

就其特性来说，医疗摘要形成了包含信息的最相关部分的一类临床文档。其名称表示摘要的目的，不但从EMR中摘录最重要的信息片段，而且在医疗摘要创建时记录自由文本摘要。在运作上，它们一般创建于诊疗从一个提供者向另一个提供者传输的时候，或者从一个环境向另一个环境传输的时候。

因此，患者传输和伴随这些传输的摘要文档可被划分为三种主要类型：偶发的（Episodic），协同的（Collaborative），或持久的（Permanent）。这些种类是很重要的，因为它们代表很宽范围的医疗摘要的用例场景。例如，诊疗协同传输摘要，如转诊记录，着重于提供针对特定提供者的患者的最相关的信息。协同摘要（Collaborative summaries）拥有广泛的读者，因为他们也提供最相关点，以获取患者的特定问题类的信息。

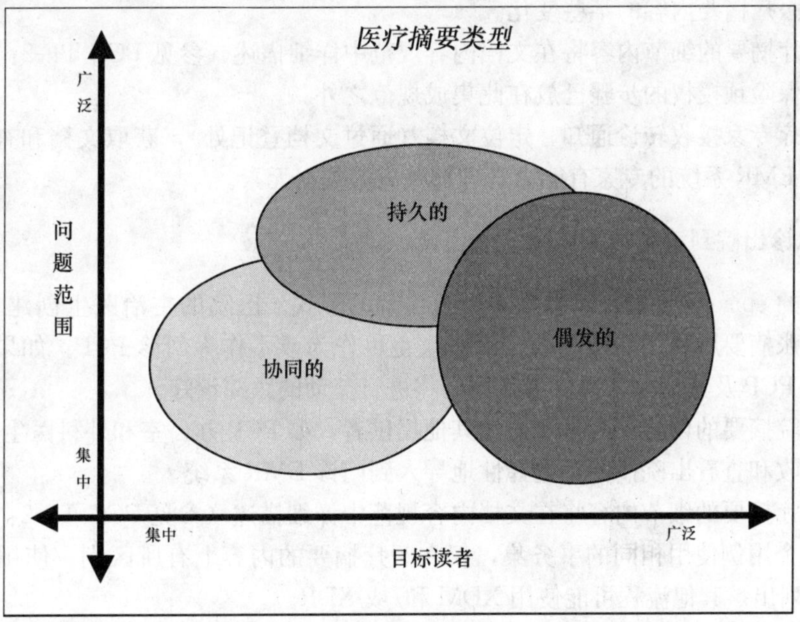

图 3.1-1

相反，偶发摘要（episodic summaries）主要目的是强调一个患者病史（history）中某个时间段的最相关的细节。例如出院志或病史和体检记录。偶发摘要记录的目标是为了广泛的读者。

持久传输有第三种目的：总结一个患者的全部病史，因此包括更广范围的患者问题。读者可能是集中的（如在向一个新提供者的传输中），也可能是普遍的（如从军队退役）。

需解决的问题是要确定在典型“诊疗传输”场景中使用的临床相关文档（和这些文档所包含的数据元素），然后提供互操作性标准，以促进这些文档（和数据元素）的便捷传输。通过定义适当的文档传输标准和“记录条目”的最小集，此“记录条目”的最小集应被提交给以后的诊疗提供者或可被其获得，跨机构医疗摘要共享

（XDS-MS）集成规范使文档传输便于实现。此外，此集成规范需要为接收实体定义使用需求/选项，以便确保发送实体的“诊疗上下文档”随着信息的传输适当地维护。

3.2 流程

XDS-MS所支持的基本流程是现有的手工操作应用的写照：某人从患者医疗记录中收集了适当的文档，将其复制，以一个信封包起来，解释发送信息的原因，然后把它装船运送给接收提供者。这常常伴随发送提供者给接受提供者的一个电话，说明这个信息即将到来。

由于协同诊疗传输和Episodic诊疗传输迥然不同，所以分别定义了这两种用例。此集成规范的用户或实施者可以选择支持两个用例中的任意一个。持久诊疗摘要也有很大的不同，然而它们使用不频繁，因此其用例留待今后再做。

3.2.1 用例1：急诊专家转诊

本用例涉及诊疗的“协同”转诊，针对患者从一个初始的诊疗提供者（PCP，primary care provider）到一个专家的转诊。此用例是一个“电子转诊（e-referral）”过程的中心组件，在发起实际的临床信息传输之前，一般要求两个组织之间有适当的约定/协作。

前提条件假定一个PCP在其办公室里为一个患者看诊。PCP已与患者交谈过，并做了检查，而且已决定将此患者转给一个专家。假定PCP有一个EMR系统，能够记载记录和管理数据元素。在创建与此次诊疗传输相关的文档时，此PCP的EMR所管理的特定数据元素应是此过程所使用的信息源。临床医生对多种EMR的实施和使用可导致医疗摘要内容的某些变化。

支持此用例的医疗摘要的细节内容将在文档内容规范中详细描述（参见PCC TF-2：5.4.1.3）。

确定专家和获得保险预授权的步骤已放在此集成规范之外。

发布条件包括医疗专家接收转诊通知，定位文档（通过文档登记处），获取文档和查看文档及选择性地导入数据。导入假定有EMR系统的专家有能力管理那些离散数据元素。

3.2.2 用例2：从急诊出院到流动救护环境

此用例涉及诊疗的episode传输，以患者从医院出院的形式。医院的主治医生创建了一个出院摘要文档，由医院记录保管和记账摘要所利用。医院的主治医生也可作为或不作为门诊PCP。如果不作为门诊PCP，此记录的副本被发送给PCP及其他专家提供者，他们将进行流动的跟踪诊疗。

用例事件涉及出院摘要的创建、共享和通知其他提供者，如PCP办公室和外科医生办公室。

发布条件包括接收和查看出院摘要，选择性地导入到门诊EMR系统。

支持此用例的医疗摘要的细节内容将在文档内容规范中详细描述（参见PCC TF-2：5.4.1.4）。

需要注意以上两个用例使用相同的事务集，仅在医疗摘要的内容上有所区别。使用XDS和NAV的用例的流程在图3.2-1中列出。其他流程可能使用XDM和/或XDR。

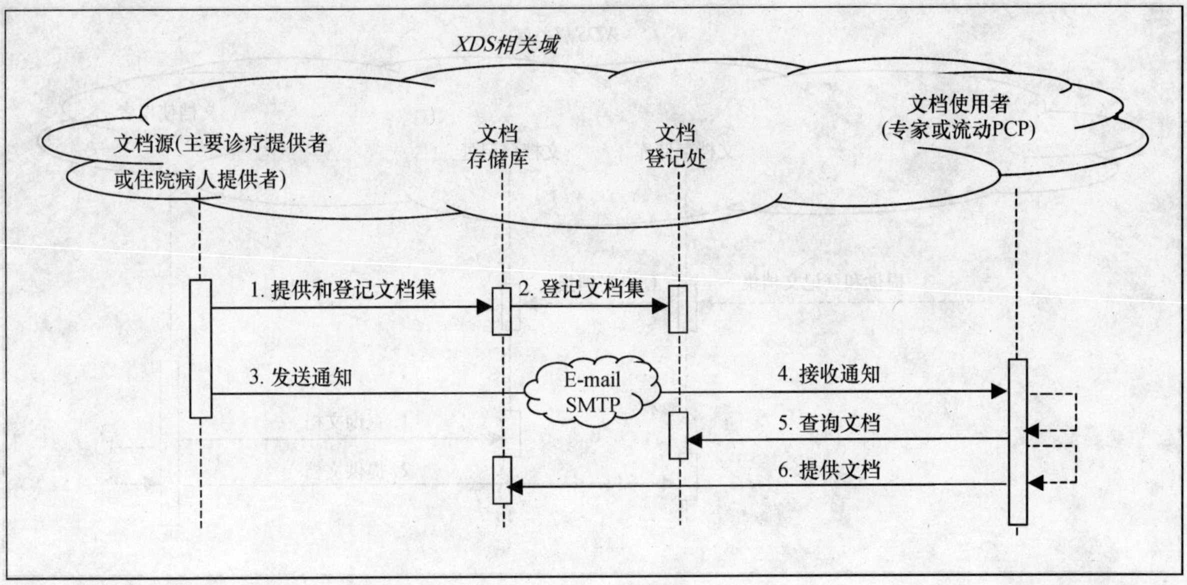

图 3.2-1　用例流程图

这些步骤是：

1. 提取/捕获记录集，作为 XDS 提交集打包放到一个文档集里。提交集包含一个医疗摘要，可能还包含一些其他的相关临床文档。医疗摘要是临床文档（在使用纸张形式时大家已经了解），通常有双重目的，记载一次就诊（encounter），及提供了把信息发送给另一个提供者的理论基础。此步骤利用 ITI XDS 规范所提供的事务，把记录放在一个 XDS 存储库中（本地或共享）。

2. 存储库确保提交集的文档以相关域的 XDS Registry 登记（一组诊疗发送机构）。

3. 通知其他提供者文档现在可用于查看。此步骤利用 ITI NAV 规范所提供的事务来执行电子邮件(E-mail)通知。

4. 未包含患者标识信息的电子邮件通知由专家 EMR 系统接收。

5. 然后，接收提供者可利用现有的查询事务，从 XDS 规范中查找文档的 URI。

最后，接收提供者可选择把这些记录中的相关信息导入到他们自己的 EMR 系统中。

3.2.3　对过去的医疗摘要非计划访问的用例

在许多情况下，提供者可能需要访问患者诊疗历史数据的信息，而且在 XDS 存储库中，可能有以前给其他提供者的医疗摘要。例如，医疗摘要及其他文件，如实验室和放射报告对于急诊医生和护士来说是至关重要的，以便在紧急情况下为患者提供最佳诊疗。图 3.2-2 表示此用例所需的事务，再次使用了 XDS。其他流程可能使用 XDM 和/或 XDR。

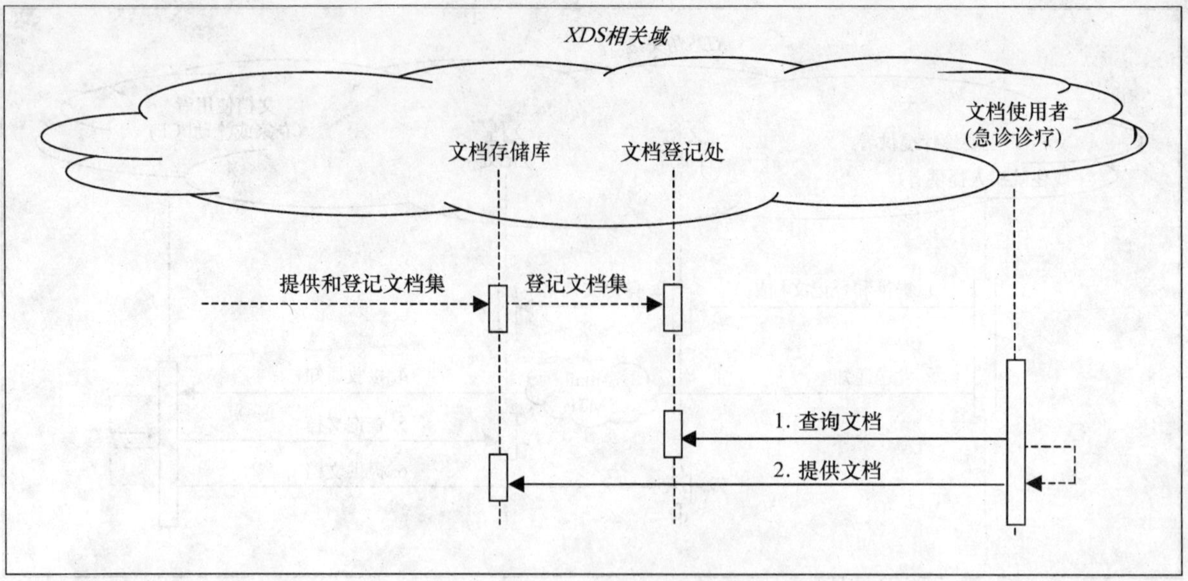

图 3.2-2　计划外使用的流程图

3.2.4　内容互操作性层次

以上描述的用例意味着不同层次的互操作性。在最低层，一个临床医生仅需要能访问和查看某些内容，比如一个医疗摘要。在此层次上，最小的结构化数据元素必须存在，即足够的元数据，以核实对文档的访问能与文档的可视显示适当相关。

在这种简单的元数据层次之上，几乎所有的医疗摘要文档有组织元素，对医疗摘要的相关部分分组。对于人来说，这样可以更快地查看，因为会更容易跳到感兴趣的诊疗部分。对计算机来说，也能利用这种结构化。例如，从出院摘要中可看到相关的出院后用药列表，可以与现有用药对比和调节。

在一个相当高层次的互操作性上，对于计算机处理和映射来说，传递完全结构化和编码的数据的能力是必要的。例如，若能够从另一个机构的医疗摘要中导入它所标识的药物，在确保用药医嘱正确地传输方面有巨大的潜能。但是，提供高层次的语法互操作性的代价是增加了实施复杂度，因此需要很长的实施时间。

HL7 临床文档架构（CDA）标准和诊疗记录摘要（CRS）CDA 实施指南支持多个复杂度层次上逐级的互操作性，低至那些需要提供简单低层互操作的情况，支持简单查看最重要的用例，也可提供较高的互操作性途径，给希望实施高层互操作性的厂商和提供者。因此，CRS 实施指南中限定的 CDA 是 XDS-MS 内容规范的基本标准。

通过为急性诊疗出院和专家转诊用例定义必需的和可选的章节，XDS-MS 内容规范构建并进一步约束了 CDA-CRS 实施指南。此外，它还对医疗摘要的最重要的章节（用药、过敏反应和问题）进行了约束，以确保提供结构化字段层次的数据。

图 3.2-3 表示 XDS-MS 内容规范如何为不同重要性的章节定义这些逐级的互操作性。头元数据必须存在并编码。大多数章节必须至少定义一个章节标签，来标识此章节。对于用药、过敏反应和问题章节，数据必须包含一个粒度更小的字段层数据，作为离散文本（例如剂量或频率）。这被称为结构化文本表示。注意在结构化文本中的文本串不是人们可读的文本的重复，而是从人们可读文本内容中简单地引用提取，减少数据不一致的风险。

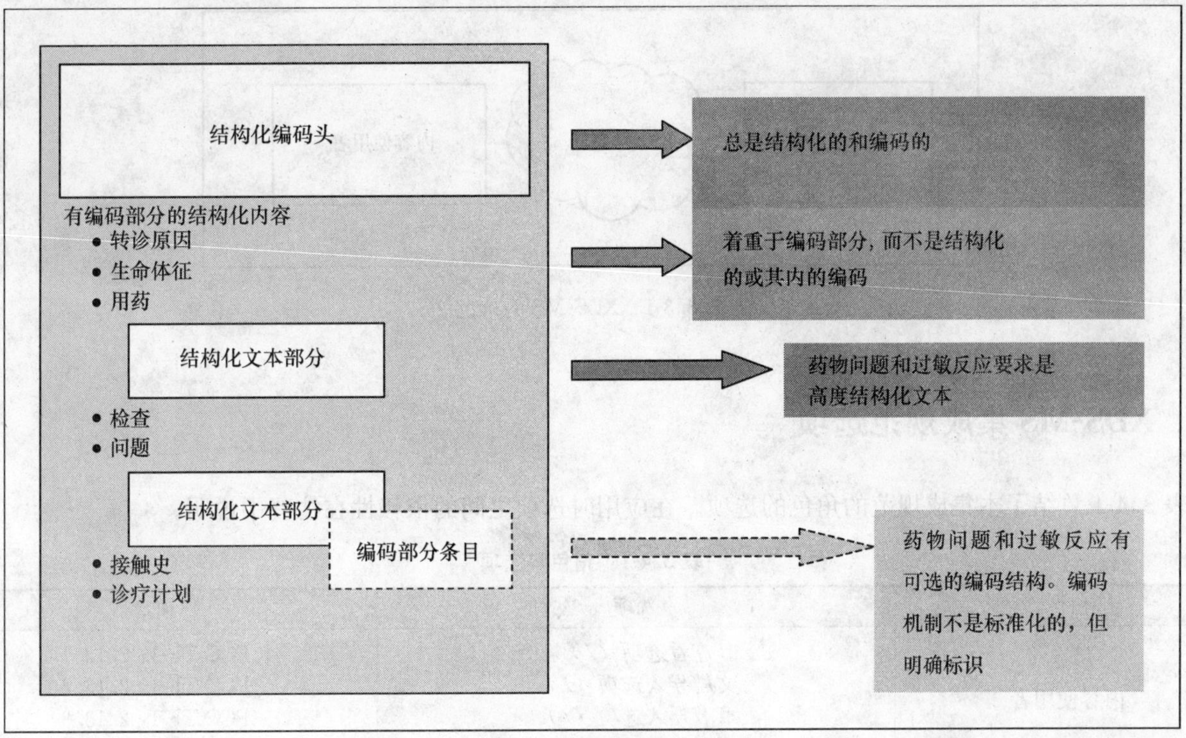

图 3.2-3 分层的互操作性水平

粒状字段层数据可以是可选地编码。如果使用某编码术语，则它应是唯一标识。

注释：由于缺少成熟并被广泛接受的编码术语标准，要求此集成规范不指明特定的编码术语。然而，如果能达到一致的 XDS 相关域约定，就可能交换编码层的信息。IHE 已决定继续与适当的标准组织合作，这样将来就能把编码术语标准添加到此规范中。

3.2.5 用例结论

与现有的人工流程相比，此规范的流程更为有力和灵活。通过重用第一个步骤（摘要报告）中的现有工作产品，医生工作流得以改善，从而完成两个目标：记录已提供的诊疗，和与其他提供者沟通。

其次，每个步骤利用互连接的 EMR 系统的力量，使全部流程更快、更容易、并更少依赖人力来完成相同工作。这将减少提供者之间传输记录的时间，使信息更安全地传输，并更为可靠地接收。

最后，此流程便于将相关数据从一组患者记录导入到接收医生的 EMR 系统中，这使得信息传输更为可靠，减少从一个提供者到另一个提供者的传输信息的劳动力花费，并减少患者提供在医生处已有的信息所需的时间。

3.3 角色/事务关系

此规范中有两个角色，内容创建者和内容使用者。内容由内容创建者所创建，由内容使用者所使用。从一个角色到其他角色的内容共享或传输由下面所述的适当的 IHE 规范所说明，在此规范范围之外。文档源或便携介质创建者可以包含内容创建者角色。文档使用者、文档接受者或便携介质导入者可以包含内容使用者角色。

从一个角色到其他角色的 PHR 内容的共享、传输或更新由适当的 IHE 规范所说明，在下面的 3.7 节与 XDS、XDM 和 XDR 的内容绑定中描述。

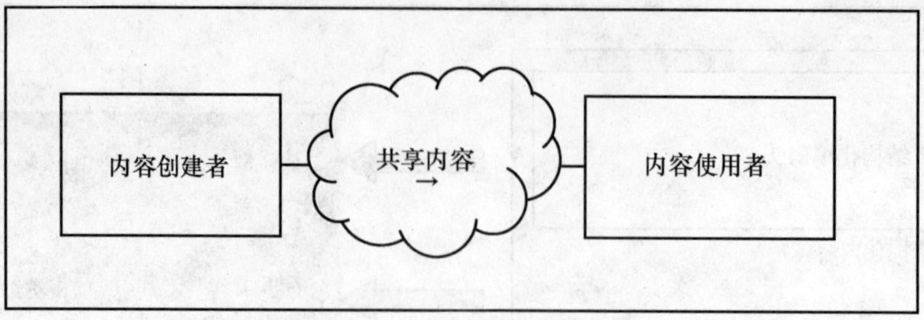

图 3.3-1　XDS-MS 的角色

3.4　XDS-MS 集成规范选项

表 3.4-1 总结了本集成规范的角色的选项。在应用时选项之间的依赖性在注释中说明。

表 3.4-1　角色和选项

角色	选项	卷和章节
内容使用者	*查看选项（1）* *文档导入选项（1）* *章节导入选项（1）* *离散数据导入选项（1）*	PCC TF-1：2.13.1 PCC TF-1：2.13.2 PCC TF-1：2.13.3 PCC TF-1：2.13.4
内容创建者	*转诊选项（1）* *出院摘要选项（1）*	PCC TF-1：2.13.5 PCC TF-1：2.13.6

注释 1：角色应至少支持这些选项之一。

3.5　内容使用者选项

3.5.1　查看选项

此选项定义了对内容使用者提供访问、重建和管理医疗摘要的处理需求。关于此选项的更多细节参见 PCC TF-2：3.1.1。

3.5.1.1　显示转换

医疗摘要的内容创建者角色应提供对一个样式表的访问，此样式表确保将医疗摘要内容一致地重建为内容使用者角色当前显示的样子（参见 PCC TF-2：5.4.1.1.2.1）。

如果样式表存在，内容使用者角色必须能使用此样式表来显示文档。

3.5.2　文档导入选项

此选项定义了对内容使用者提供访问、导入完整的医疗摘要及把它作为患者记录的一部分来管理的处理需求。关于此选项的更多细节参见 PCC TF-2：3.1.2。

3.5.3　章节导入选项

此选项定义了对内容使用者提供访问、导入医疗摘要文档所选章节和把它作为患者记录的一部分来管理的处理需求。关于此选项的更多细节参见 PCC TF-2：3.1.3。

3.5.4　离散数据导入选项

此选项定义了对内容使用者提供访问、导入医疗摘要文档所选章节的离散数据和把它作为患者记录的一部分来管理的处理需求。关于此选项的更多细节参见 PCC TF-2：3.1.4。

3.6 内容创建者选项

3.6.1 转诊选项

实施此选项的内容创建者应创建遵循转诊内容模块的转诊，在 PCC TF-2：5.4.1.3 中描述。

3.6.2 出院摘要选项

实施此选项的内容创建者应创建遵循出院摘要模块的出院摘要，在 PCC TF-2：5.4.1.4 中描述。

3.6.3 编码术语

医疗摘要内容模块（参见 PCC TF-2：5.4.1.2）支持一个可选功能，即除了与结构化文本关联的 IHE 必需编码之外，对许多编码记录条目进行编码。在 XDS-MS 集成规范中，这些特定编码记录条目的导出和导入（参见 PCC TF-2：3.1.4）不是一个明确定义的选项，因为此集成规范未指定关联的编码术语。内容创建者和内容使用者可选择利用编码数据，但在此层次上的互操作要求通讯伙伴之间的一致约定。这个约定在此集成规范的范围之外。随着标准编码术语标准的不断开发进展，将来对此集成规范的扩展将针对更高层次的互操作性。

3.7 与 XDS、XDM 和 XDR 的内容绑定

诊疗的传输将发生于这样一个环境中：医生办公室和医院有一个协调的基础架构，符合此诊疗社区的信息共享需求。IHE 规范支持几个机制：

- 一个基于登记处/存储库（registry/repository-based）的基础架构，由 IHE 跨机构文档共享（XDS）和其他 IHE 集成规范（比如患者标识（PIX & PDQ）和文档可获得性通知（NAV））所定义。
- 一个基于介质的的基础架构，由 IHE 跨机构文档介质交换（XDM）规范所定义。
- 一个可靠的基于消息的基础架构，由 IHE 跨机构文档可靠交换（XDR）规范所定义。
- 所有支持安全和保密性的基础架构，通过使用一致时间（CT）和审计跟踪和节点验证（ATNA）规范。

关于这些规范的更多细节，参见 IHE IT 基础架构技术框架，在 http：//www.ihe.net/Technical_Framework/可以找到。

此基础架构由用例所采用，集中于为医疗摘要定义特定临床信息内容的上下文档。

一个内容绑定描述了 IHE 事务中使用的有效负载如何与在那些事务中发送或接收的内容中包含的数据元素相关，以及/或者如何被那些数据元素约束。本节定义了内容和事务之间的特定依赖性。医疗机构合作与患者诊疗信息共享技术框架定义了一个绑定，当内容创建者与 IHE ITI XDS、XDM 或 XDR 集成规范同组时使用此绑定。

表 3.7-1 描述了可用于每个事务的内容。

表 3.7-1 事务和内容

内容	绑定	角色	可选性
出院摘要 PCC TF-2：5.4.1.3	医疗文档绑定到 XD＊ PCC TF-2：4.1	内容创建者	O（注释 1）
		内容使用者	R
转诊 PCC TF-2：5.4.1.4	医疗文档绑定到 XD＊ PCC TF-2：4.1	内容创建者	O（注释 1）
		内容使用者	R

注释 1：内容创建者必须支持至少产生此表中的一种内容类型，使事务能满足 XDS-MS 规范的需求。内容使用者必须支持所有内容类型，以满足这些需求。

3.8 内容模块

内容模块描述了一个 IHE 事务中的有效负载内容。内容规范是不受事务影响的。出现在事务中时，它们不依赖于此事务。上面列出的绑定中反映了这些依赖性。

3.8.1 出院摘要

所有出院摘要应按照出院摘要内容模块的要求来结构化和编码。出院摘要中可以包含明确定义为可选的特定编码属性，这一功能可以被使用所选的 IHE 确定编码术语（参见 PCC TF-2：5.1.1）的文档源特定实施者支持。支持这样的功能的实施的需求和方式在此集成规范范围之外。

3.8.2 转诊

所有转诊摘要应按照医疗摘要内容模块的要求来结构化和编码。转诊摘要中可以包含明确定义为可选的特定编码属性，这一功能可以被使用所选的 IHE 确定编码术语（参见 PCC TF-2：5.1.1）的文档源特定实施者支持。支持这样的功能的实施的需求和方式在此集成规范范围之外。

3.9 与其他规范角色同组

当与其他 IHE 规范的角色同组时，内容规范可对所使用的事务施加额外的需求。

3.9.1 跨机构文档共享、介质交换和可靠消息

ITI XDS、XDM 和 XDR 规范的角色包含了内容创建者和内容使用者，共享此规范的功能。内容创建者或内容使用者必须与 XDS、XDM 或 XDR 规范的适当角色同组，而且在文档共享或交换消息中发送的元数据与内容规范中描述的临床文档有特定的关系。在 3.7 节与 XDS、XDM 和 XDR 的内容绑定中描述。

3.9.2 文档可获得性通知（NAV）

对每个 ITI 文档可获得性通知集成规范，文档源应提供发起一个发送通知（Send Notification）事务的功能，以便通知一个或多个文档使用者一个或多个文档可用于提取。当接收和处理通知后，可以用一个应答请求（Acknowledgement Request）选项请求文档使用者返回一个应答。

对每个 NAV 集成规范，文档使用者应提供发起一个接收通知（Receive Notification）事务的功能，以便由文档源通知一个或多个文档可用于提取。可以用发送应答选项向文档源发起一个发送应答，表示通知已被接收和处理。

3.9.3 文档数字签名（DSG）

当 XDS-MS 集成规范的内容创建者角色需要对一个医疗摘要或提交集中的任意其他文档进行数字签名时，它可支持数字签名（DSG，Digital Signature）内容规范作为一个文档源。

当 XDS-MS 集成规范的内容使用者角色需要核实一个数字签名时，它可提取数字签名文档，并执行对签名的文档内容的核实。

3.10 安全考虑

XDS-MS 集成规范假定在所有参与者之间已建立最小的安全性和保密性环境。关于培训、约定、风险管理、交易连续性和网络安全的安全策略必须存在，要求这些策略在 XDS-MS 实施之前已经建立。

对于此规范中指定的 XDS 事务中涉及的角色来说，IHE ITI ATNA 集成规范是必需的，在交换消息时，可以保障节点到节点通讯，产生 PHI 相关动作的审计跟踪。

此外，IHE ITI DSG 集成规范可以应用于参与此规范指定的事务的角色，安全地标识参与事务的个体，并核实文档完整性和授权（DSG）。

感兴趣的组织也应详细阅读安全性考虑的章节，此章节是为 IHE ITI 技术框架和增补中的每个上述规范所提供的。

XDS-MS 规范有少数自己特定的安全考虑。

EMR 系统的设计应该非常仔细，在信息被导入到 EMR 系统之前，提供者可以查看和核实信息，并在导入之前做出肯定的用户应答，当导入发生时记录审计跟踪。

导入的信息应能够被源［共享的 EMR］追踪，也能被接受它并放入 EMR 系统中的接收者追踪。XDS 相关域策略应支持追踪 EMR 系统之间的信息流的策略和步骤。

因为信息以 XML 形式传输，所以不同的 EMR 系统利用不同的转换来把内容重建为人们可读的形式，这是非常普遍的。内容创建者应可以使发送提供者使用转换来查看文档，内容使用者必须支持把信息重建为发送提供者所见的那样，这样提供者们可以看到以原始重建的形式发送的信息。

附录 A：角色描述

角色是信息系统或信息系统的组件，产生、管理或操作与机构活动相关的各种信息。

内容创建者：内容创建者角色负责创建内容，并把它传送给内容使用者。

内容使用者：内容使用者角色负责查看、导入内容创建者角色所创建的内容或做其他处理。

附录 B：事务描述

事务是角色之间的交互作用，通过基于标准的消息来传达所需信息。PCC 技术框架不定义任何特定事务，因为假定通过使用其他 IHE 规范定义的事务来实现这些事务。

附录 C：如何准备一个 IHE 集成声明

IHE 集成声明是厂商准备和发布的文档，描述了其产品对 IHE 技术框架的遵循性。按照 IHE 角色和集成规范，它们确定了一个特定的产品所支持的特定 IHE 功能（在 ITI TF-1：2 中描述）。

熟悉这些概念的用户可以使用集成声明来决定厂商声明某产品支持什么层次的集成，在此层次上来与互补系统集成，以及这样的集成可提供的临床和操作优势。集成声明是为了与特定标准（如 HL7，IETF，DICOM，W3C 等）的一致性声明协力使用。

IHE 为厂商提供了一个流程，来测试他们对 IHE 角色和集成规范的实施。IHE 测试流程重点是一个多方交互测试事件，称为 Connect-a-thon（兼容测试），它为厂商提供极有价值的反馈，并提供实施一致性的一个基线指标。这个流程不是为了独立评估或确保产品的遵循性。在 Connect-a-thon 的结果发布中，及推进对厂商的 IHE 集成声明的访问中，IHE 和发起组织不证实任何厂商的 IHE 集成声明的准确性或有效性，也不证实厂商对相关产品的任何声明的准确性或有效性。

重要一请注意：厂商对其 IHE 集成声明的准确性和有效性负全部责任。出于对当事组织寻求特定产品集成功能的信息的考虑，厂商的集成声明可通过 IHE 获得。IHE 及发起组织未评估或认可任何 IHE 集成声明或任何相关产品，且 IHE 及发起组织将对任何组织的任何声明或损害不负责任，无论它是使用或依赖任何 IHE 集成声明所导致的，无论是直接的、间接的、偶然的或作为结果发生的，包括但不局限于业务中断和收入损失。

C.1 IHE 集成声明的结构和内容

一个产品的 IHE 集成声明应包括：

1. 厂商名称。
2. IHE 集成声明所应用的产品名称（在商业上下文档中使用）。
3. IHE 集成声明所应用的产品版本。
4. IHE 集成声明发布日期，还可选择包括一个修订名称。
5. 以下声明：“此产品实施 IHE 技术框架的所有必需事务，以支持下面列出的 IHE 集成规范、角色和选项：”
6. 产品支持的 IHE 集成规范列表，对每个集成规范，有一个支持的 IHE 角色列表。对每个集成规范/角色组合，也可声明 IHE 技术框架所定义的一个或多个选项。规范、角色和选项应使用 IHE 技术框架第 I 卷所定义的名称。（注：对于每个集成规范，厂商也可指出所参考的技术框架的版本号。）

需要注意集成规范的实施意味着对于一个角色所有必需的事务及所选的选项的实施。

声明也应包括以下信息的引用和/或 internet 链接：

1. 发布厂商的集成声明的特定 internet 地址（或统一资源定位器［URL］）。
2. 产品实施的 IHE 事务相关的厂商的标准遵循性声明（例如 HL7、DICOM 等）所发布的 URL。
3. IHE 计划的 IHE 信息网页的 URL：www.himss.org/ihe。

IHE 集成声明不是为了促进或推广一个产品与 IHE 功能实施不直接相关的方面。

C.2 IHE 集成声明的格式

每个集成声明应遵循下面所示的格式。依照其产品文档管理政策，厂商可添加一个封面和任何必要的附加信息。

IHE 集成声明		日期	2005 年 10 月 12 日
厂商	**产品名称**	**版本**	
任意医疗系统公司	集成记录（IntegrateRecord）	V2.3	
本产品实施 IHE 技术框架要求的所有事务，以支持下面列出的 IHE 集成规范、角色和选项：			
实施的集成规范	**实施的角色**	**实施选项**	
跨机构医疗摘要共享	文档使用者	查阅选项	
审计跟踪和节点验证	安全节点	无	
患者 ID 交叉索引	患者 ID 交叉索引使用者	PIX 更新通知	
厂商的 IHE 信息的 Internet 地址：www.anymedicalsystemsco.com/ihe			
实施对标准的遵循性声明的链接			
HL7	www.anymedicalsystemsco.com/hl7		
IHE 通用信息链接			
北美：www.ihe.het	欧洲：www.ihe-europe.org	日本：www.jira-net.or.jp/ihe-j	

词汇表

角色（Actor）：用例图里的一个实体，能执行用例内的一个动作。可能的动作是创建或使用一个消息。

ADT：出入院和转院。

ASTM：前身是美国材料试验协会（American Society of Testing and Materials），现在是国际 ASTM。是一个标准化组织（SDO），开发工业界的一系列标准，包括医疗行业。

ATNA：审计跟踪与节点验证。一个 IHE ITI 规范。

诊疗上下文档（Care Context）：围绕诊疗提供动作的参与，及动作的属性。文档头中的所有事物。数据历史、到临床推论的链接。

CDA：临床文档架构。一个用于临床文档交换的 HL7 标准。

内容绑定（Content Binding）：内容绑定描述了 IHE 事务中使用的有效负载如何与在那些事务中发送或接收的内容中包含的数据元素相关，以及/或者如何被那些数据元素约束。

CRS：诊疗记录摘要（Care Record Summary）。一个约束 CDA 第 2 版为诊疗记录摘要文档的实施指南。

CT：一致时间（Consistent Time）集成规范。

DICOM：

DSG：数字签名（Digital Signatures）。一个 IHE ITI 规范。

eMPI：机构患者主索引。

EMR：电子医疗记录。在一个机构内用来描述诊疗的一个电子健康记录系统（也被 IHE-XDS 称为 EHR-CR）。

EUA：机构用户验证集成规范。

预期行为（Expected Actions）：作为一个触发事件的结果而将发生的行为。

HIMSS：医疗健康信息与管理系统协会。

HL7：医疗健康信息传输与交换协议。

HIS：医院信息系统。

IHE：医疗健康信息集成规范。

交互图（Interaction Diagram）：描述数据流和事件顺序的一个图表。

IT：信息技术。

MPI：患者主索引。

MRN：医疗记录号。

NAV：文档可获得性通知。

OID：对象标识（参见“全球唯一 ID（Globally Unique Identifier）”）。

患者 ID 交叉索引域（Patient Identifier Cross-reference Domain）：由一个患者 ID 交叉索引管理器角色掌握和管理的一组患者 ID 域构成。患者 ID 交叉索引管理器角色负责提供来自不同患者 ID 域的“别名”标识列表。

患者 ID 域（Patient Identifier Domain）：一个系统或一组互连的系统，共享一个患者公共标识机制。这个机制包括：(1) 一个 ID 分配机构，(2) 一个把 ID 分配给患者的过程，(3) 一个分配的患者 ID 的持久记录，带有相关特征，和 (4) 一个随时间的维护过程。患者身份标识的目标是减少错误。

PDF：便携式文档格式。

PIX：患者 ID 交叉索引。一个 IHE ITI 规范。

PDQ：患者基本信息查询。一个 IHE ITI 规范。

流程图（Process Flow Diagram）：一个特别例子涉及的角色之间的过程和交互动作流的图形表示。

角色行为（Role）：在一个用例中的一个角色的动作。

RSNA：北美放射协会。

sig.：signetur 的拉丁语缩写，表示药物名称后的用法说明。

范围（Scope）：事务的一个简要描述。

触发事件（Trigger Event）：一个能引起另一个动作发生的事件，例如一个消息的接收或一个过程的完成。

UID：唯一标识（也参见‘全球唯一标识’）

通用 ID：UID 类型的唯一标识。每个 UID 必须属于特别列出的种类之一。通用 ID 必须遵循其机制的语法规则。

用例（Use Case）：一个系统的角色和操作的图形描述。

XUA：跨机构用户验证

XDS：跨机构文档共享

第2卷

事　务

第1.0版（正式版）

2006年8月10日

1　第 2 卷前言

1.1　目标读者

本文档的目标读者是：

- 计划参与 IHE 的厂商的技术人员
- 医疗机构的 IT 部门工作人员
- 参与标准开发的专家
- 对医疗信息系统集成技术感兴趣者

1.2　读者相关信息

第 2 卷的读者应阅读或熟悉以下文档：

- ITI 基础设施技术框架第 1 卷中记载的跨机构文档共享（XDS）集成规范（见http：//www.ihe.net/Technical _ Framework/index.cfm）。
- ITI 基础设施技术框架第 1 卷中记载的文档可获得性通知（NAV）集成规范（见http：//www.ihe.net/Technical _ Framework/index.cfm）。
- ITI 基础设施技术框架第 1 卷中记载的审记跟踪和节点验证（ATNA）集成规范（见http：//www.ihe.net/Technical _ Framework/index.cfm）。
- HL7 临床文档架构第 2 版：第 1 章，CDA 概述。
- 诊疗记录摘要-CDA 第 2 版（US 领域）实施指南：第 1 章。
- IHE 专题讨论组陈述：企业和医疗系统的有效集成-2005 年 6 月 28—29 日，2005：http：//www.ihe.net/Participation/workshop _ 2005.cfm，2005 年 6 月：
  - ○ 发挥 IHE 优势以构建 RHIO 互操作性
  - ○ 跨机构文档共享（XDS）
  - ○ 文档可获得性通知（NAV）
  - ○ 医疗机构合作与患者诊疗信息共享
  - ○ 医疗摘要用例
  - ○ 医疗机构合作与患者诊疗信息共享—规范概述

1.3　本文档如何组织

第 1 章是前言，描述了目标读者、相关资源和组织，以及本文档所使用的约定。

第 2 章提供了 IHE 中使用 IHE 角色和事务的概念概述，定义了一个分布式医疗环境的功能组件。

第 3 章详细定义了事务，指明每个角色的行为、所应用的标准、交换的信息，及在某些情况下事务的实施选项。

第 4 章定义了与事务绑定的有效负载。

第 5 章定义了在事务中可能使用的内容模块。

1.4 本卷中使用的约定

本文档采用了下述约定来表示框架概念，阐明如何应用 IHE 技术框架所基于的标准。

1.4.1 通用 IHE 事务模型

事务描述在第 4 章提供。在每个事务描述中，以用例表示角色、角色行为及角色之间的事务。

通用 IHE 事务描述包括以下部分：

- **范围**：事务的简短描述。
- **用例角色描述**：角色及其行为的文字定义，用一个简单的图将其关联起来，例如：

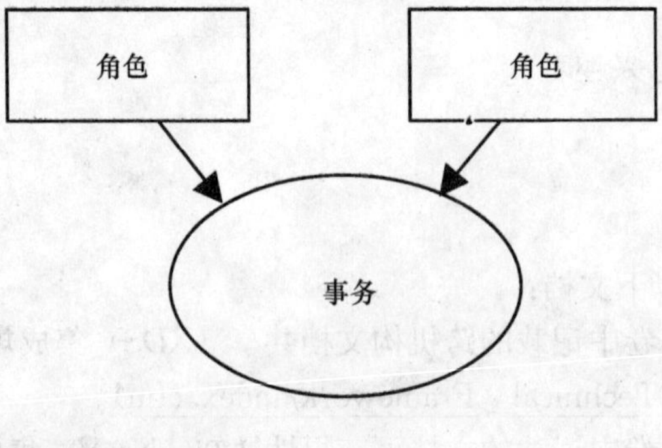

- **参考标准**：用于事务的标准（声明特定的部分、章或节）
- **交互图**：支持事务的角色和消息的图形描述，角色内的相关处理以矩形表示，随时间向下，如下图：

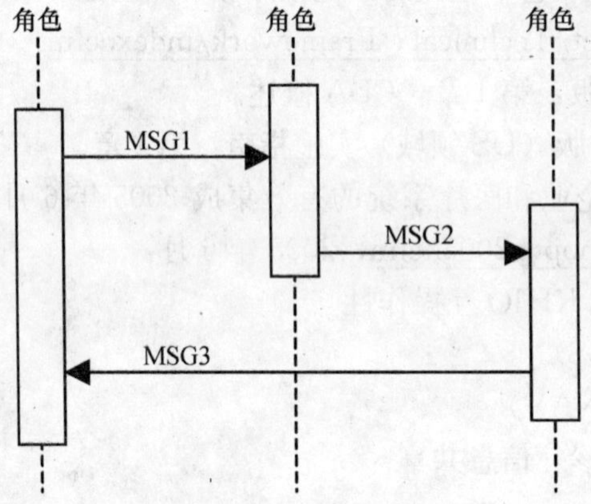

IHE 技术框架中使用的交互图是按照下列书中的描述来建模的：Grady Booch，James Rumbaugh 和 Ivar Jacobson《统一建模语言用户手册》（ISBN 0-201-57168-4）。为了简洁起见，简单的应答消息通常会在图中略去。

- **消息定义**：事务中包含的每条消息的描述，触发消息的事件，其语义，接收者消息触发的动作。

1.5 版权许可

Health Level Seven（HL7）组织已授权 IHE 转载 HL7 标准中的表。本文档中的 HL7 表由 Health Level Seven 组织授权。保留所有版权。

所有引自该文档的资料使用时必须注明出处。

1.6　如何联系我们

IHE 发起者欢迎对本文档和 IHE 的意见和建议。请直接到http：//froums.rsna.org讨论服务器或发给：

Joyce Sensmeier
Director of Professional Services
230 East Ohio St.，Suite 500
Chicago，IL 60611
Email：ihe@himss.org

2 序　言

本文档，IHE 医疗机构合作与患者诊疗信息共享技术框架（IHE Patient Care Technical Framework，PCC TF），定义了已制定的标准的特定实施，以达到促进医疗信息适当共享、协调不同诊疗环境下的诊疗提供者之间患者最佳诊疗的集成目标。本文档每年都在扩展，经过一段时间的公众评论，并通过错误鉴别和更正定期地维护。文档的最新版本可以通过 Internet 网在 http://www.ihe.net/Technical_Framework/index.cfm 获得，可以找到 IHE 针对不同医疗领域的特定技术框架卷。

IHE 医疗机构合作与患者诊疗信息共享技术框架确定了医疗行业和医疗信息网络的功能组件的一组子集，称为 IHE 角色（Actor），并根据一组一致的、基于标准的事务（transaction）确定了它们的交互。

IHE 其他领域也在其相关领域产生技术框架，它们一起组成 IHE 技术框架。目前，以下 IHE 技术框架是可用的：

- IHE IT 基础架构技术框架（IHE IT Infrastructure Technical Framework）
- IHE 心血管病学技术框架（IHE Cardiology Technical Framework）
- IHE 实验学技术框架（IHE Laboratory Technical Framework）
- IHE 放射学技术框架（IHE Radiology Technical Framework）
- IHE 医疗机构合作与患者诊疗信息共享技术框架（IHE Patient Care Coordination Technical Framework）

在应用时，可以参考其他几个技术框架。关于参考其他技术框架的约定，见本卷的前言。

2.1　与相关标准的关系

单从医疗行业中交互作用的角度，IHE 技术框架定义了分布式医疗环境的功能组件（称为 IHE 角色）。在目前的开发层次上，基于标准（如 HL7，IETF，ASTM，DICOM，ISO，OASIS 等），IHE 定义了一组事务，以实现一个具体的用例。随着 IHE 范围的扩展，将会根据需要加入基于其他标准的事务。

每个事务可能会有如它自身有效载荷一样的一个或多个内容模式，就如特定元数据描述事务内容一样。关于它的特定有效载荷和元数据是内容集成规范的组分。有较载荷在一个内容模块中是特定的，并且任何事务的特定有效载荷的影响都在一个绑定内容中被描述。每个事务的有效载荷也基于标准（例如 HL7，IETF，ASTM，DICOM，ISO，OASIS 等），同样，其目的是为了满足特定使用案例的需要。

在某些情况下，IHE 推荐选择这些标准所支持的特定选项。然而，IHE 不引入与这些标准矛盾的技术选择。如果发现现有标准或扩展有错误，IHE 的方针是将它们向合适的标准团体汇报，以实现其一致性和标准发展策略。

因此，IHE 是一个实施框架，而不是一个标准。产品的遵循性声明仍需直接参考特定标准。此外，在产品中实施 IHE 集成功能的厂商可发布 IHE 集成声明，来表达他们的产品的功能。发布 IHE 集成声明的厂商对其声明内容负全部责任。通过比较不同产品的 IHE 集成声明，对 IHE 角色和集成规范的概念熟悉的用户能够决定它们之间集成的水平。IHE 集成声明的格式参见 PCC TF-1：附录 C。

2.2　与产品实施的关系

在 IHE 技术框架中描述的 IHE 角色和事务是真实医疗信息系统环境的抽象。尽管一些事务传统地通过特定产品类别来执行（如 HIS，临床数据存储库，电子医疗记录系统，放射信息系统，临床信息系统或心血病学信息系统），IHE 技术框架有意避免与这些产品类别的功能或角色关联。对于每个角色，IHE 技术框架只定义了与信息系统集成相关的那些功能。因此IHE对角色的定义不应作为对任何实施产品的完全的定义，框架自身也不应该用来全面描述医疗信息系统的体系结构。

定义角色和事务的原因是为定义医疗信息系统环境的功能组件之间的交互提供基础。对于一个产品实现多个功能的情况，IHE认为只有产品与环境的外部功能之间的接口有重要意义。因此，IHE不看重一个基于独立、完全的信息系统的综合环境的相对价值，而着重于一个基于多个系统共同达到集成目标的情况。

2.3　本卷与技术框架的关系

IHE技术框架基于角色而建立，角色通过使用某种形式的内容的事务交互。

角色是信息系统或信息系统的组件，产生、管理或作用于机构运作活动相关的信息。事务是角色之间的交互作用，通过基于标准的消息来传递所需信息。

PCC TF-2中描述的事务实施支持PCC TF-1中定义的集成规范的描述。这些事务的角色行为和实施要求必须理解所支持的集成规范。

在用于包装和传送信息的消息框架中的事务和那些消息中实际传送的信息内容之间，通常有非常清楚的差别。当消息框架开始趋向于医疗行业所采用的主流计算基础架构时，这种差别尤为明显。

在这种情况下，可能使用相同的事务来支持医疗环境中广泛的用例，而且越来越多的消息内容和使用需要建立规范，有时与事务本身分开。为了达成这个目的，IHE开发了内容集成规范的概念。

内容集成规范指明了事务的有效负载如何适合事务的特定使用。一个内容集成规范有三个主要部分。第一部分描述了用例。第二部分绑定到一个特定的IHE事务，它描述了内容如何影响事务。第三部分是一个内容模块，它描述了事务的有效负载。这样定义一个内容模块，无论出现在哪个事务中，它都不依赖事务。

2.3.1　内容模块

根据所基于的标准，医疗机构合作与患者诊疗信息共享技术框架把内容模块分类组织。目前，PCC技术框架仅使用一个基础标准，即CDA第2.0版，但可能随时间而改变。在每个标准之下，使用标准内固有的一个非常粗糙的分级来组织内容模块。因此针对CDA第2.0版的模块由文档（document）、章节（section）、条目（entry）和头（header）元素组成。

在软件设计术语中，每个内容模块可看作一个“类（class）”的定义，与一个名称相关。如同软件设计中的“类”定义，一个内容模块是一个“约定（contract）”，按照内容模块实例必须遵守的约束，PCC技术框架定义了此约定。每个内容模块有一个名称，也就是模板ID（template identifier）。模板ID被用来标识内容模块的约定。PCC技术委员会负责为每个内容模块分配模板ID。

与类别一样，内容模块可以继承相同类型的其他内容模块（文档、章节或条目）的特性，通过定义所继承的上级内容模块（parent content module）。它们不继承不同类型内容模块的特性。尽管CDA头中的信息与CDA条目中的信息位置不同，我们认为这两个内容模块类型相同，因此在必要时可以相互继承。

PCC技术框架使用了一个约定，即内容模块不能有多于一个的上级类（尽管它可能有几个上级）。这与Java™编程语言的约束相似，类只能从一个上级类导出。这个约定不是由于此技术框架的任何特定技术限制，但它确实可以使软件开发者更为简便地实施内容模块。

每个内容模块有一个数据元素列表，数据元素有必需的（required，R），如果已知则为必需的（required if known，R2），和可选的（optional，O）。此信息的表示随内容模块类型而改变，在下面有更详细的定义。发送者可以提供在特定内容模块中没有定义的额外的数据元素，但接收者不需要对这些数据进行解释。

必需的（R）数据元素必须被发送。在特殊环境下，必需的数据元素可以有一个未知值（例如无意识的患者的姓名）。在这些情况下，发送应用必须注明数据不可获得的原因。

当发送应用有可获得的数据时，标为R2类型（如果已知则为必需的）的数据元素必须被发送。发送应用必须能够说明它能发送所有如果已知则为必需的（R2）元素，除非事实上它未获得此数据。当信息不可获得时，发送应用可注明数据不可获得的原因。

标为可选的（O）数据元素可以由发送应用选择是否发送。由于内容模块可包括此规范未指定的数据元素，某些人可能有疑问：为什么在一个内容模块中指定这些可选的数据元素。这是为了确保发送者和接收者都使用适当的语法解释这些数据元素。这样，一个可选的数据元素可以不被发送，但当发送时，内容模块定义了此数据元素的含义，接收者总能明确出现的数据元素表示什么。发送者不应发送值未知的可选的数据元素。如果可选的数据元素值未知，就不发送这个数据元素。

PCC技术框架定义的内容模块实例中可以包括其他数据元素。接收者不需要处理这些元素，如果不理解这些元素，就将其忽略。因此，内容模块包括未请求的元素不是错误，但是，由于它包含技术框架未定义的数据元素而拒绝这个内容模块则是一个错误。通过对IHE未定义或规范的元素的扩展，允许在此框架的内容模块中添加值。这样进一步允许IHE今后定义内容模块，作为对以前的内容模块的提炼或改进。

例如，此框架中定义了一个转诊摘要（Referral Summary）模块。几年后可能创建一个ED转诊内容模块，它继承了转诊摘要内容模块的约束，添加了几个特定用例约束。不理解ED转诊内容模块、但能理解转诊摘要内容模块的系统将能够与发送遵循ED转诊内容模块的文档实例的系统互操作。虽然功能上有所简化，但由于ED转诊仅仅是转诊摘要的提炼，因此能够进行互操作。

为了保持这种功能，关于PCC技术委员会如何创建这些约束，存在几个规则。应用于每个内容模块的约束将总是应用于继承它的内容模块。这样，沿着继承分级，“约定”总是有效的。其次，一个内容模块的数据元素将极少废弃。这种废弃通常仅发生于它被基于的标准所废弃的情况下。特定的内容模块有有限的范围和用例集，当一个特别数据元素在初始的用例中不再需要因而被废弃时，将数据元素废弃阻止了将来的内容模块利用已定义的元素。

2.3.1.1 文档内容模块约束

每个文档内容模块将定义适当的代码来对文档进行分类，还将描述包含的特定的数据元素。使用一个外部词汇表来指定用于分类的代码，在CDA 2.0版文档情况下所使用的典型词汇表为LOINC。还定义了组成文档的数据元素集，包括在文档中是否必须包含还是可以包含这些数据元素。每个数据元素一般是文档内的一个章节，但还可能描述了文档内其他地方包含的信息（例如，在文档头中）。通过一个模板ID，把每个数据元素映射到一个内容模块，文档内容模块将进一步指明这些数据元素是必需的，还是如果已知则为必需的，或是可选的。

这样，一个文档内容模块应包含如下约束：

- 上级内容模块的模板ID，当有上级内容模块时。
- LOINC代码，或者其他用于对文档分类的代码。
- 必需的、如果已知则为必需的和可选的章节内容模块及它们的模板ID，可能为空集。
- 必需的、如果已知则为必需的和可选的头内容模块及它们的模板ID，可能为空集。
- 其他必要的约束。

在叙述性文字中应提供文档的模板ID，以及合法的LOINC文档类型代码，及上级模板ID（如果存在）。

其余的约束在下面的两个表中表示。第一个表标识了相关数据元素，在技术分析期间决定，并把这些数据元素映射到一个或多个标准中。下面有一个简化的例子，表示一个表，可能被用来开发一个针对出生地的内容规范，如果我们希望这样具体的细节。

数据元素	HL7 V3 ADDR 数据类型
街道地址（Address Line）	<streetAddressLine>
市（City）	<city>
州（State）	<state>
邮政编码（Zip Code）	<postalCode>
郡县（County）	<county>
国家（Country）	<country>

第二个表实际上提供了约束，重复了第一个表中的每个数据元素，以及它是必需的、如果已知则为必需的还是可选的。此列后面是一个对编码此数据元素的内容模块规范的索引，以及分配给此数据元素的模板 ID。这个简单的例子完善了上面所述的内容规范。

数据元素	可选性	索引	模板 ID
街道地址（Address Line）	R	PCC TF-2：2.3.1.1	3
市（City）	R	PCC TF-2：2.3.1.1	4
州（State）	R	PCC TF-2：2.3.1.1	5
邮编（Zip Code）	R	PCC TF-2：2.3.1.1	6
郡县（County）	R2	PCC TF-2：2.3.1.1	7
国家（Country）	O	PCC TF-2：2.3.1.1	8

2.3.1.2　章节内容模块约束

章节内容模块将定义一个临床文档的一个章节的内容。章节通常包含叙述性文字，因此它的定义通常描述了在叙述性文字中出现的信息，尽管章节可以完全由子章节构成。

章节也可能包含多个子章节，这些子章节可以是必需的、如果已知则为必需的或是可选的。一个章节不可能仅仅包含条目；它必须至少有一些叙述性文字或子章节，才能被当作有效的内容。

此外，章节能继承其他章节内容模块的特性。使用一个外部词汇表（典型词汇表仍是 LOINC）来对章节进行分类，因此也指定了可能的章节代码列表。继承自其他章节的章节将不指定一个 LOINC 代码，除非它限定了章节类型为比它的上级之一指定的更小的 LOINC 代码集。

这样，一个章节内容模块应包含如下约束：

- 上级内容模块的模板 ID，当有上级内容模块时。
- LOINC 代码，或者其他用于对文档分类的代码。
- 必需的、如果已知则为必需的和可选的章节内容模块及它们的模板 ID，可能为空集。
- 必需的、如果已知则为必需的和可选的头内容模块及它们的模板 ID，可能为空集。
- 其他必要的约束。

在此文档中对每个章节内容模块使用一个表，表示这些约束，如下面的图 2.3-1 所示。

<table>
<tr><td>模板 ID</td><td colspan="2">1.3.6.1.4.1.19376.1.5.3.1.3.12</td></tr>
<tr><td>上级模板</td><td colspan="2">1.3.6.1.4.1.19376.1.5.3.1.3.11</td></tr>
<tr><td>一般描述</td><td colspan="2">当手术章节列表在登陆内容模板中被描述时，其应包括手术条目和对手术操作记录的索引条目</td></tr>
<tr><td>有效的 LOINC 代码</td><td>可选</td><td>描述</td></tr>
<tr><td>10167-5</td><td>R</td><td>手术操作史</td></tr>
<tr><td>子章节</td><td colspan="2">描述</td></tr>
<tr><td colspan="3">未指定</td></tr>
<tr><td>条目</td><td></td><td>描述</td></tr>
<tr><td>手术操作</td><td>R</td><td>IHE 手术操作架构</td></tr>
<tr><td>1.3.6.1.4.1.19376.1.5.3.1.4.4</td><td>R2</td><td>转诊</td></tr>
</table>

图 2.3-1　手术条目列表的章节 RBR 图

2.3.1.3 条目和头内容模块

条目和头内容模块是内容模块所定义的最底层内容。这些内容模块与 HL7 参考信息模型（RIM，Reference Information Model）的类关联。这些“RIM”内容模块将约束一个 RIM 类。条目内容模块一般约束一个“动作（Act）”类或者它的一个子类，而头内容模块通常约束“参与（Participation）”、“角色（Role）”或“实体（Entity）”类，但也可以约束一个“动作（Act）”类。

条目和头内容模块将描述必需的、如果已知则为必需的和可选的 XML 元素及属性，这些元素和属性在 CDA 2.0 版实例中出现。头和条目内容模块也可使用其他头和条目内容模块来构建。

一个条目或头内容模块也可指明对条目中的代码所用的词汇表的约束，或者条目中的值的数据类型的约束。

这样，一个条目或头内容模块将包含如下约束：

- 上级内容模块的模板 ID，当有上级内容模块时。
- 条目中使用的 XML 元素和属性的描述，以及它们的含义的解释。
- 一个标志，表示那些 XML 元素或属性是必需的、如果已知则为必需的或可选的。
- 编码条目时使用的词汇表域。
- 用来说明条目值的数据类型。
- 其他必要的约束。

3 IHE 事务

本章详细定义了每个 IHE 事务，阐明所使用的标准，及传递的信息。

目前，PCC 规范使用的所有事务在 ITI TF-2 中描述。此规范对内容使用者定义的选项在下面描述。

3.1 内容使用者选项

3.1.1 查看选项

一个支持查看选项的内容使用者应能够：

(1) 使用适当的 XD * 事务，来获得文档和必要的相关元数据。

(2) 重建文档以用于查看。重建应满足 CDA 第 2 版定义的内容表示语法的需求（见 CDA 规范第 1.2.4 节：可读性和重建 CDA 文档）。提供上下文档关键信息的 CDA 头信息也应以人们可读的方式被重建。如果文档源提供了一个样式表（见 PCC TF-2：5.3.4.1），则这至少包括以文档源所提供的样式表规范来重建文档的能力。文档使用者可以选择以其自己的样式表来查看文档，但必须提供一个机制来使用源样式表查看文档。

(3) 支持文档的横向链接，包含到共享框架内管理的其他文档的链接。

(4) 把文档打印到纸张上。

3.1.2 文档导入选项

此选项要求支持查看选项。此外，对于出院摘要或是转诊文档来说，支持文档导入选项的内容使用者应能够支持整个文档的存储（由共享框架所提供，及充足的元数据，以确保其后的查看）。此选项要求适当追踪文档起源。一旦一个文档被导入，内容使用者应提供一个途径来查看文档，而不需要从共享框架中再次提取文档。导入后查看时，内容使用者可以选择访问共享框架，以发现相关的文档是否已被废弃、替换或追加。

注释：例如，当使用 XDS 时，内容使用者可以选择查询文档登记处，查找一个以前导入的文档是否已被替换或接收了追加。此集成规范为内容使用者提供了这个功能，但它不是必需的，因为此查询事件是针对特定实施的。

3.1.3 章节层次复制选项

此选项要求支持查看选项。此外，对于出院摘要或是转诊文档来说，支持章节层次复制选项的内容使用者应能支持文档的一个或多个章节的导入（及充足的元数据，把数据链接到源）。此选项要求适当追踪文档章节起源。一旦选择了章节，内容使用者应提供一个途径来把导入的章节复制到本地数据结构，作为自由文本。这是为了支持章节层次信息显示，以在工作流中对比或编辑，例如当不可能导入离散数据时的用药协调。导入后再次查看时，内容使用者可以选择访问共享框架，以发现相关信息是否已被更新。

注释：例如，当使用 XDS 时，内容使用者可以选择查询文档登记处，查找一个先前导入过章节的文档是否已被替换或接收了追加。此集成规范为内容使用者提供了这个功能，但它不是必需的，因为此查询事件是针对特定实施的。

此选项不要求，但不排除内容使用者提供一个途径，来选择和导入一个章节的叙述性文字的特定小节。

3.1.4 离散数据导入选项

此选项不要求支持查看、导入文档或章节导入选项。支持离散数据导入选项的内容使用者应能支持存储文档的一个或多个章节的结构化内容。这个选项要求给用户提供在多个特定章节中选择的可能性，包括一组临床相关记录条目的结构化内容（例如列表里的一个问题或过敏反应），作为本地患者记录的一部分而导入，适当追踪其起源。

注释：此注释讨论了在一个支持这些选项的 EMR 中的实施示例。EMR 实现了 XDS-MS 集成规范的一个内容使用者角色，提取医疗摘要文档，允许 EMR 用户使用一系列导入选择。其中之一能把提取的文档保存到 EMR 系统中。这支持文档导入选项（参见第 3.4.2.2 节）。如果这个实施还支持“离散数据导入”选项，则可为用户提供解析文档的能力（隐含地或不提供），解析为过敏反应、问题和用药列表，被导入的文档中的所有结构化的条目以孤立形式放置，供医疗提供者查看。查看这些孤立项目的提供者可决定把其中一些项目作为离散数据项添加到患者的本地 EMR 记录中。

注释：这个离散数据导入选项不要求支持查看、导入文档或导入章节选项，因此它能被单独使用，以支持内容使用者的实施（除了 EMR），例如公共卫生数据（Public Health Data），或临床研究系统想要汇集和将特定人群的医疗信息数据匿名作为文档使用者角色，没有诊疗提供者实际查看医疗摘要。大多数支持离散数据导入选项的 EMR 也将会从查看、导入文档或导入章节选项中选择一个。

当访问被导入的离散数据时，内容使用者可以选择核查与所查看的离散数据相关的文档是否已被废弃、替换或追加。

注释：例如，使用 XDS，内容使用者可选择从文档登记处中查询一个以前导入离散数据的文档，以发现这个文档是否已被替换或接收了追加。此集成规范为内容使用者提供了这个功能，但它不是必需的，因为此查询事件是针对特定实施的。

4　IHE 绑定

此节描述了一个 IHE 规范中的事务中使用的有效负载如何与在那些事务中发送或接收的数据元素相关和/或者如何被那些数据元素约束。此节定义了内容和事务之间的特定依赖性。

一个内容集成规范能定义多个绑定。每个绑定应标识其应用的事务和内容。

4.1　医疗文档绑定到 XDS、XDM 和 XDR

此绑定定义了一个转换，给定一个医疗文档和其他来源的信息，从 XDS、XDM 和 XDR 规范的适当事务，产生 XDSDocumentEntry 元素的元数据。医疗文档指的是存储在一个文档存储库中的文档，将在登记处中建立它的索引。其他信息源包括如下配置：文档源角色、相关域、位置或部门、本地约定、登记处/存储库中的其他文档以及此内容规范。

所有必需的和可选的属性来源在此节已定义。三个表描述了三个主要的 XDS 对象类型：XDSDocumentEntry、XDSSubmissionSet 和 XDSFolder。XDSSubmissionSet 和 XDSDocumentEntry 是必需的。XDSFolder 的使用是可选的。下表的列是：

- **<XXX>属性**—一个 XDS 属性的名称。
- **可选性？**—指出 XDS 属性的可选或必选状态，为 R、R2 或 O（可选的）之一。为方便起见，此列以 XDS 规范中指定的值填充。
- **约束？**—指出此内容规范进一步约束此属性。
- **扩展讨论**—指出哪个章节提供此属性处理的额外细节。
- **源类型**—将包含以下值之一：

源类型	描述
SA	**源文档属性**—值是直接从源文档复制的。源/值列标识了此属性来自源文档中何处。如果可能，则在 Xpath 中指明位置。
SAT	**源文档变换属性**—值是从源文档复制并变换的。源/值列标识了此属性来自源文档中何处。如果可能，则在 Xpath 中指明位置。扩展讨论列必须不为空，且变换必须在扩展讨论中定义。
FM	**通过映射固定（常量）**—针对所有源文档。源/值列包含在所有文档中使用的值。
AD	**通过相关域固定**—值设定为相关域，所有文档将使用此值。
CAD	**在相关域中编码**—可接受的代码的列表，设定为相关域。此属性值应从这个列表中获取。
CADT	**在相关域中变换编码**—一个可接受代码列表，设定为相关域。此属性值应从这个列表中获取。
n/a	**不可应用**—可以用可选性 R2 或 O 属性来表示它不可使用。
DS	**文档源**—值来自文档源角色。使用源/值列或扩展讨论列来给出细节描述。
O	**其他**—扩展讨论必须为“是”，且在扩展讨论列中给出细节描述。

1. **源/值（Source/Value）**—此列指出使用的源或值。

下表总结了映射和转换。必要时，标记为“扩展讨论”的章节将包含细节。

4.1.1 XDSDocumentEntry 元数据

XDS 文件录入属性	可选性?	约束?	扩展讨论?	源类型	源/值
创建者专业	R2		4.1.2.1	CAD	
创建者机构	R2			SA	/ClinicalDocument/author /assignedAuthor /representedOrganization/name
创建者个人	R2		4.1.2.2	SAT	$ person<= /ClinicalDocument/author
分类代码	R		4.1.2.3	CADT	必须与 /ClinicalDocument/code/@code 一致
分类代码演示名称	R		4.1.2.4	CADT	必须与 /ClinicalDocument/code/@code 一致
机密代码	R		4.1.2.5	CADT	/ClinicalDocument /confidentialityCode/@code
创建时间	R			SA	/ClinicalDocument/effectiveTime
事件代码条目	O		4.1.2.6	CADT	
事件代码演示名称条目	R (如果事件代码有值)			CADT	
格式代码	R		4.1.2.7	FM	/ClinicalDocument/templateId
医疗健康分类代码	R		4.1.2.8	O	必须与/clinicalDocument/code 一致
医疗健康分类代码演示名称	R		4.1.2.8	O	必须与/clinicalDocument/code 一致
倾向性接受	R2		4.1.2.2	SAT	$ person<= /ClinicalDocument/intendedRecipient
语言代码	R			SA	/ClinicalDocument/languageCode
法定授权者	O		4.1.2.2	SAT	$ person<= /ClinicalDocument/legalAuthenticator
Mime 类型	R			FM	text/xml
来源文件间关系	R (可应用时)			SA	/ClinicalDocument /relatedDocument/@typeCode
来源文件 ID	R (当来源文件间关系存在时)		4.1.2.9	SAT	$ docID<=/ClinicalDocument/ relatedDocument/parentDocument/id
患者 ID	R		4.1.2.10	SAT	$ patID<=/ClinicalDocument /recordTarget/patientRole/id
实际设定代码	R		4.1.2.11	CAD	
实践代码演示名称	R		4.1.2.10	CAD	
服务开始时间	R2			SA	/ClinicalDocument/documentationOf /serviceEvent/effectiveTime /low/@value

续表

XDS文件录入属性	可选性?	约束?	扩展讨论?	源类型	源/值
服务终止时间	R2			SA	/ClinicalDocument/documentationOf/serviceEvent/effectiveTime/high/@value
源患者Id	R			DS	
源患者消息	R			DS	
标题	O			SA	/ClinicalDocument/title
类型代码	R			SA	/ClinicalDocument/code/@code
类型代码演示名称	R			SA	/ClinicalDocument/code/@displayName
唯一ID	R		4.1.2.12	SAT	$docID<=/ClinicalDocument/id

4.1.2　XDSDocumentEntry元数据扩展讨论

4.1.2.1　创建者分类

元数据元素应基于一个针对医疗提供者的详细定义的分类系统，例如SNOMED-CT分类系统或HIPPA医疗提供者分类系统。

4.1.2.2　创建者、合法验证者和预期接收者

可以使用下面的Xpath表达式来格式化创建者（author）、合法验证者（legal authenticator）或预期接收者（intendedRecipient），其中 **$person** 分别表示/ClinicalDocument/author、/ClinicalDocument/legalAuthenticator或/ClinicalDocument/intendedRecipient。

```
concat (
$person/id/@extension,"∧",
$person/assignedPerson/name/family,"∧",
$person/assignedPerson/name/given,"∧",
$person/assignedPerson/name/middle,"∧",
$person/assignedPerson/name/suffix,"∧",
$person/assignedPerson/name/prefix,"∧",
$person/assignedPerson/name/degree,"∧∧&",
$person/id/@root,"&ISO"
)
```

4.1.2.3　类代码

classCode由/ClinicalDocument/code/@code到一个相关域指定使用的编码值的映射及编码系统所导出。

建议相关域使用适当的服务类型（Type of Service）值，基于LOINC服务类型。[参见LOINC用户手册第53页]。

4.1.2.4　类代码显示名称

classCodeDisplayName由/ClinicalDocument/code/@code到基于服务类型的适当显示名称的映射所导出。

4.1.2.5　机密性代码

ConfidentialityCode由/ClinicalDocument/confidentialityCode/@code到相关域指定编码值的映射和编码

系统所导出。

4.1.2.6 事件代码列表和事件代码显示名称列表

这些值表示了可能与登记处中文档的使用者有关的一些关键字。需要寻求公共意见来决定哪些值是有用的。

4.1.2.7 formatCode（格式代码）

格式代码应为与模板 ID 关联的 OID，用来标识文档所遵循的内容模块。PCC TF-2：5.1.2 中有可用作格式代码的值的列表。

4.1.2.8 医疗机构类型代码和医疗机构类型代码显示名称）

分配给文档源的一个固定值，设置形式为一组相关域定义值。

4.1.2.9 上级文档 Id 和唯一 Id

可使用下面的 Xpath 表达式来格式化 parentDocumentId 和/或 uniqueId，其中 $docID 表示适当的 ID。

concat（$docID/@root,"∧", $docID/@extension）

4.1.2.10 患者 Id

可使用下面的 Xpath 表达式来格式化 patientId，其中 $patID 表示适当的 ID。

concat（$patID/@extension,"∧∧∧&", $patID/@root, "&ISO"）

4.1.2.11 应用设置代码和应用设置代码显示名称

这些元素应基于针对专业应用分类的粗略的分类系统。建议使用应用设置（Practice Setting）分类系统，例如 LOINC 中主题事件域（Subject Matter Domain）中所描述的分类系统。

4.1.2.12 唯一 Id

concat（$docID/@root,"∧", $docID/@extension）

4.1.3 XDS 元数据

XDS 文件录入属性	可选性?	约束?	扩展讨论?	源类型	源/值
创建者部门	R2		是	CAD	见 1.4.1.2.1
创建者机构	R2			SA	/ClinicalDocument/author/assignedAuthor/representedOrganization/name
创建者个人	O	R2	是	SAT	$person<=/ClinicalDocument/author 见 1.4.1.2.2
注释	R2		是		string (//section［@code=‘42349-1’］/text) 如果存在，是转诊原因。
内容类型代码	R			CAD	
内容类型代码演示名称	R			CAD	

续表

XDS 文件录入属性	可选性?	约束?	扩展讨论?	源类型	源/值
患者 Id	R		是	SAT	$ patID<=/ClinicalDocument /recordTarget/patientRole/id 见 1.4.1.2.6
源 Id	R			DS	
附属时间	R			DS	
唯一 Id	R				

4.1.4　XDS 提交集的使用

此内容格式使用 XDS 提交集来创建一个信息包，将它从一个提供者发送给另一个提供者。在此包中的医疗摘要引用的所有文档必须在提交集中。

4.1.5　XDS 文件夹的使用

关于 XDS 文件夹的使用未定义特别需求。

4.1.6　配置

医疗摘要内容规范要求使用这些文档的内容创建者和内容使用者按照机构和其他特定属性或参数进行配置。实施者应了解这些需求，使这些属性易于配置。有一个发布和分配样式表的机制，可以用来查看用药摘要（参见 PCC TF-2：5.4.1.1.2.1）。

5 IHE 内容模块

本节提供了一些模块，可以用来描述一个 IHE 事务中的有效负载的内容。它指定了使用的标准和对这些标准的约束。内容模块不受事务的影响。出现于事务中时，内容模块不依赖于事务。依赖性在上文的绑定中指明。

要实施本节所述的文档内容模块，要求对其支持的事务和集成规范有一定的了解。这些内容模块提供了文档的临床信息内容，使用 XDS、XDM 和 XDR 集成规范指定的 ITI 事务来共享这些内容。关于这些规范的更多详细资料，参考 ITI TF-1 和 ITI TF-2。

5.1 命名空间和词汇表

本节列出了 IHE PCC 技术框架所定义和参考的命名空间和标识，以及在这里定义或参考的词汇表。

5.1.1 本文档使用的词汇表命名空间

本文档参考以下词汇表。已注册的词汇表的扩展列表可以在http：//hl7. amg-hq. net/oid/frames. cfm 中找到。

表 5.1-1 已使用的词汇表

编码系统	编码系统名称	描述
1. 3. 6. 1. 4. 1. 19376. 1. 5. 3. 1	IHE PCC 模板 ID（Template Identifiers）	见下面的第 5. 1. 2 节
1. 3. 6. 1. 4. 1. 19376. 1. 5. 3. 2	IHEActCode	见下面的第 5. 1. 3 节
2. 16. 840. 1. 113883. 5. 112	RouteOfAdministration	见 HL7 RouteOfAdministration 词汇表
2. 16. 840. 1. 113883. 5. 1063	SeverityObservation	见 HL7 SeverityObservation 词汇表
2. 16. 840. 1. 113883. 6. 96	SNOMED-CT	SNOMED 控制术语
2. 16. 840. 1. 113883. 6. 103	ICD-9CM（诊断编码）①	国际疾病分类，临床修订，第 9 版（ICD-9CM）
2. 16. 840. 1. 113883. 6. 104	ICD-9CM（手术编码）	国际疾病分类，临床修订，第 9 版（ICD-9CM）
2. 16. 840. 1. 113883. 6. 26	MEDCIN	MEDICOMP 系统的分类系统
2. 16. 840. 1. 113883. 6. 88	RxNorm	RxNorm
2. 16. 840. 1. 113883. 6. 63	FDDC	第一数据库药品编码
2. 16. 840. 1. 113883. 6. 12	C4②	当代操作术语第 4 版编码

5.1.2 IHE PCC 模板 ID

本文档定义了模板 ID，如下表所示。这些 ID 的根命名空间（OID）是 1. 3. 6. 1. 4. 1. 19376. 1. 5. 3. 1。

① 2004 年 1 月，HL7 词汇表技术委员会把 ICD-9CM 编码分成疾病诊断和手术操作子集。

② 此值是 CPT-4 的符号代表名称，在 HL7 中以此登记。

表 5.1-2 IHE PCC 模板 ID

模板 ID	描述	参考
1.3.6.1.4.1.19376.1.5.3.1.1	CDA 文档模板 ID	5.4
1.3.6.1.4.1.19376.1.5.3.1.1.1	医疗文档模板	5.4.1.1
1.3.6.1.4.1.19376.1.5.3.1.1.2	医疗摘要模板 ID 和 XDS-MS 格式代码（formatCode）	5.4.1.2
1.3.6.1.4.1.19376.1.5.3.1.1.3	转诊摘要模板	5.4.1.3
1.3.6.1.4.1.19376.1.5.3.1.1.4	出院摘要模板	5.4.1.4
1.3.6.1.4.1.19376.1.5.3.1.2	CDA 头模板 ID	5.4.2
1.3.6.1.4.1.19376.1.5.3.1.3	CDA 章节模板 ID	5.4.3
1.3.6.1.4.1.19376.1.5.3.1.3.1	转诊原因	5.4.3.1.1
1.3.6.1.4.1.19376.1.5.3.1.3.2	转诊原因（结构化）	5.4.3.1.1
1.3.6.1.4.1.19376.1.5.3.1.3.3	入院诊断	5.4.3.1.2
1.3.6.1.4.1.19376.1.5.3.1.3.4	现病史	5.4.3.2.1
1.3.6.1.4.1.19376.1.5.3.1.3.5	住院诊治经过	5.4.3.2.2
1.3.6.1.4.1.19376.1.5.3.1.3.6	现有问题	5.4.3.2.3
1.3.6.1.4.1.19376.1.5.3.1.3.7	出院问题	5.4.3.2.4
1.3.6.1.4.1.19376.1.5.3.1.3.8	已解决的问题	5.4.3.2.5
1.3.6.1.4.1.19376.1.5.3.1.3.9	门诊患者就诊记录	5.4.3.2.6
1.3.6.1.4.1.19376.1.5.3.1.3.10	住院患者入院记录	5.4.3.2.7
1.3.6.1.4.1.19376.1.5.3.1.3.11	手术列表	5.4.3.2.8
1.3.6.1.4.1.19376.1.5.3.1.3.12	手术列表（结构化）	5.4.3.2.8
1.3.6.1.4.1.19376.1.5.3.1.3.13	过敏史和其他不良反应	5.4.3.2.9
1.3.6.1.4.1.19376.1.5.3.1.3.14	家族病史	5.4.3.2.10
1.3.6.1.4.1.19376.1.5.3.1.3.15	家族病史（结构化）	5.4.3.2.10
1.3.6.1.4.1.19376.1.5.3.1.3.16	接触史	5.4.3.2.11
1.3.6.1.4.1.19376.1.5.3.1.3.17	功能状态	5.4.3.2.12
1.3.6.1.4.1.19376.1.5.3.1.3.18	系统回顾	5.4.3.2.13
1.3.6.1.4.1.19376.1.5.3.1.3.19	用药	5.4.3.3.1
1.3.6.1.4.1.19376.1.5.3.1.3.20	入院前用药史	5.4.3.3.2
1.3.6.1.4.1.19376.1.5.3.1.3.21	住院用药	5.4.3.3.3
1.3.6.1.4.1.19376.1.5.3.1.3.22	出院用药	5.4.3.3.4
1.3.6.1.4.1.19376.1.5.3.1.3.23	免疫	5.4.3.3.5
1.3.6.1.4.1.19376.1.5.3.1.3.24	体格检查	5.4.3.4.1
1.3.6.1.4.1.19376.1.5.3.1.3.25	生命体征	5.4.3.4.2
1.3.6.1.4.1.19376.1.5.3.1.3.26	出院体检	5.4.3.4.3
1.3.6.1.4.1.19376.1.5.3.1.3.27	结果	5.4.3.5.1
1.3.6.1.4.1.19376.1.5.3.1.3.28	结果（结构化）	5.4.3.5.1

续表

模板 ID	描述	参考
1.3.6.1.4.1.19376.1.5.3.1.3.29	住院检查摘要	5.4.3.5.2
1.3.6.1.4.1.19376.1.5.3.1.3.30	住院检查摘要（结构化）	5.4.3.5.2
1.3.6.1.4.1.19376.1.5.3.1.3.31	诊疗计划	5.4.3.6.1
1.3.6.1.4.1.19376.1.5.3.1.3.32	出院去向	5.4.3.6.2
1.3.6.1.4.1.19376.1.5.3.1.3.33	出院后饮食	5.4.3.6.3
1.3.6.1.4.1.19376.1.5.3.1.3.34	预诊	5.4.3.6.4
1.3.6.1.4.1.19376.1.5.3.1.3.35	预诊（结构化参考）	5.4.3.6.4
1.3.6.1.4.1.19376.1.5.3.1.4	CDA 条目模板 ID	5.4.4
1.3.6.1.4.1.19376.1.5.3.1.4.1	此模板 ID 标识了一个严重性观察。	5.4.4.2
1.3.6.1.4.1.19376.1.5.3.1.4.1.1	此模板 ID 标识了一个临床状态观察。	5.4.4.3
1.3.6.1.4.1.19376.1.5.3.1.4.1.2	此模板 ID 标识了一个健康状态观察。	5.4.4.4
1.3.6.1.4.1.19376.1.5.3.1.4.2	此模板 ID 标识了对一个观察的注释。	5.4.4.5
1.3.6.1.4.1.19376.1.5.3.1.4.3	此模板 ID 标识了药物医嘱中的用法说明。	5.4.4.6
1.3.6.1.4.1.19376.1.5.3.1.4.4	此模板 ID 标识了对外部文档的索引。	5.4.4.7
1.3.6.1.4.1.19376.1.5.3.1.4.5.1	此模板 ID 标识了指示一个关注对象的观察元素。	5.4.4.8
1.3.6.1.4.1.19376.1.5.3.1.4.5.2	此模板 ID 标识了指示一个关注问题的观察元素。	5.4.4.9
1.3.6.1.4.1.19376.1.5.3.1.4.5.3	此模板 ID 标识了指示一个关注的过敏反应或不良反应的观察元素。	5.4.4.10
1.3.6.1.4.1.19376.1.5.3.1.4.5	此模板 ID 标识了描述患者问题的观察元素。	5.4.4.11
1.3.6.1.4.1.19376.1.5.3.1.4.6	此模板 ID 标识了描述患者过敏反应或不良反应的观察元素。	5.4.4.12
1.3.6.1.4.1.19376.1.5.3.1.4.6.1	此模板 ID 标识了描述一个过敏反应的表现、症状、体症或诊断观察的观察元素，例如皮疹、丘疹或风疹。	5.4.4.12.4
1.3.6.1.4.1.19376.1.5.3.1.4.7	此模版 ID 标识了一个＜substanceAdministration＞事件，记录了用药事件或者请求。这是所有用药的根模板。	5.4.4.13
1.3.6.1.4.1.19376.1.5.3.1.4.7.1	此模板 ID 标识了不需要剂量的复杂处理的用药（例如拆分、递减、条件剂量或联合用药）。	5.4.4.13.2.1.1
1.3.6.1.4.1.19376.1.5.3.1.4.8	此模版 ID 标识了一个＜substanceAdministration＞事件，在下一级的＜substanceAdministration＞事件中记录了递减剂量信息。	5.4.4.13.2.1.2
1.3.6.1.4.1.19376.1.5.3.1.4.9	此模版 ID 标识了一个＜substanceAdministration＞事件，在下一级的＜substanceAdministration＞事件中记录了拆分剂量信息。	5.4.4.13.2.1.3
1.3.6.1.4.1.19376.1.5.3.1.4.10	此模版 ID 标识了一个＜substanceAdministration＞事件，在下一级的＜substanceAdministration＞事件中记录了条件剂量信息。	5.4.4.13.2.1.4
1.3.6.1.4.1.19376.1.5.3.1.4.11	此模版 ID 标识了一个＜substanceAdministration＞事件，在下一级的＜substanceAdministration＞事件中记录了联合用药的成分信息。	5.4.4.13.2.1.5

5.1.3　IHE 行为代码词汇　1.3.6.1.4.1.19376.1.5.3.2

CCD ASTM/HL7 诊疗文档连续性（Continuity of Care Document）

CCR ASTM　CCR 实施指南

在临床动作词汇中，IHEActCode 词汇所占数量很少，目前 HL7 ActCode 词汇表对此不支持。此词汇的根命名空间（OID）是 1.3.5.1.4.1.19376.1.5.3.2。这些词汇表术语基于上面列出的 CCR 和 CCD 标准中使用的词汇表和概念。

表 5.1-3　IHEActCode 词汇表

代码	描述
COMMENT	这是对另一个动作的注释动作。
INSTRUCT	这是提供关于药物用法说明的动作。
PROBLEM	这是建立一个症状、发现或诊断的一致过程。
SX	这是记录患者自身或其他人对患者的观察的动作。
COMPLAINT	这是记录患者主诉的动作。
FX	这是检查患者、查明某事的动作，一个“检查结果”
CLINSTATUS	这是关于问题、过敏反应或用药的临床状态的一个特定发现。
HLTHSTATUS	这是患者健康状态的一个特定发现。
DX	这是诊断一个异常或疾病的动作，等同于 HL7 ActCode 词汇表中相同名称的术语。
FUNCLIMIT	这是一个功能受限的诊断。

5.2　约定

本节所用的各表进一步约束了内容。在本卷内，使用如下约定。

R＝必需的数据元素（Required Data Element）

一个“必需的”数据元素应该总被提供。如果信息可以获得，则这个数据元素必需出现。如果信息不可获得，或者它不被传送，则此数据元素必须包含一个值，指出没有数据的原因（适当的声明列表见 PCC TF-2：5.3.4.2）。

R2＝如果数据存在则是必需的（Required Section if data present）

一个“如果数据存在则是必需的”数据元素在有值时应提供。如果信息不能传送，此数据元素应包含一个值，指出没有数据的原因。

如果创建者不能获得此信息，或者信息不能以明确标识的方式获得（例如，隐藏在一个自由形式的叙述性文字中，包含与其他章节相关的附加信息），或者创建者要求此信息为空，则 R2 部分应为空（适当的声明列表见 PCC TF-2：5.3.4.2）

O＝可选的数据元素（Optional section）

一个可选的数据元素是可以提供的，与信息是否可获得无关。如果实施中决定支持这这个可选的部分，则此支持应满足“如果数据存在则是必需的”即 R2 的需求。

注释：R、R2 和 O 的定义与其他 IHE 规范有一些差别。部分原因是本地规范和策略可能实际上禁止某种信息的传送，在许多情况下必须由人来决定传送信息。

5.3 文件夹模块

本节包含了描述 XDS 文件夹内容需求的模块。目前，IHE PCC 技术框架还未任何文件夹模块。

5.4 CDA 第 2.0 版内容模块

本节包含了基于 HL7 CDA 第 2.0 版标准的内容模块，以及相关标准和/或实施指南。

5.4.1 CDA 文档内容模块

5.4.1.1 医疗文档 1.3.6.1.4.1.19376.1.5.3.1.1.1

本节定义了几乎被 PCC 技术框架的所有医疗文档规范所使用的基本约束集。

5.4.1.1.1 标准

CDAR2 HL7 临床文档架构，2.0 版，2005，HL7

CRS CDA 第 2 版实施指南—第 1 层和第 2 层—诊疗记录摘要（US 领域），2006，HL7

5.4.1.1.2 文档规范

CDA 头（第 1 层，Level 1）的编码和章节代码的约束遵循 HL7 诊疗记录摘要实施指中所有第 1 层约束，除了对文档类型和叙述性内容的约束—这些约束不被此内容规范所采用[①]。

5.4.1.1.2.1 样式表

文档源应提供一个 XML 样式表来重建医疗摘要文档的内容。这个样式表的输出应是一个 XHTML Basic（见http://www.w3.org/TR/xhtml-basic/）文档，重建一个医疗摘要文档的临床内容，使之尽可能接近发送提供者所见的完整文档。如果提供了一个样式表，在文档中必须包括一个处理指示，包含到 XML 样式表的 URL 的一个链接，而且样式表必须可被所有接收者获得。在一个 XDS 相关域内，可以通过一个 HTTP 或 HTTPS GET 获得。当使用 XDM 或 XDR 来交换文档时，还必须交换样式表。这个样式表不应依赖于图形或其他介质资源。如果使用了图形或其他介质资源文件，可以用相同的方式来获得。这个内容创建者不一定是资源提供者。

当一个内容创建者提供了一个样式表时，内容使用者必须提供一个机制，使用此样式表重建文档。内容使用者可以用自己的样式表来查看文档。

5.4.1.1.2.2 None 的差异

发送的信息必须明确标识以下差异：

- **None**

完全确信没有。在问题和用药列表的上下文档中使用时，这表示发送者知道没有可以发送的相关信息[②]。

- **None Known**

当时知道没有，但不完全确信不存在。在过敏反应列表的上下文档中使用时，基本上不可能证实不存在过敏反应，只可能断言到此为止还没有发现过敏反应。

- **None Known Did Ask（NKDA）**

当时知道没有，但不完全确信不存在，但已请求此信息。也在过敏反应上下文档中使用，基本上不可能证实不存在过敏反应，只可能断言到此为止还没有发现过敏反应。

- **Unknown**

信息是未知的，或不可获得的。

---

① 对 CRS 文档类型和内容的第 1 层约束是针对摘要文档的，不能应用于其他类型的文档（例如 H&P 或者手术记录）。

② 事实上可能有相关信息，但本地规定可能禁止泄露此信息。

在CDA的上下文档中，要求出现但没有信息的章节应适当地使用以上短语之一。

5.4.1.2 医疗摘要内容 1.3.6.1.4.1.19376.1.5.3.1.1.2

5.4.1.2.1 标准

CDAR2 临床文档架构，第2.0版，2005，HL7

CRS CDA第2版实施指南—第1层和第2层—诊疗记录摘要（US领域），2006，HL7

CCD ASTM/HL7诊疗文档连接性（草案）

5.4.1.2.2 文档说明

医疗摘要是一种医疗文档，它包含了上文5.4.1.1医疗文档中对医疗文档定义的约束。

通过采用HL7诊疗记录摘要的所有第1层和第2层约束，医疗摘要进一步约束了CDA第2.0版。

5.4.1.3 转诊摘要内容 1.3.6.1.4.1.19376.1.5.3.1.1.3

5.4.1.3.1 标准

CDAR2 临床文档架构，第2.0版，2005，HL7

CRS CDA第2版实施指南-第1层和第2层-诊疗记录摘要（US领域），2006，HL7

CCD ASTM/HL7诊疗文档连接性（草案）

5.4.1.3.2 数据元素索引

此用例在PCC TF-1：3.2.1中充分描述。简要地说，它涉及了一个诊疗“协同”转诊，把患者从一个初始的诊疗提供者（PCP，primary care provider）转诊到一个专家。下表列出了针对此用例的医生和护士所标识的重要的文档数据内容，在“数据元素”列中。然后把它们映射到给定HL7诊疗记录摘要实施指南的类别，并映射到HL7 CDA第2.0版。这些映射在后面的两列中提供。

表5.4-1 IHE门诊转诊数据元素

数据元素	HL7诊疗记录摘要	CDA 2.0版
转诊原因	转诊原因	转诊原因
现病史	现病史	现病史
现有问题	状况	问题列表
现用药	用药	用药史
过敏反应	过敏反应和不良反应	过敏史
已解决的问题	状况	既往病史
手术列表	手术史	手术史
免疫	免疫	免疫史
家族病史	家族病史	家族病史
接触史	接触史	接触史
系统相关回顾	系统回顾	系统回顾
生命体征	体格检查	生命体征
体格检查	体格检查	一般状态，体检结果
相关诊断性手术操作/临床报告（包括链接）	检查和报告	相关诊断检验和/或实验室数据
相关诊断检验和报告（实验室、影像、EKG等），包括链接	检查和报告	相关诊断检验和/或实验室数据
诊疗计划（新医疗实验室或者X线医嘱）	诊疗计划	治疗计划
预诊	预诊	预诊
患者ID	头	患者角色/ID
患者保险信息	参与者	参与者［@roleCode=‘HLD’］
州和本地转诊单所需数据，如果与以上有所不同	可选章节	章节

5.4.1.3.3 文档说明

转诊摘要是一种医疗摘要，它包含了上文 5.4.1.2 节中对医疗摘要定义的约束。本节定义了对转诊摘要中使用的医疗摘要的附加约束。这些表表示类别，在 CRS 第 3 章中定义。这些 IHE 需求决不比 CRS 中定义的严格性差。

表 5.4-2 IHE 门诊转诊约束

数据元素	可选性	章节	模板 ID
转诊原因	R	5.4.3.1.1	1.3.6.1.4.1.19376.1.5.3.1.3.1
现病史	R	5.4.3.2.1	1.3.6.1.4.1.19376.1.5.3.1.3.4
现有问题	R	5.4.3.2.3	1.3.6.1.4.1.19376.1.5.3.1.3.6
现用药	R	5.4.3.3.1	1.3.6.1.4.1.19376.1.5.3.1.3.19
过敏反应	R	5.4.3.2.9	1.3.6.1.4.1.19376.1.5.3.1.3.13
已解决的问题	R2	5.4.3.2.5	1.3.6.1.4.1.19376.1.5.3.1.3.8
手术列表	R2	5.4.3.2.8	1.3.6.1.4.1.19376.1.5.3.1.3.11
免疫	R2	5.4.3.3.5	1.3.6.1.4.1.19376.1.5.3.1.3.23
家族病史	R2	5.4.3.2.10	1.3.6.1.4.1.19376.1.5.3.1.3.14
接触史	R2	5.4.3.2.11	1.3.6.1.4.1.19376.1.5.3.1.3.16
系统相关回顾	O	5.4.3.2.13	1.3.6.1.4.1.19376.1.5.3.1.3.18
生命体征	R2	5.4.3.4.2	1.3.6.1.4.1.19376.1.5.3.1.3.25
体格检查	R2	5.4.3.4.1	1.3.6.1.4.1.19376.1.5.3.1.3.24
相关诊断手术操作/临床报告和相关诊断检验和报告（实验室、影像、EKG 等），包括链接	R2	5.4.3.5.1	1.3.6.1.4.1.19376.1.5.3.1.3.27
诊疗计划（新药物、实验室或 X 线医嘱）	R2	5.4.3.6.1	1.3.6.1.4.1.19376.1.5.3.1.3.31
预诊	R2	5.4.3.6.4	1.3.6.1.4.1.19376.1.5.3.1.3.34
患者 ID	R	5.4.1.1	由医疗文档内容规范所传递，参考 HL7 CRS 中的约束。
患者保险信息	R2	5.4.1.1	
州和本地转诊单所需的数据，如果与以上有所不同	R2	5.4.1.2	由摘要内的附加章节所传递。

5.4.1.4 出院摘要内容 1.3.6.1.4.1.19376.1.5.3.1.1.4

5.4.1.4.1 数据元素索引

此用例在 PCC TF-1：3.2.2 中充分描述。简要地说，它涉及了一个“偶发”诊疗传输，以患者出院回家的形式。下表列出了针对此用例的医生和护士标识的重要的文档数据内容，在“数据元素”列中。然后把它们映射到给定 HL7 诊疗记录摘要实施指南的类别，并映射到 HL7 CDA 第 2.0 版。这些映射在后面的两列中提供。

表 5.4-3 急诊出院摘要数据元素

数据元素	HL7 诊疗记录摘要	HL7 CDA 2.0 版
入院日期	头	包含的就诊/有效时间
出院日期	头	包含的就诊/有效时间
参与的提供者和角色	头	文档/服务事件/执行者

续表

数据元素	HL7 诊疗记录摘要	HL7 CDA 2.0 版
出院去向（谁，怎样，哪里）	诊疗计划	出院去向
入院诊断	状况	入院诊断
现病史	现病史	现病史
住院诊治经过	住院诊治经过	住院诊治经过
出院诊断（包括现行的和解决的问题）	状况	出院诊断
住院期间所选的药物治疗	用药	用药史
出院后用药	用药	出院后用药
过敏反应和不良反应	过敏反应和不良反应	过敏史
出院后饮食	诊疗计划中可选出现	出院后饮食
系统回顾	系统回顾	系统回顾
生命体征（最近，高/低/平均）	体格检查	生命体征
功能状态	功能状态	功能状态史
相关检查和报告（包括链接）	检查和报告	出院检查
相关诊断检验和报告（包括链接）	检查和报告	出院检查
诊疗计划	诊疗计划	治疗计划
患者 ID	头	患者/Id
相关保险信息	头	参与者［@roleCode＝‘HLD’］

5.4.1.4.2　标准

CDAR2　HL7 临床文档架构，第 2.0 版，2005，HL7

CRS　CDA 第 2 版实施指南－第 1 层和第 2 层－诊疗记录摘要（US 领域），2006，HL7

CCD　ASTM/HL7 诊疗文档连接性（草案）

5.4.1.4.3　文档说明

出院摘要是一种医疗摘要，它包含了上文 5.4.1.2 节中对医疗摘要定义的约束。

本节定义了对出院摘要中使用的医疗摘要的附加约束。这些表表示上面描述的数据元素，以及它们的可选性和对章节和模板的参考，进一步定义了这些章节或头数据元素。

这些 IHE 需求决不比 HL7 诊疗记录摘要中定义的严格性差。

表 5.4-4　IHE 急诊出院摘要约束

数据元素	可选性	章节	模板 ID
现有问题	R	5.4.3.2.3	1.3.6.1.4.1.19376.1.5.3.1.3.6
现用药	R	5.4.3.2.5	1.3.6.1.4.1.19376.1.5.3.1.3.8
出院诊断	R	5.4.3.2.4	1.3.6.1.4.1.19376.1.5.3.1.3.7
入院诊断	R	5.4.3.1.2	1.3.6.1.4.1.19376.1.5.3.1.3.3
所选药物治疗	R2	5.4.3.3.3	1.3.6.1.4.1.19376.1.5.3.1.3.21
出院后用药	R	5.4.3.3.4	1.3.6.1.4.1.19376.1.5.3.1.3.22
入院前用药	R2	5.4.3.3.2	1.3.6.1.4.1.19376.1.5.3.1.3.20

续表

数据元素	可选性	章节	模板 ID
过敏反应	R	5.4.3.2.9	1.3.6.1.4.1.19376.1.5.3.1.3.13
住院诊治经过	R	5.4.3.2.2	1.3.6.1.4.1.19376.1.5.3.1.3.5
预诊	O	5.4.3.6.4	1.3.6.1.4.1.19376.1.5.3.1.3.34
现病史	R2	5.4.3.2.1	1.3.6.1.4.1.19376.1.5.3.1.3.4
功能状态	O	5.4.3.2.12	1.3.6.1.4.1.19376.1.5.3.1.3.17
系统回顾	O	5.4.3.2.13	1.3.6.1.4.1.19376.1.5.3.1.3.18
体格检查	O	5.4.3.4.1	1.3.6.1.4.1.19376.1.5.3.1.3.24
生命体征	O	5.4.3.4.2	1.3.6.1.4.1.19376.1.5.3.1.3.25
出院检查和报告	O	5.4.3.5.2	1.3.6.1.4.1.19376.1.5.3.1.3.29
诊疗计划	R	5.4.3.6.1	1.3.6.1.4.1.19376.1.5.3.1.3.31
出院后饮食	O	5.4.3.6.3	1.3.6.1.4.1.19376.1.5.3.1.3.33

5.4.2 头内容模块

此处为将来要定义的头内容模块预留。

5.4.2.1 RIM 类类型 A OID TBD

5.4.2.1.1 标准

5.4.2.1.2 约束

XML 示例如下所示：

```
这是一个示例。
```

5.4.2.1.2.1 这是示例

将作解释。

5.4.3 章节内容模块

此列表定义了一个医疗文档中可能出现的章节。它是所有文档章节的一个全面列表，可被医疗机构合作与患者诊疗信息共享技术框架中定义的任意内容规范使用。所有章节应有一个叙述性组成成分，可自由格式化为标准文本、列表、表或其他适当的人们可读的表示。附加的子章节或条目内容模块可能是必需的。

5.4.3.1 诊疗原因

下面所述的章节描述了提供给患者的医疗服务的原因。

5.4.3.1.1 转诊原因

模板 ID	1.3.6.1.4.1.19376.1.5.3.1.3.1	
一般描述	转诊原因章节应包含患者转诊的原因的叙述性描述。	
有效 LOINC 代码	可选性	描述
42349-1	R	转诊原因（REASON FOR REFERRAL）

模板 ID	1.3.6.1.4.1.19376.1.5.3.1.3.2	
上级模板	1.3.6.1.4.1.19376.1.5.3.1.3.1	
一般描述	此章节应至少包括一个描述转诊原因的条目，在条目内容模块中描述。	
条目	可选性	描述
1.3.6.1.4.1.19376.1.5.3.1.4.13	R①	观察（Observation）
1.3.6.1.4.1.19376.1.5.3.1.4.5		5.4.4.8 状况条目（Conditions Entry）

5.4.3.1.2　入院诊断

模板 ID	1.3.6.1.4.1.19376.1.5.3.1.3.3	
一般描述	入院诊断章节应包含入院的主要原因的叙述性描述。它应包括观察条目，在条目内容模块中描述。	
有效 LOINC 代码	可选性	描述
46241-6	R	入院诊断（HOSPITAL ADMISSION DX）
条目		描述
1.3.6.1.4.1.19376.1.5.3.1.4.5	R	5.4.4.8 状况条目（Conditions Entry）

5.4.3.2　其他状况历史记录

本节定义了患者状况的历史信息。

5.4.3.2.1　现病史

模板 ID	1.3.6.1.4.1.19376.1.5.3.1.3.4	
一般描述	现病史章节应包含患者现有主诉之前的事件的叙述性描述。	
有效 LOINC 代码	可选性	描述
10164-2	R	现病史（HISTORY OF PRESENT ILLNESS）

5.4.3.2.2　住院诊治经过

模板 ID	1.3.6.1.4.1.19376.1.5.3.1.3.5	
一般描述	住院诊治经过章节应包含从入院到出院期间发生的事件的叙述性描述。	
有效 LOINC 代码	可选性	描述
8648-8	R	住院诊治经过（HOSPITAL COURSE）

5.4.3.2.3　现有问题

模板 ID	1.3.6.1.4.1.19376.1.5.3.1.3.6	
一般描述	现有问题章节应包含对患者监测的当前状况的叙述性描述。它应包括患者状况条目，在条目内容模块中描述。	
有效 LOINC 代码	可选性	描述
11450-4	R	问题列表（PROBLEM LIST）
条目		描述
1.3.6.1.4.1.19376.1.5.3.1.4.5	R	5.4.4.8 状况条目（Conditions Entry）

① 至少一个观察或状况条目是必需的

5.4.3.2.4 出院诊断

模板 ID	1.3.6.1.4.1.19376.1.5.3.1.3.7	
一般描述	出院诊断章节应包含出院后要监测的状况的叙述性描述，以及在住院诊治期间解决的问题状况的叙述性描述。它应包括患者状况，在条目内容模块中描述。	
有效 LOINC 代码	可选性	描述
11535-2	R	出院诊断（HOSPITAL DISCHARGE DX）
条目		描述
1.3.6.1.4.1.19376.1.5.3.1.4.5	R	5.4.4.8 状况条目（Conditions Entry）

5.4.3.2.5 已解决的问题

模板 ID	1.3.6.1.4.1.19376.1.5.3.1.3.8	
一般描述	已解决的问题章节应包含患者过去的问题状况的叙述性描述。它应包含问题条目，在条目内容模块中描述。	
有效 LOINC 代码	可选性	描述
11348-0	R	既往病史（HISTORY OF PAST ILLNESS）
条目		描述
1.3.6.1.4.1.19376.1.5.3.1.4.5	R	状况条目（Conditions Entry）

5.4.3.2.6 门诊患者就诊记录

模板 ID	1.3.6.1.4.1.19376.1.5.3.1.3.9	
一般描述	门诊患者就诊章节应包含到门诊部门完整就诊的叙述性描述。	
有效 LOINC 代码	可选性	描述
11346-4	R	门诊患者就诊记录（HISTORY OF OUTPATIENT VISITS）

5.4.3.2.7 患者入院记录

模板 ID	1.3.6.1.4.1.19376.1.5.3.1.3.10	
一般描述	患者入院章节应包含患者入院和出院的叙述性描述。	
有效 LOINC 代码	可选性	描述
11336-5	R	住院记录（HISTORY OF HOSPITALIZATIONS）

5.4.3.2.8 手术列表

模板 ID	1.3.6.1.4.1.19376.1.5.3.1.3.11	
一般描述	手术列表章节应包含患者曾经接受的诊断和治疗手术操作以及相关麻醉方法的叙述性描述。	
有效 LOINC 代码	可选性	描述
10167-5	R	手术史（HISTORY OF SURGICAL PROCEDURES）

模板ID	1.3.6.1.4.1.19376.1.5.3.1.3.12	
上级模板	1.3.6.1.4.1.19376.1.5.3.1.3.11	
一般描述	手术列表章节应包含已知的手术操作条目和手术记录索引，在条目内容模块中描述。	
有效LOINC代码	可选性	描述
10167-5	R	手术史（HISTORY OF SURGICAL PROCEDURES）
条目		描述
手术操作（Procedure）	R	IHE手术操作结构（Procedure Structure）
1.3.6.1.4.1.19376.1.5.3.1.4.4	R2	5.4.4.7索引条目（References Entry）

5.4.3.2.9　过敏反应和其他不良反应

模板ID	1.3.6.1.4.1.19376.1.5.3.1.3.13	
一般描述	过敏反应和其他不良反应章节应包含患者的不耐性和相关不良反应的叙述性描述。它应包括不耐性和不良反应条目，在条目内容模块中描述。	
有效LOINC代码	可选性	描述
10155-0	R	过敏史（HISTORY OF ALLERGIES）
条目		描述
1.3.6.1.4.1.19376.1.5.3.1.4.6	R	5.4.4.12过敏反应和不耐性条目（Allergies and Intolerances Entry）

5.4.3.2.10　家族病史

模板ID	1.3.6.1.4.1.19376.1.5.3.1.3.14	
一般描述	家族病史章节应包含家族成员已知的疾病、死亡年龄以及其他相关遗传信息的叙述性描述。	
有效LOINC代码	可选性	描述
10157-6	R	家族成员疾病史（HISTORY OF FAMILY MEMBER DISEASES）

模板ID	1.3.6.1.4.1.19376.1.5.3.1.3.15	
上级模板	1.3.6.1.4.1.19376.1.5.3.1.3.14	
一般描述	家族病史章节应包括家族病史条目，在条目内容模块中描述。	
条目		描述
家族遗传（GeneticFamily）	R	IHE家族遗传结构（GeneticFamily Structure）
1.3.6.1.4.1.19376.1.5.3.1.4.5	R	5.4.4.8状况条目（Conditions Entry）

5.4.3.2.11　接触史

模板ID	1.3.6.1.4.1.19376.1.5.3.1.3.16	
一般描述	接触史章节应包含个人信仰、社会活动、工作、个人爱好和不良习惯。	
有效LOINC代码	可选性	描述
29762-2	R	接触史（SOCIAL HISTORY）

5.4.3.2.12 功能状态

模板 ID	1.3.6.1.4.1.19376.1.5.3.1.3.17	
一般描述	功能状态章节应包含患者执行日常动作的功能的叙述性描述。	
有效 LOINC 代码	可选性	描述
10158-4	R	功能状态记录（HISTORY OF FUNCTIONAL STATUS）

5.4.3.2.13 系统回顾

模板 ID	1.3.6.1.4.1.19376.1.5.3.1.3.18	
一般描述	系统回顾章节应包含患者对一组关于身体的每个解剖学系统的功能常规问题的回应。	
有效 LOINC 代码	可选性	描述
10187-3	R	系统回顾（REVIEW OF SYSTEMS）

5.4.3.3 用药

此章节包含了描述用药相关活动的章节内容模块。

5.4.3.3.1 用药

模板 ID	1.3.6.1.4.1.19376.1.5.3.1.3.19	
一般描述	用药章节应包含患者用药的描述，例如一个门诊处方列表。它应包括用药条目，在条目内容模块中描述。	
有效 LOINC 代码	可选性	描述
10160-0	R	用药记录（HISTORY OF MEDICATION USE）
条目		描述
1.3.6.1.4.1.19376.1.5.3.1.4.7	R	5.4.4.13 用药（Medications）

5.4.3.3.2 入院前用药记录

模板 ID	1.3.6.1.4.1.19376.1.5.3.1.3.20	
一般描述	入院前用药记录章节应包含在患者进入某医疗部门之前的相关用药的叙述性描述。它应包括用药条目，在条目内容模块中描述。	
有效 LOINC 代码	可选性	描述
42346-7	R	入院前用药（MEDICATIONS ON ADMISSION）
条目		描述
1.3.6.1.4.1.19376.1.5.3.1.4.7	R	5.4.4.13 用药（Medications）

5.4.3.3.3 住院期间用药

模板 ID	1.3.6.1.4.1.19376.1.5.3.1.3.21	
一般描述	住院期间用药应包含患者住院期间用药的叙述性描述。它应包括用药条目，在条目内容模块中描述。	
有效 LOINC 代码	可选性	描述
10160-0	R	用药记录（HISTORY OF MEDICATION USE）
条目		描述
1.3.6.1.4.1.19376.1.5.3.1.4.7	R	5.4.4.13 用药（Medications）

5.4.3.3.4 出院后用药

模板 ID	1.3.6.1.4.1.19376.1.5.3.1.3.22	
一般描述	出院后用药章节应包含患者出院后需要用的（医生开具的）药物的叙述性描述。它应包括用药条目，在条目内容模块中描述。	
有效 LOINC 代码	可选性	描述
10183-2	R	出院后用药（HOSPITAL DISCHARGE MEDICATIONS）
条目		描述
1.3.6.1.4.1.19376.1.5.3.1.4.7	R	5.4.4.13 用药（Medications） 注：章节中所有用药必须有 sustanceAdministration/@moodCode＝" RQO"

5.4.3.3.5 免疫

模板 ID	1.3.6.1.4.1.19376.1.5.3.1.3.23	
一般描述	免疫章节应包含患者过去所接受的免疫记录。它应包括用药条目，在条目内容模块中描述。	
有效 LOINC 代码	可选性	描述
11369-6	R	免疫记录（HISTORY OF IMMUNIZATIONS）
条目		描述
1.3.6.1.4.1.19376.1.5.3.1.4.12	R	免疫（Immunization）

5.4.3.4 体检

5.4.3.4.1 体检

模板 ID	1.3.6.1.4.1.19376.1.5.3.1.3.24	
一般描述	体检章节应包含患者身体检查结果的叙述性描述。	
有效 LOINC 代码	可选性	描述
10210-3	R	一般状态，体检结果（GENERAL STATUS，PHYSICAL FINDINGS）

5.4.3.4.2 生命体征

模板 ID	1.3.6.1.4.1.19376.1.5.3.1.3.25	
一般描述	生命体征章节应包含患者生命体征的测量结果的叙述性描述。	
有效 LOINC 代码	可选性	描述
8716-3	R	生命体征（VITAL SIGNS）

5.4.3.4.3 出院体检

模板 ID	1.3.6.1.4.1.19376.1.5.3.1.3.26	
一般描述	出院体检章节应包含患者出院时的身体检查结果的叙述性描述。	
有效 LOINC 代码	可选性	描述
10184-0	R	出院体检（HOSPITAL DISCHARGE PHYSICAL）

5.4.3.5 相关检查

5.4.3.5.1 结果

模板 ID	1.3.6.1.4.1.19376.1.5.3.1.3.27	
一般描述	结果摘要应包含患者的相关检查的叙述性描述。	
有效 LOINC 代码	可选性	描述
30954-2	R	检查摘要（STUDIES SUMMARY）

模板 ID	1.3.6.1.4.1.19376.1.5.3.1.3.28	
上级模板	1.3.6.1.4.1.19376.1.5.3.1.3.27	
一般描述	结果章节应包含患者过去所接受的相关诊断操作的叙述性描述。它应包括已知的检查条目和对检查记录的引用，在条目内容模块中描述。	
有效 LOINC 代码	可选性	描述
30954-2	R	检查摘要（STUDIES SUMMARY）
条目		描述
检查操作	R	IHE 检查操作结构（Procedure Structure）
1.3.6.1.4.1.19376.1.5.3.1.4.4	R2	5.4.4.7 索引条目（References Entry）

5.4.3.5.2 住院检查摘要

模板 ID	1.3.6.1.4.1.19376.1.5.3.1.3.29	
一般描述	住院检查摘要应包含患者在住院期间接受的相关诊断检查的叙述性描述。	
有效 LOINC 代码	可选性	描述
11493-4	R	出院检查摘要（HOSPITAL DISCHARGE STUDIES SUMMARY）

模板 ID	1.3.6.1.4.1.19376.1.5.3.1.3.30	
上级模板	1.3.6.1.4.1.19376.1.5.3.1.3.29	
一般描述	住院检查摘要应包含患者在住院期间接受的相关诊断检查操作的叙述性描述，在条目内容模块中描述。	
有效 LOINC 代码	可选性	描述
11493-4	R	出院检查摘要（HOSPITAL DISCHARGE STUDIES SUMMARY）
条目		描述
检查操作	R	IHE 检查操作结构（Procedure Structure）
1.3.6.1.4.1.19376.1.5.3.1.4.4	R2	5.4.4.7 索引条目（References Entry）

5.4.3.6 诊疗计划

此章节提供了描述患者要接受的诊疗计划的章节内容模块。

5.4.3.6.1 诊疗计划

注释：诊疗计划内的条目的特定模板可以在其他类别中找到，例如用药类别。

模板 ID	1.3.6.1.4.1.19376.1.5.3.1.3.31	
一般描述	诊疗计划章节应包含预计要实施的诊疗的描述，包括提议、目标和其他监测、跟踪或改善患者状况的请求。	
有效 LOINC 代码	可选性	描述
18776-5	R	治疗计划（TREATMENT PLAN）

5.4.3.6.2 出院去向

模板 ID	1.3.6.1.4.1.19376.1.5.3.1.3.32	
一般描述	诊疗计划章节应包含预计要实施诊疗的描述，包括提议、目标和其他监测、跟踪或改善患者状况的请求，特别是用于患者从急诊部门、医院或家庭护理等机构离开时。	
有效 LOINC 代码	可选性	描述
18776-5	R	治疗计划（TREATMENT PLAN）

5.4.3.6.3 出院饮食

模板 ID	1.3.6.1.4.1.19376.1.5.3.1.3.33	
一般描述	出院饮食章节应包含患者预期饮食的叙述性描述，包括提议、目标和监测、跟踪或改善患者饮食控制的医嘱请求，特别是用于患者从急诊部门、医院或家庭护理离开时。	
有效 LOINC 代码	可选性	描述
42344-2	R	出院饮食（DISCHARGE DIET）

5.4.3.6.4 预诊

模板 ID	1.3.6.1.4.1.19376.1.5.3.1.3.34	
一般描述	预诊章节应包含文档列表的叙述性描述，该文档列表定义了患者对诊疗的期望和请求以及文档的位置。	
有效 LOINC 代码	可选性	描述
42348-3	R	预诊（ADVANCE DIRECTIVES）

模板 ID	1.3.6.1.4.1.19376.1.5.3.1.3.35	
上级模板	1.3.6.1.4.1.19376.1.5.3.1.3.34	
一般描述	预诊章节应包括对已知的约定和预诊文档的索引条目，在条目内容模块中描述。	
条目		描述
1.3.6.1.4.1.19376.1.5.3.1.4.4	R2	5.4.4.7 索引条目（References Entry）

5.4.3.7 执行的检查操作

为明年“执行的检查操作类别（Procedures Performed Category）”预留。

5.4.3.8　印象

为明年“印象类别（Impressions Category）”预留。

5.4.4　条目内容模块

本节描述了CDA文档中的第3层条目，它描述了状况、问题、用药和对外部文档的索引，还有可以被这些条目使用的通用组件。

- 严重性观察允许执业医生指明一个状况的严重性。
- 非结构化的文档允许执业医生说明他们认为相关的额外信息。
- 用药指示允许执业医生说明用药的附加指示。

使用CDA Schema中定义的<entryRelationship>元素，将这些通用结构包括在目标动作中。此元素允许描述任意的动作关系。标准的包含结构包括相关动作的目标，在源动作中包含的一个<entryRelationship>元素中。为了逆转相关动作的方向，<entryRelationship>元素中的inversionInd属性设定为“true”（在下面的例子中inversionInd=‘true’）

5.4.4.1　链接叙述性和编码条目

此节定义了一个链接机制，允许条目或部分连接到临床文档的文本。

5.4.4.1.1　标准

RIM　　HL7第3版参考信息模型（规范）

CDA R2　HL7临床文档架构2.0版（规范）

5.4.4.1.2　约束

叙述性<text>内的元素将使用ID属性，提供了链接目标。使用此属性作为片段标识，通过一个URI索引，将<entry>内的元素链接到文本。它把编码条目链接到CDA实例内相关的特定叙述性文本，并且能够双向来回移动。此属性有三个目的：

1. 它支持软件开发和测试期间的诊断。
2. 它提供了一个机制，丰富了在查看应用中支持的标记。
3. 它消除了在不同位置重复内容的必要性，避免了常见错误来源，并消除了验证内容一致性所需的步骤。

CDA内的每个叙述性内容元素可能有一个ID属性。这个属性类型为xs：ID。这意味着文档中的每个ID必须是该文档内唯一的。在一个XML文档内，xs：ID类型的属性必须以一个字母开头，后面可以跟随一个或多个字母、数字、连字号或下划线①。

在表5.4-5中有三个不同的例子，说明了ID属性的使用，和对它的引用。

表5.4-5　ID使用示例

ID的使用	对ID的引用
<tr ID=‘foo’> <td ID=‘bar’>Table Cell 1</td> <td>Table Cell 2</td> </tr>	<code> <originalText><reference value=‘#foo’></originalText> </code> <code> <originalText><reference value=‘#foo’></originalText> </code>
<list> <item ID=‘baz’>List item 1</item> </list>	<code> <originalText><reference value=‘#baz’></originalText> </code>

① 实际上产品比这里所述的要复杂一些，但如果遵循那些规则，它将是一个合格的ID。

续表

ID的使用	对ID的引用
<paragraph ID='p-1'>A paragraph <content ID='c-1'>with content</content> </paragraph>	<code> <originalText><reference value='#p-1'></originalText> </code> <code> <originalText><reference value='#c-1'></originalText> </code>

允许文本定位于一个特定类型的URI引用，仅包含了一个片段Id。这个URI对于文档是本地的，因此以一个散列符号（#）起始，后面是被引用的ID值。

下面给出的这些URI存放于一个名为theURI的变量中，可通过下面的Xpath表达式获得必要的文本值：

string (//* [@ID=substring-after（'#'，$theURI)])

下表5.4-6表示使用表5.4-5中的例子后此表达式的结果。

表5.4-6　URI解除参照（Dereference）结果

$theURI	返回值
"#bar"	"Table Cell 1"
"#foo"	"Table Cell 1Table Cell 2"(注意在1和T之间的间隔问题)
"#p-1"	"A paragraph with content"
"#c-1"	"with content"

如果你的XSLT处理器可解析schema，则存在比上述表达式更为高效的机制来定位元素。

在叙述性文本中已标识了关键文字后，使用HL7 CD数据类型的元素（例如<code>）可包含一个，对叙述性文本的<originalText>的<reference>。因此，尽管CDA允许<value>为<entry>元素中的任意类型，但此规范将其限定为xsi：type='CD'。

现在给定一个项目，其ID存放于一个名为theID的变量中，所有指向它的<reference>元素可通过下面的Xpath表达式获得：

//cda：reference [@URI=concat（'#'，$theID)]

5.4.4.2　严重性　1.3.6.1.4.1.19376.1.5.3.1.4.1

5.4.4.2.1　标准

PatCareStruct HL7 诊疗提供域（Care Provision Domain）(DSTU)

5.4.4.2.2　约束

任意状况或过敏反应都可以是一个严重性观察的主题。使用CDA Schema中定义的<entryRelationship>元素，在目标动作中包括这个结构。

图5.4-1是一个记录状况或过敏反应严重性的例子。此图被用作随后章节的上下文档。

```
<entry>
  <observation classCode='COND' moodCode='EVN'>
  
    <entryRelationship typeCode='SUBJ' inversionInd='true'>
      <observation classCode='OBS' moodCode='EVN'>
        <templateId root='1.3.6.1.4.1.19376.1.5.3.1.4.1'/>
        <code code='SEV' displayName='Severity'
          codeSystem='2.16.840.1.113883.5.4' codeSystemName='ActCode' />
        <statusCode code='completed'/>
        <value xsi:type='CD' code='H|M|L'
          codeSystem='2.16.840.1.113883.5.1063'
          codeSystemName='ObservationValue' >
          <originalText><reference value='#severity-2'/></originalText>
        </value>
      </observation>
    </entryRelationship>

  </observation>
</entry>
```

图 5.4-1 严重性

此规范建立了一个严重性观察记录的模型，作为对状况的单独观察。尽管此模型与几个组织正在进行的工作（如 SNOMED、HL7、TermInfo）不同，它与那些工作并不是完全不兼容的。在这项工作中，限定词可被用来标识编码状况观察中的严重性，且一个单独的严重性观察不再是必要的。本规范不排除限定词的使用。然而，为了支持使用不同词汇表的 EMR 系统之间语法上的互操作性，此规范要求还需在一个单独观察中提供严重性信息。这确保不管所支持的词汇表如何，所有 EMR 系统对信息有同等的访问。

5.4.4.2.2.1 <entryRelationship typeCode='SUBJ' inversionInd='true'>

此相关声明针对状况（或过敏反应）的严重性。此观察记录于状况、过敏反应或用药条目的<entryRelationship>元素中。其中<entry>是这个新观察的主题（typeCode='SUBJ'），它与标准内容结构相反，inversionInd='true'。

5.4.4.2.2.2 <observation moodCode='EVN' classCode='OBS'>

相关声明是另一个事件（moodCode='EVN'），观察（<observation classCode='OBS'>）（周围的）相关条目（例如一个状态或过敏反应）的严重性。

5.4.4.2.2.3 <templateId root='1.3.6.1.4.1.19376.1.5.3.1.4.1'/>

此<templateId>元素标识了此<observation>为一个严重性观察，允许内容验证。另一个作用是，CDA 的读者[①]能迅速定位和识别严重性观察。TemplateId 必须有 root='1.3.6.1.4.1.19376.1.5.3.1.4.1.4.1'。

5.4.4.2.2.4 <code code='SEV' codeSystem='2.16.840.1.113883.5.4'
displayName='Severity' codeSystemName='ActCode'/>

这是关于严重性的观察，由上面列出的<code>元素所指示。此元素是必需的。Code 和 codeSystem 属性应按上面所示来记录。

5.4.4.2.2.5 <statusCode code='completed'/>

所有严重性观察的<statusCode>代码属性应为'completed'。在所有动作中<statusCode>元素都是必需的，以记录动作状态，上下文档中此元素的唯一敏感值是'completed'。

5.4.4.2.2.6 <value xsi：type='CD' code='H | M | L'
codeSystem='2.16.840.1.113883.5.1063'
codeSystemName='SeverityObservation'>

此<value>元素包含严重性的水平。总是使用 CD 数据类型（xsi：type='CD'）来表示此元素，其值可能为编码的或未编码的字符串。

① 既针对机器也针对人。

如果是编码的，应使用 HL7 SeverityObservation 词汇表（codeSystem＝‘2.16.840.1.113883.5.1063’），包含三个值（H、M 和 L），根据严重性是威胁生命或者需要注意的不良反应还是对主体状况不大可能造成影响，分别表示高、中和低严重性。

5.4.4.2.2.7 <originalText><reference value=‘#severity-2’/></originalText>

<value>元素应包含一个<originalText>元素。<originalText>元素应包含一个<reference>元素，指向叙述性章节（见 PCC TF-2：5.4.4.1），而不是重复文字。这样可以避免意义上的不明确。

5.4.4.3 临床状态 1.3.6.1.4.1.19376.1.5.3.1.4.1.1

5.4.4.3.1 标准

PatCareStruct HL7 诊疗提供域（DSTU）

5.4.4.3.2 约束

任何问题或过敏反应观察都可以是一个临床状态观察的主题。使用 CDA Schema 中定义的<entryRelationship>元素，将此结构包含于目标观察中。临床状态观察记录了问题或过敏反应的当前状态的信息，例如，它是进行期的、消退期的或是已解决的，等等。

图 5.4-2 是记录状况或过敏反应临床状态的一个例子。此图用作随后章节的上下文档。

```
<entry>
  <observation classCode='OBS' moodCode='EVN'>

    <entryRelationship typeCode='SUBJ' inversionInd='true'>
      <observation classCode='OBS' moodCode='EVN'>
        <templateId root='1.3.6.1.4.1.19376.1.5.3.1.4.5'/>
        <templateId root='1.3.6.1.4.1.19376.1.5.3.1.4.1.1'/>
        <code code='CLINSTATUS' displayName='Clinical Status'
          codeSystem='1.3.6.1.4.1.19376.1.5.3.2' codeSystemName='IHEActCode' />
        <statusCode code='completed'/>
        <value xsi:type='CD' code='' codeSystem='' codeSystemName='' >
          <originalText><reference value='#cstatus-2'/></originalText>
        </value>
      </observation>
    </entryRelationship>

  </observation>
</entry>
```

图 5.4-2 临床状态

此规范建立了一个严重性观察记录的模型，作为对状况的单独观察。尽管此模型与几个组织正在进行的工作（如 SNOMED，HL7，TermInfo）不同，它与那些工作并不是完全不兼容的。在这项工作中，限定词可被用来标识编码状况观察中的临床状态的严重性，且一个单独的严重性观察不再是必要的。本规范不排除限定词的使用。然而，为了支持使用不同词汇表的 EMR 系统之间语法上的互操作性，此规范要求严重性信息也需在一个单独观察中提供。这确保不管所支持的词汇表如何，所有 EMR 系统对信息有同等的访问。

5.4.4.3.2.1 <entryRelationship typeCode=‘SUBJ’ inversionInd=‘true’>

此相关声明针对问题或过敏反应的临床状态。在问题或过敏反应的<entryRelationship>元素中记录了此观察。其中<entry>是这个新观察的主题（typeCode=‘SUBJ’），它与标准内容结构相反，inversionInd=‘true’。

5.4.4.3.2.2 <observation moodCode=‘EVN’ classCode=‘OBS’>

相关声明是另一个事件（moodCode=‘EVN’），观察（<observation classCode=‘OBS’>）（周围的）相关条目（例如一个问题或过敏反应）的严重性。

5.4.4.3.2.3 <templateId root=‘1.3.6.1.4.1.19376.1.5.3.1.4.1.1’/>

<templateId>元素标识了此<observation>为一个临床状态观察，允许内容验证。另一个作用是，CDA 的读者[①]能迅速定位和识别临床状态观察。TemplateId 必须有 root=‘1.3.6.1.4.1.19376.1.5.3.1.4.1.4.1.1’。

① 既针对机器也针对人。

5.4.4.3.2.4 <code code= ‘CLINSTATUS’
codeSystem= ‘1.3.6.1.4.1.19376.1.5.3.2’
displayName= ‘Clinical Status’
codeSystemName= ‘IHEActCode’ />

这是关于临床状态的观察，在<code>元素中指出。这个元素必须出现。Code 和 codeSystem 应按上面所示来记录。

5.4.4.3.2.5 <statusCode code= ‘completed’ />

所有临床状态观察的<statusCode>编码属性都应为‘completed’。<statusCode>元素在所有动作中是必须出现的，以记录动作状态，在上下文档中此元素的唯一敏感值是完整的。

5.4.4.3.2.6 <value xsi：type= ‘CD’ code= “displayName=”
codeSystem=”
codeSystemName=” >

此<value>元素包含严重性的水平。尽管其值可能为编码的或未编码的字符串，总是使用 CD 数据类型（xsi：type= ‘CD’）来表示此元素。

如果是编码的，可以使用有描述临床状态的适当值的任意编码系统。下面列出了建议的一些词汇表。

编码系统	编码系统名称	描述
2.16.840.1.113883.6.96	SNOMED-CT	SNOMED 控制术语（SNOMED Controlled Terminology）
2.16.840.1.113883.6.26	MEDCIN	MEDICOMP 系统的分类系统

5.4.4.3.2.7 <originalText><reference value= ‘#cstatus-2’ /></originalText>

此<value>元素应包含一个<originalText>元素，指向描述临床状态的叙述性文本。<originalText>元素应包含一个<reference>元素，指向叙述性章节（参见 PCC PCC TF-2：5.4.4.1），而不是重复文字。这样可以避免意义上的不明确。

5.4.4.4 健康状态 1.3.6.1.4.1.19376.1.5.3.1.4.1.2

5.4.4.4.1 标准

PatCareStruct HL7 诊疗提供域（DSTU）

5.4.4.4.2 约束

任何关注都可以是一个健康状态观察的主题。使用 CDA Schema 中定义的<entryRelationship>元素，将此结构包含于目标观察中。健康状态观察记录了患者当前的健康状态的信息。

图 5.4-3 是记录健康状态的一个例子。此图用作随后章节的上下文档。

```
<entry>
  <observation classCode='OBS' moodCode='EVN'>

    <entryRelationship typeCode='SUBJ'>
      <observation classCode='OBS' moodCode='EVN'>
        <templateId root='1.3.6.1.4.1.19376.1.5.3.1.4.5'/>
        <templateId root='1.3.6.1.4.1.19376.1.5.3.1.4.1.2'/>
        <code code='HLTHSTATUS' displayName='Health Status'
          codeSystem='1.3.6.1.4.1.19376.1.5.3.2' codeSystemName='IHEActCode' />
        <statusCode code='completed'/>
        <value xsi:type='CD' code='' codeSystem='' codeSystemName='' >
          <originalText><reference value='#cstatus-2'/></originalText>
        </value>
      </observation>
    </entryRelationship>

  </observation>
</entry>
```

图 5.4-3 临床状态

这个规范把健康状态建模为关于患者的一个单独观察。

5.4.4.4.2.1 <entryRelationship typeCode='SUBJ'>

此相关声明针对患者的健康状态。在关注的<entryRelationship>元素中记录了此观察。其中<entry>是关注条目的一个主题（typeCode='SUBJ'）。

5.4.4.4.2.2 <observation moodCode='EVN' classCode='OBS'>

此相关声明是另一个事件（moodCode='EVN'），观察（<observation classCode='OBS'>）患者的健康状态。

5.4.4.4.2.3 <templateId root='1.3.6.1.4.1.19376.1.5.3.1.4.1.2'/>

此<templateId>元素标识了此<observation>为一个健康状态观察，允许内容验证。另一个作用是，CDA的读者能迅速定位和识别临床状态观察。TemplateId必须有root='1.3.6.1.4.1.19376.1.5.3.1.4.1.4.1.2'。

5.4.4.4.2.4 <code code='HLTHSTATUS'
codeSystem='1.3.6.1.4.1.19376.1.5.3.2'
displayName='Clinical Status'
codeSystemName='IHEActCode'/>

这是对健康状态的观察，由<code>元素指示。此元素必须出现。Code和codeSystem应按上面所示来记录。

5.4.4.4.2.5 <statusCode code='completed'/>

所有健康状态观察的<statusCode>代码属性应为'completed'。在所有动作中<statusCode>元素都是必需的，以记录动作状态，上下文档中此元素的唯一敏感值是完全的。

5.4.4.4.2.6 <value xsi：type='CD' code="displayName="
codeSystem="
codeSystemName=" >

此<value>元素包含临床状态。总是使用CD数据类型（xsi：type='CD'）来表示此元素，其值可能为编码的或未编码的字符串。

如果是编码的，可以使用有描述临床状态的适当值的任意编码系统。下面列出了建议的一些词汇表。

编码系统	编码系统名称	描述
2.16.840.1.113883.6.96	SNOMED-CT	SNOMED控制术语
2.16.840.1.113883.6.26	MEDCIN	MEDICOMP系统的分类系统

5.4.4.4.2.7 <originalText><reference value='#cstatus-2'/></originalText>

此<value>元素应包含一个<originalText>元素，指向描述临床状态的叙述性文本。<originalText>元素应包含一个<reference>元素，它指向叙述性章节（参见PCC TF-2：5.4.4.1），而不是重复文字。这样可以避免意义上的不明确。

5.4.4.5 注释 1.3.6.1.4.1.19376.1.5.3.1.4.2

任何状况或过敏反应都可以是一个注释的主题。

5.4.4.5.1 标准

PatCareStruct HL7诊疗提供域（DSTU）

5.4.4.5.2 约束

本规范允许为每个动作条目提供一个注释。使用CDA Schema中定义的<entryRelationship>元素，在目标动作中包括这个结构。

尽管 CDA 和 HL7 V3 患者诊疗结构支持多个注释（在 HL7 患者诊疗结构规范中称为 Annotations），此规范限定最多提供一个注释。图 5.4-4 是为一个<entry>记录一个注释的例子。此图用作随后章节的上下文档。

```
<entry>
  <observation classCode='COND' moodCode='EVN'>
       ⋮
    <entryRelationship typeCode='SUBJ' inversionInd='true'>
      <observation classCode='OBS' moodCode='EVN'>
        <templateId root='1.3.6.1.4.1.19376.1.5.3.1.4.2'/>
        <code code='COMMENT' codeSystem='1.3.6.1.4.1.19376.1.5.3.2'
          codeSystemName='IHEActCode' />
        <text><reference value='#comment-2'/></text>
        <statusCode code='completed' />
      </observation>
    </entryRelationship>
       ⋮
  </observation>
</entry>
```

图 5.4-4 注释

5.4.4.5.2.1 <templateId root=‘1.3.6.1.4.1.19376.1.5.3.1.4.2’/>

此<templateId>元素标识了此<observation>为一个注释，允许内容验证。另一个作用是，CDA 的读者迅速定位和标识注释。TemplateId 必须有 root=‘1.3.6.1.4.1.19376.1.5.3.1.4.1.4.2’。

5.4.4.5.2.2 <entryRelationship typeCode=‘SUBJ’ inversionInd=‘true’>

此相关声明针对状况、过敏反应或用药。此观察记录于一个<entryRelationship>元素中，出现在状况或过敏反应的末尾。其中<entry>是这个新观察的主题（typeCode=‘SUBJ’），它与标准内容结构相反，inversionInd=‘true’。

5.4.4.5.2.3 <observation classCode=‘OBS’ moodCode=‘EVN’>

此相关声明是一个事件（moodCode=‘EVN’），对相关条目作出任意的注释或提供说明。这仅是一个观察，因此 classCode=‘OBS’。

5.4.4.5.2.4 <code code=‘COMMENT’
codeSystem=‘1.3.6.1.4.1.19376.1.5.3.2’
codeSystemName=‘IHEActCode’/>

此<code>元素指示了这是一个注释，应按上面所示来记录。codeSystem 和 codeSystemName 属性应使用上面标明的值。

注释：这些值将被传送给 HL7，同 HL7 动作（Act）词汇表协调。本规范的最终版本预计将使用 HL7 词汇系统。

5.4.4.5.2.5 <text><reference value=‘#comment-2’/></text>

<text>元素提供了对文档的叙述性部分中的注释文字的一个<reference>。注释自身不是被编码的动作，因此它出现在<observation>的<text>中，而不是<code>的一部分。

5.4.4.5.2.6 <statusCode code=‘completed’/>

所有注释的<statusCode>属性的编码属性必须是“completed”。

5.4.4.6 用药说明 1.3.6.1.4.1.19376.1.5.3.1.4.3

任何用药都可以是进一步的指示的主题，例如注明它应与食物同服等。

5.4.4.6.1 标准

药剂科 HL7 药剂科域（规范）

5.4.4.6.2 约束

使用 CDA Schema 中定义的<entryRelationship>元素，把此结构包括在目标动作中。图 5.4-5 是一个记录此说明的<entry>的例子。此图用作随后章节的上下文档。

```
<entry>
  <observation classCode='COND' moodCode='EVN'>
       ⋮
    <entryRelationship typeCode='SUBJ' inversionInd='true'>
      <observation classCode='OBS' moodCode='EVN'>
        <templateId root='1.3.6.1.4.1.19376.1.5.3.1.4.3'/>
        <code code='INSTRUCT' codeSystem='1.3.6.1.4.1.19376.1.5.3.2'
          codeSystemName='IHEActCode' />
        <text><reference value='#comment-2'/></text>
        <statusCode code='completed' />
      </observation>
    </entryRelationship>
       ⋮
  </observation>
</entry>
```

图 5.4-5　用药说明

5.4.4.6.2.1　<entryRelationship typeCode=‘SUBJ’ inversionInd=‘true’>

此相关声明针对状况、过敏反应或用药。此观察在一个<entryRelationship>元素中记录，出现在状况或过敏反应条目的末尾。其中<entry>是这个新观察的主题（typeCode=‘SUBJ’），它与标准内容结构相反，inversionInd=‘true’。

5.4.4.6.2.2　<observation classCode=‘OBS’ moodCode=‘EVN’>

此相关声明是一个事件（moodCode=‘EVN’），对相关条目作出任意的注释或提供说明。这仅是一个观察，因此 classCode=‘OBS’。

5.4.4.6.2.3　<templateId root=‘1.3.6.1.4.1.19376.1.5.3.1.4.3’/>

此<templateId>元素标识了此<observation>为一个药物说明，允许内容验证。另一个作用是，CDA 的读者能迅速定位和识别药物说明。TemplateId 必须有 root=‘1.3.6.1.4.1.19376.1.5.3.1.4.1.4.3’。

5.4.4.6.2.4　<code code=‘INSTRUCT’
codeSystem=‘1.3.6.1.4.1.19376.1.5.3.2’
codeSystemName=‘IHEActCode’/>

此<code>元素指示了这是一个用药说明，应按上面所示来记录。

注释：这些值将被传送给 HL7，同 HL7 动作（Act）词汇表协调。

5.4.4.6.2.5　<text><reference value=‘#comment-2’/></text>

此<text>元素提供了对文档的叙述性部分中的注释文字的一个<reference>。注释自身不是被编码的动作，因此它出现在<observation>的<text>中，而不是<code>的一部分。

5.4.4.6.2.6　<statusCode code=‘completed’/>

所有注释的<statusCode>属性的编码属性必须是“completed”。

5.4.4.7　索引

5.4.4.7.1　外部索引　1.3.6.1.4.1.19376.1.5.3.1.4.4

CDA 文档可引用其他文档中包含的信息。尽管 CDA 第 2.0 版支持通过<linkHtml>元素在内容中引用，这对于许多 EMR 系统来说仍是不充分的，因为此链接假定通过一个 URL 来访问，但通常情况下情况并不是这样。为了链接一个外部索引，需要文档 ID，以及在文档所在处临床系统的访问。

由于以下原因，需要通过文档 ID 来引用文档，而不是通过一个 URL 来链接文档。

1. 文档的 ID 不会改变，但用来访问文档的 URL 可能由于位置、实施或其他因素而改变。

2. 通过 ID 来引用临床文档对决定这些引用的机制不实施特定的约束，允许内容不受实际实施影响。例如，在一个 XDS 相关域的上下文档中，访问这些文档的临床系统应该是一个 XDS 登记处和一个或多个 XDS

存储库，文档存储于 XDS 存储库中。在其他上下文档中，可以通过一个临床数据存储库（Clincial Data Repository，CDR）或者文档内容管理系统（Document Content Management System，DCMS）来访问这些文档。每个库有不同的机制，来为文档源分配一个文档 ID。

3. 在存储文档之前（例如，存储于一个 XDS 存储库，临床数据存储库或文档内容管理系统中）文档的 ID 就是已知的，但它的 URL 通常是未知的。使用文档 ID，在这些文档的 URI 发布之前就允许创建对这些文档的引用。这对于文档创建者是非常重要的，因为它对于在创建过程中如何创建链接不施加工作流的限制。

幸运的是，CDA 第 2.0 版也提供了一个机制，在一个条目中引用外部文档，如下图 5.4-6 所示。

```
<entry>
  <act classCode='ACT' moodCode='EVN'>
    <templateId root='1.3.6.1.4.1.19376.1.5.3.1.4.4'/>
    <id root='' extension=''/>
    <code code='' codeSystem='2.16.840.1.113883.6.1'
      codeSystemName='LOINC' displayName=''/>
    <reference typeCode='REFR|SPRT'>
      <externalDocument classCode='DOC' moodCode='EVN'>
        <id extension='' root=''/>
        <code>
          <originalText><reference value='#study-1'/></originalText>
        </code>
      </externalDocument>
    </reference>
  </act>
</entry>
```

图 5.4-6 外部文档引用示例

5.4.4.7.1.1 <act classCode= ‘ACT’ moodCode= ‘EVN’ >

外部引用是对一个<act>文档（classCode= ‘ACT’）的引用，它是一个先前出现的事件（moodCode= ‘EVN’）。

5.4.4.7.1.2 <templateId root= ‘1.3.6.1.4.1.19376.1.5.3.1.4.4’ />

此<templateId>元素标识了此<act>为一个引用动作，允许内容验证。另一个作用是，CDA 的读者能迅速定位和识别引用动作。TemplateId 必须有 root= ‘1.3.6.1.4.1.19376.1.5.3.1.4.1.4.4’

5.4.4.7.1.3 <id root= ‘’ extension= ‘’ />

这个<act>必须是唯一标识的。如果在源 EMR 系统中没有对此 act 的明确标识，则可以对 root 属性使用一个 GUID，并且可以略去 extension。HL7 允许使用多个 ID，但此规范要求仅使用一个 ID。

5.4.4.7.1.4 <code code= ‘’ displayName= ‘’
codeSystem= ‘2.16.840.1.113883.6.1’
codeSystemName= ‘LOINC’ />

临床文档的文档类型代码必须在代码属性中提供。如果它是另一个 CDA 文档，则 codeSystem 属性应为 LOINC 的 OID，如上面所示[①]。为了可读性和诊断目的，也应提供 DisplayName 属性，但不是严格要求的。

5.4.4.7.1.5 <reference typeCode= ‘SPRT | REFR’ >

对于读者来说，引用自身既支持文档（typeCode= ‘SPRT’）也支持的简单的引用材料（typeCode= ‘REFR’）。如果源 EMR 系统不支持这种区别，则 typeCode 值应为 REFR。

5.4.4.7.1.6 <externalDocument classCode= ‘DOC’ moodCode= ‘EVN’ >

这是对一个<externalDocument>（classCode = ‘DOC’）的引用，这是一个事件（moodCode = ‘EVN’）。

① LOINC 是 CDA 文档类型的优先编码系统。

5.4.4.7.1.7　<id extension=‘’ root=‘’ />

文档 ID 在<id>元素中提供。

5.4.4.7.1.8　<code>

<originalText><reference value=‘#study-1’/></originalText>

</code>

为了把引用链接到原始的叙述性文字，<reference>值是 CDA 叙述性文字中的一个元素的一个 URI，加上了对完整的外部文档的索引。如上所示，这个<code>元素不使用 code、codeSystem、codeSystemName 或 displayName 属性。

5.4.4.7.1.9　<setId root=‘’ extension=‘’ />

<setId>标识了文档的一组版本号。如果需要，此元素可被发送，但不是必需的。

5.4.4.7.1.10　<versionNumber value=‘’ />

<versionNumber>值是一个正整数，表示被引用的文档的版本。当<setId>元素出现时，此值是必需的，否则可省略。

5.4.4.7.2　内部索引　1.3.6.1.4.1.19376.1.5.3.1.4.4.1

一个 CDA 条目可以引用（指向）在同一文档的其他条目中包含的信息，如图 5.4-7 所示。

```
    ⋮
<entryRelationship typeCode='' inversionInd='true|false'>
    <act classCode='' moodCode=''>
      <templateId root='1.3.6.1.4.1.19376.1.5.3.1.4.4.1'/>
      <id root='' extension=''/>
    </act>
</entryRelationship>
    ⋮
```

图 5.4-7　内部索引

5.4.4.7.2.1　<entryRelationship typeCode=‘’ inversionInd=‘*true* | false’ >

被索引的动作出现在一个相关条目内。类型（typeCode）和方向（inversionInd）属性在包含此索引的条目内容模块中指明。

5.4.4.7.2.2　<act classCode=‘’ moodCode=‘’ >

被索引的动作可以是任意 CDA 临床声明元素类型（动作、检查操作、观察等）。它应与引用的 CDA 文档中的 XML 元素有相同的 XML 元素类型和属性。

5.4.4.7.2.3　<templateId root=‘1.3.6.1.4.1.19376.1.5.3.1.4.4.1’ />

此<templateId>元素标识了这是一个内部索引，遵循此章节中的所有规则。

5.4.4.7.2.4　<id root=‘’ extension=‘’ />

此元素应出现。root 和 extension 属性应标识在同一文档的其他位置定义的一个元素。

5.4.4.8　关注条目　1.3.6.1.4.1.19376.1.5.3.1.4.5.1

5.4.4.8.1　标准

CCD　ASTM/HL7 诊疗文档连接性（草案）

PatCareStruct　HL7 诊疗提供域（DSTU）

ClinStat　HL7 临床声明（草案）

5.4.4.8.1.1 约束

```
<act classCode='ACT' moodCode='EVN'>
  <templateId root='1.3.6.1.4.1.19376.1.5.3.1.4.5.1'/>
  <id root='' extension=''/>
  <statusCode code='active|suspended|aborted|completed'/>
  <effectiveTime>
    <low value=''/>
    <high value=''/>
  </effectiveTime>
  <!-- one or more entry relationships identifying problems of concern -->
  <entryRelationship type='SUBJ'>
  </entryRelationship>
  <!-- zero or one entry relationships identifying the health status of concern -->
  <entryRelationship type='SUBJ'>
  </entryRelationship>
  <!-- optional entry relationship providing more information about the concern -->
  <entryRelationship type='REFR'>
  </entryRelationship>
</act>
```

图 5.4-8 关注条目示例

此事件（moodCode=‘EVN’）表示了有关一个问题（或过敏反应）的被关注的一个动作（<act classCode=‘ACT’）。<effectiveTime>元素描述了关注的时间区间。关注的主题是关于相关问题的一个或多个观察（参见第 5.4.4.11 节），或者是过敏反应和不耐性（参见第 5.4.4.12 节）。关注的主题还可以包括患者的当前健康状态。可以提供附加的索引，包含了与关注有关的附加信息。

5.4.4.8.1.1.1 <act classCode=‘ACT’ moodCode=‘EVN’>

所有关注反映了记录一个患者的问题、过敏反应或其他问题有关关注的事件（moodCode=‘EVN’）的动作（<act classCode=‘ACT’>）。

5.4.4.8.1.1.2 <templateId root=‘1.3.6.1.4.1.19376.1.5.3.1.4.5.1’/>

此模板 ID 表示此条目遵循关注内容模块。

5.4.4.8.1.1.3 <id root=‘’ extension=‘’/>

这个必需的元素标识了关注。

5.4.4.8.1.1.4 <statusCode code=‘active | suspended | aborted | completed’/>

与任意关注关联的 statusCode 必须是下面的值之一：

值	描述
进行中（active）	仍在被跟踪记录的一个关注。
暂停（suspended）	一个关注正在进行中（active），但可能被暂停。例如，此值可能用于在疾病减轻后暂停对一个患者问题的关注，但这之前假定此关注仍被执行。
放弃（aborted）	一个关注不再被跟踪记录，但原因不是由于问题已解决。此值可用于标记在一个患者放弃诊疗后一个被中止的关注。
完成（completed）	问题、过敏反应或医疗状态已经解决，关注不再需要被跟踪记录，除了出于历史目的。

注意一个“进行中（active）”的关注表示某些正在进行的临床活动是预期的，其他状态没有预期的活动。暂停和中止的状态的特定使用在实施中说明。

5.4.4.8.1.1.5 <effectiveTime><low value=‘’/><high value=‘’/></effectiveTime>

此<effectiveTime>元素记录了关注进行的起始时间和结束时间。<low>元素应出现。<high>元素应在完成（completed）或中止（aborted）状态时出现，不应在其他状态出现。

5.4.4.8.1.1.6 <! -1..* entry relationships identifying problems of concern -->

<entryRelationship type=‘SUBJ’>

每个关注针对一个或多个相关的问题或过敏反应。此条目应包含一个或多个问题或过敏条目，遵循第 5.4.4.11 或 5.4.4.12 节的规定。注意 5.4.4.12 节中的过敏反应关注条目是 5.4.4.11 节中定义的问题关注条目的提炼。

5.4.4.8.1.1.7 <! -- zero or one entry relationships identifying the health status of concern -->
<entryRelationship type= 'SUBJ' >

关注还可以针对患者的健康状态，与上面描述的问题和/或过敏反应有关。

5.4.4.8.1.1.8 <! -- optional entry relationship providing more information about the concern -->
<entryRelationship type= 'REFR' >

5.4.4.9 问题关注条目（Problem Concern Entry） 1.3.6.1.4.1.19376.1.5.3.1.4.5.2

```
<act classCode='ACT' moodCode='EVN'>
  <templateId root='1.3.6.1.4.1.19376.1.5.3.1.4.5.1'/>
  <templateId root='1.3.6.1.4.1.19376.1.5.3.1.4.5.2'/>
  <id root='' extension=''/>
  <statusCode code='active|suspended|aborted|completed'/>
  <effectiveTime>
    <low value=''/>
    <high value=''/>
  </effectiveTime>
  <!-- 1..* entry relationships identifying problems of concern -->
  <entryRelationship type='SUBJ'>
  </entryRelationship>
  <!-- zero or one entry relationships identifying the health status of concern -->
  <entryRelationship type='SUBJ'>
  </entryRelationship>
  <!-- optional entry relationship providing more information about the concern -->
  <entryRelationship type='REFR'>
  </entryRelationship>
</act>
```

图 5.4-9 问题关注条目示例

此条目是关注条目（Concern Entry）的特化，在这里关注的主题集中于一个问题。上图中的灰色元素在第 5.4.4.8 节关注条目中有解释。

5.4.4.9.1 <templateId root= '1.3.6.1.4.1.19376.1.5.3.1.4.5.1' />
<templateId root= '1.3.6.1.4.1.19376.1.5.3.1.4.5.2' />

此条目的模板 ID 是 1.3.6.1.4.1.19376.1.5.3.1.4.5.2，是关注条目的一个子类型，因此也必须遵循关注条目的规则，其模板 ID 为 1.3.6.1.4.1.19376.1.5.3.1.4.5.1。这些元素是必需的，应如上所示准确记录。

5.4.4.9.2 <! -- 1..* entry relationships identifying problems of concern -->
<entryRelationship type= 'SUBJ' >

此条目应包含一个或多个问题条目，遵循第 5.4.4.11 节的说明。

5.4.4.10 过敏反应和不耐性关注条目（Allergy and Intolerance Concern Entry） 1.3.6.1.4.1.19376.1.5.3.1.4.5.3

```
<act classCode='ACT' moodCode='EVN'>
  <templateId root='1.3.6.1.4.1.19376.1.5.3.1.4.5.1'/>
  <templateId root='1.3.6.1.4.1.19376.1.5.3.1.4.5.3'/>
  <id root='' extension=''/>
  <statusCode code='active|suspended|aborted|completed'/>
  <effectiveTime>
    <low value=''/>
    <high value=''/>
  </effectiveTime>
  <!-- 1..* entry relationships identifying allergies of concern -->
  <entryRelationship type='SUBJ'>
  </entryRelationship>
  <!-- zero or one entry relationships identifying the health status of concern -->
  <entryRelationship type='SUBJ'>
  </entryRelationship>
  <!-- optional entry relationship providing more information about the concern -->
  <entryRelationship type='REFR'>
  </entryRelationship>
</act>
```

图 5.4-10 过敏反应和不耐性关注条目示例

此条目是关注条目的特化，在这里关注的主题集中于一个过敏反应或不耐性。上图中的灰色元素在 5.4.4.8 节关注条目中有解释。

5.4.4.10.1 <templateId root=‘1.3.6.1.4.1.19376.1.5.3.1.4.5.1’/>
<templateId root=‘1.3.6.1.4.1.19376.1.5.3.1.4.5.3’/>

此条目的模板 ID 是 1.3.6.1.4.1.19376.1.5.3.1.4.5.3，是关注条目的一个子类型，因此也必须遵循关注条目的规则，其模板 ID 为 1.3.6.1.4.1.19376.1.5.3.1.4.5.1。这些元素是必需的，应如上所示准确记录。

5.4.4.10.2 <! -- 1.. * entry relationships identifying allergies of concern -->
<entryRelationship type=‘SUBJ’>

此条目应包含一个或多个过敏反应或不耐性条目，遵循第 5.4.4.12 节的说明。

5.4.4.11 问题条目 1.3.6.1.4.1.19376.1.5.3.1.4.5

5.4.4.11.1 标准

CCD ASTM/HL7 诊疗文档连接性（草案）
PatCareStruct HL7 诊疗提供域（DSTU）
ClinStat HL7 临床声明（草案）

5.4.4.11.2 约束

此节使用了链接、严重性、临床状态和注释内容规范，在上面的第 5.4.4.1、5.4.4.2、5.4.4.3 和 5.4.4.5 节定义。

在 HL7 RIM 中，一个患者的问题、主诉、症状、发现、诊断或功能受限相关的观察是问题观察（<observation classCode=‘OBS’>）事件（moodCode=‘EVN’）。观察的<value>来自表示这些元素的控制词汇表。<observation>内包含的<code>描述了来自另一个控制词汇表的决定方法。

下面的图 5.4-11 中有一个例子。

```
<observation classCode='OBS' moodCode='EVN' negationInd='false|true'>
  <templateId root='1.3.6.1.4.1.19376.1.5.3.1.4.5'/>
  <id root='' extension=''/>
  <code code='PROBLEM|SX|COMPLAINT|FX|DX|FUNCLIMIT' codeSystem='1.3.6.1.4.1.19376.1.5.3.2'
    displayName='' codeSystemName='IHEActCode'/>
  <statusCode code='completed'/>
  <effectiveTime><low value=''/><high value=''/></effectiveTime>
  <value xsi:type='CD' code=''
    codeSystem='' displayName='' codeSystemName=''>
    <originalText><reference value=''/></originalText>
  </value>
  <!-- <entryRelationship> element containing severity -->
  <!-- <entryRelationship> element containing clinical status -->
  <!-- <entryRelationship> element containing comments -->
</observation>
```

图 5.4-11 问题示例

5.4.4.11.2.1 <observation classCode=‘OBS’ moodCode=‘EVN’
negationInd=‘false’>

记录一个问题的基本模式使用了 CDA<observation>元素，设定 classCode=‘OBS’，表示这是一个问题的观察，moodCode=‘EVN’，表示这是实际发生的一个观察。

如果 negationInd 属性为 true，表示所指的问题经观察还未发生（这与还未观察有细微但重要的区别）。

negationInd 通常不应设为“true”。相反地，若要记录“无水痘史”，则应使用一个编码值准确表示。然而，不可能总以这种方式记录问题，尤其是在使用不提供预协调（pre-coordinated）否定[1]的控制词汇表时，或者在不允许用后协调（post-coordinated）[2] 编码术语来记录否定时。

① 一个预协调的否定是词汇表里一个单独编码的条目。例如，编码词汇表可包括“无水痘史”和“有水痘史”，因此包括预先协调的否定。
② 某些词汇表，例如 SNOMED CT 或 MEDCIN，允许将编码属性添加到编码值中，以便实现更详细的编码。

5.4.4.11.2.2　<templateId root=‘1.3.6.1.4.1.19376.1.5.3.1.4.5’/>

此<templateId>元素标识此<observation>为一个问题，允许内容验证。另一个作用是，CDA 的读者能迅速定位和识别问题。TemplateId 必须有 root=‘1.3.6.1.4.1.19376.1.5.3.1.4.5’。

5.4.4.11.2.3　<id root=‘’ extension=‘’/>

所记录的特定观察必须有一个 ID（<id>），为了跟踪而提供此 ID。如果源 EMR 确实不能提供一个内部 ID，则应提供一个 GUID 作为根（root），没有扩展（extension）（例如，<id root=‘CE1215CD-69EC-4C7B-805F-569233C5E159’/>）。尽管 CDA 允许提供多个 ID 元素，此规范要求仅使用一个 ID 元素。

5.4.4.11.2.4　<code code=‘PROBLEM | SX | COMPLAINT | FX | DX | FUNCLIMIT’
codeSystem=‘1.3.6.1.4.1.19376.1.5.3.2’ displayName=”
codeSystemName=‘IHEActCode’>

此<code>描述了建立一个问题的过程。应使用编码元素，因此决定此值的过程对于临床医生来说是相当重要的（例如，诊断是比症状更为高级的声明）。建议描述问题的词汇表是 IHEActCode 词汇表（见 PCC TF-2：5.1.3），限定为上面列出的术语。此内容模块的子类可指定其他词汇表。

5.4.4.11.2.5　<statusCode code=‘completed’/>

临床文档通常仅记录那些已完成的状况观察事件，而不包括其他状态的观察事件。因此，<statusCode>的 code 应该为‘completed’。

5.4.4.11.2.6　<effectiveTime><low value=‘’/><high value=‘’/></effectiveTime>

此<observation>的<effectiveTime>是一个时间间隔，在此间隔内<observation>被认为是 true，<low>和<high>值应不像已知的那样精确，但尽可能精确。尽管 CDA 允许多个机制来记录此时间间隔（例如最低值和最高值，最低值和宽度，或中心点和宽度），但我们限定医疗摘要仅使用最低值/最高值（low/high）形式。<low>值是已知状态已存在的最早时间。如果<high>值出现，它表示状态不再为 true 的最终时间。

这样，如果指定了<high>值，则隐含地认为在此时间之后不再观察，而且它表示问题的解决日期。相似地，<low>值可表示问题的开始时间。这些声明都不一定是精确的，因为<low>和<high>值可能仅表示大概的开始时间和解决（相对地）时间。

例如，可能是这种情况，开始时间发生于<low>值之前，但观察不可能识别状况在此时间之前是否存在。<low>值通常应出现。

也有例外情况，例如患者能够报告他们有水痘史，但不确定水痘发生在什么时候。在这种情况下，<effectiveTime>元素可能没有<low>元素，此值未知。

当观察是关于患者的一个不可能改变的状态时（例如，一个不可治愈的疾病的诊断），<high>值不需要出现。

5.4.4.11.2.7　<confidentialityCode code=‘’/>

尽管 CDA 允许对一个状况的一个观察指定一个<confidentialtyCode>，但实际上没有办法强迫此信息在机构之间的一致使用，来确保患者信息的保密。因此，建议不发送此元素。如果有机密性问题需要说明，需要在相关域内商定其他机制。

5.4.4.11.2.8　<uncertaintyCode code=‘’/>

CDA 允许以一个<uncertaintyCode>来指定状况。这样的状况也可被记录为一个可能状况（例如，可能耳损伤）。目前对此元素的最佳使用没有一致意见；因此，建议不发送此元素。

5.4.4.11.2.9　<value xsi：type=‘CD’ code=‘’ codeSystem=‘’
codeSystemName=‘’ displayName=‘’>

此<value>是发现的状况。此元素是必需的。尽管此值可以是一个编码或未编码的字符串，但此类型总为一个编码值（xsi：type=‘CD’）。如果编码，code 和 codeSystem 属性必须出现。codingSystem 应引用一个控制词汇表，描述问题、主诉、症状、发现、诊断或功能受限，例如 ICD-9、SNOMED-CT、MEDCIN 或其他。下面的表 5.4-7 是一个 codeSystem 属性的可接受值的不完全列表，以及 codeSystemName。

表 5.4-7 问题词汇表示例

代码系统	代码系统名称	描述
2.16.840.1.113883.6.96	SNOMED-CT	SNOMED 控制术语
2.16.840.1.113883.6.103	ICD-9CM（诊断）	国际疾病分类，临床修订，第 9 版（International Classification of Diseases，Clinical Modifiers，Version 9）
2.16.840.1.113883.6.26	MEDCIN	MEDICOMP 系统的分类系统

出于诊断和可读性的目的，建议 codeSystemName 与 codeSystem 相关联，也提供 code 的 displayName，但本规范对此不要求。

如果未编码，xsi：type＝'CD' 以外的所有属性必须为空。

5.4.4.11.2.10 <originalText><reference value＝'' /></originalText>

此<value>包含了一个对<originalText> 的<reference>，以此来把编码值链接到叙述性文字。在值属性中<reference>包含了一个 URI。此 URI 指向被描述的文档中的问题的自由文本描述。

5.4.4.11.2.11 <! --<entryRelationship> element containing severity -->

一个可选的<entryRelationship>元素可以出现，指出问题的严重性。当此<entryRelationship>出现时，它应包含一个严重性观察，遵循第 5.4.4.2 节所述的严重性条目内容模块。

5.4.4.11.2.12 <! --<entryRelationship> element containing clinical status -->

一个可选的<entryRelationship>可以出现，指出问题的临床状态，例如已解决的、消退期的、进行中的。当此<entryRelationship>元素出现时，它应包含一个临床状态观察，遵循第 5.4.4.3 节所述的临床状态条目内容模块。

5.4.4.11.2.13 <! --<entryRelationship> element containing comments -->

在严重性观察之后，或者如果严重性还未指定值，一个可选的<entryRelationship>可以出现，提供对状况的一个附加注释（注解）。尽管患者诊疗结构允许零到多个注解，此规范限定最多为一个。当此<entryRelationship>元素出现时，它应包含一个注释观察，遵循第 5.4.4.4 节所述的注释条目内容模块。

5.4.4.12 过敏反应和不耐性 1.3.6.1.4.1.19376.1.5.3.1.4.6

```
<observation classCode='COND' moodCode='EVN' negationInd='false'>
  <templateId root='1.3.6.1.4.1.19376.1.5.3.1.4.5'/>
  <templateId root='1.3.6.1.4.1.19376.1.5.3.1.4.6'/>
  <id root='' extension=''/>
  <code
    code='ALG|OINT|DALG|EALG|FALG|DINT|EINT|FINT|DNAINT|ENAINT|FNAINT'
    codeSystem='2.16.840.1.113883.5.4'
    codeSystemName='ObservationIntoleranceType'/>
  <statusCode code='completed'/>
  <effectiveTime>
    <low value=''/>
    <high value=''/>
  </effectiveTime>
  <value xsi:type='CD' code='' codeSystem='' displayName='' codeSystemName=''/>
  <participant typeCode='CSM'>
    <participantRole classCode='MANU'>
      <playingEntity classCode='MMAT'>
        <code code='' codeSystem=''>
          <originalText><reference value='#substance'/></orginalText>
        <name></name>
      </playingEntity>
    </participantRole>
  </participant>
  <!-- Optional <entryRelationship> element containing reactions -->
  <!-- Optional <entryRelationship> element containing clinical status -->
  <!-- Optional <entryRelationship> element containing severity -->
  <!-- Optional <entryRelationship> element containing comments -->
</observation>
```

图 5.4-12 过敏反应示例

过敏反应和药物不耐症是特别种类的问题，因此也记录在 CDA<observation>元素中，classCode=‘OBS’。它们遵循与问题条目相同的基本模式，但有以下注明的例外情况。

5.4.4.12.1 <templateId root=‘1.3.6.1.4.1.19376.1.5.3.1.4.5’/>
<templateId root=‘1.3.6.1.4.1.19376.1.5.3.1.4.6’/>

此条目的模板 ID 为 1.3.6.1.4.1.19376.1.5.3.1.4.5.6，它是问题条目的子类型，因此也必须遵循关注条目的规则，其模板 ID 为 1.3.6.1.4.1.19376.1.5.3.1.4.5.5。这些元素是必需的，应如上所示准确记录。

5.4.4.12.2 <code code=‘ALG | OINT | DINT | EINT | FINT | DALG | EALG | FALG | DNAINT | ENAINT | FNAINT’
displayName=‘’
codeSystem=‘2.16.840.1.113883.5.4’
codeSystemName=‘ObservationIntoleranceType’/>

此<code>元素表示过敏观察的类别，是针对药物、食物还是环境因素，以及它是过敏反应、非过敏不耐性、或未知的不耐性类别（不知道是过敏反应还是不耐性）。

应提供一个过敏反应条目的<code>元素，code 和 codeSystem 属性应出现。上面的例子使用了 HL7 ObservationIntoleranceType 词汇表域，它提供了合适的观察代码。可以使用其他词汇表，例如 SNOMED-CT 或 MEDCIN。displayName 和 codeSystemName 属性应出现。

更多细节见第 5.4.4.11.2.4 节。

5.4.4.12.3 <value xsi:type=‘CD’ code=‘’ codeSystem=‘’ codeSystemName=‘’
displayName=‘’>

此<value>描述了过敏反应或不良反应。此值可以是一个编码的或未编码的字符串，但类型总为一个编码值（xsi:type=‘CD’）。如果编码，code 和 codeSystem 属性必须出现。codingSystem 应引用一个控制词汇表，描述了过敏反应和不良反应，见上面的表 5.4-7①。

如果未编码，除了 xsi:type=‘CD’，其他所有属性必须为空。

过敏反应或不耐性可能是未知的，在这种情况下应适当地记录事实。这可能发生于患者经历了一个未知实例的过敏反应的情况下。

5.4.4.12.4 <participant typeCode=‘CSM’>
<participantRole classCode=‘MANU’>
<playingEntity classCode=‘MMAT’>

引起过敏反应或不耐性的实例可以在<participant>元素中指定。

5.4.4.12.4.1 <code code=‘’ codeSystem=‘’>
<originalText><reference value=‘’/></originalText>
</code>

此<code>元素应出现。它可以包含一个 code 和 codeSystem 属性，标明引起过敏反应或不耐性的实例的代码。它应包含一个<reference>，指向命名实例处叙述性文字的<originalText>。

5.4.4.12.5 <!--<entryRelationship> element containing reactions -->

一个过敏反应条目可以记录过敏反应或不耐性表现的反应，如下图 5.4-13 所示。

```
<entryRelationship typeCode='MFST'>
  <templateId root='1.3.6.1.4.1.19376.1.5.3.1.4.6.1'/>
  <!-- a problem entry  -->
  <observation classCode='OBS' moodCode='EVN'>
    <templateId root='1.3.6.1.4.1.19376.1.5.3.1.4.5'/>
       ⋮
  </observation>
</entryRelationship>
```

图 5.4-13 不良反应示例

① 在 ICD-9-CM 中包括一个有限的过敏反应代码集，包括 V14.0～V14.9 和 V15.0。

5.4.4.12.5.1 <entryRelationship typeCode= 'MFST' >

这是一个相关条目（<entryRelationship>），注明了所报告的过敏反应或不耐性的表现（typeCode= 'MFST'）。这些是可能发生的事件，或者过去已经发生的事件，作为一个过敏反应或不耐性的反应。

5.4.4.12.5.2 <observation classCode= 'OBS' moodCode= 'EVN' >

```
<templateId root='1.3.6.1.4.1.19376.1.5.3.1.4.5' />
      :
</observation>
```

条目关系内包含的此条目是某种问题，它是过敏反应的一个表现。使用第5.4.4.11节的问题条目结构来记录。

5.4.4.13 药物 1.3.6.1.4.1.19376.1.5.3.1.4.7

此内容模块描述了一个药物的一般结构。所有用药动作将从此内容模块导出。

5.4.4.13.1 标准

药剂科 HL7药剂科域（规范）

CCD ASTM/HL7诊疗文档连接性（草案）

5.4.4.13.2 约束

```
<substanceAdministration classCode='SBADM' moodCode='RQO|EVN'>
  <templateId root='1.3.6.1.4.1.19376.1.5.3.1.4.7'/>
  <templateId root=''/>
  <id root='' extension=''/>
  <code code='' codeSystem='' displayName='' codeSystemName=''/>
  <text><reference value='#med-1'/></text>
  <statusCode code='completed'/>
  <effectiveTime xsi:type='IVL_TS'>
    <low value=''/>
    <high value=''/>
  </effectiveTime>
  <effectiveTime operator='A' xsi:type='TS|PIVL_TS|EIVL_TS|PIVL_PPD_TS|SXPR_TS'>
    :
  </effectiveTime>
  <routeCode code='' codeSystem='' displayName='' codeSystemName=''>
  <doseQuantity value='' unit=''/>
  <approachSiteCode code='' codeSystem='' displayName='' codeSystemName=''>
  <rateQuantity value='' unit=''/>
  <consumable>
    <manufacturedProduct>
      <manufacturedLabeledDrug>
        <code code='' displayName='' codeSystem='' codeSystemName=''>
          <originalText><reference value=''/></originalText>
        </code>
        <name></name>
      </manufacturedLabeledDrug>
    </manufacturedProduct>
  </consumable>
  <!-- 0..* entries describing the components -->
  <entryRelationship typeCode='COMP' >
    <sequenceNumber value=''/>
  </entryRelationship>
  <!-- An optional entry relationship that indicates the the reason for use -->
  <entryRelationship typeCode='RSON'>
    <act classCode='ACT' moodCode='EVN'>
      <templateId root='1.3.6.1.4.1.19376.1.5.3.1.4.4.1'/>
      <id root='' extension=''/>
    </act>
  </entryRelationship>
  <precondition>
    <criterion>
      <text><reference value=''></text>
    </criterion>
  </precondition>
</substanceAdministation>
```

图5.4-14 药物条目示例

本节使用了第5.4.4.1、5.4.4.2和5.4.4.6节定义的链接、严重性和指示内容说明。

药物可能是最难建模的数据元素，因为开药的方式多种多样。

此规范标识了一个药物的以下相关字段，在创建一个医疗摘要中有重要作用。下表5.4-8标识和描述了这些字段，并指出是否必须发送的约束。按其在CDA XML内容中出现的次序来列出这些字段。

表5.4-8　药物字段

字段	可选性	CDA标签	描述
开始和停止时间	R2	<effectiveTime>	用药开始和预计停止的日期（如果能获得，则为时间）。<effectiveTime>的第一个component为<substanceAdministration>出现的下限和上限的编码，开始时间由下限而定。如果已知药物已停止使用，则上限值必须出现，但可以以空（null）表示（例如，未知-Unknown）。
频率	R2	<effectiveTime>	频率指示了用药的间隔。通常表示为每天几次，也可包括饭前/饭后1小时或早上、晚上等信息。 第二个<effectiveTime>元素对频率编码。在使用拆分或递减剂量的情况下，可出现在下一级的<substanceAdministration>元素中。
给药途径	R2	<routeCode>	Route是一个编码值，指示了药物如何被患者接收（通过口服、静脉内给药、局部给药等）
剂量	R2	<doseQuantity>	给药量。应为已知的可测量的单位，例如克、毫克等。对于与浓度有关的药物，可以以"用法"单位来测量（例如片剂或每片）。在这种情况下，只指明单位数量①，不指明单位。它可以是一个范围。
位置	O	<approachSiteCode>	药物所用于的位置，通常用于IV（静脉内给药）或局部给药的药物。
速率	R2	<rateQuantity>	给予患者的药物剂量的速度快慢（例如0.5升/每小时），通常用于静脉内给药（IV）的药物。
产品	R	<consumable> <name> </consumable>	实物或产品的名称。对一个提供者来说它应充分标识药物类别。它可以是一个商品名或通用名。此信息对所有药物条目来说是必需的。如果药物名称是未知的，也可提供类型、目的或其他描述。名称不应包括包装、浓度或剂量信息。 注：由于CDA schema的限制，无法明确地把名称与叙述性文字链接起来。
浓度	R2	<consumable> <code> <originalText/> </code> </consumable>	药物的名称和浓度。此信息仅与某些药物相关，因为药物剂量通常已充分标示了患者接收了多少药物。例如，药物过滤导致浓度改变，这表示特定数量的两个不同药物在一个片剂中被接收。另一个例子是眼部滴注，药物是一个特定浓度的溶液，剂量是滴注数量。consumable中的<code>元素所引用的originalText应指向叙述性文本中的药物名称和浓度。 注：由于CDAschema的限制，无法单独记录浓度。
代码	R2	<consumable> <code/> </consumable>	控制词汇表中描述产品的一个代码，例如RxNorm、First DataBank等。
注释	R2	<entryRelationship>	存放自由文本注释的一个地方，以支持附加的相关信息，或者处理特定剂量指示。例如，"与食物同时服用"或递减剂量。
指示	O	<entryRelationship>	支持关于提供用药原因的临床信息的一个链接（例如，一个到相关诊断的链接）。

① 剂量不需要为整数，例如，以片状形式给药时，0.5代表一个片剂药物的一半。

5.4.4.13.2.1 <substanceAdministration classCode=‘SBADM’
moodCode=‘*RQO* | *EVN*’>

通用模型在一个<substanceAdministration>请求（moodCode=‘RQO’）中记录了每个报告或开具的药物。已经给予使用的药物（而不是患者所开或报告的药物），在相同的元素中记录，但此时它是一个事件(moodCode=‘EVN’)，而不是一个请求。

<substanceAdministration>元素可在相关组分（component）条目中包含下一级的<substanceAdministration>元素，以处理特别的情况（见下节的特别情况）。这些情况包括拆分、递减、条件剂量或联合用药。处理这些情况的下一级<substanceAdministration>元素的使用是可选的。在这些情况下，应总是使用注释字段，以提供与最上层<substanceAdministration>元素中的自由文本相同的信息。

需要说明一些使用剂量的特别情况，在下面描述。大多数特别情况涉及随时间而改变剂量或频率，或者基于某些测量而改变。当剂量改变时，对于每个不同剂量来说附加条目是必需的。最后一种情况涉及联合用药。

5.4.4.13.2.1.1 标准剂量 1.3.6.1.4.1.19376.1.5.3.1.4.7.1

此模板ID用来标识不需要特别处理的给药事件。上级模板ID是1.3.6.1.4.1.19376.1.5.3.1.4.7。使用此模板ID的药物不应使用下一级的<substanceAdministation>动作。

5.4.4.13.2.1.2 递减剂量 1.3.6.1.4.1.19376.1.5.3.1.4.8

此模板ID用来标识需要特别处理递减剂量的给药事件。上级模板ID是1.3.6.1.4.1.19376.1.5.3.1.4.7。

在突然停止某些药物可能带来不好的后果时，通常使用递减剂量。可以通过调节给药频率、给药数量或两者都调节，来实现递减剂量。

当仅调节给药频率时，(例如泼尼松—Prednisone 5 mg 每天两次（b.i.d）共三天，然后5 mg每天一次共三天，然后5 mg隔日)，只需要一个药物条目，在<effectiveTime>元素中记录多个频率规格。当剂量改变时(例如泼尼松15 mg每天共三天，然后10 mg每天共三天，然后5 mg每天共三天)，对每个不同的剂量应创建下一级的药物条目。

5.4.4.13.2.1.3 拆分剂量 1.3.6.1.4.1.19376.1.5.3.1.4.9

此模板ID用来标识需要特别处理拆分剂量的给药事件。上级模板ID是1.3.6.1.4.1.19376.1.5.3.1.4.7。

拆分剂量通常用于在不同时间有不同剂量给药的情况下（例如，在一天的不同时刻，或者不同日期）。这可能是因为在一天的不同时刻代谢率不同，或者仅说明药品包装不足之处（例如医嘱为丙酮香豆素钠Coumadin 2 mg/偶数日，2.5 mg/奇数日，是因为Coumadin没有2.25 mg剂型）。

在这种情况下，每个剂量需要有下一级的<substanceAdministration>条目。

5.4.4.13.2.1.4 条件剂量 1.3.6.1.4.1.19376.1.5.3.1.4.10

此模板ID用来标识需要特别处理条件剂量的给药事件。上级模板ID是1.3.6.1.4.1.19376.1.5.3.1.4.7。

条件剂量通常用于依据某些测定而给予不同药量的情况下（例如根据血糖水平，胰岛素剂量可调节）。

在这种情况下，每个不同剂量需要有下一级的<substanceAdministration>条目，并且记录其条件。

5.4.4.13.2.1.5 联合用药 1.3.6.1.4.1.19376.1.5.3.1.4.11

此模板ID用来标识需要特别处理联合用药的给药事件。上级模板ID是1.3.6.1.4.1.19376.1.5.3.1.4.7。

联合用药由两个或多个不同药物组成。这些药物可以是事先包装好的，例如盐酸羟考酮和对乙酰氨基酚片剂（Percocet），它由对乙酰氨基酚（Acetaminophen）和羟考酮（oxycodone）组成，或者由药剂师调配而成，例如GI鸡尾酒（GI cocktail）。

在事先做好包装的联合用药情况下，只要提供合成药物的名称就够了，浓度标明在一个<substanceAdministation>条目中。剂量信息应简单地记录为给药单位的数量。

在后一种调配混合物的情况下，应在<substanceAdministration>条目中提供混合物描述作为产品名（例如“GI 鸡尾酒”）。此条目可以有下一级的<substanceAdministration>条目，来记录混合物的组成成分，但不是必需的。

5.4.4.13.2.1.6　<templateId root=‘1.3.6.1.4.1.19376.1.5.3.1.4.7’/>

所有药物条目使用了以上所述的<templateId>元素，标明它们是用药动作。此元素是必需的。此外，一个药物条目应进一步标识它自身使用了下节详细描述的模板 ID 之一。

5.4.4.13.2.1.7　<templateId root=‘’/>

此<templateId>元素标识了此<entry>是一个特定类型的用药事件，允许内容验证。另一个作用是，CDA 的读者可快速定位和识别用药事件。templateId 的 root 属性必须使用下面的表 5.4-9 中的值之一。

表 5.4-9　<substanceAdministration>中<templateId>的扩展值

root	描述
1.3.6.1.4.1.19376.1.5.3.1.4.7.1	一个“标准的”<substanceAdministration>动作，可能不包含下一级的<substanceAdministration>动作。
1.3.6.1.4.1.19376.1.5.3.1.4.8	一个<substanceAdministration>动作，在下一级的<substanceAdministration>动作中记录了递减剂量信息。
1.3.6.1.4.1.19376.1.5.3.1.4.9	一个<substanceAdministration>动作，在下一级的<substanceAdministration>动作中记录了拆分剂量信息。
1.3.6.1.4.1.19376.1.5.3.1.4.10	一个<substanceAdministration>动作，在下一级的<substanceAdministration>动作中记录了条件剂量信息。
1.3.6.1.4.1.19376.1.5.3.1.4.11	一个<substanceAdministration>动作，在下一级的<substanceAdministration>动作中记录了联合用药成分信息。

5.4.4.13.2.2　<id root=‘’ extension=‘’/>

最高层的<substanceAdministration>元素必须是唯一标识的。如果在源 EMR 系统中对此观察没有明确的标识，则可使用一个 GUID 作为 root 属性，extentison 可省略。HL7 允许多个标识，但此规范要求仅使用一个标识。

下一级的<substanceAdministration>元素可以是唯一标识，但不是必需的。

5.4.4.13.2.3　<code code=‘’ displayName=‘’ codeSystem=‘’
　　codeSystemName=‘’>

这里不对药物编码。这个<code>元素用来提供一个代码，描述<substanceAdminstration>动作，而不是所使用或开具的药物。它可以是一个操作编码，例如在 CPT-4 中的那些编码（通常用于记帐）。此元素是可选的。

5.4.4.13.2.4　<text><reference value=‘’/></text>

在<reference>元素的值属性中给出的 URI 指向叙述性内容中的一个元素，叙述性内容包含描述药物的完整文字。

5.4.4.13.2.5　<statusCode code=‘completed’/>

所有<substanceAdministration>元素的状态必须是“completed”。此动作或者已经发生，或者已下达请求或医嘱。与状况观察不同，此属性不标明患者是否仍在药物治疗中。

5.4.4.13.2.6　<effectiveTime xsi：type=‘IVL_TS’>

第一个<effectiveTime>元素对用药的起始时间和停止时间编码，这是一个时间间隔（xsi：type=‘IVL_TS’），必须如上面所示指定。

这是此规范对 CDA 第 2.0 版的一个附加约束，简化了 EMR 系统之间起始/停止和频率信息交换。

5.4.4.13.2.7 <low value= '' /><high value= '' />

第一个<effectiveTime>元素的<low>和<high>值表示用药的起始和停止时间。<low>值表示起始时间，<high>值表示停止时间。如果未知，则<low>或<high>值可以省略。

根据处方或医嘱中提供的信息，<high>值记录了用药的停止时间。例如，如果处方针对最多持续 30 天的用药，则 high 值应包含一个<low>值 30 之后的日期。基本原理是提供者见到一个未填充的处方时一般会认为药物不再被使用，甚至在治疗计划的目的不确定要继续用药时。

如果<low>和<high>值都是未知的，则不发送<effectiveTime>元素[①]。

5.4.4.13.2.8 <effectiveTime operator= 'A'
xsi: type= 'TS | PIVL _ TS | EIVL _ TS | PIVL _ PPD _ TS | SXPR _ TS' />

第二个<effectiveTime>元素记录了给药频率。<effectiveTime>元素必须与先前的时间规定相交（operator= 'A'），产生边界限制，仅包含在用药的起始时间和停止时间之间的时间。

下面的表 5.4-10 中是几个常用的频率表示，以及它们的 XML 表示。

表 5.4-10 频率描述示例

频率	描述	XML 表示
b. i. d.	每天两次	<effectiveTime xsi: type= 'PIVL _ TS' institutionSpecified= 'true' operator= 'A' > <period value= '12' unit= 'h' /> </effectiveTime>
q12h	每 12 小时一次	<effectiveTime xsi: type= 'PIVL _ TS' institutionSpecified= 'false' operator= 'A' > <period value= '12' unit= 'h' /> </effectiveTime>
Once	每天一次，在 2005-09-01 早上 1：18.	<effectiveTime xsi: type= 'TS' value= '200509010118' operator= 'A' />
t. i. d.	每天三次，并在开药的人指定时间段内服药[②]。	<effectiveTime xsi: type= 'PIVL _ TS' institutionSpecified= 'true' operator= 'A' > <period value= '8' unit= 'h' /> </effectiveTime>
q8h	每 8 小时一次	<effectiveTime xsi: type= 'PIVL _ TS' institutionSpecified= 'false' operator= 'A' > <period value= '8' unit= 'h' /> </effectiveTime>
qam	在早上[③]	<effectiveTime xsi: type= 'EIVL' operator= 'A' > <event code= 'ACM' /> </effectiveTime>

① 这可能是个问题，因为这样频率信息将会丢失。尽管技术上是准确的，频率的相关的可能性是已知的，但不知道不精确的起始和停止时间的情况很少，因此可以忽略它所带来的问题。

② institutionSpecified= 'true' 属性表示给药频率由给予药物的个人或机构所决定。但是需要说明的是，由于住院患者设置中时间是"机构指定（institution specified）"，它仅仅意味着频率是平均值而不是一个精确说明。

③ 从技术上说，这个表示编码为"早餐前"，与 qam 不太相同。

续表

频率	描述	XML 表示
	每天早上 8 点，10 分钟①	<effectiveTime xsi：type=‘PIVL _ TS’ operator=‘A’> <phase> <low value=‘’ 198701010800 ‘’ inclusive=‘’ true ‘’ /> <width value=‘’ 10 ‘’ unit=‘’ min ‘’ /> </phase> <period value=‘1’ unit=‘d’ /> </effectiveTime>
q4-6h	每 4 到 6 小时一次	<effectiveTime xsi：type=‘PIVL _ PPD _ TS’ institutionSpecified=‘false’ operator=‘A’> <period value=‘5’ unit=‘h’ /> <standardDeviation value=‘1’ unit=‘h’> </effectiveTime>

最后的频率说明是关于其获得的困难性，但仍可用 HL7 V3 数据类型准确表示。最低值和最高值的均值（平均值）在此区间内。4 和 6 的均值是 5。标准差记录了最高值和最低值的差分的一半，分布未详细说明。

<effectiveTime>元素的类型属性描述了它所包含的频率的类型。表 5.4-11 中给出了每种类型的更多细节描述。

表 5.4-11　频率说明中使用的<effectiveTime>类型

xsi：类型	描述
TS	xsi：type 中的 TS 表示一个时间点，是要表示的所有类型中最简单的一个类型。<effectiveTime>元素的值属性指出 HL7 日期-时间格式的时间点（CCYYMMDDHHMMSS）。
PIVL _ TS	ays，weeks，and months respectively. PIVL _ TS 是最普遍使用的 xsi：type 类型，表示一个时间区间。<phase>的<low>元素可以出现。如果出现，则它表示起始点，只有此值的较低次序的组分与<period>相关。<width>元素表示给药间隔（例如，针对 IV 给药）。<period>指出给药频率。<period>的单位属性的合法值是 s、min、h、d、wk 和 mo，分别表示秒、分、小时、日、周和月。
EIVL _ TS	xsi：type 中的 EIVL _ TS 表示基于时间间隔的事件，其中事件不是一个精确的时间，但常用于定时目的（例如，与食品同用，两餐之间，早餐前，睡前）。<event>元素中使用的代码请参考 HL7 TimingEvent 词汇表。这个间隔可指定一个<offset>，它提供了距离特定事件的时间偏移的信息（例如，<offset><low value=‘-1’ unit=‘h’ /><width value=‘10’ unit=‘min’ /></offset>意味着事件前 1 小时。在这个例子中，<width>元素指明了给药的持续时间。
PIVL _ PPD _ TS	xsi：type 中的 PIVL _ PPD _ TS 类型表示一个概率时间间隔，用来表示给药频率，例如 q4-6h。这个规范要求不指定此间隔的分布类型（distributionType）。<period>元素指出了时间间隔的平均值，<standard-Deviation>值应按间隔宽度的一半来计算。<period>和<standardDeviation>元素的单位属性应相同。
SXPR _ TS	xsi：type 中的 SXPR _ TS 表示时间表示的附加说明。当频率随时间变化时使用此类型（例如，针对递减剂量的某些情况或处理拆分剂量）。这个<effectiveTime>元素的<comp>元素是自身的时间表示（使用上述的任意类型）。每个<comp>元素可指定一个操作员（例如，来截断或构成两组的联合）。

5.4.4.13.2.9　<routeCode code=‘displayName=’
codeSystem=‘2.16.840.1.113883.5.112’

① 把这个例子当作一个脉冲波形，有特定的宽度、起始点和周期。脉冲的<low>值指明了过去或将来的波形在周期中重复的任意时间起点。宽度指明了脉冲的宽度，<period>是波形重复的间隔。这样，在这个例子中，过去几年的日期是完全不相关的，只有时间，0800 小时，是相关的。注意没有时区说明则表示本地时间。

codeSystemName＝‘RouteOfAdministration’＞

使用 HL7 RouteOfAdministration 词汇表，<routeCode>元素指定了给药途径。如果给药途径已知，则 code 必须被指明，且 displayName 属性也应指明。如果给药途径是未知的，则不应发送此元素。

5.4.4.13.2.10 <approachSiteCode code＝‘’ codeSystem＝‘’>

<originalText><reference value＝‘’/></originalText>

</approachSiteCode>

<approachSiteCode>元素的<reference>值属性中包含了一个 URI，指向标识此地点的叙述性文本。可编码为一个控制词汇表，列出以上地点（例如 SNOMED-CT）。

5.4.4.13.2.11 <doseQuantity>

<low value＝‘’ unit＝‘’/><high value＝‘’ unit＝‘’/>

</doseQuantity>

剂量在<doseQuantity>元素中指明。如果给定剂量范围（例如，1-2 片，或 325-750mg），则<low>和<high>值在相应元素中指明，否则二者有相同的值。如果剂量是可数单位（片剂、胶囊、"eaches"），则不发送单位属性。否则发送单位。单位属性应从 HL7 UnitsOfMeasureCaseSensitive 词汇表[①]推导而来。

5.4.4.13.2.12 <low | high value＝‘’>

<translation>

<originalText><reference value＝‘’/></originalText>

</translation>

</low | high>

<doseQuantity> 或<rateQuantity>中的<low>和<high>元素应包含一个<translation>元素，提供了一个指向<originalText>的<reference>，在文档的叙述性文本中[②]。

5.4.4.13.2.13 <rateQuantity>

<low value＝‘’ unit＝‘’/><high value＝‘’ unit＝‘’/>

</rateQuantity>

速率在<rateQuantity>元素中指明。速率在随时间而量度的单位中给出。在这种情况下，单位应被描述为一个由量度单位组成的字符串（见上面的 doseQuantity），后面跟随一个斜线（/）和时间单位（s、min、h 或 d）。

此外，如果给定范围，则<low>和<high>元素包含范围的下限和上限，否则，它们包含相同值。

5.4.4.13.2.14 <consumable>

<manufacturedProduct><manufacturedLabeledDrug>

药物的名称和浓度在<manufacturedLabeledDrug>元素下的元素中指明。这些元素在<substanceAdministration>事件的顶层中是必需的。对于递减、拆分或条件剂量给药的情况，在下一级的<substanceAdministration>事件中，此元素应为 nil（xsi：nil＝‘true’），因为此信息已出现在<substanceAdministration>事件的顶层中。当有下一级的<substanceAdministration>事件存在，以描述联合药物的成分时，这些元素必须出现。

5.4.4.13.2.15 <code code＝‘’ displayName＝‘’ codeSystem＝‘’

codeSystemName＝‘’>

<originalText><reference value＝‘’/></originalText>

</code>

---

① 这个词汇表有基本单位和前缀。前缀（例如 m 代表 milli）可与一个基本单位（例如 g 代表 gram）组合来产生 mg——代表 milligram，或者 zwk 代表 zepto-week，大约 19 万亿年。

② 理论上，这对于在一个<entry>中表示的日期或时间也是正确的。然而，HL7 版本 3 数据类型不支持这种表示。

<manufacturedLabeledDrug>的<code>元素应包含一个<reference>，其URI值指向药物名称和浓度，如果与浓度无关则仅指向名称。可以使用控制词汇表来编码，如RxNorm、First Databank或其他药物词汇系统，代码表示药物名称和浓度（例如，Percocet-5/325），或者如果与浓度无关则仅是药物名称（Acetaminophen）。名称可以是商品名或通用名。

注释：因为文本来自叙述性文字，隐含着如果在一个条目中提供了一个联合药物的成分，你必须也以叙述性文字显示它们，否则你就不能把联合药物分解为成分部分。这与CDA第2.0版的要求完全一致，即叙述性文字提供必要的相关可读信息内容。

<code>元素也用来支持药物编码。如果编码，必须使用一个药物控制词汇表来提供一个code和codeSystem。为了诊断和可读性目的，还应提供code和codeSystemName的displayName，但不是必需的。下表5.4-12提供了几个控制术语的codeSystem和codeSystemName，可用于编码药物。

表5.4-12　药物词汇表的例子

代码系统	代码系统名称	描述
2.16.840.1.113883.6.88	RxNorm	RxNorm
2.16.840.1.113883.6.63	FDDC	First DataBank 药品代码
2.16.840.1.113883.6.96	SNOMED-CT	SNOMED 控制术语

5.4.4.13.2.16　<name>

<name>元素应包含药物名称（或有效成分，用在下一级的<substanceAdministration>元素记录一个药物成分的情况下），无浓度标注。

5.4.4.13.2.17　<entryRelationship typeCode='COMP'>

<sequenceNumber value=''>

<substanceAdministration>元素的顶层可包含一个或多个相关组分，处理拆分、递减或条件剂量，或者支持联合药物。

在三种中的第一种情况下，下一级的组分应仅说明改变的<frequency>和/或<doseAmount>元素。对于条件剂量，每个下级组分应有一个<precondition>元素，指明必须在给药之前获得<observation>。

<sequenceNumber>的值应为一个序数，从1表示第一个组分开始，下一个组分则增加1。组分应在<sequenceNumber>次序中发送。

5.4.4.13.2.18　<entryRelationship typeCode='SUBJ' inversionInd='true'/>

在每个<substanceAdministration>条目中最多提供一个说明。如果提供，它应遵循上面的5.4.4.6节关于用药说明中列出的要求。说明应包含所有特别的剂量说明情况（例如拆分、递减或条件给药），还可以包含其他信息（与食物同服等）。

5.4.4.13.2.19　<entryRelationship typeCode='RSON'>

```
<act classCode='ACT' moodCode='EVN'>
  <templateId root='1.3.6.1.4.1.19376.1.5.3.1.4.4.1'/>
  <id root='' extension=''/>
</act>
</entryRelationship>
```

一个<substanceAdministration>事件可指出使用药物的一个或多个原因。通过5.4.4.7.2节中说明的内部索引条目内容模块，这些原因标识了使用原因的关注。

每个观察的extension和root表示必须与CDA文档内其他地方包含的一个关注条目的ID相匹配。

我们鼓励医疗摘要的使用者在导入时保持这些链接，但不是必须的。

5.4.4.13.2.20　<precondition><criterion>

<text><reference value=''></text>

</criterion></precondition>

一个顶层<substanceAdministration>事件可包含一个<precondition>，指明了叙述性文本的可读文字，指出给药剂量的条件。

当上层的<substanceAdministration>事件是条件剂量给药时，下一级的<substanceAdministration>事件必须包含一个<precondition>。

附录 A：为将来的使用预留

附录 B：使用此框架验证 CDA 文档

PCC 技术框架中定义的内容模块所指定的许多约束可以通过软件来自动验证。自动验证的功能十分必要，因为它便于实施者检测其实施的正确性。关于内容模块的验证，PCC 技术框架描述是权威性的规范，而不是自动化的软件工具。使用一个 XML 验证工具，例如 Schematron，针对 IHE PCC 技术框架来创建一个验证框架是非常容易的。

由于每个内容模块都有一个名称（模板 ID），任何报告自己是某“类（class）”的 XML 实例都可以通过创建声明（assertions）来验证，此声明必须对于此内容模块所指出的每个约束都是正确的。在 XML 表示中，<templateId>元素是声明对指定模板的遵循性的元素的一个子元素。这样，验证一个特定模板的 Schematron 的一般模式如下所示：

```
<schema xmlns="http://www.ascc.net/xml/schematron" xmlns:cda="urn:hl7-org:v3">
  <ns prefix="cda" uri="urn:hl7-org:v3" />
  <pattern name='ReferralSummary'>
    <rule context='*[cda:templateId/@root="1.3.6.1.4.1.19376.1.5.3.1.1.3"]"'>
      <!-- one or more assertions made by the content module -->
    </rule>
  </pattern>
</schema>
```

B.1 验证文档

对于文档内容模块来说，模式可以扩展，以支持通用文档内容模块约束，如下所示：

```
<schema xmlns="http://www.ascc.net/xml/schematron" xmlns:cda="urn:hl7-org:v3">
  <ns prefix="cda" uri="urn:hl7-org:v3" />
  <pattern name='ReferralSummary'>
    <rule context='*[templateId/@root="1.3.6.1.4.1.19376.1.5.3.1.1.3]"'>
      <!-- Verify that the template id is used on the appropriate type of object -->
      <assert test='../ClinicalDocument'>
        Error: The referral content module can only be used on Clinical Documents.
      </assert>
      <!-- Verify that the parent templateId is also present. -->
      <assert test='templateId[@root="1.3.6.1.4.1.19376.1.5.3.1.1.2"]'>
        Error: The parent template identifier for medical summary is not present.
      </assert>
      <!-- Verify the document type code -->
      <assert test='code[@code = "34133-9"]'>
        Error: The document type code of a referral summary must be
        34133-9 SUMMARIZATION OF EPISODE NOTE.
      </assert>
      <assert test='code[@codeSystem = "2.16.840.1.113883.6.1"]'>
        Error: The document type code must come from the LOINC code
        system (2.16.840.1.113883.6.1).
      </assert>
      <!-- Verify that all required data elements are present -->
      <assert test='.//templateId[@root = "1.3.6.1.4.1.19376.1.5.3.1.3.1"]'>
        Error: A referral summary must contain a reason for referral.
      </assert>
      <!-- Alert on any missing required if known elements -->
      <assert test='.//templateId[@root = "1.3.6.1.4.1.19376.1.5.3.1.3.8"]'>
        Warning: A referral summary should contain a list of resolved problems.
      </assert>
      <!-- Note any missing optional elements -->
      <assert test='.//templateId[@root = "1.3.6.1.4.1.19376.1.5.3.1.3.18"]'>
        Note: This referral summary does not contain the pertinent review of systems.
      </assert>
    </rule>
  </pattern>
</schema>
```

B.2　验证章节

相同的模式也可以应用于章节，但会有一些小的改变。

```
<schema xmlns="http://www.ascc.net/xml/schematron" xmlns:cda="urn:hl7-org:v3">
  <ns prefix="cda" uri="urn:hl7-org:v3" />
  <pattern name='ReasonForReferralUncoded'>
    <rule context='*[templateId/@root="1.3.6.1.4.1.19376.1.5.3.1.3.1"]'>
      <!-- Verify that the template id is used on the appropriate type of object -->
      <assert test='section'>
        Error: The coded reason for referral module can only be used on a section.
      </assert>
      <assert test='false'>
        Manual: Manually verify that this section contains narrative providing the
        reason for referral.
      </assert>
      <!-- Verify that the parent templateId is also present. -->
      <assert test='templateId[@root="1.3.6.1.4.1.19376.1.5.3.1.3.1"]'>
        Error: The parent template identifier for the reason for referral
        module is not present.
      </assert>
      <!-- Verify the section type code -->
      <assert test='code[@code = "42349-1"]'>
        Error: The section type code of the reason for referral section must be 42349-1
        REASON FOR REFERRAL.
      </assert>
      <assert test='code[@codeSystem = "2.16.840.1.113883.6.1"]'>
        Error: The section type code must come from the LOINC code
        system (2.16.840.1.113883.6.1).
      </assert>
  </pattern>
  <pattern name='ReasonForReferralCoded'>
    <rule context='*[templateId/@root="1.3.6.1.4.1.19376.1.5.3.1.3.2"]'>
      <!-- The parent template will have already verified the type of object -->
      <!-- Verify that the parent templateId is also present. -->
      <assert test='templateId[@root="1.3.6.1.4.1.19376.1.5.3.1.3.1"]'>
        Error: The parent template identifier for the reason for referral
        module is not present.
      </assert>
      <!-- Don't bother with the section type code, as the parent template caught it -->
      <!-- Verify that all required data elements are present -->
      <assert test='.//templateId[@root = "1.3.6.1.4.1.19376.1.5.3.1.4.13"]'>
        Error: A coded reason for referral section must contain an simple observation.
      </assert>
      <!-- Alert on any missing required if known elements -->
      <!-- Note any missing optional elements -->
    </rule>
  </pattern>
</schema>
```

相似的模式也可以应用于条目和头内容模块，读者可以对此进行练习。

B.3　验证阶段和错误类型

注意上面所示的 Schematrons 中的每个消息以一个简单的文本串起始，标明了消息是否表示以下状态之一：

错误，例如一个必需的元素传输失败，

警告，例如一个已知时为必需的元素传输失败，

注释，例如一个可选的元素传输失败，

人工测试，例如提醒人工验证某些内容片段。

Schematron 支持按模式名称将规则集分成不同的阶段，以此指明在处理期间应运行哪个验证阶段。

要利用此功能，我们可以根据声明指示了错误、警告、注释还是人工测试，简单地将上面的每个<pattern>元素分成单独的模式，然后将每个模式与一个不同的阶段关联起来。如下图所示。

```
<schema xmlns="http://www.ascc.net/xml/schematron" xmlns:cda="urn:hl7-org:v3">
  <ns prefix="cda" uri="urn:hl7-org:v3" />
  <phase id="errors">
    <active pattern="ReasonForReferralUncoded_Errors"/>
    <active pattern="ReasonForReferralCoded_Errors"/>
  </phase>
  <phase id="manual">
    <active pattern="ReasonForReferralUncoded_Manual"/>
  </phase>
  <pattern name='ReasonForReferralUncoded_Errors'>
    <rule context='*[templateId/@root="1.3.6.1.4.1.19376.1.5.3.1.3.1"]'>
      <assert test='section'>
        Error: The coded reason for referral module can only be used on a section.
      </assert>
      <assert test='code[@code = "42349-1"]'>
        Error: The section type code of the reason for referral section must be 42349-1
        REASON FOR REFERRAL.
      </assert>
      <assert test='code[@codeSystem = "2.16.840.1.113883.6.1"]'>
        Error: The section type code must come from the LOINC code
        system (2.16.840.1.113883.6.1).
      </assert>
    </rule>
  </pattern>
  <pattern name='ReasonForReferralUncoded_Manual'>
    <rule context='*[templateId/@root="1.3.6.1.4.1.19376.1.5.3.1.3.1"]'>
      <assert test='false'>
        Manual: Manually verify that this section contains narrative providing the
        reason for referral.
      </assert>
  </pattern>
  <pattern name='ReasonForReferralCoded_Errors'>
    <rule context='*[templateId/@root="1.3.6.1.4.1.19376.1.5.3.1.3.2"]'>
      <assert test='templateId[@root="1.3.6.1.4.1.19376.1.5.3.1.3.1"]'>
        Error: The parent template identifier for the reason for referral not present.
      </assert>
      <assert test='.//templateId[@root = "1.3.6.1.4.1.19376.1.5.3.1.4.13"]'>
        Error: A coded reason for referral section must contain an simple observation.
      </assert>
    </rule>
  </pattern>
</schema>
```

将这些简单的“模板（templates）”用于模板验证，我们可以创建一个 Schematron 模式集，用来验证 PCC 技术框架中的内容模块。这些 Schematrons 可以作为 MESA 测试工具的一部分，提供给 IHE 兼容测试（connectathon）的参与者，也可以在兼容测试之后供公众使用。

附录 1　词汇表

IHE	医疗健康信息集成规范
第一部分：IT 基础架构技术框架	
A31-update person information	A31-更新个人信息
Acknowledgment modes	应答模式
ADT patient administration messages	ADT 患者管理消息
Allergies	过敏信息
Approved	已确认
Assigning authority	分配机构，分配权限
Association	关联
Atomicity requirements for XDS submission requests	XDS 提交请求原子数需求
Audit log	审计日志
Audit record repository	审计记录仓库
Audit repository	审计库
Audit trail and node authentication	审计跟踪与节点验证
Authenticate node	验证节点
Authentication service	验证服务
Basic secure node	基本安全节点
Cardiology application	心血管应用程序
Challenge-response	质疑-响应
Change context	改变上下文档
Challenge/response	质询/响应
Class code	类型代码
Client authentication agent	客户端验证代理
Clinic progress note	临床病程注释
Clinical data repository application	临床数据仓库应用程序
Collaboration-protocol profiles	协作—协议规范
Collaboration-protocol agreement	协作—协议合约
Common criteria nomenclature	公共标准命名法
Component technology mapping	组件技术映射
Conformance	一致性，符合性
Conformance statement	一致性声明
Context	上下文档，相关文档

续表

IHE	医疗健康信息集成规范
第一部分：IT 基础架构技术框架	
Context change-end context changes	上下文档改变—结束上下文档改变
Context change-publish changes decision	上下文档改变—发布改变决定
Context change-set item values method	改变上下文档—设定项目值方法
Context change-start context changes method	上下文档改变—开始上下文档改变方法
Context manager	上下文档管理器
Continuation pointer	延续指针
Credentials cache	凭证高速缓存
Cross-enterprise document sharing	跨机构文档共享
Day patient	日诊患者
Delegation	委托
Delivery of persistent document	永久文档发送
Deprecated	已废弃
Discharge summary	出院小结，出院摘要
Display	显示者
DNS server	DNS 服务器
Document consumer	文档使用者
Document registry	文档注册处
Document repository	文档存储库
Document unique ID（Document UID）	文档唯一标识符
Ebxml messaging services（ebms）	ebXML 消息服务
Ebxml registry services standard（ebrs）	ebXML 注册处服务标准
Enterprise user authentication（EUA）	医疗机构用户验证
Expected actions	预期行为
Find personnel white pages	查找人员白页
Follow context	跟随上下文档
Follow context-context changes accepted method	跟随上下文档—上下文档改变被接受方法
Follow context-context changes cancelled method	跟随上下文档—上下文档改变被取消方法
Follow context-context changes pending method	跟随上下文档—上下文档改变挂起方法
Follow context-get Item values method	跟随上下文档—获取项目值方法
Get service ticket	获取服务票证
Get user authentication	获取用户验证
Get item values	获取项目值
Health services provision event	医疗服务供应事件
Healthcare facility	医疗设施

续表

IHE	医疗健康信息集成规范
第一部分：IT 基础架构技术框架	
History and physical report	病史和体检报告
HL7 context management "CCOW"	HL7 上下文档管理"CCOW"
HL7 continuation protocol	HL7 延续协议
Identification	ID，标识，身份
IETF transport layer security	传输层安全性
IHE audit trail format	IHE 审计跟踪格式
IHE provisional audit record format	IHE 临时审计记录格式
Incremental response processing	增量应答处理
Information source	信息源
Initiative	启动，动意
Internal cache	内部缓存
Internet engineering task force	互联网工作组
It infrastructure	IT 基础架构
Join context	加入上下文档
Join context-finalize binding method	加入上下文档—完成绑定方法
Join context-initialize binding method	加入上下文档—初始绑定方法
Join context-join common context method	加入上下文档—加入共同上下文档方法
K22-find candidates response	K22-查找侯选者应答
K23-return corresponding patient identifiers	K23-返回相应患者 ID
Kerberized communication	kerberized 通讯
Kerberized server	Kerberized 服务器
Kerberos application reply	Kerberos 应用应答
Kerberos application request	Kerberos 应用请求
Kerberos authentication server	Kerberos 验证服务器
Kerberos authentication service reply	Kerberos 验证服务应答
Kerberos authentication service request	Kerberos 验证服务请求
Kerberos network authentication service	Kerberos 网络验证服务
Kerberos service ticket	Kerberos 服务票证
Kerberos ticket-granting service reply	Kerberos 票证授予服务应答
Kerberos ticket-granting service request	Kerberos 票证授予服务请求
Key distribution center	密钥分配中心
Leave context	离开上下文档
Life cycle manager	生命周期管理器
Lightweight directory access protocol	轻量级目录访问协议

续表

IHE	医疗健康信息集成规范
第一部分：IT 基础架构技术框架	
Local secure node	本地安全节点
Maintain time	维护时间同步
Medication event	药品事件
Metadata	元数据
Minimum query catalog	最小查询目录
Multipurpose internet mail extensions	多用途互连网邮件扩展协议
Namespace	命名空间
Network time protocol	网络时间协议
Off-Line protocol binding	离线协议绑定
On-Line protocol binding	在线协议绑定
Original modes acknowledgement	原始模式应答
Parent document entry	上层文档条目
Patient care episode event	患者诊疗片段事件
Patient care protocol event	患者诊疗协议事件
Patient care resource assignment event	患者诊疗资源分配事件
Patient context participant	患者上下文档参与者
Patient demographics	患者基本信息
Patient demographics and visit query	患者基本信息和就诊信息查询
Patient demographics consumer	患者基本信息使用者
Patient demographics query	患者基本信息查询
Patient demographics supplier	患者基本信息提供者
Patient identifier cross-reference consumer	患者 ID 交叉索引使用者
Patient identifier cross-reference manager	患者 ID 交叉索引管理器
Patient identifier cross-referencing	患者 ID 交叉索引
Patient identity feed	患者 ID 提供
Patient identity management	患者 ID 管理
Patient identity source	患者 ID 源
Patient mapping agent	患者映射代理
Patient monitoring	患者监视
Patient subject	患者主体
Patient synchronized application	患者同步应用
PD1-patient additional demographics	PD1-患者附加基本信息
Pending context coupon	等待上下文档票单
Persistent document	永久文档

续表

IHE	医疗健康信息集成规范
第一部分：IT基础架构技术框架	
Personnel white pages consumer	人员白页使用者
Personnel white pages directory	人员白页目录
Personnel white pages	人员白页
Pix query	PIX查询
Pix update notification	PIX更新通知
Procedure report	操作报告
Protected health information	受保护的医疗信息（PHI）
Provide and register document set	提供和注册文档集
Q22-find candidates	Q22-查找候选者
Q23-get corresponding identifiers	Q23-获取相应ID
Query personnel white pages	查询人员白页
Query registry	查询注册处
Query registry acknowledgement	查询注册处应答
Query response instance	查询应答实例
Record audit event	记录审计事件
Register document metadata	注册文档元数据
Register document set	注册文档集
Registry adaptor	注册处适配器
Registry response message	注册处应答消息
Reliable system log	可靠系统日志
Request for persistent document	请求永久文档
Request for specific information	对特定信息的请求
Request type	请求类型
Response with specific information	特定信息应答
Retrieve document	获取文档
Retrieve document for display	获取显示所需文档
Retrieve specific information for display	获取显示所需特定信息
Role	行为，角色描述
Secure context session	安全上下文档会话
Secure node	安全节点
Simple authentication	简单验证
Simple mail transfer protocol	简单邮件传输协议
Simple network time protocol	简单网络时间协议
Single sign-on	单点登录

续表

IHE	医疗健康信息集成规范
第一部分：IT基础架构技术框架	
Submission set association labeling	提交集关联标记
Submit objects requests	提交对象请求
Technology and subject independent architecture	技术和主体无关体系结构
The basic TLS secure transport connection profile	基本 TLS 安全传输连接规范
Ticket granting ticket	票证准录票单
Time client	时间客户端
Time server	时间服务器
Unique ID	唯一标识符
Universal ID	通用 ID
Unsecured domains	非安全域
User subject	用户主体
User context participant	用户上下文档参与者
Web services description language	外部服务描述语言
XDS affinity domain	XDS 相关域
XDS document registry	XDS 文档注册处
XDS folder	XDS 文件夹
XDS registry adaptor	XDS 注册处适配器
XDS registry submission request	XDS 注册处提交请求
XDS submission set	XDS 提交集
ZV1-find candidates from visit information	ZV1-从就诊信息查找候选者
ZV2-find candidates with visit information response	ZV2-以就诊信息查找候选者应答
第二部分：放射学技术框架	
Abandoned case	放弃病例
Access to radiology information	放射信息访问
Accession number	存取号
Account management	账号管理
Acquisition modality	影像采集设备
Actor	角色
ADT patient registration	ADT 患者注册
Angular view	角度视图
Appointment notification	预约通知
ssisted acquisition protocol setting	辅助采集方案设置
enuation correction	衰减校正

续表

IHE	医疗健康信息集成规范
第二部分：放射学技术框架	
Audit record repository	审核记录存储库
Authenticate node	验证节点
Automatic launch	自动启动
Availability of PPS-Referenced Instances	引用 PPS 实体可用性
Background activity	本底放射性
Basic security	基本安全
Cardiac short axis	心脏短轴
Center of rotation correction	旋转中心校正
Change proposal	变更建议
Charge posted	已发送收费通知
Charge processor	收费处理器
Cine display	电影显示
Clarification	说明
Coded measurement	编码测量
Common language	通用语言
Comparison display	比较显示
Computed Tomography scanner	CT 扫描仪
Conformance claim	综合性声明
Connect-a-thon	兼容测试
Consistent presentation of image	图像一致性表示
Content item value type	内容项数值类型
Content mapping resource	内容映射资源
Content profile	内容规范
Content sequence	内容序列
Contrast curve	对比度曲线
Controlled path	受控路径
Correction	修正
Creator images stored	已存储创建者图像
Creator presentation state stored	已存储创建者表示状态
Creator procedure step completed	已完成创建者操作步骤
Creator procedure step in progress	进行中的创建者操作项目
Dead time	死亡时间
Decay correction	衰变校正
Department system scheduler/order filler	科室系统预约者/医嘱执行者

续表

IHE	医疗健康信息集成规范
第二部分：放射学技术框架	
Departmental appointment notification	科室预约通知
Departmental appointment notification option	科室预约通知选项
DICOM hierarchy	DICOM 层级
Discrepancy report	不符报告
Display	显示
Display area	显示区域
Distribute imaging information on media	通过移动介质分发图像信息
Dual isotope	双重同位素
Echocardiography measurement report	超声心动监测报告
Energy	能量
Energy window	能量窗
Enterprise report repository	机构报告存储库
Entry point	录入点
Evidence creator	证据创建者
Evidence document	证据文档
Evidence document stored	已存储证据文档
Exception management	异常管理
External audio storage	外部音频存储
External report repository access	外部报告存储库访问
Filler order management	执行者医嘱管理
Final text	正式文本，最终文本
Final text supplement	正式文本增补
Fit display	适合显示
Flip	翻转
Frame pointer	帧指针
Full-fidelity	全保真度
General purpose scheduled procedure steps	一般操作步骤
Graphical view	图形视图
Grayscale softcopy display function	灰阶软拷贝显示函数
Grayscale softcopy presentation state	灰阶软拷贝表示状态
Grayscale standard display function	灰阶标准显示函数
Grid display	栅格显示
Group case	分组病例
Heart wall edge	心壁边缘

续表

IHE	医疗健康信息集成规范
第二部分：放射学技术框架	
Horizontal scrolling	水平滚动
Hot spots	热区，热点
IHE audit message dictionary	IHE 审计消息字典
Image archive	图像归档
Image display	图像显示
Image manager	图像管理器
Images availability query	图像可用性查询
Imaging modalities	成像设备
Imaging service request	成像服务请求
Implementation framework	实施框架
Infrastructure profile	基础架构规范
Injection factor	注射因素
Input availability flag	输入可用性标志
Input information sequence	输入信息序列
Instance availability notification	实体可用性通知
Integration profiles	集成规范
Integration statement	集成说明
Intermediate	中间，中等，中段
ITI-Audit trail and node authentication	ITI-审计和节点验证
Key image note	关键图像注释
Key image note stored	已存储的图像关键标识注释
Key object selection document	关键对象选择文档
Layout algorithms	布局算法
Linearity	线性
Logical cross-behaviors/ transaction	逻辑交叉-行为/事务处理
Low-count	低计数
Maintain time	维护时间
Master patient index	患者主索引
Media export	介质导出
Media import	介质导入
Media viewing	介质观察
Mid-range	中间范围
Modality images stored	已存储成像的采集
Modality presentation state stored	已存储成像的状态

续表

IHE	医疗健康信息集成规范
第二部分：放射学技术框架	
Modality procedure step completed	已完成成像操作步骤
Modality procedure step in progress	进行中成像操作步骤
Multi-planar reconstruction	多平面重建
Nm cardiac processing packages	核医学心血管处理软件包
Nm image	核医学图像
Nuclear medicine	核医学
Nuclear Medicine camera	核医学照相机
Order filler	医嘱执行者
Order placer	医嘱申请者
Patient information reconciliation	患者信息一致性
Patient motion correction	患者移动校正
Patient registration	患者登记
Patient update	患者信息更新
Performed procedure step change/addition	执行操作步骤改变/增加
Performed procedure step manager	执行操作步骤管理器
Performed protocol code sequence	执行协议代码顺序
Performed work status update	执行工作状态更新
Placer order management	申请者医嘱管理
Planes	位面
Portable data for imaging	便携图像数据
Portable data for imaging integration profile	集成规范的便携图像数据
Portable media creator	便携介质创建者
Portable media importer	便携介质导入者
Post-processing manager	后处理管理器
Post-processing workflow	后处理工作流程
PPS exception management option	PPS 异常管理选项
Pre-requisite profile	前提规范
Presentation of grouped procedure	成组操作表示
Print composer	打印排版器
Print request with presentation LUT	带有 LUT 的打印请求
Print server	打印服务器
Procedure plan	操作计划
Procedure scheduled	预设的操作
Procedure type	操作类型

续表

IHE	医疗健康信息集成规范
第二部分：放射学技术框架	
Procedure update	操作更新
Professional charge	专业收费
Protected health information	受保护医疗信息
Pseudo-color	伪彩色
Public comment	公开评论
Query evidence documents	查询证据文档
Query images	查询图像
Query key image notes	查询关键图像注释
Query modality worklist	查询成像设备工作列表
Query post-processing worklist	查询后处理工作列表
Query presentation states	查询表示状态
Query reporting worklist	查询报告工作列表
Query reports	查询报告
Radiology audit trail supplement	放射科审核增补
Record audit event	记录审核事件
Reference import	参考导入
Referenced study sequence	引用检查序列
Re-oriented slices	重定位层
Report creator	报告创建者
Report issuing	报告发出
Report manager	报告管理器
Report reader	报告阅读者
Report repository	报告存储库
Report submission	报告提交
Reporting workflow	报告工作流程
Request attributes sequence	请求属性序列
Requested procedure	已请求操作
Requested procedure status	已请求操作状态
Rest series	静止系列
Result screen	结果屏
Retrieve evidence documents	提取证据文档
Retrieve external audio	提取外部音频
Retrieve images	提取图像
Retrieve key image note	提取图像关键注释

续表

IHE	医疗健康信息集成规范
第二部分：放射学技术框架	
Retrieve presentation states	提取表示状态
Retrieve reports	提取报告
Review	审阅
Rotate	旋转
Rule out pulmonary embolism	排除肺栓塞
Scatter correction	散射校正
Scheduled and performed procedure step	预约和执行操作步骤
Scheduled protocol code sequence	预约协议代码序列
Scheduled workflow	预定工作流程
Second read import	二次阅读导入
Secondary captures	二次获取
Secured domain	安全领域
Secured node	安全节点
Series description	系列描述
Service episode	服务事件
Shutter	遮板
Simple image and numeric report	简单成像和数字报告
Slice images	层图像
Spiral CT scanner	螺旋 CT 扫描机
Storage commitment	存储确认
Stress series	负荷系列
Structured report export	结构化报告导出
Syslog	系统日志
Technical charge	技术收费
Time server	时间服务器
Time slot	时间槽
Time-plot	时间图
Tomographic	图像的断层
Transaction	事务处理
Trial implementation	试运行
Uniformity correction	均匀性校正
User annotation	用户说明
Verifying observer sequence	确认观察者序列
Visit	就诊

续表

IHE	医疗健康信息集成规范
第二部分：放射学技术框架	
Volume	容量
Wholebody display	全身显示
Workflow neutral	与工作流程无关
Workflow profile	工作流程规范
Workitem	工作列表项
Workitem claimed	已声明工作列表项
Workitem completed	已完成工作列表项
Workitem PPS completed	已完成工作列表项 PPS
Workitem PPS in progress	进行中工作列表项 PPS
Worklist	工作列表
Zoom	缩放
第三部分：实验学技术框架	
3 ions serum electrolyte	3 离子血清电解质
Acknowledgement mode	应答模式
Actor	角色
Admission discharge and transfer	入院、出院和转院
Aliquoter	分注器
Aliquoting	标本分注
Analyzer	分析仪
Antibiotic susceptibility	抗生素敏感性
Assigning authority	分配权限
Atypical leucocytes	不典型白细胞
Automation manager	自动控制管理器
Battery	组合项目
Battery master file	组合项目主文件
Bicarbonate ions	碳酸氢离子
Biological coherence	生物一致性
Biological history	生物学史
Biological validation	生物学确认
Biologist	生物学家
Blood cell count	血细胞计数
Blood count	血常规
Broken container	打破的容器

续表

IHE	医疗健康信息集成规范
第三部分：实验学技术框架	
Cardinality	范围
Care department	医护科室
Care responsibility	医疗责任
Centrifuge	离心机
Change order request	改变医嘱请求
Change order/service request	改变医嘱/服务请求
Character set	字符集
Chemistry-expert	生化专家
Chloride	氯
Clinical expert	临床专家
Clinical information system	临床信息系统
Clinical laboratory automation	临床实验室自动化
Complete blood cell count	全血细胞计数
Complete serum electrolyte battery	全血清电解质组合项目
Component separator	成分分隔符
Condition predicate	先决条件
Control	控制
Creatinine clearance	肌酐清除率
Cytology	细胞学
Decapper	开盖机
Diagnostic service section ID	诊断服务组 ID
Differential blood count	白细胞分类
E. coli	大肠杆菌
Electronic flow	电子流程
Electronic patient record	电子患者记录
Enhanced acknowledgement	增强应答
Enterprise-wide	医疗机构范围
Equipment instance identifier	设备实体标识符
Erythroblasts	有核红细胞
Escape character	转义分隔符
Euro currency	欧洲货币
Filler order management	执行者医嘱管理
Glucose tolerance series	葡萄糖耐量系列
Glucose tolerance test	葡萄糖耐量试验

续表

IHE	医疗健康信息集成规范
第三部分：实验学技术框架	
Gramnegative bacterium	革兰阴性菌
Hard copy	硬拷贝，文本
Healthcare enterprise	医疗机构
Hematology	血液学
Histology	组织学
Hosting responsibility	接待责任
Information source	信息源
In-hospital	医院内
Inpatient	住院患者
Integration profiles	集成规范
Inter-enterprise testing	机构之间的检验
Intermediate message brokers	消息中介代理
Laboratory information system	实验室信息系统
Laboratory order message	实验室医嘱消息
Laboratory patient information reconciliation	实验室患者信息一致化
Laboratory scheduled workflow	实验室预定工作流程
Laboratory specialties	实验室专业
Material flow	标本流
Meaning	含义
Medical responsibility	医学责任
Medical staff	医疗人员
Message	消息
Message control	消息控制
Message granularity	消息粒度
Mid stream urine	中段尿
Minimal lower layer protocol	最小低层协议
Minimum inhibitive concentration	最小禁止含量
Name of Coding System	代码系统名称
Namespace	命名空间
National extension	国家扩展内容
Network guideline	网络指导
Nosocomial infections	院内传染
Nursing service measures	护理服务度量
Observation reporting	观察报告

续表

IHE	医疗健康信息集成规范
第三部分：实验学技术框架	
Observation result status	观察结果状态
Order entry	医嘱
Order filler	医嘱执行者
Order placer	医嘱申请者
Order result tracker	医嘱结果追踪者
Order results management	医嘱结果管理
Original acknowledgement mode	原始应答模式
Outpatient	门诊患者
Paper order	纸质医嘱
Pathologist	病理学家
Patient registration	患者注册
Patient update	患者信息更新
Pending specimen	待检标本
Pipe encoding mechanism	流编码机制
Placer order management	申请者医嘱管理
Placer order number	申请医嘱号
Point of care testing	床边检验
Potassium	钾
Preservative/anticoagulant	防腐剂/抗凝血剂
Primary specimen	原始标本
Protein electrophoresis	蛋白电泳
Public review	公开评论
Pus	脓汁
Reagent lot number	试剂批号
Recapper	关盖机
Repetition separator	重复分隔符
Result principal interpreter	结果主要解释者
Retrieve information for display	为显示检索所需要的信息
Robotic transportation system	自动机械传送系统
Segment	段
Segment instance	段实体
Semantic/business-process level	语义/事务一处理级
Serum electrolytes	血清电解质
Serum glucose level	血清葡萄糖水平

续表

IHE	医疗健康信息集成规范
第三部分：实验学技术框架	
Serum potassium level	血清钾水平
Sodium	钠
Sorter	分类器
Specimen action code	标本行为代码
Specimen availability	标本可及性
Specimen reject reason	标本拒收原因
Specimen storage and retrieval system	标本存储及获取系统
Staph. sureus	金黄色葡萄球菌
Status changed	状态改变
Storyboard	事件场景
Structured numeric	结构化数值
Subcomponent separator	子成分分隔符
Surgical act report	手术记录
Table	表
Term battery	组合项目
Test master file	文本主文件
Test result management	检验结果管理
Trigger event	触发事件
Usage	用途
Work order management	工作医嘱管理
第四部分：心血管病学技术框架	
A variety of imaging	多种成像
Accept acknowledgment type	接收确认类型
Acknowledgment modes	确认模式
Acquisition modality	影像采集设备
Alternate character set handing scheme	备用的字符集处理方案
Apical four chamber	心尖四腔图
Apical long axis	心尖长轴图
Apical two chamber	心尖二腔图
Application acknowledgment type	应用确认类型
Arbutamine stress echocardiography	Arbutamine负荷超声心动图
Bicycle exercise stress echocardiography	踏车运动负荷超声心动图
Bruce treadmill stress echocardiography	Bruce平板负荷超声心动图

续表

IHE	医疗健康信息集成规范
第四部分：心血管病学技术框架	
Cardiac catheterization workflow	心导管工作流程
Cardiology integration profiles dependencies	心血管病学集成规范依赖关系
Cath lab	导管室
Cath scheduled process flow	已排导管检查流程
Character set	字符集
Clinical protocols and procedure step protocols	临床方案和操作步骤方案
Coded report titles	代码报告标题
Coding schemes	编码方案
Comprehensive SR	综合结构化报告
Continuation pointer	延续指针
Coronary angiography	冠状动脉造影
Cross-enterprise document sharing	跨机构文档共享
Delayed acknowledgment type	延迟的确认类型
Demographics	患者基本信息
Department system scheduler/order filler	科室系统预约者/医嘱执行者
Diagnostic	诊断
Dipyridamole stress echocardiography	Dipyridamole 超声心动图
Displayable reports	可视化报告
Distribution of reports	报告分发
Dobutamine stress echocardiography	多巴酚丁胺负荷超声心动图
Echo probe	超声探头
Echocardiography with administered drug stress	药物负荷超声心动图
Echocardiography workflow	超声心动工作流程
Emergency nature	紧急状况
Encapsulated report query	已封装报告查询
Encapsulated report storage	已封装报告存储
Encapsulated report submission	已封装报告提交
Encoding characters	编码特性
Enhanced acknowledgment mode	专业应答模式
Enhanced SR	专科结构化报告
Enterprise report repository	医疗机构报告存储库
Error comments	错误注释
Exception	例外，特例，异常
Exercise stress echocardiography	运动负荷超声心动图

续表

IHE	医疗健康信息集成规范
第四部分：心血管病学技术框架	
Exercise stress study	运动负荷检查
Expected actions	预期行为
Expected sequence number	预约序列号
Field separator	字段分隔符
Filler order management -status update	医嘱执行管理器-状态更新
Find SOP class	查找 SOP 类
Grouped procedures	成组操作
Hemodynamic modality	血流动力学设备
Hemodynamic waveform storage	血流动力学的波形信号存储
Hemodynamics	血流动力学
Hemodynamics system	血流动力学系统
High dose dobutamine stress echocardiography	高剂量多巴酚丁胺负荷超声心动图
Holter	动态心电监测
Ice	心腔内超声
IHE cardiology technical framework	心血管病学技术框架
IHE retrieve document	IHE 获取文档
Image acquisition at baseline	在基线获取的图像
Image acquisition during recovery	恢复时获取的图像
Image manager	图像管理器
Image manager/archive	图像管理器/图像归档
Information source actors	信息源角色
Interaction diagram	交互图
Intermittently connected modality	间歇式连接影像设备
Interventional	介入
Intravascular ultrasound	血管内超声
Levels of control	控制层
List requesttype	列表请求类型
Low dose dobutamine stress echocardiography	低剂量多巴酚丁胺负荷超声心动图
Mapping considerations	映射考虑，标测考虑
Matching key	匹配键
Maximal stress echocardiography	极量负荷超声心动图
Measurement evidence	测量证据
Message acknowledgement	消息确认
Message control	消息控制

续表

IHE	医疗健康信息集成规范
第四部分：心血管病学技术框架	
Message header	消息头
Message semantics	消息语义学
Mid-stress image acquisition	负荷中等采集的图像
Modality images/evidence stored	影像设备图像/已存储的证据
Modality procedure step in progress	影像设备操作项目进行中
Modality worklist	影像设备工作列表
Modified Bruce treadmill stress echocardiography	改良 Bruce 踏车负荷超声心动图
Multi-frame grayscale byte secondary capture	多帧灰阶字二次获取
Multi-modality	多影像设备
Multi-stage exams	多阶检查
Naughton treadmill stress echocardiography	Naughton不规则平板负荷超声心动图
Number of stages	等期数
Number of views in stage	等级中切面数
Observation results	观察结果
Order detail	医嘱细节
Order filler	医嘱执行者
Parasternal long axis	胸骨旁长轴
Parasternal long axis	胸骨旁纵轴
Parasternal short axis	胸骨旁短轴
Parasternal short axis	胸骨旁横轴
Parasternal short axis at the aortic valve level	主动脉瓣水平胸骨旁短轴
Parasternal short axis at the level of the mitral chords	二尖瓣腱索水平胸骨旁短轴
Parasternal short axis at the Mitral Valve level	二尖瓣水平胸骨旁短轴
Parasternal short axis at the Papillary Muscle level	乳头肌水平胸骨旁短轴
Patient identification	患者的身份证明
Patient root-find	依据患者信息查询
Peak-stress image acquisition	峰值负荷采集的影像
Perform acquisition	执行采集
Portable document format	便携式文档格式
Portable echo machines	便携式超声仪
Post-procedure evidence	后处理证据
Predefined pool	预定义集
Preferred content type	首选内容类型
Preliminary, final and corrected reports	初步报告、最终报告及已修正报告

续表

IHE	医疗健康信息集成规范
第四部分：心血管病学技术框架	
Pre-stress image acquisition	负荷前获取的图像
Principal language of message	主要的消息语言
Procedure log	操作日志
Procedure update-cancel	操作信息更新-取消事务
Process flow diagrams	处理流程图
Quantitative arterial analysis	定量动脉分析
Quantitative measurements	定量测量
Query modality work list	查询影像设备工作列表
Reconcile patient information	患者信息更新事务
Reconciliation	协调
Reference information model.	参考信息模型
Referenced standard	引用标准
Referenced study sequence	引用检查序列
Report reference submission	引用报告提交
Report repository	报告存储库
Request for ECG list	ECG 列表请求
Requested procedures	请求检查
Response with ECG List	ECG 列表应答
Resting 12-lead ECGs	静息 12 导联 ECG
Retrieve ECG document	获取 ECG 文档
Retrieve Information for Display Profile	获取显示所需的信息规范
Retrieve Specific Information for Display	获取显示所需特定信息，
Right ventricular inflow tract view	右心室流入道显像
Scalable vector graphics（SVG）	可升级矢量图（SVG）
Schedule procedure	预约检查
Scheduled procedure steps	预约检查项目
Scheduled/performed procedure steps	预约/执行检查项目
Secondary capture image storage	二次获取图像存储
Service class providers	服务类提供者
Service class users	服务类用户
Single procedure	单独检查
Single-modality Grouped case	单独-影像设备成组检查
Sonographer	超声医师
Stage code sequence	分期的代码序列

续表

IHE	医疗健康信息集成规范
第四部分：心血管病学技术框架	
Staged	分期
Storage commitment	图像存储确认
Stress echo	负荷超声
Stress echo staged	负荷超声阶段
Study instance UID	检查实体 UID
Study root-find	依据检查信息查询
Submaximal stress echocardiography	亚极量负荷超声心动图
Summary-cardiology	摘要-心血管病学
Summary -request type	摘要-请求类型
Tee	经食管超声心动图
The performed protocol code sequence code meaning	执行方案代码序列编码含义
Treadmill exercise stress echocardiography	运动平板负荷超声心动图
Trigger	触发器
Tte	经胸超声 心动图
Ultrasound multi-frame image storage	超声多帧图像存储
Unidentified patients	未识别的患者
Ventricular analysis	心室分析
View	切面/视图
Wall motion	室壁运动
Whiteboard	腕带
X-ray angiographic image storage	X-线血管造影术图像存储
第五部分：医疗机构合作与患者诊疗信息共享技术框架	
"Collaborative" transfer of care	协同转诊
"Episodic" transfer of care	临时转诊
Acute care discharge	急诊出院
Advance directives	预诊
Allergy and adverse reaction	过敏反应和不良反应
Ambulatory specialist referral	急救医生
Ambulatory care	流动救护
Authorization	授权
Binding	绑定
Care context	诊疗上下文档
Care record summary	诊疗记录摘要

续表

IHE	医疗健康信息集成规范
第五部分：医疗机构合作与患者诊疗信息共享技术框架	
CDA header	CDA 文件头
Collaborative summaries	协作摘要
Concern entry	关注条目
Conditional-dose	条件剂量
Conformance	一致性，符合性
Consistent time integration profile	一致时间集成规范
Convention	约定
Cross enterprise user authentication	跨机构用户验证
Cross-enterprise document sharing	跨机构文档共享
Cross-enterprise sharing of medical summaries	跨机构医疗摘要共享
Current procedural terminology 4	当前操作术语第 4 版
Discharge disposition	出院安排
Discharge summary	出院摘要
Discrete data import	离散数据导入
Document digital signature	文档数字签名
Document import	文档导入
Document registry	文档注册处
Document repository	文档存储库
Electronic medical record	电子医疗记录
Encounter	就诊
Enterprise master patient index	机构患者主索引
Enterprise user authentication	机构用户验证（企业用户验证）
Entry	条目
Episodic summaries	临时摘要
Expected actions	预期行为
GI cocktail	GI 鸡尾酒
Globally unique identifier	全局唯一标识符
History of Past Illness	既往病史
History of Surgical Proceed	手术史
HL7 reference information model	HL7 参考信息模型
Hospital course	诊治过程
Inheritance	继承
Instruction	说明，指示
Interaction diagram	交互图

续表

IHE	医疗健康信息集成规范
第五部分：医疗机构合作与患者诊疗信息共享技术框架	
Intolerance	不耐性
Medicare record number	医疗记录号
Medication	用药，药物
Metadata	元数据
Notification of document availability	文档可及性通知
O（optional）	可选的
Object identifier	对象标识符
Parent content module	上层内容模块
Patient demographics	患者基本信息
Patient demographics query	患者基本信息查询
Patient history	患者病史
Patient identifier cross-reference domain	患者 ID 交叉索引域
Patient identifier domain	患者标识域
Payload	有效负载
Permanent summaries	永久摘要
Physical exam	体格检查，体检
Plan of Care	医疗计划
Procedure	操作，检查
Public health data	公共卫生数据
R（required）	必需的
R2（required if known）	有条件必需的
Receive notification transaction	接收通知事务
Reference	引用，索引，参考
Review of systems	系统评估
Root namespace	根命名空间
Section	节段
Section level	节段层次
Secured node	安全节点
Send notification transaction	发送通知事务
Severity observation	严重性观察
Social history	接触史
Split-dose	拆分剂量
Style sheets	格式表
Subsection	子段节

续表

IHE	医疗健康信息集成规范
第五部分：医疗机构合作与患者诊疗信息共享技术框架	
Tapered-dose	递减剂量
Templates identifier	模板标识符
Treatment plan	治疗计划
Universal resource locator	通用资源定位器
View option	显示选项
Vital signs	生命体征
XDS affinity domain	XDS 相关域
XDS registry	XDS 注册处
XDS submission set	XDS 提交集

附录 2　缩写词表

注释：在缩写词表中，“IT 基础架构技术框架”简写为“IT 卷”；“放射学技术框架”简写为“放射卷”；“实验学技术框架”简写为“实验学卷”；“心血管病学技术框架”简写为“心血管病学卷”；“医疗机构合作与患者诊疗信息共享卷”简写为“PCC 卷”。

A

ACC，American College of Cardiology，美国心脏病学会，IT 卷
ADT，Admit，Discharge & Transfer，入院、出院、转院，IT 卷
ARI，Access to Radiology Information，放射信息访问，放射学卷
ASE，American Society of Echocardiography，美国超声心动图协会，IT 卷
ASTM，American Society for Testing and Materials，美国实验和材料协会，放射学卷
ATNA，Audit Trail and Node Authentication，审计跟踪与节点验证，IT 卷

B

BEEP，Blocks Extensible Exchange Protocol，块可扩展交换协议，放射学卷
BPPC，Basic Patient Privacy Consents，基本患者隐私约定，放射学卷
BSD，Berkeley Software Distribution，伯克利软件发行版（一类建立在代码共享基础上的操作系统），IT 卷

C

CAD，Computer Aided Detection，计算机辅助检测，放射学卷
CATH，Cardiac Catheterization Workflow，心导管检查工作流程，心血管病学卷
CCD，Continuity of Care Document，诊疗文档连续性，放射学卷
CCR，Care Record Summary，诊疗记录摘要，放射学卷
CD，Compact Disk，光盘，放射学卷
CDA，HL7 Clinical Documentation Architecture，HL7 临床文档架构标准，IT 卷
CDA，Clinical Document Architecture，临床文档体系结构，IT 卷
CDR，Clinical Data Repository，临床数据存储库，放射学卷
CHG，Charge Posting，收费通知，放射学卷
CMS，Content Management System，内容管理系统，IT 卷
COCIR，the Coordination Committee of the Radiological and Electro medical Industries，放射和电子医学行业欧洲协调委员会，IT 卷
CP，Change Proposals，修改提案，IT 卷
CPA，Collaboration-Protocol Agreement，合作-协议合约，IT 卷
CPI，Consistent Presentation of Images，图像一致性表示，放射学卷
CPP，Collaboration-Protocol Profiles，合作协议规范，IT 卷
CPT-4，Current Procedural Terminology-4，当代操作术语第 4 版，放射学卷
CT，Consist Time，一致时间，放射学卷

D

DCMR，Content Mapping Resource，内容映射资源，放射学卷
DCMS，Document Content Management System，文档内容管理系统，放射学卷
DHCP，Dynamic Host Configuration Protocol，动态主机配置协议，IT 卷
DICOM，Digital Imaging and Communication in Medicine，医学数字影像和通讯，放射学卷
DMIM，Domain Message Information Model，域消息信息模型，实验学卷

DNS，Domain Name Server，域名服务器，IT卷
DRG，Deutsche Röntgengesellschaft，德国放射协会，IT卷
DRPT，Displayable Reports，可视化报告，心血管病学卷
DSG，Digital Signature，数字签名，放射学卷
DSS/OF，Department System Scheduler/Order Filler，科室系统预约者/医嘱执行者，放射学卷
DSTU，Draft Standard for Trial Use，试行标准草案，放射学卷

E

EAR，European Association of Radiology，欧洲放射协会，IT卷
ebMS，ebXML Messaging Services，ebXML消息服务，IT卷
EbRS，ebXML Registry Services standard，ebXML登记处服务标准，IT卷
ECG，Electrocardiogram，心电图，IT卷
ECHO，Echocardiography Workflow，超声心动工作流程，心血管病学卷
ECR，European Congress of Radiologists，欧洲放射学研讨会议，IT卷
ED，Evidence Documents，证据文档，心血管病学卷
EDR，Emergency Department Referral，急诊部转诊，放射学卷
EKG，Elektrokardiogramm，心电图，放射学卷
EMPI，enterprise master patient index，机构患者主索引，IT卷
EMR，Electronic Medical Record，电子医疗记录，放射学卷
ER emergency room，急诊室，IT卷
ER，Entity Relationship，实体关系，放射学卷
ESC，European Society of Cardiology，欧洲心脏病学协会，IT卷
EUA，Enterprise User Authentication，机构用户验证，IT卷

F

FSC，File-Set Creator，文件集创建者，放射学卷
FSR，File-Set Reader，文件集阅读者，放射学卷

G

GMSIH，Groupement pour la Modernisation du Système d'Information Hospitalier，医院信息系统现代化小组，实验学卷
GSDF，Grayscale Softcopy Display Function，灰阶软拷贝显示功能，放射学卷
GUID，Globally Unique Identifier，全球唯一ID，IT卷

H

H&P，History and Physical，病史和体检记录，放射学卷
HIMSS，Healthcare Information and Management Systems Society，医疗健康信息与管理系统协会，实验学卷
HIS，Hospital Information System，医院信息系统，IT卷
HL7，Healthcare Information Seven，医疗健康信息传输与交换标准，放射学卷
HTML，Hyper Text Markup Language，超文本标记语言，放射学卷

I

ICD-9CM，International Classification of Diseases，Clinical Modifiers，Version 9，国际疾病分类，临床修订，第9版，放射学卷
ICE，Intracardiac Echocardiography，心脏内超声，心血管病学卷
ICU，Intensive Care Unit，重症看护室，IT卷
ID，identifier，标识（ID），放射学卷
IDN，Integrated Delivery Network，完备的传输网络，心血管病学卷
IETF，Internet Engineering Task Force，互联网工程任务组，IT卷

IHE-J，日本 IHE 组织，实验学卷
IOD，Information Object Definitions，信息对象定义，心血管病学卷
ISO，International Organization for Standardization，国际标准化组织，放射学卷
IT，Information Technology，信息技术，心血管病学卷
IVUS，Intravascular Ultrasound，血管内超声，心血管病学卷

J

JAHIS，Japan Association of Healthcare Information Systems Industry，日本 HIS 行业协会，放射学卷
JAMI，Japan Association of Medical Informatics，日本医疗信息化协会，IT 卷
JAMI，Japan Association of Medical Informatics，日本医疗信息化协会，心血管病学卷
JAMI，the Japan Association of Medical Informatics，日本医疗信息协会，放射学卷
JIRA，Japan Industries Association of Radiological Systems，日本放射行业协会，IT 卷
JIRA，Japan Industries Association of Radiological Systems，日本放射行业协会，心血管病学卷
JPEG，Joint Photographic Experts Group，联合图像专家组，放射学卷
JRS，Japan Radiological Society，日本放射协会，IT 卷
JSRT，Japan Society of Radiological Technology，日本放射技术协会，IT 卷

K

KDC，Key Distribution Center，密钥分配中心，IT 卷
KIN，Key Image Note，关键图像标识，放射学卷

L

LAS，Laboratory Automation System，实验室自动化系统，实验学卷
LDAP，Lightweight Directory Access Protocol，轻量级目录访问协议，IT 卷
LHCP，Laboratory Healthcare Partnership，实验室医疗合作组织，放射学卷
LIS，Laboratory Information System，实验室信息系统，实验学卷
LOINC，Logical Observation Identifier Names and Codes，观测指标标识符逻辑命名与编码系统，实验学卷
LUT，Look Up Table，查询表，放射学卷

M

MEDIS-DC，，医疗信息系统开发中心，放射学卷
MESA，Multi-role Electronically Scanned Array，多用途电子扫描阵，放射学卷
METI，Ministry of Economy，Trade，and Industry，日本经济产业省，IT 卷
MIC，Minimum Inhibitive Concentration，最小禁止含量，实验学卷
MIME，Multipurpose Internet Mail Extensions，多用途互连网邮件扩展协议，IT 卷
MIP，Maxium Intensity Projection，最大强度投影，放射学卷
MLLP，Minimal Lower Layer Protocol，最小低层协议，实验学卷
MPI，master patient identifiers，患者主索引，IT 卷
MPPS，Modality Performed Procedure Step，影像设备执行检查项目，放射学卷
MPR，Multi-Planar Reconstruction，多平面重新成形，放射学卷
MRN，Medicare Record Number，医疗记录号，IT 卷
MSIE，Microsoft Internet Explorer，微软 IE 浏览器，IT 卷
MWL，Modality Worklist，影像设备工作列表，心血管病学卷

N

NAV，Notification of Document Availability，文档可及性通知，放射学卷
NEMA，National Electrical Manufacturers Association，美国电器制造商协会，放射学卷
NTLM，Windows NT LAN Manager，Windows NT 网络身份验证协议，IT 卷
NTP，Network Time Protocol，网络时间协议，IT 卷

O

O，optional，可选的，PCC卷
OASIS，Organization for the Advancement of Structured Information Standards，结构信息标准化促进组织，放射学卷
OID，Object Identifier，对象ID，IT卷
OMI，Imaging Order，图像医嘱，放射学卷

P

PACS，Picture Archive and Communication System，图像存储与通讯系统，IT卷
PC，Public Comment，公开评论，IT卷
PCP，primary care provider，初级社区医疗处，IT卷
PDQ，Patient Demographics Query，患者基本信息查询，IT卷
PGP，Presentation of Grouped Procedures，成组检查表示，放射学卷
PHI，Protected Health Information，受保护医疗数据，IT卷
PHR，personal health record，个人健康记录，放射学卷
PID，patient identifier，患者标识符，实验学卷
PIR，Patient Information Reconciliation，患者信息一致化，心血管病学卷
PIX，Patient Identifier Cross-reference，患者ID交叉索引，IT卷
PMA，Patient Mapping Agent，患者映射代理，IT卷
PMIS，practice management information system，业务管理信息系统中，IT卷
PPHR，Pre-Procedure History and Physical，术前病史和体检记录，放射学卷
PPS，Performed Procedure Step，执行检查项目，心血管病学卷
PSA，Patient Synchronized Applications，患者同步应用，IT卷
PWF，Post-Processing Workflow，后处理工作流程，放射学卷
PWP，Personnel White Pages，个人白页，IT卷

Q

QRI，Query Response Instance，查询应答实例，IT卷

R

R，required，必需的，PCC卷
R2，required if known，如果已知则为必需的，放射学卷
RAD，放射学，心血管病学卷
RHIO，Regional Health Information Organization，区域健康信息组织，心血管病学卷
RID，Retrieve Information for Display，获取显示所需信息，心血管病学卷
RID，Retrieve Specific Information for Display，获取显示所需特定信息，IT卷
RIM，Reference Information Model，参考信息模型，实验学卷
RIS，Radiology Information System，放射科信息系统，心血管病学卷
RSNA，Radiological Society of North America，北美放射协会，IT卷
RWF，Reporting Workflow，报告工作流程，放射学卷

S

S/MIME，Secure/Multipurpose Internet Mail Extensions，安全电子邮件管理协议，IT卷
SCP，Service Class Provider，服务类提供者，心血管病学卷
SCU，Service Class User，服务类使用者，心血管病学卷
SEC，Basic Security，基础安全，放射学卷
SFR，Société Francaise de Radiologie，法国放射协会，IT卷

SINR，Simple Image and Numeric Report，简单图像和数字报告，放射学卷
SIRM，Società Italiana di Radiologia Medica，意大利医疗放射协会，心血管病学卷
SMTP，Simple Mail Transfer Protocol，简单邮件传输协议，IT 卷
SNOMED-CT，SNOMED（Systematized Nomenclature of Human and Veterinary Medicine）
Controlled Terminology，临床术语系统化命名，放射学卷
SNTP，Secured NTP，安全的 NTP，IT 卷
SNTP，Simple Network Time Protocol，简单网络时间协议，IT 卷
SPS，Scheduled Procedure Step，预约检查项目，心血管病学卷
SR，Structured Report，结构化报告，IT 卷

T

TC，technical Committee，技术委员会，PCC 卷
TEE，Transesphogeal Echocardiography，经食管超声，心血管病学卷
TGT，Ticket Granting Ticket，票证准录票单，IT 卷
TLS，Transport Layer Security，传输层安全协议，IT 卷
TTE，Transthoracic Echocardiography，经胸超声，心血管病学卷

U

UID，Unique ID，唯一 ID，IT 卷
UML，Unified Modeling Language，统一建模语言，实验学卷
UPIN，Universal Physician Identification Number，通用医师 ID 号，IT 卷
URI，Universal Resource Identifier，统一资源标识，IT 卷
URL，Uniform Resource Locator，统一资源定位器，IT 卷
UTC，Universal Coordinated Time，协调世界时，又称世界标准时间，IT 卷
UTC，Universal Time Coordinated，国际标准时间，IT 卷
UUID，Universal Unique Identifier，全球唯一 ID，IT 卷

V

VPN，Virtual Private Network，虚拟专用网络，放射学卷

W

WSDL，Web Services Description Language，网络服务描述语言，IT 卷

X

XA，X-ray Angiography，X 线血管造影，心血管病学卷
XDM，Cross-Enterprise Document Media Interchange，跨机构文档介质交换，放射学卷
XDR，Cross-Enterprise Document Reliable Interchange，跨机构文档可靠交换，放射学卷
XDS，Cross-Enterprise Document Sharing，跨机构文档共享，IT 卷
XDS-MS，Cross-Enterprise Sharing of Medical Summaries，跨机构医疗摘要共享，放射学卷
XHTML，eXtensible Hypertext Markup Language，可扩展的超文本标记语言，放射学卷
XML，Extensible Markup Language，可扩展标识语言，放射学卷
XPHR，Exchanging PHR Content，交换 PHR 内容，放射学卷